ROSS 組織学
原書第7版

HISTOLOGY A TEXT AND ATLAS
with Correlated Cell and Molecular Biology

Seventh Edition *Wojciech Pawlina*

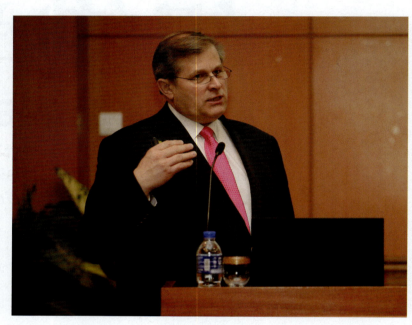

Wojciech Pawlina
エオジン色のネクタイを着けて組織学教育について議論する

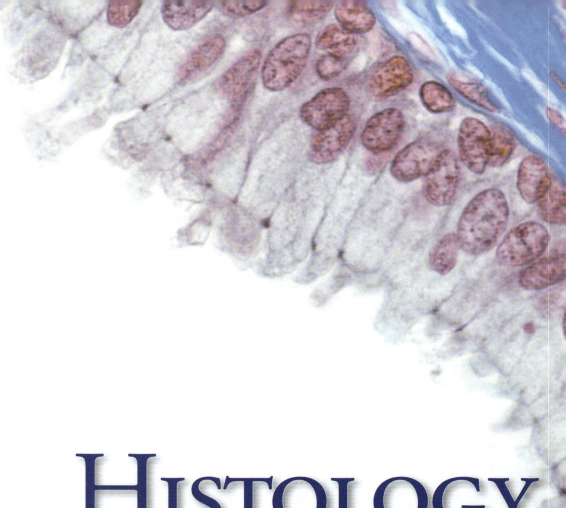

HISTOLOGY
A TEXT AND ATLAS

 With Correlated Cell and Molecular Biology

Michael H. Ross, PhD (deceased)
Professor and Chairman Emeritus
Department of Anatomy and Cell Biology
University of Florida College of Medicine
Gainesville, Florida

Wojciech Pawlina, MD, FAAA
Professor of Anatomy and Medical Education
Fellow of the American Association of Anatomists
Chair, Department of Anatomy
Department of Obstetrics and Gynecology
Director of Procedural Skills Laboratory
Mayo Clinic College of Medicine
Rochester, Minnesota

Seventh Edition

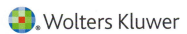

Philadelphia • Baltimore • New York • London
Buenos Aires • Hong Kong • Sydney • Tokyo

ROSS 組織学
原書第7版

HISTOLOGY A TEXT AND ATLAS
with Correlated Cell and Molecular Biology

Seventh Edition *Wojciech Pawlina*

本書は Lippincott Williams & Wilkins/Wolters Kluwer Health 社の "Histology: A Text & Atlas with Correlated Cell and Molecular Biology, 7th edition" を邦訳したものです．

Copyright © 2016 Wolters Kluwer Health

All rights reserved. This book is protected by copyright. No part of this book may be reproduced or transmitted in any form or by any means, including as photocopies or scanned-in or other electronic copies, or utilized by any information storage and retrieval system without written permission from the copyright owner, except for brief quotations embodied in critical articles and reviews. Materials appearing in this book prepared by individuals as part of their official duties as U.S. government employees are not covered by the above-mentioned copyright. To request permission, please contact Wolters Kluwer Health at Two Commerce Square, 2001 Market Street, Philadelphia, PA 19103, via email at permissions@lww.com, or via our website at lww.com (products and services).

本書では正しい適応および副作用，投薬計画を掲載していますが，これらは変更されることがあります．利用にあたっては，医薬品のパッケージに記載されている製造販売者による情報をご確認ください．著者，編集者，出版者，および販売者は，本書の情報を適用することで生じた過失またはいかなる問題に対しても責任を負わないものとし，出版物の内容については明示または黙示を問わず，一切の保証も行いません．著者，編集者，翻訳者，出版者，および販売者は，出版物の使用によって発生した人または資産に対するいかなる損害または障害にも法的責任を負いかねます．

Japanese version
Copyright © 2019 Nankodo Co., Ltd.
Authorized translation by Yasuo Uchiyama, Sadakazu Aiso
Published by Nankodo Co., Ltd., Tokyo, 2019
Copublished by arrangement with Wolters Kluwer Health, Inc., USA
Not for resale outside Japan

この版を妻であり，同僚であり，最善の友である Teresa Pawlina に捧げる．彼女の愛と，精神的にも肉体的にも耐え忍んでくれた心は，本書を制作するための安息所であった．また，私の子どもたちである Conrad Pawlina と Stephanie Pawlina Fixell と彼女の夫 Ryan Fixell にも本版を捧げる．彼らの刺激と興奮はいつも伝わってきた．

はじめに

　本書,『Ross 組織学 原書第 7 版』は,健康科学を学ぶ学生に細胞と分子生物学に関連した組織学を紹介するという伝統を続けている.前版と同様,組織学の原則についての標準的な教科書の記載に加え,模式図,組織と細胞の図,および臨床的な写真を配置したテキストとアトラスの組み合わせである.さらに,この版の独立したアトラスの項目として,図に標識した大判のアトラスを各 CHAPTER の終わりに配置し,顕微解剖学の要素を強調して要約した図の説明を付けた.『Ross 組織学 原書第 7 版』はそれゆえ,2 冊を 1 冊に盛り込んだような本である.

　次のような重要な変更がこの版でなされている:

　"HISTOLOGY 101" という項目を各 CHAPTER の最後につけた. これら新しい項目は箇条書きにリストされた内容をすばやく見るための基本的な情報を含んでおり,学生が小テストや本試験の前夜にみなおすのに適している.読者に優しいこれらの項目は独立したボックスにリストされ,概念と事実で検索できるちょっとした情報のために設定されている.

　この本の図をすべて入念に改訂・更新した. 多くの模式図とフローチャートに加筆修正がなされた.全図の 3 分の 1 強を差し替えて,分子研究の最近の発見に基づく分子,細胞,組織の概念に関する最も新しい解釈を示すように描かれた新たな図とした.すべての図が目に優しい色づかいで全編通して同じスタイルとなっている.概念的な図のいくつかは顕微鏡写真と並べて配列されているが,これは批評家や学生,教職員に広く受け入れられ第 6 版から持ち越されている特徴である.

　細胞生物学的・分子生物学的内容を更新した. 第 6 版の本文内容は更新され,細胞と分子生物学,幹細胞生物学,細胞マーカー,細胞シグナリングにおける最新の進歩を含むものに改訂されている.第 7 版は目的とするコンセプトに的を絞り,学生が主題を全般的に理解できるようにした.評価者の提案に合わせ,第 7 版では,臨床関連の細胞生物学における新しい情報を盛り込み,読者が本文中の紫字と FOLDER として新たな臨床情報項目に目を通せるようにした.たとえば,脂肪組織の議論の中で,読者は白色脂肪細胞と褐色脂肪細胞の間の相互分化に関する細胞生物学のトピックスも見出すことになるだろう.また米国の組織学実習の大多数で使われている新しい学習法であるバーチャル顕微鏡に関して,基本的な考察を加えた.

　読者に優しい新たな試みがなされている. 前版と同様,本書の目的は,重要な概念と基本的な情報により容易にたどり着けることである.第 6 版で導入された太字の重要語,紫字で記された臨床情報,FOLDER のしゃれたデザインは,すべて新世代の教科書ユーザーに熱烈に受け入れられ,今版も継続している.重要なコンセプトは改訂して節の冒頭に掲載した.細胞,組織,器官の主要な特徴については,短く要約し,大きなカラーの箇条書き形式でひとめでわかるようになっている.各セクションの基本的な用語は,本文中で目立つ太字で示されている.臨床情報や最も新しい研究知見を含む本文は紫字で表し,特に,疾患,健康状態,症候,原因機構に関する用語は太い紫字とした.個々の臨床 FOLDER には,各 CHAPTER でみつけやすく読者が次々とページをめくり続けられるように,視覚的に訴える実例と模式図をより多く取り入れて,改訂した臨床項目を載せた.

　さらに,多くの特徴が付け加えられている. 学生が数百ページのテキストを読むとき,時間に追われ刺激を求めていることを理解した上で,私たちは以下の教育学的な特徴をもって本書をよりよいものにしている:

- 各 CHAPTER の終わりにある "HISTOLOGY 101".
- リンパ器官の特徴に関するレビューを含む,まとめの表.
- さらに多くの臨床関連事項と機能的考察の FOLDER.ここには症候に関する臨床情報,病気の組織や器官の顕微鏡写真,簡単な組織病理学的記述,特異的疾患の治療が含まれている.
- 新たにアトラスを更新・分類した PLATE.
- 新しい図,イラスト,高解像度デジタル顕微鏡写真.その 3 分の 1 はより明解に,より要点を確かにするため描き直された.
- 新しい図や写真を際立たせ,これまでよりもさらに本文を理解しやすくしてくれる,明るくエネルギーに満ちた新たなデザイン.

　第 6 版と同様に,すべての変更は学生のことを考えてなされている.学生が主題を理解すること,直近の情報に親しむこと,新たな知識を応用することを支援するために,私たちは明快さと簡潔さを求めて努力していく.

Wojciech Pawlina

謝　辞

　まず第一に，私の指導者であり，同僚であり，親愛なる友である本書の創始者 Dr. Michael H. Ross に，私がこのプロジェクトを引き継ぐだけの能力を有していると信じてくれたことに感謝したい．これで，次世代の組織学を学ぶ学生が，テキストとアトラスを1冊に統合するという先生の先見性のある発想の恩恵を受けられるだろう．この第7版を準備する間，私は先生とのミーティングや議論をたびたび思い出しては，先生を本当に懐かしく思った．先生は私の心と思考の中に，ずっと存在し続けるだろう．

　第7版の変更の多くは，学生のコメントと提案による．彼らは時間と努力を惜しまずに，この本の中で彼らが好むところや，何より，学生が組織学をよりよく学べるよう助けるためにはこの本がいかに改善されうるかについて，私にメールしてくれた．私はまた，いつも改善のための眼力を持ち合わせている1年次の学生から思慮深いコメントをもらっている．私は彼らが鋭い感覚でコメントしてくれたことに感謝している．

　世界中で組織学や細胞生物学のコースを教えている私の同僚たちの多くもまた，この新たな版の制作を助けてくれた．多くの人たちが臨床関連の事項をもっと強調するように提案していた．これについては，新たな研究が知られるたびに継続的に取り入れていくよう努めるつもりである．またある人たちは，新しい顕微鏡写真を提供してくれたり，バーチャルスライドのコレクションや新たな表にアクセスさせてくれたり，今ある模式図や図で描き改める必要があるものを指摘してくれたりした．

　特に，この第7版の企画において時間を割いて建設的なフィードバックをしてくれた次の批評家に感謝します．

Baris Baykal, MD
Gülhane Military Medical Academy
Ankara, Turkey

Irwin Beitch, PhD
Quinnipiac University
Hamden, Connecticut

Paul B. Bell, Jr., PhD
University of Oklahoma
Norman, Oklahoma

Jalaluddin Bin Mohamed, MBBS, PhD
National Defence University of Malaysia
Kuala Lumpur, Malaysia

David E. Birk, PhD
University of South Florida, College of Medicine
Tampa, Florida

Christy Bridges, PhD
Mercer University School of Medicine
Macon, Georgia

Craig A. Canby, PhD
Des Moines University
Des Moines, Iowa

Stephen W. Carmichael, PhD
Mayo Clinic College of Medicine
Rochester, Minnesota

Pike See Cheah, PhD
Universiti Putra Malaysia
Serdang, Selangor, Malaysia

John Clancy, Jr., PhD
Loyola University Medical Center
Maywood, Illinois

Rita Colella, PhD
University of Louisville School of Medicine
Louisville, Kentucky

Iris M. Cook, PhD
State University of New York Westchester Community College
Valhalla, New York

Andrea Deyrup, MD, PhD
University of South Carolina School of Medicine
Greenville, South Carolina

Tamira Elul, PhD
Touro University College of Osteopathic Medicine
Vallejo, California

Bruce E. Felgenhauer, PhD
University of Louisiana at Lafayette
Lafayette, Louisiana

G. Ian Gallicano, PhD
Georgetown University School of Medicine
Washington, DC

Joaquin J. Garcia, MD
Mayo Clinic College of Medicine
Rochester, Minnesota

Ferdinand Gomez, MS
Florida International University, Herbert Wertheim College of Medicine
Miami, Florida

Amos Gona, PhD
University of Medicine & Dentistry of New Jersey
Newark, New Jersey

Ervin M. Gore, PhD
Middle Tennessee State University
Murfreesboro, Tennessee

Joseph P. Grande, MD, PhD
Mayo Clinic College of Medicine
Rochester, Minnesota

Joseph A. Grasso, PhD
University of Connecticut Health Center
Farmington, Connecticut

Brian H. Hallas, PhD
New York Institute of Technology
Old Westbury, New York

Arthur R. Hand, DDS
University of Connecticut School of Dental Medicine
Farmington, Connecticut

Charlene Hoegler, PhD
Pace University
Pleasantville, New York

Michael N. Horst, PhD
Mercer University School of Medicine
Macon, Georgia

Christopher Horst Lillig, PhD
Ernst-Moritz Arndt University of Greifswald
Greifswald, Germany

Jim Hutson, PhD
Texas Tech University
Lubbock, Texas

John-Olov Jansson, MD, PhD
University of Gothenburg
Gothenburg, Sweden

Cynthia J. M. Kane, PhD
University of Arkansas for Medical Sciences
Little Rock, Arkansas

G. M. Kibria, MD
National Defence University of Malaysia
Kuala Lumpur, Malaysia

Thomas S. King, PhD
University of Texas Health Science Center at
   San Antonio
San Antonio, Texas

Penprapa S. Klinkhachorn, PhD
West Virginia University
Morgantown, West Virginia

Bruce M. Koeppen, MD, PhD
University of Connecticut Health Center
Farmington, Connecticut

Andrew Koob, PhD
University of Wisconsin River Falls
River Falls, Wisconsin

Beverley Kramer, PhD
University of the Witwatersrand
Johannesburg, South Africa

Craig Kuehn, PhD
Western University of Health Sciences
Pomona, California

Nirusha Lachman, PhD
Mayo Clinic College of Medicine
Rochester, Minnesota

Priti S. Lacy, PhD
Des Moines University, College of Osteopathic Medicine
Des Moines, Iowa

H. Wayne Lambert, PhD
West Virginia University
Morgantown, West Virginia

Gavin R. Lawson, PhD
Western University of Health Sciences
Bridgewater, Virginia

Susan LeDoux, PhD
University of South Alabama
Mobile, Alabama

Karen Leong, MD
Drexel University College of Medicine
Philadelphia, Pennsylvania

Kenneth M. Lerea, PhD
New York Medical College
Valhalla, New York

A. Malia Lewis, PhD
Loma Linda University
Loma Linda, California

Frank Liuzzi, PhD
Lake Erie College of Osteopathic Medicine
Bradenton, Florida

Donald J. Lowrie, Jr., PhD
University of Cincinnati College of Medicine
Cincinnati, Ohio

Andrew T. Mariassy, PhD
Nova Southeastern University College of
   Medical Sciences
Fort Lauderdale, Florida

Rajaram-Gilkes Mathangi, MBBS, MSc
St. George's University School of Medicine
True Blue, Grenada, West Indies

Geoffrey W. McAuliffe, PhD
Robert Wood Johnson Medical School
Piscataway, New Jersey

Kevin J. McCarthy, PhD
Louisiana State University Health Sciences Center
Shreveport, Louisiana

David L. McWhorter, PhD
Philadelphia College of Osteopathic Medicine
Georgia Campus
Suwanee, Georgia

Fabiola Medeiros, MD
University of Southern California
Keck School of Medicine
Los Angeles, California

William D. Meek, PhD
Oklahoma State University, College of Osteopathic Medicine
Tulsa, Oklahoma

Björn Meister, MD, PhD
Karolinska Institutet
Stockholm, Sweden

Amir A. Mhawi, DVM, PhD
Saba University School of Medicine
Saba, Dutch Caribbean

Lily J. Ning, MD
University of Medicine & Dentistry of New Jersey
Medical School
Newark, New Jersey

Diego F. Nino, PhD
Louisiana State University Health Sciences Center, Delgado Community College
New Orleans, Louisiana

Sasha N. Noe, DO, PhD
Saint Leo University
Saint Leo, Florida

Mohammad (Reza) Nourbakhsh, PhD
University of North Georgia
Dahlonega, Georgia

Joanne Orth, PhD
Temple University School of Medicine
Downingtown, Pennsylvania

Fauziah Othman, DVM, PhD
Universiti Putra Malaysia
Serdang, Selangor, Malaysia

Claus Oxvig, PhD
Aarhus University
Aarhus C, Denmark

Nalini Pather, PhD
University of New South Wales
Sidney, Australia

Stephen R. Planck, PhD
Oregon Health and Science University
Portland, Oregon

Harry H. Plymale, PhD
San Diego State University
San Diego, California

Rebecca L. Pratt, PhD
Michigan State University, College of Osteopathic Medicine
East Lansing, Michigan

Margaret Pratten, PhD
The University of Nottingham, Medical School
Nottingham, United Kingdom

Rongsun Pu, PhD
Kean University
East Brunswick, New Jersey

Edwin S. Purcell, PhD
University of Medicine and Health Sciences
Basseterre, St. Kitts

Romano Regazzi, PhD
University of Lausanne, Faculty of Biology and Medicine
Lausanne, Switzerland

Herman Reid, DVM, MD
Saba University School of Medicine
Saba, Dutch Caribbean

Mary Rheuben, PhD
Michigan State University
East Lansing, Michigan

Kem A. Rogers, PhD
Western University, Schulich School of Medicine and Dentistry
London, Ontario, Canada

Jeffrey L. Salisbury, PhD
Mayo Clinic College of Medicine
Rochester, Minnesota

Olga F. Sarmento, PhD
Mayo Clinic College of Medicine
Rochester, Minnesota

David K. Saunders, PhD
University of Northern Iowa
Cedar Falls, Iowa

Roger C. Searle, PhD
Newcastle University, School of Medical Sciences
Newcastle, United Kingdom

Allen A. Smith, PhD
Barry University
Miami Shores, Florida

Anca M. Stefan, MD
Georgia Regents University
Augusta, Georgia

Sehime G. Temel, MD, PhD
University of Uludag
Bursa, Turkey

Barry Timms, PhD
Sanford School of Medicine, University of South Dakota
Vermillion, South Dakota

James J. Tomasek, PhD
University of Oklahoma Health Science Center
Oklahoma City, Oklahoma

John Matthew Velkey, PhD
University of Michigan
Ann Arbor, Michigan

Suvi Kristiina Viranta-Kovanen, PhD
University of Helsinki
Helsinki, Finland

Daniel W. Visscher, MD
Mayo Clinic College of Medicine
Rochester, Minnesota

Robert Waltzer, PhD
Belhaven University
Jackson, Mississippi

Scott A. Weed, PhD
West Virginia University, School of Medicine
Morgantown, West Virginia

Anne-Marie Williams, PhD
University of Tasmania, School of Medical Sciences
Hobart, Tasmania

Joan W. Witkin, PhD
Columbia University, College of Physicians and Surgeons
New York, New York

Robert W. Zajdel, PhD
State University of New York Upstate Medical University
Syracuse, New York

Renzo A. Zaldivar, MD
Aesthetic Facial & Ocular Plastic Surgery Center
Chapel Hill, North Carolina

　何人かの同僚は，この教科書に特に顕著な貢献をした．私は，Mayo Clinic 医科大学の Dr. Joaquin Garcia と Dr. Joseph Grande が最も質の高いいくつかの臨床標本のオリジナルの組織像を提供してくれたことに，Connecticut 大学歯学部の Dr. Arthur Hand が歯組織の例外的に素晴らしい像を提供してくれたことに，Michigan 大学医学部の Dr. Michael Hortsch が彼らのバーチャル顕微鏡スライド集の使用許可を手引きしてくれたことに，New York 医科大学の Dr. Kenneth Lerea が細胞の情報伝達系に関する文章を提供してくれたことに，改良するためのアイデアを提供してくれた Mayo Clinic 医科大学の Dr. Nirusha Lachman に，そして，自らの唯一無二の写真，電子顕微鏡写真，光学顕微鏡写真を今版で使用することを許可してくれた他の多くの臨床家や研究者に，深く感謝します．これらの方々すべてに，的確な図解説をいただいたことを感謝します．

　恵まれたことに，最も優れたイラストレーターの 1 人で Dragonfly Media グループ（Baltimore, Maryland）の Rob Duckwall が，本書のすべての図版を入れ替えるという 3 版に及ぶ長いマラソンプロジェクトを完結させるべく，引き続き今版でも働き続けてくれた．私の拙い意見によれば，彼の献身さ，努力と実績は，システィーナ礼拝堂のためになされたことにも匹敵する．Duckwall は，このシスティーナ礼拝堂・組織学テキストのミケランジェロである．日曜日の朝早く（本当に早い—午前 1 時），また真夜中に内耳の内リンパの流れの物理学について，膀胱の 2 つのドーム状細胞間のチャックの嚙み合わせをどう引き上げるかについて話したことを，懐かしく思い出す．Rob，あなたのプロ意識と仕事の質，細部への気配りに感謝します．あなたは，いずれの図も比類ない芸術作品にした．

　私は，また，アートディレクターの Jennifer Clements が本書のテキストとアトラス部分の像の再分類と差し換えを支援してくれたことに特別の謝意を表したい．彼女の明るく社交性に富んだ性格は，毎週の進捗電話会議に華を添えてくれた．また商品開発の編集長である Greg Nicholl にも謝意を捧げる．彼は，すべての手がかりをまとめ上げて具体的な出版物をつくり出すという最も困難な仕事をした．Greg は編集過程で専門的ノウハウを提供してくれた．彼があらゆる規則，制限，ページ数，ページデザインの細部，締め切りにどっぷり浸かっているときは，私が何度か生物科学では 2 ＋ 2 が必ずしも 4 になるわけではないことを思い起こさせた．校正の折に専門的ノウハウを提供してくれた Sara Cleary にも謝意を捧げる．この本の制作の初めから終わりまで支えてくれた上級編集者の Crystal Taylor に特別な感謝を捧げる．彼女の細かな点についての用心深さや徹底した注意力は高く評価されている．最後に，私の心からの感謝を Absolute Service 社のプロジェクトマネジャーである Harold Medina と，Syrah Romagosa 率いる彼の優秀な植字工に捧げる．彼らはこの挑戦的な出版が実を結ぶために，素晴らしく創造的な仕事をしてくれた．

監訳者序文

　本書の第5版を翻訳出版して8年が過ぎた．私たちが翻訳にあたって新鮮に感じたことは，Rossの従来の組織学に加え，組織細胞の理解を進めるための分子細胞生物学的な説明がなされ，さらに疾患の説明も分子レベルで行われていること，また非常に見事な図説が掲載されていることである．『Ross組織学』の制作過程には，多くの人々が関わっている．学生も含め，さまざまな分野の人たちの意見を聞いて教科書の制作に役立てている．教科書を制作するこの姿勢は，今回の第7版においても全く同様である．

　原書第5版が翻訳出版された2010年には，Ross博士はすでに逝去されていた．Michael H. Rossは1930年にジャマイカで生まれ，ニューヨークで育ち高校を出た．その後，ペンシルベニアの大学を卒業後，修士課程，博士課程（1960年）をNew York大学（NYU）の生物学で修了した．NYUの医学部で研究と教育を10年間経験した後，Florida大学医学部病理学講座の解剖科学の主任教授として働き，最先端の研究と教育の講座として解剖学教室（現在は解剖学細胞生物学講座）を新たに立ち上げた（1976年）．彼は電子顕微鏡分野のみならず，共焦点レーザー顕微鏡をはじめイメージング分野で大きな貢献をなした．1996年に退職するまでFlorida大学で主任教授を務めた．Ross博士は，1985年にこれまでの教科書から発展した形でHistology: A Text and Atlasの初版を出版し，2010年までの25年間で5版まで改訂した．Ross博士が亡くなったことを受け，本書はWojciech Pawlina博士に引き継がれた．

　いわゆる組織学は，私たちの身体を構成する組織細胞の正常編である．本来，学生に正常な構造を理解させるのは大変難しいことである．肉眼解剖の実習では，しばしば臓器，筋，神経，血管の異常なあり方（変異）を経験する．この変異，たとえば異常の出現頻度や走行の違い（頻度）などを追求するとともに，発生学的な知識とを組み合わせることで，異常の成り立ちを理解することができる．異常を知ることで正常を理解する．さらに，医学・生物学に関する情報量の増加によって，解剖学／組織学の講義と実習の時間は医学全体の中で急速に減少している．これに伴い，教育技法の重要さも指摘されるようになってきた．本書はこの観点から，適切な臨床例を各章で引用することで，正常な構造の理解につなげている．著者が指摘するように，本書の構成で一番大切にされている点は，学生の意見である．確かにこれは教育効果を上げるための最大のポイントと思われる．学生の理解を得やすいように随所で適切な臨床例を引用することで，正常な構造の理解につなげている．本書の基本的な構成は，初めの12のCHAPTERが総論にあたり，かなり細分化してまとめられている．CHAPTER 13～25が各論にあたり，各器官の組織学に関する章となる．

　細胞と組織の成り立ちを従来の総論に相当する部分で扱い，分子レベルでの解説，非常にわかりやすい図解，定型的な光学および電子顕微鏡像に加え，高画質の顕微鏡像，免疫組織細胞化学的アプローチをふんだんに使って説明している．各論部分では，各器官の肉眼レベルでの構造と簡潔な発生学的な背景を説明し，器官の顕微鏡レベルの特徴を写真と模式図で的確にわかりやすく解説している．全章を通して新たに導入された項目がいくつかある．その第1はFOLDERで，ここで臨床関連事項や分子レベルの新たな知見を説明している．これによってそのCHAPTERの特徴的な事象をより明確に理解できるよう意図されており，学生がそれぞれの特徴を理解するのに十分なモチベーションを持つことが可能となる．第2は，HISTOLOGY 101として，アトラスページの前にそのCHAPTERの簡潔なまとめを付している点だ．これは，学生が試験前に知識を整理するのに役立つことを狙っている．CHAPTER末尾のアトラスページも，説明に役立つ標識を十分に使ってわかりやすい解説に努めている．本書は，医学，歯学，健康科学（わが国でいうと医科学，獣医学，薬学，理学，工学系の生物学）の学生に向けた教科書である．しかし，本書の内容を詳細に監修してみると，大学院，専門分野に入った若き研究者にも十分に利用してもらえる内容であることがわかる．

　翻訳にあたって，極力，適切で平易な文章になるように心掛けた．用語は解剖学用語集に準拠した．しかし，原文の意味するところに適切な訳をつけられない場合，あるいは明らかに説明の不足している箇所などには，読者の理解を深めるべく訳注を付けた．訳者はすべて，解剖学／細胞生物学の分野の第一線で研究と教育に活躍されている方々であり，訳注も最新の知見に基づくものばかりである．しかし，いまだ訳の不備な点もあろうかと思われる．読者の方々の忌憚のないご意見を受けられれば幸甚である．最後に，翻訳を進めるにあたっては南江堂の宮下直紀氏と上田美野里氏に大変助けられた．ここに感謝します．

2019年2月

監訳者

訳者一覧

監訳

内山　安男	うちやま　やすお	順天堂大学大学院医学研究科神経疾患病態構造学特任教授
相磯　貞和	あいそ　さだかず	慶應義塾大学名誉教授

翻訳（敬称略，掲載順）

内山　安男	うちやま　やすお	順天堂大学大学院医学研究科神経疾患病態構造学特任教授
藤本　豊士	ふじもと　とよし	名古屋大学医学部機能形態学教授
野村　隆士	のむら　りゅうじ	金城大学医療健康学部教授
牛木　辰男	うしき　たつお	新潟大学長
星　　治	ほし　おさむ	東京医科歯科大学大学院医歯学総合研究科形態・生体情報分析分野教授
高田　邦昭	たかた　くにあき	群馬県立県民健康科学大学学長
松野健二郎	まつの　けんじろう	獨協医科大学名誉教授
和栗　聡	わぐり　さとし	福島県立医科大学医学部解剖・組織学講座教授
相澤　信	あいざわ　しん	日本大学医学部機能形態学系生体構造医学分野教授
原　弘之	はら　ひろゆき	日本大学医学部機能形態学系生体構造医学分野准教授
壺井　功	つぼい　いさお	日本大学医学部機能形態学系生体構造医学分野准教授
原田　智紀	はらだ　とものり	日本大学医学部機能形態学系生体構造医学分野助手
依藤　宏	よりふじ　ひろし	群馬大学名誉教授／群馬医療福祉大学医療技術学部教授
渡辺　雅彦	わたなべ　まさひこ	北海道大学大学院医学研究院解剖学分野教授
岡部　繁男	おかべ　しげお	東京大学大学院医学系研究科神経細胞生物学教授
大塚　愛二	おおつか　あいじ	岡山大学名誉教授
伊藤　恒敏	いとう　つねとし	東北福祉大学健康科学部医療経営管理学科教授
河田　光博	かわた　みつひろ	佛教大学保健医療技術学部教授
川上　速人	かわかみ　はやと	杏林大学医学部解剖学教室（顕微解剖学）教授
妹尾　春樹	せのお　はるき	秋田大学名誉教授／東邦大学客員教授
相磯　貞和	あいそ　さだかず	慶應義塾大学名誉教授
菅沼　龍夫	すがぬま　たつお	宮崎大学名誉教授
渡部　剛	わたなべ　つよし	旭川医科大学解剖学講座（顕微解剖学分野）教授
年森　清隆	としもり　きよたか	千葉大学未来医療教育研究センター特任教授
伊藤　千鶴	いとう　ちづる	千葉大学大学院医学研究院講師
若山　友彦	わかやま　ともひこ	熊本大学大学院生命科学研究部生体微細構築学分野教授
大野　伸一	おおの　しんいち	山梨大学名誉教授
大野　伸彦	おおの　のぶひこ	自治医科大学医学部解剖学講座組織学部門教授
八木沼洋行	やぎぬま　ひろゆき	福島県立医科大学医学部神経解剖・発生学講座教授

目 次

はじめに vi
謝辞 vii
監訳者序文 xi

1 方法　1
内山安男

1. 組織学に用いる方法の概要 / 1
2. 組織の前処理 / 2
3. 組織化学法と細胞化学法 / 3
4. 顕微鏡観察（検鏡）/ 12
FOLDER 1.1 臨床関連事項：凍結切片法 / 4
FOLDER 1.2 機能的考察：フォイルゲン顕微分光測光法 / 7
FOLDER 1.3 臨床関連事項：医学におけるモノクローナル抗体 / 9
FOLDER 1.4 機能的考察：光学顕微鏡の適切な使用 / 15
HISTOLOGY 101 / 22

2 核以外の細胞構造　23
藤本豊士，野村隆士

1. 細胞と細胞質の概要 / 23
2. 膜を持つオルガネラ / 26
3. 膜を持たないオルガネラ / 55
4. 封入体 / 70
5. 細胞質マトリックス / 71
FOLDER 2.1 臨床関連事項：リソソーム蓄積病 / 42
FOLDER 2.2 臨床関連事項：微小管とフィラメントの異常 / 65
FOLDER 2.3 臨床関連事項：中心子の複製異常とがん / 71
HISTOLOGY 101 / 72

3 細胞核　74
牛木辰男，星 治

1. 核の概要 / 74
2. 核の成分 / 74
3. 細胞の更新 / 83
4. 細胞周期 / 84
5. 細胞死 / 90
FOLDER 3.1 臨床関連事項：細胞遺伝学的検査 / 79
FOLDER 3.2 臨床関連事項：細胞周期の調節とがん治療 / 80
HISTOLOGY 101 / 95

4 組織：概念と分類　97
高田邦昭

1. 組織の概要 / 97
2. 上皮 / 97
3. 結合組織 / 98
4. 筋組織 / 99
5. 神経組織 / 99
6. 組織形成 / 100
7. 組織の同定 / 101
FOLDER 4.1 臨床関連事項：卵巣の奇形腫 / 102
HISTOLOGY 101 / 104

5 上皮組織　105
高田邦昭

1. 上皮の構造と機能の概要 / 105
2. 上皮の分類 / 106
3. 細胞極性 / 107
4. 頂上領域とそれが変化した構造 / 107
5. 外側領域とその細胞間接着のための特殊化 / 120
6. 基底領域とその細胞・細胞外マトリックス接着における特殊化 / 133
7. 腺 / 143
8. 上皮細胞の更新 / 146
FOLDER 5.1 臨床関連事項：上皮化成 / 109
FOLDER 5.2 臨床関連事項：原発性線毛機能不全症（線毛不動症候群）/ 118
FOLDER 5.3 臨床関連事項：病原体の標的としての接着複合体 / 126
FOLDER 5.4 機能的考察：基底膜と基底板という用語 / 135
FOLDER 5.5 機能的考察：粘膜と漿膜 / 147
HISTOLOGY 101 / 148
  PLATE 1 　単層扁平上皮と立方上皮 / 150
  PLATE 2 　単層上皮と重層上皮 / 152
  PLATE 3 　重層上皮と上皮様組織 / 154

6 結合組織　156
松野健二郎

1. 結合組織の概要 / 156
2. 胎児性結合組織 / 156
3. 本来の結合組織 / 157
4. 結合組織の線維 / 160
5. 細胞外マトリックス / 171
6. 結合組織の細胞 / 174
FOLDER 6.1 臨床関連事項：コラーゲン異常症 / 167
FOLDER 6.2 臨床関連事項：太陽光線被曝と光老化した皮膚の分子変化 / 171
FOLDER 6.3 臨床関連事項：創傷治癒における筋線維芽細胞の役割 / 180
FOLDER 6.4 機能的考察：単核食細胞系 / 181
FOLDER 6.5 臨床関連事項：アレルギー反応における肥満細胞と好塩基球の役割 / 183
HISTOLOGY 101 / 186
  PLATE 4 　疎性および不規則性緻密結合組織 / 188
  PLATE 5 　規則性緻密結合組織，腱と靱帯 / 190
  PLATE 6 　弾性線維と弾性層板 / 192

7 軟骨組織　194
和栗 聡

1. 軟骨の概要 / 194
2. ガラス軟骨 / 194
3. 弾性軟骨 / 200
4. 線維軟骨 / 200
5. 軟骨の形成と成長 / 201
6. ガラス軟骨の修復 / 202
FOLDER 7.1 臨床関連事項：変形性関節炎 / 195
FOLDER 7.2 臨床関連事項：軟骨の悪性腫瘍；軟骨肉腫 / 203
HISTOLOGY 101 / 205
  PLATE 7 　ガラス軟骨 / 206
  PLATE 8 　ガラス軟骨と骨格の発生 / 208
  PLATE 9 　弾性軟骨 / 210
  PLATE 10 　線維軟骨 / 212

8 骨組織 214
和栗 聡

1. 骨の概要 / 214
2. 骨の一般構造 / 215
3. 骨組織の種類 / 217
4. 骨組織にみられる細胞 / 218
5. 骨形成 / 228
6. 生物学的石灰化とマトリックス小胞 / 235
7. 骨の生理学的機能 / 236
8. 骨修復の生物学 / 238
FOLDER 8.1 臨床関連事項：関節の疾患 / 217
FOLDER 8.2 臨床関連事項：骨粗鬆症 / 237
FOLDER 8.3 臨床関連事項：骨形成における栄養因子 / 239
FOLDER 8.4 機能的考察：ホルモンにより調節される骨成長 / 239
HISTOLOGY 101 / 242
- PLATE 11 骨の研磨標本 / 244
- PLATE 12 骨と骨組織 / 246
- PLATE 13 軟骨内骨化Ⅰ / 248
- PLATE 14 軟骨内骨化Ⅱ / 250
- PLATE 15 膜内骨化 / 252

9 脂肪組織 254
原 弘之，相澤 信

1. 脂肪組織の概要 / 254
2. 白色脂肪組織 / 255
3. 褐色脂肪組織 / 259
4. 脂肪組織の分化転換 / 265
FOLDER 9.1 臨床関連事項：肥満 / 261
FOLDER 9.2 臨床関連事項：脂肪組織腫瘍 / 263
FOLDER 9.3 臨床関連事項：PETスキャンと褐色脂肪組織の干渉 / 264
HISTOLOGY 101 / 267
- PLATE 16 脂肪組織 / 268

10 血液 270
相澤 信，壺井 功，原田智紀

1. 血液の概要 / 270
2. 血漿 / 271
3. 赤血球 / 273
4. 白血球 / 277
5. 血小板 / 288
6. 全血（液）算定 / 291
7. 血液細胞の産生（造血） / 292
8. 骨髄 / 301
FOLDER 10.1 臨床関連事項：ABO式血液型とRh式血液型 / 275
FOLDER 10.2 臨床関連事項：糖尿病患者におけるヘモグロビン / 277
FOLDER 10.3 臨床関連事項：ヘモグロビン異常症 / 278
FOLDER 10.4 臨床関連事項：好中球の遺伝性疾患；慢性肉芽腫症 / 283
FOLDER 10.5 臨床関連事項：ヘモグロビン分解と黄疸 / 284
FOLDER 10.6 臨床関連事項：骨髄の細胞密度 / 303
HISTOLOGY 101 / 304
- PLATE 17 赤血球と顆粒球 / 306
- PLATE 18 無顆粒球と赤色骨髄 / 308
- PLATE 19 赤血球造血 / 310
- PLATE 20 顆粒球造血 / 312

11 筋組織 314
依藤 宏

1. 筋組織の概要と分類 / 314
2. 骨格筋 / 315
3. 心筋 / 331
4. 平滑筋 / 335
FOLDER 11.1 機能的考察：筋の代謝と虚血 / 320
FOLDER 11.2 臨床関連事項：筋ジストロフィー——ジストロフィンとジストロフィン関連タンパク質 / 323
FOLDER 11.3 臨床関連事項：重症筋無力症 / 328
FOLDER 11.4 機能的考察：3種類の筋の比較 / 340
HISTOLOGY 101 / 342
- PLATE 21 骨格筋Ⅰ / 344
- PLATE 22 骨格筋Ⅱおよび電子顕微鏡でみた骨格筋 / 346
- PLATE 23 筋腱結合部 / 348
- PLATE 24 心筋 / 350
- PLATE 25 心筋，プルキンエ線維 / 352
- PLATE 26 平滑筋 / 354

12 神経組織 356
渡辺雅彦，岡部繁男

1. 神経系の概要 / 356
2. 神経組織の構成 / 357
3. ニューロン（神経細胞） / 357
4. 神経系の支持細胞：グリア / 368
5. 神経組織の起源 / 378
6. 末梢神経系の構成 / 379
7. 自律神経系の構成 / 381
8. 中枢神経系の構成 / 385
9. 傷害に対するニューロンの反応 / 388
FOLDER 12.1 臨床関連事項：パーキンソン病 / 362
FOLDER 12.2 臨床関連事項：脱髄疾患 / 370
FOLDER 12.3 臨床関連事項：反応性グリオーシス；中枢神経系における瘢痕形成 / 391
HISTOLOGY 101 / 392
- PLATE 27 交感神経節と後根神経節 / 394
- PLATE 28 末梢神経 / 396
- PLATE 29 大脳 / 398
- PLATE 30 小脳 / 400
- PLATE 31 脊髄 / 402

13 心血管系 404
大塚愛二

1. 心血管系の概要 / 404
2. 心臓 / 405
3. 動静脈の一般構造 / 411
4. 動脈 / 416
5. 毛細血管 / 422
6. 動静脈短絡路 / 425
7. 静脈 / 425
8. 非定型的な血管 / 427
9. リンパ管 / 428
FOLDER 13.1 臨床関連事項：動脈硬化 / 413
FOLDER 13.2 臨床関連事項：高血圧 / 419
FOLDER 13.3 臨床関連事項：虚血性心疾患 / 431
HISTOLOGY 101 / 432
- PLATE 32 心臓 / 434
- PLATE 33 大動脈 / 436
- PLATE 34 筋型動脈と中径静脈 / 438
- PLATE 35 細動脈，細静脈，およびリンパ管 / 440

14 リンパ系 442
伊藤恒敏

1. リンパ系の概要 / 442
2. リンパ系の細胞 / 443
3. リンパ組織および器官 / 455

FOLDER 14.1 機能的考察：Tリンパ球とBリンパ球の名前の由来 / 448
FOLDER 14.2 臨床関連事項：過敏性反応 / 449
FOLDER 14.3 臨床関連事項：ヒト免疫不全ウイルス（HIV）および後天性免疫不全症候群（AIDS）/ 456
FOLDER 14.4 臨床関連事項：反応性（炎症性）リンパ節炎 / 470

HISTOLOGY 101 / 474
- PLATE 36　口蓋扁桃 / 476
- PLATE 37　リンパ節Ⅰ / 478
- PLATE 38　リンパ節Ⅱ / 480
- PLATE 39　脾臓Ⅰ / 482
- PLATE 40　脾臓Ⅱ / 484
- PLATE 41　胸腺 / 486

15 外皮系 488
河田光博

1. 外皮系の概要 / 488
2. 皮膚の層構造 / 489
3. 表皮の細胞 / 493
4. 皮膚の構造 / 501

FOLDER 15.1 臨床関連事項：表皮由来のがん / 491
FOLDER 15.2 機能的考察：皮膚の色 / 500
FOLDER 15.3 機能的考察：毛の成長と特徴 / 504
FOLDER 15.4 機能的考察：皮脂の役割 / 505
FOLDER 15.5 臨床関連事項：汗と病気 / 505
FOLDER 15.6 臨床関連事項：皮膚の修復 / 511

HISTOLOGY 101 / 512
- PLATE 42　皮膚Ⅰ / 514
- PLATE 43　皮膚Ⅱ / 516
- PLATE 44　アポクリン汗腺とエクリン汗腺 / 518
- PLATE 45　汗腺と脂腺 / 520
- PLATE 46　皮膚と感覚受容器 / 522
- PLATE 47　毛包と爪 / 524

16 消化器系Ⅰ：口腔とその関連構造 526
川上速人

1. 消化器系の概要 / 526
2. 口腔 / 527
3. 舌 / 529
4. 歯とその支持組織 / 533
5. 唾液腺 / 545

FOLDER 16.1 臨床関連事項：味覚の遺伝的基礎 / 535
FOLDER 16.2 臨床関連事項：永久歯（二次性歯）と乳歯（一次性歯，脱落歯）の歯列の分類法 / 538
FOLDER 16.3 臨床関連事項：齲歯（虫歯）/ 546
FOLDER 16.4 臨床関連事項：唾液腺腫瘍 / 553

HISTOLOGY 101 / 554
- PLATE 48　口唇と粘膜皮膚移行部 / 556
- PLATE 49　舌Ⅰ / 558
- PLATE 50　舌Ⅱ——葉状乳頭と味蕾 / 560
- PLATE 51　顎下腺 / 562
- PLATE 52　耳下腺 / 564
- PLATE 53　舌下腺 / 566

17 消化器系Ⅱ：食道，胃と腸 568
妹尾春樹

1. 消化管の概要 / 568
2. 食道 / 571
3. 胃 / 572
4. 小腸 / 584
5. 大腸 / 594

FOLDER 17.1 臨床関連事項：悪性貧血と消化性潰瘍疾患 / 576
FOLDER 17.2 臨床関連事項：ゾリンジャー・エリソン症候群 / 577
FOLDER 17.3 機能的考察：消化管の内分泌システム / 578
FOLDER 17.4 機能的考察：腸細胞の消化および吸収機能 / 585
FOLDER 17.5 機能的考察：消化管の免疫機能 / 592
FOLDER 17.6 臨床関連事項：大腸のリンパ管分布のパターンと疾患 / 598
FOLDER 17.7 臨床関連事項：結腸直腸がん / 600

HISTOLOGY 101 / 602
- PLATE 54　食道 / 604
- PLATE 55　食道と胃，噴門部 / 606
- PLATE 56　胃Ⅰ / 608
- PLATE 57　胃Ⅱ / 610
- PLATE 58　胃十二指腸接合部 / 612
- PLATE 59　十二指腸 / 614
- PLATE 60　空腸 / 616
- PLATE 61　回腸 / 618
- PLATE 62　結腸 / 620
- PLATE 63　虫垂 / 622
- PLATE 64　肛門管 / 624

18 消化器系Ⅲ：肝臓，胆嚢，膵臓 626
相磯貞和

1. 肝臓 / 626
2. 胆嚢 / 640
3. 膵臓 / 643

FOLDER 18.1 臨床関連事項：リポタンパク質 / 628
FOLDER 18.2 臨床関連事項：うっ血性心不全と肝壊死 / 634
FOLDER 18.3 臨床関連事項：インスリン産生とアルツハイマー病 / 650
FOLDER 18.4 機能的考察：インスリン合成——翻訳後修飾の一例 / 651

HISTOLOGY 101 / 652
- PLATE 65　肝臓Ⅰ / 654
- PLATE 66　肝臓Ⅱ / 656
- PLATE 67　胆嚢 / 658
- PLATE 68　膵臓 / 660

19 呼吸器系 662
大塚愛二

1. 呼吸器系の概要 / 662
2. 鼻腔 / 663
3. 咽頭 / 667
4. 喉頭 / 668
5. 気管 / 669
6. 気管支 / 673
7. 細気管支 / 674
8. 肺胞 / 676
9. 血液循環 / 679
10. リンパ管 / 682
11. 神経 / 682

FOLDER 19.1 臨床関連事項：気道における扁平上皮化生 / 669

FOLDER 19.2 臨床関連事項：喘息 / 676
FOLDER 19.3 臨床関連事項：囊胞性線維症 / 683
FOLDER 19.4 臨床関連事項：肺気腫と肺炎 / 684
HISTOLOGY 101 / 686
- PLATE 69　嗅粘膜 / 688
- PLATE 70　喉頭 / 690
- PLATE 71　気管 / 692
- PLATE 72　細気管支と気道終末部 / 694
- PLATE 73　終末細気管支と呼吸細気管支，肺胞の壁 / 696

20　泌尿器系　698　菅沼龍夫

1. 泌尿器系の概要 / 698
2. 腎臓の基本構造 / 699
3. 腎尿細管の機能 / 714
4. 間質細胞 / 720
5. 腎臓の組織生理学 / 721
6. 血液供給 / 723
7. リンパ管 / 724
8. 神経支配 / 724
9. 尿管，膀胱および尿道 / 724

FOLDER 20.1 機能的考察：腎臓とビタミン D / 699
FOLDER 20.2 臨床関連事項：抗糸球体基底膜抗体で誘発された糸球体腎炎；グッドパスチャー症候群 / 706
FOLDER 20.3 臨床関連事項：レニン-アンギオテンシン-アルドステロン系と高血圧 / 713
FOLDER 20.4 臨床関連事項：尿の検査——検尿 / 714
FOLDER 20.5 機能的考察：アクアポリン水チャネルの構造と機能 / 720
FOLDER 20.6 機能的考察：集合管における抗利尿ホルモン調節機能 / 721

HISTOLOGY 101 / 728
- PLATE 74　腎臓Ⅰ / 730
- PLATE 75　腎臓Ⅱ / 732
- PLATE 76　腎臓Ⅲ / 734
- PLATE 77　腎臓Ⅳ / 736
- PLATE 78　尿管 / 738
- PLATE 79　膀胱 / 740

21　内分泌系　742　渡部　剛

1. 内分泌系の概要 / 742
2. 下垂体 / 746
3. 視床下部 / 755
4. 松果体 / 756
5. 甲状腺 / 757
6. 上皮小体（副甲状腺）/ 764
7. 副腎 / 766

FOLDER 21.1 機能的考察：下垂体の分泌調節機構 / 746
FOLDER 21.2 臨床関連事項：内分泌疾患の要点 / 754
FOLDER 21.3 臨床関連事項：ADH 分泌に関連する病理学的事項 / 754
FOLDER 21.4 臨床関連事項：甲状腺機能の異常 / 763
FOLDER 21.5 臨床関連事項：クロム親和性細胞と褐色細胞腫 / 772
FOLDER 21.6 機能的考察：副腎皮質ホルモンの生合成過程 / 774

HISTOLOGY 101 / 776
- PLATE 80　下垂体Ⅰ / 778
- PLATE 81　下垂体Ⅱ / 780
- PLATE 82　松果体 / 782
- PLATE 83　上皮小体と甲状腺 / 784
- PLATE 84　副腎Ⅰ / 786
- PLATE 85　副腎Ⅱ / 788

22　男性生殖器系　790　年森清隆，伊藤千鶴，若山友彦

1. 男性生殖器系の概要 / 790
2. 精巣 / 790
3. 精子形成（精子発生）/ 797
4. 精細管 / 803
5. 精巣内導管 / 807
6. 排出導管系 / 808
7. 付属生殖腺 / 812
8. 前立腺 / 812
9. 精液 / 817
10. 陰茎 / 817

FOLDER 22.1 機能的考察：精子形成のホルモンによる制御 / 797
FOLDER 22.2 臨床関連事項：精子形成に影響を及ぼす因子 / 798
FOLDER 22.3 臨床関連事項：精子特異抗原と免疫反応 / 807
FOLDER 22.4 臨床関連事項：良性前立腺肥大症と前立腺がん / 815
FOLDER 22.5 臨床関連事項：勃起のメカニズムと勃起不全 / 818

HISTOLOGY 101 / 820
- PLATE 86　精巣Ⅰ / 822
- PLATE 87　精巣Ⅱ / 824
- PLATE 88　精巣輸出管と精巣上体 / 826
- PLATE 89　精索と精管 / 828
- PLATE 90　前立腺 / 830
- PLATE 91　精囊 / 832

23　女性生殖器系　834　大野伸一，大野伸彦

1. 女性生殖器系の概要 / 834
2. 卵巣 / 835
3. 卵管 / 848
4. 子宮 / 850
5. 胎盤 / 857
6. 腟 / 863
7. 外生殖器 / 864
8. 乳腺 / 865

FOLDER 23.1 臨床関連事項：多囊胞性卵巣 / 841
FOLDER 23.2 臨床関連事項：体外受精 / 847
FOLDER 23.3 機能的考察：卵巣周期のホルモン調節の要約 / 851
FOLDER 23.4 臨床関連事項：出生時の成熟胎盤の運命 / 862
FOLDER 23.5 臨床関連事項：細胞診パパニコロウ塗抹標本 / 865
FOLDER 23.6 臨床関連事項：子宮頸部とヒトパピローマウイルス感染 / 871
FOLDER 23.7 機能的考察：授乳と不妊症 / 872

HISTOLOGY 101 / 873
- PLATE 92　卵巣Ⅰ / 876
- PLATE 93　卵巣Ⅱ / 878
- PLATE 94　黄体 / 880
- PLATE 95　卵管 / 882
- PLATE 96　子宮Ⅰ / 884
- PLATE 97　子宮Ⅱ / 886
- PLATE 98　子宮頸部 / 888
- PLATE 99　胎盤Ⅰ / 890
- PLATE 100　胎盤Ⅱ / 892
- PLATE 101　腟 / 894
- PLATE 102　乳腺，非活動期 / 896
- PLATE 103　乳腺，後期の増殖期と授乳期 / 898

24 眼　900
八木沼洋行

1. 眼の概要 / 900
2. 眼球の全体像 / 900
3. 眼球および付属器の微細構造 / 903

FOLDER 24.1 臨床関連事項：緑内障 / 910
FOLDER 24.2 臨床関連事項：網膜剥離 / 911
FOLDER 24.3 臨床関連事項：加齢黄斑変性 / 912
FOLDER 24.4 臨床関連事項：色覚異常（色盲，色弱）/ 917
FOLDER 24.5 臨床関連事項：結膜炎 / 922

HISTOLOGY 101 / 926
　PLATE 104　眼Ⅰ / 928
　PLATE 105　眼Ⅱ：網膜 / 930
　PLATE 106　眼Ⅲ：前眼部 / 932
　PLATE 107　眼Ⅳ：強膜，角膜，水晶体 / 934

25 耳　936
八木沼洋行

1. 耳の概要 / 936
2. 外耳 / 936
3. 中耳 / 937
4. 内耳 / 941

FOLDER 25.1 臨床関連事項：耳硬化症 / 942
FOLDER 25.2 臨床関連事項：難聴 / 950
FOLDER 25.3 臨床関連事項：めまい / 955

HISTOLOGY 101 / 956
　PLATE 108　耳 / 958
　PLATE 109　蝸牛とコルチ器 / 960

索引　962

一般的な染色法とその特徴

染色法	主な染色目的	代表的な細胞 核	代表的な細胞 細胞質	赤血球	コラーゲン線維	よく染色される構造とその色	顕微鏡像の例
ヘマトキシリン	エオジンとともに全組織の染色	青	—	—	—	核酸, 青 粗面小胞体 (エルガストプラズム), 青	
エオジン	ヘマトキシリンとともに全組織の染色	—	ピンク	オレンジ/赤	ピンク	弾性線維, ピンク 細網線維, ピンク	
トルイジンブルー (異染性色素)	全組織の染色	青	青	青	青	肥満細胞の顆粒, 紫 グリコーゲン, 紫	
過ヨウ素酸シッフ染色 (PAS染色)	基底膜とそこに局在する炭水化物の染色	青	—	—	ピンク	グリコーゲンとその他の炭水化物, マゼンタ	
ゴモリのトリクローム染色	結合組織と筋組織の染色	灰色/青	赤	赤	緑	筋線維, 赤	
マッソンのトリクローム染色	結合組織の染色	黒	赤/ピンク	赤	青緑	軟骨, 青緑 筋線維, 赤	
マロリーのトリクローム染色	結合組織の染色	赤	淡赤	オレンジ	濃青	ケラチン, オレンジ 軟骨, 青 骨マトリックス, 濃青 筋線維, 赤	
ワイゲルトの弾性染色	弾性線維の染色	青/黒	—	—	—	弾性線維, 青/黒	
アザン染色	細胞と細胞外マトリックスの区別	赤/紫	ピンク	赤	青	筋線維, 赤 軟骨マトリックスと骨マトリックス, 濃青	
鍍銀染色	細網線維の染色 神経線維の染色	—	—	—	—	細網線維, 茶/黒 神経線維, 茶/黒	
ライト染色	血球の染色	薄紫/紫	薄紫/灰色	赤/ピンク	—	好中球の顆粒, 紫/ピンク 好酸球の顆粒, 明るい赤/オレンジ 好塩基球の顆粒, 濃青/濃紫 血小板の顆粒, 赤/紫	
オルセイン染色	弾性線維の染色	濃青	—	明るい赤	ピンク	弾性線維, 濃茶 肥満細胞の顆粒, 紫	

1 方法

1. **組織学に用いる方法の概要 / 1**
2. **組織の前処理 / 2**
   A. ホルマリン固定によるヘマトキシリン・エオジン染色 / 2
   B. その他の固定液 / 2
   C. その他の染色手順 / 3
3. **組織化学法と細胞化学法 / 3**
   A. 組織標本の化学的組成 / 3
   B. 染色の化学的根拠 / 5
   C. 酵素消化法 / 6
   D. 酵素組織化学法 / 7
   E. 免疫細胞化学法 / 7
   F. ハイブリダイゼーション法 / 10
   G. オートラジオグラフィ法 / 11
4. **顕微鏡観察（検鏡）/ 12**
   A. 光学顕微鏡による観察 / 12
   B. 光学顕微鏡における組織学スライド標本の観察 / 12
   C. その他の光学系顕微鏡 / 13
   D. 電子顕微鏡観察法 / 18
   E. 原子間力顕微鏡による観察 / 19
   F. バーチャル顕微鏡（仮想顕微鏡）による観察 / 20

FOLDER 1.1 臨床関連事項：凍結切片法 / 4
FOLDER 1.2 機能的考察：フォイルゲン顕微分光測光法 / 7
FOLDER 1.3 臨床関連事項：医学におけるモノクローナル抗体 / 9
FOLDER 1.4 機能的考察：光学顕微鏡の適切な使用 / 15

 HISTOLOGY 101 / 22

 ## 1. 組織学に用いる方法の概要

　組織学講義と実習の目的は，学生諸君に細胞，組織，器官の微細形態を理解させ，形態と機能を関連づけることにある．

　組織学は，顕微解剖学とも呼ばれる身体の組織器官の顕微構造に関する科学的な学問である．今日的な組織学は，記載学のみならず細胞の構成と機能に関わる分子細胞生物学の多くの観点を含んでいる．組織学者によって用いられる方法は極めて多様である．組織学の講義と実習は光学顕微鏡の範疇に入る．今日では，組織学実習において，学生は光学顕微鏡のみならず，コンピューターのスクリーン上あるいは携帯端末でデジタル化された顕微標本をみることのできる仮想の顕微鏡（バーチャル顕微鏡）を用いる．これまでは，組織学を詳細に理解するには，電子顕微鏡（EM），すなわち透過型電子顕微鏡（TEM）および走査型電子顕微鏡（SEM）が用いられてきた．今では分子間力顕微鏡（AFM）が，TEMで得られる画像に匹敵するか，あるいはそれ以上の解像度を持つ画像を提供することができる．EMとAFMの両者は大きな解像力と有効な倍率を持ち合わせるため，しばしば分子細胞生物学のさまざまな補助的な技術で得られるデータの採集手段となっている．補助的な技術とは次のものを含む：

- 組織化学法および細胞化学法．
- 免疫細胞化学法およびハイブリダイゼーション法．
- オートラジオグラフィ法．
- 器官および組織培養法．
- 分画遠心分離法による細胞と**オルガネラ** organelle（細胞内小器官）との分離．
- 特殊化した顕微鏡技法と顕微鏡．

　上述した手法は，現行のカリキュラムでは通常体験できないので，学生諸君はこのような手法や実験操作とは無関係であると感じているであろう．それにもかかわらず，特殊化した手法や，それらがもたらすデータに関することがらを知ることは重要である．ここでは方法を概説し，これらの方法によってもたらされたデータが，学生諸君に細胞，組織，器官に関してどのようによりよく理解されるかという一例を提供する．

組織学において学生諸君が直面する1つの問題は，二次元的な組織や電子顕微鏡像に由来する三次元構造がいかなるものかを理解することである．この概念上のギャップを埋めるためには，まず初めに，組織学的スライド標本や電子顕微鏡標本の作製方法を手短に記載しなければならない．

表1.1　一般に使用される直線等量

1 ピコメートル (pm)	=	0.01 オングストローム (Å)
1 オングストローム (Å)	=	0.1 ナノメートル (nm)
10 オングストローム (Å)	=	1.0 ナノメートル (nm)
1 ナノメートル (nm)	=	1,000 ピコメートル (pm)
1,000 ナノメートル (nm)	=	1.0 マイクロメートル (mm)
1,000 マイクロメートル (μm)	=	1.0 ミリメートル (mm)

2. 組織の前処理

A. ホルマリン固定によるヘマトキシリン・エオジン染色

通常作製されるヘマトキシリン・エオジン染色切片は最も一般的に用いられる標本である．

光学顕微鏡で学ぶために個々の学生に貸し与えられる組織標本セットは，多くの場合，ホルマリン固定，パラフィン包埋，ヘマトキシリン・エオジン（H&E）染色標本からなる．この本の図譜に用いられたほとんどすべての光学顕微鏡写真は，現行の学生用組織標本からのものである．また，組織学の講義や研究学術集会において組織や器官を示すために用いる顕微鏡写真の多くは，このような組織標本から得られたものである．特殊な細胞組織成分を提示する目的で，その他の染色法をときに用いることがある．そのいくつかについては後述する．

組織あるいは器官標本の前処理のための第1段階は，構造を保つための固定である．

通常，1種類あるいは多種類の試薬の組み合わせからなる**固定 fixation** は，その後の処理に対して組織形態を永続的に保つ．標本は身体から取り出した直後に，固定液に浸漬されなければならない．固定は以下の目的でなされる：

- 細胞代謝を停止する．
- 自己融解につながる細胞や組織の酵素による分解を防ぐ．
- 細菌，真菌，ウイルスなどの病原微生物を根絶する．
- タンパク質分子が架橋あるいは変性する結果として組織を硬化する．

種々の希釈濃度や組み合わせの他の試薬および緩衝液と混合したホルムアルデヒドの37%水溶液である**ホルマリン formalin** は，最も一般的に用いられる固定剤である．ホルムアルデヒドはタンパク質のアミノ基との反応（最も多いのはリジン残基との架橋）によって，細胞や細胞外構成物の一般構造を保つ．ホルムアルデヒドはタンパク質の三次元的構造をあまり変えないので，それらの特異抗体との反応能力を維持する．この特性は免疫細胞化学染色法において重要である（p.7参照）．一般的に売られているリン酸緩衝液で緩衝されたホルマリン溶液（pH7）は比較的ゆっくり働くが，十分に組織に浸透する．しかしながら脂質には反応しないので，細胞膜をしっかりとは固定しない．

第2段階では，薄切できるようにパラフィンに包埋するために標本を処理する．

標本を鏡検するために，一般的には5〜15μm厚（1マイクロメートル（μm）は1 mmの1/1,000に相当する．表1.1参照）の薄い切片にするために，**包埋 embedding** 用媒体に浸透する必要がある．固定後，標本を**洗浄 wash** し，水分を取り除くために100%までアルコール水溶液の濃度を漸次上昇させて**脱水 dehydrate** する．次に，溶解したパラフィンに標本を浸透する前に，アルコールとパラフィンの両者に溶けるキシレンやトルエンなどの有機溶媒でアルコールを取り除く．

溶けたパラフィンが冷めて硬化した時点で，適度な大きさのブロックに整形する．その後，標本ブロックを特別に設計された切片作製機である**ミクロトーム microtome** 上に据えつけ，鋼鉄製ナイフ（刃）で切る．切り出された切片を，接着剤として包埋用の媒体（ピネンやアクリルレジンなど）を塗布したスライドガラス上にのせる．

第3段階では，観察ができるように標本を染色する．

パラフィン切片には色がないため，光学顕微鏡の観察はできない．組織切片を着色あるいは染色するため，パラフィンを再びキシレンまたはトルエンで溶かし去り，漸次アルコール濃度を下げて，スライド標本を水になじませる．その後，スライドガラス上の組織を**ヘマトキシリン hematoxylin** 水溶液で染色する．対比染色に用いる**エオジン eosin** は水よりもアルコールに溶けやすいので，再びアルコール濃度を漸次上昇させて標本を脱水し，アルコールに溶解したエオジンで染色する．ヘマトキシリン単体，エオジン単体，そしてエオジンで対比染色したヘマトキシリンで染色した結果を図1.1に提示している．染色後，標本をキシロールまたはトルエンを通して透徹し，非水溶性の封入剤を使ってカバーガラスで覆うことによって，永久標本を作製する．

B. その他の固定液

ホルマリンはすべての細胞と組織成分を保存するわけではない．

ホルマリン固定標本のH&E染色切片は，一般的な形態学的な特徴を十分に示すことができるので使いやすいが，細胞成分の特殊な化学的構成要素を提示することはできない．また，多くの構成要素が標本処理段階で失われる．これらの構成要素や構造を保持するためには，他の固定方法を用いるとよい．これらの方法は一般的に，関与する化学的性質を明確に理解することで成り立っている．たとえば，通常の標本作

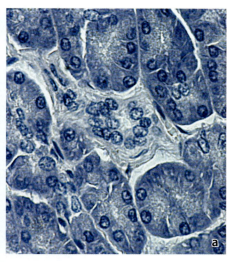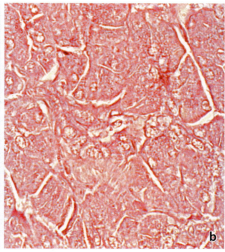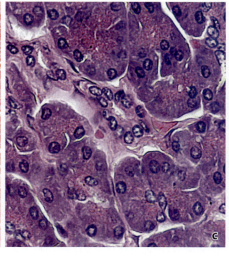

図 1.1 ▲ ヘマトキシリン・エオジン（H&E）染色
このひと続きの膵臓からの標本は，ヘマトキシリンやエオジンの単染色と，ヘマトキシリンおよびエオジンの組み合わせ染色の効果を示す連続（隣接する）切片である．**a.** ヘマトキシリン単染色像を示す．標本の一般的な全域にわたる染色がなされているとはいえ，染色に高い親和性を示す核DNA や細胞質 RNA を含む細胞領域が最も強く染色されている．**b.** 同様に，対象染色用のエオジンの単染色で全域にわたる染色効果を示す．しかしながら核はヘマトキシリン単染色標本よりも目立たないことに注意せよ．標本は，ヘマトキシリンで染色し，アルコール溶液内のエオジンで染色するために処理された後，強く結合していないヘマトキシリンは失われ，その後エオジンが高い親和性を持つ細胞構成成分を染める．**c.** H&E の組み合わされた染色効果を示す．480 倍．

製過程でアルコールや有機溶媒を使うと，中性脂肪が除去されてしまう．

　脂肪細胞にあるような中性脂肪を保持するためには，ホルマリン固定組織の凍結切片や，脂肪に溶ける色素を用いるべきである．膜構造を保つためには，過マンガン酸塩やオスミウムのような，リン脂質に結合する重金属を含む特殊な固定液を使用するべきである．電子顕微鏡標本の固定に四酸化オスミウムを慣例的に用いるのは，電子顕微鏡写真における膜の保存がすばらしいことが第 1 の理由である．

C. その他の染色手順

　ヘマトキシリンとエオジンは，形態学的な特徴を表示するために，組織学では最初に用いられる．

　その長所にもかかわらず，H&E 染色法は，弾性線維，細網線維，基底膜，および脂質を含む組織切片に存在するある種の構成成分を十分に明らかにすることができない．これらの成分を表示する必要がある場合には，他の染色法を選択的に用いる．これらの手法では，弾性線維に関してはオルセイン染色法やレゾルシン・フクシン染色法を，細網線維や基底膜に関しては鍍銀染色法を用いる．多くの染色法の化学的根拠は必ずしもわかっているわけではないが，実際に機能する．ある手法で明らかとなる成分を知ることは，どのようにしてその手法が機能するのかを正確に知ることよりも重要である．

3. 組織化学法と細胞化学法

　特殊な化学的処理は，組織の細胞外成分や細胞の機能に関する情報を提供しうる．

　組織細胞化学法は，色素の特異的な結合，細胞特異的な成分に対する蛍光色素標識した抗体の使用，または細胞成分に固有の酵素活性に基づいている．加えて，放射活性を付加した分子の前駆物質を固定の前に細胞や組織に取り込ませておくオートラジオグラフィ法によって，細胞内でみられる多くの大分子の局在を決定することが可能である．これらの手法の多くは，光学および電子顕微鏡試料作製の両者で用いることができる．

　通常染色や組織細胞化学法の化学的根拠を考察する前に，普通に固定および包埋した標本の切片の性質を簡単に調べてみることが有益である．

A. 組織標本の化学的組成

　通常染色のために準備した組織の化学的組成は，生きている組織とは異なる．

　固定後に残存する成分は，主にたやすく分解しない大分子で成り立っているが，特にその分子に合った固定液で処理した後にその傾向が強い．これらの大分子のうち，特に他の大分子と反応して高分子複合体を形成するものは通常，組織切片の中に保存されている．そのような高分子複合体の例を以下に示す：

- タンパク質と結合した核酸で形成される**核タンパク質** nuclear protein.
- 関連タンパク質と複合体を形成する**細胞内骨格タンパク質** intracellular cytoskeletal protein.
- コラーゲン線維形成時にみられるような，隣接する分子の架橋によって類似分子と結合する大きな不溶性凝集体にみられる**細胞外タンパク質** extracellular protein.
- 膜リン脂質・タンパク質（または炭水化物）複合体．これらの分子は細胞や組織の構造を構成して組織の構成要

FOLDER 1.1 臨床関連事項：凍結切片法

ときおり，病理学者には，外科手術時，特に緊急な病理学的診断に基づいて外科手術の進め方が決まるとき，得られた組織をすぐに評価することが求められる．**凍結切片法** frozen section として知られる評価を行うためのいくつかの指標がある．最も一般的には，術前診断が得られず，予期しない術中所見を同定しなければならないときに，手術室の外科医は凍結切片を要求する．さらに外科医は，健全な組織の範囲内にあるすべての病的塊を取り除けたかどうか，また外科的に切除した辺縁に病気が及んでいないかどうかを知りたがる．凍結切片はまた，内視鏡や細い針を用いた生検などの他の手法と組み合わされ，得られた生検材料がさらに病理検査に使用可能かどうかを確認するために使われる．

凍結切片処理には以下の3つの主要段階がある：

- **組織試料の凍結**．小さな組織試料はドライアイスあるいは−50℃の温度に冷やした液体（イソペンタン）への浸漬により凍結される．凍結は特殊な高能力冷蔵庫でも行える．凍結することにより組織は硬くなり，ミクロトームによる切片作製が可能になる．
- **凍結組織の切片化**．切片作製は通常，ミクロトームを中に格納した冷凍区画であるクリオスタット内で行われる．組織は凍結固体なので，非常に薄い切片（5～10 μm）を切ることができる．切片はスライドガラス上に添布される．
- **切り出した切片の染色**．染色は，細胞の核を残りの組織から区別するために行われる．凍結切片のために使われる最も一般的な染色は，H&E染色，メチレンブルー染色（図F1.1.1），および過ヨウ素酸シッフ染色である．

凍結切片法の処理と評価の全行程は10分以内に完了する．結果を得るための総時間は，組織を手術室から病理学実験室へ運ぶ時間，用いた病理学的技法，および病理学者の経験度に大きく依存している．得られた所見は，その後，手術室で待機している外科医に直接伝えられる．

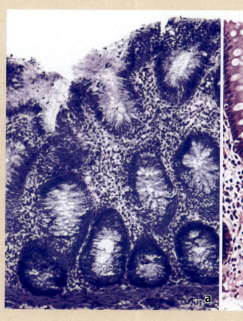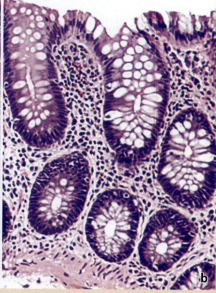

図F1.1.1 ▲ 外科手術時に得られた標本の凍結切片技法による評価
a. この顕微鏡像は，大腸から得られて凍結切片法処理され，メチレンブルーで染色された標本を示す．160倍．**b.** この標本の一部はホルマリンで固定され，通常のH&E染色のプレパラート標本として処理された．凍結切片法による検査でこの標本が正常であることがわかる．この診断は後に，通常どおりに処理されたH&E染色標本の観察によって確認された．180倍．（Dr. Daniel W. Visscherの厚意による．）

素をつくり上げ，これらは顕微鏡でみられる組織の構成のもととなっている．

多くの場合，構造上の要素は同時に機能単位でもある．たとえば，筋細胞の収縮フィラメントをつくり上げるタンパク質の場合，フィラメントは目でみえる構成成分であり，実際に収縮過程に関与する．細胞質のRNAは形態学的構成成分（たとえば分泌細胞のエルガストプラズム，神経細胞のニッスル小体）として観察されるとともに，実際にタンパク質合成にも関わる．

多くの組織成分はH&E染色切片の通常処理の間に失われる．

ほとんどの核酸，タンパク質，およびリン脂質は組織切片の中に残存しているが，失われるものもまた多い．転移RNA（tRNA）のように，少量のタンパク質および少量の核酸は，組織の処理中に一般的に失われる．前述したように，中性脂肪は組織処理に使用した有機溶媒によって通常溶かされてしまう．他の大分子もまた，たとえば固定液のpHが適切でないと，加水分解されることもある．水性の固定液による通常の固定時に失われる大分子の例を以下に記す：

- **グリコーゲン** glycogen（肝細胞や筋細胞で共通の細胞質内貯蔵炭水化物）．
- **プロテオグリカン** proteoglycan と **グリコサミノグリカン** glycosaminoglycan（結合組織にみられる細胞質外複合炭水化物）．

しかしながら，グリコーゲンに関しては非水性の固定液を用いることで，また細胞外複合炭水化物含有分子に関しては特殊な結合剤を添加した固定液を用いることで，これらの分

子を保存することが可能である．

可溶性成分，イオン，および小分子は，パラフィン切片の処理中に失われる．

中間代謝産物，グルコース，ナトリウム，塩素，およびこれらに類似する物質は，通常のH&Eパラフィン切片の処理中に失われる．これらの物質の多くは，ときに形態学的にはかなりの損失を伴うが，特殊な方法で解析可能である．これらの小さな可溶性のイオンや分子は，組織の形をつくる要素ではないが，合成過程や細胞反応に関与する．これらの物質が，特殊な方法で保存され，提示されると，細胞の代謝，能動的輸送，およびその他の生命維持に必要な細胞活動に関する非常に貴重な情報が得られる．非常に多才な分子である水は，これらの反応とその過程に関与し，水素結合を介して高分子構造の安定化に寄与している．

B. 染色の化学的根拠

1) 酸性および塩基性色素

ヘマトキシリンとエオジン（H&E）は最も一般的に用いられる色素である．

エオジンのような**酸性色素** acidic dye は，その発色部位で全体として陰性に荷電し，一般式では［$Na^+ dye^-$］と記される．

塩基性色素 basic dye は，その発色部位で全体として陽性に荷電し，一般式では［$dye^+ Cl^-$］と記される．

ヘマトキシリンは厳密な塩基性色素の定義には合わないが，塩基性色素のそれにかなりよく似た特性を持っている．表1.2に記した塩基性および酸性色素の例が示すように，色素の色彩は塩基性か酸性かに関係しない．

塩基性色素は，細胞や組織の陰イオン成分（全体として陰性に荷電する成分）と反応する．

陰イオン成分には，核酸のリン酸基，グリコサミノグリカンの硫酸基，およびカルボキシ基が含まれる．陰イオン基の塩基性色素との反応する力は**好塩基性** basophilia（ギリシャ語で"塩基性を好む"の意）と呼ばれる．ヘマトキシリンで染まる組織成分もまた，好塩基性を示す．

陰イオン基の反応は，pHにより一様ではない．つまり：

- 高いpH（約10）では，上述した3つの反応基のすべてがイオン化して，塩基性色素と静電連鎖による反応が得られる．
- わずかに酸性から中性pH（5〜7）では，硫酸基とリン酸基がイオン化し，静電連鎖によって塩基性色素との反応が得られる．
- 低いpH（4以下）では，硫酸基のみがイオン化したまでで，塩基性色素と反応する．

それゆえ，特異的なpHでの塩基性色素の染色は，特異的に陰性荷電した反応基に焦点を当てて使用することが可能であり，特異的に陰性荷電した反応基はある種の高分子に主に見出されるので，これらの高分子の標識として，塩基性色素での染色が役に立つ．

すでに述べたように，ヘマトキシリンは厳密には塩基性色素ではない．ヘマトキシリンは媒染剤（いわゆる組織成分と色素との間の中間結合物）とともに使用される．媒染剤は塩基性色素と類似した染色性を引き出す．組織・媒染剤・ヘマトキシリン複合体における連鎖は単純な静電連鎖ではなく，切片を水につけると，ヘマトキシリンは組織から分離しなくなる．ヘマトキシリンは染色順序の目的にかなう．酸性色素の水溶液がこの後に続く．本来の塩基性色素は，ヘマトキシリンとは異なり，塩基性色素の後に酸性色素で染めるという順序で一般に用いられることはない．それゆえ，塩基性色素は2種類の染色液の間で水洗すると，組織から分離しやすい．

酸性色素は，細胞や組織の陽イオン基，特にタンパク質のイオン化したアミノ基と反応する．

酸性色素と陽イオン基の反応は，**好酸性** acidophilia（ギリシャ語で"酸性を好む"の意）と呼ばれる．酸性色素と細胞および組織成分との反応は特殊なものではなく，塩基性色素との反応と同様に，厳密なものでもない．

静電連鎖が組織への酸性色素の最初の結合に主要な因子であるとはいえ，これは唯一の因子ではない．すなわち，酸性色素は異なる組織組成を選択的に色づけする色素との組み合わせで，ときどき用いられる．たとえば，マロリー染色法では3種の酸性色素（アニリンブルー，酸性フクシン，オレンジG）が用いられる．これらの色素はおのおの，コラーゲン，一般細胞質，および赤血球を選択的に染める．また，酸性フクシンは核を染める．

その他の多重酸性色素法では，まずヘマトキシリンを核染色に用い，その後酸性色素を細胞質や細胞外線維の選択的染色に用いる．酸性色素による組織成分の選択的染色は，色素分子の集合体のサイズや集合度，および組織の浸透性や"稠密性"といった，相対的な因子による．

**塩基性色素もまた，組み合わせて，あるいは連続させて用いることができるが（たとえばタンパク質合成と分泌を調べるためのメチレンブルーとピロニン），これらの組み合わせ

表1.2 いくつかの塩基性および酸性色素

色素	色彩
塩基性色素	
メチレングリーン	緑
メチレンブルー	青
ピロニンG	赤
トルイジンブルー	青
酸性色素	
酸性フクシン	赤
アニリンブルー	青
エオジン	赤
オレンジG	オレンジ

は酸性色素の組み合わせほど広くはない．

細胞や細胞外マトリックスのある種の物質は，好塩基性を示す．

これらの物質には下記のものが含まれる：
- 核のヘテロクロマチンと核小体（主として両者の核酸のイオン化したリン酸基による）．
- エルガストプラズムのような細胞質成分（これもまたリボソーム RNA のイオン化したリン酸基による）．
- 軟骨基質の炭水化物複合体のような細胞外物質（イオン化した硫酸基による）．

酸性色素による染色は特殊なものではなく，細胞内や細胞外マトリックスの中の多くの物質は好酸性を示す．

これらの物質には下記のものが含まれる：
- 大部分の**細胞質性フィラメント** cytoplasmic filament，特に筋細胞のもの．
- 大部分の細胞質性膜性成分とこれに属さない一般的な細胞質成分．
- 大部分の細胞外線維（主としてイオン化したアミノ基による）．

2) メタクロマジー

ある塩基性色素は組織成分と反応し，正常な色合いを青から赤または紫に変える．この吸光度変化を異染性（メタクロマジー metachromasia）と呼ぶ．

異染性が起こる理由は，組織内の多価陰イオンの存在にある．これらの組織をトルイジンブルーのような濃縮した塩基性色素溶液で染めると，色素分子は十分に密接するため二量体や重合体を形成する．これらの集合体の吸光特性は個々の非集合色素分子のものとは異なる．

軟骨の基底物質，肥満細胞のヘパリン含有顆粒，および形質細胞の粗面小胞体といった高濃度のイオン化した硫酸基およびリン酸基を有する細胞や組織の構造は，異染性を示す．したがって，トルイジンブルーはこれらの成分を染め，紫から赤の色を呈する．

3) アルデヒド基とシッフ試薬

漂白した塩基性フクシン（シッフ試薬）は，アルデヒド基との反応によりはっきりとした赤色を呈する能力を有し，過ヨウ素酸シッフ反応やフォイルゲン反応の基礎となる．

過ヨウ素酸シッフ periodic acid-Schiff（**PAS**）反応は，炭水化物および炭水化物の豊富な高分子を染める．この反応は，細胞内のグリコーゲン，種々の細胞や組織内の粘液物質，上皮を裏打ちする基底膜，および結合組織内の細網線維の証明に用いられる．シッフ試薬は，穏やかな塩酸加水分解により DNA を染色するフォイルゲン染色にも用いられる．

過ヨウ素酸シッフ反応は以下の事実に基づいている：
- 炭水化物の六炭糖環は隣接する炭素を含んでおり，そのおのおのが水酸基（—OH）を持つ．
- グリコサミノグリカンの六炭糖アミンは隣接する炭素を含んでおり，その1つが—OH 基を持ち，他のものはアミノ基（—NH₂）を持つ．

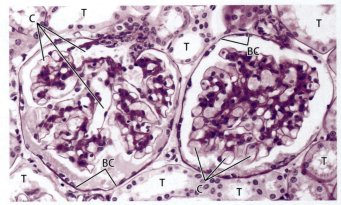

図 1.2 ▲ 過ヨウ素酸シッフ反応法で染色された腎臓組織の顕微鏡像
この組織化学法は炭水化物や炭水化物の豊富な高分子の局在を示す．基底膜は過ヨウ素酸シッフ陽性で赤紫で染め出されている．腎尿細管（T）は，その周囲の基底膜が染め出されているので，輪郭が鮮明に描かれている．糸球体毛細血管（C）やボーマン嚢の上皮（BC）もまた，過ヨウ素酸シッフ陽性の基底膜を持つ．標本は細胞の核を可視化するためにヘマトキシリンでカウンター（対比）染色されている．320倍．

- 過ヨウ素酸はこれら隣接する炭素原子間の結合を切断し，アルデヒド基を形づくる．
- これらのアルデヒド基がシッフ試薬と反応し，明瞭な赤紫色のマゼンタ色を呈する．

基底膜（図 1.2）や細網線維の過ヨウ素酸シッフ染色は，プロテオグリカン（タンパク質コアと炭水化物の複合体）の含有量またはそれとの結合に基づいている．過ヨウ素酸シッフ染色は鍍銀染色法と二者択一の方法であり，鍍銀染色法もまたプロテオグリカンの糖分子との反応に基づいている．

フォイルゲン反応は穏やかな酸性加水分解により DNA のデオキシリボースからプリン体を切断した後，糖の炭素環を開いてアルデヒド基を形成する．さらに，新しく形成されたアルデヒド基がシッフ試薬と反応し，明瞭なマゼンタ色を呈する．シッフ試薬の DNA の反応は**化学等量的** stoichiometric であり，この反応産物は DNA の量と比例し，測定可能である．これは細胞の核内 DNA 量を定量する分光測光法に用いることができる．RNA はデオキシリボースを欠くため，シッフ試薬に染まらない．

C. 酵素消化法

グリコーゲン，DNA，または RNA といった特殊な成分を染色した切片の隣接切片の酵素処理法は，染色された物質を同定するのに用いられる．

過ヨウ素酸シッフ染色で染め出された細胞内物質は，ジアスターゼやアミラーゼによる切片の前処理によって，グリコーゲンと同定される．酵素処理によって過ヨウ素酸シッフ染色に無反応であることは，染まっていた物質がグリコーゲンであることを肯定している．

同様に，デオキシリボヌクレアーゼ（DNase）で組織切片を前処理すると，同切片におけるフォイルゲン反応は起こらないし，タンパク質分泌上皮の切片をリボヌクレアーゼ（RNase）で前処理すると，塩基性色素によるエルガストプ

FOLDER 1.2　機能的考察：フォイルゲン顕微分光測光法

　フォイルゲンFeulgen顕微分光測光法は，発生中の細胞におけるDNAの増加の研究や，倍数性，すなわち細胞の正常なDNAの含有量が倍数化する回数（正常な未分裂細胞は二倍体，精子あるいは卵子は一倍体である）を分析するために発達してきた技法である．核DNA量の定量には，組織切片に用いる静的サイトメトリーと分離細胞に用いるフローサイトメトリーの2種類の手法がある．フォイルゲン染色した腫瘍組織の静的サイトメトリー法には，細胞や細胞塊から放射される光の吸収を560 nmの波長で計測するためにデジタル画像システムと連結する顕微分光測光法を用いる．対照的に，フローサイトメトリー法には，液性媒質内を流れ去る単一細胞のみをセンサーで走査できる装置を用いる．この手法は，発光する蛍光を測定することで，単一細胞の迅速で定量的な分析を可能にしている．昨今，フォイルゲン顕微分光測光法は，分裂して分化する細胞のDNA量の変化を研究するのに用いられている．臨床的には，悪性細胞における異常染色体数（すなわち倍数性型）の分析にも用いられている．大部分が二倍体様式を持つ悪性細胞は分化度が高いといわれ，この型の細胞の腫瘍は，異数体（一倍体DNA量の非整数倍体）や四倍体細胞の腫瘍より予後がよい．フォイルゲン顕微分光測光法は，特殊な腺がん（上皮がん），肺がん，腎がん，結腸および他の胃腸がん，子宮内膜（子宮上皮）がん，および卵巣がんの研究に特に有効である．この装置は病理学者にとって，これら腫瘍の転移能の評価に，また予後や処置の決定に最も価値のある道具の1つである．

ラズムの染色が消失する．

D. 酵素組織化学法

　組織化学法はまた，細胞や組織における酵素の同定や局在の検出に用いられる．

　組織切片における酵素の局在を検出するには，酵素活性を保つための固定をしなければならない．通常，穏やかなアルデヒド固定が好んで用いられる方法である．これらの手法では，酵素それ自身よりも，むしろ酵素活性の反応産物が可視化される．一般的には，色素や重金属といった**捕捉試薬** capture reagentが，反応の場で沈殿する酵素の反応産物を捕捉したり，結合したりするために用いられる．加水分解酵素の存在を示す典型的な反応では，組織切片を基質（AB）と捕捉試薬（T）を含む溶液中に置くと，以下のような反応産物の1つが沈殿する．

$$AB + T \xrightarrow{酵素} AT + B$$

　ここで，ATはとらえた最終産物であり，Bは加水分解された基質である．

　このような方法を用いることで，細胞の分画遠心分離法で最初に同定されたリソソームは，TEMでみられる液胞状の構成成分と同一であることがわかった．軽く固定した組織において，リソソームに含まれる酸性ホスファターゼやエステラーゼは特定の基質と反応する．反応溶液には，たとえば酸性ホスファターゼの作用に由来するリン酸鉛のようなものを沈殿させる鉛イオンが含まれている．このように，沈殿した反応産物は，光学顕微鏡および電子顕微鏡によって観察できる．同様に，光学顕微鏡および電子顕微鏡レベルの組織化学反応は，アルカリホスファターゼ，多種類のアデノシン三リン酸分解酵素（ATPase，細胞および組織におけるNa$^+$ポンプの酵素学的なもとであるNa$^+$/K$^+$-ATPaseを含む），種々のエステラーゼ，および多くの呼吸酵素の存在を示すために発展してきた（図1.3a）．

　最も一般的な組織化学法の1つ（しばしば免疫細胞化学法と一緒に使われる）は，酵素依存的な抗原の検出のために，西洋ワサビ（ホースラディッシュ）ペルオキシダーゼを用いる．このペルオキシダーゼに広く用いられる基質は3,3′-ジアミノベンジジン（DAB）であり，酵素反応の場所で褐色の不溶性の物質をつくり出す無色の有機化合物である（図1.3b）．この酵素反応の産物は細胞の中で容易に局在化することができ，光学顕微鏡および電子顕微鏡の両者で高解像を得られる．

E. 免疫細胞化学法

　抗原と抗体間の反応特異性が免疫細胞化学法の存在基盤である．

　抗体 antibody（**免疫グロブリン** immunoglobulinとして知られる）は，糖タンパク質であり，外来性のタンパク質または**抗原** antigenに反応して，免疫系の特殊な細胞でつくられる．実験室では，抗体は血液から精製され，蛍光色素で標識することができる．一般的に，蛍光色素は異なる波長の光（たとえば紫外線）を吸収し，特異的な波長の可視光（たとえば緑色，黄色，赤色）を放射する薬品である．最も一般的に使用される色素であるフルオレセインは，紫外線を吸収し，緑色光を発する．フルオレセインで標識した抗体は，細胞や組織における抗原の局在を確かめる目的で，スライドガラスにのせて軽く固定するか，または凍結した組織の切片に用いられる．その後，抗原抗体反応を蛍光顕微鏡や共焦点顕微鏡で観察して，写真に撮ることができる（図1.4）．この共焦点顕微鏡を用いると，調べた組織の三次元再構成像を作製できる．

　免疫細胞化学法では2つの型の抗体が用いられる：免疫した動物によってつくられるポリクローナル抗体と，不死化した（連続的に複製できる）抗体作製細胞株によってつくられるモノクローナル抗体．

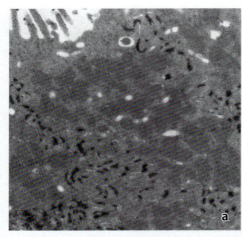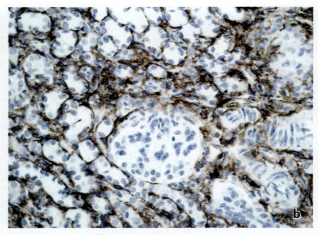

図1.3 ▲ ウサギ膀胱の上皮細胞における膜ATPaseの局在のための電子顕微鏡および光学顕微鏡組織化学的手法
a. 電子顕微鏡像上にみえる暗い領域はATPaseの局在を示す．この酵素は上皮細胞の外側領域の細胞膜に検出され，その局在はNa^+ポンプの局在に一致する．これらの上皮細胞は，細胞膜を横切る分子の能動輸送を行う．26,000倍．**b.** この顕微鏡像はペルオキシダーゼで標識化された抗体とDAB試薬を使った組織化学法で染色されたマクロファージを示す．パラフィンに包埋された腎血管性高血圧症におかされたマウス腎臓の切片で，マクロファージの表面にのみ発現されたF4/80陽性特異マーカータンパク質の存在を染め出している．この切片は，まずラット抗マウスF4/80一次抗体で反応させ，次にホースラディッシュペルオキシダーゼで標識化されたヤギ抗ラットIgG二次抗体と反応させてある．その標本を洗浄後DABを含む緩衝液で処理した．褐色の沈殿物（ホースラディッシュペルオキシダーゼによるDAB酸化の産物）はマクロファージが存在する領域に局在化している．この標本は細胞の核を可視化するため，ヘマトキシリンでカウンター染色されている．400倍．（Dr. Joseph P. Grandeの厚意による．）

　典型的な手法では，アクチンのような特異タンパク質をラットなどの1種族の1個の筋細胞から分離し，ウサギなどの他種族の循環系に注入する．免疫されたウサギにおいて，ラットのアクチン分子がウサギの免疫系によって外来抗原と認識される．この認識が，Bリンパ球と呼ばれる免疫細胞の**多種類クローン** clone を含む一連の免疫学的な反応の引き金となる．Bリンパ球をクローン化〔訳注：目的遺伝子含有細胞集団の同定と分離増殖〕することで，順次，抗アクチン抗体が産生されるようになる．まとめると，これらの**ポリクローナル（多クローン）抗体** polyclonal antibody は，アクチン分子の異なった部位をそれぞれ認識する多種類のBリンパ球クローンにより産生される，さまざまな抗体の混ざり合った集合である．その抗体を血液から分離し，精製して，蛍光色素で標識する．このようにして作製された抗体により，ラットの組織または細胞のアクチン分子の局在を知ることができる．もしアクチンが結合組織内の1つの線維芽細胞のように1個の細胞や組織に存在すれば，蛍光標識された抗体はそれと結合し，その反応を蛍光顕微鏡観察で可視化できる．

　モノクローナル（単クローン）抗体 monoclonal antibody（FOLDER 1.3）は，1種類と同定されたBリンパ球の単一クローンからなる抗体産生細胞株によってつくり出される．1つの細胞株になる単一クローンは，単一抗体産生形質細胞に由来する腫瘍である多発性骨髄腫の患者から得られたものである．多発性骨髄腫の患者は，ある抗原に対して同じ特異性を持ち，等しく均質な多量の抗体を産生する．特異抗原に対するモノクローナル抗体をつくるには，マウスまたはラットをその抗原で免疫する．その後，活性化したBリンパ球を動物のリンパ性組織（脾臓またはリンパ節）から単離し，骨髄腫細胞と融合する．この融合により，不死化した固有の抗体分泌細胞株である**ハイブリドーマ** hybridoma がつくられる．たとえばラットのアクチンに対するモノクローナル抗体を作製するには，免疫したマウスのリンパ性器官から得たBリンパ球を，骨髄腫細胞と融合しなければならない．

　直接免疫細胞化学および間接免疫細胞化学の両方法が，細胞および組織における標的抗原の局在の探索に用いられる．
　細胞および組織内の抗原分布の同定に用いられる最も古い

図1.4 ▲ ラット心筋細胞の共焦点顕微鏡像
この画像は間接免疫蛍光法を用いた共焦点顕微鏡で得られた．2種類の一次抗体を使用した．第1番目の一次抗体は特異的乳酸トランスポーター（MCT1）を認識し，ローダミン（赤）を結合した二次抗体で検出される．第2番目の一次抗体は，MCT1に固く結合した膜貫通タンパク質CD147に対するものである．この抗体は，フルオレセイン（緑）で標識された二次抗体で検出される．黄色は，2種類の標識された二次抗体が心筋細胞内で正確に共局在している領域に認めることができる．この三次元画像は，両タンパク質が筋細胞の表面に分布しているが，乳酸トランスポーターのみが細胞膜の深部にみえることを示している．（Dr. Andrew P. Halestrap と Dr. Catherine Heddle の厚意による．）

FOLDER 1.3　臨床関連事項：医学におけるモノクローナル抗体

　モノクローナル抗体は免疫細胞化学法で今や広く用いられており，また臨床的な応用も多い．放射性化合物と結合したモノクローナル抗体は，病理学においては腫瘍転移を検出して診断すること，および腫瘍の分類とその分化度を判別することに，そして感染病診断においては血液や組織液中の微生物を同定することに用いられる．最近の臨床研究では，免疫毒素，化学療法薬剤，あるいはラジオアイソトープと結合したモノクローナル抗体が体内の特異的腫瘍細胞への治療薬の運搬に用いられている．

　免疫細胞化学法が**直接免疫蛍光法** direct immunofluorescence である．この技法は，試料内の抗原に反応する蛍光標識**一次抗体** primary antibody（ポリクローナル抗体とモノクローナル抗体のどちらでも可）を使用する（図1.5a）．1段階の手順として，この方法では単一標識された抗体だけが関与する．信号放射強度が低いので，構造を可視化するには理想的ではない．直接免疫蛍光法はみえる限度以下の感度しかないので，今では**間接免疫蛍光法** indirect immunofluorescence に置き換えられている．

　間接法は直接法よりも高い感度を有し，"サンドウィッチ法"または"二層法"としてしばしば紹介されている．問題となる抗原（たとえばラットのアクチン分子）に対する特異的（一次）抗体に蛍光色素を結合する代わりに，ラット一次抗体に対する**二次抗体** secondary antibody を蛍光色素で標識する（たとえばヤギ抗ラット抗体．図1.5b）．

　特異な一次抗体とフルオレセインが直接結合されると，その方法は直接法であり，二次抗体とフルオレセインが結合されると，その方法は間接法である．間接法は組織からの蛍光シグナルの発光をかなり増強する．間接法の別の利点は，ある1つの二次抗体をいくつかの異なる一次抗体の組織特異的な結合を局在化するのに使用できる点である（図1.6）．顕微鏡を用いた研究では，二次抗体を異なる蛍光色素と結合させることができるので，同じ組織切片において多種類の標識物を示すことができる（図1.4参照）．間接法の欠点は，高価なこと，重労働であること，処理過程の自動化が容易にできない点である．

　ポリクローナル抗体やモノクローナル抗体に，酵素（たとえば西洋ワサビペルオキシダーゼ：HRP）などの他の物質を結合することも可能である．この場合，用いた酵素は，無色の基質（たとえばDAB）を酵素反応の場に沈殿する特異的な色彩を有する不溶性の産物に変換する．この**免疫ペルオキシダーゼ法** immunoperoxidase method による染色は，直接または間接免疫細胞化学法を使って光学顕微鏡的（図1.3参照）に観察できる．その他にも，抗体分子に付着できる金コロイドやフェリチン（イオン含有分子）などの電子密度の高い標識物は，電子顕微鏡で直接的にみることができる．

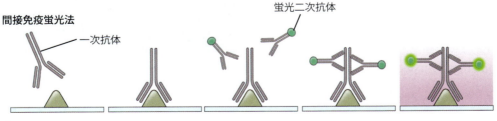

図1.5 ▲ 直接および間接免疫蛍光法
a. 直接免疫蛍光法では，蛍光標識した一次抗体が組織試料内の特異抗原に反応する．標識された構造物はその後，蛍光顕微鏡で観察され，励起波長（通常は紫外線）が他の波長の蛍光を誘発する．波長の長さは抗体標識に用いた蛍光色素の性質に依存する．**b.** 間接法には2つの行程がある．第1に，特異的一次抗体が問題の抗原と反応する．第2に，蛍光色素で標識した二次抗体が一次抗体と反応する．組織中の標識構造物の可視化は両方法で同一であり，蛍光顕微鏡が必要である．

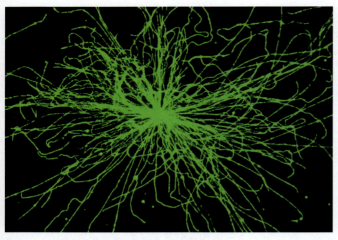

図 1.6 ▲ 免疫細胞化学法で可視化された微小管
ヒト胸部腫瘍細胞から得られた微小管（細胞骨格の要素）の動きは，中心子で始まる微小管核形成を測定することにより試験管内で研究することができる．この像は蛍光顕微鏡で撮影された．間接免疫蛍光法を用いて，微小管は抗α-チュブリンおよび抗β-チュブリンモノクローナル抗体（一次抗体）の混合液で標識され，フルオレセイン色素を結合した二次抗体（フルオレセインイソチアネート-ヤギ抗マウス免疫グロブリン G）で可視化された．抗原抗体反応はカバーガラス上で直に行われ，この画像でみられる 120 以上もの微小管の形成に関わるチュブリン分子が可視化されている．これらの微小管は中心子から始まり，一様な放射状に配列して，外方に向かって約 20～25 μm 伸びている．1,400 倍．（Dr. Wilma L. Lingle と Dr. Vivian A. Negron の厚意による．）

F. ハイブリダイゼーション法

ハイブリダイゼーションは目的の塩基配列と相補的な配列を持つヌクレオチドプローブを結合させ，メッセンジャー RNA（mRNA）や DNA の局在検索を行う方法である．

一般的に，**ハイブリダイゼーション** hybridization という言葉は，一本鎖 RNA または DNA 分子が相補的な塩基配列に相互反応する（ハイブリダイズ：結合する）能力を表す．実験室においては，ハイブリダイゼーション法では DNA や RNA を単離する必要があり，それらを相補的ヌクレオチド鎖（**ヌクレオチドプローブ** nucleotide probe と呼ばれる）と混ぜ合わせる．ハイブリッドはその 1 成分に標識した放射活性物質を用いてほとんど検出される．

プローブと塩基配列との結合は，溶液中あるいはニトロセルロース膜上で起こる．**インサイチュハイブリダイゼーション法** in situ hybridization method では，問題となる DNA および RNA 塩基配列へのヌクレオチドプローブの結合は，培養細胞や胚子全体などの細胞や組織内で行われる．この手法で，細胞あたり 10～20 コピーの mRNA または DNA と同じくらい小さい特異性のあるヌクレオチド配列の局在を決めることができる．

インサイチュハイブリダイゼーション法ではいくつかのヌクレオチドプローブが用いられる．**オリゴヌクレオチドプローブ** oligonucleotide probe は 20～40 塩基対の大きさである．**一本鎖または二本鎖 DNA プローブ** single or double stranded DNA probe はずっと長く，1,000 塩基対まで含むことがある．

mRNA の特異的な局在に関しては，相補的 **RNA プローブ** RNA probe が用いられる．これらのプローブは，放射性同位元素（たとえば ^{32}P, ^{35}S, ^{3}H），特異的に修飾したヌクレオチド（ジゴキシゲニン），またはビオチン（一般的に用いられる共有結合形の多目的標識物）のどれかで標識される．放射性プローブはオートラジオグラフィ法で検出され，可視化される．ジゴキシゲニンやビオチンはそれぞれ，免疫細胞化学法や細胞化学法で検出される．

プローブと相補的配列間の結合の強さは，二本鎖内の核酸の種類による．最も強固な結合は DNA プローブと相補的 DNA 鎖の間に形成され，最も脆弱な結合は RNA プローブと相補的 RNA 鎖の間に形成される．もし組織標本が非常に少量の mRNA またはウイルス性の転写産物を含むことが予想される場合，DNA 増幅には**ポリメラーゼ連鎖反応** polymerase chain reaction（**PCR**）**法**が，RNA には**逆転写酵素** reverse transcriptase-**PCR**（**RT-PCR**）**法**が用いられる．これらの処置で得られる増幅した転写産物は，相補的ヌクレオチド鎖に標識したプローブによるインサイチュハイブリダイゼーション法を用いることで，一般に検出される．

近年，蛍光色素がヌクレオチドプローブと結合され，同時に多種のプローブをみることができるようになった（図 1.7）．蛍光インサイチュハイブリダイゼーション法（FISH 法）と呼ばれるこの技術は，臨床における遺伝子検査に頻繁に使われている．たとえば，分裂中期の染色体にプローブを結合すると，染色体における遺伝子の位置を同定することが可能となる．FISH 法は，染色体，遺伝子発現，および病理学的または異常なタンパク質などの遺伝子産物の分布を同時に検査するのに用いられる．多くの特異的蛍光プローブが今や商業的に入手できるようになったことから，臨床的には子宮頸がんや HIV 感染細胞の検出のためのスクリーニングに用いら

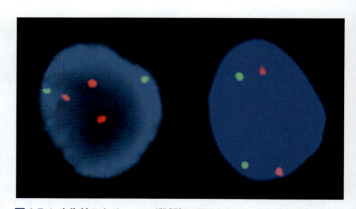

図 1.7 ▲ 出生前スクリーニング試験に用いられている FISH 法の例
羊水標本から得られた細胞の分裂期間の核が，2 種類の特異的 DNA プローブと結合している．オレンジのプローブ（LSI21）は 21 番染色体に遺伝子座特異的であり，緑色プローブ（LSI13）は 13 番染色体の遺伝子座特異的である．右方の核は正常羊水標本から得られたものであり，13 番および 21 番染色体のおのおのの 2 個ずつのコピーを示す 2 つの緑色および 2 つのオレンジ色のシグナルを表す．左の核は，21 番染色体のトリソミー（ダウン症候群）を示す 3 つのオレンジ色のシグナルを有している．DNA は核がみえるようにするために非特異的ブルー染色（DAPI 染色）で対照染色されている．1,250 倍．（Dr. Robert B. Jenkins の厚意による．）

れている．FISH 法はまた，宇宙飛行士のリンパ球の染色体を調べ，宇宙飛行士が宇宙に滞在している間に吸収した放射線量を算定することに利用できる．リンパ球における染色体転座の頻度は，吸収された放射線量に比例する．

G. オートラジオグラフィ法

オートラジオグラフィ法は，組織切片上に写真用感光乳剤を塗布することで組織内の放射性物質の局在を調べるために使われる．

タンパク質を構成するアミノ酸や核酸を構成するヌクレオチドなどの大分子（小分子前駆物質）の多くは，放射性原子あるいは原子群をそれらの分子構造へ組み入れることにより標識される．これらの放射活性を追跡することで，細胞や組織内の大分子の局在を知ることができる．標識された前駆物質は，動物へ注入するか，あるいは細胞や器官培養へ導入される．このようにして，DNAの合成と引き続いて起こる細胞分裂，細胞によるタンパク質の合成と分泌，細胞内や細胞外マトリックスにおける合成産物の局在が検討されてきた．

放射性物質を組み込まれた標本の切片をスライドガラス上に添布する．暗室中で，そのスライドガラスを溶融した写真用感光乳剤に軽く浸すことで，スライドガラス表面に薄い写真フィルムが形成される．遮光した箱の中で，通常数日から数週間にわたり適切に露光した後，スライドガラス上の露光した乳剤を標準的な写真技術で現像し，カバーガラスをかぶせ封入する．スライドガラスは，露光と現像の前か後で染色する．放射性標識された分子上の乳剤の銀粒子は，この手順で露光および現像され，光学顕微鏡で調べると，放射活性のある場所の上に暗い粒子として観察される（図 1.8a）．

これらの粒子は，単純に物質の位置を示すために使われるか，または数を数えることで特異的部位における標識された物質の量に関する準定量的な情報を提供する．例をあげると，動物にトリチウムチミジンを注入した後には，分裂前にこのヌクレオチドを DNA に取り込んだ細胞が分裂する前ならば，標識ヌクレオチドを取り込んだ後に分割した細胞に比べ，約 2 倍の数の銀粒子を核上に持つことになる．

オートラジオグラフィ法 autoradiography は，電子顕微鏡で観察するために薄切りしたプラスティック切片を使っても行える．本質的に同じ処置がなされるが，すべての透過型電

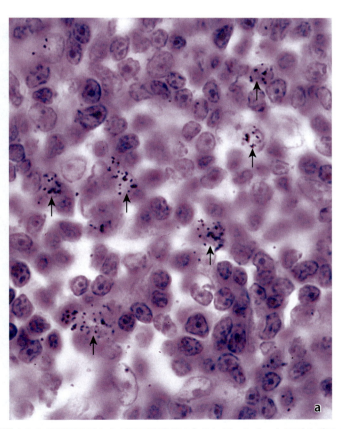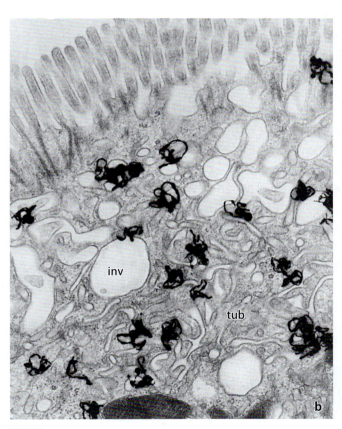

図 1.8 ▲ 光学顕微鏡および電子顕微鏡のために用いたオートラジオグラフィ法の例
a. トリチウム（³H）チミジンを注入した動物から得たリンパ節切片の顕微鏡像．いくつかの細胞が，小さな黒色粒子（→）として表れる金属性銀粒子の凝集体を有している．これらの細胞は細胞分裂の準備段階で DNA を合成し，新しく形成した DNA に［³H］チミジンを取り込んでいる．その期間中，［³H］チミジンから放射される低エネルギー放射性粒子は，標本を覆う写真用乳剤内の銀ハロゲン化物結晶に衝突し（露光），潜伏性の画像をつくる（写真機において光が写真用フィルムに当たるようなもの）．乳剤で覆われたスライドの写真用現像の間に，まさに乳剤内の活性化された銀ハロゲン化合物である潜伏性の画像は，金属性銀に還元され，その後顕微鏡では黒色粒子として表れる．1,200 倍．（Dr. Ernest Kallenbach の厚意によるオリジナルスライド標本．）**b.** 小腸吸収上皮細胞の頂上領域の電子顕微鏡オートラジオグラフィ写真．この標本では，¹²⁵I を結合した神経成長因子（NGF）が動物に投与され，組織は 1 時間後に摘出された．標本は光学顕微鏡用オートラジオグラフィと同等の方法で処理された．比較的小さなサイズの銀粒子が ¹²⁵I・NGF 複合体の詳細な局在を示すのに有利に働いている．銀粒子が頂部陥入（inv）や早期エンドソーム様管状構造（tub）上に集まっている点に注意せよ．32,000 倍．（Dr. Marian R. Neutra の厚意による．）

子顕微鏡標本処理技法と同様に，その行程はより繊細で難しい．しかしながら，この操作によって，より高い分解能でより詳細な局在を知ることができる（図 1.8b）．

4. 顕微鏡観察（検鏡）

A. 光学顕微鏡による観察

顕微鏡は，単式（1個のレンズ）か複式（多重レンズ）かにかかわらず，像を拡大し，肉眼でみえるよりずっと微細な構造を可視化させるための機器である．最も単純な顕微鏡は拡大鏡あるいは読書用眼鏡である．

ヒトの眼の解像力，すなわち2点間を識別することができる距離（0.2 mm）は，網膜の光受容細胞の間隔によって決まる．顕微鏡の役割は，これを用いないと分解能の限界以下にある情報を，網膜が解明できる水準まで像を拡大することにある．表 1.3 は肉眼と種々の機器の分解能を比較したものである．

解像力とは，顕微鏡レンズあるいは光学系において，近接して位置する物体を分離した像として認識できる能力である．

解像度（分解能）は，光学系ばかりでなく，光源の波長に加え，標本の厚さ，固定の質，および染色強度といったそれ以外の因子にも依存している．眼にとって極めて敏感な緑色フィルターを通した540 nmの波長を持つ光（表 1.1 参照）と，適切な対物レンズとコンデンサーレンズを用いると，明視野顕微鏡の最高到達分解能は約 $0.2\,\mu m$ である（算出法は p.15 の FOLDER 1.4 参照）．これは理論的分解能であり，前述したようにすべての条件が整っている必要がある．眼あるいは接眼レンズは対物レンズで生じた像を拡大するが，分解能を増すことはできない．

現代の生物学研究では，一般および特殊使用目的の種々の光学顕微鏡が手に入る．これらの顕微鏡の違いは，標本照明光の波長，標本に届く光あるいは標本から出る光の物理的な変化，最終的な像に応用できる特殊な解析過程のような因子に大部分が基づいている．これらの機器およびその応用法について，ここで手短に述べる．

学生や研究者の多くが用いる顕微鏡は明視野顕微鏡である．
明視野顕微鏡は，1800年代に広く手に入るようになり，組織学研究の最初の大きな時代を切り開いた顕微鏡の直系の子孫である．明視野顕微鏡（図 1.9）は本来，以下の要素からなる：

- 標本の照明用の**光源** light source，たとえばステージ下のランプ．
- 標本の高さに光線を集束する**コンデンサーレンズ** condenser lens（集光レンズ）．
- スライドガラスや他の標本をのせる**ステージ** stage（載物台）．
- 標本を通り抜けた光を集める**対物レンズ** objective lens．
- 対物レンズで形成した像を直接確認する**接眼レンズ** ocular lens（あるいは，より一般的に用いられる双眼顕微鏡の1対の接眼レンズ）．

明視野顕微鏡で調べる標本は，光が透過するのに十分に薄くなければならない．いくらかの光は標本を透過している間に吸収されるとはいえ，明視野顕微鏡の光学系は無染色の標本に有効なほどのコントラストをつくり出すことはできない．このため，先に述べた種々の染色法が使用される．

B. 光学顕微鏡における組織学スライド標本の観察

器官は三次元的な構造を持つが，組織学切片は二次元である．

2．組織の前処理の項で解説したように，光学顕微鏡観察用に処理したすべての試料は薄い切片にしなければならない．このように，もとは三次元の組織標本より二次元切片が得られている．組織学を学習するのに顕微鏡を使用する学生にとって最も挑戦的なことがらの1つは，喪失している三次元を頭の中で再構築する能力である．

たとえば，オレンジの異なる面の薄切りが図 1.10 に示されている．オレンジ全体の個々の切断面（点線で示す）は，切断方向によって異なる寸法や表面の模様を示すことに注意せよ．このように，オレンジの切り出された薄切りを観察して，オレンジ全体の構成とその切り出された薄切りが全体のどの部分に相当するかを頭の中で再構築できることが重要である．組織学的な構造の1つの例（この場合腎小体）を，さまざまな切断面が表れるように提示した（図 1.10 参照）．腎小体のおのおのの切断面に著しい相違があることに注意せよ．このように多くの二次元の切片を調べることにより，当該の構造物の三次元立体構築をつくり出すことが可能になる．

組織学スライド標本における人工産物は，組織処理のすべての段階で生じうる．

組織学スライド標本の作製過程には，標本の採取から始まり，カバーガラスをのせ終えるまでの一連の段階が必要である．その個々の段階で，**人工産物** artifact（作製過程における誤り）が入り込む．一般的に，完成したスライドガラス上に現れる人工産物は，標本処理時の方法論，器具，あるいは試薬と関連する．標本処理過程に用いた薬品や試薬の精度の低さ（固定液，試薬，および色素），方法論を実行するとき

表 1.3	眼に対する光学機器の分解能
	識別できる2点間距離
ヒトの眼	0.2 mm
明視野顕微鏡	0.2 μm
走査型顕微鏡	2.5 nm
透過型電子顕微鏡	
理論上	0.05 nm
組織切片上	1.0 nm
原子間力顕微鏡	50.0 pm

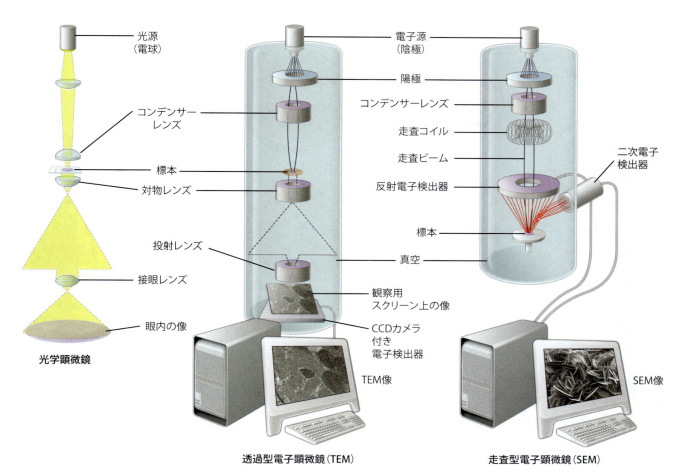

図 1.9 ▲ 異なる型式の顕微鏡の光路を比較した模式図
3種類の顕微鏡すべてをよりよく比較するために，光学顕微鏡（左）は上下が反転されている．TEM（中央）とSEM（右）両者においては，標本が高真空環境（$10^{-4} \sim 10^{-7}$ Pa）に挿入される必要があることに注意せよ．

の不完全さ（固定，脱水，包埋，染色間隔が短すぎたり長すぎたり，不用意な切片ののせ方やカバーガラスのかぶせ方），あるいは不適切な機器（たとえば欠けた刃を持つミクロトーム）などが，最終的な標本に人工産物を生じる．学生にとって重要なのは，供与されたスライド標本集のすべてのスライド標本が必ずしも完全ではないことを知り，スライド標本上の最も一般的な人工産物をよく知ることである．

C. その他の光学系顕微鏡

組織学スライド標本の日常的な観察に一般的に使用される明視野顕微鏡の他に，後述するその他の顕微鏡が，臨床用あるいは研究用実験室で使用されている．あるものは無染色でコントラストを増幅するために使われ（位相差顕微鏡など），別のものは免疫蛍光法などの特殊な方法を用いて可視化するように設計されている（蛍光顕微鏡および共焦点顕微鏡）．

位相差顕微鏡は無染色の細胞や組織の観察を可能にし，特に生きた細胞の観察に役立つ．

位相差顕微鏡は，細胞や組織の異なる部位における屈折率のわずかな相違を利用している．相対的に高い屈折率を有する領域（より稠密な領域）を通過した光は偏光して，標本を通り抜けた光の残りの光線と位相のずれを生じるようになる．位相差顕微鏡は，集光レンズと対物レンズ内の一連の光学リングを通過して誘導された別の位相のずれた波長を加え，初めに偏光した部分の光線の振幅を本質的に消滅させて，像にコントラストをつける．像の暗部は標本の密な部位に一致し，明部は標本のより疎な部位に一致する．それゆえ，位相差顕微鏡は組織培養の細胞などの生きた細胞や組織の観察に用いられ，またプラスチック包埋組織の無染色準超薄切片（約 $0.5\ \mu m$）の検索に広く利用されている．

位相差顕微鏡には，組織量の定量ができる干渉顕微鏡と，細胞や他の生物体の表面特性を判断するのに特に有効な微分干渉顕微鏡（ノマルスキー Nomarski 顕微鏡）という2種類の改良型がある．

暗視野顕微鏡では，光源からの直接光は対物レンズで集光されない．

暗視野顕微鏡では，標本の構造によって散乱あるいは回折させられた光のみが対物レンズに到達する．暗視野顕微鏡は強力で，斜めの光で標本を照明する特別なコンデンサーを装備している．このように観察視野の暗い背景の中で，標本の中にある小さな粒子はそこに当たるいくらかの光を反射して明るく輝いてみえる．

この効果は，暗くした部屋で照射するスライドプロジェクターからの光線内でほこりの粒子が輝いてみえるのに似ている．ほこりの粒子に反射した光が眼の網膜に達することで，

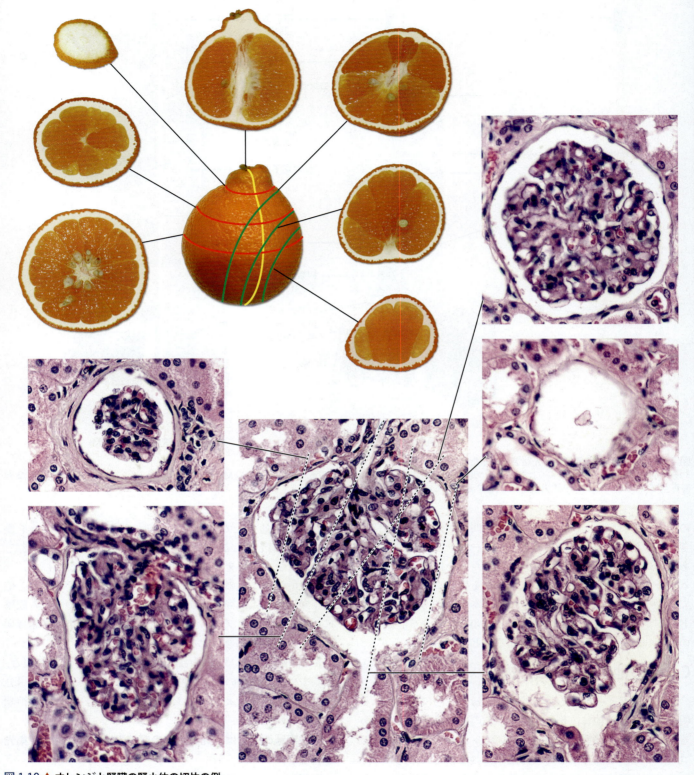

図 1.10 ▲ オレンジと腎臓の腎小体の切片の例
無傷のオレンジの上の線は，おのおのの切断表面に相関する切断の面を示している．同様に，球形の形態を持つ腎臓の腎小体を貫く異なる切片は，外観の相違を表す．大きさや内部構造の様子は切断した面に反映されている．

その粒子をみることができる．

　暗視野顕微鏡の分解能は，同じ波長源を使用する明視野顕微鏡よりはよくない．しかしながら，コントラストが増強するため，より小さな個々の粒子を暗視野顕微鏡で検出することができる．

　暗視野顕微鏡は，現像された銀粒子が暗い背景の中で白くみえるオートラジオグラフィ法にて検索するのに有効である．臨床的には，尿酸やシュウ酸塩などの尿結晶の検査や，スピロヘータ，特に性感染症の梅毒を引き起こす微生物である梅毒トレポネーマを示すのに役立つ．

　蛍光顕微鏡は，紫外線照射下で特定分子が蛍光を発する能力を使用する．

FOLDER 1.4　機能的考察：光学顕微鏡の適切な使用

　この光学顕微鏡の適切な使用に関する短い解説は，日常的な組織の観察に顕微鏡を用いるであろう学生に向けたものである．もしも以下の解説が初歩的に思えるとすれば，顕微鏡使用者の多くがその使用法を間違えていてその最大限の効用を発揮しきれていないからに他ならない．今日の卓越した装備の利便性にもかかわらず，光学顕微鏡の正確な使用法についてきちんとした解説が与えられることは比較的少ない．

　高価で高度に調整された光学系は，照明や観察光線の通路が中心に合わされ，正確に調整されたときにのみ最適に働く．適切な組み立ておよび適切に整列した光路を使用すれば，実質的に標本の細部にいたるまで認識できるようになるし，光学像や写真撮影のための忠実な色彩表示に役立つ．

　ケーラー Köhler 照明は，よい顕微鏡観察のための1つの鍵であり，すべての現代的な実験室用および研究室用の顕微鏡の設計に実際に組み入れられている．図 F1.4.1 は2種類の光路と，現代的な実験室用顕微鏡上の光軸配列に関するすべての制御装置を示す．あなたの顕微鏡に適切な照明を供給するために，下に記した説明を参照するといい．

　良好なケーラー照明を達成するために必要な光軸合わせの段階はわずかで単純である：

- 標本に焦点を合わせる．
- 視野絞りを閉じる．
- 視野絞りの輪郭がはっきりみえるまで，コンデンサーを上下して焦点を合わせる．
- ステージ下（コンデンサー）にあるセンタリング調節つまみで，視野絞りを中心に合わせる．その後，光線が全観察可能領域を照らすまで，視野絞りを開く．
- 接眼レンズを外して（あるいは，もし手に入れば，センタリング望遠鏡または位相差望遠鏡の付属品を使用して）対物レンズの出口開口部（ひとみ状の出口，あるいは射出ひとみ）を覗き込む．そこには照明された円形視野がみえ，その半径は対物レンズの開口数に正比例する．コンデンサー絞りを閉じているので，その輪郭が円形の視野に現れる．大部分の染色された材料のために，対物レンズ口径の約2/3を覆うようにコンデンサー絞りを調節する．この調節により，分解能とコントラストの間の最良の組み合せが得られる（コントラストは単純に，標本における暗部と明部の間の強度差である）．

　これら5つの単純な段階を踏むことにより，得られる像は光学系がなしうる最善のものとなるだろう．次に，それがなぜなのか，その理由を探ろう．

　第1点として，なぜ視野絞りを観察視野だけに絞って調節するのか？　光学系が"みる"ことのできる範囲よりも広い領域を照明すれば，内部反射あるいは迷光が起こりやすくなり，より不必要な光線，あるいは像のコントラストの減少をもたらす．

　第2に，なぜコンデンサー絞り（照明絞り）の調節を強調するのか？　すなわち，この絞りは標本の詳細が観察できるようになる分解能やコントラストに大きな影響を与えるからである．

　最も実際的な応用に関して述べると，分解能は次の方程式により決定される．

$$d = \frac{\lambda}{NA_{objective} + NA_{condenser}}$$

ここで，

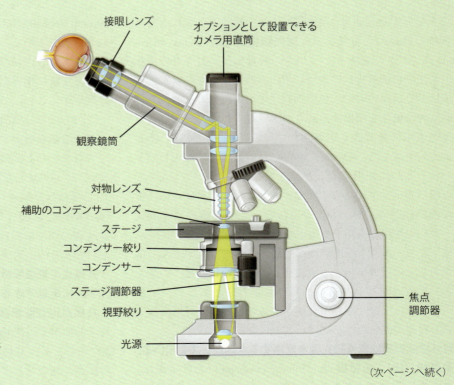

図 F1.4.1 ▲ 典型的な光学顕微鏡の図解
顕微鏡の断面像，その操作部，および光路を示す．

（次ページへ続く）

FOLDER 1.4　機能的考察：光学顕微鏡の適切な使用 (続き)

d＝識別可能な2点間距離（nm）
λ＝使用した光の波長（緑色＝540 nm）
NA＝開口数，あるいは標本から対物あるいはコンデンサーレンズに入射する光線と標本の中央を通る光線（光軸）がつくる角度の正弦数と対物あるいはコンデンサーレンズと標本の間にある媒体の屈折率をかけ合わせた数

波長や開口数が，どのようにして直接的に分解能に影響をするのか？　標本構造が光を回折する．回折角は波長に正比例し，構造の間隔〔訳注：間隔 spacing とは格子構造を考えたときの格子の間隔に相当する．この間隔dを識別できないと格子構造がみえなくなる．これに影響する因子の考察である〕に反比例する．エルンスト・アッベ Ernst Abbe によると，光学系（対物レンズ）が（格子の）間隔により生じた回折光のいくらかをみることができれば，与えられた構造上の間隔（格子の間隔dに相当）を解明できる．対物レンズの開口数が大きければ大きいほど，像の形成に関与する光線の回折はより大きくなり，その結果，微細な点にいたるまでの解像度とより鮮明な像が得られるようになる．

しかしながら，私たちの単純計算式は，コンデンサー開口数が対物レンズ開口数と同様に重要であることを示している．この点は，斜めの光線あるいは高い開口数の1つの回折角を考慮に入れると理解できる〔訳注：NAが小さくなると，格子を回折する光線がみえにくくなる．このとき，コンデンサーの開口数を上げて斜めの光線が対物レンズに入るようにすると，解像度も上がる．格子を抜ける回折光が対物レンズに入る〕．この角度は本質的に一定であるが，容易に光線を取り込めるようにすれば，対物レンズで決まる．

開口数の設定がどのようにしてコントラストに影響を及ぼすのか？　理論的には，対象物から像への最良のコントラストの伝達は，全く回折せずに直進する光線の波面とすべて回折する波面との相互作用（干渉）によって得られる．

標本に対してすべて透過する光線と完全に吸収されて全く透過しない光線との間のコントラストの伝達については，回折する光線と直進してまったく回折しない光線の強さの比率が1：1になると，互いに干渉し合って消滅（暗黒）してしまうか，相互に協調して光が増強する（明）かのどちらかである．コンデンサー開口数が対物レンズ開口数とつり合っていれば，回折しない直進する光はすべて対物レンズに侵入することになるが，回折する光線はその一部のみしか侵入できないため，像のコントラストはかえって低下することになる．言い換えれば，コンデンサーの絞りを対物レンズの開口数の2/3まで閉じると，回折せずに直進する光線と回折する光線との強度比率が1：1に近づき，コントラストも最適となる．この平衡状態を超えてコンデンサーの開口数を下げる（絞りを閉じるかコンデンサーを降ろす）と，回折リングや標本構造のまわりに人工的な線が出現するなどの干渉現象や像の人工産物を生じることになる．暗視野，斜照明，位相差，あるいは変調コントラストなどのコントラストを増強するために用いられる多くの顕微鏡技法は，同一原理に基づいており，標本が持つ固有の低いコントラストを改善するために，回折しない光線の強度を下げたり抑制したりしている．

上に概説した各段階を理解して鮮明なレンズを維持することを心がければ，みえてくる像の質と信頼度は，光学系の性能だけに左右されることになる．

蛍光を発する分子は，紫外線（UV）源にさらされると可視領域の波長の光を発する．**蛍光顕微鏡** fluorescence microscope は，ビタミンAやいくつかの神経伝達物質などの自然発生蛍光（自家蛍光）の表示に用いられる．しかし自家蛍光分子は多くはないので，免疫細胞化学の染色処理における抗原あるいは抗体を検出するときのように，標本に導入された蛍光の表示に最も広く応用されている（図1.6参照）．特異的蛍光分子はまた，動物に，あるいは直接細胞に注入してトレーサーとして使用することができる．このような方法は，細胞間（ギャップ）結合の研究，神経生物学における神経線維の連絡経路の追跡，および石灰化した骨組織の蛍光成長マーカーの検出に有用である．

種々のフィルターをUV光源と標本の間に挿入すると，単色光あるいは近似単色光（単波長または狭域帯波長）を産生する．標本と対物レンズの間に挿入される2組目のフィルターセットは，眼，写真用乳剤，あるいは他の分析用半導体に狭い範囲の波長だけを届けることになる．

紫外線顕微鏡は紫外線光源を発振する水晶レンズを用いる．

紫外線（UV）顕微鏡 ultraviolet microscope における像は，標本中の分子のUV光の吸収に依存している．UV光源は約200 nmの波長を持つ．よって，UV顕微鏡は0.1 μmの分解能を達成している．原理的にはUV顕微鏡は分光光度計の機構に似ており，結果は通常，写真で記録される．UV光は目にみえず眼に傷害を与えるので，標本を接眼レンズで直接的に観察することはできない．

この方法は，核酸，特にヌクレオチドのプリン塩基やピリミジン塩基を検出するのに有効である．また，あるアミノ酸を含むタンパク質の検出にも有効である．特定の励起波長を使って，UV分光光度計による測定は一般にUV顕微鏡を介して行われ，個々の細胞のDNAやRNAの量を決定する．FOLDER 1.2 に述べたように，フォイルゲン顕微分光測光法は腫瘍の切片における倍数性（正常DNA数の倍数）の程度を評価するのに臨床的に用いられる．

共焦点走査型顕微鏡は，標本を解析するため光学顕微鏡に光学的に走査できる系を組み合わせている．

共焦点走査型顕微鏡 confocal scanning microscope では，生物学的標本を三次元的にみることができる．共焦点顕微鏡の2つのレンズ（対物および光電管レンズ）は，1つのレンズの焦点と他のレンズの焦点からの光を共通の焦点に合うように完全に配列させる．通常の顕微鏡と共焦点顕微鏡との主な

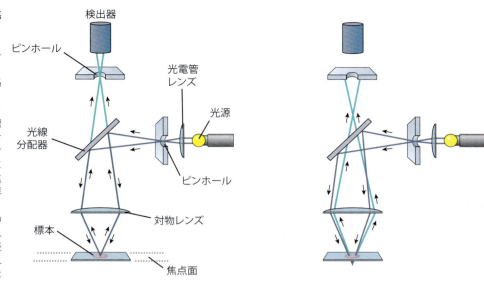

図1.11 ▲ 共焦点顕微鏡における"焦点が合った"状態と"焦点が外れた"状態で発光された光線の模式図
a. この図は，画像化された形態がレンズの焦点と直線的にあるときの，レーザー光線と発光された光線の経路を表す．共焦点顕微鏡の光学系のもう一方の側にあるピンホールを持つスクリーンでは，焦点が合っていると，標本からの光線がピンホールを通り抜けることができる．光線はその後，コンピューターソフトウェアによって像に変えられる．顕微鏡の対物レンズの焦点がピンホールの位置するレベルで鮮明な像を形づくるので，これらの2ヵ所が共焦点地点と呼ばれる．b. この図は，ピンホールに対して焦点の外れたレーザー光線と発生光線の経路を表す．このようにピンホールに遮断された標本からの光は，決して検出されない．

a 焦点の合った状態　　b 焦点の外れた状態

相違点は，レンズの**焦点** focal point と結合する検出装置（ピンホール）が加わっている点である．それゆえ，この装置は**共焦点** confocal である．この正確に位置されたピンホールは"焦点が合う"光のみを光電子倍増管（検出器）装置へ通し，"焦点が合わない"光は検出器への進入を遮られる（図1.11）．このシステムは，単純に焦点の合わない光を除外するだけで，薄切された生物学的試料から例外的な分解能（0.2〜0.5 μm）と鮮明さを得ることを可能にする．共焦点顕微鏡は照明用レーザー光システムを使用し，その光束を強く収束させることで，走査点が浅くなるように高い強度の励起光をつくり出している．反射鏡系は標本を横切るようにレーザー光を動かすのに用いられ，一度に単一のスポットを照明する（図1.12）．同じ焦点面で多くの単一スポットが走査され，コンピューターソフトウェアが走査中に記録したデータから像を再構築する．この点において，共焦点顕微鏡像は，走査型コンピューター断層トモグラフィー法〔訳注：CATスキャン，CTスキャン〕における画像作製工程に似ている．

さらに，被写界深度〔訳注：1つの画像で焦点の合う深さ〕を狭くすることにより，標本内のさまざまな深さ部位における多数の画像をつくり出すことが可能である．このように，標本の厚さ方向に1層1層完全に解析することができる．またコンピューターの使用により，一連のこれらの像を三次元的に再構築することも可能である．標本内の任意の深度に位置する個々の像は極めて鮮明であるので，結果として組み上げられた三次元像は同じく鮮明である．さらに，コンピューターで一度個々の切断像を組み上げると，再構築された三次元像を回転させることや，どの任意の方向からでもみることができるようになる（図1.4 参照）．

偏光顕微鏡は，高い規則性を持つ分子やその配列が偏光面の角度を回転する事実に基づいている．

偏光顕微鏡 polarizing microscope は光学顕微鏡の単純な改良型であり，**偏光子** polarizer と呼ばれる偏向フィルターが光源と標本の間に，また**検光子** analyzer と呼ばれる第2の偏光子が対物レンズと観察装置との間に設置されている．

偏光子と検光子の両者は回転可能で，それらの回転角度の差が，ある構造が偏向光の光線に影響を及ぼす程度を決定するのに使われる．結晶あるいは傍結晶配列が持つ偏光光の面を回転するという能力は，**複屈折性** birefringence（二重屈折）と呼ばれる．骨格筋や精巣の間細胞（**ライディッヒ細胞** Leydig cell）における結晶様封入体は，他の一般構造の間で

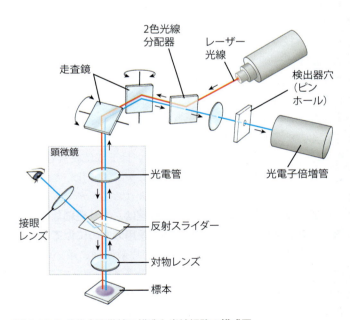

図1.12 ▲ 共焦点顕微鏡の構造と光線経路の模式図
共焦点顕微鏡の光源はレーザーから生じる．レーザー光線（赤線）は2色性の光線分配器へ，その後，2個の可動性走査鏡を介して組織試料に達する．これらの可動性の鏡はレーザー光線を x 軸および y 軸両方向に組織を横切って走査する．最終的にレーザー光線は蛍光顕微鏡に入り，その光学系を通って進んで検査組織試料に照射する．照射された組織試料から発光された光線（青線）は，顕微鏡の光学系を戻り，両走査鏡，さらに光線分配器を通り抜け，ピンホール上に焦点を合わせる．ピンホールをすり抜けた光は，1回あたり1ピクセルの像をつくるコンピューターと連絡した検出器によって受容され，記録される．

複屈折性を示す.

D. 電子顕微鏡観察法

　透過型電子顕微鏡と走査型電子顕微鏡という2種類の電子顕微鏡を使うことで，細胞や組織の形態学的あるいは分析的なデータを得ることができる．光学顕微鏡に対して電子顕微鏡の第1の進歩は，電子顕微鏡で用いる電子線の波長が光学顕微鏡で用いる光線の波長の約1/2,000であり，これによって分解能が10^3のオーダーで増加することである．

透過型電子顕微鏡は像をつくり出すために電子線と標本との相互関係を使用する.

　透過型電子顕微鏡の"光学系"は，光線ではなく電子線を使う点を除けば，原理的には光学顕微鏡のものと類似している（図1.9参照）．電子顕微鏡の原理は以下のとおりである：

- 熱したタングステンフィラメントなどの**線源** source が電子を放出する（**陰極** cathode）．
- 電子は**陽極** anode に向かってひきつけられる．
- 陰極線の射出用カバーと陽極との間の電気的差が電子に 20,000～200,000 ボルトの加速電圧を与え，電子線をつくる．
- 電子線はさらに，光学顕微鏡のガラスレンズと同様の機能を果たす一連の**電磁レンズ** electromagnetic lens を通過する．

　コンデンサーレンズは標本面に届く電子線の直径を整え，変化させる．標本を透過した電子線は，焦点に集められて，対物レンズで拡大され，1つあるいはそれ以上の投射レンズでさらに拡大される．最終画像は蛍光物質を塗布したスクリーン（投影板）あるいは電子顕微鏡フィルム上に捕捉される．電子線が通り抜けた標本部位は明るくみえ，それ自身の電子密度あるいは標本の処理過程で付加された重金属のために電子を散乱したり吸収したりした標本の領域は暗くみえる．リアルタイムでモニター上で像を観察するために，しばしばCCD（電荷結合素子）のような光感受性センサーを持った電子検知器が観察画面の上部あるいは下部に設置される．この検知器により，複雑な過程なしにデジタル化した画像あるいはビデオをコンピューター上に入れることができる．

透過型電子顕微鏡観察用の標本処理は，より繊細な手法が求められる点を除けば光学顕微鏡観察用のものに似ている.

　透過型電子顕微鏡でみるための切片の処理に用いる原理は，光学顕微鏡に使用されるものと本質的に同一であるが，次のような制限もある．すなわち，すべての処理段階で光学顕微鏡用に用いられる試料よりも3～4倍小さく，そして繊細な試料を扱わねばならない．透過型電子顕微鏡の電子線は約0.1 nmの波長を持ち，0.05 nmの理論的分解能を有する．

　透過型電子顕微鏡は例外的な高い分解能を持つので，固定の質，すなわち細胞内構造の保存の程度は，可能な限り最高であるべきである．

通常，透過型電子顕微鏡観察用標本を処理するには，グルタルアルデヒドで固定した後，緩衝液で洗浄し，四酸化オスミウムによる後固定を行う.

　ジアルデヒドであるグルタルアルデヒドは架橋によりタンパク質成分を保ち，四酸化オスミウムは脂質，特にリン脂質と反応する．オスミウムは重金属なので，細胞や組織に電子密度を与え，これによって透過型電子顕微鏡像の形成を増強している．

　理想的には，組織を動物から取り出す前に緩衝したグルタルアルデヒドで還流固定すべきである．より一般的には，1 mm^{3}以下の組織片を透過型電子顕微鏡用に固定する（センチメートル単位の大きさである光学顕微鏡標本と比較）．脱水過程は光学顕微鏡に使われるものと同一であり，それから組織を単量体の樹脂，通常はエポキシ樹脂に浸漬し，次いで重合させる．

プラスチック包埋した組織は，特別仕様のミクロトームでダイアモンドナイフを使って薄切される.

　電子の透過力には限度があるので，通常の透過型電子顕微鏡用切片は50～150 nmの範囲の厚さになる．鋼鉄製ナイフの磨きに使用される研磨剤は，透過型電子顕微鏡でみる切片上に許容できないゴミを残すので，ほぼ完璧な切断用の刃先を有するダイアモンドナイフが使用される．ダイアモンドナイフで薄切した切片は手で扱うにはあまりにも薄いので，切片をナイフの刃先から液体をみたした槽の表面に漂わせ，その表面からプラスチックで被覆した銅メッシュグリッド（網目格子）上にすくい上げる．グリッドには50～400小穴／インチの網目，あるいは連続切片の観察に適した特殊な孔〔訳注：通常は単孔〕がある．電子線はまず銅グリッドの小穴，次いで標本を通過して，観察用スクリーン（CCD）あるいは写真用フィルム上に像を結ぶ．

透過型電子顕微鏡用の通常染色は本来のコントラストを増すために必要であり，これにより細胞構造を詳細に観察し，撮影できるようになる.

　一般的に，透過型電子顕微鏡用切片は，重金属イオンなどの標本に高い電子密度を付加する物質により染色される．重金属イオンは固定や脱水時に組織と結合するか，あるいは薄切後に切片を重金属イオン溶液に浸漬することで組織と結合する．通常固定時に使用される四酸化オスミウムは，膜のリン脂質成分と結合し，膜にさらなる電子密度を与えている．

　硝酸ウランは脱水に用いられるアルコール溶液にしばしば加えられ，細胞接着構造や他の部位の構成成分の電子密度を増加させる．酢酸ウランおよびクエン酸鉛溶液に続けて浸漬することにより，透過型電子顕微鏡観察する前に切片が通常染色され，高い分解能と高いコントラストを持った電子顕微鏡像が得られる．

　組織細胞化学法あるいは免疫細胞化学反応の結果を透過型電子顕微鏡を用いて可視化するために，ときには特別な染色が必要となる．ホスファターゼ法やエステラーゼ法がこの目的のために用いられる（図1.3参照）．抗体と結合する蛍光色素を重金属を含む化合物で置換することにより，免疫細胞化学法を透過型電子顕微鏡用に使用することができる．同様

に，通常電子顕微鏡レベル向けのオートラジオグラフィ法には詳細な改良が加えられている（図 1.8b 参照）．これらの方法は，ある種の分泌産物の由来する細胞とその細胞内分泌経路，特異的な受容体の細胞表面への局在，および摂取された薬物や基質の細胞内での局在などを解明するのに特に役立ってきた．

凍結割断法は，透過型電子顕微鏡観察用の試料処理の特別な方法であり，膜の研究に特に重要である．

対象となる標本は，固定されていても未固定でもよい．もし固定されているなら，操作を進める前に固定液を洗浄する必要がある．グリセロールのような凍結保護剤に浸漬して，約 −160℃ まで急速凍結する．氷晶形成は，凍結保護剤の使用，急速な凍結，および組織標本を非常に小さくすることで防ぐことができる．凍結した組織はその後，真空状態の凍結割断装置内に置かれ，ナイフあるいはカミソリの刃で割断される．

割断面は，細胞膜の疎水性の部分を選択的に通る面で割れ，細胞膜の内部をさらす．

細胞膜が割断されると，2 つの新しい表面が生じる．細胞外腔に向いた膜面は E 面 E-face と呼ばれ，原形質（細胞質）に向いた膜面は P 面 P-face と呼ばれる．その後，標本は，一般的には蒸発したプラチナで表面を被覆され，割断面のレプリカがつくられる．その後組織は溶かされ，組織そのものではなく表面レプリカをグリッド上に拾い上げ，透過型電子顕微鏡で調べる試料とする．このようなレプリカは高分子レベルで細部を表示してくれる（p.29，図 2.5 参照）．

走査型電子顕微鏡では，電子線は標本を通り抜けることなく，その表面を横切って走査する．

多くの点で，走査型電子顕微鏡は透過型電子顕微鏡よりもテレビのブラウン管に似ている．三次元的にみえ，観察された標本の表面像を表す．大部分の組織の観察には，試料を固定し，臨界点乾燥で脱水し，金・炭素で蒸着した薄膜で表面を被覆して，アルミニウムの台座にのせ，走査型電子顕微鏡の試料室に取りつける．石灰化した組織では，漂白剤ですべての軟部組織を取り除き，石灰化領域の形態学的な特徴を調べることが可能である．

走査は，テレビのブラウン管の表面を横切って電子線を走査するのと同じ型の走査線で実行される．表面で反射した電子（**反射電子** backscattered electron）と表面から押し出された電子（**二次電子** secondary electron）は 1 つあるいはそれ以上の検出器に集められ，高解像度三次元様の画像に再加工処理される．以前の顕微鏡モデルでは，像が高解像度陰極管（CRT）あるいは写真フィルムに捕捉された．しかし今日的な機械では，高解像度コンピューターモニター上の画面に，感度のよい検出器および CCD を使ってデジタル化した像を捕捉することができる．

別の検出器を用いて，表面から放射される X 線，表面の下の組織内分子の陰極線発光，表面で発するオージェ電子を測定することができる．

走査型透過電子顕微鏡（STEM）は，透過型電子顕微鏡と走査型電子顕微鏡の特徴を組み合わせることで，電子プローブ X 線微小分析を可能にする．

走査型電子顕微鏡の構成は，試料の高さにグリッドフォルダーを挿入し，検出器で透過電子を集め，高分解能陰極線管上に像を再構築することで，透過像をつくることを可能にしている．走査型電子顕微鏡のこの後者の構成，あるいは**走査型透過電子顕微鏡** scanning transmission electron microscope（**STEM**）は，**電子プローブ X 線微小分析** electron probe X-ray microanalysis のための装置として利用が進められている．

電子線を切片に当てたときに放出される X 線を集めるための検出器を顕微鏡に設置し，適切な分析装置を取りつけることで，切片中の原子番号が 12 以上の原子でその濃度が X 線で解析するのに十分量存在すれば，切片中のそれらの構成成分の地図を構築できる．十分な濃度がある元素については，準定量的なデータを導き出すこともできる．このように，透過型電子顕微鏡と走査型電子顕微鏡の両者は，"光学" 機器としての使用に加えて，洗練された分析手段に変換することも可能である．

E. 原子間力顕微鏡による観察

原子間力顕微鏡は，分子および原子レベルの分解能で表面構造を研究するための最も強力な手段の 1 つとして浮上してきた．

生物学研究に最も有効であることが証明された新しい顕微鏡の 1 つが**原子間力顕微鏡** atomic force microscope（**AFM**）である．私たちの顔がみえないときでもその皮膚に触れ，感じる指先のように働く非光学系顕微鏡である．指先からの感覚は，私たちの脳で処理され，さわりながら顔面の表面形態（地形）を推測することができる．

AFM では，先端が 1 個の原子の大きさに迫る程度の非常に鋭利な点状のプローブ（探査針）が試料面上を x 軸に沿って平行線上になるように走査し，y 軸方向に少し隔間をあけて進み x 軸方向の走査を反復する．鋭利な針先が非常に自由度の高い**カンチレバー** cantilever の終端にのっているので，針先が標本の表面上の "原子間力" を感知するとカンチレバーの向きを変える（図 1.13）．カンチレバーの上面は光を反射し，レーザー光線はカンチレバーから離れてダイオードに導かれる．この配置は光学的なレバーとして働き，非常に小さなカンチレバーの向きの変化をダイオード上で大きく増幅する．原子間力顕微鏡には，カンチレバーの針先を試料の表面に接触させて（コンタクトモード）解析するか，視覚障害者のステッキのように針先を試料の表面をコツコツと打ちつけさせながら（タッピングモード）解析する形式がある（図 1.13 の挿入図参照）．

チップが標本を横切る際に z 軸方向に上下するのに伴い，その動きは反射したレーザー光線の動きとしてダイオード上に記録される．標本の下にある圧電装置は，ダイオードとの繊細なフィードバックループにより，標本を上下に動かして

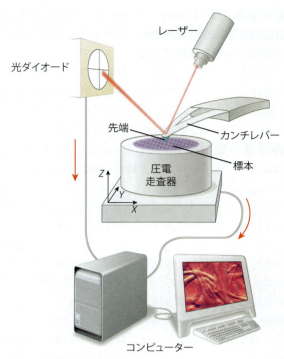
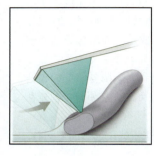
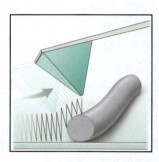

図1.13 ▲ 原子間力顕微鏡の模式図
カンチレバー上の非常に鋭利な先端が生物学的標本の表面を動く．圧電走査器と連動したフィードバック機構が，先端試料の表面に一定の力で維持されている．先端はレーザー光線に反応するカンチレバーの終端の下方に伸び出している．レーザー光線はカンチレバーの上に焦点を合わせている．先端は，試料の表面を走査するにつれて，表面の輪郭に沿って上下に動き，レーザー光線がカンチレバーに反射して光ダイオードに達する．光ダイオードはレーザー光線の強度の変化を測定し，この情報を電流に変換する．光ダイオードからのフィードバックは表面像としてコンピューターで処理されるとともに，圧電走査器を制御する．コンタクトモード（左挿入図）では，静電力あるいは表面張力が走査先端の試料の表面を引っ張る．タッピングモード（右挿入図）では，カンチレバーの先端が振動する．後者の型式は，やわらかく壊れやすい試料を高分解能で可視化するのに適している．

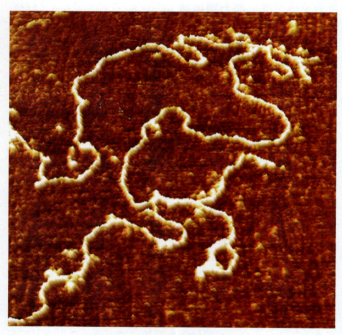

図1.14 ▲ 単一DNA分子の原子間力顕微鏡像
この像はコンタクトモードで得られ，このとき鋭利な操作先端は試料の表面を前後に動くにつれて上下に"跳ね上がる"．試料は超平滑な雲母上にのっている．個々のDNA分子は，検出できるだけの隆起を有している．DNA分子に沿って厚くなった部分はDNA分子に結合したタンパク質でできており，これらの厚くなった部分を走査先端が通ると，より大きな動きとなる．走査範囲は540×540 nmである．DNA分子の長さは，0〜40 nmの範囲である．185,000倍．（Dr. Gabriela Bagordo, JPK Instruments AG, Berlin, Germanyの厚意による．）

レーザー光線がダイオードの中央に位置するように調節する．針先がへこんだ部分に落ち込むと，圧電装置が補正して標本を上方に動かし，針先が高まりをのぼると，圧電装置が標本を下げるように補正する．圧電装置への電流はz軸方向に沿ったものとしてとらえられ，x軸やy軸に沿った電流とともに，分子やときには原子レベルの分解能で試料の地形図をつくる（図1.14）．

生物学的標本を調べるにあたっての原子間力顕微鏡の大きな利点は，高分解能光学機器（透過型電子顕微鏡や走査型電子顕微鏡など）とは異なり，標本を真空中に置く必要がなく，水中ですら可能な点である．このように，生きている細胞やその周囲を取り巻く環境を画像化することができる．

F. バーチャル顕微鏡（仮想顕微鏡）による観察

バーチャル顕微鏡はデジタル化した画像であり，光学顕微鏡を使ってスライドガラス上の標本を観察するために新たに選択することができる．

バーチャル顕微鏡は通常の光学顕微鏡にデジタル技術を備えたものである．自動焦点装置を備えた光学顕微鏡像を得るシステムを使って，スライドガラス上の標本を二次元のデジタルファイルをつくるために走査し，多くの場合バーチャル顕微鏡のサーバーに記録する（図1.15）．スライドガラス上の標本を走査することで，その像を得ることができる．別の

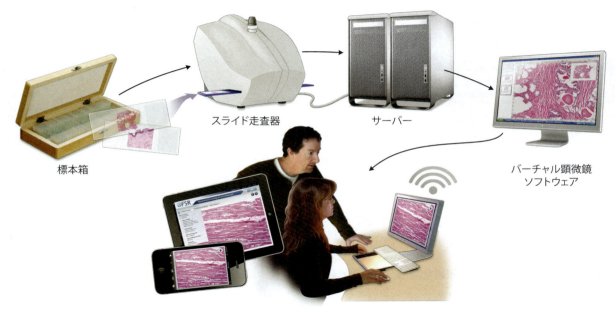

図 1.15 ▲ バーチャル顕微鏡
組織学スライド標本は高分解能自動スライド走査器を使って走査され，デジタルファイルに記録されて，一般的には最もふさわしいバーチャル顕微鏡サーバーに記録される．バーチャルスライドはスライドガラス標本のデジタル表示であり，バーチャル顕微鏡と呼ばれる特殊なソフトウェア観察器を使って表示されうる．バーチャルスライドはコンピューターネットワークあるいは遠隔観察のためのインターネットに配分される．バーチャルスライドは個人的に，あるいはグループでバーチャル顕微鏡のソフトを持つタブレットコンピューターやスマートフォンのような携帯端末で画像化されることに注意せよ．

システムでは，タイル状あるいは線状の像を得て，バーチャルスライドをつくるために再構築する．バーチャルスライドはスライドガラス上の標本のデジタル化像であり，顕微鏡なしに離れたところで観察することができる．スライドガラス上の標本は一般的に，単一の焦点像としてデジタル化される（たとえば対物レンズ40倍）が，多様な焦点像で記録される．

バーチャル顕微鏡と称せられる数多くの商品化されたソフトウェアパッケージを使って，ウェブ上で光学顕微鏡と同じようなデジタルスライドを探索することができる．バーチャル顕微鏡はしばしば，通常の顕微鏡では不可能な，新たな標本の観察および操作性を可能にする．これらには次のようなものがある：

- バーチャル顕微鏡の観察画面を持つネットワーク上の機器（たとえばタブレットコンピューターやスマートフォンなど）で，離れたところからデジタル化されたスライド標本の観察をする．
- 通常 0.06～40 倍の範囲で標本を連続的に拡大・縮小する．
- 観察視野あるいは焦点面を変えることなしに，極低倍から高倍まで観察する．
- スライドを小さく並べた画像は，リアルタイムでスライド上で主要な画像がどこにあるかを示している（この並べられた画像はさまざまに拡大しても画面上でみることができる）．
- 虫メガネ的に拡大した小さく並べられた画像は，画面上のポインター位置に連動した領域をさらにデジタル的に拡大できることを示している．
- さらには，ドラッグ，回転，測定ツール，カラー調整配列，さまざまな断面で撮影された像を示す断面の中から，焦点の合った断面を選択するなどの特徴もある．

教育的な観点からは，学生はバーチャル顕微鏡を使えば，異なる組織，あるいは同じ組織でも異なる染色を施した組織像を並べて比較することができる．光学顕微鏡では不可能な重要な特徴は，学生や教員はタイプしたテキストと同じように，スケッチした像を個々のバーチャルスライド上に個人的なメモとしてつけることができることである．これらのメモはバーチャル顕微鏡スライドのファイルにかぶせて容易に保存することができる．さらに実習室では，多くのバーチャル顕微鏡を使う学生の間で共同作業およびチームによる学習法を促すことができる（図 1.15 参照）．

また，バーチャル顕微鏡は病理学の教育や実習に使われる（遠隔地間での病理討論）．これは，仮想環境の中で病理学の専門家がオンラインでシェアされたバーチャルスライドを共有することによって実施される．

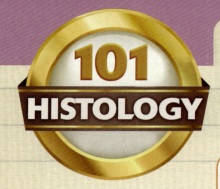

方法

組織学で使われる方法の概要

- 組織学（顕微解剖学）は身体の組織と器官の顕微鏡的な構造を扱う科学である．
- 光学顕微鏡（スライドガラス標本を観察する）およびバーチャル顕微鏡（コンピュータースクリーンや携帯機器を使ってデジタル化された顕微鏡標本を観察する）での観察法は，組織学の実習で細胞・組織・器官を観察するために最も一般的に教えられている方法である．

組織採集

- 日常的に作製されるホルマリン固定した組織のヘマトキシリン・エオジン染色切片は，光学顕微鏡を使った組織学で最も一般的に調べられる標本である．
- 組織標本を準備するための第1段階は固定であり，構造を保存し酵素的な分解を阻止する．
- 第2段階で脱水，透徹し，薄切するためにパラフィンやエポキシ樹脂で包埋する．
- 第3段階で組織はスライドガラス上にのせられ，光学顕微鏡の観察を可能にするために染色される．

組織化学法と細胞化学法

- 組織化学法や細胞化学法は，固有の細胞構成要素と染料との特定の結合に基づいて，固有の酵素活性を提示する．
- エオジンは酸性色素（赤）で，全体として陰性に荷電している（実効不荷電）．エオジンは特にタンパク質のアミノ基（エオジン好性構造）を持つ．細胞や組織中の正に荷電した陽イオン基と反応する．
- ヘマトキシリンは塩基性色素（青）として作用し，全体として陽性に荷電している（実効正荷電）．ヘマトキシリンは核酸（塩基性構造）の陰性に荷電してイオン化したリン酸基と反応する．
- 過ヨウ素酸シッフ（PAS）反応は炭水化物や炭水化物の豊富な分子を明瞭な橙赤色に染める．PAS反応は細胞中のグリコーゲン，細胞や組織中のムチン（粘液），基底膜および結合組織中の網状線維を示すのに使われる．
- 免疫細胞化学法は特異的な抗原抗体反応により，その抗体は蛍光染料（光学顕微鏡用）あるいは金粒子（電子顕微鏡用）と結合している．直接および間接免疫細胞化学法は細胞や組織中の目的とした抗原の局在化のために使われる．
- ハイブリダイゼーション法は，目的とする核酸プローブの相補的配列と結合させることによってmRNAやDNAを局在化させる方法である．
- 蛍光インサイチュハイブリダイゼーション（FISH）法は核酸プローブと結合した蛍光染料を使って同時にたくさんのプローブを可視化する．この技術は遺伝子解析に非常によく使われる．
- オートラジオグラフィ法は，組織切片上に写真用乳剤を塗布することで組織中の放射活性のある物質を局在化する．

顕微鏡

- 顕微鏡像の正しい解釈は，器官が三次元的であるがゆえに非常に重要である．その一方，組織切片は二次元的である．
- 分解能は，近接して置かれた対象物を判別できるだけの像をつくるための顕微鏡レンズあるいは光学系の能力である．明視野顕微鏡（学生や研究者によって最も一般的に使われる）の分解能は $0.2\,\mu m$ である．
- 明視野顕微鏡に加え，他の光学系には以下のものが含まれる．位相差顕微鏡，暗視野顕微鏡，蛍光顕微鏡，共焦点走査型顕微鏡，紫外線顕微鏡．
- 透過型電子顕微鏡（TEM：理論上の分解能は0.05 nm）は，標本と電子線の相互作用を使って結像させる．
- TEMの標本作製の過程は光学顕微鏡の場合とほぼ同様であるが，次の点で異なっている．固定液（グルタルアルデヒドや四酸化オスミウム），包埋剤（プラスチックやエポキシ樹脂）および染色剤（重金属）を必要とする．
- 走査型電子顕微鏡（SEM：分解能は2.5 nm）は，反射電子あるいは組織から出る電子を使い，検出器でそれらの電子を集め，標本表面の像を再構築するように処理する．
- 原子間力顕微鏡（AFM：分解能は50 pm）は非光学的な顕微鏡で，超鋭利な先端を持つプローブ（カンチレバー）を使い標本の表面を走査する．カンチレバーの上下動は記録され，画像に変換される．

2 核以外の細胞構造

1. 細胞と細胞質の概要 / 23
2. 膜を持つオルガネラ / 26
   - A. 細胞膜 / 26
   - B. 情報伝達プロセス / 30
   - C. 膜輸送と小胞輸送 / 31
   - D. エンドソーム / 35
   - E. リソソーム / 38
   - F. プロテアソーム依存性分解 / 43
   - G. 粗面小胞体 / 44
   - H. 滑面小胞体 / 48
   - I. ゴルジ装置 / 49
   - J. ミトコンドリア / 52
   - K. ペルオキシソーム / 54
3. 膜を持たないオルガネラ / 55
   - A. 微小管 / 55
   - B. アクチンフィラメント / 58
   - C. 中間径フィラメント / 60
   - D. 中心子と微小管形成中心 / 64
   - E. 基底小体 / 68
4. 封入体 / 70
5. 細胞質マトリックス / 71

FOLDER 2.1 　臨床関連事項：リソソーム蓄積病 / 42
FOLDER 2.2 　臨床関連事項：微小管とフィラメントの異常 / 65
FOLDER 2.3 　臨床関連事項：中心子の複製異常とがん / 71

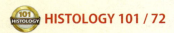 HISTOLOGY 101 / 72

1. 細胞と細胞質の概要

細胞はすべての多細胞生物の基本的な構造的・機能的単位である．

ヒトが日常的に行っているさまざまな活動は，防御，食物摂取，消化，吸収，排泄，運動，生殖，そして死をも含めて，人体を構成する何十億個もの細胞の中で起こる過程を反映している．いろいろな種類の細胞が同じようなメカニズムでタンパク質を合成し，エネルギーを変換し，細胞に必須の物質を取り込む．細胞は収縮するために同じ種類の分子を使い，同じように遺伝物質を複製する．

細胞には構造や領域ごとに特異的な機能がある．

ある種の細胞は特定の機能を担うように分化し，個性的な構造を示す．たとえば収縮力を持つ線維はどの細胞にもあるが，筋細胞ではこの線維が大量に存在し，しかも特殊な配列をとる．そのおかげで，筋細胞は細胞としても，組織としても収縮することができる．細胞の特殊な機能は，特別な構造だけでなく，細胞の形，他の細胞との関係，細胞が産生する物質などにも反映される（図 2.1）．

細胞は細胞質と核の2つの区画に大別される．

細胞質 cytoplasm は，細胞の中の**核** nucleus 以外の部分をさす．細胞質には，**細胞質マトリックス** cytoplasmic matrix と呼ばれるゲルの中に浮かぶ**オルガネラ** organelle（細胞内小器官），**細胞骨格** cytoskeleton（タンパク質の多量体である微小管，中間径フィラメント，アクチンフィラメントで構成される），封入体がある．基質には Na^+，K^+，Ca^{2+} などの無機イオンと中間代謝物，炭水化物，脂質，タンパク質，RNAなどの有機物が含まれる．細胞は基質中の溶質濃度を制御することにより，細胞質の各区画での代謝活性をコントロールする．核は細胞内で最大のオルガネラであり，ゲノムとともにDNA複製やRNA転写に必要な酵素を含む．細胞質と核はそれぞれの役割を分担しながら，細胞の生存のために協調して働く．核の構造と機能についてはCHAPTER 3で述べる．

オルガネラは膜性（膜で覆われたもの）と非膜性に分けられる．

オルガネラには細胞の膜系と膜以外の構造がある．膜で覆われた区画は，細胞の代謝，合成，エネルギーを必要とする機能，エネルギーを産生する機能などを担う．細胞内オルガネラはすべての細胞に基本的に共通で，2つに分類される：（1）膜性オルガネラでは膜がオルガネラ内部と細胞質を分ける．（2）非膜性オルガネラには膜がない．

膜性オルガネラの膜は小胞状，管状などの形をとり，滑面

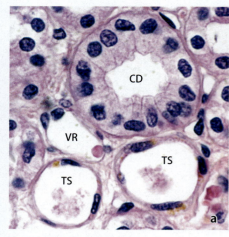
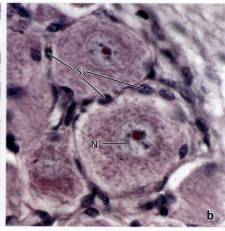
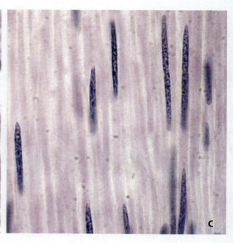

図 2.1 ▲ 異なる細胞の組織像
3つの器官にみられる異なる種類の細胞を3枚の顕微鏡写真で示す．それぞれの細胞の機能と関連して，大きさ，形，方向性，細胞質の中身などに特徴が認められる．**a.** 腎臓の上皮細胞．次のような形の異なる上皮細胞がある．集合管 collecting duct（CD）では境界の明瞭な円柱細胞，ネフロンのヘンレのループの細い部 thin segment（TS）では扁平な細胞，腎臓の直細血管 vasa recta（VR）の内腔を覆うよりいっそう扁平な細胞．380倍．**b.** 後根神経節細胞．非常に大きな神経細胞体と明瞭な核小体を伴い大型で淡染する（ユークロマチンに富む）核（N）に注目せよ．各神経節細胞のまわりを扁平な外套細胞（衛星細胞）satellite cell（S）が取り囲む．神経細胞の大きさ，ユークロマチンに富む核，明瞭な核小体，ニッスル小体（細胞質内で暗い顆粒としてみられる粗面小胞体）などの構造は，生合成が盛んに行われていることを反映しており，それにより細胞は非常に長い突起（軸索）を維持することができる．380倍．**c.** 小腸の平滑筋細胞．これらの細胞は通常は長く伸びた紡錘形を示し，平行に並んで存在している．核もまた，細胞と同様に細長い形をしている．380倍．

小胞体のように曲がりくねったり，ミトコンドリア内膜のように折りたたまれたりする．このような形状をとることにより，重要な生理的・生化学的反応が起こる膜の表面積が大幅に増える．膜で囲まれたオルガネラの空間は細胞内の小区画であり，基質，産生物などが濃縮する．さらに個々のオルガネラには，それぞれに特異的なタンパク質がある．膜性オルガネラでは，これらのタンパク質は膜内または内腔にある．たとえばリソソームの加水分解酵素は細胞に有害なので，特別な酵素耐性の膜で細胞質基質から隔離される．非膜性オルガネラでは，ユニークなタンパク質が自己集合してポリマーをつくり，細胞骨格の構造成分となる．

　オルガネラの他，通常は膜で覆われない封入体が細胞質にある．封入体は，結晶，色素顆粒，脂質，グリコーゲン，その他の老廃物などからなる（p.70 参照）．

　膜性オルガネラには以下のようなものがある：

- **細胞膜** cell membrane（**形質膜** plasma membrane）．細胞の外周，オルガネラの境界を形成する脂質二重層である．
- **粗面小胞体** rough-surfaced endoplasmic reticulum（**rER**）．リボソームが結合した小胞体．タンパク質合成や新規合成されたタンパク質の修飾が行われる．
- **滑面小胞体** smooth-surfaced endoplasmic reticulum（**sER**）．ステロイドを含む脂質を合成する小胞体．リボソームはない．
- **ゴルジ装置** Golgi apparatus．多数の扁平な膜槽が積み重なったオルガネラで，細胞内と細胞外への輸送のためにタンパク質，脂質を修飾し，仕分け，積み込む．
- **エンドソーム** endosome．膜に包まれた区画であり，エンドサイトーシスに関わる．主な機能は，取り込まれたタンパク質を仕分け，最終目的地別に送り出すことである．
- **リソソーム** lysosome．消化酵素を含む小さなオルガネラであり，リソソームに特有な膜タンパク質や酵素が標的輸送されることにより，エンドソームから形成される．
- **輸送小胞** transport vesicle．**ピノサイトーシス小胞** pinocytotic vesicle，**エンドサイトーシス小胞** endocytotic vesicle，**被覆小胞** coated vesicle を含む．取り込みにもエキソサイトーシスにも関わり，形態や輸送する物質はさまざまである．
- **ミトコンドリア** mitochondria．酸化的リン酸化でATPを産生し，細胞のほとんどのエネルギーを供給する．
- **ペルオキシソーム** peroxisome．過酸化水素の産生と分解，脂肪酸分解を担う小さなオルガネラである．

　非膜性オルガネラには以下のようなものがある．

- **微小管** microtubule．アクチンフィラメント，中間径フィラメントとともに**細胞骨格** cytoskeleton を形成する．微小管はチュブリン二量体が付加・離脱することで，絶えず伸び縮みする．この性質は動的不安定性と呼ばれる．
- **線維** filament．細胞骨格の一部である．アクチン分子のしなやかな鎖である**アクチンフィラメント** actin filament と，さまざまなタンパク質でつくられる縄のような**中間径フィラメント** intermediate filament のいずれかに分類される．どちらの線維も引っ張りに抵抗する張力と剪断力に抵抗する力を持つ．
- **中心子** centriole．微小管形成中心（MTOC）すなわち中心体の真ん中にある短い1対の円筒構造である．線毛の基底小体は中心子に由来する．
- **リボソーム** ribosome．タンパク質合成に必須である．リボソームは粗面小胞体膜に結合するものと細胞質にあるものがあり，リボソーム RNA（rRNA）とリボソームタ

ンパク質からなる．
- **プロテアソーム** proteasome．傷ついたり不要になったタンパク質を酵素作用で分解し，小さなポリペプチドやアミノ酸にするタンパク質複合体である．

オルガネラと封入体の基本的性質を表2.1にまとめた．オルガネラの正常機能と病理を表2.2にまとめた．

表 2.1　オルガネラと細胞質封入体についてのまとめ：顕微鏡で同定するためのポイント

オルガネラまたは封入体	大きさ（μm）	光学顕微鏡的な特徴	電子顕微鏡的な特徴
核	3〜10	明瞭な境界を持った細胞内で最も大きなオルガネラ しばしば核小体とクロマチンの異なるパターンの領域をみることができる	核膜孔複合体，核膜槽をつくる2枚の膜（核膜）によって取り囲まれる 濃縮したクロマチン（ヘテロクロマチン）と散在性のクロマチン（ユークロマチン）の領域がある
核小体	1〜2	大まかには円形の好塩基性領域で核内に存在する 干渉顕微鏡を使えば生細胞の分裂間期に観察できる	膜を持たない電子密度の高い構造で，線維状と顆粒状の物質を含んでいる
細胞膜	0.008〜0.01	みることはできない	細胞の外側とオルガネラを取り囲む膜．2つの電子密度の高い層と中間の透明な層からなる
粗面小胞体	領域5〜10	しばしば細胞質の好塩基領域として観察され，エルガストプラズムと呼ばれる	リボソームの付着した扁平なシート状，嚢状，管状の膜構造
滑面小胞体	細胞質のいたるところ	みることはできない 細胞質が明瞭な好酸性を示すことがある	リボソームが存在しない扁平なシート状，嚢状，管状の膜構造
ゴルジ装置	領域5〜10	染まらない領域として観察されることがある 重金属染色ではネットワークとして観察される 干渉顕微鏡で観察可能	扁平な膜シートが重層しており，核の近くに存在する
分泌小胞	0.050〜1.0	小胞が非常に大きいときに限りみることができる（膵臓のチモゲン顆粒など）	比較的小さく，膜に包まれた均一の大きさの小胞．しばしば細胞の一極に集中する
ミトコンドリア	0.2〜7	条件がそろえば（肝臓，神経細胞など）非常に小さな暗い点として観察できる．生細胞においてはヤヌスグリーンなどの色素で染色すると観察できる	外膜と，多数の折りたたみ（クリステ）を形成する内膜という2枚の膜系からなる ステロイド産生細胞では内膜は管状クリステを形成する
エンドソーム	0.02〜0.5	みることはできない	電子密度の低い物質を含み，細分された内腔を持つ管小胞状構造，または小さな小胞
リソソーム	0.2〜0.5	特別な酵素組織化学的染色を行うとみることができる	膜に囲まれた小胞で，しばしば電子密度が高い
ペルオキシソーム	0.2〜0.5	特別な酵素組織化学的染色を行うとみることができる	膜に囲まれた小胞で，しばしば電子密度の高い結晶状封入体がみられる
細胞骨格成分	0.006〜0.025	大きな構造をつくる場合（筋線維など）のみ観察可能	フィラメントごとに異なる特徴を持つ長い線状の構造
リボソーム	0.025	みることはできない	非常に小さな暗い点で，しばしば粗面小胞体に結合している
プロテアソーム	0.015	みることはできない	他の基質タンパク質と区別しにくい
グリコーゲン	0.010〜0.040	トルイジンブルー染色で細胞質に紫がかった青白い領域（異染色性）として観察される	非膜性で非常に電子密度の高いブドウの房状の封入体
脂肪滴	0.2〜5, 80 まで	非常に大きい場合（脂肪細胞）には容易にみることができる 切片では大きな空洞として観察される（脂質自体は通常包埋時に使う溶媒によって溶けてしまう）	非膜性の封入体 一般的に切片では空洞として観察される

表 2.2 オルガネラと細胞質封入体：機能と病理

オルガネラまたは封入体	機能	関連する病理の例
核	ゲノムの貯蔵と使用	遺伝性疾患；環境誘発性変異
核小体	rRNAの合成，部分的なリボソームのサブユニットの会合 細胞周期の調節への関与	ウェルナー症候群（早期老化） がん化につながる細胞周期の機能不全
細胞膜	イオンや栄養素の輸送 環境シグナルの認識 細胞間や細胞基質間の接着	嚢胞性線維症 腸管吸収不全症候群 乳糖不耐症
粗面小胞体	分泌タンパク質または膜タンパク質を合成するため，翻訳中mRNAを伴ったリボソームの結合 タンパク質の化学的修飾，膜脂質の合成	偽性軟骨形成不全症，リン酸カルシウム二水和物結晶沈着症
滑面小胞体	脂質とステロイドの代謝	肝性小胞体蓄積症
ゴルジ装置	タンパク質の化学的修飾 分泌または他のオルガネラへの輸送のため，分子の仕分けと詰め込み	I細胞病，多発性嚢胞腎症
分泌小胞	分泌タンパク質の細胞膜への輸送と貯蔵	プロインスリン糖尿病
ミトコンドリア	好気性エネルギーの供給（酸化的リン酸化，ATP） アポトーシスの開始	MERRF[*a]，MELAS[*b]，キーンズ・セイアー症候群，レーバー遺伝性視神経萎縮などのミトコンドリアミオパシー
エンドソーム	エンドサイトーシスされた物質の輸送 リソソームの合成	M-6-P受容体欠損症
リソソーム	マクロ分子の分解	リソソーム蓄積症（FOLDER 2.1 臨床関連事項：リソソーム蓄積症参照）
ペルオキシソーム	酸化的分解（脂肪酸など）	ツェルヴェーガー症候群
細胞骨格成分	細胞運動，細胞接着，細胞内・外輸送などのさまざまな機能 細胞骨格の維持	線毛不動症候群，アルツハイマー病，表皮水疱症
リボソーム	mRNAの翻訳によるタンパク質合成	アルツハイマー病，ダイアモンド・ブラックファン貧血のリボソーム不全 多くの抗生物質は細菌のリボソームに選択的に作用する．テトラサイクリン，アミノグリコシド（ゲンタマイシン，ストレプトマイシン）など
プロテアソーム	分解を受けるようにユビキチンで標識され，障害されたあるいは不必要なタンパク質の分解	誤って折りたたまれたタンパク質の細胞質内への蓄積による病気（パーキンソン病，アルツハイマー病，アンジェルマン症候群，封入体ミオパシー）
グリコーゲン	分岐ポリマーという形でグルコースの短期貯蔵 肝臓，骨格筋，脂肪組織でみられる	肝性低血糖や筋性エネルギー病態生理の主要なグループを含むグリコーゲン蓄積症
脂肪滴	高エネルギー分子としてエステル化された脂肪酸の貯蔵	ゴーシェ病，ニーマン・ピック病，肝硬変のような脂質蓄積症

[*a] Ragged red fiberを伴うミオクローヌスてんかん（福原病）．　[*b] ミトコンドリア脳筋症，乳酸アシドーシス，発作様エピソード症候群．
ATP：アデノシン三リン酸，mRNA：メッセンジャーRNA，rRNA：リボソームRNA．

2. 膜を持つオルガネラ

A. 細胞膜

細胞膜は透過型電子顕微鏡で観察できる脂質二重層である．

細胞膜は細胞の機能と生存に必須の生理的・生化学的な活動に関わる動的な構造である．適切な方法で固定，薄切，染色された細胞膜の膜平面を横から透過型電子顕微鏡で観察すると，2つの電子密度の高い層とその中間にある電子密度の低い層としてみえる（図2.2）．細胞膜の厚さは約8〜10 nmである．

細胞膜は膜に埋め込まれた内在性膜タンパク質と膜表面に

膜表面は脂質分子の極性頭部でつくられ，親水性（水と親和性がある）である．脂質二重層の内葉と外葉の間で脂質は非対称に分布しており，異なる細胞膜では異なる組成を示す．

ほとんどの細胞膜ではタンパク質分子は全重量の約半分を占める．ほとんどのタンパク質は脂質二重層に埋め込まれるか，完全に膜を貫通している．これらのタンパク質は**内在性膜タンパク質** integral membrane protein と呼ばれる．もう1つのタンパク質は**表在性膜タンパク質** peripheral membrane protein であり，脂質二重層に埋もれていない．表在性膜タンパク質は膜の細胞外表面と細胞質側表面の両方で，強いイオン結合で内在性膜タンパク質に結合している（図2.3参照）．さらに細胞外表面では，炭水化物がタンパク質や脂質二重層の脂質に結合して存在し，それぞれ**糖タンパク質** glycoprotein, **糖脂質** glycolipid と呼ばれる．これらの表面分子は細胞表面の1層を形成し，外套あるいは糖衣と呼ばれる（図2.2参照）．それらは膜表面で代謝，細胞認識，細胞接着などの機能に関わる微小環境をつくるのに役立ち，ホルモンの受容体として働く．

脂質ラフトとして知られる細胞膜のマイクロドメインは，脂質二重層中でのタンパク質の動きと分布を制御する．

細胞膜の流動性は電子顕微鏡の静止画像ではわからない．しかし膜が二次元の液体のようにふるまうことは，実験的に証明されている．長年の間，内在性膜タンパク質は膜内を自由に運動すると考えられ，内在性膜タンパク質は海に浮かぶ氷山に例えられてきた（図2.3）．しかし，タンパク質の分布や運動はかつて考えられていたほどランダムではないことがわかってきた．細胞膜は構造や機能，厚さや構成成分が異なった領域の集合であるともいえる．細胞膜の特定の領域はコレステロールとスフィンゴ糖脂質を高密度に含んでおり，**脂質ラフト** lipid raft と呼ばれる．コレステロールと高度に飽和度の高い脂肪酸鎖が密集するために，脂質ラフトはそれ以外の細胞膜よりもやや厚く，流動性は低い（図2.4）．コレステロールはラフトをまとめる動的な"のり"のようなものであり，コレステロールをラフトから除くとラフトに結合した脂質やタンパク質が拡散する．

大別すると，2種類の脂質ラフトが存在する：

- **平面状ラフト** planar lipid raft は，特殊な脂質とコレステロール組成に加えて**フロチリン** flotillin と呼ばれる分子量47 kDaのタンパク質ファミリーを含む領域である．フロチリンは脂質ラフトのマーカー分子であり，足場タンパク質であると考えられている．フロチリンはまた，特定の膜タンパク質をラフトにリクルートし，多様な情報伝達経路でパートナー分子として働く．
- **カベオラ型ラフト** caveolar raft（**カベオラ** caveola "小さな陥凹"）は細胞膜が小型（直径50〜100 nm）のフラスコ型に陥入した領域であり，**カベオリン** caveolin という小さな（18〜24 kDa）内在性膜タンパク質に富む．カベオリンはコレステロールや情報伝達に関わるさまざまなタンパク質と結合する．

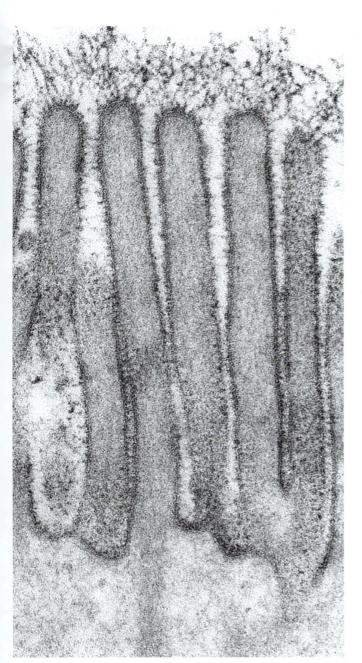

図 2.2 ▲ 吸収細胞の頂部表面にある微絨毛の電子顕微鏡像
写真は微絨毛を持った吸収細胞の頂部を示す．この倍率では細胞膜は特徴的な構造，つまり電子密度の低い中間層を挟む2本の電子密度の高い線として観察される．糖衣は微絨毛先端から管腔内へ伸びているようにみえる．細胞膜外葉と糖衣の関係が特によく観察できる．糖衣を持つタンパク質にはジペプチダーゼや二糖類分解酵素などの末端消化酵素がある．100,000倍．（Dr. Ray C. Henrikson の厚意による．）

結合した表在性膜タンパク質を含む，両親媒性の脂質層からなる．

細胞膜の分子構築は，**流動モザイクモデル** fluid-mosaic model の修正版に基づいて解釈されている（図2.3）．膜は基本的に**リン脂質** phospholipid, **コレステロール** cholesterol, **タンパク質分子** protein molecule でできている．脂質分子は両親媒性（疎水性と親水性の両方の性質を持つ）であり，**脂質二重層** lipid bilayer をつくる．脂質分子の脂肪酸鎖は互いに向き合い，膜の内部を疎水性（水と親和性がない）にしている．

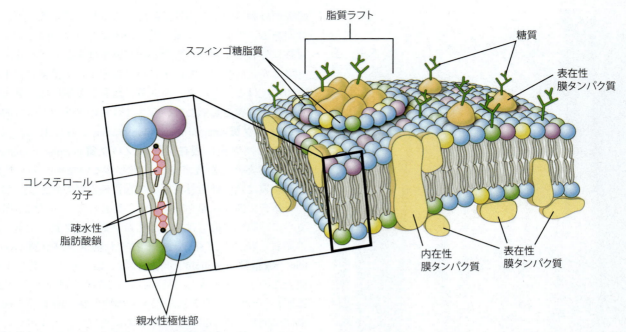

図 2.3 ▲ 流動モザイクモデルを改変した細胞膜の模式図
細胞膜は脂質二重層であり，主要分子としてリン脂質，コレステロール，タンパク質がある．リン脂質の疎水性脂肪酸鎖は膜の内側に向き，親水性極性部は細胞内外に向いた表面を形成するように位置する．コレステロール分子は，脂質二重層のリン脂質の隙間に入り込んでいる．脂質ラフトはスフィンゴ糖脂質とコレステロールに富む領域であり，内在性，表在性タンパク質を多く含んでいる．ラフトは脂質二重層中で非対称に分布するリン脂質よりも上に突き出ている（リン脂質頭部を異なる色で表現）．糖鎖は内在性，表在性膜タンパク質の両方に結合して糖タンパク質を形成し，リン脂質の極性頭部に結合して糖脂質を形成する．

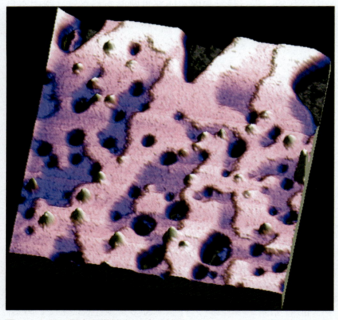

図 2.4 ▲ 原子間力顕微鏡（AFM）の接触モードでとらえた脂質ラフト像
この像は，雲母支持層の上に分離された厚さ 5 nm の脂質二重層を表している．この二重層はジオレオイルホスファチジルコリン（dioleoyl-PC），スフィンゴミエリン，コレステロールからなる．スフィンゴミエリンとコレステロールはともに，ピンクで表した脂質ラフトを形成している；青〜紫の領域は二重層のラフト以外の領域でバックグラウンドに相当する．スフィンゴミエリン分子は dioleoyl-PC 分子よりも長いため，ラフトは非ラフト部分から約 0.8 nm 突出している．AFMではこの突出を検出することができる．黒色の領域は雲母支持層を表している．また，この像はピロリ菌 Helicobacter pylori 毒素 VacA 分子（白色の粒子）を示しており，この分子はラフトドメインに存在するタンパク質受容体と優先的に結合する．この像に表現されている領域の広さは 800 nm² である．（Dr. Nicholas A. Geisse, Dr. Timothy L. Cover, Dr. Robert M. Henderson, Dr. J. Michael Edwardson の厚意による．）

脂質ラフトには細胞の情報伝達に関係する種々の内在性，表在性膜タンパク質がみられる．脂質ラフトを脂質の海に浮かぶ"情報伝達のステージ"とみることもできる．個々のラフトには，情報を受容し，伝達するために必要なすべての要素（受容体，アダプター分子，エフェクターとなる酵素，基質）がある．脂質ラフトでの情報伝達は，相互作用するタンパク質がごく近接して存在するため，すばやく効率的に起こる．また別々のラフトに分かれて存在することで，異なる情報伝達系を互いに隔離することが可能になる．バクテリアやウイルスが細胞に感染する際，微生物と細胞の最初の接触はラフトで起こる．たとえばフレキシナ赤痢菌 Shigella flexneri やネズミチフス菌 Salmonella typhimurium などのバクテリアは，ラフトを情報伝達機構ごと乗っ取り，細胞内に侵入するために活用する．多くのバクテリアは貪食やリソソームでの分解を避けるためにラフトを使う．他の例では，侵入するバクテリアがラフトにある受容体を利用して，ラフト構成成分からなる空胞を形成する．こうした空胞を用いることで，バクテリアは貪食される危険を避けて細胞内へ輸送される．

内在性膜タンパク質は凍結割断という特殊な方法でみることができる．

細胞膜内部にタンパク質が存在すること，つまり内在性タンパク質の存在は，**凍結割断** freeze fracture という方法で明らかになった．組織を電子顕微鏡観察のために凍結割断法で処理すると（図 2.5a），多くの場合膜が疎水性の面に沿って（すなわち脂質二重層の間で）割れるため，**E 面** E-face，**P 面** P-face という 2 つの面が露出する（図 2.5b）．

E 面は**細胞外空間** extracellular space に面し，P 面は細胞質

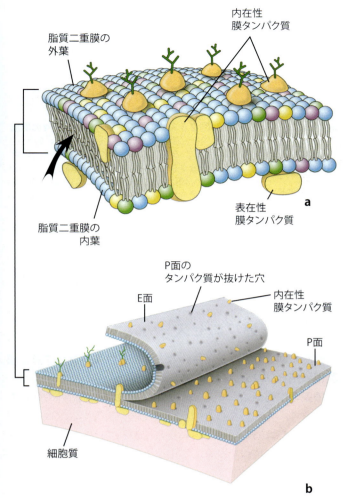
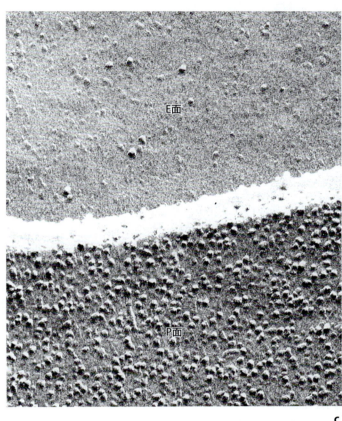

図 2.5 ▲ 凍結割断法による細胞膜の観察
a. 細胞膜を横からみた模式図．膜は脂質二重層の疎水性の部分（➡）で割断されやすい．膜が割断されると，大半のタンパク質は内葉に残るが，あるタンパク質は外葉に入る．b. 割断面で分割された細胞膜の模式図．割断面の表面は被膜され，レプリカが形成される．レプリカは透過型電子顕微鏡で観察される．タンパク質は小さな隆起物として観察される．内葉のレプリカはP面と呼ばれ，その背面には細胞質（原形質）がある．外葉のレプリカはE面と呼ばれ，その背面には細胞外空間がある．c. この凍結割断レプリカの電子顕微鏡像は，1つの上皮細胞の細胞膜のE面と，それに接している細胞の細胞膜のP面を表している．割断面は，一方の細胞の細胞膜から他方の細胞の細胞膜へとジャンプしている．その部分は写真中央を横切る明瞭なスペース（細胞間隙）として示されている．P面と比較してE面の粒子は少ない．これは内在性膜タンパク質の大多数がP面から突出していることを表している．（Dr. Giuseppina d'Elia Raviola の厚意による．）

（**原形質** protoplasm）に接する．電子顕微鏡でE，P両面にみられる多くの粒子は内在性膜タンパク質を示す．通常，P面にはE面よりも多くの粒子，つまりタンパク質が存在する（図2.5c）．

内在性膜タンパク質は，細胞の代謝，制御，統合，情報伝達に重要な機能を持つ．

膜タンパク質は機能によって6種類に分けられてきた．それらはポンプ，チャネル，受容体，リンカー，酵素，構造タンパク質である（図2.6）．1つのタンパク質が2つのカテゴリーに属することがあり，たとえば構造タンパク質が同時に受容体，酵素，ポンプなどの機能を持つ場合がある．

- **ポンプ** pump は Na^+ のような特定のイオンを，膜を横切るように能動輸送する．ポンプは高分子の前駆体であるアミノ酸や糖を単独で，もしくは Na^+ ポンプと共役して輸送する．
- **チャネル** channel は小さなイオン，分子，水分子を膜に対して両方向性に通過させる．すなわち受動輸送を担う．隣接する細胞間に形成されるギャップ結合はチャネルの集合であり，1つの細胞の細胞質から隣接する細胞の細胞質に情報伝達経路に関わるイオンや小分子を通過させる．
- **受容体タンパク質** receptor protein はホルモン刺激，被覆小胞による取り込み，抗体反応などの過程でリガンド（細胞膜の細胞外表面に結合する分子）を認識し，その局所で結合する．情報伝達分子に結合する受容体は二次情報伝達物質（セカンドメッセンジャー）など一連の分子スイッチを介して情報を細胞内の情報伝達経路に伝え，生理的な反応を開始させる．
- **リンカータンパク質** linker protein は細胞内の細胞骨格を細胞外基質に繋留する．リンカータンパク質の例として，細胞質のアクチンフィラメントを細胞外マトリックスのタンパク質（フィブロネクチン）につなぐインテグリン

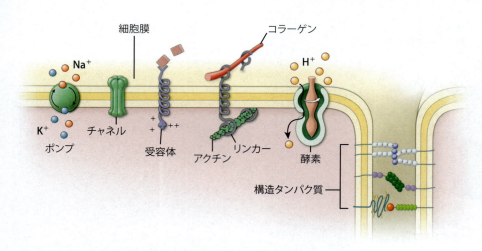

図 2.6 ▲ 内在性膜タンパク質の種々の機能
内在性膜タンパク質の主要な 6 つの分類（ポンプ，チャネル，受容体，リンカー，酵素，構造タンパク質）を示した模式図．これらの分類は固定的なものでない．細胞間結合に関与する構造タンパク質は，同時に受容体，酵素，リンカー，あるいはこれらの機能をあわせ持った分子として機能している．

ファミリーがある．

- **酵素** enzyme はさまざまな役割を持つ．ATPase はイオンポンプの輸送に特異な役割を担う．ATP 合成酵素はミトコンドリア内膜の主要なタンパク質である．二糖類分解酵素，ジペプチダーゼなどの消化酵素は内在性膜タンパク質である．
- **構造タンパク質** structural protein は凍結割断法で観察することができ，特に隣接する細胞間の結合で顕著である．特定のタンパク質と脂質が細胞膜の一部の領域に集中して特別な機能を担う場合がある．そのような領域の例は上皮細胞のような極性を持つ細胞にみられる．

内在性膜タンパク質は脂質二重層の中を動く．

膜表面に結合した粒子は細胞の表面を動くことができる．酵素のような内在性膜タンパク質であっても，細胞間結合のようなバリアが壊れた場合には，細胞表面の異なる領域に，たとえば頂部から側部に動く．膜の流動性は膜のリン脂質の種類とそれらの局所濃度によって決まる．

上述したように，内在性膜タンパク質を含む脂質ラフトは細胞膜の異なる領域に動くことができる．脂質ラフトにつなぎ留められた内在性膜タンパク質の動きは精密な情報伝達を可能にし，非特異的な相互作用を防ぐ．タンパク質の側方への動きは，膜タンパク質と細胞内や細胞外の構造との間の物理的な結合で制限されることがある．そのような結合には次のようなものがある：

- 細胞骨格のタンパク質と細胞質に面した膜タンパク質の間．
- 複数の膜タンパク質の細胞質ドメインの間．
- 細胞外マトリックスに結合した表在性タンパク質と内在性膜タンパク質の細胞外ドメインの間．

これらの結合により，タンパク質は細胞膜の特定の領域に局在化したり，あるいは細胞内外のフィラメントをつなぐ膜貫通リンカーとなったりすることができる（次項参照）．

<u>細胞傷害</u> cell injury では，しばしば細胞膜の形態変化，**細胞膜ブレブ** plasma-membrane bleb の形成が起こる．これはダイナミックな細胞膜の突出であり，急性の細胞傷害，分裂途中や死につつある細胞，そして細胞移動に際してみられる．ブレブ形成は，細胞膜がその直下を走る細胞骨格のアクチンフィラメントから解離することにより起こる．ファロイジンやサイトカラシン B などアクチンフィラメントに作用する細胞骨格毒は，過剰な膜ブレブ形成を引き起こす．

B. 情報伝達プロセス

細胞表面受容体やチャネルなどの内在性膜タンパク質は細胞情報伝達プロセスに関与する．

細胞の情報伝達 cell signaling とは，細胞が細胞外の刺激を受け取り，処理し，自身の生理的反応を制御するプロセスである．細胞は同時に多くの異なる情報を受け取る可能性があり，すべての情報を統合して 1 つの行動計画にする必要がある．情報伝達プロセスは，遺伝子発現，エキソサイトーシス，エンドサイトーシス，細胞分化，細胞の増殖と死，細胞骨格の再編成，運動，収縮，細胞弛緩などの制御にしばしば関与する．個々の細胞はまた，近く（例：神経シナプスにおける神経伝達物質）および遠く（例：離れた細胞に作用するホルモン）にある他の細胞に情報伝達物質を送ることができる．

情報伝達経路 signal transduction pathway とは，細胞が細胞外の環境に応答するための機構である．これは組織間，細胞間を特異的につなぐ階層性を持った一連の分子現象であり，情報の増幅と修飾を可能にし，生化学的および生理学的な反応に関与する．情報伝達経路を開始させるのは細胞外の**情報伝達分子** signaling molecule（**一次情報伝達物質** primary messenger あるいは**リガンド** ligand とも呼ばれる）であり，可溶性の場合には，局所で作用するか（CHAPTER 21 で考察されるようなオートクリン，パラクリン調節），あるいは血管系を介して標的細胞へと送られる（内分泌性の情報伝達）．情報伝達分子が不溶性の場合には，細胞膜に繋留されるか細胞外基質に局在する．感覚系における情報伝達分子はたいてい外来性で，ニオイ物質，機械的情報，振動，光などである．大半の情報伝達経路は，一次情報伝達物質が特異的な受容体（リガンドのない場合は不活性化状態で存在している）に結合することで開始される．受容体からの情報は**二次情報伝達物質系** second messenger system によって細胞内部の標的分子へと伝達される．他の CHAPTER で考察されているが，受容体は次の 3 グループに大別される：**チャネルタンパク質** channel protein（p.29 参照），**細胞内受容体** intracellular receptor（CHAPTER 21 参照），**細胞表面受容体** cell surface receptor（CHAPTER 21 参照）．最後のグループには G タンパク質共役型受容体ファミリー（CHAPTER 21 参照），酵素連結型受容体ファミリー（CHAPTER 21 参照），**細胞・細胞外基質受容体**であるインテグリンファミリー（CHAPTER 5 参照）が含まれる．

細胞表面受容体の活性化は翻訳後修飾を引き起こし，情報の増幅に貢献する．

細胞が受け取った情報の増幅に寄与する細胞内タンパク質の**翻訳後修飾** posttranslational modification が複数知られており，以下のような修飾が含まれる：

- **リン酸化** phosphorylation（リン酸基 — PO_4^{3-} の付加）．
- **糖鎖付加** glycosylation（多種多様な糖残基の付加）．
- **アセチル化** acetylation（アセチル官能基 — $COCH_3$ の付加）．
- **メチル化** methylation（メチル基 — CH_3 の付加）．
- **ニトロシル化** nitrosylation（一酸化窒素 NO と非タンパク質性システイン残基との反応）．
- **ユビキチン化** ubiquitination（ユビキチンタンパク質の付加）．
- **SUMO 化** SUMOylation（小型のユビキチン様修飾分子 SUMO タンパク質の付加）．

細胞表面受容体の活性化に共通していえるのは，細胞内で起こる連続した酵素反応の引き金となることである．**プロテインキナーゼ** protein kinase や**プロテインホスファターゼ** protein phosphatase は，それぞれリン酸化と脱リン酸化を媒介する酵素のファミリーである．セリン，スレオニン，チロシン残基のリン酸化はタンパク質の活性，量，あるいは細胞内局在を変化させることがある．

細胞には多様なプロテインキナーゼが存在しており，次のように分類される：

- 二次情報伝達物質依存性プロテインキナーゼ．環状アデノシン一リン酸 cyclic adenosine monophosphate（AMP）依存性プロテインキナーゼ A（PKA，図 13.12 参照），環状グアノシン一リン酸 cyclic guanosine monophosphate（GMP）依存性プロテインキナーゼ G（PKG，図 13.12 参照），ミオシン短鎖キナーゼ（MLDK，図 11.28 参照）を含むカルシウムカルモジュリン依存性キナーゼなど．
- 二次情報伝達物質非依存性プロテインキナーゼ．分裂促進因子活性化キナーゼ mitogen-activated protein kinase（MAPK）カスケードに属する酵素，サイクリン依存性キナーゼ，タンパク質チロシンキナーゼなど．

これらの作用により，特定のリン酸化現象の空間的・時間的パターンは後の CHAPTER で取り上げられる多くの細胞内反応と密接に結びついている．

C. 膜輸送と小胞輸送

細胞を出入りする物質は細胞膜を横切る．

脂溶性の分子や小さく電荷を持たない分子は，濃度勾配によって細胞膜を単純拡散で横切る（図 2.7a）．他のすべての

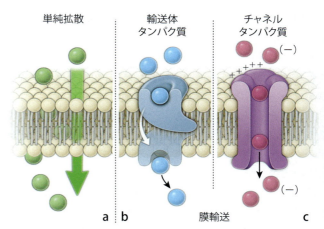

図 2.7 ▲ 細胞膜を通過する分子の動き
脂溶性分子や電荷を持たない小さな分子（緑）は，濃度勾配に従った単純拡散により細胞膜を通過する．その他の分子は，細胞膜を通過させてくれる膜輸送タンパク質を必要とする．小さな水溶性分子（青）は，細胞膜を通過するために選択性の高い輸送体タンパク質を必要とする．分子と結合した輸送体タンパク質は，その立体構造を変化させ，膜の反対側へ分子を放出する．この過程がエネルギーを必要とする場合（たとえば濃度勾配に逆らう水素イオンの輸送など）には，能動輸送と呼ばれる．エネルギーが必要とされない場合（たとえばグルコース輸送）は受動輸送と呼ばれる．イオンや電荷を持つ小さな分子（紫）は，イオン選択性チャネルタンパク質によって細胞膜を通過して輸送される．たとえばニューロンにおいて，イオンの輸送は膜電位（電位依存型イオンチャネル）によって制御されている．また骨格筋の神経筋接合部にはリガンド依存性イオンチャネルがある．

分子は，それぞれに特化した膜輸送タンパク質の働きで細胞膜を横切る．

膜輸送タンパク質を大きく 2 群に分類する：

- **輸送体（キャリア）タンパク質** carrier protein は水溶性の小さな分子を輸送する．高度に選択的でたった 1 種類の分子しか輸送しないものもある．輸送する分子に結合した後，輸送体タンパク質は構造を変化させ，膜の反対側で結合した分子を放す（図 2.7b 参照）．Na^+/K^+ ポンプや H^+ ポンプのような輸送体タンパク質は，濃度勾配に逆らった能動輸送を行うためにエネルギーを必要とする．グルコースキャリアのようなタンパク質はエネルギーを必要とせず，受動輸送を行う．
- **チャネルタンパク質** channel protein も水溶性の小さな分子を輸送する．一般的にチャネルは，細胞膜を横切る親水性のチャネルを形成する複数の膜貫通領域を持った膜貫通タンパク質から構成される．通常，チャネルは脂質二重層を部分的に突き抜けてイオン選択性フィルターとして働く**ポア領域** pore domain を含んでいる．ポア領域により得られる精巧なイオン選択性は，その三次元構造の制御によりもたらされている（図 2.7c 参照）．チャネルはイオン選択的で細胞の必要に応じて制御される．チャネルタンパク質による輸送は膜電位（例：ニューロンの電位依存性イオンチャネル），神経伝達物質（例：筋細胞のアセチルコリンのようなリガンドに依存するイオンチャネル），あるいは機械的ストレス（例：内耳の機械刺激依存性チャネル）によって制御される．

小胞輸送は細胞膜の連続性を保ちつつ，細胞内の異なる区画間の分子輸送を行う．

ある種の物質は小胞輸送で細胞に取り込まれ，細胞から出される．小胞輸送は局所的な細胞膜の構造変化を伴う過程で，膜からの小胞形成や，膜と小胞の融合が起こる（図2.8）．

大きな分子が細胞を出入りしたり，細胞内を動いたりする際の主要な機構は小胞形成である．細胞膜でできる小胞は，他のオルガネラの膜に融合する．細胞内ではこの機構により小胞の内容が輸送される．

細胞膜に関する小胞輸送をより特異的に表す言葉がある：

- **エンドサイトーシス** endocytosis は物質が細胞に入る過程の小胞輸送を表す一般名称である．一般にエンドサイトーシスは，細胞膜の組成や細胞の細胞外環境変化に対する反応を調節する．栄養素の取り込み，細胞の情報伝達，細胞形態の変化にも重要な役割を果たす．
- **エキソサイトーシス** exocytosis は物質が細胞から出る過程の小胞輸送を表す一般名称である．

どちらの過程も電子顕微鏡で観察することができる．

1）エンドサイトーシス

エンドサイトーシスによる液体と巨大分子の取り込みには，大きく分けて3つの異なる機構がある．

ある種の取り込み機構では，小胞形成に特別なタンパク質を必要とする．小胞形成の際に細胞膜と相互作用する分子のうち最もよく知られているのは**クラスリン** clathrin である．クラスリンの存在はエンドサイトーシス性小胞の形成のために確かに重要だが，多くの小胞は異なるタンパク質（たとえばカベオリンやフロチリン）を利用して非クラスリン依存性に形成される．このことから，エンドサイトーシスをクラスリン依存性とクラスリン非依存性に分けることができる．一般的に，エンドサイトーシスには3つのメカニズムがある：

- **ピノサイトーシス** pinocytosis（ギリシャ語で"細胞が飲む"の意）は通常直径150 nm以下の小さな小胞で，液体や低分子を非特異的に取り込む．ピノサイトーシスは体内のどの細胞でもみられ，構成性に起こる，つまり細胞表面では絶えず小さな小胞がつくられ続けている（図2.9a）．ピノサイトーシスでの小胞形成には，脂質ラフトにあるカベオリン，フロチリンが関与する．カベオリン-1，-2はニューロンと白血球を除くすべての非筋細胞にあり，カベオリン-3は筋細胞特異的である．フロチリン-1，-2はカベオラとは異なる小胞にみられる．GTPaseであるダイナミンなどの機械酵素は小胞の遊離（細胞膜からの離脱過程）に関与する．ピノサイトーシスの小胞は透過型電子顕微鏡で観察すると平滑な表面を示し，血管内皮細胞（図2.9b）や平滑筋細胞に多い．カベオリン-1は複合体（14～16個の単量体からなる）を形成して膜の曲率変化を引き起こす．このためピノサイトーシスはクラスリンは必要としないことからクラスリン非依存性エンドサイトーシスと呼ばれる．
- **ファゴサイトーシス** phagocytosis（ギリシャ語で"細胞が食べる"の意，貪食）は，細胞の残骸，細菌，他の異物などを取り込む．この過程は非選択的で，細胞膜は**仮足** pseudopodia を送り出してファゴソームと呼ばれる直径250 nm以上にもなる大きな小胞へと，貪食された顆粒を飲み込む．貪食は単核食細胞系（MPS）に属する特殊な細胞で主にみられる．貪食は受容体を介する過程であり，異物の表面に結合した抗体が反対側のドメイン（Fc断片）で貪食細胞の表面に結合することにより起こる（図2.10a）．貪食は**Toll様受容体** Toll-like receptor により病原体表面に共通して発現している**病原体関連分子パターン** pathogen-associated molecular pattern（**PAMP**）の認識によっても引き起こされる（p.281）．この PAMP の認識は NF-κB（nuclear factor kappa B；エヌエフカッパB）転写因子の活性化につながり，貪食における細胞反応を制御する．しかし，吸い込んだ炭素粒子，無機塵埃，アスベスト線維などのような非生物物質だけでなく，炎症，損傷修復，死細胞などの生物残骸も，Fc受容体の関与なしに単核食細胞系の細胞で取り込まれる（図2.10b）．この過程はファゴソーム形成のためにはクラスリンを必要としない．しかし，初期段階ではファゴソーム形成に寄与する細胞膜が仮足様に伸長するため，アクチン細胞骨格は脱重合と重合を経て再構成される．このため，貪

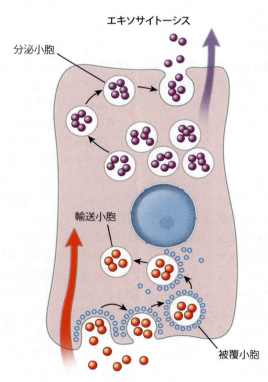

図2.8 ▲ エンドサイトーシスとエキソサイトーシスは小胞輸送の2つの典型である

エンドサイトーシスは分子や他の物質を細胞内へ運ぶ．エキソサイトーシスは合成された分子や他の物質を細胞から放出する．エンドサイトーシスは細胞膜における小胞の形成や出芽と関連している．エキソサイトーシスはオルガネラに由来する小胞と細胞膜の融合に関連し，主要な分泌様式でもある．

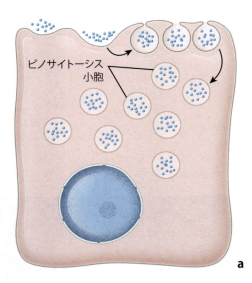
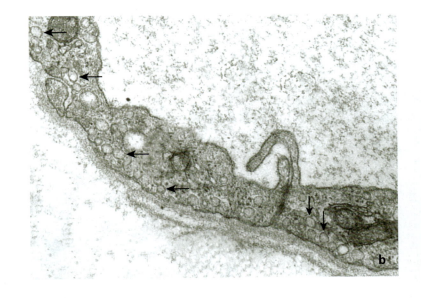

ピノサイトーシス

図 2.9 ▲ ピノサイトーシス
a. ピノサイトーシスでは，細胞表面で小さな小胞が次々に形成される．ピノサイトーシスされる物質（小さな可溶性タンパク質，コロイド性のトレーサーなど）はまず細胞膜の細胞外表面と接触する．次に細胞膜の表面はくぼみ始め，最終的には細胞膜の陥入した部分が膜から出芽し，細胞内でピノサイトーシス小胞となる．b. この透過型電子顕微鏡像は，血管内皮細胞の細胞質にみられる平滑な表面を持つピノサイトーシス小胞を示す（➔）．55,000 倍．

食はクラスリン非依存性，アクチン依存性エンドサイトーシスと呼ばれる．

- **受容体依存性エンドサイトーシス** receptor-mediated endocytosis は特異的な取り込み過程である．分子特異的な受容体（積荷受容体）が細胞膜の局所に集中する．この領域は最終的に**被覆陥凹** coated pit になる（図 2.11a）．被覆陥凹という名前は，細胞膜の細胞質側表面に集中したクラスリンが透過型電子顕微鏡（TEM）で電子密度の高い物質としてみえることから名づけられた．積荷受容体は細胞膜と接触した特定の物質を認識し，結合する．クラスリンはかご状の構造をつくり（図 2.11b），その力で細胞膜は小胞状の凹みに変形する．クラスリンと積荷受容体の相互作用は，アダプチンという分子複合体で媒介される．アダプチンは正しい積荷分子を選択的に細胞に取り込むために重要である．このようにして選ばれた積荷タンパク質と受容体は，細胞外腔から小胞内腔に引

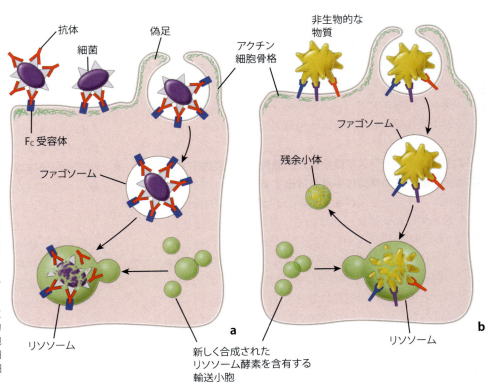

図 2.10 ▲ ファゴサイトーシス（貪食）
a. 免疫応答により殺される細菌など，大きな粒子を取り込むファゴサイトーシスの段階を示す．細菌表面の抗原に対する抗体が細菌に結合する．貪食細胞の細胞膜表面にある Fc 受容体が，抗体の Fc 部分を認識する．この相互作用によってアクチン細胞骨格が再構成される．アクチンフィラメントの脱重合と再重合により，偽足と呼ばれる細胞膜の突起ができる．貪食した粒子を偽足が取り囲み，ファゴソームが形成される．そこへリソソーム酵素が運ばれると，ファゴソームは取り込んだ内容物を消化するリソソームへと成熟する．b. 吸入された炭素粒子，無機塵，アスベスト線維などの非生物的な物質は，炎症の結果として生じる細胞片と同様，抗体や Fc 受容体とは無関係に細胞内に取り込まれる．このような粒子は細胞膜上のさまざまな受容体と結合する．

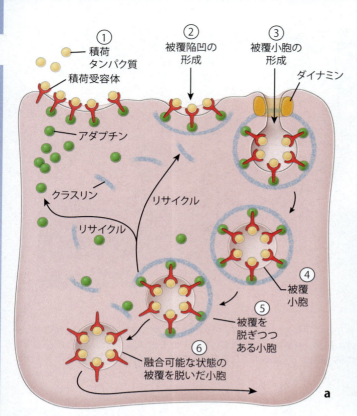
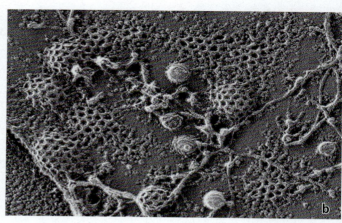

図2.11 ▲ 受容体依存性エンドサイトーシス

a. 受容体依存性エンドサイトーシス（特定の分子が細胞内に取り込まれる輸送機構）の各段階を示す図．積荷受容体は，細胞膜に近づいてきた特定の分子を認識する．積荷・受容体複合体は，アダプチン（複合体を細胞内へ輸送するために，細胞膜の特定領域に集めるタンパク質）により認識される．次にクラスリン分子が，アダプチン・受容体・積荷複合体と結合し，浅いかご状のくぼみを形成するようになり，被覆陥凹を形成する．被覆陥凹は，クラスリンとの相互作用によりさらに深いくぼみを形成するようになり，ついにはダイナミンとの相互作用により細胞膜から切り離されて被覆小胞となる．選択された積荷タンパク質とその受容体は，細胞外空間から被覆小胞の内腔へと局在を変える．小胞の出芽と細胞内への取り込みの後，被覆タンパク質は小胞から離れ，次の被覆小胞形成のためにリサイクルされる．被覆を脱いだ小胞は目的地であるオルガネラと融合する．**b.** 急速凍結ディープエッチング法によるA431細胞膜の細胞質側表面の透過型電子顕微鏡像．写真は被覆陥凹と形成中のクラスリン被覆小胞を示している．被覆陥凹と被覆小胞はアクチンフィラメントのない領域に形成されている．小さく均一なピノサイトーシス小胞はクラスリン被覆を持たず，アクチンフィラメントの近くに局在している．200,000倍．（Dr. John E. Heuser, Washington University School of Medicine の厚意による．）

き込まれる．大きな（100 kDa）GTP分解酵素ダイナミンの作用により，クラスリン被覆小胞は細胞膜から分離する．受容体依存性エンドサイトーシスで生じる小胞は被覆小胞と呼ばれ，この過程はクラスリン依存性エンドサイトーシスといわれる．クラスリン被覆小胞は，細胞膜から初期エンドソームへの輸送やゴルジ装置から初期および後期エンドソームへの輸送にも関わる．

2) エキソサイトーシス

エキソサイトーシスでは小胞が細胞質から細胞膜に向かって動き，細胞外の空間に中身を放出する．

細胞によってつくられる種々の分子は，それぞれの形成場所からまずゴルジ装置に運ばれる．ゴルジ装置では仕分け，輸送小胞への詰め込みが行われ，それが細胞膜に送られて，エキソサイトーシスが起こる．これらの小胞の細胞内輸送では，小胞表面にある特別なタンパク質（COP-Ⅰ，COP-Ⅱなどのコートマー）が運動に関与する（p.47参照）．この経路で運ばれる分子は，その途中で化学的に修飾されることもある（グリコシル化，硫酸化など）．エキソサイトーシスで細胞膜に入った膜成分は，エンドサイトーシスで細胞内に回収される．エキソサイトーシスには2つの過程がある：

- **構成性分泌経路** constitutive pathway では，細胞外に放出される物質は輸送小胞に入って絶えず細胞膜に向けて送り出される．この経路で細胞から出る分子は合成され，ゴルジ装置から出るとすぐに分泌される．形質細胞の免疫グロブリンや線維芽細胞のプロコラーゲンなどが代表例である．この経路は程度の差こそあれ，すべての細胞に存在する．透過型電子顕微鏡ではこれらの細胞は分泌顆粒を欠くようにみえる．

- **制御性分泌経路** regulated secretory pathway は，内分泌細胞，外分泌細胞，ニューロンなど特殊化した細胞にみられ，分泌タンパク質は濃縮され，一時的に分泌小胞に蓄えられる（図2.12）．この場合，分泌を活性化するためにホルモンや神経などの刺激が必要である．胃粘膜の主細胞や膵臓の腺房細胞による分泌小胞の放出が代表例である．刺激は細胞質に一過性の Ca^{2+} 流入を引き起こし，その結果，分泌小胞が細胞膜と融合し，内容物が放出される（図2.13）．活性のない前駆体（酵素原（**チモゲン** zymogen））を内包した分泌小胞は，かつては**酵素原顆粒** zymogen granule と呼ばれていた．

ゴルジ装置とエンドソーム経路のオルガネラの間では，分

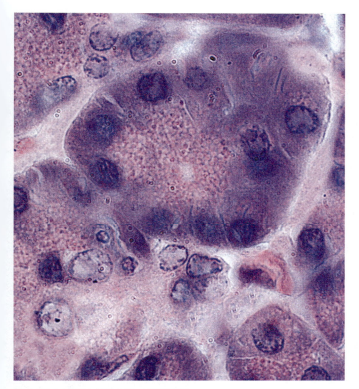

図2.12 ▲ 膵臓の分泌細胞の顕微鏡像
分泌タンパク質を含む分泌小胞が細胞の頂部に充満している．分泌が起こるためには細胞外からのシグナル伝達が必要である．860倍．

泌経路以外でもタンパク質が輸送される．これらの経路では，リソソーム構造タンパク質などのオルガネラ特異的タンパク質がそれぞれ適切なオルガネラに運ばれる．

　小胞が正しい場所に正確に運ばれるのはドッキング（結合）タンパク質の働きによっており，可溶性 N-エチルマレイミド感受性因子（NSF）接着タンパク質受容体（SNARE）タンパク質間の相互作用により特異性が保証される．

　上述したように，細胞膜やゴルジ装置など，1つの膜で形成され，離脱した小胞は，細胞内の複数の膜と融合する可能性がある．膜から離脱し，被覆を外した小胞は，適切な目的地に運ばれる必要がある．これはちょうど大都市のタクシー運転手が乗客を正しい住所まで運んでいくのと似ている．細胞では，住所は輸送小胞に結合した **Rab-GTPase** で認識される．Rab-GTPase はターゲットとなる膜に存在する繋留タンパク質と相互作用する．この両者の出会いで小胞は認識され，小胞をつなぎ留めるのに必要ないくつかの繋留タンパク質がさらに引き寄せられる．Rab-GTPase と受容体のドッキング複合体で，小胞はターゲットとなる膜の近くに固定化される（図2.14）．正確なターゲッティングを可能にするために，個々の小胞は **v-SNARE** と呼ばれる小胞特異的な膜タンパク質を含む．ターゲット膜もまた，v-SNARE と結合して *cis*-**SNARE 複合体** *cis*-SNARE complex を形成する **t-SNARE** を含む．すなわち SNARE タンパク質は，小胞とターゲットにある一群の内在性膜タンパク質である．SNARE タンパク質は小胞とターゲットの相互作用の特異性を保証し，*cis*-SNARE 複合体形成直後に起こる膜融合を促進する．融合後，SNARE

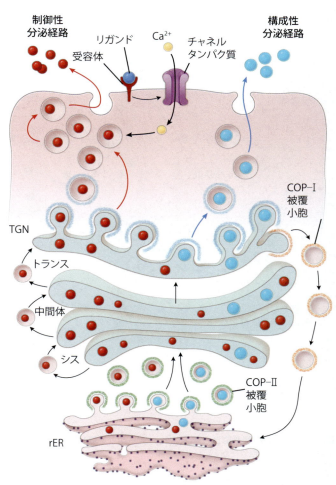

図2.13 ▲ エキソサイトーシスの2つの経路の模式図
タンパク質は粗面小胞体（rER）で新たに合成される．合成されたタンパク質は，最初の翻訳後修飾を受けた後，COP-Ⅱ 被覆小胞によってゴルジ装置へ運ばれる．次いで，ゴルジ装置内でさらに修飾を受け，選別とパッケージングの後，最終的な分泌産物はトランスゴルジ網（TGN）から出芽した小胞で細胞膜に輸送される．ゴルジ層板間には逆行性の輸送があり，COP-Ⅰ 被覆小胞により行われる．2つの異なる経路がある．→は，合成されたタンパク質がただちに分泌されるという構成性分泌経路を示す．この経路を使う細胞では分泌産物がほとんど蓄積されないため，細胞質内には分泌小胞がほとんどない．→は，タンパク質の分泌がホルモンまたは神経の刺激により制御される制御性分泌経路を示す．この経路を使う細胞，たとえば図2.12における膵臓腺房細胞のような細胞においては，分泌タンパク質は濃縮され，一時的に細胞質の分泌小胞に蓄えられる．適当な刺激があると，分泌小胞は細胞膜と融合し，内容物を放出する．

複合体は **NSF/α-SNAP タンパク質複合体** NSF/α-SNAP protein complex の作用によって解離し，次の小胞融合のためにリサイクルされる．

D. エンドソーム

　上述したすべての取り込み経路に関わる膜小胞が電子顕微鏡観察で明らかになった（図2.15）．これらは**初期エンドソーム** early endosome と呼ばれ，細胞表面近くの細胞質にあって，細胞膜由来の小胞と融合する．初期エンドソームから出た小胞の一部は細胞膜に戻る．しかし他の多くの小胞は細胞質の深部にある後期エンドソームに向かう．**後期エンドソーム** late endosome は通常，リソソームにいたる．

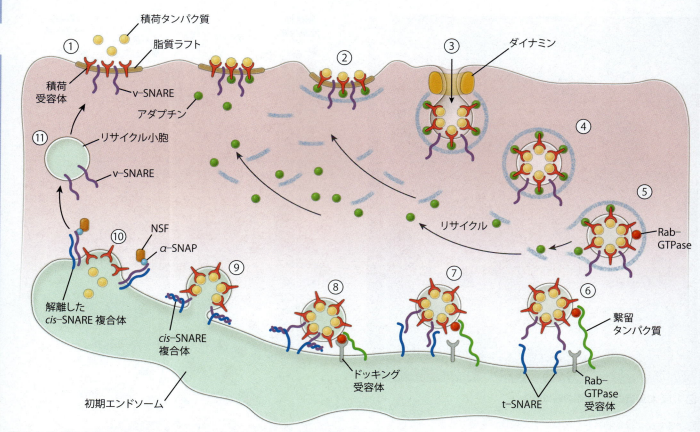

図 2.14 ▲ 輸送小胞が形成, 輸送され, ターゲット膜にドッキングして融合する過程
①積荷受容体を伴った脂質ラフトが積荷タンパク質と結合できる状態にある. ここには特異的なターゲッティングタンパク質である v-SNARE が存在する. ②小胞形成の最初の段階. アダプチン複合体とクラスリンの結合が被覆陥凹を形成させる. ③被覆小胞の形成（出芽）. ④被覆小胞の移動. ⑤クラスリン被覆の解離. Rab-GTPase 活性の関与に注目. ⑥Rab-GTPase と繋留タンパク質の相互作用による小胞のターゲット膜への繋留. ⑦ドッキング過程の開始（繋留タンパク質群のリクルート）. ⑧Rab-GTPase とターゲット膜上にあるタンパク質によるドッキング複合体の形成. 固定された小胞の v-SNARE とターゲット膜の t-SNARE が相互作用し, cis-SNARE 複合体を形成する. ⑨小胞とターゲット膜の融合. ⑩初期エンドソームへの積荷タンパク質の放出と, NSF/α-SNAP タンパク質複合体との相互作用によるシス複合体の解離. ⑪輸送小胞にのった v-SNARE はリサイクルされ, 次の小胞のターゲッティングと融合に使用される.

エンドソームは安定したオルガネラなのか, それともエンドサイトーシスによってできる一過性の構造なのか.

取り込み経路についての最近の研究に基づき, エンドソームの起源と形成に関する 2 つのモデルが提出されている:

- 安定構造モデルによれば, 初期および後期エンドソームは恒常的なオルガネラであり, 細胞外およびゴルジ装置と小胞輸送で連絡している. 細胞膜で形成された被覆小胞は表面にある受容体の作用により, 初期エンドソームとだけ融合する. その受容体は初期エンドソーム膜に取り込まれる.

- 成熟モデルでは, 初期エンドソームは細胞膜でできる取り込み小胞から新たに形成される. したがって初期エンドソーム膜の組成は, 一部の成分が細胞表面やゴルジ装置との間でリサイクルすることで絶えず変化する. 同様の成熟過程により, 後期エンドソーム, さらにリソソームが形成される. 成熟に伴い, 初期エンドソームにある特異的な受容体はリサイクル, 分解, 不活化などで取り除かれる.

両モデルは相反するものではなく, 取り込まれた分子の経路を記述, 同定, 研究する上で補い合う.

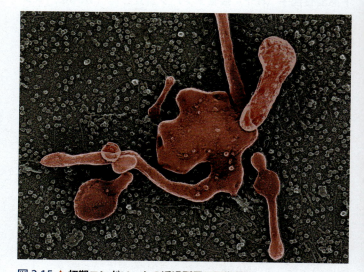

図 2.15 ▲ 初期エンドソームの透過型電子顕微鏡像
このディープエッチング電子顕微鏡写真は, 細胞性粘菌 *Dictyostelium* の初期エンドソームの構造を表している. 初期エンドソームは細胞膜近くに局在し, 仕分けに関わる他の多くの区画と同様に, 典型的な管・小胞状構造を示す. 管状部分には, リサイクルされる内在性膜タンパク質の大半が含まれる. 小胞部分には積荷である分泌タンパク質が集まっている. エンドソームの管腔は膜の陥入でいくつもの区画や槽に分割され, その形状は頻繁に変化する. 15,000 倍. (Dr. John E. Heuser, Washington University School of Medicine の厚意による.)

リソームに向かうエンドソームは，マンノース-6-リン酸（M-6-P）受容体の働きにより，新しく合成されたリソーム酵素を受け取る．

エンドソームの一部は粗面小胞体（rER）と小胞輸送で連絡する．この経路により，新しく合成されたリソーム酵素，つまり加水分解酵素が常に運び込まれる〔訳注：rER で翻訳されたタンパク質のほとんどはゴルジ装置を経てエンドソームにいたると考えられている〕．加水分解酵素は不活性な前駆体である加水分解酵素の前駆体として rER で合成される．多くの糖鎖が結合したこの酵素は特定の構造をとるように折りたたまれ，その結果，シグナルパッチが表面に露出するように形成される．つまりタンパク質の三次元的な折りたたみによって，特定のアミノ酸が近傍に配置され，認識シグナルが形成される．リソームに向かうタンパク質にあるシグナルパッチには，いくつかの酵素の作用で**マンノース-6-リン酸** mannose-6-phosphate（**M-6-P**）が付加される．M-6-P は M-6-P 受容体と結合することができる．M-6-P 受容体は初期・後期エンドソーム，リソーム，ゴルジ装置などにあり，加水分解酵素の前駆体をエンドソームに運ぶための仕分けと回収を行う（図 2.16）．後期エンドソームの酸性環境によって，加水分解酵素の前駆体は M-6-P 受容体から外れる．加水分解酵素の前駆体は部分的に分解され，さらにマンノースからリン酸基が外れることで活性化される．

初期エンドソームと後期エンドソームは，細胞内の場所，形態，酸性化状態，機能が異なる．

初期および後期エンドソームは細胞質の異なる領域に存在する．初期エンドソームは細胞の辺縁部にみられ，後期エンドソームはたいていゴルジ装置や核の近くにある．初期エンドソームは管・小胞状の形態を示す．膜が内腔に落ち込むことにより，内腔はいくつかの槽に分かれている．内腔のpHは細胞質よりもやや低い（pH 6.2〜6.5）．一方，後期エンドソームの構造はより複雑であり，タマネギ状の内部構造を示す．内腔の pH はさらに低く，5.5 程度である．電子顕微鏡観察により，初期エンドソームから後期エンドソームへの物質輸送を行う小胞が観察される．これらの小胞は**多胞小体** multivesicular body（**MVB**）と呼ばれ，高度に選択的な輸送を行う．初期エンドソームでは，後期エンドソームに運ばれるタンパク質は，細胞膜にリサイクルするものと仕分けられ，多胞小体に詰め込まれる（図 2.17）．後期エンドソームに運ばれた物質は，さらなるシグナルがなくても，原則としてリソームで分解される．後期エンドソームはリソームに成熟するので，プレリソームと呼ばれることもある．ビデオ顕微鏡が進歩したおかげでこれらのオルガネラの複雑な動態を観察できるようになった．それによれば後期エンドソームは互いに，または成熟したリソームと融合する．

初期エンドソームの主な役割はエンドサイトーシスで取り込まれたタンパク質を仕分けし，リサイクルすることである．

初期エンドソームは取り込んだタンパク質の仕分けを行う．初期エンドソームには管状の部分と小胞状の部分がある

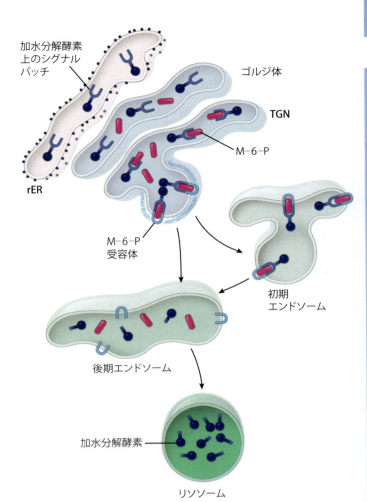

図 2.16 ▲ 新しく合成されたリソーム酵素が運ばれる経路
リソーム酵素（リソーム加水分解酵素など）は粗面小胞体（rER）内で合成され，糖鎖付加を受ける．酵素は特定の構造をとるように折りたたまれ，シグナルパッチが形成される．その後，マンノース-6-リン酸（M-6-P）の付加によりさらに修飾を受ける．M-6-P により，酵素は M-6-P 受容体局在部位へターゲットされる．M-6-P 受容体はゴルジ装置のトランスゴルジ網 trans-Golgi network（TGN）に存在し，リソーム酵素はそこで仕分けされる．その後，初期・後期エンドソームへ輸送される小胞へと詰め込まれる．

ため，場所によって pH が異なることが仕分け機構の基礎となる〔訳注：場所によって pH が異なるというのは一般的な見解ではない〕．その結果として，リガンドは受容体から離れる．このことから，初期エンドソームは"受容体とリガンドを切り離す区画（CURL）"と呼ばれていたこともある．さらに，管状および小胞状の部分の狭い直径が大分子の仕分けに役立ち，特定の仕分け領域に大分子が入り込むのを防いでいる．仕分けの後，タンパク質の大半はすぐにリサイクルされ，余分な膜は細胞膜に戻る．

取り込まれたリガンド・受容体複合体の運命は，初期エンドソームでの仕分け・リサイクリングによって決められる．

細胞に取り込まれたリガンド・受容体複合体は以下のような経路で処理される：

- 受容体はリサイクルされ，リガンドは分解される．細胞表面の受容体によってさまざまな物質が選択的に取り込まれる．この経路は最も重要であり，受容体のリサイク

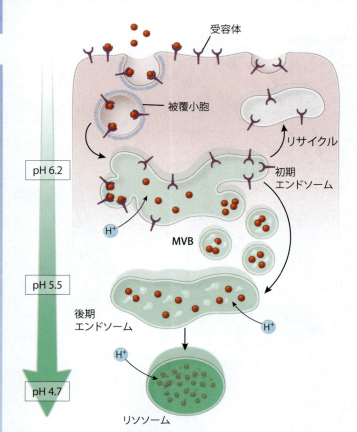

図 2.17 ▲ エンドソームの諸区画の模式図
図は，細胞表面からエンドサイトーシスにより取り込まれたタンパク質（赤丸）がリソソームで分解されるまでの過程を表している．取り込まれたタンパク質は，まずエンドサイトーシス小胞（被覆されている）内にみられ，次に細胞質の辺縁に存在する初期エンドソームへと運ばれる．初期エンドソームの仕分けにより，受容体は細胞膜へとリサイクルされ，エンドサイトーシスされたタンパク質は多胞小体（MVB）経由で，ゴルジ装置や核の近くに存在する後期エンドソームへと輸送される．後期エンドソームへ輸送されたタンパク質は，最終的にリソソームで分解される．初期エンドソームからリソソームまでの pH 変化をスケール（左）で表してある．酸性化は，エンドソームの中に水素イオンが能動輸送されることによって起こる．

ルを可能にする．ほとんどのリガンド・受容体複合体は初期エンドソームの酸性 pH で解離する．受容体は内在性膜タンパク質なので（p.29 参照），初期エンドソームの細い管状部分の先端がちぎれてできる小胞の膜に取り込まれて，細胞表面に戻る．リガンドはエンドソームの丸い小胞状の部分に集められ，多胞小体を経由して後期エンドソームに送られ，さらにリソソームで分解される（図 2.18a）．低比重リポタンパク質（LDL）・受容体複合体，インスリン・グルコーストランスポーター（GLUT）受容体複合体，種々のペプチドホルモン・受容体複合体などはこの経路をとる．

- 受容体もリガンドもリサイクルする．リガンド・受容体複合体の解離は受容体のリサイクルを伴わないこともある．たとえばエンドソームの低 pH は鉄輸送タンパク質であるトランスフェリンと鉄の結合を解離させるが，トランスフェリンは受容体と結合したままである．しかしトランスフェリン・受容体複合体が細胞表面に戻ると，トランスフェリンは受容体から解離する．細胞外の中性 pH ではトランスフェリンは再び鉄と結合し，その結果，受容体に認識され，結合する．主要組織適合複合体Ⅰ，Ⅱ型分子（MHCⅠ，Ⅱ）も同様の経路をとり，外来性の異物と結合して細胞表面にリサイクルする（図 2.18b）．
- 受容体もリガンドも分解される．上皮成長因子（EGF）とその受容体はこの経路をとる．他のタンパク質と同様，上皮成長因子は細胞表面で受容体と結合する．この複合体は取り込まれ，初期エンドソームに運ばれる．ここで上皮成長因子は受容体から解離し，両者は別々の多胞小体に詰め込まれ，後期エンドソームに運ばれる．両者はさらにリソソームに運ばれ，分解される（図 2.18c）．
- 受容体もリガンドも細胞を通過して輸送される．この経路は免疫グロブリン（分泌型 IgA）が唾液やヒトの母乳に分泌される際に使われる．この経路は経細胞輸送（トランスサイトーシス）と呼ばれ，輸送される物質は上皮細胞を通過する途中で修飾されることもある（図 2.18d）．胎盤関門を通じた母体から胎児への IgG の輸送も同様の経路に従う．

E. リソソーム

リソソームはリソソーム酵素を検出するための組織化学的方法で同定される消化器官である．

リソソーム lysosome はタンパク質分解酵素，ヌクレアーゼ，グリコシダーゼ，リパーゼ，ホスホリパーゼなどの加水分解酵素に富む．リソソームは細胞内の主要分解区画といえ，外から取り込んだ高分子や**オートファジー** autophagy（細胞内の構成要素，特に膜に包まれたオルガネラなどをリソソーム内で消化して取り除く過程）によって取り込んだ細胞自身に由来する高分子の分解に関わる．オートファジーについての詳細な情報は p.41 参照．

半世紀近く前の仮説では，リソソームは完全な機能を持つオルガネラとしてゴルジ装置から出芽すると考えられた．これらの新しくつくられたリソソームは**一次リソソーム** primary lysosome と呼ばれ，エンドソームと融合した後の**二次リソソーム** secondary lysosome と区別された．しかしこの一次，二次リソソーム仮説は，タンパク質分泌経路やエンドサイトーシス経路についての理解が進むにつれ，事実と合わなくなってきた．現在では，後期エンドソームで集中して起こる複雑な一連の経路で，後期エンドソームがリソソームに変換されるという説が広く受け入れられている．この経路により，新規合成されたリソソーム酵素やリソソーム膜を構成するタンパク質の標的輸送が行われる．先に述べたとおり，リソソーム酵素は rER で合成され，M-6-P 受容体に結合することによってゴルジ装置で選別される（p.37 参照）．

リソソームは，その内部で起こる加水分解反応で壊されない特殊な膜を持つ．

リソソームは種々の加水分解酵素を含み，それらの酵素で分解されない特殊な膜で包まれている（図 2.19）．リソソー

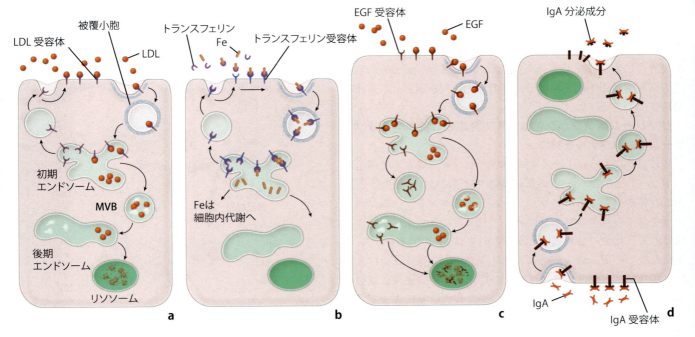

図 2.18 ▲ 受容体依存性エンドサイトーシスでの受容体とリガンドの運命
図は，取り込まれたリガンド・受容体複合体のとる 4 つの経路を表している．**a.** 取り込まれたリガンド・受容体複合体は解離する．その後，受容体は細胞表面へとリサイクルされ，リガンドは後期エンドソームへ輸送された後，リソソーム内で分解される．この過程は，LDL・受容体複合体，インスリン・GLUT 受容体複合体，種々のペプチドホルモン・受容体複合体にみられる．LDL：低比重リポタンパク質 low-density lipoprotein．MVB：多胞小体 multivesicular body．**b.** 取り込まれた受容体とリガンドは，両方ともリサイクルされる．リガンド・受容体複合体の解離は起こらず，完全な複合体として細胞表面へリサイクルされる．この経路を利用する例として，鉄・トランスフェリン・トランスフェリン受容体複合体がある．鉄がエンドソーム内に放出されると，トランスフェリン・トランスフェリン受容体は細胞表面に戻り，トランスフェリンは受容体から解離する．**c.** 取り込まれたリガンド・受容体複合体は初期エンドソームで解離する．解離したリガンドと受容体は後期エンドソームへ運ばれ，その後分解される．多くの成長因子（たとえば上皮成長因子 epidermal growth factor（EGF）・受容体複合体）がとる経路である．**d.** 取り込まれたリガンド・受容体複合体は，細胞を通過して輸送される．解離は起こらず，複合体のままで経細胞輸送 transcytosis され，取り込まれた面とは異なる細胞表面へ放出される．この経路は，唾液中に免疫グロブリン（分泌型 IgA）が分泌される際に利用される．IgA・受容体複合体は唾液腺の分泌細胞の基底面から取り込まれ，細胞頂部で放出される．

ムの膜はコレステロールおよび**リソビスホスファチジン酸** lysobisphosphatidic acid（**LBPA**）というユニークな脂質を含む〔訳注：LBPA はリソソームの膜ではなく，リソソームなどの内腔にある小胞の膜に存在する〕．リソソーム膜のタンパク質は，**LAMP**（lysosome-associated membrane protein），**LGP**（lysosomal membrane glycoprotein），**LIMP**（lysosomal integral membrane protein）に分類される．これらはリソソーム膜のタンパク質の 50% 以上を占め，分子の内腔側部分には糖鎖が付加されている．糖鎖のおかげでこれらの分子は加水分解酵素の作用から守られている．リソビスホスファチジン酸も膜に対する加水分解酵素の作用を和らげている可能性がある．同種のタンパク質は，後期エンドソームの膜にもある．さらにリソソームと後期エンドソームにはプロトン（H^+）ポンプがあり，このポンプが内腔に水素イオンを輸送することによって，低い pH（〜 4.7）を維持している．リソソーム膜には消化の最終産物（アミノ酸，糖，ヌクレオチド）を細胞質に送り出す輸送タンパク質もあり，その作用で運び出された分子は細胞の合成過程でリサイクルされる．

ある種の薬剤はリソソームの機能に影響する．たとえばマラリアの治療と予防に用いられる薬剤である**クロロキン** chloroquine は，リソソームに蓄積するリソソーム作用薬で

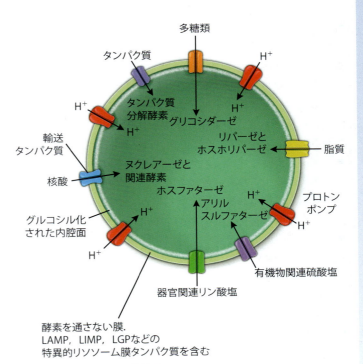

図 2.19 ▲ リソソームの模式図
図はリソソーム内に存在するリソソーム酵素とそれぞれの基質を示す．リソソーム膜に特異的なタンパク質のうちの主要なものと，輸送タンパク質のいくつかを示す．

ある．この薬はリソソーム内部のpHを上昇させることにより，多くのリソソーム酵素を不活性化する．クロロキンのリソソームに対する作用で抗マラリア活性を説明できる；すなわちクロロキンはマラリア原虫 Plasmodium falciparum の酸性の消化食胞の中に集積して食胞の消化過程を阻害し，原虫を殺すのである．

リソソーム膜タンパク質はrERで合成され特異的なリソソーム標的シグナルを持つ．

前に述べたように，多くの可溶性リソソーム酵素を後期エンドソームとリソソームに運ぶ細胞内輸送にはM-6-Pとその受容体が必要である．リソソームと後期エンドソームに向かうすべての膜タンパク質はrERで合成され，ゴルジ装置に運ばれて，仕分けされる．しかしこれらはM-6-Pシグナルを持たないので，別の機構によりリソソームに運ばれなければならない．内在性膜タンパク質のC末端の短い領域には標的シグナルがあり，アダプチンタンパク質複合体によって認識されてクラスリン被覆小胞に詰め込まれる．これらのタンパク質は次の2つの経路のどちらかで最終目的地に到達する：

- 構成性分泌経路では，リソソーム膜タンパク質は被覆小胞にのってゴルジ装置から出て，細胞表面に運ばれる．さらにエンドサイトーシスされ，初期・後期エンドソームを経由してリソソームに到達する（図2.20）．
- ゴルジに由来する被覆小胞分泌経路では，リソソーム膜タンパク質はゴルジ装置で仕分けられ，クラスリン被覆小胞に詰め込まれる（図2.20参照）．これらの輸送小胞はエンドソーム特異的なv-SNARE，t-SNAREの相互作用の結果として，後期エンドソームと融合する（p.35参照）．

リソソームで消化される物質は3つの異なる経路で運ばれる．

リソソームで消化される物質を運ぶ経路は，消化される物質の性質によって異なる（図2.21）．ほとんどの場合，消化される物質はエンドサイトーシスによってもたらされる．しかし細胞はリソソームを使って，自分の古い成分や機能していないオルガネラ，不要な分子も消化する．3つの消化経路がある：

- 細菌，細胞断片などの大きな細胞外の粒子は貪食で取り込まれる．これらの粒子を取り囲んだファゴソーム（貪食胞）は加水分解酵素を受け取って後期エンドソームとなり，やがてリソソームとなる．
- 細胞外の可溶性タンパク質，細胞膜タンパク質，リガンドと受容体の複合体のような小粒子は，ピノサイトーシス，受容体仲介エンドサイトーシスで取り込まれる．これらの粒子は初期・後期エンドソームを経由してリソソームに運ばれる．
- オルガネラ，細胞質タンパク質などの細胞成分は小胞体様の二重膜〔訳注：隔離膜と呼ばれ，その由来は不明である〕で包まれ，リソソームへ運ばれ消化される．この過程は**オートファジー** autophagy と呼ばれる（p.41参照）．

さらに，ある種の細胞（たとえば骨吸収に関わる破骨細胞

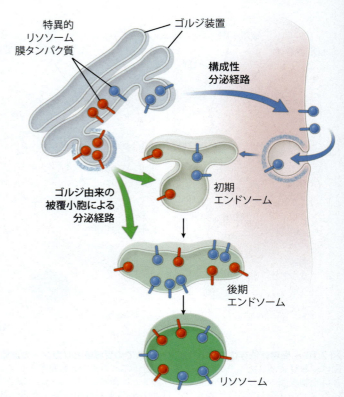

図 2.20 ▲ リソソームの形成
初期および後期エンドソームへのリソソーム膜タンパク質の輸送を担う制御性経路，構成性経路を示す．リソソーム膜には糖鎖が高度に付加された膜タンパク質が存在し，リソソーム酵素による消化から膜を守っている．このようなリソソーム膜タンパク質は，粗面小胞体（rER）で合成され，ゴルジ装置へ輸送され，2つの経路によって最終目的地に到達する．➡は構成性分泌経路を示し，リソソーム膜タンパク質がゴルジ装置を出て，細胞表面に運ばれる経路を表す．これらのタンパク質はエンドサイトーシスで細胞内に取り込まれ，初期および後期エンドソームを経て，最終的にリソソームに到達する．➡はゴルジ由来の被覆小胞による分泌経路を示す．リソソーム膜タンパク質は，仕分けの後，クラスリン被覆小胞に詰め込まれ，ゴルジ装置を出て，初期および後期エンドソームに融合する．

や急性炎症に関わる好中球）は，細胞外マトリックスの構成成分を分解するためにリソソーム酵素を直接細胞外環境に放出する．

ある種の細胞のリソソームは数，形，内容物によって光学顕微鏡で同定できる．

好中球（多形核白血球）にみられる多数のアズール顆粒はリソソームで，特異的な染色を行うと，凝集した顆粒として観察される．マクロファージのリソソームには，貪食された細菌や死滅した細胞の断片がみられることがある．

内容物が加水分解されたリソソームが，分解の遺残物でみたされた**残余小体** residual body となり，細胞が死ぬまでそのままの形で残ることがある．たとえばニューロンでは，残余小体は"消耗色素"とかリポフスチン顆粒と呼ばれる．残余小体は正常な老化細胞にみられる．リソソーム酵素の一部が欠損していると，残余小体には未消化の物質の病的な蓄積が起こる．これらはリソソーム蓄積病と総称される（FOLDER 2.1参照）．

る．高い mTOR 活性はオートファジーに対して阻害効果を発揮する．反対に栄養飢餓，低酸素，高温の状態では，mTOR 活性の欠落が Atg 遺伝子の活性化を引き起こす．その結果形成される Atg1 プロテインキナーゼ・オートファジー制御複合体が，オートファジーのプロセスを開始する．一般に，オートファジーは次の3つの経路に分けられる：

- **マクロオートファジー** macroautophagy（単にオートファジーとも呼ばれる）では，細胞質の一部またはオルガネラ全体が，**隔離膜** isolation membrane と呼ばれる二重または多重の小胞体膜で囲まれ，オートファゴソームと呼ばれる空胞を形成する．この過程は複数の Atg 遺伝子にコードされるタンパク質群によって行われる．まず初めに，Atg12-Atg5-Atg16L タンパク質複合体が小胞体の一部に結合して，隔離膜形成の場所を特定する．引き続いて Atg8 タンパク質がリクルートされ，膜に結合する．これらのタンパク質が共同で働くことにより，隔離膜の形態が変化して折れ曲がり，分解される運命のオルガネ

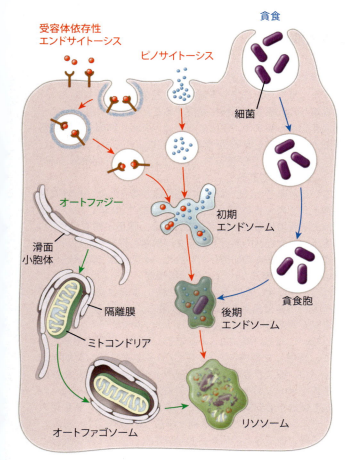

図 2.21 ▲ 消化される物質がリソソームに運ばれる経路
細胞外の小さな粒子の多くは，受容体依存性エンドサイトーシスとピノサイトーシスで取り込まれる．これら2つのエンドサイトーシス経路を →で示す．細菌，細胞の断片など，細胞外の大きな粒子は貪食経路（→）で取り込まれ，細胞内の消化作用を受ける．細胞はまた，自らのオルガネラと細胞内タンパク質などをオートファジー経路（→）でリソソームへ運ぶ．細胞内粒子は滑面小胞体（sER）の隔離膜で細胞質基質から隔離され，リソソームへと運ばれた後に消化される．

1) オートファジー

オートファジーとは，多くの細胞質タンパク質，オルガネラ，他の細胞内構造物をリソソームで消化するための主要な細胞内経路である（図 2.22 参照）．この重要なプロセスのおかげで，細胞機能の同化と異化のバランスがうまく保たれ，細胞は望ましくない，または不必要なオルガネラを除去することができる．分解されたオルガネラの構成成分は正常な細胞増殖や発達のためにリサイクルされ，再利用される．

オートファジーでは細胞質のタンパク質やオルガネラがリソソームで消化される．

オートファジーの働きは，飢餓，細胞分化，細胞死，細胞老化の際に欠かせない．ごく最近，もともとは酵母で開発された遺伝学的スクリーニング法を応用することにより，哺乳類細胞のゲノムに複数の**オートファジー関連遺伝子** autophagy-related gene（**Atg 遺伝子**）が存在することが明らかになった．栄養素と成長因子が十分あるときは，**哺乳類ラパマイシン標的因子** mammalian target of rapamycin（**mTOR**）として知られるセリン/スレオニンキナーゼの酵素活性が刺激され

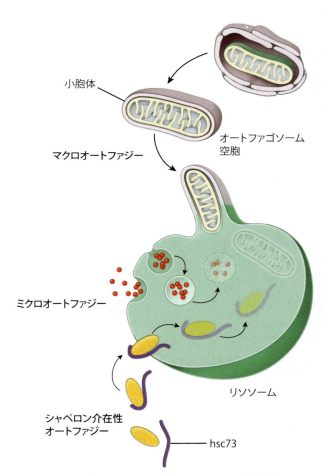

図 2.22 ▲ 細胞質成分が壊される3つのオートファジー経路
マクロオートファジーの場合，細胞質の一部やオルガネラ全体が小胞体膜に包まれ，二重の膜からなるオートファゴソーム空胞を形成する．リソソームと融合した後，内側の膜と空胞の内容物は分解される．ミクロオートファジーの場合，細胞質のタンパク質がリソソーム膜の陥入によってリソソーム内へと取り込まれる．シャペロン介在性オートファジーは最も選択的な経路であり，特異的な細胞質タンパク質を分解する．この経路には，シャペロンと呼ばれるタンパク質が必要である．シャペロンタンパク質である hsc73 は，分解されるタンパク質に結合し，そのタンパク質のリソソーム内腔への輸送を助け，そこで最終的に分解される．

FOLDER 2.1　臨床関連事項：リソソーム蓄積病

　リソソームタンパク質をコードする遺伝子の変異により，多くの遺伝病が起こる．これらの疾患は**リソソーム蓄積病** lysosomal storage disease（**LSD**）と呼ばれ，リソソームの機能障害が特徴である．多くの場合，加水分解酵素もしくはその補因子の異常である．頻度はあまり高くないが，リソソーム膜タンパク質や，仕分け，標的，輸送に関わるタンパク質に欠陥があることもある．結果として，リソソーム酵素が基質とする成分が細胞内に蓄積する．分解されずに蓄積したこれらの物質が正常な細胞機能を乱し，細胞を死に導く．

　LSDとして現在49の遺伝病がわかっており，その発生率は出生7,000人あたり1人である．LSDの平均寿命は15年である．最初のLSDは1881年，イギリス人眼科医ウォーレン・テイによって報告された．彼は重度の神経筋症状を呈する12ヵ月乳児の網膜異常を報告した．1896年，アメリカ人神経学者バーナード・サックスは，ウォーレン・テイが報告したものと類似した眼の症状を持つ患者を報告した．この疾患は現在**テイ・サックス病** Tay-Sachs disease として知られている．これはニューロンのリソソーム中でガングリオシドを分解するガラクトシダーゼ（β–ヘキソサミニダーゼ）が欠損することによって引き起こされる疾患である．その結果，GM2ガングリオシドが残存小体内の層板構造として蓄積し，細胞の正常機能を阻害する．

　LSDの小児は通常，出生時には正常にみえるが，すぐに臨床症状が出てくる．彼らは成長が遅く，顔貌が変化し，骨・関節に奇形が生じるため四肢の動きが制限されてしまう．いったん獲得した言語や学習能力などを失うこともある．行動異常が知的障害と同様に発症することもある．肺感染，心臓病を起こしやすい．子によっては，肝臓，脾臓などの臓器が肥大することもある（肝脾腫）．小児によくみられるLSDは，ゴーシェ病，ハーラー症候群（MPS I），ハンター症候群（MPS II），ポンペ病である．

　つい最近まで，LSDは有効な治療法が存在しない神経変性障害として考えられていた．しかし，ここ20年でLSDの治療はある程度の成功をおさめつつある．遺伝子研究や，LSDのさまざまな症状の原因となる欠陥酵素を補充する方法を発見するために多くの研究が行われた．その結果，酵素を注入する酵素補充療法が，シスチン蓄積症，ゴーシェ病などのLSDの治療に用いられるようになった．酵素はまた，正常遺伝子を持つ非罹患者からの骨髄移植によっても提供される．酵素補充療法の問題は，リコンビナント酵素が十分に行きわたらないことと，高いコストである．最近，LSDの治療法として，罹患した細胞にシャペロン分子を送り込む薬理学的シャペロン療法が登場した．合成シャペロンが変異した酵素分子のフォールディングを助けて安定化し，リソソームへの輸送を促進する効果がみられている．将来的には，新生児スクリーニングの拡充と，酵素補充療法，薬理学的シャペロン，遺伝子導入療法などの組み合わせにより，LSDの早期発見と予後改善が可能になるだろう．

リソソーム蓄積病のまとめ

病名	欠損タンパク質	蓄積産物（または欠損過程）
スフィンゴ脂質分解の障害		
ゴーシェ病	グルコセレブロシダーゼ	グルコシルセラミド
テイ・サックス病	β–ヘキソサミニダーゼ，α–サブユニット	GM_2 ガングリオシド
サンドホフ病	β–ヘキソサミニダーゼ，β–サブユニット	GM_2 ガングリオシド，オリゴ糖
クラッベ病	ガラクトシルセラミダーゼ	gal–セラミド，gal–スフィンゴシン
ニーマン・ピック病 A，B	スフィンゴミエリナーゼ	スフィンゴミエリン
糖タンパク質分解の障害		
アスパルチルグルコサミン尿症	アスパルチルグルコサミダーゼ	N結合型オリゴ糖
α–マンノース症	α–マンノシダーゼ	α–マンノシド
グリコサミノグリカン分解の障害		
ハーラー症候群（ムコ多糖症 I，MPS I）	α–L–イズロニダーゼ	デルマタン硫酸，ヘパラン硫酸
ハンター症候群（MPS II）	L–イズロン酸サルファターゼ	デルマタン硫酸，ヘパラン硫酸
マロトー・ラミー症候群（MPS IV）	GalNAc 4–サルファターゼ／アリルサルファターゼ B	デルマタン硫酸

（次ページに続く）

FOLDER 2.1 臨床関連事項：リソーム蓄積病 (続き)

他の単一酵素欠損		
ポンペ病（糖原病Ⅱ）	α-1,4-グルコシダーゼ	グリコーゲン
ウォルマン病（家族性黄色腫症）	酸性リパーゼ	コレステロールエステル，トリグリセリド
カナバン病（アスパルトアシラーゼ欠損症）	アスパルトアシラーゼ	N-アセチルアスパラギン酸
リソソーム生合成の障害		
封入体・細胞（I細胞）病，ムコ脂質症Ⅱ	GlcNAc-1-リン酸転移酵素（GlcNAcPTase）；大半の可溶性リソソーム加水分解酵素の仕分けが障害される	リソソーム加水分解酵素がリソソーム内に存在しない
リソソーム膜の障害		
ダノン症	LAMP2	自己貪食空胞の存在
シスチン蓄積症	シスチノシン（シスチン輸送体）	シスチン

ラなどをオートファゴソームの内部に閉じ込めて封入する．いったんオートファゴソームが完成すると，Atg12-Atg5-Atg16Lタンパク質複合体とAtg8タンパク質は同構造から解離する．リソソーム酵素が標的輸送された後，オートファゴソームはリソソームへと成熟する〔訳注：オートファゴソームはリソソームと融合してオートリソソームとなる〕．隔離膜は加水分解性区画であるリソソームの中で分解される．マクロオートファジーは飢餓の初期の肝臓でみられる（図2.23）．

- **ミクロオートファジー** microautophagy もまた非特異的な分解過程であり，正常な細胞で細胞質タンパク質が絶えずゆっくりと壊される．ミクロオートファジーではリソソーム膜が凹んで，細胞質の可溶性のタンパク質が取り込まれる〔訳注：ミクロオートファジーは一般的な現象ではなく，その役割も不明である〕．

- **シャペロン仲介オートファジー** chaperone-mediated autophagy はタンパク質分解の中で唯一の特異的な経路であり，熱ショックシャペロンタンパク質 hsc73 などの細胞質性シャペロンを必要とする．この経路は栄養物欠乏で活性化され，分解されるタンパク質の標的シグナルとリソソーム膜の受容体が関わる．hsc73が分解されるタンパク質に結合し，そのタンパク質がリソソーム膜を貫通して，内腔に運ばれるのを助ける．肝臓や腎臓ではシャペロン仲介オートファジーは細胞質タンパク質の約30％の分解を担う．

F. プロテアソーム依存性分解

リソソーム経路でのタンパク質分解に加えて，細胞はリソソームの関与なしにタンパク質を分解する能力を持つ．このプロセスは**プロテアソーム** proteasome と呼ばれる細胞質あるいは核内に存在する大型のタンパク質複合体の内部で行われる．プロテアソームはATP依存性タンパク質分解酵素の複合体であり，この分解経路のために特異的な標識をつけられたタンパク質を分解する．**プロテアソーム依存性分解** proteasome-mediated degradation は，折りたたみ不全だったり，変性したり，あるいは異常なアミノ酸を含むような異常タンパク質を壊すために使われる．迅速に不活性化して壊す必要のある正常な短寿命制御タンパク質（細胞周期進行を制御するサイクリン，転写因子，腫瘍抑制因子，腫瘍促進因子など）もこの経路によって分解される．

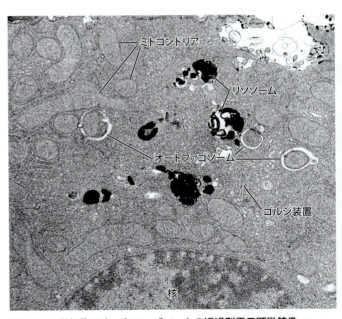

図2.23 ▲ 肝細胞のオートファゴソームの透過型電子顕微鏡像
写真は分解途中のミトコンドリアを含むオートファゴソームを表す．周辺に酸性ホスファターゼ染色されたリソソームがみられる．12,600倍．（Dr. William A. Dunn, Jr. の厚意による．）

プロテアソーム依存性分解で壊されるべきタンパク質は，ポリユビキチン鎖によって特異的に標識され，認識される必要がある．

プロテアソーム依存性経路におけるタンパク質の分解は次の2つの連続した過程で行われる：

- **ポリユビキチン化** polyubiquitination とは，壊すべきタンパク質に**ユビキチン** ubiquitin と呼ばれる小さな（8.5 kDa）タンパク質を共有結合で繰り返し結合させる反応である．この反応はユビキチン活性化酵素 E1，E2，E3 と呼ばれる3種類のユビキチンリガーゼにより触媒される．一連の酵素反応の中で，標識を受けるタンパク質はまず1個のユビキチン分子で目印をつけられる．これがシグナルとなり複数の他のユビキチン分子が連続して付加され，直鎖状のユビキチン複合体となる．プロテアソーム内での分解に供されるタンパク質には，プロテアソーム複合体での分解シグナルとして働く種類の**ポリユビキチン鎖** polyubiquitin chain として，少なくとも4分子のユビキチンが結合する必要がある．

- ユビキチン化されたタンパク質の 26S プロテアソームによる分解．おのおののプロテアソームは，多触媒性タンパク質分解酵素活性を促進する 20S **コア粒子** core particle（**CP**）を含んだ樽状の形をした中空の円筒で構成されており，その中でポリユビキチン化タンパク質は小さなポリペプチドとアミノ酸へと分解される．CP の円筒の両端には2つの 19S **制御粒子** regulatory particle（**RP**）が存在する．一方の RP は樽状の CP の蓋を形成しており，ポリユビキチン標識を認識し，そのタンパク質を解きほぐして分解部位への侵入を制御する．反対側，つまり樽の底に位置するもう一方の RP はタンパク質の分解が完了した後に小さなペプチドとアミノ酸を放出する．ユビキチン分子が**脱ユビキチン化酵素** deubiquitinating（**DUB**）enzyme により遊離され，再利用される（図 2.24 参照）．

プロテアソーム依存性分解の異常と関連した病理学的状態が2種類ある．1つ目の疾患グループは，ユビキチン活性化酵素システムにおける変異が原因でプロテアソーム機能が喪失することにより起こる．この場合はタンパク質分解が低下し，続いて細胞質内にタンパク質が蓄積する（たとえば**アンジェルマン症候群** Angelman syndrome や**アルツハイマー病** Alzheimer's disease など）．2つ目の疾患グループは，この分解系に関わるタンパク質の過剰発現によりタンパク質分解が亢進した結果として起こる（たとえばヒトパピローマウイルスの感染など）．特異的なプロテアソーム阻害剤の発見により，がんやある種のウイルス感染に対する治療の見込みが出てきた．

G. 粗面小胞体

細胞のタンパク質合成系は粗面小胞体とリボソームでできている．

タンパク質合成が盛んな細胞の細胞質は，塩基性色素でよ

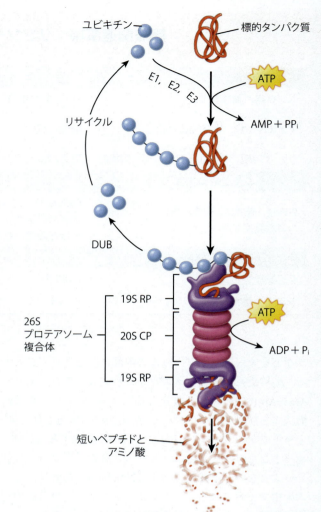

図 2.24 ▲ プロテアソーム依存性分解
この分解経路は，分解されるタンパク質がポリユビキチン鎖によって標識されることから始まる．タンパク質はプロテアソーム複合体の中で分解され，ポリユビキチン鎖は再利用可能な遊離ユビキチン分子として放出される．ATP 存在下でユビキチンは3つのユビキチン活性化酵素（E1，E2，E3）複合体により活性化され，1本のポリユビキチン鎖を形成する．この鎖は 26S プロテアソーム複合体における分解シグナルとして作用する．制御粒子（19S RP）はタンパク質分解チャンバー（20S コア粒子；CP）の蓋を形成しており，ポリユビキチン標識を認識した後，標識タンパク質を解きほぐして分解チャンバー内に送り込む．分解チャンバーの反対側にある制御粒子は，タンパク質が完全に分解された後の短いペプチドとアミノ酸を放出する作用を持つ．脱ユビキチン化酵素（DUB）によって遊離ユビキチン分子は放出され，リサイクルされる．

く染まる．好塩基性の染色は RNA によって生じる．塩基性色素で染まる細胞質の部分は**エルガストプラズム** ergastoplasm と呼ばれる．膵臓外分泌細胞などの分泌細胞のエルガストプラズムは**粗面小胞体** rough endoplasmic reticulum（**rER**）と呼ばれるオルガネラの光学顕微鏡像である．電子顕微鏡では，rER は膜で包まれた扁平な袋（膜槽）が相互につながった構造であり，膜の外表面には粒子が存在する（図 2.25）．これらの粒子は**リボソーム** ribosome と呼ばれ，リボソーム結合タンパク質によって rER 膜に結合する．リボソームの直径は 15〜20 nm で，1組の大小のサブユニットから構成される．各サブユニットは多様なタンパク質と異なる長さの**リボソーム RNA** ribosomal RNA（**rRNA**）を含む．多くの場合，

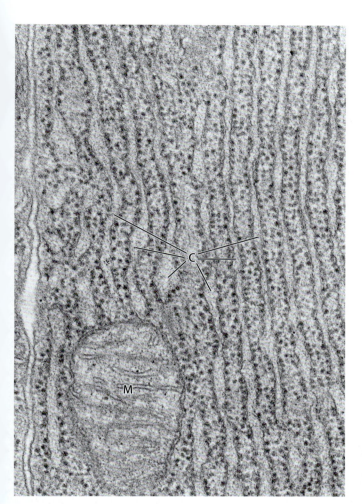

図 2.25 ▲ 粗面小胞体の透過型電子顕微鏡像
写真は胃の主細胞における粗面小胞体（rER）を表す．平行に隙間なく並ぶ膜槽 cisterna（C）がみられる．ポリリボソームは膜槽の限界膜の細胞質表面に局在している．膜がリボソームで鋲打ちされたようにみえるところから，粗面小胞体と呼ばれるようになった．膜とは無関係に細胞質に存在するリボソームもみられる．M：ミトコンドリア．50,000 倍．

rER は核膜の外側の膜と連続する（次項参照）．リボソームはポリリボソームあるいはポリソームと呼ばれる短いらせん状の構造をつくり（図 2.26），リボソームどうしはメッセンジャー RNA（mRNA）によってつながれる．

タンパク質合成は転写と翻訳による．

細胞のタンパク質合成は核内での転写で始まり，タンパク質の遺伝子コードが DNA から **mRNA 前駆体** pre-mRNA に写し取られる．mRNA 前駆体分子の翻訳後修飾（RNA の切断，イントロンの切除，エキソンの再結合，3′ 端へのポリアデニン鎖キャップの付加，5′ 端へのメチルグアノシンキャップ（M(7) GPPP）の付加を含む）によって生成された mRNA は核を離れて，細胞質へと移動する（図 2.27）．転写に続いて翻訳が起こり，mRNA にコードされたメッセージがリボソーム複合体によって読み取られてポリペプチドがつくられる．典型的な場合，細胞質の 1 分子の mRNA は 80 塩基程度の間隔でリボソームに結合し，ポリリボソーム複合体，すなわちポリソームを形成する．rER の細胞質側表面に結合したポリソームは 1 分子の mRNA を翻訳し，同時に同一タンパク質のコピーを多数つくり出す．一方，遊離リボソームは細胞質にある．遊離リボソームは細胞内の膜に結合していないが，構造的・機能的には rER のポリソームと同じである．

原核生物（バクテリア）と真核細胞のリボソームの違いの研究により，バクテリアのリボソームに結合する化学物質（抗生物質）は，感染者の細胞に害を与えることなくバクテリアを破壊することがわかった．アミノグリコシド（ストレプトマイシン），マクロライド（エリスロマイシン），リンコサマイド（クリンダマイシン），テトラサイクリン，クロラムフェニコールなどはバクテリアのリボソームの異なる部分に結合して，タンパク質合成を阻害する．

シグナルペプチドがタンパク質の翻訳後輸送を決める．

細胞外に出されるタンパク質や特定のオルガネラ（細胞膜，ミトコンドリアの基質，小胞体，核など）の一部となるために合成されるタンパク質のほとんどは，正しい目的地へ向かうための輸送シグナルを必要とする．こうした**シグナル配列** signal sequence（**シグナルペプチド** signal peptide）はたいてい，新しく合成されたタンパク質のアミノ末端の最初の 15 〜 60

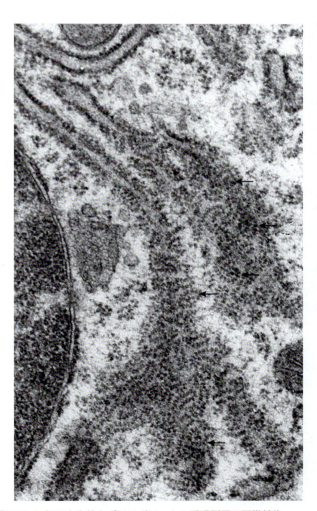

図 2.26 ▲ 粗面小胞体とポリリボソームの透過型電子顕微鏡像
写真は核に隣接した粗面小胞体（rER）を示す．小胞体の細網構造は，途中で折れ曲がっている．写真上部では，小胞体の膜は表面と垂直な向きの断面としてみられるが，写真中央部ではあたかも上から膜を俯瞰するようなアングルに変化する．大きならせん状の集合体（→）はリボソームが鎖状に連なったものであり，mRNA 分子の翻訳が盛んに行われていることを示す．38,000 倍．

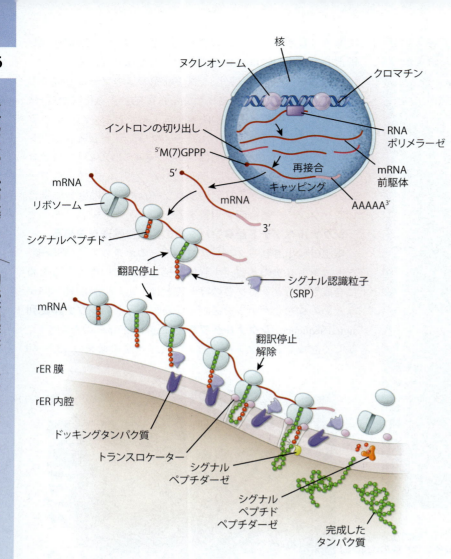

図 2.27 ▲ タンパク質合成過程のまとめ

タンパク質合成は核内における転写から始まる．転写とは，タンパク質の遺伝コードが DNA から mRNA 前駆体に写される過程である．mRNA 前駆分子は転写後修飾（RNA 切断，イントロンの切除，エキソンの再結合，3′ 末端へのポリ A と 5′ 末端へのメチルグアノシンキャップ付加によるキャッピングなど）を受けた後，核から細胞質へと移動する．mRNA の配列は細胞質のリボソーム複合体によって読み取られ，ポリペプチドを形成する翻訳が行われる．新たに合成されたポリペプチドのアミノ末端に存在する 15～60 個のアミノ酸グループはシグナル配列（シグナルペプチド）として機能し，タンパク質を目的地（たとえば rER 内腔など）へ導く．またシグナルペプチドは，シグナル認識粒子（SRP）と相互作用し，ポリペプチド鎖が rER 膜上へ移動するまでの間，その伸長を止めておく作用がある．SRP は rER の細胞質側表面上のドッキングタンパク質と結合し，リボソームとトランスロケータータンパク質の位置をそろえる．リボソームとトランスロケータータンパク質が結合すると，SRP・ドッキングタンパク質複合体はリボソームから離れ，タンパク質合成が再開する．トランスロケータータンパク質はポリペプチド鎖を rER 内腔へ導く．シグナル配列はシグナルペプチダーゼによってポリペプチド鎖から切り離され，その後シグナルペプチドペプチダーゼによって分解される．タンパク質合成が完成すると，リボソームはトランスロケータータンパク質から離れる．

アミノ酸残基の配列中にある．たとえば，小胞体へ輸送されるほぼすべてのタンパク質は，それらのアミノ末端に 5～10 個の疎水性アミノ酸残基から構成される配列を持っている．新生ペプチドのシグナル配列が**シグナル認識粒子** signal-recognition particle（**SRP**）と結合することで，ポリペプチド鎖のさらなる伸長が抑制される．伸長を抑制されたポリペプチドを伴う SRP・ポリリボソーム複合体は rER 膜へと再配置される．SRP が rER の細胞質側表面上の**ドッキングタンパク質** docking protein に結合することにより，リボソームは**トランスロケーター** translocator（rER の内在性膜タンパク質）と連結する．リボソームのトランスロケーターへの結合により SRP・ドッキングタンパク質複合体がリボソームおよび rER 膜から解離し，翻訳抑制は解除され，リボソームはタンパク質合成を再開する（図 2.27 参照）．トランスロケーターがその親水性ポアの中にポリペプチド鎖を挿入することにより，新規合成されたタンパク質は rER 槽 cisterna の内腔へと排出される．単純な分泌タンパク質の場合，ポリペプチドは合成されると同時にトランスロケーターで内腔に挿入される．たとえポリペプチド全長の合成が完了する前でも，シグナル配列は rER 膜の内腔側に存在するシグナルペプチダーゼによって切断される．内在性タンパク質の場合，ポリペプチドについているシグナル配列が合成中のタンパク質に膜を何度も貫通するよう指示することで，そのタンパク質が最終目的地の膜で示す機能的なドメインがつくり出される．タンパク質合成の完了に伴い，リボソームはトランスロケーターから外れ，再び細胞質に遊離する．

rER 内でのタンパク質の翻訳後修飾と蓄積は，細胞から出ていく運命にあるタンパク質を輸送する最初の段階である．

ポリペプチド鎖が膜に結合したリボソームで合成されると，その分子は rER 槽の内腔に入り，酵素により翻訳後修飾を受ける．これらの修飾にはコアの糖鎖付加，ジスルフィド結合と分子内水素結合形成，分子シャペロンの助けを借りた新規合成分子の折りたたみ，部分的なサブユニットの組み立てなどが含まれる．タンパク質は次に近接した rER 槽の内腔に濃縮されるか，rER の連続した通路を通って細胞の他の部分に運ばれる．

rER 膜に存在し続けるごく少数のタンパク質や構成性経路により分泌されるタンパク質を除いては，新規合成された分子は通常，数分以内にゴルジ装置へと運ばれる．いくつかの疾患では，rER からゴルジへ変異型分子を輸送できないという異常がみられる．たとえば **α₁-アンチトリプシン欠乏症** α₁-antitrypsin deficiency では，1 つのアミノ酸置換により

rERがα1-アンチトリプシン（A1AT）を輸送できなくなる．この結果，血液および肺での A1AT 活性が低下し，肝細胞の rER 内に機能不全の A1AT が異常蓄積し，**肺気腫** emphysema（慢性閉塞性肺疾患）や肝機能障害が起こる．

　構成性分泌が盛んな細胞（形質細胞や活性化線維芽細胞）では，新規合成分子が rER 槽の中に貯留し，rER 槽の充満，拡張を引き起こす．

　rER はまた，タンパク質合成過程における**品質チェックポイント** quality checkpoint としても機能する．新規合成タンパク質が正しく翻訳後修飾されなかったり，折りたたまれなかったりした場合，その分子は**逆行輸送** retrotranslocation と呼ばれる機構で rER から細胞質へと送り出される．欠陥のある分子は細胞質で糖鎖除去，ポリユビキチン化を受け，プロテアソーム内で分解される（p.43 参照）．

rER は分泌が盛んな細胞で最も発達している．

　rER は，細胞の外に出るタンパク質を合成する細胞（分泌細胞）や，大量の細胞膜を持つ細胞（ニューロンなど）で特に発達している．分泌細胞には腺細胞，活性化線維芽細胞，形質細胞，象牙芽細胞，エナメル芽細胞，骨芽細胞などがある．しかし rER は分泌細胞やニューロンだけにあるのではなく，体内のほとんどの細胞にある．しかしタンパク質分泌量を反映して rER が非常に少ない細胞もあり，rER が分散しているために好塩基性の領域としてみえないことも多い．

　分泌タンパク質は rER のリボソームでのみ合成されるので，分泌が盛んな細胞で rER が最もよく発達している．しかしどの細胞でも，rER のリボソームはリソソーム，ゴルジ装置，rER，核膜（これらの構造については次項で述べる）を構成するタンパク質，および細胞膜の内在性成分を合成する．

コートマーは粗面小胞体とゴルジ装置の間の両方向性の輸送を媒介する．

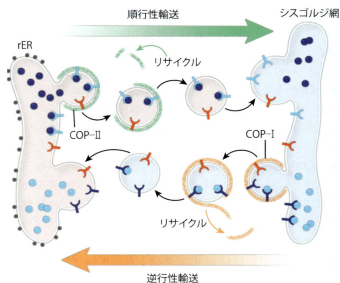

図 2.28 ▲ 粗面小胞体とシスゴルジ網の間の順行性・逆行性輸送
2 種類の被覆小胞が，粗面小胞体（rER）へ向かうタンパク質輸送，および rER から出るタンパク質輸送を担っている．これらの小胞は，それぞれ COP-Ⅰ，COP-Ⅱ タンパク質による被覆複合体により覆われている．COP-Ⅱ は rER からシスゴルジ網 cis-Golgi network（CGN）への順行性輸送を，COP-Ⅰ は CGN から rER への逆行性輸送の小胞に存在する．小胞が形成されると，COP-Ⅰ，-Ⅱなどの被覆成分は小胞から解離し，もとの場所へリサイクルされる．COP-Ⅰ タンパク質はゴルジ装置の膜槽間の逆行性輸送にも関わっている（図 2.13 参照）．

　粗面小胞体（rER）から，および rER へのタンパク質の輸送には 2 種類の被覆小胞が関与することがわかってきた．クラスリンに似たタンパク質被覆が，rER とゴルジ装置の間のタンパク質輸送を行う小胞にみられる（p.35 参照）．クラスリンの場合は細胞膜からと細胞膜への両方の輸送に関与する．一方，rER からゴルジ槽のうち最も rER に近い側に位置する**シスゴルジ網** cis-Golgi network（**CGN**）に向かう**順行性輸送**

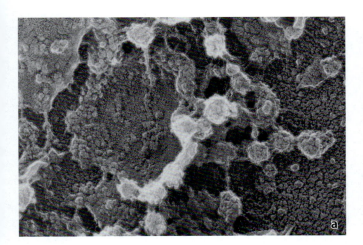
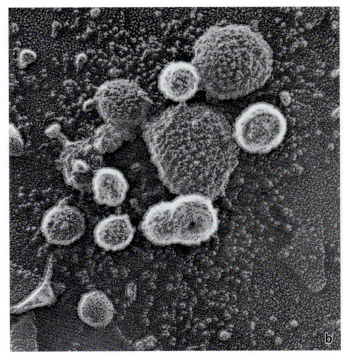

図 2.29 ▲ COP-Ⅰ，COP-Ⅱで被覆された小胞の透過型電子顕微鏡像
a. シスゴルジ網（CGN）から粗面小胞体（rER）への逆行性輸送を開始する COP-Ⅰ 被覆小胞を示す．急速凍結ディープエッチング法により観察したもので，CGN 構造とできつつある小胞がみられる．27,000 倍．
b. 順行性輸送を担っている COP-Ⅱ 被覆小胞の像．クラスリン被覆小胞の表面とは異なっていることがわかる．50,000 倍．（Dr. John E. Heuser, Washington University School of Medicine の厚意による．）

anterograde transport には，一群のタンパク質が関与する．シスゴルジ網から rER への**逆行性輸送** retrograde transport には，他の一群のタンパク質が関わる（図 2.28）．これらの 2 群のタンパク質は**コートマー** coatomer あるいは COP と呼ばれる．

- **COP-Ⅰ** はシスゴルジ網から rER への小胞輸送を媒介する（図 2.29a）．この逆行性輸送は，順行性輸送で間違ってシスゴルジ網に送られた rER タンパク質を戻す役目がある．さらに COP-Ⅰ はゴルジ槽間の逆行性輸送にも関与する．
- **COP-Ⅱ** は rER からシスゴルジ網に向かう順行性輸送を担う（図 2.29b）．COP-Ⅱ は rER 膜を物理的に変形させて曲率の大きな小胞を形成し，rER 膜からの小胞分離を促す．rER で産生されたほとんどのタンパク質は COP-Ⅱ 被覆小胞によってシスゴルジ網に到達する．

COP-Ⅰ あるいは COP-Ⅱ で被覆された小胞が形成された直後に，これらの被覆は小胞から外れ，小胞が標的と融合するのを助ける．被覆成分はもとの場所に戻って再利用される．

遊離リボソームは細胞質の構造的あるいは機能的成分となるタンパク質をつくる．

核，ミトコンドリア，ペルオキシソームに運ばれるタンパク質は**遊離リボソーム** free ribosome で合成され，細胞質へ遊離される．シグナル配列がないので，遊離リボソームで合成されるタンパク質は細胞質にとどまる．細胞質の好塩基性は，細胞内にとどまるタンパク質を大量に産生する細胞でみられる．そのような細胞（タンパク質）には，分化中の赤血球（ヘモグロビン），発生中の筋細胞（収縮タンパク質であるアクチン，ミオシン），神経細胞（ニューロフィラメント），表皮の角化細胞（ケラチン）がある．ミトコンドリアのほとんどの酵素は遊離ポリソームでつくられ，ミトコンドリアに運び込まれる．

これらの細胞の好塩基性の部分は"エルガストプラズム"と呼ばれ，大量の RNA が存在することによる．これらの場合，リボソームとポリソームは細胞質に遊離して存在する．すなわち小胞体の膜に結合しない．ニッスル小体と呼ばれる神経細胞の大きな好塩基性の領域は rER と大量の遊離リボソームの両方で形成される（図 2.30）．すべてのリボソームは RNA を含む．細胞質の好塩基性はリボソームの RNA のリン酸基によるものであり，小胞体の膜成分によるものではない．

H. 滑面小胞体

滑面小胞体は短い管が網目状になった構造であり，リボソームはない．

大量の**滑面小胞体** smooth-surfaced endoplasmic reticulum（sER）を含む細胞の細胞質は，光学顕微鏡的にエオジン好性（好酸性）を示す．sER は構造的に粗面小胞体（rER）に似ているが，リボソーム結合タンパク質を欠く．sER はシート状というより管状になる傾向があり，rER から独立に，もしくは rER の延長として存在する．sER は脂質代謝に関わる細胞（すなわち脂肪酸やリン脂質合成を行う細胞）に豊富であり，脂溶性の薬剤を投与された動物の肝細胞で増生する．

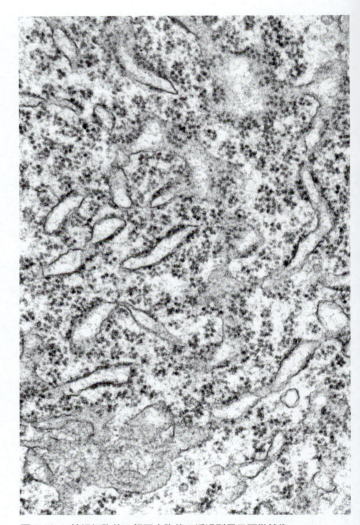

図 2.30 ▲ 神経細胞体の粗面小胞体の透過型電子顕微鏡像
写真は，粗面小胞体（rER）と rER 間にある多数の遊離リボソームを示す．ニューロンを光学顕微鏡で観察した際，核周囲の細胞質に観察される好塩基性（ニッスル小体）の本体は，遊離リボソームと膜に付着しているリボソームである．45,000 倍．

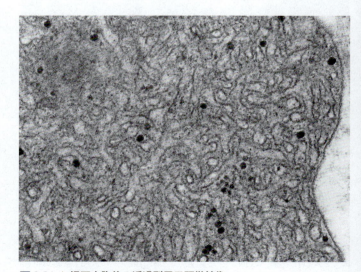

図 2.31 ▲ 滑面小胞体の透過型電子顕微鏡像
写真は，精巣においてステロイドホルモンを産生する間質細胞（ライディッヒ細胞）内の滑面小胞体を示す．この滑面小胞体は管状の構造が複雑に吻合した形態をとる．小さな電子密度の高い粒子はグリコーゲン顆粒である．60,000 倍．

sERは副腎皮質細胞や精巣のライディッヒ細胞（間細胞）など，ステロイドを合成，分泌する細胞でよく発達する（図2.31）．骨格筋，心筋ではsERは筋小胞体とも呼ばれる．筋小胞体は収縮過程に必須のCa^{2+}を貯蔵し，収縮のための刺激を細胞内に伝達する細胞膜の陥凹に接して存在する．

滑面小胞体は毒物の無毒化と抱合に関わる主要なオルガネラである．

sERは肝臓で特によく発達し，sER膜に直接繋留するシトクロムP450に関連する解毒酵素を含む．それらの酵素の作用により，殺虫剤や発がん物質などの疎水性物質は，可溶性で体外に放出可能な物質に変えられる．ある時点での肝臓の解毒能力は，肝細胞に存在するsERの量をみれば推測可能である．sERの機能には，この他以下のものがある：

- 脂質代謝とステロイド代謝．
- グリコーゲン代謝．
- 膜形成とリサイクリング．

このような多様な機能のために，機能状態に応じて，加水分解酵素，メチラーゼ，グルコース-6-ホスファターゼ，ATPase，脂質酸化酵素などがsERに存在する．

I. ゴルジ装置

ゴルジ装置は分泌細胞で発達し，H&E染色で染まらない．

ゴルジ装置 Golgi apparatus は100年以上前に組織学者Camilo Golgiによって記載された．Golgiはオスミウムに浸漬した神経細胞の核を取り囲む網状の構造を発見した．分泌細胞でも同じような構造がみられた．ゴルジ装置の形や場所

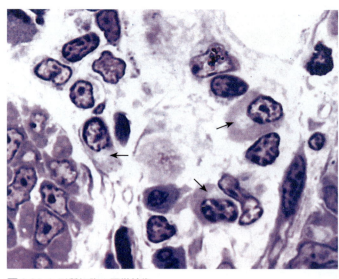

図2.32 ▲ 形質細胞の顕微鏡像
写真は樹脂包埋した小腸粘膜固有層の切片をトルイジンブルー染色したもの．形質細胞の核近くの細胞質には透明な領域がみられる．この染まらない領域（→）には多数のゴルジ層板が集まっている．その周囲の細胞質は，発達した粗面小胞体に付着するリボソームにより異染色性を示す．1,200倍．

が分泌状態によって変化することは，電子顕微鏡観察が行われ，機能的にrERと関係することが明らかになる前からわかっていた．ゴルジ装置はエキソサイトーシスでタンパク質を分泌する細胞や，神経細胞のように大量の膜や膜タンパク質を合成する細胞で活発に機能する．光学顕微鏡で観察すると，形質細胞，骨芽細胞，精巣上体の細胞など，大きなゴルジ装置を持つ分泌細胞には，エルガストプラズムで部分的に

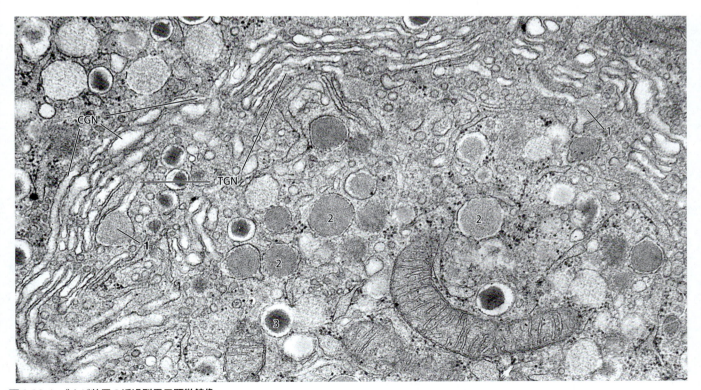

図2.33 ▲ ゴルジ装置の透過型電子顕微鏡像
膵臓の膵島細胞にみられる大きなゴルジ装置を示す．ゴルジ装置の扁平な膜槽が何層も重なってみえる．シスゴルジ網（CGN）はゴルジ装置の外側の凸面の扁平な小胞としてみられる．これに対し，トランスゴルジ網（TGN）はゴルジ装置の内側の凹面の扁平な小胞としてみられる．トランスゴルジ網からは小胞が出芽する（1）．これらの小胞はトランスゴルジ網から離脱し（2），最終的には分泌小胞（3）になる．55,000倍．

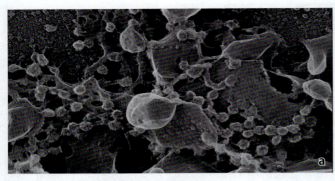
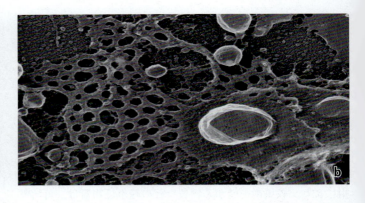

図 2.34 ▲ ゴルジ層板の透過型電子顕微鏡像
a. 培養チャイニーズハムスター卵巣 Chinese hamster ovary（CHO）細胞から分離し，急速凍結したゴルジ装置の透過型電子顕微鏡像を示す．トランス側の膜槽で被覆小胞が形成されている．b. トランス側の膜槽とコートマーを除去した細胞質を浸漬すると小胞形成が減少する．小胞が欠如し，窓の開いたような形をしたトランス側の膜槽がみられる〔訳注：窓あきの層板は最もシス側にある層板〕．85,000 倍．（Dr. John E. Heuser, Washington University School of Medicine の厚意による．）

囲まれた明るい領域がある（図 2.32）．透過型電子顕微鏡像では，ゴルジ装置は膜に包まれた何層もの扁平な袋（膜槽）と管状の部分からできており，微小管形成中心（MTOC；p.64 参照）の近くの微小管のネットワークの中に埋もれているようにみえる．小胞輸送に関与する小胞が膜槽の近くにみえる．ゴルジ装置は形態的にも機能的にも極性を持つ．rER に最も近い扁平な膜槽はゴルジ装置が形成される部位であり，**シスゴルジ網** cis-Golgi network（**CGN**）と呼ばれる．rER から最も遠い膜槽はゴルジ装置が成熟する場所であり，**トランスゴルジ網** trans-Golgi network（**TGN**；図 2.33, 2.34）と呼ばれる．シスゴルジ網とトランスゴルジ網の間の膜槽は，一般には**メディアルゴルジ網** medial-Golgi network（ゴルジ中間槽）と呼ばれる．

ゴルジ装置は翻訳後のタンパク質の修飾，仕分け，詰め込みに関わる．

COP-Ⅱで被覆された小さな輸送小胞は新たに合成されたタンパク質（分泌タンパク質，膜タンパク質）を粗面小胞体（rER）からシスゴルジ網に運ぶ．タンパク質は膜槽から次

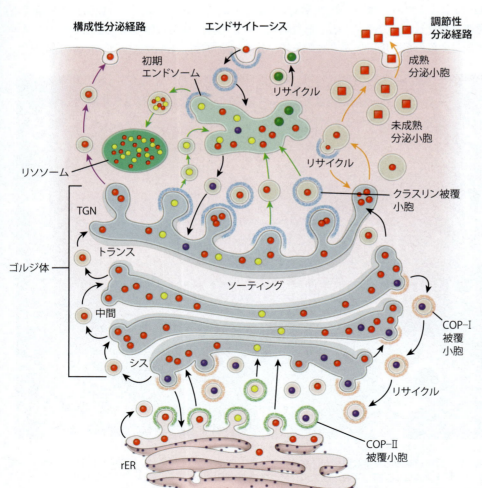

図 2.35 ▲ ゴルジ装置と小胞輸送
ゴルジ装置は，扁平で端が膨らんだ層板がいくつか重なってできている．ゴルジ層板はいくつかの機能的区画に分けられる．粗面小胞体（rER）に最も近い区画はシスゴルジ網（CGN）であり，rER からくる COP-Ⅱ被覆輸送小胞が融合して，新しく合成されたタンパク質が運び込まれる．CGN から rER への逆行性輸送やゴルジ層板間の逆行性輸送は，COP-Ⅰ被覆小胞により仲介される．CGN 内で修飾を受けたタンパク質は，CGN 層板の端から出芽する輸送小胞内に入り，中間ゴルジ層板へと輸送される．このような過程が連続して起こり，トランス側のゴルジ層板，さらにトランスゴルジ網（TGN）まで送られ，TGN からそれぞれの最終目的地へ向かう異なった輸送小胞へと分別される．

の膜槽へ輸送小胞で運ばれる．小胞は1つの膜槽から出芽し，隣接する膜槽に融合する（図 2.35）．タンパク質と脂質がゴルジ装置の重層した膜槽を通過する間に，タンパク質は翻訳後修飾を受け，rER で付加された N 結合オリゴ糖のリモデリングなどが行われる．

糖タンパク質，糖脂質のオリゴ糖鎖は切り取られたり，他に移されたりするのが一般的である．タンパク質と脂質への糖付加には，オリゴ糖鎖の糖を付加，除去，修飾する複数の炭水化物処理酵素が関わる．M-6-P は後期エンドソームやリソソームに輸送されるタンパク質に付加される（p.37 参照）．さらに，糖タンパク質にはリン酸基や硫酸基がつけ加わる．ある種のタンパク質のタンパク質分解酵素による切断もゴルジ槽の中で始まる．

ゴルジ装置に発する4つの経路がタンパク質を細胞の異なる場所に送り出す．

先に述べたように，タンパク質はトランスゴルジ網でゴルジ装置を出る．このネットワークとそのまわりの管・小胞状の構造は，タンパク質を以下に述べるような目的地に送り届ける小胞を仕分けする場所である（図 2.36 参照）：

- **頂部細胞膜** apical plasma membrane．多くの細胞外タンパク質，細胞膜タンパク質がここに送られる．この構成性経路には非クラスリン被覆小胞が一般的に使われる．ほとんどの細胞では，頂部細胞膜に向かう分泌タンパク質にはトランスゴルジ網での仕分けの目印となる特異的なシグナルが存在する．その結果として，タンパク質は頂部細胞膜に運ばれる．
- **側基底部細胞膜** basolateral plasma membrane．側基底部に向かうタンパク質にもトランスゴルジ網での目印となる特異的なシグナルが存在する．この構成性経路には，上皮特異的なアダプタータンパク質と会合する未知のタンパク質で被覆された小胞が関与する．運ばれた膜タンパク質は側基底部表面に次々に取り込まれる．このタイプの輸送はほとんどの極性を持つ上皮細胞に存在する．しかし肝細胞では，頂部，側基底部に向かうタンパク質の仕分け機構は非常に異なる．どちらの領域に向かうタンパク質も，まずトランスゴルジ網から側基底部に運ばれる．ここからタンパク質は取り込まれ，初期エンドソームに向かう．側基底部のタンパク質は側基底部細胞膜にリサイクルされて戻り，頂部のタンパク質は細胞質を横切ってトランスサイトーシスで頂部細胞膜に輸送される．
- **エンドソームまたはリソソーム**．オルガネラに向かうタンパク質のほとんどは特異的なシグナル配列を持っている．それらのタンパク質はトランスゴルジ網で仕分けされ，特定のオルガネラに運ばれる．しかしトランスゴルジ網での仕分けは決して完璧ではない．たとえばリソソームの内在性膜タンパク質（LIMP）の10%は，初期または後期エンドソームに直接運ばれ，頂部細胞膜に行き（図 2.20 参照），そこからエンドソーム経路に戻ってくる．M-6-P を目印として（p.37 参照）リソソームに向かう酵素は，初期または後期エンドソームに運ばれ，それによってリソソームへの成熟が進む．
- **頂部細胞質**．pH や Ca^{2+} 濃度の変化の結果，トランスゴルジ網の中で凝集したり結晶化したりしたタンパク質は大きな分泌小胞に貯蔵される．分泌タンパク質はこれらの小胞の中で成熟する．他のすべての分泌タンパク質はクラスリン被覆小胞でエンドソームやトランスゴルジ網にリサイクルされる（図 2.35 参照）．成熟した分泌小胞はやがて細胞膜と融合して，分泌タンパク質をエキソサイトーシスする．この形式の分泌は外分泌腺にみられ，高度に分化した分泌細胞の特徴である．

タンパク質の仕分けと輸送小胞への詰め込みはトランスゴルジ網で起こる．

トランスゴルジ網に到着したタンパク質は，輸送小胞に詰め込まれて細胞内の種々の場所に運ばれる．個々のタンパク

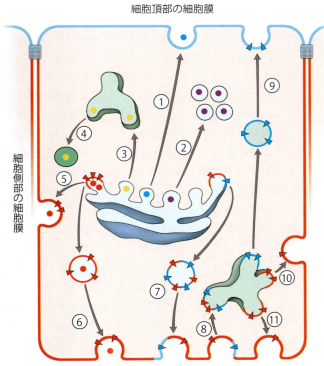

図 2.36 ▲ トランスゴルジ網からのタンパク質輸送経路のまとめ
トランスゴルジ網（TGN）の管小胞構造は，以下にあげる最終目的地へタンパク質を輸送するための分別ステーションとして機能している．①細胞頂部の細胞膜（上皮細胞の場合），②細胞頂上領域にあるタンパク質が貯蔵された分泌小胞（分泌細胞の場合），③初期もしくは後期エンドソーム，④リソソーム（リソソームへ向かうシグナルを持つタンパク質），⑤細胞側部の細胞膜（上皮細胞の場合），⑥細胞基底部の細胞膜（上皮細胞の場合），⑦細胞頂部，側部，基底部の細胞膜へ向かうタンパク質が，まず細胞基底部の細胞膜に輸送される場合（肝細胞の場合），⑧エンドサイトーシスされたすべてのタンパク質が向かう初期エンドソーム，⑨初期エンドソームから細胞頂部の細胞膜へ向かう場合，⑩細胞側部の細胞膜，⑪細胞基底部の細胞膜．異なる細胞膜表面へタンパク質を届ける2つの標的化機構が存在することに留意せよ．①，⑤，⑥に示すように，上皮細胞では，タンパク質は TGN から直接，各部の細胞膜へと輸送される．これに対し，⑦〜⑪に示すように，肝細胞では，タンパク質はまず細胞基底部の細胞膜へ輸送され，次にエンドソームを経由して，各部の細胞膜へと輸送される．

質の目的地はポリペプチド鎖に含まれる仕分けの目印によって決められる．実際の仕分けと詰め込みは仕分けシグナルと物理的な特徴に基づき，以下のようにして起こる：

- 仕分けシグナルとしては，アミノ酸配列やそれに結合した炭水化物がある．この種の目印が仕分け機構で認識され，タンパク質は適当な被覆を持つ輸送小胞に詰め込まれる．
- 物理的な特徴も，機能的に関連したタンパク質複合体の詰め込みには重要である．これらのタンパク質はまず異なる脂質ラフトに分配され，その後に目的地となるオルガネラに向かう輸送小胞に詰め込まれる．

J. ミトコンドリア

ミトコンドリアはエネルギー産生と消費が盛んな細胞に多い．

ミトコンドリア mitochondria もまた，ヤヌスグリーン B で細胞を生体染色した初期の細胞学者によって認められていた．ミトコンドリアが分裂間期を通して起こる分裂で数を増やすことはよく知られている．ミトコンドリアの分裂は細胞周期と無関係に起こる．ビデオ顕微鏡の観察により，ミトコンドリアが動き，形を変えることが確認された．ミトコンドリアは持ち運び可能な発電装置のようなものであり，細胞の中で場所を変えて必要なエネルギーを供給する．

ミトコンドリアは ATP を産生するので，横紋筋，水や電解質を盛んに輸送する細胞など，エネルギーを大量に使う細胞に多く存在する．ミトコンドリアはまた，エネルギーを必要とする場所，たとえば精子の中間部，横紋筋細胞の筋原線維の間，腎近位尿細管細胞の基底陥入付近に多くみられる．

ミトコンドリアは真核細胞に取り込まれた好気性細菌に由来する．

ミトコンドリアは原始的な真核生物に寄生した好気性原核生物（ユーバクテリウム属）から進化したと信じられている．この仮説は，ミトコンドリアが独自のゲノムを持ち，分裂で数を増やし，自らの構造をつくるいくつかのタンパク質を合成するという事実に支持されている．ミトコンドリアの DNA は閉じた円形の分子であり，酸化的リン酸化経路の 13 の酵素，ミトコンドリアの mRNA の翻訳に関与する 2 つの rRNA，22 の転移 RNA（tRNA）をコードする．

ミトコンドリアは自分自身のリボソームを合成することを含め，完全なタンパク質合成システムを持つ．ミトコンドリアタンパク質の残りは核の DNA でコードされる．新たなポリペプチドは細胞質の遊離リボソームで合成され，2 つのタンパク質複合体の作用でミトコンドリアに取り込まれる．ミトコンドリア外膜のトランスロカーゼ（TOM 複合体）とミトコンドリア内膜のトランスロカーゼ（TIM 複合体）である．ミトコンドリアの膜をタンパク質が通過するためには，エネルギーといくつかの特別なシャペロンタンパク質の助けが必要である．

ミトコンドリアは赤血球と表皮細胞以外のすべての細胞にある．

ミトコンドリアの数，形，内部構造は細胞の種類によってさまざまな特徴を示すことがある．ミトコンドリアが多数ある場合には，大量の膜の存在により細胞質が好酸性を示す．ミトコンドリアは，ATP 合成や電子輸送に関係する酵素を組織化学的に検出することによって特異的に染色できる．

ミトコンドリアは 2 枚の膜で明確に区分けされる．

ミトコンドリアは球状，棒状，伸びた線維状，果てはコイル状など，さまざまな形をとる．すべてのミトコンドリアは上述したオルガネラと異なり，2 枚の膜を持つ（図 2.37）．ミトコンドリア内膜は**基質** matrix と呼ばれる空間を囲む．ミトコンドリア外膜は細胞質に面する．2 枚の膜の間は**膜間腔** intermembrane space と呼ばれる．以下に述べるミトコンドリアの各部分の構造は，機能に関係した特性を持つ．

- **ミトコンドリア外膜** outer mitochondrial membrane．この 6〜7 nm の厚さを持つ膜には，多くの電位依存性陰イオンチャネル（ミトコンドリアポリンとも呼ばれる）が含まれる．これらの大きなチャネル（直径約 3 nm）は 5,000 Da までの電荷を持たない分子を通す．したがって，低分子，イオン，代謝産物は膜間腔に入ることができるが，内膜を通過することはできない．膜間腔の環境はイオンと低分子に関しては細胞質に似ている．外膜には膜間腔に入るタンパク質やポリペプチドのための受容体が存在する．外膜にはホスホリパーゼ A_2，モノアミン酸化酵素，アセチル補酵素 A（CoA）合成酵素などの酵素もある．
- **ミトコンドリア内膜** inner mitochondrial membrane．電子顕微鏡で観察すると，内膜は外膜より薄い．内膜はたくさんのヒダ（**クリステ** crista）をつくることによって表面積を著しく増大させている（図 2.37 参照）．これらのヒダはミトコンドリアの内区画をつくる基質に向かって突出する．ステロイド代謝に関わる細胞では，内膜は管状や小胞状のクリステを形成することがある．内膜にはリン脂質である**カルジオリピン** cardiolipin が豊富にあり，イオンを通しにくい．クリステをつくる膜には 3 つの重要な機能がある：（1）呼吸鎖・電子伝達系の酸化反応，（2）ATP 合成，（3）基質への代謝物の出入り．呼吸鎖の酵素は内膜に結合し，基質の中に頭部を突出させる（図 2.37 の四角の中）．電子顕微鏡観察ではテニスラケットのような形にみえ，**基本粒子** elementary particle と呼ばれる．頭部の直径は約 10 nm で，ATP を生み出す酸化的リン酸化を行う酵素を含む．
- 膜間腔．この空間は内膜と外膜の間にあり，内膜でつくられた ATP を使うクレアチンキナーゼ，アデニル酸シクラーゼ，シトクロム c などの酵素が存在する．シトクロム c はアポトーシスを開始する重要な因子である（p.91 参照）．
- 基質．ミトコンドリアの基質は内膜で包まれ，クエン酸回路（クレブス回路）に属する可溶性酵素や脂肪酸 β 酸化に関与する酵素がある．基質の主な産物は二酸化炭素

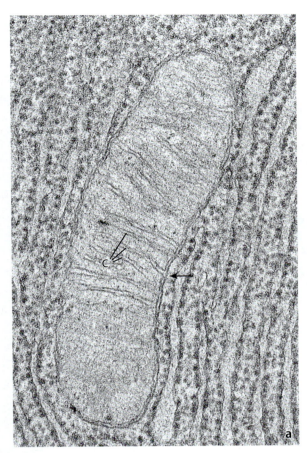
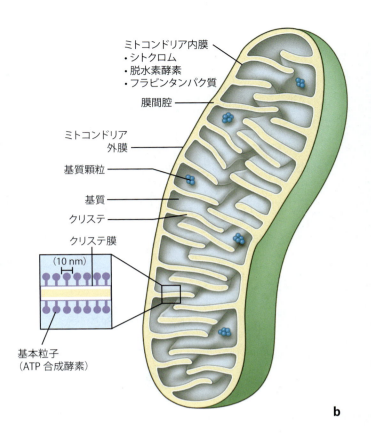

図 2.37 ▲ ミトコンドリアの構造
a. 膵臓の腺房細胞のミトコンドリアの電子顕微鏡像を示す．ミトコンドリア内膜は→で示した領域で明らかなように，折れ曲がりクリステ（C）を形成する．ミトコンドリア外膜は平滑な連続した膜であり，内膜とは明瞭に区別される．200,000 倍．b. ミトコンドリアの模式図．基本粒子の場所に注目せよ（挿入図）．基本粒子の形は ATP 合成酵素の三次元構造を反映する．

と還元 NADH であり，後者は電子伝達系に電子を供給する．ミトコンドリアには Ca^{2+} などの 2 価，3 価の陽イオンを貯蔵する**基質顆粒** matrix granule がある．この顆粒は細胞質の 2 価（および 3 価）陽イオンが増えると数と大きさが増す．ミトコンドリアは濃度勾配に逆らって陽イオンを貯留することができる．つまり，ミトコンドリアは ATP 産生だけでなく，滑面小胞体とともに細胞質基質のイオン濃度調節にも関わる．基質にはミトコンドリア DNA，リボソーム，tRNA も存在する．

ミトコンドリアにはクエン酸回路と酸化的リン酸化で ATP をつくり出す酵素系がある．

ミトコンドリアは酸化的リン酸化，クエン酸回路，脂肪酸 β 酸化などさまざまな経路で ATP を産生する．ミトコンドリア基質で起こるこれらの反応によりつくられるエネルギーの代表例は，還元 NADH に由来する水素イオン（H^+）である．H^+ は内膜に存在する一連のプロトンポンプを動かし，基質から膜間腔に運び出される（図 2.38）．これらのポンプが呼吸酵素の**電子輸送鎖** electron-transport chain を形成する（図 2.38 参照）．内膜を横切る H^+ の輸送により，**電気化学的なプロトン勾配** electrochemical proton gradient が確立する．この勾配は大きなプロトン駆動力となり，H^+ は電気化学的勾配に従って，ATP 合成酵素と呼ばれる大きな膜結合型酵素の中を通る．ATP 合成酵素は H^+ が内膜を横切る経路となり，H^+ を使ってエネルギー的に不利な反応を起こさせて ATP を合成する．H^+ がミトコンドリア基質に戻る動きは**化学浸透共役** chemiosmotic coupling と呼ばれる．新しくつくられた ATP は，電位勾配で駆動される内膜の ATP/ADP 交換タンパク質によって基質から膜間腔に運ばれる．次いで ATP は外膜の電位依存性陰イオンチャネルを通って細胞質に出る．入れ替わりに，細胞質でつくられた ADP がミトコンドリアに入り，ATP 産生に利用される．

ミトコンドリア病のいくつかは ATP 産生酵素の異常に関連して起こる．ATP を多量に利用する筋細胞や神経など，代謝が活発な組織が最も影響を受ける．たとえば**赤色ぼろ線維を伴うミオクローヌスてんかん症候群** myoclonic epilepsy with ragged red fibers（**MERRF**）は，筋力低下，運動失調，てんかん発作，心臓や呼吸器系の機能不全を特徴とする．患者の筋組織を顕微鏡観察すると異常なミトコンドリアが蓄積し，赤色筋線維がぼろぼろになっているようにみえる．MERRF はリジンに対応する tRNA をコードしているミトコンドリア DNA 遺伝子の変異によって起こる．この欠陥の結果，呼吸酵素の電子輸送鎖内の 2 つの複合体に異常が起こり，ATP 産生に影響が出る．

ミトコンドリアは機能状態の違いで異なる形態をとる．

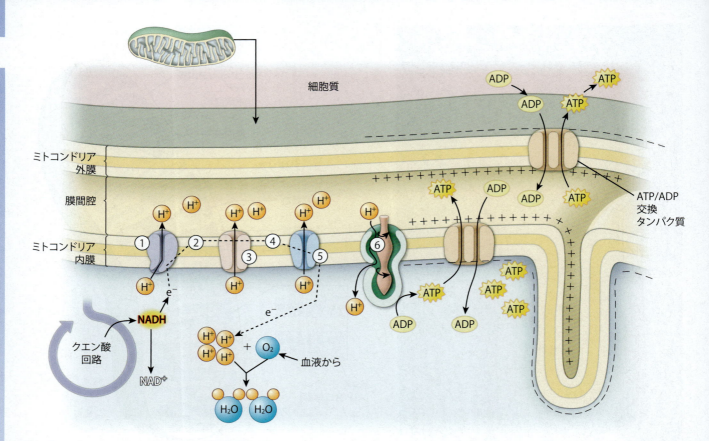

図 2.38 ▲ ミトコンドリアのエネルギー産生機構の模式図
ミトコンドリア内膜に局在する ATP 合成酵素複合体と電子伝達系関連タンパク質を示す．電子伝達系により基質と膜間腔の間にプロトン勾配が形成され，ATP が産生される．図中の番号は電子伝達系と ATP 産生に関与する一連のタンパク質を示している．① NADH 脱水素酵素複合体，②ユビキノン，③シトクロム b〜c_1 複合体，④シトクロム c，⑤シトクロム酸化酵素複合体，⑥ ATP 合成酵素複合体．

電子顕微鏡観察ではミトコンドリアが 2 つの異なる形状を示す．通常型ではクリステは明瞭で，基質は全ミトコンドリア体積の中で大きな割合を占める．この形状は酸化的リン酸化が低レベルであるときにみられる．濃縮型では，クリステははっきりせず，基質は濃縮して小さくなり，膜間腔が全体積の 50% にもなる．この形状は酸化的リン酸化が高レベルのときにみられる．

ミトコンドリアは細胞の生と死を決定する．

ミトコンドリアは細胞のストレスを感知し，細胞が生き続けるか，あるいは**アポトーシス** apoptosis（**プログラム細胞死** programmed cell death）を開始して死にいたるかを決定することができる．細胞死に向かう場合，ミトコンドリアの膜間腔から細胞質へのシトクロム c 放出が重要である．この現象は Bcl–2 タンパク質ファミリー（p.92 参照）で制御されており，アポトーシスにいたるタンパク質分解酵素の反応を開始させる．

K. ペルオキシソーム

ペルオキシソームは 1 枚の膜に覆われ，酸化酵素を含むオルガネラである．

ペルオキシソーム peroxisome（**ミクロボディ** microbody）は膜に覆われた小さな（直径 0.2 μm）オルガネラであり，酸化酵素，特にカタラーゼや他のペルオキシダーゼを含む．ほとんどすべての酸化酵素は酸化反応によって過酸化水素（H_2O_2）を産生する．過酸化水素は毒性を持つ．ペルオキシソームに存在するカタラーゼは過酸化水素を分解して濃度を調節し，細胞を保護する．さらに，ペルオキシソームには D–アミノ酸酸化酵素，β 酸化酵素や他の多くの酵素がある．

酸化酵素は肝細胞で特に重要で，種々の解毒反応を行う．肝細胞のペルオキシソームは摂取したアルコールを分解してアセトアルデヒドにする．脂肪酸の β 酸化もペルオキシソームの主要な機能である．ある種の細胞では，ペルオキシソームの脂肪酸酸化はミトコンドリアとほとんど同程度に起こる．ペルオキシソームの内腔や膜のタンパク質は細胞質のリボソームで合成され，ペルオキシソームに運び込まれる．ペルオキシソームタンパク質のカルボキシ末端には，ペルオキシソームに向かうための目印がつけられている．

ペルオキシソームは肝臓や腎臓の細胞に特に多いが，ほとんどの細胞にみられる．ペルオキシソームの数は食物，薬剤，ホルモン刺激に応じて増加する．ヒト以外のほとんどの動物では，ペルオキシソームは尿酸オキシダーゼ（ウリカーゼ）を含む．尿酸オキシダーゼは特徴的な**結晶性封入体** crystalloid inclusion（**ヌクレオイド** nucleoid）としてみえる．

ヒトにみられる多くの代謝障害は，ペルオキシソームへ向かう標的シグナルあるいはその受容体の異常によるペルオキシソームへのタンパク質移行不全が原因となって起こる．重

篤な疾患の中には，ペルオキシソームの機能不全が関与しているものがある．最も高頻度にみられる遺伝性の疾患は**ツェルヴェーガー症候群** Zellweger syndrome である．この疾患の患者は若くして死亡するが，ペルオキシソームは必要な酵素を欠くため機能しない．この疾患はペルオキシソーム標的シグナルの受容体をコードする遺伝子の変異によって起こり，変異受容体はペルオキシソームへ運ばれる酵素のカルボキシ末端にある目印（セリン–リジン–ロイシン）を認識できなくなる．ペルオキシソーム異常を治療する方法は今のところない．

3. 膜を持たないオルガネラ

A. 微小管

微小管 microtubule は重合したタンパク質からなる枝分かれしない硬い中空の管であり，迅速に形成される一方，同じように迅速に崩壊しうる．一般には微小管は細胞質にあり，微小管形成中心（MTOC）から形成される．微小管は核近傍の微小管形成中心から成長し，細胞周辺部に向かって伸長する．微小管は線毛や鞭毛で軸糸や基底小体をつくる他，中心子と紡錘体にもある．成長する軸索のように，伸長する細胞突起にもある．

微小管は以下のような多くの重要な細胞機能に関わる：

- 細胞内小胞輸送（すなわち分泌小胞，エンドソームの動き）．微小管は，しばしばグランドセントラル駅始発の鉄道網に例えられる．連絡系が細胞内に張りめぐらされ，この系に沿って小胞運動は起こっている．
- 線毛と鞭毛の運動．
- 染色体と紡錘体の結合とそれらの減数分裂および体細胞分裂における運動．
- 細胞の伸長と運動（細胞遊走）．
- 細胞形態，特に非対称性の維持．

微小管は同じ数のα-チュブリンとβ-チュブリンでできた細長い重合構造である．

微小管の直径は20〜25 nmである．微小管の壁の厚さは約5 nmであり，13個の**チュブリン二量体** tubulin dimer が円周状に配列して形成される．チュブリン二量体の分子量は110 kDaで，分子量 55 kDa のα-チュブリン，β-チュブリンで形成される（図2.39）．二量体は頭と尾が結合して，すなわち，1つの二量体のα-チュブリンが隣の二量体のβ-チュブリンと結合することで重合する．二量体どうしの長軸方向の結合により，**プロトフィラメント** protofilament と呼ばれる長い構造がつくられる．直径5 nmの二量体に沿ってみられる長軸方向の周期はタンパク質分子の長さに相当する．長さ1 μmの微小管には16,000個のチュブリン二量体が含まれる．

微小管はMTOC中のγ-チュブリンのリングから伸び出す．

微小管形成は，MTOCの中心を形成し微小管が正しく集合するための鋳型として働く何百ものγ-チュブリンのリングに始まる．α-，β-チュブリンの二量体がγ-チュブリンの

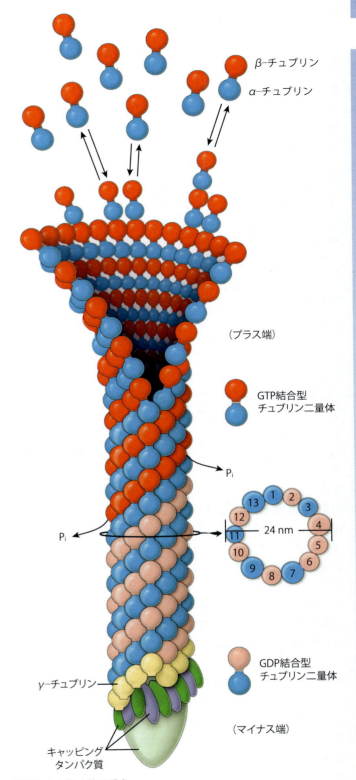

図2.39 ▲ 微小管の重合
左側の図は微小管形成時におけるチュブリン二量体の重合過程を示す．各チュブリン二量体はα-チュブリンとβ-チュブリンから形成される．微小管のプラス端は伸長端である．そこでは，グアノシン三リン酸（GTP）を結合したチュブリン二量体が弯曲したシート構造に組み込まれていき，それが管状に閉じることで微小管が伸長する．組み込まれたチュブリン二量体は GTP の加水分解でリン酸基を放出し，グアノシン二リン酸（GDP）結合チュブリン分子とポリマーを形成する．微小管のマイナス端には，微小管核形成に必要なγ-チュブリンの輪が存在する．マイナス端は微小管形成中心（MTOC）の中に位置し，そこには多数のキャッピングタンパク質が存在する．右側の図は，微小管の断面には13個のチュブリン二量体が存在することを示す．

リングに尾部と尾部が向き合うように結合する．以前の最も単純なモデルでは，既存の完成した微小管の成長端にチュブリン二量体が付加されることで微小管の成長が起こるとされていた．しかしクライオ電子顕微鏡を使った実験の結果，最初の会合はチュブリン二量体でできた弯曲したシートに始まり，そのシートが微小管の成長端で閉じて1本のチューブになることがわかった（図2.39 参照）．

チュブリン二量体の重合にはグアノシン三リン酸（GTP）と Mg^{2+} の存在が必須である．個々のチュブリン分子が微小管に組み込まれる前にGTPが結合する．GTPを含むチュブリン二量体は二量体どうしが横方向に強く結合し，重合しやすいような構造をとる．ある時点でGTPは加水分解されてグアノシン二リン酸（GDP）になる．

このようにして重合が起こるため，個々のプロトフィラメントのすべての二量体は同じ方向を向くことになり，微小管は極性を持つ構造となる．微小管の一端は $α$-チュブリンがある非成長（マイナス）端であり，細胞内では通常MTOCに埋め込まれ，しばしばアクチンキャッピングタンパク質により安定化されている（図2.39）．成長（プラス）端には $β$-チュブリンがあり，細胞の周辺に向かう．チュブリン二量体は定常状態で微小管から解離し，細胞質の可溶性プールに入る．このプールは微小管の重合したチュブリンと平衡関係にある．つまり重合と脱重合は平衡している．細胞や精製された微小管が低温や高圧にさらされると，この平衡は脱重合に傾く．低温と高温に交互にさらすことがチュブリンや微小管を精製する技法の基礎となる．重合や脱重合の速度は，特異的な**微小管結合タンパク質** microtubule-associated protein（**MAP**）との相互作用によっても変わる．MAP-1，-2，-3，-4，MAP-$τ$，TOG$ρ$ などのタンパク質は，微小管の形成や特定のオルガネラへの微小管の結合を制御する．微小管結合タンパク質は線毛や鞭毛にみられるような脱重合しない安定した微小管の形成にも重要である．

微小管の長さは動的不安定性によってチュブリン二量体がついたり離れたりすることで絶えず変動する．

培養細胞の微小管をリアルタイムのビデオ顕微鏡で観察すると，チュブリン二量体の付加（重合）により細胞の周辺部に向かって一定の速度で成長したかと思うと，チュブリン二量体の解離（脱重合）により突然MTOCに向かって縮み始める（図2.40）．このようなリモデリングの過程は**動的不安定性** dynamic instability と呼ばれ，微小管の形成と解離の過程で起こるGTPの加水分解と連動する．成長（プラス）端にあるGTP結合型チュブリン二量体は微小管の脱重合を防いでいる．一方，GDP結合型チュブリン二量体は脱重合しやすく，微小管の急速な分解と退縮につながる．分解する間，GDP結合型チュブリン二量体は互いの横方向の結合力を失い，チュブリン二量体からできているプロトフィラメントは微小管の端の方から解離して，"割れた先端"部分を形成する（図2.40参照）．微小管の伸長から退縮への切り替え過程は，しばしば**微小管カタストロフィー** microtubule catastrophe と呼ばれる．

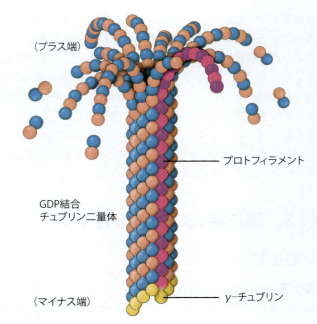

図2.40 ▲ 微小管の脱重合
微小管は，動的不安定性として知られるリモデリングを常に行う動的な構造である．微小管は，GTP結合チュブリン二量体の付加（重合）によって伸長し，GTPを加水分解したチュブリン二量体の解離（脱重合）によって突然短くなる．GDP結合チュブリン二量体は，側方における互いの結合が弱くなることで脱重合する傾向がある．このとき，微小管の先端はプロトフィラメントが外に捌けるような構造になる．1本のプロトフィラメントにおけるチュブリン二量体の配列をピンク色で示す．

MTOCは餌を食べるカメレオンに例えられる．カメレオンはうまく餌をとらえられるまで舌を伸ばしたり縮めたりを繰り返す．同様に，MTOCは細胞の周辺部に向かって動的な微小管を伸ばしたり引き寄せたりし，これにより微小管を細胞質の端まで入り込めるようになる．伸長した微小管が安定化因子（微小管結合タンパク質など）に出会うと，微小管は捕捉され，動的なふるまいを変える．この選択的安定化プロセスにより，細胞は周辺部の構造やオルガネラとMTOCとをつなぐ組織化された微小管システムを構築できる．

先に述べたように，微小管と微小管結合タンパク質の結合（たとえば線毛や鞭毛の**軸糸** axoneme にみられる）は，このような動的不安定性を阻害し，微小管を安定化させる．神経などある種の細胞では，MTOCから形成された一部の微小管がカタニンと呼ばれる**微小管切断タンパク質** microtubule-severing protein の活性により遊離する．次に遊離した短い微小管ポリマーは既存の微小管に沿ってキネシンなどのモータータンパク質により輸送される．

細胞分裂や線毛や鞭毛における微小管の構造と機能についてては本CHAPTERとCHAPTER 5で解説する．

微小管はさまざまなイメージング法でみることができる．

単離された微小管と細胞の細胞質内にある微小管の双方の電子顕微鏡観察は，微小管の構造と機能を調べるために必須の方法である．図2.41で示すように，微小管は透過型電子顕微鏡（TEM）を用いて容易に観察できる．クライオ電子顕微鏡法とトモグラフィー再構築法を組み合わせることによ

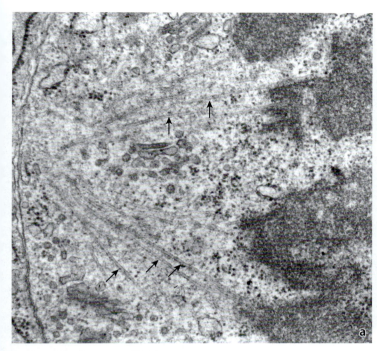
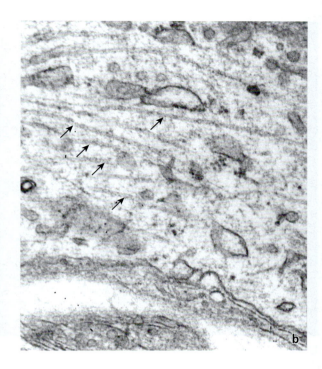

図 2.41 ▲ 微小管の電子顕微鏡像
a. 分裂細胞の紡錘体における微小管（→）を示す．写真右側で微小管は染色体に結合している．30,000 倍．b. 神経細胞の軸索における微小管（→）を示す．両細胞とも微小管は長軸方向の断面として観察される．30,000 倍．

り，微小管の高解像度像が得られた（図 2.42）．さらに原子間力顕微鏡でも微小管の高解像度像を得ることができる．かつて，微小管は特殊染色，偏光，位相差を使って光学顕微鏡で観察されていた．光学顕微鏡の解像度が低いため，微小管を他の細胞質構成物と見分けるためには蛍光色素で標識した抗チュブリン抗体を用いた免疫組織学的手法が必要である（図 2.43）．

細胞内オルガネラは微小管に結合する分子モーターで動かされる．

輸送小胞，ミトコンドリア，リソソームなどのオルガネラや他の細胞構造の運動を伴う現象では，微小管は適切な目的地までのガイドとなる．**分子モータータンパク質** molecular motor protein はこれらのオルガネラや構造に結合し，微小管のレールと噛み合って動く（図 2.44）．この運動に必要なエネルギーは ATP の分解で供給される．1 方向性の運動に関わる 2 つのファミリーの分子モータータンパク質が同定された：

- **ダイニン** dynein は分子モーターの 1 つのファミリーである．微小管のマイナス端に向かって動く．つまり細胞質ダイニンは細胞周辺部から MTOC の方向に向かってオルガネラを輸送することができる．ダイニンファミリーのメンバーである軸糸ダイニンは線毛や鞭毛に存在する．軸糸中の隣接する微小管の間の滑りを引き起こし，それらの運動を媒介する．
- **キネシン** kinesin はもう 1 つのファミリーのメンバーであり，微小管のプラス端に向かって動く．したがってオルガネラを細胞の中心から周辺部へ輸送することができる．ダイニン，キネシンとも有糸分裂や減数分裂に関係する．

これらの現象では，ダイニンは紡錘体の微小管に沿って染色体を動かす．キネシンは両極の微小管の運動に関わる．これらの微小管は紡錘体の一方の極から赤道部を越えて反対側まで伸び出し，反対の極からの微小管と重なる．キネシンはこれらの微小管の間に位置して滑り運動の原動力となり，両極

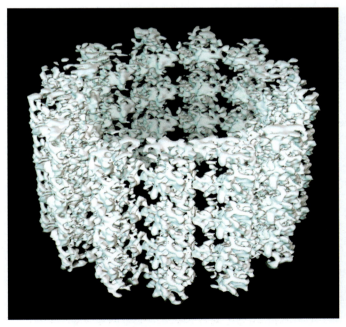

図 2.42 ▲ 微小管の三次元再構築像
像はクライオ電子顕微鏡より得られたもの．水和状態から凍結した微小管のトモグラフィー（断面）像を集積し，8Å の解像度でデジタル再構築したものである．この倍率で α-チュブリン分子のらせん構造が認められる．3,250,000 倍．（Dr. Kenneth Downing の厚意による．）

から伸び出した微小管が重なる部分を減らし，それによって2つの紡錘体極を2つの娘細胞の方向に押しやるように作用する（図2.45）．

B. アクチンフィラメント

アクチンフィラメントはほとんどすべての細胞にある．

アクチン分子（42 kDa）は豊富に存在し，非筋細胞では全タンパク質の20%にも達する（図2.46）．微小管のチュブリンと同様，アクチン分子は重合によって自然にらせん状に連なり，直径6～8 nmの線維を形成する．アクチンフィラメントは微小管よりも細く，短く，柔軟性に富む．細胞質に単体で存在するアクチン分子は **G-アクチン**（**球状アクチン** globular actin）と呼ばれ，**F-アクチン**（**線維状アクチン** filamentous actin）と呼ばれる重合したアクチンと対比される．**アクチンフィラメント** actin filament（または**微細線維** microfilament）は極性を持つ線維であり，成長の速い一端はプラス端もしくは**矢尻端** barbed end，成長の遅い一端はマイナス端もしくは**矢頭端** pointed end と呼ばれる．アクチンフィラメントのプラス端で主に起こるアクチン重合の動的な過程にはK^+，Mg^{2+}，ATPが必要である．ATPは1分子のG-アクチンが線維に取り込まれるごとに加水分解されて，ADPになる．しかしながらATP加水分解によるリン酸基の解離はすぐには起こらず，ADPに結合した遷移型アクチンと遊離したリン酸基がフィラメントに残存している（図2.47）．重

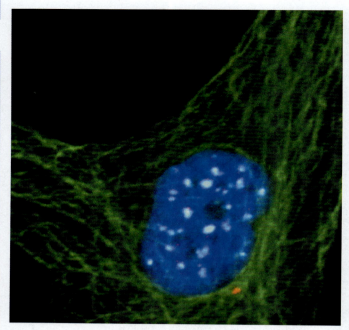

図2.43 ▲ 蛍光色素による微小管の染色
この共焦点免疫蛍光像は培養上皮細胞の微小管を示す．チュブリン（緑），セントリン（赤），キネトコア（明るい青）に対する一次抗体に浸漬後，3つの異なる蛍光色素で標識された二次抗体（それぞれの一次抗体を認識する抗体）で免疫染色したもの．核はDNA二重らせんに結合する蛍光色素（濃い青）で染色した．微小管は核近傍の微小管形成中心または中心体（赤）に集まっている．細胞が細胞周期のS期にあることは，複製されていない大きな動原体と，複製された小さなペアの動原体の両方が存在することからわかる．3,000倍．（Dr. Wilma L. Lingle と Dr. Vivian A. Negron の厚意による．）

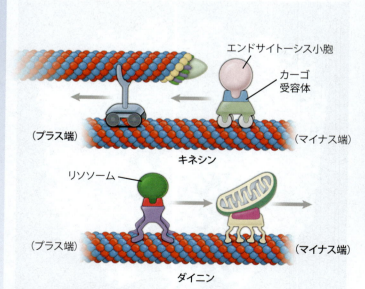

図2.44 ▲ 微小管に会合するモータータンパク質
微小管は分子モータータンパク質のガイドとして機能する．これらATP駆動性微小管関連モータータンパク質は，オルガネラのような移動する構造体に結合し，微小管の軌道に沿って移動させる．2種類の分子モーターが同定されている．1つはダイニンで，微小管のマイナス端へ（つまり細胞の中央部へ）移動する．もう1つはキネシンで，プラス端へ（つまり細胞の辺縁部へ）移動する．

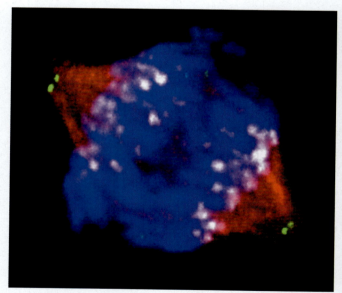

図2.45 ▲ 分裂紡錘体におけるキネシン様モータータンパク質の分布
この共焦点免疫蛍光像は分裂後期の乳腺上皮細胞を示す．各分裂紡錘体は2つの中心子（緑）を含む．分裂期に特異的なキネシン様分子であるEg5（赤）は，紡錘体極の動原体（白）と連結している紡錘体の微小管と結合する．Eg5のモーター作用は，娘染色分体（青）を娘細胞に分配する際に必要である．この細胞は，まず3つの一次抗体，つまりEg5（赤），セントリン（緑），キネトコア（白）のそれぞれに対する抗体と浸漬を行い，次いで3つの異なる蛍光色素で標識された二次抗体（それぞれの一次抗体を認識する抗体）で免疫染色したものである．染色体はDNA二重らせんに結合する蛍光色素（青）で染色した．3,500倍．（Dr. Wilma L. Lingle と Dr. Vivian A. Negron の厚意による．）

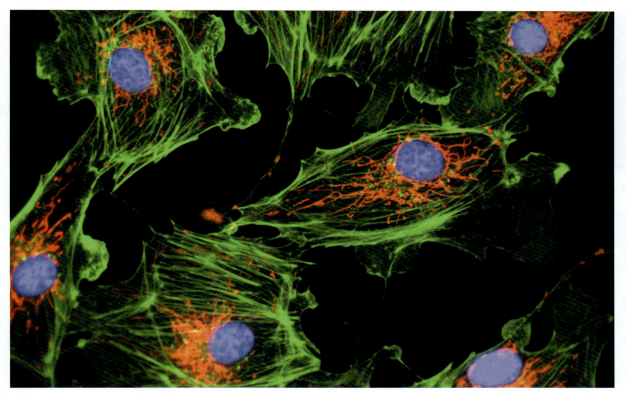

図 2.46 ▲ 培養した肺動脈内皮細胞のアクチンフィラメントの分布
細胞を固定した後，蛍光標識された NBD ファラシジンにて染色した．ファラシジンはアクチンフィラメントに結合し安定化させることで，アクチンフィラメントの脱重合を阻害する．細胞辺縁部の細胞膜直下にアクチンフィラメントは集まっている．細胞はさらに別の 2 つの蛍光色素で染色されている．1 つはミトコンドリアに対する色素（MitoTracker，赤），もう 1 つは核 DNA に結合する DAPI 染色（青）である．3,000 倍．（Molecular Probes, Inc., Eugene の厚意による．）

合過程の制御は G-アクチンの局所濃度や，重合を阻害または促進するアクチン結合タンパク質（ABP）との相互作用に依存する．

アクチンフィラメントの重合速度を制御するだけでなく，アクチン結合タンパク質はフィラメントの構造形成にも重要である．たとえば，多くのタンパク質がアクチンフィラメントに作用して，種々の特徴的な構造をつくらせる：

- アクチン束化タンパク質はアクチンフィラメントを架橋して平行線維束をつくらせる．1 つの例は微絨毛の内部でみられ，アクチンフィラメントはファスチンやフィブリンなどのようなアクチン束化タンパク質で架橋される．この架橋のおかげで微絨毛は支えられ，硬さを付与される．
- アクチンフィラメント切断タンパク質は長いアクチンフィラメントを切って短い線維にする．たとえばゲルゾリンは 90 kDa のアクチン結合タンパク質であり，通常はアクチン重合を開始させるが，Ca^{2+} 濃度が高くなるとアクチンゲルを液状化させる．
- アクチンキャップタンパク質はアクチンフィラメントの自由端に結合し，アクチン分子の結合を阻害する．一例として，骨格筋や心筋から精製されるトロポモジュリンがある．トロポモジュリンはアクチンフィラメントの自由端に結合し，筋節中の線維の長さを制御する．
- アクチン架橋タンパク質はアクチンフィラメントを相互に架橋する．赤血球の細胞骨格にみられるスペクトリン，アデュシン，プロテイン 4.1，プロテイン 4.9 などのタンパク質はアクチンフィラメントを架橋する．
- アクチンモーター分子はミオシンファミリーに属し，ATP を加水分解して得たエネルギーを用いてアクチンフィラメント上をマイナス端からプラス端に向かって動く．筋細胞などでは，線維の長さ，量，性質，アクチンモーター分子の種類が特徴的である．筋細胞に存在する線維（筋細線維）には 2 種類ある．6〜8 nm 径のアクチンフィラメント（細い線維；図 2.48）と，筋細胞の主

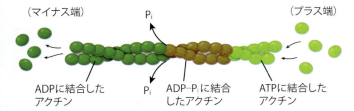

図 2.47 ▲ アクチンフィラメントの重合
アクチン線維には極性がある．伸張の速い端をプラス端または矢尻端といい，伸張の遅い端をマイナス端または矢頭端という．アクチン重合の動的過程には，ATP 分子が加水分解して ADP になる際に生じるエネルギーを必要とする．これにより G-アクチン分子はアクチン線維に取り込まれる．リン酸はただちに放出されるわけではないので，アクチン線維上には部分的に ADP-Pi を結合したアクチンが検出される．

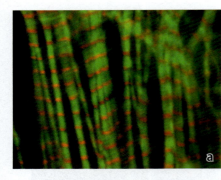
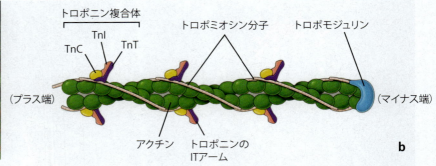

図 2.48 ▲ 心筋細胞の細線維の構成と構造
a. ニワトリ心筋細胞を、細線維を示すアクチン（緑）と細線維のマイナス端の局在を示すトロポモジュリン（赤）で染色した免疫蛍光像．筋節における細線維の長さと配列は一定であるため，トロポモジュリンは規則的な縞模様として観察される．320倍．（Dr. Velia F. Fowler と Dr. Ryan Littlefield の厚意による．） **b.** 細線維の模式図．細線維は速い伸張を示すプラス端と，遅い伸張を示すマイナス端の極性を持つ．細線維全体の一部分だけを示す．トロポモジュリンはマイナス端でアクチンおよびトロポミオシンと結合する．トロポニン複合体は，細線維に沿って，アクチン単量体7個ごとに存在するトロポミオシンに結合する．（Dr. Velia F. Fowler と Dr. Ryan Littlefield の厚意による．）

要タンパク質であるミオシンⅡでできた15 nm径の線維（太い線維）である．ミオシンⅡは長く伸びた棒状の尾部と2つの頭部を持つ分子である．筋収縮の際のアクチン，ミオシン，その他のアクチン結合タンパク質の構造的・機能的な関係はCHAPTER 11，筋組織で考察する．

非筋細胞は，ミオシンⅡに加えミオシンⅠを含む．ミオシンⅠは1つの球状ドメインと他の分子やオルガネラに結合する1つの尾部を持つ．広範な研究の結果，他にも多くのミオシンのアイソフォームがあり，メラニン細胞，腎臓や腸管の吸収細胞，神経の成長円錐，内耳有毛細胞のような分化した細胞の運動機能に関与することが明らかになっている．

アクチンフィラメントは種々の細胞機能に関与する．

アクチンフィラメントは細胞膜直下で束として存在することがある．膜近傍のアクチンフィラメントの機能には以下のものがある．

- 膜への繋留と膜タンパク質の運動．アクチンフィラメントは細胞内に三次元的な網目をつくり，接着斑のような特殊な細胞結合に繋留される．
- 吸収上皮細胞の微絨毛の芯となる構造の形成．アクチンフィラメントは頂部細胞表面の形態維持にも寄与する．たとえば頂部終末網のアクチンフィラメントは細胞膜の下で張力を保つケーブルとして作用する．
- 細胞移動．細胞の移動はアクチンフィラメントが成長端で重合することで駆動される．この機構は多くの遊走細胞で使われ，特に浸潤性のがん細胞で顕著である．遊走する細胞の先端部で起こるアクチン重合の結果，細胞は成長するアクチンフィラメントに押されるようにして細胞膜を突出させ，突起を伸ばす．移動する細胞の先端部の突起を**葉状仮足** lamellipodium と呼ぶ．その内部にはプラス端を細胞膜に向けたアクチンフィラメントが配列する．
- 細胞突起の伸長．この現象は多くの細胞でみられ，全外周から**糸状仮足** filopodium と呼ばれる小さな突起を伸ばす．葉状仮足と同様，これらの突起では10～20本のア

クチンフィラメントがプラス端を細胞膜の方向に向けて配列する．アクチンフィラメントは細胞質流動にも重要である．細胞質流動は培養細胞でみられ，細胞質が流動する現象である．

リステリア菌の感染により起こるリステリア症では，アクチン重合機構が感染した病原体に乗っ取られ，菌の細胞内移動と組織内での伝搬に利用される．宿主細胞のファゴソーム内への取り込み（図 2.21 参照）に続いて，リステリア菌はファゴソームの膜を溶解し細胞質へと逃れる．細胞質中では菌の一端が宿主細胞のアクチンフィラメントの重合を引き起こし，重合したアクチンの特徴的な尾を後ろに残しながら，まるで宇宙ロケットのように細胞中を進む．アクチン重合で形成した宿主の細胞膜の突起を使って，菌は隣接する細胞にも入っていく．

C. 中間径フィラメント

中間径フィラメント intermediate filament は支持的もしくは構造的な役割を担う．このロープのような線維は直径が8～10 nmでアクチンフィラメントと微小管の中間の太さであることから，"中間径"と呼ばれる．ほとんどすべての中間径フィラメントは分子量約50 kDaの構成分子でできている．中間径フィラメントの安定した構造タンパク質の多くは，高度に保存された酵素から，ごくわずかの遺伝的変化を受けただけで進化してきたものらしい．

中間径フィラメントは極性のない，高度に分化したサブユニットから形成される．

微細線維や微小管と異なり，中間径フィラメントのタンパク質構成成分は変化に富み，組織特異的である．また酵素活性もなく，線維には極性がない．中間径フィラメントはほとんどの微小管やアクチンフィラメントと異なり，連続的に消滅と再形成を繰り返すことはない．これらの理由から，中間径フィラメントは細胞内で主に構造的な役割を果たし，細胞質，核，細胞外の線維が組織全体にわたってつくる構造の中の細胞質部分を担うと考えられている（図 2.49）．

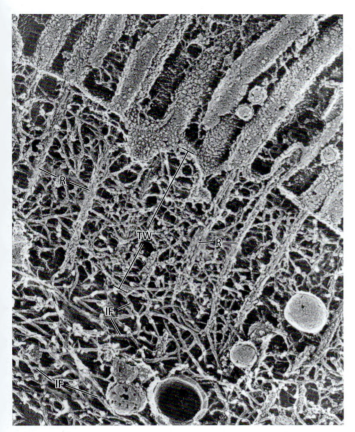

図2.49 ▲ 中間径フィラメントを示す上皮細胞頂部の電子顕微鏡像
急速凍結ディープエッチング法により得られた上皮細胞の終末扇 terminal web（TW）とその直下にある中間径フィラメント intermediate filament（IF）を示す．まっすぐ伸びたアクチンフィラメントの芯，または微絨毛から伸びた根小毛 rootlet（R）は，多くのアクチン結合タンパク質を伴ったアクチンフィラメントの密なネットワークにより架橋されている．中間径フィラメントのネットワークが，微絨毛のアクチンフィラメントを支えている終末扇の直下に観察される．47,000倍．（Hirokawa N, Keller TC 3rd, Chasan R, Mooseker MS. Mechanism of brush border contractility studied by the quick-freeze, deep-etch method. J Cell Biol 1983; 96: 1325–1336 より許諾を得て転載．）

中間径フィラメントタンパク質は，変化に富む中央の棒状のドメインと，よく保存された両端の球状のドメインで特徴づけられる（図2.50）．異なる中間径フィラメントは棒状ドメインのアミノ酸配列が異なり，分子量も異なるが，線維の自己形成に重要な部分は相互に類似する．中間径フィラメントは1組のらせん状モノマーが互いに絡まって**コイルドコイル二量体** coiled-coil dimer をつくることで形成される．次いで2個のコイルドコイル二量体が反対方向を向いて並んで絡まり合い，**長軸方向に少しずれた四量体** staggered tetramer をつくる．これが中間径フィラメントの単位成分であり，極性はない（図2.50 参照）．個々の四量体が基本単位となり，線維の長軸に沿って配列する．四量体の両端は互いに結合して線維の自由端を形成する．この形成過程により，安定し，相互に少しずつずれたらせん状の構造ができる．線維はさらに隣接する四量体の間の相互作用によって安定性を増し，強くパックされる．

中間径フィラメントは種々のタイプの細胞にみられるヘテロな細胞骨格成分である．

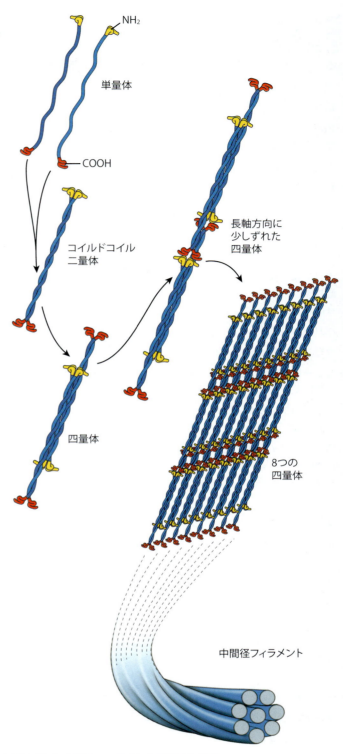

図2.50 ▲ 中間径フィラメントの重合と構造
中間径フィラメントは，2つの単量体が互いに平行な向きにより合わさって安定な二量体を形成する．さらに，2つのコイルドコイル二量体が反対方向を向いて並んで絡まり合い，長軸方向に少しずれた四量体を形成する．この四量体が中間径フィラメントの非極性ユニットを形成する．各四量体は独立したユニットとして作用し，線維の長軸に沿って並び，末端どうしで結合して線維としての構造をとる．この交互に並んだらせん配列は，隣接した四量体どうしの相互作用により安定化する．

中間径フィラメントは，遺伝子構造，タンパク質組成と細胞分布によって6つに分類される（表2.3）．

● クラス1と2は最も変化に富む中間径フィラメントであ

表 2.3　中間径フィラメントの局在，関連疾患の分類

タンパク質の型	分子量（kDa）	みられる場所	関連疾患の例
クラス 1・2：ケラチン			
酸性サイトケラチン	40〜64	すべての上皮細胞	単純性表皮水疱症
塩基性サイトケラチン	52〜68	すべての上皮細胞	ケラチン変異による角化症 メースマン角膜上皮変性症
クラス 3：ビメンチンとビメンチン様タンパク質			
ビメンチン	55	間葉由来の細胞（内皮細胞，筋線維芽細胞，ある種の平滑筋細胞を含む）と，ある種の神経外胚葉由来の細胞	デスミン心筋症（DRM） 拡張型心筋症 アレキサンダー病 筋萎縮性側索硬化症（ALS）
デスミン	53	筋細胞（ネスチン，シネミン，パラネミンと会合）	
グリア線維性酸性タンパク質（GFAP）	50〜52	ニューログリア細胞（主にアストロサイト，少ない上衣細胞），シュワン細胞，腸管グリア細胞，感覚神経節の衛星細胞，下垂体後葉細胞	
ペリフェリン	54	末梢ニューロン	
クラス 4：ニューロフィラメント			
ニューロフィラメント L（NF-L）	68	ニューロン NF-M または NF-H と会合	シャルコー・マリー・トゥース病 パーキンソン病
ニューロフィラメント M（NF-M）	110	ニューロン NF-L と会合	
ニューロフィラメント H（NF-H）	130	ニューロン NF-L と会合	
ネスチン	240	神経幹細胞，ある種の神経外胚葉由来の細胞，筋細胞 デスミンと会合	
α-インターネキシン	68	ニューロン	
シネミン α/β [a]	182	筋細胞 デスミンと会合	
シンコリン	64	筋細胞	
パラネミン	178	筋細胞 デスミンと会合	
クラス 5：ラミン			
ラミン A/C [b]	62〜72	すべての有核細胞の核	エメリー・ドレイフス型筋ジストロフィー
ラミン B	65〜68	すべての有核細胞の核	肢帯型筋ジストロフィー
クラス 6：ビーズ状フィラメント			
ファキニン（CP49）[c]	49	眼球水晶体線維細胞 フィレンシンと会合	若年性白内障 先天性白内障
フィレンシン（CP115）	115	眼球水晶体線維細胞 ファキニンと会合	

[a] シネミン α とシネミン β は DMN 遺伝子の 2 つの選択的転写物を表す．
[b] ラミン C はラミン A がスプライスされた産物．
[c] フィレンシン/ファキニンヘテロ二量体の分子量は 131 kDa．

り，**ケラチン** keratin（**サイトケラチン** cytokeratin）と呼ばれる．50 以上の異なるアイソフォームを含み，中間径フィラメントの大多数を占める（70 のヒト中間径フィラメント遺伝子のうち 54 遺伝子がケラチンフィラメントに関連づけられる）．ケラチンは 1 本の酸性サイトケラチン（クラス 1）と 1 本の塩基性サイトケラチン（ク

ラス 2）分子が形成するヘテロ二量体としてのみ存在する．おのおののケラチンペアは特定の種類の上皮細胞に特徴的であるが，上皮によっては何種類かのペアを発現しているものがある．ケラチンフィラメントは上皮由来のさまざまな細胞にみられる．新たな命名法に従うと，ケラチンは単層上皮のケラチン，重層上皮のケラチン，そして構造ケラチン（または硬ケラチン）の 3 つの発現群に分類される．構造ケラチンは毛や爪のような皮膚の付属構造にみられる．ケラチンフィラメントは上皮の細胞質を横断し，デスモソームを介して隣接する細胞のケラチンフィラメントと結合する．ケラチンのサブユニットは他の中間径フィラメントと共重合しない．したがって，ケラチンフィラメントは細胞特異的，組織特異的な認識システムをつくる．

- クラス 3 は 4 つのタンパク質を含むグループである．身体に最も広く分布する中間径フィラメントタンパク質である**ビメンチン** vimentin と，ビメンチン様線維（**デスミン** desmin，**グリア線維性酸性タンパク質** glial fibrillary acidic protein（**GFAP**），**ペリフェリン** peripherin）を含む．これらは多くの細胞にみられる多様な細胞質線維である．ケラチンと異なり，クラス 3 タンパク質は（デスミンを除いては）主に 1 種類の中間径フィラメントタンパク質が重合してできた線維である．ビメンチンは線維芽細胞を含むすべての間葉由来の細胞に最も頻繁にみられる中間径フィラメントである（図 2.51）．デスミンは筋細胞に特徴的である．GFAP はグリア細胞，特に**アストロサイト（星状膠細胞）** astrocyte にある．ペリフェリンは多くの末梢神経細胞にある．

- クラス 4 は歴史的には**ニューロフィラメント** neurofilament と呼ばれるグループであり，主に神経細胞の軸索で発現する中間径フィラメントタンパク質を含む．**NF–L**（低分子量タンパク質），**NF–M**（中間の分子量のタンパク質），**NF–H**（高分子量タンパク質）という分子量の異なる 3 種類のニューロフィラメント（NF）タンパク質で形成されている．1 つの NF–L 分子と他の 2 種類のうちの 1 つとを含むヘテロ二量体を形成する．すべてのタンパク質は細胞体から軸索や樹状突起の末端に向かって伸びるニューロフィラメントを形成し，構造的な支持を与える．クラス 4 タンパク質の遺伝子はいくつかの他の中間径フィラメントタンパク質もコードしており，筋細胞にある**シネミン** synemin，**シンコイリン** syncoilin，**パラネミン** paranemin や，神経細胞にある**ネスチン** nestin，α–インターネクシンが含まれる．このグループのタンパク質は組織内ではヘテロ多量体を形成することが多い．

- クラス 5 は**ラミン** lamin（もしくは**核ラミン** nuclear lamin）であり，核膜に沿った網状構造を形成する．ラミンはラミン A とラミン B という 2 種類のタンパク質からなる．細胞質にみられる他の中間径フィラメントと異なり，ラミンはほとんどすべての分化した細胞の核質に存在す

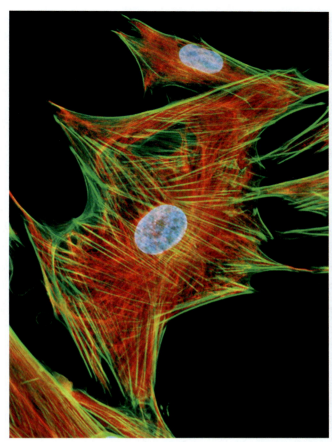

図 2.51 ▲ ヒト胎児肺線維芽細胞の中間径フィラメントの分布
ヒト胎児肺由来の培養線維芽細胞におけるビメンチン（赤）とアクチンフィラメント（緑）の分布を示す．ビメンチンは間葉系由来の細胞で発現する中間径フィラメントである．ビメンチンフィラメントは細胞質の中央付近に，アクチンフィラメントは細胞表面付近に集積していることが多い．この蛍光画像は間接蛍光抗体法を用いて撮影された．ビメンチンフィラメントは，マウス抗ビメンチン抗体とテキサスレッド蛍光色素が結合したヤギ抗マウス二次抗体を用いて染色されている．アクチンフィラメントは緑色蛍光色素が結合しているファロイジンで，核はヘキスト蛍光試薬で青に染色されている．3,500 倍．（Michael W. Davidson, Florida State University の許諾を得て転載．）

る．その構造と機能は p.80 で述べる．

- クラス 6 は水晶体特異的なグループの中間径フィラメントであり，**ビーズ状フィラメント** beaded filament とも呼ばれ，**ファキニン** phakinin と**フィレンシン** filensin の 2 つのタンパク質を含む．これらのフィラメントの周期的なビーズ様の表面の外見は，フィレンシン分子のカルボキシ末端の球状構造（集合したフィラメントの核から外に投射されている）に起因する．

中間径フィラメント結合タンパク質は細胞間および細胞・基質間の結合を維持するために必須である．

種々の中間径フィラメント結合タンパク質が細胞の分子構築の中心的な成分として機能する．プレクチンファミリーに属するタンパク質は，アクチンフィラメント，微小管，中間径フィラメントのいずれにも結合する性質を持ち，細胞骨格が正しく形成されるために重要である．核内の中間径フィラメントであるラミンは，**エメリン** emerin，**ラミン B 受容体**

lamin B receptor（**LBR**），**ヌリム** nurim，そしていくつかの**ラミナ結合ポリペプチド** lamina-associated polypeptide など，内核膜にある多数のタンパク質と結合する．これらのタンパク質は中間径フィラメント，アクチン，クロマチン，情報伝達タンパク質に対する複数の結合部位を持つ．それらはクロマチン構築，遺伝子発現，核構造，細胞情報伝達に関連した機能を持ち，細胞の核骨格と細胞質骨格を連結する重要な役割を果たしている．他の中間径フィラメント結合タンパク質としてはデスモプラキン，デスモプラキン様タンパク質，プラコグロビンがある．これらのタンパク質は中間径フィラメントの結合部位を形成し，デスモソームやヘミデスモソームに必須である．中間径フィラメントは細胞間結合や細胞・基質間結合と相互作用して機械的強度を与え，細胞外からの力に対する抵抗性を付与する．表2.4には3種類の細胞骨格線維の特徴をまとめた．

D. 中心子と微小管形成中心

中心子のまわりには微小管形成中心（MTOC）が集合する．

中心子 centriole は1対の短い棒状の円筒構造である．円筒の壁は三連の微小管9個で形成される．休止期の細胞では，2本の円筒の方向は直交する．中心子は通常核の近傍にあり，ゴルジ装置で部分的に囲まれ，不定形で電子密度の高い核周

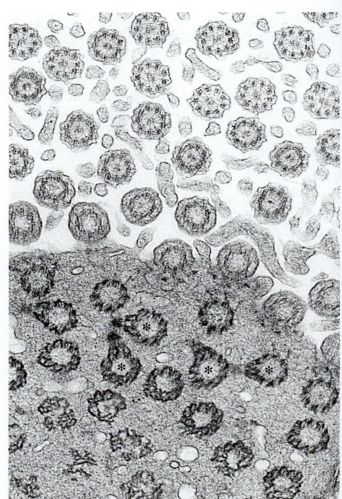

図2.53 ▲ 基底小体と線毛
気道の線毛細胞を斜めに切った際にみられる基底小体と線毛の断面を示す電子顕微鏡像．線毛には9＋2の微小管配列，つまり中心にある2つの微小管のまわりに，9対の二連微小管が並ぶ配列がみられる．基底小体では，このうちの中央の2つの微小管が欠けている．基底小体から出る突起（basal foot）がみられる横断面も観察される（＊）．28,000倍．（Patrice C. Abell-Aleff の厚意による．）

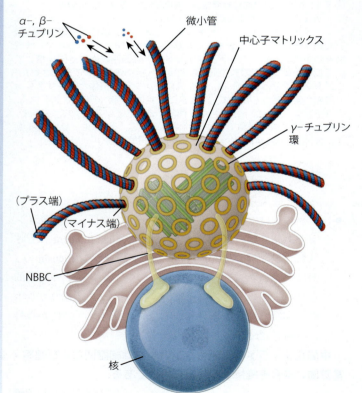

図2.52 ▲ 微小管形成中心（MTOC）の構造
MTOCと核およびゴルジ装置の関連を示す．ある種の細胞では，MTOCは収縮性タンパク質である核基底小体コネクター（NBBC）によって核膜につながれている．MTOCは中心子と多くのγ-チュブリン環が存在する不定形のタンパク質基質からなる．各γ-チュブリン環は，1本の微小管が伸長するための核となっている．微小管のマイナス端はMTOCと結合しており，一方，プラス端は細胞膜に向かって伸張する端である．

囲物質が付随する．中心子と中心子周辺物質を含む領域は**微小管形成中心** microtubule-organizing center（**MTOC**）または**中心体** centrosome と呼ばれる（図2.52）．ほとんどの微小管はMTOCで形成され，細胞内の特定の領域に向かって伸び出す．つまりMTOCは細胞間期につくられる微小管の数，極性，方向，構造を制御する．有糸分裂期の間は複製されたMTOCが紡錘体極として働く．MTOC自体の形成にも中心子の存在が重要である．中心子がなければMTOCは消滅し，微小管形成は著しく障害される．

MTOCの中心子周辺物質には微小管形成の起点となる多くのリング状の構造が含まれる．

MTOCには中心子およびリング状の構造を形成するγ-チュブリンなどの200以上のタンパク質でできる不定形の中心子周辺物質が存在する．γ-チュブリンのリングはチュブリン二量体で形成される微小管の成長が始まる部位である．α-，β-チュブリン二量体がγ-チュブリンのリングに一定の

FOLDER 2.2　臨床関連事項：微小管とフィラメントの異常

微小管，アクチンフィラメント，中間径フィラメントの構築や構造に関連した異常は，さまざまな病理的障害をもたらす．これらの異常は細胞骨格の欠陥を招き，細胞内小胞輸送の異常，病理的なタンパク質の蓄積，細胞運動の障害などの原因となる．

微小管

微小管と微小管関連タンパク質の構築の異常は，気道上皮の線毛を動かなくして，貯留した分泌物の除去を行う呼吸器系の能力を抑制してしまう．これは**カルタゲナー症候群** Kartagener's syndrome（p.118 参照）として知られており，精子の運動にも影響し，男性不妊症を招く．また女性でも，卵管での卵子の線毛輸送が障害されるため，不妊症をもたらす．

微小管は，細胞の運動と同様に，小胞輸送（エンドサイトーシス，エキソサイトーシス）にとっても重要である．**コルヒチン** colchicine のようなある種の薬物は，チュブリン分子に結合し，その重合を阻害する．この薬物は急性の痛風発作の治療に有用で，好中球の遊走を阻害し，組織における尿酸結晶の沈着への反応性を減じることができる．**ビンブラスチン** vinblastine と**ビンクリスチン** vincristine（**オンコヴィン** Oncovin）も微小管に結合する薬物であり，これらは細胞分裂に重要な紡錘体の形成を抑制する．これらの薬物は，がん治療に際し，抗有糸分裂，抗増殖性の薬剤として使用される．もう1つの薬物である**パクリタクセル** paclitaxel（**タキソール** Taxol）は，乳がんの化学療法に用いられる．タキソールは微小管を安定化させ脱重合を阻害する（コルヒチンとは逆の作用）ことで，がん細胞の細胞分裂を抑制する．

アクチンフィラメント

アクチンフィラメントは，さまざまな細胞の貪食機能や白血球の遊走に重要である．**サイトカラシン B** cytochalasin B，**サイトカラシン D** cytochalasin D など真菌類から得られる化学物質は，アクチンフィラメントのプラス端に結合し，アクチンの重合を阻害することにより，リンパ球の遊走や，ファゴサイトーシス，細胞分裂（細胞質分裂）を抑制する．**ファロイジン** phalloidin という毒キノコ由来の毒もアクチンフィラメントに結合するが，これはアクチンフィラメントを安定化させ，脱重合を阻害する．蛍光色素を結合させたファロトキシンファミリーの誘導体（NBD ファラシジン）は，アクチンフィラメントの染色によく利用される（図 2.46 参照）．これらの薬物を細胞に長く作用させると，F-アクチンと G-アクチンの動的平衡が壊れてしまい，細胞は死にいたる．

中間径フィラメント

中間径フィラメントの分子構造は組織特異的であり，多くの異なるタイプのタンパク質から形成される．中間径フィラメントの構築が障害されることが原因とされる疾患も存在する．これらの欠陥は，実験動物の中間径フィラメント遺伝子に変異を導入することで発現させることができる．脳組織内のニューロフィラメントの変異はアルツハイマー病の特徴であり，ニューロフィラメントと微小管関連タンパク質を含んだ**神経原線維変化** neurofibrillary tangle として表れる．

中枢神経系の病気である**アレキサンダー病** Alexander disease は GFAP 遺伝子の変異で起こる．この病気の病理学的特徴は，GFAP の蓄積を含むアストロサイトの細胞質封入体（ローゼンタル線維）である．GFAP が変異すると，中間径フィラメントだけでなく，アストロサイトの構造維持と機能に重要な他のタンパク質の形成も影響を受ける．アレキサンダー病の小児は巨頭症（異常に大きな頭部），痙攣，精神運動異常を伴う白質脳症（脳の感染症）を発症し，10歳までに死亡する．

アルコール性肝硬変の特徴の1つは，ケラチン中間径フィラメントが優勢な好酸性封入体である．この封入体はマロリー小体と呼ばれ，肝細胞の細胞質に光学顕微鏡で観察することができる（図 F2.2.1）．

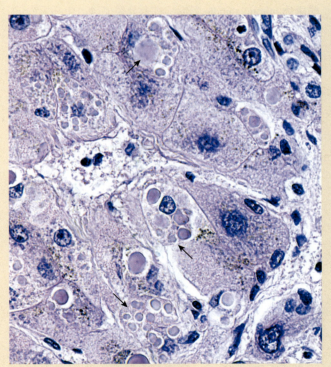

図 F2.2.1 ▲ **マロリー小体の顕微鏡像**
細胞内封入体を形成するケラチン中間径フィラメントの集積は，特定の細胞傷害に関係していることが多い．アルコール性肝硬変では肝細胞にマロリー小体として知られる封入体（→）が観察される．マロリー小体がある細胞を取り囲むように，リンパ球とマクロファージによる炎症反応がみられる．900倍．

向きで付加される．微小管のマイナス端は MTOC に結合し，プラス端は成長端であり，細胞膜に向かう（図 2.52 参照）．

中心子は線毛と鞭毛の基底小体となり，細胞分裂時の紡錘体の配列に関わる．

中心子は 1 世紀以上前に発見されたが，正確な機能，複製，形成についてはまだ研究の途上にある．わかっている中心子の機能を 2 つに分けることができる：

- **基底小体 basal body 形成**：中心子の重要な機能の 1 つは，線毛と鞭毛の形成に必要な基底小体を生み出すことである（図 2.53）．基底小体は既存の中心子と接触することなく新規に合成される（無中心子経路）か，または既存の中心子が複製される（中心子経路）かのどちらかで形成される．約 95% の中心子が非中心子経路で形成される．どちらの経路も**前中心子** procentriole として知られる中心子の直前の前駆体を多数つくり，それらが頂部細胞膜近くの適切な場所に移動して成熟し，基底小体となる（図 2.54）．基底小体は線毛を形成する基盤となる．微小管が基底小体から上に向かって成長し，細胞膜を外に押し，成熟した線毛となるように突出させる．中心子複製の過程は p.67 に述べる．

- **紡錘体 mitotic spindle 形成**：有糸分裂では，中心子の位置が紡錘体極の場所を規定する．中心子は完全に機能的な MTOC の形成にも必要であり，MTOC は紡錘体結合微小管の核をなす．たとえば星状体微小管はそれぞれの中心子のまわりに放射状に形成される．それらは新たにできる紡錘体の軸を決める上で必須である．ある種の動

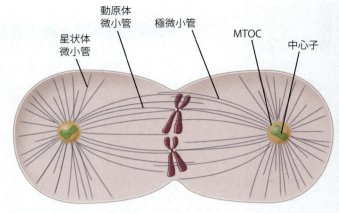

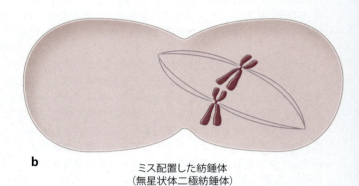

図 2.55 ▲ 正常な細胞分裂と中心子を欠く細胞での紡錘体
a. 有糸分裂中の正常細胞における紡錘体の位置関係を表す．中心子の位置と紡錘体微小管の分布を示している．MTOC：微小管形成中心 microtuble-organizing center．b. 中心子を欠失した細胞の場合，有糸分裂は起こり，動原体微小管だけを含む紡錘体が形成される．しかし，両極の紡錘体は本来適切な位置に紡錘体を位置づけるはずの星状体微小管を欠いている．このようなミス配置した紡錘体は，無星状体二極紡錘体として知られている（Marshall WF, Rosenbaum JL. How centrioles work: lessons from green yeast. Curr Opin Cell Biol 2000; 12: 119-125 に基づく）．

物細胞では，紡錘体そのもの（主に動原体微小管）は MTOC 非依存性の機構で形成され，染色体から出る微小管でつくられる．最近の研究では，中心子がないと星状体微小管ができず，紡錘体が正しい向きに形成されないことがわかっている（図 2.55）．したがって，有糸分裂での中心子の主要な役割は，MTOC を適切な場所に配置し，星状体微小管を成長させて紡錘体が正しい向きに形成されるようにすることである．

中心子は円筒状に配列した三連の微小管とそれに付随するタンパク質である．

電子顕微鏡観察では，1 本の棒状の中心子の長さは約 0.2 μm で，三連の微小管が 9 本平行に並んでいるようにみえる（図 2.56）．三連の微小管はややらせん状に曲がって配列する．三連の微小管は互いに融合し，隣接する微小管は壁の一部を共有する．最も内側にある A 微小管は α-，β-チュブリン二量体を含む 13 本のプロトフィラメントでできた完全なリングである．真ん中の B 微小管，最も外側の C 微小管は，壁の一部を互いどうし，あるいは A 微小管と共有す

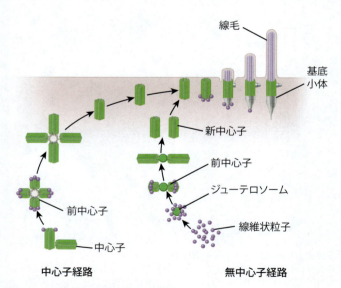

図 2.54 ▲ 基底小体形成の 2 つの経路
中心子経路では，1 対の中心子をもとに新しい中心子の複製が起こる．この経路を用いて，線毛細胞では成熟中心子の近くに新たに多数の中心子が形成される．無中心子経路は，線毛細胞において基底小体を形成する主要な経路である．この経路では，新しい中心子はジューテロソームと呼ばれる微小管とは関係のない線維状顆粒から新たに形成される．両経路とも，前中心子がまず形成された後，頂部細胞膜近くの適当な場所に移動して基底小体となる．線維状粒子は根小毛の形成に関係する．（Hagiwara H, Ohwada N, Takata K. Cell biology of normal and abnormal ciliogenesis in the ciliated epithelium. Int Rev Cytol 2004; 234: 101-139 に基づく．）

参照).分裂細胞では,これらの線維結合は中心子を2個の娘細胞に分けるために必要である.ある種の生物では,個々の中心子の近位端は核・基底小体コネクター(NBBC)と呼ばれる収縮性タンパク質で核膜につなぎ留められる.それらの機能は,有糸分裂の間,中心子を紡錘体の極に結合しておくことである.ヒト細胞では,中心体と核の結合は細胞骨格の線維成分で維持されているようである.哺乳類の特徴は1対の中心子の間に違いがあることである.成熟中心子と呼ばれる1個の中心子は,機能は不明だが棒のような外套突起やシート状の付着物を持つ(図2.57参照).もう1個の中心子は未熟中心子と呼ばれ,外套や付属物を持たない.

中心体の複製は細胞周期と同調し,線毛形成過程に関わる.

中心体は細胞周期の進行と同調して複製したり,線毛形成のための基底小体を形成したりする.線毛は G_1 期の間に構築される. G_0 期に最も豊富に存在し,細胞周期の M 期に入る前に崩壊する.図2.58に示すように,中心体の複製や一次線毛の形成は細胞周期の進行と関連している.

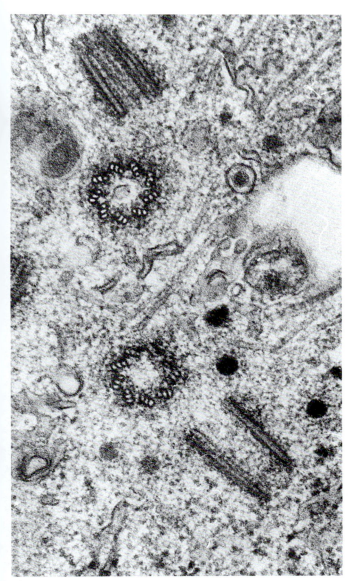

図2.56 ▲ 線維芽細胞の親中心子と娘中心子の透過型電子顕微鏡像
中心子の横断面では,三連微小管の配列がみられる.写真右下では中心子の中央部の縦断面がみられ,左上では中心子の辺縁部における縦断面がみられる.90,000倍.(Dr. Manley McGill, Dr. D. P. Highfield, Dr. T. M. Monahan, Dr. Bill R. Brinkleyの厚意による.)

るため,アルファベットのCのような断面を示す.三連の微小管の長さは同じではなく,C微小管はA,B微小管より短いのが普通である.

中心子の三連の微小管は内腔を取り囲む.内腔の遠位端(核から遠い側)には20 kDaの Ca^{2+} 結合タンパク質,セントリンがある(図2.57).内腔の近位端(核に近い側)はγ-チューブリンで縁取られている.γ-チューブリンは三連の微小管ができるための鋳型となる.さらに,中心子には新たに発見されたδ-,ε-,ζ-,η-チューブリンやペリセントリン複合体が存在する.p210タンパク質のようなタンパク質でできたリングが,中心子の遠位端を細胞膜に結合させるようにみえる.1対の中心子の間をつなぐ線維状の結合がヒトリンパ球で同定された.他の生物では,2つのタンパク質架橋,すなわち近位結合線維と遠位結合線維が中心子間をつなぐ(図2.57

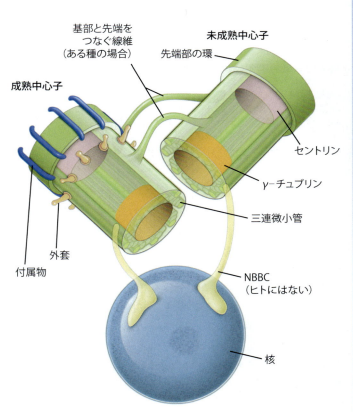

図2.57 ▲ 中心子の模式図
分裂していない細胞において,中心子は2つが対になって存在し,それぞれが直交するように配列している.1つの中心子(少なくとも2細胞周期前に形成されている)は,もう1つの中心子(先の細胞周期で形成されている)より成熟している.成熟中心子は,外套と付属物の存在で特徴づけられる.中心子は核に非常に近いところに位置している.各中心子の基本的構成要素は三連微小管であり,これが内腔を持つように円筒状構造をなしている.内腔の基部にはγ-チューブリンが存在し,三連微小管の配列と生成のための核となっている.内腔の先端部にはセントリンが含まれている.ある種の細胞では,基部と先端部の2ヵ所をつなぐ2つのタンパク質による架橋構造が存在し,対になっている中心子どうしをつないでいる.また他の種では(ヒトではない),それぞれの中心子は核基底小体コネクター(NBBC)として知られている収縮性タンパク質で核膜とつながっている.

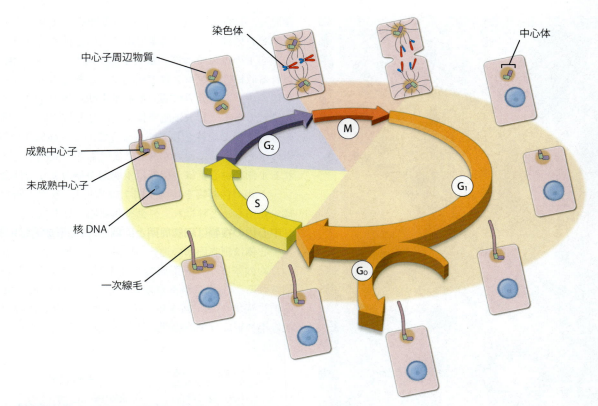

図2.58 ▲ 細胞周期における中心体の複製と一次線毛形成の関連
有糸分裂後，細胞は不定形の中心子周辺物質に囲まれた1つの中心体（MTOC）を持つ．一次線毛の形成はG$_1$期に始まり，中心体が細胞膜の方へ移動し，線毛形成過程を開始する．成熟中心子の頂部では，一次線毛に必要な構造とタンパク質の輸送が行われ，一次線毛軸糸（9＋0）が構築される．G$_0$期やG$_1$末期において，一次線毛は細胞外環境の情報を受容し解釈する細胞外アンテナとして機能している．中心子の複製はG$_1$期からS期に移行する時期に始まり，S期には2対の中心子がみられる．G$_2$後期には，中心子は成熟に達するが，一次線毛は失われる．これにより中心体は細胞膜から離れ，紡錘体形成に参加するようになる．ひとたび細胞分裂が完結すると，中心子はG$_1$期における線毛の再形成に向かう．（Santos N, Reiter JF. Building it up and taking it down: the regulation of vertebrate ciliogenesis. Dev Dyn 2008; 237: 1972–1981 に基づく.）

それぞれの娘細胞は細胞分裂後に1対の中心子しか受け取らないので，娘細胞は次の細胞分裂前に既存の中心子を複製しなければならない．多くの体細胞では，中心子の複製は細胞周期のG$_1$期からS期に移行する時期に始まる．この出来事はS期のサイクリンE・Cdk2複合体の活性化と密接に関係する（図3.11参照）．この複合体は核シャペロンタンパク質であるヌクレオホスミン/B23を直接リン酸化し，そのことが中心子の複製開始のシグナルとなる．

多くの細胞では，複製は1対の中心子ペアの分離から始まり，続いてそれぞれのもとの中心子の近位端側方に少量の線維状あるいは顆粒状の物質が現れる．既存の中心子ペアは新たなオルガネラ形成のための核となるので，この中心子複製過程のことを中心子経路と呼ぶ（図2.54参照）．線維状の顆粒は融合して**ジューテロソーム** deuterosome という密な球状構造となり，さらに前中心子（または芽）となったあと，次第に大きくなって親中心子に直交する向きの付属物となる（図2.54参照）．微小管が成長するにつれて（通常はS期からG$_2$期後半にかけて）線維状顆粒の数を増やし始め，最初は9つの単一の微小管からなるリングであったものが二連に，最後には三連になる．前中心子が細胞周期のS期とG$_2$期の間に成熟するにつれて，それぞれの親・娘中心子ペアは核のまわりを移動する．有糸分裂が始まる前に，不定形の中心子周辺物質に囲まれた中心子は核を挟んで反対側に配位し，星状体微小管をつくり出す．このようにして中心子が定めた極の間に双極性の紡錘体が発達する．

有糸分裂と線毛形成における中心子複製の間の重要な違いは，有糸分裂の際には親中心子の横に娘中心子が1つだけできるのに対して，線毛形成の際には最大で10もの中心子が親中心子のまわりにできるという点である．

E. 基底小体

細胞表面の線毛の発達には，中心子に由来する基底小体が必要である．

1本1本の線毛ごとに基底小体が必要である．線毛形成過程で起こる中心子の形成が，基底小体の形成に関わる．新たに形成された中心子は細胞の頂部表面に移動し線毛の微小管形成の中心となる．運動線毛の芯にある構造（軸糸）は中心にある2本の微小管と，周辺の9本の二連微小管（9＋2の構築）で形成される．基底小体の役割はMTOCのそれとは異なる．軸糸の二連微小管は基底小体のA微小管，B微小管に連続し，成長端（プラス端）にα-，β-チュブリン二量体を付加することによって成長する．線毛，基底小体，線毛形成過程についての詳細な記述はCHAPTER 5の上皮組織の項を参照されたい．

表 2.4　3 つの細胞骨格成分のまとめ

	アクチンフィラメント（細線維）	中間径フィラメント	微小管
形	二重らせん配列	ロープ状線維	非分岐の長い中空の円筒
直径（nm）	6〜8	8〜10	20〜25
基本となるタンパク質サブユニット	G-アクチンの単量体（分子量 42 kDa）	さまざまな中間径フィラメントタンパク質（分子量〜 50 kDa）	α-およびβ-チュブリン（分子量 54 kDa）の二量体．MTOC に存在するγ-チュブリンは微小管の核形成に必要．δ-，ε-，ζ-，η-チュブリンは MTOC と基底小体に結合する
酵素活性	ATP 加水分解活性	なし	GTP 加水分解活性
極性	マイナスまたは矢頭端は遅い伸長端 プラスまたは矢尻端は速い伸長端	非極性構造	マイナス端は MTOC に埋まる非伸長端 プラス端は伸長端
形成過程	単量体 G-アクチンが伸張するフィラメントに付加する　重合には K^+，Mg^{2+}，ATP が必要である．この ATP は，G-アクチン分子がフィラメントに組み入れられた後，ADP へと加水分解される	2 対の単量体ペアから 2 つのコイルドコイル二量体が形成される．2 つのコイルドコイル二量体が互いにより合わさって，少しずれた四量体が形成される．その四量体がフィラメントの軸に沿って並び，自由端で互いに結合することで，伸張した構造となる．	核形成部位では，α-とβ-チュブリン二量体は，γ-チュブリン環に付加する　各チュブリン二量体は，GTP と結合した後，Mg^{2+}存在下で微小管に組み入れられる　重合後，GTP は GDP へと加水分解される
構築に必要となるエネルギー供給源	ATP	該当なし	GTP
特徴	細く柔軟なフィラメント	強く安定した構造	動的不安定性を示す
関連タンパク質	機能ごとにさまざまなアクチン結合タンパク質（ABP）がある：ファスシン（束ねる機能），ゲルゾリン（フィラメント切断機能），CPタンパク質（キャッピング機能），スペクトリン（架橋機能），ミオシンⅠ，Ⅱ（モーター機能）	中間径フィラメント関連タンパク質：プレクチン（微小管,アクチン,中間径フィラメントとの結合機能），デスモプラキンとプラコグロビン（デスモソーム，ヘミデスモソームに中間径フィラメントを結合させる機能）	微小管関連タンパク質：MAP-1，-2，-3，-4，MAP-τ，TOG-ρは，微小管の構築制御，安定化，特異的なオルガネラの繋留を行っている．オルガネラの移動に必要とされるモータータンパク質として，ダイニン，キネシンがある
細胞内の局在	微絨毛の芯 終末扇 細胞膜直下に集積 筋の収縮性成分 分裂中の収縮環成分	細胞質に広がって，デスモソーム，ヘミデスモソームとつながる 核において，内核膜直下に存在	線毛の芯 MTOC から細胞辺縁へと伸びる 紡錘体 中心体
主要な機能	筋細胞の収縮において本質的な成分（骨格筋の筋節）	機械的強度の維持．ずり応力への抵抗性	オルガネラの移動経路の提供 線毛の動態や，細胞分裂の際の染色体の動態の提供

4. 封入体

封入体には細胞の代謝産物が含まれ，色素顆粒，脂肪滴，グリコーゲンが主なものである．

封入体 inclusion は細胞の代謝産物として形成され，特徴的な染色性を示す細胞質または核の構造である．細胞の中で動かず，生命のない成分と考えられている〔訳注：少なくとも一部の封入体は細胞内で動く〕．色素顆粒のような一部の封入体は細胞膜で包まれるのに対し，脂肪滴やグリコーゲンなどは膜に包まれず，細胞質や核質に存在する〔訳注：脂肪滴は脂質一重膜に包まれる〕．

- **リポフスチン** lipofuscin は通常の H&E 染色標本でみえる茶褐色の色素である．ニューロンや骨格筋細胞，心筋細胞などの分裂しない細胞でよくみられる．リポフスチンは細胞の老化に伴い，何年もの経過を経てほとんどの真核細胞に貯留する．このことからよく消耗色素と呼ばれる．リポフスチンはミトコンドリアの酸化的崩壊やリソソーム消化の結果として蓄積する酸化脂質，リン脂質，金属，有機分子の複合である．マクロファージのような貪食細胞もリポフスチンを含むが，それは細菌，異物，死細胞，自己のオルガネラを消化した結果生じたものである．リポフスチンの蓄積は細胞に与えられたストレスを正確に反映しているらしいことがわかっている．

- **ヘモジデリン** hemosiderin は多くの細胞の細胞質にみられる鉄貯蔵複合体である．消化不能なヘモグロビンの遺残物であると考えられ，赤血球の貪食に関係する．ヘモジデリンが最もよくみられるのは老化赤血球を処理する脾臓であるが，肺胞の小出血を伴う感染の際などには肺胞マクロファージにもみられる．光学顕微鏡では濃茶色の顆粒としてみえ，リポフスチンと見分けにくい．ヘモジデリン顆粒は鉄を検出する組織化学的方法で染色可能である．

- **グリコーゲン** glycogen はグルコースを貯蔵するための高度に枝分かれしたポリマーである．通常の H&E 染色では染まらない．しかし光学顕微鏡でも特殊な固定染色操作（トルイジンブルー染色や過ヨウ素酸シッフ染色）を行えば観察可能である．肝臓や横紋筋細胞は大量のグリコーゲンを含み，グリコーゲンが存在する場所は染色されないことがある．電子顕微鏡ではグリコーゲンは直径 25 ～ 30 nm の顆粒として，あるいは細胞質の相当面積を占める顆粒の集積としてみえる（図 2.59）．

- **脂肪封入体** lipid inclusion（**脂肪滴** fat droplet）は細胞代謝にエネルギーを供給する栄養性の封入体である．脂肪滴はごく短時間だけ存在することもあれば（たとえば腸管吸収細胞の場合），長期間存在し続けることもある（たとえば脂肪細胞の場合）．脂肪細胞では脂肪滴が細胞質

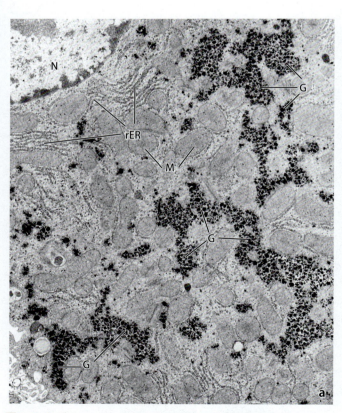
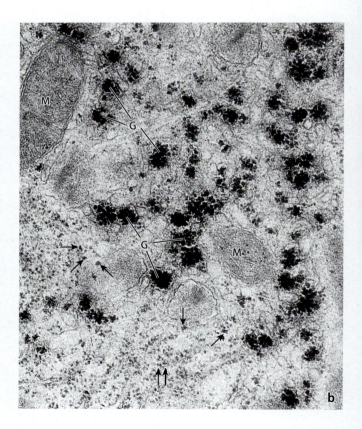

図 2.59 ▲ グリコーゲンを多く含む肝細胞の透過型電子顕微鏡像

a． 肝細胞の一部を示す電子顕微鏡像．写真左上に核（N）が位置する．グリコーゲン（G）は不規則な電子密度の塊として観察される．粗面小胞体（rER）とミトコンドリア（M）も明瞭にみられる．10,000 倍．**b．** 高倍率の電子顕微鏡像．グリコーゲン（G）は小さな粒子の凝集体として観察される．最も小さい凝集体（→）でさえ，さらに小さいグリコーゲン粒子の集まりから形成されている．グリコーゲンの密度はリボソーム（左下）のそれよりも顕著に大きい．52,000 倍．

FOLDER 2.3 臨床関連事項：中心子の複製異常とがん

正常な細胞分裂の重要な要素の1つは，染色体と他のオルガネラが有糸分裂の際に正確に再配置されることである．細胞周期のS期での染色体DNAの複製に続き，中心子は細胞周期と緊密に同調した1回の複製を行う．中心子は有糸分裂の際に双極性紡錘体を形成し，娘細胞に染色体を均一に分配するために必須である．中心子複製を制御している機構に変調が生じると，中心子やそれを囲むMTOCの数が増え，さまざまな異常が起こる．そうした変化は紡錘体をゆがめ（たとえば多極化したり誤った方向に向いたりした紡錘体の出現など，図F2.3.1），細胞分裂の際に染色体の異常な分配が起こったりする．その結果起こる染色体数の変化（**異数性** aneuploidy）により，がん遺伝子の活性の増加や腫瘍抑制遺伝子による防御力の低下が起こる．こうした変化は悪性の細胞形質転換を引き起こすことが知られている．腫瘍細胞では中心子数の増加が頻繁にみられる．

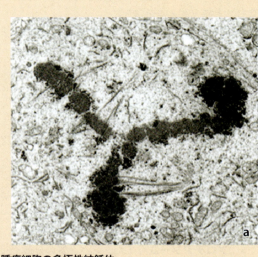 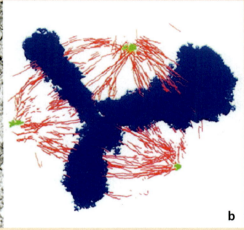

図 F2.3.1 ▲ 腫瘍細胞の多極性紡錘体
a. 浸潤性乳腺腫瘍細胞の電子顕微鏡像．細胞分裂中期における異常な対称性三極紡錘体を示す．16,000倍．**b.** 微小管（赤），紡錘体（緑），分裂中期の染色体（青）をカラーでトレースした像（分裂中の腫瘍細胞の隣接しない6枚の連続切片像から得たもの）．異常な紡錘体の構造が明確にわかる．この紡錘体の詳細な解析と三次元再構築によって，おのおのの紡錘体極は少なくとも2つの中心子を持ち，紡錘体極ごとに2つの異なる微小管集合部位が存在することがわかった．(Lingle WL, Salisbury JL. Altered centrosome structure is associated with abnormal mitoses in human breast tumors. Am J Path 1999; 155: 1941–1951 より許諾を得て転載．)

の大部分を占め，他のオルガネラは細胞の辺縁部に押しやられる．脂肪滴は光学顕微鏡，電子顕微鏡の標本作製に使われる有機溶媒で抽出されてしまう．光学顕微鏡で脂肪滴としてみられるのは，脂質が抽出された後に残る細胞質の穴にすぎない．脂質代謝に関わる酵素が遺伝的に欠損しているヒトでは，脂肪滴が異常な場所に蓄積していることや，異常に大量にみられることがある．そのような疾患は脂質蓄積病と呼ばれる．

- ある種の細胞に含まれる**結晶性封入体** crystalline inclusion は光学顕微鏡で認められる．ヒトでは精巣のセルトリ細胞（支持細胞）とライディッヒ細胞（間細胞）にみられる．電子顕微鏡では結晶性封入体は多くの細胞種にみられ，核やオルガネラなど細胞のほとんどの場所に観察される．封入体のあるものにはウイルスタンパク質，貯蔵物質，細胞の代謝産物が含まれるが，その他の意義はわかっていない．

5. 細胞質マトリックス

細胞質マトリックスは濃縮したゲルであり，種々の大きさと形を持つ分子からできている．

細胞質マトリックス cytoplasmic matrix（**基質** ground substance または**サイトゾル** cytosol）には光学顕微鏡でも電子顕微鏡でも特別な構造はみられず，種々の大きさと形の分子（電解質，代謝物，RNA，合成されたタンパク質など）を含む濃縮水溶液と理解されてきた．ほとんどの細胞で，細胞質マトリックスは最大の領域を占める．細胞質マトリックスは細胞の存在の基礎となる生理的過程（タンパク質合成と分解，栄養物の分解）が起こる場所である．超高圧電子顕微鏡（HVEM）による0.25〜0.5μmの厚さの切片の観察により，細い線維構造と架橋からなる複雑な三次元的ネットワークの存在が明らかになった．このネットワークを足場として，遊離リボソームなど細胞質での反応が起こり，オルガネラの輸送や運動が正しく制御される．

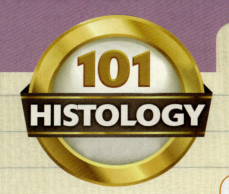

核以外の細胞構造

> **細胞と細胞質の概要**
> - **細胞**はすべての多細胞生物の基本的な構造的・機能的単位である.
> - 細胞は2つの主要な区分を持つ:**細胞質**(**細胞質マトリックス**に囲まれた**オルガネラ**と**封入体**を含む)と**核**(ゲノムを含む).
> - オルガネラは代謝的に活発な複合体あるいは区画であり,膜性と非膜性のオルガネラに大別される.

> **膜性オルガネラ**
> - **細胞膜**は透過型電子顕微鏡で観察できる両親媒性の脂質二重層である.リン脂質,コレステロール,埋め込まれた内在性膜タンパク質,会合した表在性膜タンパク質でできている.
> - **内在性膜タンパク質**は細胞の代謝,制御,統合に重要な機能を持つ.ポンプ,チャネル,受容体,リンカー,酵素,構造タンパク質を含む.
> - **脂質ラフト**はコレステロールとスフィンゴ糖脂質を高密度に含む細胞膜内のミクロドメインである.ラフトは内在性膜タンパク質と表在性膜タンパク質を持った動的な情報伝達の足場である.
> - 膜の陥入により小胞の**出芽**が起こる.出芽によって分子は細胞に入る(**エンドサイトーシス**),細胞から出る(**エキソサイトーシス**),あるいは輸送小胞として細胞質の中を移動することができる.
> - **エンドサイトーシス**は細胞による液体と巨大分子の取り込みである.3つの異なる機構がある:**ピノサイトーシス**(液体や溶けた低分子の取り込み),**ファゴサイトーシス**(大型粒子の取り込み),**受容体依存性エンドサイトーシス**(受容体に結合する特定分子の取り込み).
> - 受容体依存性エンドサイトーシスで起こる**小胞形成**には**クラスリン**タンパク質との結合が関わる.クラスリンは,電子顕微鏡で**被覆陥凹**あるいは**被覆小胞**としてみられるかご状構造をつくる.
> - **エキソサイトーシス**は細胞分泌のプロセスであり,これにより輸送小胞は細胞膜に融合したときに内包物を細胞外空間に放出する.**構成性分泌経路**では,輸送小胞内の物質は絶えず細胞膜に向けて送り出され放出される.**制御性分泌経路**では,小胞内の物質は細胞内に貯蔵され,ホルモン性や神経性の刺激を待って放出される.
> - **リソソーム**は加水分解酵素を含む消化器官であり,エンドサイトーシスに由来する基質と細胞自身に由来する基質(オートファジー)を分解する.リソソームは加水分解に耐性のある特殊な構造タンパク質でできた特殊な膜を持つ.
> - リソソームは新規合成されたリソソームタンパク質(酵素や構造タンパク質)を受け取ることによりエンドソームからできる.リソソームタンパク質はリソソーム標的シグナルである**マンノース-6-リン酸**(**M-6-P**)により運ばれる.
> - **プロテアソーム**もまたタンパク質の分解を行う非膜性の器官である.プロテアソームは細胞質性のタンパク質複合体であり,リソソームの関与なしに,分解されるべくユビキチンで目印をつけられた傷ついた(フォールディングに失敗した)あるいは不要なタンパク質を分解する.
> - **粗面小胞体**(**rER**)は**リボソーム**が結合した小胞体の領域である.タンパク質合成や新規合成されたタンパク質の修飾が行われる.rERは活性化した分泌細胞で最も発達しており,光学顕微鏡では好塩基性領域(**エルガストプラズム**)として観察される.
> - **滑面小胞体**(**sER**)はリボゾームが結合しない網目状の管からできている.sERには**解毒酵素**(肝臓)やグリコーゲンと**脂質代謝**に関わる酵素が含まれる.sERは骨格筋細胞ではCa^{2+}の貯蔵庫としても機能する.
> - **ゴルジ装置**は連続した扁平で積み重なった膜槽であり,ここで翻訳後修飾,仕分け,積み込みが行われたタンパク質は次の4つの主な細胞内区画に送られる:頂部および側基底部細胞膜,エンドソーム,リソソーム,頂部細胞質(貯蔵あるいは分泌のため).
> - **ミトコンドリア**は細長く伸びた動的なオルガネラであり,ATPを産生するための呼吸酵素の**電子輸送鎖**を含む.大量のエネルギーをつくり出して消費する細胞に豊富に存在し,**アポトーシス**(**プログラム細胞死**)を制御する.
> - **ペルオキシソーム**は過酸化水素の産生と分解,脂肪酸分解を担う小さなオルガネラである.

非膜性オルガネラ

- **微小管**は細長く硬い中空の管（直径 20 〜 25 nm）であり、α-チュブリン、β-チュブリンで形成される。アクチンフィラメント、中間径フィラメントとともに**細胞骨格**を形成する。微小管は MTOC 内で γ-チュブリンのリングから形成され、**動的不安定性**として知られる絶え間ないリモデリングの過程でチュブリン二量体が付加されたり即座に除去されたりして、長さをダイナミックに変える。
- 微小管は**細胞内小胞輸送**と**紡錘体**のための経路を形成する。また、**線毛**と**鞭毛**の運動や細胞形態の維持にも必須である。
- 微小管に沿った細胞内オルガネラの運動は分子モータータンパク質（**ダイニン**や**キネシン**）によって駆動される。
- **アクチンフィラメント**（ミクロフィラメント）は微小管に比べてより細く（直径 6 〜 8 nm）、短く、柔軟性に富む。アクチンフィラメントは **F-アクチン**（**線維状アクチン**）を形成する重合化した **G-アクチン**（**球状アクチン**）で構成される。
- アクチンフィラメントは細胞・基質間接着（**接着斑**）、膜タンパク質の運動、微絨毛の芯となる構造の形成、細胞突起（**ラメリポディア**と**フィロポディア**）の形成を介した細胞運動性などにも関与する。
- **アクチンモータータンパク質**（ミオシンファミリー）は ATP を加水分解してアクチンフィラメントに沿った運動のためのエネルギーを供給し、筋の収縮を引き起こす。
- **中間径フィラメント**は紐状の線維（直径 8 〜 10 nm）で、細胞を安定化し、細胞間結合（デスモゾームやヘミデスモゾーム）に関わる。
- 中間径フィラメントは無極性で高度に分化した中間径フィラメントサブユニットでできている。サブユニットには**ケラチン**（上皮細胞）、**ビメンチン**（間葉由来細胞）、**デスミン**（筋細胞）、**ニューロフィラメントタンパク質**（神経細胞）、**ラミン**（核）、**ビーズ状フィラメントタンパク質**（水晶体）が含まれる。
- **中心子**は 1 対の短い棒状をした細胞質の円筒構造であり、9 つの三連微小管から構築される。中心子は MTOC を形成するための中心点であり、線毛と鞭毛のための基底小体をつくり、細胞分裂の際に紡錘体を配列させる。

封入体

- **封入体**には細胞の代謝活動による産物が含まれ、さまざまな色素顆粒（**リポフスチン**は最もありふれた消耗顆粒である）、脂肪滴、グリコーゲンなどがある。

3 細胞核

1. 核の概要 / 74
2. 核の成分 / 74
   A. クロマチン / 74
   B. 核小体 / 78
   C. 核膜 / 80
   D. 核質 / 82
3. 細胞の更新 / 83
4. 細胞周期 / 84
   A. 細胞周期における各時期とチェックポイント / 84
   B. 細胞周期の調節 / 85
   C. 有糸分裂 / 86
   D. 減数分裂 / 89
5. 細胞死 / 90
   A. アポトーシス / 91
   B. その他のプログラム細胞死 / 94

FOLDER 3.1 臨床関連事項：細胞遺伝学的検査 / 79
FOLDER 3.2 臨床関連事項：細胞周期の調節とがん治療 / 80

 HISTOLOGY 101 / 95

 ## 1. 核の概要

真核細胞において，核はゲノム（遺伝情報）を含み，膜構造で仕切られた分画である．

核は遺伝情報を含むとともに，DNA の複製と RNA の転写とプロセッシングのための装置でもある．分裂期ではない細胞，すなわち間期の細胞の核は，以下の構成要素からなる：

- **クロマチン** chromatin（染色質）．ユークロマチン（正染色質）ないしヘテロクロマチン（異染色質）として存在する核内の物質である．クロマチンには DNA の他に，それと同量の多様な核タンパク質（ヒストン）が含まれる．このタンパク質は DNA が機能する上で必要である．
- **核小体** nucleolus．転写活性のある rRNA 遺伝子と，RNA，タンパク質を含む核内の小さな領域である．核小体には rRNA 合成の部位があり，細胞周期を調節するタンパク質を含んでいる．
- **核膜** nuclear envelope．細胞核を囲む 2 重の膜系である．核膜は核膜槽で隔てられた内核膜と外核膜からなり，ところどころに核膜孔を持つ．外核膜は粗面小胞体の膜と連続しており，しばしばリボソームが付着している．
- **核質** nucleoplasm．クロマチンや核小体以外の核内容物である．

単に光学顕微鏡で核を観察するだけでも，細胞の状態のよしあしに関する多くの情報が得られる．核の大きさ，形状と構造の評価は，腫瘍の診断において重要である．たとえば，死につつある細胞は明らかな核の変化をきたす．それには以下のようなものがある：

- 核融解．デオキシリボヌクレアーゼの活性亢進により DNA が完全に融解することで核が消失する．
- 核凝縮．クロマチンの凝縮により核が収縮する（好塩基性の密集体として観察される）．
- 核崩壊．核の断片化（この変化は核凝縮に続いて通常起こる）．

 ## 2. 核の成分

A. クロマチン

クロマチンは，DNA とタンパク質の複合体であり，核に特徴的な好塩基性に関与している．

真核生物の細胞 1 個には DNA の中に 60 億個の情報が含まれ，その DNA の全長は約 1.8 m である．DNA 分子の長さは核の直径の 10 万倍以上である．したがって，DNA は細胞核の中で強く折りたたまれ，しっかり梱包されなければならない．それは**クロマチン** chromatin と呼ばれる特有な核タンパク質複合体が形成されることにより可能となる．クロマチ

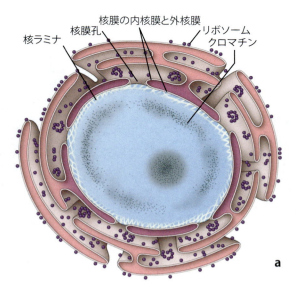
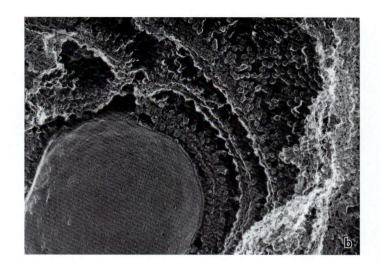

図 3.1 ▲ 核膜の構造と粗面小胞体との関係
a. 核壁は核を取り巻く 2 枚の膜からなる．外側の膜は粗面小胞体の膜と連続しており，核膜槽は粗面小胞体の内腔と通じている．内核膜は核膜を形成する核の中間径フィラメントに接している．b. この透過型電子顕微鏡像は急速ディープエッチング法によるもので，大きな球体状の核が核膜に囲まれている．外核膜はリボソームを有し，粗面小胞体と連続している．12,000 倍．（Dr. John. E. Heuser, Washington University School of Medicine の厚意による．）

ン複合体は DNA と構造タンパク質からなる．クロマチンがさらに折りたたまれた状態が分裂期に生じ，これにより**染色体** chromosome と呼ばれる構造がつくられる．ヒトの細胞には 46 本の染色体が含まれている．クロマチンのタンパク質は，**ヒストン** histone と呼ばれる 5 つの基本的タンパク質とともに，**非ヒストンタンパク質** nonhistone protein で構成される．クロマチンがこのような特徴的な梱包様式を示すことで，転写装置が遺伝子の発現に必要な染色体の領域にアクセスすることを可能にしている．

ヒトゲノム塩基配列の解読は 2003 年に完了した．

ヒトゲノムは全 46 本の染色体にまとめられた遺伝的情報を含む DNA 全体に包含されている．ヒトゲノムプロジェクトによるヒトゲノム塩基配列の解読が，13 年を経て 2003 年に完了した．ヒトゲノムには 28.5 億の塩基対の共通配列があり，そこには約 23,000 のタンパク質をコードする遺伝子がある．長く，遺伝子はゲノムの中に 2 コピーあると考えられてきた．しかし，長い DNA セグメントではコピー数が変わりうることが最近発見された．そのような**コピー数多型** copy number variation（**CNV**）はヒトゲノムに広く存在し，おそらく遺伝的な不均衡に関与している．たとえばゲノムに 2 コピーあると考えられていた遺伝子に，1 つ，あるいは 3 つかそれ以上のコピーが存在する場合がある．従来は 1 個のゲノムは 1 つのポリペプチド鎖の合成に関わる 1 つの DNA セグメントであると考えられていたが，この定義は近年更新され，潜在的に重複する機能的産物をコードするゲノム配列のまとまりをゲノムと解するようになっている．

一般に，核には 2 つの形のクロマチンがみられる．折りたたまれた形のヘテロクロマチンと，分散した形のユークロマチンである．

多くの細胞ではクロマチンは均質にはみえず，強く染まるクロマチンの集まりが，より弱く染まる部分の中にある．強染する部分は高度にクロマチンが折りたたまれた**ヘテロクロマチン** heterochromatin（異染色質）と呼ばれるものであり，淡染部分は転写活性のある遺伝子が位置する部分で，**ユークロマチン** euchromatin（正染色質）と呼ばれるクロマチンが分散した形のものである．クロマチンの中の DNA のリン酸塩により，クロマチンに特徴的な好塩基性が生じる（p.6）．

ヘテロクロマチンは，構成的ヘテロクロマチンと条件的ヘテロクロマチンの 2 つに分けられる．**構成的ヘテロクロマチン** constitutive heterochromatin は不活性な遺伝子の領域を含み，DNA の強い繰り返し配列が存在するが，その DNA は凝縮し，細胞の種類によらず染色体の一定の領域に常に梱包されている．多くの構成的ヘテロクロマチンは染色体のセントロメアやテロメアの周辺に存在する．**条件的ヘテロクロマチン** facultative heterochromatin も折りたたまれているが，転写過程には関与しない．構成的ヘテロクロマチンとは対照的に，条件的ヘテロクロマチンには繰り返し配列はなく，細胞の種類によらず核や染色体におけるその局在は一定していない．条件的ヘテロクロマチンはある種の細胞では転写活性が活発であるが（p.78 のバー小体の記述を参照），それは細胞周期のある特定の時期，核の中での局在の変化（すなわち中心から辺縁への移動），もしくは単一対立遺伝子の活発な転写（単一対立遺伝子の発現）などの特殊な状況による．

ヘテロクロマチンは以下の 3 つの部分に分けられる（図 3.2）：

- **辺縁クロマチン** marginal chromatin は核の辺縁部にみられる（光学顕微鏡で以前に核膜といわれていた部分は，実際は多くの辺縁クロマチンからなっている）．
- **カリオソーム** karyosome はクロマチンが不規則な大きさや形で分散した小体で，核の中全体にみられる．
- **核小体付随クロマチン** nucleolar-associated chromatin は核

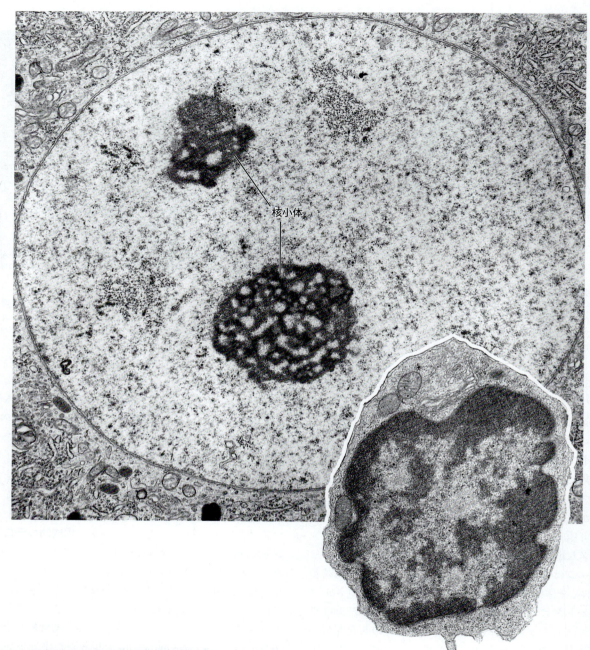

図3.2 ▲ 異なる2種類の細胞の核の透過型電子顕微鏡像
大きい電子顕微鏡写真は神経細胞の核を示す．この断面には2個の核小体がみられる．この活発な細胞の核は，核小体を除いて，伸張したクロマチンやユークロマチンからなる．10,000倍．**挿入図．**小さい核は循環リンパ球である（写真には細胞の全体を示す）．これは比較的非活性な細胞である．細胞質やオルガネラが少ないことに注意．核の中のクロマチンは大半が凝縮している（ヘテロクロマチン）．色の薄い部分はユークロマチンである．13,000倍．

小体に付随してみられるクロマチンである．

ヘテロクロマチンはヘマトキシリンや塩基性色素に染まる．フォイルゲン反応（DNAのデオキシリボースに対する特異的な組織化学反応，p.6参照）でも可視化でき，ヘキストやヨウ化プロピジウムなどの蛍光色素でも染色される．H&E染色で核が明瞭に染まるのはヘテロクロマチンがあるためである．

ユークロマチンは光学顕微鏡では明瞭でない．しかし核質の中でヘテロクロマチンの間や周囲の明るい領域に存在している．通常の電子顕微鏡では，ユークロマチンとヘテロクロマチンの間に明瞭な線はない．両者とも顆粒状や糸状にみえるが，ユークロマチンの方がゆるやかにパックされている．

ユークロマチンは活性を持つクロマチンである．すなわち，ユークロマチンは引き伸ばされているので，DNAの中の遺伝情報を翻訳できる．ユークロマチンは神経や肝細胞など代謝が盛んな細胞で明瞭である．一方ヘテロクロマチンは，血中の小リンパ球や精子など代謝活性の低い細胞や，形質細胞のように1つの物質のみ産生するような細胞に顕著である．

クロマチンの最小単位はDNAとヒストンの高分子複合体であり，ヌクレオソームと呼ばれる．

ヌクレオソーム nucleosome はユークロマチンとヘテロクロマチンの両方と染色体にみられる．この直径10 nmの粒子

はクロマチンの折りたたみの第1段階にあたり，DNA分子がコアタンパク質の周囲に巻き付いてできたものである．この段階でDNA分子はたたみ込まれていないDNAと比べて約7倍短縮される．ヌクレオソームの芯は8個のヒストン（八量体）からなる．この芯をなす八量体にDNAがふた巻きしている（巻き付くDNAの長さは146塩基対となる）．隣り合うヌクレオソームをつなぐ2 nmのフィラメントとして，DNAは粒子の間にも伸びている．クロマチンを核から引き伸ばすと，クロマチンのヌクレオソームを透過型電子顕微鏡で観察できるが，その構造は"糸を通したビーズ beads on a string"と表現されることが多い（図3.3a）．

次の段階では，ヌクレオソームの長い糸はコイル状に折りたたまれて30 nmのクロマチン線維になる．6つのヌクレオソームがクロマチン線維のコイルの中でひと巻きしており，DNAが伸びた状態より約40倍短くなっている．30 nmのクロマチン線維の長い紐はさらにループ状のドメイン（15,000～100,000塩基対を含む）を形成し，染色体の足場，すなわち非ヒストンタンパク質からなる核マトリックスに固定されている．ヘテロクロマチンではクロマチン線維はしっかり梱包され折りたたまれているが，ユークロマチンではよりゆるく配列されている．

分裂細胞ではクロマチンは凝縮し，染色体と呼ばれる数個に分かれた小体をつくる．

クロマチンのループ状ドメインが柔軟なタンパク質の足場によって固定されることでつくられたクロマチン線維は，分裂期にはさらに凝縮し，染色体（ギリシャ語で"色のついた小体"の意）を形成する．個々の染色体は**セントロメア** centromere と呼ばれる部分でつながった2つの染色分体からなる（図3.3b）．この染色体の二重構造は，細胞周期（p.84参照）のS期にすでにつくられており，この時期に引き続く分裂に備えてDNAが複製されている．

染色体の両端に位置する領域は**テロメア** telomere と呼ばれる．テロメアは細胞分裂ごとに短縮する．最近の研究では，テロメアの長さは細胞の寿命の重要な指標であることが示された．永久に生き永らえる（不死化する）ためには，細胞がテロメアの長さを維持するようなしくみを活性化しなければならない．たとえば，悪性の細胞に変化した細胞にはテロメラーゼという酵素が存在し，テロメアの先端部に存在するヌクレオチドの繰り返し配列を補充している．最近，この酵素の発現が細胞の寿命を延ばすことが示されてきている．

成熟した生殖細胞（卵子と精子）を除き，ヒトの細胞は23対の**相同染色体** homologous pair（それぞれの染色体は同じ形，大きさ）からなる46本の染色体を含む．22対はペアのそれぞれの染色体がゲノムの同じ部位を持ち，**常染色体** autosome と呼ばれる．23番目の対の染色体は**X，Y染色体**と呼ばれる**性染色体** sex chromosome である．女性は2本のX染色体を，男性はX染色体とY染色体を1つずつ持つ．ほとんどの体細胞では染色体数は46で，2倍体（2n）と呼ばれる．有糸分裂と減数分裂における染色体数とDNAの変化の説明を簡

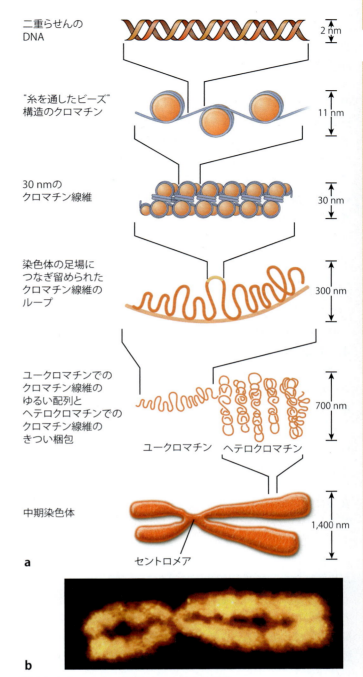

図3.3 ▲ クロマチンが梱包された染色体構造
a. 核クロマチンの梱包の連続的な段階．二重らせんのDNAに始まり，高度に凝縮された染色体という形に終わっている．b. ヒト2番染色体の原子間力顕微鏡像．20,000倍．（Dr. Tatsuo Ushikiの厚意による．）

単にするために，ここでは小文字の**n**を染色体の数，小文字の**d**をDNAの量を表すために使用する．2倍体の染色体では，細胞分裂の直後は2倍（**2d**）のDNAがあり，S期の後にはその2倍，すなわち**4d**のDNAがある（p.89参照）．

減数分裂の結果，卵子と精子には23本の染色体があり，数は半数体（**1n**）で，DNAの量は半数体（**1d**）となる．体細胞の染色体数（**2n**）と2倍体（**2d**）のDNAは，精子の核と卵子の核の融合による受精によって復帰する．

核型では，対の染色体は大きさ，形，放つ蛍光色に従って分類される．

固定した分裂細胞から機械的に破裂させて得られた染色体標本を顕微鏡用のスライドに広げ，染色したものを**中期の展開標本** metaphase spread と呼ぶ．かつて，染色体は日常的にギムザで染色されていた．しかし近年のインサイチュハイブリダイゼーションの発展により，FISH（fluorescent *in situ* hybridization）法が染色体の展開標本を可視化するのにより多く用いられるようになった．これらの展開標本は蛍光顕微鏡で観察でき，コンピューター制御のカメラにより対の染色体のイメージをとらえることができる．画像処理ソフトウェアにより，形態に従って対の染色体を分類し，**核型（カリオタイプ）** karyotype を作製することが可能である（図 F3.1.1a 参照）．商業的に得られるさまざまな分子試料が細胞遺伝学検査に用いられ，遺伝子座の不分離，転座（図 F3.1.1a 参照），欠失（図 F3.1.1b 参照），重複などの染色体異常による疾患の診断が行われる．核型は，出生前の胎児の性別や遺伝的疾患のスクリーニングにも用いられる（図 1.7 参照）．

バー小体は条件的ヘテロクロマチンの 1 つであり，それによって胎児の性別が確認できる．

間期核の中で凝縮された染色体の中には，ヘテロクロマチンの中で硬く梱包された形でしか存在できないものがある．女性の片方の X 染色体は，そのような染色体の一例である．これにより胎児の性別が確認できる．この染色体は 1949 年にバーとバートラムにより，メスのネコの神経細胞の中にあることが発見された．核小体に隣接したよく染まる丸い小体としてみえ，現在では**バー小体** Barr body と呼ばれている．女性において，バー小体は条件的クロマチンの 1 つであり，凝縮しているので転写過程には関与しない．胎児発生の過程で，女性接合子の中の無作為に選択された 1 本の X 染色体がその全体にわたってクロマチンの凝縮を起こし，その状態が生涯にわたって維持されるのである．

バー小体はもともと組織切片で発見されたが，塗抹標本（頬の内側の口腔粘膜の擦過標本や血液塗抹標本の好中球）でも観察することができる．口腔粘膜の細胞では，バー小体は核膜に接している．好中球では，バー小体は核の 1 つの分葉に付属するような形をしたドラムスティック（太鼓バチ）を形成している（図 3.4）．切片と塗抹のどちらがバー小体をみるのに適切か，多くの細胞で調べるべきである．

B. 核小体

核小体はリボソーム RNA（rRNA）合成の場所であり，リボソームが最初に集まる場所である．

核小体 nucleolus は，転写活性のある rRNA 遺伝子を取り囲む，核内の膜のない領域である．リボソームが産生され集まる最初の領域にあたる．その大きさは変化するが，タンパク質合成が盛んな細胞ではよく発達している．細胞によっては 1 個以上の核小体がある（図 3.5）．核小体は 3 つの形態的に異なる領域に区分される：

- **線維中心** fibrillar center．rRNA 遺伝子，RNA ポリメラーゼⅠ，転写因子を含む 5 つの染色体（13，14，15，21，

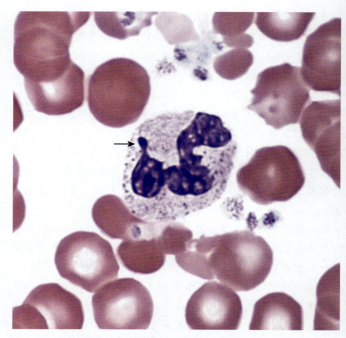

図 3.4 ▲ 女性患者の血液塗抹標本の好中球の顕微鏡像
女性患者の 2 番目の X 染色体が間期に不活化され，好中球の分葉核のドラムスティック様付属物（→）としてみられる．

22）の DNA のループを含んでいる．
- **線維要素（線維部）** fibrillar material．転写されつつあるリボソーム遺伝子と多くの rRNA を含む部分である．
- **顆粒要素（顆粒部）** granular material．リボソームが最初に集まる領域で，濃厚にパックされたリボソーム前駆体を含む．

顆粒と線維からなる紐状の構造を**核小体糸** nucleolonema という．rRNA は顆粒と線維の部分の両方に存在し，顆粒と細かい線維がともにパックされたものとして合成されている．リボソームのサブユニットの遺伝子は核小体糸の隙間にあり，RNA ポリメラーゼにより転写される．さらなるプロセッシングと rRNA の小核小体 RNA（snoRNA）による修飾後，

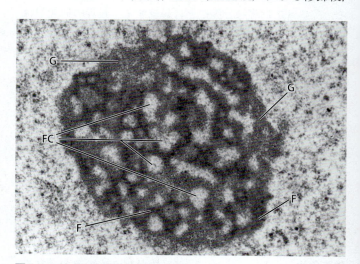

図 3.5 ▲ 核小体の透過型電子顕微鏡像
神経細胞の核小体において，線維中心（FC）が線維部（F）と顆粒部（G）に取り囲まれている様子を示す．顆粒と線維からなるこのようなネットワークを核小体糸という．rRNA，rRNA 遺伝子を含む DNA といくつかのタンパク質は核小体糸の隙間にある．15,000 倍．

FOLDER 3.1　臨床関連事項：細胞遺伝学的検査

細胞遺伝学的検査は遺伝的な疾患の診断や調査において重要なものであり，染色体の分析を行う．染色体異常は全出生の0.5％に起こり，妊娠初期3ヵ月間での自然流産の約50％で検出される．がん細胞では約95％に染色体異常がみつかる．染色体分析は末梢血，骨髄，組織（生検で得られた皮膚や絨毛）と羊水穿刺で得られた羊水の細胞で行われる．

染色体の研究は分裂細胞の核から全染色体を抽出することから始まる．その後，染色体をスライドガラスの上に展開し，特定の蛍光プローブとハイブリダイズさせ（FISH法），顕微鏡で観察する．プローブが特定の染色体の特定部位にハイブリダイズされると，単一の蛍光DNAプローブが光学顕微鏡で明るい1つのシグナルとなってみえる．すべての染色体像を得るには，個々の染色体に異なる色を生じさせるよう，異なるプローブを混ぜて使う．細胞生物学者はこの方法でラベルされた核型により，染色体数の変化や，増加や欠損などの染色体数異常に関する幅広い解析をすることができる．相同染色体は核型で番号をふられ，男性はXとY染色体の存在で示される（図F3.1.1a参照）．図F3.1.1a中の白枠内に示すXX染色体は女性の場合にみられる．

染色体の一部がちぎれて他の染色体につく場合もある．このような現象を転座という．図F3.1.1aの赤枠部分には8番染色体と14番染色体の間での転座（t8；14）を示す．もとの8番染色体の一部（水色）が14番染色体につき，また14番染色体の一部（赤色）が8番染色体の一部になっていることがはっきりみえる．このような染色体の転座は，骨髄性白血病（AML），非ホジキンリンパ腫（NHL）やバーキットリンパ腫などのリンパ腫（血液細胞のがん）で生じる．

図F3.1.1bに示すのは，**プラダー・ウィリー/アンジェルマン症候群** Prader-Willi/Angelman syndrome（**PWS/AS**）が疑われる患者からのリンパ球を培養し，得られた染色体を15番染色体と反応するいくつかのDNAプローブとハイブリダイズさせた像である（15番の相同染色体の拡大像を黄色の枠の中に示す）．緑色のプローブ（D15Z1）は15番染色体のセントロメアを示す．隣のオレンジ色のプローブ（D15S10）は15番染色体のPWS/AS領域と反応している．この領域の欠失がPWS/ASと関連している．15番の相同染色体の一方では，この領域がなくなっている（オレンジ色のシグナルがみられない）．3番目の赤色のプローブ（PML）は15番染色体の長腕の遠位の部分を認識するが，15番染色体の両方でみえている．精神遅滞，筋緊張低下，低身長，性腺機能低下，インスリン抵抗性糖尿病はPWS/ASの特徴である．もしも母親から遺伝的に欠失を受け継いだ場合，患者はアンジェルマン症候群を，父親から受け継いだ場合にはプラダー・ウィリー症候群を発症する．この展開標本では，二本鎖DNAと反応し水色を呈するDAPIで対比染色を行っている．

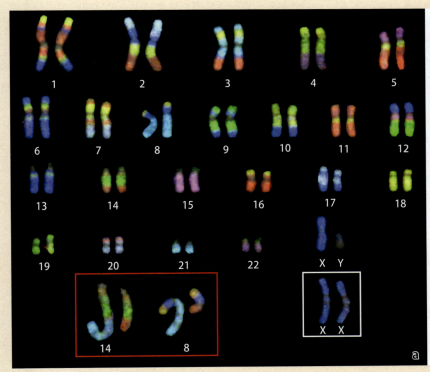
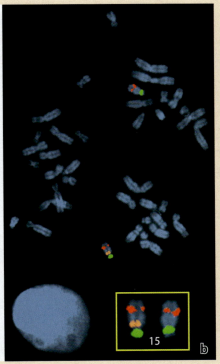

図 F3.1.1 ▲ FISH法で得られた核型
a. 正常男性の核型．白枠の挿入図は正常の女性のXX染色体を示す．赤枠の挿入図は14番と8番染色体の異常を示す．（the Applied Imaging International Ltd., Newcastle upon Tyne, United Kingdomの厚意による．）**b.** プラダー・ウィリー/アンジェルマン症候群患者の中期染色体．黄枠の挿入図は15番相同染色体の拡大図．（Dr. Robert B. Jenkinsの厚意による．）

細胞質からのリボソームタンパク質も加わって rRNA のサブユニットが形成される．部分的に合成されたリボソームのサブユニット（リボソーム前駆体）は核膜孔から核を出て，細胞質の中で完全に複合し成熟したリボソームとなる．

核小体は細胞周期の調節にも関わっている．

ヌクレオステミン nucleostemin は核の中にある新たなタンパク質として発見された．ヌクレオステミンは細胞周期を調節し，細胞分化に影響を与える p53 結合タンパク質である（p.85 参照）．細胞が分化するに従い，このタンパク質は減少していく．悪性細胞にヌクレオステミンがあることは，それが制御不可能な増殖に関わっていることを示唆する（FOLDER 3.2）．さらに，DNA，RNA，レトロウイルスとレトロウイルスのタンパク質が核小体と相互作用し，ウイルス感染の過程で線維と顆粒要素を再配分させている．これらのウイルスは，それ自身の複製の過程の一部に核小体の要素を使っている可能性がある．ウイルスは転写や翻訳を促進するために核小体を標的にするとともに，おそらく細胞周期を変えてウイルスの複製を進めているのではないかと考えられる．

核小体はヘマトキシリンや塩基性色素に強く染まり，チオニン色素により異染性を示す．

核小体の好塩基性とメタクロマジーが核小体の RNA のリン酸塩基に関係していることは，標本をリボヌクレアーゼ（RNase）で標本を前処理すると染色性が失われることで確かめられている．上述したように DNA は核小体の中にあるが，その濃度ではフォイルゲン反応では検出できない．つまり，光学顕微鏡で調べると核小体の周囲を縁取っている核小体に関連したクロマチンの部分はフォイルゲン反応陽性であるが，その他の核小体の部分はフォイルゲン反応陰性である．

C. 核膜

核膜は核膜槽を伴う 2 枚の膜からなり，細胞質と核質を分けている．

核膜 nuclear envelope は核成分と細胞質との間にある選択的な透過性を持った膜であり，中にクロマチンを含んでいる．

核膜は外核膜と内核膜の 2 枚の核膜からなり，その間には**核膜槽** perinuclear cisternal space がある．核膜槽は粗面小胞体と連続している（図 3.1 参照）．槽の 2 つの膜にはあちこちに**核膜孔** nuclear pore という穴があいており，細胞質と核の間におけるタンパク質，リボヌクレオプロテインや RNA の積極的な輸送を調節している．核膜の構造と機能の違いは以下のとおりである：

- 外核膜は粗面小胞体（rER）と極めてよく似ており，実際に粗面小胞体と連続している（図 3.6 参照）．ポリリボソームが外核膜の細胞質側にあるリボソーム結合タンパク質にしばしば付着している．
- 内核膜は，**核ラミナ** nuclear lamina と呼ばれる内側の面に付着している中間径フィラメントの網目構造によって支えられている（図 3.6 参照）．さらに，内核膜は特殊なラミン受容体やラミン関連タンパク質を含んでおり，染色体と結合したり，核ラミナの付着をしっかりさせたりしている．

核ラミナは中間径フィラメントで形成され，内核膜に接している．

核ラミナは，薄く，電子密度の高い中間径フィラメントの網状層で，核膜の直下に存在している．支持ないし核の骨格機能を果たしていることに加え，核ラミナは DNA の複製，転写，遺伝子の調節などの核の機能に欠くことのできないものである．表面活性剤の処理によって核膜の膜成分を壊した場合でも，線維状の核ラミナは残り，核はその形を維持する．

核ラミナの主要成分は，生化学的な単離による解析では，核の中間径フィラメント（p.63 参照）に特徴的な**核ラミン** nuclear lamin と**ラミン関連タンパク質** lamina-associated protein である．核ラミナは中間径フィラメントからなるラミン A およびラミン C というタンパク質で構成されている．それらのフィラメントは交叉架橋して直交する格子となっているが，主にラミン B を介するラミン受容体との相互作用により内核膜についている．ラミン受容体ファミリーには，ラミン A と B に結合する**エメリン** emerin（34 kDa），ラミン A

FOLDER 3.2　臨床関連事項：細胞周期の調節とがん治療

細胞周期の調節の詳細を理解することは，がん研究に影響を与えるとともに，新しい治療の発達に貢献する．たとえば，がん抑制遺伝子の不活性化はがん細胞の成長と分裂に大きな役割を果たすことが示されてきた．これらの遺伝子によってコード化されたタンパク質は，いくつかの DNA 損傷チェックポイントを通じてその細胞に使われている．たとえば，乳がん感受性遺伝子-1（BRCA-1）と乳がん感受性遺伝子-2（BRCA-2）の変異は，両側乳がんのリスクの増大と関連がある．これらのがん抑制遺伝子の転写産物であるタンパク質（すなわち BRCA-1 および BRCA-2 タンパク質）は DNA 損傷に対する反応（それにはチェックポイントの活性化，遺伝子転写，および DNA 二重鎖切断の修復も含まれる）を起こして

いる細胞でのさまざまなプロセスに直接的に関与している．相同組み換えと DNA の修復に関与する RAD-51 タンパク質とともに，これらはヒトゲノムの安定性を維持している．不完全な BRCA タンパク質は RAD-51 と相互作用することができない．これらの遺伝子の変異について患者をスクリーニングすることで，より迅速にがんの検出を行うことができる．

また，症例によって p53 の変異が腫瘍に放射線治療の抵抗性を与える理由についても今はわかっている．一般には，放射線治療によって生じる DNA の損傷が DNA 損傷チェックポイントにより検出されると，がん細胞の細胞周期は停止する．しかし，アポトーシスの引き金となる機能的な p53 が欠損していると，こうしたがん細胞は死なないのである．

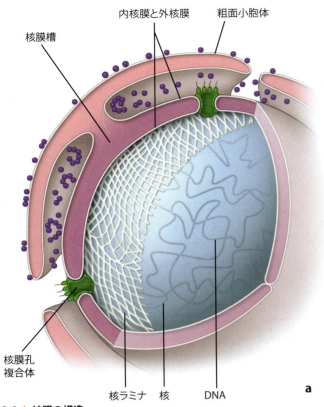
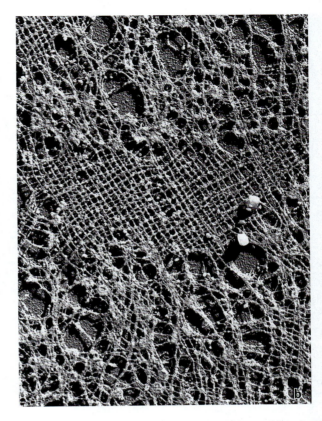

図 3.6 ▲ 核膜の構造
a. 核膜とそれに接する内核膜の構造を示す．核ラミナ内の断面図では核の中の DNA を示す．核膜には核膜孔複合体による孔があり，それにより核と細胞質との間で分子の選択的な両方向性の輸送が可能となる．b. アフリカツメガエルの核ラミナの透過型電子顕微鏡像．四角格子状に配列した中間径フィラメント（ラミン）によって形成されている．43,000 倍．（Aebi U, Cohn J, Buhle L, Gerace L. The nuclear lamina is a meshwork of intermediate-type filaments. Nature 1986; 323; 560–564 より改変．）

に結合する**ヌリン** nurin（29 kDa），58 kDa のラミン B 受容体（LBR，名称のとおりラミン B と結合する）がある．

細胞質にある他の中間径フィラメントとは異なり，ラミンは分裂期には分散し，分裂期の終わりには再び集まる．核ラミナは，クロマチン，クロマチン関連タンパク質，核膜孔や核膜に対して，足場のような働きをしているようである．さらに，核の組織化，細胞周期の調節，分化や遺伝子の発現にも関わっている．

核ラミナの構造や機能の欠損は，遺伝的な疾患（**ラミン病** laminopathy）やアポトーシスに関係する．ラミン A/C の変異により，横紋筋，脂肪組織，末梢神経，骨格の発育に影響を及ぼす組織特異的な疾患や早老症が引き起こされる．最近，エメリー・ドレイフス型筋ジストロフィー（EDMD）の 2 つの遺伝型がラミンもしくはラミン受容体の変異と関連していることがわかった．X 染色体劣性遺伝型の EDMD はエメリンの変異が原因であり，一方，常染色体優性遺伝型の EDMD はラミン A/C の変異が原因である．一般に EDMD は，主要な腱の拘縮による早期の発症，緩除に進行する筋力低下，上下肢の筋萎縮，心筋症（心筋の筋力低下）などを特徴とする．

核膜は核膜孔という開口部を配置している．

多数の部位で，1 対の核膜には 70～80 nm の大きさの"開口部"がある．これらの開口部，すなわち**核膜孔** nuclear pore は，内核膜と外核膜の辺縁からなっている．通常の透過型電子顕微鏡では，隔膜様の構造が開口部を横切っているようにみえる（図 3.7）．しばしば密度の高い小体が開口部の中心にみられる（図 3.8）．これは，標本の固定時に核膜孔を通過中であったリボソームや他のタンパク質複合体（輸送体）を表すものと考えられており，**中心プラグ** central plug または**輸送体** transporter という名で呼ばれている．

ネガティブ染色，高加速電圧の透過型電子顕微鏡や，最近のクライオ電子線トモグラフィーなどの特殊な技術により，核膜孔のさらに細部の構造が観察できる（図 3.8 参照）．複数のドメインを持つ 8 つのタンパク質サブユニットが，**核膜孔複合体** nuclear pore complex（**NPC**）として知られる円筒形の形をした核膜孔の縁に八角形の**中心骨格** central framework として配列している．核膜孔複合体は推定 125 MDa で，**ヌクレオポリン** nucleoporin（**ナップタンパク質** Nup protein）と呼ばれる約 50 種類の核膜孔複合体タンパク質より構成される．この中心骨格は細胞質リングと核リングの間にある（図 3.9）．細胞質リングからは 8 つの短いタンパク質線維が細胞質側に突き出ており，この構造体の中心に向いている．核質リング複合体は核のバスケット（魚の罠に似た核の"かご"）を吊り下げており，末梢で直径 30～50 nm の**終末リング** terminal ring とつながった太さ 50 nm の 8 つの線維からなっている（図 3.9 参照）．円筒形の中心骨格は核膜孔複合体の**中心孔** central pore を取り囲んでおり，ぴったり合った隔膜もしくはゲート様のチャネルとして機能している．さらに，それぞれの核膜孔複合体には 1 個以上の小分子輸送のための

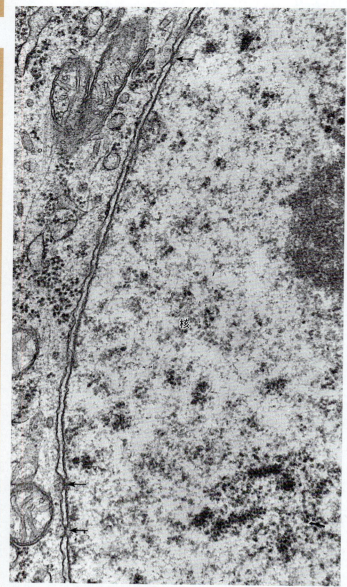

図 3.7 ▲ 核膜の透過型電子顕微鏡像
核膜孔（→）と核膜を構成する 2 枚の膜．それぞれの孔の辺縁では外核膜と内核膜がつながっている．30,000 倍．

水を有するチャネルがある．

核膜孔複合体は核と細胞質の間の両方向の輸送を調節する．

さまざまな実験により，核膜孔複合体は核と細胞質との間のタンパク質の輸送を調節していることが示された．核膜孔複合体の重要性はすぐにわかる．なぜなら，核はタンパク質合成をできないからである．リボソームタンパク質は核小体でリボソームサブユニットとして部分的に合成され，核膜孔から細胞質へ輸送される．逆に，ヒストンやラミンなどの核タンパク質は細胞質で合成され核膜孔から核へ輸送される．核膜孔複合体での輸送の多くは分子の大きさによる：

- 大分子（大きなタンパク質，高分子複合体）の核膜孔での輸送は，**核局在シグナル** nuclear localization signal（**NLS**）と呼ばれる付着シグナル配列の存在による．核へ向かうように NSL によって運命づけられたタンパク質は，核内搬入受容体（インポーチン）と呼ばれる可溶性の細胞質受容体と結合し，細胞質から適する核膜孔複合体に向かう．それらは GTP 依存性に核膜孔を通して能動輸送される．核外へのタンパク質と RNA の搬出は，核への搬入のメカニズムと同様である．核外搬出シグナル（NES）を有するタンパク質はエクスポーチン（分子を核から細胞質へ移動させるタンパク質）と GTP 分子に核内で結合する．タンパク質・エクスポーチン・GTP 複合体は核膜孔複合体を通って細胞質側へ行き，そこで GTP は加水分解され NES（核外搬出シグナル）は解き放たれる．核膜孔複合体は，リボソームサブユニットとタンパク質およびすべての形の RNA を完全に折りたたまれた配列で輸送する．

- イオンや小さい水溶性分子（9 Da 以下）は，単純な拡散によって核膜孔複合体の水を有するチャネルを通ると思われる．この過程は非特異的で，核のシグナルタンパク質を必要としない．孔の境界の実測値は 70 〜 80 nm であるが，拡散で物質が通過するのに効果的な孔の大きさは約 9 nm である．しかし，拡散しうる小さな核タンパク質でさえ選択的に輸送される．これはおそらく単純な拡散よりも速度がより速いからである．

細胞分裂の間，核膜は分解し，染色体が分離することが可能となり，娘細胞が形成されるときに再び組み立てられる．

細胞分裂の前期の後半に，酵素（キナーゼ）が活性化され，核ラミナと核膜の他のラミナ関連タンパク質がリン酸化される．リン酸化後，タンパク質は溶け，核膜は分解する．核膜の脂質成分はタンパク質から分離し，細胞質の小胞としてとどまる．複製された染色体は紡錘体の微小管に付着して移動する．

核膜の再構築は後期の後半に始まり，ホスファターゼが活性化され，核ラミナからリン酸残基を遊離させる．終期には核ラミナは再重合し，各 1 組の娘染色体のまわりに核ラミナ物質を形成し始める．同時に，核膜の脂質成分を含んだ小胞と構造膜タンパク質の成分が融合し，すでに再形成された核ラミナの上に核膜がつくられる．終期の終わりには，各娘細胞での核膜の形成が完了する．

D. 核質

核質はクロマチンと核小体を除く核膜で包まれた核内部の成分である．

結晶性，ウイルス性，あるいは他の封入体が核質の中にみられることがあるとしても，最近までは，形態学的手法を用いると**核質** nucleoplasm は無定形であるとされてきた．しかし実際には，クロマチンと核小体の合成と代謝活性に関係した多くのタンパク質と他の代謝産物が核に存在し，そこを通過していると考えられる．最近核質内に同定されたものとしては，核内のラミンが関係する構造，核膜孔複合体から内側に伸びているタンパク質の線維，RNA の転写活性のある遺伝子，プロセッシング因子集団などがある．

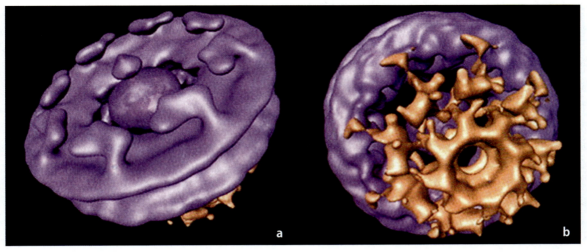

図3.8 ▲ 核膜孔複合体のクライオ電子線トモグラフィー像
凍結水和したタマホコリカビ類の核の電子線トモグラフィーによる表面立体像で，核膜孔複合体（NPC）の微細構造を示す．320,000倍．a. NPCの細胞質側の面には，8つのタンパク質線維が中心チャネルのまわりに配置されている．それらは細胞質リングのサブユニットから突き出ており，この構造体の中心に向いている．中心孔内に中心プラグ/輸送体が存在しており，これはリボソームもしくは他のタンパク質輸送体がNPCを通過する間にとらえられたものであることに注意．b. NPCの核膜内側面では，茶色で示すバスケットが核線維により核質リングサブユニットと結合していることを示す．（Beck M, Förster F, Ecke M, Plitzko JM, Melchior F, Gerisch G, Baumeister W, Medalia O. Nuclear pore complex structure and dynamics revealed by cryoelectron tomography. Science 2004; 306: 1387-1390 より改変．）

3. 細胞の更新

成人の体細胞は分裂の活性により分類できる．

細胞分裂の活性の程度は，光学顕微鏡の強拡大像で分裂中期の数を数えるか，細胞分裂の前にトリチウム標識チミジンを合成DNAに取り込ませてオートラジオグラフィ法で解析することにより評価することができる．これらの手法により，細胞集団が静的か，安定か，更新中かを分類できる．

- 静的な細胞集団は，中枢神経や骨格筋，心筋の細胞のようにもはや分裂しない細胞（分裂後細胞）からなる．これらの細胞の中でも，ある種の細胞（心筋の細胞）は環境によっては細胞分裂期に入ることもある．

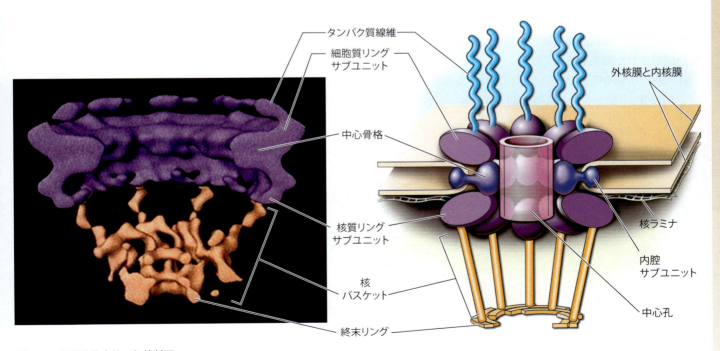

図3.9 ▲ 核膜孔複合体の矢状断面
核膜孔複合体のクライオ電子線トモグラフィー（図3.8に示す）の矢状断面像と複合体の模式図との比較．中心孔からは中心プラグ/輸送体を除いていることに注意．320,000倍．それぞれの孔には8つのタンパク質サブユニットが，核膜孔の縁に八角形の中心骨格として配列している．これらのサブユニットは細胞質リングと核質リングの間にある核膜孔複合体を形成している．8つの短いタンパク質線維が細胞質リングから細胞質側に突き出ている．核質リング複合体はバスケットを吊り下げており，末梢で終末リングとつながった8つの線維からなっている．リングの直径は核膜孔輸送体に必要な大きさをみたすよう調整されている．円筒形の中心骨格はNPCの中心孔を取り囲んでおり，ぴったり合った隔膜として機能している．（Beck M, Förster F, Ecke M, Plitzko JM, Melchior F, Gerisch G, Baumeister W, Medalia O. Nuclear pore complex structure and dynamics revealed by cryoelectron tomography. Science 2004; 306: 1387-1390 より改変．）

- 安定な細胞集団とは，通常の組織や器官の構造を維持するために，ときどきゆっくりと細胞分裂を行うものをさす．これらの細胞は侵襲（外傷）によって刺激され，分裂活性がさらに高まることがある．骨膜や軟骨膜の細胞，平滑筋細胞，血管内皮細胞，結合組織の線維芽細胞がこの種類に含まれる．
- 更新する細胞集団の更新の速度はさまざまだが，一定の**分裂活性** regular mitotic activity を持つものである．このような細胞の分裂では，構造的にも機能的にも分化していく2個の娘細胞が生じるか，もしくは幹細胞としてとどまる2個の細胞が生じる．娘細胞は，成熟した状態に達するまでにさらに1，2度分裂することもある．こうして分化した細胞は最終的に体から失われることもある．
- ゆっくり更新をする細胞集団には，多くの管腔器官の平滑筋細胞，子宮壁の線維芽細胞，眼の水晶体の上皮細胞が含まれる．ゆっくり更新をする細胞集団は，生きている間にゆっくり大きさを増す．消化管の平滑筋細胞や水晶体の上皮細胞がそのよい例である．
- すばやく更新する細胞集団には，血球，上皮細胞，皮膚真皮の線維芽細胞，消化管の粘膜上皮下の線維芽細胞が含まれる．

4. 細胞周期

A. 細胞周期における各時期とチェックポイント

細胞周期は，細胞成長と細胞分裂を制御するための一連の自己調節された現象である．

胚細胞や組織培養中の細胞など，更新する細胞集団や成長中の細胞集団にとって，**細胞周期** cell cycle の最終目標は，親細胞と一致した染色体をおのおの含む2個の娘細胞を生み出すことである．細胞周期は次の2つの主要な時期からなる．すなわち，細胞が成長を続けている**間期** interphase と，遺伝子が分配される **M 期** M phase（**分裂期** mitosis）である．このうち間期は，さらに **G₁ 期** G₁ phase（**gap₁**），**S（合成）期** S phase，**G₂ 期** G₂ phase（**gap₂**）という3期に分けられる（図3.10）．すばやく更新する細胞集団に属するヒトの細胞の場合であれば，約24時間で全細胞周期が進む．細胞周期の全体を通じて，周期の各段階の移行を制御するチェックポイントがある．これは生化学的な経路による内部制御機構である．こうして細胞周期はいくつかのチェックポイントで停止し，ある条件がみたされたときだけ（たとえば細胞が一定の大きさに達したときだけ），その先に進むことができる．チェックポイントは，細胞内や周囲のシグナルに反応して細胞周期の各段階で細胞の発達を監視し，調節している．

G₁ 期は細胞周期の中で通常最も長く変異しやすい時期で，M 期の終わりに始まる．

G₁ 期の間，細胞は栄養を集め，DNA 合成と染色体複製に必要な RNA とタンパク質を合成する．この時期の細胞周期の進行は，次の2つのチェックポイントにより監視されている：(1) **臨界チェックポイント** restriction checkpoint では，細胞の大きさ，細胞の生理的な進行状態，細胞外マトリックスとの相互作用をチェックする．(2) **G₁ 期 DNA 損傷チェックポイント** G₁ DNA-damage checkpoint では，新しく複製された DNA の損傷の有無を監視する．たとえば，もし DNA が修復できない損傷を負っていた場合，G₁ 期 DNA 損傷チェックポイントで高いレベルの**がん抑制遺伝子産物 p53** tumor-suppressing protein p53 が検出され，その結果，細胞周期の S 期への進行が妨げられる．細胞はその後おそらくアポトーシスを起こすと考えられる．

臨界チェックポイント（いわば"引き返せない点"，R ポ

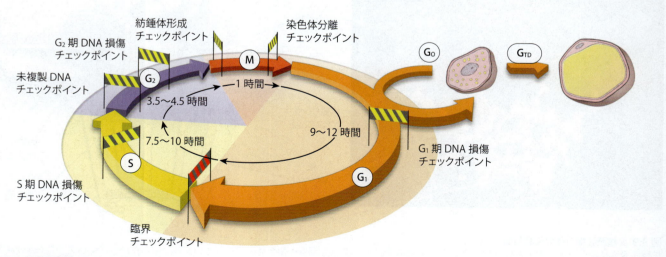

図3.10 ▲ 細胞周期とチェックポイント
図は，すばやく分裂する細胞の細胞周期と，DNA 合成との関係を示したものである．有糸分裂後，細胞は間期に入る．G₁ 期は DNA 合成の途切れが生じる期間である．S 期は DNA 合成が行われる期間である．G₂ 期は DNA 合成が再度途切れる時期である．G₀ 期は分裂を停止してしまった細胞の経路であるが，そのような細胞も適切な刺激の後で細胞周期に再び入ることがある．G₀ 期にある細胞は最終分化 G_TD 期に入り，永久に分裂しない細胞集団（たとえば脂肪細胞）を形成することもある．細胞周期のそれぞれの時期の平均的な時間は，図に示すとおりである．それぞれの時期にはいくつかのチェックポイントがあり，前の時期が終わり DNA 損傷が検出されなかった場合にしか次の段階に進むことができないような系が保たれている．

イント）は細胞周期の中で最も重要なチェックポイントである．つまり，S期に進み次の細胞分裂にまわるか退いて細胞周期から離れるかを決定する前に，このチェックポイントで細胞は自己の増殖能を自己評価する．G$_1$期で細胞周期を離れた細胞はG$_0$期（Oは周期の外 outside の意味）に入り，通常は終末分化を始める．したがってG$_1$期は数時間しかなく（平均9～12時間），ただちに分裂細胞になるか，分裂しない細胞として生き続ける．このチェックポイントは**網膜芽細胞腫感受性タンパク質** retinoblastoma susceptibility protein（**pRb**）と**エッセンシャル転写因子** essential transcription factor（**E2F**）のファミリーとの相互作用によって調整される．正常の細胞ではpRbとE2Fの適度な相互作用により多くの遺伝子が止められ，細胞周期の進行がブロックされている．

S期にはDNAが複製される．

S期の始まりはDNA合成の開始を目印とし，その期間は7.5～10時間ほどである．細胞のDNAはこのS期に複製され，新たな染色分体（分裂期の前期あるいは中期まではっきりしない）が形成される．染色体の複製は，染色体のDNAに沿って，異なる多くの部位（**レプリコン** replicon）で始まる．それぞれのレプリコンは，S期の間にDNAを複製するために個別に割り当てられた時間枠を持っている．この時期には**S期 DNA損傷チェックポイント** S DNA-damage checkpoint が存在し，複製されたDNAの質を監視している．

G$_2$期では細胞は細胞分裂の準備をする．

G$_2$期の間に，細胞は細胞分裂に備えて複製したDNAの検査を行う．またこの時期は，分裂期に入る前に細胞の成長とオルガネラの再構築が進む時期でもある．G$_2$期はすばやく分裂する細胞では1時間ほどの短さであるが，ある種の多倍体の細胞やG$_2$期で長くとどまっている一次卵母細胞のような細胞では，その時間はあまりはっきりしない．この時期には，**G$_2$期 DNA損傷チェックポイント** G$_2$ DNA-damage checkpoint と**未複製DNAのチェックポイント** unreplicated-DNA checkpoint という2つのチェックポイントでDNAの質が監視されている．後者はDNA合成が完了する前に細胞がM期に進むことを妨げるチェックポイントである．

有糸分裂がM期に起こる．

ほとんどの場合，有糸分裂は核の**分裂** karyokinesis と**細胞質分裂** cytokinesis の両者を含み，約1時間かけて進行する．後でさらに詳しく述べるが，有糸分裂はいくつかの段階に分けて行われ，2つの同一の娘細胞の分離によりM期が終了する．M期には2つのチェックポイントがある．1つは**紡錘体形成チェックポイント** spindle-assembly checkpoint で，分裂後期への早すぎる進行を防ぐ．一方，**染色体分離チェックポイント** chromosome-segregation checkpoint は，すべての染色体が正確に分離し終えるまで細胞質分裂の進行を防いでいる．

細胞周期のチェックポイントの機能不全により引き起こされる有糸分裂の崩壊は，細胞死と腫瘍細胞の発達につながる．

細胞周期のG$_1$，S，G$_2$期での3つのDNA損傷チェックポイント，ないしM期での紡錘体形成チェックポイントのどれかが機能不全になると，**分裂期細胞死** mitotic catastrophe へとつながる．分裂期細胞死とは，分裂前もしくは分裂時で細胞周期が停止できなくなったことを示し，その結果，異常な染色体分離が生じる．正常な状態では，このような細胞ではアポトーシスのサイクルが活性化され，細胞死に陥る．DNAや紡錘体の損傷の程度によりアポトーシスのサイクルから逃れた細胞は，次の細胞分裂で不均等に分かれる．これにより異数体の細胞（異常な数の染色体を持つ細胞）が生じる．このように，分裂期細胞死は発がん（腫瘍細胞の成長）に寄与する機序の一因とみなされている．

G$_1$期での臨界チェックポイントの機能不全が細胞の悪性化を引き起こすこともある．通常，細胞は他の細胞と接触すると分裂が抑制されるが，悪性細胞ではその接触抑制が失われる．しかし，培養した悪性細胞では，分裂し続けて互いの上に多少重なって成長することがあるとしても，プレートが1層の細胞に完全に覆われると成長は続かなくなる．臨界チェックポイントの機能不全は，発がん性のあるウイルス性タンパク質によって促進されることもある．pRbに結合するサルウイルス（SV40）のT抗原がその例であるが，この結合がpRb・T抗原複合体の配列を変えて臨界チェックポイントが働かないようにし，その結果，G$_1$からS期までにおける細胞増殖が促進されることになる．このような発がんの機序は，中皮腫（胸膜や胸腔の上皮由来のがん），骨肉腫（骨のがんの一種），上衣腫（小児の脳腫瘍の一種）でみられる．

予備幹細胞の集団が活性化され，再び細胞周期に入ることがある．

予備幹細胞 reserve stem cell と同定される細胞は，身体の組織内で細胞の傷害が起こったときに，それに反応して再び細胞周期に入るよう誘導されることがあるG$_0$期の細胞と考えられる．これらの細胞の活性化は，通常の創傷治癒時，精巣への強く急激なX照射後の精上皮の再構築時，肝臓のような器官の広汎切除後の再生時などにみられる．予備幹細胞さえ死んでしまうほど傷害が激しい場合，再生の可能性はない．

B. 細胞周期の調節

細胞周期の経路は，周期的に合成・分解される多様なタンパク質によってまわっている．

細胞質にある多数のタンパク質複合体が，細胞周期を調節し制御している．これらのタンパク質のいくつかが生化学的な発振器として機能し，その合成と分解が周期の特定の時期にあわせて行われる．種々のタンパク質レベルの増減により誘導される細胞や分子での出来事が，細胞周期エンジンの基盤である．細胞周期の全体に分散するそれぞれのチェックポイントでの分子の挙動については他の多様なタンパク質がその質を監視している（上述）．タンパク質複合体はチェックポイントで細胞周期への出入りを調整しており，状態がよければ細胞の成長と分裂を刺激し，逆に状況が悪ければ細胞分裂を停止したりその割合を減少させたりするようである．

サイクリンとサイクリン依存性キナーゼ（Cdk）からなる

タンパク質複合体が，細胞に対し細胞分裂のチェックポイントを通過させる力を与える．

細胞周期の調節について理解する上での最初の画期的な出来事は，1970年代初めに**成熟促進因子** maturation promoting factor（**MPF**）と呼ばれるタンパク質が発見されたことである．成熟促進因子は有糸分裂の開始を調節しているようにみえた．すなわち，カエルの未成熟な卵母細胞（通常は G_2 期にとどまっている）の核の中に成熟促進因子を注入すると，細胞はただちに有糸分裂に進んだのである．その後，成熟促進因子は2つのタンパク質からなることがわかった：

- Cdc2（Cdk1 としても知られる）．これは Cdk ファミリーのタンパク質で分子量 32 kDa のもの．
- サイクリン B．サイクリンファミリーで分子量 45 kDa であり，細胞周期の主たる調節因子である．サイクリンは構成タンパク質として合成されるが，その細胞周期中の濃度はユビキチンを介した分解によって調節されている．

サイクリン・Cdk 複合体 cyclin-Cdk complex は細胞周期のそれぞれの時期に働き，異なるタンパク質を標的として細胞周期に依存した機能を制御している．表3.1にはサイクリンと Cdk とのそれぞれ異なるタイプの組み合わせを示すとともに，細胞周期の中を進んでいる細胞にこれらのタンパク質の相互作用がどのような影響を及ぼすかを示した．細胞周期が進む経路には，ある時期はサイクリン・Cdk 活性の上昇が必要であり，引き続く他の時期にはその活性が低下する必要がある（図3.11）．サイクリン・Cdk 活性の上昇はサイクリンの刺激作用により生じ，Inks（キナーゼ阻害剤），Cips（Cdk 抑制タンパク質），Kips（キナーゼ抑制タンパク質）のようなタンパク質の抑制作用によってつり合いがとれている．

C. 有糸分裂

細胞分裂は，細胞数を増加させ，細胞集団の更新を許し，

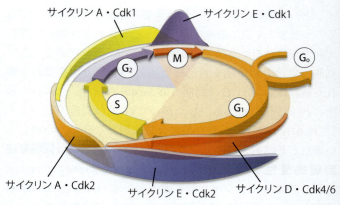

図3.11 ▲ サイクリン・Cdk 複合体による細胞周期の制御
この図では，細胞周期の異なる時期にサイクリン・Cdk 活性が変化するパターンを示してある．

創傷治癒を行う上で欠かせない過程である．

有糸分裂は，染色体の分離と核の分裂，それに続く細胞分裂からなる過程で，もとの細胞と同じ染色体数とDNAを持った2つの娘細胞が生じる．

有糸分裂 mitosis という用語は，複製された染色体とその遺伝子が2つの同一のグループに等しく分配されることをいう．細胞分裂の過程は核と細胞質の両方の分裂からなる．細胞質の分裂の過程によって，核以外のオルガネラが2つの娘細胞に分布される．有糸分裂に入る前に，細胞はそのDNAを複製する．細胞周期のこの時期はS期ないし合成期と呼ばれる．この時期の始まりには染色体の数は2倍体（2n）でDNAの量も2倍体（2d）であるが，最終的には染色体は2倍体のまま，DNA量が倍になり，4dとなる．

有糸分裂は細胞周期のS期の後に続き，さらに4期に分けられる．

有糸分裂は4期からなる（図3.12）：

- 前期は，複製された染色体が凝縮し，みえ始めるところ

表3.1　ヒトの細胞周期を調節するサイクリン・サイクリン依存性キナーゼ複合体の働きのまとめ

サイクリンの種類	関連するサイクリン依存性プロテインキナーゼ	対象となる細胞周期の時期	標的となるエフェクタータンパク質
サイクリン D	Cdk4/6	G_1 期の進行	がん抑制タンパク質 p53，網膜芽細胞腫感受性タンパク質（pRb）
サイクリン E	Cdk2	S期への進行	ATM[*a] または ATR[*b] プロテインキナーゼ，がん抑制タンパク質 p53
サイクリン A	Cdk2	S期の進行	複製タンパク質 A，DNA ポリメラーゼ，小染色体維持（Mcm）タンパク質
サイクリン A	Cdk1	S期から G_2 期を経て M 期への進行	cdc25 ホスファターゼ，サイクリン B
サイクリン E	Cdk1	M期の進行	クロマチン関連タンパク質，ヒストン H1，核ラミン，ミオシン制御タンパク質，中心体タンパク質，転写因子 c-fos/jun, c-myb, oct-1, SWI5；p60src プロテインキナーゼ，カゼインキナーゼⅡ，c-mos プロテインキナーゼ

[*a] 毛細血管拡張性運動失調症変異プロテインキナーゼ．[*b] ATM と Rad3 関連キナーゼ．
Cdk：サイクリン依存性キナーゼ．

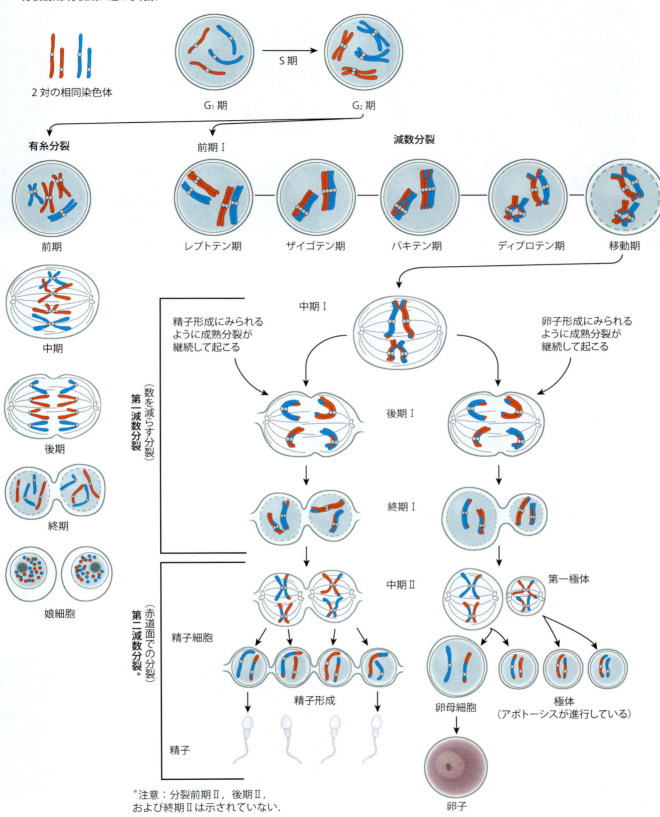

図 3.12 ▲ 2 つのペアの染色体（2n）を持つ理想化した細胞での有糸分裂と減数分裂の比較
母親由来と父親由来の染色体をそれぞれ赤と青で示す．有糸分裂により遺伝的に母細胞（2n）と同一の娘細胞が生じる．減数分裂は減数的な分裂と均等な分裂の 2 つの部分からなり，最終的に 2 本の染色体（1n）しかない細胞が生じる．さらに，減数分裂の前期における染色体の対合の間に，染色体の一部の組み換えが起こり，これがさらに遺伝的な多様性を高める．ヒトにおいては第一極体は分裂しないことに注意しなければならない．もちろん種によっては第一極体の分裂が起こるものもある．

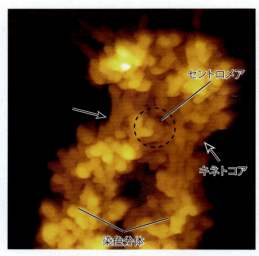

図3.13 ▲ ヒト中期染色体のセントロメア領域の原子間力顕微鏡像
この像でみえる2つの染色分体が向かい合った面において，セントロメア，すなわち2つの染色分体の結合部ができている．セントロメアの反対面において，それぞれの染色分体にはキネトコアという特別なタンパク質複合体があり，紡錘体の動原体微小管が結合する部位として働いている．染色体の表面にはこぶ状のループ領域がみえる．この領域は，染色体の足場（骨格）につなぎ留められているクロマチン線維によって形成されている．40,000倍．（Dr. Tatsuo Ushikiの厚意による．）

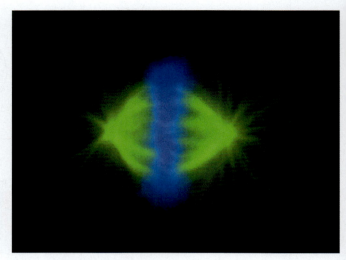

図3.14 ▲ 中期染色体の動原体
免疫蛍光抗体間接法を用いて，アフリカツメガエルのXL-177細胞の動原体を，蛍光（緑色）標識した抗α-チュブリン抗体でラベルした．DNAはDAPI染色により青で染めてある．中期では，核膜は分散し，DNAは染色体の中に凝縮しており，微小管は紡錘体を形成している．紡錘体の微小管の上にある微小管関連モータータンパク質の動きにより赤道板ができ，そこに沿って細胞の中心部に染色体が並んでいる．1,400倍．（Dr. Thomas U. Mayerの厚意による．）

から始まる．染色体が凝縮し続けるにつれて，それぞれの相同染色体から生じた4つの染色体は，それぞれ2本の**染色分体** chromatidから構成されるようにみえる．姉妹染色分体は**コヒーシン** cohesinと呼ばれるタンパク質の輪と**セントロメア** centromere（動原体）によってつなぎ留められている．前期の後半と**前中期** prometaphase（有糸分裂の中で独立した時期にみえることもある）においては，核膜が小さな輸送小胞に分解し始め，滑面小胞体（sER）に似てくる．核小体は，細胞によってはまだ存在することもあるが，一般に前中期で完全に消失する．さらに，キネトコアと呼ばれる高度に特殊化したタンパク質複合体が，それぞれの染色分体のセントロメアの外側に出現する（図3.13）．染色分体のセントロメア領域において**キネトコア** kinetochoreを形成しているタンパク質複合体は，高度に特殊に反復したDNA配列に付着している．この反復配列の部分は**サテライトDNA** satellite DNAと呼ばれ，どの染色体でも似た構造をしている．発達中の紡錘体の微細管は，キネトコアに付着することで染色体に結合している．

- 中期（図3.14）は，3種類の微小管がつくる紡錘体が細胞の両極に位置する微小管形成中心（MTOC）の間に配置されることから始まる．1番目のタイプは**星状体微小管** astral microtubuleで，γ-チュブリンのリングから微小管形成中心の周囲に星形に伸び出したものである（図2.54）．2番目のタイプは**極微小管** polar microtubuleで，これも微小管形成中心から出ているが，この微小管は微小管形成中心から離れて伸びている．3番目のタイプは**動原体微小管** kinetochore microtubuleで，微小管形成中心から伸びて細胞質内で動原体を探し求める．動原体が最終的に動原体微小管にとらえられると，余分な微小管が付着している微小管形成中心に向かって引っ張られる．動原体には30～40本の微小管をそれぞれの染色分体に結合させる能力がある．ある種の動物では，動原体微小管は動原体には関与するが，微小管形成中心からは独立したメカニズムで形成されている．動原体微小管とその関連モータータンパク質は，染色体を細胞の中央面，すなわち**赤道面** metaphase plateへと動かす．

- 後期（図3.15）は姉妹染色分体の最初の分離から始まる．この分離は染色分体をつなぎ留めているコヒーシンが外れることで生じる．かくして染色分体は分離し始め，分子モーター（ダイニン）が動原体微小管に沿って微小管形成中心に向かってスライドすることにより，染色分体が細胞の両極に引っ張られる．

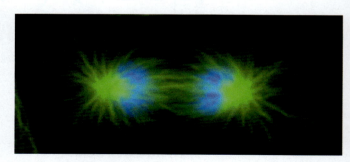

図3.15 ▲ 後期の紡錘体
この免疫蛍光像は図3.14に示したものと同じ細胞種で，同一の標本から得たものである．姉妹染色分体をつなぎ留めていた結合はこの段階では分解している．染色分体は微小管関連分子モーター（ダイニン，キネシン）により細胞の両極に移動する．この移動は，分子モーターが動原体微小管に沿って中心子に向かって滑り，一方で極微小管（分離した染色体の間にみえる）によってまた押し戻されることによって起こり，その結果，動原体が分裂細胞の両極へ移動していく．（Dr. Thomas U. Mayerの厚意による．）

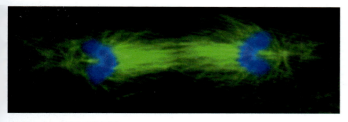

図 3.16 ▲ 終期の動原体
この時期，DNA は分離し，紡錘体のそれぞれの極に移動した染色体の周囲で核膜が再構成される．また細胞質の分離により細胞が 2 つに分かれる．細胞の中心部にはアクチン，セプチン，ミオシン，微小管と他のタンパク質が集まって細胞にタンパク質の輪が形成され，それが収縮することで，かつて 1 つの細胞だったものの両側の間に橋が形成される．染色体はほどけて，間期の核でも凝縮したままの領域以外ははっきりしなくなってくる．細胞の種類と標本は図 3.14 および 3.15 に示したものと同じである．1,400 倍．（Dr. Thomas U. Mayer の厚意による．）

- 終期（図 3.16）は，両極において染色体周囲に核膜が再構成される時期である．染色体はほどけ，間期の核でも凝縮したままの領域以外ははっきりしなくなってくる．核小体も再び現れ，細胞質分離により 2 つの娘細胞が形成される．細胞質分離は，紡錘体の両極の間の中ほどに細胞質の溝が出現することで始まる．この**分割溝** cleavage furrow での分離は，細胞の縁に配置されたアクチンフィラメントの非常に薄い配列からなる**収縮輪** contractile ring によって起こる．収縮輪の中には**ミオシンⅡ** myosinⅡ 分子が小さいフィラメントとして並んでおり，アクチンフィラメントと相互作用することで収縮輪が収縮する．収縮輪がきつくなると，細胞は 2 つの娘細胞にちぎり分けられる．娘細胞の染色体は複製された DNA の同一のコピーを含んでいるため，娘細胞は遺伝的に同一であり，同じ種類と数の染色体を持っている．娘細胞の DNA 量は 2d で，染色体数が 2n である．

D. 減数分裂

減数分裂は 2 回の連続する核の分裂とそれに続く細胞分裂によって，体細胞の半数の染色体と半分の DNA を持った配偶子を生じる．

接合子（精子と卵子が融合した結果生じる細胞）とそれから生じるすべての体細胞の染色体数は 2 倍体 diploid（2n）である．そのためこれらの細胞には，すべての染色体とその染色体上に書き込まれたすべての遺伝子が，それぞれ 2 コピーずつある．これらの染色体は**相同染色体** homologous chromosome と呼ばれる．なぜなら，それらは似ているがまったく同一ではなく，染色体の 1 組は母親由来，もう一方は父親由来である．**配偶子** gamete は相同染色体対の一方しか持たず，**半数体** haploid（1n）と呼ばれる．配偶子形成の間，**減数分裂** meiosis により染色体数は半数体の状態（ヒトでは 23 本の染色体）になる．この減数分裂は連続する 2 回の分裂からなり，2 回目は S 期を持たずに進むが，このような減数の過程は種において一定の染色体数を維持するために必要である．最初の減数分裂で染色体数が半数体（1n）に減少し，それに続く 2 回目の減数分裂で DNA 量が半分（1d）に減少する．

減数分裂の間，相同染色体の一部を交換することで，染色体の遺伝的な構成が変わる．**交叉** crossing-over と呼ばれるこのような遺伝子の組み換えと，個々の相同染色体の半数体配偶子への任意の組み合わせが起こることにより，無限の遺伝的な多様性がもたらされる．

減数分裂に伴う細胞質の変化は男性と女性では異なる．

減数分裂における核の変化は男性と女性で同じであるが，細胞質の変化は大きく異なっている．図 3.12 に，精子発生と卵子発生で生じる減数分裂における核と細胞質の主な変化を示した．中期Ⅰでの減数分裂は両性とも同じである．そのため，図では中期Ⅰ以降，両者が分かれてからの違いがわかるように示してある．

男性では，**一次精母細胞** primary spermatocyte が 2 回減数分裂することで，構造的には同一であるが遺伝的には異なる半数体の**精子細胞** spermatid が 4 個生じる．この個々の精子細胞は精子にまで分化する能力を持つ．対照的に，女性では**一次卵母細胞** primary oocyte が 2 回減数分裂することで，1 つの半数体の卵子と 3 つの半数体の**極体** polar body が生じる．このうち卵子が大部分の細胞質を受け取り，機能的な配偶子となる．また，極体は細胞質をほとんど受け取らずに退化する．

減数分裂における核の変化は，男性と女性で似ている．

減数分裂は連続する 2 回の分裂からなり，その 2 回の分裂の間に S 期は存在しない．減数分裂に先立つ S 期の間に DNA は複製され，セントロメアで互いに結合した姉妹染色分体（平行した 2 本の DNA 鎖）を形成する．DNA 量は 4d となるが，染色体数は同じ（2n）ままである．細胞はその後，**染色体の数を減らす分裂** reductional division（第一減数分裂）と**赤道面での分裂** equatorial division（第二減数分裂）を起こす．

第一減数分裂の間に，"数を減らす分裂" という名のとおり，染色体数は 2 倍体（2n）から半数体（1n）へ減少し，DNA 量も 4d から 2d へ減少する．前期Ⅰでは 2 本の染色分体からなる染色体が凝縮し，相同染色体（通常一方が母由来で他方が父由来）どうしがセントロメアの部分で結びつく．この時点で，母方と父方の間の遺伝物質の組み換えが起こる．中期Ⅰではセントロメアを持つ相同染色体が紡錘体の赤道面で並び，それが後期Ⅰで分離し，それぞれの娘細胞に分布する．その結果，染色体数は 1n に，DNA は 2d にともに減少する．

第二減数分裂に先立って DNA の複製が行われることはない．第二減数分裂の間に行われる分裂はいつも赤道面で起こる．これは染色体数が変化しないからである．染色体数は 1n のままだが，染色分体の数で表される DNA の量は 1d に減少する．中期Ⅱの間にそれぞれの染色体は紡錘体の赤道面で並び，後期Ⅱで姉妹染色分体は互いに分かれる．こうしてそれぞれの染色体は 2 つに分かれて別々の染色分体となり，これが 2 個の半数体の娘細胞のそれぞれに分配されることになる．

減数分裂の各時期は体細胞分裂の各時期に似ている．

1）前期Ⅰ（第一減数分裂前期）

第一減数分裂の前期は長い期間であり，そこでは相同染色体の寄り添い（**ペアリング** pairing）と**対合** synapsis（相同染

色体の結合），相同染色体の遺伝物質の**組み換え** recombination が行われる．前期Iは次の5段階に分けられる（図3.12）．

- **レプトテン期** leptotene．この時期はクロマチンが凝縮し染色体が出現することが特徴である．染色体の中の両者の姉妹染色分体も凝縮し，減数分裂に特異的な**接着複合体** meiosis-specific cohesin complex（**Rec8p**）によって互いに結合している．この時期に母方と父方由来の相同染色体のペアリングが始まる．相同染色体のペアリングは，染色体が積極的に互いを探す時期である．相手をみつけた後には，それらは狭い隙間を隔てた状態で側面を近接させて並ぶ．

- **ザイゴテン期** zygotene．対合，すなわち相同染色体の結合はこの時期に始まり，パキテン期まで続く．この時期に**シナプトネマ複合体** synaptonemal complex が形成されるが，それは3つの構造で染色体を結びつける．このシナプトネマ複合体はよく鉄道線路と比べられるが，2本のレールの間に挟まって，さらに3本目のレールが位置している．このレールの枕木にあたるのが横走するフィラメントで，相同染色体の両者の足場を結んでいる．

- **パキテン期** pachytene．この時期に対合が完了する．交叉という現象がこの時期の初めに起こり，2つの異なる染色体の間でDNA鎖の組み換えが生じる．

- **ディプロテン期** diplotene．この時期の最初にシナプトネマ複合体が分解し，染色体がさらに凝縮する．相同染色体は互いに分離し始め，染色体間で新たに形成された結合部（キアズマ）によって結合しているようにみえる．姉妹染色分体どうしは互いに密接したままである．キアズマがあるということは，交叉が起こったということを暗に示している．

- **移動期** diakinesis．相同染色体はさらに凝縮，短縮し，最大の太さになる．また，核小体が消失し，核膜が分解する．

2）中期I（第一減数分裂中期）

中期Iは体細胞分裂の中期に似ているが，2本の相同染色体が赤道面の一方側に1つずつ並ぶ点が異なっている．このとき，相同染色体はまだキアズマでつながったままである．中期の後半で，キアズマは裂けて染色体は分離する．いったん核膜が分解すると，紡錘体微小管はキネトコアによって染色体と結合する．このキネトコアは多層性のタンパク質構造で，通常はセントロメアの近くにある（図3.13参照）．こうして染色体が位置を変えることで，最後にはセントロメアが紡錘体の赤道面に並んだような形になる．

3）後期Iと終期I（第一減数分裂後期と終期）

後期I anaphase Iと**終期I** telophase Iは，セントロメアが裂けないことを除けば体細胞分裂の同時期とよく似ている．姉妹染色分体は，コヒーシン複合体によりセントロメアのところでつなぎ留められて，一緒になったままである．対である相同染色体の母方と父方のそれぞれは取り替えた部分を持っており，これがそれぞれの極へ移動する．分離や任意の組み合わせが生じるのは，母方と父方の染色体が赤道面のどちらかの側にランダムに並ぶからであり，そうすることで遺伝的な多様性がもたらされる．第一減数分裂が完了するのは，細胞質の分離が起こったときである．その結果生じる娘細胞（**二次精母細胞もしくは卵母細胞** secondary spermatocyte or oocyte）の染色体数は半数体（1n）で，2本1組の相同染色体のどちらか1本を持つことになる．しかし，この細胞にはまだ2倍のDNA量（2d）がある．

4）第二減数分裂

第一減数分裂を終えた細胞は，S期を経ることなくただちに第二減数分裂に入る．第二減数分裂は赤道面での分裂であり，体細胞分裂に似ている．この時期に，タンパク質分解酵素である**セパラーゼ** separase が染色分体間の接着複合体を切断する．セントロメア領域でのコヒーシン複合体の切断は，セントロメアどうしの結合を解除する．この分裂により第二減数分裂後期での染色分体の分離と細胞の両極への移動が可能となる．第二減数分裂の間，細胞は前期II，中期II，後期IIと終期IIを経る．これらの各時期は本質的には体細胞分裂のものと同じであるが，細胞の染色体が半数体（1n）である点と，生じた娘細胞のDNA量が半量（1d）となる点が異なっている．体細胞分裂で生じた細胞は親細胞と遺伝的に同一であるが，それとは違って，減数分裂で生じた細胞は遺伝的には独自のものである．

5．細胞死

ヒトでは，他のすべての多細胞生物の器官と同様に，細胞増殖と細胞死の比率によって正味の細胞数が決まる．この割合の異常は，**細胞増殖の障害** disorder of cell accumulation（たとえば過形成，がん，自己免疫疾患）あるいは**細胞の減少の障害** disorder of cell loss（萎縮，変性疾患，エイズ，虚血性

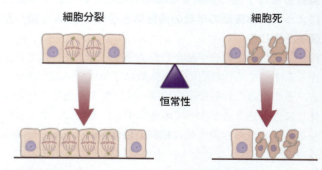

図 3.17 ▲ 細胞死と細胞分裂との関係を示した模式図
正常な生理的状態（恒常性）では，細胞分裂の割合と細胞死の割合は類似している．細胞死の割合が細胞分裂より大きいと，正味の細胞の数は減少する．そのような状態は細胞減少の障害と分類される．逆に，細胞分裂の割合が細胞死の割合より大きいと，細胞数の正味の増加が優位で，細胞増殖のさまざまな障害へとつながる．

障害）の原因となる．それゆえ，細胞の産生と細胞死の間のバランス（恒常性）は慎重に維持される必要がある（図 3.17）．

細胞死は，急性の細胞傷害，もしくは内部でコードされた自殺プログラムによって生じる．

細胞死は，偶然の細胞傷害や，細胞に自滅を起こさせるメカニズムによってもたらされる．主な細胞死にはネクローシスとアポトーシスの2つの異なるメカニズムが知られている．

- **ネクローシス** necrosis，もしくは偶然の細胞死．ネクローシスは病理的な一過程である．ネクローシスは，細胞が生理的もしくは化学的に好ましくない環境（たとえば，低体温，低酸素血症，放射線，強酸性，細胞外傷），つまり急性の細胞傷害や細胞膜の損傷を引き起こすような環境にさらされたときに生じる．生理的な状態では，細胞膜の損傷は，ウイルス，パーフォリンと呼ばれるタンパク質などによって引き起こされる．急性の細胞膨化と溶解の2つはこの過程での特徴である．
- **アポトーシス** apoptosis（ギリシャ語で"何かから落ちる"の意．たとえば花から花びらが落ちることをいう）．かつては**プログラム細胞死** programmed cell death と呼ばれていた．しかし，今日では"プログラム細胞死"という用語は，トリガーのしくみとは関わりなく，細胞内の死のプログラムによって調節されている細胞死のすべての種類に対してより広く適用されている．アポトーシスは生理的な過程である．アポトーシスの間，もはや不要となった細胞が個体から除去されていく．この過程は胎生期の正常の発達の過程や，他の正常な生理的な過程（たとえば卵巣での卵胞閉鎖）の際にみられるものである．細胞は内部でコードされた自殺プログラムを活性化することで，自らの死を引き起こすことができる．アポトーシスは制御された自己消化が特徴で，細胞膜は無傷に保たれており，それにより，中の内容物をこぼしたりその周囲にダメージを与えたりすることなく，いわば"尊厳死"することができる．

さらに，免疫系のある種の細胞やその分泌物（たとえば細胞傷害性Tリンパ球，ナチュラルキラー（NK）細胞）は他の細胞にとって毒性がある．これらは特定の細胞（たとえば，がんに形質転換した細胞やウイルスに感染した細胞）を破壊する過程に役立つ．ネクローシスやアポトーシスとは対照的に，細胞傷害性による死は1つの特定の機序によるものではない．たとえば，細胞傷害性Tリンパ球による細胞死はネクローシスとアポトーシスの両面を持っている．アポトーシスとネクローシスの概要は表 3.2 を参照．

ネクローシスは細胞が恒常性を維持できなくなることから始まる．

細胞傷害の結果，細胞膜が損傷されて水と細胞外イオンの流入が生じる．ミトコンドリア，粗面小胞体や核などのオルガネラは，細胞の膨化や細胞膜の破裂（細胞溶解）により不可逆的な変化を受ける．細胞膜の破壊により，リソソームの酵素を含んだ細胞質の内容物が細胞外へ流れ出ると，ネクローシスによる細胞死は周囲の組織に損傷を与えたり，**強い炎症反応** intense inflammatory response を伴ったりする（図 3.18）．

A. アポトーシス

アポトーシスは，正常な生理的状態のもとで引き起こされる細胞死の1つの様式である．

アポトーシスでは，細胞は自身の死（細胞の自殺）に対して積極的に参加する．その進行は外部と内部からのさまざまなシグナルによって促進される．アポトーシスに陥った細胞は，以下のような特有な形態的・生化学的特徴を示す（図 3.18 参照）：

- **DNA の断片化** DNA fragmentation は核の中で起こり，細胞を死に追いやる不可逆的な現象である．DNA の断片化は，核のエンドヌクレアーゼの Ca^{2+} と Mg^{2+} に依存した活性化の結果である〔訳注：アポトーシスに関与する DNase は細胞に存在し，アポトーシスが誘導されると阻害タンパク質がカスパーゼ3により切断されて DNase が活性化され，核に送られる〕．これらの酵素は選択的に DNA を切断し，それによりオリゴヌクレオソーム単位の断片が生じる．その後核のクロマチンが集まり，核は核膜によって包まれいくつかの小さい断片に分かれる．
- **細胞の容量の減少** decrease in cell volume は細胞質の収縮による．細胞骨格成分は，細胞表面に平行な束として再構成される．リボソームは細胞質内で凝集し，粗面小胞体は同心円状の輪を形成し，ピノサイトーシス小胞の多くは細胞膜に融合する．
- **ミトコンドリアの機能の消失** loss of mitochondrial function はミトコンドリアの膜チャネルの透過性の変化によるものである．ミトコンドリアは傷つき，ミトコンドリアの膜電位は低下し，電子伝達系は中断される．ミトコンドリア膜間腔（膜間隙）に存在するタンパク質，たとえば**シトクロム c** cytochrome *c* や **SMAC/DIABLO**（second mitochondria-derived activator of caspase の略 "カスパー

表 3.2 アポトーシスとネクローシスを区分する特徴の概要

死細胞の特徴	ネクローシス	アポトーシス
細胞の腫大	+++	−
細胞の収縮	−	+++
細胞膜のダメージ	+++	−
細胞膜の泡状化	−	+++
クロマチンの凝縮	−	+++
核の断片化	−	+++
DNA のオリゴヌクレオソーム単位の断片化	−	+++
ランダムな DNA 断片化	+	−
カスパーゼのカスケードの活性化	−	+++

ゼの二次ミトコンドリア由来活性因子"の意，あるいは direct inhibitor of apoptosis-binding protein with low isoelectric point の略"低い等電点でアポトーシス結合タンパク質を直接阻害する因子"の意）が細胞質に放出されると，細胞の中身を分解することができる**カスパーゼ** caspase というタンパク質分解酵素が活性化される．シトクロム c と SMAC/DIABLO が調節されながら放出されるということから，Bcl-2 タンパク質の影響下で（p.93 参照）ミトコンドリアがアポトーシスの始まりを決定していることが考えられる．そのため多くの研究者は，ミトコンドリアを優秀な自殺部隊の司令部，もしくは軍隊の司令官のための厳重に警備された拘置所のようなものとみなしている．

- **膜の泡状化** membrane blebbing は細胞膜の変化から生じる．変化の1つは，ある分子（例，ホスファチジルセリン）が細胞膜の細胞質面から外表面へ移動することと関連がある．こうした変化は細胞膜に生理的あるいは化学的な特性の変化を起こさせ，細胞膜の傷を伴わない泡状化へつながる（図 3.18 参照）．

- **アポトーシス小体** apoptotic body の形成はアポトーシスの最終段階で，細胞が壊れて終わる（図 3.19a〜c）．これらの膜で包まれた小胞は，オルガネラや核由来のものを含む細胞質の断片からできている．これらは，食作用のある細胞による追跡を受けることなく，すばやく移動する．アポトーシス小体の除去はとても効率よく行われるため，炎症反応は起こらない．アポトーシスは有糸分裂の 20 倍の速さで起こる．そのため，通常の H&E 染色標本でアポトーシス細胞をみつけるのは骨の折れる作業である（図 3.19d）.

アポトーシスは外的・内的刺激により調節されている．

アポトーシスの進行はさまざまな外的・内的刺激により活性化されうる．**腫瘍壊死因子** tumor necrosis factor（**TNF**）のような因子は，細胞膜に働き，カスパーゼのカスケードをリクルートしたり活性化することによりアポトーシスを引き起こす．したがって，腫瘍壊死因子受容体は**細胞死受容体（デスレセプター）** death receptor として知られている．他にアポトーシスを起こす外的な因子として，**トランスフォーミング成長因子 β** transforming growth factor β（**TGF-β**），ある種の神経伝達物質，フリーラジカル（遊離基），オキシダント，紫外線や電離放射線などがある．アポトーシスを起こす内的な因子としては，がん遺伝子（*myc*, *rel*），p53 のようながん抑制遺伝子，栄養を奪うような代謝拮抗剤などがある（図 3.20）．アポトーシスの経路は，分裂期細胞死（すなわち細胞周期の中の DNA 損傷チェックポイントの機能不全）によって導かれる出来事により活性化される（p.85 参照）．分裂期細胞死には，クロマチンの凝縮，ミトコンドリアからのシトクロム c の放出，カスパーゼのカスケードの活性化，および DNA の断片化が伴う．

アポトーシスは，他の細胞からの信号や，いわゆる**生存因子** survival factor を介した周囲の環境によっても抑制される．生存因子には成長因子，エストロゲンやアンドロゲンなどのホルモン，中性アミノ酸，亜鉛，細胞外マトリックスタンパ

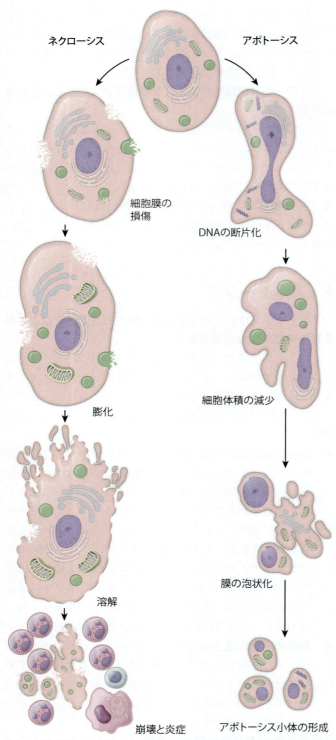

図 3.18 ▲ ネクローシスとアポトーシスにおいて生じる変化の模式図
図はネクローシスとアポトーシスの主要な行程を示す．ネクローシス（左側）では，細胞膜の破壊の結果，水や細胞外のイオンが流入し，オルガネラが不可逆的な変化を受ける．リソソームの酵素は細胞外へ放出され，その結果，周囲の組織の損傷や強い炎症反応が生じる．アポトーシス（右側）においては，細胞は DNA の断片化，細胞体積の低下，細胞膜の傷を伴わない膜の泡状化，アポトーシス小体の形成などの形態的・生化学的な特徴を示す．アポトーシス小体はその後，炎症反応のない状態で食作用を持った細胞によって除去される．

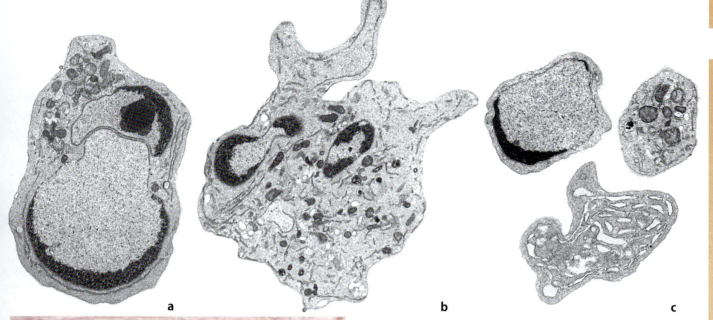

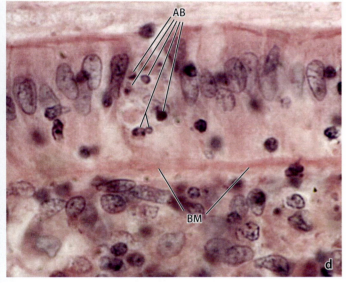

図 3.19 ▲ アポトーシス細胞の透過型電子顕微鏡像
a. この電子顕微鏡写真はリンパ球におけるアポトーシスの初期の段階を示す．核はすでに断片化し，DNA の断片化という逆行できない過程が始まっている．凝縮したヘテロクロマチン（異染色質）を含む領域が核膜に隣接していることに注意．5,200 倍．**b.** DNA の断片化がさらに進んだ段階．1 つの核の断片（左）の中にあるヘテロクロマチンが，核膜に包まれながら外側に伸び出し始めており，新たな核の断片化の始まりを思わせる．アポトーシス小体をつくるために細胞質と細胞質の突出がさらにつくられていることに注意．5,200 倍．**c.** 核，オルガネラと細胞質の断片を含むアポトーシス小体．これらの小体は最終的には単核食細胞系の細胞により食作用を受ける．5,200 倍．（Dr. Scott H. Kaufmann, Mayo Clinic の厚意による．）**d.** この光学顕微鏡写真はヒト大腸の上皮細胞を撮ったものである．単層の吸収上皮細胞内にあるアポトーシス小体（AB）を示している．BM：基底膜．750 倍．

ク質との相互作用などがある．また，ある種の細胞タンパク質やウイルスタンパク質がカスパーゼの抑制因子として働く．たとえば神経細胞は，神経性アポトーシス抑制タンパク質（NAIP）を持ち，成熟する前のアポトーシスから自身を守ることができる．しかし，アポトーシスでの最も重要な調節機能は Bcl-2（B 細胞リンパ腫 2）ファミリータンパク質からの内的な信号によるものである．このファミリーには，細胞の生死を決定する反アポトーシス性ないしアポトーシス誘導性のものがある．Bcl-2 ファミリーのアポトーシス誘導性のものとして，Bad（Bcl-2 関連細胞死促進因子），Bax（Bcl-2 関連 X タンパク質），Bid（Bcl-2 関連ドメイン），Bim（Bcl-2 関連細胞死メディエーター）などがある．これらのタンパク質は相互に作用してアポトーシスのさまざまな実行段階の下流を活性化することで自身の活性度を抑制したり増加させたりしている．それらはまた独立してミトコンドリアに働き，アポトーシスを誘導する因子として最も効力のあるシトクロム c および SMAC/DIABLO の放出を調節する．

アノイキスは細胞と細胞外基質との相互作用が失われることで誘導されるアポトーシスの 1 つである．

アノイキス anoikis（ギリシャ語で"家のない放浪者"の意）は細胞が剥離することで誘導されるアポトーシスで，剥離した細胞のさらなる成長と細胞外基質との不適当な再接着を防ぐものである．このような状態では，細胞周期は止まり，アポトーシスが始まる．細胞内マトリックスからのシグナルは，細胞-細胞外マトリックスの結合を維持する構成要素であるインテグリンによって認識される（p.142 参照）．インテグリンは細胞骨格との結合により細胞内シグナル伝達に関与し，アポトーシス，DNA 損傷，細胞死受容体の機能をコントロールする．これらのシグナル伝達において不備が生じるとアノイキスとなるが，それにはアポトーシス促進性の Bcl-2 ファミリータンパク質の活性化が引き金となる．アノイキスによりシトクロム c と SMAC/DIABLO が細胞質基質へ放出され，次にカスパーゼ酵素が活性化しアポトーシスが始まる．転移性の悪性腫瘍では，細胞はアノイキスの過程を生き延びるためのメカニズムを発達させている．この抵抗性は，インテグリン受容体のタイプの変化，抗アポトーシス因子の活性化，

- **分裂期細胞死（分裂死）** mitotic catastrophe は，分裂期に起こる細胞死の1つである．細胞の傷害と，G_1期，S期，G_2期のDNA損傷チェックポイントや紡錘体形成チェックポイントなどのいくつかの細胞周期チェックポイントの機能不全との組み合わせの結果生じる（p.85参照）．細胞分裂の前に細胞周期が停止できないことで染色体の分離に問題が生じ，それがアポトーシスへの過程と細胞死への引き金となる．

- **パラトーシス** paraptosis はアポトーシスによらない別の細胞死であり，おそらく成長因子受容体（すなわちインスリン様成長因子（IGF-1）受容体）によって誘導される．アポトーシスとは異なりカスパーゼの調節は受けず，マイトジェン活性化プロテインキナーゼ（MAPK）によって調節されている．細胞レベルでは，パラトーシスはミトコンドリアの膨化とともに細胞質内に多数の大きな空胞が形成されることを特徴とする．

- **パイロトーシス** pyroptosis は，激しい炎症性反応を引き起こす微生物が感染することで生じる炎症により誘導されるタイプの細胞死である．この経路はカスパーゼ-1に唯一依存しているが，カスパーゼ-1はアポトーシス細胞死におけるカスパーゼカスケードには含まれていない．カスパーゼ-1は，周囲組織に激しい炎症性反応を伝達するIL-1やIL-18などの炎症性のサイトカインを活性化させる．

- **ネクロプトーシス（ネクロトーシス）** necroptosis は，さまざまな細胞においてカスパーゼとは関係なく誘導される細胞死のメカニズムである．これは腫瘍壊死因子受容体（TNFRまたは細胞死受容体）およびFasシグナル伝達経路の活性化によって始まる．この細胞死は調節された状況で生じるが，調節されないネクローシスによる細胞死と形態的によく似ているのが特徴である．ネクロスタチン-1はネクロプトーシス固有の阻害因子で，影響を受けた組織の虚血によるダメージを著しく軽減する．

- **エントーシス** entosis（ギリシャ語で"内側"の意）はアポトーシスによらない細胞死の一種で，細胞外マトリックスから離れた細胞を同種の細胞が活発に吸収する過程からなる．飲み込まれた細胞は，リソソーム機構によって分解されるまで取り込まれた後も宿主の細胞内で生きている．エントーシスは，カドヘリンが関わる特殊な受容体と2個の同種の細胞（すなわち上皮細胞内）間の結合により調節されたプロセスである．この過程は**細胞捕食** cell cannibalism という現象と区別しなければならない．細胞捕食とは転移性の腫瘍において観察される非特異的現象で，がん細胞が自身に向けられた免疫系の細胞を"貪食"し，殺すものである．

組織中の細胞死に関する顕微鏡学的研究によって，異なるタイプの細胞死が同時に起こることや，異なるタイプの細胞死の間でその特徴を共有しうることが明らかにされている．

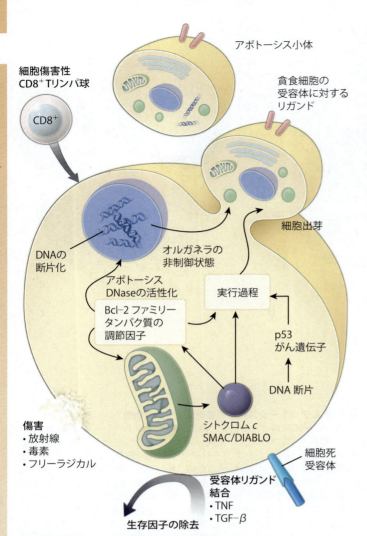

図3.20 ▲ アポトーシスを導く機序の模式図
外的・内的刺激により，酵素反応であるカスパーゼのカスケードが活性化されて，アポトーシスが誘導される．多くの外的な活性化因子が細胞に働いて，アポトーシスを導くシグナルを出させる．TNFとTGF-βは"細胞死受容体"を通して作用することに注意．ミトコンドリアからのシトクロムcとSMAC/DIABLOの制御された放出は，アポトーシスの活性化の重要な内的なステップである．

がん遺伝子の活性化，および上皮成長因子シグナル伝達などを含むさまざまなメカニズムに起因する．

B. その他のプログラム細胞死

アポトーシスやネクローシスとは異なるプログラム細胞死のいくつかが最近発見された．

古典的なアポトーシスやネクローシスに分類されないさまざまなプログラム細胞死がある．以下のとおりである：

- **オートファジー** autophagy は，リソソームによる分解によって細胞の内容物を入れ替えることを可能にする調節された細胞内でのプロセスである．細胞内の膜（しばしば滑面小胞体の槽）がオルガネラや細胞質の一部を包み，二重の膜に包まれた小胞を形成する．オートファゴソームと呼ばれるこの小胞は，始めはリソソーム酵素が欠けているが，リソソームと融合し消化を開始する．オートファジーの3つの経路の詳細はp.41〜43を参照．

細胞核

核の概要
- 核は真核細胞の中で膜に仕切られた分画をなし，ゲノム（遺伝情報）を含んでいる．
- 分裂していない細胞の核は**クロマチン**（DNA を含む）と**核小体**（rRNA 合成部位）からなり，それらは**核質**の中にあり，**核膜**に取り囲まれている．

核の成分
- **クロマチン**は DNA と関連タンパク質の複合体であり，H&E 染色で核の好塩基性に関与している．
- 2 つの形のクロマチンが核の中でみられる．**ユークロマチン**と呼ばれる分散した形と，**ヘテロクロマチン**と呼ばれる凝縮した形である．
- **ヌクレオソーム**はクロマチン構造の最小単位であり，DNA 分子の折りたたみの第 1 段階である．
- 分裂細胞ではクロマチンは凝縮し，**染色体**と呼ばれる数個に分かれた小体をつくる．
- **核小体**はリボソーム RNA（rRNA）合成の場所であり，リボソームが最初に集まる場所である．また，核小体は細胞周期の調節にも関わっている．
- 核小体は 3 つの異なる領域に区分される：**線維中心**（rRNA 遺伝子を含む染色体の DNA ループを含む），**線維要素**（転写されつつあるリボソーム遺伝子を含む），および**顆粒要素**（リボソームが最初に集まる領域）．
- **核膜**は**核膜槽**を伴う 2 枚の膜からなり，細胞質と核質を分けている．**外核膜**はリボソームと結合し，粗面小胞体（rER）と連続している．**内核膜**は**核ラミナ**によって支えられている．
- **核ラミナ**の主要成分は，特殊な中間径フィラメントである**核ラミン**と**ラミン関連タンパク質**である．ラミンは分裂期には集合していないが，分裂期の終わりには再び集まる．
- 核膜は**核膜孔**という開口部を配置している．核膜孔には円筒形の形をした**核膜孔複合体**（**NPC**）が含まれ，それは核と細胞質の間の両方向の輸送を調節している．

細胞周期
- **細胞周期**は，細胞成長と細胞分裂を制御するための一連の自己調節された現象である．細胞周期の進行はさまざまな**チェックポイント**で監視されている．
- G_1 期は細胞周期の中で通常最も長く，変異しやすい時期で，M 期の終わりに始まる．G_1 期の間，細胞は栄養を集め，DNA 合成と染色体複製に必要な RNA とタンパク質を合成する．G_1 期には細胞周期の中で最も重要なチェックポイントである**臨界チェックポイント**が含まれ，このチェックポイントで細胞は自己の増殖能を自己評価する．
- **S 期**では DNA が複製され，DNA 合成の質は **S 期 DNA 損傷チェックポイント**で監視されている．
- G_2 期では，細胞は分裂期（M 期）における細胞分裂の準備をするとともに，新たに合成された DNA の質を（G_2 **期 DNA 損傷チェックポイント**と**未複製 DNA チェックポイント**で）評価し続けている．
- **有糸分裂**が **M 期**に起こるが，それは**紡錘体形成チェックポイント**と**染色体分離チェックポイント**によって制御されている．
- **サイクリン**と**サイクリン依存性キナーゼ**（**Cdk**）からなる 2 つのタンパク質複合体が，細胞周期を進行させる駆動力となる．このタンパク質複合体は個々の細胞周期において一定の間隔で合成され，分解される．
- **有糸分裂**は，染色体の分離と核の分裂，それに続く細胞分裂からなる過程で，もとの細胞と同じ染色体数と DNA を持った 2 つの娘細胞が生じる．
- 有糸分裂は細胞周期の S 期の後に続き，4 期に分けられる：**前期**には，染色体が凝縮してみえ始め，核膜は分解し，微小管から紡錘体がつくられる．**中期**には染色体が赤道面に並ぶ．**後期**には姉妹染色分体が分離し始め，細胞の両極に引っ張られる．そして**終期**には，核膜が再構成され細胞質が分離する．
- 有糸分裂は 2 つの娘細胞が形成されることで終わり，娘細胞は遺伝的に同一である（同じ数の染色体と同量の DNA を持っている）．
- **減数分裂**は，2 回の連続する核の分裂とそれに続く細胞分裂によって，体細胞の半数の染色体と半分の DNA を持った配偶子を生じる．
- **第一減数分裂**（数を減らす分裂）の前期では，相同染色体の寄り添い（ペアリング）が行われ，母方と父方のペアの間で遺伝物質の組み換えが起こる．（一部が組み換えられた）これらのペアは 2 つの娘細胞を形成するが，それには半数体の染色体数と 2 倍体の DNA 量がある．
- **第二減数分裂**は S 期を経ることなく，ただちに起こる．第二減数分裂では，姉妹染色体が分かれて最終的な 2 個の細胞に分配される．これらの細胞にはそれぞれ**半数体の染色体数と DNA** が含まれる．

細胞死

- 急性の細胞傷害（**ネクローシス**）もしくはプログラムされた細胞死（**アポトーシス**）の結果として、**細胞死**が生じることがある．
- **アポトーシス**は組織の炎症性の反応を伴わず，正常な生理的状態のもとで欠陥のある細胞や老化した細胞を排除するために起こる．
- アポトーシスの分子制御には，アポトーシス誘導性の Bcl-2 ファミリータンパク質によって調節されるカスケード反応があり，それは**シトクロム c** と **SMAC/DIABLO** の放出によりミトコンドリアの膜の透過性を亢進させる．
- **シトクロム c** と **SMAC/DIABLO** は，カスパーゼと呼ばれる細胞質プロテアーゼのカスケードを活性化する．それらは細胞質タンパク質を消化することで細胞を分解する．
- **アノイキス**は細胞と細胞外マトリックスとの相互作用が失われることで誘導されるアポトーシスの一種である．

4

組織：概念と分類

1. 組織の概要 / 97	B. 中胚葉由来の構造 / 101
2. 上皮 / 97	C. 内胚葉由来の構造 / 101
3. 結合組織 / 98	7. 組織の同定 / 101
4. 筋組織 / 99	FOLDER 4.1　臨床関連事項：卵巣の奇形腫 / 102
5. 神経組織 / 99	**HISTOLOGY 101 / 104**
6. 組織形成 / 100	
A. 外胚葉由来の構造 / 100	

 ## 1. 組織の概要

組織とは，1つないし複数の特有の機能を営むために組織化された細胞の集合体をいう．

光学顕微鏡レベルでは，身体にあるさまざまな器官の細胞や細胞外の構成要素は特有な構成パターンをとっている．このような特有の構成は，ある特有の機能を営んでいる細胞どうしの協調を反映している．特有の機能を営んでいる秩序立った細胞の集団は**組織** tissue と呼ばれる（フランス語で tissu "織られた"の意；ラテン語で texo "編み込む"の意）．

細胞が身体の基本機能単位であるとしばしばいわれるが，実際に身体の機能を維持するのに働いているのは組織である．もっとも，組織を構成する個々の細胞の共同作業を通してであるが．組織内の細胞は特殊化した接着結合（細胞と細胞の接着，p.120参照）により互いに結びつけられている．さらに，細胞は周囲の細胞外環境を感知し，互いにコミュニケーションをとっている（ギャップ結合，p.129参照）．この細胞間コミュニケーションにより，複数の細胞が1つの機能単位として働くことが可能となっている．組織の細胞が統一的に機能するもう1つの機構としては，多様な刺激（内分泌，神経，機械的刺激など）に対して応答する特異的な細胞膜受容体の存在をあげることができる．

組織は多様な構造と生理的性質を持つが，すべての臓器は4つの基本組織型のみから構成される．

組織の概念は，体内の多種類の細胞とそれらがどのように関係しているかを理解し認識するための基礎となる．身体を構成するさまざまな臓器の一般的な外見，構造，生理的特性の多様性にもかかわらず，臓器を構成する組織は次の4つの基本的なタイプに分類される．

- **上皮** epithelium（**上皮組織** epithelial tissue）は，体表を覆い，体腔の内面を内張し，腺を形成する．
- **結合組織** connective tissue は，他の3つの基本的組織を構造的・機能的に支える．
- **筋組織** muscle tissue は収縮性の細胞からなり，運動をつかさどる．
- **神経組織** nerve tissue は体外や体内での情報の受容，伝達，統合にあたり，身体の活動を制御する．

これらの基本的組織は，一連の共通な形態的ないしは機能的特性によって定義される．おのおのの組織は，多種類の特徴的な性質を備えた細胞集団や，それらを構成する特有の細胞外マトリックスに応じて，さらに細区分される．

基本的組織を分類するにあたり，2つの異なるパラメーターが用いられる．上皮と結合組織との基本定義は主として形態的なものであり，一方で，筋組織や神経組織では主に機能的なものである．さらに，組織を細かく分類するときにも同じパラメーターが使われる．たとえば，筋組織自体は機能で分類されるが，筋の平滑筋と横紋筋の分類は純粋に形態学的なものであって機能的なものではない．収縮性の別の組織である筋上皮は，筋のように機能するが，その存在部位から典型的な上皮とされている．

これらのことから，組織の分類を単一の方式によって簡潔化することは不可能である．むしろ学生には，4つの基本組織とその中の細かな分類を決めている異なった細胞集団の特徴や性質について，学ぶことを勧める．

 ## 2. 上皮

上皮の特徴は，細胞が近接して配置され，自由表面を持つことである．

上皮細胞 epithelial cell は，単層であるか多層であるかにか

かわらず，常に互いに接触している．さらに，細胞どうしは特別な細胞間の接着装置によって結びつけられており，この結合が自由表面と直下の結合組織との障壁を形成している．上皮細胞間の**細胞間隙** intercellular space は極めて小さく，細胞間の接着以外にはいかなる構造も認められない．

自由表面 free surface は，身体の外表面，多くの体内臓器の外表面，体腔の内腔に面した面，管や導管内面にみられる．これら体内の構造には，最終的には体表に連続するものと，閉じたものとがある．閉鎖された体腔や管としては，胸膜腔，心膜腔，腹膜腔，心臓血管系がある．これらのすべては上皮によって内張りされている．

上皮の分類は通常は機能ではなく細胞の形と細胞層の数による．細胞の形としては，扁平（平らになった），立方，円柱がある．層としては，**単層** simple（1 層からなる）と**重層** stratified（多層からなる）とがある．図 4.1 には 3 つの上皮の例が示してある．そのうちの 2 つ（図 4.1a と b）は，構造物の内腔面に面する自由表面を覆う単層（すなわち 1 層の細胞からなる）上皮である．この 2 つの単層上皮の違いは，細胞が立方形か（図 4.1a），円柱状か（図 4.1b）という形の違いである．3 番目の例（図 4.1c）は重層扁平上皮で，複数の細胞層から構成されている．最表層の扁平細胞層のみが内腔に接している．それ以外の細胞は，細胞間の接着結合，ある

いは上皮の下方にある結合組織（下方の暗調に染まっている部分）との特殊な細胞–細胞外マトリックス間の接着結合により結びつけられている．

3. 結合組織

結合組織は細胞外マトリックスによって特徴づけられる．

上皮細胞とは違って，結合組織の細胞は互いに著しく離れて位置している．その間を埋める空間は細胞が産生した物質でみたされている．この細胞外にある物質は**細胞外マトリックス** extracellular matrix と呼ばれる．細胞や細胞外マトリックスの性質は，組織の機能に応じて変わる．したがって，結合組織の分類は細胞だけでなく細胞外マトリックスの組成と構成によっても決まる．

胎生結合組織 embryonic connective tissue は中間の胚葉である中胚葉に由来し，胎児や臍帯でみられる．これらは後に体内のさまざまな結合組織となる．

上皮と密接に関係して存在する結合組織の 1 つに**疎性結合組織** loose connective tissue（図 4.2a）がある．実際，ほとんどの上皮はこの結合組織の上にのっている．疎性結合組織の細胞外マトリックスには，粗に配列したコラーゲン線維と多数の細胞がみられる．これらの細胞のうち，線維芽細胞が細

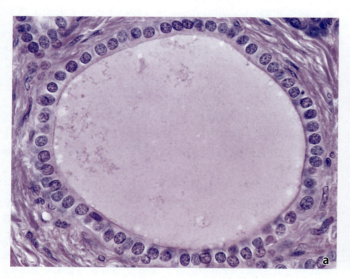

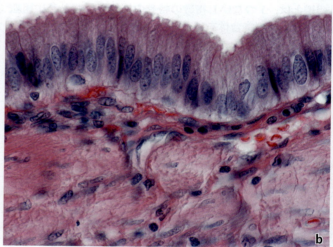

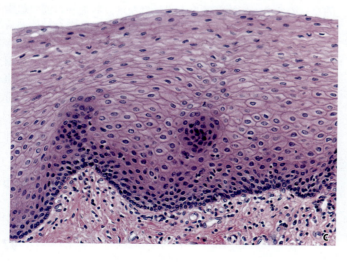

図 4.1 ▲ 上皮
a. H&E 染色した膵臓切片でみられる導管．単層で連続した立方上皮細胞からなる．細胞の自由表面は内腔に面している．基底表面は結合組織に相対している．540 倍．**b.** H&E 染色した胆囊の切片．単層の背の高い円柱上皮細胞が内壁を覆っている．この細胞は膵臓導管の上皮細胞と比べてだいぶ背が高いことに注意せよ．上皮細胞の自由表面は胆囊の内腔に面していて，基底面は隣接する結合組織に相対している．540 倍．**c.** 重層扁平上皮に覆われた食道壁切片の H&E 染色．最表層の扁平細胞だけが内腔に接している．この上皮のすべての細胞が扁平というわけではない点に注意．細胞は上皮の下部ではより丸くなり，結合組織との境界部は核/細胞質比率の高いより小型の細胞で構成されているので，基底細胞層は暗調の帯状にみえる．240 倍．

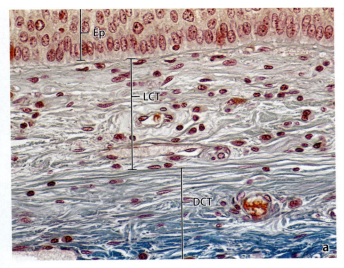
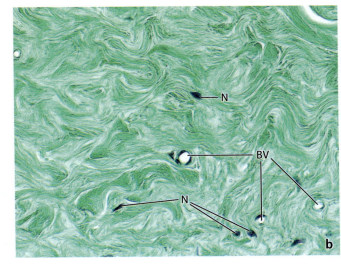

図 4.2 ▲ 結合組織
a. マロリー・アザン染色した喉頭蓋の切片で，その重層上皮の下部（Ep），隣接する疎性結合組織（LCT），その下層にある緻密結合組織（DCT）を示す．疎性結合組織には，通常さまざまな種類の細胞が多数存在する．これらの細胞の核の大きさや形はさまざまである．細長い核を持つのはほとんどの場合，線維芽細胞である．緻密結合組織には太いコラーゲン線維束があり，濃い青に染色されている．また核は比較的まばらである．540 倍．
b. マロリー染色した緻密結合組織の切片で，多数の密集したコラーゲン線維の束がみられる．線維芽細胞の核（N）が散在している．密に束ねられた線維と細胞が少ないのが緻密結合組織の特徴である．ここでは比較的少数の小血管（BV）がみられる．540 倍．

胞外マトリックスの産生と維持にあたっている．一方で，大部分の細胞は血管系から移動してきたもので，免疫系に関係した働きをしている．これとは対照的に，強度のみが求められる部位では，非常に多くのコラーゲン線維が密に詰まっている．また細胞数は比較的少なく，しかも線維形成にあたる細胞である線維芽細胞に限定される（図 4.2b）．このタイプの結合組織は**緻密結合組織** dense connective tissue である．

　特殊結合組織 specialized connective tissue としては，骨，軟骨，血液をあげることができる．特殊な性質の細胞外マトリックスを持つ点がこれらの結合組織の特徴である．たとえば**骨** bone の細胞外マトリックスでは，コラーゲン線維とともにカルシウムとリン酸分子による石灰化がみられる．**軟骨** cartilage の細胞外マトリックスには，多量の水を含有したヒアルロン酸凝集物がある．**血液** blood は，細胞と，体内を循環する血漿と呼ばれる豊富にタンパク質を含む細胞外マトリックスからなる．これらすべての結合組織においては，細胞ではなく細胞外物質がこれらの組織を特徴づけている．

4. 筋組織

筋組織は，細胞の収縮能という機能的側面によって分類される組織である．

　筋細胞 muscle cell は，細胞質に大量の収縮性タンパク質であるアクチンとミオシンを持つこと，また細胞が組織内で特有な配列をとることを特徴とする．効率的な運動を可能にするために，大部分の筋細胞は集まって，束を形成している．典型的な筋細胞は細長く，その長軸方向に沿って並んでいる（図 4.3）．核もまた筋細胞の配列方向と一致している．

　平滑筋，骨格筋，心筋では筋の種類に応じて細胞の形や配列はかなり違うが，筋細胞には共通の特徴がある．すなわち，細胞質の大部分が収縮性タンパク質のアクチンとミオシンからなり，それぞれ細い筋細線維と太い筋細線維を形成している．**骨格筋** skeletal muscle（図 4.3a）や**心筋** cardiac muscle（図 4.3b）の細胞では，主として筋細線維の特別な配列によって形成される横紋がみられる．**平滑筋** smooth muscle 細胞（図 4.3c）では横紋はみられない．これは，筋細線維がこのような高度に秩序立った配列をとらないためである．

　収縮性タンパク質であるアクチンとミオシン自体はすべての細胞に普遍的にみられるものであるが，このように大量かつ秩序立った配列をとってその収縮が器官全体や個体の運動に関わるのは筋細胞だけである．

5. 神経組織

神経組織は神経細胞（ニューロン）と付随する何種類かの支持細胞からなる．

　電気的な性質はすべての細胞でみられるが，**神経細胞**すなわち**ニューロン** neuron は，高度に特殊化していて，電気的なインパルスを身体のある場所から別の場所へと伝えるとともに，インパルスを統合している．神経細胞は外部環境や内部環境からの情報を受容・処理し，またそのための特別な感覚受容器や感覚器でもある．ニューロンには 2 種の異なる種類の突起があり，これを通して，他の神経細胞や，上皮ならびに筋組織の細胞と関係を持つ．1 本の長い**軸索** axon（ときに 1 m 以上の長さになる）は神経細胞核のある**細胞体** cell body からのインパルスを伝える．一方で**樹状突起** dendrite は複数あって，インパルスを受容し，それを細胞体へと伝える（組織切片では軸索と樹状突起はみかけが似ているので，区別するのは通常不可能である）．軸索の末端の神経接合部は**シナプス** synapse と呼ばれ，電気的インパルスは一方の細胞から他方の細胞へと**神経伝達物質** neuromediator の分泌によって伝えられる．これらの化学物質はシナプスから放出され，隣接するニューロンに電気的インパルスを発生させる．

　脳と脊髄からなる**中枢神経系** central nervous system（**CNS**）では，支持細胞は**ニューログリア** neuroglial cell（神経膠細胞）と呼ばれる．身体の他の部分にある神経，すなわち**末梢神経**

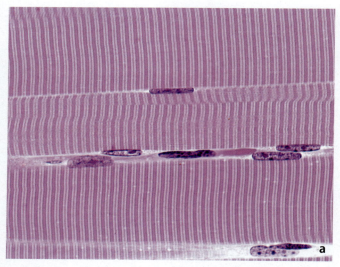
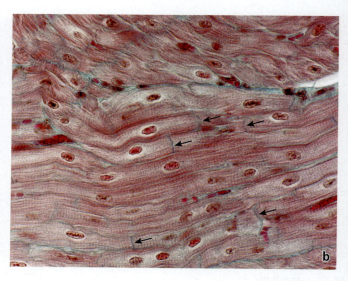
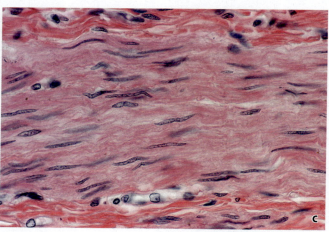
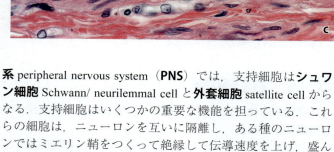

図4.3 ▲ 筋組織
a. H&E染色した3本の骨格筋線維（細胞）の縦断面の一部．特有の横紋と多数の核があり，それらが細胞の周辺に位置しているのがこの大型で長い細胞の特徴である．420倍．b. マロリー染色した心筋線維で，この筋でも横紋がみられる．これらの線維は細胞からなるが，骨格筋よりは小型でその末端どうしが結合して長い線維を形成する．大部分の線維は長軸方向に配列している．この心筋組織にみられる平行配列のような秩序立った構成によって，個々の細胞の機能が集約されて組織機能を果たすことが可能となっている．介在板（→）が隣接した細胞間にみられる．420倍．c. 腸管壁の平滑筋細胞層の縦断面を示すH&E染色標本．写真の上部と下部にある濃く染まった組織は結合組織．平滑筋細胞（中間部）の核はすべて伸長し，細胞質には横紋はみられない．512倍．

系 peripheral nervous system（**PNS**）では，支持細胞は**シュワン細胞** Schwann/ neurilemmal cell と**外套細胞** satellite cell からなる．支持細胞はいくつかの重要な機能を担っている．これらの細胞は，ニューロンを互いに隔離し，ある種のニューロンではミエリン鞘をつくって絶縁して伝導速度を上げ，盛んな貪食作用によって細胞残渣を除去し，中枢神経系での血液-脳関門に寄与している．

通常のH&E染色した切片では，神経組織はさまざまな数の神経突起を持つニューロンとその支持細胞から構成されている（図4.4a）．疎性結合組織では，神経を縦断あるいは横断面でしばしばみることができる．末梢神経系や自律神経系（ANS）では，神経細胞体が集まって神経節を形成し，その周囲を外套細胞が取り囲んでいる（図4.4b）．

ニューロンと支持細胞は，胚芽期に神経管を形成する神経外胚葉に由来する．神経外胚葉は，胚芽の背側外胚葉に相当する上皮層の陥入によって生じる．神経系の細胞のいくつかのもの，たとえば中枢神経系の**上衣細胞** ependymal cell や脈絡叢の細胞は，吸収や分泌機能といった上皮細胞の特性を保持している．

6. 組織形成

原腸形成期の初期発生胚では，**三層性胚盤** trilaminar embryo が形成される．この3層とは，**外胚葉** ectoderm，**中胚葉** mesoderm，**内胚葉** endoderm で，これらからすべての組織や器官が形成される．

A. 外胚葉由来の構造

外胚葉は3層からなる胚葉の最外層である．外胚葉から生じるものとしては，体表外胚葉と神経外胚葉の2つに大別される．

体表外胚葉 surface ectoderm からは次のものができる：
- 表皮とその付属器（毛，爪，汗腺，脂腺，乳腺の実質と管部）．
- 眼の角膜と水晶体上皮．
- 歯のエナメル器とエナメル．
- 内耳の構成要素．
- 腺性下垂体（下垂体前葉）．
- 口腔や下部肛門管の粘膜．

神経外胚葉 neuroectoderm からは次のものができる：
- **神経管** neural tube とそれに由来する構造で，中枢神経系の構成要素，上衣（脳や脊髄の腔所を覆う上皮），松果体，下垂体後葉（神経性下垂体），眼，耳，鼻の感覚上皮．
- **神経堤** neural crest とそれに由来する構造で，たとえば次のようなもの：末梢神経系の構成要素（脳・脊髄神経節，自律神経節，末梢神経，シュワン細胞），グリア細胞（オリゴデンドロサイトとアストロサイト），副腎クロム親和性（髄質）細胞，分散した内分泌系である腸内

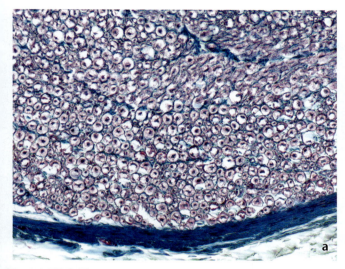 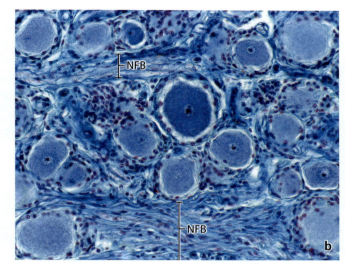

図 4.4 ▲ 神経組織
a. マロリー染色した末梢神経．神経組織は，結合組織によって束ねられた多数の糸状の有髄軸索からなる．縦断された軸索は小さな赤い点状の構造にみえる．軸索の周囲を取り巻いている透明な空間は，標本の作製過程で溶解して失われた髄鞘があった部位である．結合組織は青く染まっていて，髄鞘に包まれた軸索の周囲に繊細な網を形成するとともに神経の束の周囲を覆って神経組織としての構造を形成している．270倍．**b.** アザン染色した神経節．大型で丸い神経細胞体とそれを取り囲んでいる外套細胞の小型の核がみえる．神経細胞体に付随する軸索は髄鞘を持たず，細胞体の集団の間を埋める神経線維束（NFB）として観察できる．270倍．

分泌（APUD）細胞，メラノサイトの前駆体細胞であるメラノブラスト，頭部の間葉とそれに由来するもの（たとえば筋，結合組織，神経，脈管を有する咽頭弓），象牙芽細胞，心臓や血管の内皮．

B. 中胚葉由来の構造

中胚葉は3層からなる胚葉の中間層である．中胚葉からは次のようなものが生じる：

- 結合組織すなわち胎生結合組織（間葉），固有の結合組織（疎性および緻密結合組織），特殊結合組織（軟骨，骨，脂肪組織，血液と造血組織，リンパ組織）．
- 横紋筋と平滑筋．
- 心臓，血管，リンパ管ならびにこれらの内皮層．
- 脾臓．
- 腎臓，生殖巣（卵巣と精巣），これらと関係する管ならびに付属器（尿管，卵管，子宮，精管）．
- 中皮すなわち心膜腔，胸膜腔，ならびに腹膜腔を覆う上皮層．
- 副腎皮質．

C. 内胚葉由来の構造

内胚葉は3層からなる胚葉の最内層である．初期胚においては，原始腸管の壁を形成し，これから形成される器官の上皮部分や被覆構造となる．内胚葉からは次のようなものが生じる：

- 消化管上皮（ただし，外胚葉由来の口腔と下部肛門管上皮を除く）．
- 消化管外の消化腺の上皮（たとえば肝臓，膵臓，胆嚢）．
- 膀胱内腔を被覆する上皮と尿道の大部分．
- 呼吸器系の上皮．
- 甲状腺，上皮小体，ならびに胸腺の上皮成分．
- 扁桃の実質部．
- 鼓室の被覆上皮と耳管（エウスタキオ管）．

甲状腺と上皮小体は，咽頭の床と壁の外部への膨らみとして生じる．この咽頭との最初の連絡部位は後に消失する．咽頭壁上皮の外部への伸長部として生じた胸腺は，縦隔へと成長していき，甲状腺などと同様に最初あった連絡部位が消失する．図4.5には3層の胚葉とそれから生じる構造がまとめてある．

7. 組織の同定

組織の認識には，細胞内の特徴的な要素の存在と細胞相互の関係がもとになる．

組織切片標本を観察し解釈するには，4つの基本的組織に関する少しの基本的事実と概念を頭に入れておけばよい．一番のポイントは，細胞の集団を組織として認識し，その特徴的な性格を確定することである．たとえば，それらは表面にあるのか，細胞は隣接する細胞と接しているのか，あるいは何らかの細胞間物質によって隔てられているのか，筋や神経のような特別な性質を持ったグループに属するか，などである．

それぞれの組織の構造と機能については次のCHAPTER以降で詳しく検討する．ある1つの組織に焦点を合わせると，臓器を構成するさまざまな組織から離れてしまうことになる．しかしながら，このように焦点を絞ることは，身体を構成するさまざまな臓器の組織を理解し，組織が機能的単位として系を統合している意味を理解するのには必要である．

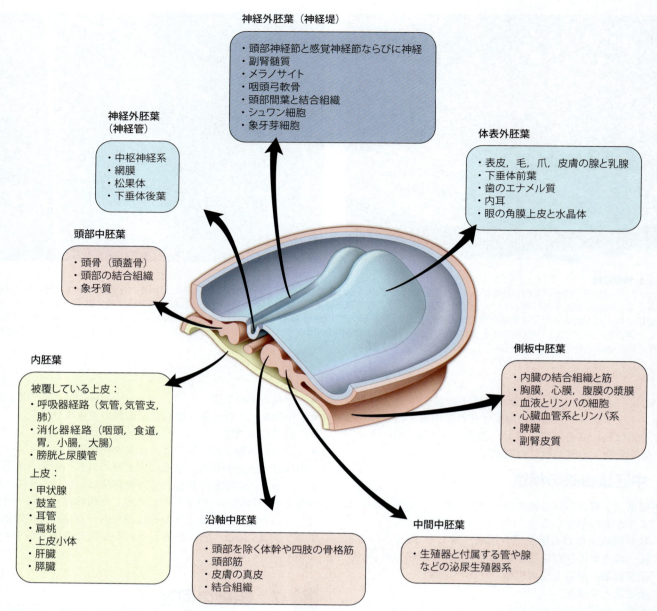

図4.5 ▲ 3つの胚葉からさまざまな構造が生じる
この模式図では，3つの胚葉である外胚葉，内胚葉，ならびに中胚葉から生じる構造が示してある．（Moore KL, Persaud TVN. The Developing Human, Clinically Oriented Embryology. Philadelphia: WB Saunders, 1988 に基づく．）

FOLDER 4.1　臨床関連事項：卵巣の奇形腫

　ある種の条件下で異常な分化が起こることがあるのは，臨床上興味深いことである．ほとんどの腫瘍は，1つの胚葉に由来する細胞から生じる．しかしながら，多能性幹細胞に由来すると，その腫瘍塊は3種類すべての胚葉に由来する細胞類似の細胞へと分化した細胞を持つことがある．その結果，無秩序に配列されたさまざまな成熟した組織から構成される腫瘍が形成される．このようなものは**奇形腫** teratoma と呼ばれる．多能性幹細胞は一義的には生殖巣にあるので，奇形腫はほとんどの場合生殖巣でみられる．卵巣では，奇形腫は通常成熟した基本組織の特徴を持つ固形塊として形成される．これらの組織は機能的な構造をとらないが，しばしば臓器様の構造，たとえば歯，毛，上皮，ある種の消化管などがみられることがある．奇形腫はまれに精巣で生じることもある．さらに卵巣の奇形腫は通常は良性であるが，精巣の場合は分化度のより低い組織からなり，通常は悪性腫瘍になる．完全に分化した組織を含む卵巣の奇形腫の一例が図 F4.1.1 に示してある．低倍像では秩序立った構造の欠如が明らかだが，個々の組織の同定はできない．しかしながら，挿入図（a〜f）

FOLDER 4.1　臨床関連事項：卵巣の奇形腫（続き）

の高倍観察では成熟分化した組織が明瞭である．この腫瘍は卵巣の成熟した奇形腫で，しばしば類皮嚢胞 demoid cyst と呼ばれる．この良性腫瘍は正常な女性の核型 46XX を持つ．遺伝的研究により，これらの組織は卵細胞の単為発生により生じると考えられている．成熟した奇形腫は小児期や若い女性ではよくみられる卵巣腫瘍である．

図 F4.1.1 の例では，無秩序な構造であるにもかかわらず，容易に組織の特徴をつかむことができる．組織切片標本の観察において重要なのは，細胞の集まりを認識し，それらが示している特異的な性質を見抜く能力である．

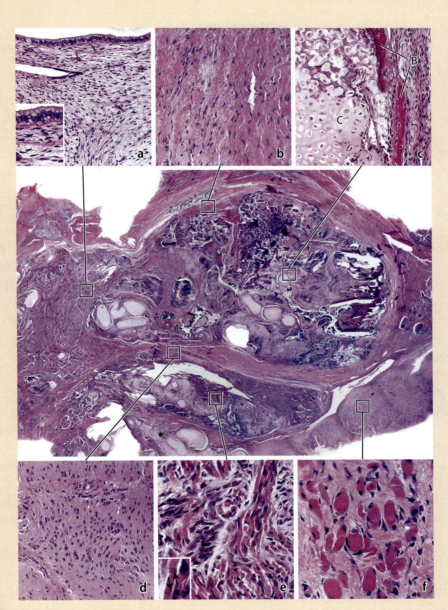

図 F4.1.1 ▲ 卵巣の奇形腫
中央の図は H&E 染色した卵巣の奇形腫の低倍像．奇形種は高度に分化したさまざまな基本組織からなり，高倍像ではその種類が容易に同定できる．正常な臓器の場合と比べて異常な点は，組織が秩序立って配置されていないことである．四角枠で囲んだ部位の組織は，a ～ f に高倍で示してある．高倍写真をみれば，この腫瘍にみられる基本組織の同定が可能となるであろう．10 倍．**a.** 単層円柱上皮で，小嚢胞の腔面を覆っている．170 倍．**挿入図．** 上皮と隣接する結合組織が拡大してある．320 倍．**b.** 腱様構造をなす緻密結合組織．170 倍．**c.** ガラス軟骨（C）と発生中の骨片（B）がみられる部位．170 倍．**d.** ニューログリアがみられる脳組織．170 倍．**e.** 心筋細胞．220 倍．**挿入図．** 拡大写真では介在板（➡）が明瞭である．320 倍．**f.** 骨格筋の横断面．220 倍．

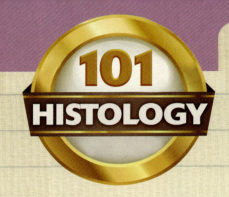

組織：概念と分類

組織の全体像
- **組織**とは，細胞が集合し，1つないしはそれ以上の特有な機能を発揮するものである．
- すべての**器官**は次の4種の基本組織型，すなわち上皮（上皮組織），結合組織，筋組織ならびに神経組織のみから形成される．

上皮組織
- **上皮**は，細胞が接近して配置され，自由表面を持つのが特徴である．
- 上皮組織は体表を覆い，体腔を内張りし，腺を形成する．
- 上皮は細胞層の数や細胞の形といった形態的特徴によって分類される．

結合組織
- **結合組織**は，その**細胞外マトリックス**によって特徴づけられる．結合組織は他の3種の基本組織の下にあってそれらを（構造的・機能的）支持している．
- 結合組織は，細胞外マトリックスの種類と個々の細胞の性質によって，次の3つのカテゴリーに分類される：**胎生結合組織**，**固有結合組織**（**疎性**，**密性**），**特殊結合組織**．
- 特殊結合組織の例としては，骨，軟骨，血液などがある．

筋組織
- **筋組織**は，細胞の収縮能に基づいて分類される．
- すべての型の筋細胞は，収縮タンパク質のアクチンとミオシンを持つ．これらは筋細線維を構成し，筋収縮に関与する．
- **骨格筋**と**心筋**細胞には，筋細線維が特別な配列により形成された横紋がある．**平滑筋**細胞は横紋を持たない．

神経組織
- **神経組織**は外部や体内からの情報を受容し，伝達し，統合する．
- **神経細胞**（ニューロン）は，電気信号を伝達するために高度に分化している．典型的な神経細胞は，細胞体，細胞体からのインパルスを伝える1本の長い**軸索**，インパルスを受容し細胞体へ向かって伝える複数の**樹状突起**からなる．
- 神経細胞は，脳と脊髄からなる**中枢神経系**（**CNS**）と，神経や神経節からなる**末梢神経系**（**PNS**）にある．
- 中枢神経系では支持細胞は**ニューログリア**と呼ばれる．末梢神経系では支持細胞は**シュワン細胞**と**外套細胞**と呼ばれる．

組織形成
- すべての組織や器官が形成される3つの**胚葉**は，**外胚葉**，**中胚葉**，**内胚葉**からなる．
- 外胚葉由来の構造は，体表外胚葉か神経外胚葉から形成される．
- **体表外胚葉**は，表皮（とその付属器），眼の角膜と水晶体上皮，歯のエナメル質，内耳の構成要素，腺性下垂体，口腔と下部肛門管の粘膜を生じる．
- **神経外胚葉**は，神経管，神経堤，ならびにこれらに由来するものを生じる．
- **中胚葉**は，結合組織，筋組織，心臓，血液，リンパ管，脾臓，腎臓と生殖管ならびに関係する管と付属器，体腔を覆う中皮，副腎皮質を生じる．
- **内胚葉**は，消化管上皮，消化管外の消化腺の上皮（たとえば肝臓，膵臓，胆嚢），尿管上皮と尿道の大部分，呼吸器系の上皮，甲状腺，上皮小体，胸腺，扁桃の実質部，鼓室の上皮と耳管（エウスタキオ管）を生じる．

5 上皮組織

1. 上皮の構造と機能の概要 / 105
2. 上皮の分類 / 106
3. 細胞極性 / 107
4. 頂上領域とそれが変化した構造 / 107
   - A. 微絨毛 / 109
   - B. 不動毛 / 110
   - C. 線毛 / 111
5. 外側領域とその細胞間接着のための特殊化 / 120
   - A. 閉鎖結合 / 120
   - B. 接着結合 / 125
   - C. 交通性結合 / 129
   - D. 外側領域細胞表面の形態的特殊化 / 133
6. 基底領域とその細胞・細胞外マトリックス接着における特殊化 / 133
   - A. 基底膜の構造と機能 / 133
   - B. 細胞・細胞外マトリックス結合 / 141
   - C. 基底細胞表面の形態的な変化 / 143
7. 腺 / 143
8. 上皮細胞の更新 / 146

FOLDER 5.1 臨床関連事項：上皮化成 / 109
FOLDER 5.2 臨床関連事項：原発性線毛機能不全症（線毛不動症候群）/ 118
FOLDER 5.3 臨床関連事項：病原体の標的としての接着複合体 / 126
FOLDER 5.4 機能的考察：基底膜と基底板という用語 / 135
FOLDER 5.5 機能的考察：粘膜と漿膜 / 147

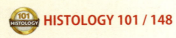 HISTOLOGY 101 / 148

1. 上皮の構造と機能の概要

上皮は体表を覆い，体内の腔所の内面を内張りし，腺を形成する．

上皮 epithelium には血管がない．体表を覆うとともに，体内の閉鎖された腔所（循環器系を含む）や体外と交通のある管の腔所（消化器系，呼吸器系，泌尿生殖器系）の内面を内張りしている．上皮はまた，腺の分泌部（実質）やその導管を構成する．さらに，特殊な上皮は，特殊感覚（嗅覚，味覚，聴覚，視覚）の受容器としても働いている．

上皮を構成する細胞には次の3つの基本的な特徴がある：

- 細胞どうしは緊密に接しており，特異的な細胞接着分子によって互いに接着し，特別な**細胞接着装置** cell junction が形成される（図5.1）．
- 上皮細胞は，機能的，形態学的な極性を持つ．すなわち，異なる機能が割り当てられた形態学的に明瞭な3つの細胞表面領域（ドメイン：自由表面ないしは**頂上領域** apical domain，**外側領域** lateral domain，**基底領域** basal domain）を持ち，おのおのの領域の特性はそれらを構成する特異的な脂質や内在性膜タンパク質によって決まる．
- 上皮細胞の基底表面は，その下にある**基底膜** basement membrane に付着している．基底膜はタンパク質と多糖に富む非細胞性の層で，組織化学的手法によって光学顕微鏡レベルで観察できる（図1.2，p.6参照）．

特別な場合には，上皮細胞は自由表面を欠く（上皮様組織）．
細胞が互いに密に接していても，自由表面を欠く場合がある．細胞塊どうしが密着していることと基底膜の存在から，これらの細胞は上皮に分類されうるが，自由表面がないので，**上皮様組織** epithelioid tissue に分類するのがより適当であろう．上皮様細胞は前駆体の間葉細胞（結合組織にある胎生由

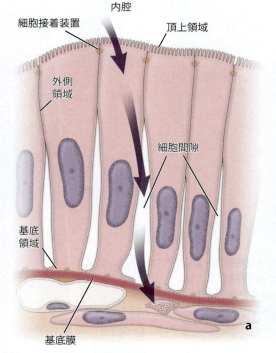
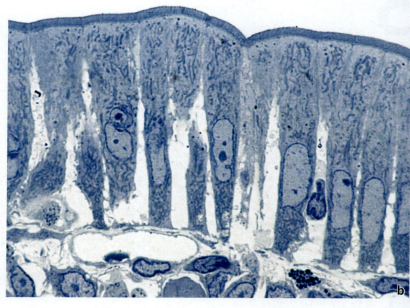

図 5.1 ▲ 小腸吸収上皮細胞の図
a. 典型的な上皮細胞の3つの細胞ドメインが模式図に示してある．細胞接着装置は隣接した細胞間の接着を行い，内腔を細胞間隙と分け，内腔と下部にある結合組織との間の液体の移動を制限している．吸収時における細胞内を通っての液体の移動（→）は，内腔から細胞内へ入り，次いで外側領域細胞膜を通って細胞間隙に入り，最終的には基底膜を通って結合組織へといたる．b. 樹脂包埋した小腸上皮の切片をトルイジンブルー染色したこの写真は，液体輸送が盛んに行われている細胞を示している．a に示した模式図のように下層にある結合組織へと流入する液体が通過するのを反映して，細胞間隙が明瞭である．1,250 倍．

来の未分化細胞）から生じる．発生段階のある過程では，これらの上皮様細胞の前駆細胞が自由表面からできたり，未成熟のときに自由表面を持ったりするかもしれないが，成熟した上皮様細胞は，表面にないか表面との連絡を欠いている．上皮様構造は大部分の内分泌腺にみられ，たとえば精巣のライディッヒ細胞（間細胞，PLATE 3，p.154），卵巣の黄体細胞，膵臓のランゲルハンス島，副腎実質，下垂体前葉などがあげられる．胸腺の上皮様細網細胞もまた，このカテゴリーに入れることがある．上皮様のパターンは，結合組織の大食細胞がある種の傷害や感染に反応して集塊を形成する場合や，上皮に由来する多くの腫瘍でもみられる．

上皮は，外部環境と上皮の下層に位置する結合組織との間に選択的障壁を形成する．

被覆上皮はシート状の細胞層で，その下にあって接している結合組織を，外部環境，体内の腔所，血液やリンパのような液状結合組織から隔離している．この他に，上皮層は，外部環境（体腔を含む）と上皮の下層にある結合組織との間での，特定の物質の通過の促進や阻害にあたる選択的障壁として働いている．

2. 上皮の分類

伝統的な上皮の分類は記述的であり，2つの要素に基づいている．すなわち，細胞層の数と表面にある細胞の形である．

したがって上皮の名称は構造のみを反映したものであり，機能による命名ではない．上皮は次のように記述される：

- **単層** simple．単層の細胞層からなる．
- **重層** stratified．2 層ないしはそれ以上の細胞層からなる．

上皮を構成する個々の細胞は次のように記述される：

- **扁平** squamous．細胞の幅が高さよりも大きいとき．
- **立方** cuboidal．細胞の幅と高さがほぼ等しいとき．
- **円柱** columnar．細胞の高さが幅よりも明瞭に大きいとき（**低円柱** low columnar という用語は，細胞の背の高さが他の寸法に比べて少し大きい場合にしばしば使われる）．

このように，細胞層の数（すなわち，単層か重層か）と表面の細胞の形を記述することによって，多様な構成の上皮を簡単に分類することができる．ある種の外分泌腺は，内腔に面している頂部膜に向かってピラミッド状をしていることがある．それでもこれらの細胞は，その基底領域の幅と高さとの比に応じて立方や円柱に分類される．

重層上皮 stratified epithelium では，層に応じて細胞の形や高さが通常変化するが，上皮の分類のときには表面に出ている細胞の形だけが問題となる．たとえば，重層扁平上皮とは，複数の細胞層からなり，その表面の細胞層が扁平な細胞からなる上皮をさす．

ときに，頂上領域の細胞表面の特殊化という第3の要素が上記の分類システムに追加されることがある．たとえば，単層円柱上皮の中には，頂上領域に線毛を持ち単層線毛円柱上

皮と呼ばれるものがある．同様に重層扁平上皮では，表面が角化しているかしていないかが区別される．たとえば表皮は表面が角化しているので，角化重層扁平上皮と定義される．

多列上皮と移行上皮は特殊な上皮である．

上皮の分類の中で特殊なものに，多列上皮と移行上皮がある．

- **多列上皮** pseudostratified epithelium では，一部の細胞は表面に達しておらず，一見重層上皮のようにみえるが，すべての細胞は基底膜の上にのっている（PLATE 2, p.152参照）．すなわち，多列上皮は実質的には単層上皮である．多列上皮は体内では限定された部位に分布する．また，すべての細胞が基底膜に接しているかを確認するのはしばしば困難である．このようなわけで，多列上皮の同定は，それが通常みられる部位にあるかどうかによることとなる．
- **移行上皮** transitional epithelium（**尿路上皮** urothelium）は，腎臓の小腎杯から尿道の近位部までの下部尿路を覆う上皮である．移行上皮は，拡張することを可能にする特殊な形態をとる重層上皮である（PLATE 3, p.154参照）．この上皮については，CHAPTER 20で詳しく述べる．

さまざまな上皮における細胞の構成とその名称については表5.1にまとめた．

内皮と中皮は，それぞれ循環器系と体腔の内面を覆う単層扁平上皮である．

次のように，存在部位によっては特別な名称を与えられた上皮がある：

- **内皮** endothelium とは，血管やリンパ管の内面を覆う上皮のことである．
- **心内膜** endocardium とは，心臓の心房や心室内面を覆う上皮のことである．
- **中皮** mesothelium とは，腹膜腔，心膜腔，胸膜腔などの閉じた体腔壁やその中の臓器の表面を覆う上皮をさす（PLATE 1, p.150参照）．

内皮，心内膜，中皮は通常は単層扁平上皮からなる．なお，リンパ系組織の**後毛細血管細静脈** postcapillary venule では，例外的に内皮は立方上皮からなる．この細静脈は**高内皮細静脈** high endothelial venule（**HEV**）と呼ばれる．もう1つの例外として，脾臓の脾洞では内皮細胞は棒状で，樽板のように配置されている．

体内の臓器ごとに上皮は多彩な機能を営んでいる．

上皮は，その細胞の活動性に応じて，単一あるいは複数の機能を営んでいる：

- **分泌** secretion は，胃腺の円柱上皮などでみられる．
- **吸収** absorption は，小腸や，腎臓近位曲尿細管の円柱上皮などでみられる．
- **輸送** transportation は，細胞表面にある線毛によって物質や細胞を輸送する働き（気管支樹での塵芥の輸送）や，上皮を横断して（ピノサイトーシスあるいはエンドサイトーシス）結合組織との間で物質を輸送する働きである．
- **機械的保護** mechanical protection は，皮膚表皮の角化重層扁平上皮や膀胱の移行上皮でみられる．
- **受容体機能** receptor function は外部刺激を受容し伝達する働きで，舌の味蕾，鼻粘膜の嗅粘膜，眼の網膜などの働きに該当する．

分泌や吸収にあたる上皮は通常は単層であり，まれに多列上皮からなる．細胞の高さは，しばしば分泌や吸収の活動レベルを反映している．単層扁平上皮は高い経上皮輸送能を持つ．上皮の重層化は通常，上皮の透過性の低減を意味している．多列上皮では基底細胞は幹細胞であり，成熟した機能上皮細胞を生じることにより上皮のターンオーバーにあたっている．

3. 細胞極性

上皮細胞は明瞭な**極性** polarity を持つ．すなわち，頂上領域，外側領域，基底領域を持つ．それぞれの領域は，生化学的な特徴を持っている．これらの特徴と上皮における細胞の位置関係が，この3つの細胞領域の機能極性を決定している．

自由表面である頂上領域は常に，外表面ないしは閉鎖された腔か管の内腔に面している．外側領域は隣接する細胞と連絡し合っていて，特殊化した接着部位を持つ．基底領域は基底板上にあり，上皮細胞を下層にある結合組織につなぎ留めている．

上皮細胞での極性を確立する分子機構には，隣接する細胞との間の完全なバリア機能を形成することがまず必要となる．接着複合体（これについては後に本CHAPTERで述べる）が上皮細胞の頂部に形成される．この特殊化した付着部位は，密な細胞接着だけではなく，電気浸透圧勾配による細胞間の溶質の移動を上皮が調節することを可能とする．さらに，接着複合体は頂部細胞膜領域を基底領域や外側領域と分かち，それらが特殊化して異なる分子シグナルを認識することを可能とする．

4. 頂上領域とそれが変化した構造

多くの上皮細胞では，**頂上領域** apical domain には特異的な機能を営むための特徴的な表面の変化がみられる．さらに頂上領域には，特異的な酵素（例：加水分解酵素），イオンチャネル，担体タンパク質（例：グルコーストランスポーター）が存在することがある．構造的な表面の変化には次のようなものがある：

- **微絨毛** microvilli は，アクチンフィラメントの芯を持つ細胞質の突起である．
- **不動毛** stereocilia/ stereovilli は，特に長い微絨毛をさす．
- **線毛** cilia は，微小管束を持つ細胞質の突起である．

表 5.1　上皮の種類

分類	典型的な存在部位	主要な機能
単層扁平上皮	血管系（内皮） 体腔（中皮） ボーマン嚢（腎臓） 肺の呼吸部	神経系での物質交換と障壁 物質交換と潤滑
単層立方上皮	外分泌腺の細い導管 卵巣表面（胚上皮） 腎尿細管 甲状腺濾胞	吸収，導管 障壁 吸収と分泌
単層円柱上皮	小腸と結腸 胃の内壁と胃腺 胆嚢	吸収と分泌 分泌 吸収
多列上皮	気管と気管支樹 精管 精巣輸出管	分泌，導管 吸収，導管
重層扁平上皮	表皮 口腔と食道 腟	障壁，保護
重層立方上皮	汗腺の導管 外分泌腺の太い導管 肛門直腸移行部	障壁，導管
重層円柱上皮	外分泌腺の太い導管 肛門直腸移行部	障壁，導管
移行上皮	腎杯 尿管 膀胱 尿道	障壁，拡張可能な性質

FOLDER 5.1　臨床関連事項：上皮化成

上皮化成 epithelial metaplasia は，ある成熟上皮細胞型から別の成熟上皮細胞型への可逆的変化である．化成は一般的には，ストレス，慢性的炎症，あるいは他の異常な刺激に対する適応反応である．もとあった細胞は，新たな環境により適応し，異常な刺激に対してより抵抗性を持った細胞によって置き換えられる．化成は上皮幹細胞がその遺伝子発現パターンを変化させるリプログラミングにより生じる．

最も頻繁にみられる上皮化成は円柱上皮の扁平上皮への変化であり，腺上皮でみられる．この場合，円柱細胞は重層扁平上皮に置き換わる．たとえば扁平化成は，気管や気管支の多列呼吸上皮が煙草の煙に長期間にわたりさらされることによりしばしば起こる．慢性的感染のある女性の腟頸部においても同様にみられる．この場合，腟頸部の単層円柱上皮は非角化重層扁平上皮により置き換えられる（図 F5.1.1）．さらに扁平化成は尿路上皮（移行上皮）でもみられ，住血吸虫などによる慢性的寄生感染に関連して起こる．

扁平上皮から円柱上皮への上皮化成も起こる．たとえば，胃食道逆流（バレット食道）の結果，下部食道の非角化重層扁平上皮は，腸上皮のような杯細胞を持った単層円柱上皮へと化成することがある．

化成は通常可逆的な現象であり，化成を起こさせている刺激がなくなると，組織はその正常な分化パターンへと復帰する．異常な刺激が長期にわたって続く場合，化成で生じた扁平細胞は扁平上皮がんへと変化することがある．肺，子宮頸部，膀胱のがんは，しばしば扁平上皮への化成に由来する．扁平円柱上皮からは腺がんができる．

化成と診断されたときには，病的な原因となった刺激の除去（たとえば禁煙，感染の原因の除去など）とともに，がんへの変化が起こらないことを確認するために化成部位の監視に努める．

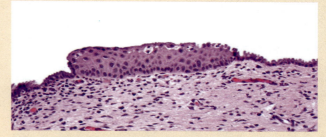

図 F5.1.1 ▲ 子宮頸部の扁平化成
単層円柱上皮に覆われた子宮頸部の写真．写真の中央部は，重層扁平上皮を持った島によって占められている．この化成上皮の両側には単層円柱上皮がある．化成は幹細胞のリプログラミングにより誘起されるので，化成により生じた扁平細胞は通常の扁平上皮と同じ性質を持つ．240倍．（Dr. Fabiola Medeirosの厚意による．）

A. 微絨毛

微絨毛はほとんどの上皮細胞の頂部表面にある細胞質の指状突起である．

電子顕微鏡で観察すると，微絨毛の形態はさまざまである．短く，不均一で，泡状の突起のこともある．一方，長く，整然と密集し，均一な突起として細胞の自由表面の面積を増大させている場合もある．一般に，微絨毛の数と形はその細胞の吸収能力と関係することが多い．したがって，液体輸送能や代謝産物吸収能の大きな細胞では，整然と密集した長い微絨毛を持つことが多い．経上皮輸送能の低い細胞では短くて不ぞろいな微絨毛がみられる．

液体を輸送する上皮（たとえば小腸や腎尿細管などの上皮）では，細胞の頂部表面に明瞭な縦縞構造が光学顕微鏡で容易に観察できるが，これは驚くべきことに，密に束ねられた15,000本もの微絨毛によるものである．小腸吸収上皮細胞では，この細胞表面の構造は，もとは**線条縁** striated border と呼ばれており，腎尿細管細胞では**刷子縁** brush border と呼ばれる〔訳注：どちらも刷子縁と呼ばれる〕．光学顕微鏡観察で細胞表面に特徴的な変化がみられない場合には，微絨毛があったとしても短くて数も少なく，光学顕微鏡では観察できないレベルだということである．さまざまな種類の上皮におけるさまざまな微絨毛について，図 5.2 に示してある．小腸上皮の微絨毛（線条縁）は最も高度に秩序立ったもので，腎臓細胞の刷子縁の微絨毛に比べてもより均一である．

微絨毛の内部には，いくつかのアクチン結合タンパク質で架橋されたアクチンフィラメントの芯構造がある．

微絨毛 microvilli には，約 20 ～ 30 本の顕著なアクチンフィラメント（微細フィラメント）の芯がある．アクチンフィラメントの矢尻（プラス）端は，微絨毛先端にある 95 kDa のアクチン結合タンパク質**ビリン** villin に繋留されている．アクチン束は，頂部細胞質へと伸びる．この部位で，アクチン束は，微絨毛基部のすぐ下にあって水平に走るアクチンフィラメントネットワークである**終末扇** terminal web とつながる（図 5.3a）．微絨毛内のアクチンフィラメントは，10 nm の間隔をおいて，他のアクチンを束ねるタンパク質，たとえば**ファシン** fascin（57 kDa），**エスピン** espin（30 kDa），**フィンブリン** fimbrin（68 kDa）によって架橋される．この架橋により微絨毛は剛性を得ている．さらに，アクチンフィラメントの芯には**ミオシン I** myosin I が結合していて，これがアクチンフィラメントを微絨毛膜に結合させている．培養上皮細胞にビリンを導入すると，頂部自由表面に微絨毛形成が誘起される．

終末扇 terminal web は**スペクトリン** spectrin（468 kDa）で安定化されたアクチンフィラメントからなる．スペクトリンはまた，終末扇を頂部細胞膜に繋留している（図 5.3b）．終末扇には**ミオシン II** myosin II や**トロポミオシン** tropomyosin があり，これは終末扇が収縮能を持つことを示している．こ

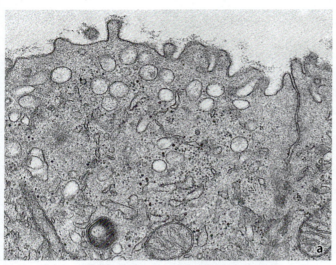
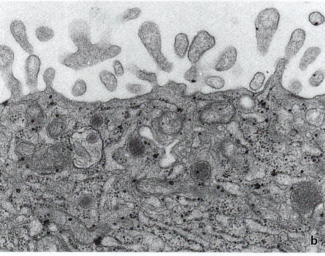
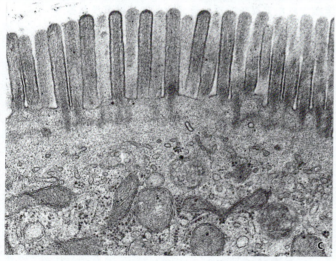

図 5.2 ▲ さまざまな細胞でみられるさまざまな形の微絨毛を示す電子顕微鏡像
a. 子宮腺上皮細胞．小さな突起からなる．**b.** 胎盤の合胞体栄養膜細胞．不規則で分岐した微絨毛．**c.** 小腸上皮細胞．多数の同じ形の微絨毛が規則正しく配列している．写真はすべて 20,000 倍．

れらのタンパク質により，細胞頂部の径が小さくなる．この結果，微絨毛の堅いアクチンフィラメントは終末扇に繋留しているので，微絨毛は広がり，微絨毛間が開く．

微絨毛の機能的・構造的側面は表 5.2 にまとめてある．

B. 不動毛

不動毛はとりわけ長い非運動性の微絨毛である．

不動毛 stereocilia は上皮に広く分布しているというわけではない．実際，不動毛は，精巣上体，男性生殖器系の精管近位部，内耳の感覚（有毛）細胞に限定して存在する．ここで特に不動毛を取り上げたのは，この特殊な構造が伝統的に独自のものとされてきているためである．

生殖器管腔の不動毛は非常に長い突起であり，吸収に役立っている．不動毛のユニークな点として，不動毛が生えている頂部細胞質突出と，細胞質の橋によって相互に結び合された太い幹部とをあげることができる．電子顕微鏡観察により，それらの内部構造が特別に長い微絨毛のものであるのが明らかとなったので，不動毛を**不動絨毛** stereovilli と呼ぶ組織学者もいる（図 5.4a）．不動毛は集まって束になっているので，光学顕微鏡では絵筆の先に似てみえる．

微絨毛のように，不動毛の内部には**フィンブリン** fimbrin によって架橋されたアクチンフィラメント束がある．アクチンフィラメント束の矢尻（プラス）端は不動毛の先端方向に向いていて，矢頭（マイナス）端は基部方向をさしている．このような構成からなるアクチンコアは，微絨毛の構造と共通する部分が多いものの，不動毛の長さが 120 μm にも達することがある．

不動毛は，アクチンフィラメントが側面からアクチン束に付加されることと，アクチンフィラメントの伸張により，微絨毛から形成される．微絨毛とは違い，80 kDa のアクチン結合タンパク質である**エズリン** ezrin が細胞膜に結合していて，アクチンフィラメントを細胞膜に繋留している．不動毛の幹部と頂部の突出部には架橋形成分子である **α-アクチニン** α-actinin がある（図 5.4b）．微絨毛と不動毛における長さとエズリンの存在以外の大きな違いとして，不動毛の先端にはビリンがないことがあげられる．

耳感覚上皮の不動毛はいくつかのユニークな性質を持つ．

耳感覚上皮の不動毛もまた微絨毛に由来する．これらは機械的振動に対して非常に敏感で，吸収のための構造ではなく，機械感覚受容器として働いている．これらの不動毛は同じ直径を持つとともに，少しずつ高さを増す隆起した束となって，階段状の特徴的な配置をとる（図 5.5a）．不動毛内部は**エスピン** espin により高度に架橋された高密度のアクチンフィラメントからなるのが特徴で，これは不動毛の正常な構造と機能に必須である．感覚上皮の不動毛はエズリンと α-アクチニンを欠く．

不動毛は過度の刺激により容易に損傷を受けるので，一生を通じて正常な機能状態を保つために手入れをすることが必須であり，そのため経常的にその構造を更新する分子機構がある．蛍光標識したアクチン分子を用いることで，アクチン分子が常に不動毛先端部で付加されるとともに基部で除去され，アクチンフィラメント束全体としては基部へと向かって

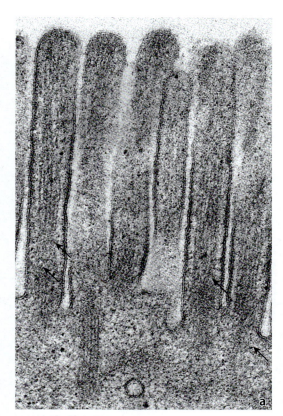
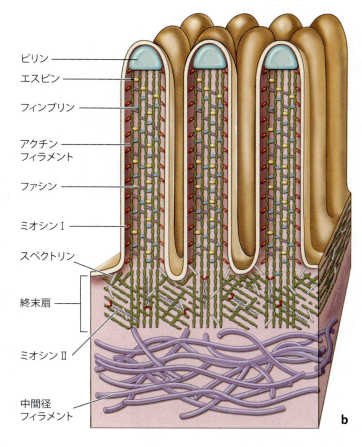

図 5.3 ▲ 微絨毛の分子構築
a. 図 5.2c の微絨毛の高倍像．アクチンフィラメントが微絨毛にみられ（→），それらは頂部細胞質の終末扇へと伸長している．80,000 倍．b. 微絨毛の分子構築，すなわちアクチン結合タンパク質（フィンブリン，エスピン，ファシン）の存在部位を示す模式図．ミオシン I は微絨毛中に，ミオシン II は終末扇内にある．スペクトリン分子は終末扇内でアクチンフィラメントを安定化するとともに，頂部細胞膜に繋留する．

動いていることを研究者たちは見出した（図 5.5b，c）．このようなアクチンコア構造の**トレッドミル効果** treadmilling effect は高度に調節されており，不動毛の長さに依存している．

表 5.2 では，不動毛の機能と構造とを微絨毛や線毛と比較してまとめてある．

C. 線毛

線毛 cilia は，身体のほとんどすべての細胞に共通してみられる表面構造である．線毛は頂部細胞膜の毛のような形の突出で，微小管を基盤とする内部構造である**軸糸** axoneme を持つ．軸糸は，線毛細胞の頂部に位置する中心子由来の**微小管形成中心** microtubule-organizing center（**MTOC**）の**基底小体** basal body から伸張している．基底小体はいくつかの付属構造によって細胞質に繋留される．線毛は基底小体や基底小体付属構造を含み，細胞の**線毛装置** ciliary apparatus を形成している．

一般的に，線毛は動毛，一次線毛，ノード線毛に分類される．

その機能的特徴から，線毛は 3 つの基本カテゴリーに分けられる：

- **動毛** motile cilia は，歴史的には最もよく研究された線毛である．動毛は多くの上皮細胞の頂上領域に多数存在する．動毛と**鞭毛** flagella は，動きを生じるための力の生成に必要な微小管関連のモータータンパク質とともに典型的な 9 + 2 軸糸構造をつくる．

- **一次線毛** primary cilia（**単一線毛** monocilia）は，およそすべての真核細胞でみられる単一の突起である．単一線毛の名称は，通常は細胞あたり 1 本のみの線毛があることによる．一次線毛は軸糸の微小管の配列が異なるとともに，微小管関連モータータンパク質を欠くので，運動性を持たない．一次線毛は，化学受容器，浸透圧受容器，機械受容器として機能し，体内のさまざまな器官において，光，におい，音の知覚に働いている．現在では，発生過程にある組織での細胞の一次線毛は，正常な組織の形態形成のために必須であると考えられている．

- **ノード線毛** nodal cilia は，原腸形成期の二層性胚盤の胚にみられ，原始結節（原始ノード）primitive node を囲む部位に密にあることからノード線毛と呼ばれる．ノード線毛の軸糸内部構造は一次線毛のそれとよく似ているが，回転運動をする能力がある点が異なる．ノード線毛は初期胚発生において重要な役割を果たす．

表 5.2 にはこれら 3 種の線毛の機能と構造がまとめてある．
動毛は液体や粒子を上皮表面に沿って動かすことができる．

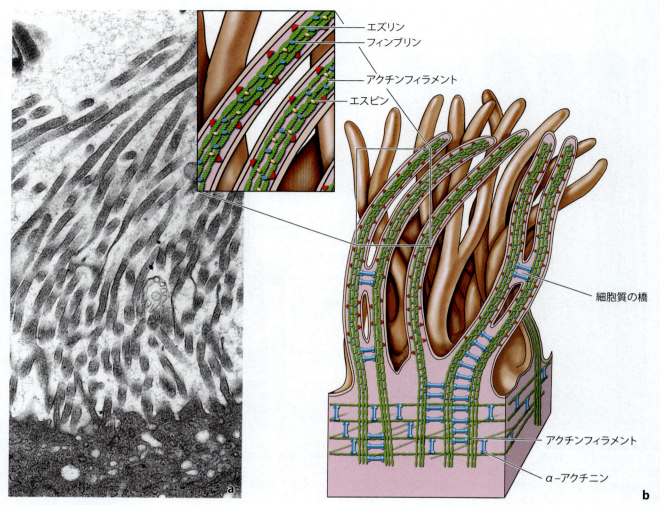

図 5.4 ▲ 不動毛の分子構築
a. 精巣上体不動毛の電子顕微鏡写真. 細胞質の突起であり, 微絨毛に似ているが, 非常に長い. 20,000 倍. b. 不動毛の分子構築を示した模式図. 不動毛は頂部細胞突起から起こり, 太い幹の部分は細胞質の橋でつながっている. アクチンフィラメントが不動毛の芯をなし, アクチン結合タンパク質のフィンブリンやエスピンは長い部位に（拡大図）存在する. α-アクチニンは終末扇部や頂部細胞突起部, 隣接する不動毛を連結する細胞質の橋に分布する.

動毛内部には運動を起こすための構造がある. 気管, 気管支, 卵管などの大部分の線毛上皮では, 細胞は数百の秩序正しく並んだ線毛を持つ. 気管支樹では, 粘液とそこで捕捉された粒子状物質は線毛で口腔咽頭へと送り出され, 唾液とともに嚥下されて除去される. 卵管では, 線毛は卵や液体を子宮へと輸送する働きがある.

線毛によって上皮表面はクルーカットのようにみえる.
光学顕微鏡で動毛は, 細胞の自由表面から生えた直径約 0.25 μm, 長さ 5〜10 μm の短くて細い髪の毛状の構造として観察される（図 5.6）. 通常, 線毛の基部には, 細胞を横切って伸びる細い暗調に染まる帯がみられる. この暗調の帯は基底小体に相当する. この構造は光学顕微鏡では連続した帯にみえるが, 電子顕微鏡でみると, 個々の線毛ごとに明確な構造があるのがわかる.

動毛は軸糸を持ち, これは 9 + 2 配列に配置された微小管の芯を形づくっている.
線毛の縦断面を電子顕微鏡でみると, 軸糸と呼ばれる微小管の内部の芯があるのがわかる（図 5.7a）. 横断面では, 特徴的な中央の 2 本の微小管と, それを取り巻く円周上に配置された 9 組のダブレットが観察される（図 5.7b）.

おのおののダブレットを構成する微小管では, 1 本の微小管（**B 微小管** B microtubule と呼ばれる）の管壁は不完全であり, ダブレットの相手の微小管（**A 微小管** A microtubule）と管壁の一部を共有している. A 微小管は並んで配置された 13 本のチューブリンプロトフィラメントからなり, B 微小管は 10 本のチューブリンプロトフィラメントからなる. 線毛の微小管に組み込まれたチューブリン分子は互いに強く結合し, アセチル化やポリグルタミル化といった過程により翻訳後修飾を受ける. このような修飾により, 線毛軸糸の微小管は非常に安定となり, 脱重合に対して抵抗性を持つようになる.

高解像の横断面像では, おのおののダブレットから 1 対の微小管結合モータータンパク質である**線毛ダイニン** ciliary dynein を持つ腕が出ているのがわかる. このモータータンパク質は ATP 水解時のエネルギーを使い, 隣接する微小管表面に沿って動く（図 5.7 参照）. ダイニン腕は A 微小管に沿って 24 nm 間隔で伸びていて, 隣接するダブレットの B 微小

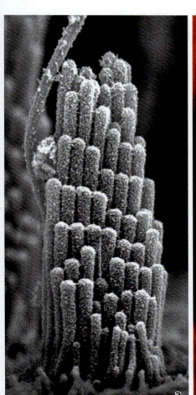
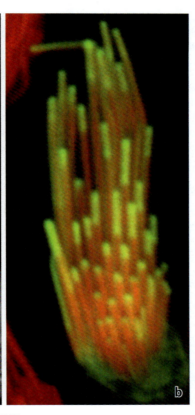
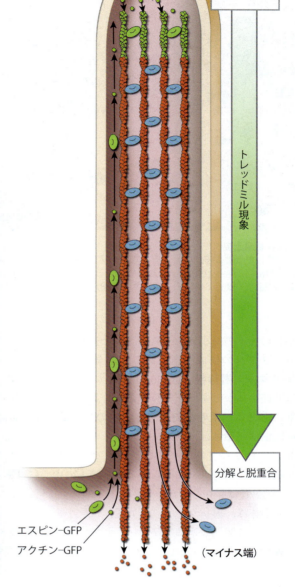

図 5.5 ▲ 不動毛内部構造の動的な代謝回転
a. 内耳感覚上皮不動毛の走査型電子顕微鏡像．均一な直径の不動毛は，背が順次高くなる束を形成している．47,000 倍．**b.** β-アクチン-GFP（緑色蛍光タンパク質）とエスピン-GFP（緑色）が不動毛の先端にあるのを示す共焦点顕微鏡像．不動毛の芯にあるアクチンフィラメントはローダミン/ファロイジン（赤色）で染色してある．35,000 倍．**c.** 芯にあるアクチンフィラメントのリモデリング機構を示す模式図．不動毛の先端部ではアクチンフィラメントの矢尻端（プラス端）へのアクチン重合とエスピンによる架橋が起こる．アクチンフィラメントの分解・脱重合は，不動毛の基部近くのアクチンフィラメント矢頭端（マイナス端）で起こる．先端部での形成が基部での分解と同程度だと，アクチン分子は内部で後方へと流れる，すなわちトレッドミル現象となる．このようにして，不動毛の一定の長さが保たれている．（Rzadzinska AK, Schneider ME, Davies C, Riordan GP, Kachar B. An actin molecular treadmill and myosins maintain stereocilia functional architecture and self-renewal. J Cell Biol 2004; 164: 887-897 より許諾を得て転載．）

管との間に一時的な架橋を形成する．受動的な弾性要素である**ネキシン** nexin（165 kDa）は隣接する A 微小管と B 微小管との間を 86 nm 間隔で連結している．中央の 2 本の微小管は離れているが，中央鞘突起により，14 nm 間隔で部分的だが線毛の全長にわたって覆われている（図 5.7）．9 個のダブレットから中央の 2 本の微小管に向かって，放射スポークが 29 nm 間隔で伸びている．放射スポークを構成するタンパク質とネキシンによるダブレットの結合によって，線毛の大きな振幅運動が可能になっている．

基底小体と基底小体関連構造は線毛を頂部細胞質に固く繋留する．

9 + 2 微小管構造は線毛の先端から基部へと続き，外周の対になった微小管は，基部で基底小体にあわさる．基底小体は中心子の変形であり，9 本の短い**微小管トリプレット** microtubule triplet がリング状に配列し，MTOC として働く．線毛軸糸の対になった微小管（A 微小管と B 微小管）は，基

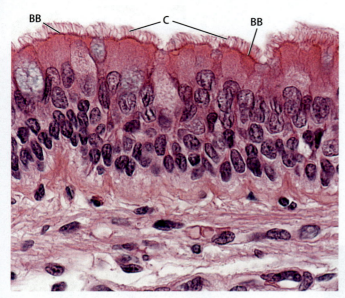

図 5.6 ▲ 線毛上皮
H&E 染色した気管の多列線毛上皮の写真. 線毛 (C) は, 細胞の頂部表面から伸長した毛髪状の突起のようにみえる. 線毛の突起の直下にみえる暗い線は, 線毛に付属する基底小体 (BB) に由来する. 750 倍.

底小体の 3 本の微小管のうちの 2 本と連続している. トリプレット 3 番目の構成要素である不完全な C 微小管は, 基底小体と軸糸の**遷移部** transitional zone から伸長している. ここは基底小体が軸糸へと移行する部分, すなわち基底小体の頂部にあたる. **線毛中央にある 2 本の微小管** two central microtubule は, 遷移部から起こり, 軸糸の先端へといたる (図5.7b). したがって基底小体の横断面では, 円周状に配列した 9 組のトリプレットはみられるが, 線毛の中心にはあった 2 本の微小管は存在しない.

基底小体は, 翼状シート, 基底足, 横紋小根などのいくつかの基底小体関連構造に結びつけられている (図 5.7, 図 5.8).

- **翼状シート** alar sheet は, 基底小体の遷移部と細胞膜との間にある襟状の伸張部である. この構造は, 基底小体の C 微小管の頂部に始まり, 細胞膜の細胞質側ドメインへと埋め込まれている. これによって, 基底小体は頂部細胞膜につなぎ留められている (図 5.7).
- **基底足** basal foot は, 基底小体の中間部に通常みられる付属構造である (図 5.8). 典型的な上皮の線毛細胞では, すべての基底足は同じ方向へ向いているので (図 5.9), 協調的な線毛運動に関連して機能していると推定されている. 最もありそうな可能性としては, 基底小体を所定の位置へと回転させることでその位置合わせをしていることがあげられる. 基底足にミオシン分子が局在していることは, この仮説を支持している.
- **横紋小根** striated rootlet は, 長軸方向に配列した**ルートレチン** rootletin (220 kDa タンパク質) を含むプロトフィラメントからなる. 横紋小根は細胞質中へ深く突出し, 基底小体を頂部細胞質に繋留する (図 5.8).

線毛運動は, ダイニン腕の ATPase 活性により生じた微小管ダブレットの滑りにより起こる.

線毛運動はダブレット線毛の相対的な運動に基づいている. 運動はダイニン腕により開始される (図 5.7b 参照). A 微小管の腕にある線毛ダイニンが, 隣接するダブレットの B 微小管と一時的に架橋を形成する. ATP の加水分解により, B 微小管に沿った架橋の**滑り運動** sliding movement が起こる. ダイニン分子は, 線毛先端方向への滑り運動中には, 連続してずり力を生成する. この ATP 依存期に, 硬い状態にある線毛が**有効運動** effective stroke と呼ばれる速い前方への運動をする. 同時に, タンパク質の一種のネキシンと放射スポークによる受動的な弾性連結により, 線毛をもとの直立位置へと戻すのに必要なエネルギーが蓄積される. 次いで線毛はしなやかになり, 側方へ曲がってゆるやかな**回復** recovery stoke に移る.

しかしながら, もし 9 本のダブレットの A 微小管に沿って存在するすべてのダイニン腕が同時に一時的架橋を形成しようとすれば, 有効運動は起こらない. したがって, ずり力の調節が必要となる. 最近の実験の結果から, 9＋2 線毛では中央の 1 対の微小管が外周にある 9 本のダブレットに対して回転するらしいことがわかった. この回転は中央の 1 対の微小管に結合した別のモータータンパク質, キネシンによって起こるらしい. 中央の 1 対の微小管は, 一連のダイニン腕相互作用を順序正しく起こして有効運動を起こすための"ディストリビューター"として働くことができるようである.

線毛は同調して動く.

9＋2 配列を持つ線毛 (動毛) は, 精緻かつ同調した波状の運動をする. 連続した線毛の列では, 後方の列よりも前方の列で線毛運動のサイクルが少し先になっていて, その結果, 上皮を横切る波が形成される. 前にも述べたように, 基底小体の基底足によりこの同調した線毛運動が起こっているらしい. 線毛形成時において基底小体が回転することで, 基底足は有効運動と同じ方向に向く. この配向により, 線毛は, 上皮の上で粘液を移動させたり, 管状の器官や導管における液体やさまざまな物質の流れを促進したりする**線毛リズム** metachronal rhythm を生じさせる.

一次線毛は不動性で, 9＋0 配列の微小管を持つ.

9＋2 配列の微小管を持つ動毛と異なり, もう 1 つのタイプの線毛は 9＋0 の微小管配列を持つ. この構造を持つ線毛は次の特徴を持つ:

- 不動性で, 液体の流れに応じて受動的に曲がる.
- 動きを生じるために必要な微小管関連のモータータンパク質を欠く.
- 中央の微小管ペアを欠く.
- 軸糸は, 未成熟な中心子に直角に位置する成熟した中心子と類似した基底小体から生じる.
- 一次線毛の形成は細胞周期や中心体の複製現象と同調している.

これらの線毛はさまざまな細胞に存在し, 1 つの細胞に 1

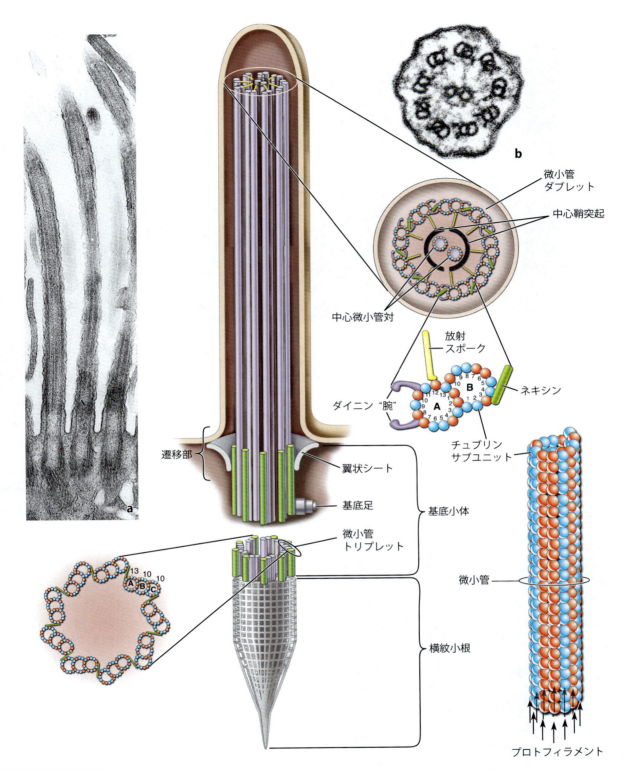

図 5.7 ▲ 線毛の分子構築
この図には，微小管と基底小体の線毛内における三次元的な配置が示してある．線毛の横断面図（右）では，1対の中心微小管とそれを取り巻く9個の微小管ダブレット（9＋2配列）がみられる．微小管ダブレットの分子構築はこの横断面の下に示したとおりである．ダブレットのA微小管は13個のチュブリンダイマーが隣り合って配列してできている（下部右）．一方，B微小管は10個のチュブリンダイマーからなり，不足分はA微小管のものを共有している．ダイニン腕はA微小管から伸びて隣接するダブレットのB微小管と一時的に架橋する．基底小体は横紋小根によって細胞質につなぎ留められる．基底小体の中部からは基底足が出ている．基底小体の横断像（下部左）では，9個の微小管トリプレットが配列しているのがわかる．これらはネキシン分子で結合されて，リング状の構造をとっている．線毛のおのおのの微小管ダブレットは，トリプレットの内側のA微小管とB微小管から伸びたものである．C微小管は短く，移行部までしか伸びていない．**挿入図 a.** 卵管の線毛縦断面の電子顕微鏡像．線毛内部にみえる構造物は微小管である．基底小体は中央の微小管対を欠くので，線毛のこの部分では空にみえる．20,000倍．**挿入図 b.** 線毛の横断面の電子顕微鏡像．この下の図に対応する構造がみられる．180,000倍．

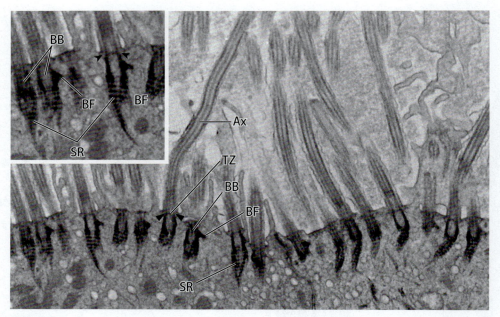

図 5.8 ▲ 呼吸器粘膜表面の線毛

この電子顕微鏡像では，鼻腔の呼吸上皮の線毛縦断面が観察される．この倍率では大部分の基底小体（BB）は空にみえるが，これは線毛のこの部分には中央の微小管対がないためである．基底小体の詳しい構造と基底小体関連構造は，この切片像および高倍の挿入図でよくみえる．この切片では，ほとんどすべての基底小体に横紋小根（SR）がみられる．これは基底小体を頂部細胞質内に深くつなぎ留めている．おのおのの基底小体は，非対称に側方へと突出する基底足（BF）を 1 つ持つ．この切片でもいくつかみえる．遷移部（TZ）は基底小体の上端から軸糸（Ax）へとつながる部位で，軸糸では 9 + 2 配列が形成される．大部分の切片では，中央の微小管対が存在する．さらに，翼状の伸張部である翼状シート（▶）が遷移部と細胞膜の間にある．右から数えて最初と 2 番目に位置する基底小体では，翼状シートが良好に保存されている．15,000 倍．挿入図は 25,000 倍．（Dr. Jeffrey L. Salisbury の厚意による．）

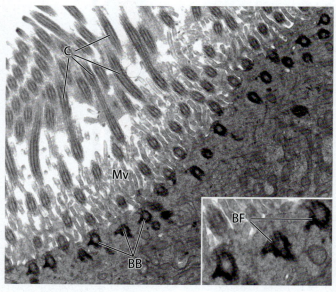

図 5.9 ▲ 基底小体と線毛

孤立線毛運動障害が疑われる小児の鼻粘膜生検標本から得られたこの診断用電子顕微鏡写真では，基底小体（BB）と線毛（C）は正常にみえる．これは線毛細胞の頂部の斜断面である．横断面では，上の図でみられる線毛の斜断や縦断面に比べて，基底小体はより濃い構造としてみえてくる．何本かの微絨毛（Mv）の断面が頂部細胞表面に観察される．11,000 倍．**挿入図．** 3 つの基底小体の基底足（BF）レベルでの断面．すべての基底足は同じ方向を向いている．基底小体を回転させて所定の角度へと向けることで，協調的な線毛運動に寄与していると思われる．24,000 倍．（Patrice C. Abell Aleff の厚意による．）

本しかないので**一次線毛** primary cilia あるいは**単一線毛** monocilia と呼ばれる（図 5.10）．一次線毛はいくつかの上皮細胞（たとえば男性生殖器導管系である精巣網の上皮細胞，胆道系の被覆上皮細胞，腎臓の尿細管上皮細胞，中枢神経系の脳脊髄液のある腔所を被覆する上皮様の上衣細胞，網膜視細胞の外節との結合部，内耳前庭の有毛細胞）にもみられる．一次線毛は，かつては 9 + 2 配列を持つ動毛の機能を有しない痕跡的な異常形成であるとされていた．この 10 年ほどの実験成果により，一次線毛の地位は，たとえていえば GPS 受信機のアンテナに相当する機能を持った重要な細胞シグナル装置にまで上昇した．使用者の正確な位置を GPS 受信機が計算できるよう人工衛星からの情報を受けるアンテナのように，一次線毛は外部環境からの化学，浸透圧，光，機械などの刺激を受容する．これらの刺激に対して一次線毛が信号を発し，それが細胞へと伝えられると，細胞はその外部環境の変化に応じて細胞内のさまざまなプロセスを変更していく．**多くの哺乳類細胞において，一次線毛によるシグナルは細胞分裂やその後の遺伝子発現において必須である．**

9 + 0 配列の微小管を持つ一次線毛は，発生期の器官において液体の流れを感知するシグナル受容器として機能する．

腎臓，肝臓，あるいは膵臓のような分泌臓器において，一次線毛は液体の流れを感知するセンサー機能を持つ．線毛は，導管内部を被覆する上皮細胞表面から細胞外である内腔へ向かって伸びる（図 5.11）．たとえば，腎臓の糸球体や尿細管細胞でみられる一次線毛は機械受容器として機能する．すな

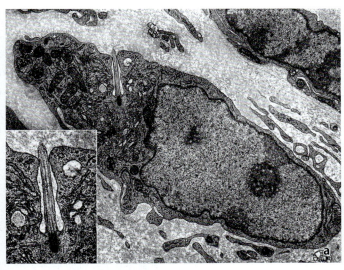
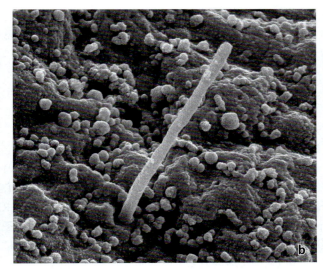

図 5.10 ▲ 結合組織と腎臓尿細管の一次線毛
a. 子宮結合組織における細胞外マトリックスに周囲を囲まれた一次線毛を持つ線維芽細胞の電子顕微鏡像．一次線毛は，9＋0 配列の微小管配列を持つのが特徴である．45,000 倍．挿入図は線毛の拡大図．基底小体とそこから伸長する微小管ダブレットがあるのがわかる．90,000 倍．**b.** この走査型電子顕微鏡像では，1 本の一次線毛が腎臓集合管の内腔に向かって突出している．線毛が受動的に曲げられると，カルシウムチャネルが開き，細胞質内へとカルシウムが流入することで情報伝達系が活動を始める．65,000 倍．（Dr. Tetyana V. Masyuk の厚意による．）

わち，腎小体や尿細管での液体の流れにより一次線毛が曲げられ，これがカルシウムの細胞内への流入の引き金となる（図5.11）．ヒトでは，**ADPKD1** と **ADPKD2** の 2 つの遺伝子の変異により孤立線毛の形成が影響を受け，**囊胞腎** polycystic kidney disease を引き起こす．これらの遺伝子がコードするタンパク質は，それぞれ**ポリシスチン-1** polycystin-1，**ポリシスチン-2** polycystin-2 と呼ばれ，一次線毛（図 5.10b）にあるカルシウムチャネル形成に必須のものである．この常染色体劣性遺伝による疾病は，両側の腎臓での多数の拡張した囊胞の形成が特徴で，最終的には腎皮質が破壊されて腎不全にいたる．一方で，囊胞腎患者はしばしば腎臓とは無関係の他の病態を示すことがあり，それは現在では線毛の異常に起因することが判明している．これらには，胆道系の拡大や拡張を伴う膵臓や肝臓の囊胞があげられる．この他の変化としては，**網膜色素変性症** retinitis pigmentosa（網膜の光受容細胞の異常で失明にいたる），感音性難聴，糖尿病，学習障害などがある．一次線毛の体内での分布を知ることで，一時は忘れ去られていたこれら細胞突起が，多くの重要な内臓器官において決定的な役割を果たしていることが説明できる．

初期胚発生において，9＋0 配列の微小管配列を持つノード線毛は内臓の左右非対称性を確立させる．

最近の研究により，胚にみられる特異的な**一次線毛** primary cilia は，その 9＋0 配列にもかかわらず，運動能を持ち，初期胚発生において内臓の左右非対称性を生じさせるという重要な働きをしていることが示された．原腸形成期には二層性胚盤腹側表面の原始線条（原始ノード）primitive node 近くの領域において，これらの線毛の時計回りの回転が観察され，このことから**ノード線毛** nodal cilia と命名された．これらの線毛にはモータータンパク質（ダイニンあるいはキネシン）があり，前に述べたように，反時計方向の回転運動をすることができる．このような運動特性は中央の微小管対の欠損による可能性が高い．9＋0 配列を持つ線毛の軌跡は円錐状である一方で，9＋2 配列を持つ線毛のそれは円錐を半分にしたものである（表 5.2）．

原始線条部位におけるノード線毛の運動は，左向きの"ノー

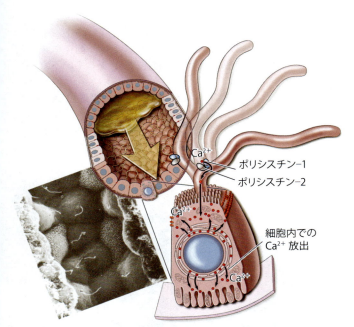

図 5.11 ▲ 腎臓尿細管の一次線毛は液体の流れを検知するセンサーである
腎臓の一次線毛は，尿細管中の液体の流れを感知する機能を持つ．一次線毛のたわみにより，囊胞腎に関係するタンパク質（ポリシスチン-1 とポリシスチン-2）からなる機械受容器カルシウムチャネルが開く．次いで細胞内へのカルシウムの流入が始まり，小胞体からのさらなるカルシウム放出が起こる．挿入図の走査型電子顕微鏡像は，集合管の内腔へと突出する一次線毛を示す．27,000 倍．（Dr. C. Craig Tisher の厚意による．）

ド"流を引き起こす．この流れは身体の左側にある感覚受容器で検知され，胚の右側とは違った分化を起こすシグナル機構が動き出す．ノード線毛が動かないか欠損した場合にはノード流が起こらず，内臓の配置はランダムになる．したがって，**原発性線毛機能不全症** primary ciliary dyskinesia（線毛不動症候群）はしばしば**内臓逆位** situs inversus を生じる．すなわち，心臓や腹部内臓の位置の逆転である．

線毛形成の第1段階では中心子形成がみられる．

線毛細胞へと分化しつつある細胞における線毛形成の第1段階では，多数の中心子形成がみられる．この過程は，**中心子経路** centriole pathway（既存の中心子対の複製，CHAPTER 2 p.66 参照）で起こることもあるが，多くの場合は**非中心子経路** acentriolar pathway により，既存の中心子とは無関係に新たに中心子が形成される．どちらの場合も，中心子の直接の前駆体である**前中心子** procentriole が複数形成される．前中心子が成熟して（伸長し），線毛1本につき1つの中心子が形成され，細胞の頂部へと移動する．垂直に整列し，頂部細胞膜に翼状シートによってつながれて，中心子は基底小体として機能するようになる．線毛形成の次の段階としては，基底足や横紋小根のような基底小体関連構造の形成があげられる．基底小体を形成する9個のトリプレットから，α-およびβ-チュブリン分子の重合によって微小管ダブレットが上方へと伸びる．頂部細胞膜の突出が明瞭になり，その中には成熟した線毛にみられる9本のダブレットがある．線毛の伸長期には，中央にある2本の微小管の形成が移行部のγ-チュブリン環から始まる．この後のチュブリン分子の重合はダブレット微小管に囲まれた中で起こり，特徴的な軸糸の9＋2配列が形成される．このようにして軸糸は基底小体から上方へと伸長し，細胞膜を外方へと押し出して成熟した線毛となる．

線毛形成は，伸長しつつある線毛へと前駆体分子を運ぶ双方向性鞭毛内輸送機構による．

線毛の成長と伸長過程で，前駆体分子は細胞本体から伸長しつつある軸糸最先端へと**鞭毛内輸送機構** intraflagellar transport（**IFT**）によって運ばれる．線毛はタンパク質合成の分子機構を持たないので，IFT が線毛の形成に必要なタンパク質を配送する唯一の機構である．IFT はいくつかの点で，ビル建設現場で建築資材や用具を上げ下げするエレベーター装置

FOLDER 5.2　臨床関連事項：原発性線毛機能不全症（線毛不動症候群）

線毛はほとんどすべての臓器にあって，人体の機能に重要な働きをしている．線毛の機能不全によりヒトの疾病が多数起こることからも，この点は明らかである．一般的にひとまとめにして**原発性線毛機能不全症** primary ciliary dyskinesia（**PCD**）あるいは**線毛不動症候群** immotile cilia syndrome と呼ばれるいくつかの遺伝性疾患では，線毛の機能が影響を受けている．PCD は一群の常染色体劣性遺伝の疾患で，出生時には 20,000 人に1人の割合でみられる．

PCD の臨床的特徴は，動毛の分布を反映している．たとえば，呼吸器系上皮でみられる粘液線毛性輸送は，細菌やその他の病原体から身体を守る重要な機構の1つである．呼吸器系上皮を覆っている動毛（線毛）はこれらを除去するのに働いている．**カルタゲナー症候群** Kartagener's syndrome では線毛による粘液輸送系が働かないが，これは線毛の構造的異常によってダイニン腕が欠損することによって起こる（図 F5.2.1）．さらに，カルタゲナー症候群の患者の基底小体を電子顕微鏡観察すると，基底足が間違った方向をさしているのがしばしばみられる．**ヤング症候群** Young's syndrome では，放射スポークとダイニン腕の形成不全がみられ，やはり呼吸器系の線毛機能が影響を受ける．PCD の最も顕著な症状としては，慢性的な呼吸窮迫（気管支炎や副鼻腔炎を含む），中耳炎（中耳腔の炎症），永続的咳嗽，喘息などがある．呼吸器系での障害は，気管や気管支樹での線毛運動が大きく障害されたり消失したりした結果である．

精子の鞭毛，精巣の精巣輸出管の線毛，女性生殖器系の線毛はいずれも呼吸器系と同じく9＋2配列をとる．したがって，PCD の男性では鞭毛が動かないために不妊となる．これに対して，同じ PCD 患者でも，女性の場合は不妊にならないこともある．ただし，子宮外妊娠の割合の増加がみられる．これは，線毛運動は障害を受けているが，卵を卵管から子宮へと運ぶことは可能なことによるのであろう．PCD の患者では，**内水頭症** hydrocephalus internus（脳への液体の貯留）の症状あるいは一過性の脳室拡張を呈することがある．脳では，脳脊髄液でみたされた空間を裏打ちしている上衣細胞に 9＋2 配列の動毛がある．これらの線毛は，脳脊髄液が脳室間の狭い空間を循環するのに重要な働きをしているのかもしれない．

PCD と診断された患者の約 50% において**内臓逆位** situs inversus（矢状面における内臓の左右逆転）がみられ，左右非対称性とノード線毛の関連を示している．PCD に相当する症状を呈する患者の診断の確定には，電子顕微鏡を用いる（図 F5.2.1 参照）．

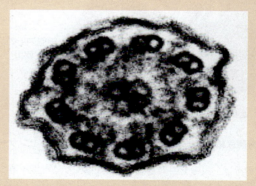

図 F5.2.1 ▲ 原発性線毛機能不全症（PCD）患者の線毛の電子顕微鏡像
微小管ダブレットにダイニン腕が欠如している．180,000 倍．（Patrice Abell-Aleff の厚意による．）

表 5.2　上皮細胞の頂上領域の変化のまとめ

	構造全般	横断面	運動の軌跡	局在と機能
微絨毛	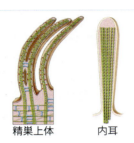 長さ平均1〜3 μm；終末扇に繋留されたアクチン線維束	 アクチンを束ねるタンパク質によって架橋されたアクチン線維の芯；直径50〜100 nm	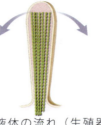 終末扇の収縮に伴う受動的な運動	・多くの上皮細胞でみられる ・細胞の吸収表面を増大させる ・光学顕微鏡では線状縁（小腸吸収上皮細胞），刷子縁（腎臓尿細管細胞）として観察
不動毛	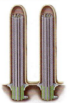 精巣上体　内耳 非常に長く120 μmにまで達する；終末扇に繋留されたアクチン線維束；再生能を持つ（内耳）	 アクチンを束ねるタンパク質によって架橋されたアクチン線維の芯；直径100〜150 nm	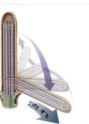 液体の流れ（生殖器），あるいは内リンパの振動（内耳）に応じた受動運動	・限定した分布 ・男性生殖器（精巣上体，精管近位部）では吸収機能 ・内耳の感覚毛細胞では機械刺激受容器機能
動毛	 長さ5〜10 μm（精子の鞭毛はもっと長く，50〜100 μm）；軸糸，基底小体と基底小体関連構造を持つ；線毛形成と機能維持のための特異的な鞭毛内輸送機構がある	 9＋2配列に配列し，関連モータータンパク質を有する微小管の芯；直径約250 nm	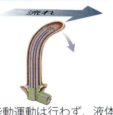 能動運動；前方への速い運動とゆるやかな回復ストローク（半円錐軌跡）	・分泌物，タンパク質，異物，細胞などの輸送にあたる上皮（卵管，気管と気管支樹，脳の上衣細胞，鼻腔上皮）では最も一般的に見出される ・精子の鞭毛；精子の前進運動
線毛 一次線毛	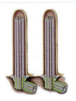 長さ2〜3 μm；軸糸，基底小体を持つ；カルシウム流入のための特別な細胞膜と鞭毛内輸送機構を持つ	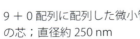 9＋0配列に配列した微小管の芯；直径約250 nm	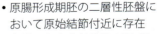 能動運動は行わず，液体の流れに応じた受動的屈曲	・身体のほとんどすべての細胞でみられる ・腎臓や胆嚢の管系上皮，甲状腺，胸腺，ニューロン，シュワン細胞，軟骨細胞，線維芽細胞，副腎皮質，下垂体に見出される ・感覚受容アンテナとして機能 ・細胞外から細胞内へのシグナル生成と伝達
ノード線毛	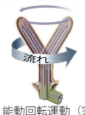 長さ5〜6 μm；能動的な運動能を持つ点以外は一次線毛類似の構造	 9＋0配列に配列し関連モータータンパク質を有する微小管の芯；直径約250 nm	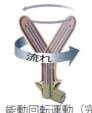 能動回転運動（完全な円錐軌跡）	・原腸形成期胚の二層性胚盤において原始結節付近に存在 ・内臓の左右非対称性の形成に必須

に例えられる．ビルの高さが増すと，エレベーター装置も長くなる．IFTでは，約17種の鞭毛内輸送タンパク質からなる**ラフト様のプラットフォーム** raft-like platform が，伸長しつつある線毛の外側ダブレット微小管と細胞膜との間で伸長する軸糸に沿って上下する（図5.12）．カーゴ分子（不活性型の細胞質ダイニン分子を含む）は，線毛の基部付近でこのIFTプラットフォームに積み込まれる．満載のプラットフォームは，モータータンパク質の**キネシンⅡ** kinesinⅡを使って線毛の先端に向かって移動する（順行性輸送）．次いで，"建築資材"は軸糸の形成部である線毛の先端部で下ろされる．ここで粒子は方向転換し，プラットフォームは生成産物（不活性型キネシンⅡを含む）を拾ってから線毛の基部へと向かって戻っていく．この過程では**細胞質ダイニン** cytoplasmic dynein が活性化され，モーター分子としてプラットフォームを線毛基部へと引き戻す（図5.12参照）．いくつかのIFTラフトタンパク質（キネシン，細胞質ダイニン，ポラリス，IFT20など）は，線毛形成やその後の線毛機能の維持に重要である．これらのタンパク質をコードする遺伝子の変異により，線毛の消失や機能不全が生じる．

5. 外側領域とその細胞間接着のための特殊化

上皮細胞の外側領域は隣接する細胞の外側領域と互いに密に接している．外側領域には，細胞接着装置の一部をなす**細胞接着分子** cell adhesion molecule（**CAM**）という外側領域に特有なタンパク質がある．外側領域の細胞膜を構成する脂質やタンパク質の分子組成は，頂部細胞膜のものとは異なる．さらに上皮細胞の外側領域細胞表面には，折れ曲がりや突起，陥入や膨出があり，嵌合や溝状になった組み込み構造が隣接する細胞間にみられることもある．

光学顕微鏡下には上皮細胞間の接着部位として閉鎖堤が観察される．

電子顕微鏡の出現までは，上皮細胞が密着しているのは細胞間セメントという粘着性の接着物質が存在するためとされていた．大多数の立方や円柱上皮の頂上領域と外側領域の境界部では，このセメントが濃く染色された．上皮表面に直角な面では，この染まる構造は点状にみえる．切片を上皮表面に平行かつ上皮表面が含まれるように切ると，この構造は隣接する細胞間で濃い棒ないし線としてみえる（図5.13）．実際は，この棒はおのおのの細胞の周囲を囲んで結びつける多角形の構造（または帯）をなしている．帯状のこのような配置は，缶入り清涼飲料水6本を1つに束ねるプラスチックの枠に例えることができる．

末端すなわち細胞の頂上領域近くに位置し，かつ棒状の形態をとることから，光学顕微鏡で観察されたこの構造は**閉鎖堤** terminal bar と呼ばれた．今となっては，上記のような細胞間セメントが存在しないことは明らかである．しかしながら，閉鎖堤は特有な構造複合体があることを示している．電子顕微鏡により，これが上皮細胞を結合する特殊化した部位を含んでいることが判明した（図5.14a）．またこの部位は，隣接する細胞間を通る物質通過において，非常に大きな関門部になっている．関門と接着装置を形成する固有の構成要素は電子顕微鏡観察によって容易に同定され，これらは**接着複合体** junctional complex と呼ばれる（表5.4, p.132参照）．この複合体は個々の細胞を接着する．接着複合体には3種類がある（図5.14b）:

- **閉鎖結合** occluding junction は，物質を透過させず上皮細胞が関門として働くのを可能としている．**タイト結合** tight junction とも呼ばれ，隣接する細胞間での最も重要な細胞間拡散関門である．水や他の分子の細胞間隙での動きを制限することにより，組織区画の物理化学的な隔離を維持している．隣接する上皮細胞間の最も頂上領域寄りに位置しているので，閉鎖結合は脂質や膜タンパク質が頂上領域の表面と外側領域の表面との間を移動するのを妨げており，これらの2つの膜ドメインの性質を維持するのに役立っている．さらに，閉鎖結合はさまざまなシグナル伝達分子を細胞表面へと呼び寄せ，それらを細胞骨格の**アクチンフィラメント** actin filament とリンクさせている．

- **接着結合** anchoring junction は，隣接する細胞どうしの細胞骨格をつなぎあわせることにより，上皮細胞に機械的な安定性を付与する．このような結合は，上皮の構造的一体性の形成と維持に重要である．接着結合はアクチンフィラメントと中間径フィラメントに結合し，上皮細胞の外側領域細胞表面のみならず，基底領域にもみられる．接着結合はそのシグナル伝達機能によって，細胞間での認識，形態形成，分化において重要な働きをしている．

- **交通性結合** communicating junction は，小さな（<1,200 Da）分子（たとえばイオン，アミノ酸，糖，ヌクレオチド，セカンドメッセンジャー，代謝産物）の拡散により隣接する細胞間での直接的な交通を可能にする結合である．この細胞間交通は同調した細胞活動を可能にし，器官ホメオスタシスの維持に重要である．

A. 閉鎖結合

閉鎖帯 zonula occludens（複数形は zonulae occludentes）は，上皮細胞間の接着複合体の最も頂上領域寄りにある．

閉鎖帯は隣接する細胞の細胞膜を局部的にシールすることで形成される．

閉鎖帯すなわちタイト結合を透過型電子顕微鏡で観察すると，隣接する細胞の細胞膜が接近して密着し，細胞間隙を閉鎖している狭い部位が見出される（図5.15a）．高分解能観察すると，閉鎖帯は連続した閉鎖構造ではなく，点状に細胞間で密着した構造の連続体からなるのがわかる．この点状の密着は，隣接する細胞の細胞膜貫通タンパク質が細胞間で結合して構成される（図5.15b）．これらのタンパク質の配列は，凍結割断法によって極めて明瞭にみることができる（図

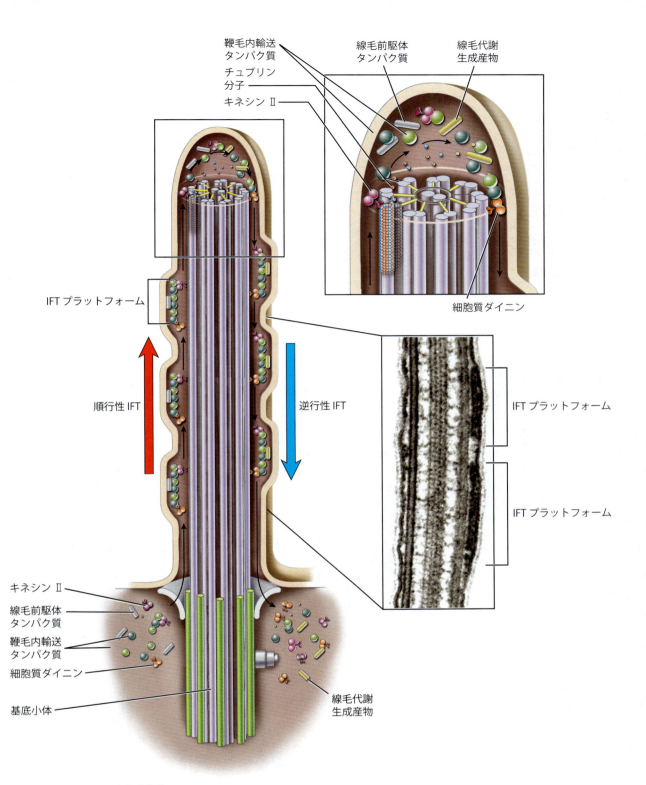

図 5.12 ▲ 線毛内における鞭毛内輸送機構
線毛の形成と維持は，ラフト様のプラットフォームを使う鞭毛内輸送機構（IFT）によって行われる．IFT が外側ダブレットの微小管と細胞膜との間を上下に動き，線毛を伸長させる．カーゴ分子（不活性型細胞質ダイニンを含む）は線毛の基部付近で IFT プラットフォームに積み込まれる．モータータンパク質のキネシンⅡを使い，満載になったプラットフォームは微小管のプラス端に向かって線毛の先端へと移動する（順行性輸送）．線毛の先端部（軸糸形成部位）で，カーゴ分子はプラットフォームから下ろされる．この後，プラットフォームは生成産物（不活性化したキネシンⅡを含む）を積み込んだ後，細胞質ダイニンの働きで線毛基部へと戻される（逆行性輸送）．**挿入図．** クラミドモナスの鞭毛の縦断面を示す電子顕微鏡像では，2 つの IFT プラットフォームがみられる．55,000 倍．（Pedersen LB, Veland IR, Schrøder JM, and Christensen ST. Assembly of primary cilia. Dev Dyn 2008; 237: 1993-2006 より許諾を得て転載．）

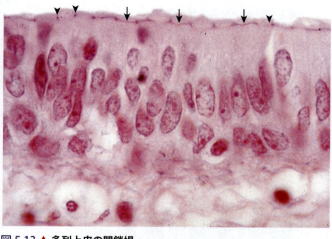

図 5.13 ▲ 多列上皮の閉鎖堤
H&E 染色した多列上皮の写真．閉鎖堤がみられる．閉鎖堤は断端では点状（▶）にみえる．閉鎖堤が断端に対して平行かつ切片内に含まれる場合には，線状ないしは棒状の形をとる（→）．550 倍．

5.15c）．細胞膜が閉鎖帯の部位で割断されると，接着タンパク質は膜の P 面では畝状の構造として観察される．一方，割断された膜の反対側の面である E 面には，反対の膜面に付着していったタンパク質粒子が剥離して形成された相補的溝が観察される．畝と溝は吻合する粒子の紐のネットワークの配列をとり，細胞間隙を閉鎖する機能を持つ．紐（ストランド）の数と吻合の度合は細胞の種類によって異なる．

閉鎖帯のストランド形成には複数のタンパク質が関与する．
閉鎖帯のストランドは，細胞膜貫通タンパク質の列の部位に対応している．閉鎖帯には，主要なものとしては 3 種類の細胞膜貫通タンパク質が見出されている（図 5.16，表 5.3）：

- **オクルディン** occludin は，閉鎖帯で最初に同定された 60 kDa のタンパク質である．細胞間に加え，頂上領域と外側領域間における障壁維持にも関与している．オクルディンはほとんどの閉鎖結合でみられる．しかしなが

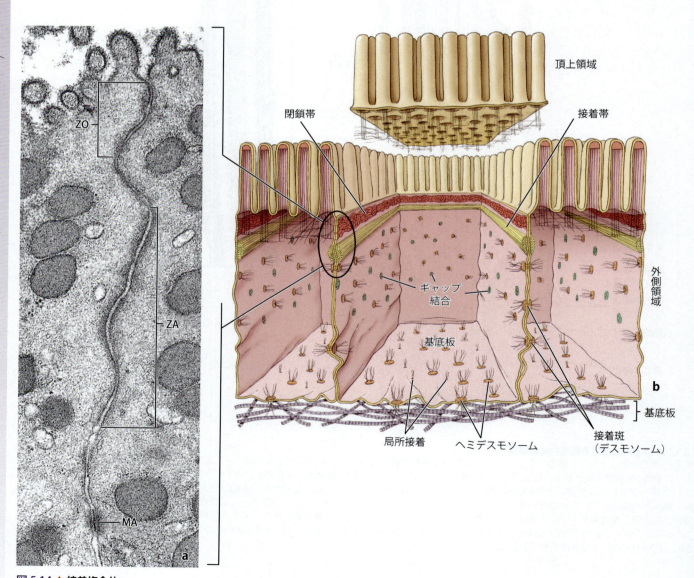

図 5.14 ▲ 接着複合体
a. 胃粘膜の隣接する 2 つの上皮細胞の頂上領域周辺にある接着複合体を示す透過型電子顕微鏡像．閉鎖帯（ZO），接着帯（ZA），接着斑（MA）からなる．30,000 倍．**b.** 円柱上皮細胞の 3 つの細胞ドメインにみられる細胞接着装置の分布を示す模式図．細胞内での接着複合体の空間的配置の理解を助けるため，微絨毛のある頂上領域を上方へ押し上げてある．

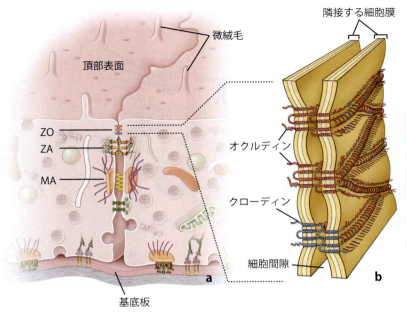
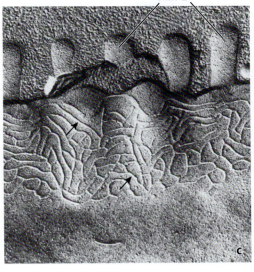

図 5.15 ▲ 閉鎖帯
a. この模式図は，上皮細胞において細胞と細胞をつなぐ結合装置の場所を示す．頂部表面（腔面）近くにある接着複合体は，閉鎖帯（ZO），接着帯（ZA），デスモソームとも呼ばれる接着斑（MA）からなる．接着斑の下部にある交通性結合に注意．さらに，細胞と細胞外マトリックスとの間の結合装置（ヘミデスモソームと局所接着）が基底部細胞膜にある．b. 閉鎖帯における細胞膜貫通タンパク質オクルディンの分布と存在状態を示す模式図．右図の凍結割断法標本における線状の溝と畝のパターンと比較すること．c. 閉鎖帯の凍結割断法標本．吻合するネットワークを形成する畝（→）が割断された細胞頂部に近い膜面（細胞表面にある微絨毛に注目）にみられる．この写真は膜の P 面である（割断された E 面では相補的な溝となる）．畝は閉鎖帯の形成に関与する細胞膜貫通タンパク質（おそらくはオクルディン）が線状に並んだ列を反映している．対面する細胞の膜には同じ形のタンパク質ネットワークがあって，互いにぴったりと合わさっている．細胞間でのタンパク質相互作用のみられる部位は吻合するネットワークを形成している．100,000 倍．(Hull BE, Staehelin LA. Fuctional significance of the variations in the geometrical organization of tight junction networks. J Cell Biol 1976; 68: 688-704 より許諾を得て転載．)

ら上皮細胞の中には，オクルディンを閉鎖帯ストランドに持たないにもかかわらず，よく発達し完全に機能する閉鎖帯を持つものもある．

- **クローディン** claudin は，閉鎖帯ストランドの細胞膜貫通タンパク質として最近同定された 20〜27 kDa の一群のタンパク質である．クローディンはこのストランドの骨格をなしている．さらに，クローディン（中でもクローディン-2 とクローディン-16）は，イオンやその他小分子の細胞間通過のための細胞外親水性チャネルを形成することができる．クローディンファミリーには，今日までに 24 の分子種が同定されている．クローディン-14 をコードする遺伝子の変異は，ヒトの遺伝性難聴に関係することが最近判明した．クローディン-14 の変異では，コルチ器（聴覚受容器）の閉鎖帯透過性が増大し，活動電位の形成に影響を及ぼしている．

- **ジャンクショナル・アドヒージョン・モレキュル** junctional adhesion molecule（**JAM**）は，免疫グロブリンスーパーファミリー（IgSF）に属する 40 kDa のタンパク質である．JAM 自体は閉鎖帯ストランドを形成しないが，クローディンに結合する．内皮細胞間の閉鎖結合形成に加えて，血中から結合組織へと遊走する単球と内皮細胞間の閉鎖結合形成にも関与する．

これらの細胞膜貫通タンパク質の細胞外部位は，2 つの隣接する細胞の間にある細胞間隙を閉鎖するジッパーとして機能し，細胞間拡散の障壁が形成される．これら 3 種のタンパク質の細胞質部分には特徴的なアミノ酸配列があり，PDZ ドメインタンパク質と呼ばれる調節・シグナル伝達タンパク質が結合する．これらのタンパク質には，**閉鎖帯タンパク質** zonula occludens protein **ZO-1**，**ZO-2**，**ZO-3** がある（図 5.16 参照）．オクルディンとクローディンは ZO-1 と ZO-3 を介してアクチン細胞骨格に結合する．すべての ZO タンパク質には，閉鎖帯形成時における調節機能があると考えられる．さらに，ZO-1 はがん抑制因子であり，ZO-2 は上皮成長因子シグナル伝達機構に関与している．ZO-3 は ZO-1 およびオクルディンの細胞質部分と結合する．閉鎖帯の部位に局在するタンパク質を表 5.3 にまとめてある．サイトメガロウイルスやコレラ毒素をはじめとする多くの病原性物質は，ZO-1 や ZO-2 に作用して閉鎖結合の透過性をあげている．

閉鎖帯は内腔を細胞間隙や結合組織区画と仕切る．

上皮の一方の側から他方の側への物質の選択的移送において，閉鎖帯が必須の役割を果たしていることが明らかになっている．上皮が物質拡散の障壁機能を果たす能力は，上皮を通して物質が輸送される 2 つの経路によって調節されている（図 5.17a 参照）：

- **経細胞経路** transcellular pathway は，上皮細胞の細胞膜を物質が通過することによって起こる．この経路では，輸送は能動的であり，特別なエネルギー依存性の膜**トランスポータータンパク質** transporter protein や**チャネル**

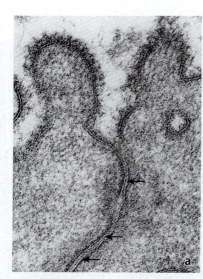
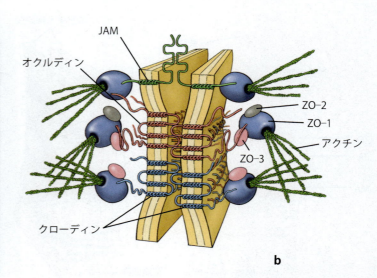

図5.16 ▲ 閉鎖帯の電子顕微鏡像とその分子構築
a. 閉鎖帯の電子顕微鏡像．隣接する細胞膜の外葉が極めて近接して位置しているのがわかる．この接着形成に関係するタンパク質の細胞外領域（オクルディン）は単一の電子密な線としてみえてくる（→）．100,000倍．b. 閉鎖帯形成に関与する3つの細胞膜貫通タンパク質であるオクルディン，クローディン，ジャンクショナル・アドヒージョン・モレキュル（JAM）を示す模式図．オクルディンとクローディンは2つの細胞外ループを持つ4回膜貫通タンパク質である．JAMは膜貫通ドメインを1つしか持たず，その細胞外部分には2つの免疫グロブリン様ループがある．閉鎖帯に関係する主なタンパク質とその結合を示してある．結合タンパク質の1つであるZO-1は，アクチンフィラメントに結合して細胞骨格と相互作用を持つ．

表5.3　閉鎖帯に局在する主要なタンパク質

閉鎖帯タンパク質	結合タンパク質	機能
オクルディン	オクルディン，ZO-1，ZO-2，ZO-3，Vap33，アクチン	大多数の閉鎖結合に存在する．頂上領域と外側領域の細胞膜間での障壁機能の維持
クローディン	クローディン，ZO-1，JAM	閉鎖帯ストランドの骨格をなす．細胞間拡散の親水性チャネルの形成と調節
JAM	JAM，ZO-1，クローディン	内皮細胞にある．内皮細胞間の相互作用と単球の接着に関与
ZO-1	ZO-2，ZO-3，オクルディン，クローディン，JAM，シングリン，アクチン，ZONAB，ASIP，AF-6	細胞膜貫通タンパク質からのシグナル伝達における重要なリンク；アクチンフィラメントと相互作用；腫瘍抑制作用
ZO-2	ZO-1，オクルディン，シングリン，4.1R	上皮成長因子シグナル系で必要とされる
ZO-3	ZO-1，オクルディン，アクチン	ZO-1，オクルディン，細胞骨格アクチンフィラメントと相互作用
ZO-6	RAS，ZO-1	分子輸送とシグナル伝達に関与する小タンパク質
シングリン	ZO-1，ZO-2，ZO-3，シングリン，ミオシンII	酸性で熱安定性のタンパク質でアクチンフィラメントを架橋して沈殿可能な複合体を形成
シンプレキン	CPSF-100	閉鎖帯と核の染色体間粒子の2ヵ所に局在
ASIP/Par3	PKC ζ	タンパク質の非対称的な再配置を制御
Rab3b	GTPase	RASがん遺伝子ファミリーの仲間；輸送小胞のドッキングのためのタンパク質複合体の集合を制御
Rab13	δ-PDE	
Rab8	G/C キナーゼ，Sec4	
Sec4	Rab8	輸送小胞が極性を持って細胞膜へと運ばれるのに必要なGTPase
Sec6	Sec8	ゴルジ小胞が細胞膜と融合するのに関与
Sec8	Sec6	閉鎖帯形成後にLDLP受容体が基底外側領域の細胞膜へと移行するのを阻害

AF：antisecretory factor，ASIP：agouti signaling protein，CPSF：cleavage and polyadenylation specificity factor，G/C：germinal center，GTPase：guanosine triphosphatase，JAM：junctional adhesion molecule，LDLP：low-density lipoprotein，PDE：phosphodiesterase，PKC：protein kinase C，RAS：rat sarcoma，ZO：zonula occludens，ZONAB：zonula occludens 1-associated nucleic acid binding．

channelを必要とする〔訳注：必ずしも能動的，エネルギー依存性とは限らない〕．これらのタンパク質やチャネルは頂部細胞膜で選択的に物質を細胞質内へと通過させ，次いで閉鎖結合より下方にある外側領域の膜を通過させることにより，細胞間区画へと移動させる．

- **傍細胞経路** paracellular pathway は，隣接する上皮細胞間の閉鎖帯を物質が通過する経路である．この経路を通過する水，電解質，その他の低分子の量は，閉鎖帯の固さに依存している．閉鎖結合の透過性は，閉鎖帯の分子構成，すなわちシール部分にある有効な親水性チャネルの数による（次項参照）．生理的な条件下では，傍細胞経路輸送は調節を受けたり経細胞経路輸送と共役したりしているであろう．

閉鎖帯での透過性はストランドの数や複雑度だけではなく，さまざまなクローディン分子によって形成される親水性チャネル機能の存在に依存している．

異なる上皮を観察することによって，閉鎖帯を形成するストランドの複雑度や数が異なることが判明した．吻合するストランド，すなわち接着部位がまばらな場合，たとえば腎尿細管のあるものでは，傍細胞経路での水や溶質の透過性が非常に高い．これとは対照的に，ストランドの数が多く吻合し合っている場合，たとえば小腸や膀胱上皮では，傍細胞経路の透過性は非常に低い．

しかし，閉鎖帯のストランドの数は必ずしも閉鎖の固さと直接には関係しない．異なる閉鎖帯での閉鎖の固さの違いは，個々の閉鎖帯ストランド中にある親水性の小孔の有無によって説明できるだろう（図 5.17b）．最近の実験で，クローディン-16 がある種の腎上皮細胞での親水性 Mg^{2+} チャネルとして働いていることが示されている．また，別の腎上皮において，クローディン-2 は伝導力の高い親水性小孔として働いている．このように**クローディン**は個々の閉鎖帯ストランドの骨格をなすのみならず，細胞外の親水性チャネル形成に関与する．したがって，クローディンとオクルディンその他の閉鎖帯ストランド対内にあるタンパク質の組み合わせや混合比率によって，細胞間の閉鎖度や選択性が規定される．

閉鎖帯により細胞膜の機能領域が形成される．

閉鎖帯は，接着装置として上皮層での物質通過を制御しているだけでなく，細胞膜内にある特異的なタンパク質をのせた脂質ラフトの動きを制御している．細胞は，ある細胞膜内タンパク質を頂部（自由）表面に配置する一方で，別のタンパク質を外側や基底領域表面に配置する．たとえば小腸では，ペプチドや糖質の最終的な消化のための酵素（ジペプチダーゼやジサッカリダーゼ）は頂部表面の微絨毛膜に局在している．塩の輸送や水の経上皮輸送にあずかる Na^+/K^+-ATPase や，アミノ酸や糖のトランスポーターは，閉鎖帯より下の外側領域の細胞膜に限局する〔訳注：アミノ酸や糖のトランスポーターには，分子種により頂上領域の膜に局在するものと基底外側領域の細胞膜に局在するものがある〕．

B. 接着結合

接着結合は上皮細胞間の側方の結合であり，隣接細胞の細胞骨格どうしをリンクするタンパク質によって形成される．

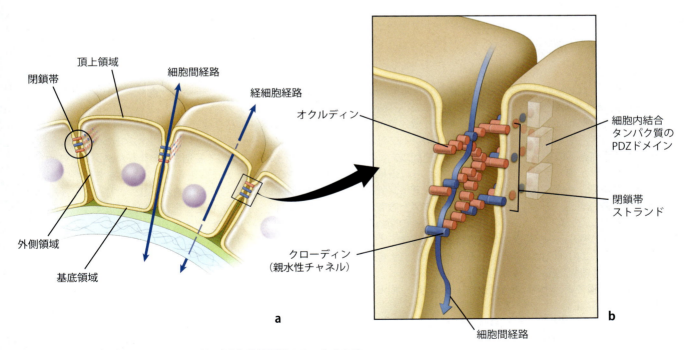

図 5.17 ▲ 上皮での物質輸送経路は，経細胞経路と細胞間経路の 2 つからなる
a. 経細胞経路は上皮細胞の細胞膜を通過することで行われ，エネルギーを用いる特異的な膜トランスポータータンパク質やチャネルによる能動輸送である．細胞間経路は 2 つの上皮細胞間の閉鎖帯を通って起こる．この経路を通る水，電解質，その他の小分子の通過量は，閉鎖帯の堅さによって変わる．**b.** 閉鎖帯ストランドの細胞外部分と細胞内部分の構造．隣接した細胞の 2 つの閉鎖帯ストランドはジッパー状に融合して 1 つになり，細胞間を物質が通るときの障壁を形成する．親水性の小孔が水の細胞間の移動を可能にしている．障壁の透過性は，ジッパー状のシールにおけるクローディンとオクルディンの割合による．ストランドの細胞質側は細胞内シグナル伝達に機能する PDZ ドメインタンパク質を誘引する．

外側領域の表面には，2種の細胞接着結合がみられる：

- **接着帯** zonula adherens（複数形は zonulae adherentes）は，細胞内アクチンフィラメントのネットワークに結合する．
- **接着斑** macula adherens（複数形は maculae adherentes）あるいはデスモソーム desmosome と呼ばれる構造は，中間径フィラメントに結合する．

上皮細胞が結合組織マトリックス上にあるときには，さらに2種の別の型の結合装置がみられる．すなわち**局所接着** focal adhesion/ focal contact と**ヘミデスモソーム** hemidesmosome で，これらについては基底領域の項で述べる（p.133〜143 参照）．

細胞接着分子が細胞間や細胞・細胞外マトリックス結合で重要な働きをしている．

細胞接着分子 cell adhesion molecule（**CAM**）として知られる細胞膜貫通タンパク質が，外側領域と基底領域のすべての接着結合で不可欠な役割を演じている．CAM の細胞外ドメインは隣接する細胞の同様なドメインと結合する．異なる種類の CAM どうしで結合が起こった場合は**異種性結合** heterotypic binding，同種の CAM どうしの結合は**同種性結合** homotypic binding と呼ばれる（図 5.18）．CAM は選択的結合能を持つが結合能は比較的弱く，細胞は容易に接着したり解離したりする．

CAM の細胞質ドメインはさまざまな細胞質タンパク質を介して細胞骨格成分に結合している．細胞骨格との結合により，細胞接着，細胞増殖，細胞移動に関係する細胞内の多様な過程を CAM は制御調節することができる．さらにこれ以外にも，CAM は細胞間や細胞内の情報伝達，細胞認識，細胞間拡散障壁の調節，免疫応答，アポトーシスなどをはじめとする多くの細胞機能に関係している．初期胚発生からすべての発生段階において，すべての種類の組織はそれぞれ特異的な CAM の発現によって定義される．1つあるいは複数の CAM 発現の変化により，組織分化や成熟の過程で病的な変化が生じることがある．これまで，約50種の CAM が同定されていて，その分子構造からカドヘリン，インテグリン，セレクチン，免疫グロブリンスーパーファミリーの4種の主要なファミリーに分類されている（図 5.18 参照）．

- **カドヘリン** cadherin は，Ca^{2+}依存性の膜貫通型 CAM で，主に接着帯に局在している．カドヘリンは隣接する細胞

FOLDER 5.3　臨床関連事項：病原体の標的としての接着複合体

上皮は，物理的障壁を形成し，外界の有害な病原体から生体を守り，その内部ホメオスタシスを保つことを可能にしている．多くのウイルス，細菌，寄生生物が上皮の防護作用をうまくくぐり抜ける最も簡単な方法は，上皮細胞間の接着複合体を破壊することである．接着複合体部のいくつかのタンパク質はこのような病原体が産生あるいは発現する分子の影響を受けることが判明している．

細菌

食中毒をしばしば起こす**ウェルシュ菌** Clostridium perfringens は閉鎖帯を攻撃する．この細菌は外界に広く存在し，ヒトや多くの家畜の腸内微生物叢にみられる．食中毒は，これらの細菌で汚染された食物を摂取してから8〜22時間後に起こる腹痛と下痢である．症状は通常24時間以内に和らぐ．ウェルシュ菌の産生したエンテロトキシンは 35 kDa のタンパク質で，その C 末端が閉鎖帯のクローディン分子に特異的に結合する．そして N 末端は細胞膜の頂上領域に小孔を形成する．クローディンへの結合により，その閉鎖帯ストランドへの組み込みが阻害され，接着装置の機能不全や破壊が起こる．この種の食中毒で起こる脱水症状は，大量の液体が腸内腔へ細胞間経路で移動することによる．

細菌の一種である**ヘリコバクター・ピロリ** Helicobacter pylori は，胃に生息し，閉鎖帯タンパク質の細胞外ドメインに結合する．この過程で，ヘリコバクター・ピロリによって産生され細胞表面に発現する 128 kDa タンパク質 CagA が菌から上皮細胞内へと移行し，ZO-1 や JAM タンパク質と相互作用を持つ．その結果，閉鎖帯関門が破壊され，チロシンキナーゼシグナリング能力がなくなり，細胞骨格の再構成が起こる．ヘリコバクター・ピロリは胃の防護機能を傷害し，これは胃潰瘍や胃がんの発生へとつながっていく．

ウイルス

小児腸炎（腸の炎症）を起こすある種の RNA ウイルスは，細胞内の JAM シグナル伝達系を使っている．レオウイルスの付着とエンドサイトーシスは，ウイルスタンパク質が JAM 分子に付着することで始まる．これが核因子 κB タンパク質（NFκB）を活性化して核内へと移行させ，アポトーシスにいたる一連の経路の引き金となる．ここでは，JAM は細胞外環境からの情報を細胞核へ運ぶシグナル伝達分子として利用されている．

閉鎖帯関連タンパク質で PDZ の配列を持つものは，発がん性アデノウイルスやパピローマウイルスの標的となる．これらのウイルスによって産生される発がんタンパク質は，それらの PDZ 結合ドメインを介して，PDZ を多数持つタンパク質 MUPP-1 の他，ZO-2 に結合する．これらの発がん作用の一部には，閉鎖帯の機能不全や破壊と，ウイルスが関係するがん抑制タンパク質が関係している．

寄生生物

家庭に広くみられるダニの一種**ヤケヒョウヒダニ** Dermatophagoides pteronyssinus もまた，閉鎖帯を破壊する．このダニは，クモ，サソリ，ダニを含む蛛形動物に属する．この糞を粉塵とともに吸入すると，この中にあるセリン・システインペプチダーゼがオクルディンや ZO-1 を切断し，気道上皮の閉鎖帯の破壊が起こる．上皮の保護バリアの喪失により，吸入されたアレルゲンが肺にさらされ免疫反応を誘発して重篤な喘息発作が起こる．

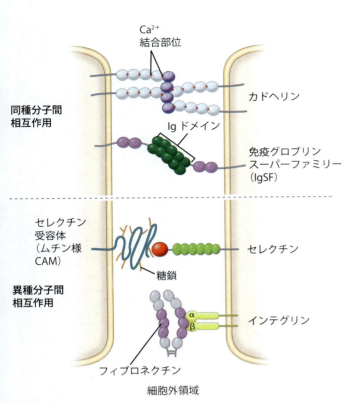

図 5.18 ▲ 細胞接着分子（CAM）
カドヘリンと免疫グロブリンスーパーファミリー（IgSF）は同種性結合で，隣接した細胞の2つの同じ分子が結合する．異なる分子種のCAM間（たとえばセレクチンやインテグリン）の結合は異種性結合である（この場合，同種分子どうしは結合しない）．インテグリンは細胞外マトリックスタンパク質（たとえばフィブロネクチンなど）に結合する．図を簡明にするため，関連する細胞内の付着タンパク質は省略してある．

の同様なタンパク質と同種性結合を形成する．カドヘリンは細胞内の一群のタンパク質（カテニン）に結合することにより，細胞骨格のアクチンフィラメントにリンクされる．この結合により，カドヘリンは成長と細胞分化機構を調節するシグナルを伝える．**カドヘリンは細胞間相互作用を調節し，細胞認識と胚での細胞移動に関与する．カドヘリンの仲間で最も研究の進んでいるE-カドヘリンは，上皮細胞間の接着帯維持に働いている．カドヘリンはまた，上皮性腫瘍細胞の重要な抑制因子である．**

- **インテグリン** integrin は2つの細胞膜貫通型糖タンパク質サブユニットからなる．このサブユニットには15種の α 鎖と9種の β 鎖があるので，組み合わせにより多様なインテグリン分子ができ，さまざまなタンパク質と異種性結合する．インテグリンは細胞外マトリックス分子（コラーゲン，ラミニン，フィブロネクチンなど）や，細胞骨格のアクチンフィラメントや中間径フィラメントと結合する．これらの結合を通じて，インテグリンは細胞接着制御，細胞運動や形態の調節を行い，細胞増殖や分化に関与する．

- **セレクチン** selectin は白血球や内皮細胞で発現していて，好中球・内皮細胞の認識過程に働いている．この異種性結合は，好中球の血管内皮通過と細胞外マトリックスへの移動を引き起こす．セレクチンはリンパ球をリンパ系組織に集めるのにも関係している（ホーミング）．

- **免疫グロブリンスーパーファミリー** immunoglobulin superfamily（**IgSF**）．免疫反応に関与する多くの分子は，その分子中に共通の前駆体的構造要素を持つ．一方で，知られる限り免疫機能に関係を持たない何種類かの分子の中にも，この同じ要素を持つものがある．このような関連分子をコードする遺伝子も一緒にして，**免疫グロブリン遺伝子スーパーファミリー** immunoglobulin gene superfamily が定義される．これはヒト遺伝子の中でも最も大きな遺伝子ファミリーの1つで，その糖タンパク質は多様かつ重要な生物学的機能を営んでいる．免疫グロブリンスーパーファミリーは同種性結合に関与し，**細胞間細胞接着分子** intercellular cell adhesion molecule（**ICAM**），**細胞・細胞接着分子** cell-cell adhesion molecule（**C-CAM**），**血管細胞接着分子** vascular cell adhesion molecule（**VCAM**），**ダウン症接着分子** Down syndrome cell adhesion molecule（**DSCAM**），**血小板内皮接着分子** platelet endothelial cell adhesion molecule（**PECAM**），**ジャンクショナル・アドヒージョン・モレキュル** junctional adhesion molecule（**JAM**）などがあげられる．**これらのタンパク質は，細胞接着や分化，がんやがん転移，血管新生，炎症，免疫応答，微生物付着をはじめとする多くの生物機能で中心的な役割を果たしている．**

接着帯は上皮細胞側面間での結合である．

上皮表面が完全であるためには，細胞が側面で互いに結合してこれを解離させようとする力に抵抗する能力を持つことが重要である．閉鎖帯は隣接する細胞膜を結合させるが，その機械的ストレスへの抵抗力は限定されたものである．この結合部位の補強は，閉鎖帯の下方にある強力な接着部位に依存している．閉鎖帯と同様に，この側方結合装置は細胞を取り巻く連続した帯，すなわちベルト状の配列をとることから，**接着帯** zonula adherens と呼ばれる．接着帯は膜貫通細胞接着分子の **E-カドヘリン** E-cadherin からなる．細胞質側ではE-カドヘリンの尾部が **カテニン** catenin と結合している（図5.19a）．この **E-カドヘリン・カテニン複合体** E-cadherin-catenin complex は **ビンクリン** vinculin や **α-アクチニン** α-actinin と結合し，細胞骨格のアクチンフィラメントとの結合に関与する．隣接する細胞のE-カドヘリン分子の細胞外部分は，Ca^{2+} あるいは細胞外のリンカータンパク質を介して結合している．このため，接着帯が形態的・機能的に完全であるためには Ca^{2+} が必要である．Ca^{2+} を除去すると，E-カドヘリン分子どうしが解離し，細胞間の接着が破壊される．E-カドヘリン・カテニン複合体は細胞接着のみならず，上皮細胞の極性，分化，移動，増殖，生存を調節するマスター分子であることが最近の研究で示されている．

透過型電子顕微鏡で観察すると，接着帯では，向き合った細胞膜は15～20 nmの一様な間隔をとっているのがわかる（図5.19b）．細胞間スペースは低電子密度であり非常に明調であるが，この部分は向き合ったE-カドヘリン分子の細胞

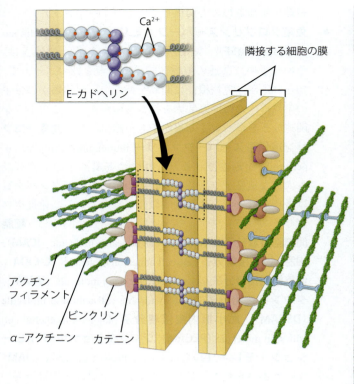
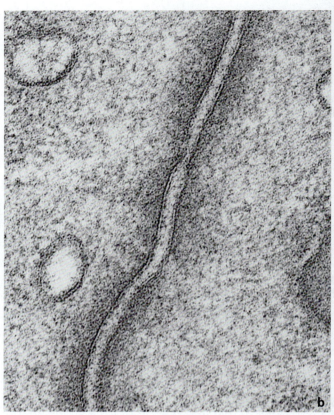

図 5.19 ▲ 接着帯
a. 接着帯の分子構築．隣接する細胞のアクチンフィラメントが，α-アクチニンとビンクリンでE-カドヘリン・カテニン複合体に結びつけられている．E-カドヘリン・カテニン複合体は隣接する細胞の同様の複合体と結合する．この細胞膜貫通タンパク質どうしの結合にはカルシウムイオンが必要である．b. 図 5.14a の透過型電子顕微鏡像にある接着帯の拡大像．この部分では，細胞膜は比較的一様な細胞間隙をとって離れている．この間隙は明調で，電子密な物質はまばらにしかないことを示しているが，これが E-カドヘリンの細胞外ドメインの部分に相当する．細胞膜の細胞質側にはアクチンフィラメントを含む比較的電子密な物質がある．100,000 倍．

外部分と Ca^{2+} イオンで占められている．接着帯の部位には，**ファジープラーク** fuzzy plaque と呼ばれる中程度に電子密な物質が双方の膜の細胞質側に認められる．この物質は，E-カドヘリン・カテニン複合体とそれに結合したタンパク質（α-アクチニンやビンクリン）の部位に相当し，ここにアクチンフィラメントが付着する．また，ファジープラークは光学顕微鏡観察時に染色される物質である閉鎖堤に相当する．電子密な物質には 6 nm の**アクチンフィラメント** actin filament の列が付着し，上皮細胞の頂部細胞質にある終末扇へと広がっていく．

接着筋膜はシート状の接着部位で，非上皮性組織を安定化する．

上皮以外の組織では，細胞間での物理的接着が起こることは通常はあまりみられないが，少なくとも 1 つの例外がある．心筋細胞は，その両端で接して，紐状の収縮ユニットを形成する．細胞は，典型的なデスモソーム，すなわち接着斑と，上皮細胞でみられる接着帯と形態的によく似た広い板状の接着部で互いに結合している．接着部位はリング状ではなく，むしろ広い面をなすので，これは**接着筋膜** fascia adherens と呼ばれる（図 5.20）．分子レベルでは，接着筋膜の構造は接着斑のそれと類似している．接着筋膜には上皮細胞の閉鎖帯にみられる ZO-1 タンパク質もある．

接着斑（デスモソーム）は上皮細胞間の局所的な点状接着にあたる．

接着斑 macula adherens（ラテン語で macula は"点"の意）は，微細解剖実験で示されるように，細胞間の非常に強い接着を担う接着装置である．接着斑はもともと表皮細胞で見出されていて，**デスモソーム** desmosome（ギリシャ語で desmo は"接着"，soma は"体"の意）と呼ばれた．この接着装置は細胞の外側領域にあり，一連のスポット溶接のようなもので（図 5.14a 参照），中間径フィラメントのアンカー部位で細胞間接着を行っている．接着斑が，その構造的な機能の他に組織形態形成や分化に関与している証拠が集まりつつある．

立方細胞や円柱細胞からできた単層上皮では，接着斑は閉鎖帯や接着帯と関連して存在する．接着斑は外側領域の細胞表層において，小さくて局所的な部位を占めるにすぎず，接着帯のような細胞を取り巻く連続した構造ではない．したがって，細胞表面に直角で外側領域の表面が全長にわたる切片を切っても，接着斑が含まれないことがよくある．これに対して，接着帯はどの切片にも必ず見出される．

接着斑では，隣接する細胞の細胞膜間の接着にデスモグレインとデスモコリンが関与する．

電子顕微鏡観察により，接着斑の複雑な構造が明らかになった．隣接する細胞の細胞膜細胞質側には，**デスモソーム**

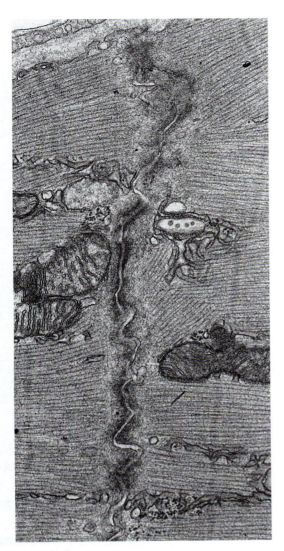

図 5.20 ▲ 接着筋膜
末端で相接した2つの心筋細胞の電子顕微鏡像. 細胞間隙は明調でうねった領域として観察される. 互いの細胞の細胞質側には, 接着帯にみられるようなアクチンフィラメントを含んだ密な物質がある. この接着部位は2つの細胞の末端部にあたり, 接着筋膜と呼ばれる. 38,000倍.

付着斑 desmosomal attachment plaque と呼ばれる非常に電子密な物質の円盤型構造がある. この構造は約 400 × 250 × 10 nm で, 中間径フィラメントを繋留している (図 5.21a). フィラメントは付着斑の部位でループを描いて, 再び細胞質へと伸び出している. この構造は, 物理的な力を付着部位から細胞全体へと分散させるのに働いていると思われる. 分子レベルでは, 付着斑は**デスモプラキン** desmoplakin と**プラコグロビン** plakoglobin とを主な成分とする複数種の構造タンパク質からなり, これらの働きで中間径フィラメントが繋留されている (図 5.21b).

接着斑での細胞間隙は接着帯のそれに比べて明らかに広く (30 nm にまでなる), 電子密な物質が**中間線** intermediate line として存在する. この線は, 細胞膜貫通型の糖タンパク質である**デスモグレイン** desmoglein と**デスモコリン** desmocollin の細胞外部分に相当する. デスモグレインとデスモコリンはともに Ca^{2+} 依存性の細胞接着分子であるカドヘリンファミリーの仲間である. Ca^{2+} 存在下で, デスモグレインとデスモコリンの細胞外部位は隣接する細胞の同じ種類の分子と結合する (同種性結合). X線結晶解析の結果から, 一方の細胞の細胞外結合ドメインが逆平行に位置する2つの隣接するカドヘリンドメインと結合し, デスモソームで連続したカドヘリンジッパー構造が形成されているのが判明した (図 5.21b 参照). デスモグレインとデスモコリンの細胞質側はデスモソーム付着斑の構成要素になっている. これらは, デスモソームの形成と中間径フィラメントの繋留に関与するプラコグロビンやデスモプラキンと結合している.

上皮の種類が異なると, 細胞間には異なった種類の接着がみられる.

接着複合体は, 永続的な障壁を形成し, 細胞を区画化し, 上皮を物質が自由に通過するのを制限することを可能にするので, 生理的な障壁として機能する上皮においては特に重要である. 接着複合体の中でこの機能を一義的に担っているのは閉鎖帯であるが, 物理的な障壁の破壊に対する保護機能は, 接着帯や接着斑の接着能に依存している. 別の上皮では, 複数の層でのより強固な細胞間の接着が必要となっている. たとえば表皮の重層上皮では, 多数の接着斑があって, 隣接する細胞間での接着が維持されている. 心筋では, 同様に強い接着が必要とされるので, 接着斑と接着筋膜がこの役割を担っている.

C. 交通性結合

交通性結合は**ギャップ結合** gap junction あるいは**ネクサス** nexus とも呼ばれ, シグナル分子が一方の細胞からもう一方の細胞へと直接通過できる唯一の細胞構造である. ギャップ結合は上皮, 平滑筋, 心筋, 神経など広範な組織でみられる. ギャップ結合は, 液体や電解質を輸送するときの上皮組織, 血管や腸管の平滑筋組織, 心筋組織などのように, 隣接する細胞が協調して活動する必要がある組織で重要である. ギャップ結合は細胞膜貫通チャネルの集合体であり, 細胞をつなぐ小孔が密に配置されている. ギャップ結合では, イオン, 調節分子, 低分子代謝産物が小孔を通って細胞間を相互に往来する. ギャップ結合における小孔の数や細胞間のギャップ結合数はバラエティに富む.

ギャップ結合の構造と機能の研究にはさまざまな方法が利用された.

ギャップ結合を研究するのに, 色素, 蛍光物質, ラジオアイソトープ標識物質などの細胞内注入, 細胞間の電流測定など, さまざまな方法が活用された. 色素注入実験では, 微小ガラス管により蛍光色素を一方の細胞内に注入する. 短時間後に, 直に接している細胞で色素が容易に観察される. 電気的導伝性の実験では, ギャップ結合のある隣接細胞間では, 電気抵抗が小さく, 電流量は大きくなる. したがってギャップ結合は低抵抗結合とも呼ばれる.

近年の分子生物学的手法により, ギャップ結合タンパク質 (コネキシン) ファミリーをコードする cDNA クローンが単

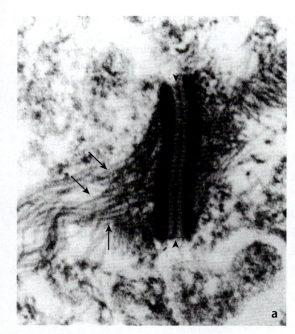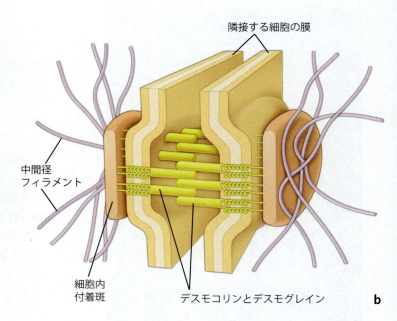

図 5.21 ▲ 接着斑（デスモソーム）の分子構築
a. 接着斑の電子顕微鏡像より，細胞膜の細胞質側にある密な細胞内付着斑に中間径フィラメント（→）が付着しているのがわかる．細胞間隙もまた，デスモコリンとデスモグレインを含む電子密な物質（▶）で占められている．接着斑の上下の細胞間隙は明瞭ではないが，これは接着斑の構成要素を明瞭に示すために細胞膜の抽出操作を行ったためである．40,000 倍．（Dr. Ernst Kallenbach の厚意による．）b. 接着斑の構造を示す模式図．細胞内付着斑には中間径フィラメントが繋留されている．向かい合った細胞のデスモコリンとデスモグレインの細胞外部分がデスモソームの部位で互いに結合して，カドヘリンのジッパーが形成されている．

離され，それを培養細胞で発現させることが可能となった．遺伝子導入した細胞で発現したコネキシンはギャップ結合を形成するので，これを単離して分子生物学的あるいは生化学的な方法のみならず，電子線結晶解析や原子間力顕微鏡のような先進的なイメージング技法で解析することができる．

ギャップ結合は 12 個のコネキシンタンパク質ファミリーのサブユニットから構成される．

透過型電子顕微鏡でみると，ギャップ結合は隣接する細胞膜が接した領域にある（図 5.22a）．ギャップ結合の構造解析は，クライオ電子顕微鏡法のような高解像のイメージング技法を使って行われた．その結果，密に配列した一群のチャネルが見出された．個々のチャネルは，向かい合う膜に埋め込まれた**コネクソン** connexon と呼ばれる 2 個の半チャネルから構成される．すなわちギャップ結合チャネルは，隣接する細胞間の細胞間隙を橋渡しする対をなすコネクソン群からできている．一方の細胞膜のコネクソンは隣接する細胞の対応するコネクソンと正確に相対して接合しているので，2 個の細胞間の交通が可能となっている．

それぞれのコネクソンは 6 個の対称型のサブユニットである細胞膜内在性タンパク質の**コネキシン** connexin (**Cx**) からなり，隣接する細胞の同様な構造と対をなしている．したがって，1 個のチャネルは 12 個のサブユニットからなる．サブユニットは，長さ 10 nm，直径 2.8 nm の円柱状の膜貫通チャネルを取り囲む円周上に配置されている（図 5.22b）．

およそ 21 種類のコネキシンファミリータンパク質が同定されている．これらはすべて脂質二重層を 4 回貫通する（すなわち，4 個の細胞膜貫通ドメインを持つ）．ほとんどのコネクソンは，隣接する細胞膜の同一種のコネクソンと対を形成する（同種性結合）．このようなチャネルでは，物質は両方向に同様に通過できる．一方で異種性チャネルでは，機能が非対称となり，分子種によってはある方向には反対方向に比べてより速く通過する．

ギャップ結合チャネルの開閉を起こすコネキシンの構造変化は原子間力顕微鏡で観察される．

単離ギャップ結合を使った初期の電子顕微鏡観察では，コネキシンサブユニットが傾くことによって開閉が起こると考えられた（図 5.22c）．最近の原子間力顕微鏡（AFM）観察では，コネクソンに起こる立体構造の変化の動的な像をとらえることができた．ギャップ結合のチャネルは，個々のコネキシンの可逆的な立体構造の変化を通して，開と閉の状態の間を速いスピードで揺れ動いている．細胞外表面でのギャップ結合チャネルの閉鎖を引き起こすコネキシン分子の立体構造の変化は，Ca^{2+}イオンによって誘起される（図 5.23）．しかしながら，ギャップ結合チャネルの細胞質ドメインの開閉に関与するカルシウム非依存性の開閉機構もまた，同定されている．

コネキシン遺伝子の変異はいくつかの病気の主たる病因となっている．たとえば，コネキシン-26（Cx26）をコードする遺伝子の変異は遺伝性難聴に関係している．Cx26 からなるギャップ結合は内耳にあり，蝸牛の感覚上皮で K^+ を再循環させる役割を担っている．この他に，Cx46 や Cx50 遺伝子の変異が遺伝的白内障で見出されている．Cx46 や Cx50 は眼の水晶体にあって，上皮細胞と水晶体線維の間の多数のギャップ結合を構成している．これらのギャップ結合は，血

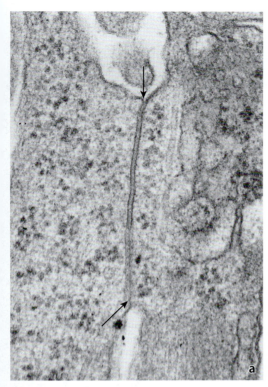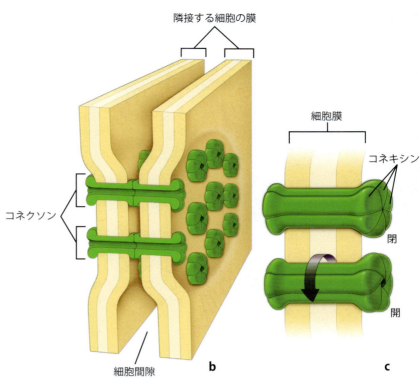

図 5.22 ▲ ギャップ結合の構造
a. ギャップ結合をつくっている 2 つの隣接した細胞の細胞膜を示す透過型電子顕微鏡像．単位膜（→）が接近して，2 nm のギャップを持つ細胞間隙が形成されている．76,000 倍．**b.** ギャップ結合の模式図．隣接する細胞の膜と 2 つの細胞間でのチャネル，すなわち通路を形成する膜の構成要素を示す．1 つの通路は，おのおのの細胞では細胞膜を貫通し円周上に配列した 6 個のダンベル状の膜貫通タンパク質サブユニットからなる．このような複合体はコネクソンと呼ばれ，中央部に直径約 2 nm の開口部を持つ．隣接する細胞膜の対応する相補的なコネクソン対が整然と配置することで，コネクソンでは低分子量の物質が細胞外へ出ることなく，チャネルを流れて通過することが可能となる．また，ギャップ結合部分の細胞間隙では，コネクソン複合体の周囲を物質が流れて移動することが可能であるが，チャネル内に入ることはできない．**c.** 個々のコネクソンでは，チャネルの直径はコネキシン分子の立体構造の変化によって調節されている．

管を欠く環境下にある水晶体で栄養分の供給と代謝産物の除去という重要な役割を果たしている．

本 CHAPTER で述べたすべての接着装置については表 5.4 にまとめてある．

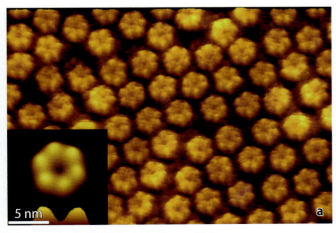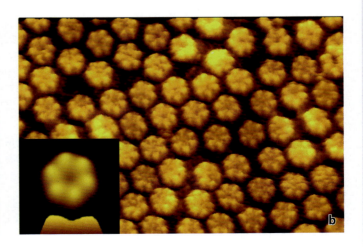

図 5.23 ▲ 原子間力顕微鏡でみたギャップ結合
これらの像はヒーラ HeLa 培養細胞の細胞膜標本の細胞外表面を示している．コネキシン-26 遺伝子の複数コピーをこの細胞のゲノムに導入し，コネキシンタンパク質を過剰発現させた．コネキシン-26 タンパク質は自己集合し，機能するギャップ結合が形成され，それを原子間力顕微鏡で 2 つの異なる緩衝液中で観察した．**a.** カルシウムフリー緩衝液中でのギャップ結合．500,000 倍．挿入図には，単一のコネクソンが拡大されている．明るくみえる個々のコネキシン分子が集合し，コネクソンが形成される．開いているチャネル像もまた観察される．2,000,000 倍．**b.** 同じ標本を Ca^{2+} を含む緩衝液中で観察した像．500,000 倍．**挿入図.** コネキシン分子の立体構造の変化により，チャネルが閉じてコネクソンの高さが減少しているのがわかる．2,000,000 倍．（Dr. Gina E. Sosinsky の厚意による．）

表 5.4 細胞接着装置のまとめ

	分類		主要なリンカータンパク質	細胞外リガンド	細胞骨格成分	細胞内結合タンパク質	機能
閉鎖結合	閉鎖帯（タイト結合）	（細胞間）	オクルディン, クローディン, JAM	隣接する細胞のオクルディン, クローディン, JAM	アクチンフィラメント	ZO-1, ZO-2, ZO-3, AF-6, シングリン, シンプレクチン, ASIP/Povr 3, Rab 36, 13, 8, Sec 4, 6, 8	隣接する細胞をつないで閉鎖する、細胞間を分子が通過するのを制御する（透過性）、頂上領域の細胞膜ドメインを仕切る、細胞のシグナリングに関与
接着結合	接着帯	（細胞間）	E-カドヘリン・カテニン複合体	隣接する細胞のE-カドヘリン・カテニン複合体	アクチンフィラメント	α-アクチニン, ビンクリン	細胞接着部位の細胞膜とアクチン細胞骨格をつなぎあわせる
接着結合	接着斑（デスモソーム）	（細胞間）	カドヘリン（たとえばデスモグレインやデスモコリン）	隣接する細胞のデスモグレインやデスモコリン	中間径フィラメント	デスモプラキン, プラコグロビン	細胞接着部位の細胞膜と中間径フィラメントをつなぎあわせる
接着結合	局所接着（フォーカルアドヒージョン）	（細胞と細胞外マトリックス）	インテグリン	細胞外マトリックスタンパク質（フィブロネクチンなど）	アクチンフィラメント	ビンクリン, タリン, α-アクチニン, パキシリン	アクチン細胞骨格を細胞外マトリックスに繋留する、細胞外からのシグナルの検出とその伝達
接着結合	ヘミデスモソーム	（細胞と細胞外マトリックス）	インテグリン（$α_6β_4$インテグリン）, XVII型コラーゲン	細胞外マトリックスタンパク質（ラミニン-332, IV型コラーゲンなど）	中間径フィラメント, （プレクチンとの相互作用を通じておそらく微小管やアクチンフィラメントとも）	デスモプラキン様タンパク質, BP230, プレクチン, エルビン	中間径フィラメントを細胞外マトリックスに繋留する
交通性結合	ギャップ結合	（細胞間）	コネキシン	隣接する細胞のコネキシン	なし	知られていない	隣接する2つの細胞間に通路を形成し、小さなイオンや情報伝達に関わる小分子を通過させる

AF：antisecretory factor, ASIP：agouti signaling protein, BP：bullous pemphigoid, JAM：junctional adhesion molecule, ZO：zonula occludens.

D. 外側領域細胞表面の形態的特殊化

外側領域細胞表面のヒダにより，隣接する細胞間の細胞質突起のかみ合いが形成される．

外側領域細胞表面が曲がって折りたたまれることにより，隣接する細胞に面する**ヒダ** infolding/ plica が形成される（図5.24）．このヒダにより，外側領域の表面積が増大する．これは，小腸や胆嚢上皮のように液体や電解質の輸送を行う上皮で特に顕著である．液体の能動輸送において，細胞質中のNa$^+$は，外側領域の細胞膜にある Na$^+$/K$^+$-ATPase によって汲み出される．次いで，電気的な中性を保つために陰イオンが膜を透過し，そして細胞間隙と細胞質との塩濃度差によって生じた浸透圧の違いにより，水が細胞質から細胞間隙へと拡散する．液体が上皮を通過することによって細胞間隙は拡張するが，細胞の頂上領域の近くと基底領域に細胞接着装置があるので，この拡張は限定されたものとなる．細胞間隙の静水圧が徐々に高まってくると，本質的には等張の液体は，下層にある結合組織へと押し出される．細胞間隙の頂上領域直下にある閉鎖帯は，液体が反対方向に移動するのを防ぐ．Na$^+$ポンプの作用によって細胞質の塩と水が枯渇するが，これらは微絨毛の存在により表面積が拡大した頂部細胞膜からの拡散によって補われる．このような機構により，Na$^+$/K$^+$-ATPase 活性が続く限り，液体が内腔から結合組織中へと連続的に移動することができる．

6. 基底領域とその細胞・細胞外マトリックス接着における特殊化

上皮細胞の基底領域の特徴としては次のようなものがあげられる：

- **基底膜** basement membrane は，上皮細胞の基底領域と下層の結合組織とを境する特殊な構造である．
- **細胞・細胞外マトリックス接着装置** cell-to-extracellular matrix junction は，細胞を細胞外マトリックスに繋留している．局所接着とヘミデスモソームとがある．
- **基底細胞膜陥入** basal cell membrane infolding は細胞表面積を増加させる構造で，隣接する細胞や細胞外マトリックスタンパク質との相互作用を促進する．

A. 基底膜の構造と機能

基底膜 basement membrane という用語は，もともとは上皮の基底表面にある無定型で密な層のことをさしていた．いくつかの組織（気管（図5.25）や，ときに膀胱や子宮など）では，H&E 染色でも顕著な基底膜を認めることができるが，基底膜を光学顕微鏡でみるには特殊染色が必要である．これは基底膜が薄いためでもあり，また下層に続く結合組織との区別がなくなるエオジン染色のためでもある．気管で基底膜として記述される構造には，本来の基底膜の他に，結合組織に属する密に配置されたコラーゲン細線維束も含まれている．

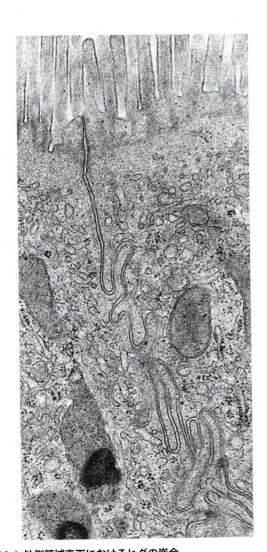

図 5.24 ▲ 外側領域表面におけるヒダの嵌合
この透過型電子顕微鏡像では，隣接する小腸吸収細胞の外側領域における表面のヒダの嵌合がわかる．25,000 倍．

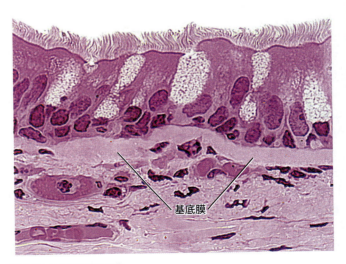

図 5.25 ▲ 気管の基底膜
H&E 染色した気管の多列線毛上皮切片の写真．基底膜は，上皮の直下にある厚く均質な層として識別される．これは，実際には結合組織の一部で，主として密に束ねられたコラーゲン細線維からなる．450 倍．

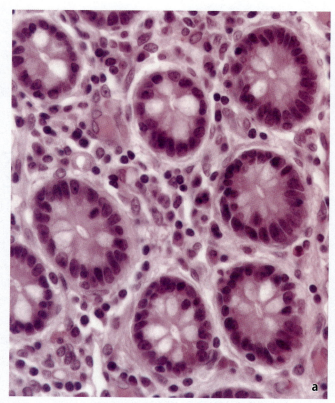
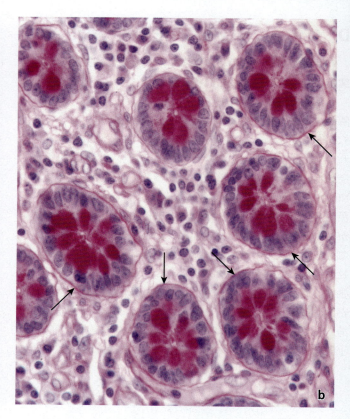

図5.26 ▲ 結腸の腸腺の連続切片写真
この標本では，腺は横断されていて，丸い輪郭を持っている．**a.** H&E染色した切片．基底膜も杯細胞のムチンもいずれも染まっていない．550倍．
b. PAS染色した切片．腺上皮細胞基部とそれに接する結合組織の間にある基底膜は，薄いマゼンタ色の層（→）として染め出されている．杯細胞のムチンもPAS陽性である．550倍．

　H&E染色（図5.26a）と違って，**過ヨウ素酸シッフ染色法** periodic acid-Schiff（**PAS**）staining technique（図5.26b）では，基底膜の部位がはっきりと染色される．基底膜は，上皮と結合組織の間にある薄くて明瞭なマゼンタ色の層として観察される．色素はプロテオグリカンの糖鎖構造と反応し，光学顕微鏡下に基底膜がみえるのに十分な量が沈着する．鍍銀染色法では銀塩が糖によって還元され，基底膜は黒く染まるので，この方法も有用である．基底膜は古典的には上皮固有の構造とされてきたが，PAS染色法や鍍銀染色法では末梢神経の支持細胞，脂肪細胞，筋細胞（図5.27）の周囲も染色され，このことが周囲の結合組織からこれらを区別するのに役立っている．なお，脂肪細胞以外の結合組織細胞はPAS染色や鍍銀染色法では陰性である．ほとんどの結合組織細胞は周囲に基底膜の成分を持たず，結合組織線維との結合を欠いている．実際，これらの細胞は，適当な刺激のもとで機能する際には移動しなければならない．

基底板は，その上の上皮細胞とその下の結合組織との間の構造的接着部位である．

　基底板についての従来の記述は，電子顕微鏡のために作製された通常の標本の観察に基づいている．上皮の基底膜の部位を電子顕微鏡で観察すると，厚さ40〜60 nmの明瞭な電子密の基質層が上皮とその下の結合組織の間に見出される（図5.28）．これが**基底板** basal laminaで，ときに**緻密板** lamina densaとも呼ばれる．高解像観察すると，この層は，**ラミニン** laminin，**Ⅳ型コラーゲン分子** type Ⅳ collagen molecule，さまざまな付着**プロテオグリカン** proteoglycanと**糖タンパク**

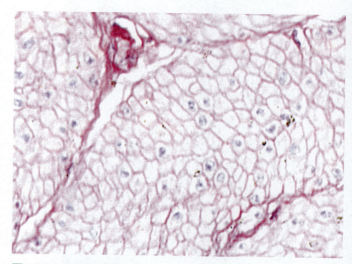

図5.27 ▲ 平滑筋の外板
この写真の標本は，PAS染色をした後ヘマトキシリンで対比染色（核染色）が施してある．筋細胞の横断標本で，多角形の輪郭が明瞭であるが，これはPAS陽性の基底膜物質がおのおのの細胞の周囲を取り巻いているためである．細胞質は染まっていない．切片の中には，核が含まれているものといないものとがある．このため核がみえる細胞とそうでない細胞とがある．850倍．

FOLDER 5.4　機能的考察：基底膜と基底板という用語

　基底膜 basement membrane と **基底板** basal lamina という用語は，文献的には必ずしも統一的かつ区別されて用いられているわけではない．基底膜を光学顕微鏡像と電子顕微鏡像との両方で使っている場合もあるし，一方では基底膜は使わずに，基底板を光学顕微鏡像と電子顕微鏡像との両方で使うこともある．基底膜という用語は光学顕微鏡観察に基づくので，本書では光学顕微鏡像についてのみに，また上皮との関係でのみ使っている．電子顕微鏡での用語である基底板は，上皮細胞と結合組織の間の層構造を電子顕微鏡レベルで記述するのに使っている．この意味で，光学顕微鏡の用語である基底膜は，実際には基底板とその下層にある網状層をあわせたものといえる．**外板** external lamina は，筋細胞や末梢神経支持細胞でみられる基底板と同じ層が細胞周辺を取り巻いているのをさすのに使われている．

質 glycoprotein からなる 3 ～ 4 nm の微細線維のネットワークで構成されているのがわかる．基底板と細胞との間には，**透明板** lamina lucida と呼ばれる幅約 40 nm の比較的明調で電子疎な領域がある．この部分には，**フィブロネクチンやラミニンの受容体** fibronectin and laminin receptor を主とする細胞接着分子の細胞外部分がある．これらの受容体は細胞膜貫通タンパク質のインテグリンファミリーの仲間である．

新しい電子顕微鏡試料作製法の開発により，透明板は固定による人工産物であり，生きている状態では基底板は緻密板1層からなることが明らかとなった．

　組織片を高圧凍結法で（化学固定を行わないで）電子顕微鏡用に固定した組織片は，グルタルアルデヒドを用いた通常の固定試料に比べて，もとの組織状態がよりよく保持される．このような試料の電子顕微鏡観察により，基底板はただ1層の緻密板のみからなることが明らかになった．透明板は見出されなかった．透明板はおそらく化学固定による人工産物であり，上皮細胞の基底領域に接して集積している高濃度の高分子から上皮細胞が収縮し遠ざかることによりできたと推定される．このようなことが起こったのは，おそらく電子顕微鏡試料作製中の急激な脱水による．この他にも，通常の電子顕微鏡法では観察されても高圧凍結法観察（図 5.29）では存在が確認できない構造がある．

非上皮細胞の基底板は外板と呼ばれる．

　筋細胞，脂肪細胞，末梢神経の支持細胞には，上皮の基底膜に類似した細胞外の電子密な物質がみられる．この物質はまた，前記の PAS 染色陽性（図 5.27 参照）でもある．光学顕微鏡レベルでこれらの非上皮性細胞の細胞外で染色される物質には，基底膜という用語は通常与えられないが，電子顕微鏡レベルでは，**基底板**ないし**外板** external lamina という用語がよく用いられる．

基底板には集合するとシート状構造をとる分子が含まれている．

　さまざまな部位（腎糸球体，肺，角膜，眼の水晶体）の上皮に由来する基底板を分析すると，約50種のタンパク質から構成されているのがわかった．これらは大別すると，コラーゲン，ラミニン，糖タンパク質，プロテオグリカンの4つの

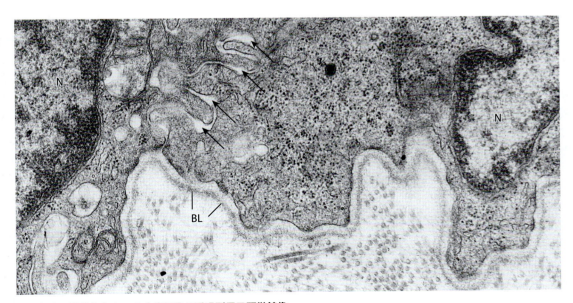

図5.28 ▲ 基底板を有する隣接した2つの上皮細胞の透過型電子顕微鏡像
この写真では，隣接する2つの細胞の基底領域と核（N）だけがみえる．細胞間隙は2つの細胞外側領域の嵌合（→）のために一部不明瞭である．基底板（BL）は，その直上に位置する細胞の基底領域に沿った薄い層である．基底板の下には多数のコラーゲン（細網）細線維の横断像がみえる．30,000 倍．

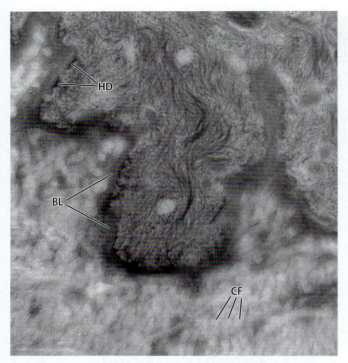

図 5.29 ▲ 低温高圧凍結した上皮細胞の透過型電子顕微鏡像
この透過型電子顕微鏡像では，ヒト表皮から採取した上皮細胞の基底領域が示されている．標本は低温高圧凍結法によって処理されたので，化学固定では失われる組織成分が保持されている．緻密板と透明板とが識別できないことに注目．透明板は，上皮細胞が収縮して上皮直下の高分子が密に詰まった部分から剥離したために生じた人工産物である可能性が高い．一方で，密な高分子の沈殿部は緻密板として知られるもう1つの人工産物となると考えられる．BL：基底板，HD：ヘミデスモソーム，CF：コラーゲン細線維．55,000倍．（Douglas R. Keene の厚意による．）

グループからなる．これらのタンパク質は，上皮細胞や，外板を持つ細胞によって合成分泌される．

- **コラーゲン** collagen．基底板には少なくとも3種のコラーゲン分子種が存在する．これらは，生体内に見出される約28種のコラーゲンの一部である．中でも主たる構成要素は，基底板タンパク質の50％を占める**IV型コラーゲン** type IV collagen である．IV型コラーゲン分子の基底板の枠組み形成における特徴と機能は次項に記すとおりである．IV型コラーゲンの異なるアイソフォームの存在が，異なる組織の基底板の特異性を決定している．さらに，基底板には**XV型コラーゲン** type XV collagen と**XVIII型コラーゲン** type XVIII collagen の2種の非細線維型コラーゲンが存在する．XV型コラーゲンは骨格筋や心筋で外板の構造を安定化するのに重要な働きをしているし，XVIII型コラーゲンは主に血管や上皮の基底板にあって血管形成に働いていると考えられている．さらに，VII型コラーゲンは繋留細線維を形成し，基底板を下層の網状板につなぎ留める（以下参照）．

- **ラミニン** laminin．分子量140〜400 kDa の十字架の形をした糖タンパク質分子で，3個のポリペプチド鎖からなる．ラミニンは基底板の組み立て開始に不可欠である．ラミニンには，上部に位置する上皮細胞基底領域にある異なるインテグリン受容体の結合部位がある．ラミニンは，多様な細胞と細胞外マトリックスの相互作用に関与している．さらに，発生，分化，上皮のリモデリングに重要な役割を果たしている．ラミニンには約15種の異なる分子種がある．

- **エンタクチン** entactin／**ナイドジェン** nidogen．この小さな棒状の硫化糖タンパク質（150 kDa）は，ほとんどすべての基底板において，ラミニンとIV型コラーゲンネットワークとのリンクの形成にあずかる．エンタクチン分子は，カルシウム結合，細胞接着の補助，好中球の走化作用や貪食作用の促進，ラミニン，パーレカン，フィブロネクチン，IV型コラーゲンとの相互作用などにあたる特有のドメイン構造を持っている．

- **プロテオグリカン** proteoglycan．基底板の体積の大部分は，おそらくそのプロテオグリカン含量によって決まる．プロテオグリカンはタンパク質コアを持ち，これに**ヘパラン硫酸** heparan sulfate（パーレカンやアグリンなど），**コンドロイチン硫酸** chondroitin sulfate（バマカンなど），あるいは**デルマタン硫酸** dermatan sulfate の側鎖が付着したものである．プロテオグリカンは陰イオンとしての性質が強いので，多量の水が水和した状態にある．プロテオグリカンはまた，多量の陰性電荷を持つので，イオンの基底板通過の調節をしているとも考えられる．すべての基底板に最も普通にみられるヘパラン硫酸プロテオグリカンは，巨大なマルチドメインのプロテオグリカンの**パーレカン** perlecan（400 kDa）である．パーレカンは，ラミニン，IV型コラーゲン，エンタクチン／ナイドジェンに結合して，基底板をさらに架橋している．**アグリン** agrin（500 kDa）も重要な分子で，腎臓糸球体基底膜に特異的に存在する．アグリンは腎臓の濾過機能の他に，細胞・細胞外マトリックス相互作用で主要な働きをしている．

IV型コラーゲンの分子構造が基底板ネットワークの高次構造形成能を決定している．

IV型コラーゲン分子は，他のコラーゲン分子と同様に3個のポリペプチド鎖からなる．おのおのの鎖は，短い**N末端ドメイン** amino-terminus domain（**7S ドメイン** 7S domain），中間にある長い**コラーゲンらせんドメイン** collagenous helical domain（完成した分子ではこの部位が残りの2本の鎖と相互作用し合っている），ならびに C 末端の**球状非コラーゲンドメイン** carboxy-terminus globular noncollagenous domain（**NC1 ドメイン** NC1 domain）からなる．IV型コラーゲン分子には6種の鎖（α1〜α6）があり，**コラーゲンプロトマー** collagen protomer と呼ばれる三重らせん分子が3セットできる．すなわち，[α1(IV)]₂α2(IV) と α3(IV)α4(IV)α5(IV) と [α5(IV)]₂α6(IV) プロトマーである（表6.2参照）．

プロトマーの集合は，3個の NC1 ドメインが集まって**NC1 三量体** NC1 trimer が形成されることで始まる（図5.30）．基底板構造形成の次のステップは，IV型コラーゲン分子の二

る．この四量体の7Sドメイン（7Sボックスと呼ばれる）が四量体の配置を決定する．最後に，他のコラーゲン四量体と互いに末端どうしで結合することにより，**Ⅳ型コラーゲンの枠組み** type Ⅳ collagen scaffold が形成される．この枠組みが基底板の高次構造をなしている．この高次構造の組み立ては，遺伝的に決定されている．[α1(Ⅳ)]2α2(Ⅳ)プロトマーはすべての基底板に存在する．α3(Ⅳ)α4(Ⅳ)α5(Ⅳ)プロトマーは主として腎臓や肺にあり，[α5(Ⅳ)]2α6(Ⅳ)プロトマーは皮膚，食道，腎臓のボーマン嚢に限局する．

基底板の自己形成は，細胞の基底ドメインでのラミニンの重合とⅣ型コラーゲン高次構造との相互作用によって始まる．

基底板の構成要素は自己形成過程により集まってシート状の構造を形成する．この過程は，Ⅳ型コラーゲンとラミニンによって始まる．これらの分子の一次構造には，その自己形成の情報が含まれている（これ以外の基底板を構成する分子は，それ自体ではシート状の構造をつくり出す能力を持たない）．株化細胞を使った研究により，基底板での自己形成の最初のステップは，基底細胞表面におけるラミニン分子のカルシウム依存性重合であることが示されている（図5.31）．細胞接着分子（インテグリン）はこの過程を助ける．同時に，Ⅳ型コラーゲン高次構造体はラミニン重合体と結合する．これらの2つの構造体は主にエンタクチン/ナイドジェンによる架橋によってつながれ，さらにそれ以外のタンパク質（パーレカン，アグリン，フィブロネクチン他）によって強固なものとなる．Ⅳ型コラーゲンとラミニンの枠組みは基底板の他の分子が相互作用により完全に機能的な基底板を形成する場を提供している．

基底板の下には細網線維の層がある．

光学顕微鏡で観察される基底膜構造と，電子顕微鏡で観察される基底板との関係については，いまだに論争がある．基底膜には，基底板だけではなくて，細網板を形成する**Ⅲ型コラーゲン** type Ⅲ collagen の細い細線維（**細網線維** reticular fibers）からなる二次的な層も含まれるとする考え方もある．細網板は，それ自体は結合組織に含まれ，上皮の産物ではない．細網板は銀によって染まる部位であり，その一方で，基底板の多糖類や細網線維に結合している基質はPAS反応によって染まると一時は考えられていた．今では，多くの場所で基底板がPASにも銀にも染まるとされている．たとえば正常な腎糸球体では，上皮細胞の基底板（図5.32）にはコラーゲン線維（細網線維）は結合していないが，PAS染色も鍍銀染色もともに陽性である．また脾臓では，静脈洞の基底板は，血管周囲を取り巻く薄い鞘状の層ではなくて独特のリング状の帯を形成し，この独特のパターンはまさにPAS染色や鍍銀染色でみえる像や電子顕微鏡像と一致する（図5.33）．

いくつかの構造により基底板はその下の結合組織に付着している．

基底板の反対側，すなわち結合組織側では，いくつかの機構によって基底板がその下にある結合組織に付着している：

- **繋留細線維** anchoring fibril（**Ⅶ型コラーゲン** type Ⅶ col-

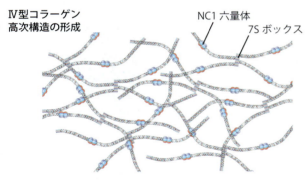

図5.30 ▲ Ⅳ型コラーゲン高次構造の形成

おのおののⅣ型コラーゲン分子には，N末端（7Sドメイン），中央のコラーゲンヘリカルドメイン，C末端（NC1ドメイン）の3つのドメインがある．NC1ドメインの働きで，3分子が集まったⅣ型コラーゲンプロトマーの形成が始まる．プロトマー形成は，NC1ドメインから始まってジッパーを閉じるようなぐあいに7Sドメインに向かって起こる．次の集合過程はⅣ型コラーゲンプロトマーの二量体化である．2本のⅣ型コラーゲンプロトマーがNC1ドメインによって結合され，これら2つのNC1三量体はNC1六量体となる．続いて，4つの二量体は7Sドメインの部分で結合し，7Sボックスでつながった四量体となる．これらの四量体は他の四量体の7Sドメインとの相互作用やⅣ型コラーゲンプロトマー間の側面結合により，さらに高次の構造をとる．

量体形成である．これは2個のNC1三量体が相互作用して1個のNC1六量体が形成されることによって起こる．次に，4個の二量体が7Sドメインの部分でくっついて四量体とな

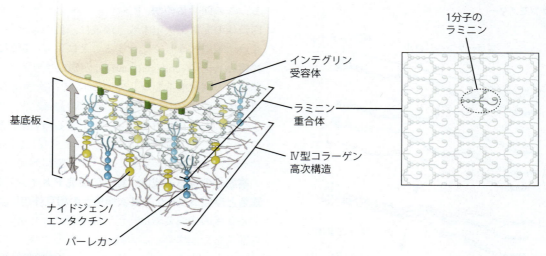

図 5.31 ▲ 基底板の分子組成
基底板を形成するため，上皮細胞はまず初めにその構成分子を合成し分泌しなければならない．基底板の形成は，上皮細胞の基底領域の細胞外で行われる．基底領域の細胞表面で起こるカルシウム依存性のラミニン重合から，基底板形成が始まる．次いで，ラミニン重合体はインテグリン受容体によって細胞表面に繋留される．同時に，Ⅳ型コラーゲンの高次構造形成（図5.30参照）がラミニン重合体の近傍で起こる．これらの2つの構造体はエンタクチンあるいはナイドジェンによる架橋で結合され，さらに他のタンパク質（たとえばパーレカン）により補強される．ラミニンが結合したⅣ型コラーゲンによる基本的な枠組みが，他の基底板分子が集まって完全に機能する基底板形成の足場を提供する．

lagen）は，通常はヘミデスモソームと密接に関連してみられる．これは基底板から結合組織基質にある繋留斑と呼ばれる構造に伸びるか，反転して基底板に戻る（図5.34）．繋留細線維は下層の結合組織中でⅢ型コラーゲン（細網線維）をとらえ，上皮の繋留がなされる．**繋留細線維は繋留結合において決定的に重要である．**Ⅶ型コ

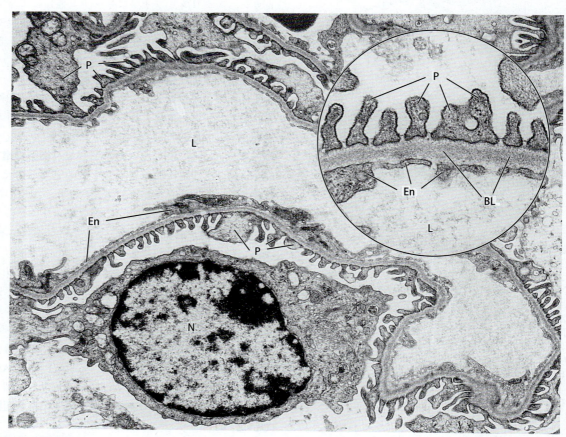

図 5.32 ▲ 腎糸球体の基底板
腎臓糸球体毛細血管の電子顕微鏡像．毛細血管内皮細胞（En）と上皮細胞細胞質突起（P；足細胞）の間にある基底板（BL）がみえる．上皮細胞は内皮細胞の外表面側（反内腔側）に位置している．12,000倍．**挿入図．**高倍率でみた相互の関係．内皮細胞と上皮細胞とは共通の基底板で境されていて，コラーゲン細線維はみられない．N：上皮細胞の核，L：毛細血管の内腔．40,000倍．

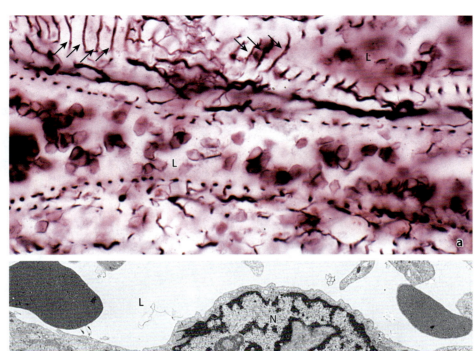
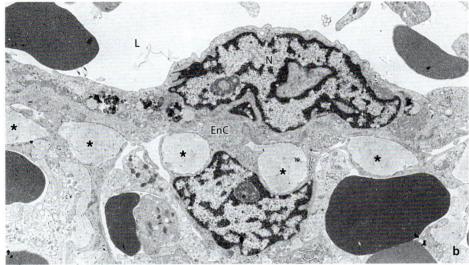

図 5.33 ▲ 脾臓血管の基底膜成分

a. 縦断された 2 本の洞様毛細血管を示す脾臓の鍍銀染色標本の写真．これらの血管は，連続した層状構造ではなく樽のタガのようなリング状の構造をとる変わった基底膜によって囲まれている．このリングが銀によって黒く染まり，血管壁が接線方向に切れた部分で帯状にみえている（→）．右方では，薄切面が深くなり内腔（L）にいたっている．この部位では，リングの断端が血管の両端にみえる．薄切面はリングにほぼ直角なので，リングは点の連続として観察される．400 倍．**b.** 洞様毛細血管の電子顕微鏡像で，縦断された内皮細胞（EnC）がみえる．細胞の核（N）は内腔（L）に向かって突き出ている．基底板物質（＊）は，他の部位と同様に一様にみえるが，平らな層ではなくリング状の構造に集まっている．これは上の写真の鍍銀染色で点状にみえた場所と一致している．25,000 倍．

ラーゲン遺伝子の変異により，遺伝性に皮膚に水疱ができて表皮が基底膜から剥離する病気である**栄養障害型表皮水疱症** dystrophic epidermolysis bullosa が発症する．

- **フィブリリン微細線維** fibrillin microfibril は，直径 10 〜 12 nm で緻密板と弾性線維を結合する．フィブリリン微細線維は弾性を持つことが知られている．フィブリリン遺伝子（FBN1）の変異により，**マルファン症候群** Marfan's syndrome や関連した結合組織の障害が起こる．
- 結合組織側への緻密板の個々の突出は網状層に直接作用し，さらなる Ⅲ 型コラーゲンへの結合部位が形成される．

織り合わされたタンパク質のネットワークが多様な基底板機能の基礎を担っている．

近年，基底板は，単なる上皮組織の構造体というよりはむしろ細胞行動の重要な調節因子であると認識されている．器官特異的な分子は，基底板で同定されている．基底板は形態的にはすべて同じようにみえるが，組織ごとに独特の分子組成と機能を持つ．基底板が関与する多様な機能には次のようなものがある．

- 構造的付着．すでに述べたように，基底板は細胞を隣接する結合組織に付着させる介在機構として働いている．上皮細胞は，細胞・細胞外マトリックス結合部で基底板に繋留され，基底板は繋留細線維やフィブリリン微細線維によって結合組織に付着する．
- 区画化．構造的には，基底板と外板は，結合組織を上皮組織，神経組織，筋組織から分離ないし隔離する．結合組織（それから派生した特殊化した組織である骨や軟骨（外板が細胞周囲にみられる脂肪組織を除く）を含む）は，単一の連続した区画とみることができる．これと対照的に，上皮，筋，神経は隣接する結合組織からその間に介在している基底板ないしは外板によって隔てられている．一方の組織から他方の組織へと（すなわち，一方の区画から他方の区画へと）移動する物質は，必ずこのよ

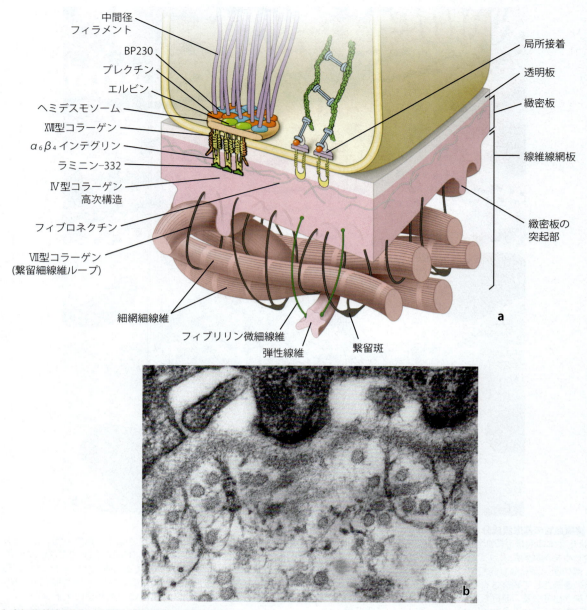

図5.34 ▲ 上皮細胞基底領域の模式図と透過型電子顕微鏡像
a. この模式図は，上皮細胞とその下にある結合組織との接着に関与する細胞と細胞外の要素を示している．基底板の結合組織側では，基底板から結合組織コラーゲン（細網）細線維へと繋留細線維が伸長していて，この部位での接着構造を形成している．上皮側では，ラミニン（緑），ⅩⅦ型コラーゲン（赤），インテグリン（黄）が透明板と緻密板にあり，基底板とヘミデスモソームの細胞内付着斑とをつないでいる．b. ヒト皮膚の高倍電子顕微鏡像．上皮細胞の基底領域と基底板がみえる．明調な部分は基底領域細胞膜直下の透明板で，ラミニンとⅩⅦ型コラーゲン分子からなる繋留フィラメントがある．繋留フィラメントは基底細胞を基底板につなぎ留める働きをする．基底板から伸びるループ状の線維はⅦ型コラーゲン繋留細線維で，基底板を細胞外マトリックス中にある繋留斑や細網線維（Ⅲ型コラーゲン）とつなぐ．200,000倍．（Douglas R. Keene の厚意による．）

うな基底板や外板を通過する必要がある．

- **濾過**．結合組織に出入りする物質移動の一部は，基底板のイオン電荷とその中の空間によって調節されている．腎臓での濾過機能はよく研究されていて，腎小体で血漿濾過液が尿腔に到達するには，毛細血管と隣接する上皮細胞の両者由来の複合基底板を通過する必要がある．
- **組織の足場**．再生過程においては，基底板はガイドあるいは足場として働く．新しくできた細胞，ないしは細胞の成長過程で，細胞が失われた後も残った基底板が使われ，もともとあった組織構築を保持するのを助ける．たとえば，神経が損傷した後で伸びてきた神経は，損傷後も残存した基底板がもとのままに残っているときに限って，新たな神経筋接合部を形成する．基底板は生理的条件下では細胞移動を可能としているが，腫瘍細胞の侵入を妨げる障壁として働くこともある．
- **調節とシグナリング**．基底板にある分子の多くは細胞表面の受容体と相互作用し，形態形成，胎児発生，細胞形状の調節による創傷治癒，増殖，分化，細胞運動，遺伝子発現，アポトーシスなどの上皮細胞の行動に影響を与える．たとえば，内皮細胞の基底板は腫瘍血管形成の調節に関与することが最近判明した．

B. 細胞・細胞外マトリックス結合

上皮細胞の組織構築は，おのおのの細胞の基底表面が接している細胞外マトリックスの支持により成り立っている．**繋留結合** anchoring junction は，上皮と結合組織境界面の形態学的なまとまりの維持に働いている．繋留結合には以下の2種がある：

- **局所接着** focal adhesion は，細胞骨格のアクチンフィラメントを基底膜に繋留する．
- **ヘミデスモソーム** hemidesmosome は，細胞骨格の中間径フィラメントを基底膜に繋留する．

さらに，細胞の基底領域にある細胞膜貫通タンパク質（主として接着分子のインテグリンファミリーに関係したもの）が基底板と相互作用を持つ．

局所接着はアクチン細胞骨格と細胞外マトリックスタンパク質との動的なリンクを形成する．

局所接着は，アクチン細胞骨格と細胞外マトリックスタンパク質の間に構造的なリンクを形成する．すなわち，アクチンフィラメントの長い束（ストレスファイバー）を基底板に繋留している（図 5.35a）．局所接着は，上皮細胞で起こる動的な変化，たとえば損傷からの回復時にみられる上皮細胞の移動において，重要な役割を演じている．秩序立ったアクチン細胞骨格のリモデリングと，制御された局所接着の形成と消失が細胞移動の分子的基盤となっている．局所接着はまた，線維芽細胞や平滑筋細胞などの他の非上皮性細胞にも見出される．

一般的には，局所接着はアクチンフィラメントが結合する細胞質面，細胞膜貫通部位，ならびに細胞外マトリックスタンパク質に結合する細胞外表面から構成される．局所接着に関与する主要な膜貫通タンパク質ファミリーとしてインテグリンがあり，この部位にクラスター状に濃縮されている．細胞質側でインテグリンは，アクチン結合タンパク質（α-アクチニン，ビンクリン，タリン，パキシリン）や**局所接着キナーゼ** focal adhesion kinase（**チロシンキナーゼ** tyrosine kinase）をはじめとする多くの調節タンパク質と相互作用している（図 5.35b）．細胞の外側で，インテグリンは細胞外マトリックス中の糖タンパク質，通常はラミニンやフィブロネクチンと結合する．

局所接着は，シグナル検知に加え，その細胞外環境から細胞内への伝達に重要な働きをしている．

局所接着は，シグナルの検知とその伝達にも重要な部位である．局所接着は，細胞外マトリックスに起こった収縮，すなわち機械的な変化を検知し，それを生物学的なシグナルに変換することができる．この機械的感受性として知られる現象は，細胞外での機械的刺激に応じて，その接着で媒介される機能を細胞が変えることを可能にしている．インテグリンはこのようなシグナルを細胞内へと伝え，細胞移動，分化，成長に影響を与えている．最近の研究によれば，局所接着は，さまざまな種類の成長因子受容体が刺激された結果生じるシグナルが細胞内へと伝えられるにあたり，共通の部位としても機能している．

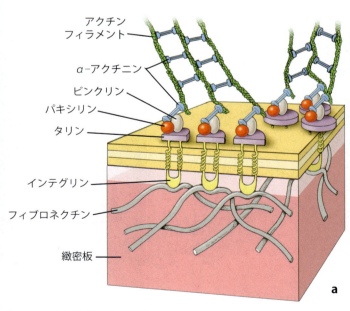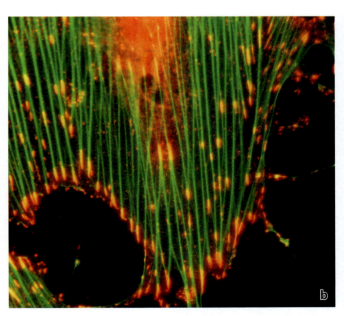

図 5.35 ▲ 局所接着の分子構築
a. 局所接着の分子構築を示す模式図．細胞質側では，異なるアクチン結合タンパク質の配列に注意．これらのタンパク質は細胞膜貫通タンパク質のインテグリンと相互作用し，インテグリンの細胞外ドメインは細胞外マトリックスのタンパク質（フィブロネクチンなど）に結合する．**b.** 蛍光顕微鏡像．フィブロネクチンコートした表面で培養した細胞を蛍光標識ファロイジン染色し，アクチンフィラメント（ストレスファイバー）を緑に染色した．次いで，一次抗体にモノクローナル抗リン酸化チロシン抗体，二次抗体にローダミン標識二次抗体（赤）を用いた蛍光抗体間接法により，局所接着を標識した．リン酸化チロシンはチロシンキナーゼ反応の産物で，この酵素は基質タンパク質のチロシン残基をリン酸化する．チロシンキナーゼは局所接着分子と密接に関係しているので，局所接着が形成されればそこが赤く標識される．細胞辺縁部での局所接着とアクチンフィラメントとの関係に注意．30,000倍．（Dr. Keith Burridge の厚意による．）

ヘミデスモソームは，結合組織との間で強く安定した接着が必要な上皮にみられる．

デスモソームに似た接着結合の一種が，擦りむきや，下層にある結合組織から上皮を剥離させるような機械的剪断力が加わる種類の上皮にみられる．典型的には，このような結合は，角膜，皮膚，口腔粘膜，食道，腟でみられる．これらの部位ではあたかもデスモソームの片方だけがあるようにみえるので，**ヘミデスモソーム** hemidesmosome という名称が生まれた．ヘミデスモソームは，基底領域表面にあって，基底板への接着力を増強する働きをしている（図 5.36a）．電子顕微鏡で観察すると，ヘミデスモソームは**細胞内付着斑** intracellular attachment plaque を細胞膜の細胞質側に持つ．この構造のタンパク質組成はデスモソーム斑のそれに近く，細胞骨格の中間径フィラメントを繋留する活性を持ったデスモプラキン様ファミリータンパク質が存在する．この部位には，主たるタンパク質として3種類が同定されている：

- **プレクチン** plectin（450 kDa）は，それに結合する中間径フィラメントを架橋して付着斑を形成するのに働く．近年の研究により，プレクチンは微小管やアクチンフィラメント，ミオシンIIとも相互作用を持つとされている．したがって，プレクチンは細胞骨格のすべての要素を架橋して統合する．
- **BP230**（230 kDa）は，中間径フィラメントを細胞内付着斑に付着させる．機能する BP230 を欠くと，臨床的には水疱が生じる病気である水疱性類天疱瘡になる．この病気の患者では，BP230 やXVII型コラーゲンなどのヘミデスモソーム成分に対する高レベルの抗体が検出される．このため，BP230 は**水疱性類天疱瘡抗原 1** bullous pemphigoid antigen 1（**BPAG1**），XVII型コラーゲン分子は**水疱性類天疱瘡抗原 2** bullous pemphigoid antigen 2（**BPAG2**）ないし **BP180** とも呼ばれる．
- **エルビン** erbin（180 kDa）は，BP230 のインテグリンとの結合を仲立ちする．

デスモソームでは細胞膜貫通タンパク質がカルシウム依存性分子であるカドヘリンファミリーからなるが，ヘミデスモソームでは主な細胞膜貫通タンパク質は細胞外マトリックス受容体である**インテグリン類** integrin class に属していて，以下のようなものがある：

- **$α_6β_4$ インテグリン**は，2個のポリペプチド鎖からなるヘテロダイマー分子である．この分子の細胞外ドメインは基底板に入り，ラミニン（ラミニン-332），エンタクチン/ナイドジェン，あるいはパーレカンが含まれるIV型コラーゲンの高次構造と相互作用を持つ．ヘミデスモソームの細胞外表面でラミニン分子は細長い**繋留フィラメント** anchoring filament を形成し，インテグリン分子から基底膜構造まで伸長している（図 5.36b）．ラミニン-332 分子と $α_6β_4$ インテグリンとの相互作用はヘミデスモソームを安定化し，その形成と上皮の接着の維持に必須である．ラミニン-332 鎖をコードする遺伝子の変異により，水疱が生じる遺伝性の病気である接合部型表皮水疱症が起こる．
- **XVII型コラーゲン** type XVII collagen（**BPAG2**, **BP180**）は，

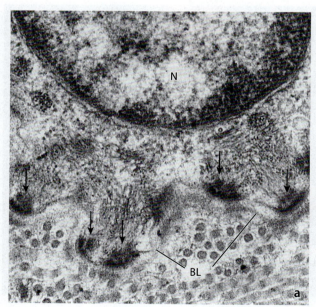
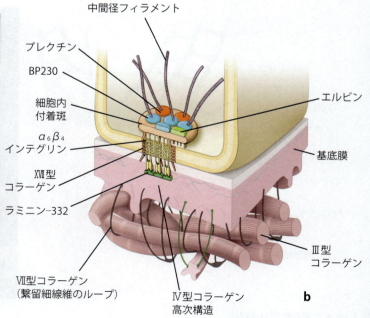

図 5.36 ▲ ヘミデスモソームの分子構築

a. 歯肉上皮細胞基底領域の透過型電子顕微鏡像．核（N）下部には中間径フィラメントがあり，ヘミデスモソームの細胞内付着斑（→）へと集束しているのがみえる．細胞膜の下方には基底板（BL）と結合組織のコラーゲン（細網）細線維（大部分は横断面になっている）がある．40,000 倍．**b.** ヘミデスモソームの分子構築を示す模式図．細胞内付着斑には，インテグリンファミリーや膜貫通型XVII型コラーゲンなどの細胞膜貫通接着分子，プレクチン，BP230 やエルビンが集まっている．中間径フィラメントは細胞内付着斑どうしの間を結んでいる．インテグリンの細胞外部位がラミニン-332 やIV型コラーゲンと結合する．繋留細線維（VII型コラーゲン），ラミニン，インテグリンの働きで，付着斑は細胞外マトリックスの細網線維（III型コラーゲン）に結びつけられている．

ラミニンの発現と機能を制御する細胞膜貫通タンパク質分子（180 kDa）である．モデル実験では，XⅦ型コラーゲンは，血管形成時の内皮細胞の移動を阻害したり，皮膚でのケラチノサイトの移動を調節する(図5.36b参照)．
- **CD151**（32 kDa）は，インテグリン受容体のクラスター化に関与し，細胞と細胞外マトリックスとの相互作用を促進する糖タンパク質である．

類似した名称にもかかわらず，繋留フィラメントと繋留細線維は同じ構造をさすわけではない．繋留フィラメントは主としてラミニンとXⅦ型コラーゲンからなり，上皮細胞の基底領域の細胞膜をその下にある基底板に付着させる．繋留細線維はⅦ型コラーゲンからなり，基底板をその下層にある網状線維に付着させる（p.137 参照）．

C. 基底細胞表面の形態的な変化

液体輸送能を持つ多くの細胞は，基底領域の細胞表面に**ヒダ** infolding を持つ．これによって基底領域の細胞ドメインの表面積が増大するので，より多くの輸送タンパク質やチャネルを配置することが可能となる．このような基底領域の表面の変化は，たとえば腎臓の近位ならびに遠位尿細管（図5.37）や唾液腺の導管の一部のような，能動輸送がみられる細胞で顕著である．さらに，ミトコンドリアがこの基部に集まっていて，能動輸送に必要なエネルギー要求に応えている．ミトコンドリアは，通常はヒダの中に垂直に位置している．このようなミトコンドリアの配列と基底領域の細胞膜のヒダにより，光学顕微鏡下に細胞の基底領域が線状にみえてくる．このため，このような細胞からなる唾液腺の導管は**線条導管** striated duct と呼ばれる．

7. 腺

典型的には，腺はその産物がどのように放出されるかによって2つの主要なグループに分けられる（図5.38）：
- **外分泌腺** exocrine gland はその産物を直接に，あるいは表面へと通じた上皮性導管や管を通じて，表面へと分泌する．導管は分泌物をそのまま，あるいは濃縮したり，別の成分の付加や再吸収を行ったりすることで変化させつつ運び出す．
- **内分泌腺** endocrine gland は導管系を欠き，産物は結合組織中へと直接分泌される．そこから血流へと入ってその標的細胞へ到達する．内分泌腺の産物は**ホルモン** hormone と呼ばれる．

上皮によっては，個々の細胞が分泌した物質が血流へは入らず，むしろ近傍にある他の細胞に作用することがある．このような分泌は**パラクリンシグナリング** paracrine signaling （図5.38参照）と呼ばれる．パラクリン物質を産生する細胞は，隣接する細胞外マトリックスへとそれを放出する．パラクリン分泌では，分泌物は拡散によって標的細胞へと到達し，その到達距離は限定されている．たとえば，血管内皮細胞は血管壁の平滑筋へ向けて複数の因子を放出し，血管壁の収縮や拡張を起こさせる．

さらに，多くの細胞では，それを分泌した細胞自身の受容体に結合する分子を分泌している．このタイプの自己向けの情報伝達は，**オートクリンシグナリング** autocrine signaling と呼ばれる（図5.38参照）．多くの場合，シグナル伝達分子は，その分泌を調節するネガティブフィードバック系の開始にあたる．このような情報伝達機構は免疫系の細胞でしばしばみられ，インターロイキンシグナル分子のファミリーが関与している．

外分泌腺の細胞はさまざまな機構で分泌を行う．

外分泌腺の細胞では，分泌物の放出にあたって3種の基本機構がある（図5.38参照）：
- **メロクリン分泌** merocrine secretion．分泌産物は膜に包まれた小胞として細胞の頂部表面へと運ばれ，細胞膜と融合して内容物がエキソサイトーシスで押し出される．これは最も一般的にみられる分泌機構で，たとえば膵臓腺房細胞でみられる．
- **アポクリン分泌** apocrine secretion．分泌産物は，細胞膜

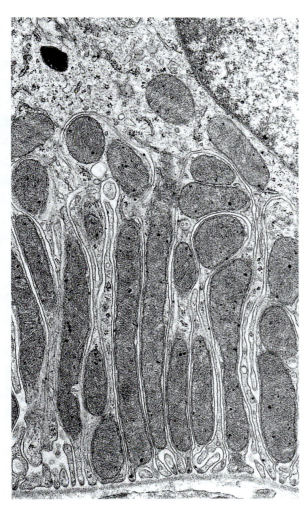

図 5.37 ▲ 基底陥入
腎臓尿細管細胞基底領域の透過型電子顕微鏡像で，細胞膜のヒダが顕著である．ミトコンドリアはヒダに沿って配列している．隣接する細胞との間のヒダによって，2つの細胞間での細胞質の嵌合が形成される．25,000倍．

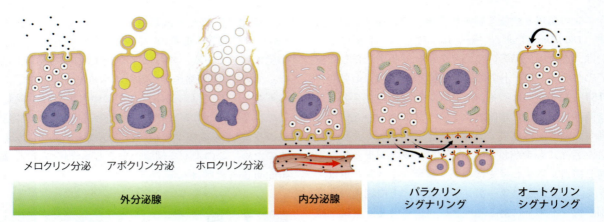

図5.38 ▲ 腺の種類とその分泌機構
この図には，2種の腺（外分泌腺と内分泌腺）と，近傍の細胞の挙動に影響を及ぼす2種のシグナル機構（パラクリン分泌とオートクリン分泌）が示してある．外分泌腺の細胞において分泌の3基本型を示す．メロクリン分泌が最も一般的で，頂部細胞膜における小胞内容物のエキソサイトーシスによる．分泌細胞の崩壊が起こるホロクリン分泌の最もよい例として，毛包の脂腺をあげることができる．一方，アポクリン分泌としては乳汁中の脂肪滴を分泌する乳腺があげられる．

の袋で包まれた薄い細胞質に覆われて，細胞の頂部表面から放出される．この機構は哺乳中の乳腺でみられ，多量の脂肪滴を乳汁中へ放出するのに働いている．

- **ホロクリン分泌** holocrine secretion．成熟した細胞内に分泌産物が蓄積し，**プログラム細胞死** programmed cell death による制御された破壊が同時に起こる．分泌産物は細胞の残屑とともに腺腔中へと放出される．この分泌形式は皮膚の脂腺や眼瞼の瞼板腺（マイボーム腺）でみられる．

外分泌腺は単細胞腺と多細胞腺とに分けられる．

単細胞腺 unicellular gland は，構造的には最も単純なものである．単細胞外分泌腺では，分泌部は単細胞からなり，他の非分泌性細胞の間に分布している．典型的な例としては，円柱細胞の間に分布している粘液分泌細胞の杯細胞がある（図5.39）．杯細胞は小腸内腔表面や腺と呼吸器系の気道の部分にみられる．

多細胞腺 multicellular gland は1個以上の細胞からなり，その複雑度にはさまざまな程度がある．分泌細胞（実質）と導管要素の分岐の有無に応じて，さらに細かく分類される．最も単純な多細胞腺の構成は，表面細胞おのおのが分泌細胞になる細胞のシートである．たとえば胃の内表面と胃小窩があり，これらは粘液分泌細胞のシートからできている（図5.40）．

この他の多細胞腺では，表面から管状の陥入が形成されるのが典型的である．腺の末端部分には分泌細胞があり，この分泌細胞と表面とを結ぶ部分は導管として機能する．導管に分岐がない場合は**単一腺** simple gland，分岐がある場合は**複合腺** compound gland と呼ばれる．分泌部が管状なら**管状腺** tubular gland，フラスコ状あるいはブドウ状なら**胞状腺** alveolar gland/ acinar gland と呼ばれる．管の端がサック状に広がっていれば**管状胞状腺** tubuloalveolar gland となる．管状の分泌部には，直線状，分岐したもの，らせん状のものがある．胞状の分泌部にも単一のものと分岐したものがある．体内には，導管と分泌部のさまざまな形の組み合わせがみられる．外分泌腺の分類と命名は表5.5にまとめてある．

粘液腺と漿液腺は分泌物の種類による命名である．

消化管，気道，泌尿器系などの体内の管系にみられる外分泌腺の分泌細胞は，粘液性，漿液性，あるいはその両者であるなどとしばしば記述される．

粘液性分泌物 mucous secretion は粘稠でドロドロしており，**漿液性分泌物** serous secretion はさらっとしている．粘液性分泌細胞の例としては，杯細胞，舌下腺の分泌細胞，胃の表層細胞などがある．分泌物の粘液性は，それを構成する糖タンパク質に多量の陰イオン性のオリゴ糖が付加されていることによる．細胞内にある分泌産物はムチン原顆粒にあり，PAS染色で陽性（図5.26b参照）となる．しかしながら，これらは水溶性であるため，通常の組織標本作製過程で失われる．このためパラフィン切片のH&E染色では，粘液性細胞の細胞質は空虚にみえる．粘液性細胞のもう1つの特徴として，蓄積した分泌物によって通常は核が扁平で，細胞の基部に押しやられている（図5.41）．

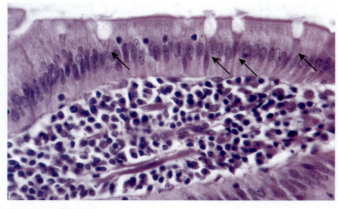

図5.39 ▲ 単細胞腺
腸上皮の写真．単一細胞からなる腺である杯細胞（→）が吸収細胞の間に分散している．個々の杯細胞は，最も単純な種類の腺である単細胞腺である．350倍．

表5.5 多細胞腺の分類

分類		典型的な分布	特徴
単一腺	単一管状腺	大腸：結腸の腸腺	腺の分泌部が分泌細胞（胚細胞）からなるまっすぐな管
	単一コイル状管状腺	皮膚：エクリン汗腺	コイル状の構造で，真皮の深部に分泌部がある
	単一分岐管状腺	胃：幽門の粘液分泌腺 子宮：内膜腺	分岐した管状腺で，分泌細胞により大きな分泌部が形成され，粘稠な粘液を分泌する
	単一胞状腺	尿道：傍尿道腺，尿道周囲の腺	移行上皮から伸び出した単一胞状腺で，単層の分泌細胞からなる
	分岐胞状腺	胃：噴門の粘液分泌腺 皮膚：脂腺	粘液分泌細胞の分泌部を持つ分岐胞状腺：1本の短い導管は内腔へと直接開口する
複合腺	複合管状腺	十二指腸：粘膜下組織のブルンネル腺	コイル状の分泌部を持つ複合管状腺で，十二指腸の粘膜下組織の深部に位置する
	複合胞状腺	膵臓：外分泌部	ピラミッド状の漿液性分泌細胞からできた房状の分泌単位で構成される複合胞状腺
	複合管状胞状腺	顎下腺	複合管状胞状腺は，粘液性分岐管状腺と漿液性分岐胞状腺部分の両者を持つことがある：腺の末端には漿液性の帽子（半月）がみられる

粘液性分泌細胞とは対照的に，漿液性分泌細胞では，タンパク質分泌物への糖鎖の付加は少ないかみられない．核は通常は円形から楕円形である（図 5.42）．分泌顆粒がよく保存されていれば，頂部細胞質はしばしばエオジンで濃く染色される．核周囲の細胞質はタンパク質合成の盛んな細胞なので，粗面小胞体が発達していて，しばしば好塩基性となる．

漿液性細胞を持つ**腺房** acini（単数は acinus）は，耳下腺や膵臓に見出される．顎下腺のような腺には粘液性と漿液性の両方の細胞がある．漿液性細胞は，通常の標本作製過程では腺房の内腔からはみ出してしまい，粘液性細胞の多い腺房で

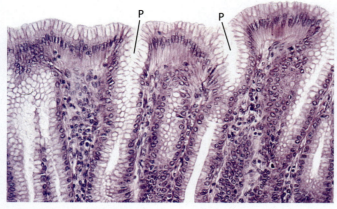

図 5.40 ▲ 胃の粘液分泌表層細胞
胃表面の写真．表面を覆う上皮細胞は胃小窩（P）を覆う細胞と同じく，すべて粘液分泌細胞である．胃小窩の細胞は単一管状腺をなす．260倍．

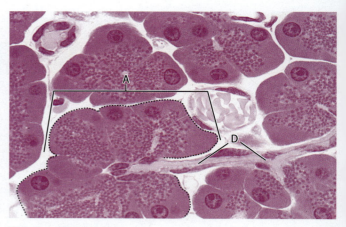

図 5.42 ▲ 漿液性複合腺
膵臓の腺房（A；点線で囲ってある）と導管（D）の写真．腺房細胞内の小さく丸いものは，蓄積された分泌前駆物のチモゲン顆粒である．320倍．

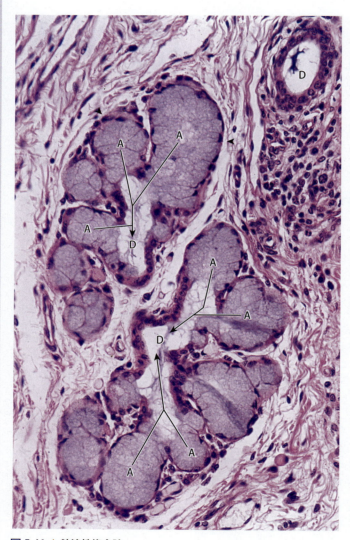

図 5.41 ▲ 粘液性複合腺
喉頭でみられた粘液分泌の2つの小さな葉の写真．ムチンが分泌（→）される導管（D）の起始部が示してある．腺房（A）を形成する個々の分泌細胞は識別できない．核（▶）は扁平で細胞の最も基底部に位置していて，これは粘液分泌腺の特徴である．組織処理過程で保持されて染まったムチンが細胞質に充満している．350倍．

は三日月あるいは**半月** demilune/ half-moon の形をとる．

8. 上皮細胞の更新

大部分の上皮細胞は個体の寿命より短い寿命しか持たない．

　表面の上皮や多くの単一腺の上皮では，絶え間なく細胞の更新が行われている．更新の割合，つまり更新率は，上皮の種類によって異なる．たとえば，小腸壁内部を覆っている細胞はヒトでは4〜6日で更新される．更新される細胞は，自律性を持った**成人型幹細胞** adult stem cell の細胞分裂により生じる．成人型幹細胞は**ニッチ** niche と呼ばれる部位に存在している．小腸では，成人型幹細胞のニッチは腸腺の下部にある．この細胞は，移動して4種の主要な細胞へと分化する．小腸上皮細胞（円柱吸収細胞），杯細胞（粘液分泌細胞），腸内分泌細胞（調節因子やホルモン分泌細胞）は小腸内腔側へと絨毛に沿って上昇する間に分化成熟していく．これらの細胞の移動は絨毛の先端に到達するまで続き，そこでアポトーシスを起こして内腔へと脱落していく．4つ目の種類としてはパネート細胞があり，下方へと移動して陰窩の底部に落ち着く．腸上皮で発現する転写因子のMath1が細胞の運命を決めている．分泌細胞の系列（すなわち杯細胞，腸内分泌細胞，パネート細胞へと分化する）では，Math1発現の上昇がみられる．Math1発現を阻害すると，初期設定に従って吸収上皮細胞へと分化する．

　同様に，皮膚の大部分の場所では，その重層扁平上皮は約47日で置き換わっている（CHAPTER 15 参照）．上皮基底層の細胞は，**基底層** stratum basale（**胚芽層** stratum germinativum）と呼ばれるとおり，細胞分裂を行い新たな細胞を供給している．これらの細胞が分化していくと，基底層にできた新しい細胞によって表面へと向かって押し上げられる．最終的には，細胞は角化して剥落する．このような例にみられるように，上皮内では新しくできた細胞が剥落した細胞を同じ割合で置き換えていくことによって定常状態が維持されている．ヒト

FOLDER 5.5　機能的考察：粘膜と漿膜

　表面上皮とその下にある結合組織は，機能的な単位を形成し，**膜** membrane と呼ばれる．膜には**粘膜** mucous membrane と**漿膜** serous membrane の 2 種類がある．膜という用語を細胞を構成する生体膜と混同してはならないし，粘と漿という用語を先に述べた腺の分泌物の性質と混同してはならない．

　粘膜 mucous membrane/ mucosa は，外部へと通じる腔，すなわち消化管，気道，尿路，生殖管の内面を覆っている．粘膜は表層の上皮（腺を持つことがある），支持する結合組織の**固有層** lamina propria，上皮と固有層を境する基底膜からなり，ときに最深層として**粘膜筋板** muscularis mucosa があることがある．

　漿膜 serous membrane/ serosa は，腹膜腔，心膜腔，胸膜腔の表面を覆っている．これらの腔は通常は身体の中の閉ざされた空間である．もっとも，女性では腹膜腔は生殖管を通じて外界とつながっている．構造的には，漿膜は表面を覆う**中皮** mesothelium，支持結合組織，これらの間の基底膜からなる．漿膜には腺はないが，表面には液体があって濡れている．

のケラチノサイトから**人工多能性幹細胞** induced pluripotent stem cell（**iPS 細胞**）をつくれるということが，近年判明した．いくつかの胎生の転写因子を強制的に発現させることで，ある種の成人の体細胞を多能性の状態へと再プログラムできることが示された．ケラチノサイト由来の iPS 細胞は，形態的にも機能的にもヒト胎児幹細胞と同じ性質を持つようである．iPS 細胞は将来，テーラーメイド細胞療法（相同細胞組み換えと移植）や疾患モデルの作製において重要な役割を果たすであろう．たとえば，患者の表皮の細胞から iPS 細胞をつくり，それを病気を持った細胞タイプへと体外でさらに分化させ，新薬による治療効果試験を行うことなどがあげられる．

　他の上皮，特により複雑な腺では，成熟した後は個々の細胞はもっと寿命が長く，細胞分裂はまれにしかみられない．これらの上皮細胞は安定な細胞集団となるのが特徴で，たとえば肝臓にみられるように，細胞分裂は比較的まれに生じるのみである．しかしながら，外傷や急性毒性による肝障害により肝臓組織のかなりの部分が失われると，傷害されなかった肝細胞は活発に増殖を始める．このようにして，健全な肝組織の細胞分裂が刺激されることで，肝組織は基本的には再建される．

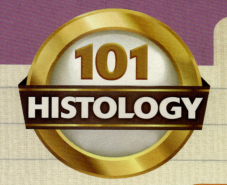

上皮組織

上皮構造の概要

- **上皮**は血管を欠く組織で，体表を覆い，体腔を内張りし，腺を形成する．上皮は，上皮下にある結合組織と外部環境との間の障壁を形成する．
- 上皮細胞には3つの基本的な特徴がある．上皮細胞は互いに近接して向き合い，特殊な**細胞接着装置**により結合している．上皮細胞は機能的，形態的に極性を持つ（頂上領域，外側領域，基底領域はそれぞれ異なる機能を持つ）．上皮細胞の基底表面はその下層に位置する**基底膜**に付着する．

上皮の分類

- 基底膜上の1層の細胞からなる**上皮**は，**単層上皮**と呼ばれる．単層上皮の細胞には，高さや幅に変異（扁平，立方，円柱）がみられる．
- 2層あるいはそれ以上の細胞層からなる上皮は**重層上皮**と呼ばれる．自由表面の細胞の形により分類される．
- **多列上皮**は一見，重層上皮のようにみえる．実際は，すべての細胞が基底膜に接しているが，上皮の自由表面に達しない細胞もある単層上皮の一形態である．
- **移行上皮（尿路上皮）**は重層していて，下部尿路を被覆している．自由表面にある細胞は，尿路器官の拡張に応じて，大型で丸くドーム状の細胞から扁平な細胞へと変化する．

頂上領域

- **頂上領域**には特殊な機能を有する表面の特殊化がみられる．
- **微絨毛**は，アクチンフィラメントの芯を持つ小さな指状の細胞質突起である．微絨毛の存在により，吸収のための頂上領域の表面積が増大する．光学顕微鏡下では，**線状縁**あるいは**刷子縁**と呼ばれる．
- **不動毛**は長い微絨毛で，男性生殖器系（吸収）と内耳の感覚上皮（**感覚性の機械受容器**）といった限定した部位に分布している．
- **線毛**（動毛）は頂上領域細胞膜の毛状の突起で，9+2に配列した微小管の芯である**軸糸**を持つ．線毛運動は，微小管モータータンパク質である**ダイニン**の活性化による微小管ダブレットの協調した滑り運動に基づく．
- **一次線毛（単一線毛）**には9+0の微小管配列がみられ，不動性で，化学，浸透圧あるいは機械的な受容器として機能する．一次線毛はほとんどすべての真核細胞に存在する．

外側領域：細胞間接着

- 外側領域には**細胞接着分子（CAM）**があり，これにより隣接した細胞の向き合った外側領域に**接着複合体**（**閉鎖結合**，**接着結合**，ならびに**交通性結合**）が形成される．
- **閉鎖帯（タイト結合）**は，隣接した細胞の外側領域の最上端にあり，これら細胞間の物質透過を制限している（傍細胞経路）．
- **接着結合（接着帯と接着斑）**は，隣接した細胞の細胞骨格にリンクしたCAMによる上皮細胞間の結合である．すべての接着結合は，カルシウム依存性のカドヘリンファミリータンパク質による．
- **接着帯**は，タイト結合のすぐ下で細胞を1周していて，アクチンフィラメントと相互作用を持つ**E-カドヘリン・カテニン複合体**から構成される．**接着斑（デスモソーム）**は分散して部分的な点状の結合をなし，**デスモグレインとデスモコリン**から構成されており，中間径フィラメントがつながったデスモソーム付着斑に付着している．
- **交通性結合（ギャップ結合）**は，細胞膜を貫通したチャネル（2つの半チャネル，**コネクソン**）の集合から構成され，それらは密にパックされた配置をとる．交通性結合は，イオン，調節分子，低分子代謝産物の細胞相互の物質交換を可能としている．

基底領域：基底膜と細胞・細胞外マトリックス接着

- **基底領域**の特徴として，**基底膜**，**細胞・細胞外マトリックス接着装置**（局所接着とヘミデスモソーム），ならびに**基底細胞膜陥入**の存在があげられる．
- **基底膜**（光学顕微鏡では PAS 陽性）は，**基底板**（電子顕微鏡で観察可能）と細網線維層からなる特別な細胞外マトリックスタンパク質の層である．
- 基底板は，足場として働く**ラミニン重合体**とその下の**Ⅳ型コラーゲン高次構造**からなり，多くの細胞接着分子と相互作用を持つ足場を提供している．
- 基底板は，繋留細線維（Ⅶ型コラーゲン）を介してその下にある**細網線維層**（Ⅲ型コラーゲン）に，フィブリリン細線維を介して弾性線維に付着している．
- **基底膜**の働きとしては，上皮の結合組織への付着部位の形成，結合組織との境界，上皮へあるいは上皮からの物質の濾過，組織再生における足場の提供，細胞シグナルへの関与があげられる．
- **局所接着**はインテグリンを基礎に置く動的な繋留結合であり，アクチンフィラメントを基底膜に繋留する．アクチンフィラメントの速い形成と分解が細胞移動の分子的基盤となっている．
- **ヘミデスモソーム**はインテグリンによる安定的な接着装置で，中間径フィラメントを細胞間プラークにより基底膜につなぎ留める．

腺

- **腺**は，分泌物がどのように放出されるかによって，外分泌腺と内分泌腺の2つのグループに分類される．
- **外分泌腺**は，その産物を直接表面に，あるいは分泌物を変化させる（濃縮，物質の除去や付加による）こともある上皮性の管へと分泌する．
- 外分泌腺は，粘液を産生する**粘液腺**と，タンパク質に富み水様の分泌物を産生する**漿液腺**に分類される．
- 外分泌腺の細胞には3つの分泌機構がある：**メロクリン分泌**（産物はエキソサイトーシスにより放出される），**アポクリン分泌**（分泌産物には薄い細胞質層も含まれる），**ホロクリン分泌**（分泌産物には死滅した分泌細胞の細胞残渣も含まれる）．
- **内分泌腺**は導管系を欠く．分泌産物（ホルモン）は血流へと分泌され，遠隔の標的細胞の特異的な受容体に到達する．

上皮細胞の更新

- 上皮細胞では絶え間なく細胞集団が更新される．交代する細胞は，さまざまな上皮で異なる場所（**ニッチ**）に位置する**成人型幹細胞**の細胞分裂によって生じる．

PLATE 1 単層扁平上皮と立方上皮

　上皮 epithelium は，特有の機能的特徴を持つさまざまなタイプの細胞群からできている．上皮を構成する細胞は互いに密に配置され，典型的には身体の自由表面に存在する．ここでいう自由表面には，体表，体内にある多くの臓器の外表面，体腔の内張り，管や導管などがある．
　上皮は，それを構成する細胞の配置とその形をもとにして分類される．1層の細胞からできている場合は**単層上皮** simple epithelium であり，多層の場合は**重層上皮** stratified epithelium である．細胞の形については，高さに比べて幅広のときは**扁平** squamous，高さと幅がほぼ等しいときは**立方** cuboidal，高さが幅より大きいときは**円柱** columnar に類別される．

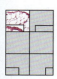

単層扁平上皮
卵巣間膜，ヒト，H&E 染色，350 倍；挿入図 875 倍．

　この顕微鏡像では，卵巣間膜の表面上皮がみられる．このような体腔を覆う単層扁平上皮は**中皮** mesothelium と呼ばれる．**中皮細胞** mesothelial cell（MC）はこの低倍写真でもその核から存在が同定できる．中皮細胞の下層には，薄い結合組織（CT）と脂肪組織（A）がある．さらに高倍率の挿入図では中皮細胞の核（N）がよくわかる．

単層扁平上皮
腸間膜，ラット，銀染色，350 倍；挿入図 700 倍．

　腸間膜片の全裁標本を中程度の倍率でみたもの．腸間膜をスライドガラス上にのせてから顕微鏡観察用に処理してある．この顕微鏡写真では腸間膜表面にピントが合わせてある．この方法では，**中皮細胞** mesothelial cell 表面の境界が銀の沈着により黒い線として描出される．細胞は多角形の形をとり，互いに接近して存在している．挿入図では，丸ないしは楕円形の核（N）を持つ中皮細胞がいくつか確認できる．中皮細胞は扁平なので，核は球形でなく円盤状である．

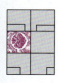

単層扁平上皮
腎臓，ヒト，H&E 染色，350 倍．

　この顕微鏡像では，腎臓の腎小体の被膜が観察される．腎小体の壁面はボーマン嚢外壁という球形の構造で，単層扁平上皮（SSE）からなる．腎小体内部には毛細血管のネットワークがあり，液体は尿腔（US）へと濾過され，次いで近位曲尿細管（PCT）へと流れていく．ボーマン嚢壁外壁を構成する扁平細胞の核（N）は卵形で，尿腔に向かって少し突き出している．この単層扁平上皮の自由表面は尿腔に面し，上皮細胞の基底表面は結合組織（CT）層に接している．

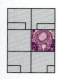

単層立方上皮
膵臓，ヒト，H&E 染色，700 倍．

　この顕微鏡像では，単層立方上皮でできた2つの膵管（PD）がみられる．導管細胞の核（N）は，立方形の細胞に合わせて球状を呈している．上皮細胞の自由表面は導管内腔に面し，基底表面は結合組織（CT）層に接している．自由表面を注意深く観察すると，隣接する細胞間に閉鎖堤（TB）がみられる．

単層立方上皮
肺，ヒト，H&E 染色，175 倍；挿入図 525 倍．

　この顕微鏡像では，肺の最も細い細気管支の上皮をみることができる．単層立方上皮は立方細胞（CC）からなる．挿入図は立方細胞（CC）の高倍像を示している．球状の核を持つこれらの細胞は細胞質が比較的乏しいので，核どうしが互いに近接しているようにみえる．上皮細胞の自由表面は気道（AW）に面し，基底表面は緻密性の結合組織（CT）から続く基底膜に接している．

単層立方上皮
肝臓，ヒト，H&E 染色，450 倍；挿入図 950 倍．

　この顕微鏡像では，肝臓実質を構成する単層立方細胞である肝細胞（H）の索が観察される．肝臓上皮の細胞索の大部分は，血液の流れる類洞（S）により互いに隔離されている．挿入図は肝細胞索の高倍像で，これらの細胞の特徴的な構造がわかる．すなわち，細胞表面には自由表面に相当するくぼみがあり，1つの細胞のくぼみは隣接した細胞のくぼみと相対して，毛細胆管（C）と呼ばれる小さな運河状の構造となっている．胆汁は細胞からこの毛細胆管へと分泌される．

A，脂肪組織	**H**，肝細胞	**S**，類洞
AW，気道	**MC**，中皮細胞	**SSE**，単層扁平上皮
C，毛細胆管	**N**，核	**TB**，閉鎖堤
CC，立方細胞	**PCT**，近位曲尿細管	**US**，尿腔
CT，結合組織	**PD**，膵管	

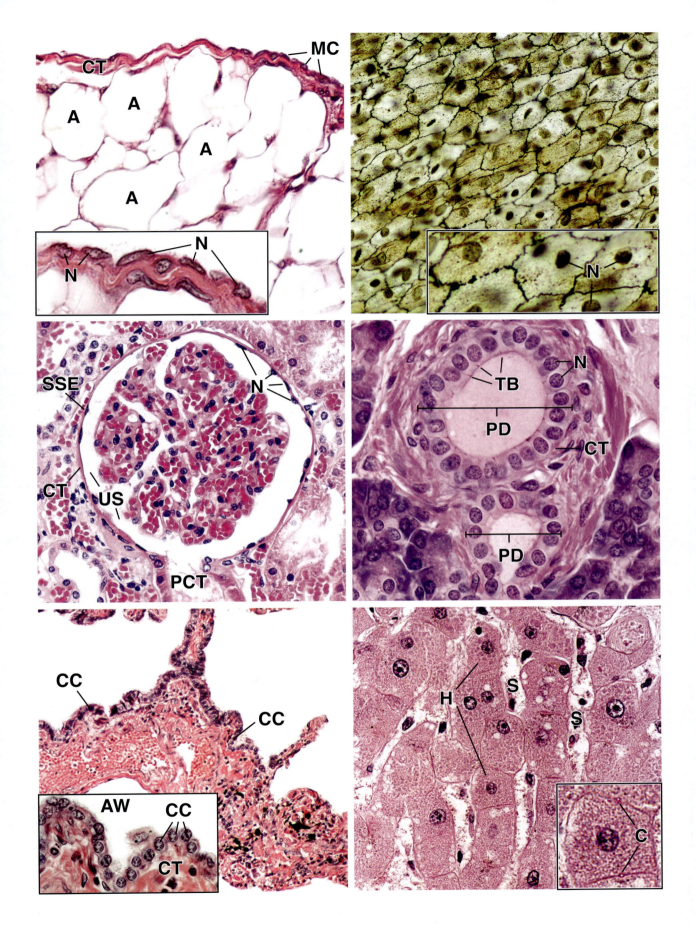

PLATE 2　単層上皮と重層上皮

単層上皮 simple epithelium は 1 細胞層だけから構成される．この上皮は，腸，循環器系，消化腺をはじめとする外分泌腺，腎臓など，主に輸送，吸収，分泌に関係する器官系に特徴的である．**重層上皮** stratified epithelium は複数の細胞層からなり，皮膚，口腔粘膜，食道，腟などの摩擦ストレスにさらされる表面に典型的にみられる．

単層上皮
膵臓外分泌部，サル，H&E 染色，450 倍．

ここでは 3 種類の上皮がみられる．丸で囲んだのはちょうど中央で切れた腺房で，分泌機能を担い，ピラミッド状の形をしている．分泌細胞は集まって球状ないしは管状の構造をとる．細胞の自由表面は腔を形成し，この中心に位置する．この腔はここでは明瞭ではないが，同様の細胞配置のみられる右中央の図では明瞭である（円で囲んである）．細胞の背の高さ（円周から腔までの距離）が幅よりも大きいので，この上皮は**単層円柱上皮** simple columnar epithelium である．2 番目の種類として，画面を横切っている縦断された小さな導管（→）の上皮がある．この上皮は平らな細胞から構成されているので（核の形に注目），**単層扁平上皮** simple squamous epithelium と呼ばれる．最後に，小さな導管が合流する大型の導管の縦断面（*）がみられる．この大型の導管では，核は丸く細胞の輪郭は正方形で，**単層立方上皮** simple cuboidal epithelium である．

単層立方上皮
腎臓，ヒト，H&E 染色，450 倍．

この切片では，何種類かの尿細管の断面が観察できる．→は単層立方上皮のもう 1 つの例である．→は側面の細胞境界を示していて，細胞の幅が高さとほぼ同じなのがわかる．*をつけたのは別の種類の尿細管の横断面で，径は小さいがやはり単層立方上皮からできている．

単層円柱上皮
結腸，ヒト，H&E 染色，350 倍．

1 層の吸収細胞と粘液分泌細胞（杯細胞）からなる単層円柱上皮が結腸の内面を覆っている．杯細胞は分泌物からなる明調なゴブレット（杯，→）を持つのが特徴である．上皮は結腸の内面を覆い，さらに結合組織中へと伸長して腸腺（GL）を形成する．両者の細胞はともに背が高く，核は基底領域近くに位置している．結合組織（CT）には多くの細胞がみられるが，その多くはリンパ球と形質細胞である．

多列上皮
気管，サル，H&E 染色，450 倍．

この円柱上皮では，背の高い円柱細胞（CC）の他に，基底細胞（BC）層が明確に認められる．円柱細胞には細長い核と線毛（C）があり，上皮表面から基底膜（気管では，結合組織（CT）の一部をなす厚く無細胞性で均一な部位として明瞭に観察できる）まで達している．基底細胞は円柱細胞の間に位置している．1 層の細胞層の上にさらにもう 1 層の細胞がのっている 2 層の場合とは違って，すべての細胞が基底膜の上にのっているので，これらの細胞は単層であると考えられる．上皮は一見重層のようにみえて実はそうでないので，この上皮は**多列円柱上皮**ないしは**偽重層円柱上皮** pseudostratified columnar epithelium と呼ばれる．写真中に丸で囲んだのは，膵臓外分泌部（丸で囲んである）の腺房と類似の気管腺である．腺腔や，細胞間の境界も明瞭にみえる．腺上皮は単層円柱上皮である．

多列上皮
精巣上体，ヒト，H&E 染色，450 倍．

これも多列円柱上皮のもう 1 つの例である．基底細胞（BC）と円柱細胞（CC）の 2 層の核がみえる．前出の例ほどは明瞭ではないが，円柱細胞は基底膜に接しているので，これは多列円柱上皮である．上皮が垂直になっている部位の右の部分では，より多くの核がみえ，上皮も厚くみえる．これは切片が上皮に対して接線方向で切れたためである．一般的に上皮の構成をみるには，常に上皮の最も薄い部位をみるとよい．

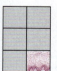

重層扁平上皮
腟，ヒト，H&E 染色，225 倍．

これは腟壁の**重層扁平上皮** stratified squamous epithelium である．深部にいくほど，特に基底層で，細胞は小型になり細胞質に乏しくなり，核が混み合ってくる．細胞が大型になるにつれて，扁平になりディスクのような鱗状になる．表層の細胞が扁平な形をとっているので，この上皮は重層扁平上皮と呼ばれる．

BC，基底細胞
C，線毛
CC，円柱細胞
CT，結合組織
GL，腸腺

→，左上：単層扁平上皮からなる導管．右上：立方上皮細胞の側面の境界．左中：杯細胞のカップ状の粘液

*，単層立方上皮でできた導管や細管

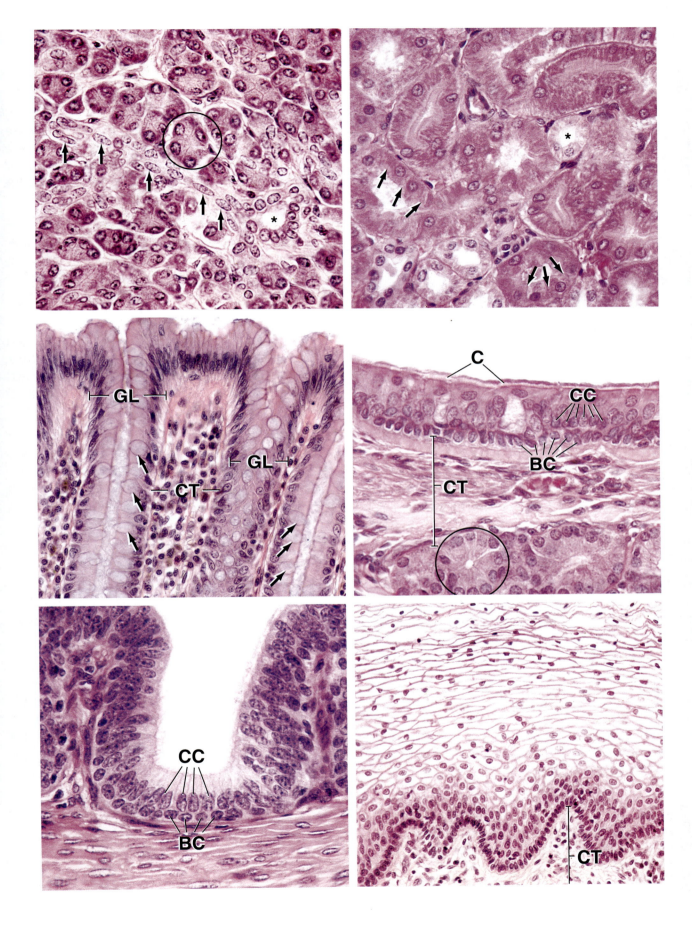

PLATE 3 　重層上皮と上皮様組織

上皮に似ているがそれ特有の自由表面を欠く組織は，上皮様組織と呼ばれる．これは，通常の上皮から発生したものの発生途上で表面との連絡を失った内分泌器官に特徴的な構造である．

重層上皮
食道，サル，H&E 染色，250 倍．

食道のこの部分の壁には2つの異なる上皮がある．左は食道壁を覆っている上皮である．表面が扁平な細胞からなる多層の上皮なので，**重層扁平上皮** stratified squamous epithelium（SS）に分類される．右には食道腺導管のさまざまな断面がある．切片が表面に対して直角に切れたところをみると，この上皮の性質が判明する．この場合は，上皮は立方型の表層細胞を持った2層の細胞層からなるので，**重層立方上皮** stratified cuboidal epithelium（StCu）である．

重層上皮
皮膚，ヒト，H&E 染色，450 倍．

この写真は，汗腺導管が皮膚の重層扁平上皮（SS）に入る直前の部分である．破線は表皮内の導管を追ったものである．この導管も2層の重層立方上皮（StCu）からなり，内腔側の表層細胞は正方形に近い形をしている．この写真には表皮の表面が含まれていないので，この写真から得られる情報だけではこれが重層扁平上皮であるかどうかは決定できない．

上皮の移行
肛門直腸移行部，ヒト，H&E 染色，300 倍．

この写真は大腸の末端部である．左の内腔に面した上皮は，典型的な結腸の単層円柱上皮（SCol）である．この上皮から突然，肛門管の重層立方上皮（StCu）へと移行する（▶）．大部分の表層細胞（→）とその下層の細胞は立方型である．左の単層円柱上皮は，腸の内腔を覆う単層円柱上皮から連続する腸腺の一部である．この部位の結合組織（CT）には高度のリンパ浸潤がみられ，このページにある他の標本の結合組織とはずいぶん違ってみえる．

移行上皮（尿路上皮）
膀胱，サル，H&E 染色，400 倍．

膀胱上皮は膀胱壁の伸展状況に応じて形が変わってみえる重層扁平上皮の一種の**移行上皮** transitional epithelium からなる．ここに示す伸展していない上皮は，4〜5層の細胞からなっている．表層は大型でドーム形の細胞からなる（＊）．表層細胞直下の細胞は洋梨型で少し小さい．核が密集している最深層の細胞は最も小型である．膀胱壁が伸展すると，表層細胞は伸展して扁平になり，上皮の厚さは減少して3細胞層程度になる．摘出した膀胱壁は，特に伸展状態に保たない限りは通常は収縮している．したがって通常は本図のようにみえることが多い．

上皮様組織
精巣，サル，H&E 染色，350 倍．

ここでは，精巣のライディッヒ細胞（IC）を示す．この細胞は，ある種の上皮性の性状を持っている．しかしながら，自由表面は持たないし，自由表面を持つ細胞からできるわけでもない．この細胞は間葉細胞から発生する．上皮細胞が互いに接着しているように隣り合った細胞と接しているので，このような細胞は**上皮様細胞** epithelioid cell と呼ばれる．ライディッヒ細胞は内分泌細胞である．

上皮様組織
膵臓内分泌部，ヒト，H&E 染色，450 倍．

膵臓の膵島（ランゲルハンス島，En）でも上皮様の配列がみられる．細胞は互いに接しているが自由表面は持たない．これらの細胞は，上皮表面からの陥入により発生する．これとは対照的に，周囲にある外分泌部の腺房（Ex）は同じ上皮表面から発生するが，自由表面を持つ細胞から構成され，この部分に分泌物が放出される．内分泌組織には毛細血管（C）が発達している．同様な上皮様組織の例は，内分泌腺である副腎，副甲状腺，下垂体などでみられる．

C，毛細血管
CT，結合組織
En，内分泌細胞
Ex，外分泌細胞
IC，ライディッヒ細胞
SCol，単層円柱上皮
SS，重層扁平上皮
StCu，重層立方上皮
▶，単層円柱上皮から重層立方上皮への移行部
→，表層立方細胞
＊，ドーム形の細胞

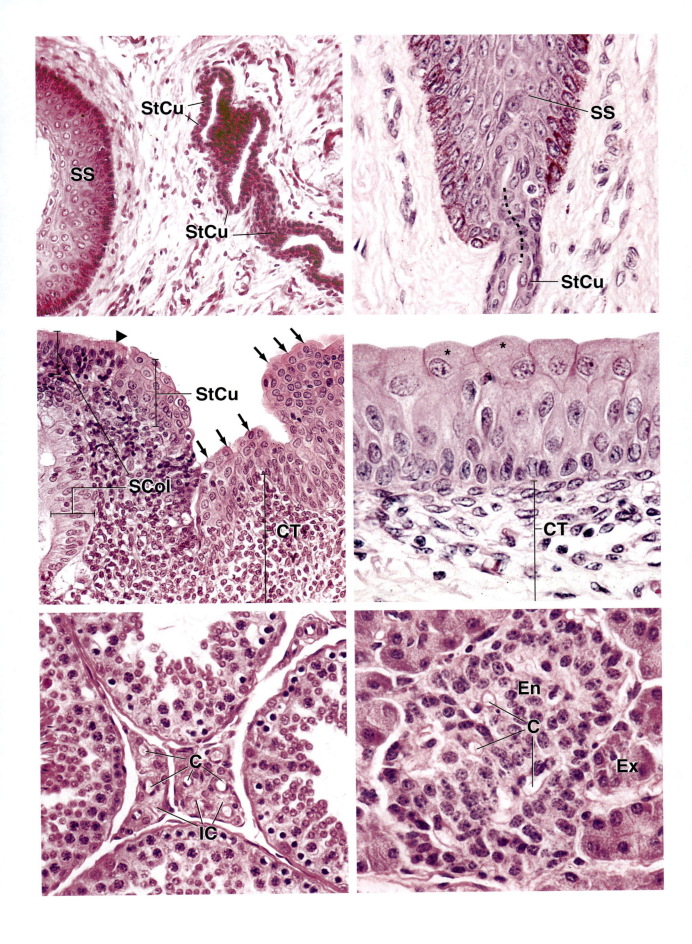

6 結合組織

1. 結合組織の概要 / 156
2. 胎児性結合組織 / 156
3. 本来の結合組織 / 157
4. 結合組織の線維 / 160
   A. コラーゲン線維とコラーゲン細線維 / 160
   B. コラーゲン線維の生合成と分解 / 163
   C. 細網線維 / 167
   D. 弾性線維 / 168
5. 細胞外マトリックス / 171
6. 結合組織の細胞 / 174
   A. 線維芽細胞と筋線維芽細胞 / 175
   B. マクロファージ / 176
   C. 肥満細胞 / 179
   D. 好塩基球 / 182
   E. 脂肪細胞 / 183
   F. 成人型幹細胞と周細胞 / 183
   G. リンパ球, 形質細胞と免疫系の細胞 / 184

FOLDER 6.1 臨床関連事項：コラーゲン異常症 / 167
FOLDER 6.2 臨床関連事項：太陽光線被曝と光老化した皮膚の分子変化 / 171
FOLDER 6.3 臨床関連事項：創傷治癒における筋線維芽細胞の役割 / 180
FOLDER 6.4 機能的考察：単核食細胞系 / 181
FOLDER 6.5 臨床関連事項：アレルギー反応における肥満細胞と好塩基球の役割 / 183

 HISTOLOGY 101 / 186

1. 結合組織の概要

結合組織は固有の細胞外マトリックスの中に存在する種々の細胞からなる.

一般に，**結合組織** connective tissue は細胞と**細胞外マトリックス** extracellular matrix（**ECM**）からなる．ECM は，基質を構成する特殊化した分子（プロテオグリカン，多接着性の糖タンパク質，グリコサミノグリカン）を含むタンパク質線維（コラーゲン，エラスチン，細網線維）や形をなさない構成要素を含んでいる．結合組織は身体中にあまねく存在して連続性を持ち，種々の上皮の基底板や，筋線維や神経支持細胞の外板と結合している．

結合組織はタイプにより異なる機能を持つ.

種々の結合組織は組織の中に存在する細胞と，ECM の中の線維成分や無構造基質の組成により異なる機能を持つ．たとえば，疎性結合組織は多くの異なる細胞を含む（図 6.1）．1 つのタイプは**線維芽細胞** fibroblast であり，組織の骨組みをなす線維成分を産生し，基質の産生・維持も行う．リンパ球，形質細胞，マクロファージ，好酸球などの細胞は生体防御に関与し，ECM の中で働いている．一方，骨組織も結合組織の 1 つだが，骨細胞のみからなる．骨細胞は，骨組織の主要な成分である線維を産生する．この線維には特異的な石灰化する性質があり，この組織に特有の硬度を生み出している．同様に，腱や靱帯も，線維が主要な成分であり，並列して束状構造をとることにより最大の強さを生み出している．

結合組織は基本的に，細胞外マトリックス成分とその機能により分類される.

結合組織は，異なる機能を持つが，共通の特徴を持ったグループとして分類できるさまざまな組織を包含する．便宜的に結合組織はこれらの特徴を反映した形で分類される．表 6.1 は主な結合組織の亜型を含む分類を示す．

2. 胎児性結合組織

胎児性間葉組織が身体のさまざまな結合組織に分化する.

中胚葉 mesoderm（胎児性胚葉の中間部）は身体中のほとんどすべての結合組織に分化する．頭部領域は例外で，外胚葉の神経堤由来の特別な祖細胞から結合組織ができる．中胚葉と神経堤由来の祖細胞は，それぞれ**間葉** mesenchyme または**外胚葉性間葉** ectomesenchyme と呼ばれ，増殖と遊走を起こして胎生初期に**原始結合組織** primitive connective tissue を形成する．間葉は成熟・増殖して，成体のさまざまな結合組織のみならず，筋，血管系，泌尿生殖器系や体腔の漿膜に分化する．間葉細胞の増殖および組織化のしかたにより，特定

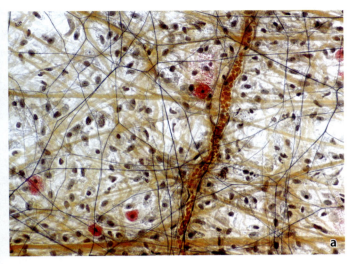
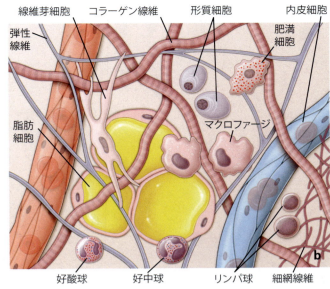

図 6.1 ▲ 疎性結合組織
a. 核と弾性線維をみせるため，フェルヘフのヘマトキシリンで腸間膜伸展標本を染めたもの．肥満細胞顆粒をサフラニンで，また他のタンパク質（主にコラーゲン線維）をオレンジ G で同定のために対比染色している．弾性線維は青黒く，薄くて長い，そして始めと終わりがはっきりしない枝分かれした糸状の構造物としてみえる．コラーゲン線維はオレンジ色の長い直線的な輪郭を持ち，弾性線維に比してかなり太くみえる．染まった核のほとんどは線維芽細胞のものと思われる．リンパ球，形質細胞とマクロファージの核は，あるはずだが区別がつかない．肥満細胞は，細胞質内の明るい赤色の顆粒により同定できる．好酸球と好中球が存在する場合は，そのユニークな分葉核と特殊顆粒（好酸球の場合赤い）により同定できる．赤血球が詰まった小血管があることに注意．150 倍．**b.** 疎性結合組織の構成成分を示す模式図．疎性結合組織に最も頻繁にみられるさまざまな細胞が血管や 3 種の異なるタイプの線維を含む細胞外マトリックスに存在することに注意．ピンクの無構造の背景は基質を示す．

領域で形成される成熟した結合組織のタイプが決定される．

胎児性結合組織は胎児内と臍帯の中に存在する．

胎児性結合組織 embryonic connective tissue は 2 つのタイプに分けられる：

- 1 つは間葉であり，胎児の体内に主にみられる．これは比較的均一な形をした紡錘形の小さな細胞を含む（図6.2a）．この細胞の細胞突起は伸び出して隣の細胞突起と結合し，三次元的な細胞ネットワークを形成する．その結合部位にはギャップ結合が認められ，細胞間には粘稠の基質が詰まっており，コラーゲンと細網線維がある．これらの線維は非常に細く，比較的散在性に認められる．コラーゲン線維が少量しかないのは，成長する胎児は子宮内にいるため物理的ストレスが少ないからであろう．
- **膠様結合組織** mucous connective tissue は臍帯に存在する．特殊化したほとんどゼラチンのような ECM からなり，その無構造基質はしばしば**ワルトンゼリー** Wharton's jelly と呼ばれる．紡錘形の細胞が広く離れて散在し，妊娠終期の臍帯の線維芽細胞に酷似している．つまり，通常のヘマトキシリン・エオジン（H&E）染色で染まらない細い細胞突起を持つ．ワルトンゼリーは薄い小束のコラーゲン線維の間の細胞間質を占めている（図 6.2b）．ワルトンゼリーから分離された細胞の一部は間葉性幹細胞のマーカーを持ち，適切な環境で，骨細胞，軟骨細胞，脂肪細胞や神経様細胞に分化することができる．これらの細胞はワルトンゼリー間葉性幹細胞と呼ばれ，将来臨床応用の可能性を持っている．

3. 本来の結合組織

このカテゴリーの結合組織は 2 つのタイプに分けられる：

- **疎性結合組織** loose connective tissue は，小隙を持つ結合組織とも呼ばれる．
- **緻密結合組織** dense connective tissue は，コラーゲン線維の配列により，さらに**不規則性緻密結合組織** dense irregular connective tissue と**規則性緻密結合組織** dense regular connective tissue の 2 つに分けられる．

表 6.1　結合組織の分類

胎児性結合組織	
間葉	粘液性結合組織
本来の結合組織	
疎性結合組織	緻密結合組織
	規則性
	不規則性
特殊結合組織[a]	
軟骨（CHAPTER 7）	血液（CHAPTER 10）
骨（CHAPTER 8）	造血組織（CHAPTER 10）
脂肪組織（CHAPTER 9）	リンパ組織（CHAPTER 14）

[a] 過去において，弾性組織と細網組織という名称は特殊結合組織の独立した範疇にあげられてきた．弾性組織の例として述べられている組織は，脊柱に伴う特定の靱帯や，弾性動脈の中膜である．細網組織である特徴は，三次元的間質を形成する細網線維と細網細胞の存在である．細網組織は造血組織（特に赤色骨髄）やリンパ組織器官（リンパ節と脾臓で胸腺は除く）の間質として機能する．

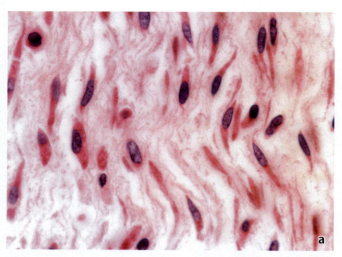
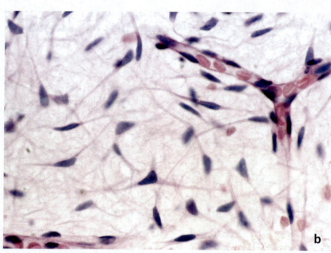

図 6.2 ▲ 胎児性結合組織
a. 発生中の胎児の間葉組織を H&E で染めた写真．間葉細胞は形態学的に均質な細胞集団であるが，さまざまな細胞タイプに分化する細胞のもととなる．細胞質突起により，しばしば先細りまたは紡錘形の細胞にみえる．本組織の細胞外成分は，疎な細網線維と豊富な無構造基質を含む．480倍．**b.** 臍帯のワルトンゼリーを H&E で染めた写真．ワルトンゼリーは特殊化したゼラチン様の無構造基質で，紡錘形の間葉細胞の間の細胞外空隙を埋めている．480倍．

疎性結合組織は線維成分が疎に配列し，種々の細胞成分を多く含むという特徴を持つ．

疎性結合組織は細胞性の結合組織で，コラーゲン線維が細く，比較的離れて存在する（図6.3）．実際，無構造基質が豊富に含まれ，線維成分よりも多くの割合を占める．これは，粘性でゲル状の物質で，結合組織に分布する小血管からの酸素や栄養物の拡散と，二酸化炭素や老廃物の除去に重要な役割を果たしている．

疎性結合組織は主に体表上皮や体内の腸管などの上皮層の直下に分布する．また，腺上皮の周囲や毛細血管の周囲にも存在する（PLATE 4, p.188）．この組織は細菌などの病原体が上皮層を破って侵入したとき，免疫系細胞により認識され破壊される最前線の部位である．疎性結合組織のほとんどの細胞は，さまざまな刺激に呼応して血管から浸潤した遊走性の細胞である．そのため，**疎性結合組織は炎症と免疫応答の場** inflammatory and immune reaction ということもできる．

炎症反応が起こると，この組織はかなり腫脹する．外来性の物質が持続的に存在する領域には大量の免疫細胞が常在している．気道や消化管の上皮下疎性結合組織である**粘膜固有層** lamina propria は，外来性異物が侵入しやすく，免疫系細胞を多量に含む．

不規則性緻密結合組織は豊富な線維成分と少ない細胞成分で特徴づけられる．

不規則性緻密結合組織はコラーゲン線維を主成分とする．細胞は少なく，線維芽細胞のみが存在する．無構造基質は比較的少ない（PLATE 4, p.188）．コラーゲン線維の割合が多いため，不規則性緻密結合組織は物理的に強靭である．線維はさまざまな方向に向かって走り（これが不規則性といわれる所以である），器官や構造を変形させるようなストレスに耐えることができる．皮膚は**真皮網状層** reticular layer （または**深層** deep layer）と呼ばれる比較的厚い不規則性緻密結合組織を含む．この網状層は，さまざまな方向へ引き伸ばしたとき皮膚が引き裂けてしまわないように抵抗性を与えている．同様に，消化管のような管状の臓器は**粘膜下層** submucosa というしっかりした不規則性緻密結合組織を持ち，これにより過度の伸展や拡張に耐えることができる．

規則性緻密結合組織は規則的に密に配列した線維と細胞成分で特徴づけられる．

規則性緻密結合組織 dense regular connective tissue は**腱** tendon, **靱帯** ligament と**腱膜** aponeurosis の主な機能的成分である．不規則性緻密結合組織と同様に線維成分が発達しECMは少ない．しかし，規則性緻密結合組織では，コラーゲン線維は，並行して配列し密に束ねられており，最も強靭な構造になっている．線維をつくり維持する細胞は線維束の間にはまり込み，線維と同じ方向に配列している．

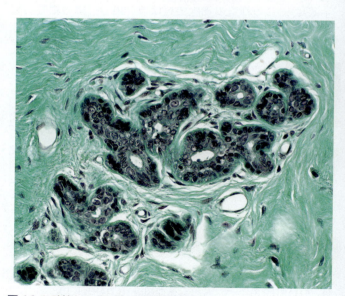

図 6.3 ▲ 疎性および不規則性緻密結合組織
疎性および不規則性緻密結合組織を比較するため，マッソンのトリクローム染色を行った乳腺の顕微鏡像．中央部で，疎性結合組織が腺上皮を囲んでいる．この組織は多くの細胞と，小さな束をつくっているコラーゲン線維からなる．この低倍率でも多くの核がみられることに注意．上左および下右側は緻密結合組織である．こちらでは対照的に核の数が少ない．しかし，コラーゲン線維はもっと豊富で，非常に太い線維からなる．100倍．

- 腱は筋組織を骨に結合する索状の構造である．腱はコラーゲン線維の平行な束からなる．この束の間には線維芽細胞が配列しており，**腱細胞** tendinocyte と呼ばれる（図 6.4 および PLATE 5, p.190）．腱細胞は周囲に特別な ECM を持ち，張力がかかるコラーゲン線維と直接に接していない．腱の横断面の H&E 染色では，腱細胞は星状にみえる．透過型電子顕微鏡で腱の縦断面をみると，腱細胞はコラーゲン線維の間に薄い膜状の細胞質を持ったようにみえる．ほとんどの腱の縦断面の H&E 染色では，腱細胞は典型的な扁平な好塩基性の核の配列としてみえる．腱細胞の細胞体領域から伸びるシート状の細胞質は，縦断面の H&E 染色では周囲のコラーゲン線維と混ざり合って通常ははっきりみえない．腱組織の周囲はコラーゲン線維が不規則に配列した**腱上膜** epitendineum という薄い結合組織の被膜で覆われている（PLATE 5, p.190）．腱上膜からは**腱内膜** endotendineum という結合組織が侵入し，腱組織をさらに細かく区切っている．腱内膜は腱を栄養する小血管と支配する神経を含む．

- 靱帯は，腱組織のように平行に走る線維と線維芽細胞からなる．しかしながら，靱帯の線維は腱よりも不規則に配列する．靱帯は骨と骨を結合させるが，脊柱のような部位では弾力性を必要とする．ほとんどの靱帯でコラーゲン線維が主な線維成分であるが，黄色靱帯などの脊柱の靱帯では**弾性線維** elastic fiber がむしろ主成分を占め，コラーゲン線維は少ない．このタイプの靱帯は弾性靱帯と呼ばれる．

- 腱膜は，広く薄い腱に似ているが，腱のように線維が全体で平行には走らず，多層に配列している．1 つの層のコラーゲン線維は隣の層のコラーゲン線維と直交するように走ることが多い．したがって，各層のコラーゲン線

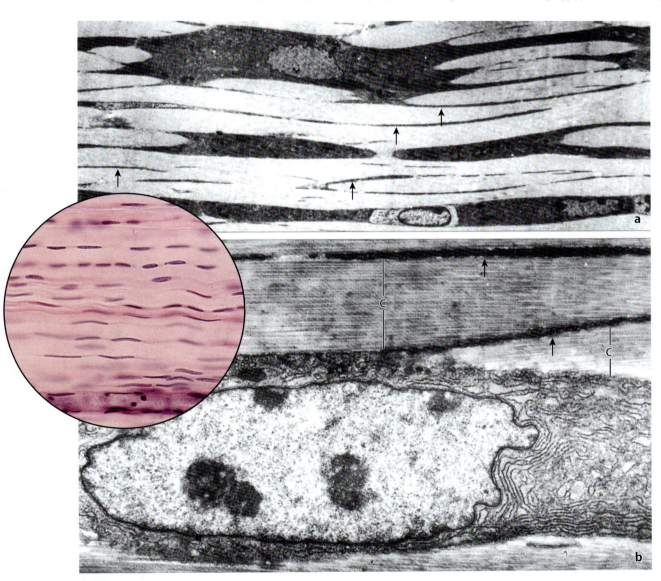

図 6.4 ▲ 規則性緻密結合組織──腱
a. 低倍率の腱の透過型電子顕微鏡像で，腱細胞（線維芽細胞）とその細い細胞突起（→）がコラーゲン細線維束の間に介在していることを示す．1,600 倍．**b.** 粗面小胞体（rER）がよく発達した腱細胞の特徴を強拡大で示す．コラーゲン線維（C）が極めて緊密に束ねられたコラーゲン細線維からなることがわかる．→は腱細胞の突起を示す．9,500 倍．**挿入図．**腱の光学顕微鏡像．コラーゲン線維がきちんと規則正しく配列されていることに注意．腱細胞はコラーゲン線維の間に 1 列に並んでいる．200 倍．（透過型電子顕微鏡像は Rhodin J. Histology. New York: Oxford Unversity Press, 1974 より改変．）

維は1方向に配列することになり，腱膜は規則性緻密結合組織と考えることができる．この直交配列は眼の角膜にみられ，これにより角膜に透明性を与えている．

4. 結合組織の線維

結合組織の線維は主に3種類からなる．

結合組織の線維は，その構造上の必要性や機能によって量が異なる．それぞれの線維は線維芽細胞でつくられ，長いペプチド鎖を持つタンパク質を主成分とする．結合組織の線維には次のようなものがある：

- **コラーゲン線維** collagen fiber.
- **細網線維** reticular fiber.
- **弾性線維** elastic fiber.

A. コラーゲン線維とコラーゲン細線維

コラーゲン線維は結合組織で最も豊富な線維成分である．

コラーゲン線維 collagen fiber は結合組織の最も豊富な構造成分を占める．コラーゲン線維は柔軟で，極めて強い張力抵抗性を持つ．光学顕微鏡では，コラーゲン線維はさまざまな太さと長さを持った特徴的な波状構造を示す．コラーゲン線維はエオジンや他の酸性色素で容易に染まる．**マロリー** Mallory・トリクローム結合組織染色法のアニリンブルーや**マッソン** Masson・トリクローム染色法のライトグリーンで染め分けることができる．

透過型電子顕微鏡で観察すると，コラーゲン線維は繊細な糸状のサブユニットの束としてみえる．このサブユニットが**コラーゲン細線維** collagen fibril である（図6.5）．個々の線維内では，コラーゲン細線維は比較的均一な幅を持つ．個体発生時や未熟な組織では，コラーゲン細線維は15～20 nm程度と細い．腱のような規則性緻密結合組織や物理的なストレスがかかりやすい組織では，コラーゲン細線維は300 nmに達するほどの太さになる．

コラーゲン細線維は68 nm間隔の横縞模様を持つ．

コラーゲン細線維をオスミウムや他の重金属で染色し，透過型電子顕微鏡でみると，縦方向に68 nmの間隔で繰り返しパターンを持つ連続した密な横縞模様がみられる（図6.5，挿入図）．**原子間力顕微鏡** atomic force microscope（**AFM**, 図6.6参照）でみると，コラーゲン細線維表面にもこの規則性のある横縞模様を認める．この横縞構造は細線維のサブユニット構造，特にコラーゲン分子の大きさ，形と分子配列を反映している（図6.7）．**コラーゲン分子** collagen molecule（以前はトロポコラーゲンといわれた）は，長さ300 nm, 幅1.5 nmで頭部と尾部を持っている．細線維内で，コラーゲン分子は頭部と尾部が一定の間隔をおいて同じ向きに1列に並び，隣の分子とは1分子の約1/4の長さ（68 nm）だけずれて規則正しく配列する．この間隙は原子間力顕微鏡ではっきりとわかる（図6.6参照）．コラーゲン細線維の張力は，隣り合ったコラーゲン分子間の共有結合によるもので，縦方向の間隙を持った頭部と尾部間の結合によらない．透過型電子顕微鏡でみられる横縞パターンは，主に縦方向の頭部と尾部間の結合間隙にオスミウムが沈着してできる（図6.5，挿入図参照）．

それぞれのコラーゲン分子は3本の相互に巻き付いたポリペプチド鎖からなる三重らせん構造をとる．

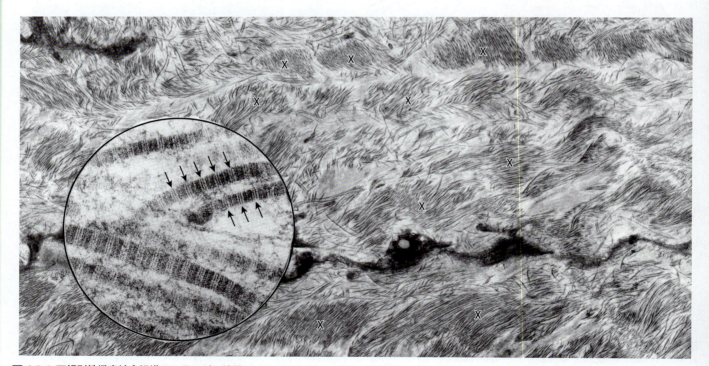

図6.5 ▲ 不規則性緻密結合組織のコラーゲン線維
若い男性の精巣被膜の不規則性緻密結合組織の透過型電子顕微鏡像．糸状のコラーゲン細線維が密集した場所があり（X），厚い線維束をなしている．それ以外の場所ではコラーゲン細線維はより疎である．9,500倍．**挿入図．**同じ標本のコラーゲン細線維の縦走する列を高倍率でみたところ．横縞模様がわかる．→の間隔は68 nmの繰り返し模様を示す．75,000倍．

1本のコラーゲン分子は**α鎖**α chain として知られる3本のポリペプチド鎖からなる．α鎖は時計回りに巻き付いて三重らせんを形成する（図 6.7d 参照）．アミノ酸配列は，α鎖末端を除き，アミノ酸3個ごとに**グリシン** glycine の繰り返し構造をとる．α鎖の中で，**ヒドロキシプロリン** hydroxyproline や**ヒドロキシリジン** hydroxylysine がしばしばグリシンの前に，**プロリン** proline がしばしばグリシンの後に配列する．プロリン，ヒドロキシプロリンとともに，グリシンは三重らせん構造形成に必須である（図 6.7e 参照）．糖鎖もヒドロキシリジン残基に結合した形でらせん内に存在する．糖鎖も含むためコラーゲン分子は正確には**糖タンパク質** glycoprotein に分類される．

三重らせんを形成するα鎖の構造は何種類もあるが，互いにどれも似ていない．分子の大きさはアミノ酸 600～3,000 個分の幅がある．現在までに，少なくとも 42 種のα鎖が異なる遺伝子によりコードされており，いくつかの異なる染色体上の遺伝子座にあることが知られている．α鎖の組み合わせに基づいて 29 種類の異なるコラーゲン分子が分類されている．これらのコラーゲン分子は発見された順にローマ数字でⅠ～XXIX まで番号がついている．コラーゲン分子には同じ 3本のα鎖からなる**ホモ三量体** homotrimeric と，異なる 2～3本のα鎖からなる**ヘテロ三量体** heterotrimeric がある．

たとえば，疎性および緻密結合組織にみられる**Ⅰ型コラーゲン** type Ⅰ collagen 分子はヘテロトライマーで，2個のα鎖がα1，1個がα2からなる．この場合，コラーゲン分子は[α1（Ⅰ）]₂α2（Ⅰ）と表現される（表 6.2）．ガラス軟骨と弾性軟骨に存在する**Ⅱ型コラーゲン** type Ⅱ collagen 分子は極めて

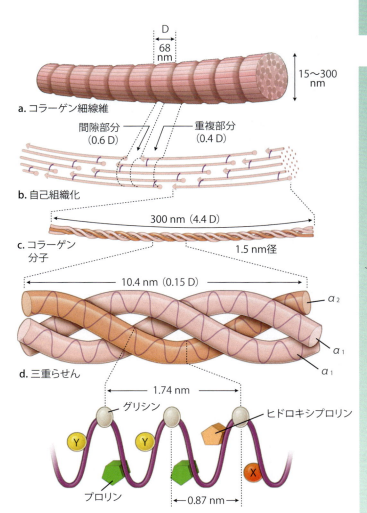

図 6.7 ▲ Ⅰ型コラーゲン細線維の分子的構造の特徴を徐々に拡大して示した模式図
a. コラーゲン細線維は 68 nm 間隔（D）で繰り返す横縞模様を持つ．**b.** おのおのの細線維は，少しずつずれて配列するコラーゲン分子が周辺の分子（紫色のリンク）間でリジン残基やヒドロキシリジン残基と共有結合することにより自己組織化したものである．**c.** コラーゲン分子は，長さ約 300 nm，直径 1.5 nm である．**d.** コラーゲン分子はプロリンとグリシンの間で多数の水素結合により架橋され，三重らせん構造をとる．**e.** この三重らせんは 3本のα鎖からなる．α鎖はアミノ酸 3個ごとにグリシンのある繰り返し構造をとる．グリシンの後の X 位にはしばしばプロリンが，グリシンの後の Y 位にはしばしばヒドロキシプロリンが配列する．グルタミン酸，ロイシン，フェニルアラニンなどのアミノ酸は X 位に，アルギニン，グルタミン，リジン，メチオニン，スレオニンなどは Y 位に好んで配列する．

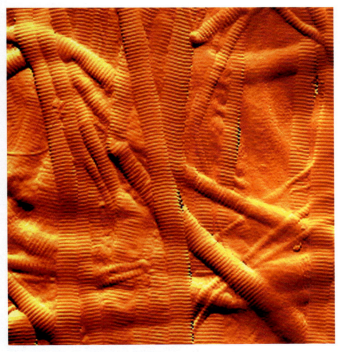

図 6.6 ▲ 不規則性緻密結合組織のコラーゲン細線維
結合組織のⅠ型コラーゲン細線維の原子間力顕微鏡像で，コラーゲン細線維の表面に横縞模様がみられる．結合組織内にコラーゲン細線維がランダムに走り，十字模様に交差していることに注意．65,000 倍．（Dr. Gabriela Bagordo, JPK Instruments AG, Berlin, Germany の厚意による．）

繊細な細線維の形をとり，3本の同じα鎖からなる．この分子のα鎖は他のコラーゲン分子と異なり，［α1（Ⅱ）］₃ と表現される．

コラーゲン分子の何種類かはその重合のパターンにより同定される．

ほとんどのコラーゲン分子は重合して細線維やネットワークなどの超分子集合体を形成し，構造的類似性またはアミノ酸配列の類似性により，いくつかの亜型に分類される．

- **細線維性コラーゲン** fibrillar collagen はⅠ，Ⅱ，Ⅲ，Ⅴ，Ⅺ型などがある．これらはグリシン–プロリン–ヒドロキシプロリン反復が途中でさえぎられることなく集合し，

表6.2　コラーゲンの型，組成，体内分布と機能

型	組成[*a]	体内分布	機能
I	[α1(I)]₂α2(I)	皮膚，腱，靱帯，歯，強膜，筋膜，および臓器被膜（生体コラーゲンの90%）	力，引っ張り，および引き伸ばしに対する抵抗力を与える
II	[α1(II)]₃	軟骨（ガラスと弾性），脊索，および椎間板	断続的な圧力に対する抵抗力を与える
III	[α1(III)]₃	疎性結合組織と器官（子宮，肝臓，脾臓，腎臓，肺，他），平滑筋，神経内膜，血管，および胎児皮膚に豊富	薄い線維が疎性の網目状構造に配列した細網線維を形成し，さまざまな器官と血管の特定の細胞を支える足場を与える
IV	[α1(IV)]₂α2(IV) またはα3(IV)α4(IV)α5(IV) または[α5(IV)]₂α6(IV)	上皮，腎糸球体とレンズ被膜などの基底板	支持と濾過障壁をつかさどる
V	[α1(V)]₂α2(V) またはα1(V)α2(V)α3(V)	結合組織間質中に均一に分布する．おそらく細網ネットワークに関連する；赤脾髄の細網線維に局在する	I型コラーゲン細線維の表面にXIIおよびXIV型コラーゲン分子とともに局在し，細線維のバイオメカニカルな性質を変化させる
VI	[α1(VI)]₂α2(VI) またはα1(VI)α2(VI)α3(VI)	軟骨細胞のすぐ周囲の軟骨基質の一部を形成する	軟骨細胞を周囲のマトリックスと結びつける．I型コラーゲン細線維に共有結合する
VII	[α1(VII)]₃	皮膚，眼，子宮，および食道の繋留細線維の成分	基底板を結合組織の線維と繋留する
VIII	[α1(VIII)]₂α2(VIII)	内皮細胞の産物	血管新生時に内皮細胞の遊走を促進する
IX	α1(IX)α2(IX)α3(IX)	II型コラーゲン細線維に伴ったかたちで軟骨内に存在する	プロテオグリカンと交差する場所で相互に作用することにより，軟骨II型コラーゲン細線維のネットワークを安定化する
X	[α1(X)]₃	正常の成長板の肥大層で軟骨細胞によりつくられる	軟骨内のII，IX，およびXIコラーゲンを配列させるのに必要な六角形格子をつくることにより骨石灰化に働く
XI	[α1(XI)]₂α2(XI) またはα1(XI)α2(XI)α3(XI)	軟骨細胞によりつくられ，II型コラーゲン細線維と一緒にI型コラーゲン細線維のコアを形成する	II型コラーゲン細線維の大きさを調節する．軟骨マトリックスの粘着性に必須
XII	[α1(XII)]₃	皮膚と胎盤から分離され，機械的張力が強い組織に豊富	VおよびXIV型コラーゲンとともにI型コラーゲン細線維の表面に局在し，細線維の生体力学的な性質を調節する
XIII	[α1(XIII)]₃	骨，軟骨，腸，皮膚，胎盤，および骨格筋にある通常と異なる膜貫通性のコラーゲン	VII型コラーゲンとともに基底板に付随する
XIV	[α1(XIV)]₃	胎盤と骨髄から分離された	I型コラーゲン細線維の表面にVおよびXII型コラーゲン分子とともに局在し，細線維の生体力学的な性質を変化させる．細胞間の強い結合を起こす
XV	[α1(XV)]₃	間葉由来の組織で，心臓や骨格筋にある	基底板を周囲の結合組織に接着させる
XVI	[α1(XVI)]₃	幅広い組織分布．線維芽細胞と心房平滑筋細胞のそばにあるがI型コラーゲン細線維とは無関係	結合組織の構造的完全性に働く
XVII	[α1(XVII)]₃	上皮の膜にあるもう1つの通常と異なる膜貫通性のコラーゲン	インテグリンと反応してヘミデスモソーム構造を安定化する
XVIII	[α1(XVIII)]₃	上皮と血管の基底膜にある	基底膜のヘパラン硫酸プロテオグリカンにあり，内皮細胞の増殖と血管新生を阻害する
XIX	[α1(XIX)]₃	横紋筋肉腫のcDNA配列からみつかった．線維芽細胞と肝臓にある	血管間質相互作用があるとされ，血管新生に関わると示唆される
XX	[α1(XX)]₃	ニワトリ胎児組織から発見．角膜上皮，胸骨軟骨，および腱にある	他のコラーゲン細線維表面に結合する

表 6.2　コラーゲンの型，組成，体内分布と機能（続き）

型	組成*a	体内分布	機能
XXI	[α1(XXI)]₃	ヒト歯肉，心臓および骨格の筋，I型コラーゲン細線維を含む他の組織にみつかる	緻密結合組織の三次元構造を維持する
XXII	[α1(XXII)]₃	筋腱移行部，骨格筋や心筋，関節軟骨-滑膜移行部，毛包と真皮の境界部などにみつかる	FACITファミリーに属し，皮膚の組織結合部に発現して毛包形成と毛包サイクルにおける上皮-間葉相互作用に影響を与える
XXIII	[α3(XXIII)]₃	転移性腫瘍細胞で発見され，他に心臓，網膜，および転移性前立腺がん細胞に発現する	膜貫通性のコラーゲンで，ECMタンパク質（XIIIおよびXXV型コラーゲン，フィブロネクチン，ヘパリン）と相互作用をする；転移性前立腺がんの患者で増加する
XXIV	[α1(XXIV)]₃	発達中の骨と眼でI型コラーゲンと共発現してみつかる	細線維性コラーゲン様で，胎生期の骨と眼のI型コラーゲンの細線維形成を調節する系統発生的に古い分子と考えられる
XXV	[α1(XXV)]₃	脳特異的膜貫通型コラーゲン；アルツハイマー病の患者脳のアミロイド斑中に発見された；ニューロンに過発現する	アルツハイマー病のアミロイド斑の細線維化したβ-アミロイドペプチドと結合する

*a 個々のコラーゲン分子は，らせん構造では互いに絡み合う3つのポリペプチドの鎖からなる．組成欄の（　）内にあるローマ数字は，α鎖がそれに付く数字の違いによってそれぞれ特有の構造を有していることを示している．たとえば，I型コラーゲンは2本のα1鎖と1本のα2鎖を，II型コラーゲンは3本の同一のα1鎖を持っている．

■：線維性コラーゲン，■：FACIT，■：基底膜を構成するコラーゲン，■：六角形格子を形成するコラーゲン，□：膜貫通型コラーゲン，■：マルチプレキシン，cDNA：相補的DNA，ECM：細胞外マトリックス，FACIT：断続した三重らせんを持った細線維付属性コラーゲン．

68 nm 間隔の横縞を持った細線維を形成する（図 6.7a）．
- 断続した三重らせんを持った**細線維付属性コラーゲン** fibril-associated collagen with interrupted triple helix（FACIT）は三重らせんが断続しているため，分子がやわらかく，曲がることができる．FACITは他のタイプのコラーゲン細線維の表面に付着し，IX，XII，XIV，XVI，XIX，XX，XXI，XXII型がある．たとえば，IX型コラーゲン分子は軟骨のII型コラーゲンと細線維どうしの結合部に付着する．IX型分子はII型コラーゲン細線維をECMのプロテオグリカンにつなげることにより，軟骨組織を安定化する作用がある．
- **六角形格子を形成するコラーゲン** hexagonal network-forming collagen はVIIIとX型である．
- **膜貫通性コラーゲン** transmembrane collagen はXIII（焦点結合にみられる），XVII（ヘミデスモソームにみられる），XXIII（転移性がん細胞にみられる），XXV（脳特異的コラーゲン）型である．
- **マルチプレキシン** multiplexin（断続した多数の三重らせん構造）にはXVとXVIII型があり，基底膜領域に存在する．
- **基底膜形成コラーゲン** basement membrane-forming collagen は，上皮基底膜の超構造形成の役割を果たす（p.136参照）IV型，粒子を持つフィラメントを形成するVI型，そして繋留細線維を形成し基底膜をECMとつなぐVII型コラーゲンを含む．

表6.2はI～XXV型までの現在までに同定されたコラーゲンの構造的相違や機能をまとめたものである．最近同定されたXXVI～XXIX型のコラーゲンについてはまだ十分にわかっておらず，この表には入っていない．

B. コラーゲン線維の生合成と分解

コラーゲン線維の産生は線維芽細胞の細胞内外で連続的に起こる．

細線維性コラーゲン（I，II，III，V，XI）は，線維芽細胞内でコラーゲン分子の前駆体である**プロコラーゲン** procollagenの産生を導く連続的な反応から産生される．この反応は細胞内の膜結合性オルガネラで起こる．実際の細線維形成は細胞外で起こり，初めにコラーゲン分子をつくる細胞膜上の酵素活性を必要とし，次にECM内でコラーゲン分子を細線維に配列する反応を線維芽細胞が導く（図 6.8）．

コラーゲン分子の生合成には多くの細胞内反応が必要である．

細線維性コラーゲンの生合成はほとんどすべての型で同じ過程を経るが，I型コラーゲンが最も細部まで解明されている．一般的には，コラーゲン分子の合成経路は細胞が通常営む分泌経路と大差ない．コラーゲン生合成のユニークな点は多数の翻訳後調節の過程にあり，コラーゲン分子を細胞外で配列する必要性から生じたものである．ここでは，次のようになる：
- コラーゲンα鎖は，**プロα鎖** pro-α chain（**プレプロコラーゲン分子** preprocollagen molecule）と呼ばれるアミノおよびカルボキシ末端を持つ大型球状のプロペプチドを含む長い前駆体として，粗面小胞体内でつくられる．新しく合成されたポリペプチドはすぐに粗面小胞体槽内に放出され，細胞内プロセッシングが始まる．
- 粗面小胞体槽内では，以下に述べるように，プレプロコラーゲン分子の多くの翻訳後修飾が行われる：

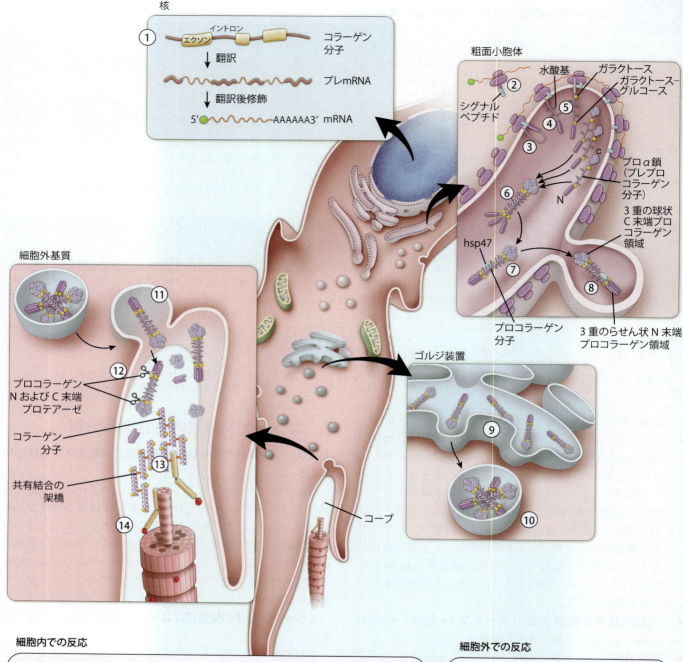

図 6.8 ▲ コラーゲンの生合成
コラーゲンの合成に関わる生合成過程とオルガネラの模式的再現．太字の数字は下側の一覧にあるコラーゲン産生の数字に対応している．

- アミノ末端基のシグナル配列の切断.
- プロリンとリジン残基が水酸化されるが,ポリペプチド鎖は,まだらせん構造をとらない.プロα鎖のプロリンとリジン残基はプロリン水酸化酵素とリジン水酸化酵素により水酸化されるが,それには,アスコルビン酸(ビタミンC)が補因子として必要である.プロリンとリジン残基が水酸化されないと,コラーゲン分子の最終構造に必須の水素結合ができない.ビタミンC欠乏症の壊血病で創傷や骨折が治らないのはこのせいである.
- 水酸化リジン残基の一部に O 結合糖鎖が結合し(糖化), N 結合糖鎖が2つのポリペプチド鎖終末部に結合する.
- カルボキシ末端で球状構造の形成が起こり,ジスルフィド結合で安定化される.この構造により三重らせん形成過程で3つの α 鎖が正しく配列できる.
- 3つの α 鎖がカルボキシ末端から三重らせんの形成を開始する.ポリペプチド鎖がらせんを巻いていない末端部は含まれない.
- α 鎖内または3つの α 鎖間の水素結合とジスルフィド結合が形成され,分子の形ができてくる.
- 3重らせん分子はシャペロンタンパク質のhsp47の結合により安定化される.hsp47の結合により,三重らせん分子が安定化するだけでなく,細胞内での時期尚早の重合が防止される.これによりできた分子がプロコラーゲンである.
- プロコラーゲンは折りたたまれた形でゴルジ装置に入り,配列して小さな細線維形成を開始する.これは,プロコラーゲンの非らせん部の末端の側面どうしの結合で起こる.プロコラーゲン分子は個別または微小な重合体で分泌小胞に入り,細胞表面に運ばれる.

コラーゲン細線維の生成(細線維形成)は細胞外過程を含む.

- プロコラーゲン分子は,線維芽細胞から分泌されると,細胞膜上のプロコラーゲンペプチダーゼにより非らせん末端が切断されて成熟コラーゲン分子に変わる(図6.9). **プロコラーゲンⅠ型N末端プロペプチド** procollagen type Ⅰ N-terminal propeptide(**PINP**)の血清中濃度は測定可能なので,Ⅰ型コラーゲン代謝の指標となる.PINPが上昇した場合は乳がんや前立腺がんの骨転移に伴いⅠ型コラーゲン産生が増加していることを示唆する.
- コラーゲン分子は配列・重合して最終的にコラーゲン細線維を形成する.これは**細線維形成** fibrillogenesis といわれる.線維芽細胞は分泌小胞を特定の細胞表面部位に放出させることにより,新たに形成される細線維が順序よく配列するよう調節している.細胞は同時に**コーブ**(入り江) cove と呼ばれるコラーゲンを組み立てる特殊部位を形成する.これは細胞表面が陥入した凹みで,コラーゲン分子が拡散せず重合しやすいようにしている(図6.8参照).このコーブ内で,コラーゲン分子は頭部が尾部に結合するという形で配列し,縦方向に自ら重合していく.コラーゲン分子は1/4間隔のずれを持って横方向にも重合していく(図6.7参照).この後,コラーゲン分子はリジンとヒドキシリジンのアルデヒド部位の間で共有結合によって架橋される.コラーゲン生合成はこのようにして,細線維と呼ばれる高度に組織化された重合体が形成されて終了する.この細線維は互いに並んでより大きなコラーゲン線維を形成し,その重量あたりの張力抵抗性は鋼の抵抗性に匹敵するほど強くなる.たとえば,直径1mmのⅠ型コラーゲン線維は10〜40kgの張力に耐えられる.

コラーゲン細線維はしばしば数種類のコラーゲン分子からなる.

通常それぞれのタイプの細線維性コラーゲンは,数種類のコラーゲン分子を含む細線維を形成する.たとえば,Ⅰ型コラーゲン細線維は少量のⅡ,Ⅲ,Ⅴ,Ⅺ型コラーゲン分子を

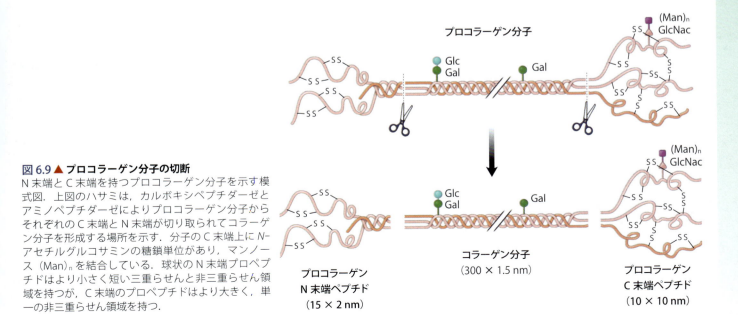

図6.9 ▲ プロコラーゲン分子の切断
N末端とC末端を持つプロコラーゲン分子を示す模式図.上図のハサミは,カルボキシペプチダーゼとアミノペプチダーゼによりプロコラーゲン分子からそれぞれのC末端とN末端が切り取られてコラーゲン分子を形成する場所を示す.分子のC末端上に N-アセチルグルコサミンの糖鎖単位があり,マンノース(Man)$_n$ を結合している.球状のN末端プロペプチドはより小さく短い三重らせんと非三重らせん領域を持つが,C末端のプロペプチドはより大きく,単一の非三重らせん領域を持つ.

含む．最近の研究では，I型コラーゲン細線維はまずVとXI型コラーゲン分子からなる細線維がコアとなることで組み立てられるという．このコア表面上にI型コラーゲン分子が沈着し重合していくわけである（図6.10）．これに加えて，少量のIIとIII型コラーゲン分子がI型コラーゲン分子の間に取り込まれる．VとXI型コラーゲン分子は細線維形成の重要な調節因子である．両者は，I型コラーゲン細線維が必要な太さに達したときにそれ以上のI型コラーゲン分子の沈着を制限することにより，細線維の直径を調節している．

十分に成長したコラーゲン細線維では，通常その表面にFACITファミリーのコラーゲンが結合している．たとえば，I型コラーゲン細線維にはXIIおよびXIV型コラーゲン分子が結合する．両者により，ECM中で細線維の三次元構造が形成される．通常，軟骨に豊富に存在するII型コラーゲン細線維の直径はI型コラーゲン細線維より小さい．しかし，II型コラーゲン細線維にはFACITファミリーの1つであるIX型コラーゲン分子が結合している．IX型コラーゲン分子はII型コラーゲン細線維の表面に結合し，細線維を軟骨ECMのプロテオグリカンや他の成分につなげている（図6.11）．

コラーゲン分子は結合組織の細胞や上皮細胞によりつくられる．

コラーゲン分子は多くが結合組織の細胞により合成される．これは線維芽細胞であり，組織により軟骨細胞，骨細胞，血管の周細胞などと呼ばれる．他に，基底膜のコラーゲン分子は上皮細胞によりつくられる（p.137 参照）．コラーゲン合成は，成長因子やホルモン，サイトカインの複雑な相互作用により調節されている．たとえば，**トランスフォーミング成長因子β** transforming growth factor β（**TGF-β**）と血小板由来成長因子（PDGF）は線維芽細胞のコラーゲン産生を促進し，糖質コルチコイドなどのステロイドホルモンはそれを抑制する．

コラーゲン線維はタンパク質分解経路または食作用により分解される．

体内のすべてのタンパク質は常に分解され，再合成されている．この過程によりすべての組織が成長と再構築をすることができる．コラーゲン線維も同様に，ゆっくりだがたゆみなく入れ替わっている．コラーゲン線維の半減期は，たとえば皮膚や軟骨で異なり，数日から数年である．不溶性のコラー

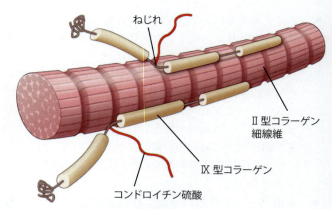

図6.11 ▲ II型コラーゲン細線維
この模式図は軟骨マトリックスにおけるII型コラーゲン細線維とIX型コラーゲン分子の相互作用を示す．IX型コラーゲン分子はII型コラーゲン細線維とGAG分子をつなげており，コラーゲン線維のネットワークを安定化させている．

ゲン分子は，機械的摩耗，フリーラジカルの作用やタンパク質分解酵素による消化により，まず断片化される．そして proteinase と呼ばれる特別なタンパク質分解酵素によりさらに細かい破片になる．その後，コラーゲン断片は細胞により貪食され，リソソーム酵素で分解される．いくつかの疾患で**コラーゲンの過度の分解** excessive collagen degradation が起こる．たとえば関節リウマチでは軟骨コラーゲンの分解，骨粗鬆症においては骨コラーゲンの分解が起こる．分泌されたコラーゲン分子は次の2つの過程で分解を受ける：

- **タンパク質分解** proteolytic degradation は細胞外で**マトリックスメタロプロテアーゼ** matrix metalloproteinase（**MMP**）と呼ばれる酵素により起こる．この酵素群は，線維芽細胞，軟骨細胞，単球，マクロファージなどの結合組織細胞，表皮ケラチノサイトなどの上皮細胞やがん細胞によりつくられ，ECM内に分泌される．MMPには**コラゲナーゼ** collagenase（I，II，III，X型コラーゲンを分解する），**ゼラチナーゼ** gelatinase（ほとんどの変性コラーゲン，ラミニン，フィブロネクチン，エラスチンを分解する），**ストロメライシン** stromelysin（プロテオグリカン，フィブロネクチン，変性コラーゲンを分解する），**マトリライシン** matrilysin（IV型コラーゲンとプロテオグリカンを分解する），**膜型マトリックスメタロプロテアーゼ** membrane-type MMP（がん細胞によりつくられ，細胞周囲の線維を分解する強い活性を持つ），**マクロファージメタロエラスターゼ** macrophage metalloelastase（エラスチン，IV型コラーゲン，ラミニンを分解）などがある．

概して，未変性のコラーゲン分子の三重らせん構造はMMPによる消化を受けにくい．一方，傷んだり変性したりしたコラーゲン分子は多くのMMP，特にゼラチナーゼにより効率よく分解される．MMP活性は**組織中のMMP阻害因子** tissue inhibitors of metalloproteinase（**TIMP**）により特異的に抑制される．MMPは浸潤性（遊走性）がん細胞により分泌されるので，研究者たちはMMPの活性を阻害することによりがん細胞の拡がりを防ぐ合成治療薬の開発を行って

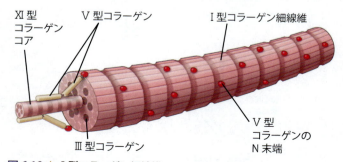

図6.10 ▲ I型コラーゲン細線維
I型コラーゲン分子は少量のII，III，V，XI型コラーゲン分子を含む．細線維のコアが，I型コラーゲン細線維の組み立ての開始を助けるVおよびXI型コラーゲン分子を含むことに注意．

FOLDER 6.1 臨床関連事項：コラーゲン異常症

　生体におけるコラーゲンの重要な役割は，特定のコラーゲン産生の欠損や異常により起こるコラーゲン異常症（コラーゲン病）によってよく説明できる．ほとんどのコラーゲン異常症はさまざまなコラーゲンのα鎖をコードしている遺伝子の突然変異が原因である．コラーゲンの突然変異は，それがもたらすコラーゲンの分子構造と機能的な変化により，軽度なものから致死的なものまでさまざまな遺伝子異常を起こす．将来は遺伝子治療により，異常コラーゲンの沈着を防いだり，遺伝子突然変異により起こる病気の進行を正常に戻したりすることができるようになるかもしれない．下記の表にはヒトで最もよく起こるコラーゲン異常症をまとめてある．

ヒトで最もよく起こるコラーゲン異常症

コラーゲンの型	病気	症状
I	骨形成不全症	些細なけがで繰り返す骨折，もろい骨，歯の異常，薄い皮膚，弱い腱，青い強膜，進行性難聴
II	クニースト Kniest 骨異形成症，2型軟骨無形成症	短躯，関節可動性制限，失明を起こす眼球変化，X線写真でみられる広範な骨幹端と関節の異常
III	過度可動性エラース・ダンロス Ehlers-Danlos 症候群，III型（テナスチンX遺伝子異常を伴う）；血管性エラース・ダンロス症候群，IV型	III型：すべての関節の過度可動性，脱臼，指関節の変形と骨関節炎の早期発症 IV型：青白く透明で薄い皮膚，内出血しやすさ，血管や内臓の破裂による若年からの高罹患率と死亡率
IV	アルポート Alport 症候群	腎臓の糸球体基底膜の構造変化による血尿，進行性難聴と眼病変
V	古典的エラース・ダンロス症候群，I型とII型（I型コラーゲン遺伝子異常を伴う）	III型と同様の症状だが，皮膚異常を伴う（脆弱さ，過度の弾力性，創傷治癒の遅延）；I型はII型より重度の皮膚異常を起こす
VII	キンドラー Kindler 症候群	繋留細線維の欠損による些細なけがで起こる水疱形成と瘢痕化
IX	多発性骨端骨異形成症 multiple epiphyseal dysplasia（MED）	内軟骨化骨不全と異形成（MED），早発性関節変性疾患による骨格の変形
X	シュミット Schmid 骨幹軟骨異形成症	椎体変化と長管骨骨幹部軟骨異形成を伴う骨格の変形
XI	バイセンバッヘル・ツバイミューラー Weissenbacher-Zweymuller 症候群，スティックラー Stickler 症候群（II型コラーゲン遺伝子異常を伴う）	頭蓋と骨格の変形，強度の近視，網膜剥離，および進行性難聴に加え，II型コラーゲン異常症と同じ臨床症状を示す
XVII	全身性萎縮性良性表皮水疱症	水疱性皮膚疾患．機械的刺激で簡単に起こる表皮と真皮結合の剥離と，ヘミデスモソームの欠陥，皮膚萎縮，爪異形成，および脱毛により起こる表皮水疱症

いる．
- **貪食による分解** phagocytic degradation は，マクロファージがECMの成分を除去するときに細胞内で起こる．線維芽細胞もコラーゲン細線維を貪食しリソソーム内で分解することができる．

C. 細網線維

　細網線維はさまざまな組織や器官の細胞成分を支える骨組みを形成する．

　細網線維 reticular fiber とI型コラーゲン線維は，どちらもコラーゲン細線維からなるという意味で大きな共通点を持っている．しかし，コラーゲン線維と異なり，細網線維はIII型コラーゲンからなる．細網線維を構成する個々の細線維は，I型コラーゲンのものと同様に68 nm幅の横縞構造を持つ．この細線維は直径が約20 nmと細く，枝分かれをしており，集まって厚い線維束を形成することはない．

　通常のH&E標本では，細網線維は染まらず，みえない．細網線維を染め出す特殊染色をすれば糸状にみえる．細網線維は糖鎖の割合がコラーゲン線維より大きく，**過ヨウ素酸シッフ反応** periodic acid-Schiff（**PAS**）reaction によりはっきりと染め出すことができる．他にゴモリおよびウィルダー法などの鍍銀染色法でも染めることができる．この鍍銀染色法

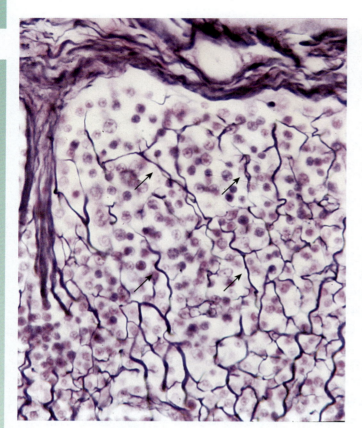

図 6.12 ▲ リンパ節の細網線維
鍍銀染色したリンパ節の顕微鏡像で，結合組織の被膜は上端に，それから伸びてくる梁柱は左側に示されている．細網線維（→）は不規則に吻合した網工をつくる．650倍．

により線維は黒く染まり，そのため**好銀性** argyrophilic とも呼ばれる（図6.12）．コラーゲン線維はこの染色では茶色に染まる．

細網線維は網目様またはネットワーク状の構造から名前がついている．

疎性結合組織では，細網線維のネットワークは結合組織と上皮の境界部にあり，また，脂肪細胞，小血管，神経，筋細胞を囲んでいる．細網線維は胎児性組織にもあり，その発達は組織の成熟の度合の指標となる．細網線維は創傷治癒と瘢痕形成の初期に豊富にみられ，新たにつくられた ECM に機械的強さを与えている．胎児組織の発達や創傷治癒が進むにつれて，細網線維は徐々にⅠ型コラーゲン線維に置き換えられていく．細網線維は造血・リンパ組織（胸腺を除く）の支持性間質としても働く．これらの組織では，**細網細胞** reticular cell という線維芽細胞の特化した細胞が細網線維のコラーゲン分子をつくる．この細胞は線維とユニークな位置関係を持ち，細胞質に線維を取り囲み，線維を他の組織成分と直接接することがないようにしている．

その他のほとんどの部位では，線維芽細胞が細網線維をつくる．重要な例外としては，末梢神経の神経内膜でシュワン細胞が細網線維をつくり，血管中膜や消化管筋層の平滑筋が細網線維や他のコラーゲン線維を産生する．

D. 弾性線維

弾性線維は組織の引き伸ばしや広がりを可能にする．

弾性線維 elastic fiber はコラーゲン線維より通常細く，枝分かれをして立体構造を形成する．コラーゲン線維に編み込まれることにより，組織の拡張を防ぎ，過度の引き伸ばしにより組織が裂けることを防ぐ（PLATE 6, p.192）．

弾性線維はエオジンで少ししか染まらないので，通常のH&E染色ではコラーゲン線維と見分けがつかないこともある．弾性線維は固定液によっては屈折性を持つので，H&E染色切片でもこの特徴からコラーゲン線維と区別できる．弾性線維はまた，オルセインやレゾルシン・フクシンなどの特殊色素で図6.13のように選択的に染め出すことができる．

エラスチン分子の弾力性はランダムな渦巻き形成を起こす特殊なポリペプチド骨格による．

弾性線維はコラーゲンと細網線維を産生する細胞と同じ細胞，特に線維芽細胞と平滑筋細胞によってつくられる．しかし，弾性線維はコラーゲン線維と異なり，**エラスチン** elastin のコアとそれを包む**フィブリリン微細線維** fibrillin microfibril の2つの成分からなる．

- エラスチン（72 kDa）はコラーゲンのようにプロリンとグリシンに富むタンパク質である．しかしコラーゲンと

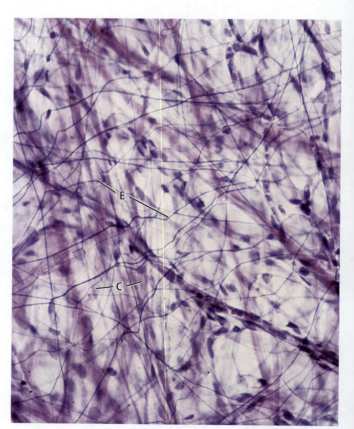

図 6.13 ▲ コラーゲンと弾性線維
レゾルシン・フクシン染色した腸間膜伸展標本の顕微鏡像．腸間膜は非常に薄いので，組織の全層に焦点を合わせることができる．繊細な糸状の枝分かれした線状構造は弾性線維（E）である．コラーゲン線維（C）もはっきりとわかる．後者はずっと厚く，交差しているが枝分かれすることはない．200倍．

異なり，ヒドロキシプロリンが少なくヒドロキシリジンを欠く．グリシンのランダムな分布によりエラスチン分子は疎水性になり，線維のランダムな渦巻き形成を起こす．この構造は，エラスチン線維を互いに滑り合わせることや伸ばした後巻き返すことを可能にする．エラスチンは**デスモシン** desmosine と**アイソデスモシン** isodesmosine という特有な 2 つの大型のアミノ酸を持ち，その部位でエラスチン分子どうしが共有結合をしている．この共有結合により 4 個のエラスチン分子がデスモシンかイソデスモシンのいずれかと架橋している（図 6.14）．エラスチンはさまざまな厚さの線維や，層状構造（弾性動脈にある）を形成する．エラスチンはヒトゲノムの中で最も大きい遺伝子の 1 つとしてコードされている．エラスチン遺伝子は 28 kbp のサイズだが，そのうちの 10% 以下の部分がエラスチンをコードする塩基配列を含む．

- **フィブリリン-1** fibrillin-1（350 kDa）は 10 〜 12 nm の直径を持つ繊細な微細線維を形成する糖タンパク質である．弾性線維形成過程の初期に，**フィブリリン微細線維**はエラスチン線維が配列するための基質として使われる．微細線維が初めに形成され，エラスチン成分がそれに沈着していく．

- **エミリン-1** emilin-1（エラスチン微細線維界面タンパク質，106 kDa）はエラスチン付属フィブリリン微細線維界面にみられるもう 1 つの糖タンパク質で，おそらく弾性線維形成時にエラスチンの沈着を調節している．エラスチン付属フィブリリン微細線維とエミリン-1 は，エラスチンが線維形成を調節するための主要な役割を担っている．

弾性線維形成過程でフィブリリン微細線維がないと，血管にみられるように，エラスチンは膜状または層状構造をとる．**フィブリリン遺伝子** fibrillin gene（**FBN1**）の発現異常は，複合的常染色体優性遺伝病で結合組織異常を起こす**マルファン症候群** Marfan's syndrome と関連している．本症候群の患者皮膚の生検標本を蛍光抗体法で調べると，エラスチン付属フィブリリン微細線維が欠損している．この病気の症状の 1 つは弾性組織の異常である．これに加え，エミリン-I 遺伝子座の突然変異は弾性線維の整った構造や弾性動脈の細胞形態の変化を示す．

透過型電子顕微鏡と走査型電子顕微鏡で，エラスチンは電子密度の低い無構造な物質としてみえる．一方，フィブリリン微細線維は電子密度が高く，エラスチン線維の中でもはっきりとみえる（図 6.15）．フィブリリン微細線維は成熟したエラスチン線維の内側か周辺部に分布している．線維内の微細線維は，線維形成過程でエラスチン線維が形成され厚みが増すにつれて，新たに沈着したエラスチンの中に埋もれてしまったものである．

エラスチン物質は椎骨の靱帯，喉頭，弾性動脈の主要な細胞外成分である．

弾性靱帯では，エラスチン物質はコラーゲン線維が散在する太い線維を形成する．例としては，脊柱の黄色靱帯と頸部の項靱帯がある．より繊細な弾性線維としては喉頭の声帯ヒダの弾性靱帯がある．

弾性動脈では，エラスチン物質は有窓性層板構造をとり，隙間や穴を持ったエラスチン膜を形成する．このエラスチン層板は血管平滑筋の間で同心円状に配列する．血管壁の中膜のコラーゲン線維と同様に，動脈のエラスチン物質は線維芽細胞でなく平滑筋によりつくられる．弾性線維と異なり，動脈の層板にはフィブリリン微細線維はなく，透過型電子顕微鏡像では無構造のエラスチン成分のみがみられる．

エラスチンは線維芽細胞と血管平滑筋細胞により生成される．

すでに述べたように，エラスチン線維は線維芽細胞または血管壁の平滑筋細胞によりつくられる．エラスチン生成はコラーゲン生成と並行する．実際，2 つの経路は 1 つの細胞内で同時に起こる．プロコラーゲンとプロエラスチンの規則的な修飾と組み立ては，他の結合組織成分の合成と同様に，おのおのの分子のポリペプチド鎖の開始部にあるシグナル配列によって制御されている．

シグナル配列は航空荷物の標識タグに例えられる．空港で荷物がある飛行機から別の飛行機に正しく運ばれることをタグが保証するように，シグナル配列はプロコラーゲンとプロエラスチン分子がオルガネラの間を通過するときに遊離状態を保ち，適切に認識されるようにする．この搬送過程で，ポリペプチドが正しい目的地に到着する前に，一連の合成過程

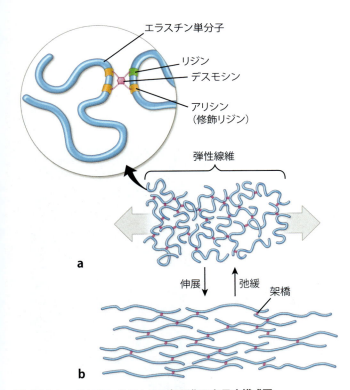

図 6.14 ▲ エラスチン分子とその相互作用を示す模式図
a. それぞれのエラスチン分子はデスモシンとイソデスモシン（紫）の間の共有結合により結合して，交差結合した網目状構造をつくる．挿入図は 1 個のエラスチン分子の拡大図で，デスモシンにより形成される共有結合でつくられる規則性のないコイル構造をとる．**b.** 引き延ばしたときの構造を示す．引く力が除かれたとき，ネットワークは a のように弛緩した状態に戻る．(Alberts B, et al. *Essential Cell Biology*, p.153. Copyright 1997. Routledge, Inc., part of The Taylor & Francis Group より許諾を得て改変．)

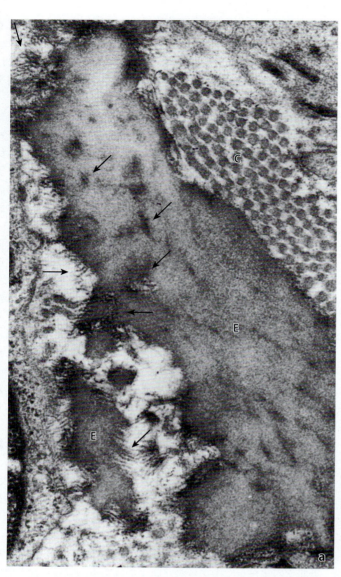

図 6.15 ▲ エラスチン線維の電子顕微鏡像

a. 線維のエラスチン（E）は比較的無構造にみえる．フィブリリン微細線維（→）は周辺部と線維内に存在する．多数のコラーゲン細線維（C）もみられる．40,000倍．**b.** 弾性線維の走査型電子顕微鏡像．ヒト真皮の不規則性緻密結合組織で，弾性線維（E）と周囲のコラーゲン細線維（C）とのサイズの比較を示す．弾性線維の表面に小さなフィブリリン微細線維（→）がみえる．（Douglas R. Keene の厚意による．）

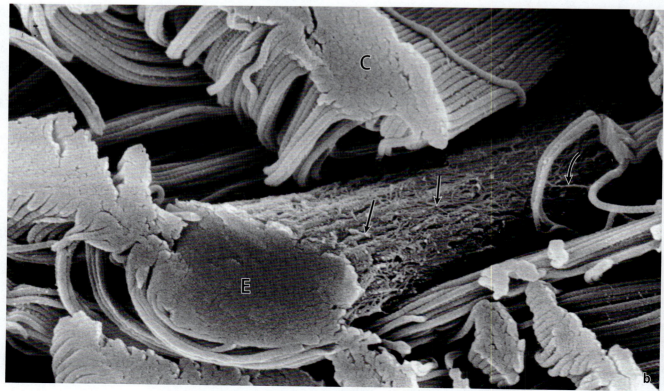

FOLDER 6.2　臨床関連事項：太陽光線被曝と光老化した皮膚の分子変化

皮膚の経年的老化は複合的なプロセスをとり，重層扁平上皮（表皮）のみならず，その下層の真皮の結合組織自体の機能的・構造的変化を伴う．この変化は太陽光や紫外線被曝でより強く起こり，この過程を**光老化** photoagingという．慢性の太陽光被曝は，特に顔，頸，手の甲，および前腕の皮膚の老化を加速する．光老化に伴う臨床症状は，色素欠損，そばかす，深い皺，皮膚のゆるみ，および皮膚がんリスクの増加である．

光老化した真皮の最も顕著な変化は結合組織線維に起こる．正常の老化皮膚にはⅠ型とⅢ型のコラーゲン産生の低下がみられる．しかし，この変化は太陽光の被曝部位ではより顕著である．太陽光の被曝は，フィブリリン産生時のコラーゲン分子間に起こる架橋を変えることにより，コラーゲン新生（p.165）に影響を与える．この影響は，安定性が悪く酵素分解への抵抗性が低くなったコラーゲン線維の形成を起こす．

弾性線維の全体の数も老化により減少するが，光老化した皮膚では，異常に厚く弾性力が機能しないものが増える．最近の研究では，慢性的に日焼けしたヒトの皮膚からとったフィブリリン微細線維を調べると，微細線維のネットワークが太陽光線により変化を起こしていることがわかっている．

過度に太陽光を当てると，微細線維は強い変化を起こす．疎になり短く切りつめられて，異常で機能しない弾性線維を形成し，最終的に均質で無構造のエラスチンを含む塊になる．

光老化はまた結合組織基質の異常な分解により特徴づけられ，機能しない基質成分の集合を伴う．光被曝して障害を受けた皮膚の線維芽細胞と好中球は，マトリックスメタロプロテアーゼ（MMP-1および-9），エラスターゼ，および他のタンパク質分解酵素（カテプシンG）などを分泌する．これらの酵素は，細胞外タンパク質を内因性分解から守る組織メタロプロテアーゼ阻害剤（TIMP）により制御される．光老化した皮膚ではTIMP濃度が有意に低下し，皮膚の光被曝障害が促進する．

太陽光や紫外線被曝による皮膚障害を防ぐ最もよい戦略は，紫外線の皮膚への浸透を防ぐ物理的・化学的遮蔽物を使うことである．他の方法も傷害皮膚を治療するために用いられる．これには抗炎症剤により皮膚の炎症反応を抑えたり，ECMの破壊を防ぐためにエラスターゼや他のMMP活性の抑制をしたり，結合組織のECMの破壊を制御するためのMMPの自然阻害剤を刺激したり，合成阻害剤を使用したりすることなどがある．

と翻訳後修飾が起こる．

5. 細胞外マトリックス

細胞外マトリックス extracellular matrix（**ECM**）は複雑で入り組んだ構造的ネットワークであり，結合組織内の細胞を取り囲み支持している．前に述べたように，ECMは異なる構造タンパク質からなるコラーゲンや弾性線維のような種々の線維成分を含む．それに加え，ECMは種々の**プロテオグリカン** proteoglycan（たとえばアグリカン，シンデカン），**多接着性糖タンパク質** multiadhesive glycoprotein（フィブロネクチンやラミニンなど）や**グリコサミノグリカン** glycosaminoglycan（**GAG**，デルマタン硫酸，ケラタン硫酸，ヒアルロン酸（ヒアルロナン）など）を含む．最後の3つの分子群が**無構造基質** ground substance を形成する．ECMでみられるすべての分子は共通の領域を持っており，ECMの機能は多くが分子間の相互作用によっている．おのおのの結合組織の細胞はECM分子を異なる比率で分泌し，多くの異なる構造的配列をつくり出している．それゆえ，ECMは異なる部位の結合組織において，固有の物理的・生化学的性格を持っている．たとえば，疎性結合組織のECMの性格は軟骨や骨のECMと異なっている．

ECMは組織の機械的・構造的支持をするだけでなく，細胞外の情報伝達に影響を与える．

ECMは組織に抗張力作用を与えるだけでなく，機械的・構造的支持をしている．また，生化学的なバリアとして機能し，基質に囲まれた細胞の代謝を調節している．ECMは細胞とECM間の接着分子により組織の中に細胞を繋留し，また細胞遊走のための通り道を持っている（例：創傷治癒の過程）．最近の研究では，ECMが胚子の発生過程や細胞分化過程を調節するとの報告がある．基質は，成長因子に結合してそれを保持できるので，これにより細胞成長を調節している．細胞接着分子により，ECMは結合組織細胞の細胞膜を通した情報伝達に関与する．かくして近年では，ECM成分（線維，基質分子）が，細胞に周囲の環境の生化学的および物理的変化を伝える動的で相互作用を持ったシステムを形成するという見解になっている．

無構造基質は，細胞と線維の間の隙間を埋めるECMの一部であり，グリコサミノグリカン，プロテオグリカンと多接着性糖タンパク質からなる．

無構造基質は，ぬるぬるして水気の多い，粘性のある透明な物質である．無構造基質は，凍結乾燥した組織切片や塩基性色素や過ヨウ素酸シッフ染色法で染めた凍結切片を光学顕微鏡でみると，無構造にみえる．通常のH&E染色では組織の固定と脱水処理の過程で抽出されるためにみえない．その結果，何もない背景に細胞と線維のみがみえることになる．かくして，ほとんどの組織切片で，無構造基質のみえ方，つまり存在していないようにみえることが，その機能的重要性を隠してしまっている．無構造基質は主に3つの分子群からなる．コアタンパク質からなる巨大分子の**プロテオグリカン** proteoglycan，これに共有結合をしている**グリコサミノグリカン** glycosaminoglycan（**GAG**），多接着性糖タンパク質である．この分子群の大きさと立体構造は極めてバラエティに富む．

グリコサミノグリカンにより無構造基質の物理的性質が決まる.

　GAG は無構造基質の中で最も豊富に存在するヘテロ多糖体成分である. この分子は反復する二糖体ユニットからなる枝分かれのない長鎖の多糖体である. この二糖体ユニットは **N-アセチルガラクトサミン** N-acetylgalactosamine (**GalNAc**) と **N-アセチルグルコサミン** N-acetylglucosamine (**GlcNAc**) の 2 つの修飾糖のいずれかと, **グルクロン酸** glucuronate や **イズロン酸** iduronate などのウロン酸が結合したものである. GAG (ヒアルロン酸を除く) は, 結合組織の細胞により, タンパク質との翻訳後共有結合修飾物であるプロテオグリカンとして合成される. たとえば, ヘパリンはヘパラン硫酸の酵素分割によりつくられ, デルマタン硫酸はコンドロイチン硫酸の酵素分割によりつくられる.

　GAG は多くの糖鎖に存在する硫酸基とカルボキシ基により強く陰性に荷電しており, そのため塩基性色素に染まりやすい傾向を持つ. また, 強い陰性荷電 (多価陰イオン) は水をひきつけ含水性ゲルを形成する. 無構造基質のゲル状組成により, 水溶性分子はすばやく拡散することができる. 同時に GAG の剛性が構造的骨組として細胞を支えている. GAG は ECM 内の細胞表面と無構造基質の中に主に存在する. 特異的な糖鎖残基の違い, 糖鎖結合の性質と硫酸化の程度により, 7 種類の GAG ファミリーがわかっている. それらの分類と特徴は表 6.3 にまとめてある.

ヒアルロン酸は遊離炭水化物鎖として常に ECM に存在する.

　GAG の 1 つであるヒアルロン酸 (ヒアルロナン) は他の GAG といくつかの点で異なるので, 詳しく述べる. この物質は極めて長い数千個の糖からなる炭水化物鎖を持つ剛性のある分子で, 他の GAG では糖鎖は数百個もしくはもっと少ない数しかない. ヒアルロン酸分子は大変大きく (100～10,000 kDa), 大量の水を含むことができる. 細胞表面の酵素によって合成されるため, 他の GAG のような翻訳後修飾は受けない. ヒアルロン酸は, 硫酸基をまったく含まないという点でも GAG の中でユニークな存在である.

　それぞれのヒアルロン酸分子は常に遊離炭水化物鎖の形で存在する. 言い換えれば, タンパク質とは共有結合をしていないのでプロテオグリカンを形成することはない. しかしながら, プロテオグリカンは特別なリンカータンパク質により間接的にヒアルロン酸と結合しており, **プロテオグリカン凝**

表 6.3　グリコサミノグリカン

名前	分子量 (kDa)	二糖類の組成	体内分布	機能
ヒアルロン酸	100～10,000	D-グルクロン酸 + N-アセチルグルコサミン	滑膜液, 硝子体液, 結合組織の ECM	巨大なヒアルロン酸ポリマーは大量の水を押しのけることができ, すぐれた潤滑剤かつ衝撃吸収材である
コンドロイチン 4-硫酸	25	D-グルクロン酸 + N-アセチルガラクトサミン 4-硫酸	軟骨, 骨, 心臓弁	コンドロイチン硫酸とヒアルロン酸は関節軟骨にあるアグリカンの基本構成成分である. アグリカンは関節軟骨に衝撃を吸収する性質を与える
コンドロイチン 6-硫酸	25	D-グルクロン酸 + N-アセチルガラクトサミン 6-硫酸		
デルマタン硫酸	35	L-イズロン酸 + N-アセチルガラクトサミン 4-硫酸	皮膚, 血管, 心臓弁	デルマタン硫酸プロテオグリカンは, 心血管病, 腫瘍発生, 感染, 創傷治癒, および線維化の一因と考えられ, 細胞の挙動を調節する
ケラタン硫酸	10	ガラクトースまたはガラクトース 6-硫酸 + N-アセチルグルコサミン 6-硫酸	骨, 軟骨, 角膜	ケラタン硫酸プロテオグリカンは, 細胞のタンパク質リガンド認識, 軸索の伸長誘導, 細胞運動性, 角膜の透明性維持, および胎児着床に関与する
ヘパラン硫酸	15	グルクロン酸または L-イズロン酸-2-硫酸 + N-スルファミルグルコサミンまたは N-アセチルグルコサミン	基底板, 細胞表面の正常な構成要素	線維芽細胞成長因子 (FGF) やその受容体との相互作用を促進する
ヘパリン	40	グルクロン酸または L-イズロン酸-2-硫酸 + N-スルファミルグルコサミンまたは N-アセチルグルコサミン 6-硫酸	肥満細胞と好塩基球の分泌顆粒に限定	抗凝固剤としての作用, FGF やその受容体との相互作用を促進する

ECM：細胞外マトリックス, kDa：キロダルトン.

集体 proteoglycan aggregate と呼ばれる巨大分子を形成する（図6.16）．この分子は軟骨の無構造基質に豊富に存在する．この巨大な親水性プロテオグリカン凝集体の圧力または緊満状態は，軟骨に柔軟性を失わずに圧力に耐える能力を与えており，これにより軟骨は優秀な衝撃吸収材となっている．

ヒアルロン酸のもう1つの重要な機能は，特定の分子をECMの望ましい場所に固定できることである．たとえば，ヒアルロン酸はTGF-βのようないくつかの成長因子を結合する部位を持つ．プロテオグリカンへの成長因子の結合は，その局所への凝集や分散を起こし，それにより巨大分子，微生物，転移中のがん細胞が細胞外環境内で遊走するのを抑制したり促進したりする．それに加え，ヒアルロン酸分子は効率的な絶縁体として働く．これは，他の巨大分子は濃いヒアルロン酸ネットワークを通って拡散することができないからである．この性質により，ヒアルロン酸（および他の多糖体）は結合組織内で血漿タンパク質の分布と輸送を調節している．

プロテオグリカンはコアタンパク質とそれに共有結合したGAGで構成される．

結合組織におけるほとんどのGAGはコアタンパク質に共有結合しており，プロテオグリカンを形成する．GAGはブラシ状の構造をとり，コアタンパク質から八方へ広がっている．GAGのコアタンパク質への結合は，2個のガラクトース残基と1個のキシルロース残基の特別な三糖体によりなされる．この三糖体の架橋分子は*O*-グリコシド結合によりセリンとスレオニン残基が豊富なコアタンパク質に連結され，多数のGAGの結合を可能にしている．プロテオグリカンは著しく多様性に富む（図6.17）．コアタンパク質に結合したGAGの数は1個（例：デコリン）から200個以上（例：アグリカン）まで，さまざまである．コアタンパク質には，同じ種類のGAGを結合するものもあれば（フィブリノグリカンやバーシカンなど），複数の種類のGAGを結合するものもある（アグリカンやシンデカンなど）．

プロテオグリカンはすべての結合組織の無構造基質の中や，多くの細胞の細胞膜結合性分子としてみられる．**シンデカン** syndecanのような膜貫通性プロテオグリカンは細胞をECM分子に連結している（図6.17参照）．たとえば，シンデカンはBリンパ球の細胞表面に2つの時期に発現する．最初は，リンパ球が発生初期において骨髄のマトリックスタンパク質に結合して分化するときに発現する．このプロテオグリカンの消失はBリンパ球が骨髄から血流に放たれるときに起こる．2回目にBリンパ球がシンデカンを発現するのは，結合組織内でBリンパ球が形質細胞に分化するときである．シンデカンは形質細胞を結合組織のECMタンパク質に連結する．

アグリカン aggrecanはもう1つの重要な細胞外プロテオグリカンである．この分子はヒアルロン酸の長鎖分子に非共有結合している（瓶洗い用ブラシの芯から逆立った毛のように）．この結合は連結用タンパク質により促進される．それ

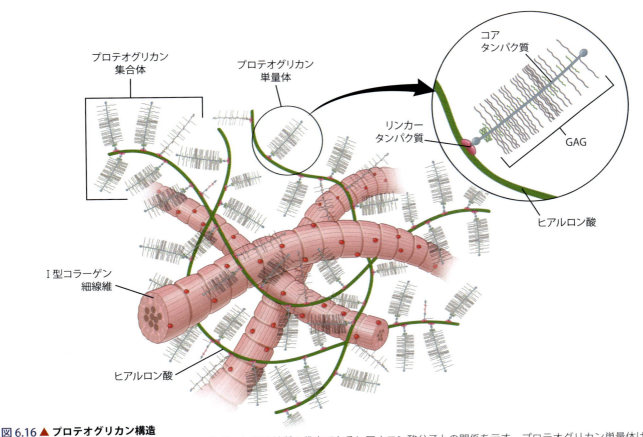

図6.16 ▲ プロテオグリカン構造
右側の模式図はプロテオグリカン単量体で，軟骨の無構造基質の代表であるヒアルロン酸分子との関係を示す．プロテオグリカン単量体は，異なる数のグリコサミノグリカン（GAG）とそれが共有結合するコアタンパク質からなる．プロテオグリカン単量体のコアタンパク質末端はリンカータンパク質により間接的にヒアルロン酸と結合しており，プロテオグリカン凝集体を形成する．左側の模式図は，ヒアルロン酸分子が多数のプロテオグリカン単量体と結合して直線的な凝集体を形成し，コラーゲン細線維のネットワークと織り混ざった様子を示す．

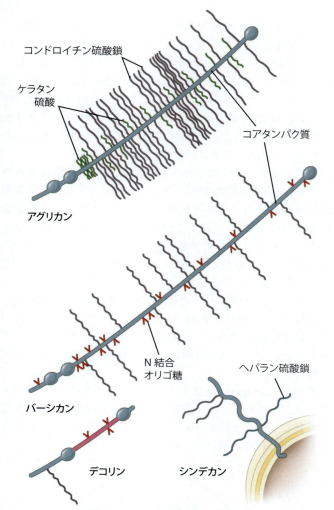

図 6.17 ▲ 結合組織マトリックスに通常みられるプロテオグリカン単量体

プロテオグリカン単量体の多様性に注目. コアタンパク質に結合したグリコサミノグリカン（GAG）の数はデコリンの 1 個からアグリカンの 200 個までとさまざまである. バーシカンはコアタンパク質に結合する GAG の数がアグリカンと同じであるが, GAG はコンドロイチン硫酸のみからなり, アグリカンはコンドロイチン硫酸とケラタン硫酸の混合物からなる. シンデカンは膜貫通性のプロテオグリカンで, 細胞膜を細胞外マトリックスに結合させている.

ぞれのアグリカンコアタンパク質には, 三糖体架橋分子を介してコンドロイチン硫酸やケラタン硫酸の複数の鎖が共有結合をしている. 最も一般的なプロテオグリカンを表 6.4 にまとめた.

多接着性糖タンパク質は ECM を安定化し細胞表面に架橋するための重要な役割を持つ.

多接着性糖タンパク質は, ECM に存在する小さいが重要なタンパク質群をつくっている. 複数の構造領域を持つ多機能の分子であり, ECM を安定化し細胞表面に架橋するための重要な役割を持つ. このタンパク質群は, コラーゲン, プロテオグリカン, GAG といった種々の ECM タンパク質との結合部位を持つ. またインテグリンやラミニン受容体のような細胞表面受容体と相互作用をする（図 6.18）. 多接着性糖タンパク質は細胞分裂と分化だけでなく, 細胞の運動や細胞遊走に関連した ECM の機能を調節し, 変化させている. 最もよく分析された多接着性糖タンパク質は以下のものである:

- **フィブロネクチン** fibronectin（250〜280 kDa）は結合組織に最も豊富な糖タンパク質である. 2 つのよく似たペプチドがカルボキシ末端でジスルフィド結合により架橋された二量体で, 50 nm の長い腕を形づくっている（図 6.18 参照）. おのおのの分子は異なる ECM 分子（たとえばヘパラン硫酸, Ⅰ, Ⅱ, Ⅲ型コラーゲン, フィブリン, ヒアルロン酸, フィブロネクチンなど）や細胞膜表面受容体であるインテグリンと相互反応するいくつかの結合部位を持つ. 細胞膜表面受容体と結合することにより, フィブロネクチンは活性化し, 集合して細線維となる. フィブロネクチンは細胞が ECM に結合するときに重要な役割を演じる. 現在までに, 20 種類のフィブロネクチンが同定されている.
- **ラミニン** laminin（140〜400 kDa）は基底板と外板に存在する. Ⅳ型コラーゲン, ヘパラン硫酸, ヘパリン, エンタクチン, ラミニン, 細胞膜上のラミニン受容体との結合部位を持っている. 基底板の組み立て過程とその際のラミニンの役割については CHAPTER 5 で述べる（p.136 参照）.
- **テナスチン** tenascin（280 kDa/単量体）は胎児形成時に発現するが, 成熟した組織では合成はストップする. 創傷治癒で再発現し, 筋腱結合部や悪性腫瘍の組織内にみられる. テナスチンはジスルフィド結合した二量体で, アミノ末端で結合した 6 つの鎖からなる（図 6.18 参照）. フィブリノーゲン, ヘパリン, 上皮成長因子（EGF）との結合部位を持ち, ECM の細胞の結合に関与している.
- **オステオポンチン** osteopontin（44 kDa）は骨の ECM 内に存在する. 破骨細胞と結合し, そばにある骨組織表面に付着させる. オステオポンチンはカルシウムを閉じ込め ECM の石灰化を促進するための重要な働きを持つ.

結合組織の ECM にある重要な多接着性糖タンパク質を表 6.5 にまとめた.

6. 結合組織の細胞

結合組織の細胞には定住型と遊走型がある.

定住型の細胞集団には比較的変動が少ない. ほとんど動かず, 組織の永久的定住者といってもよい. これらの定住型細胞には次のものが含まれる:

- **線維芽細胞** fibroblast, またそれと関連した細胞である**筋線維芽細胞** myofibroblast.
- **マクロファージ** macrophage.
- **脂肪細胞** adipocyte.
- **肥満（マスト）細胞** mast cell.
- **成人型幹細胞** adult stem cell.

遊走型細胞集団 wandering cell population または**短期滞在型細胞集団** transient cell population は, 特別な刺激に反応して血液から遊走した細胞からなり, 次の細胞を含む:

- **リンパ球** lymphocyte.
- **形質細胞** plasma cell.

表 6.4 プロテオグリカン

名前	分子量（kDa）	分子の組成	体内分布	機能
アグリカン	250	直線状分子．リンカータンパク質を介してヒアルロン酸に結合する．ケラタン硫酸とコンドロイチン硫酸鎖の100〜150分子を含む	軟骨，軟骨細胞	軟骨細胞外マトリックスの水和に関わる
デコリン	38	1分子のみのコンドロイチン硫酸またはデルマタン硫酸鎖を含む小タンパク質	結合組織，線維芽細胞，軟骨と骨	コラーゲン細線維形成に働く．近くのコラーゲン分子と結合することにより，線維を配列することを助ける．細線維の厚さを調節し，TGF-βと相互作用する
バーシカン	260	リンカータンパク質に結合する．コアタンパク質に結合したコンドロイチン硫酸の12〜15鎖を含む	線維芽細胞，皮膚，平滑筋，脳と腎臓のメサンギウム細胞	コアタンパク質上にEGF様ドメインを保有する．細胞から細胞や細胞と細胞外マトリックス相互作用にあずかる．フィブリン-1と結合する
シンデカン	33	少なくとも4つの異なる膜貫通性のプロテオグリカンで，ヘパラン硫酸とコンドロイチン硫酸分子をさまざまな量含む	胎児性上皮，間葉細胞，発育中のリンパ組織細胞，リンパ球や形質細胞	細胞外ドメインは，コラーゲン，ヘパリン，テナスチン，およびフィブロネクチンと結合する．細胞内ドメインはアクチン経由で細胞骨格と結合する

EGF：上皮成長因子，kDa：キロダルトン．

- **好中球** neutrophil.
- **好酸球** eosinophil.
- **好塩基球** basophil.
- **単球** monocyte.

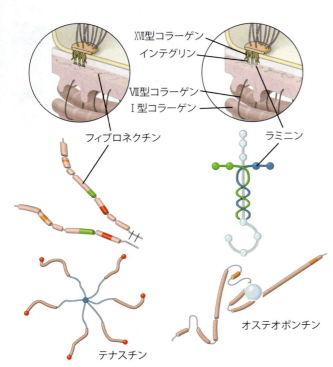

図 6.18 ▲ 普遍的な多接着性糖タンパク質
これらのタンパク質群はECMに存在し，ECMを安定化し細胞表面に架橋するための重要な役割を持つ．本タンパク質群は多機能性分子で，コラーゲン，プロテオグリカンやGAGといった種々のECMタンパク質との結合部位を持つ．多接着性糖タンパク質はインテグリンやラミニン受容体のような基底側膜受容体と相互作用をすることに注意すること．

A. 線維芽細胞と筋線維芽細胞

線維芽細胞は結合組織の主要な細胞である．

　線維芽細胞は，コラーゲン線維，弾性線維，細網線維，無構造器質の複雑な炭水化物の合成に関わる．研究により，1個の線維芽細胞はすべてのECM成分をつくる能力があるといわれている．

　線維芽細胞はコラーゲン線維に近接して存在する．しかし，通常のH&E標本では核のみがみえる．その核は細長いまたは円盤状の形をしており，ときにはっきりした核小体を持つ．細胞質の大部分を占める薄い青白く染まる扁平な細胞突起は，コラーゲン線維の間にあるため通常みえない．通常H&E染色では，線維成分から細胞質を区別できる（図 6.19a）．活発な組織成長過程や創傷治癒過程で（**活性化線維芽細胞 activated fibroblast** において）ECM物質がつくられているとき，線維芽細胞の細胞質はより拡大し，タンパク質合成に伴う粗面小胞体の増加により好塩基性に染まる（図 6.19b）．透過型電子顕微鏡では，線維芽細胞の細胞質には粗面小胞体と発達したゴルジ装置がみえる（図 6.20）．

筋線維芽細胞は線維芽細胞と平滑筋細胞の両方の性質をあわせ持っている．

　筋線維芽細胞 myofibroblast は長く伸びた紡錘形の結合組織の細胞で，通常のH&E染色では染まってこない．この細胞は，非筋性ミオシンのようなアクチンモータータンパク質を伴うアクチン細線維を特徴的に持っている（p.59 参照）．筋線維芽細胞の α-平滑筋アクチン（α-SMA，血管平滑筋にみられるアクチンのアイソフォーム）発現は TGF-β1 により制御されている．アクチン束は細胞膜から始まり，細胞質を横切って対側に終わる．アクチン線維が細胞膜外側に接す

表6.5 多接着性糖タンパク質

名前	分子量（kDa）	分子の組成	体内分布	機能
フィブロネクチン	250〜280	2つのよく似たペプチドがジスルフィド結合で架橋された二量体	多くの結合組織のECMに存在	細胞接着に重要で，細胞遊走を仲介する．インテグリン，Ⅳ型コラーゲン，ヘパリン，フィブリンとの結合部位を持つ
ラミニン	140〜400	3種のポリペプチドからなる十字架状の分子（α鎖と2本のβ鎖）	すべての上皮細胞の基底板と，筋細胞，脂肪細胞，およびシュワン細胞の外板にある	細胞膜を基底板に繋留する．Ⅳ型コラーゲン，ヘパラン硫酸，ヘパリン，エンタクチン，ラミニン，および細胞膜上のインテグリン受容体との結合部位を持っている
テナスチン	1,680	ジスルフィド結合した6つの鎖から形成される巨大タンパク質	胎児性間葉，軟骨膜，骨膜，筋腱結合部，創傷部，腫瘍	ECMの細胞の結合に関与する．フィブロネクチン，ヘパリン，EGF様成長因子，インテグリン，および細胞接着分子CAMとの結合部位を持つ
オステオポンチン	44	単鎖の糖鎖がついたポリペプチド	骨	破骨細胞と結合する．カルシウム，水酸化アパタイト，および破骨細胞膜上のインテグリン受容体との結合部位を持つ
エンタクチン／ナイドジェン	150	単鎖の竿状の硫酸化糖タンパク質	基底板特異的タンパク質	ラミニンとⅣ型コラーゲンを結びつける．パールカンとフィブロネクチンに対する結合部位を持つ

CAM：細胞接着分子，ECM：細胞外マトリックス，EGF：上皮成長因子，kDa：キロダルトン．

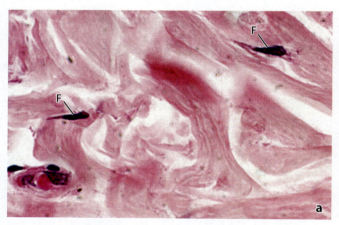
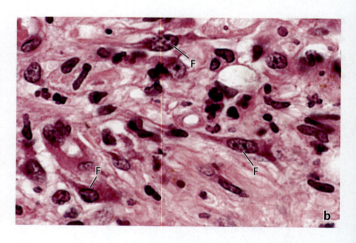

図6.19 ▲ 結合組織の線維芽細胞
a. 通常のパラフィン包埋でH&E染色した結合組織標本の光学顕微鏡像であり，線維芽細胞（F）の核を示す．600倍．b. 創傷の治癒過程では，活性化した線維芽細胞（F）がより好塩基性の細胞質を示し，光学顕微鏡ではっきりとみえる．500倍．

る部分はこの細胞を周囲のECMに固定する錨結合としても働き，**フィブロネクサス** fibronexus と呼ばれる．これは上皮細胞にみられる局所接着に似ている（p.141参照）．この構造は**機械的信号伝達系** mechanotransduction system の基本であり，細胞内のアクチン束が収縮したときにその力がECMへ伝えられるしくみになっている．透過型電子顕微鏡では，筋線維芽細胞は線維芽細胞と平滑筋の典型的な細胞学的特徴を持つ．粗面小胞体とゴルジ装置像に加えて，筋線維芽細胞は，平滑筋細胞にみられる縦方向に配列したアクチンフィラメントと濃染顆粒を持っている（図6.21）．平滑筋細胞でみられるような細胞収縮に伴う現象として，核はしばしば波打った形をとる．筋線維芽細胞は周囲の基底板を欠く点で，平滑筋細胞と異なる（平滑筋細胞は基底板または外板に囲まれてい

る）．また，通常は孤立した細胞として存在するが，他の筋線維芽細胞の細胞突起と接触することもある．その場合，結合部位にはギャップ結合が認められ，細胞間の情報伝達があることを示している．

B. マクロファージ

マクロファージは単球由来の貪食細胞であり，リソソームを豊富に持つ．

結合組織の**マクロファージ** macrophage は**組織球** histiocyte としても知られるが，**単球** monocyte と呼ばれる血液細胞に由来する．単球は血流から結合組織の中へ遊走し，そこでマクロファージに分化する〔訳注：最近は，組織マクロファージはむしろ組織内に前駆細胞があり，単球とは無関係に補わ

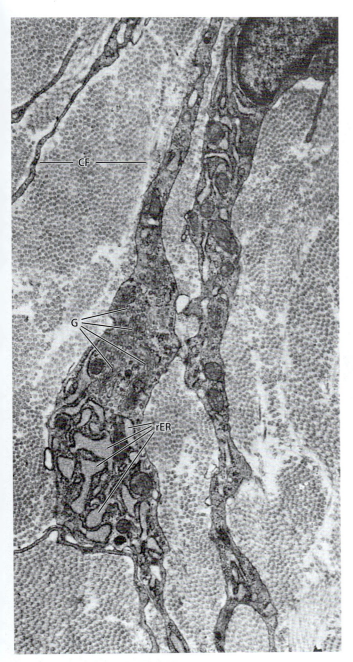

図6.20 ▲ 線維芽細胞の電子顕微鏡像
数個の線維芽細胞の突起を示す．1個の線維芽細胞の核が写真右上にみえる．細胞質ははっきりした粗面小胞体（rER）を持つ．小胞体腔が拡張し，盛んな合成過程を示す．ゴルジ装置（G）の膜が粗面小胞体のそばにみられる．細胞周囲をコラーゲン細線維（CF）が取り囲み，そのほとんどが横断されているので，この倍率では小さな点状にみえる．11,000倍．

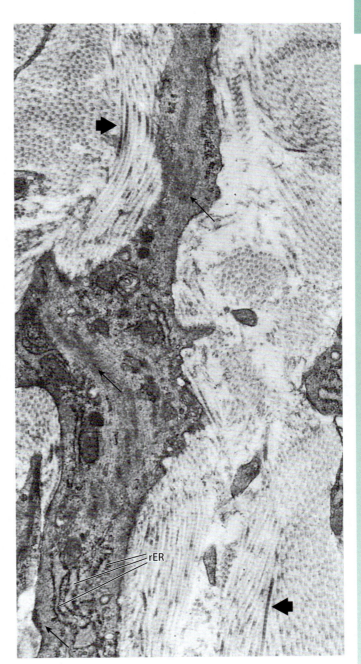

図6.21 ▲ 筋線維芽細胞の電子顕微鏡像
筋線維芽細胞は，中等度の粗面小胞体（rER）量を含む領域の存在など，線維芽細胞の細胞学的特徴を一部持つ．図6.20と比較すること．他の部分は，平滑筋細胞にみられる薄いフィラメントと細胞質の濃染顆粒（→）を持っている．▶はコラーゲン細線維の縦断像である．11,000倍．

れているという考え方が有力である．ただし炎症反応のときには，単球が炎症性マクロファージに分化することが証明されている］．

通常染色で光学顕微鏡で観察すると，組織マクロファージは食作用，つまり，細胞質内にみることができる貪食された物質の存在なしには同定することは困難である．その他では，陥凹した，または腎臓形をした核の存在によりマクロファージを同定できる（図6.22a）．リソソームは細胞質内に豊富に存在し，酸性ホスファターゼ染色で証明できる（光学顕微鏡，

透過型電子顕微鏡ともに）．さらに，酸性ホスファターゼが陽性であることはマクロファージを同定する方法となる．透過型電子顕微鏡では，マクロファージの表面に多数のヒダと指状の突起がみられる（図6.22b）．この細胞膜のヒダが，貪食される物質を取り囲む．マクロファージのリソソームは，細胞質突起とともにこの細胞の特化した貪食能力を示す構造である．マクロファージはまた，エンドサイトーシス小胞，ファゴリソソームと他の食作用を示す証拠である残渣小体などをも含む．粗面小胞体（rER）および滑面小胞体（sER）

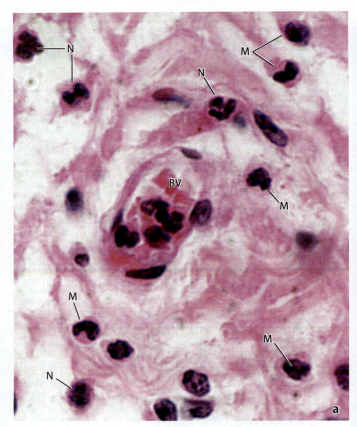
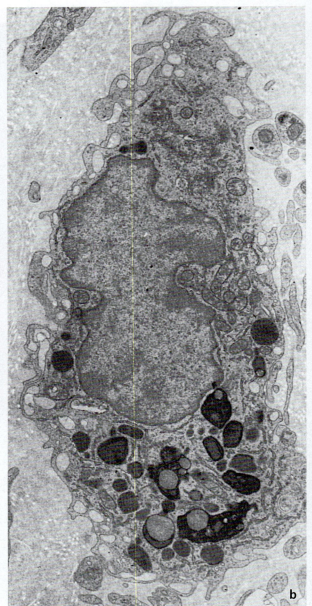

図 6.22 ▲ マクロファージの光学顕微鏡像と電子顕微鏡像
a. この光学顕微鏡像は創傷治癒部の結合組織内にみられるマクロファージ（M）を示す．これらの細胞は凹んだ形または腎臓型の（血液単球と同様な）核を持つので，他の細胞と区別できる．何個かの分葉核を持つ成熟好中球（N）が赤血球と白血球を多数含む血管（BV，中央部）を取り囲む結合組織内にみられることに注意せよ．480倍．**b.** 電子顕微鏡で最もマクロファージを区別できる特徴は，初期および後期エンドソーム，リソソームとファゴリソソームなどのエンドサイトーシス小胞群である．細胞表面には多数の指状の突起があり，本写真でもそのいくつかが表面のヒダとして切れている．10,000倍．

とゴルジ装置は，分泌作用とともに食作用と消化作用に関与するタンパク質の合成を補助する．分泌物は通常および調節性のエキソサイトーシス経路で細胞から離れる．調節性分泌は，食作用，免疫複合体，補体，リンパ球からのシグナル（他の細胞の活性を変化させる生理活性分子である**リンホカイン** lymphokine の放出を含む）により活性化される．マクロファージにより分泌される成分は，免疫応答，アナフィラキシー，炎症に関連する多種多様な物質を含む．中性タンパク質分解酵素と GAG アーゼ（GAG を分解する酵素）は結合組織内でのマクロファージの遊走を促進する．

マクロファージは抗原提示細胞であり，免疫応答に重要な役割を果たす．

マクロファージの主な機能は，防御機能（例：細菌の貪食）または清掃機能（例：細胞破片の貪食）などの食作用であるが，免疫応答に重要な役割をしている．

マクロファージは細胞膜上に，ヘルパー CD4 陽性（CD4$^+$）T リンパ球との相互作用に必要な**Ⅱ型主要組織適合複合体 type Ⅱ major histocompatibility complex（MHC Ⅱ）抗原分子** antigen molecule として知られる特異的タンパク質を持つ．マクロファージが非自己の細胞を貪食したとき，それ由来の抗原（7〜10個のアミノ酸からなる短いポリペプチド鎖）が MHC Ⅱ分子の表面に提示される．もし CD4$^+$T リンパ球がこの抗原を認識した場合は，活性化され免疫応答を引き起こす（CHAPTER 14 参照）．マクロファージはヘルパー CD4$^+$T リンパ球に抗原を提示するので，**抗原提示細胞** antigen-presenting cell（**APC**）と呼ばれる〔訳注：マクロファージは抗原をアミノ酸まで消化してしまい，むしろ抗原提示能を持つとする考えは否定的である．最近は，樹状細胞が主要でプロフェッショナルな抗原提示細胞とみなされている〕．

マクロファージは好中球の後に組織傷害部位に浸潤し，分化する．

組織傷害部位に最初に浸潤してくる細胞は好中球である．好中球は初めに外来微生物や感染媒介物を認識し，活性酸素由来物や酸素非依存性の殺菌メカニズムにより攻撃を開始する（p.281〜283参照）．この破壊過程により傷害部位に大量の分泌物や細胞破片がつくられる．さらに好中球の攻撃に耐

えた微生物も残っている．24時間後には，血液由来の単球が浸潤し，マクロファージに分化して炎症がおさまるまで残る．マクロファージの第1の目的は，好中球の攻撃で死ななかった微生物を殺すことである．同時にマクロファージは，好中球や侵入した微生物がつくるさまざまな分子により活性化する．この過程で，マクロファージは種々の遺伝子の活性化により一連の機能的・形態学的・生化学的な変化を起こす．

通常の活性化を受けたマクロファージ classically activated macrophage（M1 macrophage）は，炎症，ECM の破壊，およびアポトーシスを促進する

インターフェロン-γ（IFN-γ），腫瘍壊死因子（TNF-α），または細菌のリポ多糖体（内毒素）による活性化は，通常活性化マクロファージ，または M1 マクロファージへの分化を起こす．このマクロファージは一酸化窒素（NO）や他の中間産物を産生して炎症部位の微生物を破壊する能力を持つ．この細胞は，ヘルパー CD4$^+$T リンパ球を活性化するインターロイキン-12（IL-12）も分泌する．これによりヘルパー T リンパ球は IL-2 を分泌して，細胞傷害性 CD8$^+$T リンパ球を炎症部位に呼び込む．このようにして，M1 マクロファージは **慢性炎症** chronic inflammation と **組織傷害** tissue injury を促進する．マクロファージが手術糸などの大きなサイズの異物に出会うと，それを貪食するために細胞融合して，100個に及ぶ核を持つ大型の細胞になる．この細胞は異物巨細胞（**ラングハンス細胞** Langhans cell）と呼ばれる．

通常とは異なる経路の活性化を受けたマクロファージ alternatively activated macrophage（M2 macrophage）は炎症の抑制作用を持ち，ECM の再構築，細胞増殖，および血管新生を促進する．

炎症刺激が組織傷害部位から除かれたとき，生体は修復モードに入り，細胞破片の除去，新しい ECM 成分の合成と傷害組織の血管再生を行う．この時期には，マクロファージは IL-4，-5，-10，-13 などのサイトカインにより活性化される．このタイプのマクロファージは代替性活性化を受けたマクロファージ，または M2 マクロファージと呼ばれ，一般的に抗炎症作用を持つ．この細胞は IL-4 を分泌して B リンパ球を形質細胞に分化させ，血管内皮成長因子（VEGF）も分泌して血管新生を刺激する．M2 マクロファージは ECM 成分（たとえばフィブロネクチン他の多接着性糖タンパク質）を分泌し，**炎症の解消** resolution of inflammation に貢献する．この細胞は抗炎症作用，増殖促進作用と血管新生作用により **創傷修復** wound repair を促進する．M2 マクロファージはこの他に，住血吸虫症などの寄生虫疾患とも効率よく戦うことができる．このような生体に有益な働きの他に，この細胞は**アレルギー** allergy や **喘息** asthma の発病に関与する．

C. 肥満細胞

肥満細胞は骨髄でつくられ，結合組織で分化する．

肥満細胞 mast cell は大型，卵円形の結合組織細胞で（直径 20～30 μm），球形の核を持ち，細胞質は大型の強い好塩基性の顆粒を持っている．ヒト組織切片では，この顆粒を保つような特別な固定法を行わないと同定は難しい．グルタルアルデヒド固定をすると，肥満細胞顆粒はトルイジンブルーのような塩基性色素によりはっきりとみえてくる．この顆粒は，高度に硫酸化したプロテオグリカンであるヘパリンを含むため，色素により強く染まってメタクロマジーを起こす（図 6.23a）．細胞質は少量の粗面小胞体，ミトコンドリア，およびゴルジ装置を含む．細胞表面は多数の微絨毛とヒダを持つ．

肥満細胞は，同一ではないが，同様な顆粒を含む白血球である好塩基球に関連している（表 6.6）．両者は骨髄の**多能性**

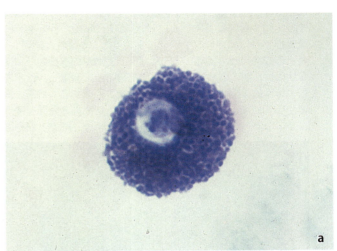

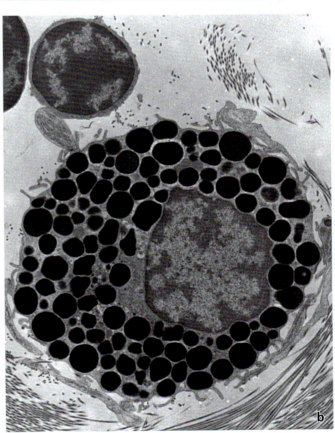

図 6.23 ▲ 肥満細胞
a. 肥満細胞をトルイジンブルーで染めた顕微鏡像．顆粒が強く染まり，数が多いため部分的に融合した塊としてみえやすい．薄く染まった部分が核である．1,250 倍．**b.** この電子顕微鏡像は，ほとんど顆粒で充満している肥満細胞の細胞質を示す．小リンパ球が左上にみえる．6,000 倍．

FOLDER 6.3　臨床関連事項：創傷治癒における筋線維芽細胞の役割

筋線維芽細胞の重要な役割は創傷治癒の過程でみられる．清潔な外科的皮膚切開では，フィブリンと血球を含む血餅が切開創縁の間の狭い隙間をみたしたときに治癒過程が始まる．この炎症反応の過程は受傷後24時間くらいから始まり，小さい傷害部位でも傷害を受け壊死した組織の除去に役立ち，新しいECMタンパク質の沈着を開始する．炎症の初期過程では，好中球と単球が傷害部位に浸潤する（好中球は受傷後1〜2日で最多になる）．単球は3日目頃から好中球に置き換わり，マクロファージに変態する（p.176）．同時に，局所の成長因子に反応して線維芽細胞と血管内皮細胞が増殖を始め，血餅の繊細なフィブリン基質の中に遊走し，治癒過程に特徴的な組織構造である肉芽組織を形成する．通常，受傷から5日後までに肉芽組織が発達し，切開創の隙間を覆うようになる．肉芽組織は多数の小血管，線維芽細胞と筋線維芽細胞，およびさまざまな数の他の炎症性細胞からなる．遊走してきた線維芽細胞はECMを牽引する力を発揮し，物理的ストレスの方向に沿って配列する．TGF-β1や機械的力の影響により，線維芽細胞は筋線維芽細胞へ分化する．この過程はα-SMAの合成をモニターすることにより観察できる．このタイプのアクチンは線維芽細胞の細胞質には存在しない（図F6.3.1）．筋線維芽細胞は平滑筋と同様に安定した収縮力を持ち続けることにより，結合組織線維を短縮し創傷の閉鎖を起こす．同時に，筋線維芽細胞はコラーゲン線維や他のECM成分を合成し沈着させることにより，組織の再構築に関与する．創傷治癒の第2週には，治癒機転に関わる細胞の数が減少し，ほとんどの筋線維芽細胞はアポトーシスを起こして消失して，細胞成分の非常に少ない結合組織瘢痕を形成する．いくつかの病的状態では，筋線維芽細胞が減少せず，組織再構築が続く．これは肥大性瘢痕形成の原因となり，結合組織の過度な拘縮が起こる．ほとんどの結合組織の拘縮性疾患（線維腫症）で大量の筋線維芽細胞が認められる．たとえば手掌線維腫症（デピュイトレン病）は手掌腱膜の肥厚に特徴づけられ，第4指と第5指に進行性の屈曲拘縮を起こす病気である（図F6.3.2）．瘢痕組織がもとの損傷部位の境界を越えて成長し退縮しない場合は，ケロイドと呼ばれる．ケロイド形成は他の民族に比べてアフリカ系アメリカ人に多い．

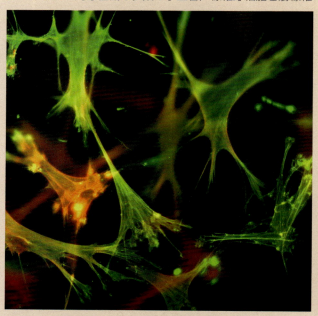

図 F6.3.1 ▲ 培養した線維芽細胞と筋線維芽細胞
この免疫蛍光染色の画像は，コラーゲン格子上で培養した野生型の3T3線維芽細胞を示す．TGF-β1のような成長因子の刺激により，一部の線維芽細胞は筋線維芽細胞の分化マーカーであるα-SMA陽性の筋線維芽細胞に分化する．細胞はF-アクチンを可視化するためのファロイジンにより緑に蛍光染色され，α-SMAを可視化するために抗α-SMA抗体とFITC標識二次抗体により赤に蛍光染色されている．F-アクチンとα-SMAが共在する細胞は緑と赤が重なって黄色にみえる．これにより，分化早期の線維芽細胞はF-アクチン単陽性で緑に，分化を終えた筋線維芽細胞はF-アクチンとα-SMAが共局在し2重陽性の黄色にみえることに注意．1,000倍．（Dr. Boris Hinzの厚意による．）

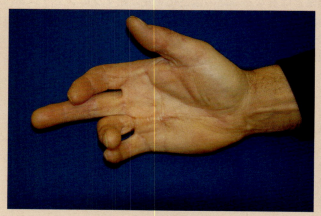

図 F6.3.2 ▲ デピュイトレン病の患者の手
デピュイトレン病は手掌の結合組織の拘縮性の病気である．最もよく起こる部位は薬指と小指の基部に近い手掌線の近くで，線維性の索を形成し，大量の筋線維芽細胞の浸潤が認められる．ほとんどの患者が罹患した手を平坦な場所に置くときに困難を訴える．もっとひどい症例では，指が永久的に屈曲し，手を洗ったりポケットに入れたりする日常的な行為が困難になるという．（Dr. Richard A. Bergerの厚意による．）

造血幹細胞 hematopoietic stem cell（**HSC**）に由来する．肥満細胞は顆粒を持たない単球様細胞として末梢血中を循環する．結合組織に遊走した後は，これらの未熟な肥満細胞は分化して特異的顆粒を産生する（図6.23b）．対照的に，好塩基球は血液内で分化し循環を続ける．成熟肥満細胞の細胞膜表面は多数の**高親和性 F_cε 受容体** high-affinity $F_c\varepsilon$ receptor（**F_cεRI**）を有し，それに免疫グロブリンE（IgE）抗体が結合する．このIgEに特異的な抗原（アレルゲン）が結合すると，$F_c\varepsilon$ 受容体の凝集が起こる．これは肥満細胞を活性化し，特殊顆粒の排出（脱顆粒）を引き起こし，顆粒成分はECM内に放出される〔訳注：肥満細胞のFc受容体はFcε（イプシロン）なのですべてFcεと記載した〕．

形態学的および生化学的な特徴により，ヒトの肥満細胞は2つのタイプが知られている．皮膚，腹膜腔，胸部，および

表 6.6 肥満細胞と好塩基球の特色の比較

特色	肥満細胞	好塩基球
起源	造血幹細胞	造血幹細胞
分化部位	結合組織	骨髄
細胞分裂	あり（ときに）	なし
循環血液中の存在	なし	あり
寿命	数週間～数ヵ月	数日
大きさ	20～30 μm	7～10 μm
核の形	丸い	分葉（通常2葉）
顆粒	多い，大きい，異調染色	少ない，小さい，好塩基性
IgE抗体に対する高親和性細胞表面 Fc 受容体（FcεRI）	あり	あり
細胞活性の指標	トリプターゼ	特定されていない

FOLDER 6.4 機能的考察：単核食細胞系

　単核食細胞系（MPS）に含まれる細胞は基本的には単球に由来し，外来性異物のプロセッシングをつかさどる抗原提示細胞の集団を意味する．この細胞はトリパンブルーや墨汁などの生体色素を盛んに貪食でき，これにより光学顕微鏡で容易に同定できる．MPS細胞が単球由来であることは，下記のようにいくつかの例外があるが，この細胞系を他と区別する特徴となっている〔訳注：これには異論があり，本文参照のこと〕．また MPS系の細胞は，破骨細胞を除き，補体や免疫グロブリンの Fc部に対する受容体を持つ．MPS系の細胞を下の表にまとめてある．

　MPS系の細胞のほとんどは特定の組織に固定されており，その組織で分化する際にさまざまな形態的特徴を持つようになる．MPS系の細胞の主な機能は，貪食，分泌（リンホカイン），抗原のプロセッシング，免疫系の細胞への抗原提示などである．いくつかの機能的に重要な食細胞は単球由来ではない．たとえばミクログリアは小型の星状の細胞で，中枢神経系の主に毛細血管周囲に存在し，食細胞として機能する．この細胞は胚芽期と周産期に血行性に中枢神経系に遊走する造血系の前駆細胞から分化する．それにもかかわらず，MPS系に含まれる．同様に，顆粒球と単球を生み出す顆粒球/マクロファージ前駆細胞（GMP）から分化する破骨細胞もMPS系に含まれる．また，腸や子宮内膜の粘膜固有層の上皮下鞘部の線維芽細胞は，形態的，酵素的，そして機能的に結合組織のマクロファージに分化することが示されている．

単核食細胞系の細胞

細胞の名前	体内での分布
骨髄の単球とその前駆体：単芽球細胞と前単球	血液と骨髄
マクロファージ	結合組織，脾臓，リンパ節，骨髄，および胸腺
類洞内マクロファージ（クッパー細胞 Kupffer cell）	肝臓
肺胞マクロファージ	肺
胎盤の抗原提示細胞（ホフバウアー細胞 Hofbauer cell）	胎盤
胸腔および腹腔マクロファージ	漿膜腔
破骨細胞（造血性前駆細胞由来）	骨
ミクログリア（造血性前駆細胞由来）	中枢神経系
ランゲルハンス細胞 Langerhans cell	表皮，口腔粘膜，包皮，女性外生殖器上皮
線維芽細胞由来マクロファージ（間葉細胞由来）	腸粘膜固有層と子宮内膜
樹状細胞	リンパ節，脾臓（他リンパ組織）
多核巨細胞（例：異物性巨細胞，ラングハンス巨細胞；いくつかのマクロファージの融合によりできる）	病理学的な肉芽：縫合部肉芽，結核性

腋窩リンパ節の結合組織内のほとんどの肥満細胞は，格子状の内部構造をとる細胞質顆粒を持つ．これらの細胞は顆粒内に**トリプターゼ** tryptase と**キマーゼ** chymase を保有し，**CTMC**（**結合組織型肥満細胞** connective tissue-type mast cell）と呼ばれる．一方，肺や腸粘膜の肥満細胞は渦巻き様の内部構造をとる顆粒を持つ．これらの細胞はトリプターゼのみしか産生せず，**MMC**（**粘膜型肥満細胞** mucosal-type mast cell）と呼ばれる．鼻粘膜には両者がほぼ同じ割合で存在する．

肥満細胞は皮膚と粘膜の結合組織に特に多数みられるが，脳と脊髄には存在しない．

結合組織型肥満細胞（CTMC）は，皮膚の結合組織において，小血管，毛包，皮脂腺，汗腺の近くに主に分布している．肥満細胞は器官の被膜や内臓の血管周囲の結合組織にも存在している．中枢神経系はよく知られた例外である．髄膜（脳と脊髄を取り囲む結合組織の膜）は肥満細胞を含むが，脳脊髄内の小血管には肥満細胞はみられない．肥満細胞が欠損することは，アレルギー反応に付随する潜在的な破壊作用を持つ浮腫から脳脊髄を守っている．肥満細胞は胸腺にも多数存在し，より少ないが他のリンパ器官にもあり，脾臓にはみられない．

肥満細胞のほとんどの分泌物質（炎症メディエーター）は顆粒内に貯蔵されており，肥満細胞が活性化したときに放出される．

肥満細胞は強い好塩基性の顆粒を持ち，その中には**炎症メディエーター** mediator of inflammation として知られる化学物質が貯蔵されている．炎症メディエーターは2つに分けられる．分泌顆粒の中に蓄えられ細胞活性化により放出される**既製メディエーター** preformed mediator と，休止期にはなく細胞活性化により産生され分泌される**新規合成メディエーター** newly synthesized mediator である．

肥満細胞顆粒の中にみられるいくつかの既製メディエーターには次のものがある：

- **ヒスタミン** histamine は小血管の透過性を高めて周囲組織の浮腫を起こしたり，かゆみを伴う皮膚症状を起こしたりする生合成アミンである．さらに，気管支系の粘液産生を高め，気道の平滑筋収縮を促す．ヒスタミンの効果は抗ヒスタミン剤で抑制できる．これらの競合性抑制薬はヒスタミンに似た化学構造を持ち，ヒスタミン薬理作用を起こすことなくヒスタミン受容体に結合する．
- **ヘパリン** heparin は硫酸化グリコサミノグリカンで，抗凝固作用を持つ．ヘパリンは基本的に肥満細胞と好塩基球のみでつくられる．抗トロンビンIIIと血小板因子IVと複合体を形成することにより，多くの凝固因子を阻害できるようになる．抗凝固作用により，ヘパリンは血栓症の治療に有用である．また，線維芽細胞成長因子（FGF）とその受容体と反応し，線維芽細胞のシグナル伝達を引き起こす．
- **セリンタンパク質分解酵素** serine protease（トリプターゼとキマーゼ）．トリプターゼはヒト肥満細胞の分泌顆粒に選択的に濃縮されている（好塩基球にはない）．ヒスタミンと一緒に放出され，肥満細胞活性化の指標となる．キマーゼは血管組織の傷害に反応して起こるアンギオテンシンII産生に重要な役割を果たす．肥満細胞キマーゼはまたMMPを活性化し，特に粥状動脈硬化巣の血管平滑筋のアポトーシスを誘導する．
- **好酸球走化因子** eosinophil chemotactic factor（**ECF**）と**好中球走化因子** neutrophil chemotactic factor（**NCF**）は好酸球と好中球を炎症の場にひきつける作用を持つ．好酸球の分泌物はヒスタミンとロイコトリエンの作用を抑えるように働く．

新規合成メディエーターには次のようなものがある：

- **ロイコトリエン C** leukotriene C（**LTC$_4$**）は肥満細胞から放出され，ECM内で切断されて **D**（**LTD$_4$**）と **E**（**LTE$_4$**）という2つの活性化ロイコトリエンになる．グルタチオン（LTC$_4$）またはシステイン（LTD$_4$とLTE$_4$）が結合した修飾脂肪ファミリーである．ロイコトリエンはアナフィラキシー（FOLDER 6.5のアナフィラキシーの項を参照）のときに肥満細胞から放出され，好酸球遊走や血管透過性亢進などの炎症を促進する．ヒスタミンと同様にロイコトリエンは気道の平滑筋を長い間収縮させ，**気管支攣縮** bronchospasm を引き起こす．ロイコトリエンのこの作用はヒスタミンに比べてよりゆっくりと起こり，ずっと長く続く．ロイコトリエンによる気管支攣縮はロイコトリエン受容体アンタゴニスト（阻害剤）により予防できるが，抗ヒスタミン剤治療では治らない．この阻害剤は気管支喘息の治療薬の中で最も多く処方され，喘息の急性発作の治療と予防に使われる．
- 腫瘍壊死因子は肥満細胞が最も多くつくるサイトカインである．これは血管内皮細胞の接着分子の発現増強や抗腫瘍作用を持つ．
- **インターロイキン** interleukin（**IL-4**，**-3**，**-5**，**-6**，**-8**，**-16**），**成長因子** growth factor（**GM-CSF**），および**プロスタグランジン D$_2$** prostaglandin D$_2$（**PGD$_2$**）などが肥満細胞活性化の過程で放出される．これらの物質は顆粒内には蓄えられないが，細胞内で合成されECMにすぐに放出される．

アレルゲンとの相互作用により肥満細胞から放出されるメディエーターは，種々のアレルギー反応に特徴的な種々の症候と症状を起こす．

D. 好塩基球

好塩基球は肥満細胞と多くの点で類似し，骨髄でつくられて分化する．

好塩基球は血液を循環する顆粒球で，末梢血白血球の1%以下を占める．骨髄で肥満細胞と共通の前駆体細胞から分化するが，その後は分離した分化経路をとる．好塩基球は骨髄でつくられて成熟し，成熟細胞として血中に出る．好塩基球は，強い好塩基性の分泌顆粒，同様のメディエーター，およびIgE免疫グロブリンのF$_c$フラグメントに特異的なF$_c\varepsilon$受容体を細胞膜上に豊富に持ち，肥満細胞と共通する点が多い．好塩基球はアレルギー反応（FOLDER 6.5参照）に関与し，肥満細胞とともに，ヒスタミン，ヘパリン，ヘパラン硫酸，

FOLDER 6.5 臨床関連事項：アレルギー反応における肥満細胞と好塩基球の役割

生体が肥満細胞や好塩基球の膜表面の高親和性受容体（FcεRI）に結合したIgE抗体と反応する特異抗原（アレルゲン）に出会ったとき，肥満細胞の活性化が起こる．このIgE依存性の活性化により一連の連鎖反応が始まり，アレルギー反応が起こる．

即時型過敏症反応は，IgEを介した肥満細胞や好塩基球からのヒスタミンやその他のメディエーター放出を起こす．このメディエーターによる臨床症状はさまざまで，関与する臓器により異なる．

皮膚の表層でのメディエーターの放出は，紅斑（発赤），腫脹，およびかゆみや痛みを引き起こす．呼吸器の症状はくしゃみ，鼻漏（鼻水），粘液の産生増加，咳，気管支攣縮（気管支の収縮），および肺浮腫などを含む．これらの症状がある患者は，しばしば胸のこわばり，息切れ，喘鳴などを訴える．消化器系では，嘔気，嘔吐や激しい腹痛などの症状が起こる．

高度に過敏な患者では，昆虫刺傷から入った抗原が肥満細胞や好塩基球から大量のメディエーターの放出を引き起こし，複数の臓器症状を起こす．この病態をアナフィラキシーと呼ぶ．全身性の血管の拡張と透過性亢進はアナフィラキシーショックを引き起こす．このしばしば爆発的で命の危険を伴う反応は，著しい低血圧（血圧低下），循環血液量の低下（漏れやすい血管）や気管支樹の平滑筋攣縮を起こす．患者は呼吸困難となり，皮疹や嘔気・嘔吐も起こす．アナフィラキシーショックの症状は通常1〜3分で出現し，エピネフリン（アドレナリン）などの血管収縮剤による迅速な治療が必要である．全身性アナフィラキシー反応における好塩基球の活性化についてはまだわかっていない．これは好塩基球が放出する特異的細胞マーカー（肥満細胞によるものも）の測定法が確立していないためである．

即時型過敏症の症状や徴候がとれた後6〜24時間で，患者は後期アレルギー反応を起こす．この反応の症状は，皮膚の発赤や腫脹の継続，鼻水，くしゃみ，咳などであり，白血球数の増加を通常伴う．これらの症状は通常数時間続き，アレルゲン被曝後1〜2日で消失する．呼吸器系においては，この後期反応は遷延性喘息を起こす原因と考えられている．

アレルゲン被曝が継続的に起こる場合（たとえば犬の飼い主で犬に対するアレルギーがある場合），慢性のアレルギー炎症が起こりうる．そのような患者の組織では，好酸球やリンパ球などのさまざまな免疫細胞が浸潤し，さらなる組織傷害を引き起こし，炎症を遷延化させる．この状態は，傷害を受けた組織に恒久的な構造と機能の変化をもたらしうる．

好酸球走化因子（ECF），好中球走化因子（NCF）や他の炎症性メディエーターを放出する．肥満細胞と異なり，好塩基球はプロスタグランジンD_2（PGD_2）やインターロイキン-5（IL-5）などをつくらない．好塩基球はCHAPTER 10で詳しく考察されている．

E. 脂肪細胞

脂肪細胞は中性脂肪を蓄え，種々のホルモンを産生することに特化した結合組織の細胞である．

脂肪細胞adipocyteは間葉性幹細胞から分化して，徐々に細胞質に脂肪を蓄積していく．個別にまたは集合した形で疎性結合組織全般に存在する．この細胞が大量に集合すると**脂肪組織**adipose tissueと呼ばれる．脂肪細胞はまた，種々のホルモン，炎症性メディエーターや成長因子の産生に関わる．この特化した結合組織についてはCHAPTER 9で述べる．

F. 成人型幹細胞と周細胞

成人型幹細胞のニッチはさまざまな組織や器官に存在する．

成熟した個体も，**成人型幹細胞**adult stem cellと呼ばれる幹細胞を多くの組織に保有している．胎児性幹細胞に比して成人型幹細胞は多様性が限られている．通常はその組織や器官特異的な細胞にしか分化できない．成人型幹細胞は多くの組織や器官にみられ，**ニッチ**nicheと呼ばれる特別の部位に住んでいる．骨髄を除くさまざまな組織や器官のニッチに住む細胞を**組織幹細胞**tissue stem cellと呼ぶ．この細胞は消化器系に存在し，たとえば胃では胃腺の峡部に，小腸と大腸では基底部に，他にも多くの部位に存在することが証明されている．骨髄は幹細胞の独特の保管場所である．骨髄には血液幹細胞HSC（CHAPTER 10参照）のみならず，他に2つの幹細胞が存在する．1つはさまざまな細胞に分化できると思われる**多能性成人型幹細胞** multipotent adult progenitor cell（**MAPC**）であり，もう1つは軟骨細胞，骨芽細胞，脂肪細胞，筋細胞や内皮細胞を生み出すことができる**骨髄間質細胞** bone marrow stromal cell（**BMSC**）である．MAPCは胎児性幹細胞に対応する．間葉性幹細胞と呼ばれる成人型幹細胞のニッチは，成人の疎性結合組織中にみられる．この細胞は，創傷治癒や新生血管の発達（血管新生）における新たな組織の再生や形成に機能する分化した細胞になる．

毛細血管や細静脈にみられる血管の周細胞は間葉系の幹細胞である．

周細胞 pericyteは**外膜細胞** adventitial cellや**血管周囲細胞** perivascular cellとも呼ばれ，毛細血管や細静脈にみられる（図6.24）．いくつかの観察により，血管周細胞が実際に間葉系の幹細胞であるという考えが支持されている．実験では，骨髄の幹細胞がつくるような一連のタンパク質を周細胞が外的刺激により産生することが示されている．周細胞は，毛細血管の内皮細胞を取り囲む基底板と連続した基底板により取り囲まれる．このため，正しくは結合組織部分に位置していないことになる．周細胞は，少なくとも部分的に毛細血管周囲を包み込むように通常は存在し，その核は内皮細胞の核に似た形，つまり扁平であるが，血管の筒形に沿って曲がった形

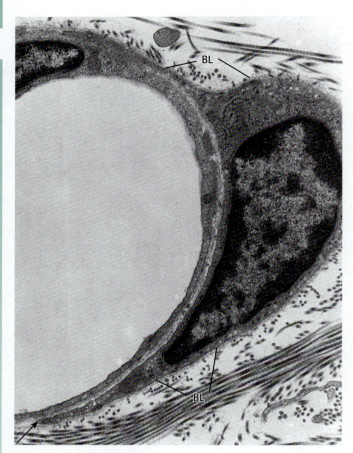

図 6.24 ▲ 小血管の電子顕微鏡像
左上にある核は血管壁を形成する内皮細胞のものである．右側にはもう1つの細胞，周細胞があり，内皮細胞と緊密な関係を持っている．内皮細胞を覆う基底板（BL）が2つに分かれて（→）周細胞全体を覆っていることに注意．11,000倍．

をしている．

透過型電子顕微鏡では，最小細静脈を取り囲む周細胞はその内皮細胞とほとんど同じ細胞質の特徴を持つ．より大きい細静脈の周細胞は，小静脈の中膜の平滑筋細胞の特徴を持つ．細静脈の長軸方向に平行に偶然に切れた切片では，遠位部と近位部がそれぞれ内皮細胞と平滑筋細胞の特徴を示す．これらの研究は，新しい血管の発生過程で，周細胞の特徴を持つ細胞が血管の平滑筋に分化することを示唆する．間葉系幹細胞としての周細胞の役割は，網膜毛細血管由来の培養周細胞が骨芽細胞，脂肪細胞，軟骨細胞，線維芽細胞などの種々の細胞に分化できることから確定されている．

治癒過程の創傷内での線維芽細胞と血管は，細静脈の外膜に沿った間葉系幹細胞から分化する．

パラバイオーシス（血流が互いに混ざり合っている）の動物ペアを使った創傷治癒のオートラジオグラフィの研究により，細静脈と小静脈の外膜に位置した間葉系幹細胞が創傷治癒の新しい細胞の供給源であることが証明された．それに加え，創傷に近接した結合組織の一部分の線維芽細胞，周細胞，内皮細胞が分裂して，付加的な細胞として新しい結合組織と血管を形成する．

G. リンパ球，形質細胞と免疫系の細胞

リンパ球は主に免疫応答に関与する．

結合組織のリンパ球は，遊走性の細胞としては最も小さい（図 6.23b 参照）．この細胞は濃く染まるヘテロクロマチンの核とその周囲の薄い細胞質の外縁を持つ．しばしば結合組織のリンパ球の細胞質はみえないことがある．通常では，少数のリンパ球が体中の結合組織にみられる．しかしながら，その数は病原性物質による組織の炎症部位で劇的に増加する．リンパ球は呼吸器系と消化器系の粘膜固有層に最も多く，そこで上皮の防御線を越えて体内に侵入してくる病原菌や異物に対する免疫監視を行っている．

リンパ球は機能の異なる少なくとも3つの集団，T細胞，B細胞，ナチュラルキラー（NK）細胞からなる．

分子レベルでは，リンパ球は細胞膜上に**一連の分化抗原** cluster of differentiation（CD）antigen として知られる特異的分子を保っている．CD抗原は標的細胞の特異的リガンドを認識する．いくつかのCD抗原は特定のリンパ球のみに発現しているので，特異的マーカータンパク質と考えられている．この特異的マーカーにより，リンパ球はを3つの機能的細胞型に分類することができる．

- **T細胞**（Tリンパ球 T lymphocyte）はCD2，CD3，CD5，CD7と**T細胞受容体** T-cell receptor（**TCR**）を特異的に発現している．この細胞は長寿命で，**細胞性免疫** cell-mediated immunity のエフェクターである．
- **B細胞**（Bリンパ球 B lymphocyte）はCD9，CD19，CD20を持ち，免疫グロブリンのIgMとIgDを細胞膜に結合している．この細胞は抗原を認識し，さまざまな寿命を持ち，**抗体依存性（体液性）免疫** antibody-mediated（humoral）immunity のエフェクターである．
- NK細胞はT細胞，B細胞以外のリンパ球で，他のリンパ球が持っていないCD16，CD56，CD94，CD161を持つ．この細胞は免疫グロブリンを産生せず，TCRも発現していない．このためNK細胞は抗原非特異的である．しかし，T細胞と同様に，NK細胞はウイルス感染細胞や腫瘍細胞を細胞傷害機構により破壊する．

リンパ球は，抗原が存在すると反応して活性化され，何回か分裂してそのクローン自体の数を増やす．さらに，B細胞のクローンは形質細胞になる．B細胞とT細胞，また免疫反応におけるそれらの機能については，CHAPTER 14 で解説する．

形質細胞はB細胞由来の抗体産生細胞である．

形質細胞は，抗原が体内に入りやすい部位，たとえば呼吸器系と消化器系の疎性結合組織における主要な細胞である．この細胞はまた，唾液腺，リンパ節と造血組織に正常でもみられる．前駆細胞であるB細胞から分化すると，形質細胞は遊走能が抑制され，寿命も10〜30日といくらか短くなる〔訳注：形質細胞には短寿命と長寿命のものがあり，骨髄の形質細胞は長寿命で，抗体を長期間つくり続ける〕．

形質細胞は比較的大型の卵円形の細胞で（20μm），豊富な細胞質を持つ．細胞質は大量の粗面小胞体のために強い好

塩基性を示す（図6.25a）．ゴルジ装置は通常かなり大きく，その部分が染色されないためよくわかる．光学顕微鏡では，好塩基性の細胞質の中で透明に抜けてみえる〔訳注：ゴルジ装置は核のそばにあるので，慣用的に核周明庭と呼ばれる〕．

核は球形で，中心からずれて偏在している．核は小さく，リンパ球の核より少し大きいくらいである．ヘテロクロマチンの大きな塊がユークロマチンの明るい部分と交互に存在してみえるこの配列は，ヘテロクロマチンが車輪のスポークまたは時計の文字盤に似ていることから，車軸様核またはアナログ時計様核と伝統的に呼ばれる（図6.25b）．形質細胞がタンパク質を大量に合成する機能を考えれば，ヘテロクロマチンが多いことは驚きである．しかし，この細胞はただ1種類のタンパク質，つまり特異的抗体を大量に産生するため，遺伝子のほんの一部が翻訳されればよく，ユークロマチンが少なくてもかまわないことになる．

好酸球，単球，好中球も結合組織にみられる．

免疫応答や組織傷害の結果として，特定の細胞，特に好中球と単球が血液から遊走してくる．もし結合組織内に両者がみつかれば，一般的に急性の炎症反応が起こっていることを示す．この反応では，結合組織内に好中球がまず多数遊走し，単球がそれに続く．すでに述べたように，単球は炎症性マクロファージに分化する．これらの細胞については CHAPTER 10 に詳しく述べた．**好酸球** eosinophil は**アレルギー反応** allergic reaction と**寄生虫感染** parasitic infection のときに働くが，詳細は CHAPTER 10 参照．好酸球は正常の結合組織，特に消化管の粘膜固有層にみられるが，これはこの部位で慢性に免疫応答が起こっているためである．

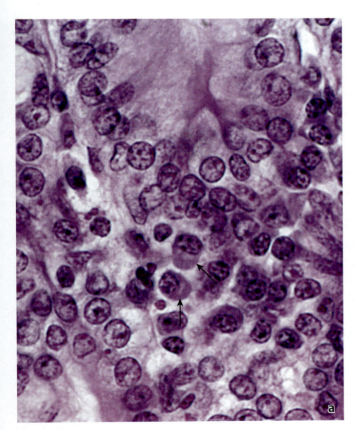

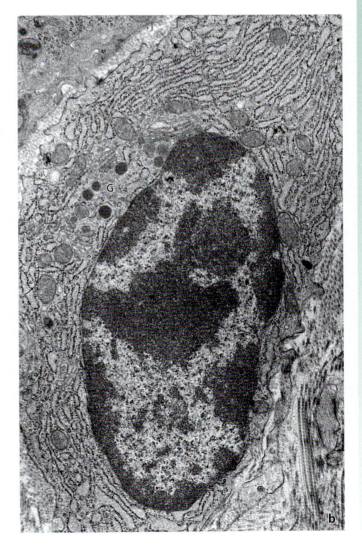

図 6.25 ▲ 形質細胞
a. 通常のH&E染色でみられる典型的な形質細胞を示す顕微鏡像．ヘテロクロマチンの大きな塊がユークロマチンの明るい部分と交互に存在してみえることに注意．ゴルジ装置（→）が好塩基性の細胞質の中で透明に抜けてみえることにも注意．5,000倍．**b.** 透過型電子顕微鏡でみると，細胞質が大量の粗面小胞体に占められていることがわかる．ゴルジ装置（G）は比較的大きく，細胞の分泌活性をさらに反映している．15,000倍．

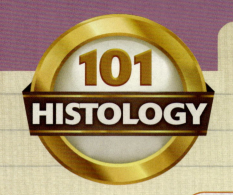

結合組織

結合組織の概要
- **結合組織**は体中に連続的な区画を形成し，他の組織をつないで支持している．他の組織との境界部は，種々の上皮の基底板や筋線維または神経支持細胞の外板である．
- 種々の結合組織は組織特異的な**細胞外マトリックス（ECM）**の中にさまざまな種類の**細胞**を含む．ECM はタンパク質性線維成分や**無構造基質**を含む．
- 結合組織は基本的に，細胞外成分の組成，組織化の様式，およびその機能により分類される：**胎児性結合組織**，**本来の結合組織**，**特殊結合組織**である．

胎児性結合組織
- **間葉**は，胎児性の中胚葉から由来して体中のさまざまな結合組織に分化する．間葉は，微細なコラーゲン線維と細網線維を含む粘性の基質の中に浮かぶ紡錘形のゆるい網目構造を持った細胞を含む．
- **膠様結合組織**は臍帯に存在する．この組織は，ゼラチンのようなヒアルロン酸に富む ECM に埋め込まれて，紡錘形の互いに広く隔てられた細胞を含む．その基質はしばしば**ワルトンゼリー**と呼ばれる．

本来の結合組織
- 本来の結合組織は，**疎性結合組織**と**緻密結合組織**に分けられる．緻密結合組織はさらに**不規則性緻密結合組織**と**規則性緻密結合組織**に分けられる．
- 疎性結合組織は，豊富なゲル様の無構造基質の中に線維成分が疎に配列し，多数のさまざまな細胞が埋め込まれているという特徴を持つ．疎性結合組織は，腺，さまざまな管状器官，血管を通常取り囲み，体表上皮や体内の腸管などの上皮層の直下に分布する．
- 不規則性緻密結合組織は，少数の細胞成分（主に線維芽細胞），不規則に配列したコラーゲン線維束，比較的少量の基質を含む．この組織は非常に強靱なため，器官は過度の伸展や拡張に耐えることができる．
- 規則性緻密結合組織では，コラーゲン線維は並行して配列し，密に束ねられており，細胞（腱細胞）は線維束の間に配列している．この組織は腱，靱帯，および腱膜の主な機能的成分である．

結合組織の線維成分
- **結合組織の線維**は主に 3 種類からなる：コラーゲン線維，細網線維，弾性線維．
- **コラーゲン線維**は結合組織で最も豊富な構成成分である．コラーゲン線維は柔軟で，極めて強い張力抵抗性を持ち，68 nm 間隔の横縞模様を持つ**コラーゲン細線維**から形成される．
- コラーゲン線維の産生は線維芽細胞の細胞内（プロコラーゲン分子の産生）と細胞外の ECM（コラーゲン分子の重合によるコラーゲン細線維の形成と，その自己組織化によるコラーゲン線維の形成）で連続的に起こる．
- **細網線維**はⅢ型コラーゲンからなり，さまざまな組織や器官（リンパ組織に豊富）を支える骨組みを形成する．
- リンパ組織や造血組織では，**細網細胞**という特化した細胞が細網線維をつくる．その他のほとんどの部位では，線維芽細胞が細網線維をつくる．
- **弾性線維**は線維芽細胞と血管平滑筋細胞により生成される．弾性線維は組織の伸展や拡張を可能にする．
- 弾性線維は中心にある**エラスチンのコア**と，それを包むフィブリリンとエミリンからなる**フィブリリン微細線維**のネットワークから形成される．

細胞外マトリックス

- **細胞外マトリックス**（**ECM**）は結合組織を機械的・構造的に支持し，細胞外の情報交換に関与し，細胞の遊走経路を提供している．タンパク質性の線維に加え，ECMは**プロテオグリカン**，**含水性のグリコサミノグリカン**（**GAG**），**多接着性糖タンパク質**に富む無構造基質を含む．
- GAGは無構造基質の中で最も豊富に存在するヘテロ多糖体成分である．この分子は多くの硫酸基やカルボキシ基を持つ，枝分かれのない長鎖の多糖体である．GAGはコアタンパク質と共有結合して，無構造基質の物理的性質に関わるプロテオグリカンを形成する．
- 最も大きく長いGAG分子は**ヒアルロン酸**（ヒアルロナン）である．特別な**リンカータンパク質**によりプロテオグリカンは間接的にヒアルロン酸と結合しており，**プロテオグリカン凝集体**と呼ばれる巨大分子を形成する．
- プロテオグリカン凝集体は，水や他の分子（たとえば増殖因子）が結合することにより，巨大分子，微生物，転移中のがん細胞のECM内での移動や遊走を制御している．
- 多接着性糖タンパク質（フィブロネクチン，ラミニン，テナスチン）は多機能の分子であり，コラーゲン，プロテオグリカン，GAGといった種々のECMタンパク質との結合部位を持つ．また，これらのECMタンパク質はインテグリンやラミニン受容体のような細胞表面受容体と相互作用する．

結合組織の細胞

- 結合組織の細胞には**定住型細胞集団**（比較的安定で非遊走性）と**遊走型**（または**短期滞在型**）**細胞集団**（基本的に血管から遊走してきた細胞）がある．
- 定住型細胞集団は**線維芽細胞**（と筋線維芽細胞），マクロファージ，脂肪細胞，肥満（マスト）細胞，成熟幹細胞を含む．遊走型（短期滞在型）細胞集団はリンパ球，形質細胞，好中球，好酸球，好塩基球，単球を含む（CHAPTER 10に記載）．
- **線維芽細胞**は結合組織の主要な細胞である．線維芽細胞はコラーゲン線維とECMの他の成分の合成に関わる．
- 非筋性ミオシンのようなアクチンモータータンパク質を伴うアクチン細線維を発現する線維芽細胞は，**筋線維芽細胞**と呼ばれる．
- マクロファージは単球由来の貪食細胞であり，リソソームを豊富に持ち，免疫応答において重要な役割を担う．
- **脂肪細胞**は，中性脂肪を蓄え，種々のホルモンを産生するために特化した結合組織の細胞である（CHAPTER 9参照）．
- **肥満細胞**は骨髄でつくられ，結合組織で分化する．肥満細胞は炎症メディエーターを貯蔵する好塩基性の顆粒を持つ．活性化により肥満細胞はロイコトリエン，インターロイキンや他の炎症を促進するサイトカインを産生する．
- **成人型幹細胞**はさまざまな組織や器官に存在する特別の部位（**ニッチ**と呼ばれる）に住んでいる．この細胞と結合組織の他の細胞を見分けるのは難しい．

PLATE 4　疎性および不規則性緻密結合組織

疎性および不規則性緻密結合組織は，さまざまな結合組織の中の2種類である．これ以外には，軟骨，骨，脂肪組織，および細網組織がある．疎性結合組織は薄く疎なコラーゲン線維を含むマトリックスの中に比較的多くの細胞を含む．一方，不規則性緻密結合組織は細胞が比較的少なく，ほとんどが線維芽細胞であり，マトリックスを形成する豊富なコラーゲン線維を産生し維持している．疎性結合組織に典型的に付属している細胞は，コラーゲンをつくる線維芽細胞，免疫系の細胞と生体防御の全般をつかさどる細胞群である．したがって，疎性結合組織にはさまざまな程度でリンパ球，マクロファージ，好酸球，形質細胞や肥満細胞が存在する．

疎性および不規則性緻密結合組織
乳腺，ヒト，H&E染色，175倍；挿入図350倍．

　この顕微鏡像は，疎性結合組織（LCT）と不規則性緻密結合組織（DICT）を低倍率で比較する目的で示してある．疎性結合組織は腺上皮（GE）を直接取り囲む．不規則性緻密結合組織は主にコラーゲン線維の厚い束からなり，細胞は少ない．一方，疎性結合組織は線維成分がより少なく，細胞は多数みられる．上の挿入図は緻密結合組織の拡大像である．豊富なコラーゲン線維の広がりに比してわずかな細胞の核が存在することに注意せよ．下の挿入図は腺上皮とそれを取り囲む疎性結合組織で，線維成分は少ないが多数の細胞がみられる．典型的な疎性結合組織では，線維芽細胞は比較的少なく，リンパ球，形質細胞や他の結合組織の細胞が多数みられる．

疎性結合組織
大腸，サル，マロリーの三重染色，250倍．

　この顕微鏡像は，極めて細胞成分の多い疎性結合組織（LCT）で大腸の腸腺の間にある粘膜固有層と呼ばれる部分を示す．ここでみられる粘液を分泌する単層円柱の上皮細胞は，腺組織の典型である．マロリー染色は細胞核を赤に，コラーゲン線維を青に染める．上皮細胞がこのように青く染まったコラーゲン線維の網目構造に取り囲まれていることに注意せよ．この写真には大腸の粘膜筋板（MM）という平滑筋の束もみられ，その下には不規則性緻密結合組織（DICT）が粘膜固有層を形成している．よくあることだが，遊離面の上皮細胞（Ep）のすぐ下のコラーゲン線維（CF）がより厚くなっており，顕微鏡写真で目立ってみえる．

疎性結合組織
大腸，サル，マロリーの三重染色，700倍．

　左の写真の四角の枠内の高倍率像．上皮細胞の基底部が写真の両側にみえる．コラーゲン線維（CF）が細胞を包む間質を形成する細い糸のようにみえる．ここでみられるさまざまな細胞は，リンパ球（L），形質細胞（P），線維芽細胞，平滑筋細胞，マクロファージ（M）とまれに肥満細胞などからなる．

CF，コラーゲン線維
DICT，不規則性緻密結合組織
Ep，上皮細胞
GE，腺上皮
L，リンパ球
LCT，疎性結合組織
M，マクロファージ
MM，粘膜筋板
P，形質細胞

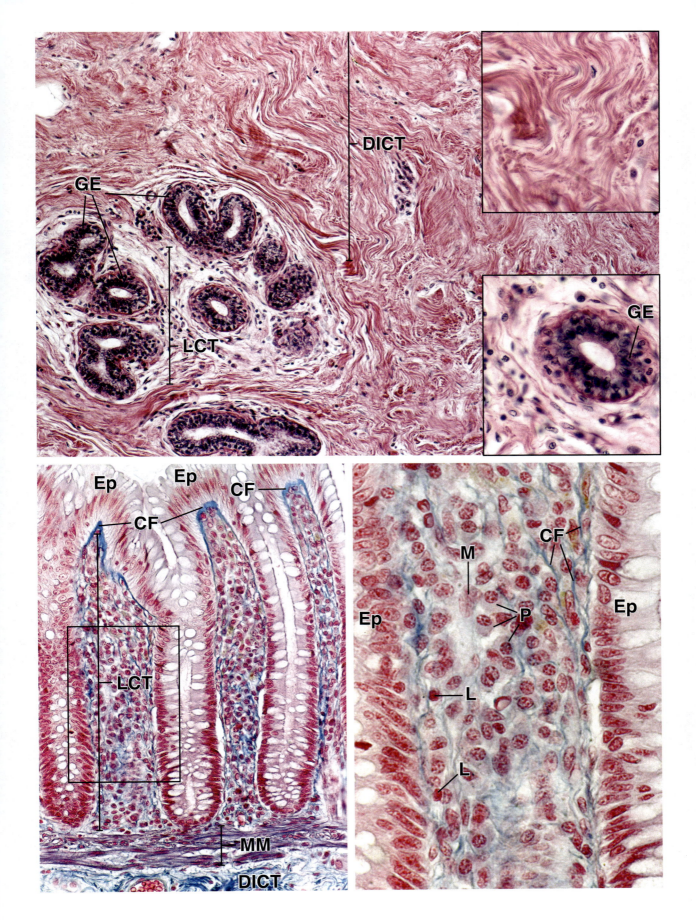

PLATE 5　規則性緻密結合組織，腱と靱帯

規則性緻密結合組織 dense regular connective tissue は線維が非常に密に詰まっており，平行に整列して束を形成している点で他と区別できる．線維を形成するコラーゲン細線維も規則正しく平行に整列している．筋を骨に結合させる**腱** tendon と骨と骨をつなぐ**靱帯** ligament はこのタイプの組織の例である．靱帯はほとんどの点で腱に似ているが，線維と束の構成は腱より不規則である．

靱帯と腱において，束は互いに，血管と神経が通る**内腱膜** endotendineum という不規則性緻密結合組織により1本ずつに分けられる．また，束は内腱膜から広がり，最も細い血管と神経を含む結合組織の隔膜で一部分が分けられる．束のいくつかは集まって，厚い結合組織で囲まれた**腱周膜** peritendineum というより大きな機能単位となる．最終的には，束と束の集合は**腱上膜** epitendineum という不規則性緻密結合組織により囲まれる．

線維芽細胞は腱では腱細胞と呼ばれ，周囲のコラーゲン線維の間や線維を包み込むように存在する極めて薄い膜状の細胞質突起を持つ細長い細胞である．細胞突起の境は隣の腱細胞と結合し，合胞体状の細胞質ネットワークを形成している．

最も規則性のある緻密結合組織は，眼球角膜の間質にある（CHAPTER 24 参照）．コラーゲン細線維は大型の扁平な線維芽細胞で分けられて，層板状に平行に配列している．隣り合う層板はほぼ直角に配列し，**直交配列** orthogonal array を形成している．それぞれの層板の極めて規則的な細線維の大きさと線維間の間隔は，層板の直交配列と相まって，角膜の透明性の基本であると信じられている．

規則性緻密結合組織
腱の縦断像，ヒト，H&E 染色，100 倍．

この標本は腱の周辺の不規則性緻密結合組織である，腱上膜（Ept）を含む．腱束（TF）は腱を構成するが，腱上膜に付属する結合組織よりも疎な結合組織で包まれる．この写真のような縦断切片では，個々の腱細線維を包む結合組織である腱内膜（Ent）はある部位で消失し，そのため1本の細線維が隣の細線維と混ざるようにみえる．これは実際の細線維の境界部というより，切片の断面が斜めに切れているためである．腱細線維の大部分を形成するコラーゲン線維は，個々のコラーゲン細線維が規則的にパックされた結果として均質にみえる．腱細胞の核は直線上に配列した細長い形状を呈する．この細胞の細胞質はコラーゲン線維と混ざり合っており，細胞の存在は核のみでわかる．

規則性緻密結合組織
腱の縦断像，ヒト，H&E 染色，400 倍．

この高倍率の写真は，介在するコラーゲン線維に沿った腱細胞の核（TC）が規則正しく1列に並んださまを示す．コラーゲン線維は均質にみえる．腱細胞の細胞質は H&E 染色したパラフィン切片に典型的であるように，コラーゲン線維と区別できない．核の形がさまざまなのは，切片の断面と切片の厚さの中での核の位置によるためである．腱内膜の中を走る小血管（BV）もみられる．

規則性緻密結合組織
腱の横断像，ヒト，H&E 染色，400 倍．

これは保存状態のよい標本で，横断面からみているにもかかわらず，密に詰められたコラーゲン線維は均質な領域としてみえる．核は縦断面のように規則正しい配列をとるのではなく，不規則に散在している．これは，腱の任意の横断面である左下図の破線で示した部分をみると理解できる．切断面にある核が不規則に配置していることに注意．あとの所見としては，何本かの小血管（BV）が腱束内の腱内膜（Ent）内にみられる．

BV，小血管　　　**Ept**，腱上膜　　　**TF**，腱束
Ent，腱内膜　　　**TC**，腱細胞の核　　　**破線**，腱を任意の部位で横断した切片

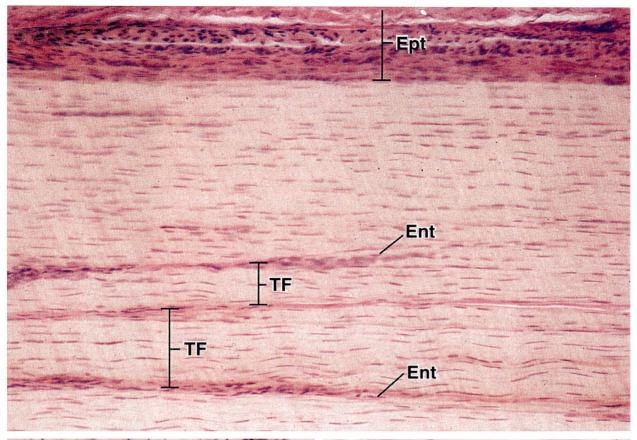
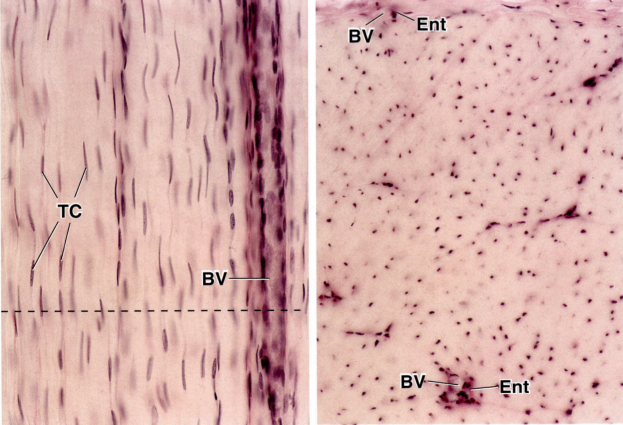

PLATE 6　弾性線維と弾性層板

弾性線維は身体中の疎性および緻密結合組織に存在するが，コラーゲン線維よりも量は少ない．弾性線維は通常の H&E 切片でははっきりみえないが，特殊染色法でよく染まってくる（次のものは弾性物質を選択的に染める：ワイゲルト弾性組織染色で赤紫，ゴモリのアルデヒドフクシン染色で青黒，ベルヘーフのヘマトキシリン弾性組織染色で黒，テンツァーウンナオルセイン変法で赤茶色）．特殊弾性染色と H&E などのカウンター染色を組み合わせることにより，弾性線維のみならず他の組織成分もはっきりみえてくるので，弾性物質と他の結合組織成分の相互関係を調べることができる．

弾性物質は線維と層板の形で存在する．疎性および緻密結合組織と弾性軟骨（PLATE 9, p.210 参照）においては線維状である．同様に，頸椎を接続する弾性靭帯は草食動物で特に発達しており，弾性線維とコラーゲン線維を混ぜて密に詰め込んだ列からなる．大口径の主たる動脈（例：大動脈，肺動脈，総頸動脈や他の大動脈の主な枝）では，中膜は弾性線維の複数の有窓の層板からなり，間を平滑筋とコラーゲン線維の混合層が埋めるように存在する．この構造は血管の拡張と弾性による収縮を可能にして，血液を末梢に押し出すのを助けている．すべての動脈とほとんどの大きい細動脈は内弾性板を持ち，脆弱な内皮細胞とそのすぐ直下の結合組織を支えている．中膜のコラーゲン線維と弾性成分はどちらもこの部位に存在する平滑筋に産生されていることに注目すべきである．

弾性線維
真皮，サル，ワイゲルト染色，160倍．

この写真は真皮と呼ばれる皮膚の結合組織で，弾性線維（E）の性質と分布状態を示すために紫色に特殊染色したものである．コラーゲン線維（C）はエオジンで染色され，2つの線維が容易に判別できる．本写真の上端の上皮（真皮の乳頭層）に近い部分は，下部より繊細なコラーゲン線維とともに，薄い弾性線維（上左を参照）を含む．写真の下部にはかなり密な弾性およびコラーゲン線維がみられる．弾性線維の多くが短い長方形をしているのに注意せよ．これは弾性線維がミクロトームの刃の向きに対して斜めの角度で切片内を走っているために，単にそうみえるだけである．丁寧にみてみれば，数本の線維が点状にみえる．これは，弾性線維が横断されたものである．全体では真皮の弾性線維は三方向性に絡み合っているために，さまざまな形にみえるわけである．

弾性線維
腸間膜，ラット，ワイゲルト染色，160倍．

この写真は結合組織成分を示すために作製したもので，弾性線維（E）を特殊染色で染め出している．弾性線維は，薄く，長く，十文字模様に枝分かれする糸で，はっきりした始まりや終わりがなく不規則な走行を示す．また，コラーゲン線維（C）はエオジンで対比染色されており，弾性線維よりもかなり太く，長くまっすぐな輪郭を持つ．

弾性層板
動脈，サル，ワイゲルト染色，80倍．

弾性物質は，糸状の線維というよりもシートまたは層板として存在する．この写真は，弾性物質を示すために特殊染色された弾性動脈（肺動脈）の壁を示す．波状の線は有窓性のシートまたは膜の形に組織化された弾性物質の層板である．この切片の断面は，弾性膜の縁がみえるように切れている．この標本は H&E で追加染色していない．弾性膜の間の空白部はコラーゲン線維と平滑筋細胞を含むが，基本的に染まっていない．血管の筋層では，エラスチンとコラーゲン分子はともに平滑筋細胞から分泌される．

弾性物質を大量に含む体組織は，弾性動脈の壁と脊柱にある特定の靭帯に分布が限られている．

BV, 血管
C, コラーゲン線維
D, 汗腺管
E, 弾性線維

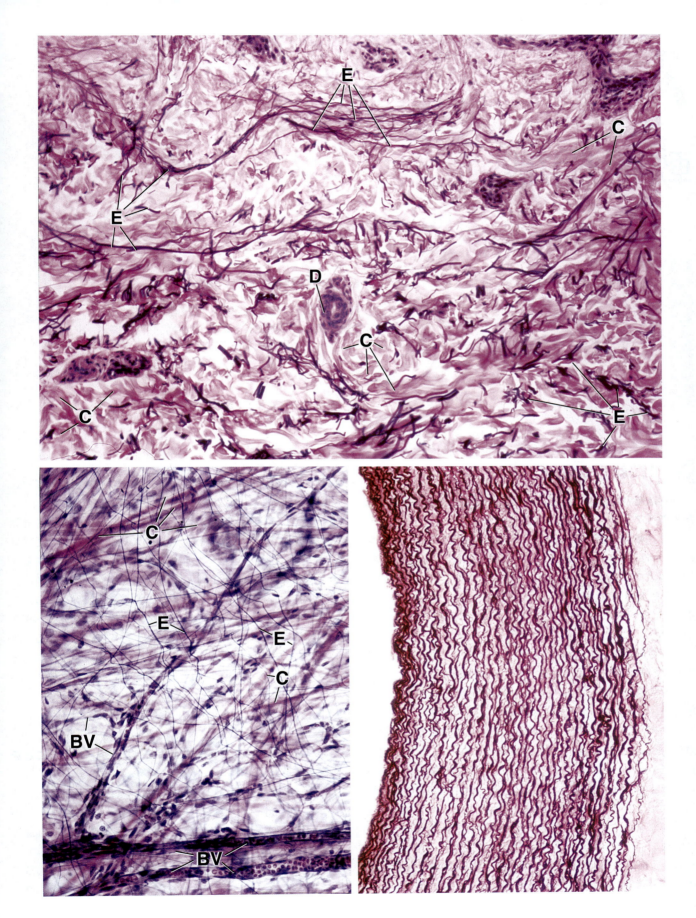

7

軟骨組織

1. 軟骨の概要 / 194
2. ガラス軟骨 / 194
3. 弾性軟骨 / 200
4. 線維軟骨 / 200
5. 軟骨の形成と成長 / 201
6. ガラス軟骨の修復 / 202

FOLDER 7.1　臨床関連事項：変形性関節炎 / 195
FOLDER 7.2　臨床関連事項：軟骨の悪性腫瘍；軟骨肉腫 / 203

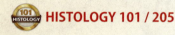 HISTOLOGY 101 / 205

1. 軟骨の概要

軟骨は結合組織の一種であり，軟骨細胞と高度に特殊化した細胞外マトリックスからなる．

軟骨は**軟骨細胞** chondrocyte と豊富な**細胞外マトリックス** extracellular matrix から構成され，血管に欠ける組織である．軟骨容量の95%以上が細胞外マトリックスであり，この成分が軟骨の機能を決定する．軟骨細胞はまばらにしか存在しないが，マトリックスの産生，維持に極めて重要である（図7.1）．

軟骨の細胞外マトリックスは堅固であり，しかしやや柔軟性も兼ね備え，これにより軟骨の復元性が説明される．軟骨には血管網が存在しないので，軟骨細胞が生存するためには細胞外マトリックスの成分が極めて重要となる．軟骨マトリックスにはⅡ型コラーゲン線維に比して**グリコサミノグリカン** glycosaminoglycan （**GAG**）が非常に多く含まれ，物質拡散を容易にしている．すなわち，軟骨周囲の結合組織にある血管とマトリックス中に散らばる軟骨細胞との間で物質輸送が保たれ，組織としての営みが維持される．この組織では，生物物理学的に対照的な特徴を持つ2種類の構造分子が互いに協調している．すなわち，張力に抗するコラーゲン細線維からなる網目構造と豊富な水分を含むプロテオグリカン凝集体である．後者は剪断力に極めて弱いが，荷重によく耐えることができる．この特徴は，特に滑膜性の関節のような動きの支点となる部位で重要である．成長過程でもこの特性は保持されており，軟骨は胎児骨格の発達や多くの骨の成長にとって重要な組織となっている．

軟骨組織はその外観と物理的特性によって3つのタイプに分けられるが，これはマトリックスの特徴に基づく：

- **ガラス軟骨** hyaline cartilage は，マトリックス中にⅡ型コラーゲン線維，グリコサミノグリカン，プロテオグリカン，多接着性糖タンパク質を含むことが特徴である．
- **弾性軟骨** elastic cartilage には，ガラス軟骨のマトリックス成分だけでなく，弾性線維と弾性層板が存在する．
- **線維軟骨** fibrocartilage には，ガラス軟骨のマトリックス成分に加え，豊富なⅠ型コラーゲン線維が存在する．

表7.1に各軟骨組織がみられる場所，機能，特徴についてまとめた．

 ## 2. ガラス軟骨

ガラス軟骨は，均質で無構造なマトリックスを持つことを特徴とする．

ガラス軟骨は，生の状態ではガラス様にみえるため，ガラス軟骨（hyalos（= glassy）：ギリシャ語で"ガラス様の"の意）と呼ばれる．軟骨マトリックスには**軟骨小腔** lacuna と呼ばれる空間が散在する．これら小腔に軟骨細胞が入っている．ガラス軟骨は単純で静的で均質な物質ではなく，複雑で生きている組織である．滑膜性の関節では，関節表面の摩擦を軽減して潤滑にし，また荷重を分散させつつ下方の骨に伝える．修復能力は限られるが，正常な場合は一生を通じて磨耗を示す証拠はない．例外として，関節軟骨では加齢に伴っ

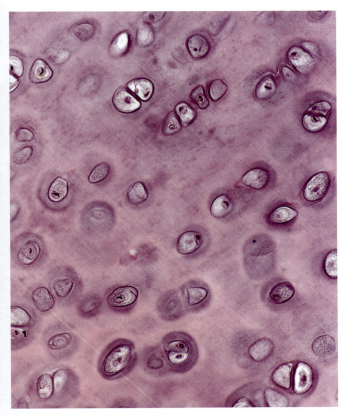

図 7.1 ▲ ガラス軟骨の一般的構造
ガラス軟骨を通常のH&E染色により標本にした．豊富な細胞外マトリックス中に軟骨細胞が散在している．450倍．

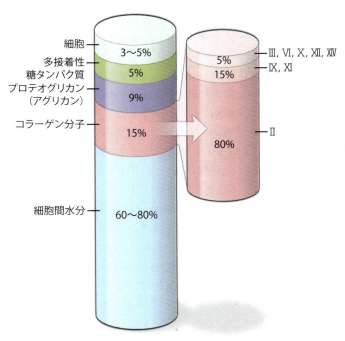

図 7.2 ▲ ガラス軟骨の分子組成
ガラス軟骨重量の60～80％は細胞間水分が占め，これはプロテオグリカン凝集体に保持されている．約15％はコラーゲン分子が占め，その種類はII型コラーゲンが最も多い．軟骨細胞成分は3～5％しか占めない．

て軟骨損傷がみられる例が多い（FOLDER 7.1 参照）．ガラス軟骨に含まれる高分子として，コラーゲン（主にII型細線維とその他の軟骨特異的コラーゲン分子），グリコサミノグリカンを含むプロテオグリカン凝集体，多接着性糖タンパク質（非コラーゲン性タンパク質）がある．図7.2は軟骨マトリックスに含まれるさまざまな成分の割合を示したものである．

ガラス軟骨のマトリックスは軟骨細胞によって産生され，3つの主要な分子種から構成される．

以下の3つの分子種がガラス軟骨に存在する：

- **コラーゲン分子** collagen molecule．コラーゲンは主要なマトリックスタンパク質であり，比較的細く（直径20 nm）短い細線維からなる三次元的網工をつくる．以下，4種類のコラーゲン分子が細線維形成を担う．II型コラーゲンはその細線維の大部分を占める（図7.2参照）．IX型コラーゲンは細線維とマトリックスにあるプロテオグリカン分子との相互作用を促進させる．XI型コラーゲンは細線維の大きさを調節する．そしてX型コラーゲンはコラーゲン細線維を三次元的な六方格子状に配列させるが，この構造は物理的機能を発揮する上で極めて重要となる．これら4種類に加え，VI型コラーゲンもマトリックスに存在する．これは主に軟骨細胞の周囲にあり，細胞とマトリックス間の接着に関与する．II，VI，IX，X，

FOLDER 7.1　臨床関連事項：変形性関節炎

変形性関節炎 osteoarthritis は最もよくみられる関節疾患の1つである．その病因はよくわかっていないが，加齢と関節軟骨の傷害に関係する．65歳までに，ほとんどの人は本疾患に関連する何らかの徴候を示す．この病気の特徴は，さまざまな関節変形を伴う慢性の関節痛と関節軟骨の破壊である．通常は，股関節，膝関節，下位の椎間関節，そして手足の関節など，荷重を支える関節に起こる．プロテオグリカン含量の減少がみられ，これにより軟骨マトリックス中の細胞間水分が失われる．軟骨細胞も本疾患では重要な役割を演じる．インターロイキン-1（IL-1）と腫瘍壊死因子α（TNF-α）を産生することで，メタロプロテアーゼの産生が刺激される．一方，軟骨細胞によるII型コラーゲンとプロテオグリカンの産生は抑制される．病初期には，関節軟骨の表層帯が破壊される．最終的にその破壊は骨まで及び，軟骨下の骨が露出して新たな関節表面となる．このようにして関節の可動性が徐々に減少し，動作時の疼痛が増す．変形性関節炎は治癒しない．治療では，可動域の拡大を目的とした関節の硬直性緩和と疼痛の軽減に主眼が置かれる．変形性関節炎は時間が経てば治まることもあるが，たいていはゆっくりと進行し，最終的には障害が長期間続く．

XI型は軟骨マトリックスに特異的にみられるので，**軟骨特異的コラーゲン分子** cartilage-specific collagen molecule と呼ばれる（コラーゲンの種類については表6.2参照）．

- **プロテオグリカン** proteoglycan．ガラス軟骨のマトリックスには3種類のグリコサミノグリカン，すなわちヒアルロン酸，コンドロイチン硫酸，ケラタン硫酸が含まれる．疎性結合組織のマトリックスと同様に，軟骨マトリックスのコンドロイチン硫酸とケラタン硫酸はコアタンパク質に結合し，単量体プロテオグリカンとなる．ガラス軟骨の中で最も重要な単量体プロテオグリカンは**アグリカン** aggrecan である．250 kDaの分子量を持ち，1分子あたり約100個のコンドロイチン硫酸鎖と60個ものケラタン硫酸分子を持つ．硫酸基の存在により，アグリカン分子は大きな負の電荷と高い親水性を持つ．直鎖状ヒアルロン酸にはそれぞれ多数のアグリカン分子（300以上）が結合するが，アグリカン分子のN末端がリンカータンパク質を介して結合する．こうして**プロテオグリカン凝集体** proteoglycan aggregate がつくられる．これら大きな負の電荷を持つ凝集体はマトリックス中でコラーゲン細線維と結合するが，これは静電気的結合と多接着性プロテオグリカンによる（図7.3）．このように，プロテオグリカン凝集体をコラーゲン細線維間の複雑なマトリックスに取り込むことで，ガラス軟骨は独特な生物物理学的性質を持つようになる．軟骨マトリックスは他のプロテオグリカン（たとえばデコリン，バイグリカン，ファイブロモジュリン）も含む．これらは凝集体を形成しないが，他の分子に結合することでマトリックスの安定化を担う．

- **多接着性糖タンパク質** multiadhesive glycoprotein は，非コラーゲン性・非プロテオグリカン性の糖タンパク質とも呼ばれる．軟骨細胞とマトリックス分子間の結合に関与し，軟骨の代謝および変性状態の指標として臨床的な意義を有する．たとえば，**アンコリンCⅡ** anchorin CⅡ（軟骨アネキシンV）は34 kDaの小さな分子で，軟骨細胞上のコラーゲン受容体として機能する．また，**テネイシン** tenascin と**フィブロネクチン** fibronectin（表6.5, p.176参照）も軟骨細胞をマトリックスにつなぎ留める作用を持つ．

ガラス軟骨マトリックスは含水率が高いため，小分子代謝産物の拡散を容易にし，また復元力も持つ．

他の結合組織マトリックス同様，軟骨マトリックスも多量の水分を含む．ガラス軟骨重量の60～80%を細胞間水分が占める（図7.2参照）．この水分の多くが**アグリカン・ヒアルロン酸凝集体** aggrecan-hyaluronan aggregate に強く結合し

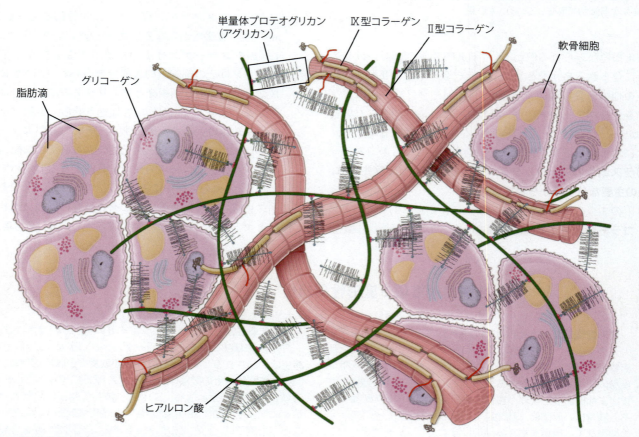

図7.3 ▲ ガラス軟骨マトリックスの分子構造
ガラス軟骨マトリックスにおけるプロテオグリカン凝集体，Ⅱ型コラーゲン細線維，および軟骨細胞の関係が図示されている．ヒアルロン酸分子は多くのプロテオグリカンモノマーとともに線状の凝集体を形成し，これがコラーゲン細線維の網工に織り交ぜられている．プロテオグリカンモノマー（アグリカンなど）は，およそ180個のグリコサミノグリカンがコアタンパク質に結合したものである．コアタンパク質の末端にはヒアルロン酸結合部位があり，リンカータンパク質によりヒアルロン酸に結合している．軟骨細胞からなる同系細胞群は細胞外マトリックス中に散在している．

ており，高い浸透膨張圧をつくり出している．そしてこれらマトリックス中の水力学的な部分が，軟骨の復元力の基礎となっている．Ⅱ型コラーゲン細線維のネットワークは，ガラス軟骨の形づくりと抗張力のみならず，アグリカン分子の存在による膨張圧に抗する役割も担う．一方，ゆるく結合している水分も存在し，軟骨細胞に出入りする小分子代謝産物の拡散に役立っている．

関節軟骨では，関節の動きや関節への荷重によって，含水率が一過性に，あるいは部分的に変化する．軟骨マトリックスには移動性にすぐれる水分が多量に含まれるため，さまざまな圧力負荷に対応することができ，これが軟骨の対荷重性能を支えている．軟骨は生涯を通してマトリックス分子を分解し，入れ替えを行っている．正常なマトリックスの新陳代

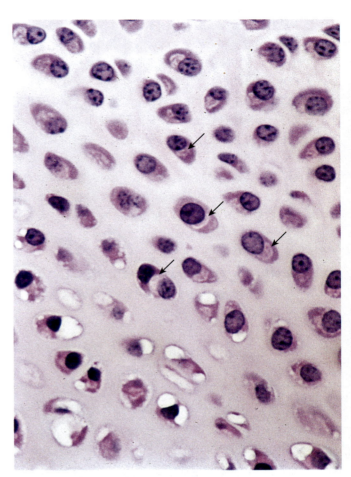

図7.5 ▲ 若年者の成長過程にある軟骨の顕微鏡像
軟骨組織をグルタルアルデヒドで固定し，プラスティック包埋したものをH&E染色した標本である．軟骨細胞，特に写真上部の細胞は形態保持がよい．細胞質は比較的均一によく染色され，明らかな好塩基性を示す．明るい部分（→）はゴルジ装置の領域を示す．520倍．

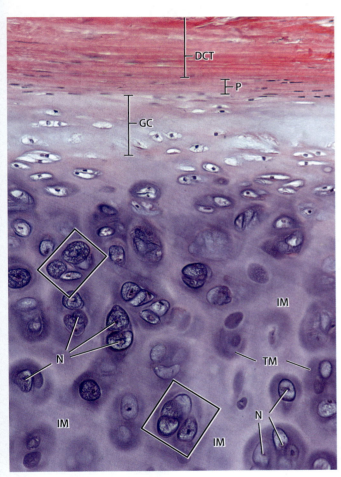

図7.4 ▲ 典型的なガラス軟骨標本の H&E 染色像
写真の上部に緻密結合組織（DCT）があり，軟骨膜（P）を覆う．この軟骨膜から新たな軟骨細胞ができる．軟骨膜直下のやや塩基性に染まる層は成長過程にある軟骨部分（GC）であり，軟骨芽細胞と未成熟軟骨細胞が存在する．明るい小腔内に存在するのはそれらの核に他ならない．この層では，もともと存在していたガラス軟骨の表面に新たな軟骨が付加される（付加成長）．この標本は形態の保存状態がよく，成熟した軟骨細胞は軟骨小腔内におさまり，明瞭な核（N）がみられる．この細胞から産生される軟骨マトリックスは，濃く染まる被膜，あるいは軟骨小腔のすぐ外にある小腔周囲マトリックス（TM）になる．小腔周囲間マトリックス（IM）は軟骨細胞からさらに離れた場所にあり，染色性は弱い．軟骨自身の成長（間質成長）は，軟骨細胞が分裂し，同系細胞群（四角枠内）というペアあるいは集団を形成することにより達成される．480倍．

謝は，軟骨細胞がマトリックスの成分変化を感知し，これに応じて適切な種類の新たな分子を産生することによる．その上，マトリックスはシグナル伝達因子としても軟骨細胞に作用する．したがって，滑膜性関節のように荷重がかかる軟骨では，機械的，電気的，化学的シグナルが発せられ，これらが軟骨細胞の合成活動を促す．しかし加齢に伴ってマトリックス構成が変化すると，軟骨細胞はこれら刺激に反応できなくなる．

軟骨細胞は，細胞外マトリックスの産生と維持を担う特殊化した細胞である．

ガラス軟骨の軟骨細胞は単独で，あるいは**同系細胞群** isogenous group と呼ばれる細胞集団として，分布している（図7.4）．軟骨細胞が同系細胞群として存在していれば，それらは最近分裂を終えた細胞であることを示す．新たに分裂した細胞が周囲にマトリックス物質を産生，沈着することにより，互いの細胞間距離を広げていく．軟骨細胞はメタロプロテアーゼも分泌し，軟骨マトリックスを分解することができる．これにより，成長過程にある軟骨細胞は肥大化でき，位置変化も可能となる．

軟骨細胞の活動状態により，細胞質の様相は異なる．マト

リックス産生が盛んな細胞では，タンパク質合成が盛んなために細胞質は好塩基性を示し，ゴルジ装置の発達を示す透明な部位がみられる（図7.5）．軟骨細胞は，マトリックスにあるコラーゲンだけでなく，すべてのグリコサミノグリカンとプロテオグリカンを分泌する．老化してマトリックス産生活性が低下した軟骨細胞では，ゴルジ装置が縮小している．もし細胞質に抜けたような明るい部分があれば，それらは通常，中身の消失した脂肪滴とグリコーゲン貯蔵部位である．これらは組織標本作製過程で除かれてしまうため，細胞は縮小し，かなりよじれてしまう．透過型電子顕微鏡で観察すると，活性の高い軟骨細胞は，発達した粗面小胞体（rER），大きなゴルジ装置，分泌顆粒，小胞，中間径フィラメント，微小管，アクチン細線維を有する（図7.6）．

ガラス軟骨のマトリックス成分は一様に分布していない．

ガラス軟骨のプロテオグリカンは多量の硫酸基グループを

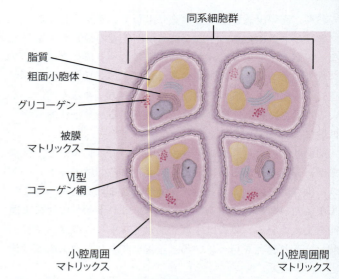

図7.7 ▲ 軟骨マトリックスの模式図
被膜マトリックス，小腔周囲マトリックス，小腔周囲間マトリックスの領域を理解せよ．それぞれの特徴は本文の説明を参照のこと．

持つため，軟骨マトリックスは塩基性色素やヘマトキシリンでよく染まる（PLATE 7, p.206）．よって，軟骨切片で好塩基性や異染性に染まる部位を探すことで，硫酸基を持つプロテオグリカンの濃度や分布状態を知ることができる．軟骨マトリックスは一様に染まらず，むしろその染色性によって以下の3つの領域に区別される（図7.7）：

- **被膜（細胞周囲）マトリックス** capsular（pericellular）matrix は軟骨細胞のすぐ外側にあり，リング状に濃く染まる部分（図7.4参照）である．そこでは硫酸基を持つプロテオグリカン，ヒアルロン酸，バイグリカン，さまざまな多接着性糖タンパク質（たとえばフィブロネクチン，デコリン，ラミニン）が高濃度で存在する．被膜マトリックスはほとんどⅥ型コラーゲン細線維のみからなり，これが堅固で緻密な組織を形成し，個々の軟骨細胞の周囲を覆う．Ⅵ型コラーゲンは細胞表面のインテグリン受容体と結合し，軟骨細胞をマトリックスにつなぎ留めている．被膜マトリックスにはⅨ型コラーゲンも高濃度で存在する．

- **小腔周囲マトリックス** territorial matrix は軟骨細胞周囲からさらに離れた領域である．同系細胞群を囲む．この部分ではⅡ型コラーゲン細線維と少量のⅨ型コラーゲンが不規則に配列し，網状構造をつくる．また，被膜マトリックスよりも低濃度だが硫酸基を持つプロテオグリカンも存在するため，弱いながら染色性はある．

- **小腔周囲間マトリックス** interterritorial matrix は小腔周囲マトリックスを囲み，軟骨細胞集団の間を埋める．

領域によって硫酸基を持つプロテオグリカンの濃度やコラーゲン細線維の分布が異なることに加え，プロテオグリカンの含有量は軟骨が古くなると低下する．これも染色性の違いとして表れる．

ガラス軟骨は胎児骨格形成の原型となる．

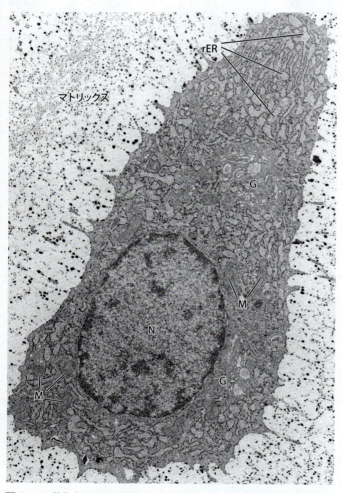

図7.6 ▲ 若年者における活発な軟骨細胞とその周囲に存在する軟骨マトリックスの電子顕微鏡像
図7.5にみられるように，軟骨細胞の核（N）は偏在性に位置する．細胞質にはやや拡張した粗面小胞体（rER）が大量に存在し，ゴルジ装置（G）およびミトコンドリア（M）もよくみられる．多くの粗面小胞体と発達したゴルジ装置の存在は，細胞が活発に軟骨マトリックスを産生している様子を示す．マトリックスにみられる多数の濃い粒子はプロテオグリカンを含む．特に細胞近傍の濃い粒子が存在する領域は，被膜マトリックスあるいは小腔周囲マトリックスに相当する．15,000倍．（Dr. H. Clarke Andersonの厚意による．）

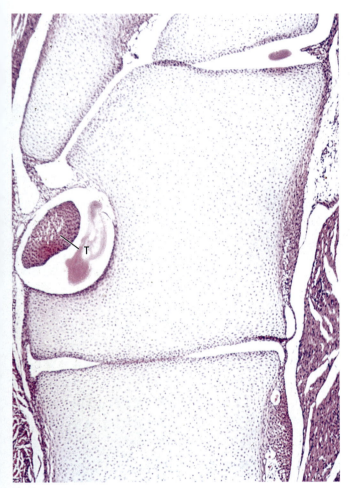

図7.8 ▲ 軟骨が集まってできる最初の足の骨格
ガラス軟骨からなる発生中の距骨原型を示す．軟骨内骨化が進むと骨に置き換わっていく．このような発生の初期段階で，距骨原型の間に滑膜性関節が形成されている．関節をつくらないガラス軟骨の表面は軟骨膜で覆われていることに留意せよ．この軟骨膜は関節包の発達にも寄与する．また，写真左には軟骨の陥入部分に発生中の腱（T）がみられる．85倍．

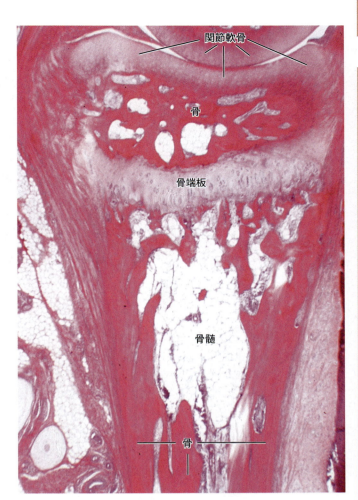

図7.9 ▲ 成長過程にある長管骨の近位端の顕微鏡像
円板状のガラス軟骨（すなわち骨端板）は，それより近位にある骨端部と遠位にある漏斗状の骨幹部を境する．骨端部表面にある関節軟骨は滑膜性関節の形成に関与し，これもガラス軟骨からなる．骨端板軟骨は骨の長軸方向の成長が終わると消失するが，関節軟骨は生涯残る．骨の中ほどにある空間は骨髄で占められている．85倍．

胎児発生の初期には，ガラス軟骨が骨の前駆体としてつくられ，**軟骨内骨化** endochondral ossification という機構により骨が形成される（図7.8）．長管骨の多くは，まず初めに最終形態に類似する軟骨の原型としてつくられる（PLATE 8, p.208）．発達過程でほとんどの軟骨が骨に置換され，残った軟骨は長管骨の近位および遠位端で**成長板** epiphyseal growth plate（**骨端板** epiphyseal disk）を形成し，引き続き骨の成長を担う．この軟骨は，骨の長さが伸びている間は機能し続ける（図7.9）．完全に成長した個体では，発達する骨格の中で残った軟骨は関節表面（関節軟骨）や胸郭（肋軟骨）にみられる．また，成人ではガラス軟骨は気管，気管支，喉頭や鼻などにもみられ，これら構造の基本骨格をなす．

軟骨膜はガラス軟骨周囲に強く付着している結合組織である．

軟骨膜 perichondrium は不規則性緻密結合組織で，その構成細胞は線維芽細胞と区別できない．多くの点で腺組織や種々の臓器を包む被膜に類似するが，新たな軟骨細胞を供給する点が異なる．成長過程にある軟骨膜は，**内細胞層** inner cell layer と**外線維層** outer fibrous layer の2層に分けられ，内細胞層からは新たな軟骨細胞がつくられる．この2層は，軟骨を産生していない休止期の軟骨膜や，成長が極めてゆっくりと進む軟骨では必ずしも分けられるものではない．成長過程の軟骨における軟骨細胞の分化過程については図7.4に示す．

関節表面のガラス軟骨には軟骨膜はない．

可動関節の関節表面を覆うガラス軟骨を**関節軟骨** articular cartilage と呼ぶ．一般に関節軟骨の構造はガラス軟骨に似る．しかし，その自由縁である関節表面には軟骨膜はない．さらに反対側は骨に接しており，やはり軟骨膜はない．関節軟骨は骨の発生過程で最初につくられたガラス軟骨原型の遺残であり，成人になっても生涯残る．

成人の関節軟骨は2～5mmの厚さで，4つの領域帯に分けられる（図7.10）：

- **表層帯** superficial/ tangential zone は荷重に抗する部位で，最も表面にある．ここには扁平な軟骨細胞が多数存在する．その周囲ではⅡ型コラーゲン細線維が線維束を形成

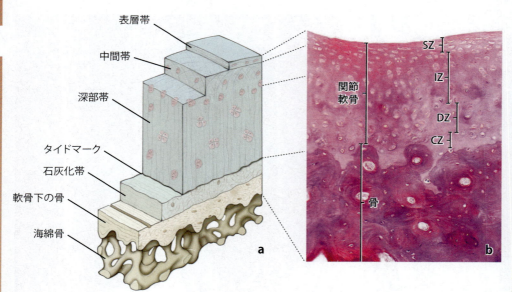

図7.10 ▲ 関節軟骨の模式図と顕微鏡像
a. この模式図では，関節軟骨の各領域帯におけるコラーゲン網工と軟骨細胞の組織構築が示されている．b. 正常成人から採取された関節軟骨の顕微鏡写真．表層帯（SZ）では扁平な軟骨細胞がみられる．中間帯（IZ）は丸い軟骨細胞を含む．深部帯（DZ）では軟骨細胞が小柱状に並ぶ．石灰化帯（CZ）は骨との境界部にあり，石灰化マトリックスは存在するが，軟骨細胞はない．またこの領域帯は，より表層にあるマトリックスより染色性が弱い．各領域帯の境界は破線で示してある．160倍．

し，関節表面に平行に走る．

- **中間帯** intermediate/ transitional zone は表層帯の直下にあり，マトリックス中に丸い軟骨細胞が不規則に分布している．コラーゲン細線維もそれほど規則的に配列しておらず，表面に対していくらか斜めに走行している．
- **深部帯** deep/ radial zone は小さな丸い細胞が関節表面に対して垂直方向に並び，特徴的な小柱構造をとる．コラーゲン細線維はこの小柱間にあり，長管骨の長軸方向に対して平行に配置される．
- **石灰化帯** calcified zone は石灰化マトリックスと小さな軟骨細胞によって特徴づけられる．この領域帯と深部帯の間には，石灰化の強いゆるく波打つ線状構造がみられ，**タイドマーク** tide mark と呼ばれる．この線より上では軟骨細胞が軟骨小腔中で増殖する，すなわち**間質成長** interstitial growth が起こっている．関節軟骨が新陳代謝している間，軟骨細胞はこの部位から表層まで移動する．

成熟した関節軟骨の新陳代謝過程は非常にゆっくりと進む．これはⅡ型コラーゲン網工の安定性が極めて高く，プロテオグリカン分子の半減期が長いことを反映する．さらに，健常人の関節軟骨ではメタロプロテアーゼ（MMP-1，MMP-13）の活性が低い．

3．弾性軟骨

弾性軟骨の特徴は，軟骨マトリックスにエラスチンを含むことである．

弾性軟骨 elastic cartilage の軟骨マトリックスには，ガラス軟骨マトリックスの通常の成分に加えてエラスチン線維が存在し，これが分枝，吻合して密な網工を形成している．また，ここに弾性物質からなる膜状構造が織り交ぜられている（図7.11 および PLATE 9, p.210）．これら線維と膜状成分は，パラフィン切片において**レゾルシン・フクシン** resorcin-fuchsin や**オルセイン** orcein などの特殊染色法によりよく染まる．弾性軟骨は，ガラス軟骨の持つ復元性と柔軟性に加え，弾性という特性をあわせ持つ．

弾性軟骨は耳介，外耳道壁，耳管（**エウスタキオ管** Eustachian tube），喉頭の喉頭蓋にみられる．多くのガラス軟骨同様，これらすべての軟骨は軟骨膜に囲まれる．ガラス軟骨は加齢に伴って石灰化しうるが，弾性軟骨はしない．

4．線維軟骨

線維軟骨は軟骨細胞とそのマトリックス，そして緻密結合組織から構成される．

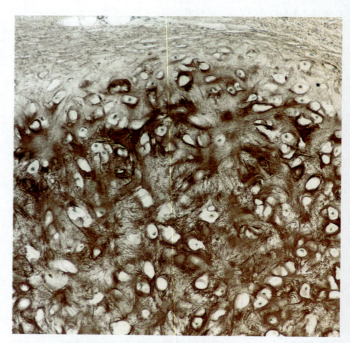

図7.11 ▲ 喉頭蓋にみられる弾性軟骨の顕微鏡像
オルセイン染色によって，軟骨マトリックス中の弾性線維は褐色に染まっている．弾性線維は軟骨の大部分を占めており，その大きさはまちまちである．多くの軟骨小腔があり，その中に軟骨細胞の核が明瞭に観察される．写真上部には軟骨膜がみられる．180倍．

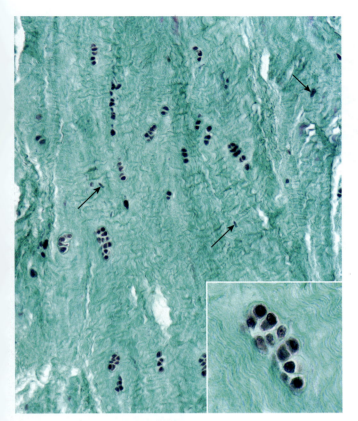

図7.12 ▲ 椎間板にみられる線維軟骨の顕微鏡像
ゴモリのトリクローム染色により，コラーゲン線維が緑色に染まっている．外観は線維性の組織である．扁平な核を持つ線維芽細胞（→）は比較的少ないが，丸く濃く染まる核を有する軟骨細胞が多数みられる．この軟骨細胞は，密に集まって同系細胞群を形成したり，コラーゲン線維中に並んで存在したりする．60倍．**挿入図．**同系細胞群の高倍写真．軟骨小腔内に軟骨細胞集団がおさまっている．通常，細胞周囲の軟骨マトリックスは非常に少ない．700倍．

線維軟骨 fibrocartilage は，規則性緻密結合組織とガラス軟骨組織が組み合わさったものである．軟骨細胞はコラーゲン線維中に散らばっているが，細胞の数は1つであったり，いくつか並んでいたり，または同系細胞群として存在する（図7.12 および PLATE 10, p.212）．これらはガラス軟骨の軟骨細胞に類似するが，軟骨マトリックス成分はかなり少ない．また，ガラス軟骨や弾性軟骨と異なり，軟骨膜はない．線維軟骨を切片でみると，少量の無構造なマトリックス成分に囲まれて丸い核を有する細胞集団が観察されるが，これらが軟骨細胞である．一方，線維性の領域では扁平な核がみられるが，これらは線維芽細胞のものである．

線維軟骨がよくみられる部位として，椎間板，恥骨結合，胸鎖関節および顎関節の関節円板，膝関節の半月板，手首の三角靱帯，腱が骨に付着する部位がある．これら組織では圧縮力や剪断力に抗するための衝撃吸収材のような構造が必要であり，そのために線維軟骨が存在する．逆に，このような力がかかりやすい部位では線維軟骨も多い．

線維軟骨の細胞外マトリックスは，Ⅰ型およびⅡ型コラーゲン細線維の両者が存在することを特徴とする．

線維軟骨の細胞は，発生段階だけでなく分化成熟が終了した段階においても，さまざまな細胞外マトリックスを産生する．よって細胞外環境の変化に対応することができる（たとえば機械的刺激，栄養状態の変化，ホルモンや成長因子の量的変化など）．線維軟骨の細胞外マトリックスの大部分は，Ⅰ型コラーゲン（結合組織のマトリックス成分として特徴的）とⅡ型コラーゲン（ガラス軟骨に特徴的）の両方で占められる．これらのコラーゲンの含有率は部位により異なる．たとえば，膝関節の半月板はⅡ型コラーゲンを少量しか含まないが，椎間板ではⅠ型およびⅡ型コラーゲンを等量含む．また，加齢によってもこの含有率は変化する．高齢者ではⅡ型コラーゲンが多いが，これは，軟骨細胞の代謝活性が変化してⅡ型コラーゲン細線維を持続的に産生するようになるためである．さらに，線維軟骨の細胞外マトリックスはアグリカン（軟骨細胞で産生される）よりも**バーシカン** versican（線維芽細胞から分泌される単量体プロテオグリカン）をより多く含む．バーシカンはヒアルロン酸と結合でき，含水率の非常に高いプロテオグリカン凝集体を形成する（表6.4，p.175参照）．椎間板の変性は，線維軟骨の細胞外マトリックスに存在するプロテオグリカン凝集体のタンパク質分解と関係する．

5. 軟骨の形成と成長

ほとんどの軟骨は間葉から発生する．

軟骨形成 chondrogenesis，すなわち軟骨の発生過程は，軟骨前駆細胞である間葉系細胞が集まって円形の集団をなすことから始まる．しかし頭部では，ほとんどの軟骨は神経堤由来の外胚葉性細胞の集団として発生する．ガラス軟骨のできる部位には，最初に**軟骨芽結節** chondrogenic nodule という間葉あるいは外胚葉由来の細胞集団が認められる．これらの細胞は転写因子である SOX-9 の発現により**軟骨芽細胞** chondroblast へ分化し，軟骨マトリックスを分泌し始める（SOX-9 の発現はⅡ型コラーゲンの分泌と同時に起こる）．軟骨芽細胞は軟骨マトリックスを沈着するとともに，互いの距離を徐々に広げる．マトリックス成分に完全に取り囲まれた細胞を**軟骨細胞** chondrocyte と呼ぶ．軟骨芽結節を直接囲む間葉組織は軟骨膜になる．

軟骨形成は多数の分子によって制御されている．たとえば，細胞外のリガンド，核内受容体，転写因子，接着因子，マトリックスタンパク質などである．さらに軟骨骨格の成長・発達は，生体力学的な力によっても影響される．機械的な力は，軟骨の形，再生，加齢変化だけでなく，軟骨内部の細胞−細胞外マトリックス間の相互作用にも影響を与える．

軟骨は，付加成長と間質成長の2種類の成長様式をとる．

マトリックスを分泌し始めるとともに軟骨の成長が始まるが，これは2つの成長様式が組み合わさったものである：

- **付加成長** appositional growth は，現存する軟骨表面に新たな軟骨を付加する．
- **間質成長** interstitial growth は，現存する軟骨の内部で

表7.1 軟骨の種類と特徴

種類	ガラス軟骨	弾性軟骨	線維軟骨
場所	胎児骨格組織，骨端板，滑膜性関節の表面，胸郭の肋軟骨，鼻腔の軟骨，喉頭（甲状軟骨，輪状軟骨，披裂軟骨），気管の軟骨輪と気管支の軟骨板	耳介，外耳道，耳管（エウスタキオ管），喉頭（喉頭蓋，小角軟骨，楔状軟骨）	椎間板，恥骨結合，関節円板（胸鎖関節，顎関節），半月板（膝関節），三角靭帯（橈骨手根関節），腱の付着部
機能	圧縮に抗する 関節においてクッション性を持たせ，平滑で摩擦の少ない表面を形成 呼吸器の構造支持（喉頭，気管，気管支） 胎児骨格の発生時でのその原型の形成と，その後の軟骨内骨化および骨成長	軟部組織に柔軟性を与える	荷重時の変形防止
骨膜の存在	あり（関節軟骨と骨端板を除く）	あり	なし
石灰化への移行	あり（たとえば軟骨内骨化，老化の過程）	なし	あり（たとえば骨修復時にみられる線維軟骨性仮骨の石灰化）
存在する主な細胞	軟骨芽細胞，軟骨細胞	軟骨芽細胞，軟骨細胞	軟骨細胞，線維芽細胞
細胞外マトリックスの特徴	Ⅱ型コラーゲン細線維，単量体アグリカン（最も重要なプロテオグリカン）	Ⅱ型コラーゲン細線維，弾性線維，単量体アグリカン	Ⅰ型およびⅡ型コラーゲン細線維，単量体プロテオグリカンとしてはアグリカン（軟骨細胞から分泌）とバーシカン（線維芽細胞から分泌）
成長	間質成長および付加成長．成人では少ししかみられない		
修復	修復能力は非常に低い．普通は瘢痕ができ，これが線維軟骨になる		

新たな軟骨をつくる．

付加成長のために供給される新たな軟骨細胞は，周囲の軟骨膜内層に由来する．その細胞は形態および機能的観点から線維芽細胞に類似し，軟骨膜のコラーゲン成分を産生する（Ⅰ型コラーゲン）．しかし，軟骨の成長が始まると，転写因子であるSOX-9の働きで分化過程に入る．細胞の突起は消失し，核は丸みを帯び，細胞質容積は増加して軟骨芽細胞となる．この細胞はⅡ型コラーゲンを含むマトリックス成分を産生し，軟骨容積の増大をもたらす．一方，同時に新たな線維芽細胞が産生されるので，軟骨膜の細胞数は保たれる．

間質成長のための新たな軟骨細胞は，軟骨小腔における細胞分裂に由来する（図7.4参照）．この現象は，軟骨細胞が分裂能を有するとともに，周囲のマトリックスに膨張性があってマトリックスのさらなる分泌が許容できる場合に可能となる．まず，分裂した軟骨細胞の娘細胞が同じ軟骨小腔を占める．新たなマトリックスを分泌し始めると，それぞれの娘細胞は区画され，自身の軟骨小腔におさまることになる．マトリックスの分泌が続くと，互いの細胞は移動し，さらに距離を隔てるようになる．このように，軟骨全体の成長は，新たに分裂した軟骨細胞による"間質的な"マトリックス成分の分泌，および新たに分化した軟骨芽細胞による"付加的な"マトリックス成分の分泌により支えられている（FOLDER 7.2）．

6. ガラス軟骨の修復

ガラス軟骨は修復能力が低い．

軟骨はかなり強い衝撃や反復する力に耐えられる．しかし，傷害を受けると，それがたとえ小さなものであっても，修復能力の低さを露呈する．この理由として，軟骨に血管がないこと，軟骨細胞が移動できないこと，そして成熟軟骨細胞が分裂能に乏しいことがあげられる．傷害部位に軟骨膜が含ま

FOLDER 7.2　臨床関連事項：軟骨の悪性腫瘍；軟骨肉腫

軟骨肉腫は一般的にゆっくり成長する悪性腫瘍で，軟骨マトリックスを分泌することを特徴とする．アメリカ合衆国では毎年，骨原発腫瘍の約3.6%が軟骨肉腫と診断される．骨肉腫（悪性の骨形成腫瘍）に次いで2番目に多いマトリックス産生腫瘍である．女性より男性に発症しやすく，通常45歳以上が罹患する．主な発生部位は体幹の骨（特に椎骨，骨盤骨，肋骨，肩甲骨，胸骨），そして長管骨の近位骨幹端（特に大腿骨と上腕骨）である．患者の主訴として，数ヵ月に及ぶ鈍い深部痛が知られている．軟骨組織は骨の内部にあるため，ほとんどの症例で初期の腫瘍増大を触知することはできない．初期診断，およびその後の腫瘍の髄内浸潤の程度を評価するためには，X線写真，CT，MRIによる画像診断が必須である．

軟骨肉腫は，予後と強い相関を示す組織学的グレードにより分類される．顕微鏡観察ではグレード1は浸潤性が最も低く，グレード3は最も高い．ほとんどの軟骨肉腫（90%）は病理学的に標準型として分類される（グレード1と2）．転移はまれで，ガラス軟骨からなる腫瘍は骨髄内に浸潤して骨梁を囲む（図F7.2.1）．1つの軟骨小腔によく複数の軟骨芽細胞がみられるが，それらの細胞の核はしばしば二核で，多形性と過染色性を示す．軟骨マトリックスは石灰化とその後に起こる軟骨内骨化を示すこともある．肺やリンパ節への転移はグレード3の腫瘍によくみられる．

最近，免疫組織化学法を用いたコラーゲンタイプの局在解析が，患者の予後に相関のある分化度の決定に使われた．生検組織でII型とX型コラーゲン，およびプロテオグリカンのアグリカンが存在する場合は，予後のよい高分化型の腫瘍であることを示す．これに対してI型コラーゲンの存在は，細胞外マトリックスが予後の悪い脱分化型（線維性）に変化したことを示す．さらに，転写因子であるSOX-9は正常な胎児発生では間葉系細胞の軟骨芽細胞への分化に必須であるが，軟骨肉腫でも発現する．

軟骨肉腫の治療として，まず手術による広範な腫瘍摘出を考える．化学療法と放射線療法の効果は限られている．低い

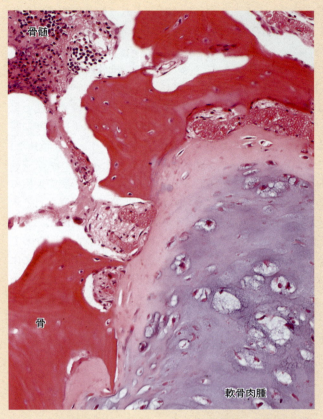

図F7.2.1 ▲ 軟骨肉腫（グレード1）の顕微鏡像，長管骨の骨端由来（H&E染色）
この顕微鏡像では，骨髄において軟骨肉腫の腫瘍が骨梁を含む空間に浸潤している様子を示す．さまざまな成熟段階にある悪性の軟骨細胞が存在していることに留意．正常な骨髄組織の一部が上部左方にみえる．240倍．（Dr. Fabiola Medeirosの厚意による．）

グレードの腫瘍を適切に除去した患者は，高い生存率を示す．

れる場合に限り，多少の修復がみられる．このときは軟骨膜に存在する多能性前駆細胞が活性化されて修復が起こる．しかしいずれにしても，軟骨細胞はほとんど産生されず，修復の大部分は緻密結合組織の産生による．

軟骨の修復過程を分子レベルで考えると，瘢痕成分としてのI型コラーゲンの沈着と軟骨特異的コラーゲンの産生が過渡的にバランスをとっている状態といえよう．しかし通常，成人では，新生血管が治癒過程にある傷害部位に伸びてくると，軟骨の修復よりはむしろ骨の成長を促す．軟骨の修復力の低さは，冠状動脈バイパス手術などの心臓胸部手術において重大な問題となる．これらの手術では，胸腔に入っていくために肋軟骨を切らなければならないからである．関節軟骨の治癒改善策としてさまざまな治療法が考えられている．たとえば軟骨膜移植，自家細胞移植，人工マトリックスの挿入，成長因子の応用などである．

ガラス軟骨が石灰化すると，骨に置き換わる．

ガラス軟骨は石灰化されやすく，この場合，リン酸カルシウム結晶が軟骨マトリックスに沈着する．ガラス軟骨の石灰化現象として以下の3つの場合が知られている：

- 成長過程や成人における関節軟骨での石灰化．関節軟骨の表面ではなく，骨組織に接する部分で起こる．
- 個体の成長時期に常にみられる軟骨内での石灰化．すなわち，軟骨が骨に置き換わろうとしているとき（軟骨内骨化）．
- 成人のガラス軟骨では，加齢現象としての石灰化がみられる．

ほとんどの場合，十分な時間があれば石灰化された軟骨は骨に置き換わっていく．たとえば，高齢者の気管ではしばし

ば軟骨輪の一部が骨に置き換わっている（図7.13）．軟骨細胞は通常，すべての栄養分の獲得と代謝産物の処理をマトリックスを介した拡散に委ねている．大部分のマトリックスが石灰化されると，この拡散が妨げられ，軟骨細胞は肥大化して死ぬ．最終的には石灰化マトリックスは除かれ，骨に置き換わる．

　この軟骨除去について，多くの研究者は**破軟骨細胞** chondroclast という特殊な細胞が関与すると考えている．この細胞は，形態的にも，骨を溶解する機能からも，破骨細胞と似ていると記載されている．破軟骨細胞の形態および機能に関する研究は，初期に下顎の発生部位を対象として行われた．ここでみられるメッケル軟骨は，吸収された後，骨へ置換（軟骨内骨化）されない．破軟骨細胞はまた，種々の関節疾患において，関節軟骨深部にみられる再吸収部位で観察されてきた．たとえばリウマチ関節炎の関節軟骨では，石灰化および非石灰化を示す浸食部位にこのような多核細胞がみつかっている．最近の病的関節標本を用いた免疫細胞化学的研究によれば，破軟骨細胞は破骨細胞型の表現型を示すことがわかった．破軟骨細胞は，破骨細胞が成熟して軟骨吸収能を持つようになり，軟骨除去が進行しているさまざまな部位にみられるようになったもののようである．

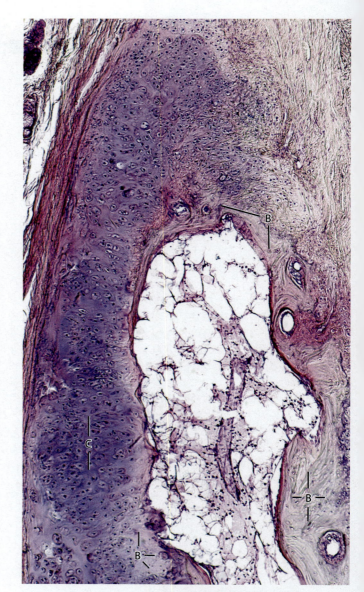

図7.13 ▲ **高齢者における気管軟骨輪の顕微鏡像（H&E染色）**
写真左には，好塩基性に濃く染まる正常軟骨マトリックスがみられる（C）．やや好酸性を示す染色性の弱い部分は骨組織を示し（B），もともと存在していた軟骨マトリックスが置き換わったものである．写真の中央部には，軟骨の中にできた大きな髄腔がみられる．75倍．

軟骨組織

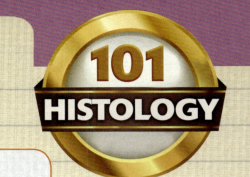

軟骨の概要

- **軟骨**は堅固であり，しかしやや柔軟性も兼ね備えた結合組織である．構成成分として，軟骨細胞と高度に特殊化した**細胞外マトリックス**（軟骨容積の95%を占める）からなる．
- 軟骨細胞は細胞外マトリックスに囲まれた小腔内に存在する．
- 軟骨には血管がない．したがって軟骨細胞は，周囲にある結合組織中の血管と物質交換をする必要がある．この拡散的物質輸送を担うのは細胞外マトリックスであり，その組成は重要である．
- 軟骨組織は3つの型に分類される：**ガラス軟骨**，**弾性軟骨**，**線維軟骨**．

ガラス軟骨

- 均質で無構造の細胞外マトリックスは軟骨細胞から産生され，ガラス状を呈する．
- ガラス軟骨マトリックスは3種類の分子を含む：**コラーゲン分子**（主にⅡ型とその他の軟骨特異的コラーゲン．たとえばⅥ，Ⅸ，Ⅹ，Ⅺ型），**グリコサミノグリカン（GAG）**を含むプロテオグリカン凝集体，**多接着性糖タンパク質**．
- ガラス軟骨のマトリックスには3つのGAGが含まれる：**ヒアルロン酸**，**コンドロイチン硫酸**，**ケラタン硫酸**．後者2つはコアタンパク質と結合し，単量体の**プロテオグリカン**となる．アグリカンはガラス軟骨で最も多い単量体プロテオグリカンである．
- **ヒアルロン酸**は多数のアグリカンと結合し，大きな**プロテオグリカン凝集体**となる．それらが持つ負の電荷により，多量の水分子が保持される．
- **軟骨細胞**は，単一，あるいは**同系細胞群**と呼ばれる複数の細胞集団として分布する．
- 個々の軟骨細胞を包む細胞外マトリックス（**被膜マトリックス**），あるいは同系細胞群を包むマトリックス（**小腔周囲マトリックス**）は，コラーゲン含量や染色特性が異なる．**小腔周囲間マトリックス**は小腔周囲マトリックスを囲み，同系細胞群の間の空間を占める．
- **軟骨膜**は軟骨に強く接着する結合組織であり，ガラス軟骨を包む．しかし滑膜関節において，自由縁である関節表面に軟骨膜は存在しない．
- ガラス軟骨は，胎児骨格の発達（**軟骨内骨化**）およびほとんどの長管骨の成長（**骨端成長板**）に重要な組織である．

線維軟骨

- **線維軟骨**では規則性緻密結合組織とガラス軟骨が混在している．
- 線維軟骨は，典型的には椎間板，恥骨結合，腱が骨に付着する部位，特定の関節内構造（膝関節の半月板など）にみられる．
- 線維軟骨の細胞外マトリックスには，Ⅰ型およびⅡ型コラーゲン細線維の両者が存在し，その割合は部位により異なる．また，線維成分以外ではアグリカンより**バーシカン**を多く含む．

弾性軟骨

- **弾性軟骨**は，軟骨マトリックス中にエラスチンが存在することにより同定される．
- 弾性軟骨は外耳，中耳，喉頭にみられる．常に軟骨膜に囲まれる．

軟骨の形成と成長

- ほとんどの軟骨は間葉から発生する．転写因子である**SOX-9**が発現することにより間葉系細胞から軟骨芽細胞への分化が始まり，軟骨を産生するようになる．
- 軟骨は2種類の成長様式をとる．**付加成長**（現存する軟骨表面に新たな軟骨をつくる）と**間質成長**（現存する軟骨内部で軟骨細胞が分裂することにより新たな軟骨をつくる）である．

ガラス軟骨の修復

- 軟骨には血管がないため，**修復能力は低い**．修復の大部分は緻密結合組織の産生による．
- 加齢によりガラス軟骨は**石灰化**しやすく，そしてその部分は骨に置き換わる．

PLATE 7　ガラス軟骨

　ガラス軟骨 hyaline cartilage は血管のない結合組織であり，軟骨細胞と細胞外マトリックスから構成される．マトリックスは高度に特殊化したもので，均質にみえる．ガラス軟骨はⅡ型コラーゲン分子，多接着性糖タンパク質を含む．大部分の細線維はⅡ型コラーゲンから構成され，それ以外には軟骨特異的コラーゲンと呼ばれるⅥ，Ⅸ，Ⅹ，Ⅺ型コラーゲンが存在する．すべてのコラーゲン分子は互いに結合し合い，フェルト地のごとく三次元的に織り込まれている．軟骨マトリックスは含水率が高い．正味重量の60%以上は水であり，ほとんどはプロテオグリカン凝集体に捕捉されている（単量体アグリカンは長いヒアルロン酸分子と結合している）．

　成人のガラス軟骨は，喉頭，気管，気管支の構造支持として働き，また肋骨の関節末端や滑膜性関節の表面にもみられる．さらにガラス軟骨は胎児骨格の大部分を形成し，骨成長において重要な役割を演じる．また，滑膜性関節の表面を除き，大部分のガラス軟骨は軟骨膜と呼ばれる不規則性緻密結合組織に囲まれる．

　ガラス軟骨には，付加成長と間質成長の2つの様式がみられる．付加成長では軟骨芽細胞が軟骨表面に新たな軟骨を付加し，間質成長は軟骨マトリックス内部の軟骨細胞の分裂，分化を反映する．新たに分裂した細胞は新たな軟骨マトリックスを産生するため，内部から軟骨容量が増加する．したがって，全体的な軟骨の成長は，軟骨細胞による間質への新たなマトリックスの分泌，および新たに分化した軟骨芽細胞によるマトリックスの付加的分泌により達成される．

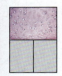

ガラス軟骨
気管，ヒト，H&E 染色，450 倍．

　気管に存在するガラス軟骨の顕微鏡像．通常の方法で処理された標本．軟骨には血管がなく，広い部分を占めるマトリックス成分と軟骨細胞（Ch）がみられる．軟骨細胞はマトリックスを産生し，個々の細胞がおさまる空間を軟骨小腔（L）と呼ぶ．軟骨組織に接して，これを囲んでいる結合組織は軟骨膜（P）である．付加成長において，軟骨膜は新たな軟骨細胞を供給する．軟骨膜はしばしば2層に区別される：線維性の外層と細胞成分の多い内層である．内層は軟骨芽細胞とその前駆細胞を含み，外方への軟骨成長を促す．

　軟骨マトリックスでは，コラーゲン細線維は無構造マトリックスの中に埋まった状態であり，その存在はよくわからない．マトリックスの構成要素として硫酸基を持つグリコサミノグリカンが存在するため，ヘマトキシリンやその他の塩基性色素によく染まる，すなわち好塩基性を示す．特に軟骨小腔に接してこれを囲むマトリックスは塩基性色素に強く染まる傾向があり，被膜（Cap）と呼ばれる．マトリックスにはところどころに強く染まる部分（＊）がよくみられるが，これらは被膜マトリックスと思われる．これは，厚みのある切片中に，軟骨小腔を包む被膜部分のみが含まれることによる．

　しばしば，2つないしそれ以上の軟骨細胞が近接して，薄い隔壁のみで隔てられている．これらは同系細胞群と呼ばれる細胞集団で，1つの前駆細胞に由来する．このように，新たな軟骨細胞が増殖し，その結果としてマトリックスが付加する様式を軟骨の間質成長と呼ぶ．

ガラス軟骨
気管，ヒト，H&E 染色，160 倍．

　このガラス軟骨標本は，死後すぐに採取し，冷却したまま固定操作を加えたものである．この処理によりマイナス荷電を有する硫酸基の消失が防がれ，マトリックスはヘマトキシリンで強く染色される．中でも特に強く染まる被膜（→）が軟骨細胞を囲むことに注目せよ．この部位では硫酸基を持つグリコサミノグリカン濃度が最も高い．好塩基性に染まる軟骨マトリックスに対して，軟骨膜（P）はエオジンで染まる．この軟骨膜と強染する軟骨マトリックスの間に弱い染色性を持つ部分がある．ここは未成熟なマトリックス領域であり，硫酸基はさらに少ない．

ガラス軟骨
気管，ヒト，H&E 染色，850 倍．

　左下方の四角枠で囲まれた領域の高倍図．写真上部の軟骨細胞（Ch）は同系細胞群であり，マトリックス成分を産生することで間質成長に寄与する．被膜はまだ顕著でない．好塩基性が弱い部分は未成熟な軟骨細胞（→）を示す．軟骨膜（P）にあって軟骨マトリックスに接する部分には，伸びた核を持ち，細胞質がはっきりしない軟骨細胞（FCh：formative chondrocyte）が含まれる．これらは分化過程にある軟骨細胞で，マトリックス成分の産生を始めたばかりか，あるいはこれからつくり始める細胞である．これに対して，写真下端には線維芽細胞（Fib）の核がみられる．そこは軟骨膜の外層に相当する．内層にある分化過程の軟骨芽細胞に比べて，核が非常に細いことに注意せよ．

Cap，被膜
Ch，軟骨細胞
FCh，分化過程にある軟骨細胞
Fib，線維芽細胞
L，軟骨小腔
P，軟骨膜
→，未成熟な軟骨細胞
＊，軟骨小腔の被膜．しかし，この部位の切片には軟骨小腔とその中の軟骨細胞は含まれない

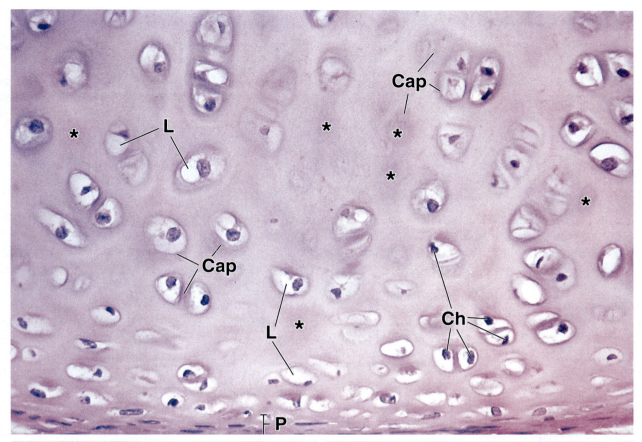
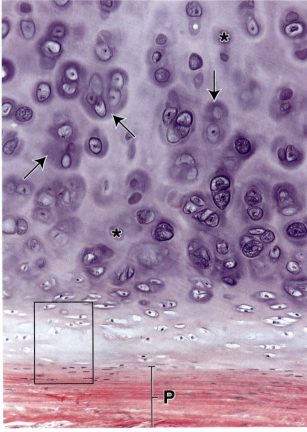
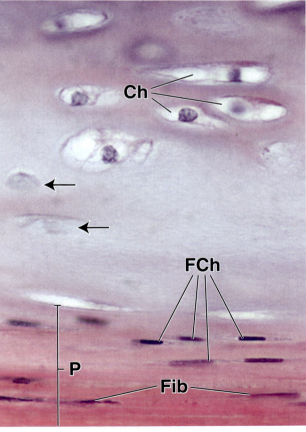

PLATE 8　ガラス軟骨と骨格の発生

　　胎児では，骨の前駆体としてまずガラス軟骨が形成され，次に軟骨内骨化により骨が発達する．ガラス軟骨は骨組織に置換されるが，可動関節のように骨と骨が接する部位は例外であり，軟骨は関節軟骨として残り，それぞれの骨表面を覆う．この表面は潤滑であるため，互いの骨は滑らかに動く．さらに軟骨は，荷重を支える骨やその他の長管骨では成長板としても残る．成長板では間質成長がみられ，骨が長軸方向に成長する間は存続する．骨の成長におけるガラス軟骨の役割は以下に簡潔に説明し，詳細は PLATE 13，14 で解説する．

発達中の骨格
胎児足，ラット，H&E 染色，85 倍．

　　この切片には，将来的に足の骨になる軟骨がみられる．数ヵ所で発達中の靱帯（L）が軟骨を結合しているのがわかる．靱帯の中にある線維芽細胞の核を判別するのは困難だが，それらは列をなして並び，列と列の間はコラーゲン成分で隔てられている．軟骨周囲以外の軟骨マトリックスは色調や染色性が強いが，これはヘマトキシリンとエオジンの両色素を取り込んだためである．マトリックスのコラーゲンはエオジンで染まり，硫酸基を持つプロテオグリカンはヘマトキシリンで染まる．この写真にみられるように，骨に置き換わる直前の軟骨マトリックスはカルシウム塩で埋まっているが，このカルシウムもヘマトキシリンと結合しやすい．多くの軟骨小腔（マトリックス中の明るい部分で，軟骨細胞は剥がれて消失している）が拡大しているのは，マトリックスの石灰化に伴って軟骨細胞が肥大化したためである．したがって，大きな軟骨小腔がみられる部位，すなわち軟骨の中心部などでは，マトリックスが強く染まる．

　　この写真では軟骨を包む軟骨膜もみられるが，軟骨が関節腔（JC）に面する部位ではみられない．そこでは軟骨が表面に露出している．関節腔は軟骨と軟骨の間にあるが，関節腔と軟骨間の境界線をたどると結合組織（CT）に終わることに留意せよ．関節腔に面した結合組織は特殊化している．ここは成人になると滑膜を形成し関節腔内の潤滑液（滑液）を産生する．このように，成人の関節腔を取り囲むすべての組織は間葉由来である．滑液は粘稠性のある液で，ヒアルロン酸，グリコサミノグリカンやその他の成分を含む．これらは間質液が滲み出したものとも考えられている．関節腔は上皮で覆われていないため，滑液は細胞外マトリックスの仲間ともとらえられる．

発達中の骨格
胎児指，ヒト，チオニン・ピクリン酸染色，30 倍．

　　発生過程にある指の長管骨を示す顕微鏡像．骨の近位端と遠位端に関節がみられる．この写真の時期以前では，上図でみたようなガラス軟骨だけで構成されており，形だけ将来の長管骨形状を示していたはずである．ここでは長幹骨の端である骨端にのみ，骨端軟骨（C）としての軟骨組織が残っている．長管骨の軸に相当する骨幹では，骨組織（B）が円筒形をなし，骨髄腔（MC）を囲んでいる．骨髄腔の端にある強く染まる部分は石灰化された軟骨組織（▶）で，骨に置換されている部分でもある．この骨髄腔の端の部分は骨幹端と呼ばれる．この染色法では石灰化軟骨は暗褐色に染まる．骨幹端で新たに形成された骨は骨幹骨と同じ黄褐色を呈しているが，変性した石灰化軟骨と混在しているため，この低倍写真では判別が困難である．軟骨が増殖を繰り返すために骨の長さが増す．その後軟骨は石灰化し，さらに吸収されて骨が占めるようになる．軟骨の増殖が終わって骨に置き換わると，骨の成長が止まる．そして関節表面の軟骨だけが残る．この現象の詳細は，軟骨内骨化として解説する（PLATE 13，14）．

B, 骨　　　　　　　**JC**, 関節腔　　　　　　　**MC**, 骨髄腔
C, 軟骨　　　　　　**L**, 靱帯　　　　　　　　▶, 石灰化した軟骨
CT, 結合組織

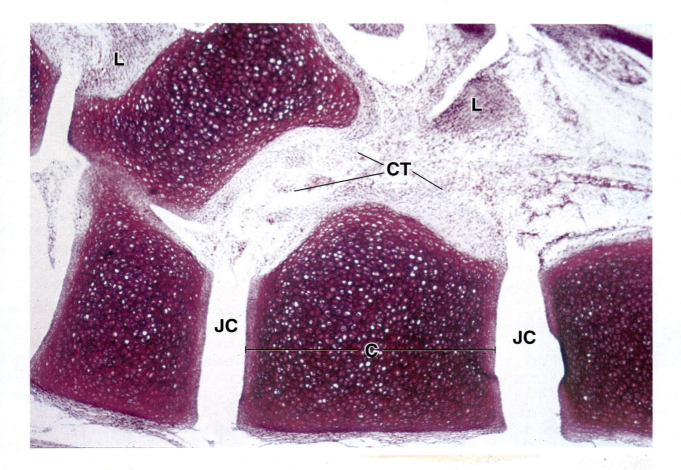
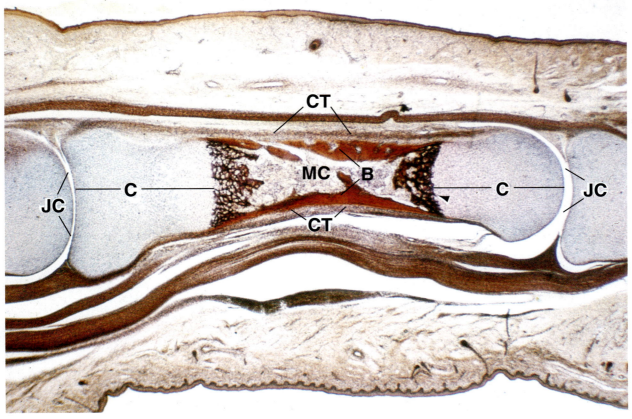

PLATE 9　弾性軟骨

弾性軟骨 elastic cartilage のマトリックスには，Ⅱ型コラーゲンやガラス軟骨でみられた他の細胞外マトリックス成分に加え，弾性線維と弾性層板が含まれる．この軟骨は，耳介，耳管，喉頭蓋，喉頭の一部などにみられる．弾性物質の存在により弾性という特性を持つが，これはガラス軟骨が持つ復元力とは性質が異なるものである．弾性軟骨も軟骨膜に囲まれ，付加成長および間質成長の2つの様式により大きくなる．しかしガラス軟骨と異なり，通常は石灰化しない．

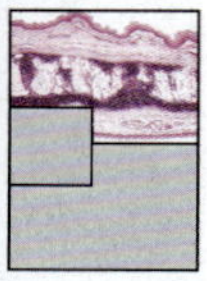

弾性軟骨
喉頭蓋，ヒト，H&E およびオルセイン染色，80 倍．

この切片では，喉頭蓋の中心に紫色に染まる弾性軟骨（EC）がみられる．低倍像でもこの軟骨の基本要素は判別できる．すなわち，弾性線維を含む軟骨マトリックスは紫色に染まり，軟骨小腔は軟骨マトリックスに囲まれた明るく無染色の部位として認識できる．軟骨周囲は軟骨膜（PC）で覆われ，かろうじて線維性組織であることがわかる．喉頭蓋は多数の小さな穴（喉頭蓋孔）を含み，その部位に脂肪組織（AT）が存在することに留意せよ．この写真では脂肪組織は弾性軟骨の境界領域にみられる．

この弾性軟骨の上下に結合組織が存在し，喉頭蓋の表面は非角化重層扁平上皮（SE）に覆われる．写真下の結合組織中には粘液腺（MG）がみられる．

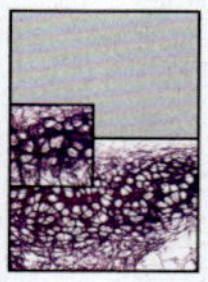

弾性線維
喉頭蓋，ヒト，H&E およびオルセイン染色，250 倍；挿入図 400 倍．

弾性軟骨の高倍像．マトリックス中に弾性線維が紫色の線状構造として認められる．その構造は軟骨の端で最もよくわかるが，マトリックスの深部では軟骨小腔周囲にある弾性成分と複雑に織り交ざるため，明瞭ではない．弾性線維（E）は脂肪組織（AT）の脂肪細胞間にも明瞭にみられる．

いくつかの軟骨小腔は組をなし，薄い隔壁状のマトリックスによって隔離されている．この隔壁は小腔間の棒のようにもみえる．これは軟骨の間質成長を反映するもので，隣り合う軟骨細胞が同一の親細胞に由来することを示す．これらの軟骨細胞は，細胞間へ隔壁となる軟骨マトリックスを分泌することで互いに離れ，2つの軟骨小腔へと変化する．ここでみられるほとんどの軟骨細胞（Ch）は小腔の一部しか占めていない．この理由の1つとして細胞の収縮があげられるが，別の理由として，古い細胞が持つ大きな脂肪滴が切片の処理過程で除かれることもある．細胞が小腔内で収縮したり，切片の処理過程で剥がれ落ちたりしてしまうと，そこは無染色の明るい部位となり，濃く染色されるマトリックスとのコントラストが増強する．

挿入図は弾性軟骨をさらに高倍率で観察したものである．ここでもまた，特に軟骨周囲で濃い線維状の弾性線維（E）が観察される．この部位でみられる軟骨細胞はそれほど収縮していない．多くの細胞は典型的な丸い核を有し，細胞質もはっきりみえる．再度，いくつかの軟骨小腔は2つの軟骨細胞を含んでいることを確認せよ．これは間質成長を意味する．

AT, 脂肪組織	**EC**, 弾性軟骨	**PC**, 軟骨膜
Ch, 軟骨細胞	**MG**, 粘液腺	**SE**, 非角化重層扁平上皮
E, 弾性線維		

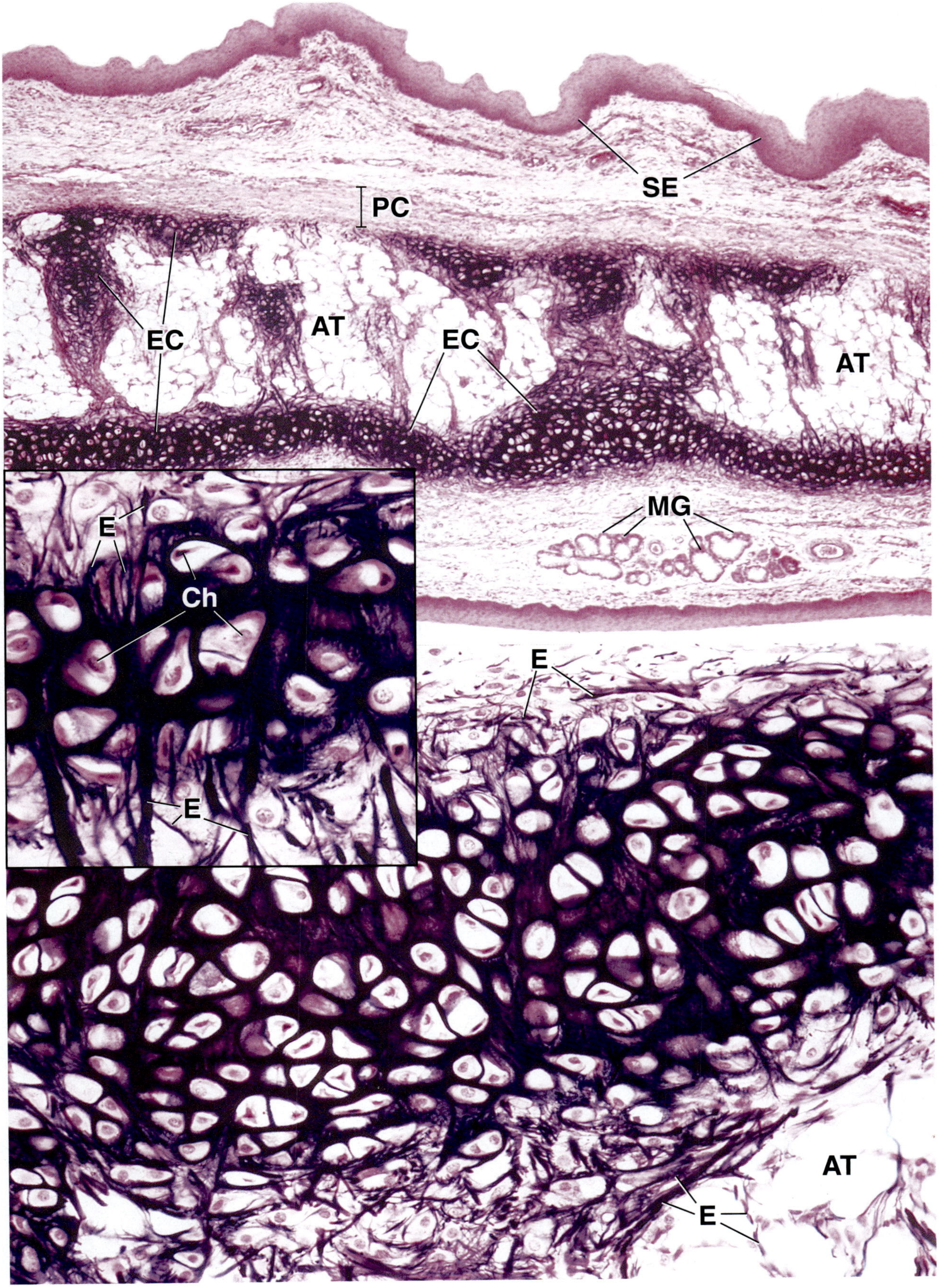

PLATE 9 彈性軟骨

PLATE 10　線維軟骨

線維軟骨 fibrocartilage は，軟骨と不規則性緻密結合組織が混在したものである．そのマトリックスにはⅡ型コラーゲンの他に，Ⅰ型コラーゲンからなる太い線維束も含まれる．軟骨が占める割合は組織によって異なるが，たいていの場合，軟骨細胞とそのマトリックスの占める割合は少ない．線維軟骨は，椎間板，恥骨結合，膝関節，顎関節，胸鎖関節，肩関節にみられる．また，腱や靱帯の付着する部位に沿ってみられることもある．これらの部位では，突然の物理的な衝撃，たとえば圧縮力や剪断力を吸収する必要があるため，緻密結合組織に加えて復元力を備える軟骨組織が含まれる．組織学的には，小さな軟骨部分が線維性の緻密結合組織の中に混ざっており，その境界ははっきりしない．通常，丸い核を持つ軟骨細胞集団（同系細胞群）がコラーゲン線維束の間にみられ，これら細胞の分泌物からなる好塩基性の被膜マトリックスと小腔周囲マトリックスが認められる．軟骨膜はない．

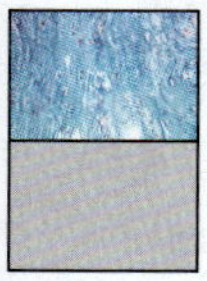

線維軟骨
椎間板，ヒト，マロリー・トリクローム染色，160倍．

　線維軟骨の低倍像．マロリー染色はコラーゲンを淡青色に染める．線維性の組織であることがわかる．この低倍像では，線維芽細胞（F）の核が扁平な，あるいは紡錘形構造として認められる．緻密結合組織であることを示す線維芽細胞は比較的少ない．軟骨細胞（Ch）はそれより多く，密な集団である同系細胞群を形成している．その一部はやや1方向に伸びた細胞集団として，またあるものは1列に並んだ集団として存在する．軟骨細胞の周囲にあるマトリックスは均質であるため，線維性の結合組織と区別できる．

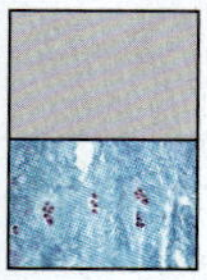

線維軟骨
椎間板，ヒト，マロリー・トリクローム染色，700倍．

　上図で四角枠に囲まれた部位の高倍像を示す．軟骨細胞は軟骨小腔（➡）におさまっており，細胞質は濃く染まっている．周囲の軟骨マトリックスは乏しく，緻密結合組織に混ざっている．軟骨マトリックスは写真左にある大きな細胞集団のまわりに最もよく認められ，上図の同部位でもわかる．低倍像で細胞集団の周囲にある明るい均質な領域に留意せよ．この部位が軟骨マトリックス領域である．この高倍図では，少数の非常に細いコラーゲン線維が軟骨マトリックスに取り込まれている様子がわかる．

Ch，軟骨細胞　　　**F**，線維芽細胞　　　➡，軟骨小腔

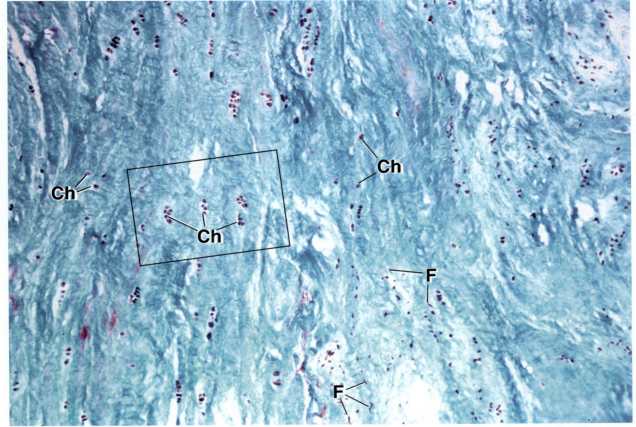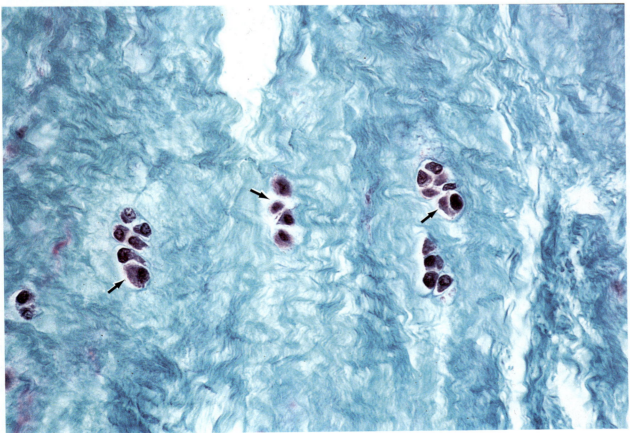

8 骨組織

1. 骨の概要 / 214
2. 骨の一般構造 / 215
   A. 器官としての骨 / 215
   B. 骨の外表面 / 216
   C. 骨髄腔 / 217
3. 骨組織の種類 / 217
   A. 成熟骨 / 217
   B. 未成熟骨 / 218
4. 骨組織にみられる細胞 / 218
   A. 骨前駆細胞 / 219
   B. 骨芽細胞 / 221
   C. 骨細胞 / 223
   D. 骨被覆細胞 / 224
   E. 破骨細胞 / 225
5. 骨形成 / 228
   A. 膜内骨化 / 228
   B. 軟骨内骨化 / 230
   C. 軟骨内骨化による骨成長 / 231
   D. オステオン（ハバース系）の発達 / 234
6. 生物学的石灰化とマトリックス小胞 / 235
7. 骨の生理学的機能 / 236
8. 骨修復の生物学 / 238

FOLDER 8.1　臨床関連事項：関節の疾患 / 217
FOLDER 8.2　臨床関連事項：骨粗鬆症 / 237
FOLDER 8.3　臨床関連事項：骨形成における栄養因子 / 239
FOLDER 8.4　機能的考察：ホルモンにより調節される骨成長 / 239

 HISTOLOGY 101 / 242

1. 骨の概要

骨は結合組織の一種で，石灰化された細胞外マトリックスを持つ．

骨は特殊化した結合組織であり，他の結合組織同様，細胞成分と細胞外マトリックスから構成される．しかし他の結合組織と異なる点は，マトリックス部分が石灰化されることであり，このため骨は極めて堅固な組織として身体の支持と防御を担うことができる．この石灰化成分は**ヒドロキシアパタイト結晶** hydroxyapatite crystal $[Ca_{10}(PO_4)_6(OH)_2]$ として存在するリン酸カルシウムである．

石灰化成分としてカルシウムやリン酸を含むため，骨はこれら無機物の貯蔵部位としても機能する．カルシウムとリン酸は，必要に応じて骨マトリックスから離れて血流に入る．そして全体として適切な濃度に保たれる．したがって，骨は支持と防御に加え，血中カルシウム濃度の維持という2つ目の重要な機能を持つ．

骨マトリックスは，主にⅠ型コラーゲンとその他のマトリックスタンパク質（非コラーゲン性）を含む．

骨マトリックスの主な構成成分はⅠ型コラーゲンであり，Ⅴ型コラーゲンも少量含まれる．他の型，たとえばⅢ，Ⅺ，Ⅻ型コラーゲンもわずかに含まれる．すべてのコラーゲン分子は，骨マトリックスタンパク質重量の約90%を占める．

他のマトリックスタンパク質成分（非コラーゲン性）も骨マトリックスに含まれ，骨の無構造な部分を構成する．これらは骨マトリックスタンパク質重量の10%を占めるにすぎないが，骨の発生，成長，リモデリング，修復に必須である．これらコラーゲンと無構造マトリックスの両者ともに，石灰化されて骨組織になる．骨マトリックスの非コラーゲン性タンパク質として，主に以下の4種類がある：

- **プロテオグリカン高分子** proteoglycan macromolecule は，コアタンパク質とそれに共有結合している多数のグリコサミノグリカン（ヒアルロン酸，コンドロイチン硫酸，ケラタン硫酸）の側鎖からなる．これらが存在するおかげで骨は圧縮力に抗することができる．また，成長因子と結合して石灰化を阻害する可能性もある．プロテオグリカンの詳細はCHAPTER 6で説明した（表6.3，p.172参照）．

- **多接着性糖タンパク質** multiadhesive glycoprotein は，骨細胞とコラーゲン線維を石灰化された無構造マトリックスにつなぎ留める．重要な分子としては，**オステオネクチン** osteonectin（コラーゲンとヒドロキシアパタイト結晶間の接着），**ポドプラニン** podoplanin（**E11**；機械的ストレスに応じてもっぱら骨細胞から分泌される），**デンチンマトリックスタンパク質** dentin matrix protein（**DMP**；骨マトリックスの石灰化に重要），**シアロタンパク質** sialoprotein があげられる．シアロタンパク質として，**オステオポンチン** osteopontin（BSP-1 として知られ，細胞の骨マトリックスへの接着に関わる）やBSP-2（細胞接着および石灰化過程におけるリン酸カルシウム塩の形成開始に関与）がある．
- **骨特異的ビタミンK依存性タンパク質**として，**オステオカルシン** osteocalcin（血流からのカルシウムを捕捉し，骨のリモデリングにおいて破骨細胞を誘引し，刺激する），**プロテインS** protein S（アポトーシスに陥った細胞の除去に関わる），**マトリックスGlaタンパク質** matrix Gla-protein（**MGP**；血管の石灰化に関与）などがある．
- **成長因子**と**サイトカイン**は小分子の制御因子であり，**インスリン様成長因子** insulin-like growth factor（**IGF**），**腫瘍壊死因子α** tumor necrosis factor α（**TNF-α**），**トランスフォーミング成長因子β** transforming growth factor-β（**TGF-β**），**血小板由来成長因子** platelet-derived growth factor（**PDGF**），**骨形成タンパク質** bone morphogenic protein（**BMP**），**スクレロスチン** sclerostin（BMPアンタゴニスト），**インターロイキン** interleukin（**IL-1**，**IL-6**）などがある．この中で最も特殊なものはBMPである．なぜならこの分子は骨形成細胞である骨芽細胞に間葉系細胞を誘導分化させるからである．**ヒトの組み換えBMP-7**は，**骨形成タンパク質1** osteogenic protein-1（**OP-1**）とも呼ばれ，実際の臨床では骨成長の促進を期待して，大きな骨欠損，脊椎癒合，骨移植などの手術後に使われている．

骨マトリックスには骨小腔があり，これらは骨細管ネットワークでつながれている．

骨マトリックスには，**骨小腔** bone lacunae（単数では lacuna）と呼ばれる空間があり，それぞれに1個の**骨細胞** osteocyte がおさまっている．骨細胞は多数の突起を伸ばしており，これら突起は細い管腔である**骨細管** bone canaliculus に入っている．骨細管は石灰化マトリックス内に張りめぐらされ，隣り合う骨小腔を連絡している．そのため，骨細胞の突起どうしが接している（PLATE 11, p.244）．このように，石灰化組織のいたるところに骨小腔と骨細管のつながったネットワークがあり，その中に骨細胞とその突起がおさまっている．電子顕微鏡レベルでは，隣り合う骨細胞の突起間にギャップ結合が認められ，そこを通して情報伝達ができる．骨組織の生存活性の維持は骨細胞に依存している．

骨組織には，骨細胞以外に以下の4つの細胞がみられる：

- **骨前駆細胞** osteoprogenitor cell は，間葉の幹細胞に由来し，骨芽細胞となる．
- **骨芽細胞** osteoblast は，骨の細胞外マトリックスを分泌する．この細胞が自身の分泌するマトリックスに囲まれたものを**骨細胞** osteocyte と呼ぶ．
- **骨被覆細胞** bone-lining cell は，成長活性のみられない骨の表面に残存している細胞を示す．骨マトリックス沈着終了後に残っている骨芽細胞に由来する．
- **破骨細胞** osteoclast は，骨を吸収する細胞である．骨が除かれている部位，リモデリング過程（再構築）にある部位，あるいは傷害を受けた部位の骨表面に存在する．

骨前駆細胞と骨芽細胞は，骨細胞の前駆細胞である．破骨細胞は貪食能を有する細胞であり，骨髄造血細胞のうち，好中球系顆粒球・単球系の系譜に属する細胞が融合することによりできる．個々の細胞の詳細については下に記す．

2. 骨の一般構造

A. 器官としての骨

骨は骨格系の器官であり，骨組織はその構造的基盤をなす．

通常，骨は骨組織とその他の組織からなる．後者には造血

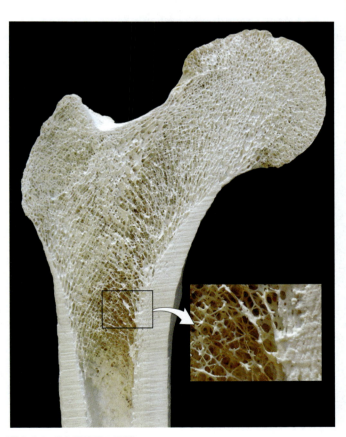

図 8.1 ▲ 成人長管骨の骨端
写真は大腿骨の近位骨端部をアルカリ液で処理後，長軸方向に縦断したものである．内部はスポンジ様の外観を呈し，海綿骨と呼ばれる．海綿骨内は多数の骨梁がつながっており，その間は連続する迷路状の髄腔となっている．骨梁は不規則に並ぶわけではなく，股関節にかかる負荷の程度と方向（股関節から大腿骨頭に伝わる力）に関係しながら三次元的に配置されている．外側部分は骨が密に固まっており，緻密骨と呼ばれる．特に骨髄を囲む骨幹でわかりやすい．挿入図は四角枠の拡大で，海綿骨と緻密骨の境界部を示す．

組織，脂肪組織，血管，神経が含まれる．滑膜関節のような可動性の関節であれば，ガラス軟骨が含まれる．骨本来の骨格支持機能は，骨組織，靱帯，そして場所により関節（ガラス）軟骨が担う．

骨組織は緻密骨と海綿骨に分類される．

骨の断面を観察すると，形態的に異なる2つの組織が認められる（図8.1 および PLATE 12, p.246）．骨の外側には密な組織（**緻密骨** compact/ dense bone），内部には**骨梁** trabecula（骨組織よりなる薄い骨針が癒合している）による網工がスポンジのような外観を呈している（**海綿骨** spongy/cancellous bone）．骨梁間の空間は連続しており，生体では骨髄と血管に占められる．

骨はその形により分類され，海綿骨と緻密骨の占める位置は骨の形状により異なる．

海綿骨と緻密骨は骨の特定の位置にある．ここで簡単に骨の形状的分類を述べ，これら2種類の骨の位置関係を概観してみる：

- **長管骨** long bone は1方向へ長く伸びた骨であり，軸部分と末端部からなる．たとえば脛骨や中手骨など．図8.2 では長管骨を縦断した模式図を示す．
- **短骨** short bone は長さと径がほぼ同じ骨．たとえば手根骨など．
- **扁平骨** flat bone は薄い板状の骨．たとえば頭蓋冠や胸骨など．この骨は2層の厚い緻密骨とその間に挟まれる海綿骨の層からできている．
- **不定形の骨** irregular bone は，上記分類にあてはまらない形状の骨．複雑な形を有するもの（たとえば椎体骨）や，空気の入る空間（洞）を持つもの（たとえば篩骨）がある．

長管骨は**骨幹** diaphysis と呼ばれる軸部分，および**骨端** epiphysis と呼ばれる太くなった末端部を持つ（図8.2 参照）．骨端の関節表面はガラス軟骨で覆われる．骨端と骨幹の間に位置し，骨幅が広がる部分を**骨幹端** metaphysis と呼ぶ．これは骨幹から骨端線まで広がる．骨髄で埋まる内部の広い空間は，**骨髄腔** medullary/ marrow cavity と呼ばれる．骨幹部の骨は大部分が緻密骨で占められ，あっても少量の海綿骨が骨髄腔に面しているのみである．逆に骨端部では海綿骨が非常に多く，緻密骨は薄い外壁をつくっているにすぎない（図8.1 参照）．

短骨は緻密骨からなる外壁で囲まれ，内部に海綿骨と骨髄腔を持つ．通常，近傍の骨とともに可動関節をつくるため，長管骨同様，関節表面はガラス軟骨で覆われる．その他の骨表面は，線維性結合組織である**骨膜** periosteum で覆われる．

B. 骨の外表面

骨は線維性緻密結合組織である骨膜で覆われ，ここに骨前駆細胞が含まれる．

関節部分を除く骨表面は**骨膜** periosteum で覆われ，関節表面はガラス軟骨で覆われている．成長が盛んな骨表面では，骨膜は外側の線維層と内側の細胞層からなる．線維層は緻密結合組織に類似し，細胞層は骨前駆細胞を含む．成長が盛んでない骨表面はほとんどが線維層で占められ，内層はよくわからない．しかし，わずかに存在する**骨膜細胞** periosteal cell は適切な刺激により分裂を開始し，骨芽細胞に分化できる．

通常，骨膜のコラーゲン線維は骨表面に平行に並んで被膜をつくる．しかし，靱帯や腱からのコラーゲン線維が付着する部位では，長軸に対し斜めあるいは垂直に骨組織に入る．そして骨マトリックスのコラーゲン線維と連続する．これらは**穿通線維**あるいは**シャーピー線維** Sharpey's fiber と呼ばれ，外基礎層板と介在層板に達するものの，通常オステオンには入らない．

骨は近くの骨と可動（滑膜性）関節を介して連結される．

滑膜性関節 synovial joint のように，骨が隣の骨と関節を形成する部分では，接触する2つの骨表面は**関節表面** articular surface と呼ばれる．関節表面はガラス軟骨で覆われる．こ

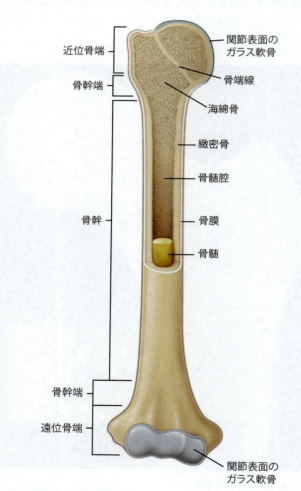

図8.2 ▲ 長管骨の一般的構造
長管骨の骨幹（軸部分）は，広い髄腔とこれを囲む緻密骨からなる．緻密骨は円筒状の厚い壁をつくる．少量の海綿骨が緻密骨の内側面を覆う．近位および遠位端に位置する骨端は，その大部分を海綿骨が占め，緻密骨からなる薄い外壁に囲まれる．骨幹部の骨端側にあって，骨幅が広がっている部分を骨幹端と呼ぶ．長管骨の関節表面はガラス（関節）軟骨で覆われるが（青線部分），それ以外は線維性の結合組織である骨膜で覆われる（薄いピンク色の線で示す）．

FOLDER 8.1　臨床関連事項：関節の疾患

　関節の炎症あるいは**関節炎** arthritis は多くの病因により引き起こされ，関節軟骨の病理的反応から外傷まで，その障害や痛みの程度はさまざまである．

　単一あるいは反復する単純な外傷により関節軟骨が強いダメージを受けると，その部位が石灰化されて骨への置換が始まる．この現象は**強直** ankylosis（関節における骨癒合とそれに伴う可動制限）を引き起こす．特に，ランナーやフットボール選手の足関節と膝関節，弦楽器演奏者の指関節は，この病態を起こしやすい．

　関節リウマチ rheumatoid arthritis や**結核** tuberculosis など，免疫反応あるいは感染が原因となって関節軟骨の傷害が起こりうる．強い痛みを感じ，徐々に強直が起こる．症状がひどい場合，傷害を受けた関節を人工関節に置換する手術を行うとしばしば痛みがおさまり，関節可動域も広がる．

　その他に，関節軟骨の障害を起こす疾患として，**痛風性関節炎** gouty arthritis（あるいは単に**痛風** gout）がよくみられる．この疾患では，手足の指の関節内に尿酸結晶が沈着する．痛風は高血圧治療薬として処方されるサイアザイド系利尿剤の使用が広まったため，以前よりよくみられるようになった．遺伝的に高血圧症になりやすい人は，この薬の副作用として痛風症状がよくみられる．この病気では，関節内に尖った結晶が存在することで堪えがたい痛みを経験する．この刺激も石灰化沈着を引き起こし，関節を変形させ，動きを制限する．

のガラス軟骨はその存在部位と機能から**関節軟骨** articular cartilage とも呼ばれる．関節軟骨は関節腔に露出しており，骨膜で覆われていない．関節軟骨の詳細は CHAPTER 7（p. 199）および FOLDER 8.1 で解説する．

C. 骨髄腔

骨髄腔は骨内膜という骨前駆細胞を含む結合組織細胞層に裏打ちされる．

　緻密骨の骨髄腔に面している部分，および骨髄腔にある海綿骨の骨梁表面を覆う組織を**骨内膜** endosteum と呼ぶ．骨内膜は通常，細胞1個分の厚さしかない細胞層であり，骨前駆細胞を含む．この細胞は骨マトリックスを分泌する骨芽細胞や骨被覆細胞に分化できる．骨前駆細胞と骨被覆細胞を顕微鏡レベルで判別することは困難である．両細胞ともに扁平で，核は伸び，細胞質でも区別できない．両細胞ともに骨髄腔にあるために，しばしば**骨内膜細胞** endosteal cell と呼ばれる．

骨髄腔と海綿骨の空隙には骨髄がある．

　赤色骨髄 red bone marrow は，さまざまな造血過程にある血球細胞，およびその細胞や血管を支持する細網細胞と細網線維からなる．個体が成長しても，骨成長に比例して赤色骨髄の量は増加しない．成長の後期，あるいは成人になって造血能の向上が止まると，骨髄腔は脂肪細胞で占められ**黄色骨髄** yellow marrow と呼ばれる．特定の刺激，たとえば極度の出血が起こると，黄色骨髄は赤色骨髄に戻る．成人において赤色骨髄は，胸骨と腸骨稜など，限られた部位の海綿骨にしかみられない．骨髄標本による診断や骨髄移植用の骨髄はこれらの部位から採取される．

3. 骨組織の種類

A. 成熟骨

成熟骨はオステオン（骨単位，ハバース系）と呼ばれる構造単位からなる．

　成熟骨の大部分は，**オステオン** osteon（骨単位）あるいは**ハバース系** Haversian system と呼ばれる円柱状の構造単位から構成される（図8.3）．オステオンは，**ハバース管** Haversian/osteonal canal を中心として同心円状に配置された**骨層板** concentric lamellae（単数形は lamella）という骨マトリックスからなる．ハバース管はオステオンを支配する神経，血管を通す．骨細胞の突起を入れる骨細管は，一般的にハバース管から放射状に伸びている（PLATE 11, p.244）．骨細管はハバース管と連絡しているため，骨細胞と血管の間で物質が移動できる．オステオンとオステオンの間には**介在層板** interstitial lamellae が存在するが，これらは以前につくられたオステオンの遺残である（図8.3参照）．このような組織構築から，成熟骨は**層板骨** lamellar bone とも呼ばれる．

　通常，オステオンの長軸は長管骨の長軸に平行である．個々の骨層板内ではコラーゲン線維は平行に並ぶが，隣り合う骨層板とはその方向が異なる．したがって，層板骨の断面は合板の様相を呈しており，オステオンに強靱さを与えている．

　層板骨はオステオン以外の部位にもみられる．**基礎層板** circumferential lamellae は長管骨の内側および外側全体を覆うように存在し，樹木にみられる年輪に似ている（図8.3参照）．層板骨には**フォルクマン管** Volkmann's canal（perforating canal）という神経，血管の通路がみられるが，これは骨膜や骨内膜表面とハバース管，およびハバース管どうしを連絡する（図8.4）．また，通常オステオンや長管骨の長軸に対してほぼ垂直に走る（図8.3参照）．組織標本で同定するための重要な特徴として，フォルクマン管は骨層板に囲まれない．

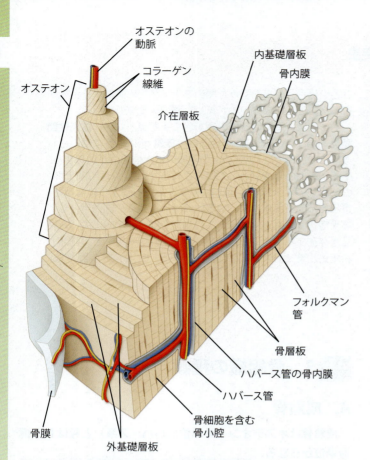

図 8.3 ▲ 長管骨から切り出した緻密骨切片の模式図
同心円状に配置する骨層板とその中央に位置するハバース管により，オステオンが構成される．図中のオステオンの1つは，骨切片から円柱状に突出した形で描かれている．そのオステオンは多くの骨層板を持つが，図では部分的に除かれているため，隣り合う層板のコラーゲン線維の方向が互いに垂直であることがわかる．介在層板は骨のリモデリングと新たなハバース系の構築によってできる．緻密骨の内側と外側表面にも層板があり，内基礎層板あるいは外基礎層板と呼ばれる．そこでは平らな層板が並んでいる．内基礎層板と緻密骨内側にある海綿骨は薄い骨内膜で覆われ，これが骨髄腔に面している．一方，緻密骨外側表面はより厚い結合組織層からなる骨膜で覆われる．栄養動脈と小静脈の枝が神経を伴ってハバース管とフォルクマン管内を走る．これら血管と神経は骨膜と骨内膜にも分布する．

成熟した海綿骨の組織形態は，成熟した緻密骨に類似する．
成熟した海綿骨は，骨梁あるいは骨針からなる網工とその間にある大小の骨髄腔からなるが，この形態学的特徴を除けば，その骨組織自体は緻密骨に類似する．その骨マトリックスには骨層板がみられる．

長管骨の骨軸部分の血管支配は，主に栄養孔を通って骨髄腔に入る動脈が担う．
栄養孔は骨表面に開いており，血管はここを通って骨髄に達する．おびただしい数の栄養孔が骨幹や骨端にみられる（図8.5）．また，骨幹端からの動脈も骨への血液供給に加わる．静脈は栄養孔を通って，あるいは骨軸部分の骨組織から骨膜を介して出ていく．

骨幹と骨端を栄養する栄養動脈は，発生学的には骨膜芽の主要動脈に由来する．それに対して骨幹端の動脈は，骨膜の

血管が骨の成長過程（たとえば骨幅の成長）で骨幹端に取り込まれたものである．

骨組織への血液供給は基本的には遠心性である．
骨組織を養う血液は骨髄腔から入り，骨膜の静脈を通って出ていく．したがって，その流れの方向は内から外，すなわち遠心性である．骨組織自身の栄養に関しては，フォルクマン管が主要な通路となって緻密骨に入っていき，そしてより細い血管がハバース管に入る．ハバース管には1本の細動脈と1本の細静脈，あるいは1本の毛細血管が通る．また，少量であるが，緻密骨の最外層には骨膜動脈の枝が分布する（図8.5参照）．骨組織にはリンパ管がなく，骨膜だけがリンパ液の還流を受ける．

B. 未成熟骨

発生過程にある胎児骨格で最初につくられる骨組織を**未成熟骨** immature bone と呼び，さまざまな点で成熟骨とは異なる（図8.6）：

- 未成熟骨は層板構造を示さない．コラーゲン線維の配列からこの骨を**非層板骨** nonlamellar と呼ぶ．また，コラーゲン線維が織り交ざって存在するので**線維骨** woven/ bundle bone とも呼ばれる．
- 未成熟骨は，成熟骨よりも単位体積あたりの細胞数が多い．
- 未成熟骨の細胞は無秩序に分布する傾向があるのに対し，成熟骨の細胞は骨層板に沿った方向に並び，形も同方向に伸びる．
- 未成熟骨のマトリックスは，成熟骨のものより無構造物質を多く含む．また，未成熟骨のマトリックスはヘマトキシリンによく染まるが，成熟骨はエオジンの方によく染まる．

通常の組織切片（図8.7）ではわからないが，未成熟骨は最初につくられたときはそれほど強く石灰化されない．一方，成熟骨は二次的石灰化が長期に持続する．この二次的石灰化は，研磨標本を顕微X線写真で観察するとよくわかる．つくられたばかりの若いハバース系は，古いものより石灰化の程度が低い（図8.25参照）．

未成熟骨は成熟骨よりも速やかにつくられる．成熟骨は明らかに成人の主要な骨であり，未成熟骨は発生中の胎児の主要骨である．しかし未成熟骨の組織は，成人の，特にリモデリングされている骨にもみられる．また，成人では口腔内の歯槽や腱が骨に付着する部分にも普通にみられる．未成熟骨が歯槽にあるおかげで，成人でも歯の矯正治療ができる．

4. 骨組織にみられる細胞

すでに述べたように，骨組織には5種類の細胞，すなわち，骨前駆細胞，骨芽細胞，骨細胞，骨被覆細胞，破骨細胞が存在する．破骨細胞を除いた4つの細胞は，同一の細胞系譜（図8.8）から分化してきたものとみなされている．それぞれの

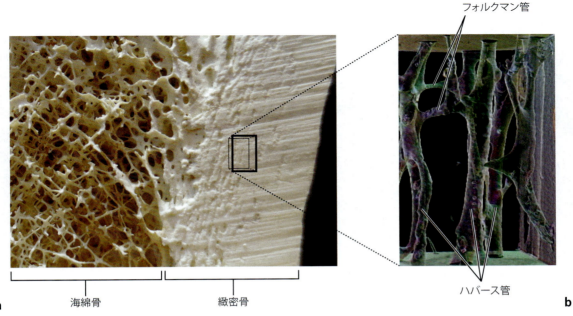

図 8.4 ▲ 緻密骨におけるハバース管とフォルクマン管の三次元立体構築
a. 大腿骨骨幹における緻密骨と海綿骨の移行部を拡大した写真．**b.** 高解像定量的コンピューター断層撮影法（CT）を用いて，左図の緻密骨部におけるハバース管とフォルクマン管について三次元立体構築を行った．複数のハバース管は同じ方向に向かって互いに平行に走り，それらに垂直にフォルクマン管が走ってハバース管どうしをつないでいることに留意．180倍．（Dr. Mark Knackstedt, Australian National University の厚意による．）

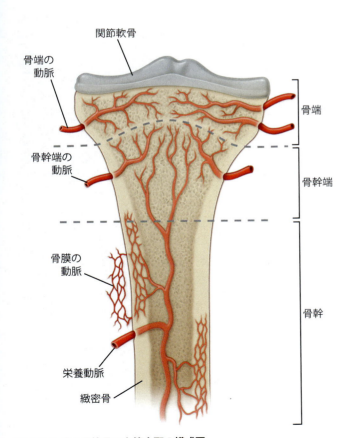

図 8.5 ▲ 成人長管骨の血管支配の模式図
栄養血管と骨端の動脈は栄養孔を通って骨に入る．これらの孔は，発生学的には骨膜芽の主要血管の通り道であった．骨幹端の動脈は，骨の横幅が広がるときに骨膜の血管が骨幹端に取り込まれて形成される．

細胞は，その機能活性（骨成長）に応じて未分化な細胞からより分化した細胞に変化する．一方，破骨細胞は別の細胞系譜に由来し，骨のリモデリングに関与する骨吸収能を持つ．

A. 骨前駆細胞

骨前駆細胞は間葉系幹細胞に由来する．

　骨形成 osteogenesis は，正常骨の機能に不可欠である．これには分裂可能な**骨前駆細胞** osteoprogenitor cell（骨芽細胞の前駆細胞）が必要であり，この細胞はある分子刺激に反応して骨形成細胞に分化する．骨前駆細胞は骨髄の**間葉系幹細胞** mesenchymal stem cell に由来するが，この幹細胞はさまざまな細胞，たとえば線維芽細胞，骨芽細胞，脂肪細胞，軟骨細胞，筋細胞などに分化する能力を持つ．この分化を惹起する重要な転写因子として，**コア結合因子 α-1** core binding factor α-1（**CBFA1**）あるいは**ラント関連転写因子 2** runt-related transcription factor（RUNX2）がある．このタンパク質により，骨芽細胞に特徴的な遺伝子群が発現し始める．IGF-1 と IGF-2 が骨前駆細胞の増殖と骨芽細胞への分化を促す．p.215 で記載したが，BMP も骨芽細胞への分化に重要な役割を演じる．最近，多くの臨床研究において，電磁場パルス刺激が骨組織の再生を早め，骨折の治療に有効であることが示された．この効果は電磁場刺激後の骨前駆細胞の分化促進に関連する．このアプローチは，将来的には頭頸部骨と脊椎骨の欠損に対する効果的な再生治療戦略として試される可能性がある．

骨前駆細胞は休止期にある細胞で，骨マトリックスを分泌する骨芽細胞に分化できる．

　骨前駆細胞は骨の外側および内腔表面にみられるが，骨

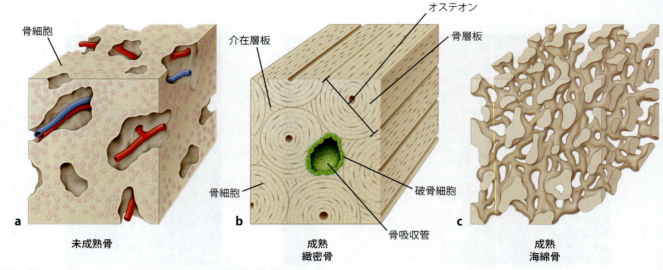

図 8.6 ▲ 未成熟骨，および成熟骨でみられる緻密骨と海綿骨の模式図
a. 未成熟（線維）骨ではコラーゲン線維がランダムに織り交ぜられており，層板が並ぶような構造をとらない．細胞は無秩序に存在する．**b.** 成熟した緻密骨では細胞は円形に並んでおり，これはハバース系の層板構造を反映している．成熟骨にみられる骨吸収管（切削円錐）の内表面は破骨細胞で覆われ，ハバース管と同じ方向に伸びる．**c.** 成熟した海綿骨は骨梁からなる網工様構造（骨組織からなる細い骨針が癒合している）を示す．網工の間の空間は連続しており，生体では骨髄で占められる．

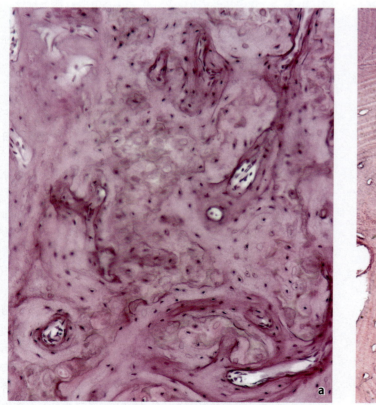
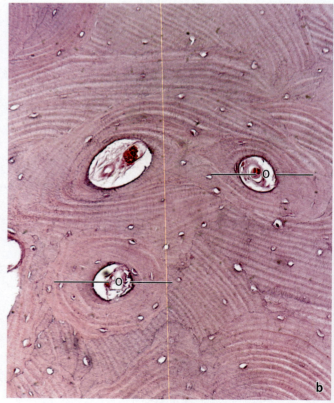

図 8.7 ▲ 脱灰処理した未成熟および成熟骨の顕微鏡像
a. 未成熟骨を脱灰処理し H&E 染色を行った．細胞と細胞外マトリックスの関係がわかる．細胞数は成熟骨より多く，マトリックスには骨層板のような層構造はみられない．130 倍．**b.** 成熟した緻密骨を脱灰処理し H&E 染色を行った．骨層板を有するオステオン（O）がいくつかみられる．ハバース管には血管，神経，結合組織がおさまっている．通常の組織標本処理では骨細胞はかなり収縮してしまい，骨小腔の壁に小さな核としてのみ認められる．よって骨小腔は空にみえる．成熟骨における単位体積あたりの骨細胞数は未成熟骨のものより少ない．隣り合うオステオン間に介在層板があることに留意せよ．160 倍．

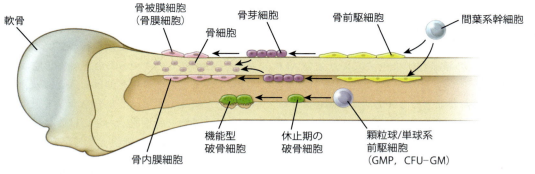

図 8.8 ▲ 骨に存在する細胞の種類を示す概略図
破骨細胞を除くすべての細胞は間葉系幹細胞に由来する．この細胞は骨前駆細胞や骨芽細胞に分化し，最終的には骨細胞と骨被覆細胞になる．骨被覆細胞は骨の外側表面にあり，それゆえ骨膜細胞と呼ばれる．骨の内腔表面に存在する骨被覆細胞は，しばしば骨内膜細胞と呼ばれる．骨前駆細胞と骨被覆細胞の外観が類似していることに注意せよ．したがって光学顕微鏡で両者を区別することは困難である．破骨細胞は造血性前駆細胞に由来し，分化して骨吸収細胞になる．破骨細胞分化の詳細は図 8.15 で説明する．

養う小血管に存在することもある．組織学的には，骨膜の最内層にいる**骨膜細胞** periosteal cell，および骨髄腔，ハバース管，およびフォルクマン管を裏打ちする**骨内膜細胞** endosteal cell が骨前駆細胞に類似する．成長中の骨では，骨前駆細胞は扁平な形をしており，薄く染まる扁平あるいは卵円形の核を有する．細胞質は好酸性が低く，やや好塩基性である．電子顕微鏡像では粗面小胞体と遊離リボソーム，そして小さなゴルジ装置やその他のオルガネラが認められる．

B. 骨芽細胞

骨芽細胞は分化した骨形成細胞であり，骨マトリックスを産生する．

骨芽細胞 osteoblast は線維芽細胞や軟骨芽細胞に類似しており，分泌細胞ではあるが分裂能も有する．この細胞は**I 型コラーゲン**（骨タンパク質の 90% を占める）と**骨マトリックスタンパク質**を分泌し，これらは最初の未石灰化骨である**類骨** osteoid となる．骨芽細胞が産生する骨マトリックスタンパク質として，オステオカルシンやオステオネクチンなどの**カルシウム結合タンパク質**，骨シアロタンパク質（BSP-1），オステオポンチン，BSP-2，トロンボスポンジンなどの**多接着性糖タンパク質**，さまざまな**プロテオグリカン**とその凝集体，そして**アルカリホスファターゼ（ALP）**などがある．臨床的に，ALP やオステオカルシンの血中濃度は，骨芽細胞活性の指標となる．

骨芽細胞は骨の石灰化にも関わる．骨芽細胞は 50 〜 250 nm 径の小さな膜に包まれた**マトリックス小胞** matrix vesicle を分泌し，これが石灰化過程を開始させるらしい．この小胞は ALP に富み，細胞が骨マトリックスを産生する時期にだけ盛んに分泌される．その役割については CHAPTER の終わりに解説する（p.235）．

骨芽細胞を光学顕微鏡でみると，立方あるいは多角形であり，新生中の骨表面上に 1 列に並ぶように集まっている（図 8.9）．新たに沈着した骨マトリックスはすぐには石灰化しない．石灰化した成熟マトリックスはエオジンで強く染まるが，新生したばかりのマトリックスは薄く染まるかまったく染まらない．この染色特性により，骨芽細胞と骨の間には帯状の明るい部分がみえる．これが類骨であり，石灰化されていない骨マトリックスを表している．

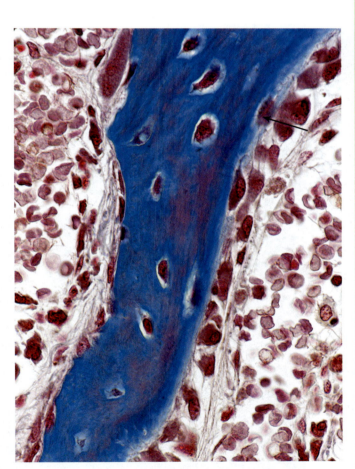

図 8.9 ▲ 成長過程にある骨針の顕微鏡像（マロリー・アザン染色）
暗青色に染まる骨針のマトリックスの中に骨細胞が埋まっている．これら細胞は非石灰化骨マトリックス（類骨）の中にいるが，代謝活性は保たれている．骨針の右側には多数の骨芽細胞が並んでいる．これら骨芽細胞間および石灰化された骨マトリックスとの間には，淡青色に染まる薄い層があるが，これが類骨である．類骨は骨芽細胞によって産生される石灰化されていない骨マトリックスである．→の細胞は実際に類骨様物質で囲まれているため，骨細胞と呼ぶべきである．骨針の左側は成長が止まっている部位であり，休止期にある骨芽細胞が存在する．この細胞は扁平な核を持ち，細胞質の厚さも薄い．550 倍．

骨芽細胞の細胞質は好塩基性が強く，ゴルジ装置が大きいため，しばしば核周囲の明るい領域として認識される．細胞質には過ヨウ素酸シッフ（PAS）染色で染まる小さな顆粒がみられ，細胞膜には特定の組織化学染色法により強いALP反応が検出される．

マトリックス沈着が盛んな部位では分泌活性の高い骨芽細胞がみられるが，不活性な骨芽細胞はより扁平となり，骨表面を覆う．これらは骨前駆細胞に似る．骨芽細胞は物理的な刺激に反応して変化し，骨成長や骨のリモデリングに関わる．類骨の沈着が起こると最終的に骨芽細胞は類骨マトリックスに囲まれてしまい，骨細胞となる．

すべての骨芽細胞が骨細胞になるわけではない．10〜20％の骨芽細胞だけが骨細胞に分化する．その他の細胞は不活性型の細胞に変化し，骨膜細胞か骨内膜の骨被覆細胞になる（図8.8参照）．しかし，大多数の骨芽細胞はアポトーシスを起こして死ぬ．

骨芽細胞の突起は他の骨芽細胞や骨細胞とギャップ結合でつながっており，情報交換を行っている．

電子顕微鏡レベルでみると，骨芽細胞は細い細胞質突起を自身がつくった類骨中へ伸ばし，近隣の骨細胞から伸びる同じような突起とギャップ結合を介して連結している．このような骨芽細胞と骨細胞（あるいは骨芽細胞どうし）の早期結合により，骨組織内の細胞どうしが連絡し合うことができる．

骨芽細胞の細胞質は豊富なrERと遊離リボソームに特徴づけられる（図8.10）．このため，光学顕微鏡観察では好塩基性に染まり，また，骨芽細胞がコラーゲンやプロテオグリカンなどの細胞外マトリックスの産生分泌という機能を持つことも説明できる．ゴルジ装置とその近傍には多数の小胞がみられ，その中にマトリックスの前駆物質と思われる羊毛状の構造が認められる．これら小胞が光学顕微鏡で過ヨウ素酸

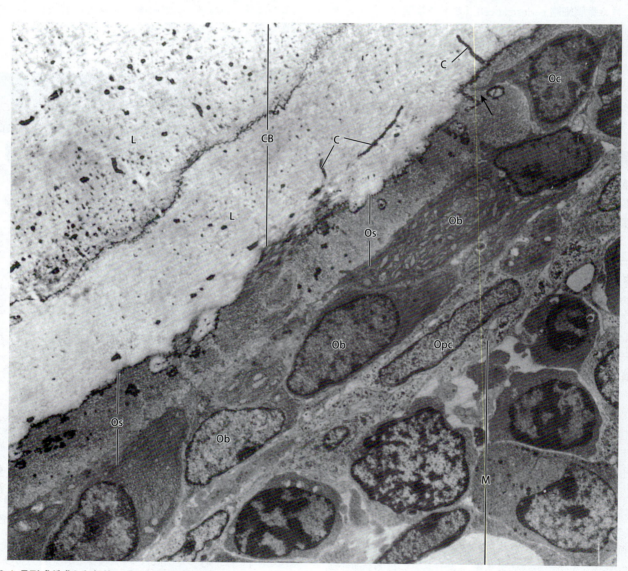

図8.10 ▲ 骨形成が盛んな部位の透過型電子顕微鏡像
この電子顕微鏡像は，図8.9の光学顕微鏡像でみた成長が盛んな骨針表面と同様の部位を示している．骨髄腔（M）と造血細胞群は写真の右下にみえる．骨前駆細胞（Opc）は骨髄と骨芽細胞（Ob）の間に認められ，扁平あるいは卵円形の核を持つ．骨芽細胞は成長している骨表面に沿って並んでおり，類骨層（Os）に覆われている．右上にある細胞は短い突起（→）を伸ばしており，しかも類骨層の中に埋まっているため，骨細胞（Oc）と同定される．残った左上の大部分は石灰化マトリックス（CB）である．このマトリックスの中には骨細胞の突起を伴った骨細管（C）がみられる．これ以前に形成された2つの隣り合う骨層板（L）の間には不規則な境界線がはっきりとわかる．9,000倍．

シッフ（PAS）陽性顆粒として認められる．マトリックス小胞も骨芽細胞から分泌されるが，異なる経路で分泌されるようである．この場合，細胞膜が外側に膨れて球状構造をなし，これがちぎれてマトリックス中に放出される．その他のオルガネラとして，杆状のミトコンドリアが多数みられ，ときに暗調小体やリソソームなどもみられる．

C. 骨細胞

骨細胞は成熟骨の細胞であり，骨芽細胞として自身が分泌した骨マトリックスに囲まれる．

骨芽細胞が類骨あるいは骨マトリックスに完全に囲まれると，**骨細胞** osteocyte と呼ばれるようになる（図8.9参照）．骨芽細胞が骨細胞に変化するには約3日かかる．この間，骨芽細胞は多量の細胞外マトリックス（自身の細胞体積の約3倍）を産生するとともに，自身の細胞体積は約70%減少し，細胞内オルガネラの大きさと数も減少する．一方，細胞体から放射状に伸びる長い細胞突起が発達し，骨細胞あたり平均約50個の細胞突起を持つようになる．骨基質が石灰化されると，個々の骨細胞は，**骨小腔** bone lacuna という空間を占める．骨小腔の形は骨細胞の形に一致する．骨細胞は細胞質突起をマトリックス中の**骨細管** bone canaliculus の中に伸ばし（図8.11），近隣の骨細胞あるいは骨被覆細胞の突起と**ギャップ結合**を介して接着する．このギャップ結合は，骨特異的に発現するコネキシンファミリーにより構成される．骨細胞は，離れた骨芽細胞，骨髄の血管内皮細胞，血管の周皮細胞，その他の細胞と間接的に連絡できるが，これは一酸化窒素やグルタミン酸トランスポーターなどさまざまな情報伝達分子の発現による．典型的な細胞間連絡（ギャップ結合についてはCHAPTER 5, p.129〜131で説明した）に加えて，骨細胞はヘミチャネル（ギャップ結合が片方にしかない）を持ち，細胞と細胞外マトリックス間の情報伝達を担う．

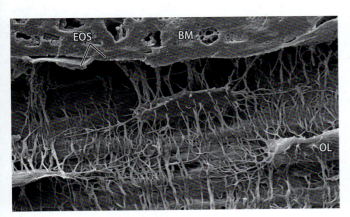

図8.11 ▲ 骨小腔と骨細管のネットワーク
4ヵ月齢のマウス骨を樹脂に包埋し，酸で浸食したサンプルを走査型電子顕微鏡で観察した．骨細管ネットワークにより3つの骨小腔（OL）と骨内膜細胞がつながっている様子がわかる．この手法では，樹脂は骨小腔，骨細管，類骨，骨髄腔に浸透しその空間を埋めるが，石灰化した骨マトリックスには浸透しない．通常，リン酸は無機物の除去に使われ，樹脂の鋳型が残る．図の上部は骨髄（BM）で占められ，骨内膜（EOS）により骨組織と隔てられる．2,000倍．（Dr. Lynda Bonewaldの厚意による．）

ヘマトキシリン・エオジン（H&E）染色標本では骨細管とその中にある細胞突起はよくわからないが，研磨標本では骨細管をはっきりと判別できる（PLATE 11, p.244）．通常，骨細胞は細胞質領域が少ないため，その前駆細胞よりも小さい．また，普通の骨組織標本は切片作製前に脱灰操作を行うため人工産物が出やすい．これも一因となり，細胞はよれて収縮していることが多い．このような条件下では，核が最もはっきりした構造としてみえる．形態的に保存がよい標本では，骨細胞は骨芽細胞より細胞質の好塩基性が弱い．細胞質の詳細についてはこれ以上わからない（PLATE 12, p.246）．

骨細胞は骨に加わる物理的な力に反応するとともに，代謝活性が高く，多機能な細胞である．

これまで骨細胞は，骨の維持に関わり，受け身的な機能しかないと考えられてきた．しかし最近の発見により，骨細胞は，代謝活性が高く多機能な細胞であることがわかってきた．骨に加わる物理的な力を変換する**機械的情報伝達機構** mechanotransduction を持ち，機械的刺激が減少すれば（たとえば無動，筋力低下，宇宙での無重力状態）骨量が減り，機械的刺激が増加すれば骨形成が促進される．

骨はわずかな柔軟性を有するため，機械的な力が加えられると（たとえば歩行時の大腿骨や脛骨），圧縮された側の骨では骨細管や骨小腔から間質液が流出する．そしてこの間質液の動きは，**一過性の電位（流動電位）**を生じる．骨細胞の表面で組織液が流れ，流動電位が生じると，骨細胞の膜に存在する電位依存性カルシウムチャネルが開く．その結果，細胞内カルシウム，アデノシン三リン酸（ATP），一酸化窒素濃度とプロスタグランジンE_2（PGE_2）の産生が増加し，骨形成に関わる c-fos, cox-2 の発現を変化させる．液体流動による剪断力はヘミチャネルの開口も誘導し，蓄積された細胞内分子を細胞外である骨細管の空隙に放出する．さらにIGF-1遺伝子の発現はIGF-1産生を促し，骨前駆細胞を骨芽細胞に分化させる．このように，より頻繁に負荷のかかる骨部位では，より多くの新たな骨が沈着する．最近の研究では，一次線毛が骨小腔内の間質液流動を検知する可能性が指摘されている．他の細胞同様，骨細胞も一次線毛を持っており（詳細な構造と機能については，CHAPTER 5, p.114〜117を参照），機械刺激受容と分子シグナリングに関与している可能性がある．

機械刺激が減少すると，骨細胞は**マトリックスメタロプロテアーゼ** matrix metalloproteinase（**MMP**）を分泌する．骨細胞周囲に認められる何もない空間は，酵素であるMMPにより骨マトリックスが分解された結果と考えられる．機械刺激が増加すると，骨芽細胞でみられるような分子機構が働く．したがって，骨細胞は骨小腔や骨細管周囲の骨マトリックスにおける可逆的なリモデリングに関与する．これを**骨細胞性リモデリング**と呼ぶ．

骨細管あるいは骨小腔周囲の微小環境における骨細胞性リモデリングでは，骨細胞は異なる機能状態を示す．

電子顕微鏡では，骨細胞性リモデリングに関してさまざま

な機能段階にある骨細胞の様子が観察できる．実際，組織学あるいは放射線医学による微細観察では，骨細胞が周囲の骨マトリックスを変化させている証拠（たとえば骨小腔の拡大やX線写真における濃度減少）が観察されている．すでに説明したが，骨細胞は環境刺激に対応して細胞周囲の微小環境（骨小腔の容積や骨細管の内径）を調節することができる．骨内部に存在する骨小腔と骨細管の表面積は，骨の表面積に比して桁違いに広い．よって，個々の骨細胞によるわずかな石灰化マトリックスの除去は，循環血液中のカルシウムとリン酸濃度に多大な影響を及ぼす．

骨細胞の特殊形態については，電子顕微鏡解析に基づいて3つの機能状態が記載されている：

- **休止状態の骨細胞** quiescent osteocyte は粗面小胞体に乏しく，ゴルジ装置も顕著に減っている（図8.12a）．オスミウム好性層板は成熟した石灰化マトリックスを示し，細胞膜に接する．
- **骨形成過程の骨細胞** formative osteocyte はマトリックスの沈着を行っており，骨芽細胞と同様の特徴を有する．すなわち，粗面小胞体とゴルジ装置は豊富であり，骨小腔内の細胞周囲には類骨がみられる（図8.12b）．
- **骨吸収過程にある骨細胞** resorptive osteocyte は，骨形成過程の骨細胞と同様にたくさんの小胞体やよく発達したゴルジ装置を含む．さらにリソソームも目立つ（図8.12c）．この過程では，骨細胞からMMPが分泌されて骨吸収が進むが，以前は**骨細胞性骨溶解**と呼ばれていた．現在の骨細胞性リモデリングという概念は，骨細胞による骨溶解機能がカルシウムとリン酸イオンの恒常性維持に重要であるという考えに基づく．

骨細胞は寿命が長く，その死はアポトーシス，変性/ネクローシス，老化，あるいは破骨細胞による骨リモデリングによって起こる．ヒトにおける**骨細胞の寿命**は約**10～20年**と推定される．骨における骨細胞死の割合は年齢とともに上昇し，生誕時は1%，80歳では75%程度である．ヒトの年齢が骨細胞の存在しうる年齢を超えると，骨細胞は死に，骨小腔と骨細管は石灰化組織で占められると考えられる．

D. 骨被覆細胞

骨被覆細胞は骨芽細胞に由来し，リモデリング過程にない骨表面を覆っている．

リモデリングが起こっていない部分の骨表面は扁平な細胞で覆われている．その細胞質は薄く，核周囲以外にオルガネラは乏しい（図8.13a）．これらの細胞は**骨被覆細胞** bone-lin-

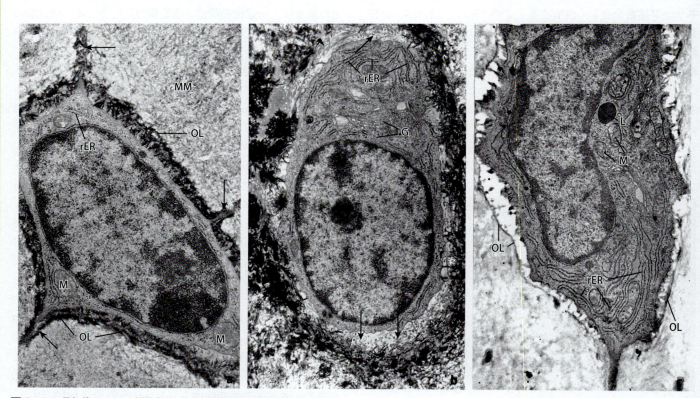

図8.12 ▲ 骨細胞の3つの機能状態を示す透過型電子顕微鏡像
a. 休止状態にある骨細胞．少数の粗面小胞体像（rER）とミトコンドリア（M）を含む．細胞は骨小腔全体を占める．→は細胞質突起が骨細管に入っていく部分を示す．普通に石灰化されたマトリックス（MM）のヒドロキシアパタイト結晶はすでに消失しているが，細胞周囲には少量認められる．細胞周囲腔はヒドロキシアパタイト結晶で埋められるため，その他の基質が判別できない．骨小腔を縁取りする暗い帯状部分はオスミウム好性層板（OL）である．25,000倍．**b.** 骨形成過程の骨細胞．発達したrERとゴルジ装置（G）を持つ．また，骨小腔内の細胞周囲部に少量の類骨が存在することも重要である．類骨部分にはコラーゲン細線維がみられる（→）が，まだ石灰化されていない．骨小腔の境界にはオスミウム好性層板はみられない．25,000倍．**c.** 骨吸収過程にある骨細胞．豊富なrER，大きなゴルジ装置，ミトコンドリア（M），リソソーム（L）がみられる．細胞周囲腔にコラーゲン細線維はみられず，少量の羊毛状成分がみられることがある．この骨小腔の境界には，薄いオスミウム好性層板（OL）がみられる．25,000倍．

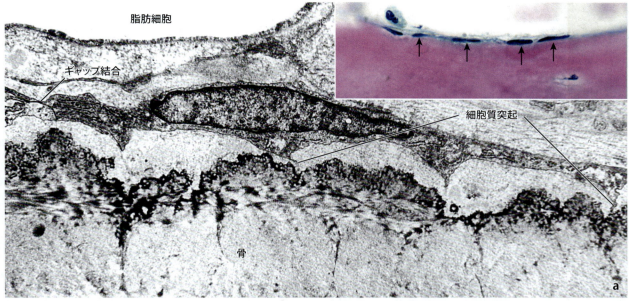
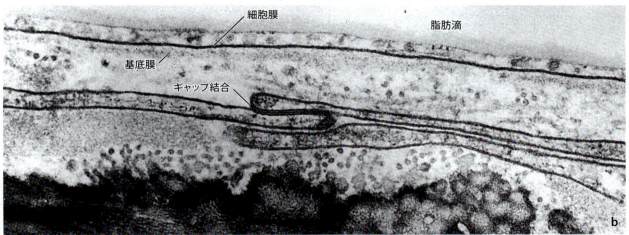

図 8.13 ▲ 骨被覆細胞の透過型電子顕微鏡像
a. 成熟骨の骨針表面にある骨被覆細胞．細胞質は非常に薄く，少量の粗面小胞体と遊離リボソームを含む．2 つの骨被覆細胞間にはギャップ結合がみられる．また，細胞質突起が非石灰化骨マトリックス（類骨）に入っていく様子がはっきりわかる．骨髄の脂肪細胞も存在する．8,900 倍．（Miller SC, Bowman BM, Smith JM, Jee WS. Characterization of endosteal bone-lining cells from fatty marrow bone sites in adult beagles. Anat Rec 1980; 198: 163–173 より許諾を得て転載．）**挿入図．**同様の骨針部分の H&E 染色像（光学顕微鏡の高倍写真）．方向をわかりやすくするため挿入した．骨針表面の骨被覆細胞（骨内膜細胞）を→で示す．350 倍．**b.** 2 つの骨被覆細胞の細胞質部分を拡大した電子顕微鏡像．2 つの細胞が密着する部分にギャップ結合が認められる．脂肪細胞の境界が写真上部に認められる．脂肪細胞の脂肪滴，薄い細胞質，細胞膜，基底板もはっきりわかる．27,000 倍．

ing cell と呼ばれる．骨の外側表面を覆うものを**骨膜細胞** periosteal cell，骨の内腔表面を覆うものをしばしば**骨内膜細胞** endosteal cell と呼ぶ（図 8.8 参照）．骨被覆細胞の突起どうしが密着する部位にはギャップ結合が存在する（図 8.13b）．骨被覆細胞は骨芽細胞由来の細胞集団である．骨に埋もれた骨細胞を維持，栄養し，骨に出入りするカルシウムやリン酸の移動を調節するといわれている．この仮説は，被覆細胞の突起が直下の骨細管に伸び（図 8.13b 参照），骨細胞の突起とギャップ結合により連絡しているという観察に基づく．したがって，骨被覆細胞は骨細胞に相当すると考えられる．

E. 破骨細胞

破骨細胞は骨吸収に関わる．

破骨細胞 osteoclast は大きな多核細胞で，骨が除かれている部分にみられる．より厳密にいえば，骨吸収が行われている部分を直接覆っている（図 8.14）．破骨細胞の働きによりその直下の骨表面に浅いくぼみができるが，これを**吸収窩** resorption bay（**ハウシップ窩** Howship's lacuna）と呼ぶ．破骨細胞はその大きさだけでなく，好酸性が強いことも特徴としてあげられる．組織化学法では酸性ホスファターゼ活性が強く，これは破骨細胞が含む多数のリソソームによる．この酵素の一種である**酒石酸抵抗性酸性ホスファターゼ** tartrate-resistant acid phosphatase（**TRAP**）は，35 kDa の大きさで，鉄を含み，臨床では破骨細胞の活性と分化状態を知る指標として使われる．

破骨細胞は単球系造血性前駆細胞の融合に由来するが，その分化はさまざまなサイトカインの影響下にある．

一時期，破骨細胞の由来は骨芽細胞に関係すると考えられ

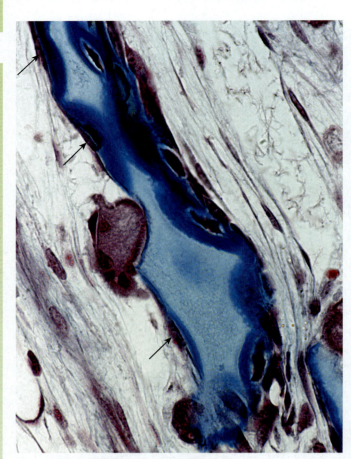

図8.14 ▲ 骨針に存在する破骨細胞の顕微鏡像
マロリー染色により，石灰化軟骨からなる骨針（淡青色）とそれを覆う骨組織（濃青色）が染まっている．骨針の左側にみえる破骨細胞は，吸収されてややくぼんだ骨表面（ハウシップ窩）に存在している．破骨細胞と骨針の間にみえる明るい帯状の部分は，破骨細胞の波状縁に相当する．→は休止期の骨被覆細胞（骨前駆細胞）を示し，骨成長に関与していない骨表面に存在する．これに対して，骨針の右側は活発に骨付加されている部位であり，表面には骨芽細胞，そのすぐ下には新たな骨細胞が認められる．550倍．

たが，実際はそうではなく，**単球系造血性前駆細胞** mononuclear hemopoietic progenitor cell，すなわち**顆粒球/マクロファージ系前駆細胞**（GMP，CFU-GM）が融合することに由来する．GMPは好中球顆粒球系および単球系の細胞系譜をつくり出す（図10.19参照）．破骨細胞の分化は骨髄の間質細胞と密接に関わる．これら骨髄の細胞は，GMPから破骨細胞やマクロファージへの分化に必要なサイトカイン，たとえばM-CSF（monocyte colony-stimulating factor），腫瘍壊死因子（TNF），種々のインターロイキンを分泌する．破骨細胞に分化し始めた細胞（破骨細胞の前駆細胞）は，最初に転写因子である **c-fos** や **NFκB** を発現する．その後，細胞表面に受容体分子である **RANK**（receptor activator of nuclear factor-κB）を発現する．RANK受容体は間質細胞の表面に発現する **RANKのリガンド分子** RANK ligand molecule（**RANKL**）と結合する（図8.15）．この **RANK-RANKL シグナル機構** は，破骨細胞の分化成熟に不可欠である．一方，炎症時は活性化Tリンパ球が膜結合型および可溶型RANKLの両者を産生す

ることができるため，破骨細胞による骨吸収が亢進する．この経路は**オステオプロテゲリン** osteoprotegerin（**OPG**）により抑制されるが，これは，オステオプロテゲリンがRANKLに対して"おとり"受容体として働くためである．リガンドを欠乏させる分子はRANK-RANKLシグナル機構に影響を及ぼすため，破骨細胞の成熟の阻害剤となりうる．オステオプロテゲリンは主に骨芽細胞によって分泌され，その産生は多くの骨代謝調節因子，たとえばIL-1，TNF，TGF-β，ビタミンDによって制御される．プロスタグランジンE_2はストレス下にある骨細胞から分泌され，RANKL産生を刺激する．しかし，骨付加領域に存在する活性型骨芽細胞はOPGを産生し，RANKLを不活化する．このように，骨芽細胞が新たな骨を沈着している場所では破骨細胞の活性はほとんどなく，その周囲で高い．破骨細胞の分化と骨吸収を促して骨リモデリングを亢進させるようなすべての物質は，骨髄のOPG/LANKL機構を介する．OPGもRANKLも，血中で遊離型として検出できる．この血中濃度の測定は，さまざまな骨疾患の診断，および治療効果の判定に使うことができる．

新たに分化した破骨細胞は，活性化過程を経て骨吸収細胞になる．

新たに分化してきた破骨細胞が骨吸収能を持つためには，さらに活性化される必要がある．この過程を経ると，形態的に高い極性を持つ細胞となる．活発に骨吸収を行っている破骨細胞の表面には，3つの特殊領域がみられる：

- **波状縁** ruffled border は骨に接する部位にあり，微絨毛に類似する細胞膜の深い陥入が多数みられる．細胞膜の表面積が増大するため，加水分解酵素の分泌やATP依存性プロトンポンプによるプロトンの分泌，さらに分解産物や骨砕片のエンドサイトーシス効率が増す．波状縁の染色性は低いため，しばしば骨と細胞の間の明るい帯状部分として観察される（図8.14参照）．電子顕微鏡観察では，骨マトリックスから遊離したヒドロキシアパタイト結晶が波状縁の突起間に認められる（図8.16）．波状縁内側の細胞領域には，多くのミトコンドリアとリソソームが認められる．通常，核は骨表面から離れた位置にある．この部位には粗面小胞体，層板構造をなすゴルジ装置，多数の小胞が認められる．

- **明帯** clear zone（**閉鎖帯** sealing zone）は波状縁をリング状に囲む細胞質部分であり，吸収が起こっている骨表面を他の骨表面から隔離している．明帯は，基本的に骨マトリックスの吸収分解を行う波状縁の一部であり，アクチン線維に富み，他のオルガネラに乏しい．アクチン線維はリング構造をなし，その内側と外側にあるビンクリンやタリンなどのアクチン結合タンパク質に挟まれる（図8.17）．明帯直下の細胞膜には，細胞と細胞外マトリックスをつなぐ接着分子が存在し，細胞膜と骨の石灰化マトリックスの間をきつく閉じている．さまざまなクラスの**インテグリン受容体**（たとえば$\alpha_V\beta_3$ビトロネクチン受容体，$\alpha_2\beta_1$ I型コラーゲン受容体，$\alpha_V\beta_1$ビトロネク

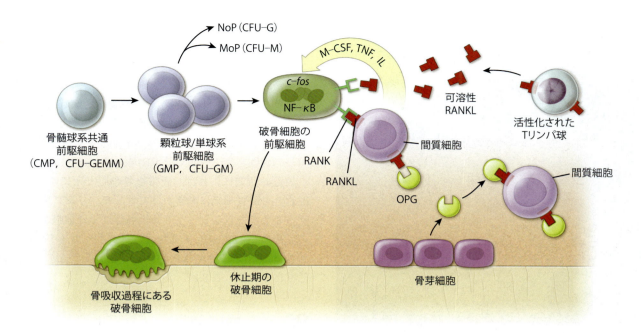

図 8.15 ▲ 破骨細胞の由来
破骨細胞は顆粒球/単球系前駆細胞（GMP, CFU-GM）が融合することによりできる．GMP は多能性を有する骨髄球系共通前駆細胞（CMP, CFU-GEMM）に由来する．GMP は顆粒球/単球系細胞系譜にある，たとえば好中球前駆細胞（NoP, CFU-G）と単球前駆細胞（MoP, CFU-M）をつくり出す．破骨細胞の形成には骨髄間質細胞が密接に関わっており，これら細胞は M-CSF（単球系コロニー刺激因子），腫瘍壊死因子（TNF），さまざまなインターロイキン（IL）を分泌する．破骨細胞の前駆細胞は c-fos，NFκB，そして RANK（receptor activator of nuclear factor κB）を発現する．RANK 受容体は RANK のリガンド分子 RANK ligand molecule（RANKL）と結合し，このシグナルが破骨細胞の分化成熟に不可欠となる．炎症時には T リンパ球が可溶型および膜結合型 RANKL を産生し，骨吸収を亢進させる．これら経路はオステオプロテゲリン（OPG）により抑制される．活性化された T リンパ球が，膜結合型および可溶型 RANKL を産生することで破骨細胞形成を刺激することに留意．

チン/フィブリノーゲン受容体）がこの接着維持に関わる．

- **側底面** basolateral region は消化成分を細胞外へ分泌する部位である（図 8.17 参照）．波状縁でエンドサイトーシスされた骨マトリックスの分解産物は輸送小胞で運ばれ，ここで細胞膜と融合し，細胞外へ放出される．TRAP はこれら小胞に検出されており，エンドサイトーシスされた成分の分解に関わることを示唆する．

破骨細胞はプロトンとリソソーム酵素を細胞外の限局した微小環境に放出することで骨吸収を行う．

破骨細胞内にある小胞のいくつかはリソソームである．その内容物は波状縁の細胞質突起間，すなわち細胞外に放出される．**リソソーム酵素**が細胞外で機能する好例といえよう．放出される加水分解酵素としては**カテプシン K** cathepsin K（システインタンパク質分解酵素（プロテアーゼ）cysteine protease）と**マトリックスメタロプロテアーゼ** matrix metalloproteinase があり，これらはコラーゲンやその他の骨マトリックスタンパク質を分解する．

しかし，消化が起こる前に，骨マトリックスは骨表面の酸性化を通して脱灰されなければならない．そして骨マトリックスの溶出が始まる．破骨細胞の細胞質には**炭酸脱水酵素 II** carbonic anhydrase II が含まれ，この酵素は二酸化炭素と水から炭酸（H_2CO_3）を生成する．そして炭酸は重炭酸イオン（HCO_3^-）とプロトン（H^+）に解離する．**ATP 依存性プロトンポンプ** ATP-dependent proton pump の働きにより，プロトンは波状縁を通って吸収窩に移動し，この部位で低 pH（4～5）の微小環境をつくり出す．この骨と破骨細胞間にできた細胞外酸性環境は，明帯によって保たれる．**塩素イオンチャネル**は**プロトンポンプ**と同時に働くため，波状縁膜の電気的中性が保たれる（図 8.17 参照）．過剰の重炭酸イオンは，側底面の細胞膜に存在する**塩素イオン-重炭酸イオン**エクスチェンジャーにより受動的に細胞から除かれる．

この酸性環境は骨の石灰化成分（主にヒドロキシアパタイト）の分解を促し，Ca^{2+}，可溶性無機質のリン酸，そして水分が生成される．骨組織の吸収が終了すると，破骨細胞はアポトーシスに陥る．最近の研究では，骨粗鬆症で使われる多くの骨吸収阻害薬（たとえばビスホスホネートやエストロゲン）が**破骨細胞のアポトーシス**促進に働くことを示している（FOLDER 8.2）．

破骨細胞の機能は多くの因子により制御されている．

骨の吸収消化によりできた分解産物は，エンドサイトーシス小胞により破骨細胞を通過する．すなわち，波状縁には多数の被覆小窩および被覆小胞も存在し，ここでエンドサイトーシス小胞に詰め込まれて，血管に面する側底面の細胞膜から放出される（図 8.17 参照）．破骨細胞はリモデリングが進行している骨にみられる（リモデリング過程の詳細はこの後すぐに解説する）．したがって，オステオンが変化している，あるいは成長過程で骨が変化している部分では，破骨細胞は比較的多い．

副甲状腺ホルモン parathyroid hormone（**PTH**）は副甲状腺

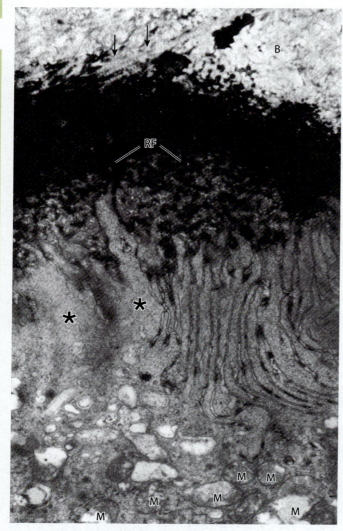

図 8.16 ▲ 破骨細胞の透過型電子顕微鏡像
吸収消化されている骨表面の一部（B）とその部位に密着する破骨細胞を示す．吸収が進行する部位 resorption front（RF）には破骨細胞の細胞膜陥入が数多くみられる．この部位は光学顕微鏡観察では波状縁として認められる．この細胞膜陥入に平行な切断面（＊）では，通常の細胞質の広がりとしてみられる．破骨細胞の細胞質には多くのミトコンドリア（M），リソソーム，ゴルジ装置がみられ，これらは骨マトリックスの吸収分解機能に密接に関わる．写真上部ではコラーゲン細線維の存在がわかる．→の部分では 68 nm 間隔の縞模様がみられる．10,000 倍．

の主細胞から分泌され，細胞外液のカルシウムとリン酸濃度を調節する最も重要なホルモンである．破骨細胞は PTH 受容体を持たないので，PTH の破骨細胞に対する影響は間接的なものにとどまる．これに対し，骨細胞，骨芽細胞，T リンパ球は **PTH 受容体**を持ち，これによりアデニルシクラーゼの活性化と細胞内 cAMP レベルの上昇がもたらされる．短時間の間欠的な PTH の作用により，骨細胞と骨芽細胞ではサイクリックアデノシン一リン酸（cAMP）/IGF-I 経路が働いて骨量が増す．しかし，長時間の持続する PTH の作用は T リンパ球（図 8.15 参照）と骨芽細胞の RANKL 産生を上昇させ，破骨細胞を過剰に活性化して最終的に骨粗鬆症をきたす．エストロゲンは T リンパ球の RANKL 産生を抑制する．甲状腺の濾胞傍細胞から分泌される**カルシトニン**は，破骨細胞の活性を抑制する．

破骨細胞の機能を制御するその他の因子として，カテプシン K，炭酸脱水酵素 II，そしてプロトンポンプ（TCIRG1）などがある．これらタンパク質の欠損は，骨密度の増加と破骨細胞の機能欠損を特徴とする**大理石骨病** osteopetrosis というまれな先天性疾患を引き起こす．この病気にかかると，破骨細胞が正しく機能しない．X 線検査では骨密度が高いが，実際の骨は非常にもろく簡単に壊れてしまう．

最近の研究によれば，正常な骨細胞と死にゆく骨細胞は，両者とも破骨細胞に働きかけて骨リモデリング部位に引き寄せることができるという．骨損傷部位で骨細胞がアポトーシスで死ぬと，RANKL を発現するアポトーシス小体ができる．これらが RANK-RANKL シグナル経路を通して破骨細胞を活性化させる（表 8.1）．

5. 骨形成

骨発生は軟骨内骨化と膜内骨化に分類される．

軟骨内骨化と膜内骨化の違いは，骨の前駆体として軟骨の原型が使われるか（**軟骨内骨化** endochondral ossification），あるいは使われないか（**膜内骨化** intramembranous ossification）による．四肢骨，体重を支える体軸の骨格（椎骨など）は軟骨内骨化により形成される．頭蓋や顔面の扁平骨，下顎骨，鎖骨などは膜内骨化により形成される．

この 2 つの骨化様式の存在は，完成された骨が膜性骨と軟骨性骨の 2 種類に分類されることを意味するのではなく，単に最初の骨形成メカニズムが異なるだけである．両方式によって形成された最初の骨は，いずれその後行われる骨のリモデリングにより置き換わってしまう．どちらの場合も骨の置換はすでにつくられた骨で起こり，付加成長という形をとる．長管骨は軟骨内骨化でつくられるとされるが，その成長には軟骨内骨化と膜内骨化の 2 つの形成機構が関わる．この場合，後者の膜内骨化は骨膜組織が担う．

A．膜内骨化

膜内骨化は間葉系細胞の集団形成に始まり，それらが骨芽細胞に分化することにより骨が形成される．

ヒトでは胎生 8 週頃に，結合組織である間葉組織において最初の**膜内骨化** intramembranous ossification が認められる．まず，特定の領域（頭部の扁平骨形成部位など）に少数の淡青色に染まる紡錘形の**間葉系細胞** mesenchymal cell が移動してきて集団を形成し，**骨化中心**となる．この間葉組織における細胞の密集が膜内骨化の始まりである（図 8.18a）．骨化中心に集まった間葉系細胞は伸びて**骨前駆細胞**に分化する．これら細胞は **CBFA1 転写因子**を発現するが，この因子は骨芽細胞への分化，そして膜内骨化と軟骨内骨化に必要な遺伝子の発現に必須である．骨前駆細胞の細胞質は好酸性から好塩基性に変化し，明るいゴルジ野が判別できるようになる．このような細胞質の変化を経て**骨芽細胞**へ分化し，コラーゲン

表 8.1　骨芽細胞，骨細胞，破骨細胞の特徴のまとめ

特徴	骨芽細胞	骨細胞	破骨細胞
存在場所	骨表面；吸収管の閉鎖円錐	骨マトリックスの骨小腔と骨細管	骨表面；吸収管の切削円錐
骨にある全細胞中の割合	＞5％	～95％	＞1％
機能	骨マトリックスの沈着；マトリックス小胞の放出による石灰化の開始	骨マトリックスの維持；機械的ストレスの感受；カルシウムとリン酸の恒常性調節	酵素分解による石灰化骨マトリックスの吸収
細胞形態	立方形あるいは多角形；好塩基性の細胞質；明るいゴルジ領域	小型，卵形，単核細胞；細胞質の色は薄い；長い細胞突起	大型，多核細胞；好酸性の細胞質；波状縁；細胞直下にハウシップ窩
前駆細胞	骨前駆細胞	骨芽細胞	造血系細胞（GMP，CFU-GM）
分化過程／転写因子	CBFA1（RUNX）；IGF-1	骨芽細胞から選別される過程はわかっていない	c-fos；NF-κB；RANK-RANKLシグナリング
影響する主なホルモン／制御因子	RANKL，PTH 受容体	RANKL，PTH 受容体	RANK, カルシトニン受容体, 酒石酸抵抗性酸性ホスファターゼ（TRAP）受容体
寿命	週単位（～12 日）	年単位（～10～20 年）	日単位（～3 日）
生化学的マーカー	オステオカルシン；骨シアロタンパク質（BSP-2）	デンチンマトリックスタンパク質1（DMP-1）；ポドプラニン（E11タンパク質）；スクレロスチン；線維芽細胞成長因子23（FGF-23）	酒石酸抵抗性酸性ホスファターゼ（TRAP）；カテプシンK；マトリックスメタロプロテアーゼ-9（MMP-9）

CBFA1：コア結合因子α-1，GMP/CFU-GM：顆粒球/単球系前駆細胞，IGF-1：インスリン様成長因子Ⅰ，PTH：副甲状腺ホルモン，RANK：receptor activator of nuclear factor κB，RANKL：RANKリガンド分子，RUNX2：ラント関連転写因子2.

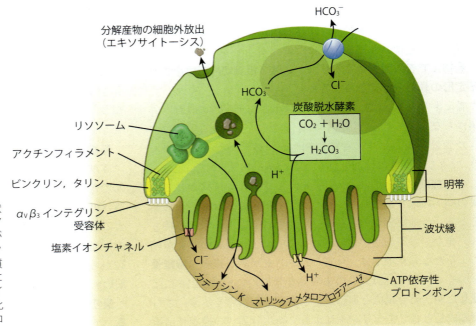

図 8.17 ▲ 破骨細胞の模式図
破骨細胞の構造と3つの領域，すなわち波状縁，明帯，側底面を示す．明帯には豊富なアクチンフィラメントからなるリング状構造があり，それを挟むようにして両側にはビンクリン，タリンなどのアクチン結合タンパク質が存在することに留意せよ．明帯の細胞膜には，細胞・細胞外マトリックス接着因子（インテグリン受容体）があり，細胞膜と石灰化骨マトリックスの間を強固に接着する．プロトンと塩素イオンの輸送に関しては本文に解説している．

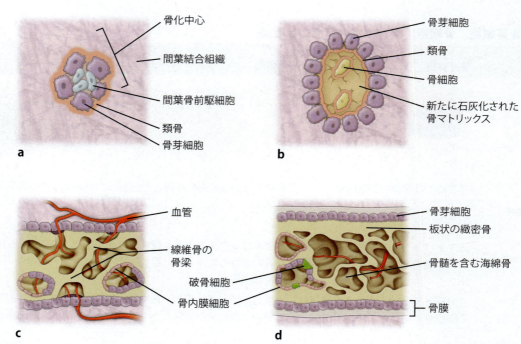

図8.18 ▲ 膜内骨化
a. 間葉の結合組織中に骨化中心が形成される．そこには間葉系細胞由来の骨前駆細胞が集まり，分化して骨マトリックスを分泌する骨芽細胞になる．それらの細胞は，まず非石灰化骨マトリックスである類骨を沈着させる．b. 骨化中心の周囲に骨芽細胞が集まり，類骨を中心側に分泌する．やがて類骨が石灰化し，その中に取り残された骨芽細胞は骨細胞になる．骨細胞は細胞質突起を持ち，骨細胞どうし，あるいは骨芽細胞と連絡する．c. 最初に形成される組織は未成熟骨（線維骨）であり，厚い骨梁およびその表面を覆う骨芽細胞と骨内膜細胞からなる．d. 骨成長と骨リモデリングを繰り返すことにより，線維骨の外側と内側は緻密骨に，その間は海綿骨に置換される．骨梁の間は，血管とともに侵入した骨髄細胞で占められる．図中，左上の空間の1つは不活性な骨内膜細胞に覆われ，左下の空間は骨芽細胞，破骨細胞，骨内膜細胞で覆われていることに留意せよ．後者では骨リモデリングが進行している．

（主にⅠ型コラーゲン分子），骨シアロタンパク質，オステオカルシン，その他の骨マトリックス（類骨）成分を分泌する．骨芽細胞は骨化中心付近に集まって類骨を産生し続ける．類骨は石灰化され，類骨中に取り残された骨芽細胞は**骨細胞**になる（図8.18b）．骨マトリックスが産生されるにつれて，骨細胞は互いに離れていくが，細い突起による連絡は維持される．時間とともにマトリックスは石灰化され，それら細胞質突起は骨細管におさまるようになる．

最初にできる新生骨マトリックスは，組織切片では小さな不定形の骨針と骨梁からなる．

骨マトリックスは，組織切片では小さな不定形の骨針と骨梁からなるが，これは海綿骨の特徴である．これら最初にできた骨針表面に多くの骨前駆細胞が付着して骨芽細胞になり，マトリックスの付加を行う（図8.19 と PLATE 15, p.252）．この**付加成長** appositional growth により，骨針は拡大して骨梁の網工に取り込まれる．こうして一般的な成長中の骨形態をとる．骨前駆細胞の分裂が続くことによりその数が維持され，また，骨芽細胞が供給されることにより骨針の成長が続く．新たな骨芽細胞は，マトリックスを層状に重ね，**線維骨**をつくる（図8.18c）．この未成熟な骨については p.218 に記載したが，結合組織と血管が入り混ざった形態を示す．さらなる成長と骨リモデリングにより，新生骨周辺の線維骨は緻密骨に，中心付近は海綿骨に置き換わる（図8.18d）．骨梁の間は血管とともに侵入した骨髄細胞で占められる．このようにして形成された骨は**膜性骨** membrane/ intramembranous bone と呼ばれる．

B. 軟骨内骨化

軟骨内骨化 endochondral ossification においても，将来骨になる部位で間葉系細胞が増殖し，集団をつくることから始まる．異なる種類の**線維芽細胞成長因子** fibroblastic growth factor（**FGF**）や**骨形成タンパク質** bone morphogenic protein（**BMP**）（p.215 参照）が作用することにより，これらの細胞はまずⅡ型コラーゲンを発現して軟骨芽細胞へ分化する．すなわち軟骨マトリックスを産生する．

最初にガラス軟骨の原型が大まかな骨の形をつくる．

ガラス軟骨の原型（最終的な骨のミニチュア版）がいったんできると，これが間質成長および付加成長を通して成長する（PLATE 13, p.248）．軟骨原型の長さの伸張は間質成長によるものである．骨幅の成長は，大部分が軟骨マトリックスの付加によるもので，このマトリックスは軟骨膜の軟骨形成層から分化してきた軟骨細胞が産生する．図8.20の1は初期の軟骨原型を示す．

最初の骨化は軟骨原型の周囲に円筒状の骨としてみられる．

ある段階まで進むと，細長い軟骨原型の中央付近を覆う軟

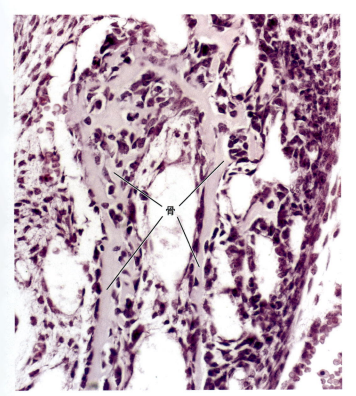

図 8.19 ▲ 膜内骨化による骨発生（下顎骨切片）
発生中の下顎骨から得られた切片．H&E 染色．発生の比較的初期には，下顎骨はさまざまな大きさと形の骨針からなる．骨針は互いに吻合して骨梁になり，これが大まかな骨の形を決定づける（軟骨原型は存在しない）．骨針の成長部位，すなわち新たな骨沈着が起こっている骨表面には多数の骨芽細胞が集まっている．時間が経ち，石灰化された部位では，骨細胞が骨マトリックスに埋まっている．写真右側の骨針付近には結合組織がみられるが，ここは細胞成分に富み，初期の骨膜となる場所である．250 倍．

骨膜細胞は軟骨細胞にはならない．その代わりに，**骨形成細胞**あるいは**骨芽細胞**を産生するようになる．つまり，この部分を包む結合組織は，もはや機能的には軟骨膜とはいえず，骨膜と呼ばれるべきものである．さらにこの層の細胞は骨芽細胞に分化することから，**骨形成層**が骨膜内にできたことになる．これら変化の結果，軟骨原型の周囲に骨が形成される（PLATE 13，p.248）．この骨形成は，その場所を考えれば骨膜性骨，あるいはその様式を考えれば膜内骨化による骨と分類される．長管骨になる軟骨原型の場合，上記変化はその骨幹部に相当する場所で起こり，**骨輪** bony collar と呼ばれる．骨輪を図 8.20 の 2 に示す．

骨輪ができると，軟骨原型の中心部分に存在する軟骨細胞は肥大化する．

軟骨細胞が肥大化すると，その周囲を囲む軟骨マトリックスが吸収され，細胞間が不規則な薄い板状の軟骨で隔てられるようになる．肥大化した細胞はアルカリホスファターゼを合成し始め，同時に周囲の**軟骨マトリックスは石灰化**される（図 8.20 の 3 参照）．この石灰化を骨組織でみられる石灰化と混同してはならない．

石灰化された軟骨マトリックスにより栄養の拡散供給が阻害され，軟骨原型内の軟骨細胞は死にいたる．

軟骨細胞の死と同時にマトリックスは破壊され，近隣の軟骨小腔は融合してより大きな腔となる．この時期に，1 本あるいは数本の血管が薄い骨輪を貫いて侵入し，その空間を血液でみたす（図 8.20 の 4 参照）．

間葉系幹細胞が侵入血管を介して軟骨内空間に移動する．

発達中の骨膜に存在する**間葉系幹細胞**が，貫通した血管を通って移動する．そして骨髄腔において骨前駆細胞に分化する．**造血幹細胞** hematopoietic stem cell（**HSC**）も新生血管を介して移動し，すべての血球系細胞をつくり出す骨髄を形成する．石灰化軟骨が破壊されて除去されると，部分的に不規則な針状構造が残る．この部位に骨前駆細胞がやってくると，これらが骨芽細胞となり，骨マトリックス（類骨）を沈着し始める．このような方式の骨化を軟骨内骨化と呼ぶ．この長管骨骨幹部分は最初の骨形成部位であり，**一次骨化中心**と呼ばれる（図 8.20 の 5 参照）．最初にできるごく薄い骨とその直下の石灰化軟骨が混ざった組織は，**混在骨針** mixed spicule と記述される．

混在骨針はその特徴的な染色性により，組織学的に判別できる．石灰化された軟骨は好塩基性であるが，骨は明らかに好酸性である．マロリー染色では骨は濃青色，石灰化軟骨は淡青色に染まる（図 8.21）．また，石灰化軟骨は細胞を含まないが，新たにつくられた骨部分のマトリックス中には骨細胞が存在しうる．このような混在骨針の状態は短時間しか続かず，石灰化軟骨の部分は速やかに除去される．残った骨部分は付加成長によって成長を続け，太く強い骨になるか，あるいは再度吸収されて新たな骨針に置き換わる．

C. 軟骨内骨化による骨成長

胎児での軟骨内骨化は妊娠第 2 三半期 second trimester より始まり，思春期まで続く．

今まで述べた現象は軟骨内骨化の初期段階であり，およそ妊娠 12 週の胎児でみられる．その後の思春期まで続く成長過程は以下に説明する．

長管骨の長軸方向の成長は骨端軟骨の存在に依存する．

骨幹の骨髄腔が拡大すると（図 8.20 の 6 参照），両端の軟骨に明らかな層構造が形成される．この残った軟骨部分を**骨端軟骨** epiphyseal cartilage と呼ぶ（図 8.22 および PLATE 14，p.250）．軟骨内骨化の過程では，無血管性の軟骨が徐々に血管を有する骨組織に変わっていく．この置換は**血管内皮成長因子** vascular endothelial growth factor（**VEGF**）によって惹起され，X 型コラーゲンとマトリックスメタロプロテアーゼ（軟骨マトリックスの分解を担う）の遺伝子発現を伴う．骨端軟骨にみられる層構造を，骨幹の骨化中心からみて最も遠位側から中心に向かう方向の順に解説する．

- **補充軟骨帯** zone of reserve cartilage では，細胞の増殖やマトリックス産生がみられない．
- **増殖帯** zone of proliferation は補充軟骨帯の骨幹側に位置する．軟骨細胞が増殖し，長軸方向に並んで小柱構造を

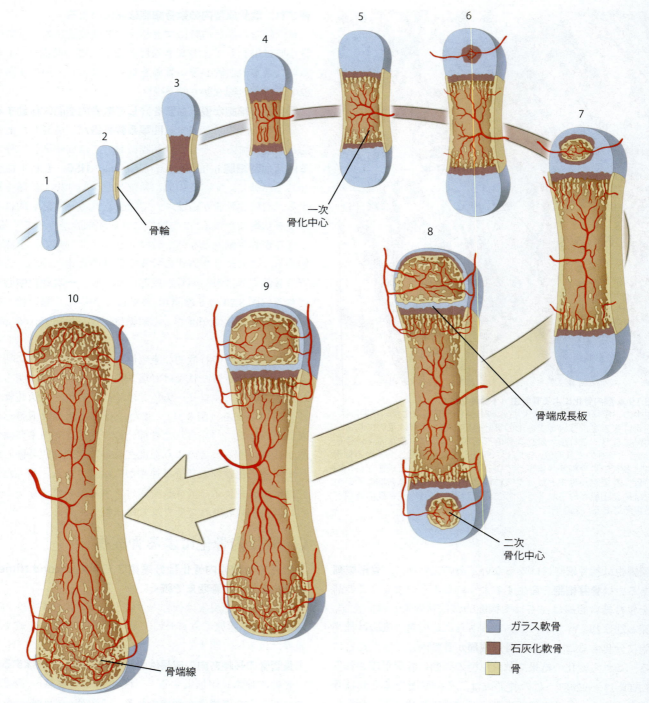

図 8.20 ▲ 長管骨の発生および成長過程の模式図
長管骨の縦断面を 1～10 に示す．まず，軟骨原型の形成から始まる（1）．次に骨幹部（軟骨原型の軸部分）の周囲に骨膜（軟骨膜）からなる円筒状構造ができる（2）．次に軸部分の軟骨マトリックスが石灰化される（3）．この石灰化軟骨部に血管と結合組織由来の細胞が侵入し（4），原始骨髄腔を形成する．ここで骨髄腔の両端には石灰化軟骨からなる針状構造が残る．一次骨化中心の発達に伴って，これらの針状構造で軟骨内骨化が進む．発達する骨髄腔の両端付近は骨端端となる．骨膜性骨の成長は持続するが（5），これは膜内骨化現象による．このことは組織標本で明らかであり，局所的な軟骨の浸食はみられず，石灰化軟骨の針状構造への骨付加もみられない．血管と血管周囲の細胞が近位の骨端軟骨部へ侵入し（6），その部位に二次骨化中心を形成する（7）．同様の骨端（二次）骨化中心は骨の遠位端にもできる（8）．その結果，骨端軟骨が骨端と骨幹の間に位置するようになる．長管骨の成長が続くとともに，遠位の骨端軟骨が消失し（9），最後に近位の骨端軟骨も消失する．ここで成長が止まる（10）．骨幹端は骨端と連続するようになり，骨端軟骨板があった場所は骨端線として残る．

なす．これらの細胞は補充軟骨帯の細胞よりも大きく，活発にコラーゲン（主にⅡ型とⅪ型）や他の軟骨マトリックスタンパク質を産生する．

- **肥大帯** zone of hypertrophy には顕著に拡大した（肥大し

た）軟骨細胞が存在する．細胞質は明るく，この部位にグリコーゲンを蓄積していたことを示す（組織切片の処理過程で消失）．この領域の軟骨細胞は代謝活性を維持しており，Ⅱ型コラーゲンの分泌を維持するとともに，

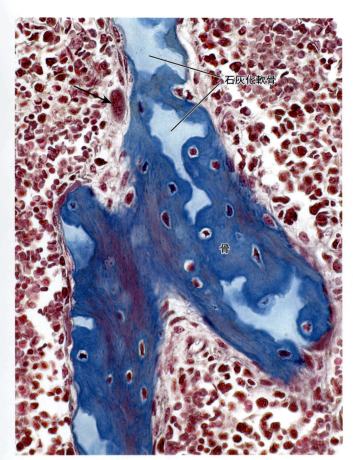

図 8.21 ▲ 軟骨内骨化でみられる混在骨針の顕微鏡像
このマロリー・アザン染色では，石灰化軟骨からなる針状構造の一部ですでに骨付加が起こっている．写真中央で骨針が連続しており，骨梁を形成している．最初にできた骨梁は石灰化軟骨部分をまだ残しており，この部位は淡青色に染まるが，骨部分は濃青色に染まっている．写真上部の骨針表面に破骨細胞（→）が存在することに留意せよ．ここでリモデリングが始まろうとしている．275 倍．

Ⅹ型コラーゲンの分泌量を増す．肥大した軟骨細胞はVEGF も分泌し，血管侵入を促す．肥大化軟骨細胞からなる小柱と小柱の間は，マトリックス部分が圧縮されたように薄くなり線状にみえる．

- **石灰化軟骨帯 calcified cartilage** では，肥大化した細胞が変性し始め，軟骨マトリックスの石灰化が始まる．この石灰化軟骨は，新たな骨マトリックスが沈着するための足場となる．この領域の近位方向に位置する軟骨細胞はアポトーシスに陥る．

- **吸収帯 zone of resorption** は最も骨幹側に位置する領域である．石灰化された軟骨は，この部位において骨髄腔内の結合組織に接する．また，骨前駆細胞を伴った小血管が，死にゆく軟骨細胞で占められた空間に侵入する．石灰化軟骨が長軸方向に針状に突出し，槍の先陣隊を形成するようにみえる．横断面では，軟骨細胞がないので蜂の巣状にみえる．血管侵入により骨前駆細胞が供給され，これらは骨産生細胞である骨芽細胞へ分化していく．

骨の沈着は軟骨の針状構造上で始まり，その過程は最初の骨化中心形成と同様である．

針状の石灰化軟骨に骨が沈着するに従って軟骨は吸収され，最終的に原始海綿骨ができる．この海綿骨は，破骨細胞の働きと新たな骨付加により再構築されていくため，成長と骨への荷重に適応することができる．

生後間もなく，**二次骨化中心**が近位側骨端に形成される．同部位の軟骨細胞が肥大化し変性する．骨幹と同様にマトリックスの石灰化が起こり，血管と骨膜由来の骨産生細胞が侵入する．そして骨髄腔が形成される（図 8.20 の 7 参照）．その後，骨の遠位側骨端にも同様に骨化中心が形成される（図 8.20 の 8 参照）．形成時期は遅れるが，この骨化中心も二次骨化中心とみなされる．二次骨化中心の発達により，最初の軟骨原型から残っている軟骨部分は骨端に存在する関節軟骨，および骨端と骨幹の骨髄腔の間にある板状の軟骨である**骨端成長板 epiphyseal growth plate** だけである（PLATE 13, p.248）．

骨端成長板（骨端板）は骨の成長維持を担う．

骨の長さが増している間にも，その特徴的な形やプロポーションを維持するためには，リモデリングが骨内部および外部で行われなくてはならない．骨端板の増殖帯は軟骨を供給し，その軟骨上に骨が付加されていく．骨の成長過程を復習する際には以下の点を理解しなくてはならない：

- 成長の過程で，骨端板の厚さは比較的一定に保たれている．
- 新たに産生される軟骨量（増殖帯）は吸収される軟骨量（吸収帯）に等しい．
- もちろん，吸収された軟骨は海綿骨に置き換わる．

本質的に，骨の伸張は骨端板における新たな軟骨の付加による．新たな軟骨マトリックスの産生により骨端部が押し出され，骨幹より離れていく，すなわち骨が伸びる．この骨の増加には，細胞の肥大化，石灰化，吸収，骨化といった一連の現象が関係しており，これにより新たに産生された軟骨が骨に置き換わっていく．

骨表面の骨層板と骨膜との間に新たな骨が付加されると，骨幅あるいは骨径が増加する．そして骨壁の骨内膜上で骨吸収が起こることにより，骨髄腔が広がる．骨の伸張とともにリモデリングが必要になる．これまで説明してきたように，あるいは図 8.23 にも図示したが，その際には，ある部分で優先的に起こる骨吸収と，別の部位での骨沈着が同時進行する．

個体の成長が完了すると，骨端板における軟骨の増殖は停止する．

骨端板で新たな軟骨の増加が停止しても，それまでに産生された軟骨部分は新たな骨が沈着するまで同じ変化をたどる．そして最終的に軟骨部分は消失する．この段階で，骨端と骨幹の骨髄腔はつながる．骨端板の消失は**骨端閉鎖 epiphyseal closure** と呼ばれる．図 8.20 の 9 では，下部骨端の骨端板はすでにない．そして 10 では，両骨端板が消失している．ここで成長は停止し，残る軟骨部分は関節表面のみとなる．

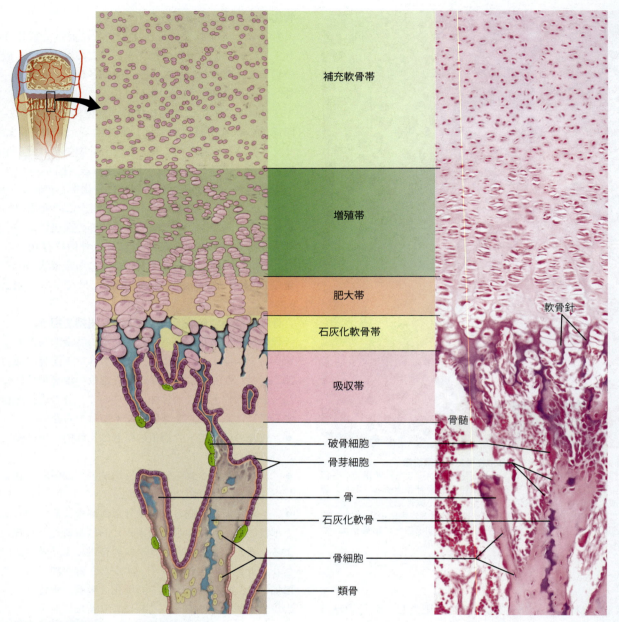

図 8.22 ▲ 胎児中手骨の縦断像．骨端成長板の骨幹側
右の顕微鏡像は骨端成長板の骨幹側で，骨形成が活発な部位．この H&E 染色写真（180 倍）では層構造が明らかである．すなわち，軟骨細胞の増殖，肥大化，細胞死がみられ，その結果できた空間に骨形成細胞が侵入する．これに対応する模式図を左に示す．ここでは骨髄細胞は除いてあり，骨髄腔を裏打ちする骨芽細胞，破骨細胞，骨内膜細胞を示す．骨針の中に石灰化軟骨（青）があることに留意せよ．

骨端板の痕跡が**骨端線** epiphyseal line としてみられるが，これは骨組織からなる（図 8.2 参照）．

D. オステオン（ハバース系）の発達

通常，オステオンは既存の緻密骨から発生する．

緻密骨は種々の存在様式をとる．胎児海綿骨では，骨針への骨付加が続いている場所にみられ，成人では緻密骨が直接付加される部位（たとえば成人骨の基礎層板など）がある．また，古い緻密骨はオステオンと介在層板からなる．新たな**オステオン** osteon が形成される過程を**内部リモデリング** internal remodeling と呼ぶ．

新たなオステオンが形成されるときには，破骨細胞により，緻密骨にトンネル，すなわち吸収腔が掘られる．

緻密骨で新たなオステオンが形成される場合，まず最初に破骨細胞がトンネル状の空間である吸収腔をつくる．この吸収腔の寸法が新たなオステオンの大きさに相当する．破骨細胞の骨吸収能により適度の大きさの円筒状トンネルがつくられると，そこに血管とその周囲の結合組織が侵入し，空間を占めるようになる．そして間もなく壁際から骨沈着が始まる．このような破骨細胞による骨吸収と，骨芽細胞による骨産生といった 2 種類の細胞活性が，骨リモデリングの単位として機能する．この骨リモデリング単位は 2 つの部分，**切削円錐** cutting cone（**骨吸収管** resorption canal ともいう）と**閉鎖円錐** closing cone からなる（図 8.24）．

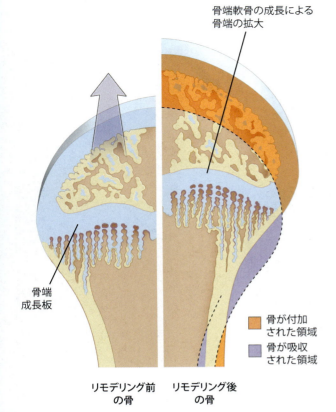

図 8.23 ▲ 長管骨における外部リモデリング
この模式図は骨成長における 2 つの時期を示したものである．早期のもの（リモデリング前）を左に，後期（リモデリング後）を右に示す．右側には以前の骨の形（破線）を重ねてある．骨は伸びても大まかな形は保持されている．このような成長を可能にするために，ある骨表面では吸収が，それ以外の部分では骨付加が行われる（Ham AW. Some histophysiological problems peculiar to calcified tissues. J Bone Joint Surg Am 1952; 34: 701–728 に基づく．）

切削円錐の先端は，まず破骨細胞が先頭に，その後に毛細血管ループの先端と血管の周皮細胞が続く．そこには多くの分裂細胞も存在し，骨芽細胞，周皮細胞，あるいは血管内皮細胞になる（破骨細胞は単球系造血前駆細胞に由来することを思い起こしてほしい）．破骨細胞は約 200 μm 径の管を削り出し，これが将来のオステオン（ハバース系）になる．切削円錐は骨リモデリング単位のわずかな部分しか占めないので，閉鎖円錐よりみつけにくい．

ハバース系の直径が定まると，骨芽細胞が管壁に有機物質（類骨）を沈着し始め，連続する層板構造を形成する．時間とともにそれぞれの層板が石灰化される．これらの骨層板は管腔の外側から内側方向へと次々に付加され，最終的にその管腔径は細くなってハバース管径に達する．

成人の緻密骨はさまざまな年齢と大きさのハバース系を含んでいる．

研磨標本の微細構造を X 線写真で観察すると，若いハバース管は古いものより完全に石灰化されていないことがわかる（図 8.25）．そして，オステオンが完全にできあがったとしても，二次的な石灰化が持続する（ある時点まで）．図 8.25 は緻密骨の動的な内部リモデリングを示したものである．成人

では，骨沈着と骨吸収はうまく拮抗している．高齢になると，骨吸収が骨沈着を超えることがよくある．この不均衡が高度になると骨粗鬆症になる（FOLDER 8.2 参照）．

6. 生物学的石灰化とマトリックス小胞

生物学的石灰化は細胞によって制御される細胞外の現象である．

石灰化は，骨や軟骨の**細胞外マトリックス**部分，および歯の象牙質，セメント質，エナメル質で起こる．エナメル質を除き，これらすべての組織マトリックスはコラーゲン細線維と無構造マトリックスを含む．石灰化はコラーゲン細線維内および周囲の無構造マトリックス内で同時に始まる．エナメル質では，石灰化はエナメル器官から分泌される細胞外マトリックスの中で起こる．生物学的石灰化過程は細胞外で行われ，また物理化学的因子がその基礎をなす．しかし，この過程は細胞により制御される．

マトリックス小胞の骨マトリックスへの分泌が石灰化に関わる．

骨，軟骨，象牙質，セメント質の石灰化が始まる部位では，マトリックスにおける Ca^{2+} と PO_4 イオンの局所濃度が，ある閾値を超えなくてはならない．さまざまな機構がこの石灰化に関わる：

- 細胞外 Ca^{2+} が**オステオカルシン**やその他のシアロタンパク質に結合することで，局所における Ca^{2+} 濃度が高く保たれる．
- 細胞外の高い Ca^{2+} 濃度により骨芽細胞が刺激されて，**アルカリホスファターゼ** alkaline phosphatase（**ALP**）を分泌する．同酵素は局所における PO_4 イオン濃度を上げる．高い PO_4 濃度は Ca^{2+} 濃度のさらなる上昇を誘導し，石灰化が始まる．
- 細胞外において Ca^{2+} と PO_4 が高濃度になると，骨芽細胞は**マトリックス小胞**（50〜200 nm）を骨マトリックスに放出する．マトリックス小胞は ALP とピロホスファターゼを含み，他のマトリックス分子から PO_4 を切り出す．
- マトリックス小胞は Ca^{2+} を蓄積し，PO_4 を切り出すため，局所における等電点が上昇する．これにより，周囲にあるマトリックス小胞に **$CaPO_4$ 結晶**が形成し始める．
- $CaPO_4$ 結晶はマトリックスの石灰化を促すが，これは**ヒドロキシアパタイト結晶**〔$Ca_{10}(PO_4)_6(OH)_2$〕が骨芽細胞周囲に形成沈着することによる．

骨芽細胞由来のマトリックス小胞は，類骨における石灰化開始部位を決定する必須因子である．いったんヒドロキシアパタイト結晶が沈着すると，さらに結晶が付加されて急速に成長し，近隣にある他のマトリックス小胞周囲で成長する結晶とつながる．このように，石灰化の波が類骨に広がる．類骨を産生する他の細胞として，歯の発生に関わるエナメル芽

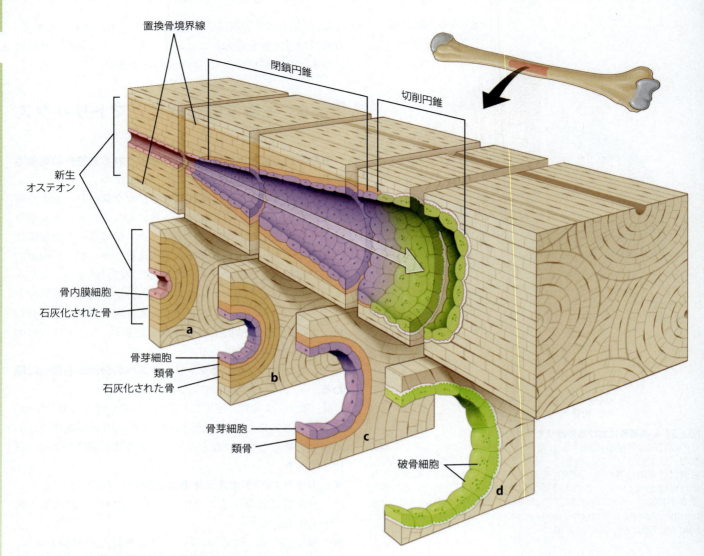

図 8.24 ▲ 骨リモデリング単位の模式図
骨リモデリング単位は，前進する切削円錐と閉鎖円錐から構成される．破骨細胞を含む切削円錐は，緻密骨内にトンネルを掘り骨吸収腔を形成する．この作用は図の左端にある緻密骨から始まる（断面図 a に相当する）．切削円錐はオステオンに沿って⇒の方向，断面図 d の部位に進む．断面図 d は切削円錐の断面であり，破骨細胞（緑）に裏打ちされている．骨吸収腔は将来，閉鎖円錐の作用によりオステオンになる空間である．閉鎖円錐は骨芽細胞（紫）を含む．骨芽細胞は腔の壁に類骨を沈着し始め，連続する骨層板をつくる．次第に新たな骨が吸収腔を埋めていく．断面図 b，c では骨芽細胞の下に沈着している類骨，そして断面図 a，b では石灰化骨の存在に留意せよ．連続して骨層板が形成されていくと，管腔内の径は細くなり，最終的に成熟したハバース管となる．そして，その内腔は断面図 a のように骨内膜細胞（ピンク）に裏打ちされる．置換骨境界線は新たに形成されたオステオンの外境界線であり，切削円錐による吸収活性の及ぶ範囲とリモデリングされなかった骨マトリックスの境界に位置する．

細胞と象牙芽細胞がある．

7. 骨の生理学的機能

骨は体内カルシウムの貯蔵部位として働く．

血中カルシウム濃度を正常に維持することは，健康と生存に極めて重要である．もし，この濃度が最低ラインより下がると（生理的なカルシウム濃度は 8.9 〜 10.1 mg/dL），カルシウムが骨から血中に移動する．逆に，過剰な血中カルシウムは血液から除かれ，骨に貯蔵される．

これらの現象は，副甲状腺の主細胞から分泌される**副甲状腺ホルモン** parathyroid hormone（**PTH**）と濾胞傍細胞から分泌される**カルシトニン** calcitonin によって制御される（FOLDER 8.4）．

- PTH は骨に作用し，低い Ca^{2+} 濃度を上げて正常化する．
- カルシトニンは骨に作用し，高い Ca^{2+} 濃度を下げて正常化する．

PTH は骨細胞と破骨細胞（この細胞は PTH 受容体を持たないため，RANK-RANKL シグナル経路を介して間接的に）を刺激して，骨を吸収し，カルシウムを血中に放出させる．すでに記したように（p.223 〜 224 参照），骨細胞による骨吸収は，骨細胞性リモデリングの過程で行われる．PTH は腎臓におけるカルシウム排泄を抑制し，小腸におけるカルシウム吸収を刺激する．さらに PTH は腎臓に働き，骨吸収によ

り上昇した過剰のリン酸を排泄することで，生体の恒常性を維持する．カルシトニンは骨吸収を抑制するが，これはPTHの破骨細胞に対する作用を特異的に阻害することによる．

血清カルシウム濃度と骨吸収の調節に関するPTHのこれまでの概念は，より複雑である．これまではPTHもまた，骨形成を刺激すると理解されてきた．言い換えれば，PTHは骨吸収という**異化作用**に対して，**同化作用**（骨形成の亢進）も有することになる．実際，骨粗鬆症を患う閉経後の女性にPTHを断続的に皮下注投与するという臨床試験では，骨形成と骨石灰化密度が有意に増加した．PTH治療による海綿骨の増加は，腸骨，椎体，および橈骨と大腿骨の骨幹部に認められた（FOLDER 8.2参照）．このような一見相反するPTHの同化作用を説明しうるメカニズムとしては，その投与法が関係していると考えられる．短時間の断続的投与は，同化作用，すなわち骨細胞と骨芽細胞においてcAMP/IGF-Ⅰ経路を介して骨沈着を促す．逆に長期の持続的投与は，異化作用，すなわち骨芽細胞とTリンパ球におけるRANKL産生を増加させて破骨細胞を活性化し，骨吸収を促す．

骨の細胞は内分泌ホルモンを産生し，リン酸とグルコース代謝を調節する．

最近，骨芽細胞や骨細胞が産生する新たなホルモンの発見が相次いだ．そして骨格組織はミネラルや栄養の恒常性維持に関わる内分泌器官としてとらえられるようになった．以下に例をあげる：

- **線維芽細胞成長因子23** fibroblast growth factor 23（**FGF-23**）は骨細胞で産生され，活性型ビタミンD濃度および腎臓における特異的リン酸トランスポーター活性を変化させることにより，血清リン酸レベルを調整する．PTHにより骨吸収が亢進してヒドロキシアパタイトから過剰のリン酸が放出されるが，FGF-23はその排泄を助ける重要な因子である．

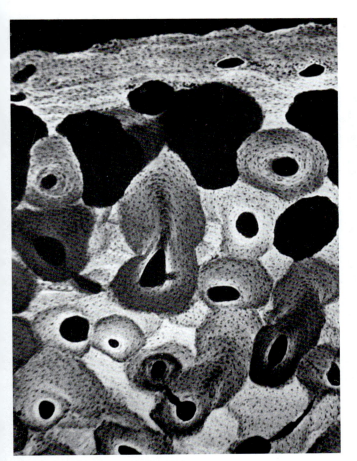

図8.25 ▲ 顕微X線写真による骨の横断面像
健常な19歳男性の骨断面像（200 μm厚）では，石灰化の程度が異なるさまざまなオステオンがみられる．骨膜表面にみられる未成熟骨（写真上部）が，成熟した緻密骨によって置き換えられている．石灰化の程度は写真の白黒の濃淡からわかる．すなわち，白い部分は石灰化が高度であることを示し，X線を偏向させてフィルムへの到達量を低下させている．逆に黒い部分は石灰化の程度が低いため，X線を偏向させることができない．介在層板は顕著に明るく（古い骨），いくつかのオステオンは非常に暗い（これらは最も新しい骨）ことに留意せよ．ハバース管は軟組織しか含まないので黒くみえる．157倍．（Dr. Jenifer Jowseyの厚意による．）

FOLDER 8.2　臨床関連事項：骨粗鬆症

　骨粗鬆症 osteoporosis は英語名では多孔性の骨という意味である．最もよくみられる骨疾患で，進行性の骨密度減少と骨の微小構築の劣化を特徴とする．破骨細胞による骨吸収と骨芽細胞による骨付加のバランスが崩れることで発症し，骨量の減少，骨脆弱性の亢進，骨折リスクの増加をきたす．健常人の破骨細胞は，まずPTH，そしてより影響は少ないがIL-1とTNFにより調節されている．さらに，破骨細胞の前駆細胞はM-CSFとIL-6の制御下にある．女性ホルモンであるエストロゲン（特にエストラジオール）はこれらサイトカインの産生を抑制するため，破骨細胞の活性を制限している．閉経後の女性ではこのエストロゲンが減少するため，それらサイトカインが増加して破骨細胞の活性が上昇し，骨吸収が進む．骨粗鬆症の患者はアメリカ合衆国，ヨーロッパ，日本でおよそ7,500万人おり，閉経後女性が3分の1を占め，多くが高齢者である．その結果，アメリカ合衆国では毎年130万件以上の骨折例をみる．

- Ⅰ型原発性骨粗鬆症は閉経後女性にみられる．この型はⅡ型よりも早期に発症するため，長期的にみれば後期発症例と比べて重症である．
- Ⅱ型原発性骨粗鬆症は70〜80歳くらいの高齢者にみられ，この年代の疾病率増悪と活動度低下の主因となっている．
- 続発性骨粗鬆症は，薬物治療（たとえば副腎皮質ステロイド），あるいは骨リモデリングに影響する病態，すなわち栄養不足，長期運動制限，無重力（宇宙旅行など），代謝性骨疾患（副甲状腺亢進症，がん転移など）が原因

（次ページに続く）

FOLDER 8.2 臨床関連事項：骨粗鬆症（続き）

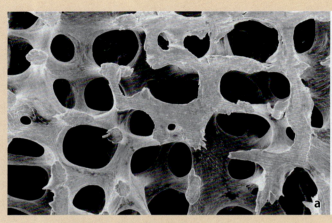
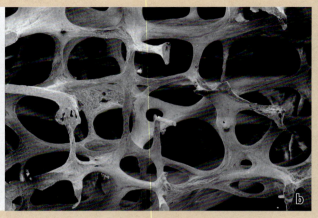

図 F8.2.1 ▲ 骨梁の走査型電子顕微鏡像
a. 健常人の椎体から得られた骨梁を含む切片．b. 高齢の女性から得られた椎体の標本で，骨粗鬆症の所見がみられる．骨梁構造のパターンについて両者を比較せよ．（Dr. Alan Boyd の厚意による．）

で起こる．

骨粗鬆症の骨は正常な組織構築を有するものの，骨量が少ない（図F8.2.1）．そのため弱い骨となり，軽い外傷でも骨折しやすくなる．大腿骨頭頸部骨折（股関節骨折として知られる），手関節骨折，椎骨圧迫骨折は高齢者によくみられる骨折であり，車椅子生活を余儀なくさせる．骨折により死のリスクも増加する．骨折自体が問題ではなく，運動制限で入院することによる合併症が原因である．肺炎，肺血栓，肺塞栓などのリスクが高まる．

骨粗鬆症に対する伝統的な治療法は，骨量減少を遅らせるためのビタミンDとカルシウム補給を伴う食事療法，および軽い運動療法である．食事と運動に加え，骨吸収の抑制を目的とした薬物療法も用いられる．

最近まで，骨粗鬆症を患う閉経後の女性に対しては，エストロゲンとプロゲステロンを用いたホルモン補充療法が第1選択であった．エストロゲンは骨吸収を遅延させることが知られている．"女性の健康イニシアチブ"は，ホルモン補充療法は実際に骨折リスクを軽減できるが，副作用として乳がんリスクのみならず心血管疾患といった重大リスクも高めることを示した．エストロゲン療法は徐々にラロキシフェンなどの**選択的エストロゲン受容体調節薬** selective estrogen receptor modulator（**SERM**）に置き換わっている．この種の薬物は，骨においてエストロゲン受容体に結合しエストロゲン作動薬（エストロゲン作用を模倣する）として働き，他の組織では受容体機能を阻害する（エストロゲン拮抗薬として作用する）．すなわち，SERM療法は骨組織においてはエストロゲン作用のよい効果をもたらし，他の組織ではエストロゲン作用による悪い効果（たとえば乳がんリスクの増加）をきたさない．他の非エストロゲン療法として，**ビスホスホネート** bisphosphonate（アレンドロネートやリセドロネートなど）は破骨細胞の細胞死を誘導することにより，その活性を阻害する．

骨粗鬆症に対するホルモン療法として，リコンビナントヒト副甲状腺ホルモン（テリパラチドなど）は，骨と腎臓に対して副甲状腺ホルモンと同じ生理活性を有する．断続的投与により骨芽細胞を刺激して骨形成を促し，骨梁の骨幅を太くする．PTH分泌は運動の強度と時間により調節される．短時間の強い運動や長時間の弱い運動はPTH分泌に影響しないようだ．

RANK，RANKL，OPGは破骨細胞系譜の発達，分化，機能を制御するが，これらを分子標的とした治療は臨床試験中である．その中の1つ，RANKLに対するモノクローナル中和抗体（デノスマブ）は，破骨細胞の活性と生存を阻害することでその細胞数を減少させ，骨吸収を抑えることが証明された．

- **オステオカルシン** osteocalcin は骨芽細胞で産生され，脂肪細胞と膵臓のインスリン産生細胞を標的細胞とする．エネルギーとグルコース代謝を制御する新たな経路に関係する．

FGF-23とオステオカルシンの両者ともに，古典的内分泌ホルモンとして機能する．すなわち，骨組織でのみ産生され，離れた標的器官に作用し，フィードバック機構を介して調節される．内分泌における骨の役割がわかれば，骨粗鬆症や糖尿病，その他の代謝疾患の診断と治療管理が向上するだろう．

8. 骨修復の生物学

外傷後，骨は直接的（一次）または間接的（二次）な方法により自身を修復できる．

骨折後は直接的あるいは間接的な骨修復過程を経る．**直接的（一次）骨修復**は，骨折部分がコンプレッションプレート

FOLDER 8.3　臨床関連事項：骨形成における栄養因子

　栄養状態およびホルモン因子が骨石灰化の程度に影響する．成長期にカルシウム欠乏になると骨マトリックスの石灰化が正常に進まず，**くる病** rickets になる．くる病はカルシウムの摂取不足やビタミンD（ステロイドホルモンの前駆体）の欠乏により引き起こされる．ビタミンDは小腸におけるカルシウム吸収に必要である．くる病が進行した小児のX線写真では古典的な所見がみられる．すなわち，下肢の弯曲（下肢長管骨の外側弯），および胸郭と頭蓋変形（特有の四角い外観）である．小児の成長期にくる病を治療しなければ，骨格変形と低身長は永続しうる．成人では，同様の摂食異常やビタミン欠乏により**骨軟化症** osteomalacia になる．くる病と骨軟化症は，栄養状態が十分な地域ではもはや重大な健康問題とはならないが，多くの発展途上国では最も頻繁にみられる小児疾患の1つである．

　ビタミンDは小腸でのカルシウム吸収に影響するだけでなく，正常な石灰化にも必要である．骨に関連するその他のビタミンに，ビタミンAとCがある．ビタミンA欠損は骨の軟骨内骨化を抑制し，一方ビタミンAの過剰摂取は骨の脆弱性をもたらし，長管骨が骨折しやすくなる．ビタミンCはコラーゲン生成に必須であり，これが欠乏すると**壊血病** scurvy になる．この病態下でつくられるマトリックスは石灰化されない．もう1つの骨石灰化不全症としては，**骨粗鬆症** osteoporosis が閉経後の女性によくみられる（FOLDER 8.2参照）．

などを用いた手術により固定化され，完全な可動制限が達成された場合に起こる．このとき，骨は成熟骨でみられる内部骨リモデリングと同様の過程を経る．まず破骨細胞による切削円錐が骨折線を含むように形成され，その後に骨形成能を持つ骨芽細胞で占められて閉鎖円錐となる（詳細はp.234～235参照）．そして骨の基本構築ユニットであるハバース系が復活する．

　間接的（二次）**骨修復**では，軟骨内骨化と膜内骨化のみならず，骨膜と周囲の軟部組織も関係する．このタイプの骨修復は，骨折治療時に完全な固定が達成できない場合（たとえばギプス，固定装具，創外固定，髄内釘固定，金属プレートなどの使用）に起こる．間接的骨修復の主なステージを図8.26に示す．

　骨折により起こる急性炎症反応は骨修復に必要である．

　骨折に対する最初の反応は，組織破壊や出血を伴う他の外傷の場合と同様である．最初に**骨折血腫**（骨折縁の周囲にできる血液の塊）が形成され（図8.26b），骨折縁には骨壊死がみられる．近傍にある軟部組織の傷害，および血餅中の血小板が脱顆粒を起こし，サイトカイン（たとえばTNF-α, IL-1, IL-6, IL-11, IL-18）を分泌することで急性炎症反応を引き起こす．すなわち，まず好中球が浸潤し，次にマクロファージが移動してくる．そして線維芽細胞と毛細血管が増殖し，傷害部に侵入する．さらに，周囲の軟部組織や骨髄から特定の間葉系幹細胞が到達する．骨折血腫には，最初はフィブリンネットワークとそこに捕捉された赤血球が含まれるが，徐々に**肉芽組織**に置き換わる．肉芽組織は新たに形成される疎性結合組織で，Ⅲ型およびⅡ型コラーゲンを含む．この段階は線維芽細胞と骨膜細胞の両者が担う．

　肉芽組織は線維軟骨性の仮骨に変化し，そのため骨折部は比較的固まった安定した構造になる．

　肉芽組織が密になってくると，骨膜細胞から分化した軟骨芽細胞が新たな軟骨マトリックスを産生し，肉芽組織の辺縁

FOLDER 8.4　機能的考察：ホルモンにより調節される骨成長

　副甲状腺ホルモン parathyroid hormone（PTH）やカルシトニン以外のホルモンも，骨成長に大きな影響を与える．その1つに**下垂体成長ホルモン** pituitary growth hormone（GH, somatotropin）がある．このホルモンは成長全般を刺激するが，特に骨端軟骨と骨に働く．骨前駆細胞に直接作用して分裂と分化を促す．骨端成長板の軟骨細胞は**インスリン様成長因子** insulin-like growth factor Ⅰ（**IGF-1**）の調節を受ける．IGF-1はGHに反応して肝臓から分泌される．IGF-1に加えて，インスリンと甲状腺ホルモンも軟骨細胞を刺激する．小児でGH分泌が過剰になると**巨人症** gigantism となり，骨が異常に長くなる．これはGH分泌の制御機構の欠損や，下垂体のGH分泌腫瘍の場合にみられる．小児におけるGH欠損あるいは分泌低下は長管骨の成長遅延をもたらし，**下垂体性小人症** pituitary dwarfism になる．発達期や幼少期において甲状腺ホルモンの欠損や重篤な分泌低下をきたすと，**先天性甲状腺機能低下症** congenital hypothyroidism になる．成人でGHの過剰分泌が起こっても，骨端閉鎖により骨の長さは伸びない．その代わり，異常な骨肥厚と手，足，下顎，鼻，頭蓋の膜性骨に特異的な過成長がみられる．この病態は骨表面における骨芽細胞の活性亢進によるもので，**末端肥大症** acromegaly として知られている．

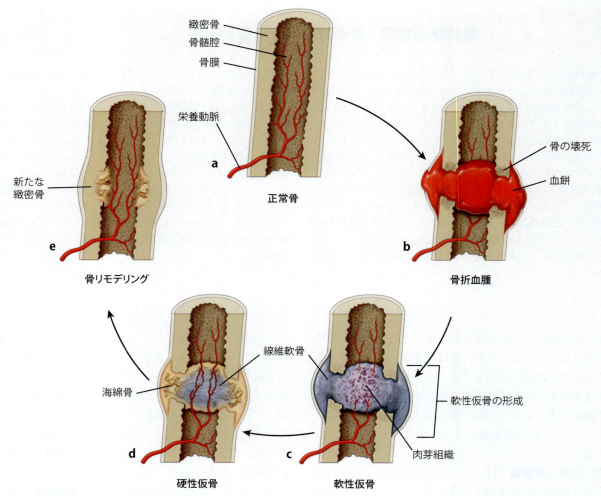

図 8.26 ▲ 骨折と骨修復過程
a. 骨折前の正常な骨．**b.** 骨折外傷による最初の反応として，骨折部位を囲むように血腫ができる．急性炎症反応として，好中球とマクロファージの浸潤，線維芽細胞の活性化，毛細血管の増生が進む．血腫は次第に肉芽組織に置き換わっていく．**c.** 肉芽組織の形成が進み，線維軟骨マトリックスが沈着している．新生された線維軟骨は骨片間の空間を埋め，軟性仮骨となる．この段階で骨折部分が結合し安定化する．**d.** 骨膜に由来する骨前駆細胞が骨芽細胞に分化し，仮骨の表面に新たな骨を沈着し始める（膜内骨化による）．この骨付加は線維軟骨性の軟性仮骨の周囲を覆うようになり，骨性被膜となる．軟性仮骨中の軟骨は石灰化し，軟骨内骨化により次第に骨に置換される．新たにつくられた線維骨は骨性の硬性仮骨を形成する．**e.** 硬性仮骨の骨リモデリングにより線維骨が成熟した層板骨に変わり，骨髄腔を伴うようになる．硬性仮骨は破骨細胞と骨芽細胞の作用によって次第に新たな骨に置き換わり，もとの形に戻っていく．

に沈着する．そして緻密結合組織と新生軟骨が骨折部位を覆うようになり，**軟性仮骨** soft callus になる（図 8.26c）．骨折部位において，骨どうしが密に接していようといまいと仮骨はつくられる．仮骨は骨折した骨をつなぎ，安定化させる（図 8.27）．

骨折部位の線維軟骨は骨性仮骨に置換され，耐荷重性を持つようになる．

　仮骨がつくられている間，骨膜の骨前駆細胞が分裂，分化して骨芽細胞になる．この骨芽細胞は，骨折部位からいくらか離れた仮骨（膜内骨化でつくられた）の外表面に類骨を沈着し始める．この新たな骨形成が骨折部位に近づき，線維軟骨性の仮骨を覆う骨の被膜となる．この骨が仮骨に侵入して骨を沈着し始め，線維性および軟骨性の仮骨を徐々に**硬性仮骨** hard callus（図 8.26d）に置換する．一方，骨髄腔側の骨内膜でも細胞増殖と分化が起こるため，骨は骨折の内外両側縁より中心に向かって成長し，癒合する．この新生骨は骨膜と骨内膜に由来する骨芽細胞によって産生され，海綿骨の形態をとる．正常でみられる軟骨内骨化と同様，この海綿骨は徐々に線維骨に置き換わる．そして硬性仮骨は機械的負荷に抗するように硬くなっていく．

骨はリモデリングにより徐々に本来の形を取り戻す．

　骨折部位につくられた硬性仮骨は，機械的な負荷に耐えるほど硬化し骨を安定化させるが，完全に正常時の機能を取り戻したわけではない．新生した線維骨が層板骨に変化するためには，硬性仮骨の**骨リモデリング**が必要である．そしてその後に骨髄腔がもとに戻らなければならない．緻密骨がつくられている一方で，残った硬性仮骨は破骨細胞によって除去される．そして徐々に起こる骨リモデリングによって骨は本来の形に戻っていく（図 8.26e）．

　骨折の程度と部位にもよるが，健常人は通常，この修復過

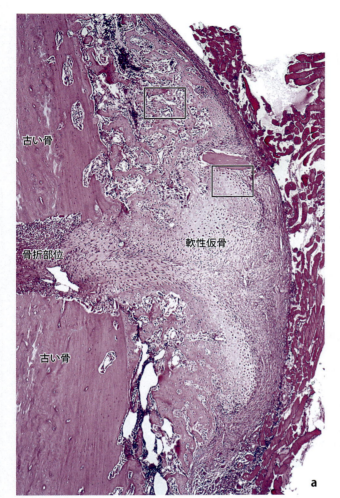
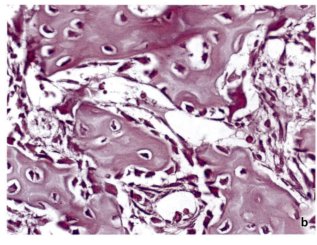
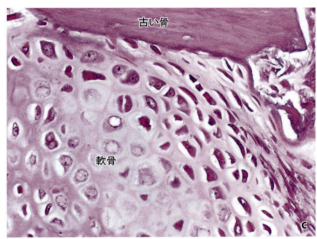

図 8.27 ▲ 修復過程にある骨折した長管骨

a. この低倍写真は，骨折 3 週間後の H&E 染色像で，2 つの骨片が線維軟骨の軟性仮骨により分け隔てられている．この時期には軟骨部分は軟骨内骨化の過程にある．さらに，骨膜の骨芽細胞は新たな骨マトリックスを仮骨の表面に沈着している．写真右側では軟性仮骨が骨膜に覆われており，その骨膜には骨格筋が付着している．35 倍．**b.** 写真 a の上四角枠内にある仮骨を拡大した．骨芽細胞が骨梁表面に並んでいる．この部位にあった線維性あるいは軟骨性仮骨はほとんど骨に置き換わっている．最初の骨は未成熟骨として沈着し，その後，成熟した緻密骨に置き換わる．300 倍．**c.** 写真 a の下四角枠内にある仮骨を拡大した．古い骨片は骨膜によって骨折部位から押し出され，軟骨近くに位置している．これは今後，破骨細胞によって除去されるであろう．軟骨はこの後石灰化され，写真 b のように新たな骨針に置換されるであろう．300 倍．

程に 6 〜 12 週間かかる．炎症期は約 1 週間続き，痛みと腫脹を伴い，肉芽組織形成を誘導する．軟性仮骨は骨折後約 2 〜 3 週間で形成され，硬性仮骨の発達，すなわち新生骨による骨折部分のしっかりした癒合には 3 〜 4 ヵ月かかる．リモデリングにより骨が完全にもとの形に戻るには，数ヵ月から数年以上かかる．骨折骨の固定（およそ解剖学的に正しい骨形態の復元），骨片の内部固定（針，ねじ，板による），あるいは創外固定（ギプス，針，ねじによる）は治癒過程を促進させる．

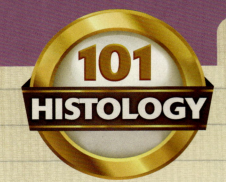

骨組織

骨の概要
- 骨は結合組織の特殊型であり，カルシウムとリン酸を貯蔵する**石灰化**された**細胞外マトリックス**を持つ．骨は生体を支え，守り，身体運動の基礎構造をなす．そして骨髄を持つ．

細胞と細胞外マトリックス
- **骨芽細胞**は骨前駆細胞から分化し，**類骨**を分泌する．類骨は非石灰化骨マトリックスであり，マトリックス小胞により石灰化が開始する．
- **骨細胞**は成熟骨の細胞であり，骨マトリックス中の**骨小腔**におさまっている．長い細胞突起を**骨細管**中に伸ばして他の骨細胞と連絡し，ネットワークを形成する．また，骨にかかる機械的負荷に応答する．
- **破骨細胞**は造血性前駆細胞から分化し，骨形成と骨リモデリングの際に骨マトリックスを吸収する．その分化と成熟は**RANK-RANKLシグナル経路**に制御される．
- **骨マトリックス**は主にⅠ型コラーゲン，そして他の非コラーゲン性タンパク質や制御タンパク質を含む．

骨の一般構造
- 骨はその形状により分類される．**長管骨**は管状を示し，2つの末端（**近位**および**遠位骨端**）と長い軸部（**骨幹**）からなる．骨幹端は骨幹と骨端の境界部分をいう．
- 骨は結合組織である**骨膜**に覆われる．骨膜は**シャーピー線維**により骨表面につなぎ留められている．骨膜は骨前駆細胞（骨膜細胞）の層を含み，これら細胞は骨芽細胞に分化できる．
- 骨髄腔は1層の細胞層からなる**骨内膜**に裏打ちされる．骨内膜には骨前駆細胞（骨内膜細胞），骨芽細胞，破骨細胞が含まれる．
- 骨どうしは**滑膜関節**により可動性を保ちつつ連結する．関節内で2つの骨が接する部位の表面はガラス（関節）軟骨で覆われる．

骨組織の一般構造
- 発達中の骨組織は**未熟（線維）骨**と呼ばれる．**成熟（層板）骨**とはコラーゲン線維の走行性が異なる．
- 骨組織は**緻密骨**と**海綿骨**に分類される．緻密骨は骨の外側で骨膜の下にあり，海綿骨は内部にあって，骨梁のネットワークからなるスポンジ様構造を示す．
- 成熟（層板）骨の大部分は**オステオン（ハバース系）**からなる．層板が同心円状にハバース管を囲み，ハバース管には血管と神経が走行する．**フォルクマン管**はハバース管に対して垂直方向に走行し，ハバース管どうしを連絡する．
- 同心円状に並ぶ骨層板の間には**骨小腔**があり，**骨細胞**をおさめる．骨細胞どうしおよび骨細胞とハバース管は**骨細管**により連絡している．

骨形成
- 骨の発達様式は，**軟骨内骨化**（軟骨の原型が骨の前駆構造をなす）と**膜内骨化**（軟骨原型が関与しない）に分類される．
- 頭蓋を構成する扁平骨，下顎骨，鎖骨は膜内骨化によりつくられ，その他の骨はすべて軟骨内骨化により発達する．
- 軟骨内骨化ではまず，**ガラス軟骨の原型**が形成される．次にこの原型を囲む骨前駆細胞が骨形成細胞に分化し，軟骨表面に骨を沈着する（**軟骨輪**）．その後に骨前駆細胞は骨幹壁を通過して**一次骨化中心**をつくる．
- その後，骨端に**二次骨化中心**が発達する．
- 一次および二次骨化中心は**骨端成長板**により隔てられている．この骨端成長板は小児から思春期までみられ，骨成長のための新たな軟骨を供給する．
- **骨端成長板**には多数の層がみられる（補充軟骨帯，増殖帯，肥大帯，石灰化軟骨帯，吸収帯）．吸収された石灰化軟骨は骨に置き換わる．

骨の成長，リモデリング，修復

- 軟骨内骨化による骨成長は，骨端成長板における**軟骨の間質成長**に依存する．
- 骨幅（径）の成長は，緻密骨と骨膜の間で起こる骨の**付加成長**による．
- 骨は生涯を通して恒常的にリモデリングされるが，これは破骨細胞と骨芽細胞からなる**骨リモデリング単位**による．これにより機械的負荷に応じた骨形状の変化が可能となる．
- 骨は傷害後に，**直接的（一次）**あるいは**間接的（二次）**骨修復機構により自己修復ができる．
- 傷害後，骨膜細胞が活性化して**軟性仮骨（線維軟骨）**を産生する．その後，軟性仮骨は**硬性（骨性）仮骨**に置換される．

骨の生理学的機能

- 生体で骨は Ca^{2+} の**貯蔵部位**として機能する．血中 Ca^{2+} 濃度が一定値を下回ると，骨から Ca^{2+} が供給される．同様に，過剰な Ca^{2+} は血中から骨に移動し貯蔵される．
- 血中 Ca^{2+} 濃度は副甲状腺から分泌される**副甲状腺ホルモン（PTH）**と甲状腺から分泌される**カルシトニン**により調節される．
- PTH は骨細胞と破骨細胞の両者に作用して（ただし，破骨細胞は PTH 受容体を持たないため，RANK-RANKL シグナル経路を介して間接的に）骨吸収を促進するため，血中 Ca^{2+} 濃度を上げる．
- カルシトニンは PTH の破骨細胞への作用を阻害することで骨吸収を抑制し，血中 Ca^{2+} 濃度を下げる．

PLATE 11　骨の研磨標本

　骨は，石灰化マトリックスを含む特殊な結合組織である．リン酸カルシウムがヒドロキシアパタイト結晶 $[Ca_{10}(PO_4)_6OH_2]$ として，コラーゲン細線維に沿って，あるいはプロテオグリカンを含む無構造マトリックス中に沈着している．骨はカルシウムとリン酸の貯蔵場所としても働き，それらを血中に放出することで一定の濃度レベルを保つ．骨細胞は骨マトリックスの骨小腔内に存在し，細い細胞突起を骨細管中に伸ばす．骨細管は骨小腔の間を連絡しているため，石灰化組織中には細胞どうしでつながれた網工が存在することになる．骨格系の器官として骨があり，その構造要素として骨組織がある．

　骨の研磨標本は，固定処理せず乾燥させただけの骨からつくられる．乾燥骨からのこぎりで薄片を切り出し，これを光学顕微鏡観察ができる切片の薄さまで研磨する．切片をインディアインクで染めるとさまざまな空間が染め出されるが，この空間は本来，たとえば細胞，血管，非石灰化マトリックスなどの有機構造物で占められていた．簡単にスライド標本にするには，粘稠性のある封入剤を用いて空気を空隙に残したまま封入すればよい．この図もこの方法でつくられたもので，いくつかのハバース管と貫通するフォルクマン管が封入剤でみたされているため，黒色ではなくて明るい領域としてみえる．このようにして処理された標本は主に緻密骨の構造を示すのにすぐれている．

骨の研磨標本
長管骨，ヒト，80倍．

　長管骨の横断面を低倍観察したもので，外基礎層板（CL）がみられるため骨の外側部分を含んでいることがわかる（ただし骨の骨膜部分はみえない）．その右側には円形構造のオステオン（O）あるいはハバース系がある．オステオン間には介在層板（IL）がみられ，これは以前に存在していたオステオンの遺残である．

　オステオンは基本的に円柱状構造をなす．長管骨の軸部分では，オステオンの長軸は骨の長軸に平行である．よってこの図にあるように，長管骨の横断面にはオステオンの横断面がみられる．各オステオンの中心にハバース管（HC）が存在し，血管，結合組織，骨表面を覆う細胞を含む．研磨標本には有機成分が残っていないので，もしハバース管やその他の空隙がインディアインクや空気でみたされれば，ここで示すように黒くみえる．同心円状に並ぶ石灰化物質の層（すなわち骨層板）はハバース管を囲み，あたかも樹木の年輪のようである．骨小腔もハバース管を囲むように同心円状に並ぶ．これらは小さく扁平な暗い構造としてみえる．

　骨の成長時期から成人期にわたり，骨内部ではリモデリングが持続している．これはオステオンの破壊と新生からなる．通常，オステオンの破壊は完全ではなく，一部はそのまま残る．また，近隣のオステオンの一部が壊されることもある．この破壊過程でつくられた空間に，新たなオステオンがつくられる．以前から存在していたオステオンの遺残は介在層板となる．

　血管は，骨髄からフォルクマン管（VC）を介してハバース管に合流する．ここでも示すように，ある部位ではフォルクマン管はハバース管どうしを連結する．フォルクマン管は骨層板を貫くが，ハバース管は骨層板に囲まれる点で両者を区別することができる．

骨の研磨標本，オステオン
長管骨，ヒト，300倍．

　この図は，上図にあるオステオン（O）の高倍像である．写真下部に介在層板（IL）がみられる（上図と写真の方向は異なる）．骨小腔（L）とそこから伸びる糸状の構造に留意せよ．これらは骨マトリックス中の骨細管であり，中に骨細胞の細胞質突起を含む．各骨小腔から伸びる骨細管は，隣の骨小腔から伸びる骨細管と連絡するため，骨全体に三次元的に広がるネットワークを形成している．

骨の研磨標本
長管骨，ヒト，400倍．

　基礎層板をさらに倍率を上げて観察する．基礎層板は長管骨の軸付近で，骨の最外層および最内層にみられる．骨形成に関わる骨芽細胞は，それぞれ骨膜および骨内膜に由来する．一方オステオンは，発達するハバース系の管腔内に存在する骨芽細胞によりつくられる．この図では，骨細管だけでなく骨層板も詳しく観察できる．骨層板は，写真を横切る非常に薄い線（→）によりかすかに判別できる．隣り合う骨層板内のコラーゲン線維の方向は互いに異なる．この方向の変化が，骨層板間の境界面を示す薄い線として認められる．

CL, 外基礎層板
HC, ハバース管
IL, 介在層板
L, 骨小腔
O, オステオン
VC, フォルクマン管
→, 骨層板間の境界

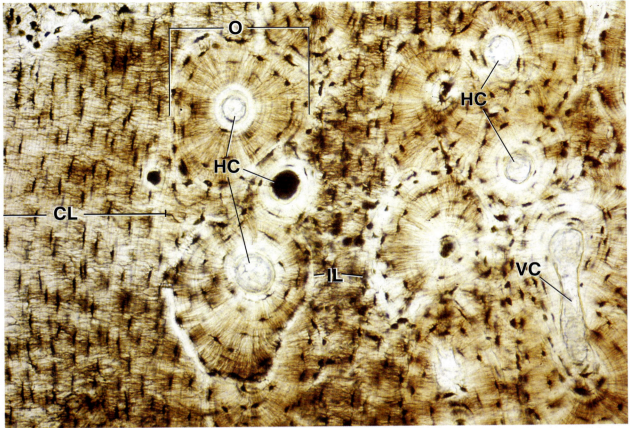
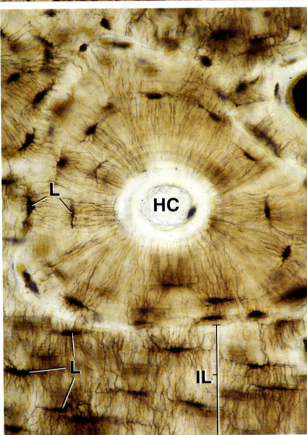
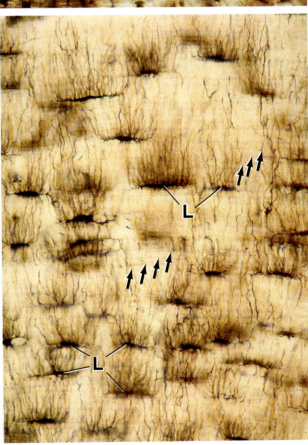

PLATE 12　骨と骨組織

骨は特殊な結合組織の1つであり，石灰化された細胞外マトリックスを持つことを特徴とする．石灰化マトリックスの存在により，骨は他の結合組織とはかなり異なるものと認識され，同時に身体の支持と防御を可能とする極めて強固な組織をつくる．石灰化の主役である無機質は，ヒドロキシアパタイト結晶として存在するリン酸カルシウムである．骨はカルシウムとリン酸の貯蔵部位としての役割も担う．カルシウムとリン酸は必要に応じて骨マトリックスから血液に移動し，血中濃度を正常レベルに維持することができる．骨マトリックスはI型コラーゲン，そして少量ではあるが他のタイプ，たとえばV，Ⅲ，Ⅺ，ⅩⅢ型コラーゲンを含む．その他のタンパク質として，骨の無構造マトリックスを構成するプロテオグリカン高分子，多接着性糖タンパク質，成長因子，サイトカインも含まれる．骨を組織学的側面から研究するには，カルシウムを除去する必要がある．この脱灰という処理により，他の軟部組織同様に切片を作製することができる．

　全体像（次ページ写真の位置を特定するため）：この写真は脱灰した胎児上腕骨の近位端である．骨頭部の骨端（E）内部は，骨梁（T）のネットワークからなる海綿骨を含み，切片では骨針として認識できる．外側部分は骨組織の密な部分，緻密骨（CB）として知られる．その厚さは骨の部位によって異なる．骨幹端（M）は骨端成長板（EGP）近傍の骨幅の広い部分をさし，海綿骨（SB）を含む．骨の軸部分は緻密骨（CB）からなる骨幹（D）である．また，この部分は骨髄でみたされる骨髄腔を持ち，この時期では活発な造血組織として機能している．軟骨も重要な要素であり，関節軟骨（AC）と骨端成長板（EGP）として存在する．骨端成長板は成長過程の骨でみられる．

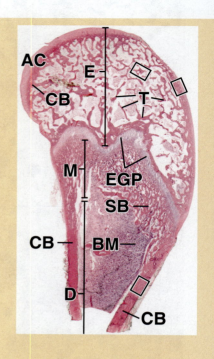

関節表面
長管骨，ヒト，H&E 染色，178 倍．

　全体像の上部右四角枠の高倍写真．骨端の関節表面にある関節軟骨とその下の骨組織が含まれる．明るい領域は関節窩上腕関節（肩関節）の関節軟骨（AC）である．軟骨細胞（Ch）からなる同系細胞群の存在に留意．これは成長過程の軟骨に特有である．軟骨の下のやや暗い部分は緻密骨（CB）．ハバース管（HC）の存在と骨細胞（Os）配列様式により，軟骨ではないと判断できる．骨細胞は骨マトリックス中にあるが，その核の存在によって認識される．骨マトリックスはハバース管の周囲に線状あるいは円形パターンの層板として配置される．骨組織中にみられる不規則な空隙は吸収管（RC）であり，血管のみならず破骨細胞と骨芽細胞がみられる．吸収管の存在は骨リモデリングが起こっていることを示す．

緻密骨
長管骨，ヒト，H&E 染色，135 倍．

　全体像の下部右四角枠の高倍写真．骨幹部の骨を示す．骨外側表面は緻密結合組織である骨膜（P）に覆われている．残りの部分は緻密骨（CB）である．ハバース管（HC）は骨細胞に囲まれている．骨細胞はその核の存在でわかる．また，この成長骨で留意すべきは，骨吸収能を持つ破骨細胞（Ocl）がみられることである．破骨細胞は大きな多核細胞であり，骨リモデリングが起こっている部位でみつかる（PLATE 14 参照）．

海綿骨
長管骨，ヒト，H&E 染色，135 倍．

　全体像の上部左四角枠の高倍写真．骨端部の海綿骨を示す．この領域の骨組織は分岐する骨梁からなる三次元構造を形成するが，その骨組織自体は緻密骨と同じである．骨細胞の核が存在することに留意．骨が成熟し，再構築されると，オステオン（O）が形成される．オステオンにはハバース管（HC）とそれを取り囲む骨マトリックスの層板がみられる．2つの丸い空間は吸収管（RC）である．ここでは骨組織が吸収され，新たな骨組織がオステオンとして置き換わる．海綿骨内にある空間は骨髄であり，主に脂肪細胞がみられる．骨形成や造血組織に関連するその他の細胞も存在する．

AC, 関節軟骨	**EGP**, 骨端成長板	**Ocl**, 破骨細胞
BM, 骨髄	**HC**, ハバース管	**P**, 骨膜
CB, 緻密骨	**M**, 骨幹端	**RC**, 吸収管
Ch, 軟骨細胞	**O**, オステオン	**SB**, 海綿骨
D, 骨幹	**Oc**, 骨細胞	**T**, 骨梁
E, 骨端		

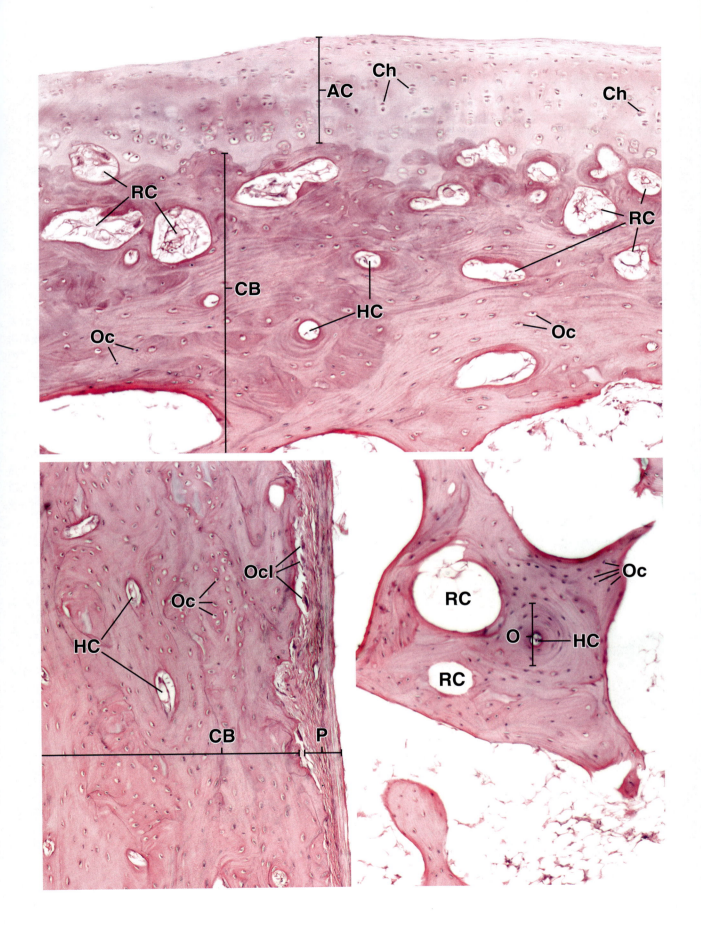

PLATE 13　軟骨内骨化 I

軟骨内骨化では，骨前駆構造としての軟骨原型が新たな骨組織へ変化する過程を含む．軟骨原型は将来の骨のミニチュア版である．この過程では，軟骨の除去と骨組織への置換が同時にみられる．骨形成の最初のステップでは骨軸（骨幹）周辺に骨形成細胞が出現する．骨形成細胞は骨芽細胞と呼ばれ，周囲の間葉組織に存在する骨前駆細胞に由来する．それらは，コラーゲン，骨シアロタンパク質，オステオカルシン，そしてその他の骨マトリックス成分を分泌する．最初に沈着するこれら成分は類骨（非石灰化骨）と呼ばれ，骨膜性骨輪を形成する．その後，類骨は石灰化する．骨膜性骨輪の完成とともに軟骨原型の中心にいる軟骨細胞が肥大化し（上部写真を参照），細胞死を起こす．そしてこの部位の軟骨マトリックスは石灰化する．同時に血管が薄い骨輪を貫通し，骨幹部中心に侵入する．これにより骨髄の前駆細胞が浸潤することになる．このように，骨前駆細胞は血管とともに骨髄腔に侵入し，骨芽細胞に分化する．長管骨ではこの現象が軟骨原型の骨端部でも繰り返される（下部写真を参照）．実際の骨沈着過程は次プレートで解説する．

発生過程の骨
胎児指，サル，H&E 染色，240 倍．

この顕微鏡像では，胎児指における軟骨内骨化の初期段階が示されている．この発生過程にある近位および遠位骨端（E）は軟骨でできている．この胎児指骨では両端に関節腔（JC）がみられ，関節により他の骨と連結していることに留意．長管骨の中央部にいる軟骨細胞は肥大化（HCh）している．軟骨細胞の細胞質は非常に明るい，あるいは内容物が失われている．核は，それがみえるところでは非常に小さく濃縮した好塩基性構造として認識できる．この領域の軟骨マトリックスは石灰化され，さらに圧迫されて薄くなったものが軟骨細胞を取り囲んでいる様子に留意せよ．この石灰化軟骨マトリックス（CCM）は通常の H&E 染色ではヘマトキシリン好性であり，より濃く染まる．この段階では軟骨原型の周囲に骨が沈着して骨膜性骨輪（BC）を形成する．この骨組織は軟骨周囲の間葉組織由来の骨産生細胞によって形成され，付加成長の様態をとる．この過程は膜内骨化の方式であり，後に解説する．

発生過程の骨
胎児骨，ヒト，H&E 染色，60 倍．

この写真はより進んだ段階の骨を示す．骨幹の大部分は骨髄腔（Cav）を含む．この空間は骨髄に占められ，細胞が豊富な領域は造血に関する骨髄細胞（BMC）の集積を示している．無染色領域は脂肪細胞であり，骨髄腔の残りの大部分を占める．より初期の段階では薄かった骨輪は，この写真では比較的厚くなり骨幹（DB）を囲んでいる．軟骨内骨化（EB）による骨沈着は，骨髄腔の両端にみられる．その部位は好酸性であり，骨幹部骨と同様の特徴を持つことに留意．骨軸における発達が進むと，両骨端の軟骨（C）に骨膜（骨膜芽）から血管と結合組織が侵入する．そして骨軸に起こった現象と同様の変化（骨膜性骨輪の形成を除いて）が起こる．

発生過程の骨
長管骨の近位骨端，ヒト，H&E 染色，60 倍；挿入図 200 倍．

上図よりさらに進んだ段階の骨を表す．近位骨端では**二次骨化中心** secondary ossification center（SOC）が形成されている．これより少し後には，遠位骨端に同様の二次骨化中心が形成される．骨幹と同様に軟骨内骨化が進む．時間とともに骨端の骨化中心は大きな空間（点線）となり，骨端成長板（EPG）を形成する．この骨端成長板は軟骨からなり，近位端の二次骨化中心と骨幹部の一次骨化中心を隔てるように位置する．この軟骨板は骨の長軸方向の成長に必須であり，骨の成長が止まるまで存続する．挿入図は二次骨化中心の拡大図であり，新たな軟骨性骨（EB）がすでに産生されている．この新たな骨は好酸性を示し，周囲の軟骨（C）が好塩基性であることと対比できる．二次骨化中心でみられる軟骨性骨の染色性は，骨幹の上端で豊富にみられる軟骨性骨（EB）と同じであり，これらが石灰化軟骨（CC）を置換していることに留意．

BC，骨性骨輪
BMC，骨髄細胞
C，軟骨
Cav，骨髄腔
CC，石灰化軟骨
CCM，石灰化軟骨マトリックス
DB，骨幹
E，骨端
EB，軟骨性骨
EGP，骨端成長板
HCh，肥大軟骨細胞
JC，関節腔
SOC，二次骨化中心
点線，骨端部の骨化中心

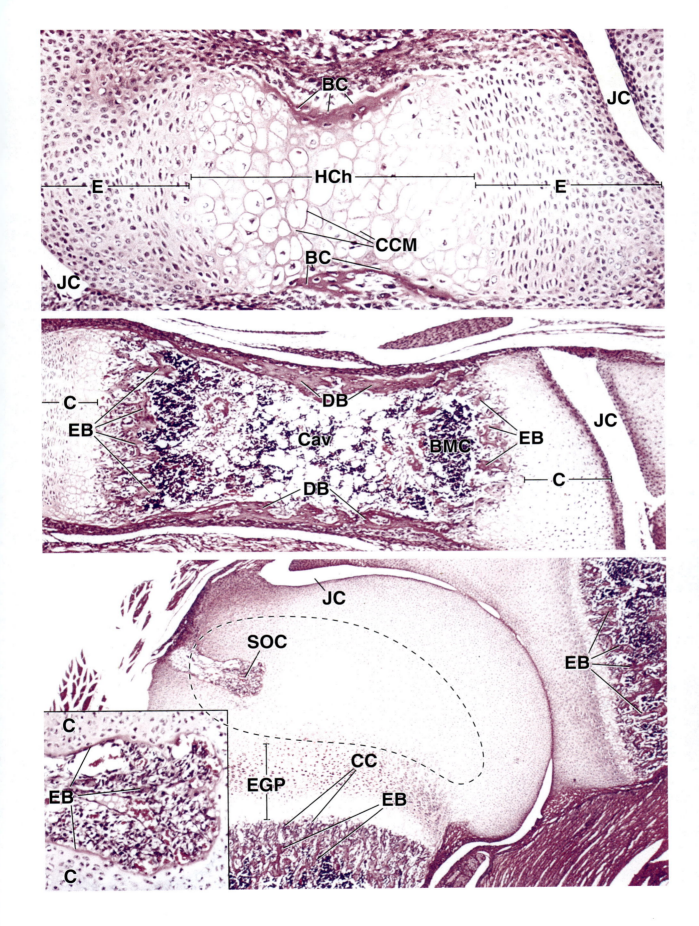

PLATE 14　軟骨内骨化 II

　軟骨内骨化は，長管骨（四肢や指の骨）がその長さ方向に伸び，最終的な成人骨の形をつくり出すための最も重要な機構である．骨幹と骨端に挟まれた骨端成長板が一次（骨幹側）と二次（骨端側）骨化中心の間に存続する限り，骨の長さ方向への成長が続く．初期骨髄腔の両端に形成された骨端成長板には明瞭な領域帯がみられる．長管骨両端において骨髄腔から最も離れた軟骨部分では，個々の軟骨細胞が軟骨マトリックスに囲まれた状態であり，まだ骨形成過程に入っていない．この部位を補充軟骨帯と呼ぶ．その後，これら軟骨細胞が増殖，肥大，最終的な細胞死という一連の過程を経る中で，細胞外マトリックスの顕微鏡レベルの変化も生じ，軟骨内骨化を象徴する機能的な領域帯として認識されるようになる．

軟骨内骨化
長管骨骨端，ヒト，H&E 染色，80 倍；挿入図 380 倍．

　PLATE 13 でみた骨端の高倍像．骨端板の軟骨にみられる領域帯は，軟骨内骨化の進行過程を示し，骨成長の盛んな様子がうかがえる．これら領域の境界はそれほどはっきりしているわけではない．それらは骨髄（BM）腔に向かって移動している．すなわち，最初の領域は骨髄腔から最も離れた位置にある．以下の 5 つの領域帯に分けられる：

- **補充軟骨帯** zone of reserve cartilage（ZRC）．この層の軟骨細胞は，まだ骨成長に関わらない補充用の細胞である．細胞は小さく，軟骨小腔に 1 個だけ存在する．同系細胞群はつくらない．ある時期になるといくつかの細胞が増殖し始めて以下の層に移る．
- **増殖帯** zone of proliferation（ZP）．この層では細胞分裂が起こり，数が増加する．この細胞は補充軟骨帯のものよりよりやや大きく，互いに接近して 1 列に並び始める．
- **肥大帯** zone of hypertrophy（ZH）．この層の細胞は列をつくって並び，前の層より顕著に肥大している．
- **石灰化軟骨帯** zone of calcified cartilage（ZCC）．この層では軟骨マトリックスにカルシウム塩が沈着し始める．石灰化軟骨は新たな骨が沈着するための最初の足場となる．この領域帯でより近位にいる軟骨細胞は細胞死に向かう．
- **吸収帯** zone of resorption（ZR）．この層では浸食された軟骨部分が骨髄腔の結合組織に接触している．死んだ軟骨細胞が存在していた空間に，小血管が骨前駆細胞とともに侵入する．その侵攻面は槍の穂先が並ぶような形状，すなわち軟骨針となるが，これは石灰化軟骨（CC）からなる．骨前駆細胞から分化した骨芽細胞は，この石灰化軟骨針の表面を覆い始め，その後この部位に軟骨性骨（EB）を沈着させ，これによって挿入図にみられるような混合骨針を形成する．骨芽細胞（Ob）の一部が，今まさに石灰化軟骨の表面に骨を沈着付着していることを考えながら観察せよ．挿入図の下部右には軟骨性骨（EB）とその骨マトリックスに埋まっている骨細胞（Oc）がみえる．

軟骨内骨化
長管骨骨端，ヒト，H&E 染色，150 倍；挿入図 380 倍．

　上図の下部を拡大した写真．石灰化した軟骨針に骨沈着が起こっている．写真下部では骨針がすでに癒合して骨梁（T）を形成している．これら形成されたばかりの骨梁には，まだ石灰化軟骨部分が残っており，軟骨マトリックスが青色に染まる（赤く染まる骨部分と対比せよ）．骨針表面には骨芽細胞（Ob）が並び，骨形成の盛んな様子がわかる．

　挿入図は四角枠部位の高倍写真で，いくつかの破骨細胞（Ocl）がみられる．これらは骨針の表面に付着している．ここでみられる骨針のほとんどは軟骨部分で占められ，骨部分が少ない．このことは赤く染まる部分が少ないことでわかる．明るい部分（→）は破骨細胞の波状縁を示す．

BM, 骨髄	**Ocl**, 破骨細胞	**ZR**, 吸収帯
CC, 石灰化軟骨	**T**, 骨梁	**ZRC**, 補充軟骨帯
EB, 軟骨性骨	**ZCC**, 石灰化軟骨帯	**→**, 破骨細胞の波状縁
Ob, 骨芽細胞	**ZH**, 肥大帯	
Oc, 骨細胞	**ZP**, 増殖帯	

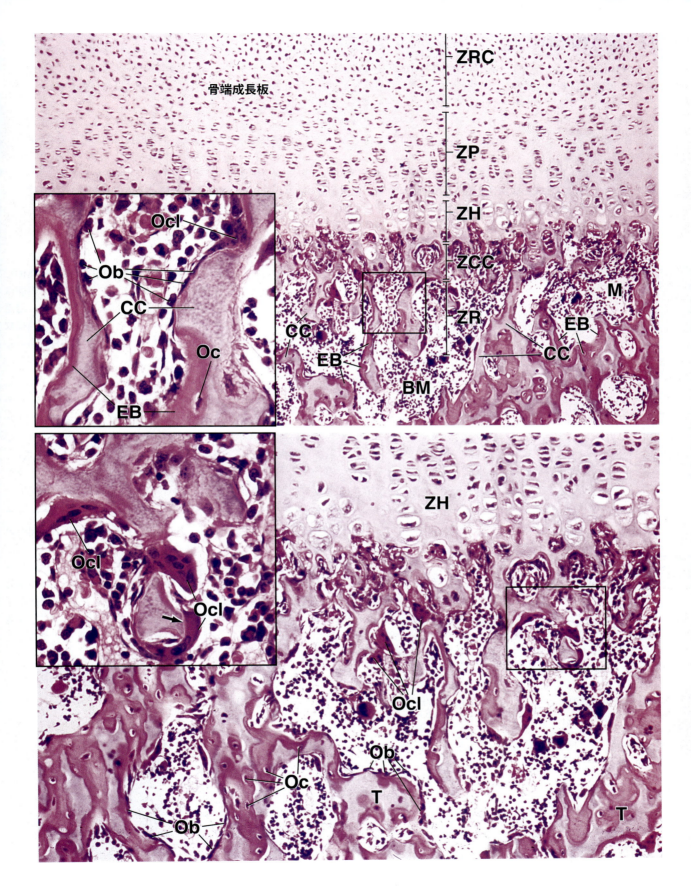

PLATE 15　膜内骨化

　膜内骨化は，軟骨原型のような初期の支持骨格の形成を必要としない部位，たとえば頭蓋の扁平骨などにみられる．この過程では，間葉系細胞が増殖・分化して，骨形成細胞，すなわち骨芽細胞になることが必要である．この細胞は骨特異的マトリックス成分を産生する．この最初のマトリックスを類骨と呼び，これが石灰化して骨になる．

　骨芽細胞が骨マトリックスを分泌し続けると，一部は自身のマトリックス中に埋もれてしまい，骨細胞となる．この細胞は新生骨の維持を担う．その他の細胞は骨表面で骨付加を続ける．これらの細胞は分裂能力があり，骨成長に応じて必要な細胞数を維持している．

　この新生骨は，最初は骨針として現れるが，成長に伴って拡大し，また互いに癒合して三次元的な広がりを持った骨梁を形成する．この形態は将来の成熟骨に似る．隙間には血管と結合組織（間葉）を含む．骨が成長を続けるとリモデリングが起こる．これは破骨細胞による局所の骨吸収が関わる現象で，骨の大きさに応じた適切な形態保持，および成長過程における骨の血管栄養を可能にする．

膜内骨化
胎児頭部，ヒト，マロリー・トリクローム染色，45倍．

　発生の比較的初期段階にある下顎骨の断面図．さまざまな形，大きさの骨針（BS）がみられる．骨針は互いに癒合して，大まかに下顎骨の三次元的形状をつくる．この写真のオリエンテーション（方向）を理解するため，発生途中の歯（DT），写真左側にみられる**メッケル軟骨** Meckel's cartilage（MC），口腔（OC）の位置を確認するとよい．また，標本の下部表面は頸部下顎骨付近の上皮（Ep）に相当し，写真上半分には，発達中の広い舌がみられる．舌はかなりの部分を発達中の臓側性横紋筋線維が占め，これらは三次元的に互いに直交する関係にあることが特徴である．

膜内骨化
胎児頭部，ヒト，マロリー・トリクローム染色，175倍．

　上図の四角枠内を拡大した写真．発達中の下顎骨内で癒合している骨針（BS）の様子を示している．これら骨針に囲まれた空間とその周囲には間葉組織が存在する．これら間葉系細胞は新たな骨芽細胞のもとである骨前駆細胞だけでなく，骨の血管要素も含む．より密な結合組織（CT）は将来的に，発達する下顎骨の骨膜部分になる．その他の構造物として，多くの血管（BV）と発生中の歯（DT）のエナメル器が観察される．

膜内骨化
胎児頭部，ヒト，マロリー・トリクローム染色，350倍．

　左図の一部を拡大した写真．新たに沈着した類骨は青色に，石灰化した骨は赤色に染まるため，両者を見分けるのに都合がよい．ここでは骨芽細胞の2つの機能状態がわかる．休止期にあるものは，類骨表面にあって扁平な核と細胞質を有する（IOb）．一方，新生類骨を盛んに分泌している骨芽細胞（AOb）は，類骨表面にあって背が高く円柱状を呈する．図中の骨針の中で，骨マトリックスに完全に囲まれた細胞がみられる．これは骨芽細胞が自身の分泌物に埋もれて骨細胞（Oc）になったものである．この倍率では，胎児性結合組織の特徴を持つ間葉組織と，その間にまばらに存在する間葉系細胞（MeC）が観察される．写真右にみられる細胞成分に富んだ結合組織（CT）は発達中の骨膜である．これら細胞の一部は骨前駆細胞としての特性を持ち，骨芽細胞に分化して骨表面の成長を担う．

AOb，活性期の骨芽細胞
BS，骨針
BV，血管
CT，結合組織
DT，発達中の歯
Ep，上皮
IOb，休止期の骨芽細胞
MC，メッケル軟骨
MeC，間葉系細胞
Oc，骨細胞
OC，口腔

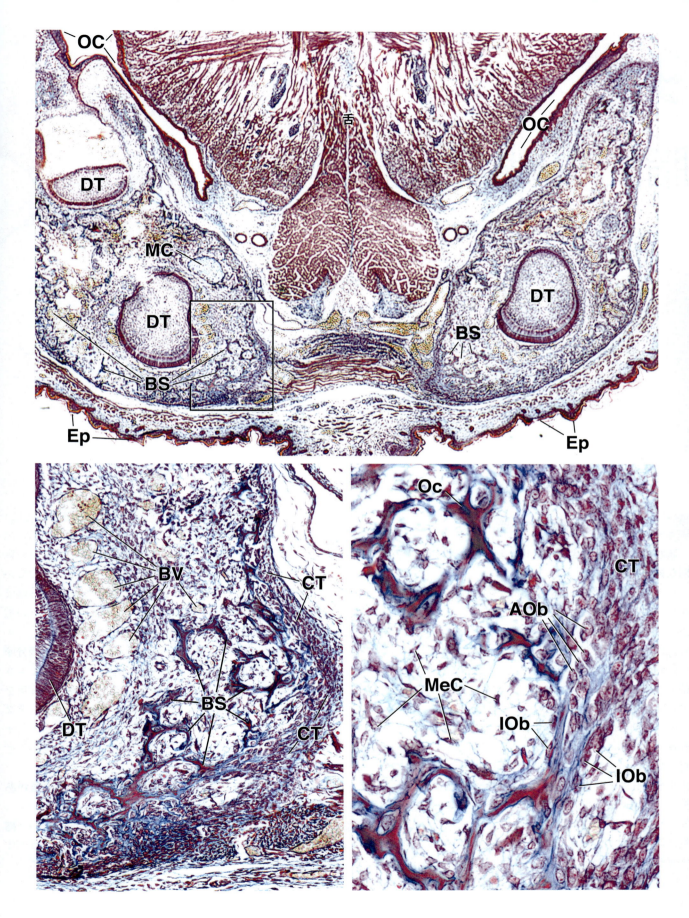

9

脂肪組織

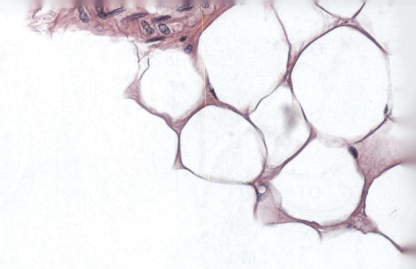

- 1. 脂肪組織の概要 / 254
- 2. 白色脂肪組織 / 255
  - A. 白色脂肪組織の機能 / 255
  - B. 脂肪細胞の分化 / 255
  - C. 脂肪細胞と脂肪組織の構造 / 256
  - D. 脂肪組織の制御 / 257
- 3. 褐色脂肪組織 / 259
- 4. 脂肪組織の分化転換 / 265

FOLDER 9.1　臨床関連事項：肥満 / 261
FOLDER 9.2　臨床関連事項：脂肪組織腫瘍 / 263
FOLDER 9.3　臨床関連事項：PETスキャンと褐色脂肪組織の干渉 / 264

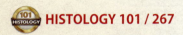 **HISTOLOGY 101 / 267**

 ## 1. 脂肪組織の概要

脂肪組織はエネルギー恒常性において重要な役割を担う特別な結合組織である．

個々の**脂肪細胞** fat cell（あるいは adipocyte）とこれに関連した細胞群が疎性結合組織内に存在する．この脂肪細胞を主要な構成要素とする組織を脂肪組織と呼び，エネルギー恒常性において重要な役割を担っている．

外界から摂取する栄養素は多岐にわたるが，生体を維持し続けるには絶え間なくエネルギーが供給される必要がある．栄養素の供給が少ないときに備えて，脂肪組織は余分なエネルギーを効率的に貯蔵する．生体が炭水化物とタンパク質を貯蔵できる量には限度があるため，予備エネルギーは脂肪細胞の脂肪滴の中に中性脂肪として蓄えられる．中性脂肪はエネルギー貯蔵と関連してダイナミックに変動し，食事の摂取量がエネルギー消費量よりも多いときに増加し，食事の摂取量よりもエネルギー消費量が多いときには減少する．脂肪細胞に貯蔵されているエネルギーは，必要としている他の部位で速やかに利用できるようになっている．

中性脂肪（トリグリセリド）は生体にとってエネルギー貯蔵に最も適した形態をしている．中性脂肪は水を含まないために，炭水化物やタンパク質の約2倍のエネルギー密度がある．中性脂肪のエネルギー密度は約 37.7 kJ/g（9 cal/g），一方，炭水化物とタンパク質のエネルギー密度は 16.8 kJ/g（4 cal/g）である．食事の摂取が不足した場合には，中性脂肪が水とエネルギーの主要な供給源となる．ある種の動物は水収支の維持のために脂肪酸酸化から得られた代謝水のみに頼っている．たとえば，ラクダのこぶはほとんどが脂肪組織から構成され，砂漠に棲息するこの動物にとって水とエネルギーの重要な供給源となっている．

脂肪組織は脂肪の貯蔵庫以外の役割も持っており，**傍分泌** paracrine および**内分泌** endocrine 物質を分泌することでエネルギー代謝の制御にも関わっている．脂肪組織が分泌作用を有することが知られるようになってから，脂肪組織は主要な内分泌器官と考えられるようになった．脂肪組織からの分泌能が亢進すると，肥満に関連して代謝性疾患や心血管系の合併症が増加するというエビデンスも多く存在している．

脂肪組織には白色脂肪組織と褐色脂肪組織の2種類がある．

白色脂肪組織 white adipose tissue（**単胞性** unilocular）と**褐色脂肪組織** brown adipose tissue（**多胞性** multilocular）は生体内での肉眼所見から命名されている．

- 成人の脂肪組織のほとんどは白色脂肪組織である．
- 褐色脂肪組織は胎児期に非常に大量に認められるが，生後10年ほどで消失する．しかし，主として内臓器官周囲には，ある程度の褐色脂肪組織が存在し続ける．

2. 白色脂肪組織

A. 白色脂肪組織の機能

白色脂肪組織はエネルギー貯蔵，断熱，臓器の緩衝材，そしてホルモン分泌の役割を持つ．

健常人において，白色脂肪組織（単胞性）の量は体重の少なくとも10%にあたる．それは脂肪と呼ばれる皮下（表層性）膜を形成する．白色脂肪組織は皮下の結合組織内に，**脂肪層** panniculus adiposus（panniculus：ラテン語で"小さい衣"の意，adipatus：ラテン語で"脂肪質"の意）と呼ばれる層を形成している．脂肪組織の熱伝導率は骨格筋のそれの約半分であるので，皮下膜は熱損失率を減じることで寒さに対する有意義な**断熱剤** insulation として重要な役割を果たしている．腹部，殿部，腋窩や大腿部には脂肪組織が多い．また，身体の各部における皮下脂肪組織の厚さには男女差があり，体型の違いの要因となっている．男女ともに乳房には脂肪組織が多いが，特に授乳期以外の女性では，乳房のほとんどが脂肪組織で占められている．授乳期の女性では乳房の脂肪組織は機能面で重要な役割を担っている．乳房の脂肪組織は乳汁産生のための脂質とエネルギーを供給しているが，乳腺組織を活性化する種々のステロイド，タンパク質やホルモンに対する反応を調整するさまざまな成長因子の合成の場でもある．

脂肪組織は，内臓では大網，腸間膜，後腹膜腔に多く，特に腎臓周囲に多く存在する．また骨髄や他の組織間にも存在し，その間隙を埋めている．手掌や足底，臓側性心外膜の下部，眼球周辺の眼窩内では脂肪組織が緩衝材としての役割も果たしている．エネルギー摂取量が減少し他の組織で脂肪量が減少しても，これらの部分の脂肪組織は減少せずに形態を維持する．

白色脂肪組織はホルモン，成長因子やサイトカインを含む種々のアディポカインを分泌する．

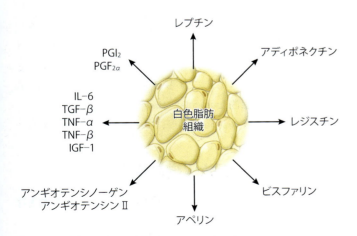

図 9.1 ▲ 白色脂肪組織が分泌する主なアディポカイン
この模式図は白色脂肪細胞が分泌する種々のアディポカインを示す．ホルモン（例：レプチン），サイトカイン（例：インスリン様成長因子Ⅰ）や他の特異的生物学的機能を有する分子（例：プロスタグランジン）が含まれる．

脂肪細胞はホルモンや成長因子，サイトカインを含む生物学的活性物質の一種であるアディポカインを活発に合成・分泌している（図9.1）．このことから，脂肪組織はエネルギー恒常性，脂肪生成，ステロイド代謝，血管新生や免疫反応に重要な役割を演じているとみなされている．**レプチン** leptin（leptos：ギリシャ語で"やせる"の意）はアディポカインの中で最も有名である．レプチンは1994年に発見された16 kDaのペプチドホルモンである．レプチンはエネルギー恒常性を調整し，脂肪細胞から分泌される．レプチンは食事摂取量を抑制し，代謝率や体重減少を促進させる働きがある．このようにレプチンは体内のエネルギー貯蔵量が過剰の際に食事摂取量を制限する**循環満腹因子** circulating satiety factor としての条件をみたしている．またレプチンは，視床下部にある特異的受容体に結合して内分泌シグナル経路に関与し，脳の中枢に脂肪組織のエネルギー貯蔵状態を伝え，食事摂取量のコントロールを行っている．さらにレプチンは，脂肪組織のエネルギー貯蔵量を他の代謝活性器官に伝達する役割も果たしている（たとえば脂肪組織から他の部位の筋へ）．

レプチンに加えて，脂肪細胞は**アディポネクチン** adiponectin，**レジスチン** resistin，**レチノール結合タンパク質4** retinol-binding protein 4（**RBP4**），**ビスファチン** visfatin，**アペリン** apelin，**プラスミノーゲン活性化阻害因子-1** plasminogen activator inhibitor-1（**PAI-1**），**腫瘍壊死因子** tumor necrosis factor（**TNF**），**インターロイキン-6** interleukin-6（**IL-6**），**単球走化タンパク質-1** monocyte chemotactic protein-1（**MCP-1**）や**アンギオテンシノーゲン** angiotensinogen（**AGE**）などの種々のアディポカインを分泌するとともに，テストステロン，エストロゲン，グルココルチコイドなどのステロイドホルモンの活性化にも関与している．アディポカインは他の組織においても合成される．たとえば，AGEは肝臓で合成される．脂肪組織によるこのペプチドの産生亢進は，しばしば肥満の合併症の1つである高血圧症（血圧上昇）の発症に関係する．性ホルモンとグルココルチコイドは脂肪細胞で新たに産生されるわけではなく，脂肪細胞に発現する特異酵素によって不活性型から活性型へと変換される．そのために，肥満の人の場合，これらの酵素が性ステロイドの作用に影響を与える可能性がある．肥満の人で分泌が亢進する成長因子（腫瘍壊死因子α（TNF-α），トランスフォーミング成長因子β（TGF-β），インスリン様成長因子Ⅰ（IGF-1））やサイトカイン（IL-6とプロスタグランジン）は，代謝異常症や糖尿病の病期進行に関係していると推測される．表9.1に脂肪細胞で産生される分子のうち，最も重要な分子とその機能を示した．

B. 脂肪細胞の分化

白色脂肪細胞はPPARγ/RXR転写因子の制御のもとで間葉系幹細胞から分化する．

胎生期に，白色脂肪細胞は細静脈の外膜と関連した血管周囲性の未分化間葉系幹細胞から生じる（図9.2）．最近の研究

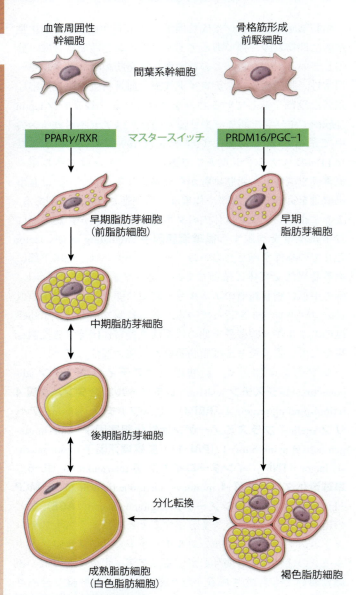

図 9.2 ▲ 脂肪組織細胞の発達
白色脂肪細胞と褐色脂肪細胞は異なった細胞系譜から生じる．白色脂肪細胞は細静脈の外膜と関連した血管周囲の未分化の間葉系幹細胞から生じる．PPARγ/RXR 転写因子を発現することにより，幹細胞から早期脂肪芽細胞（前脂肪細胞）へと白色脂肪細胞の系譜の発生に従って分化する．褐色脂肪細胞も間葉系幹細胞由来であるが，発生中の胚の皮筋板に見出される骨格筋形成前駆細胞から生じる．PRDM16/PGC-1 転写因子を発現することにより，幹細胞から褐色脂肪細胞の系譜の発生に従って早期脂肪芽細胞へと分化する．脂肪芽細胞は外膜（基底板）を発達させ，細胞質内に多量の脂肪滴を蓄積し始める．白色脂肪組織では細胞内脂肪滴は融合して1つの大きな脂肪滴となり，核や細胞質，オルガネラを辺縁へと押しやって成熟細胞の体積のほとんどを占めるようになる．褐色脂肪組織では脂肪滴は融合せずに小型のままである．

から，**レチノイド X 受容体** retinoid X receptor（**RXR**）と**ペルオキシソーム増殖活性化受容体 γ** peroxisome proliferators-activated receptor γ（**PPARγ**）との複合体である PPARγ/RXR 転写因子が脂肪細胞の分化と脂肪代謝に重要な役割を果たしているのではないかと考えられている．PPARγ は白色脂肪組織内の**早期脂肪芽細胞** adipoblast や**前脂肪細胞** preadipocyte を成熟脂肪細胞へと誘導する．脂肪組織内の PPARγ の標的遺伝子の大半は脂質合成経路に影響を与え，また中性脂肪の貯蔵を促進する．それゆえ，PPARγ/RXR は白色脂肪細胞分化を制御する "**マスタースイッチ** master switch" とみなされている．

白色脂肪組織は胎児発育期に中間体の形成を開始する．

脂肪芽細胞 lipoblast は胎児期当初には小血管に沿った間葉系血管細胞から発育し，脂質を含んでいない．これらの細胞は PPARγ/RXR 転写因子を発現することによって早い段階で脂肪細胞になるように決定される．これらの細胞の集簇は**原始脂肪器官** primitive fat organ と呼ばれ，早期脂肪芽細胞と毛細血管の増殖能を有するのが特徴である．脂肪芽細胞に脂質が貯蔵されることによって典型的な脂肪細胞の形態をとるようになる．

早期脂肪芽細胞は線維芽細胞に類似した形態であるが，小脂肪滴と薄い外膜を有する．

透過型電子顕微鏡で観察すると，**早期脂肪芽細胞** early lipoblast は多数の細胞質突起，豊富な小胞体とゴルジ装置を有した細長い形態をしている．脂肪芽細胞の分化が始まると細胞内に小胞が増え，同時に粗面小胞体（rER）の数が減少する．細胞質内の一極に小脂肪滴を認めるようになり，**飲小胞** pinocytotic vesicle と外膜も出現する．この外膜は他の結合組織細胞では認められず，脂肪細胞に特徴的なものである．

中期脂肪芽細胞の形は脂質貯蔵量の増加により立体構造に変化が起こり，卵円形となる．

分化が進むにつれて，早期脂肪芽細胞は卵円形を呈するようになる．この段階において最も特徴的なことは，核周囲と細胞の両極に小胞と小脂肪滴が集積することである．小脂肪滴の周辺にはグリコーゲン粒子が現れ，飲小胞と基底板が明瞭になる．これらの細胞は**中期脂肪芽細胞** midstage lipoblast と呼ばれる．

成熟脂肪細胞の特徴は，1つの大きな脂肪滴を含み，薄い細胞質縁で囲まれていることである．

分化の最終段階では，細胞は大きさも増大し球形になる．小脂肪滴は融合して1つの大きな脂肪滴を形成し，それが細胞質の中心を占めるようになる．滑面小胞体（sER）数は増加するが，粗面小胞体（rER）数は減少する．これらの細胞は**後期脂肪芽細胞** late lipoblast と呼ばれる．ついに核は脂肪滴により周辺に押しやられるため，H&E 染色では**印環** signet-ring 様に観察される．これらの細胞は1つの脂肪滴を有しているので，**単胞性** unilocular（unus：ギリシャ語で "単一"，loculus："小室" の意）脂肪細胞，あるいは成熟脂肪細胞と呼ばれる．

C. 脂肪細胞と脂肪組織の構造

単胞性脂肪細胞はときに直径 100 μm 以上にもなる大きな細胞である．

個別性の白色脂肪細胞は球形をしているが，密集した脂肪組織の中では多面体あるいは卵円形にみえるかもしれない．脂肪細胞が大きい理由は，中に脂質を含んでいるからである．脂肪滴のために，核は細胞の周縁に押しやられて平坦化し，

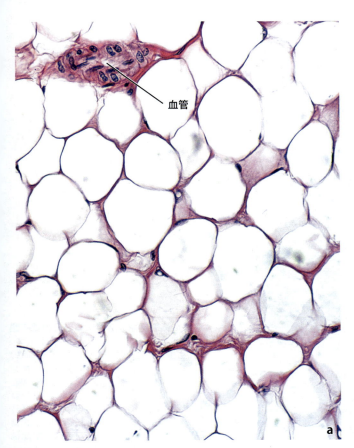 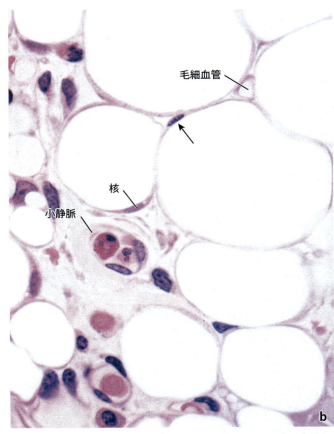

図9.3 ▲ 白色脂肪組織
a. 白色脂肪組織の光学顕微鏡像．特徴的な網工がパラフィン包埋切片のH&E染色で観察できる．空胞は染色過程で溶出する前の1つの大きな脂肪滴の存在を表している．エオジンで染色される周縁の組織は細胞どうしを結合させている結合組織と細胞質である．320倍．**b.** グルタルアルデヒド浸漬で固定し，プラスティック樹脂に包埋した白色脂肪組織標本の高倍率顕微鏡像．ところどころでおのおのの脂肪細胞の細胞質が認められており，核の一部も観察される．2つ目の核（→）は脂肪細胞の核のようにみえる．断言するのは困難であるが，実は線維芽細胞の核である可能性がある．脂肪細胞が大型のため，細胞内に核を観察することはまれである．写真中には毛細血管や小静脈も確認できる．950倍．

細胞質は脂肪滴の周囲に縁状に存在する．普通の組織切片では脂質はキシレンなどの有機溶剤に溶けてしまうため，脂肪組織は壊れやすい多面体の網の目のようにみえる（図9.3）．細胞質と細胞外マトリックスから構成された薄い網目構造があるため，隣接する脂肪細胞との境界が判別できる．しかし，この網の目は非常に薄いため，通常の光学顕微鏡では判別は不可能である．

脂肪組織は血管に富んだ組織で，毛細血管は隣接する脂肪細胞どうしの隅に存在する．脂肪細胞が自らの分泌する細網線維（Ⅲ型コラーゲン）に囲まれている様子が鍍銀染色でみて取れる．特殊染色ではさらに，1層の無髄神経線維と多数の肥満細胞も観察できる．表9.2に白色脂肪組織の特徴の要約を示した．

脂肪細胞の脂肪滴は細胞膜に結合していない．

透過型電子顕微鏡で脂肪細胞を観察すると，脂肪滴と周縁の細胞質の境界は，平行して走る直径5〜10 nmの**ビメンチンフィラメント** vimentin filamentで補強された5 nm厚の凝縮した脂肪層から構成されている．この層が疎水性の脂肪滴と親水性の細胞質を隔てている．

脂肪細胞の核周辺にある細胞質は，小さなゴルジ装置と遊離リボソーム，短小の粗面小胞体，微小フィラメント，中間径フィラメントを含んでいる．ミトコンドリアのフィラメントやさまざまな形態の滑面小胞体が脂肪滴のまわりの薄い細胞質縁に認められる（図9.4）．

D. 脂肪組織の制御

脂肪組織の制御を消化過程や中枢神経系の機能から分離することはほとんど不可能である．脂肪組織，消化管や中枢神経系から発せられるホルモンや神経シグナルが相互に連絡し合うことにより，食欲，空腹，満腹やエネルギー恒常性を制御する**脳−消化管−脂肪軸** brain-gut-adipose axisを形成している（図9.5）．

各個人の身体に存在する脂肪組織の総量は，2つの生理学的システムによって決定される．1つは短期間の体重調節，もう1つは長期間の体重調節である．

各個人の身体に存在する脂肪組織の総量は，2つの生理学的システムによって決まる．最初の1つは短期間での体重調節であり，日常の食欲や代謝のコントロールを行っている．最近，腸管の中で産生される2つの小ペプチドホルモン，すなわち，食欲増進因子として知られる**グレリン** ghrelinと食欲抑制因子である**ペプチドYY** peptide YY（**PYY**）がこのシステムと深い関わりを持っていることが明らかになった．2

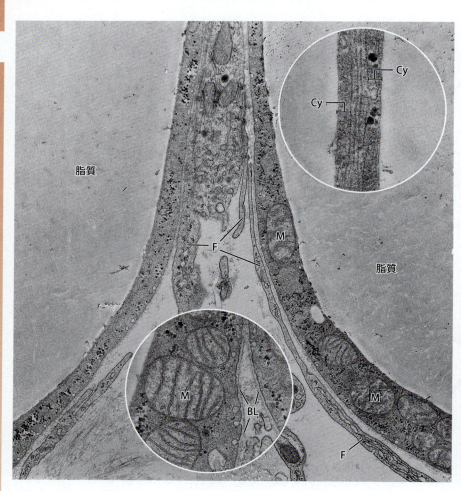

図 9.4 ▲ 2 つの脂肪細胞が近接する部分の電子顕微鏡像
ミトコンドリア（M）とグリコーゲンが脂肪細胞の細胞質内に存在している（写真ではグリコーゲンは黒い粒子としてみえる）．15,000 倍．**上部挿入図．**辺縁に圧排された隣り合う細胞どうしの細胞質（Cy）．隣接する脂肪細胞どうしは外膜（基底板）や線維芽細胞の極度に縮まった突起を含んだ非常に狭い空間で隔てられている．65,000 倍．**下部挿入図．**隣接する脂肪細胞どうしを分け隔てている外膜（基底板（BL）が別々の層に分かれているのが明瞭に観察できる．F：線維芽細胞突起．30,000 倍．

つ目のシステムは長期間の体重の調節に関与し，月単位や年単位という長期間にわたって食欲や代謝をコントロールする．これにはレプチンとインスリンという 2 つの主要なホルモンが関わっており，甲状腺ホルモンや糖質コルチコイド，下垂体ホルモンとも関連して働く（図 9.5 参照）．

グレリンとペプチド YY は短期間の体重増減コントロールシステムの一部として働く．

最近の研究で，食欲促進因子と考えられているグレリンは 28 個のアミノ酸からなるポリペプチドで，胃の上皮細胞から産生されることが明らかになった．食欲を促進するという働きに加えて，下垂体前葉で成長ホルモンを分泌させる役割も有している．ヒトにおいては，グレリンは視床下部の受容体を通して機能し，空腹感を生じさせる．**"摂食開始"因子**"meal initiator" factor と考えられているものである．**プラダー・ウィリー症候群** Prader-Willi syndrome は 15 番染色体の遺伝子異常で起こり，グレリンが過剰に産生されるために肥満となる．この患者は子供の頃から食べずにいられなくなり，食べ物に執着するようになる．このような患者でみられる異常な食欲は生理的であり，自制することは困難である．治療せずに放置すると，患者は肥満とその合併症のために 30 歳以前に死亡する．

36 個のアミノ酸からなる胃腸ホルモンであるペプチド YY（PYY）は，小腸でつくられ，食後すぐに満腹感を覚えることで体重の減少を促進，維持することに重要な働きがある．このホルモンはさらに食欲を抑制する視床下部の受容体を介して作用する．満腹あるいは満腹感，および食べるのをやめたい気持ちを起こさせることで個人の摂食を減退させる．臨床研究において，ヒトに PYY を投与することで，24 時間内に食事摂取量を約 33% 減らすことができた．

レプチンとインスリンは長期の体重の調節に関与する．

レプチンの脂肪特異的な**伝令 RNA** messenger RNA（mRNA）を発現しているレプチン（ob）遺伝子の発見により，エネルギー恒常性の機構に一定の見解が得られた．動物実験では，レプチン欠損 ob/ob の肥満マウスに遺伝子を組み換えたレプチンを投与すると食欲が低下し，2 週間の投与で平均 30% の体重減少が認められた．しかし，遺伝子異常を有するマウスとは異なり，たいていの太った人々では脂肪組織におけるレプチン mRNA レベルが血清レプチン濃度と同じように上昇している．この現象は遺伝子要因，視床下部病変，食物利用効率の増加などにかかわらず，すべての肥満型にみられる．原因は不明だが，これら肥満の人の脂肪細胞はレプチンの機能に対して耐性を持っており，レプチンを投与しても脂肪細胞の減少がみられない．逆に，体重が減少した人や神経性思不振症の人では，脂肪組織におけるレプチン mRNA 量と血清レプチン量は著明に低下している．最近の臨床研究から，レプチンは食糧が少なくなったときに体重が減少するのを防

スリンとレプチンの伝達を抑制できる物質に注目が集まっている.

脂質の代謝には神経因子とホルモン因子が働いている.

代謝機能における脂肪組織の主要な役割は, 血液から脂肪酸を取り込み, 脂肪細胞内で中性脂肪に変換することである. 変換された中性脂肪は脂肪細胞内の脂肪滴に貯蔵される. 神経機構あるいはホルモン機構により脂肪組織が刺激されると, 中性脂肪はグリセロールと脂肪酸に分解される. この過程を**動員** mobilization と呼ぶ. 脂肪酸は脂肪細胞の細胞膜を通り抜け, 毛細血管へ入る. ここで輸送タンパク質であるアルブミンと結合し, 脂肪酸を代謝エネルギーとして使用する細胞へと輸送される.

神経性動員は食事がとれない期間や極寒の環境で特に重要な役割を果たす. 実験的に飢餓状態に陥らせたげっ歯類において, その初期には, 神経遮断された側の脂肪体の脂肪細胞は脂質を蓄え続ける. 対側の正常な側では脂肪の動員が起こっている. 現在ではノルアドレナリン（交感神経終末から放出されるノルエピネフリン）がリパーゼを活性化する代謝段階を開始させることが知られている. 活性化されたリパーゼが脂肪細胞内に蓄えられている脂質の 90% 以上の中性脂肪を分解する. リパーゼが活性化されることが脂質の動員の最初の段階である.

ホルモン性動員はホルモンと酵素の共同作業によって進められ, 脂肪細胞からの脂肪酸遊離をコントロールする. この機構にはインスリンや甲状腺ホルモン, 副腎皮質ホルモンも組み込まれている. インスリンは脂質合成酵素（**脂肪酸合成酵素** fatty acid synthase, **アセチル CoA 炭酸化酵素** acetyl-CoA carboxylase）からの刺激により脂質合成に働く重要なホルモンで, ホルモン感受性リパーゼの活性を低下させることで脂質分解を抑制し脂肪酸の放出を防ぐ. 膵臓から分泌されるホルモンの 1 つであるグルカゴンと下垂体から分泌される成長ホルモンは, ともに脂肪分解を促進するホルモンである. TNF-α は肥満や糖尿病を引き起こすインスリン抵抗性の原因因子としても知られている.

3. 褐色脂肪組織

新生児に豊富な褐色脂肪組織は成人では著しく減少する.

褐色脂肪組織は熱発生に重要な組織であり, 新生児に多量に存在する. 体重と比較して体表面積が大きい新生児は過度に熱を喪失するが, 褐色脂肪組織を多く持つことは, それを防いで低出生体重児の主な死因である致死的な低体温症を避ける役割がある. 新生児の褐色脂肪細胞は体重の約 5% を占め, 脊柱に沿った上背部や肩にかけて分布している. 成長とともに褐色脂肪の量は次第に減少するが, 10 歳頃まで頸部, 腋窩, 傍脊柱, 縦隔, 胸骨や腹部に広く分布している. 褐色脂肪組織はその後, 腎臓, 副腎, 大血管（例：大動脈）, 頸部（例：深頸部や鎖骨下）, 背部（例：肩甲骨間, 傍脊柱）

（本文は p.262 に続く）

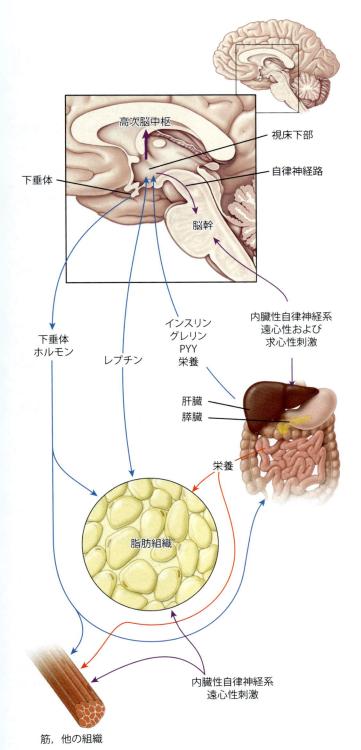

図 9.5 ▲ エネルギー恒常性の制御
この模式図は脂肪組織と中枢神経系および消化管との関係性を示す. エネルギー恒常性を制御する脳–消化管–脂肪軸を形成する.

いでいるのではないかと考えられている.

インスリンは血糖をコントロールする膵臓ホルモンで, 脂肪組織の代謝にも関係している. 脂肪細胞内で, グルコースから中性脂肪への変換を促進する. レプチンと同じように, インスリンも視床下部の中枢に働きかけて体重を調節している. レプチンと異なり, インスリンは脂肪蓄積に必要である. 最近の肥満改善薬の開発の観点から, 視床下部におけるイン

表 9.1　脂肪組織で合成・分泌される分子の種類とその機能

分子	主な機能あるいは効果
アシル化促進タンパク質	脂肪組織での中性脂肪合成の割合に影響を及ぼす
アディポネクチン（ACRP30 あるいはアディポ Q）	肝臓と筋で脂肪酸の酸化を促進する．血漿中の中性脂肪とグルコース濃度を低下させ，細胞でのインスリン感受性を増加させる．家族性高脂血症の発症に役割を果たし，インスリン抵抗性と高インスリン血症に関与する
アディポフィリン	細胞内での脂質蓄積の特異的マーカー
アディプシン	セリンタンパク質分解酵素は脂肪酸の貯蔵を促進し，中性脂肪の合成を促進することにより脂肪代謝を調節する
アンギオテンシノーゲン（AGE）およびアンギオテンシンⅡ	AGE は血圧と血漿中の電解質量を調整する血管作動性アンギオテンシンⅡの前駆物質であり，代謝や脂肪組織の分化にも関与する．発育段階でアンギオテンシンⅡは脂肪芽細胞の分化を抑制し，成熟脂肪細胞においては脂質の貯蔵を調整する
アペリン	心筋の収縮を抑制，血圧低下
インスリン様成長因子Ⅰ（IGF-1）	多くの種類の細胞の増殖を刺激し，成長ホルモンの機能を修飾する
インターロイキン-6（IL-6）	免疫系の細胞と相互作用を示し，糖質，脂肪代謝を調節する．がんやその他の消耗性疾患においては脂肪組織の活性の低下を引き起こす
レプチン	体内のエネルギー出納と食欲の調節．中枢神経系へ体内の脂肪蓄積の情報を伝達する．血管新生．血管の弾力性の調節による血圧のコントロール．骨形成の抑制
プラスミノーゲン活性化阻害因子-1（PAI-1）	線溶系を抑制する（凝血分解過程）
プロスタグランジンI_2，$F_{2\alpha}$（PGI_2，$PGF_{2\alpha}$）	炎症，血栓形成，卵胞形成，月経，酸分泌の調節を助ける
レジスチン	インスリン抵抗性を高める．肥満や 2 型糖尿病になりやすい要因となる
レチノール結合タンパク質 4（RBP-4）	主に内臓脂肪組織で産生される．インスリン感受性を抑制し，グルコースの恒常性を変化させる
トランスフォーミング成長因子β（TGF-β）	細胞増殖，分化，アポトーシス，成長などの生理学的反応に幅広く関与する
腫瘍壊死因子α，β（TNF-α，TNF-β）	インスリン受容体へのシグナルを阻害する．肥満患者におけるインスリン抵抗性の形成に関与している可能性がある
ビスファチン	内臓脂肪細胞により産生される．その量は内臓脂肪組織量と相関する．BMI の調節に関与する．血糖値を低下させる

（Vázquez-Vela ME, Torres N, Tovar AR. White adipose tissue as endocrine organ and its role in obesity. Arch Med Res 2008; 39: 715-728. より改変．）

FOLDER 9.1　臨床関連事項：肥満

　肥満は今やアメリカ合衆国の国民病である．米国国立衛生研究所 National Institute of Health（NIH）の最新の調査によると，アメリカ人の3人に2人が肥満であるとされ，肥満に関係する代謝性疾患（例：糖尿病，高血圧症，心血管疾患，およびがん）により毎年30万人が死亡しているとされている．体脂肪率が同年代の同性の平均よりも高い人が肥満体と診断される．12％だった肥満の割合は，最近10年間で18％に増加した．肥満は性別や階層にかかわらず増加しているが，特に18〜29歳で顕著であると報告されている．

　Body mass index（**BMI**）は体重を身長の2乗で割った値であるが，体内総脂肪量と密接に関係しており，成人において肥満であるか否かの判断によく使われる指標である．およそ BMI 25 kg/m^2 くらいが基準値である．BMI 27 kg/m^2 以上は平均と比較してだいたい20％程度体重の増加が推測される値だが，このくらいになると健康に害が及ぶとされる．肥満は，高血圧，心血管疾患，糖尿病やがんなどと同様に死亡率を高める危険因子である．これは個々の遺伝的性質と環境因子が絡み合って形成される慢性的な身体状態である．

　肥満遺伝子は長期および短期間に体重の増減をコントロールするシステムに関与する分子であるレプチンやグレリン，その他のエネルギーバランスを調節する因子をコードしている．さらに，これらの物質のいくつかは，脂肪組織でのグルコース代謝を修飾し，2型糖尿病の発病に関係するインスリン抵抗性を生じさせる．脂肪細胞由来タンパク質がより詳細に研究されることで，将来肥満を改善しインスリン抵抗性を改善する治療薬が開発されるかもしれない．

　組織学的には，肥満患者から採取した脂肪組織は巨大な脂肪滴を持ち，肥大化した脂肪細胞が認められる．傷害を受けた，あるいは死滅した脂肪細胞からの残骸物はしばしば肥大化した脂肪細胞間に散見される．大型のマクロファージは肥満患者の脂肪細胞にみられる．大型マクロファージの役割は，傷害を受けた細胞や細胞の残骸物を取り除くこととアディポカイン分泌を変化させることである（図F9.1.1）．加えて，マクロファージは前駆細胞から脂肪細胞への分化を抑制する．その結果，現存する脂肪細胞を肥大化させることになる．細胞の残骸物を除去するために必要な時間の長期化とともに，マクロファージの大型化により，肥満患者の脂肪組織は慢性の低度炎症の徴候を示す．マクロファージの数は脂肪細胞の大きさと相関し，インスリン抵抗性の発現と一致している．

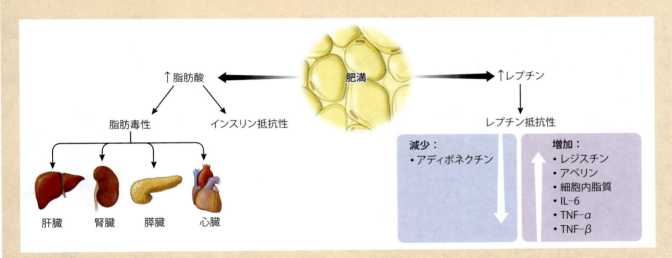

図 F9.1.1 ▲ 肥満における脂肪細胞の代謝変化
肥満患者の脂肪細胞は肥大し，より多くのレプチンを産生する．レプチンの分泌が増加すると，脂肪組織以外の組織はレプチン耐性になる．肥大化した脂肪細胞はインスリン抵抗性を促進する脂肪酸やアディポカインを多量に分泌する．この結果，腎臓（腎脂肪毒性），肝臓（非アルコール性脂肪肝），膵臓や心臓などの器官に脂質が病理学的に蓄積する．（Vázquez-Vela ME, Torres N, Tovar AR. White adipose tissue as endocrine organ and its role in obesity. Arch Med Res 2008; 39: 715–728. より改変．）

や胸部（例：縦隔）を除いてほとんどの部位で消失する．がん細胞は正常細胞に比べて，放射性同位元素をつけたグルコース（18F-FDG）を多量に取り込む性質がある．これを利用した**陽電子放射断層撮影** positron emission tomography（**PET**）により，成人では上述した部位に存在する褐色脂肪細胞を検出できる（FOLDER 9.3 参照）．これらの所見は組織採取の結果により証明されている．

褐色（多胞性）脂肪組織の細胞は多数の脂肪滴を含んでいる．

褐色（多胞性）脂肪組織の脂肪細胞は白色脂肪組織の細胞よりも小さい．単胞性の白色脂肪細胞の細胞質と対照的に，褐色脂肪細胞の細胞質は小さな多数の脂肪滴を含んでいるので，多胞性脂肪細胞と呼ばれている．典型的な成熟褐色（多胞性）脂肪細胞の核は細胞内で偏心性に存在するが，白色（単胞性）脂肪細胞の核とは異なり，平坦化していない．細胞質の大部分を占める脂肪が染色過程で脱落してしまうために，H&E染色でみると褐色脂肪細胞の細胞質のほとんどが空胞で占められている（図 9.6）．そのため細胞内の脂質を失った褐色脂肪細胞は，結合組織細胞よりも上皮細胞に類似している．褐色脂肪細胞は多数のクリステを有する多量の大型で球形のミトコンドリア，小型のゴルジ装置と，わずかな粗面および滑面小胞体を有している．ミトコンドリアは多くのシトクロムオキシダーゼを含んでおり，それにより褐色にみえる．

褐色脂肪細胞は結合組織に仕切られていくつかの小葉を形成しているが，各小葉に存在する細胞間結合組織はまばらである．褐色脂肪組織は毛細血管に富んでおり，そのために褐色を呈している．脂肪細胞間には無髄性，ノルアドレナリン作動性交感神経終末が多数存在している．表 9.2 に褐色脂肪組織の特徴を示す．

褐色脂肪組織は PRDM16/PGC-1 転写因子の制御のもとで間葉系幹細胞から分化する．

褐色脂肪細胞も間葉系幹細胞から発生するが，白色脂肪細胞とは異なった系統から発生する．系統をたどる実験結果により，褐色脂肪組織と骨格筋は同じ胚胎生の皮筋板から生ずる骨格筋形成前駆細胞由来であることがわかった．白色脂肪細胞と対照的に，褐色脂肪細胞の分化は 1 対の異なる転写因子の影響を受けている．PR domain containing 16（**PRDM16**）として知られる亜鉛フィンガータンパク質が活性化される

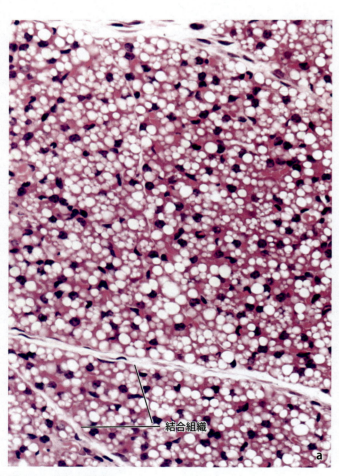
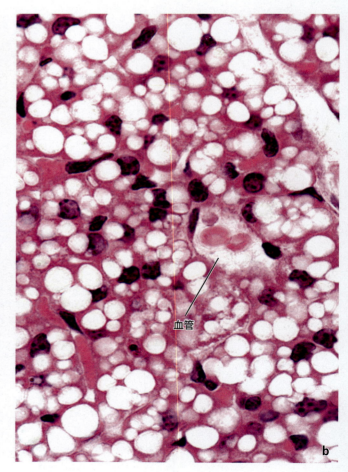

図 9.6 ▲ 褐色脂肪組織
a．新生児の褐色脂肪組織のパラフィン包埋切片，H&E 染色の光学顕微鏡像．細胞内にはさまざまな大きさの脂肪滴が含まれている．150 倍．**b．**高倍率顕微鏡像．しばしば丸い核が細胞質の中心に存在している．ほとんどの細胞は多角形をしており，多くの脂肪滴を持っている．大きな脂肪滴が存在し，核が細胞質の中心から押しやられているものもみられる．褐色脂肪細胞の周辺にはコラーゲン線維と毛細血管の網工が張りめぐらされている．320 倍．

FOLDER 9.2 臨床関連事項：脂肪組織腫瘍

前述したように，良性ないし悪性の脂肪組織腫瘍の多様性を研究することにより，脂肪組織の分化発達過程が詳しくわかるようになった．上皮由来腫瘍や線維芽細胞由来の腫瘍と同じく，脂肪組織腫瘍の多様性は正常な脂肪組織の分化段階を反映している．それぞれの腫瘍はその分化段階の細胞に似た細胞が腫瘍化し，主な構成細胞となっている．

成人期に最もよくみられる良性の脂肪組織腫瘍は**脂肪腫 lipoma** である．これは，軟部組織腫瘍の中で最もよく遭遇するものである．脂肪腫は腫瘍内に優位にみられる細胞の形態によって分類される．たとえば，通常の脂肪腫は成熟白色脂肪細胞から構成される一方，線維脂肪腫は過剰な線維組織により囲まれた脂肪細胞を有する．血管脂肪腫は通常，多数の血管によって隔てられた脂肪細胞を有する．大多数の脂肪腫は12番染色体の均衡型の染色体再構成を含む構造的な染色体異常を示す．脂肪腫は通常，中高年の皮下組織にみられる．境界が明瞭で，やわらかく，疼痛を伴わない成熟脂肪細胞で構成された腫瘤であることが特徴で，背部や胸部，四肢近位の皮下筋膜にみられる．治療は通常，外科的切除である．

悪性の脂肪組織腫瘍は**脂肪肉腫 liposarcoma** と呼ばれ，まれな疾患である．主に高齢者で検出され，下肢，腹部，肩などの深部の脂肪組織に発生することが多い．脂肪肉腫は成熟脂肪細胞と未分化脂肪細胞の双方を含む可能性がある（図F9.2.1）．未分化な細胞をより多く含む方が進行性で，転移しやすい．典型的には脂肪肉腫は外科的に切除されるが，すでに転移している場合は，術前・術後に化学療法や放射線治療が行われる．

原則的に脂肪腫は白色脂肪組織腫瘍に生じるが，**褐色脂肪腫（冬眠腫）hibernoma** と呼ばれる褐色脂肪組織腫瘍も存在する．発生頻度は低く，肩甲骨周辺，腋窩，頸部あるいは縦隔の褐色脂肪組織から発生する発育の遅い良性軟部腫瘍である．ほとんどの褐色脂肪腫は白色脂肪組織および褐色脂肪組織から構成されていて，純粋に褐色脂肪組織だけで構成されるものは非常にまれである．

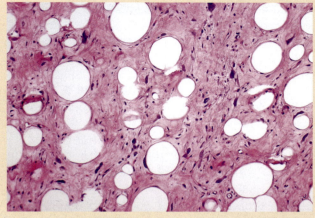

図 F9.2.1 ▲ 高分化型脂肪肉腫
この顕微鏡像は腹部後腹膜腔から外科的に切除された腫瘍である．高分化型の脂肪肉腫の特徴は，大きさや形がさまざまな成熟脂肪細胞が優位なことである．クロマチンが濃く異型な核を有する腫瘍細胞（その多くは線維芽細胞である）が結合組織の線維性の隔壁間に広く散在している．クロマチンが濃く多型な核を有する紡錘形細胞が結合組織内にわずかに散見される．340倍．（Dr. Fabiola Medeiros の厚意による．）

と，筋形成前駆細胞は転写因子の**PPARγ共役因子-1** PPARγ coactivotor-1（PGC-1）ファミリーのいくつかを合成，褐色脂肪細胞の分化を活性化し，骨格筋形成の分化を抑制する．それゆえ，PRDM16/PGC-1 は褐色脂肪細胞の分化を制御する"**マスタースイッチ master switch**"とみなされている．これらの因子はやがて，褐色脂肪細胞の代謝（**熱発生 thermogenesis**）に重要な**脱共役タンパク質** uncoupling protein（**UCP-1** あるいは**サーモゲニン** thermogenin（分子量33 kDa のミトコンドリア内膜タンパク質）と呼ばれる特異的なミトコンドリアタンパク質をコードする遺伝子（たとえばUPC-1）の発現を制御する．正常状態ではノルエピネフリンの血中濃度の上昇に反応して，褐色脂肪組織は拡大する．このことはエピネフリンやノルエピネフリンが過剰に分泌する副腎髄質から発生する内分泌腫瘍である**褐色細胞腫 pheochromocytoma** 患者の臨床所見から明らかである．褐色細胞腫患者において，UCP-1 遺伝子はノルエピネフリンの刺激により活性化し，褐色脂肪細胞がアポトーシスを起こさないようにしている．かつて，脱共役タンパク質は褐色脂肪組織のみに発現していると考えられていた．近年，いくつかの同様の脱共役タンパク質が他の組織に発現していることがわかってきた．UCP-2 は高インスリン血症や肥満，そしておそらく体重増減の制御に関与している．UCP-3 は骨格筋に発現し，甲状腺ホルモンによる熱発生効果を説明できるかもしれない．UCP-4 と UCP-5 は脳内のミトコンドリアの特異分子である．

熱は，熱発生として知られる過程で褐色脂肪組織内の脂質代謝により発生する．

冬眠中の動物は体内に多くの褐色脂肪組織を持っている．脂質の原料がいつでも使える形で褐色脂肪組織から供給される．冬眠からの目覚めや冬季の体温維持の際に酸化されると，褐色脂肪組織内を流れる血液を温めることで熱を産生する．このような熱の産生は"**非ふるえ熱発生 nonshivering thermogenesis**"として知られている．

褐色脂肪組織は冬眠をしない動物やヒトの体内にも存在し，熱源となっている．ヒトでは褐色脂肪組織は新生児で多く認められる．白色脂肪細胞における脂質動員と同様に，褐色脂肪組織が交感神経により賦活化されると，脂質が動員され熱産生が起こる．そのため，通常ヒトに存在する褐色脂肪組織は，熱産生の状況下で誘導されて機能しうる．将来的な

FOLDER 9.3　臨床関連事項：PETスキャンと褐色脂肪組織の干渉

　PETスキャンと呼ばれる**陽子放射断層撮影** positron emission tomography は，悪性細胞が局在する部位を検出する診断機器である．PETの原理は，放射性物質崩壊の際に産生される陽子（反物質の亜原子粒子）が電子と衝突するときに放出される高エネルギーガンマ線を検出することに基づいている．通常，放射性トレーサーとして**フッ素18－2－フルオロ－2－デオキシ－D－グルコース** 18-fluorine-2-fluoro-2-deoxy-D-glucose（**18F-FDG**）の注射が必要である．悪性細胞は正常細胞に比べてより効率的にグルコースを代謝するため，このグルコースを組み込んだ放射性同位元素が PET 撮影に用いられる．注射された放射性元素は体内の細胞内に取り込まれるため，18F-FDG 放射性トレーサーが生体内部で発した放射線を検出器が走査，記録する．コンピューターが信号を画像に再構成し，体内のどこに 18F-FDG が分布しているかを示す生物学的地図を作成する．近年の診断精度の向上と生検法の改善により，PETとCTを融合した PET/CT 撮影装置がより頻繁に用いられるようになった．

　PET撮影の欠点の1つとして，多くの正常組織および良性病変もグルコース代謝が亢進しているため，悪性病変と間違えられる可能性がある．たとえば，グルコースの取り込みが増加している褐色脂肪組織ではグルコース輸送体の活性が促進されているため，潜在的に PET スキャンで偽陽性となりうる．特にやせている患者や冬季では，褐色脂肪組織が優位に存在する頸部，鎖骨下部や縦隔部が PET スキャンにより描出される（p. 262 参照）．18F-FDG の取り込みが意味することは，寒冷ストレスに関連して交感神経活動が高まると，褐色脂肪も活性化するということである．

　通常，典型的な褐色脂肪の PET 像は両側性で対称性であるが，縦隔部では PET 像が非対称性あるいは限局性の場合がありうるため，悪性像と誤りやすい．これらの部位に存在する褐色脂肪が 18F-FDG を取り込んだ結果生じる偽陽性は，乳がんの診断や病期判定のために PET 検査を受けた若い女性で報告されている．それゆえ，正確な診断の確立と偽陽性を避ける上で，褐色脂肪が放射性トレーサー取り込みを増加すると認識することは極めて重要である（図 F9.3.1）．

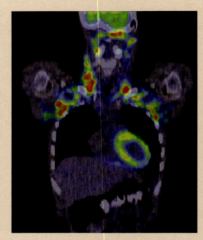

図 F9.3.1 ▲ 若い健常女性の陽電子放射断層撮影（PET/CT）冠状像 全身 PET/CT スキャンの上半身冠状面で，鎖骨下と腋窩上部に過剰な 18F-FDG 取り込みが両側性にみられる（赤色）．注目すべきは心筋にも放射性同位元素の中程度の取り込みが認められることである（黄色）．過度に代謝が活性化した部位と低密度の褐色脂肪細胞の分布は一致している．PET/CT 画像は 18F-FDG の取り込みが増加している部位を正確に描出し，褐色脂肪細胞と悪性腫瘍との鑑別を可能にしている．（Dr. Jolanta Durski の厚意による．）

研究は褐色細胞への分化機構の解明である．この研究により，摂食による肥満や遺伝的に獲得した肥満に対する魅力的な治療法が見出される可能性がある．

褐色脂肪組織における熱産生の活性は，ミトコンドリア内膜にある UCP-1 により制御されている．

　真核生物内のミトコンドリアはミトコンドリア内膜に沿って電気化学的なプロトン勾配を形成しエネルギーを産生し，貯蔵する．先述したように（p. 52～54 参照），このエネルギーは**アデノシン三リン酸** adenosine triphosphate（**ATP**）を合成するために使われる．その際，陽子はミトコンドリア内膜に局在する ATP 合成酵素を介してミトコンドリア基質に戻る．褐色脂肪細胞の細胞質内に存在するユニークな大型の丸いミトコンドリアは**脱共役タンパク質** uncoupling protein（**UCP-1**）を含んでおり，酸化型脂肪酸が ATP 産生に使われないようにする．そのため，陽子は ATP 合成経路を通らず，ゆえに ATP を産生することなく，膜間腔からミトコンドリア基質に戻ることができる．つまり，UCP-1 がミトコンドリア内膜から陽子を輸送する働きをすることで，別の経路を通って陽子は戻ることができる．ミトコンドリア内部から陽子が移動すると，ミトコンドリアでのプロトン勾配が消失し，それにより ATP 合成は呼吸に使われない．そのようにして，ミトコンドリアで産生されるエネルギーは主に熱産生に使われる．

褐色脂肪組織の代謝活性は交感神経によって制御され，かつ外気温により制御される．

　褐色脂肪組織の代謝活性は，主として交感神経終末から放出されるノルエピネフリンにより制御され，ミトコンドリア内の UCP-1 分子の発現と活性化が増加するとともに，脂肪分解と中性脂肪の加水分解を促進する．動物実験によると，寒冷刺激で UCP-1 活性は上昇することが示されている．加えて，寒冷は**グルコース輸送体** glucose transporter（**GLUT-4**）を過剰に発現させることにより，褐色脂肪細胞内のグルコース利用を刺激する．成人の PET スキャンを用いた最近の臨床研究によると，外気温と体内に蓄積される褐色細胞組織量の間に強い相関があることがわかった．冬季の褐色脂肪組織量は，やせた人の頸部や鎖骨下部で特に増加していたと報告

されている．この結果は，寒さにさらされた屋外労働者の褐色脂肪量が増加しているとの剖検所見から支持されるものである．現代の分子イメージング技術により生体内の褐色脂肪の局在を正確に描出することができ，がん病変との鑑別診断に極めて重要である（FOLDER 9.3 参照）．

4. 脂肪組織の分化転換

熱産生の必要に応じて脂肪細胞は白色から褐色へ，あるいは褐色から白色へと変換できる．

慢性的に寒い気温にさらされると，生物は熱産生の必要性が増加する．このような条件下での研究により，成熟白色脂肪細胞は熱産生のため，褐色脂肪細胞に変換できることが示された．逆に，エネルギーバランスがよく，身体が中性脂肪の貯留を増加させる必要が生じた場合は，褐色脂肪細胞は白色脂肪細胞へ変換することができる．この**分化転換** transdifferentiation として知られている現象は，実験動物で観察される．寒冷曝露 3 〜 5 日後，マウスの白色脂肪組織の蓄積物には，多胞性で UCP-1 陽性の細胞を産生するために"褐色化現象"が生じる．この脂肪細胞の表現形の変化は細胞分裂を伴わず（DNA 量が増加せず）に，あるいはアポトーシスにより生じる．このことは白色脂肪細胞が褐色脂肪細胞へ直接変換することを示唆している．これらの知見は，識別的遺伝子発現の観察によっても支持される．天然の，あるいは誘導された褐色脂肪組織を豊富に有するマウスは肥満に抵抗性である一方，褐色脂肪細胞を機能的に持たない遺伝子改変マウスは，肥満や 2 型糖尿病にかかりやすいという事実を強調したい．生体のゲノム再プログラミング機構により褐色化現象が活性化されるのであれば，このメカニズムは体内の褐色細胞組織量を制御することを目的とした未来の治療戦略のために使うことができる．この発見により，肥満や 2 型糖尿病をコントロールすることができるかもしれない．

脂肪組織の白色から褐色脂肪細胞への分化転換は寒冷曝露や身体活動により誘導される．

表 9.2 脂肪組織の特徴のまとめ

特徴	白色脂肪組織	褐色脂肪組織
部位	皮下脂肪層，乳腺，大網，腸間膜，後腹膜腔，臓側性心外膜，眼窩，骨髄腔	新生児に多量．成人では後腹膜腔，深頸部，鎖骨下，肩甲骨間，背部の脊柱周囲，縦隔に残っている
機能	代謝エネルギーの貯蔵，断熱材，クッション性，ホルモン産生，代謝水の源	熱産生
脂肪細胞の形態	単胞性，球形，扁平な核が細胞質縁に存在．径は大きい（15 〜 150 μm）	多胞性，球形，中心から外れた丸い核．径は小さい（10 〜 25 μm）
前駆細胞	血管周囲性間葉系幹細胞	骨格筋形成前駆細胞
転写因子となる分化の"マスタースイッチ"	PPARγ/RXR	PRDM16/PGC-1
UCP-1 遺伝子発現	なし	あり（褐色脂肪に特有）
ミトコンドリア	数は少なく，引き伸ばされクリステの発達が乏しい糸状	数は多く，大きくて丸い．クリステがよく発達している
神経支配	わずかな交感神経線維	高密度のノルアドレナリン作動性交感神経線維
血管分布	血管は乏しい	血管は豊富
環境ストレスに対する反応（例：寒冷曝露）	脂質生成が減少．リポタンパク質分解酵素活性が増加．褐色細胞組織へ分化転換	脂質生成が増加．リポタンパク質分解酵素活性が減少．熱産生が増加
増殖と分化	血管周囲性幹細胞の時期から生涯を通じて増殖・分化する．褐色脂肪組織へ分化転換の可能性を持つ	胎児期に増殖・分化する．成人で減少する（例外：褐色細胞腫患者，冬眠腫患者，慢性の寒冷曝露）

寒冷曝露と身体活動はいくつかの分子経路を介して，白色から褐色脂肪細胞への転換を誘導する．寒い気温は中枢神経によって感知され，その結果，ノルアドレナリン作動性交感神経の刺激が増加する．運動刺激はさらに複雑であり，心臓では心房性および心室性ナトリウム利尿ペプチドが分泌され，それが腎臓に働き，やがて褐色脂肪細胞の分化に不可欠である転写因子が活性化される．他の分子転換の誘因としては，特異的転写因子（"**主調節因子** master regulator"）の活性化や**線維芽細胞成長因子 21** fibroblast growth factor 21（FGF-21）のような成長因子による脂肪組織遺伝子の再プログラミングがある．将来，脂肪細胞の分化転換に関与するこれらの伝達経路や分子が，肥満，糖尿病や他の代謝疾患の薬理学的治療の活路を開くかもしれない．

脂肪組織

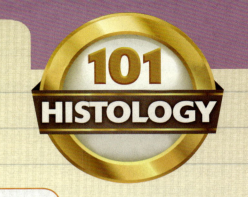

脂肪組織の概要
- 脂肪細胞はエネルギーの恒常性（中性脂肪の形で脂肪滴内にエネルギーを貯蔵）とホルモン産生（アディポカイン）において重要な役割を果たす特殊な結合組織である．
- 脂肪組織には**単胞性**の**白色脂肪組織**と**多胞性**の**褐色脂肪組織**の2種類がある．

白色脂肪組織
- 白色脂肪組織は健常な成人の体重の少なくとも約10%を占め，コラーゲン線維と細網線維で仕切られた**皮下脂肪層**を形成する．これは乳房やいくつかの内臓臓器のまわりに豊富である．
- 白色脂肪細胞は直径100 μm以上の非常に大きな脂肪滴（単房性）と薄い細胞質縁を持ち，細胞膜付近の扁平な核で構成される．
- 白色脂肪細胞中の1つの大型の脂肪滴は細胞質内の封入体であるが，膜構造はない．
- 白色脂肪組織はレプチンのようなホルモン，増殖因子やサイトカインを含むさまざまなアディポカインを分泌する．
- 白色脂肪細胞は**PPARγ/RXR 転写因子**（白色脂肪細胞への分化の主スイッチ）の制御のもとで間葉系幹細胞から分化する．
- 脂肪組織の総量は2つのホルモン経路により制御される．**短期体重調節**経路は**ペプチド YY** と**グレリン**，**長期体重調節**経路は**レプチンとインスリン**による．
- 脂肪細胞内に貯蔵される中性脂肪は，交感神経から放出される**ノルエピネフリン**が関与する**神経性動員**および/または**グルカゴンや成長ホルモン**が関与する**ホルモン性動員**の過程で活性化されるリパーゼにより，細胞から放出される．

褐色脂肪組織
- 褐色脂肪組織は新生児（体重の5%を占める）に豊富であるが，成人では顕著に減少している．
- 褐色脂肪細胞は白色脂肪細胞に比べて小型であり，多くの脂肪滴（多胞性），細胞質と円形の核を有する．
- 褐色脂肪細胞は**PRDM16/PGC-1 転写因子**（褐色脂肪細胞への分化の主スイッチ）の制御のもとで間葉系幹細胞から分化する．
- 褐色脂肪細胞は，**脱共役タンパク質（UCP-1）**やサーモゲニンと呼ばれる特異的なミトコンドリアタンパク質を産生する．これらのタンパク質は褐色脂肪細胞における代謝に必須である．
- 褐色脂肪組織における脂質の代謝は，ミトコンドリア内の脂肪酸酸化をATP産生から脱共役することで熱を産生（**熱発生**）する．
- 褐色脂肪組織の**代謝活性**は交感神経から放出される**ノルエピネフリン**と，外気温（寒い気温は褐色脂肪細胞量を増加させる）により制御される．

脂肪組織の分化転換
- 脂肪細胞は，体が熱の発生を必要とする場合，白色から褐色あるいは褐色から白色の脂肪組織へと転換することができる．これを**分化転換**という．
- 寒冷曝露や身体活動は，白色から褐色への脂肪細胞の分化転換を誘導する．

PLATE 16　脂肪組織

脂肪組織は全身に広く分布しているが，脂肪組織量には個人差がある．脂肪組織は，中性脂肪を貯蔵する細胞である脂肪細胞から構成される特別な結合組織である．脂肪細胞は中性脂肪を異化し，エネルギー消費がエネルギー産生より過剰な場合，脂肪酸が周囲に放出される．加えて，グリセロールと脂肪酸はグルコース代謝の際に脂肪細胞から放出される．脂肪細胞はさらにアディポカインを産生する．脂肪組織は血流が豊富であり，代謝的および内分泌性機能を補完する．脂肪組織には2つのタイプがある．通常みられる細胞は白色脂肪細胞で，量も豊富である．白色脂肪細胞は非常に大型の細胞であり，細胞質は単一の大型小腔（単胞性）を有し，その細胞質内に中性脂肪の形で脂肪を貯蔵している．H&E染色では，白色脂肪細胞は網状構造として認められる（全体像）．もう一方は褐色脂肪組織である．褐色脂肪組織はより小型の細胞から構成される．細胞質は細胞のほとんどを占める多数の小胞（多胞性）が特徴的である．血管も豊富である．褐色脂肪組織は新生児にみられ，体温維持を助けている．

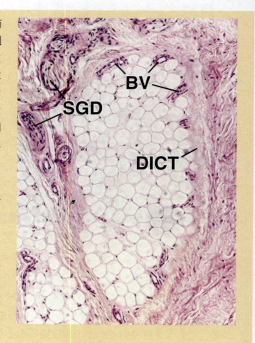

全体像：皮膚の皮下組織にある白色脂肪組織を示す．小葉内に密に詰まった白色脂肪細胞から構成される．**不規則性緻密結合組織** dense irregular connective tissue（DICT）が脂肪組織を取り囲んでいる．細胞内の脂肪はH&E染色標本作製過程で溶出されるため，網状構造の外観を呈している．組織の周囲に小型血管（BV）が観察される．血管は脂肪組織内に豊富な血管網を形成している．いくつかの汗管（SGD）も緻密結合組織内に存在する．

白色脂肪組織
ヒト，H&E染色，363倍；挿入図700倍．

全体像でみられる白色脂肪組織の高倍像．脂肪細胞がいくつか集まった脂肪小葉が観察される．脂肪小葉は不規則性緻密結合組織（DICT）により周囲の構造物から隔絶されている．状態のよい標本では，脂肪細胞（A）は1つの球形の形態で，大型の脂肪を含む1つの空胞のまわりに非常に薄い細胞質縁が観察される．脂肪は組織の前処理過程で消失するため，細胞質縁と空胞のみがみえる．細胞間には脂肪細胞を支持する非常に薄い結合組織の他，基質内に小血管（BV），多くは毛細血管と細静脈が観察される．脂肪組織内に観察される核の多くは線維芽細胞，脂肪細胞，あるいは小血管の核である．しかし，線維芽細胞の核と脂肪細胞の核を鑑別することはしばしば困難である．挿入図は核（N）が比較的容易に判明できた脂肪細胞を示す．核は細胞質（Cy）縁内に偏在し，印環細胞の外観を呈する．断面の一部がみえる第2の核（N'）は2つの隣接する細胞の細胞質縁の間に存在しているようにみえる．これはおそらく線維芽細胞の核である．脂肪細胞は比較的大型のため，断面に線維芽細胞の核が含まれるのはまれである．他には結合組織の基質内に肥満細胞（MC）がみえる．

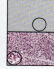

褐色脂肪組織
ヒト，H&E染色，450倍；挿入図1,100倍．

褐色脂肪組織は，細胞質内に空隙がほとんどない稠密な小型の脂肪細胞から構成される．こうした分布のため，この倍率で細胞を個別に認識するのは困難である．より高倍像では（ここでは示していない），個々の細胞をいくつか判別することが可能である．破線内の1個の細胞は，高倍率で判別できた褐色脂肪細胞である．細胞質内に小型の脂肪を含んだ空胞が多数あり，核も観察される．この標本においても褐色脂肪組織は血管が豊富で，赤血球を含む多数の血管（BV）が観察される．高倍率（挿入図）でさえ，脂肪小葉内の線維芽細胞の核と脂肪細胞の核を鑑別するのは極めて困難である．赤血球を含んだ毛細血管（C）が挿入図内に観察される．小型の細長い核を有する線維芽細胞が薄い小葉間隔壁内（→）に認識される．このことは結合組織内の線維芽細胞が隔壁を形成することを示している．

A, 脂肪細胞	**DICT**, 不規則性緻密結合組織	**N'**, 線維芽細胞の核
BV, 血管	**MC**, 肥満細胞	**SGD**, 汗管
C, 毛細血管	**N**, 脂肪細胞の核	**→**, 結合組織隔壁
Cy, 細胞質		

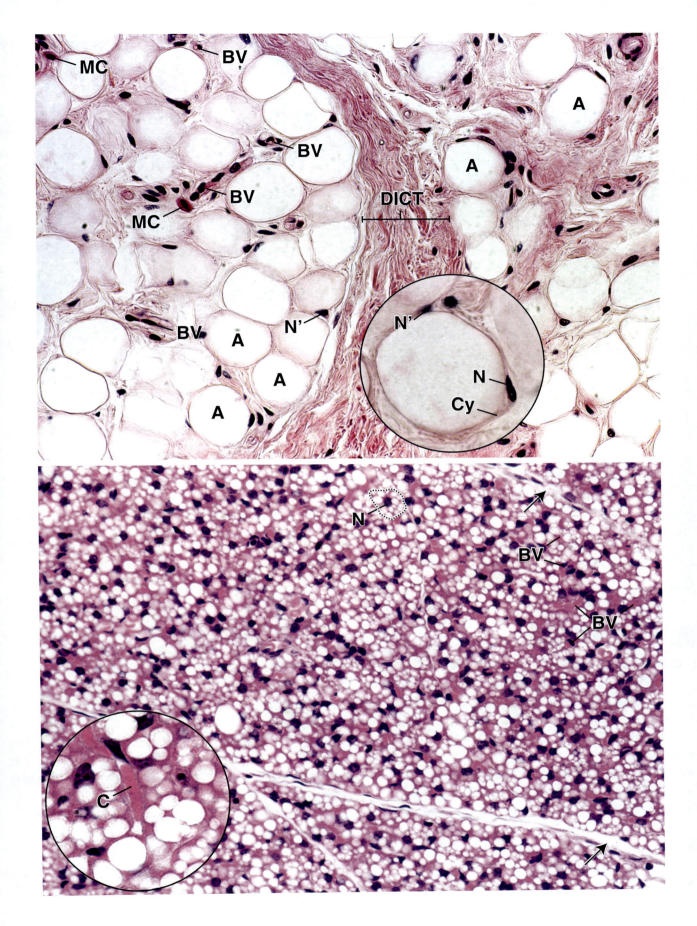

10 血液

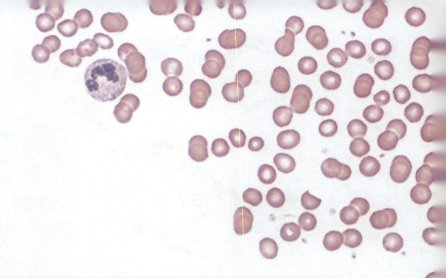

1. 血液の概要 / 270
2. 血漿 / 271
3. 赤血球 / 273
4. 白血球 / 277
   - A. 好中球 / 278
   - B. 好酸球 / 283
   - C. 好塩基球 / 285
   - D. リンパ球 / 286
   - E. 単球 / 288
5. 血小板 / 288
6. 全血（液）算定 / 291
7. 血液細胞の産生（造血）/ 292
   - A. 造血の一元論 / 294
   - B. 赤血球の産生（赤血球造血）/ 295
   - C. 赤血球造血の動態 / 295
   - D. 血小板の産生（血小板造血）/ 297
   - E. 顆粒球の産生（顆粒球造血）/ 297
   - F. 顆粒球造血の動態 / 298
   - G. 単球の産生 / 301
   - H. リンパ球の産生（リンパ球造血）/ 301
8. 骨髄 / 301

FOLDER 10.1 臨床関連事項：ABO 式血液型と Rh 式血液型 / 275
FOLDER 10.2 臨床関連事項：糖尿病患者におけるヘモグロビン / 277
FOLDER 10.3 臨床関連事項：ヘモグロビン異常症 / 278
FOLDER 10.4 臨床関連事項：好中球の遺伝性疾患；慢性肉芽腫症 / 283
FOLDER 10.5 臨床関連事項：ヘモグロビン分解と黄疸 / 284
FOLDER 10.6 臨床関連事項：骨髄の細胞密度 / 303

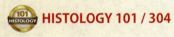 **HISTOLOGY 101 / 304**

1. 血液の概要

血液は心血管系を循環する液性の結合組織である．

他の結合組織と同様に，**血液** blood は細胞と細胞外成分から構成されている．健常成人の全血液量は約 6 L であり，全体重の 7 〜 8% に相当する．血液は心臓のポンプ作用の駆出により心血管系をめぐり，体組織に到達する．以下のような機能を有する：

- 直接的・間接的に栄養素と酸素を細胞に輸送する．
- 老廃物と二酸化炭素を細胞から運び去る．
- 細胞や組織から分泌されたホルモンやその他の調節性物質を標的細胞・組織に運搬する．
- 緩衝液として機能し，また凝固系や体温調節をつかさどり，恒常性を維持する．
- 病原性物質や外来性タンパク質，変異細胞（がん細胞など）から個体を保護するための液性因子や免疫応答細胞を輸送する．

血液は細胞およびその派生物，さらにタンパク質を多く含む血漿と称される液体で構成されている．

血球とその派生物には以下のものが含まれる．

- **赤血球** erythrocyte, red blood cell（**RBC**）．
- **白血球** leukocyte, white blood cell（**WBC**）．
- **血小板** thrombocyte, platelet.

血漿 plasma は液性の細胞外物質で，血液の液性成分に分類される．全血液中での細胞成分と血漿の体積比は，おのおのおよそ 45% と 55% である．血液全体に対する赤血球沈殿容積を**ヘマトクリット** hematocrit 値（**HCT**）あるいは**血球容量** packed cell volume 値（**PCV**）と呼ぶ．ヘマトクリット値は抗凝固物質を加えた血液検体を遠心分離機にかけ，チューブ内の全血液容量のうち，赤血球が占める割合を計算して得られた値である（図 10.1）．正常ヘマトクリット値は男性で 39 〜 50%，女性で 35 〜 45% である．すなわち，男性の血液の 39 〜 50%，あるいは女性の 35 〜 45% は赤血球から構成されていることになる．ヘマトクリット値が低値の場合はしばしば循環赤血球数の減少（そのような状態を**貧血** anemia と呼ぶ）を反映しており，体内もしくは体外への著しい

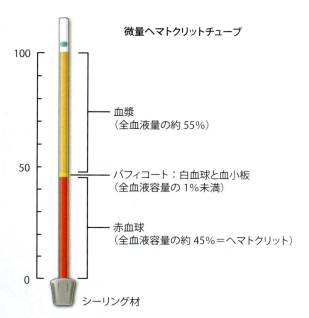

図 10.1 ▲ 血液の組成
血液の組成は，微量ヘマトクリットチューブを用いて少量の血液を遠心分離した後に明瞭に見分けることができる．赤血球容量は全血液容量の約 45% である（この分画をヘマトクリットと呼ぶ）．赤血球分画と血漿の間の薄い層に白血球，血小板が存在する（この層はしばしばバフィコート buffy coat と呼ばれる）．残りの淡黄色で不透明な液体成分（約 55%）はタンパク質を多く含み血漿と呼ばれる．

失血の可能性を示唆している．

　白血球と血小板は血液量のわずか 1% を構成している．遠心分離された血液検体中で細胞分画（検体において細胞で構成された要素）は大部分が赤血球沈殿容積によって構成される（～99%）．白血球と血小板は**バフィコート** buffy coat と呼ばれる赤血球分画と血漿の間の狭い淡彩色の分画に含まれる（図 10.1）．表 10.1 に示されるように，血液中には白血球（～7×10^9/L）のほぼ 1,000 倍近くの数の赤血球（～5×10^{12} 個/L）が存在している．

表 10.1　血液の構成

要素	細胞/L 男性	細胞/L 女性	%
赤血球	$4.3 \sim 5.7 \times 10^{12}$	$3.9 \sim 5.0 \times 10^{12}$	
白血球	$3.5 \sim 10.5 \times 10^9$	$3.5 \sim 10.5 \times 10^9$	100
非顆粒球			
リンパ球	$0.9 \sim 2.9 \times 10^9$	$0.9 \sim 2.9 \times 10^9$	$25.7 \sim 27.6$[a]
単球	$0.3 \sim 0.9 \times 10^9$	$0.3 \sim 0.9 \times 10^9$	8.6[a]
顆粒球			
好中球	$1.7 \sim 7.0 \times 10^9$	$1.7 \sim 7.0 \times 10^9$	$48.6 \sim 66.7$[a]
好酸球	$0.05 \sim 0.5 \times 10^9$	$0.05 \sim 0.5 \times 10^9$	$1.4 \sim 4.8$[a]
好塩基球	$0 \sim 0.3 \times 10^9$	$0 \sim 0.3 \times 10^9$	$0 \sim 0.3$[a]
血小板	$150 \sim 450 \times 10^9$	$150 \sim 450 \times 10^9$	

[a] 白血球における比率．

2. 血漿

　組織学においては形態的観察の主たる対象は血球であるが，血漿についての十分な理解も必要である．血漿の構成成分は表 10.2 に要約されている．血漿重量の 90% 以上は水分であり，タンパク質や溶解した気体，電解質，栄養素，調節性物質，老廃物などの多様な成分からなる溶質に対する溶媒として機能する．血漿中の溶質は細胞の代謝のための最適な pH と浸透圧を保持することにより，生体の恒常性の維持をつかさどっている．

血漿タンパク質の主な構成成分としてアルブミン，グロブリンやフィブリノーゲンがある．

　アルブミン albumin は血漿の主要なタンパク質成分であり，全血漿タンパク質のおよそ半分を占める．アルブミンは最も分子量の小さい血漿タンパク質（約 70 kDa）であり，肝臓で合成される．アルブミンは血液と細胞外組織液の間の濃度勾配を生じさせる役割を持つ．**コロイド浸透圧** colloid osmotic pressure と称される血管壁を境とした浸透圧差によって，血液から組織液に流れる液体の量は適切な割合に維持されている．もしも大量のアルブミンが血管内から疎性結合組織に漏れたり，腎臓において血中から尿中に大量に失われたりすると，血液のコロイド浸透圧が低下し，組織内に液体が貯留してしまう（1 日の終わりに踵が腫脹したりすることに気づくことがあるが，これも組織液量の増加による）．アルブミンは輸送タンパク質としても機能し，ホルモン（チロキシン）や代謝産物（ビリルビン），薬剤（バルビツール酸）に結合し，担体としてこれらの輸送を行っている．

　グロブリン globulin はグロブリン分画中で最大の要素である**免疫グロブリン** immunoglobulin（γ-グロブリン）と**非免疫性グロブリン** nonimmune globulin（α-グロブリンと β-グロブリン）からなる．免疫グロブリンは形質細胞から分泌された機能的免疫系分子，すなわち抗体である（抗体については CHAPTER 14，リンパ系にて詳述）．

　非免疫系グロブリンは肝臓から分泌され，血管系における浸透圧を維持し，輸送タンパク質として銅（セルロプラスミンによる）や鉄（トランスフェリンによる），タンパク質ヘモグロビン（ハプトグロビンによる）などのさまざまな物質の輸送を担っている．非免疫性グロブリンにはフィブロネクチンやリポタンパク質，血液凝固因子，血中と血管外結合組織間で交換されるその他のさまざまな分子が含まれている．

　フィブリノーゲン fibrinogen は血漿タンパク質中最大のタンパク質（340 kDa）であり，肝臓で合成される．他の凝固系因子との一連の反応系において，可溶性フィブリノーゲンは不溶性タンパク質であるフィブリン（323 kDa）に変換される．フィブリノーゲンからフィブリンへの変換時には，フィブリノーゲン鎖がフィブリン単量体に分解され，フィブリン単量体は速やかに重合し，長い線維となる．フィブリン線維は架橋し，傷害された血管部位に不浸透性の網を形成して，傷害部での止血に機能している．

　これらの分子量の大きな血漿タンパク質や，比較的分子量の小さなタンパク質やポリペプチドである調節性物質以外に

表10.2　血漿成分

構成	%
水	91〜92
タンパク質（アルブミン，グロブリン，フィブリノーゲン）	7〜8
その他	1〜2
電解質（Na^+, K^+, Ca^{2+}, Mg^{2+}, Cl^-, HCO_3^-, PO_4^{3-}, SO_4^{2-}）	
タンパク質以外の窒素化合物（尿素，尿酸，クレアチン，クレアチニン，アンモニウム塩）	
栄養素（グルコース，脂質，アミノ酸）	
血液ガス（酸素，二酸化炭素，窒素）	
調節因子（ホルモン，酵素）	

も，血管壁を通過して周囲の結合組織の組織間隙に到達できるような十分に小さい多くの血漿成分が存在している．

血漿タンパク質は一般的な固定液に反応し，組織切片では血管周囲で観察可能である．分子レベル以上の構造的形態を持たないため，組織標本では，血管周囲において，これらの血漿タンパク質はH&E染色によりエオジンに均一に染まる同質の物質としてのみ観察される．

血清は凝固因子が含まれないこと以外は血漿と同様である．

検査用の血液検体は多くの場合静脈から採血される（この手順を静脈穿刺という）．血液は循環しなくなるとすぐに凝固する．**血餅** blood clotは，フィブリンの細線維でできた網に絡まった赤血球によってそのほとんどが構成されており，フィブリン自体はフィブリノーゲンの変換産物である．得られた血液サンプルが凝固するのを抑制するために，血液検体には採血されるとすぐにクエン酸塩やヘパリンなどの**抗凝固剤** anticoagulantが添加される．クエン酸塩は一連の血液凝固反応において必須成分であるカルシウムイオンに結合し，その働きを抑制する．ヘパリンには血漿中の凝固因子を不活化する働きがある．血漿から凝固因子が除かれた成分は血清と呼ばれている．多くの生化学的検査試験では，血漿と血清は互換的に使用できる．ただし検査によっては血漿中に存在する凝固因子が結果に干渉することもあるため，いくつかの特定の検査では血清に限って使用されている．一方，凝固系の機能検査では，全凝固因子の存在が必要であり，したがって血清を検査に用いることは適切ではない．

結合組織の細胞間液は血漿に由来する．

驚くことではないが，細胞間液と呼ばれる組織を取り巻く液体成分はその由来である血漿内容を反映した電解質成分を有している．しかし，非結合組織に存在する細胞間液は，上皮の吸収・分泌作用による修飾を受けやすい．上皮は特別な微小環境をつくり出すことにより，特殊な機能を行っている．たとえば血液と神経組織の間に血液-脳関門を構成する．このような関門は精巣の実質組織と血液との間や，胸腺，眼，その他の上皮構造にも存在する．流体や関門，そしてその機

能については，それぞれの臓器について解説する後述のCHAPTERに記載した．

血球検査のためには特別な標本と染色が必要である．

末梢血の血球の形を最適に示す標本作製方法は塗抹標本である．この方法は，組織学研究室において通常行われているパラフィン包埋後に切片を作製する標本作製方法とは異なる．スライドに血液が直接滴下され，スライドの表面に薄く広げられる．すなわち，細胞を単層にするために別のスライドの端で"引かれる"のである（図10.2a）．その後標本は乾燥固定され，染色される．血液塗抹標本におけるもう1つの違いは，H&E染色ではなく特別に調合された色素を血球の

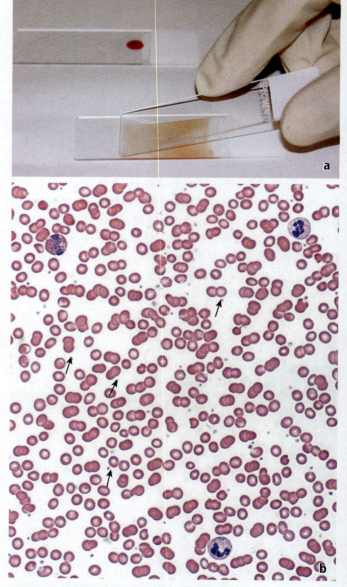

図10.2 ▲ 血液塗抹標本：作製の手技と全体像
a. 写真に血液塗抹標本の作製手技を示す．血液を1滴，スライドガラスに直接置き，その表面を別のスライドガラスの端で引き伸ばす．b. ライトWright染色され，細胞が均等に分布している末梢血塗抹標本写真を示す．主な細胞は赤血球である．白血球が3つみられる．→は血小板を示している．350倍．

染色に使用することである．そうして完成した標本はカバーガラスをかぶせ，あるいはかぶせないまま高倍率の油浸レンズで検鏡される（図10.2bおよびPLATE 17，p.306）．

変法ロマノフスキー染色法は，一般に血液塗抹標本の染色に使用される．その染色液の内容は**メチレンブルー** methylene blue（塩基性色素），**アズール** azure（塩基性色素），**エオジン** eosin（酸性色素）の混合物である．染色後の白血球は従来より，形態的特徴によって顆粒球（好中球，好酸球，好塩基球）と無顆粒球（リンパ球，単球）に分類されてきた．どちらのタイプの細胞も顆粒を含んではいるが，顆粒球の細胞質内には，はっきりと特徴的に染まる顆粒が存在する．一般に，塩基性色素は核や好塩基球の顆粒，細胞質のRNAを染色し，一方，酸性色素は赤血球や好酸球の顆粒を染色する．好中球の繊細な顆粒はメチレンブルー，アズールがエオジンと結合して形成される"中性色素"によって染色されると元来考えられていた．しかしながら，特定の好中球顆粒が染色される機序についてはいまだよくわかっていない．いくつかの塩基性色素は異染性であり，それらが染色可能な物質を紫から赤までの色に染めていると考えられている．

3. 赤血球

赤血球は核がなく，両面の中心が陥凹した円盤状をしている．

赤血球は典型的なオルガネラを欠いた無核細胞である．血流の中でのみ機能し，酸素と結合して組織へ引き渡し，二酸化炭素と結合して組織から除去する．その形は両面の中心が陥凹した円盤状で，直径は $7.8\,\mu m$，端の厚さが $2.6\,\mu m$，中央の厚さが $0.8\,\mu m$ である（図10.3）．ガス交換の重要な特質である細胞表面積は，この形によって $140\,\mu m^2$ まで増加する．

その寿命はおよそ120日である．健康人では，老化（加齢）により毎日約1%の赤血球が循環血液から取り除かれ，その消失分を埋め合わせるように骨髄は継続的に新しい赤血球を産生している．加齢した赤血球のほとんど（90%まで）は脾臓，骨髄，そして肝臓でマクロファージに貪食される．残りの加齢赤血球（10%まで）は血管内で壊れ，わずかな量のヘモグロビンを血液中に放出する．

H&E染色では，赤血球は通常直径 $7 \sim 8\,\mu m$ である．この大きさは固定された組織において比較的一致しているため，組織標本で他の細胞や構造物の大きさを推定するのに使用される．この役割のため，赤血球は"組織学の定規"として参照されている．

生きている赤血球と貯蔵された赤血球の両者は，通常中心陥凹の円盤形をしているため，硬く弾力のない印象を与える（図10.4）．しかし実際には極度に変形することができる．自身を折りたたみ，最も狭い毛細血管でさえも容易に通り抜けることができる．赤血球は均一にエオジンに染まる．透過型電子顕微鏡では赤血球の中に精細で濃い顆粒状の物質が観察できる．

赤血球形態は特別な細胞骨格で維持され，循環中に加えられる外力に耐えるための機械的な安定性と柔軟性を得ている．

循環している赤血球が毛細血管の小さなネットワークを進むとき，高いずり応力にさらされ，急速に裏返させるような変形に耐えさせられる．このストレスに対抗するために，赤血球の細胞膜は独特な細胞骨格構造を有している．典型的な脂質二重層に加え，2つの機能的に重要なタンパク質のグループを含んでいる．

- **内在性膜タンパク質** integral membrane protein は脂質二重層の中のタンパク質のほとんどに相当する．**グリコホリン** glycophorin と**バンド3タンパク質** band 3 protein という2つの大きなファミリーがある．これらの内在性膜タンパク質の細胞外ドメインにはグリコシル基がつき，特異的な血液型抗原を発現している．**グリコホリンC** glycophorin C は，膜貫通型タンパク質であるグリコホリンファミリーの一員で，細胞膜下に沿った細胞骨格タンパク質のネットワークを細胞膜に結合させる重要な働きを担っている．バンド3タンパク質は赤血球細胞膜において最も多量にある膜貫通型タンパク質である．ヘモグロビンと結合し，細胞骨格タンパク質の付加的な固定部位としても働く（図10.5）．

- **表在性膜タンパク質** peripheral membrane protein は細胞膜内層上に存在する．それらによって細胞膜内側の表面に薄板をかぶせたような二次元の六角形の格子状ネットワークがつくり上げられる．格子それ自体は細胞膜と平行に位置し，主として細胞骨格タンパク質から構成され，**α-スペクトリン** α-spectrin と**β-スペクトリン** β-spectrin 分子を含んでいる．α-スペクトリンとβ-スペクトリンは多重の側方結合で結びついて逆平行のヘテロ二量体を形成するように会合する．そして複数の二量体の頭部と頭部が結合し，長く柔軟性を持つ四量体を生み出す．スペクトリンフィラメントは2つの大きなタンパク質複合体により脂質二重層に固定される．その1つ目は**バンド4.1タンパク質複合体** band 4.1 protein complex であり，**バンド4.1タンパク質** band 4.1 protein，**アクチン** actin，**トロポミオシン** tropomyosin，**トロポモジュリン** tropomodulin，**アデュシン** adducin，そして**デマチン** dematin からなる（図10.5参照）．この複合体はグリコホリンCや他の膜貫通型タンパク質と結合する．2つ目の複合体は**アンキリンタンパク質複合体** ankyrin protein complex

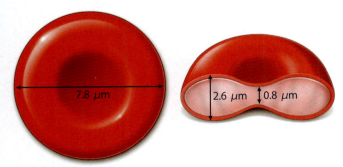

図10.3 ▲ 赤血球
赤血球は無核の細胞であり，両面の中心が陥凹した円盤状の形をなし，ヘモグロビンを含んでいる．細胞表面積は約 $140\,\mu m^2$ であり，平均血球容積は $80 \sim 99\,fL$（$1\,fL = 10^{-15}\,L$）である．

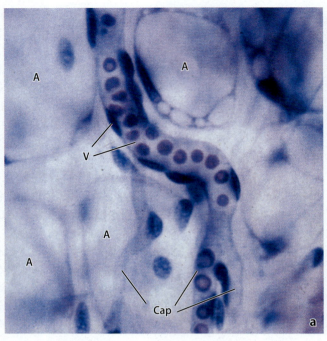
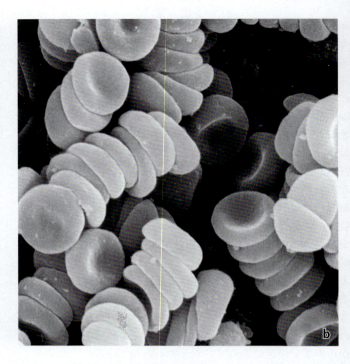

図 10.4 ▲ 赤血球の形態学
a．広げた腸間膜全層の脂肪組織で観察された，小静脈（V）につながる 3 つの毛細血管（Cap）．赤血球は 1 本の毛細血管の中で 1 列状にみえている．他の 2 つの毛細血管には何もない．いくつかの赤血球で中央部分が明るくみえるのは両面の中心が陥凹した形のためである．赤血球は高い可塑性を持ち，非常に狭い毛細血管を通り抜けるときに自身を折りたたむことができる．広大な丸い構造は脂肪細胞（A）である．470 倍．b．血管内から収集された赤血球の走査型電子顕微鏡像．中心が陥凹した形に注目してほしい．これらの組織標本における赤血球の積み重なりは異常ではなく，連銭状態と呼ばれている．生体内でのこのような形状は血漿中の免疫グロブリン濃度が増加したことを示している．2,800 倍．

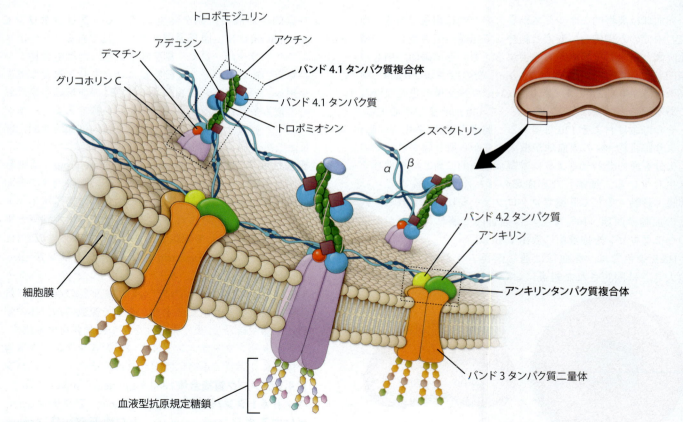

図 10.5 ▲ 赤血球膜の構築
赤血球断面（右上図）にみられる四角形は大きな図に示した膜に相当する．この大きな図は表在性および内在性膜タンパク質の配置を示している．内在性膜タンパク質であるグリコホリンCは表在性のバンド 4.1 タンパク質複合体と結合する．同様に，内在性膜タンパク質であるバンド 3 タンパク質はアンキリンタンパク質複合体と結合する．これらの表在性タンパク質複合体はスペクトリンと結合し，細胞膜の細胞質側表面に直接隣接する細胞骨格性の六角形の格子を形成する．表在性膜タンパク質複合体と結合したスペクトリンの格子は，グリコホリンCとバンド 3 タンパク質によって細胞膜に固定され，これらは細胞外表面側で糖鎖が付加され，糖鎖で定義された血液型抗原の大半を提供する．

であり，**アンキリン** ankyrin と**バンド 4.2 タンパク質** band 4.2 protein からなり，バンド 3 タンパク質や他の内在性膜タンパク質と結合する（図 10.5 参照）．

このユニークな細胞骨格の配置は赤血球の形を構成し，細胞膜に弾力性と安定性を与えている．この細胞骨格は静的なものではない．たとえば，赤血球が種々の物理的因子や化学刺激に反応して変形するときに，スペクトリン分子の長軸に沿った分子的な結合は解離と再会合を起こしている．それゆえ，スペクトリン二量体，アンキリン，そしてバンド 4.1 複合体の柔軟な結合は膜の弾力性と機械的安定性の極めて重要な調節因子となっている．これらの細胞骨格タンパク質をコードするどの遺伝子発現が欠如しても形が異常になり，脆弱な赤血球となる．たとえば，**遺伝性球状赤血球症** hereditary spherocytosis は赤血球細胞膜を細胞質に固定するタンパク質の常染色体優性突然変異で起こり，その突然変異がアンキリン複合体（バンド 3 タンパク質，バンド 4.2 タンパク質，スペクトリン，その他の赤血球膜内在性タンパク質）に影響を及ぼし，結果として球状の赤血球が形成される．この状態において，赤血球細胞膜は結合部位を欠いており，細胞質から引き離され，剥がれてしまう．別の赤血球膜の異常である**遺伝性楕円赤血球症** hereditary ellipotocytosis は，スペクトリン分子に影響を及ぼすいくつかあるうちの1つの常染色体優性突然変異によって起こる．この突然変異では，スペクトリンとスペクトリンの側方結合，スペクトリンとアンキリンとバンド 4.1 タンパク質の結合が欠損している．その細胞膜は変形からの回復ができず，徐々に長くなり，結果として楕円状の赤血球が形成される．どちらの状態でも，赤血球は浸透圧や機械的な変形などの環境の変化に適応することができず，成熟前に破壊されるか，**溶血** hemolysis してしまう．

赤血球は酸素と二酸化炭素を運搬することに特化したタンパク質であるヘモグロビンを持っている．

赤血球は 68 kDa の**ヘモグロビン** hemoglobin タンパク質に結合した酸素と二酸化炭素を運搬する．ヘモグロビンはその機能として，酸素濃度の高い肺において酸素分子と結合し，循環器系を通じてそれを運搬した後に，酸素濃度の低い組織において酸素を離す．ヘモグロビンの単量体は，横紋筋でみ

FOLDER 10.1 臨床関連事項：ABO 式血液型と Rh 式血液型

ABO 式血液型

輸血において重要な因子として ABO 式血液型があり，それには A，B，そして O 抗原と呼ばれる 3 つの抗原が重要な関係を持っている（表 F10.1.1）．これらの抗原は糖タンパク質や糖脂質であり，わずかな構成の違いを有する．これらの抗原は赤血球の表面に存在し，細胞膜の必須タンパク質である**グリコホリン** glycophorin と**バンド 3 タンパク質**の細胞外ドメインに結合している．A，B，そして O 抗原の存在により，4 つの主要な血液型が決定される：A，B，AB，O 型．すべてのヒトは O 抗原の合成を触媒する酵素を有する．A 型のヒトは O 抗原に **N-アセチルガラクトサミン** N-acetylgalactosamine を付加する酵素（**N-アセチルガラクトサミントランスフェラーゼ** N-acetylgalactosamine transferase または **A-グリコシルトランスフェラーゼ** A-glycosyltransferase）を有する．B 型のヒトは O 抗原に**ガラクトース** galactose を付加する酵素（**ガラクトーストランスフェラーゼ** galactose transferase または **B-グリコシルトランスフェラーゼ** B-glycosyltransferase）を有する（図 F10.1.1）．AB 型のヒトは両方の酵素を有し，O 型のヒトは両方の酵素が欠如している．ヒトでは ABO 遺伝子には少なくとも 7 つのエキソンがあり，第 9 染色体上に位置している．対立遺伝子 O は劣性であり，対立遺伝子 A と B は共優性である．

糖分子の差異は A または B 抗原に対する特異的抗体を用いて検出できる．A 抗原を持つヒトは，B 抗原に対して結合する抗 B 抗体を血清中に有する．B 抗原を持つヒトは，A 抗原に対して結合する抗 A 抗体を血清中に有する．AB 型のヒトは A または B 抗原に対する抗体を持たない．このため彼らはすべての型の血液を受け入れることができる．O 型のヒトは抗 A，抗 B 抗体のどちらも血清中に有し，赤血球上には A，B 抗原のどちらも持たない．よって O 型のヒトはあらゆる血液型のヒトに血液を提供することができる．不適合な血液型の血液を輸血されると，受血者の持つ抗体は供血者由来の赤血球を攻撃し，激しい溶血性輸血反応，つまり輸注された赤血球の破壊を引き起こす．このような生命を脅かす問題の発生を防ぐために，輸血用の血液は常に受血者に対する交差適合試験を受けなければならない．この検査では，受血者

表 F10.1.1 ABO 式血液型

血液型	赤血球表面の抗原	血清抗体	他のヒトへの輸血	他のヒトからの輸血
A	A 抗原	抗 B 抗体	A 型と AB 型	A 型と O 型
B	B 抗原	抗 A 抗体	B 型と AB 型	B 型と O 型
AB	A 抗原と B 抗原	なし	AB 型のみ	A 型，B 型，AB 型，O 型（どの血液型からも受血可能）
O	O 抗原（A 抗原も B 抗原も存在しない）	抗 A と抗 B 抗体	A 型，B 型，AB 型，O 型（どの血液型へも供血可能）	O 型のみ

（次ページに続く）

FOLDER 10.1　臨床関連事項：ABO式血液型とRh式血液型（続き）

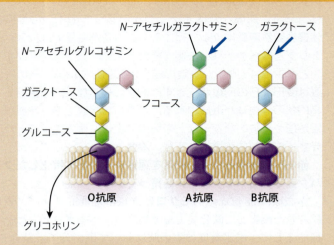

図F10.1.1 ▲ ABO型抗原
ABO型抗原はそれぞれが異なる遺伝子の産物ではなく，酵素反応（糖鎖修飾）による産物である．図はABO式血液型に関与する3つの主要抗原の違いを示している．O抗原の免疫優性構造は，赤血球細胞膜の内在性膜タンパク質であるグリコホリンの細胞外ドメインに結合している部分として示される．O抗原とA抗原の違いは，A型のヒトに存在する一般的表記でN-アセチルガラクトサミントランスフェラーゼ酵素によって糖分子であるN-アセチルガラクトサミン（中央の→）が付加されているか否かによる．同様に，B型のヒトはガラクトーストランスフェラーゼ酵素により付加されたガラクトース分子（右側の→）を有する．AB型のヒトは両方の酵素を発現し（したがってA，B抗原の両者が存在する），O型のヒトは両方の機能的酵素が欠如し，O抗原の免疫優性のコア構造のみを持つ．

の血清が供血者の赤血球に対して反応しないかの検査を行う．交差適合試験において問題となる反応がなければ，供血者の血液は輸血に使用可能となる．

Rh式血液型

もう1つの重要な血液型であるRh式血液型は，**Rhesus**（アカゲザル，Rh）**抗原**に基づいている．ヒトにおけるRh式血液型は，アカゲザル赤血球と抗原の座位が共通する膜貫通型で非糖鎖修飾型の40 kDaのRh30ポリペプチドによって説明される．Rh30糖タンパク質は，Rh50糖タンパク質を含むより大きい（90 kDa）赤血球主要膜タンパク質複合体の構成要素である．Rh30ポリペプチドは細胞外配列にさまざまな種類の抗原を発現しているが，そのうちのD，C，E抗原の3つだけが臨床的に重要である．この3つの抗原のうちどれか1つでも有する人を**Rh陽性（Rh（D+））**と称する．これら3つの抗原のすべてが，同様の抗原を持たないヒトにおいての抗Rh抗体の産生を刺激する．

　Rh血液型の不一致は溶血性輸血反応を引き起こし，新生児では胎児赤芽球症と呼ばれる溶血性疾患を引き起こす．胎児赤芽球症は**Rh（D−）**の母親が**Rh（D+）**の新生児を妊娠中に，胎盤を通過してきた母親由来の抗D抗体が引き起こす免疫反応の結果生じる．母親由来の抗D抗体は，妊娠中に母親の血流中に漏れてきた胎児赤血球上に発現するD抗原に対して起こった母体における免疫応答により産生される．妊娠中から分娩後まで母親に**抗D抗体**（RhoGAM）を投与し，母親の循環血液中に残存する胎児由来のRh（D+）赤血球が破壊されれば，次回以降の妊娠におけるRh不適合反応を予防することができる．

られる酸素結合タンパク質である**ミオグロビン** myoglobinに組成と構造が似ている．赤血球の円盤状の形は，球状の形よりも多くのヘモグロビン分子を細胞膜に近接させ，ガス交換を促進している．したがって，ガスはヘモグロビンの結合部位に到達するのに細胞内でわずかな距離しか拡散しない．高濃度のヘモグロビンが赤血球内に存在し，そのために赤血球はエオジンに均一に染まり，透過型電子顕微鏡で細胞質顆粒として観察される．

　ヘモグロビンはグロビン globin α，β，δ，γの4つのポリペプチド鎖からなり，それぞれが鉄を含んだ**ヘム** hemeグループと複合体を形成している（図10.6）．酸素化の間，ヘムグループはそれぞれ1つの酸素分子と可逆的に結合できる．在胎期間および出生後において，ヘモグロビンポリペプチド鎖の合成は変化し，異なるタイプのヘモグロビンが合成される（図10.7）．異なるグロビン遺伝子の活性化と特別なポリペプチドの存在によって，ヘモグロビンは以下のタイプに区別できる．

- **ヘモグロビンA（HbA）**は成人において，全ヘモグロビンのおよそ96%と最も多数を占める．2つのα鎖と2つのβ鎖からなる四量体である（$\alpha_2\beta_2$）．
- **ヘモグロビンA$_2$（HbA$_2$）**は成人の全ヘモグロビンの1.5

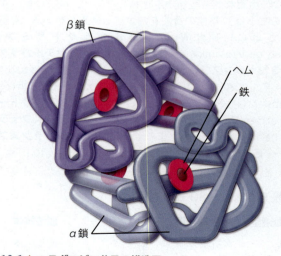

図10.6 ▲ ヘモグロビン分子の構造図
それぞれのヘモグロビン分子は4つのサブユニットからなる．それぞれのサブユニットはヘモグロビンの鉄含有部分であるヘムを1つ，グロビン鎖の疎水性の間隙に埋め込んでいる．折りたたまれたグロビン鎖は，酸素に容易に接近できるように分子の表面近くにヘムを置く．グロビン鎖には4つの異なるタイプがある．α，β，δ，γである．これらは2つで1組になっている．分子に発現しているグロビン鎖のタイプによって，ヘモグロビンのタイプが決まる．図は2つのα鎖と2つのβ鎖で構成されたヘモグロビンA（HbA）である．

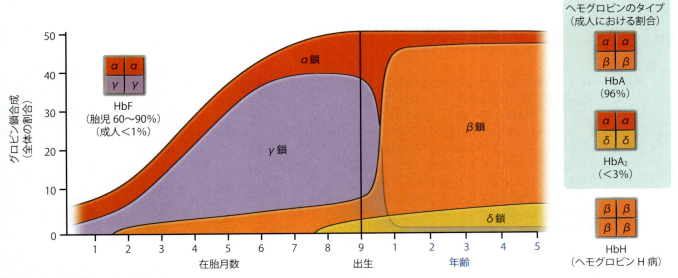

図10.7 ▲ 在胎期間および出生後の主要なグロビン鎖の合成とヘモグロビンの構成
ヘモグロビンのタイプは在胎期と出生後で異なる．この図は4種の主要なグロビン鎖の合成（α，β，δ，γ）とヘモグロビン合成の時系列を示している．発生の早い時期には，α鎖とγ鎖が胎児ヘモグロビン（HbF）を形成している．HbF は出生時まで最も多いヘモグロビンである．在胎2ヵ月から，β鎖の合成が徐々に増加する．出生後には急激に増加し，α鎖とヘモグロビンA（HbA）を形成する．HbA は成人で最も多いヘモグロビンである．この期間，γ鎖の合成が減少する．胎生後期にδ鎖の産生が始まり，2つのδ鎖と2つのα鎖によるヘモグロビン A_2（HbA_2）を形成する．成人では青い四角の中に示した HbA（96%）と HbA_2（<3%）が正常のヘモグロビンとみなされている．HbF の痕跡は1%未満が正常と考えられている．病的なヘモグロビンの一例として，β鎖の四量体により形成されるヘモグロビンH（HbH）を示す．

～3%であり，2つのα鎖と2つのδ鎖からなる（$α_2δ_2$）．

- **ヘモグロビンF**（**HbF**）は成人の全ヘモグロビンの1%未満であり，2つのα鎖と2つのγ鎖からなり（$α_2γ_2$），胎児のヘモグロビンの主要なタイプである．HbF の産生は生後に劇的に低下するが，ときおり HbF を一生涯産生し続ける人がいる．鎌状赤血球症やサラセミアでは少し高い確率で HbF が消えずに残るが，病態的な役割は示さない．

グロビン鎖をコード化している遺伝子の突然変異は，ヘモグロビン産生に障害をきたす．一例としてヘモグロビンH（HbH）病がある．グロビンα鎖遺伝子の分子欠損により起こり，グロビンα鎖の発現が減少している．分子レベルでは，HbH病は過剰なβ鎖の集積を特徴としており，β鎖の4量体が形成される（$β_2β_2$；図10.7参照）．臨床的には，高い網状赤血球数（5～10%）を有する軽度の慢性溶血性貧血を特徴とする．別の例として鎌状赤血球症があり，グロビンβ鎖をコードしている遺伝子の突然変異により起こる（FOLDER 10.3 参照）．興味深いことに，550種を超える異常なヘモグロビン分子が同定されているが，それらの大多数は臨床的に意味を持たない．

4. 白血球

白血球は2つのグループに細分類される．この分類の基準は，細胞質に顕著な特殊顆粒を有しているか否かによる．先述のとおり，特殊顆粒を有するものは顆粒球（好中球，好酸球，好塩基球）に分類され（PLATE 17, p. 306），特殊顆粒のないものは無顆粒球（リンパ球，単球）に分類される（PLATE

FOLDER 10.2　臨床関連事項：糖尿病患者におけるヘモグロビン

本文に記載されているように，成人のヘモグロビンの約96%は**ヘモグロビンA**（HbAタイプ）である．ほぼ8%のヘモグロビンA はわずかな化学的な差異によりいくつかのサブタイプから構成されている．このサブタイプには HbA1a1, HbA1a2, HbA1b, HbA1c がある．これらの中で，**HbA1c** は不可逆的にグルコースと結合することで臨床的に重要視されている．糖化またはグリコシル化ヘモグロビンと呼ばれる．このヘモグロビン濃度は2～3ヵ月前からの血糖値を反映する指標として測定される（臨床的に A1c テストと呼ばれる）．糖尿病のヒトでは血糖値が上昇しているため，糖化ヘモグロビン HbA1c が増加している．正常の赤血球寿命が120日であることから（p. 295参照），糖化ヘモグロビンはそれを含む赤血球が壊されるときにのみ除去される．したがって，HbA1c 値は赤血球の全寿命において血中グルコース濃度に比例している．健常人あるいは糖尿病でしっかりコントロールされているヒトでは HbA1c のレベルは全ヘモグロビンの7%を超えることはない．また，たとえば食後や絶食時のように短時間で血糖値が変動するような場合でも HbA1c の値は影響を受けないため，HbA1c テストは食物の消費状況にかまわずに行うことができる．

FOLDER 10.3　臨床関連事項：ヘモグロビン異常症

貧血

貧血 anemia は，年齢と性別から想定される基準値よりも血中ヘモグロビン濃度が低下した状態として，臨床的に定義される．低ヘモグロビン濃度とは一般に，男性では 13.5 g/dL（135 g/L），女性では 12 g/dL（120 g/L）とされている．ある種の貧血におけるヘモグロビン濃度の低下は各赤血球のヘモグロビンの量が減少したために起こるが，ほとんどの貧血は赤血球数の減少により引き起こされる．貧血の原因には，失血（出血による）や赤血球産生数の不足，循環血液中における赤血球の破壊亢進がある．食物中の鉄分の不足や，ビタミン B_{12} や葉酸などのビタミン欠乏は赤血球産生量の減少を引き起こす．自己免疫疾患の結果，胃が萎縮し，回腸におけるビタミン B_{12} 吸収の必須分子である内因子を分泌する胃の壁細胞が破壊されると，**悪性貧血** pernicious anemia と呼ばれる貧血の一種を引き起こす原因となる．貧血の臨床症状は，貧血の型，そのもととなる原因，その他の関連した医学的条件によって異なっている．軽度の貧血であってもみられる共通した症状は，虚弱，易疲労性，エネルギー不足（弱りやすいこと）である．それ以外の症状として，息切れ，頻回の頭痛，集中力の欠如，精神的不安定，性欲減退，眩暈，こむら返り，不眠，皮膚の蒼白がある．

鎌状赤血球症

鎌状赤血球症 sickle cell disease は，ヘモグロビン A（HbA）のβ-グロブリン鎖をコードする遺伝子に生じた単一の点変異によって引き起こされる．この position 6 における点変異の結果，β-グロブリン鎖のアミノ酸であるバリンがグルタミン酸によって置換され，異常β-グロブリン鎖が生じ，この異常β-グロブリン鎖を持つヘモグロビンは鎌状ヘモグロビン（HbS）と称される．親水性のグルタミン酸が疎水性のバリンで置き換えられることで，低酸素分圧下で HbS 分子が凝集し，赤血球の直径を超えるほどの長さになる．正常な両凹円盤状の形態と異なり，多くの赤血球が低酸素分圧下で

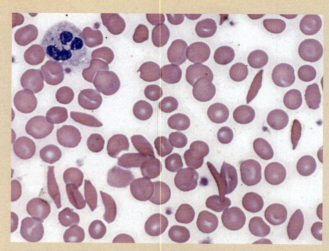

図 F10.3.1 ▲ 鎌状赤血球貧血の血液塗抹の顕微鏡像
鎌状赤血球貧血症の患者の血液をライト染色法で染色すると，"舟型"や"鎌型"の細胞が散見される．400倍．

鎌状の形態に変化することがこの疾患の名前の由来である（図 F10.3.1）．鎌状変化は可逆的であり，ホモ接合型のヒトでは酸素分圧が 85％以下，ヘテロ接合型のヒトでは 40％以下のときに変化が生じる．鎌状赤血球は正常赤血球に比べてより堅く，そしてより容易に内皮表面に接着する．ゆえに血液の粘性が高まり，また鎌状赤血球が最小毛細血管内で積み重なると，組織や臓器の一部から酸素と栄養を奪うことになる．さらに，大きな血管が閉塞すれば，小児では発作がしばしば起こる．鎌状赤血球は正常赤血球よりも脆弱で，より早くに分解する，あるいは破壊される（産生後 20 日）．

鎌状赤血球症は劣性ホモ接合型の遺伝子病である．しかしながらヘテロ接合型のヒトも，高地や身体に非常に強いストレスがかかる環境では，臨床的に重要な問題をしばしば抱えることとなる．

18, p. 308）．しかしながら，無顆粒球も顆粒球もリソソームである非特異的なアズール好性顆粒を少数有している．種々の白血球の相対的な細胞数を表 10.1 に示す．

A. 好中球

好中球は最も一般的な顆粒球であることに加えて最も数の多い白血球である．

好中球 neutrophil は血液塗抹標本で直径 10〜12 μm であり，明らかに赤血球より大きい．特徴的な細胞質の染色性を欠くことに由来する名前であるが，多葉の核によって容易に同定される．そのため，**多形核好中球** polymorphonuclear neutrophil または**多形核球** polymorph とも呼ばれる．成熟した好中球は細い核糸によってつながった 2〜4 個に分葉した核を持つ（PLATE 17, p. 306）．核の分葉およびそれらを結合している核糸の配置は静的ではなく，生きている好中球においては，それらの形，位置，そして数さえも変化している．

好中球のクロマチンは特徴的な配置をしている．ヘテロクロマチンの広い領域は主として核の周辺に位置し，核膜と接触している．ユークロマチンの領域は主として核の中心に位置し，相対的に狭い領域で核膜と接触している（図 10.8）．女性において，**バー小体** Barr body（凝縮した 1 つの不活性 X 染色体）は核の分葉の 1 つにドラムスティック状に飛び出すような形として認められる．

好中球は 3 つのタイプの顆粒を持つ

好中球の細胞質には 3 種類の顆粒がある．異なるタイプの顆粒は種々の貪食能を反映する．

- **アズール好性顆粒** azurophilic granule（**一次顆粒** primary granule）は特殊顆粒より大きく，数が少ない．顆粒球生成の早期から発生し，すべての顆粒球と同様に単球とリンパ球にも発現する．アズール好性顆粒は好中球のリソソームであり，透過型電子顕微鏡で微細な点状の物質としてみられる**ミエロペルオキシダーゼ** myeloperoxidase（**MPO**）（過酸化酵素）を含んでいる．ミエロペルオキシダーゼは高い殺菌性を示す次亜塩素酸塩とクロラミン

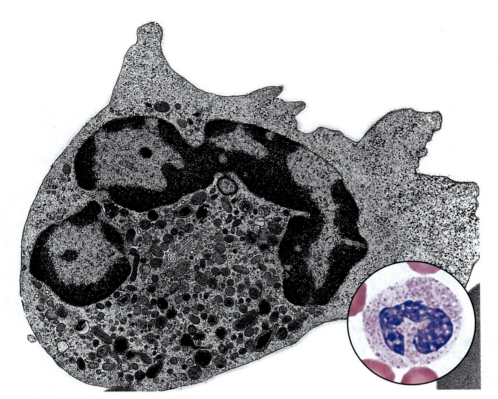

図 10.8 ▲ ヒト成熟好中球の透過型電子顕微鏡像
核は典型的な多分葉の形状を示し，ヘテロクロマチンが辺縁に，ユークロマチンがより中心に位置している．小型のゴルジ装置（G）があり，他のオルガネラはまばらである．核の輪郭が凸状になった面に近接した細胞質にみられる小さな斑点は，グリコーゲン粒子である．核の輪郭の凹状面には非常に多くの顆粒がある．特殊顆粒はアズール好性顆粒より電子密度が低く，より丸い形をしている．アズール好性顆粒は数では少なく，非常に高電子密度である．22,000倍．（Dr. Dorothea Zucker-Franklin の厚意による．）比較のため，**挿入図．**血液塗抹標本での好中球の光学顕微鏡像を示す．1,800倍．

の産生を助ける．アズール好性顆粒はまた，種々の典型的な酸性加水分解酵素に加えて，抗体に類似した機能を持つ**ディフェンシン** defensin と呼ばれる陽イオンタンパク質，および病原菌を殺す抗菌ペプチドの**カテリシジン** cathelicidin を含んでいる．

- **特殊顆粒** specific granule（**二次顆粒** secondary granule）は最も小さい顆粒であり，アズール好性顆粒の少なくとも2倍多く存在する．光学顕微鏡でかろうじてみることができ，電子顕微鏡では楕円形である（図10.8参照）．特殊顆粒は種々の酵素（すなわちIV型コラゲナーゼ，ゼラチナーゼ，ホスホリパーゼ）を含み，加えて，**補体活性化因子** complement activator と他の抗菌ペプチド（すなわちリゾチーム，ラクトフェリン）を含んでいる．
- **三次顆粒** tertiary granule には好中球において2つのタイプがある．1つは**脱リン酸化酵素** phosphatase（基質からリン酸基を取り除く酵素）を含み，ときに**ホスファソーム** phosphasome と呼ばれる．もう1つはゲラチナーゼやコラゲナーゼのような**メタロプロテアーゼ** metalloproteinase を含み，結合組織を通る好中球の遊走を促進すると考えられている．

これらの顆粒とは別に膜結合オルガネラがまばらにある．小さなゴルジ装置は細胞の中央にはっきりとあり，ミトコンドリアは相対的に少ない（図10.8参照）．

好中球は運動能のある細胞であり，循環から出て結合組織中の活動する場へと遊走する．

好中球および他の白血球における重要な特性は，その運動能である．好中球は損傷した組織に第一波として侵入する細胞の中で最多数を占める．その遊走は好中球表面に発現している接着分子によってコントロールされており，その接着分子は内皮細胞上のリガンドと相互作用し（図10.9），しばしば細胞結合に関与する．

好中球の遊走の初段階は後毛細血管小静脈で起こり，好中球と内皮細胞の認識に関与するメカニズムによって調整されている．**E-セレクチン** E-selectin と **P-セレクチン** P-selectin（細胞接着分子のタイプ）は後毛細血管小静脈の内皮細胞表面にみられ，両者ともに，比較的多数のシアリルルイス^X Sialyl Lewis^X （s-Le^x）糖鎖を細胞表面に発現している循環好中球と相互作用する．概略的に，E-セレクチンまたは P-セレクチンとシアリルルイス^{X}糖鎖との可逆性の結合により，好中球は内皮細胞に部分的につなぎ留められるようになる（図10.9参照）．この相互作用の結果，循環中の好中球の速度が落ち，内皮細胞の表面を転がるようになる．この好中球-内皮細胞の相互作用は**ベルクロ** Velcro で覆われた傾斜した面（内皮細胞表面）の上をテニスボール（好中球）が転がることに例えることができる．ボールが転がるにつれ，ベルクロ面上の小型のフック（セレクチン）が，フェルトで覆われた線維状のボールをつかまえる．この相互作用によりテニスボールの動きを減速させ，ついには止めてしまう．

第2段階では，**インテグリン** integrin（すなわち VLA-5）と呼ばれる好中球表面に発現する別のグループの接着分子に

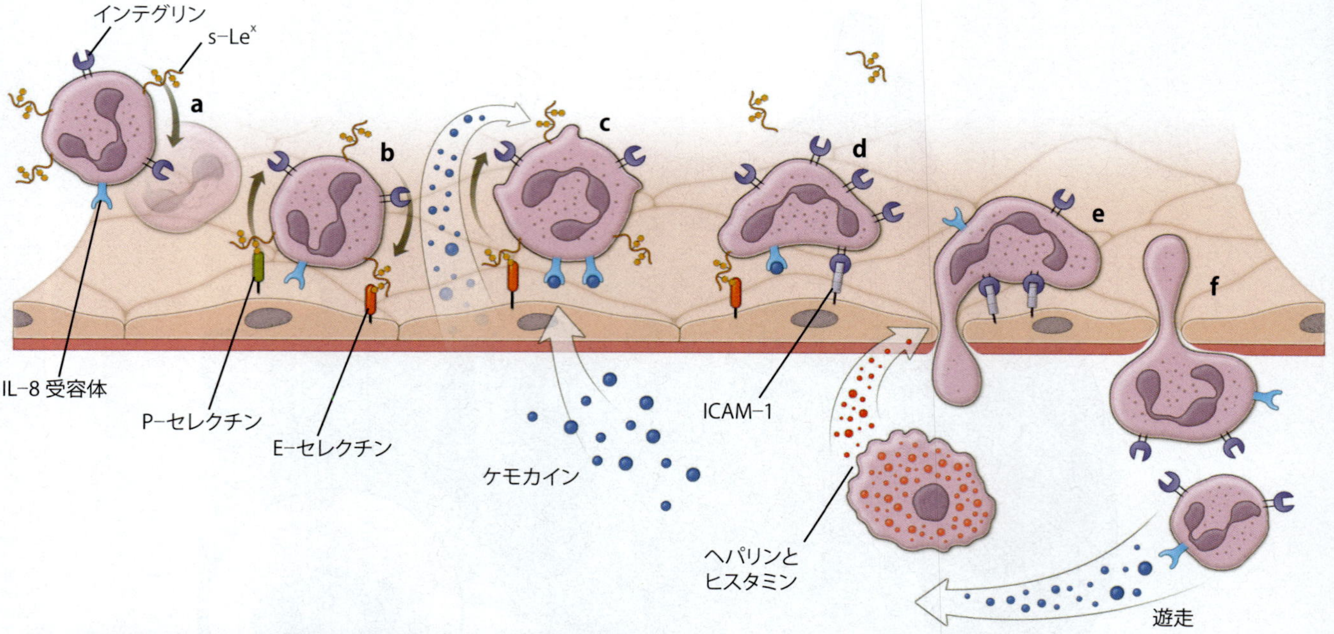

図 10.9 ▲ 毛細血管後小静脈から結合組織への好中球の遊走の模式図
a. 血管内を移動している好中球は，シアリルルイス^x（s-Le^x）糖鎖，インテグリン，そしてインターロイキン受容体のような細胞間認識分子を多数発現している．**b.** 循環している好中球は，その表面の s-Le^x と毛細血管後小静脈の内皮細胞に発現している E-セレクチンと P-セレクチンとの結合によって減速させられる．**c.** この結合によって，好中球は内皮細胞の表面を転げていく．その後，好中球は内皮細胞に接着し，内皮細胞から分泌されたケモカイン（たとえばインターロイキン-8）に反応する．**d.** この分泌によって，内皮細胞表面に発現する免疫グロブリンスーパーファミリー接着分子（たとえば細胞内接着分子-1（ICAM-1））とともに強い結合をもたらすインテグリン（たとえば VLA-5）のような別の接着因子が好中球の表面に発現することを誘導する．これらの結合は内皮細胞表面への好中球の頑丈な接着をもたらす．**e.** そして，結合組織中の肥満細胞から放出されたヒスタミンとヘパリンによって，前もって開かれた細胞間接着部へ好中球は偽足を伸ばし，好中球が血管壁を通り抜けて遊走する．**f.** 一度好中球が循環血液から離れ結合組織に入ると，そのさらなる遊走が好中球表面の特異的受容体と結合する走化性因子分子によって指示される．

より，好中球と内皮細胞表面の強い結合が達成される．インテグリンは内皮細胞からのケモカインによって活性化される．好中球表面に発現したインテグリンは内皮細胞に存在する免疫グロブリンスーパーファミリー接着分子（たとえば細胞内接着分子-1（ICAM-1），血管細胞接着因子（VCAM-1））と結合する．**インターロイキン-8** interleukin-8（IL-8）のようないくつかのケモカインは，好中球表面の自身の受容体に結合し，指定された炎症部位への好中球の遊走を助ける．これらの相互作用は内皮細胞表面への好中球のしっかりした接着を保証し，**遊出** diapedesis（循環外への移動）の過程の始まりのきっかけとなる．

引き続いて，好中球は細胞間接着部へ偽足を伸ばしていく．傷害部位においては，血管周囲の肥満細胞から放出されたヒスタミンとヘパリンが細胞間接着部を開く．遊走した好中球から分泌されたタンパク質分解酵素が基底膜を破壊することで，好中球がその下の結合組織に入れるようになる．透過型電子顕微鏡において，好中球の偽足内には微細な顆粒状の細胞質基質が広がり，膜状のオルガネラはみられない（図 10.8 参照）．その微細な顆粒は，アクチンフィラメントの他，いくつかの微小管やグリコーゲンの存在によるものである．それらは偽足を形成するための細胞質の伸展と，細胞を前方へ引き寄せるためのそれに引き続く収縮に関与する．一度好中球が結合組織に入ると，走化性因子分子と細胞外マトリックスタンパク質が好中球表面の特異的受容体に結合する**走化性** chemotaxis として知られる過程を経て，傷害部位へのさらなる遊走が進行する．

好中球は活発な食細胞であり，炎症部位で細菌や他の感染性病原体を認識するために種々の表面受容体を利用する．

傷害した組織部位についたら，好中球は貪食を開始する前に，生体異物を第 1 に認識しなければならない．食作用を示す他のほとんどの細胞のように，細菌，外来性有機物，他の感染性病原体を認識し結合することができる種々の受容体を好中球はその細胞膜に有する（図 10.10）．これらの有機物や病原体のいくつかは好中球に直接（何ら細胞表面に修飾が行われず）に結合する一方，その他のものはオプソニン化（抗体または補体で覆われること）されることでよりいっそう好中球に引き寄せられていく．食作用の間に好中球が利用する最も一般的な受容体には以下のものがある：

- **F$_c$ 受容体** F$_c$ receptor は好中球表面にあり，細菌表面を覆う IgG 抗体の露出した部分である F$_c$ 領域に結合する（図 10.10 参照）．IgG に覆われた細菌との結合は好中球の貪食能を活性化し，細胞内代謝を急激に高める．

- **補体受容体** complement receptor（**CR**）は，活性化した補体タンパク質 C3，すなわち C3b によりオプソニン化された免疫複合体の結合と補体受容体への取り込みを促進する．細菌または他の C3b に覆われた物質の結合は食作用を起こさせ，結果として好中球の溶菌経路と呼吸性バースト反応を活性化する．

- **スカベンジャー受容体** scavenger receptor（**SR**）は，グラム陽性菌と陰性菌の両者の表面，およびアポトーシス小

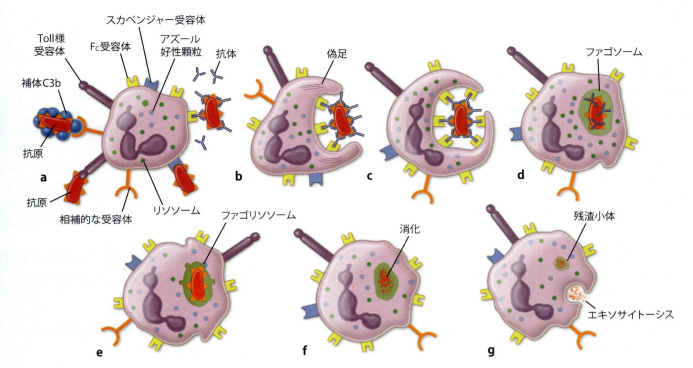

図 10.10 ▲ 好中球の食作用
a. 食作用は外来物質（抗原）の認識と接触から始まり，それは主に抗原に結合した抗体の F_c 領域と結合する F_c 受容体による．b. 抗原はその後好中球の偽足によって貪食される．c. 偽足が合わさって融合し，抗原は細胞内に取り入れられる．d. 一度ファゴソームが形成されると，ファゴソームの膜で包まれた酸化酵素の活性化によって消化が始まる．e. 次に，特殊顆粒とアズール好性顆粒の両者がファゴソームと融合し，その内容物を放出して，ファゴリソームを形成する．この融合と顆粒の放出は脱顆粒と呼ばれる．f. 顆粒に含まれている酵素が微生物を殺して消化する．消化の全行程はファゴリソーム内で行われ，細胞自身を傷つけないようにしている．g. 消化された物質はエキソサイトーシスによって細胞外に排出されるか，残渣小体として好中球内に蓄えられる．

体にしばしば存在する多価の陰イオン性分子，低密度リポタンパク質（LDL）の修飾された（アセチル化または酸化）型に結合する膜貫通型糖タンパク質の構造的に多様なグループの1つである．これらの受容体への結合は好中球の食作用活性を増加させる．

- **Toll 様受容体** Toll-like receptor は**パターン認識受容体** pattern recognition receptor（**PRR**）として知られ，予測可能な**病原体関連分子パターン** pathogen-associated molecular pattern（**PAMP**）として配列しているエンドトキシン，リポポリサッカライド，ペプチドグリカン，リポタイコ酸のような病原分子を認識する好中球の受容体である．Toll 様受容体は細菌の表面や他の感染性病原体に通常発現している．他の貪食細胞のように，好中球は PAMP を認識する種々の Toll 様受容体を有する．細菌抗原のToll 様受容体への結合は貪食を引き起こし，**インターロイキン-1** interleukin-1（**IL-1**），**インターロイキン-3** interleukin-3（**IL-3**），**腫瘍壊死因子α** tumor necrosis factor α（**TNF-α**）のようなサイトカインを好中球から放出させる．IL-1 は**発熱物質** pyrogen として歴史的にも知られ，熱を産生するように視床下部の体温調節中枢に働くプロスタグランジンの合成を誘導する．それゆえ，発熱は侵入した病原体に大量の好中球が急性に反応した結果といえる．

貪食された細菌は呼吸性バーストの間に産生された有毒な活性酸素中間体によりファゴリソーム内で死滅される．

貪食 phagocytosis は好中球が抗原を認識し付着することで始まる．伸張した好中球の偽足が抗原を巻き込み，吸収し，**ファゴソーム** phagosome を形成する（図 10.10 参照）．特殊顆粒とアズール好性顆粒はファゴソームの膜と融合し，リソソームの加水分解酵素であるアズール好性顆粒が外来物質を消化する．貪食の間，好中球のグルコースと酸素の利用は著しく増加し，**呼吸性バースト** respiratory burst との名称がついている．これは**活性酸素中間体** reactive oxygen intermediate（**ROI**）と呼ばれるいくつかの酸素含有化合物の合成をもたらす．これらはファゴリソーム内で生きている細菌を静止させ殺すことに使われる酸素やヒドロキシラジカルのようなフリーラジカルを誘導する．本質的に，フリーラジカルはその化学的構造内に不対電子を有し，この不対電子が高い反応性をもたらす．これにより，細胞内の分子，脂質，タンパク質，核酸にダメージを与えることができるようになる．好中球内での細菌の殺菌過程を**酸素依存性細胞内殺菌** oxygen-dependent intracellular killing という．一般に，この過程には2つの生化学的経路が関与している．1つ目は，ファゴソーム膜の**ニコチンアミドアデニンジヌクレオチドリン酸** nicotinamide adenine dinucleotide phosphate（**NADPH**）**酸化酵素複合体** oxidase complex を利用した**貪食細胞酸化酵素系** phagocyte oxidase（phox）system であり，2つ目は好中球のアズール顆粒にみられるリソソーム酵素の**ミエロペルオキシダーゼ** myeloperoxidase（**MPO**）と関係している（図 10.11）．

貪食細胞酸化酵素経路または phox 系の中で，スーパーオ

キシドアニオンを生成するのに必要な NADPH を十分量産生するために細胞へ情報伝達することで，貪食が進行する．グルコース取り込みおよび NADPH 代謝経路の増加は五炭糖リン酸経路（ペントース経路ともいわれる）を経て達成される．細胞質の NADPH が電子供与体となることで，NADPH 酸化酵素複合体は膜を隔ててファゴソーム内の O_2 分子に電子を運搬し，フリーラジカルである**スーパーオキシドアニオン** superoxide anion（O_2^-）を生成する．これらのスーパーオキシドアニオンは ROI に変換される．活性酸素分解酵素はスーパーオキシドアニオンを一重項酸素（$^1O_2$）と過酸化水素（H_2O_2）に変換し，この過酸化水素がさらにスーパーオキシドアニオンと反応して殺菌性のヒドロキシラジカル（OH^-）（中性のヒドロキシイオン）とより多くの一重項酸素を産生する（図 10.11 参照）．

MPO が関与する酸素依存性殺菌は，MPO を含んだアズール顆粒が，貪食された細菌を含むファゴソームと融合したときに起こる．好中球の呼吸性バーストの間，MPO は過酸化水素（H_2O_2）と塩素アニオン（Cl^-）から**次亜塩素酸** hypochlorous acid（**HOCl**）を産生する反応を，ヘムを補酵素として触媒する．次亜塩素酸は活性酸素よりおよそ 1,000 倍もの殺菌能を有し，高い毒性のある次亜塩素酸塩である OCl^-（漂白剤）と塩素（Cl_2）にさらに代謝される．次亜塩素酸塩のいくつかは毒性のある一重項酸素（$^1O_2$）と塩素イオン（Cl^-）に自然に分解されている可能性も示唆されている（図 10.11 参照）．

加えて，一酸化窒素（NO）と他の**活性窒素中間体** reactive nitrogen intermediate（**RNI**）もまた細胞内微生物の殺菌機構に関与している．NO は好中球にみられるが，活性窒素中間体による殺菌機構はヒトにおいては重要な役割はないと考えられている．好中球で生成された NO の主たる役割は血管拡張を誘導することであり，それにより血管から周囲の結合組織への好中球の遊走を促進することである．

貪食された細菌は溶菌酵素と抗菌ペプチドを利用した別の非酸素依存性殺菌機構の貯蔵兵器によっても殺菌される．

酸素依存性呼吸性バースト反応に加えて，好中球の顆粒内に貯蔵された溶菌酵素と塩基性抗菌ペプチドによっても微生物は殺菌される．これらの**非酸素依存性殺菌機構** oxygen-independent killing mechanism は細菌の細胞膜に働き，その破壊

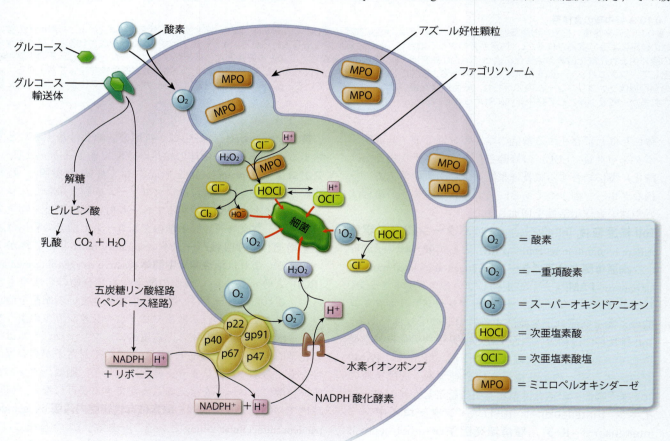

図 10.11 ▲ 好中球の呼吸性バーストの間に活性酸素中間体の合成に導く経路
この模式図はすでに貪食した細菌を包んでいるファゴリソームを表している．2 つの酸素依存性細胞内殺菌機構をこの図に示す．1 つ目は NADPH 酸化酵素複合体（5 つのサブユニットを含む）を利用した貪食細胞酸化酵素（phox）系である．この複合体は，フリースーパーオキシドアニオンを生成するために酸素分子が結合したファゴソームの膜の向こう側に，過剰な電子を運搬する．これらのアニオンは活性酸素中間体に変換される．別の酵素である活性酸素分解酵素はスーパーオキシドアニオンを一重項酸素と過酸化水素に変換し，この過酸化水素がさらにスーパーオキシドアニオンと反応して殺菌性のヒドロキシラジカルとより多くの一重項酸素を産生する．2 つ目の機構は好中球のアズール顆粒にみられるリソソーム酵素のミエロペルオキシダーゼ（MPO）と関係している．MPO は過酸化水素と塩素アニオンからの次亜塩素酸産生を触媒する．次亜塩素酸は，さらに高い毒性のある次亜塩素酸塩（漂白剤）と塩素に代謝される．次亜塩素酸塩のいくつかは自然に毒性のある一重項酸素と塩素イオンに分解されているかもしれない．好中球の酸素バースト（→と関連して）の間に産生されたすべての分子は取り込んだ細菌を殺菌する上で効果的である．

と漏出を引き起こす．好中球はディフェンシンのような塩基性抗菌タンパク質の他，**カテリシジン** cathelicidin と呼ばれるペプチドを特に大量に含有している．特殊顆粒に貯蔵されたリゾチームやカテプシンと同じように，これらの塩基性抗菌タンパク質は細菌壁を破壊する．加えて，細菌のタンパク質を消化するリソソームの加水分解酵素や，栄養的な細菌の経路からの鉄をキレートするラクトフェリンも，侵入した細菌の破壊に貢献している．これらの機構は酸素依存性殺菌機構ほどには効率的ではない．**慢性肉芽腫症** chronic granulomatous disease（FOLDER 10.4 参照）のような酸素依存性経路が欠損している患者の好中球は，貪食した細菌をそれでもある程度破壊することが可能である．しかしながら，その過程の効率が低いことから，これらの欠損を有する個人は重症感染症によりかかりやすい．

好中球による細胞内消化の後，分解された物質の残余物は残渣小体として蓄積されるか，エキソサイトーシスによって細胞外に排出される．ほとんどの好中球はこの過程で死んでしまい，死んだ細菌と死んだ好中球の集積は**膿** pus と呼ばれる粘稠な滲出液の構成要素となる．膿や（たとえば感染した肺からの）粘液性分泌物の黄色あるいは緑色は，好中球のアズール顆粒内 MPO 酵素のヘム色素に由来する．

創傷の治癒と炎症には，単球，リンパ球，好酸球，好塩基球，線維芽細胞も関与する．

単球 monocyte もまた，損傷した組織への二次的な反応として結合組織に入り込む．組織損傷部位において単球は，細胞，組織の残骸，フィブリン，残存する細菌，死んだ好中球を貪食する**マクロファージ** macrophage になる．通常の創傷治癒は炎症反応へのマクロファージの関与に依存しており，マクロファージは炎症部位で好中球が使い尽くされた後の主要な細胞となる．マクロファージが炎症部位で活発になると同時に，炎症部位の近くにいる線維芽細胞と小血管の外膜内の未分化な間葉系細胞が分割し始め，創傷を治癒するための線維と基質を分泌する線維芽細胞および筋線維芽細胞に分化する．好中球のように単球は走化性によって炎症部位に引き寄せられる．リンパ球，好酸球，好塩基球も**炎症** inflammation において働くが，これらはその過程の免疫学的な側面に関与している（CHAPTER 14，リンパ系参照）．好酸球とリンパ球は慢性炎症部位でより多くみられる．

B. 好酸球

好酸球 eosinophil は好中球とほぼ同じ大きさであり，その核は典型的には2葉を呈する（図 10.12 および PLATE 17, p.306）．好中球での位置と同様，好酸球の緻密なヘテロクロマチンは主に核膜に近接し，一方でユークロマチンは核の中心に位置する．

好酸球はその細胞質にある大きく好酸性で複屈折性の顆粒にちなんで名づけられた．

好酸球の細胞質には2種類の顆粒がある．非常に多く，大きく，引き伸ばされた特殊顆粒とアズール好性顆粒である（他には，膜状のオルガネラがまばらにある）．

- **アズール好性顆粒** azurophilic granule（**一次顆粒** primary granule）はリソソームである．通常のリソソームにみられる種々の酸性加水分解酵素の他に，寄生生物の破壊や，好酸球内に取り入れられた抗原・抗体複合体の加水分解

FOLDER 10.4　臨床関連事項：好中球の遺伝性疾患；慢性肉芽腫症

酸素依存性の殺細胞機能が障害される遺伝的免疫不全の主要な例に**慢性肉芽腫症** chronic granulomatous disease（**CGD**）がある．この遺伝性疾患では好中球や他の貪食細胞の **NADPH オキシダーゼ複合体** NADPH oxidase complex（**ファゴサイトオキシダーゼシステム：phox system**）が変異あるいは欠損している．このため好中球は活性酸素を産生することができない．NADPH オキシダーゼ複合体は5つの分子からなる．そのうちの2つは**糖タンパク質 91** glycoprotein 91（**gp91**）と**タンパク質 22** protein 22（**p22**）であり，**シトクロム B558** cytochrome B558 と呼ばれる膜結合型のシトクロムの一部を構成する（図 10.11）．他の3つの細胞質に存在する構成分子は**タンパク質 47**（**p47**），**タンパク質 67**（**p67**），**タンパク質 40**（**p40**）であり，酸化酵素活性に必要な **Rho ファミリー G タンパク質**（**Rac-2 GTPase**）の構成要素である．好中球が貪食により活性化や刺激されると細胞質タンパク質はファゴリソソームの原形質膜に移行し，活性型の NADPH オキシダーゼ複合体を形成する．形成された酵素は細胞質 NADPH から膜を通してファゴリソソーム内の O_2 分子に電子を伝達し，殺細菌機能を持つ活性酸素 O_2^- やそれ以外の ROI を生じさせる．ほぼ 50～70％ の CGD 症例では X 染色体上に位置する **CYBB**（cytochrome B, b subunit）遺伝子の変異が原因である．この遺伝子は NADPH オキシダーゼ複合体が正しく機能するために必要な糖タンパク質 91（gp91）をコードしている．gp91 欠損は X 連鎖疾患であることから，この変異による CGD はしばしば X91 病と呼ばれる．それ以外の 20～40％ の CGD は，第 7 染色体上にありタンパク質 47 をコードする **NCF1 遺伝子**の変異による．CGD の 10％ 以下のまれな症例には NCF2 遺伝子（タンパク質 67 をコード），CYBA 遺伝子（タンパク質 22 をコード）の変異がある．NCF1，NCF2，CYBA 遺伝子の変異による CGD は常染色体劣性遺伝である．

CGD ではある種の細菌や真菌に対する好中球の殺機能が低下している．この疾患のヒトはしばしば細菌や真菌による繰り返す重篤な感染や慢性の炎症状態を呈する．最も多くみられる病理学的変化は，外界からの微生物の侵入部位としての組織や器官でみられる．それらの部位は皮膚（皮膚感染症），歯肉（歯肉炎），肺（肺炎），リンパ節（リンパ節炎），消化管（腸炎，下痢），肝臓や脾臓である．それ以外の CGD の特徴的な症候としては肉芽形成がある．肉芽腫があると，消化管では食物の通過障害，泌尿器系の管では腎臓や膀胱からの尿の通過障害が起こることによって重篤な問題をきたすことがある．

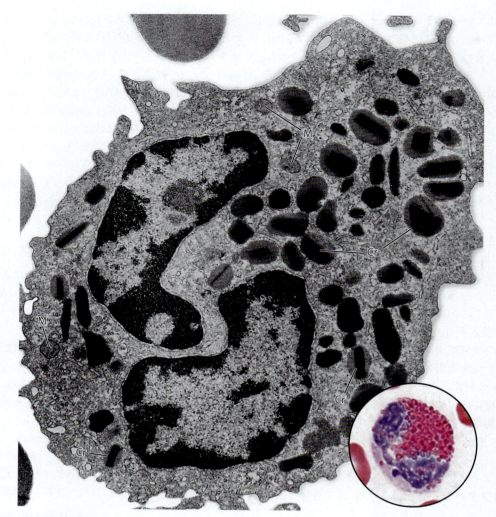

図 10.12 ▲ ヒト好酸球の電子顕微鏡像
核は 2 葉を呈しているが，2 葉がつながっている部分はこの切片にはみられない．顆粒の大きさは好塩基球に比べると中等度であり，顆粒の低電子密度基質内に結晶様小体 (Cr) がみられる．M：ミトコンドリア．26,000 倍．(Dr. Dorothea Zucker-Franklin の厚意による.) **挿入図．**血液塗抹標本での好酸球の光学顕微鏡像を示す．1,800 倍．

- に働く加水分解酵素を含む．
- 好酸球の**特殊顆粒** specific granule（**二次顆粒** secondary granule）は透過型電子顕微鏡で容易にみられる．低電子密度の基質に囲まれた**結晶様小体** crystalloid body を含む．これらの結晶様小体により，光学顕微鏡において顆粒は屈折能を示す．この顆粒には 4 つの主なタンパク質が含まれている．**主要塩基タンパク質** major basic protein（**MBP**），**好酸球陽イオンタンパク質** eosinophil cationic protein（**ECP**），**好酸球ペルオキシダーゼ** eosinophil peroxidase（**EPO**），**好酸球由来神経毒** eosinophil-derived neurotoxin（**EDN**）である．MBP はアルギニンが豊富なタンパク質で，顆粒の強い好酸性の原因である．MBP は結晶様小体の中にあり，その他の 3 つのタンパク質は顆粒の基質の中にある．MBP, ECP, EPO は寄生虫で

FOLDER 10.5 臨床関連事項：ヘモグロビン分解と黄疸

　もしも肝細胞によるビリルビン抱合やその胆汁中への分泌が阻害されたり胆管系の閉塞が起こったりすると，ビリルビンは血液中に逆流し，眼強膜や皮膚の黄染が起こる．この状態は**黄疸** jaundice と呼ばれる．黄疸は循環赤血球の破壊によっても起こりうる．そのような状態の例として，ときに医療上のミスによって ABO 型不適合血液が患者に投与されたときに起こる溶血性輸血反応がある．輸血された赤血球が大量に溶血すると，低血圧（血圧の低下）や腎不全，ときには死亡などの重篤な全身の合併症を引き起こす．
　赤血球の遺伝性欠陥（たとえば遺伝性球状赤血球症）や，病原性微生物や動物の毒素，化学薬品または薬剤などの外的要因によるさまざまな溶血性貧血も黄疸の特徴的症状である．新生児肝臓における未熟なビリルビン抱合能力によって，ある種の黄疸は新生児でしばしば認められる（生理的黄疸）．

ある原虫および蠕虫に対して強い傷害効果を持つ．EDNは寄生生物の神経系に機能不全を引き起こす．ヒスタミナーゼはヒスタミン活性を中和し，アリルサルファターゼは好塩基球と肥満細胞が分泌したロイコトリエンを中和する（CHAPTER 6，結合組織参照）．特殊顆粒はまた，**ヒスタミナーゼ** histaminase，**アリルサルファターゼ** arylsulfatase，**コラゲナーゼ** collagenase，**カテプシン** cathepsin を含んでいる．

好酸球はアレルギー反応，寄生虫感染，慢性炎症に関与する．

好酸球は骨髄で発生し成熟する．骨髄から一度放出されると，末梢血を循環し，結合組織へ遊走する．好酸球はIgG，IgA，または分泌型IgA抗体との相互作用によって活性化される．アレルギー反応部位での好酸球からの**アリルサルファターゼ** arylsulfatase と**ヒスタミナーゼ** histaminase の放出は，炎症性血管作用性メディエーターの潜在的有害効果を和らげる．好酸球はまた，他の免疫反応に参加し，抗原・抗体複合体を貪食する．したがって，**アレルギー** allergy を持っている人や**寄生虫感染** parasitic infection している人の血液検体中の好酸球数は通常高い（eosinophilia）．好酸球は蠕虫に対する生体防御において主要な役割を果たす．消化管の粘膜固有層内や潜在的な慢性炎症部位（すなわち喘息患者の肺組織）には多数の好酸球が存在する．

C. 好塩基球

好塩基球 basophil は好中球と同程度の大きさであり，細胞質にある多数の大きな顆粒が塩基性色素で染まることにちなんで名づけられた．

好塩基球は白血球の中で最も少なく，全白血球の0.5％未満である．

血液塗抹標本で好塩基球を1つみつけるために，数百の白血球をみなければいけないことがしばしばある．分葉した好塩基球の核は通常，血液塗抹標本では染色された顆粒によって不明瞭であるが，電子顕微鏡ではその特徴が明らかである（図10.13）．ヘテロクロマチンは主に辺縁に位置し，ユークロマチンは主に中心に位置する．典型的な細胞質のオルガネラはまばらである．好塩基球の細胞膜にはIgE抗体に強い親和性を有する**Fc受容体** Fc receptor が数多くある．加えて，CD40Lと呼ばれる特異的な39 kDaのタンパク質も好塩基球の表面に発現している．CD40LはBリンパ球上の相補的な受容体（CD40）と結合してIgEの合成を促進する．

好塩基球の細胞質には2つのタイプの顆粒がある．好中球のものよりも大きい特殊顆粒と，非特異的アズール好性顆粒である．

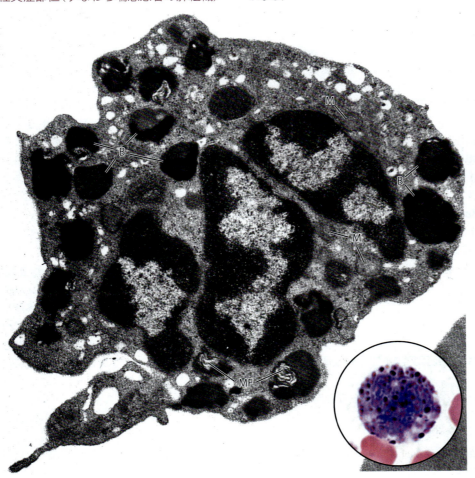

図10.13 ▲ ヒト好塩基球の透過型電子顕微鏡像
核は3つに分かれている．それぞれがつながっている部分はこの切片ではみられない．好塩基球の顆粒（B）は大きく，不規則な形をしている．いくつかの顆粒はミエリン様の形状（MF）をしている．M：ミトコンドリア．26,000倍．（Dr. Dorothea Zucker-Franklin の厚意による．）**挿入図．**血液塗抹標本での好塩基球の光学顕微鏡像を示す．1,800倍．

- **アズール好性顆粒** azurophilic granule（**一次顆粒** primary granule）は好塩基球のリソソームであり，他の白血球のものと同様に種々の酸性加水分解酵素を含む．
- **特殊顆粒** specific granule（**二次顆粒** secondary granule）は透過型電子顕微鏡で観察すると，粒状の構造とミエリン様の形状をしている．顆粒はヘパリン，ヒスタミン，ヘパラン硫酸，ロイコトリエン，IL-4，L-13 といった種々の物質を含んでいる．**ヘパリン** heparin は硫酸化したグリコサミノグリカンであり，抗血液凝固物質である．**ヒスタミン** histamine と**ヘパラン硫酸** heparan sulfate は血管作用性物質であり，他の作用の間に小血管の拡張を引き起こす．**ロイコトリエン** leukotriene は修飾された脂質であり，肺内気道の平滑筋を長く収縮させる引き金となる（p. 182 参照）．**インターロイキン-4** interleukin-4（**IL-4**）と**インターロイキン-13** interleukin-13（**IL-13**）は IgE 抗体の合成を促進する．特殊顆粒の強い好塩基性は，ヘパリンとヘパラン硫酸のグリコサミノグリカン分子に含まれる高濃度の硫酸塩による．

好塩基球の機能は肥満細胞の機能と密接に関連がある．

好塩基球 basophil は機能的に結合組織の**肥満細胞** mast cell に関連しているが，まったく同一というわけではない（表 6.6, p. 181 参照）．肥満細胞と好塩基球の両者は，細胞表面に発現している高い親和性を有する Fc 受容体を介し，形質細胞から分泌された抗体である IgE に結合する．そして IgE に特異的な抗原（アレルゲン）にさらされ，反応することで好塩基球と肥満細胞の活性化を引き起こし，顆粒から血管作用性物質の放出が起こる．これらの物質は**過敏性反応** hypersensitivity reaction と**アナフィラキシー** anaphylaxis を伴う**重篤な血管障害の原因**となる．また両者は同じ**好塩基球/肥満細胞前駆細胞** basophil/ mast cell progenitor（**BMCP**）cell に由来する．特異的な BMCP が**顆粒球関連転写因子 CCAAT/エンハンサー結合タンパク質α** CCAAT/enhancer-binding protein α（**C/EBPα**）を発現すると，その細胞は**好塩基球前駆細胞** basophil progenitor（**BaP**）cell に分化するようになる．好塩基球は骨髄で発生および分化し，成熟細胞として末梢血に放出される．C/EBPα 転写因子が欠損した状態では，BMCP は脾臓に遊走し，さらに分化した後に**肥満細胞前駆細胞** mast cell precursor（**MPC**）cell として腸管へと移動し，成熟した肥満細胞となる．

D. リンパ球

リンパ球はリンパ系または免疫系で主要な働きをする細胞である．

リンパ球 lymphocyte は最も一般的な無顆粒球で，全白血球のおよそ 30% である．リンパ球の機能を理解するには，血液あるいはリンパ液の中にあるほとんどのリンパ球が再循環している**免疫担当細胞** immunocompetent cell であるということを認識しなければならない（すなわち，抗原を認識して反応するための能力が発達した細胞であり，あるリンパ組織から他のリンパ組織への移動中の細胞）．それゆえ，リンパ球は他の白血球といくつかの側面で異なる:

- リンパ球は高度に分化した細胞ではない．刺激されると分裂し，他の種類のエフェクター細胞へ分化する能力を有する．
- リンパ球は血管内腔から組織へ出ることが可能であり，血管に再度戻り再循環できる．
- リンパ球系共通前駆細胞（p. 295 参照）が骨髄に由来する事実にもかかわらず，リンパ球は**免疫系** immune system（CHAPTER 14，リンパ系参照）に関連した組織において，骨髄の外で成長する能力を有する．

免疫系に関連した組織において，直径 6 ～ 30 μm の大きさにあるリンパ球を小，中，大の 3 つのグループに分けることができる．大リンパ球は，特異的抗原と結合する受容体を細胞表面に持つ**活性化リンパ球** activated lymphocyte であるか，**ナチュラルキラー（NK）細胞** natural killer lymphocyte であるかのどちらかである．血流の中で最も多いリンパ球は小リンパ球あるいは中リンパ球で，その大きさは直径 6 ～ 15 μm である．その 90% 以上のほとんどが小リンパ球である．

血液塗抹標本において，成熟したリンパ球の大きさは赤血球に近似する．

光学顕微鏡で血液塗抹標本を観察すると，小リンパ球の核は少しくぼみのある球形をしており，よく染色されている（PLATE 17, p. 306）．細胞質は狭くみえ，核のまわりを薄青く縁が囲んでいる．一般的に，細胞質には通常の微細なアズール好性顆粒の他にオルガネラを認めない．透過型電子顕微鏡では，主として遊離型リボソームと 2, 3 のミトコンドリアが細胞質に認められる．他のオルガネラはまばらで，薄切切片では通常みることができない．光学顕微鏡でみられるアズール好性顆粒と一致する小さく濃いリソソームがときおり認められる．それから，1 組の中心子と小さなゴルジ装置が核のくぼんだ部位である細胞の中心に位置している．

中リンパ球では，細胞質はより乏しく，核はより大きく，ヘテロクロマチンが少なく，ゴルジ装置がいくらか発達している（図 10.14）．たくさんのミトコンドリアとポリソーム，粗面小胞体の小さな輪郭もまた認められる．リボソームは血液塗抹標本でわずかな好塩基性を示すリンパ球がもとになる主成分である．

機能的にはっきりと識別された 3 種類のリンパ球が体内にあり，それは T リンパ球，B リンパ球，NK 細胞である．

リンパ球のタイプの特徴はその機能に基づいており，大きさや形態によるものではない．**T リンパ球** T lymphocyte（**T 細胞** T cell）は**胸腺** thymus で分化が進むために，そのように名づけられた．**B リンパ球** B lymphocyte（**B 細胞** B cell）はトリの**ファブリチウス嚢** bursa of Fabricius または哺乳類におけるファブリチウス嚢と同等の臓器（たとえば**骨髄** bone marrow）において分離された細胞集団として最初に識別されたために，そのように名づけられた．**NK 細胞** natural killer（NK）cell は，B 細胞および T 細胞と同じ前駆細胞から発生し，形質転換したある種の細胞を殺すようにプログラムされていることから名づけられた．

- T 細胞は長い寿命を持ち，細胞性免疫に関与する．T 細胞は **T 細胞受容体** T-cell receptor（**TCR**）と呼ばれる細

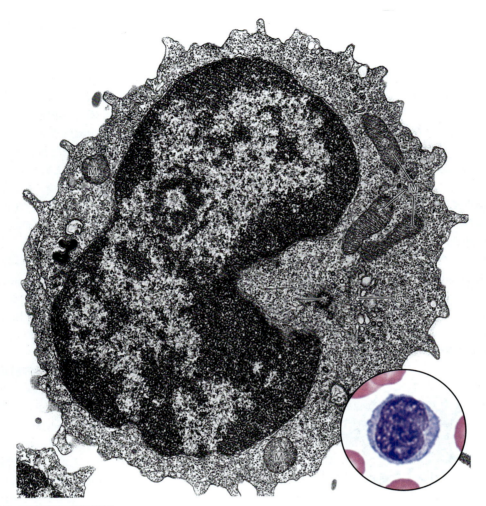

図 10.14 ▲ 中リンパ球の透過型電子顕微鏡像
非常に多くの遊離型リボソームによる小さな斑点が細胞質にみられる．いくつかのミトコンドリア（M）がはっきりとみえる．細胞の中心あるいは中心球の部分（核のくぼんだ部分）には小さなゴルジ装置（G）と中心子（C）がある．26,000 倍．（Dr. Dorothea Zucker-Franklin の厚意による．）
挿入図．血液塗抹標本での中リンパ球の光学顕微鏡像を示す．1,800 倍．

表面認識タンパク質の存在によって特徴づけられ，TCR はほとんどの T 細胞で α-TCR 鎖および β-TCR 鎖と呼ばれる 2 つの糖タンパク質から構成される．T 細胞は CD2, CD3, CD5, CD7 のマーカータンパク質を細胞表面に発現しているが，CD4 および CD8 タンパク質の有無により，さらに分類される．**CD4$^+$ T リンパ球** CD4$^+$ T lymphocyte は CD4 マーカーを持ち，**主要組織適合複合体 II** major histocompatibility complex II（**MHC II**）分子と結合する抗原を認識する．**CD8$^+$ T リンパ球** CD8$^+$ T lymphocyte は CD8 マーカーを持ち，MHC I 分子と結合する抗原を認識する．

- B 細胞の寿命は一定しておらず，循環する抗体の産生に関与している．血液中の成熟した B 細胞は IgM，IgD，MHC II 分子をその表面に発現している．特異的マーカーに CD9, CD19, CD20, CD24 がある．
- NK 細胞は，発達の過程で，ある種のウイルスに感染した細胞と数種の腫瘍細胞を殺すようにプログラムされている．また，抗ウイルス物質，**インターフェロン γ** interferon γ（**IFN-γ**）を分泌する．NK 細胞は B 細胞と T 細胞よりも大きく（直径〜15 μm），腎臓様の形をした核を持つ．光学顕微鏡で NK 細胞の細胞質にはいくつかの大きなアズール好性顆粒が認められるため，**大型顆粒リンパ球** large granular lymphocyte（**LGL**）とも呼ばれる．特異的マーカーは CD16, CD56, CD94 である．

T 細胞と B 細胞は血液塗抹標本や組織標本で区別することはできない．異なる種類の細胞表面マーカーおよび受容体に，免疫細胞化学的な染色をして同定する．NK 細胞は大きさ，核の形，および細胞質の顆粒によって光学顕微鏡で同定することができる．しかしながら，確認のために特異的マーカーに対する免疫細胞化学的な染色が行われる．

T および B リンパ球は異なる細胞表面分子を発現する．
T 細胞と B 細胞をその形態から区別することはできないが，免疫標識法を用い，それらに特有の表面タンパク質（CD タンパク質）によって細胞を同定することができる．加えて，B 細胞の表面には免疫グロブリンが発現しており，抗原の受容体として働く．それに対して，T 細胞は抗体を持たず，TCR を発現している．この認識タンパク質は胸腺内で細胞が成熟していく別々の段階で出現する．一般に表面分子は，標的細胞の表面に提示された抗原を T 細胞が認識あるいは結合するのに必要であり，T リンパ球特異的な機能を仲介，

あるいは増加させる．

ヒトの血液において，60～80%のリンパ球は成熟したTリンパ球であり，20～30%は成熟したBリンパ球である．およそ5～10%の細胞にはT細胞およびB細胞の表面マーカーがない．これらはNK細胞と，非常に少ない数が循環している造血幹細胞（下記参照）である．すでに述べたような大きさの違いは，機能的に意義を持つと思われる．大リンパ球のいくつかは分裂するために刺激された細胞であるか，そうでなければ，抗原に反応して分化が進行している形質細胞前駆細胞かもしれない．

いくつかの異なるタイプのTリンパ球，すなわち細胞傷害性Tリンパ球，ヘルパーTリンパ球，サプレッサーTリンパ球，ガンマ/デルタ（γδ）Tリンパ球が同定されている．

細胞傷害性 cytotoxic，**ヘルパー** helper，**サプレッサー** suppressor，**ガンマ/デルタ** gamma/delta（γδ）Tリンパ球の活性はその表面にある分子によって仲介される．免疫標識法はTリンパ球のタイプを同定し，その機能を研究することを可能にした．

- **細胞傷害性 CD8⁺ T細胞** cytotoxic CD8⁺ T（CTL）cell は細胞性免疫の最初のエフェクター細胞として働く．CD8⁺細胞は特に敏感になったTリンパ球であり，ウイルス感染したりがん化したりした宿主細胞上の抗原を，TCRを介して認識する．細胞傷害性 CD8⁺ T（CTL）リンパ球はMHC I 分子に結合した抗原しか認識しない．TCRが抗原・MHC I 複合体と結合した後に，CTL 細胞はリンホカインとパーフォリンを分泌し，それらは感染細胞あるいはがん化した細胞の膜にイオンチャネルを発現させ，溶解へと導く（CHAPTER 14，リンパ系参照）．CTL細胞は同種移植片の拒絶と腫瘍免疫において重要な役割を担っている．

- **ヘルパー CD4⁺ T細胞** helper CD4⁺ T（T_h）cell は外来抗原に対する免疫反応を誘導するのに重要な意味を持つ．MHC II 分子と結合した抗原はマクロファージのような抗原提示細胞によってヘルパー CD4⁺ T リンパ球に提示される．TCRが抗原・MHC II 複合体と結合すると，ヘルパー CD4⁺ T 細胞が活性化する．そして活性化したヘルパー CD4⁺ T リンパ球は，より多くのヘルパー CD4⁺ T リンパ球の増殖と分化を自己分泌で誘導するインターロイキン（主にインターロイキン-2（IL-2））を産生する．新しく分化した細胞は，B細胞，T細胞，NK細胞の分化および機能に影響を与えるリンホカインを合成し，分泌する．

- **制御性 T 細胞** regulatory T cell（**サプレッサー T 細胞** suppressor T cell）は，免疫系において他の細胞の活性に影響することで外来および自己抗原に対する免疫反応を機能的に抑制することが可能なTリンパ球の多様な集団を表現型的に代表している．**CD4⁺CD25⁺FOXP3⁺ 制御性 T 細胞** CD4⁺CD25⁺FOXP3⁺ regulatory T cell は，免疫反応を開始させるTリンパ球の能力を減少させることができる細胞集団である．FOXP3 マーカーは多くのT細胞の特徴であるフォークヘッド転写因子群の発現を意味する．さらに，**腫瘍関連 CD8⁺CD45RO⁺ サプレッサー T 細胞** CD8⁺CD45RO⁺ suppressor T cell は IL-10 を分泌し，T細胞活性を抑制する．サプレッサー T 細胞はまた，骨髄においてB細胞の分化を抑制し，赤血球系細胞の成熟を調節しているかもしれない．

- **ガンマ/デルタ（γ/δ）T 細胞** gamma/delta T cell は他とは全く異なるTCRを細胞表面に有するT細胞の小さな集団である．すでに記したとおり，ほとんどのT細胞は α-TCR 鎖と β-TCR 鎖と呼ばれる 2 つの糖タンパク質で構成された TCR を持つ．対照的に，γδT 細胞は 1 つの γ 鎖と 1 つの δ 鎖からなる TCR を有する．この細胞は胸腺で成長し，種々の上皮組織（たとえば皮膚，口腔粘膜，腸管，腟）へと遊走する．上皮組織に一度生着すると，血液とリンパ組織の間を再循環することはない．**上皮内リンパ球** intraepithelial lymphocyte としても知られる．皮膚内と内部臓器内に位置することで，これらは侵入した有機物に対する防御の最前線として働く．

E. 単球

単球は単核食細胞系に属する細胞の前駆細胞である．

単球 monocyte は血液塗抹標本でみると白血球の中で最も大きい（平均直径 18 μm）．骨髄から全身の組織へ移動し，**単核食細胞系** mononuclear phagocytotic system（**MPS**）の種々の貪食細胞に分化する．たとえば，結合組織性マクロファージ，破骨細胞，肺胞マクロファージ，肝臓の類洞周囲のマクロファージ（クッパー細胞），そしてリンパ節，脾臓，骨髄，その他の中のマクロファージである（CHAPTER 6，結合組織参照）．単球はわずか 3 日間ほどしか血液中に存在しない．

単球の核にはリンパ球の核よりも大きなくぼみが通常認められる（図 10.15 および PLATE 18，p. 308）．くぼみは核の中心部にあり，そこにはよく発達したゴルジ装置と中心小体が存在する．単球は，滑面小胞体，粗面小胞体，小さいミトコンドリアも有している．そして無顆粒球に属しているとはいえ，小さくて濃いアズール好性顆粒を含んでいる．この顆粒には好中球のアズール好性顆粒にみられるような典型的なリソソームの酵素が含まれている．

単球はマクロファージとなり，免疫系における抗原提示細胞として働く．

炎症の際，単球は炎症部位の血管から出て組織マクロファージとなり，細菌，他の細胞，壊死組織片を貪食する．単球・マクロファージは**抗原提示細胞** antigen-presenting cell であり，抗原を部分的に分解し，その断片をヘルパー CD4⁺ T リンパ球に認識させるためにマクロファージ表面の MHC II 分子上に提示するという免疫反応における重要な役割を担っている．

5. 血小板

血小板は，巨核球由来の，膜で包まれた無核の細胞質の小さな断片である．

血小板 thrombocyte/ platelet は**巨核球** megakaryocyte という

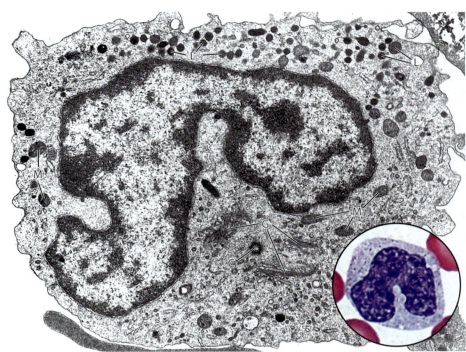

図 10.15 ▲ 成熟したヒトの単球の透過型電子顕微鏡像
核は著しくくぼんでおり，くぼみに近接する中心子（C），いくつかのゴルジ装置（G）がはっきりとわかる．小さく暗い顆粒はアズール好性顆粒であり，この細胞のリソソーム（L）である．やや大きく電子密度が低いのはミトコンドリア（M）である．22,000 倍．（Dr. Dorothea Zucker-Franklin の厚意による．）**挿入図．** 血液塗抹標本での単球の光学顕微鏡像を示す．1,800 倍．

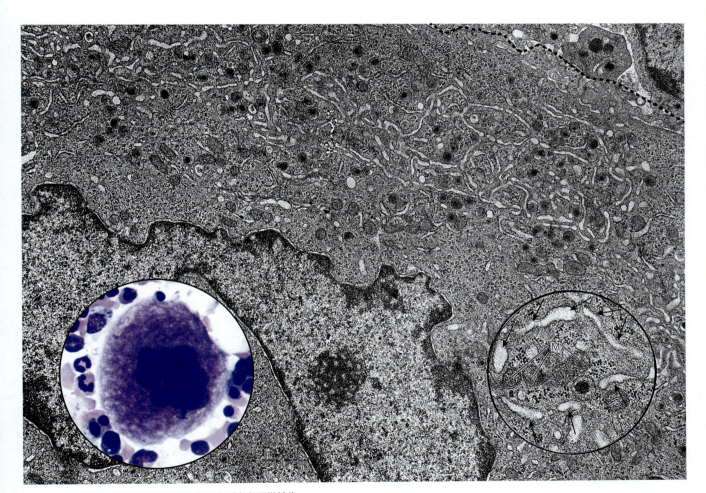

図 10.16 ▲ 巨核球の透過型電子顕微鏡像および光学顕微鏡像
電子顕微鏡の写真は骨髄標本内の巨核球の一部である．細胞質に囲まれた 2 葉の核がわかる．細胞の境界を点線で示している（右上方）．細胞質は多数の血小板分離チャネルによる血小板形成の証拠を明らかにしている．13,000 倍．**挿入図左．** 骨髄塗抹標本での巨核球全体の光学顕微鏡像．核は多分葉し，重なるように折りたたまれ，辺縁が不整である．辺縁の泡のような細胞質はそこで血小板を形成するための分割が起こっていることを示している．まわりの小さい細胞は発達中の血液細胞である．1,000 倍．**挿入図右．** 高出力電子顕微鏡像．細胞質の断面が，血小板分離チャネル（→）によってほとんど十分に分離されている．また，ミトコンドリア（M）と電子密度の非常に濃い（暗調な）δ 顆粒，そしてグリコーゲン粒子がみられる．図 10.17a に成熟し循環している血小板を示している．30,000 倍．

骨髄中の多倍数性の細胞（核に多数の染色体セットを持つ細胞）に由来する（図10.16）．巨核球の辺縁の領域から，細胞質の小さな突出部が多数の**血小板分離チャネル** platelet demarcation channel によって切り離され，血小板がつくられる．細胞膜の陥入により，このチャネルに並んだ膜が出現し，チャネルと細胞外間隙がつながる．この血小板分離膜の連続した発達，そして融合によって，細胞質の断片が完全に分割され，個々の血小板が形成される．血小板は骨髄から血管系へ入った後，およそ直径 2～3 μm の円盤状の構造となって循環する．寿命は 10 日ほどである．

組成と機能によって血小板は 4 つのゾーンに構造的に分けられる．

透過型電子顕微鏡での観察によって，血小板の細胞質の構造的組成は以下の 4 つのゾーンに分類できる（図 10.17）．

- **辺縁ゾーン** peripheral zone は厚い糖衣で表面を覆われた細胞膜からなる．糖衣は糖タンパク質，グリコサミノグリカン，そして血漿から吸収したいくつかの凝固因子からなる．この内在性膜糖タンパク質は血小板機能における受容体として機能する．
- **構造ゾーン** structural zone は辺縁に近く，微小管，アクチンフィラメント，ミオシン，アクチン結合タンパク質からなり，細胞膜を支える網状組織を形成する．8～24 本のぐるぐると巻かれた微小管を含む周辺帯がアクチンフィラメントの網のすぐ下で 1 つの束として存在する．これらの多重の微小管のコイルは円周状に配置され，血小板の円板状の形を維持している．
- **オルガネラゾーン** organelle zone は血小板の中心に相当する．ミトコンドリア，ペルオキシソーム，グリコーゲン粒子，そして細胞質に分散した顆粒が少なくとも 3 種類ある．最も多い顆粒は **α 顆粒** α granule（直径 300～500 nm）であり，主にフィブリノーゲン，凝固因子，プラスミノーゲン，プラスミノーゲン活性化因子阻害物質，血小板由来成長因子を含んでいる．これらの顆粒内容物は血管修復，血液凝固，血小板凝集の初期の段階で重要

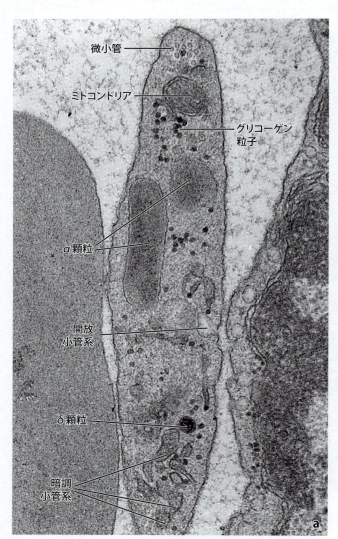
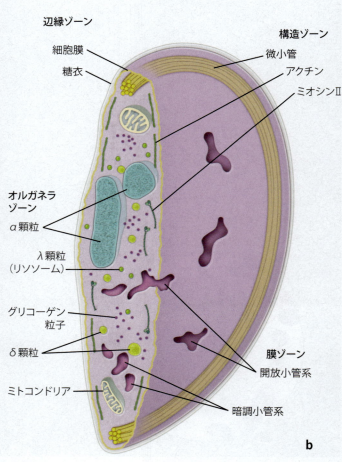

図 10.17 ▲ 血小板の透過型電子顕微鏡像と模式図
a. 血小板の高倍率電子顕微鏡像．左側の赤血球と右側の内皮細胞に挟まれている．ミトコンドリア，微小管，表面に連続する開放小管系の 1 つの輪郭，暗調小管系の輪郭，中等度の電子密度（やや暗調）の α 顆粒，1 つの電子密度の非常に濃い（暗調な）δ 顆粒，そしてグリコーゲン粒子がみえる．微小線維は血小板の基質の中ではっきりしない．b. 血小板の模式図．4 つの構造的なゾーンを示す．

な働きをする．α顆粒よりも小さく，濃く，数が少ないのが **δ顆粒** δ granule であり，主に，**アデノシンニリン酸** adenosine diphosphate（**ADP**），**アデノシン三リン酸** adenosine triphosphate（**ATP**），セロトニン，ヒスタミンを含んでいる．これらは血管の傷害部位において血小板の接着と血管収縮を容易にする．**λ顆粒** λ granule は他の細胞にみられるリソソームに似ており，いくつかの加水分解酵素を含む．λ顆粒の内容物は血管修復の後期で凝血塊の再吸収に働く．

- **膜ゾーン** membrane zone は2種類の膜チャネルからなる．1つは**開放小管系** open canalicular system（**OCS**）である．OCSは血小板分離チャネルの発達上の残余物であり，実際，細胞膜から細胞質へ陥入している．しかし単なる膜でしかなく，巨核球の細胞質の分割には関与しない．もう1つは**暗調小管系** dense tubular system（**DTS**）である．巨核球の粗面小胞体に由来する高電子密度の物質を含んでおり，これがカルシウムイオンの貯蔵庫として働く．DTSチャネルは血小板の表面とは連続していない．しかし，OCSとDTSは血小板のいたるところで融合し膜複合体となり，血小板内のカルシウム濃度を調整している．

血小板は血管の絶え間ない監視，凝血塊の形成，傷害組織の修復に働く．

血小板は**止血** hemostasis（出血のコントロール）のいくつかの局面に関与している．血小板は，血管を内張りしている内皮に裂け目や破損がないか絶えず監視している．血管壁が傷害を受けたとき，あるいは破損したとき，傷害部位に露出した結合組織が血小板の接着を促進する．傷害部位に血小板が接着すると脱顆粒が誘発され，セロトニン，ADP，トロンボキサン A_2 が放出される．

セロトニン serotonin は血管の平滑筋を収縮させる強い血管収縮物質であり，それによって傷害部位の血流を減少させる．**アデノシンニリン酸** adenosine diphosphate（**ADP**），ヌクレオチド，シグナル伝達分子である**トロンボキサン A_2** thromboxane A_2 は**一次止血栓** primary hemostatic plug に血小板をさらに凝集させる．そして，凝集した血小板の塊によって血液の血管外遊出が止まる．

同時に，活性化した血小板は，**血小板第三因子** platelet thromboplastic factor（**PF₃**）のような凝固因子と追加のセロトニン，その他の物質を含むα顆粒とδ顆粒を放出する．

血小板表面の糖衣は，可溶性のフィブリノーゲンがフィブリンに転換する反応の場となる．フィブリンは一次止血栓の上にゆるい網目を形成し，そして共有結合性の架橋結合によって非常に安定したものとなり，その結合でフィブリン線維の密な凝集を生じさせる（図10.18）．血小板と赤血球はこの網にとらえられるようになる．一次止血栓は，損傷した血管から分泌された追加の組織因子によって**二次止血栓** secondary hemostatic plug と呼ばれる最終的な凝血塊となる．

二次止血栓が形成された後，血小板は，おそらく構造ゾーンのアクチンとミオシンが働いて，凝血塊の退縮を引き起こす．この退縮により血管内の血流は通常の状態に戻る．最後に，凝血塊はその役割を終えた後，線維素溶解酵素であるプ

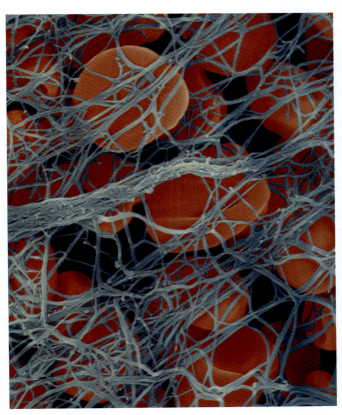

図10.18 ▲ 凝血塊の走査型電子顕微鏡像
凝血塊形成の初期段階の高倍率電子顕微鏡像．損傷した血管内腔から細胞と液体が出ていくことを阻止する不透過性の止血栓を形成するように，広範囲に架橋されたフィブリン線維のゆるい網目に赤血球は捕捉される．1,600倍．（Copyright Dennis Kunkel Microscopy, Inc.）

ラスミンによって溶解される．プラスミンは血漿内では**プラスミノーゲン** plasminogen という不活性の状態で循環している．λ顆粒から放出される加水分解酵素がこの反応を補助している．プラスミノーゲンを転換する活性化因子である**組織プラスミノーゲン活性化因子** tissue plasminogen activator（**TPA**）は主に内皮細胞から分泌される．最近では，脳卒中につながる血栓による損傷を最小限にするための緊急治療に人工的なTPAが使われている．

血小板はまた，血管外での傷害した組織の修復に機能する．α顆粒から放出される血小板由来成長因子が平滑筋細胞と線維芽細胞の分裂を刺激し，組織修復に働く．

6. 全血（液）算定

全血（液）算定 complete blood count（**CBC**）は，一般的にオーダーされる臨床検査試験の1つである．全血（液）算定は血液サンプルの細胞成分（赤血球，白血球）や固形成分（血小板）から得られる相対数や計算結果を示す．これらの計算は**フローサイトメトリー** flow cytometry の原理を用い，通常血液中の異なる成分を分析する自動血液算定装置により行われる．算定を行う準備に際し，血液サンプルは懸濁液で希釈する．浮遊細胞液が細胞計測器の細い管を流れ，光検出器，電気インピーダンス感知器により細胞の大きさや電気抵抗性をもとに異なる細胞の細胞型を識別する．自動血液算定装置で

得られるデータはおのおのの種類において算定する細胞数が多いため（～10,000），通常は極めて正確である．ごく最近では，コンピューター内蔵の血液算定装置は自動的に細胞を算定および解析するためにカメラや画像処理技術を利用している．しかしときとして，まだ光学顕微鏡下で細胞を算定する必要がある．典型的な CBC 臨床試験は以下のものを含む：

- **白血球 white blood cell（WBC）数**．白血球数の増加（白血球増多）は炎症反応（すなわち感染症，熱傷，骨折，他の身体損傷）を示唆する．白血球数は，ストレスにより激しい運動の後に，あるいは妊娠時や分娩時に増加しうる．**白血球増多症** hyperleukocytosis（白血球数＞100×10^9 個/L）は一般に白血病（血液のがんの一種）の徴候である．白血球数の減少（白血球減少症）は通常，放射線照射，化学療法，自己免疫性疾患，骨髄疾患（再生不良性貧血），特殊な薬物の使用（抗精神病薬，抗てんかん薬，免疫抑制剤），HIV や AIDS と関連している．
- **白血球の種類（白血球分画）**．報告される白血球の主な種類は好中球，好酸球，好塩基球，リンパ球，単球である．未熟な好中球（杆状核球）数も報告される．これらのそれぞれの種類の細胞は身体を保護するための異なった役割を担っており，血液サンプル中の分布の百分率は免疫系状態について重要な情報をもたらす．これらの細胞の記述や機能については本 CHAPTER の相当箇所を参照せよ．
- **赤血球 red blood cell（RBC）数**．赤血球数の増加（赤血球増多症）は骨髄での赤血球産生に影響を与える内在性の因子（一次性（**原発性**）の赤血球増多症）あるいは体内の他の臓器で産生される赤血球造血を促進する刺激因子（ホルモン）に対する反応との関連を示唆する．一次性（原発性）の赤血球増多症の例には，真性多血症や原発性家族性・先天性多血症（**PFCP**）といった遺伝性疾患が含まれる．二次性の赤血球増多症は慢性の低酸素状態や高地での活動に対する反応性のエリスロポエチンの産生増加，あるいはエリスロポエチン産生腫瘍に通常は起因する．赤血球数減少（貧血）は出血（外出血あるいは内出血），鉄あるいはビタミン B_{12} 欠乏，低栄養，妊娠，慢性疾患や遺伝性疾患（鎌状赤血球貧血）により引き起こされる．
- **ヘマトクリット（HCT，血中血球容積（PCV）ともいう）**．ヘマトクリットは血液サンプル中の赤血球容積が占める百分率を測定する．
- **ヘモグロビン（Hgb）**．血液中のヘモグロビン濃度は赤血球の酸素運搬能を反映する．ヘモグロビン正常値は，男性では 14～18 g/dL（140～180 g/L），女性では 12～15 g/dL（120～150 g/L）．ヘマトクリットおよびヘモグロビン値は貧血あるいは多血症があるかどうかを示す 2 つの主要な検査である．
- **赤血球恒数**．通常 4 つの赤血球恒数が CBC に含まれる：赤血球の容積と関連する**平均赤血球容積（MVC）**，平均的な赤血球 1 個のヘモグロビン量を示す**平均赤血球ヘモグロビン量（MCH）**，平均的な赤血球 1 個のヘモグロビン濃度を示す**平均赤血球ヘモグロビン濃度（MCHC）**，赤血球がすべて同じか，あるいは容積や形態が異なるのかを示す**赤血球容積粒度分布幅（RDW）**．これらの恒数は他の測定値から自動的に計算され，鑑別診断に有用である．
- **血小板数**．血小板は血液凝固において重要である．血小板数の増加（血小板増多）は骨髄増殖性疾患，炎症，脾臓機能低下，摘脾との関連を示唆する．血小板数の減少（血小板減少症）は骨髄の血小板産生低下（すなわち遺伝性症候群，白血病，感染症，ビタミン B_{12} 欠乏）あるいは末梢組織での血小板破壊の亢進（すなわち自己免疫性疾患，遺伝性疾患，播種性血管内凝固症候群）と関連することが知られている．血小板破壊はまた，薬物療法で引き起こされることもある．また，**平均血小板容積（MPV）**が計算可能であり，測定した血液中の血小板の平均容積を知ることができる．

7. 血液細胞の産生（造血）

造血 hemopoiesis/ hematopoiesis は，**赤血球造血** erythropoiesis，**白血球造血** leukopoiesis（赤血球や白血球のそれぞれの産生）とともに，**血小板造血** thrombopoiesis（血小板の産生，図 10.19）を包括する．血液細胞には限られた寿命があり，連続的に産生され，破壊される．造血の最終目的は，末梢血液中にみられる異なった種類の細胞を一定水準に維持することである．ヒト赤血球（寿命 120 日間）と血小板（寿命 10 日間）は循環血液中で一生を終える．一方，白血球は骨髄から血液循環に入ってまもなく血管外に遊走し，大半の可変的な寿命およびその機能を組織内で全うする．

成人では，赤血球，顆粒球，単球，血小板は赤色骨髄で産生される．リンパ球もまた赤色骨髄およびリンパ組織で形成される．血液細胞の形成段階を調べるためには，末梢血塗抹標本と同様の方法で染色した骨髄生検（p. 302 参照）標本を塗抹標本として用意する．

造血は早期胎生期に始まる．

胎生期には，赤血球と白血球はともに，骨髄で形成される以前に，いくつかの臓器で産生される．造血の第 1 期または卵黄嚢期は妊娠第 3 週に始まり，胚の卵黄嚢の壁に**血島** blood island を形成する特徴を有する．胎生早期である第 2 期あるいは肝臓期には，造血の中心が肝臓である（図 10.20）．白血球造血は肝臓において多少行われるものの，これらの臓器における造血はおよそ赤血球造血に限られる．肝臓は妊娠中期の胎児における主要な造血器官である．第 3 期あるいは骨髄期の胎児造血と白血球造血は骨髄で行われ（他のリンパ組織でも行われる），妊娠中期に開始される．出生後は，造血は成人と同様に赤色骨髄やいくつかのリンパ組織でのみ行われる（図 10.21）．血液細胞と生殖細胞の前駆細胞は，ともに卵黄嚢より発生する．

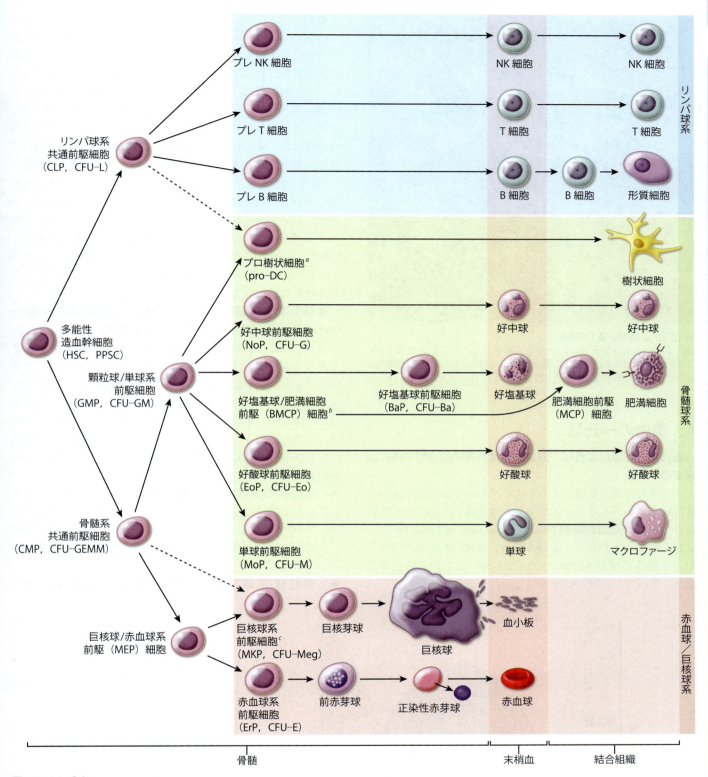

図 10.19 ▲ 造血
この図は造血の最新の概念に基づいている．図は骨髄の造血幹細胞から成熟細胞への血液細胞の分化と成熟細胞の血液中および結合組織への分布を示している．すべての系統において，分化に伴い盛んに増殖する．サイトカイン（造血成長因子を含む）は，最初の造血幹細胞から成熟細胞や結合組織細胞へ分化する過程のどの点においてもそれぞれ別々に作用する．
[a] 前樹状細胞は共通リンパ球系前駆細胞から分化できる．
[b] 肥満細胞系統へ分化することが決定すると，好塩基球/肥満細胞前駆細胞は脾臓へ移動し，そこで肥満細胞前駆細胞へと分化する．肥満細胞前駆細胞 mast cell progenitor cell はさらに脾臓で分化した後，腸管に移動しより分化した肥満前駆細胞 mast cell precursor となる．
[c] 巨核球前駆細胞の一部は骨髄系共通前駆細胞から直接分化するとも考えられている．

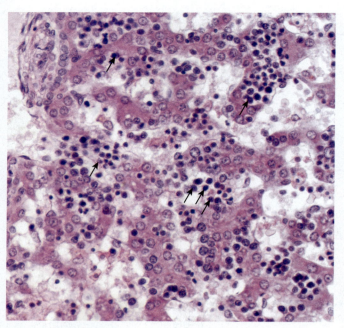

図 10.20 ▲ 胎児肝臓での造血
H&E染色による胎児肝臓における造血像を示す．小型の球状体（→）は成熟中の赤血球の核を示す．識別するのは難しいが，これらの細胞は発生中の肝実質細胞と血管洞との間に存在しているようである．350倍．

A. 造血の一元論

造血の一元論によれば，血液細胞は共通の造血幹細胞に由来する．

かなりの詳細な証拠により，すべての血液細胞は共通の幹細胞に由来するという一元（単元）論が長年にわたって支持されてきた．**造血幹細胞** hematopoietic stem cell が単離され，立証されたことから，一元論の妥当性は確固たるものになった．多能性幹細胞（PPSC）としても知られている造血幹細胞は，すべての系統の血液細胞に分化できるのみならず，自己複製もできる（すなわち，幹細胞プールとしての役割を担っている）．最近の研究で，造血幹細胞も多様な非血液細胞系統へ分化する潜在能力を有し，さまざまな組織や多様な臓器の細胞再生にも寄与していることが示された．胚発生期において造血幹細胞は，循環中に存在し，異なった臓器において組織特異的に分化する．ヒト造血幹細胞は臍帯血，胎児肝，胎児および成人の骨髄より単離されている．成人において造血幹細胞は，病的状態下（たとえば虚血損傷，臓器不全）で組織を修復する潜在能力を有している．ヒト造血幹細胞はCD34やCD90などの特異的な分子マーカータンパク質を表出していると同時に，リンパ球，顆粒球，単球，巨核球，赤血球においてみられる細胞系統特異的なマーカー（Lin⁻）は表出していない．現在，ヒト造血幹細胞は，Lin^-，$CD34^+$，$CD90^+$，$CD38^-$の細胞表面マーカーによって同定されると考えられている．造血幹細胞は通例の標本では同定できないが，免疫細胞化学的な方法により同定，単離が可能である．

骨髄の造血幹細胞（HSC）は未熟な造血前駆細胞 progenitor stem cell の多様なコロニーを生み出す．

骨髄では，血液幹細胞の子孫は多分化能を有する2つの主な血液前駆細胞（骨髄系共通前駆細胞（CMP）とリンパ球系共通前駆細胞（CLP））のコロニーを形成する．

以前は好中球，赤血球，単球，巨核球系コロニー形成細胞（CFU-GEMM）と呼ばれていた骨髄系共通前駆細胞（CMP）は，最終的に特定の系統の細胞にのみ分化する血液前駆細胞へ分化する（表10.3）．これらの血液前駆細胞には以下のものが含まれる：

- **巨核球/赤血球系前駆細胞（MEP）**．この二分化能を有する幹細胞は特定の系統にのみ分化する巨核球系前駆細胞（MKPあるいはCFU-Meg）ともう一方の赤血球系統の細胞に分化する赤血球系前駆細胞（ErPあるいはCFU-E）を産生する．
- **顆粒球/単球系前駆細胞（GMPあるいはCFU-GM）**．

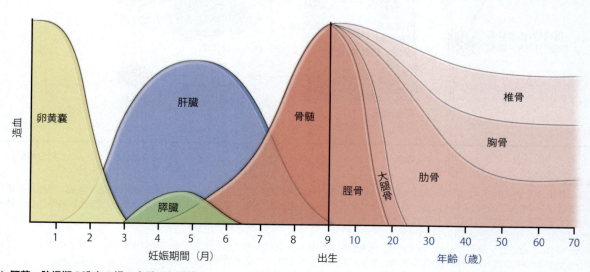

図 10.21 ▲ 胚芽，胎児期の造血の場の広がりと退縮
胚芽，胎児期では赤血球はいくつかの器官で産生される．本質的には，造血に関与する三大臓器が連続的に確認される．胚芽の発達早期における卵黄嚢，妊娠中期における肝臓，妊娠後期における骨髄である．脾臓は妊娠中期にわずかに関与する．出生時には，ほとんどの造血は成人と同様に赤色骨髄にて行われる．小児や若年成人では，大腿骨，脛骨などの長管骨を含むすべての骨の赤色骨髄で造血は行われる．成人では，造血は主に扁平骨（たとえば骨盤，仙骨，肋骨，胸骨，頭蓋骨）や脊椎で維持される．

GMP（CFU-GM）細胞の分化には PU.1 転写因子の強発現が必要である．顆粒球/単球系前駆細胞は次の細胞に分化する好中球へ分化する好中球前駆細胞（NoP あるいは CFU-G），好酸球を産生する好酸球前駆細胞（EoP あるいは CFU-Eo）骨髄で好酸球前駆細胞（BaP あるいは CFU-Ba）あるいは胃腸粘膜で肥満細胞前駆細胞（MCP）を産生する好塩基球/肥満細胞前駆細胞（BMCP），そして最後に単球細胞系へ分化する単球前駆細胞（MoP あるいは CFU-M）である．特定の系統の前駆細胞に加え，GMP 細胞は抗原提示細胞である樹状細胞（DC）も産生することができる．樹状細胞は CHAPTER 14，リンパ系の項目で論じられている．

リンパ球系共通前駆細胞（CLP）は，T 細胞, B 細胞, ナチュラルキラー（NK）細胞に分化できる．この多分化能を有する CLP 細胞は，以前よりリンパ球系コロニー形成細胞（CFU-L）と呼ばれてきた．NK 細胞は T 細胞の原型と考えられている．ともに他の細胞を破壊する類似の能力を備えている．リンパ球は CHAPTER 14，リンパ系で論じられている．樹状細胞は CLP 細胞からも分化する．

おそらく，血液細胞の成熟過程の組織学的勉強を始めるのに最も容易な方法は，図 10.19，図 10.22 を参考にすることである．図 10.22 には，光学顕微鏡下で観察すると組織片あるいは骨髄塗抹標本中に同定される特徴的な細胞形態を呈する血液細胞の成熟段階が示されている．個々の造血幹細胞がある特定の系統の前駆細胞に分化を始めるとき，造血は実際はランダムな方法で始まる．前駆細胞は，増殖と特定の系統への成熟に影響を与えるコロニー刺激因子を含めた特定のサイトカインや成長因子に対する受容体を有している．

B. 赤血球の産生（赤血球造血）

赤血球の産生は CMP から出発し，CMP はエリスロポエチン，IL-3，および IL-4 の影響下で MEP 細胞へ分化する．決定的な赤血球系統への MEP 細胞の最終分化には転写因子である GATA-1 の発現が必要である．GATA-1 影響下で，MEP 細胞は前赤芽球を産生するエリスロポエチン感応性赤血球系前駆細胞（ErP あるいは CFU-E）へと分化する．

赤血球系造血において光学顕微鏡下で最初に認識されうる前駆細胞は前赤芽球と呼ばれる．

前赤芽球 proerythroblast は直径 12～20μm の比較的大きな細胞である．1 ないし 2 個の核小体を有する大きな円形の核を持っている．細胞質は自由リボソームが存在するため軽度の好塩基性を示す．識別は可能だが，前赤芽球は通常の骨髄塗抹標本では容易には同定できない．

好塩基性赤芽球は前赤芽球より小さく，前赤芽球の有糸分裂により産生される．

好塩基性赤芽球 basophilic erythroblast の核はより小さく（直径 10～16μm），そして反復する有糸分裂により次第によりヘテロクロマチン様となる．細胞質は，ヘモグロビン合成する多くの自由リボソーム（ポリリボソーム）により強い好塩基性を示す．細胞内の蓄積されたヘモグロビンにより細胞質の染色性は次第に変化し，エオジンに染色され始める．細胞質がヘモグロビンの染色による好酸性とリボソームの染色による好塩基性の両方を呈する段階では，細胞は多染性赤芽球と称される．

多染性赤芽球では細胞質が好酸性と好塩基性の両方に染色される．

多染性赤芽球 polychromatophilic erythroblast の染色反応は，細胞質が全体的に灰色あるいは薄紫色に観察されるが，明瞭なピンク（好酸性）と紫（好塩基性）の部分が細胞質で融合した結果と考えられる．細胞の核は好塩基性赤芽球の核より小さく，粗いヘテロクロマチン顆粒はこの細胞型であることを同定するのに役立つチェッカー盤様パターンを呈している．

正染性赤芽球は増強する好酸性の細胞質と濃密な核により認識される．

赤血球造血において次に命名される段階は**正染性赤芽球** orthochromatophilic erythroblast/ normoblast である．この細胞は小さく凝集した濃く染まる核を有する．大量のヘモグロビンのため，細胞質は好酸性を示す（図 10.23）．この細胞はほんのわずかに成熟赤血球より大きい．この段階の正染性赤芽球はもはや分裂はできない．

多染性赤芽球は脱核している．

正染性赤芽球は，細胞より核を押し出し無核となる．これで，赤色骨髄の血管洞を通過することができる．まだヘモグロビンを合成できる一部のポリリボソームは細胞内に残存する．これらのポリリボソームにより，好酸性の細胞に好塩基性をわずかに加えた染色性を有する．このため，これらの新しい細胞は**多染性赤血球** polychromatophilic erythrocyte とも呼ばれる（図 10.24）．新しい赤血球のポリリボソームは，ポリリボソームを凝集させ，網状構造を形成する特殊染色により証明される．したがって，多染性赤芽球はまた（より一般的に），**網状赤血球** reticulocyte と呼ばれている．健常人の血液中では，網状赤血球（新しい赤血球）は全赤血球数の約 1～2%を占める．血流中に流れ込む赤血球が増加すると（喪失した血液を補うために赤血球造血が亢進しているような際に），網状赤血球は増加する．

C. 赤血球造血の動態

前赤芽球，好塩基性赤芽球，多染性赤芽球は有糸分裂を起こす．

これらの成熟段階のそれぞれにおいて，赤芽球は数回分裂する．新たにつくられた好塩基性赤芽球の子孫が循環血液中に到達するまでには約 1 週間を要する．ほとんどすべての赤血球は，産生されるとただちに循環へ放出される．骨髄は赤血球の貯蔵の場ではない．赤血球の産生と放出はエリスロポエチンにより調節を受けるが，エリスロポエチンは 34 kDa の糖タンパク質ホルモンで，血中の酸素濃度の低下に反応して腎臓で合成・分泌される．エリスロポエチンは ErP の細胞表面に表出されている受容体に作用する．

ヒトの赤血球寿命は約 120 日．

赤血球は 4 ヵ月（～120 日）経つと老化する．脾臓，骨髄，および肝臓のマクロファージ機構は老化した赤血球を貪食

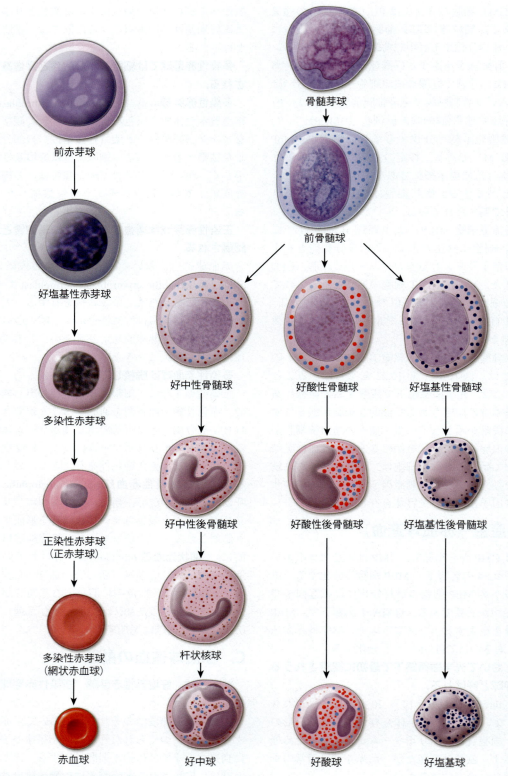

図 10.22 ▲ 赤血球系および顆粒球系細胞の分化段階
ここには塗抹標本で典型的に認められるヒト骨髄細胞を示す.

し, 分解する. **ヘム** heme と**グロビン** globin は分離し, グロビンはアミノ酸に加水分解され, 再利用のため代謝プールに入る. ヘム中の鉄は放出され, **ヘモジデリン** hemosiderin あるいは**フェリチン** ferritin の形で脾臓の貯蔵プールに入り, ヘモグロビン合成の再利用のために貯蔵される. ヘモグロビン分子のヘム成分の残りは部分的に**ビリルビン** bilirubin に分解され, アルブミンと結合し, 血流中へ放出され, 肝臓へ輸送された後, 肝臓で抱合されて胆汁のビリルビングルクロン酸として胆嚢を経て排泄される.

刺激因子やホルモンの助けを必要とする細胞分裂と細胞分化の複合過程である．

血小板は，巨核球系前駆細胞（MKP）へ分化し最終的には巨核球へ分化する二分化能を有する巨核球/赤血球系前駆細胞（MEP）から分化する．

血小板は赤血球系や骨髄系と同じ骨髄系共通前駆細胞（CMP）から骨髄で産生される．顆粒球・マクロファージコロニー刺激因子（GM-CSF）やIL-3の影響下で，CMP幹細胞は二分化能を有する巨核球/赤血球系前駆細胞（MEP）へ分化する．さらに進むと巨核球系前駆細胞（MKP）（あるいはCFU-Meg）へと分化し，そして巨核芽球に分化する．MKP細胞から分化した巨核芽球は，分葉のない核を持つ大きな細胞（直径約30μm）である．この段階では血小板形成の形跡は認めない．巨核芽球で連続的な核内分裂が起こる（すなわち染色体複製）．しかし，核分裂や細胞質分裂は起こらない．肝臓や腎臓で産生される30 kDaの糖タンパク質ホルモンであるトロンボポエチンの刺激下では，染色体複製が止まるまでに倍数性は8nから64nまで増加する．その後，細胞は複雑な多分葉の核と点在するアズール顆粒を持ち50〜70μmの直径を有する血小板産生巨核球になる．細胞の倍数性に比例して，核と細胞の大きさは増加する．透過型電子顕微鏡下では，これらの細胞には複数の中心子とゴルジ装置も認められる．塗抹標本で骨髄を観察すると，巨核球の細胞質の周辺部を血小板が広く埋め尽くしているのがみられる．透過型電子顕微鏡で観察すると，巨核球の周辺部の細胞質は細胞膜の陥入により小さなコンパートメントに分けられているようにみえる．上述したように，このような細胞膜の陥入は血小板の分離チャネルである（図10.16参照）．**血小板減少症 thrombocytopenia（血小板数減少）**は，免疫系障害やがん（すなわち白血病）の患者の管理において重要な臨床的問題となる．血小板減少症は出血の危険を増大させ，がん患者における化学療法薬の投与量をしばしば制限することとなる．

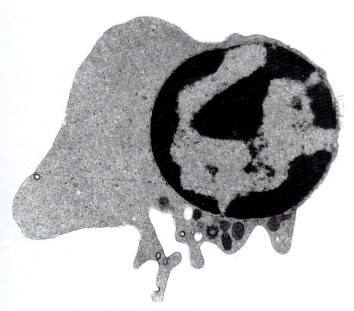

図10.23 ▲ **正染性赤芽球の透過型電子顕微鏡像**
脱核直前の細胞を示している．細胞質は，核の下に位置するミトコンドリアの集団と小さな細胞質の空胞を含んでいる．細胞質はヘモグロビンを含んでいるため比較的濃密である．細胞質に散在する細かい濃密な粒子はリソソームである．10,000倍．（Dr. Dorothea Zucker-Franklinの厚意による．）

D. 血小板の産生（血小板造血）

毎日，健常成人の骨髄では1×10^{11}個の血小板が産生される．需要が増加した際には10倍増加できる数である．骨髄の前駆細胞からの血小板産生は，インターロイキン，コロニー

E. 顆粒球の産生（顆粒球造血）

好中球は多能性骨髄球系共通前駆細胞（CMP）に由来し，CMPはGM-CSF，顆粒球コロニー刺激因子（G-CSF），およびIL-3などのサイトカインの影響下で顆粒球/単球系前駆細胞（GMP）へ分化する．GM-CSFは，内皮細胞，T細胞，マクロファージ，肥満細胞や線維芽細胞より分泌されるサイトカインである．GM-CSFはGMPを刺激し顆粒球（好中球，好酸球，好塩基球）と単球の産生を促す．好中球前駆細胞（NoP）は成熟過程において，骨髄芽球，前骨髄球，骨髄球，後骨髄球，杆状核球（未熟），成熟好中球の6つの形態学的に同定できる段階を経る．好酸球，好塩基球は好中球に類似の形態学的成熟変化を呈する．GMP細胞は，GM-CSF，IL-3，IL-5に刺激されると好酸球前駆細胞（EoP）へ分化し，最終的に好酸球へと成熟する．IL-5を欠くと，GMP細胞は好塩基球を産生する好塩基球前駆細胞（BaP）へ分化する．特殊顆粒が出現する骨髄球の段階へ到達するまで，光学顕微鏡下では，好酸性あるいは好塩基性前駆細胞を好中球前駆細胞と形態学的に区別できない．

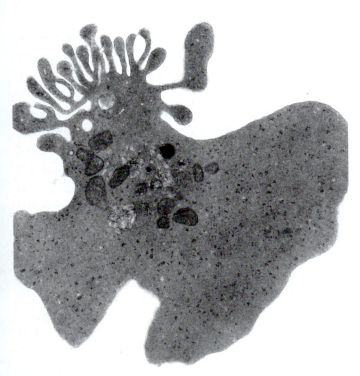

図10.24 ▲ **多染性赤血球（網状赤血球）の透過型電子顕微鏡像**
細胞質は脱核の直後に起こる特徴的な鈍鋸葉状過程を呈している．ミトコンドリアは前期・後期エンドソーム，リボソームとしてまだ存在している．16,500倍．（Dr. Dorothea Zucker-Franklinの厚意による．）

顆粒球造血の過程を開始する骨髄芽球は最初に認識される細胞である．

骨髄芽球 myeloblast は骨髄において光学顕微鏡下で認識されうる最も未熟な好中球前駆細胞である．骨髄芽球は3～5の核小体を持つ真性染色質の球状の大きな核を有する．核は直径14～20μmで，核/細胞質比が大きい．顆粒の存在しない小さな細胞質は強塩基性に染まる．細胞質の染色されないところにゴルジ野がしばしば認められる．骨髄芽球は前骨髄球へと成熟する．

前骨髄球はアズール顆粒を産生する唯一の細胞である．

前骨髄球 promyelocyte は細胞質にアズール（一次）顆粒を持ち，大きな球状の核を有する．アズール顆粒は前骨髄球でのみ産生される．顆粒球造血に引き続く段階の細胞はアズール顆粒を産生しない．したがって，前骨髄球やその子孫の細胞分裂のたびにアズール顆粒の数が減少する．前骨髄球は亜型を呈さない．好中球，好酸球，好塩基球の系統が形態学的にはっきり認識できるのは特殊な二次または三次性顆粒が形成し始める次の段階の骨髄球からである．

骨髄球は最初に特殊顆粒を提示する．

骨髄球 myelocyte はおよそ円形の核で始まり，核は引き続く分裂の間にますますヘテロクロマチン様となり，はっきりと弯入してくるようになる．アズール顆粒はゴルジ装置の凹面にみられるのに対し，特殊顆粒はゴルジ装置凸状の表面で出現し始める．この分離の意味ははっきりしない．骨髄球は分裂し続け，後骨髄球となる．

後骨髄球は多数の特殊顆粒の存在により，好中球，好酸球，好塩基球系統がはっきりと同定できる段階である．

数百の顆粒がおのおのの後骨髄球の細胞質に存在する．それぞれ多様性に富んだ特殊顆粒は，アズール顆粒より数において勝る．好中球では，特殊顆粒のアズール顆粒に対する割合は2：1である．核はよりヘテロクロマチン様となり弯入が深くなり，ソラマメ様の形態を呈する．顆粒球造血において，後骨髄球は杆状核球さらに分葉核球の段階へと移行する．好中球系統では，これらの段階は明白に観察できるが，好酸球，好塩基球系統で認められるのは極めてまれであり，好酸球，好塩基球系統において容易に認識できる次の成熟段階は成熟好酸球，好塩基球である．

好中球系統では，杆状核球は最初の明白な分葉核の形成より先んずる．

杆状核球 band/ stab cell の核はほぼ均一に引き伸ばされ，馬蹄形を呈する．次に，杆状核球では核の収縮が進み，2～4葉が認識されるとより成熟した好中球として明瞭になる．この時点で細胞は成熟好中球とみなされ，**多形核好中球** polymorphonuclear neutrophil あるいは**分葉核球** segmented neutrophil とも称される．循環中の杆状核球の割合はほとんど常に少ないが（0～3%），急性あるいは慢性炎症や感染症の際には増加する．

F. 顆粒球造血の動態

骨髄での顆粒球造血には約2週間を要する．

顆粒球造血における分裂（増殖）期は約1週間続き，後骨髄球の段階で終わる．細胞分化で特徴づけられる有糸分裂後の期間（後骨髄球から成熟顆粒球まで）もまた1週間続く．循環している分葉核好中球の半分が末梢血から消失するのに要する時間は約6～8時間である．好中球が流血中を離れるのはランダムである．すなわち，ある一定の好中球が血管周囲の結合組織に入り込んでいく以前に循環するのは，たった数分かもしれないしあるいは16時間もの長さかもしれない．（循環しているヒト好中球の半減期は計測上わずか6～12時間である）．好中球は結合組織で1～2日間生存し，その後アポトーシスにより破壊され，引き続きマクロファージにより処理される．また，多数の好中球は胃腸管腔への遊走により消失し，糞便とともに排泄される．

骨髄は需要が増大した際の循環好中球の交換や補給に備えて，完全に機能する大量の予備の好中球を維持している．

通常の状態では，骨髄は毎日10^{11}個以上の好中球を産生している．骨髄から好中球が放出される結果として，骨髄には，循環中に存在するほぼ5倍の成熟ないしはほぼ成熟した好中球が存在する．この骨髄貯蔵プールは恒常的に好中球を循環中に放出し，成熟中の細胞で補充される．蓄積されている好中球は，炎症，感染症，激しい運動などに反応して急速に放出される．

好中球の貯蔵場所は血管内にも存在する．この貯蔵は自由な循環プールと辺縁プールから構成され，後者は小血管に存在する．好中球は損傷や感染症の場所で脈管構造から離れるまでは血管に付着している（p.279～280参照）．しかし，通常辺縁に移動している好中球はセレクチンの作用を介して血管内皮にゆるく付着しており，迅速に補充されうる．辺縁プールは循環プールと動的平衡状態にある．循環プールの大きさは辺縁プールとおよそ同じである．

骨髄貯蔵プールと循環貯蔵プールの大きさは，顆粒球造血の程度，好中球の寿命，好中球が流血中や結合組織へ移動する割合により決まる．全体の造血過程は表10.3に要約されている．

転写因子は血液細胞の運命を制御する一方，サイトカインや局所的メディエーターは造血のすべての段階を調節する．

造血幹細胞（HSC）と骨髄の微小環境との間の密接な相互作用は，多能性幹細胞の恒常性と分化経路を保持するように作用する．さまざまな骨髄細胞由来のシグナル伝達分子は，転写因子として知られている相乗的および抑制的なタンパク質を最終的に標的とする細胞内経路を活性化させる．転写因子は，作用を受けた細胞のDNA上のプロモーターあるいはエンハンサー領域に特異的に結合する．特異的な遺伝子の下流の転写を調節することによって，これらの転写因子は，分化における細胞の進路を最終的に決定する遺伝子変化のカスケードの引き金を引く．種々の細胞内転写因子が同定されつつあることに加えて，最近の研究により，骨髄でみつけられた多数のシグナル伝達物質が同定され，またその特性が明らかにされ始めた．これらのシグナル伝達物質は，造血の亢進や他の系統の細胞分化の進行を調節する循環ホルモン，および局所的メディエーターの両方として作用する糖タンパク質を含む（表10.4）．前節で論じられているエリスロポエチン

表 10.3 骨髄系前駆細胞の成熟に伴う形態変化の要約

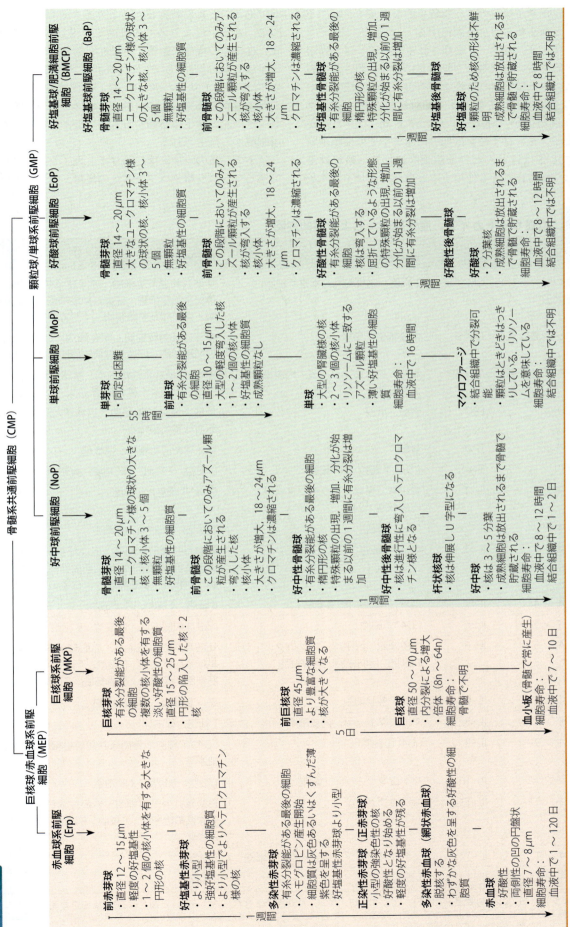

あるいはトロンボポエチンのような特異的なホルモンは，それぞれ赤血球と血小板の産生を調節する．

コロニー刺激因子（CSF）と総称される他の因子は，作用する特異な細胞あるいは細胞のグループにより分類されている．最近単離されほぼ完全に特性を明らかにされた因子の中には，顆粒球や単球産生を刺激する GM-CSF，G-CSF，マクロファージ刺激因子（M-CSF）などがある．リンパ球から産生されるインターロイキンは他の白血球やその前駆細胞に作用する．IL-3 はほとんどの前駆細胞に加え，最終段階までに分化した細胞にさえも作用すると思われるサイトカインである．どんな特殊なサイトカインでも，造血における1つの，あるいはより多くの段階で作用し，細胞分裂，分化，または細胞の機能に影響するような働きをする．このような因子は腎臓の細胞（エリスロポエチン），肝細胞（トロンボポエチン），T リンパ球（IL-3），内皮細胞（IL-6），骨髄における外膜の細胞（IL-7）やマクロファージ（顆粒球やマクロファージの産生に影響する CSF）などの多くの異なる種類の細胞から産生される．

ヒトの病気の治療に関するサイトカイン（シグナル化合物であるタンパク質やペプチド）の単離，特性の解析，製造お

表 10.4 造血サイトカイン，産生細胞，および標的細胞

サイトカイン[a]	記号	産生細胞	標的細胞
顆粒球・マクロファージコロニー刺激因子	GM-CSF	T 細胞，内皮細胞，線維芽細胞	骨髄系共通前駆細胞，赤芽球系前駆細胞，顆粒球/単球系前駆細胞，好酸球前駆細胞，好塩基球前駆細胞，巨核球系前駆細胞，すべての顆粒球，赤血球
顆粒球コロニー刺激因子	G-CSF	内皮細胞，単球	赤芽球系前駆細胞，顆粒球/単球系前駆細胞，好酸球前駆細胞，好塩基球前駆細胞，巨核球系前駆細胞
マクロファージ刺激因子	M-CSF	単球，マクロファージ，内皮細胞，外膜細胞	顆粒球/単球系前駆細胞，単球前駆細胞，単球，マクロファージ，破骨細胞
エリスロポエチン	EPO	腎臓，肝臓	骨髄系共通前駆細胞，巨核球/赤血球系前駆細胞，赤血球系前駆細胞
トロンボポエチン	TPO	骨髄	巨核球系前駆細胞，巨核球
インターフェロン-γ	IFN-γ	CD4$^+$ T 細胞，NK 細胞	B 細胞，T 細胞，NK 細胞，好中球，単球
インターロイキン 1	IL-1	好中球，単球，マクロファージ，内皮細胞	CD4$^+$ T 細胞，B 細胞
インターロイキン 2	IL-2	CD4$^+$ T 細胞	T 細胞，B 細胞，NK 細胞
インターロイキン 3	IL-3	CD4$^+$ T 細胞	骨髄系共通前駆細胞，赤血球系前駆細胞，顆粒球/単球系前駆細胞，好酸球前駆細胞，好塩基球前駆細胞，巨核球系前駆細胞，すべての顆粒球，赤血球
インターロイキン 4	IL-4	CD4$^+$ T 細胞，肥満細胞	B 細胞，T 細胞，肥満細胞
インターロイキン 5	IL-5	CD4$^+$ T 細胞	好酸球前駆細胞，好酸球，B 細胞
インターロイキン 6	IL-6	内皮細胞，好中球，マクロファージ，T 細胞，脂肪細胞，骨芽細胞	骨髄系共通前駆細胞，赤血球系前駆細胞，顆粒球/単球系前駆細胞，B 細胞，T 細胞，マクロファージ，肝細胞，骨細胞，破骨細胞，脂肪細胞
インターロイキン 7	IL-7	骨髄の外膜細胞	プレ B 細胞，プレ T 細胞
インターロイキン 8	IL-8	マクロファージ，内皮細胞	T 細胞，好中球
インターロイキン 9	IL-9	CD4$^+$ T 細胞	CD4$^+$ T 細胞，骨髄系共通前駆細胞，赤血球系前駆細胞
インターロイキン 10	IL-10	マクロファージ，T 細胞	T 細胞，B 細胞，NK 細胞
インターロイキン 11	IL-11	マクロファージ	骨髄系共通前駆細胞，赤血球系前駆細胞，顆粒球/単球系前駆細胞，T 細胞，B 細胞，マクロファージ，巨核球
インターロイキン 12	IL-12	マクロファージ，樹状細胞，B 細胞	T 細胞
インターロイキン 13	IL-13	T 細胞	B 細胞

[a] 造血サイトカインは，コロニー刺激因子（CSF），インターロイキン，抑制因子を含む．これらのほとんどは 20 kDa の基本的なポリペプチド鎖を持つ糖タンパク質である．これらのほぼすべては造血幹細胞，分化方向が定まった血液前駆細胞，前駆細胞，成熟過程の細胞，成熟細胞に作用する．したがって，上にあげた標的細胞は個々の標的細胞よりはむしろ標的細胞系統である．

よび臨床試験は急速に発展するバイオテクノロジー企業の主な活動である．造血やリンパ球造血に関するいくつかのサイトカインは，DNAの遺伝子組み換え技術により製造されており，すでに臨床の場で使用されている．これらには遺伝子組み換え型のエリスロポエチン，G-CSF，GM-CSFやIL-3がある．他のものも現在開発中である．GM-CSF（サルグラモスチム，リューカイン）は化学療法後に白血球（WBC）の産生を刺激する目的や，骨髄移植後にWBCを速やかに回復させる目的で臨床的に使用されている．

G. 単球の産生

多能性骨髄系共通前駆細胞（CMP）（幹細胞）は単球からマクロファージへの分化経路に進む細胞を産生する．

単球は，単球あるいは3種類の顆粒系細胞系統へと成熟できるGMP幹細胞から骨髄において産生される．加えて，GMPは樹状細胞も産生する．CMPの決定されているGMPへの増殖と分化はIL-3により制御されている．単球前駆細胞（MoP）系統への分化は**PU.1**と**Egr-1**転写因子が継続的に存在することに依存し，またIL-3やGM-CSFにより刺激される．GM-CSFはまた，成熟細胞へのさらなる分化を調節する．成熟細胞はその後，循環血液中へ遊走する．MoPの単球への分化には55時間要する．単球はGM-CSFおよびG-CSFの両方の影響を受け，マクロファージへと分化する場である組織へ遊走するまでのわずか約16時間だけ循環中に留まる．それ以後の細胞寿命についてはまだ十分に明確にされていない．

H. リンパ球の産生（リンパ球造血）

CLPの分化と分化系統決定は多様な転写因子の発現に依存する．

リンパ球は末梢のリンパ器官で継続的に増殖するが，骨髄はヒトのリンパ球造血の主要な場である．転写因子であるIkarosファミリー群は，多能性造血幹細胞（HSC）のリンパ球系共通前駆細胞（CLP）への分化において主要な役割を演じる．**GATA-3**転写因子を表出しているCLPの子孫細胞は，T細胞になることを運命づけられている．GATA-3転写因子を表出しているこれらの細胞はプレT細胞として骨髄を離れ，胸腺に移る．そこで，分化と胸腺細胞による教育が完了する（CHAPTER 14，リンパ系参照）．これらの細胞はその後寿命の長い小型T細胞として循環に入る．もう1つの転写因子**Pax5**は，B細胞になることを運命づけられたCLP細胞のB細胞特異的遺伝子を活性化する．哺乳類において，これらの細胞は骨髄，腸管関連リンパ組織，脾臓のようなファブリチウス嚢相当の臓器に由来する．リンパ球系統の分化におけるいくつかの転写因子は同定されたが，NK細胞の分化や分化方向の決定に影響する因子についてはほとんど知られていない．NK細胞はたぶんIL-2およびIL-15の影響下で未熟なプレNK細胞へ分化し，NK細胞のエフェクター機能（インターフェロンや細胞傷害性物質を分泌する能力）を獲得した後，成熟NK細胞になる．骨髄はNK細胞を産生する主な臓器である．しかし，最近の研究では，リンパ節あるいは胎児の胸腺にNK前駆細胞が含まれていることが示唆されている．リンパ球は骨髄の有核細胞の30％を占める．リンパ球の産生と分化はCHAPTER 14，リンパ系でより詳細に論じられている．

8. 骨髄

赤色骨髄は若年者の長管骨の髄腔や海綿骨の骨内の空間に存在する．

骨髄 bone marrow は**類洞** sinusoid と呼ばれる特殊な血管と，造血細胞からなる海綿状の網様構造から構成される（図10.25）．骨髄の類洞は造血細胞コンパートメントと末梢循環との間のバリアとなる．骨断面の観察では，造血細胞コンパートメントの細胞は類洞の間，あるいは類洞と骨の間にある"索"内に存在している．

赤色骨髄の類洞は特有の血管構造を持つ．類洞は通常毛細血管により占有される場所に存在する．すなわち，動脈と静脈の間に存在する．もともとは骨皮質を栄養していた血管に由来すると考えられている．類洞は皮質髄接合部にあるこのような血管から発達する．類洞は内膜，不連続な基底膜，不完全に覆う外膜細胞からなる．内皮は単層扁平上皮細胞である．

外膜細胞 adventitial cell は細網細胞とも呼ばれ，造血索内にシート状に伸長し，血球を支持している．加えて外膜細胞は細網線維を産生する．また数種類のサイトカイン（例：CSF，IL-5，IL-7）を分泌して，前駆細胞の血球への分化を刺激する役割を果たしている．血球形成や成熟血液細胞が類洞へ進んでいくことが盛んに行われているとき，成熟血球が内皮に接近して骨髄腔から類洞内に移動するので，外膜細胞と基底膜は成熟血球によって入れ替わっているように観察される．

骨髄の類洞系は閉鎖循環系であり，新たに形成された血球は循環に入るために内皮細胞を通り抜けなければならない．

成熟している血球や巨核球の血小板の突起が内皮細胞に向かって進むと，静脈洞管腔と反対側の細胞膜は静脈洞管腔側の細胞膜と融合するまで押されて，一時的に開口あるいは隙間を形成する．血球の遊走や巨核球の突起は文字どおり内皮細胞を貫通する．したがって，骨髄の内皮細胞を横切る遊走は経細胞性であり，細胞間を通過するのではない．各血球は類洞内に入るために隙間を無理に通過していくこととなる．同様に，巨核球の突起も血小板を類洞内に直接放出するために，隙間に突起を押し出すようにして通過させている．隙間は融合した細胞膜によって内側を覆われているので，細胞通過の過程でも内皮の密閉性は保たれている．血球が隙間を通過し終えたり，血小板を放出した巨核球が突起を引っ込めたりするとき，内皮細胞は自己修復し，隙間は消失する．

活動中の赤色骨髄中の造血細胞索には盛んに産生されている血液細胞や巨核球が存在する．索にはマクロファージや肥満細胞，少しの脂肪細胞もまた存在する．しかし造血細胞索は組織的に構成されているのではなく，特定の種類の血液細胞が**巣状** nest あるいは**房状** cluster に存在している．赤血球

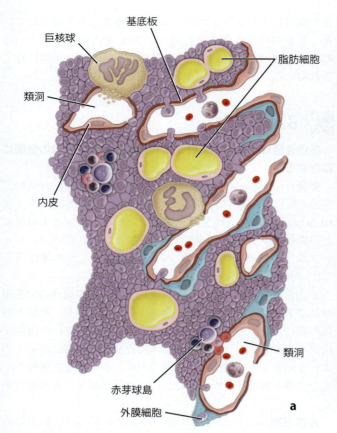
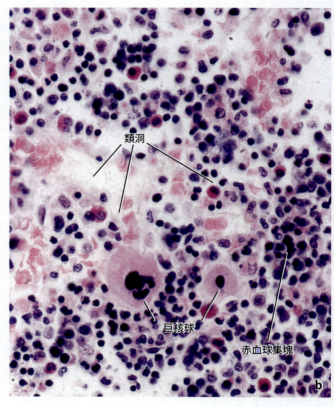

図 10.25 ▲ 造血が盛んに行われている骨髄
a. 骨髄の図はいくつかの特徴を示している：赤血球の形成に関与する赤芽球島，類洞へ血小板を放出する巨核球，基底板（暗赤色）の上に存在する内皮細胞（ピンク色），血球が洞様毛細血管へ侵入している場所では基底膜が欠如している様子，基底板から造血巣へ伸展している外膜細胞あるいは細網細胞（青色），そして分散している脂肪細胞．**b.** H&E 染色された骨髄標本の写真は，骨髄の類洞に近接する造血が活発な部位を示す．420 倍．

が産生されているそれぞれの造血巣の中にもマクロファージが存在する．これらの造血巣は類洞壁の近くにある．巨核球もまた類洞壁の近隣に存在し，内皮細胞内の孔を通じて類洞内に血小板を直接放出している．顆粒球は類洞壁から遠く離れた造血巣で産生される．そして成熟すると顆粒球は類洞に移動し，末梢血流内に入っていく．

造血が活発でない骨髄には主に脂肪細胞が存在し，脂肪組織の外観を呈する．

活動していない骨髄は黄色骨髄と称される．黄色骨髄は，腕や脚，指，趾の長管骨のような，もはや造血が行われていない成人骨の髄腔内の骨髄の主な形状である．これらの骨では，赤色骨髄は完全に脂肪組織で置き換わっている．肋骨や脊椎骨，骨盤，上肢帯のような造血が盛んに行われている成人の骨髄でも，そのうち約半分は脂肪組織が占め，残り半分を造血組織が占めている．しかしながら，黄色骨髄は造血能を潜在的に保持しており，大量失血後などの必要時には，造血組織が黄色骨髄に広がっていくことにより，また，循環している造血幹細胞が再び生着し造血組織を再構築することにより，黄色骨髄は赤色骨髄に戻りうる．

骨髄検査は多くの血液や骨髄疾患の診断と管理のために必要不可欠である．

骨髄穿刺や骨髄コア針生検は，骨髄疾患の診断に必要不可欠である．両方法は相補的であり，骨髄の総合的評価に必要な検査である．骨髄検査にはいくつかの適応がある：原因不明の貧血（赤血球数の減少），末梢血塗抹標本での形態異常，血液悪性疾患（たとえば白血病）の診断と病期決定，骨髄転移が疑われる場合．通常，最終的診断は，臨床所見と末梢血液所見，骨髄穿刺，骨髄生検や他の特異的な検査（たとえば免疫表現型検査，分子遺伝学的検査）を含む診断法との組み合わせに基づいている．

骨髄穿刺では，針は皮膚を経て骨を穿通するまで挿入する．骨髄生検に適した解剖学部位は腸骨稜の後部（寛骨）である．針につけた注射器での陰圧吸引により，少量の骨髄が得られる．吸引したものを次にスライドガラス上に塗抹し，標本は個々の細胞形態を調べるため光学顕微鏡下で検討される．骨髄生検では，検査室での解析のための無処置の骨髄を得られる．通常，生検針が骨に到達できるように皮膚に小切開を加える．生検針は回転させながら骨の中を進め（コルクに通す栓抜きの動きに似ている），骨髄内の小さな固体片を取り出す．生検針を引き抜いた後，コア検体を生検針から取り出し，通例の H&E 標本を作製する．この手技で得られたコア生検標本は骨髄構造の解析に重要である（図 10.26）．一般に，コア生検標本は，診断，がんの病期の判定，化学療法の結果のモニターに使用される．

図 10.26 ▲ 骨髄生検のコア標本

低倍率の顕微鏡像（上段）は，短期間の発熱，盗汗，倦怠感，絶対的リンパ球増多を伴う白血球増多，脾腫，サイトメガロウイルスのポリメラーゼ連鎖反応（PCR）陽性，クローナル CD8[+] T 細胞の増殖などの既往がある 25 歳の女性の腸骨稜から採取した骨髄コア生検標本の全長を示す．画像の右側は骨梁の破壊，すなわち皮膚表面に近い部位における針の挿入部の人為的な破壊を示している．明らかな骨髄様式が存在しないコア標本の尖端に近いより明るく好酸性の部位は，吸引による人為的な変化を示している（12 倍）．顕微鏡像（下段）は上の四角形で示されている領域の高倍率像を示す．この患者の骨髄は正常造血で正常細胞数（70％細胞数 cellulality）を呈している．骨髄細胞数の説明をしている FOLDER 10.6 参照（110 倍）．（Dr. Gabriel C. Caponetti, Creighton University の厚意による．）

FOLDER 10.6　臨床関連事項：骨髄の細胞密度

骨髄の機能評価をする際に，その細胞密度の程度は最も重要な指標の 1 つとなる．骨髄の細胞密度は半定量的に評価され，造血細胞と脂肪細胞の比率で表すことができる．最も信頼性の高い細胞密度の評価は，組織構築を維持したまま採取された骨髄生検組織を顕微鏡下で検査することで得られる．塗抹組織標本は骨髄の細胞密度を評価するには不正確である．

骨髄の細胞密度は年齢に伴い変化する．ある年齢における正常骨髄の細胞密度は，100 から年齢を引き，± 10％を加えることで計算することができる．たとえば 30 歳の成人骨髄には 60 〜 80％の血球細胞が存在する（100 − 30 = 70 ± 10％）．対照的に 70 歳の骨髄は 20 〜 40％くらいである（100 − 70 = 30 ± 10％）．この計算からわかるように，造血細胞の数は年齢とともに減少する．正常な年齢特異的な指標におさまる骨髄は **正形成 normocellular 骨髄** と呼ばれる．年齢特異的な指標から逸脱がみられる場合，骨髄に病的な変化が生じていることが示唆される．

再生不良性貧血や化学療法後にみられる低形成骨髄では，生検時にわずかな数の血球形成細胞しか観察できない（図 F10.6.1a）．たとえばこれらの病態を持つ 50 歳の成人では，骨髄の細胞密度は 10 〜 20％くらいである．一方，急性骨髄性白血病患者で同年齢の成人の骨髄細胞充実性は 80 〜 90％になることがある．過形成骨髄は造血細胞由来の腫瘍性疾患の骨髄に特徴的である（図 F10.6.1b）．

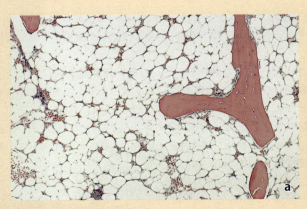 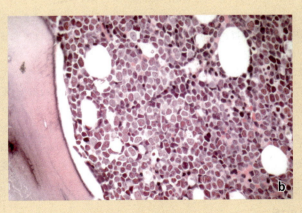

図 F10.6.1 ▲ 骨髄の細胞密度
a. 再生不良性貧血患者から採取された低形成骨髄の例を示す．骨髄は主に脂肪細胞で構成され，正常の造血活性を欠いている．120 倍．
b. 急性骨髄性白血病患者から採取された骨髄切片であり，過形成骨髄の様相を呈している．骨性小柱に隣接する視野全体が骨髄芽球で密に詰まっていることに注目せよ．ほんのわずかな脂肪細胞しかこの画像にはみられない．280 倍．（Rubin E, Gorstein F, Schwarting R, Strayer DS. Rubin's Pathology, 4th ed. Baltimore: Lippincott Williams & Wilkins, 2004, Fig. 20–21, Fig. 20–54. より許諾を得て転載．）

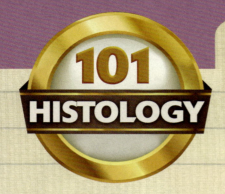

血液

血液の概要
- 血液は心血管系を循環する液性の結合組織である．**血漿**と呼ばれるタンパク質に富む細胞外液体成分と固形成分（**白血球**，**赤血球**，**血小板**）からなる．
- 全血液容量に対する**赤血球容量**を**ヘマトクリット**（**HCT**）値あるいは**血球容量**（**PCV**）**値**と呼ぶ．HCTは男性，女性で約45%である．
- **白血球**は全血液容量の約1%である．

血漿
- 血漿タンパク質には主として**アルブミン**（**コロイド浸透圧**を維持する），**グロブリン**（**免疫グロブリンと非免疫グロブリン**），**フィブリノーゲン**（血液凝固に関与する）が含まれる．すべての血漿タンパク質は肝臓で産生される．
- **血清**は血漿から凝固因子を除いた成分である．

赤血球
- 赤血球は無核で両面が陥凹した円盤状で（直径7.8 μm），ヘモグロビンを含み，循環中のずり応力に対応できるような形状をしている．赤血球の寿命は通常約120日である．
- **ヘモグロビン**は鉄含有部分であるヘムを含む4つのグロビン鎖からなり，酸素，二酸化炭素の運搬や放出を行う．
- 成人では主要な3タイプのヘモグロビンがある：**HbA**（全ヘモグロビンの～96%），**HbA$_2$**（～3%）および**HbF**（<1%, 胎児期のヘモグロビン）．

白血球
- 白血球は細胞質内の特異的な顆粒の存在の有無で2つのグループに分けられている：**顆粒球**（好中球，好酸球，好塩基球）と**無顆粒球**（リンパ球，単球）．
- **好中球**（全白血球の47～67%）は多形で分葉した核を有する．特異的な顆粒には炎症部位において微生物を殺菌するためのさまざまな酵素，補体の活性化因子，抗菌作用を持つペプチド（たとえばリゾチーム，ラクトフェリン）が含まれる．
- 好中球は好中球-血管内皮細胞間の認識機構により，毛細血管の後の小静脈を通じて循環血から遊出する．これには接着因子（**セレクチン**や**インテグリン**）が関与し，引き続いて好中球の血管外遊出が行われる．
- **好酸球**（全白血球の1～4%）は2葉の核を持ち，寄生性の原虫や蠕虫に殺作用のあるタンパク質を含む好酸性の特徴的な顆粒を有する．好酸球はアレルギー反応，寄生虫感染や慢性炎症に関与している．
- **好塩基球**（全白血球の0.5%未満）は不規則に分葉した核を持ち，ヘパリン，ヒスタミン，ヘパラン硫酸やロイコトリエンを含む大型の好塩基性の顆粒を有する．これらはアレルギー反応や慢性炎症において重要な働きを持っている．
- **リンパ球**（全白血球の26～28%）は免疫応答における主要な細胞である．大きさはまちまちで，薄く細胞質で縁取られるようにして密度ある球形の核を有する．
- 大きく分けて3つのリンパ球がある：**Tリンパ球**（**T細胞**；細胞性免疫），**Bリンパ球**（**B細胞**；抗体産生），**NK細胞**（ある種のウイルスや腫瘍細胞を殺すようにプログラムされている）．
- **単球**（全白血球の3～9%）はくぼみのあるような核を持つ．循環系から遊走すると**マクロファージ**となり，単核の貪食細胞に変化する．免疫システムにおいて**抗原提示細胞**として機能する．

血小板
- 血小板は，巨核球由来の，膜に結合した無核の細胞質の小さな断片である．組成と機能により4つのゾーン（**辺縁**，**構造**，**オルガネラ**，**膜ゾーン**）に分けられている．

血液の産生（造血）

- **赤血球造血**（赤血球の産生），**白血球造血**（白血球の産生），**血小板造血**（血小板の産生）といった造血は胎生初期に始まる．
- 成人では，**造血幹細胞**（**HSC**）は骨髄に存在する．サイトカインや造血因子の作用を受け，**骨髄球系共通前駆細胞**（**CMP**，巨核球，赤血球，好中球，好酸球，好塩基球あるいは肥満細胞，単球となる）と**リンパ球系共通前駆細胞**（**CLP**，T細胞，B細胞，NK細胞となる）に分化する．
- **赤血球造血**の過程では，**前赤芽球**から**好塩基性**，**多染性**，**正染性赤芽球**となり，さらに**網状赤血球**，そして**成熟赤血球**となる．
- 赤血球は分化に伴い細胞が小さくなり，ヘモグロビン合成により細胞質が青色から赤色に変化し，脱核する．
- **血小板造血**では，血小板は，赤芽球系同様にCMP幹細胞から分化した骨髄の**巨核球**（赤色髄の多倍数体細胞）より産生される．
- **顆粒球造血**では，顆粒球はCMP幹細胞から分化し，**顆粒球/単球前駆細胞**（**GMP**，この細胞は単球にも分化する）となる．CMP幹細胞も単球に分化する．
- **好中球前駆細胞**（**NoP**）は形態的に6つの段階を経て分化する：**骨髄芽球**，**前骨髄球**，**骨髄球**（最初に特異的顆粒が出現），**後骨髄球**，**杆状核球**（未成熟），**成熟好中球**となる．他の顆粒球系細胞も同じ段階を経て分化する．
- **リンパ球系造血**では，リンパ球は特異的転写因子の発現に基づきCLP幹細胞から分化する．骨髄や他のリンパ組織において分化する．

骨髄

- 小児では髄腔内に，成人では海綿骨の空間にみられる**赤色骨髄**には活動中の造血細胞巣が索状に存在する．
- 骨髄には特徴的な**類洞**が存在し，新たに産生された血球や血小板はその中へ放出される．
- 活動停止中の骨髄には**脂肪細胞**が多く存在し，**黄色骨髄**と呼ばれている．

PLATE 17　赤血球と顆粒球

　血液は液性結合組織であり，固形成分と血漿からなる．固形成分は**赤血球** red blood cell/erythrocyte，**白血球** white blood cell/leukocyte，**血小板** thrombocyte/platelet から構成されている．細胞成分は血液の体積のおよそ45％を占めている．赤血球は酸素と二酸化炭素を輸送する．赤血球は細胞成分の約99％を占める．白血球は無顆粒球と顆粒球に分けることができる．無顆粒球はさらにリンパ球と単球に分類される．顆粒球は細胞質に特徴的な顆粒を有し，好中球，好酸球，好塩基球に分類される．各タイプの白血球は生体の免疫防御反応において特異的な役割を担っている．ほとんどの白血球が，独自の働きをするために循環血液中から結合組織内に出ていく．これに対し赤血球は血管系にて働く．血小板は血液凝固に関与し，小血管の損傷時において重要な機能を担っている．

　血液塗抹標本は顕微鏡による観察に用いられ，流血中の白血球の相対数の同定にも用いられる．塗抹標本をつくるには，血液の小滴をスライドガラスに滴下し，別のスライドの端にて表面に塗り広げる．すばやく行うことにより均一に血液細胞が1層に広がり，空気乾燥し染色することができる．変法ロマノフスキー型染色であるライト染色が一般に行われる．血液塗抹標本を鏡検する際，標本のどの部分で血球が均等に分布しているかを確認するために，次ページの写真に示すように低倍率の対物鏡で検査するのは有用である．一度視野が決まれば高倍率に変更し，白血球のタイプを同定し，各タイプの細胞の相対数を確認することができる．各白血球の正常な相対数は以下のとおりである：好中球 48.6 ～ 66.7％，好酸球 1.4 ～ 4.8％，好塩基球 0 ～ 0.3％，リンパ球 25.7 ～ 27.6％，単球 8.6 ～ 9.0％．

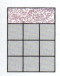

血液塗抹標本
ヒト，ライト染色，200倍．

　血液塗抹が均一に広がった低倍率の顕微鏡像を示す．ほとんどの細胞は赤血球である．それらには凹凸がみられ，ほとんどの細胞がドーナツ状の形をしている．顆粒球である2つの白血球がみられる．1つは好中球（N）であり，他方は好酸球（E）である．ただしこの倍率では，主な違いは細胞質の染まりぐあいにある．下図のような高倍率では，細胞それぞれのさらに正確な特徴を観察することができる．

好中球
塗抹標本，ヒト，ライト染色，2,200倍．

　好中球は分化の過程によって，異なる大きさ，核の形態がみられる．左図の好中球はちょうど血液中に遊出した段階の杆状核好中球である．細胞は比較的小型で，細胞質には特徴的な微細な顆粒がみられる．中央図の好中球は，大型化し細胞質により多くの微細顆粒がみられる．核は依然 U 字型であるが，核の何ヵ所かでくびれがみられ，分葉化（→）が始まっている．右図はより成熟して，特徴的に分葉している好中球を示す．分葉は細い核糸により連絡されている．この細胞にみられる特徴的な点は核にバチ状核突起あるいは**バー小体** Barr body（→）があり，これは女性の血液であることを示すものである．

好酸球
塗抹標本，ヒト，ライト染色，2,200倍．

　これらの顕微鏡像も異なる分化段階の好酸球を同様に示している．左図の好酸球は比較的小型で分葉を始めた段階である．この細胞の特徴は好酸性の顆粒で細胞質が満たされていることである．顆粒の抜けたやや薄く染色されている部分はゴルジ装置（→）であろう．中央図は大型化し核が2分葉した好酸球である．一側に3つの明瞭な顆粒（→）が確認できる．これらが球状で均一な大きさであることに注意せよ．右図はより成熟し，3葉となった好酸球である．焦点の合わせ方により，好酸性顆粒はクリスタル構造をしているため，きらきらと灯がともるようにみえることもしばしばある．

好塩基球
塗抹標本，ヒト，ライト染色，2,200倍．

　異なる分化段階の好塩基球を示す．左図の好塩基球は比較的幼若で小型である．好塩基性顆粒の大きさは一定ではなく，核の形態は不明瞭となりやすい．また好酸球に比べて顆粒はより乏しい．中央図の好塩基球は2葉であるが，顆粒が核の上にもみられるため，核の形状は同様に不明瞭である．右図の好塩基球はおそらくより成熟したものである．顆粒があって核の形状はほとんど不明瞭である．数個の血小板（▶）がいくつかの顕微鏡像でみられる．それらは通常，小型で不規則な形をしている．

E，好酸球　　　　**N**，好中球

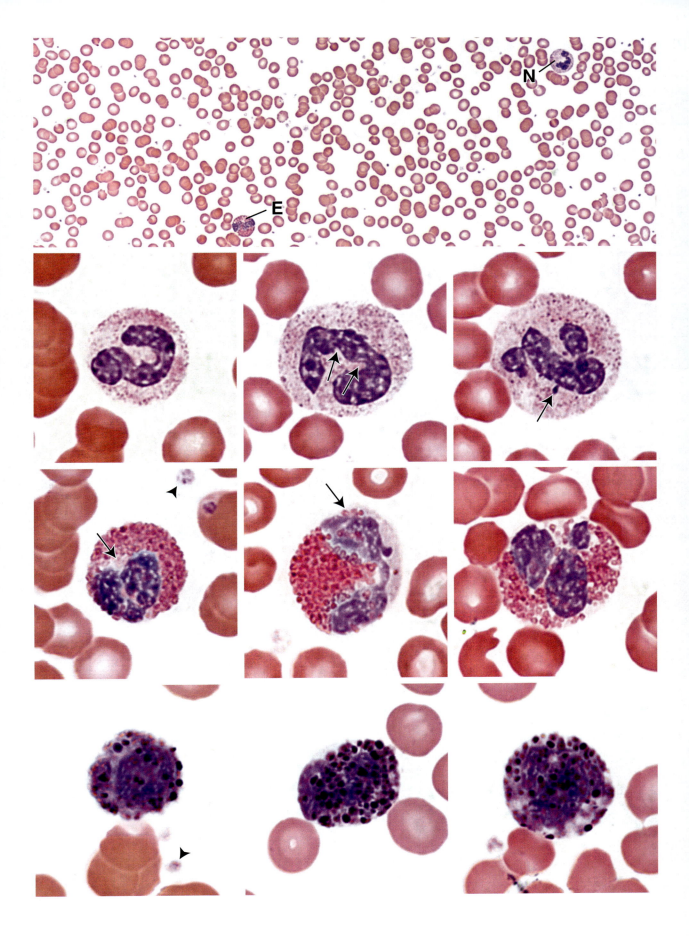

PLATE 18　無顆粒球と赤色骨髄

リンパ球
塗抹標本，ヒト，ライト染色，2,150 倍．

ここに示すリンパ球の大きさは異なるが，いずれも成熟リンパ球である．末梢血を流れるリンパ球は一般に，小，中，大リンパ球に分けられる．左のパネルに小リンパ球を示す．大きさは 7～9μm である．右側のパネルに大リンパ球を示す．16μm 程度の大きさである．中央のパネルは中リンパ球である．リンパ球の大きさの差は，ほとんどが細胞質の広さに由来する．核の大きさもリンパ球全体の大きさに影響することはあるがまれである．白血球の種類別割合の計算においては，リンパ球の大きさについてはあまり重要視されていない．2 つの血小板を左のパネルに認める（→）．

単球
塗抹標本，ヒト，ライト染色，2,150 倍．

これらのパネルの白血球はすべて成熟単球である．細胞の大きさは 13～20μm 程度で，大きめのサイズの細胞がほとんどである．単球は弯入した核が特徴的であり，右のパネルに示すような際立った U 字型を呈するものもある．細胞質はわずかに好塩基性を呈する．好中球にみられるような小型のアズール顆粒（リソソーム）を細胞質に有するのも特徴である．左と中央のパネルに血小板を認める（→）．

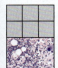

骨髄塗抹標本
ヒト，ギムザ染色，180 倍．

骨髄塗抹標本の低倍率の顕微鏡像を示す．この標本では赤血球や白血球の発育状態を調べることができる．骨髄塗抹標本も末梢血塗抹標本と同じように作製する．骨髄から吸引して採取したサンプルを，細胞が 1 層になるように薄くスライド上で引き伸ばして作製する．骨髄塗抹標本では多種多様な細胞が観察できる．多くの細胞が顆粒球および赤血球に分化中の細胞である．成熟赤血球（Ey）が最も多い．これらは無核で好酸性に染色されることから容易に判定できる．この中には網状赤血球も混在している．網状赤血球は非常に幼若な赤血球であり，細胞質にまだリボソームを有している．網状赤血球は，好酸性に染色される成熟赤血球よりも，リボソームが存在するためにやや青色がかった色調をしている．網状赤血球はより高倍率での観察ではっきり区別することができる．さらに，さまざまな頻度で**脂肪細胞** adipocyte（A）がみられる．このような標本の作製過程において脂肪自身は失われるため，標本では丸く透明な，あるいは染色されていない部分として観察される．よくみられるもう 1 つの大型の細胞は**巨核球** megakaryocyte（M）である．巨核球は多倍数体の細胞で，大型で，不規則な辺縁をした核を有する．巨核球は血小板産生細胞である．

低倍率での観察では，より未熟な分化段階の細胞を識別することは困難である．各系列の分化段階の細胞については続く PLATE で示す．ただし分化の進んだ段階の細胞については，特に顆粒系細胞については低倍率でもある程度正確に同定が可能である．たとえば，杆状核好中球（BN）や比較的幼若な好酸球（E）は形態学的に，あるいは染色される特徴から判断できる．

A，脂肪細胞	E，好酸球	M，巨核球
BN，杆状核好中球	Ey，赤血球	→，血小板

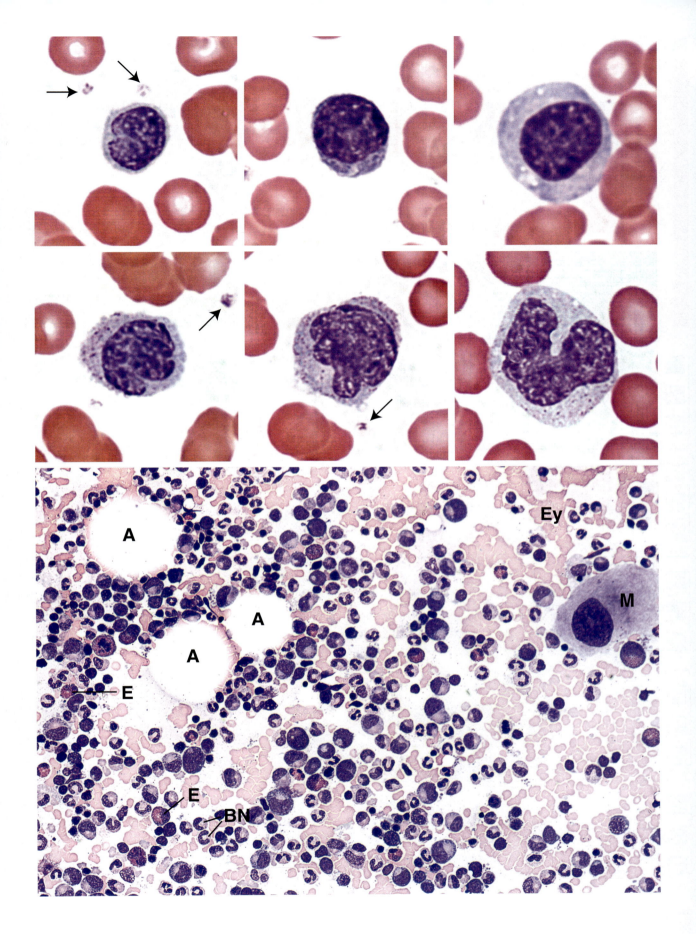

PLATE 19　赤血球造血

　赤血球造血は末梢血中の赤血球を正常な状態に維持するための血球分化の過程である．赤血球系の幹細胞（ErP または CFU-E）はホルモン様の刺激を受けて，骨髄において分化・成熟する前駆細胞を増殖させる．赤血球の前駆細胞として最も早い段階で識別される細胞は前赤芽球である．この細胞はまだヘモグロビンを含まない．細胞質は好塩基性であり，核は密なクロマチン構造を有し，いくつかの核小体がみられる．ゴルジ装置は淡く染色される．前赤芽球は有糸分裂してやや小型の好塩基性赤芽球となる．核も小型である．細胞質はヘモグロビン合成を行うリボソームが増加することにより強い好塩基性を示す．ヘモグロビンが蓄積されてくると細胞質はエオジンで染色されるようになる．さらにヘモグロビンが存在してくると**多染性赤芽球** polychromatophilic erythroblast となる．この段階の初期の細胞では細胞質の色は青灰色を呈する．時間とともにヘモグロビンが増加し，それとともにリボソームが減少していく．核は好塩基性赤芽球の核より小型化し，ヘテロクロマチン構造はより粗くなる．さらに進むと核は小型となり，細胞質はさらにエオジン好性となる．この段階が，有糸分裂が起こる最後の段階である．次の段階の細胞は**正染性赤芽球** orthochromatophilic erythroblast / normoblast と称される．核は小型化し，濃く染まる．細胞質は青色を失っていき，よりピンクまたはエオジン好性の色調になっていく．成熟赤血球よりやや大きい細胞である．この段階では分裂はしない．次の段階の細胞は，一般には**網状赤血球** reticulocyte と呼ばれる**多染性赤血球** polychromatophilic erythrocyte であり，脱核し，骨髄の洞様血管を通過するようになる．この段階の細胞ではリボソームでのヘモグロビン産生は続いている．リボソームの存在により細胞はわずかに好塩基性を示す．骨髄塗抹標本では，わずかな色調の変化により，完全に成熟した赤血球と比較することができる．

前赤芽球
骨髄塗抹標本，ヒト，ギムザ染色，2,200 倍．

　大型の前赤芽球を示す．赤芽球系の細胞の中で最も大型である．核は細胞容量のほとんどを占める．核小体（**N**）を有する．細胞質は好塩基性である．分裂して好塩基性赤芽球となる．

好塩基性赤芽球
骨髄塗抹標本，ヒト，ギムザ染色，2,200 倍．

　前段階の細胞よりやや小型化した好塩基性赤芽球を示す．核-細胞質比は低下する．より広い細胞質は，前赤芽球より好塩基性が強い．核小体のないことが特徴である．さらに成熟していくと細胞はより小型となる．

多染性赤芽球
骨髄塗抹標本，ヒト，ギムザ染色，2,200 倍．

　2 つの多染性赤芽球を示す．より大きい未熟な細胞ではクロマチンの凝集がはっきり認められる．細胞質は好塩基性を示すが，好塩基性赤芽球よりはやや淡い．細胞質はまたエオジン好性も示し，ヘモグロビンが産生されていることが判断できる．より小型の細胞は，多染性赤芽球の中でも成熟が進んだものである．核が小型化するとともにクロマチン密度も濃くなっていることに注意せよ．細胞質はさらにエオジン好性となっている．ただし好塩基性も認められる．

正染性赤芽球
骨髄塗抹標本，ヒト，ギムザ染色，2,200 倍．

　2 つの正染性赤芽球を示す．核はさらに小型となり，コンパクトで密に染まっている．細胞質はエオジン好性となっているが，わずかにまだ好塩基性も有している．細胞全体は成熟赤血球より少し大きい程度である．この段階の細胞は分裂しない．

多染性赤血球
骨髄塗抹標本，ヒト，ギムザ染色，2,200 倍．

　多染性赤血球（**PE**）を示す．核はすでに脱核しており，細胞質はわずかに好塩基性が残っている．隣接する細胞は成熟赤血球（**E**）である．多染性赤血球と成熟赤血球の色調の違いを比較してほしい．多染性赤血球は，特殊な染色を用いると残っている細胞質のリボソームが凝集して網状構造として可視化できるようになることから網状赤血球と一般的には呼ばれている．

E，赤血球　　　　**N**，核小体　　　　**PE**，多染性赤血球

PLATE 19 赤血球造血

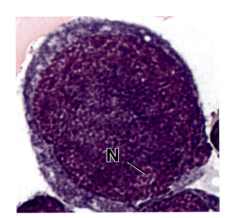

前赤芽球

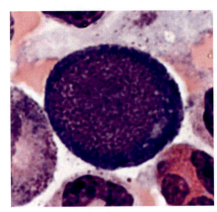

好塩基性赤芽球

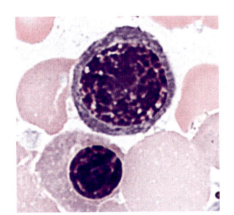

多染性赤芽球

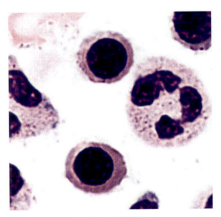

正染性赤芽球

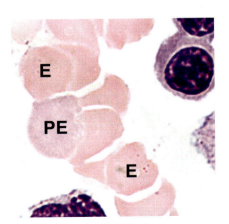

多染性赤血球

PLATE 20　顆粒球造血

顆粒球造血は末梢血中の顆粒球（好中球，好酸球，好塩基球）が骨髄中で分化・成熟する過程を意味している．顆粒球系細胞として区別される最初の細胞は骨髄芽球であり，これはさらに前骨髄球，骨髄球，後骨髄球，杆状核球を経て最後に成熟顆粒球となる．好酸球，好塩基球，好中球の前駆細胞を形態学的に判別できるのは，それぞれの特徴的顆粒が出現してくる骨髄球の段階からである．好塩基球系細胞は骨髄中で数が少ないため，骨髄塗抹標本で探し出すことは非常に難しい．

骨髄芽球は大型で真正染色質（**ユークロマチン** euchromatin）の球状の核が特徴であり，3〜5個の核小体を認める．細胞の大きさは直径 14〜20 μm 程度である．細胞質は濃く好塩基性に染まる．淡く染まるところはゴルジ装置である．前骨髄球はほぼ同様に 15〜21 μm 程度の大きさの細胞で，核小体が存在する．前骨髄球の細胞質は骨髄芽球と同様に染まるものの，青/黒色の大きなアズール顆粒の存在で識別でき，この顆粒は非特殊顆粒とも呼ばれている．骨髄球は 16〜24 μm 程度の大きさである．クロマチン構造はより密となり，核小体は認めない．好中球系の骨髄球（好中性骨髄球）の細胞質にはピンク〜赤色の小さな特殊顆粒とともにアズール顆粒を認める．好酸球系の骨髄球（好酸性骨髄球）も同様の核を有するものの，特殊顆粒が大型である．後骨髄球は 12〜18 μm 程度の大きさである．核–細胞質比は小さくなり，核は腎臓のような形となる．アズール顆粒はほとんどなくなり，ピンク〜赤色の小さな特殊顆粒が大部分となっている．好酸性の後骨髄球は，好中性細胞に比較して特殊顆粒がより多く認められる．杆状核球は 9〜15 μm 程度とさらに小型となる．核のクロマチン構造はさらに凝縮し，蹄鉄型を呈する．好中性の杆状核球にはピンク〜赤色の小さな特殊顆粒のみが認められる．好酸性の杆状核球の特殊顆粒は同じように存在するが，核が腎臓様の形態を示す．成熟顆粒球は PLATE 17 に示してある．

骨髄芽球
骨髄塗抹標本，ヒト，ギムザ染色，2,200 倍．

濃く青に染まる細胞質と，淡く観察されるゴルジ装置（G）を示す．核は丸く，いくつかの核小体（N）が存在する．

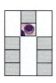

前骨髄球
骨髄塗抹標本，ヒト，ギムザ染色，2,200 倍．

前骨髄球は 1 つかそれ以上の核小体（N）を有する．細胞質は好塩基性であり，青/黒色の大きなアズール顆粒（AG）が存在する．

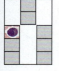

好酸性骨髄球
骨髄塗抹標本，ヒト，ギムザ染色，2,200 倍．

好酸性骨髄球は好中球系骨髄球と同じような核を持つ．細胞質にはまだ多くはないものの，好酸性の特殊顆粒が存在する．

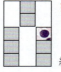

好中性骨髄球
骨髄塗抹標本，ヒト，ギムザ染色，2,200 倍．

好中性骨髄球は丸い核を持ち，核小体は認めない．細胞質にはピンク〜赤色の小さな特殊顆粒が存在する．

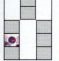

好酸性後骨髄球
骨髄塗抹標本，ヒト，ギムザ染色，2,200 倍．

好酸性後骨髄球の核は腎臓あるいは豆様を呈する．細胞質には好酸性の特殊顆粒が全体に広がって存在する．

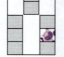

好中性後骨髄球
骨髄塗抹標本，ヒト，ギムザ染色，2,200 倍．

好中性後骨髄球は，核が腎臓あるいは豆様となることによってその前駆細胞と区別される．細胞質にはピンク〜赤色の小さな特殊顆粒が存在し，アズール顆粒はわずか，あるいはまったくみられなくなる．

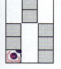

好酸性杆状核球
骨髄塗抹標本，ヒト，ギムザ染色，2,200 倍．

好酸性杆状核球の核は蹄鉄様となる．細胞質は好酸性特殊顆粒で満ちている．

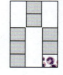

好中性杆状核球
骨髄塗抹標本，ヒト，ギムザ染色，2,200 倍．

杆状あるいは非分葉好中球は蹄鉄様の核の他，細胞質に豊富に存在するピンク〜赤色の小さな特殊顆粒が特徴である．

AG, アズール顆粒　　　**G**, ゴルジ装置　　　**N**, 核小体

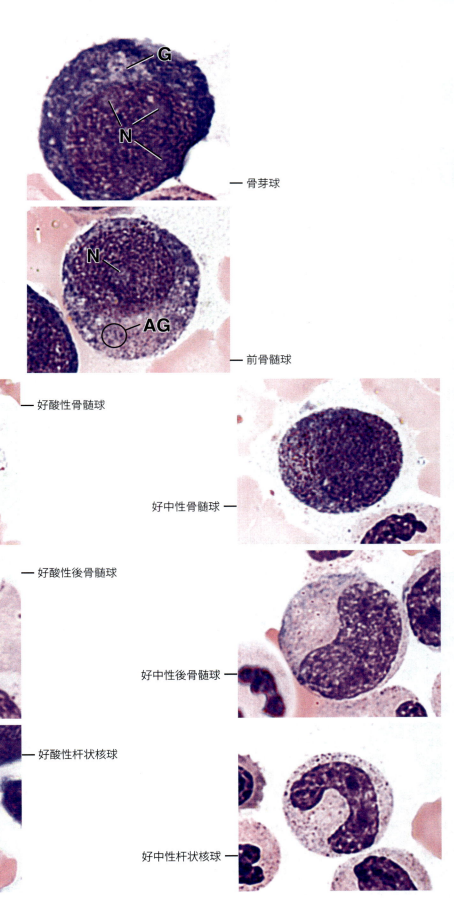

11

筋組織

1. 筋組織の概要と分類 / 314
2. 骨格筋 / 315
   A. 筋原線維と筋フィラメント / 317
   B. アクトミオシン間の架橋サイクル（クロスブリッジサイクル）/ 323
   C. 筋収縮の制御 / 325
   D. 運動神経支配 / 327
   E. 感覚神経支配 / 329
   F. 発生，修復，治癒，再生 / 329
3. 心筋 / 331
   A. 心筋の構造 / 331
   B. 傷害と修復 / 334
4. 平滑筋 / 335
   A. 平滑筋の構造 / 335
   B. 平滑筋の機能的側面 / 339
   C. 再生，修復，および分化 / 340

FOLDER 11.1 機能的考察：筋の代謝と虚血 / 320
FOLDER 11.2 臨床関連事項：筋ジストロフィー――ジストロフィンとジストロフィン関連タンパク質 / 323
FOLDER 11.3 臨床関連事項：重症筋無力症 / 328
FOLDER 11.4 機能的考察：3種類の筋の比較 / 340

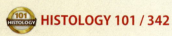 HISTOLOGY 101 / 342

1. 筋組織の概要と分類

筋組織 muscle tissue は身体運動を担うとともに，さまざまな内臓諸器官の大きさや形の変化をつかさどっている．筋組織の特徴は，**収縮** contraction という機能に特化した特殊な細長い細胞が平行に配列し集合していることである（図11.1）．

筋細胞の収縮をつかさどるのは筋フィラメント間の相互作用である．

2種類の**筋フィラメント** myofilament が筋細胞の収縮に関与している：

- **細いフィラメント** thin filament（直径6～8 nm，長さ1.0 μm）の主成分は**アクチン** actin というタンパク質である．線維状のアクチン（**F-アクチン** F-actin）でできた細いフィラメントは，主として球状のアクチン分子（**G-アクチン** G-actin）が連なって形成された重合体（ポリマー）である．
- **太いフィラメント** thick filament（直径約15 nm，長さ1.5 μm）は主として**ミオシンⅡ** myosin Ⅱと呼ばれるタンパク質分子からなり，1本のフィラメントは200～300のミオシンⅡ分子が寄り集まってできている．ミオシンⅡは，長い棒状尾部で少しずつ規則正しくずれながら平行に会合し，頭部はその側面に等間隔のらせんを描いて飛び出している．

2種類の筋フィラメントは細胞質（筋細胞では**筋形質** sarcoplasm（sarcos：ギリシャ語で"肉"の意，plasma：ギリシャ語で"もの"の意）とも呼ばれる）の大部分を占めている．アクチンとミオシンは量的にはかなり少ないが，ほとんどの細胞種に存在しており，細胞質分裂，エキソサイトーシス，細胞の移動などの細胞活動に関わっている．一方，筋細胞では機械的仕事を果たすという単一の目的のために，大量のアクチンとミオシンからなる収縮性フィラメントが細胞内に規則的に配列している．

筋は収縮性細胞の外観により分類される．

大別すると2種類が区別される：

- **横紋筋** striated muscle．光学顕微鏡で横紋のみえる細胞．
- **平滑筋** smooth muscle．横紋のみられない細胞．

横紋筋細胞はその存在場所などからさらに次の3種類が区別される：

- **骨格筋** skeletal muscleは骨に付着し，体幹や体肢の運動をつかさどるとともに，体位・姿勢の維持を担っている．さらには，眼球に付着した骨格筋（外眼筋）は正確な眼球運動を可能にしている．
- **内臓横紋筋** visceral striated muscleは形態学的には骨格筋と何ら変わりはないが，軟組織，すなわち舌，咽頭，食道の上半などにのみ分布している．これらの筋は，会話，嚥下などに必要不可欠な働きをしている．
- **心筋** cardiac muscleは心臓の壁および心臓に流入する大型の静脈の基部にみられる横紋筋の一種である．

横紋筋の横紋は，大部分が太いフィラメントと細いフィラメントのつくる細胞構築上の特異配列により形成される．この配列はすべてのタイプの横紋筋細胞に共通である．骨格筋

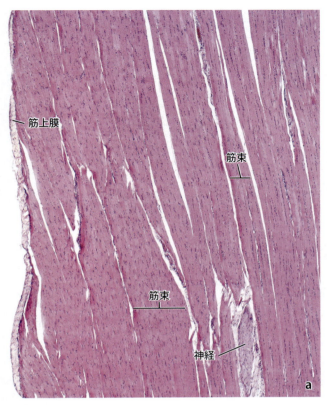
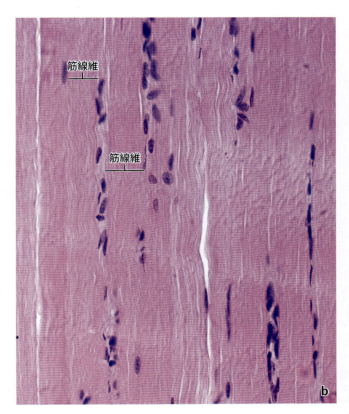

図 11.1 ▲ 骨格筋の顕微鏡像
a. この低倍率の顕微鏡像は骨格筋の縦断切片である．骨格筋線維（細胞）は平行に配列した束（筋束）を形成し，この切片では縦方向に走っている．各線維は長く，この写真の上・下端の先まで伸びている．視野の中の筋束の太さはそれぞれ違っているようにみえるが，これは主として筋束の切れた面の高さの違いのためである．左側に筋の周囲を鞘状に包む線維性緻密結合組織の筋上膜がみえていることに注意．160倍．**b.** より高倍率では筋線維の横紋がいっそう明瞭にみえる．骨格筋線維の核は細胞膜直下の細胞質に位置している．360倍．

と心筋間の主な違いは，大きさ，形，細胞間結合などである．

平滑筋は筋フィラメントが横紋筋のような配列をとらないので，横紋を示さない．さらに，平滑筋のミオシンを含んだ筋フィラメントは非常に壊れやすい．平滑筋は内臓壁，血管壁，皮膚の立毛筋，眼球内部の筋など，限られた部位にのみ分布している．

 ## 2. 骨格筋

骨格筋細胞は多核の合胞体である．

骨格筋では個々の筋細胞（通常は**筋線維** muscle fiber と呼ばれる）は実際には多核の**合胞体** syncytium である．筋線維は，発生過程で**筋芽細胞** myoblast（p.330 参照）と呼ばれる小型の単核細胞の融合により形成される．横断切片で観察すると，成熟した多核の筋線維は直径 10 〜 100 μm の多角形をしている（PLATE 21, p.344）．長さは下肢の縫工筋のようにほとんど数十 cm にも及ぶものから，中耳のアブミ骨筋のように数 mm 程度のものまである（注：筋線維の用語を結合組織の線維の語と混同してはいけない．筋線維は筋の細胞そのものであるのに対し，結合組織の線維は結合組織の細胞が産生した細胞外の物質である）．

骨格筋の核は細胞膜（**筋形質膜** sarcolemma とも呼ばれる）の直下の細胞質に位置している．筋形質膜の用語は，歴史的には細胞膜，外板，およびその周囲の網状の線維からなる層をさすものとして用いられたが，現在では筋の細胞膜の同義語として使用される．

骨格筋は結合組織で束ねられた横紋筋線維からなる．

個々の筋線維および筋線維の束（筋束）を取り囲む結合組織は力の伝達のために必要な構造である（図 11.2）．筋の終端では，結合組織は腱あるいはそれとは異なる配列のコラーゲン線維を介して，筋を直接骨につなぎ留めている．多数の血管と神経が結合組織内を通って骨格筋に分布している．

筋を取り囲む結合組織は筋線維との位置関係で名称がつけられている：

- **筋内膜** endomysium は個々の筋線維を直接包んでいる細網線維の薄い層である．筋内膜中には小径の血管と神経の終枝のみが筋線維と平行に走っている．
- **筋周膜** perimysium は**筋束** bundle/ fascicle と呼ばれる筋線維の集団を取り囲む筋内膜より厚い結合組織の層である．
- **筋上膜** epimysium は筋を構成する筋束集団の外周を取り囲む厚い結合組織の鞘である（図 11.1a 参照）．筋を支配する太い血管，神経はこの筋外膜を貫いて筋内に入る．

3 種類の筋線維（赤筋，白筋，中間タイプ）は生体内での色の違いにより分類される．

以前から，筋線維の直径，生体内の色に違いがあることが知られていた．色の違いは H&E 染色標本でははっきりしないが，コハク酸脱水素酵素やニコチンアミドアデニンジヌクレオチド・テトラゾリウム（NADH-TR）反応のような酸化的リン酸化酵素の活性を利用した組織化学反応を用いると，新鮮組織で相違が確認でき，数種類の筋線維型が区別される．

骨格筋線維は現在では収縮速度，酵素活性，代謝特性により分類される．

筋線維型は現在は**収縮速度** contractile speed，ミオシン ATPase の**酵素活性** enzymatic velocity，**代謝特性** metabolic profile により分類される．収縮速度は筋線維がどれくらい速く収縮弛緩しうるかを表す．ミオシン ATPase の反応速度は収縮サイ

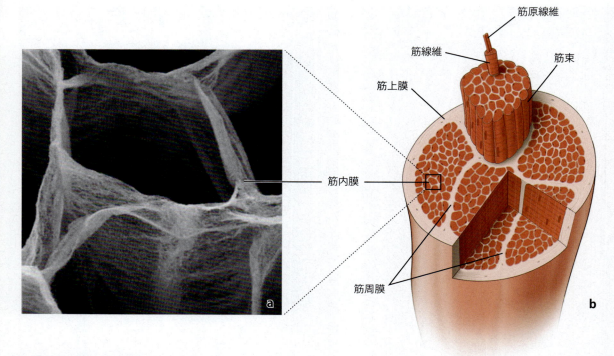

図 11.2 ▲ 骨格筋の一般構造
a. この走査型電子顕微鏡像はウシの半腱様筋を凍結割断したもので，筋内部の結合組織を観察することができる．試料作製は，通常の走査型電子顕微鏡用の固定を行った後，水酸化ナトリウムによる細胞浸軟法で筋線維を溶解・除去している．個々の筋線維を取り囲む繊細な蜂巣状の筋内膜に注意．480 倍．（Nishimura T, Hattori A, Takahashi K. Structural changes in intramuscular connective tissue during the fattening of Japanese black cattle of marbling on beef tenderization. J Anim Sci 1999; 77, 93–104 より許諾を得て転載．） **b.** 骨格筋の構造とその周囲を包む結合組織の関係を示す模式図．筋内膜は各筋細胞（筋線維）の周囲を，筋周膜は筋束周囲を包み，筋上膜は筋全体のまわりを包んでいるという構成に注意．

クルの間にミオシン ATPase が ATP 分子をどれくらい速く分解するかを意味する．代謝特性は酸化的リン酸化あるいは解糖系による ATP 産生の能力を表す．好気的代謝をする線維は大量の**ミオグロビン** myoglobin と豊富なミトコンドリアを持っている．ミトコンドリアにはその成分としてシトクロムなどの電子伝達系複合体が含まれている．ミオグロビンは分子量 17.8 kDa の小型，球状のタンパク質で，赤血球のヘモグロビンに類似し内部に 2 価鉄（Fe^{2+}）を結合している．筋線維内の含量は筋線維のタイプに応じて異なる．ミオグロビンの機能は主として筋線維内に酸素を貯え，筋の代謝に必要な酸素をただちに供給できるようにすることである．骨格筋の**外傷性損傷** traumatic injury（例：挫滅損傷）は筋の破壊（骨格筋融解）をきたし，骨格筋から血中にミオグロビンが放出される．血中に出たミオグロビンは腎臓で濾過されるが，その量が多いと尿細管上皮に毒性を発揮し，急性**腎不全** renal failure を引き起こす．血中ミオグロビンの検知試験は筋損傷に対する感度は高いが，特異性は低い〔訳注：特異性が低いとは，筋損傷以外の原因・物質によりミオグロビン陽性と判定してしまう率が高いことを意味する〕．

骨格筋線維は 3 種類に分類される：Ⅰ型（好気型遅筋）線維，Ⅱa 型（好気解糖型速筋）線維，Ⅱb 型（解糖型速筋）線維である．

典型的には，ヒトではどの骨格筋をとっても 3 種類すべての型の筋線維が含有されているが，それぞれのタイプの占める割合はその筋の果たす機能的役割に応じて異なる．

- **Ⅰ型線維**（**好気型遅筋線維** slow oxidative fiber）は直径が小さく，新鮮標本では赤くみえる．多数のミトコンドリアと大量のミオグロビン，シトクロム複合体を含んでいる．高レベルのミトコンドリアの酸化的リン酸化酵素により，前に述べたようにコハク酸脱水素酵素あるいは NADH-TR の組織化学反応で強く染まる（図 11.3 参照）．Ⅰ型線維は**遅筋・単収縮性疲労耐性型運動単位** slow-twitch, fatigue-resistant motor unit（twitch とは筋の単発の短時間収縮をいう）である．すなわち，この種の線維は疲労しにくいが，他の線維に比べて発生張力は弱く，ミオシン ATPase の反応速度もすべての筋線維型の中で最も遅い．Ⅰ型線維は哺乳類では四肢の筋に，渡り鳥では胸の筋に典型的に認められる．肝心のヒトでの分布は，脊柱の両側を長く走る脊柱起立筋などにみられる．これらの筋群がⅠ型筋線維を主成分としていることは理にかなっている．というのも，直立位保持に必要な長時間にわたる収縮状態の維持に適しているからである．マラソンランナーなど長時間の耐久力を必要とする陸上競技選手の筋は，この種の筋線維の占める割合が大きい．

- **Ⅱa 型線維**（**好気解糖型速筋線維** fast oxidative glycolytic fiber）は，新鮮組織で中間的な色調を示す線維である．太さも中間的で，多数のミトコンドリアと多量のミオグロビンを含んでいる．しかし，Ⅰ型線維とは対照的に，Ⅱa 型線維は大量のグリコーゲンを含有し，嫌気的解糖を行う能力を持っている．それゆえ，Ⅱa 型線維は**速筋・単収縮性疲労耐性型運動単位** fast-twitch, fatigue-resistant motor unit となっており，強い最大収縮張力を発生することが可能である．この種の好気解糖型速筋線維の占める割合が多い運動選手としては，400 m や 800 m の陸上競技選手，中距離の水泳選手，ホッケー選手などがあげられる．

- **Ⅱb 型線維**（**解糖型速筋線維** fast glycolytic fiber）は新鮮標本で淡いピンク色をした大型の線維であり，Ⅰ，Ⅱa

斑点状にみえ，その斑点1つひとつが筋原線維である．筋原線維は筋細胞の全長にわたって伸びている．

筋原線維は筋フィラメントの束からなる．

筋フィラメント myofilament はミオシンIIの重合した線維（太いフィラメント）とアクチンとその結合タンパク質からなる重合体の線維（細いフィラメント）からなる．筋フィラメントは横紋筋の実際の収縮を担う要素である．筋原線維を形成する筋フィラメントの束はよく発達した滑面小胞体（sER）で囲まれており，これを**筋小胞体** sarcoplasmic reticulum ともいう．筋小胞体はすべての横紋筋細胞の筋原線維周囲に高度に発達した管状の網目を形成する．ミトコンドリアとグリコーゲン顆粒は滑面小胞体とともに筋原線維間に分布している．

横紋は横紋筋の最も大切な組織学的特徴である．

横紋は筋線維縦断標本のH&E染色で明瞭に観察される．横紋は無染色の標本でも位相差顕微鏡や偏光顕微鏡で観察すると明暗の縞模様としてみることができる．この縞には**A帯** A band，**I帯** I band という名がついている（図11.6参照）．

偏光顕微鏡でみると，暗い帯は**複屈折性** birefringent（光を

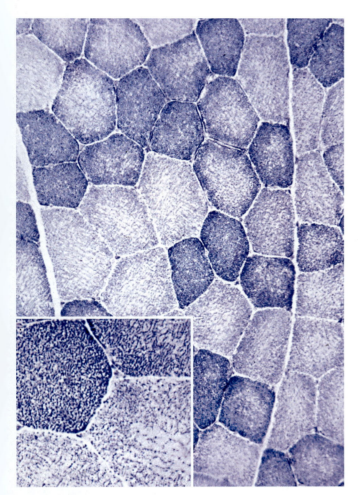

図11.3 ▲ 骨格筋線維の横断切片
この骨格筋線維の横断切片はNADH-TR反応で染色したもので，2種類の筋線維があることがわかる．濃染した小型の筋線維は酸化酵素の活性が強く，I型の好気型遅筋線維に対応している．染まりの弱い大型の線維はIIb型の解糖型速筋線維にあたる．280倍．**挿入図**．2種類の線維型がみられる部分の高倍率写真．NADH-TR反応は酸化酵素を含むミトコンドリアの含量を反映している．収縮要素である筋原線維は染まっていない．550倍．（プレパラート標本はDr. Scott W. Ballinger のご厚意による．）

I型線維に比してミオグロビン含量やミトコンドリアの数が少ない．酸化的リン酸化酵素の量は少ないが，嫌気的解糖系の酵素量は多く，大量のグリコーゲンを線維内に蓄えている．この種の線維は**速筋・単収縮性易疲労型運動単位** fast-twitch, fatigue-prone motor unit であり，大きな最大収縮力を発生することができるが，乳酸が産生・蓄積されるので疲労しやすい．このIIb型線維は速い収縮，正確で繊細な動きに向いている．外眼筋や指の運動をコントロールする筋の大部分の線維がこの型からできている．これらの筋はI型線維を多く含む筋に比べ支配神経の数が多いことから，正確な運動が可能となっている．短距離走，重量挙げ，投擲や跳躍選手の筋はこのIIb型線維の占める率が高い．

A. 筋原線維と筋フィラメント

筋線維を構成する構造的・機能的単位は筋原線維である．

筋線維 muscle fiber の中には**筋原線維** myofibril と呼ばれる縦方向に配列した構造単位が充満している（図11.4）．筋原線維は，上手に作製された組織標本，特に筋線維の横断切片で観察することができる．このような標本では線維の断面が

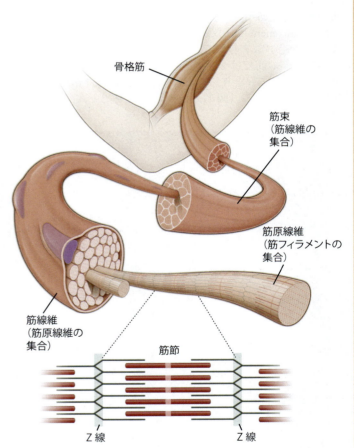

図11.4 ▲ 骨格筋の構成
骨格筋は筋束と呼ばれる筋線維の束が多数集合したものからなり，各筋束は細長い筋線維（筋細胞）の束からできている．筋線維は内部に長軸方向に走る多数の筋原線維と呼ばれる構造単位を入れており，筋原線維は2種類の筋フィラメント（太いフィラメント（ミオシンフィラメント）と細いフィラメント（アクチンフィラメント））で形成される．筋フィラメントは特別な配置を示し，そのために筋原線維と筋線維に横紋がみえる．筋原線維の機能単位は筋節といい，横紋のZ線から隣接するZ線までの間が筋節である．A帯はミオシンフィラメントの広がる範囲にあたる．アクチンのフィラメントはZ線からA帯の内部にまで伸びており，A帯の中では図に示したようにミオシンのフィラメントと重なり合っている．

2平面の偏光に変える）を示す．すなわち，暗い帯は複屈折性で，光学的に**異方性** anisotropic であるので，その頭文字からA帯と名づけられている．それに対して，明るい帯は**単屈折性** monofringent（偏光面を変化させることはない）を示し，光学的に**等方性** isotropic であるので，I帯と呼ばれる．

A帯，I帯はともに，周囲と異なる濃さの狭い領域あるいは線で二分されている．明るいI帯は**Z線** Z line あるいは**Z盤** Z disc（Zwischenscheibe：ドイツ語で"間の円盤"の意）とも呼ばれる濃い線で二分されている．暗いA帯は**H帯** H band（hell：ドイツ語で"明るい"の意）と呼ばれるやや色の薄いあるいは明るい領域で二分されている．そしてH帯はさらに**M線** M line（mitte：ドイツ語で"真ん中"の意）と呼ばれる濃く狭い線で二分されている．M線は，理想的なH&E染色標本なら光学顕微鏡でもみつけることができるが，電子顕微鏡を使うと容易に観察できる（図11.5）．

今までの記述ですでにお気づきと思うが，横紋筋の横紋は2種類の筋フィラメントの配列によってできたものである．横紋筋の収縮機構を理解するには，この横紋を機能的に考察する必要がある．

筋原線維の機能単位は筋節と呼ばれ，隣接するZ線間を占める部分である．

筋節 sarcomere は横紋筋の基本的な収縮単位であり，筋原線維の隣接するZ線間を占める部分をいう．筋節は弛緩状態の哺乳類の筋では2〜3μmの長さであるが，引き伸ばすと4μm以上にもなり，極端な収縮状態では1μmにまで短縮することがある（図11.6）．筋細胞全体として横紋がみえるのは，隣接する筋原線維における筋節の位相がそろっているためである．

太いフィラメントと細いフィラメントの配列から濃さの相違ができ，筋原線維に縞模様が生じる．

ミオシンを含んだ太いフィラメントは長さ約1.6μmで，筋節の中央部，すなわちA帯に限局して存在している．細いフィラメントはZ線に付着し，A帯の中のH帯の端まで伸びている．隣接する筋節が接しているZ線の両側がI帯で，細いフィラメントのみが存在している．筋節の縦断切片では，Z線は**Z基質** Z matrix と呼ばれる無構造の物質で二等分されるジグザグ様の外観をとる．Z線とZ基質は，隣接する筋節の細いフィラメントを**α-アクチニン** α-actinin というアクチン結合タンパク質を介してジグザグの角のところにつなぎ留めている．Z基質は多数のタンパク質（テレソニン，ターリン，デスミン，ミオチリン，フィラミンCなど）を含み，これらのタンパク質はZ線を隣接するZ基質や近傍の細胞膜（腱の部位）につなぎ留めている（図11.4, 11.6参照）．

細いフィラメントは主として重合したアクチン分子に制御タンパク質，付随タンパク質が絡みついて形成されている．

典型的な細いフィラメントは直径5〜6nmで，アクチンモノマーの重合により形成された二重らせんからなる（図11.7）．1本1本の細いフィラメントの長さは筋の種類により異なるが，各筋の中ではほぼ1.0〜1.3μmの一定の長さとなるよう厳密にコントロールされている．横紋筋ではトロポミオシンとトロポニンという2種類の重要な制御タンパク質が2本のアクチンの紐に絡みついている．その他の付随タン

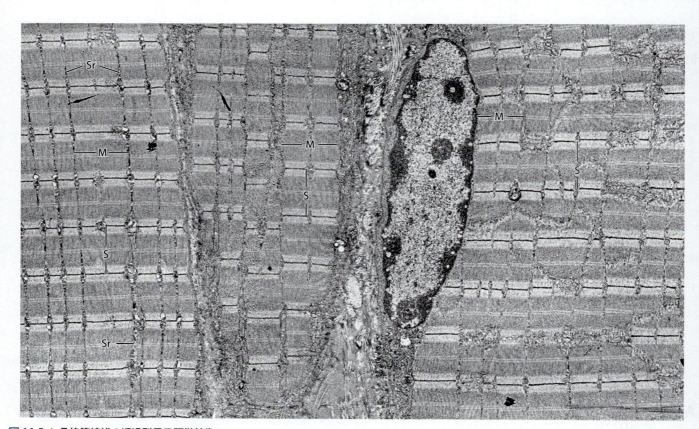

図11.5 ▲ 骨格筋線維の透過型電子顕微鏡像
この低倍率の電子顕微鏡像は骨格筋線維の一般的な構造を示す．この写真には縦方向に走る3本の筋線維の一部が写っている．右側の筋線維には辺縁部に核が1個みえている．中央と左側の2本の線維には薄い筋漿（筋の細胞質，Sr）で包まれた筋原線維の規則的な縦断面が観察される．筋原線維の規則正しく繰り返す隣接する2本のZ線で挟まれた部分が，筋節（S）である．この写真でみられる横紋は，各筋原線維（M）の縞模様の位相がそろっていることによる．また，各筋原線維内にみられる横紋は筋フィラメントの規則的な配列の反映である．筋節の詳しい特徴は図11.10aの高倍率像で示す．各筋線維間の細胞外腔に存在する結合組織は筋内膜である．6,500倍．

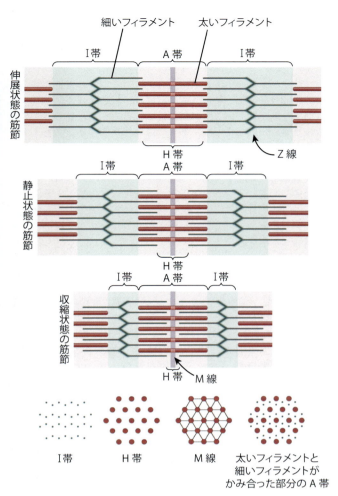

図 11.6 ▲ さまざまな収縮状態の筋節
静止状態（図中央）では，細いフィラメント（アクチンフィラメント）と太いフィラメント（ミオシンフィラメント）の重なりは完全なものではなく，H帯とI帯は比較的広くなっている．収縮状態（図下）では，細いフィラメントと太いフィラメントの重なりは収縮の程度に応じて増加している．伸展状態（図上）では2種類のフィラメントはほとんど重ならず，H帯とI帯は非常に広くなっている．A帯の長さは常に一定で，太いフィラメントの長さに一致している．それに対して，H帯とI帯の長さは筋節の収縮・弛緩の程度に応じて変化する．筋節のさまざまな部位の横断像を下に示した．（左から右に向かって）I帯の細いフィラメントのみからなる部分，H帯の太いフィラメントのみからなる部分，A帯の中央部で太いフィラメントが互いに連結されてM線を形成している部分，細いフィラメントと太いフィラメントが重なり合っているA帯の部分である．重なり合っている部分では太いフィラメントが細いフィラメントの六角配列の中央に位置していることに注意．

パク質としては，トロポモジュリン，ネブリンなどをあげることができる．

- **G-アクチン**は分子量 42 kDa の小型タンパク質で，重合して二重らせんのF-アクチンフィラメントとなる．F-アクチンフィラメントは極性を持つ．すなわちフィラメント内のすべてのG-アクチン分子が同じ方向に並んでいる．すべてのフィラメントのプラス端はネブリンの補助により α-アクチニンを介してZ線につなぎ留められている．一方，マイナス端はM線方向に伸び，先端はアクチンキャッピングタンパク質の1つであるトロポモジュリンにより保護されている（図11.7 参照）．細いフィラメントを構成するすべてのG-アクチン上にミオシンの結合部位が存在しており，力を発生していない休止状態ではこの部位はトロポミオシン分子で覆われている．

- **トロポミオシン** tropomyosin は分子量 64 kDa のタンパク質で，2本のポリペプチドからなる二重らせんでできている．このトロポミオシンはF-アクチン上の溝に沿って走るフィラメントを形成している．静止状態の筋においては，トロポミオシンとその調節タンパク質であるトロポニン複合体はアクチン分子上のミオシン結合部位を覆い隠している．

- **トロポニン** troponin は実際には3つの球状サブユニットの複合体からなる．また，トロポミオシン1分子あたりには，1個のトロポニン複合体が結合している．トロポニン-C（TnC）はトロポニン複合体の中で最も分子量の小さいサブユニット（18 kDa）であり，収縮の開始に不可欠な Ca^{2+} との結合を行う．トロポニン-T（TnT）は 30 kDa のサブユニットでトロポミオシンに結合し，トロポニン複合体をトロポミオシンにつなぎ留める働きをする．トロポニン-I（TnI）も分子量 30 kDa のサブユニットで，アクチンに結合しアクチンとミオシンの相互作用を阻害する働きを持つ．トロポニン-T とトロポニン-I

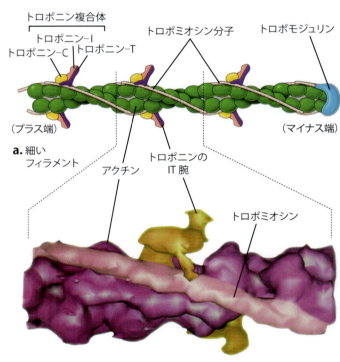

図 11.7 ▲ 細いフィラメント（アクチンフィラメント）
a. 細いフィラメントの主成分は，2本のらせんをなして巻き付いた紐状のアクチンフィラメント（F-アクチン）である．おのおののアクチン分子はミオシンに対する結合部位を持つが，この部位は通常はトロポミオシンにより物理的に覆われて，筋収縮が抑制されている．トロポニン複合体は筋収縮調節の鍵となる重要なタンパク質である．すなわち，その構成成分であるトロポニン-C はカルシウムと結合する．この結合が起こるとトロポニン複合体の立体構造変化が生じてトロポミオシンとトロポニン分子の位置がずれ，アクチン分子上のミオシン結合部位が露出される．b. この画像はアクチン，トロポミオシン，トロポニンからなる結晶構造をもとに，アクチン分子 10 個の長さの細いフィラメントを 25Å の解像度で三次元再構築したものである．飛び出したIT腕を持つ非対称のトロポニン分子，長い棒状のトロポミオシン分子に注意．（Pirani A, Xu C, Hatch V, Craig R, Tobacman LS, Lehman W. Single particle analysis of relaxed and activated muscle thin filaments. J Mol Biol 2005; 346: 761-772 より許諾を得て転載．）

FOLDER 11.1　機能的考察：筋の代謝と虚血

すべての細胞と同様に，筋細胞もエネルギー源を ATP あるいはクレアチンリン酸の高エネルギーリン酸結合に依存している．この高エネルギーリン酸結合に蓄えられたエネルギーは，**脂肪酸** fatty acid，**グルコース** glucose などの代謝の結果産生されたものである．グルコースは，活発に収縮をしている筋でエネルギー産生の代謝基質として最も利用される物質である．グルコースは循環血液に含まれるものの他，筋線維の細胞質に蓄えられているグリコーゲンの分解によるものもある．骨格筋や心筋中のグリコーゲン量は筋の乾燥重量の 1% にものぼることが知られている．

ランニング中の下肢筋や外眼筋のような活発な収縮を繰り返している筋では，収縮のためのエネルギーのほとんどを貯蔵グリコーゲンの嫌気的解糖により得ている．この嫌気的解糖系の中間代謝産物，特に乳酸の蓄積は，極端な筋運動の際に虚血痛や筋痙攣を起こす酸素欠乏状態を招くことがある．

収縮状態から回復中の筋，あるいは休息状態の筋が使用するエネルギーの大半は，酸化的リン酸化により得たものである．この酸化的リン酸化は，ミトコンドリアで行われる脂肪酸の炭素鎖を 2 個の炭素からなる断片として放出する β-酸化に密接に関連して進む反応である．酸化的リン酸化，およびその他の終末代謝反応に必要な酸素には，流血中の赤血球のヘモグロビンあるいは筋細胞中に蓄えられたミオグロビンに結合した酸素が利用される．

の両サブユニットは互いに結合して非対称な IT 腕を形成する．この IT 腕はトロポニン複合体の三次元再構築像で確認することができる（図 11.7 参照）．

- **トロポモジュリン** tropomodulin は分子量約 40 kDa の小型のアクチン結合タンパク質で，細いフィラメントの遊離端（マイナス端）に付着している．このアクチンキャッピングタンパク質は，筋節のアクチンフィラメントの長さの維持と調節に働いている．細いフィラメントの長さの違い（たとえばタイプⅠ線維とタイプⅡb線維間の相違）は筋収縮の長さ－張力関係に影響を及ぼし，筋の生理特性に関係することになる．
- **ネブリン** nebulin は，マイナス端（遊離端）を除いた細いフィラメントのほぼ全長にわたる長く伸び Z 線に付着した，非弾性の 600 kDa のタンパク質である．ネブリンは細いフィラメントの長さを整える "分子レベルの定規" として働くと考えられている．その理由は，ネブリンはアイソフォームごとに分子量が異なるが，その分子量が筋発生の過程で出現する細いフィラメントの長さと比例関係にあることが認められるからである．その他に，ネブリンには α-アクチニンを介する細いフィラメントの Z 線への結合を安定化する働きも知られている．

太いフィラメントの主成分はミオシン分子である．

太いフィラメントの主成分はミオシンⅡである．ミオシンⅡはモータータンパク質であるミオシンスーパーファミリーの一員であり，骨格筋ではアクチンのサブユニットと間欠的に相互作用することにより動きをもたらす．アクトミオシンのクロスブリッジサイクルと呼ばれる一連のこの反応が，太いフィラメントと細いフィラメント間に相互の滑りを引き起こし，その結果動きが可能となる．

ミオシンⅡ myosin Ⅱ は分子量 510 kDa の長い棒状のアクチンに結合するモータータンパク質で，2 本の**重鎖** heavy chain（分子量各 222 kDa）と 4 個の**軽鎖** light chain の合計 6 個のサブユニットからなる二量体である．ミオシンは 2 個の球状をした頭部（S1 領域）と長い尾部，およびそれらの間をつなぐ梃子の腕（S2 領域）の 3 つの部分からなる（図 11.8）．ミオシンのモノマーはそれぞれ 1 個の**必須軽鎖** essential light chain（ELC，18 kDa）と 1 個の**調節性軽鎖** regulatory light chain（RLC，22 kDa）を持ち，ミオシン頭部に隣接する腕部に巻き付いている（図 11.8 参照）．調節性軽鎖は梃子の腕部を安定化している．重鎖と軽鎖間の相互作用により，

筋収縮の速度，強度が決まる．球状頭部は重鎖の**モーター領域** motor domain となっており，ミオシン分子の長軸からおおよそ直角に曲がり，外に向かって飛び出している．ミオシン頭部には 2 種類の特異的結合箇所（アクチン結合部位と **ATP 分解酵素活性** ATPase activity を持った ATP 結合部位）がある．ミオシンを酵素で分解すると 2 つの断片（ヘビーメロミオシン（HMM）とライトメロミオシン（LMM））に分かれる．HMM はミオシンの頭部と梃子の腕部，および 2 個の軽鎖からなり，LMM は尾部である（図 11.8 参照）．

横紋筋のミオシン分子は，尾部で会合して双極性の**太いミオシンフィラメント** thick myosin filament を形成する．その際，尾部は互いにずれながら重なり合い，球状頭部がフィラメントから飛び出る（図 11.9）．フィラメント中央の "尾部露出帯"，すなわち球状頭部を欠く部分が H 帯である〔訳注：H 帯は，A 帯のうち細いフィラメントの先端からもう一方の先端までの細いフィラメントを欠く部分をいい，太いフィラメントの球状頭部のない部位は "**偽 H 帯** pseudo-H band" と呼ばれる（図 11.6，図 11.9 参照）〕．太いフィラメントはこの "尾部露出帯" の中央で M 線タンパク質群により相互に

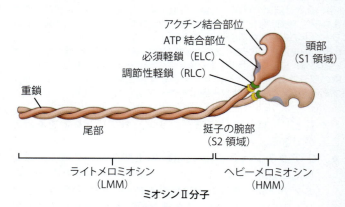

図 11.8 ▲ ミオシンⅡ分子の模式図
ミオシン分子は全体としては 2 個の球状頭部（S1 領域），2 個の梃子の腕にあたる部位（S2 領域），それに 1 本の長い尾部からなる．この分子の特徴は 2 個の重鎖，2 対（4 個）の軽鎖を持つ点である．ミオシン分子は 2 種類のタンパク質分解酵素（α-キモトリプシンとパパイン）による切断で，さらに小区画が区分される．α-キモトリプシンにより，ライトメロミオシン（LMM）と呼ばれる長い尾部と頭部を含むヘビーメロミオシン（HMM）の 2 つの部位に切断され，後者はさらにパパインによって，S1 と S2 になる．S1 には ATP 分解酵素活性を示す ATP 結合部位とアクチン結合部位の両者が存在する．

束ねられている（図11.10）．

種々の修飾タンパク質が細いフィラメントと太いフィラメントの筋節内での正確な配置を維持している．

筋収縮の効率と速さを維持するためには，すべての筋原線維の2種類のフィラメントが正確に配置され，至適距離を保っていなければならない．筋フィラメントの間隔，付着，配置を調節するのに，いくつかの**修飾タンパク質** accessory protein が必要不可欠である．骨格筋のこれらの構造タンパク質が，筋線維の全タンパク質中に占める割合は25%以下である．代表的なものを以下に記す（図11.10も参照）：

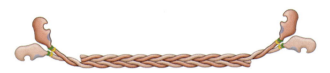
a. ミオシンフィラメント会合のための重合核

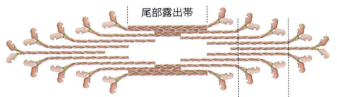
尾部露出帯
b. ミオシン分子の会合による双極性の太いフィラメント形成

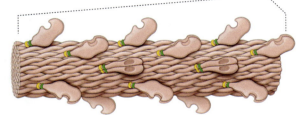
c. ミオシンの太いフィラメント

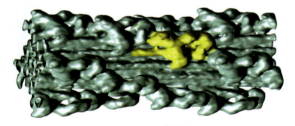
d. クライオ電子顕微鏡による三次元再構築像

ミオシンIIの太いフィラメント

図11.9 ▲ ミオシンによる双極性の太いフィラメントの形成；ミオシン分子による重合核形成と会合，およびフィラメント構造の詳細
a. ミオシン分子の会合による太いフィラメント形成の最初の段階は，ミオシン分子の2本の尾部が逆平行に結合した重合核をつくることである．b. ミオシン分子が重合核にさらに付加し，双極性の太いフィラメントを形成するメカニズムの模式図．ミオシン頭部は尾部露出帯 bare zone と呼ばれる頭部を欠く部位を境に，互いに反対方向を向いて配列する．尾部露出帯のミオシン尾部は逆平行に会合する場合と平行に会合する場合の両者を含むが，この部位から離れた場所ではミオシン尾部は平行配列のみで会合することに注意．c. ミオシンによる双極性の太いフィラメントの一部を拡大した模式図．ミオシン頭部がらせん状に配列していることに注意．d. 太いフィラメントの三次元再構築図．水和凍結したタランチュラ（クモの一種）の太いフィラメント．2 nm 分解能．数個のミオシン頭部（1個は黄色に着色）と平行に配列した尾部がみえる．（Alamo L, Wriggers W, Pinto A, Bártoli F, Salazar L, Zhao FQ, Craig R, Padrón R. Three-dimensional reconstruction of tarantula myosin filaments suggests how phosphorylation may regulate myosin activity. J Mol Biol 2008; 384: 780–975 より許諾を得て転載．）

- **タイチン** titin は巨大なタンパク質（分子量2,500 kDa）で，分子の長さは筋節の半分にも及んでいる．タイチンはZ線，すなわち細いフィラメント側にN末端を持ち，太いフィラメント，すなわちM線側にC末端が位置している．タイチンには分子内にばね状の性質を示す領域が2個あり，筋節の中央に太いフィラメントを配置するのに役立っている．このタイチンの分子レベルの"ばね"は，筋節が過剰伸展〔訳注：たとえば太いフィラメントと細いフィラメントが重なりを失うほどの過伸展〕された際に，受動的収縮力を発揮して筋節をもとの長さに回復させる．

- **α-アクチニン** α-actinin は短い双極性の棒状のアクチン結合タンパク質（190 kDa）で，細いフィラメントを平行に束ね，Z線につなぎ留める働きをしている．それ以外にも，Z線内に埋め込まれた両側のタイチン分子のN末端間の架橋にも役立っている．

- **デスミン** desmin は分子量53 kDaの中間径フィラメント構成タンパク質の1つである．デスミン中間径フィラメントは，Z線レベルで筋節を取り囲む格子を形成し筋原線維どうしをつなぎ留めるとともに，プレクチンと呼ばれる結合タンパク質を介してそれらを細胞膜に連結する役割も果たしている．すなわちデスミン中間径フィラメントは，隣接する筋原線維間に安定した架橋を形成する．

- M線タンパク質群には数個のミオシン結合タンパク質が知られており，その役割は太いフィラメントをM線のレベルにきちんとそろえること，タイチン分子をミオシン分子に結合させることなどである．M線タンパク質群には**ミオメシン** myomesin（185 kDa），**M-タンパク質** M-protein（165 kDa），**オブスクリン** obscurin（700 kDa），**筋クレアチン脱リン酸化酵素** muscle creatine phosphatase（MM-CK, 81 kDa）などがある．

- **ミオシン結合タンパク質C** myosin-binding protein C（MyBP-C, 140〜150 kDa）は太いフィラメントが正常に会合し，安定化するのに役立っている．タイチン分子と結合するM線の両脇に数本の明瞭な横縞を形成している．

- **ジストロフィン** dystrophin は 427 kDa の大きなタンパク質で，筋細胞周囲の外板のラミニンと細胞内のアクチンフィラメントとの間をつなぐ役割が考えられている．このタンパク質が欠損すると，進行性に筋力低下をきたす**デュシェンヌ型筋ジストロフィー** Duchenne muscular dystrophy と呼ばれる遺伝性疾患をきたす．ジストロフィンはX染色体に遺伝子座があるので，ほとんどの場合，男児にのみ発症することになる．近年のジストロフィン遺伝子とその遺伝子産物の解明は臨床的にも重要な課題である（FOLDER 11.2）．

筋が収縮すると個々の筋節は短縮するが，筋フィラメントの長さは変わらない．

筋収縮により筋節の長さとI帯の幅は短縮するが，A帯の長さは変わらない．筋フィラメントを一定の長さに保つには，筋節が収縮する際，太いフィラメントと細いフィラメントの重複部分が増加しなければならない．この重なりの増加は，静止時と収縮時の筋を電子顕微鏡で観察すれば容易にみることができる．収縮時，細いフィラメントがH帯の中に侵入し，H帯は狭くなる．これは，収縮時に細いフィラメントと太いフィラメントの間で滑りが起こっていることを示している．

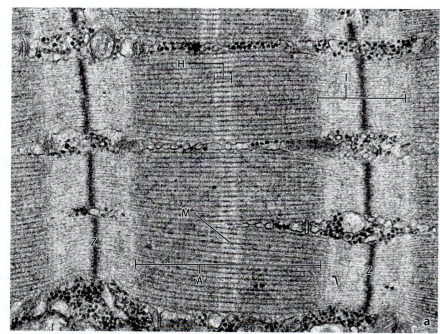
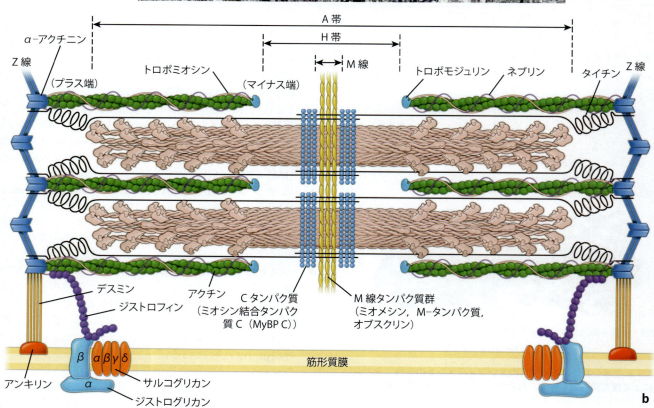

図11.10 ▲ 骨格筋の電子顕微鏡像とそれに対応する筋節の分子構築模式図

a. この高倍率電子顕微鏡像は筋原線維の縦断像を示す．Z線で二分されているI帯は，かろうじて1本1本がみえる細いフィラメント（アクチンフィラメント）からなる．細いフィラメントはZ線に付着し，I帯を横切ってA帯に伸びている．太いフィラメントはミオシンからなり，A帯の全長にわたっている．A帯はさらにいくつかの帯や線に区分されていることに注意．M線とH帯がある．M線はA帯の中央にみえる．一方，H帯は他のA帯部分より電子密度が低く薄くみえ，太いフィラメントのみからなる部分である．H帯の両外側を占めるA帯部分は電子密度がより高くて濃くみえ，細いフィラメントが太いフィラメントとかみ合う領域に相当する．35,000倍．**b.** 筋節内の筋フィラメントとその修飾タンパク質の分布を描いた模式図．修飾タンパク質の代表的なものを以下にあげる．1) タイチン：弾力性を持った巨大なタンパク質で，太いフィラメントをM線につなぎ留める役割を持っている．2) α-アクチニン：細いフィラメントを平行に配置し，Z線に繋留する働きを持つ．3) ネブリン：Z線に付着した細長い非弾性タンパク質で，細いフィラメントに巻き付き，α-アクチニンが細いフィラメントをZ線に繋留するのを助ける．4) トロポモジュリン：アクチンの先端に付着するキャッピングタンパク質で細いフィラメントの長さの維持と調節に働いている．5) トロポミオシン：細いフィラメントを安定化し，トロポニンとともにCa^{2+}によるアクチン・ミオシン相互作用の制御に働く．6) M線に局在するタンパク質群（ミオメシン，M-タンパク質，オブスクリン）：これらのタンパク質は太いフィラメントをM線に整列させる．7) ミオシン結合タンパク質C：太いフィラメントを正常に会合させる働きがあり，タイチンとも結合している．太いフィラメントをM線で整列させる働きがある．8) デスミンとジストロフィン：この2つのタンパク質は筋節を形質膜につなぎ留める役割を持つ．以上にあげたさまざまなタンパク質の相互作用により，太いフィラメントと細いフィラメントを筋節に，また筋節を細胞内に正確に配置・維持することが可能になっている．

FOLDER 11.2　臨床関連事項：筋ジストロフィー――ジストロフィンとジストロフィン関連タンパク質

ジストロフィン dystrophin は短い頭部と長い尾部を持った棒状の細胞骨格タンパク質で，細胞膜直下に位置している．F-アクチンが長い尾部の終端部で結合している〔訳注：正しくは F-アクチン結合部位はジストロフィンの N 末端とそれに続く棒状部である〕．2 種類の膜貫通タンパク質（α-および β-ジストログリカン dystroglycan および α-，β-，γ-，δ-サルコグリカン sarcoglycan）がジストロフィン・糖タンパク質複合体 dystrophin-glycoprotein complex を形成し，ジストロフィンと細胞外マトリックスのラミニンおよびアグリンをつないでいる．実際にはジストログリカンがジストロフィンとラミニンの間をつないでおり，サルコグリカンは単に細胞膜内でジストログリカンと結合しているだけである．健常者でのジストロフィンの分布は免疫染色でみることができる（図 F11.2.1）．

ジストロフィン・糖タンパク質複合体の構成タンパク質の遺伝子変異で起こる筋ジストロフィーも，数種類あることが明らかになっている．デュシェンヌ型筋ジストロフィー Duchenne muscular dystrophy（DMD）およびベッカー型筋ジストロフィー Becker muscular dystrophy（BMD）はジストロフィン発現に影響を与える遺伝子の変異で起こる（図 F11.2.2）．異なるタイプの肢帯型筋ジストロフィー limb girdle muscular dystrophy（LGMD）が 4 種類のサルコグリカンのそれぞれをコードする常染色体〔訳注：原著には X 染色体短腕とあるが誤り；X 染色体短腕に局在するのはジストロフィンの遺伝子〕上の遺伝子変異により，また先天性筋ジストロフィー（CMD）のある種のタイプのものはラミニンの α₂ 鎖をコードする遺伝子の変異で発症する．ジストロ

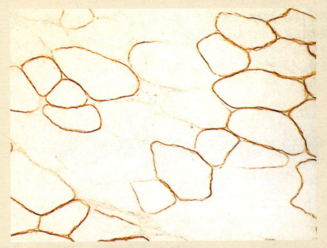

図 F11.2.2 ▲ デュシェンヌ型筋ジストロフィー（DMD）の患者におけるジストロフィンの分布
この骨格筋の横断切片は DMD と診断された患者から採取されたものである．図 F11.2.1 と同じ方法でジストロフィンを染め出してある．罹患筋のジストロフィンの染色強度，パターンを健常者のものと比較せよ．この切片にみられる筋は筋肥大の徴候を示している．筋線維によってはジストロフィンを全く発現していないが，その間にさまざまな染色強度を示すジストロフィン陽性の線維がまだ残存している〔訳注：典型的な DMD ではジストロフィンの発現は全く失われ，切片での局在は完全に認められなくなる〕．480 倍．(Dr. Andrew G. Engel の厚意による．)

フィン遺伝子とその産物の特性についての研究は近年大いに進展し，多くのことが明らかになっている．DMD ではフレームシフトによる遺伝子欠失が生じた結果，罹患筋でジストロフィンが欠損し発症にいたる頻度が高いことが解明されている．この発見により，多くの患者での遺伝子診断，出生前診断が可能になった．

遺伝形式が X 連鎖劣性様式をとることから，DMD は主として男児に発症する（世界的な発生頻度は 3,500 人の男児に 1 人である）．DMD は 3 〜 5 歳で発症し，その後急速に進展する．ほとんどの子が 12 歳までに歩行不能となり，20 歳までに人工呼吸器の装着が必要となる．BMD の場合は DMD に類似してはいるものの，症状の進行はずっと遅い．通常 12 歳頃から症状が出現し，歩行できなくなる平均的な年齢は 25 〜 30 歳である．筋ジストロフィーについては今のところ確立した根本的治療法はなく，現在行われている治療は生活の質を改善するための対症療法である．現在，根本的治療法としての遺伝子治療を可能にするための試験的な研究が集中的に行われている．第 1 の方法としては，筋細胞のジストロフィンの欠陥遺伝子を正常のものに置き換える治療法である．ジストロフィンの"正常"遺伝子を含む特別に設計されたウイルスを作製し，それを筋細胞に感染させてジストロフィンタンパク質を筋細胞に発現させるという方法である．第 2 は正常の筋細胞に分裂・分化する能力を持った"正常"の筋分化幹細胞を罹患者に移植するというものである．幹細胞治療はすでに実験動物で試されて有望な結果が出ている．

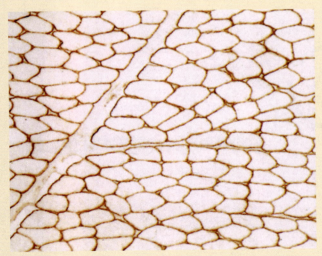

図 F11.2.1 ▲ ヒト骨格筋におけるジストロフィンの分布
この正常ヒト骨格筋の横断切片は，免疫ペルオキシダーゼ法を用いてヤギポリクローナル抗体でジストロフィンを染め出したものである．ジストロフィンとジストロフィン・糖タンパク質複合体は筋の細胞骨格を周囲の細胞外基質につなぎ留める役割をもっているので，ジストロフィンを染めると細胞膜の輪郭が染まる．骨格筋細胞の規則正しい配列とジストロフィンの分布パターンに注意．480 倍．(Dr. Andrew G. Engel の厚意による．)

B. アクトミオシン間の架橋サイクル（クロスブリッジサイクル）

休息状態の筋ではトロポミオシンがアクチン分子のミオシン結合部位を覆ってしまっているため，ミオシン頭部はアクチン分子と結合することができない（図 11.11a）．神経刺激に続き Ca²⁺ が細胞質に放出されてトロポニンに結合すると，トロポニンはトロポミオシンに作用して，アクチン分子上の

ミオシン結合部位を露出させる（図11.11b）．アクチンのミオシン結合部位が露出するとミオシン頭部はアクチン分子との相互作用が可能になり，架橋が形成されて，2種類のフィラメント間の滑りが発生する．

筋の短縮過程には急速かつ繰り返すアクチン・ミオシン分子間の相互作用が必要である．

骨格筋の架橋サイクル（クロスブリッジサイクル）は**アクトミオシンクロスブリッジサイクル** actomyosin cross-bridge cycle とも呼ばれ，多くの場合，生化学反応と連動して起こる機械的運動の例としてあげられる．ミオシンはアクチンを足場として動くATP分解酵素活性を持ったモータータンパク質である．ATP 1分子を分解する間にアクチンと結合した状態から遊離状態を経過することで，化学的エネルギーを機械的エネルギーに変換し，力を発生する．1つのクロスブリッジサイクルは次の5段階からなる：付着，遊離，屈曲，張力発生，再付着である．心筋や平滑筋ではこれらの各段階に要

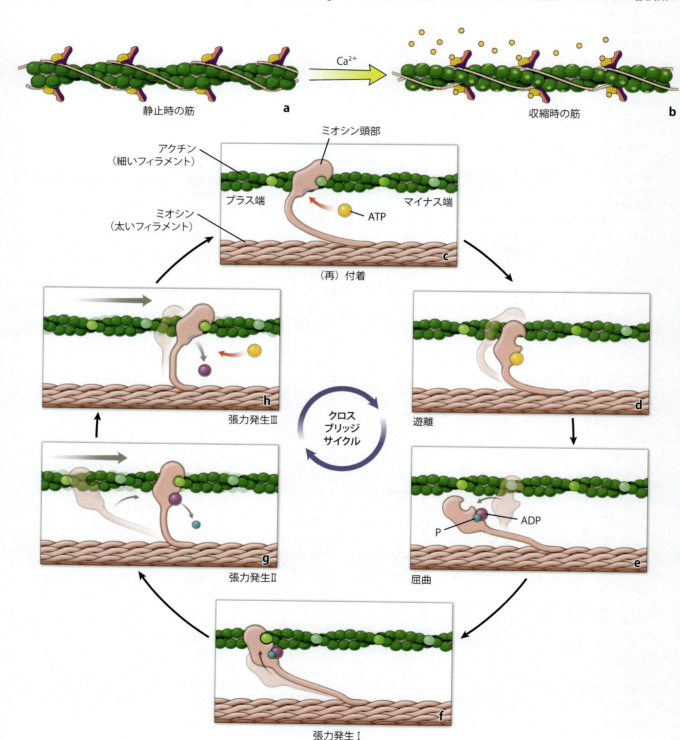

図 11.11 ▲ アクトミオシンクロスブリッジサイクル
クロスブリッジサイクルの詳細については本文を参照のこと．本文と図の各段階はそれぞれ対応している．なお，aとbでは，わかりやすくするためアクチンフィラメント，トロポミオシンとトロポニンの複合体のみが描かれている．また，c〜hでは細いフィラメントのアクチン修飾タンパク質は描かれていない．ATP：アデノシン三リン酸，ADP：アデノシン二リン酸，P：無機リン酸．

する時間がそれぞれ違っている．その理由は，ミオシンの分子種が組織特異的に異なるためである．しかし，どのアクチン・ミオシン相互作用をとっても，基本的にはこの5段階のサイクルからなるという点では共通と考えられる．

付着がクロスブリッジサイクルの第1段階で，ミオシン頭部が細いフィラメントのアクチン分子に強固に結合する．
　クロスブリッジサイクルの最初の段階では，ミオシン頭部が細いフィラメントのアクチン分子に強固に結合するが，ATP結合部位にはATPはまだ結合していない（図11.11c）．この段階のミオシン頭部の分子形態を初期状態あるいは**非屈曲状態** unbent conformationといい，またその分子配置は**強縮状態** rigor configurationと呼ばれる．死後しばらくして始まる**死後硬直** rigor mortisとして知られる筋の固縮と硬直は，ATPの欠乏により生じる一種の強縮である．しかし，能動的な収縮状態の筋ではその持続時間はごくわずかであり，強縮はミオシン頭部にATPが結合することで終了する．

クロスブリッジサイクルの第2段階では，ミオシン頭部は細いフィラメントから外れ，遊離の状態になる．
　クロスブリッジサイクルの第2段階ではATPがミオシン頭部に結合し，アクチン結合部位の立体構造が変化する．この変化はミオシン頭部のアクチンに対する親和性を下げ，ミオシン頭部は細いフィラメントから外れる（図11.11d）．

クロスブリッジサイクルの第3段階ではミオシンの頭部の屈曲が起こり，モータータンパク質としてのミオシンのスイッチがオンとなる．すなわち，ATPの加水分解の結果，ミオシン頭部は張力発生（パワーストローク）の準備段階ともいうべき位置をとる．
　ミオシン頭部のATP結合部位はさらに構造変化を起こし，ミオシン頭部が屈曲してミオシンの梃子の腕をひねり，張力発生の準備段階の位置をとらせる．この動きはアデノシン二リン酸（ADP）と無機リン（Pi）へのATPの分解がきっかけとなって起こるが，この段階ではADPと無機リンはまだミオシン頭部に結合している（図11.11e）．収縮サイクルのこの段階では，細いフィラメントに対するミオシン頭部の移動距離はおよそ5 nmである．この第3段階のミオシン頭部の動きはときに"**リカバリーストローク** recovery stroke"と呼ばれることもある．

クロスブリッジサイクルの第4段階は張力発生の段階である．すなわち，ミオシン頭部は無機リンを放出し，パワーストロークが起こる．
　ミオシン頭部は隣接するアクチン分子の新たな結合部位に弱く結合し（図11.11f），それに伴って無機リンを放出する（図11.11g）．この無機リンの放出は2つの効果をもたらす．その第1は，ミオシン頭部と新たな結合部位間の親和性が増す．第2はミオシン頭部がもとの状態に戻ろうとし，その際に力を発生する．すなわち，ミオシン頭部がもとの分子形態に戻ろうとする際に，太いフィラメントと細いフィラメント間に動きが起こる．これが，クロスブリッジサイクルの"**パワーストローク** power stroke"である．この段階でADPはミオシンの頭部から外れる（図11.11h）．

ミオシン頭部が新しいアクチン分子に強固に再結合するのが，クロスブリッジサイクルの第5かつ最終段階である．
　ミオシン頭部は細いフィラメントの新しいアクチン分子に再び強固に結合し（すなわち強縮状態に戻り），クロスブリッジサイクルの繰り返しが可能になる（図11.11c参照）．
　1つのミオシン分子の2個の頭部は協調して働き，力を発生する．クロスブリッジサイクルの途中で，ミオシン分子の2個の頭部は細いフィラメントからともに離れていることもあるが，同じ太いフィラメントの他のミオシン頭部がアクチン分子に結合しているので，2個とも遊離状態でも問題はない．ミオシン頭部はH帯の両側に鏡像対称（逆平行）に配列しているので，このミオシン頭部の動きは細いフィラメントをA帯の方に引き込み，その結果，筋節の短縮が起こる．

C．筋収縮の制御

収縮の制御には，Ca^{2+}，筋小胞体，横細管系が関与する．
　アクチンとミオシンの反応にはカルシウムイオン（Ca^{2+}）が必要であり，逆に，収縮の解除にはCa^{2+}が除去される必要がある．すなわち，骨格筋の収縮・弛緩には細胞質のCa^{2+}濃度の急速な調節が必要で，これを共同して行っているのが筋小胞体と横細管系である．
　筋小胞体 sarcoplasmic reticulumは扁平な槽状部とその間をつなぐ分岐吻合する細管部からなり，これらはカルシウムイオンの貯蔵部位となっている．この筋小胞体は，全体としては反復する網状構造として筋原線維周囲に配列している．すなわち，筋小胞体の網状構造は，1つの筋節内では隣接するA帯-I帯の接合部（A-I接合部）間に広がり，隣り合う筋節

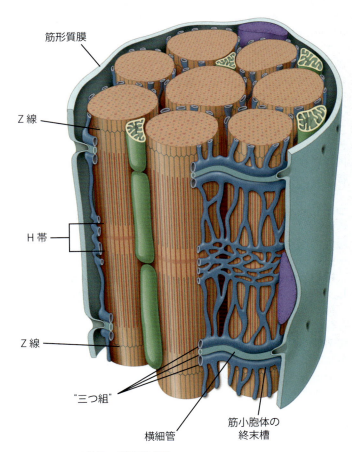

図11.12 ▲ 骨格筋の構築模式図
この模式図では，筋小胞体の分布および筋小胞体と筋原線維の位置関係を示す．骨格筋では1つの筋節あたり2本の横細管（T細管）が分布していることに注意．各横細管は骨格筋の筋形質膜の陥入として形成され，A帯-I帯の境界部に位置している．そしておのおのの筋原線維の周囲を取り囲んでいる筋小胞体とは，横細管の両側に小胞体の終末槽が接するという密接な関係を示す．横断切片で観察されるA帯-I帯境界部の横細管に2個の終末槽が寄り添うように配置した3つの構造が1セットとして観察されるこの部位の構造は，"三つ組"と呼ばれる．横細管の膜の脱分極は筋小胞体からカルシウムイオンの放出を引き起こし，それが最終的に筋の収縮へとつながる．

との間でもそれぞれの A-I 接合部間に分布している．言い換えると，筋節内の筋小胞体は A 帯のまわりを取り囲むとともに，それに隣接する筋小胞体は I 帯周囲に分布することになる（図 11.12）．この 2 種類の網目は，A-I 接合部に接する部位では少し拡大し，筋原線維周囲を取り巻く指輪状の輪を形成している．この膨大部は**終末槽** terminal cistern と呼ばれ，Ca^{2+} の貯蔵庫としての役割を果たしている．この部位の膜には，筋漿（筋細胞の細胞質）に Ca^{2+} を放出するための**リアノジン受容体** ryanodine receptor（RyR；骨格筋では RyR1 のアイソフォームが主）と呼ばれる多数の**開閉型 Ca^{2+} 放出チャネル** gated Ca^{2+} release channel が局在している．それとともに，筋原線維周囲には筋小胞体に接する形で多数のミトコンドリアとグリコーゲン顆粒が存在し，これらは収縮に関連するさまざまな反応に必要なエネルギーの供給に役立っている．筋小胞体の内腔には**カルセケストリン** calsequestrin という名の酸性度の高いカルシウム結合タンパク質があり，1 分子あたり約 50 個の Ca^{2+} を結合する能力を持っている．カルセケストリンは筋収縮の開始に必要な Ca^{2+} を高濃度で（20 mM まで）貯蔵し，かつ静止状態の筋漿の遊離 Ca^{2+} 濃度を非常に低く（1 mM 以下）に保つ役割を持つ．

横細管系 transverse tubular system（**T 細管系** T system）は多数の細胞膜の管状の陥入（個々の陥入は横細管（**T 細管** T tubule）と呼ばれる）からなっている．横細管は筋線維のすべての部位で内部に陥入しており，細胞内では A-I 接合部の隣接する終末槽の間に位置している（図 11.12 参照）．横細管には**ジヒドロピリジン感受性受容体** dihydropyridine sensitive receptor（**DHSR**）と呼ばれる**電位感受性タンパク質** voltage-sensor protein，すなわち細胞膜が脱分極すると活性化される電位依存性膜貫通チャネルが局在している．この感受性タンパク質の立体構造が変化すると，隣接する終末槽の膜内に局在するリアノジン受容体の RyR1 アイソフォームに直接影響が及ぶ．

横細管とそれを挟む 2 個の終末槽の複合体は，まとめて**三つ組** triad と呼ばれる．三つ組は骨格筋では A-I 接合部のレベルにみられ，筋の細胞外の事象（たとえば神経刺激）を細胞内の反応（たとえば Ca^{2+} の放出）に連動させ，筋収縮を引き起こすのに重要な役割を持つ．

横細管の膜の脱分極は終末槽から Ca^{2+} の放出を引き起こし，細いフィラメントの変化を介して筋収縮を開始させる．

神経インパルスが神経筋接合部に到着すると，神経終末から神経伝達物質（アセチルコリン）の放出が起こり，それが筋細胞の細胞膜の局所的な脱分極を引き起こす．この脱分極が今度は細胞膜の**電位依存性 Na^+ チャネル** voltage-gated Na^+ channel を開き，その結果，細胞外のナトリウムイオン（Na^+）が筋細胞内へと流入する．Na^+ の流入は活動電位を発生させ，それが筋線維の細胞膜全体に急速に伝播していく．この活動電位が横細管の開口部に到達すると，横細管系の膜を伝わって細胞の深部へと伝えられる．電位変化は横細管の膜に存在する DHSR を活性化させる．DHSR は構造的にも機能的にも Ca^{2+} チャネルの性質を持っている．しかし骨格筋の細胞膜の脱分極は，このタンパク質が Ca^{2+} チャネルとして機能するには活性化する時間が短すぎる．それで，横細管の内腔の Ca^{2+} が筋細胞の細胞質に流入することはなく，したがってそれが収縮サイクルを引き起こすということもない．その代わり，この DHSR の活性化は隣接する筋小胞体終末槽のリアノジン受容体を開口させ，小胞体内腔から細胞質への Ca^{2+} の急速な流出を引き起こす．細胞質での Ca^{2+} 濃度の増加は，細いフィラメント上のトロポニン複合体（p.319〜320 参照）のトロポニン-C（TnC）への Ca^{2+} の結合を起こし，その結果，細いフィラメントの分子変化が始まる．TnC 分子の立体構造の変化は TnI をアクチン分子から解離させ，トロポニン複合体およびトロポミオシンの位置がずれて，アクチン上のミオシン結合部位が露出する．その結果ミオシン頭部が自由にアクチン分子と結合することが可能になり，筋の収縮サイクルが始まる．

細胞質の遊離 Ca^{2+} の濃度が低下すると，筋の弛緩が起こる．

筋収縮の開始と同時に，筋小胞体膜上の **Ca^{2+} 活性化 ATPase ポンプタンパク質** Ca^{2+}-activated ATPase pump が Ca^{2+} を小胞体内腔の Ca^{2+} 貯蔵部位に戻す働きを始める．筋小胞体内腔では，Ca^{2+} 結合タンパク質のカルセケストリンの働きにより遊離 Ca^{2+} 濃度が低く保たれて，それにより Ca^{2+} の回収は高レベルで維持される．すなわち，筋小胞体内腔でカルセケストリンが Ca^{2+} を結合してしまうので，Ca^{2+}-ATPase が濃度勾配に逆らって汲み込まねばならない遊離 Ca^{2+} の膜内外の濃度差は，低い状態に保たれるのである．その結果，細胞質の Ca^{2+} 濃度は神経刺激終了後 30 ミリ秒以内に静止時のレベルまで低下する．筋原線維近傍の Ca^{2+} 濃度が静止レベルへ回復すると，筋収縮は終了し弛緩状態に戻る．しかし，神経の興奮が持続し，横細管の細胞膜の脱分極が続いた場合には，筋の収縮も持続する．

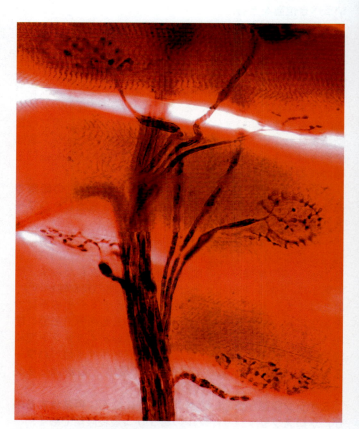

図 11.13 ▲ 神経筋接合部の顕微鏡像
この鍍銀染色標本では，運動神経が枝分かれし，その最終分枝が神経筋接合部（筋終板）を形成するまでの経過をたどることができる．骨格筋は写真の視野では横方向に走り，運動神経線維がそれを直角に横切るように走行している．運動神経線維は末梢では髄鞘を失い，多数の小さな膨らみに分かれて神経筋接合部の集団をつくっている．620 倍．

D. 運動神経支配

骨格筋は，脊髄あるいは脳幹に存在する運動ニューロンにより豊富な神経支配を受けている．運動ニューロンの軸索は筋に近づくにつれて分枝し，何本もの細枝，すなわち終枝を出して，個々の筋線維上に終わっている（図 11.13）．

神経筋接合部は軸索終枝が筋線維上につくる接触部位である．

神経筋接合部 neuromuscular junction（**筋終板** motor endplate）では軸索はミエリンの鞘（ミエリン鞘）を失い，**神経鞘細胞** neurilemmal cell（**シュワン細胞** Schwann cell）の薄い細胞質と外板でのみ覆われるようになる．軸索の終端は多数の終枝に分枝し，そのおのおのは筋線維表面の受容体領域となっている浅い陥凹におさまっている（図 11.14）．軸索終末は典型的なシナプス前部の構造をとり，神経伝達物質である**アセチルコリン** acetylcholine（**ACh**）を含む多数のシナプス小胞と豊富なミトコンドリアを中に入れている．

アセチルコリンのシナプス間隙への放出は骨格筋細胞膜の脱分極を起こし，それが筋収縮を引き起こす．

シナプス間隙に面している筋線維の細胞膜は，多数の深い**接合部ヒダ** junctional fold（**神経下ヒダ**）を有する．ACh を結合する**コリン作動性受容体** cholinergic receptor は，筋線維のシナプス間隙に面した細胞膜とヒダの入り口部分の細胞膜のみに限局して分布する．一方，外板は接合部ヒダの中まで

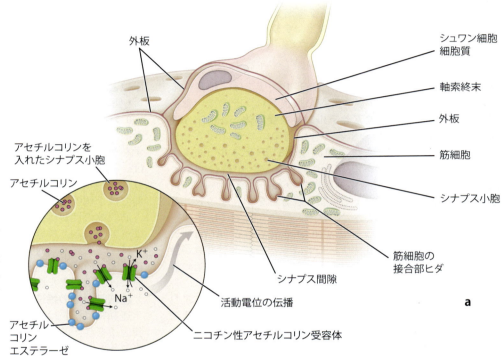

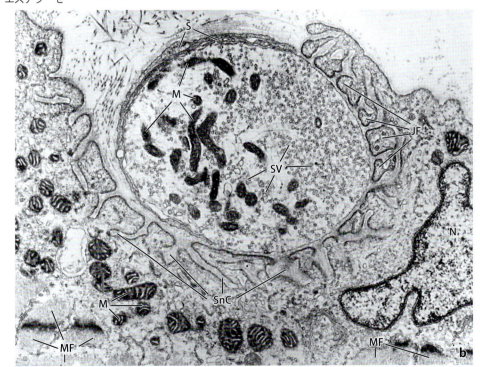

図 11.14 ▲ 神経筋接合部

a. 神経筋接合部の模式図．1本の軸索が筋細胞と接触している箇所を示す．シナプス部分において，筋細胞が接合部ヒダを形成し，表面積を増やしている点に注意．外板はシナプス間隙全体に広がっている．シュワン細胞の細胞質が軸索終末の上を覆っているのも示してある．円形の挿入図は，接合部ヒダに局在するニコチン性アセチルコリン受容体の働きを示す．この受容体はアセチルコリン（ACh）の刺激でチャネルが開き，ナトリウムイオンの細胞内外への移動を可能にする．アセチルコリンエステラーゼはアセチルコリン（ACh）の刺激が長く続きすぎないよう ACh を分解する．**b.** 骨格筋線維の浅い陥凹にはまり込んだ軸索終末を示す神経筋接合部の電子顕微鏡像．軸索終末には多数のミトコンドリア（M）とおびただしい数のシナプス小胞（SV）がみえる．軸索終末の筋線維に面していない部分は，シュワン細胞の細胞質（S）が覆っているが，ここにはミエリンは存在しない．筋線維の表面には接合部ヒダ（JF）という盛り上がりがあり，接合部ヒダの間には神経下ヒダ（SnC）という落ち込みが形成されている〔訳注：a の図および本文では接合部ヒダを神経下ヒダと同義として記載している．このa図，本文の使い方が一般的〕．神経下ヒダ内の筋線維の外板も何とか確認することができる．その他に観察できる構造としては，筋線維（M）内の神経筋接合部領域に存在する多数のミトコンドリア，筋線維の核（N），および数個の筋原線維（MF）などである．32,000 倍．（Dr. George D. Pappas の厚意による．）

FOLDER 11.3　臨床関連事項：重症筋無力症

正常の筋では，神経筋接合部のシナプス間隙に放出された**アセチルコリン分子** acetylcholine（**ACh**）molecule は骨格筋側の細胞膜に局在するニコチン性 ACh 受容体に結合する．本文にも記載したように，この ACh 受容体は神経伝達物質開閉型のナトリウムチャネルであり，筋細胞膜の活動電位発生とそれに続く筋収縮に必要な Na^+ の流入をコントロールしている．ACh 分子は，ACh 受容体を刺激した後はアセチルコリンエステラーゼ（AChE）と呼ばれる酵素で急速に酢酸とコリンに分解される．なお，酢酸とコリンは軸索終末に取り込まれ，ACh 合成に再利用される（p.367 参照）．

重症筋無力症 myasthenia gravis と呼ばれる病気では，ニコチン性 ACh 受容体の働きが受容体タンパク質に対する自己抗体のために阻害されてしまう．すなわち，重症筋無力症は機能的 ACh 受容体の数が減ることにより起こる自己免疫疾患である．病気が進むと，シナプス間隙の異常（例：間隙の開大，接合部ヒダの消失）などもみられるようになり，筋力はさらに減弱する．重症筋無力症は神経刺激に対する骨格筋線維の反応が著しく低下することが特徴である．筋力低下は初期には眼瞼下垂，複視など外眼筋から始まるが，全身の筋力低下もみられる．呼吸筋を含む一般の骨格筋に症状が出ることもある．病気の進行とともに神経筋接合部の数自体も減る．薬物療法として有効なものは AChE 阻害剤の投与である．AChE 阻害剤はシナプス間隙に放出された ACh の分解を抑えることにより，神経筋接合部の刺激伝達効率を改善するのである．AChE 阻害剤の他に，免疫抑制療法や，胸腺の肥大がみられる場合にはその切除も行われることがある．胸腺切除は免疫系の活性を抑え，ACh 受容体に対する抗体産生の低下をもたらす．

入り込んでいる（図 11.14a）．アセチルコリンは，軸索終末のシナプス小胞からシナプス間隙に放出され，その後，骨格筋細胞膜上の**ニコチン性アセチルコリン受容体** nicotinic ACh receptor（**nAChR**）に結合する．骨格筋のニコチン性アセチルコリン受容体は**伝達物質開閉型 Na^+ チャネル** transmitter-gated Na^+ channel である．アセチルコリンが結合すると Na^+ チャネルが開き，骨格筋細胞内への Na^+ の流入が起こる．この Na^+ の流入は局所的な細胞膜の脱分極を引き起こし，それが前に記した一連の反応の引き金となる（図 11.14a 参照）．**アセチルコリンエステラーゼ** acetylcholinesterase（**AChE**）と呼ばれる酵素がアセチルコリンをすばやく分解し，刺激が長時間持続することを防いでいる．アセチルコリンの作用の詳しい記述は CHAPTER 12 を参照されたい．

神経筋接合部の刺激伝達はある種の細菌毒素や薬物により阻害することができる．細菌毒素の例としては**ボツリヌス毒素** botulinum toxin があり，これは嫌気性菌の *Clostridium botulinum* が産生する毒素で，神経終末からのアセチルコリンの放出を抑制する．ボツリヌス毒素はシナプス小胞がシナプス前膜に付着・融合するのに必要な N-エチルマレイミド感受性因子付着タンパク質受容体タンパク質（SNARE タンパク質）を切断することで，その作用を発揮する（p. 35 参照）．神経筋接合部での刺激伝達は，この他にシナプス後部に作用するさまざまな毒素や薬物でも遮断される．毒矢の先に塗る麻痺性の毒物として南米で使われていた**クラーレ** curare の関連物質はニコチン性アセチルコリン受容体に結合し，受容体イオンチャネルの開通を阻害する．クラーレは横隔膜を含む骨格筋の麻痺を引き起こすが，心筋の収縮には直接の影響は及ぼさない．この他に，**サクシニルコリン** succinyl choline のような薬物は nAChR（ニコチン性アセチルコリン受容体）に結合し，そのイオンチャネルを開状態に固定することで作用を発揮する．このように，サクシニルコリンは脱分極性筋弛緩作用を示すため，短時間作用型筋弛緩剤として救急治療や外科手術において用いられる．

筋線維の接合部ヒダの下方に位置する細胞質には，核，多数のミトコンドリア，粗面小胞体（rER），遊離リボソーム，グリコーゲンなどが認められる．これらのオルガネラはシナプス後部細胞膜に特異的なアセチルコリン受容体やアセチルコリンエステラーゼの合成に関わっていると考えられている．

1 個のニューロンとそれが支配する筋線維をまとめて運動単位と呼ぶ．

1 個のニューロンは数本の筋線維を支配することもあれば，100 あるいはそれ以上の筋線維を支配することもある．身体の中で繊細な動きの可能な筋の**運動単位** motor unit は小さく，すなわち運動ニューロンあたりの筋線維数が少ない．たとえば，眼球を動かす筋の神経支配の比率はおよそ 1 個のニューロンあたり 3 本の筋線維である．一方，背中の姿勢維持の筋群では 1 個のニューロンが数百の筋線維を支配している．

筋収縮の性質は脱分極する筋線維の種類と運動単位の数によって決まる．神経筋接合部に由来する個々の筋線維の脱分極は"全か無か"という特徴を持つが，筋全体ですべての神経終末が同時に伝達物質を放出するわけではないので，骨格筋にはさまざまな強度の収縮が存在することになる．

筋細胞がその構造を維持するには神経支配が必要である．

運動神経細胞は，筋を収縮させるのみならず，筋細胞に栄養因子を与えるという働きもしている．筋の神経支配が切断されると，筋細胞は**萎縮** atrophy と呼ばれる退行変性を起こす．この萎縮の最も顕著な指標は，筋とその構成細胞の菲薄化である．外科的に，あるいはもっと時間のかかる自然の神経再生により神経支配が再確立されれば，筋は正常の形態と筋力を回復することができる．

骨格筋の収縮にいたる各事象は一連の段階としてまとめられる．

収縮に関与する各事象は以下のようにまとめることができる．（以下の数字は図 11.15 の番号に対応している）．

1. 骨格筋線維の収縮は運動ニューロンの軸索を伝わってきた神経刺激が神経筋接合部に到着することで始まる．
2. 神経刺激はアセチルコリンをシナプス間隙に放出させ，アセチルコリンはアセチルコリン受容体（アセチルコリン開閉型 Na^+ チャネル）に結合して，これが筋の細胞膜（筋形質膜）の局所的な脱分極を引き起こす．
3. 電位依存性の Na^+ チャネルが開き，Na^+ が細胞内に流入する．
4. 筋細胞表面の活動電位は細胞全体に広がり，横細管の膜を介して細胞の深部へも伝わっていく．
5. 横細管の細胞膜に存在する電位感受性タンパク質（DHSR）がその立体構造を変える．
6. 筋細胞の三つ組で横細管は筋小胞体の終末槽と密着しており，そこで，筋小胞体の電位依存性 Ca^{2+} 放出チャ

は**内被膜** internal capsule という袋の中に入っている．内被膜はさらに**外被膜** external capsule で包まれ，その間には液体が入っている．錘内筋には，膨らんだ中央部分に核が多数集合している**核袋線維** nuclear bag fiber と，核が鎖状に縦に並んだ**核鎖線維** nuclear chain fiber の2種類がある．典型的な筋紡錘は2〜4本の核袋線維とおよそ6〜8本の核鎖線維からなる．筋紡錘は筋の伸展度に関する情報を中枢に伝える．筋紡錘の**感覚性求心線維** sensory afferent nerve fiber には，ⅠaとⅡの2種類が区別される．Ⅰa線維は，環らせん終末という核袋・核鎖両方の筋線維の中央部周囲をらせん状に取り巻く終末をつくる．Ⅱ型線維は，核袋線維の横紋を有する部位に付着する花飾り終末を形成している．骨格筋が引き伸ばされると感覚神経の神経終末が活性化され，筋の長さ，伸展速度などの感覚情報を中枢に送る．さらには，筋紡錘内の筋（錘内筋）は，2種類の**運動性遠心性神経線維（γ線維）** motor efferent（type γ）nerve fiber を介して脊髄および脳から運動性（遠心性）の神経支配を受けている．この遠心性の神経支配は伸展受容器の感度調節を行っていると考えられている．動的γ線維（γ-D）は錘内筋が引き延ばされる動的な場合の筋収縮の発生を，静的γ線維（γ-S）は外部からの張力により筋長が変わらない静的な場合の筋張力の発生をそれぞれ支配している．筋紡錘はその部位で検知した感覚刺激を中枢神経系に伝え，中枢ではそれを受けて筋紡錘周囲の錘外筋を支配している運動ニューロンの活動度を調節する．

さまざまな収縮状態の生きた筋をCTスキャンにより撮影する最近のリアルタイム観察の研究から，筋紡錘は大きな筋の内部で機能単位の芯となっているらしいこともわかってきた．筋紡錘を芯とするこの機能単位は，筋の中に多数の"定点観測点"を配置することにより各部位の収縮を厳密に調節しているわけである．

筋紡錘に類似した被包受容器として**ゴルジ腱器官** Golgi tendon organ と呼ばれる器官が腱にあり，これは筋の張力増加に反応して刺激を中枢へ送る．支配神経は**感覚性（求心性Ⅰb）神経線維** sensory（afferent, Ib）nerve fiber からなり，一定範囲内の筋張力（すなわち筋の収縮力）をモニターしている．

F. 発生，修復，治癒，再生

筋原性幹細胞に由来する細胞の発生・分化は種々の筋原性調節因子の発現に左右される．

筋芽細胞 myoblast は多能性を持った筋原性幹細胞という自立増殖能を持つ細胞集団から産生され，筋原性幹細胞は胚の非分節性沿軸中胚葉（頭部の筋を形成）あるいは分節性の体節性中胚葉（軸上筋群および軸下筋群を形成）から産生される．胚発生の初期にこれらの幹細胞は**MyoD 転写因子** MyoD transcription factor を発現する．MyoD はその他の**筋分化制御因子** myogenic regulatory factor（MRF）とともに，すべての骨格筋系列細胞の筋特異遺伝子発現の活性化と分化に対して鍵となる重要な役割を果たしている．骨格筋の発生・分化における促進・抑制のバランスに大きな影響を及ぼすのは，**マイオスタチン遺伝子** myostatin gene より合成される**マイオスタチン** myostatin タンパク質の抑制効果である．マイオスタチンは骨形成タンパク質／トランスフォーミング成長因子βタンパク質（BMP/TGF-β）スーパーファミリーに属する 26 kDa のタンパク質である．マイオスタチンは筋の成長と分化に対し抑制作用を持つ．MyoD はマイオスタチン遺伝子の発現を優先的に促進し，胚の時期や胎児期のみならず生後発達の時期にも筋形成の調節を行っていると考えられて

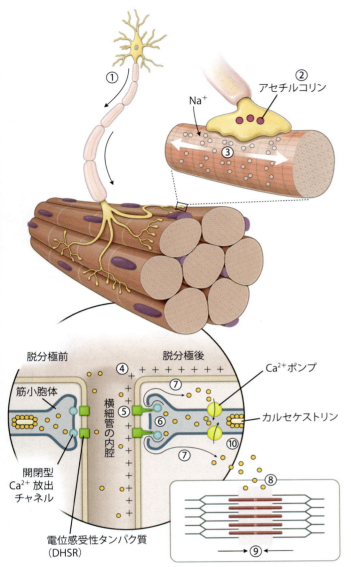

図 11.15 ▲ 骨格筋収縮の一連の事象のまとめ
数字で示した各事象の説明は本文を参照のこと．

ネル（RyR1）が横細管の電位感受性タンパク質の立体構造変化により活性化される．
7. Ca^{2+} が筋小胞体から細胞質に急速に放出される．
8. 放出された Ca^{2+} は拡散で筋フィラメントに到達し，そこでトロポニン複合体の TnC に結合する．
9. アクトミオシンのクロスブリッジサイクルが起動する．
10. Ca^{2+} は筋小胞体の終末槽に回収され，筋小胞体内で Ca^{2+} 結合タンパク質のカルセケストリンにより捕捉，濃縮される．

E. 感覚神経支配

筋や腱に分布する被包性感覚受容器は固有感覚受容器に属し，筋張力の大きさや伸展度の情報を中枢に送って，体性感覚系の一構成要素となっている．なお，固有感覚受容器とは三次元空間内の体部位局在・動きなどの情報を中枢神経系に送る受容器である．

筋紡錘は骨格筋内に存在する特殊な伸展受容器である．

筋紡錘 muscle spindle はすべての骨格筋に存在する特殊伸展受容器であり，**錘内筋** spindle cell と呼ばれる2種類の特殊な筋線維と神経終末からなる（図 11.16）．2種類の錘内筋

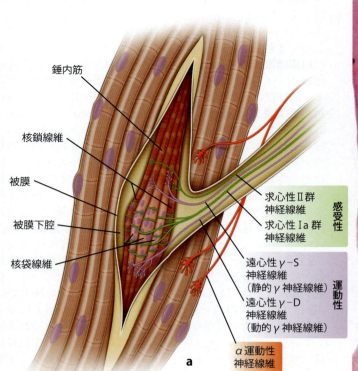
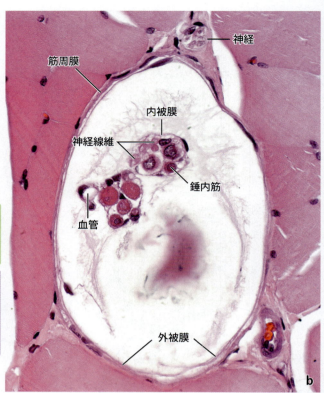

図11.16 ▲ 筋紡錘.
a. 筋紡錘の模式図. 筋紡錘の直径は内部を詳しくみせるために大きく描いてある. 筋紡錘1個あたり, およそ2〜4本の核袋線維と6〜8本の核鎖線維が入っている. 核袋線維では核が筋線維中央の膨らんだ部分にかたまって存在しているので, "袋"という名前がついている. 一方, 核鎖線維では中央部に集まった核が列をなして並んでいるので, その名称がある. 筋紡錘の錘内筋には, 求心性(感覚性)のⅡおよびⅠa線維と遠心性(運動性)のγ線維の両方がきている. 求心性の神経線維は筋の過剰伸展に反応し, 伸展を引き起こしている拮抗筋を支配する運動神経を抑制するように働く. 遠心性の神経線維は筋紡錘の求心性終末の感度を調節している. **b.** 筋紡錘の横断切片の顕微鏡写真. 液体をみたした被膜に包まれた錘内筋の束が2つみえる. 束の1つでは, 何個かの錘内筋は核のみえる場所が切れている. 錘内筋は内被膜で包まれ, その周囲の外被膜は隣接する筋周膜とともに筋紡錘を周囲から境界する2層の結合組織として観察される. 筋紡錘の外のすぐ上には神経がみえているが, おそらくこれは筋紡錘を支配している神経と思われる. 錘内筋の種類や錘内筋を支配する神経の種類は, このH&E染色の切片では見分けることができない. 左下の錘内筋の束の近傍には小血管もみえている. 被膜の中のもやもやした物質は, 固定の前にこの空間をみたしていた液体中のプロテオグリカンや糖タンパク質が沈殿したものである. 550倍.

いる. マイオスタチンが骨格筋発生の抑制因子として働くことは, 動物やヒトでマイオスタチン遺伝子が不活化されると筋肉質の体型となることから確認されている. 実験的研究でもマイオスタチンを抑制すると筋量が増加することが示され, マイオスタチンの信号伝達経路は筋ジストロフィー, 筋萎縮性側索硬化症(ALS), エイズ(AIDS), がんなどの筋萎縮をきたす疾患治療の有望な作用点となる可能性がある. マイオスタチン発現を薬物で変化させることも, さまざまな筋骨格系病態に対する治療法の開発につながると考えられる.

骨格筋の前駆細胞は初期・後期筋芽細胞に分化する.

発生中の筋には2つのタイプの筋芽細胞がある.

- **初期筋芽細胞** early myoblast は, **一次筋管細胞** primary myotube (発生中の筋の両端をつなぐ鎖状融合細胞をつくる)の形成を担う細胞である. 一次筋管細胞は一次筋芽細胞のほぼ同調した細胞融合により形成される. この筋管細胞は, さらに分化して成熟骨格筋へと分化する. 一次筋管細胞は周辺を筋フィラメントで囲まれた鎖状に並ぶ多数の中心核を持った細胞として, 光学顕微鏡で観察することができる.
- **後期筋芽細胞** late myoblast は**二次筋管細胞** secondary myotube を産生する細胞である. 二次筋管細胞とは発生中の筋で神経終末が筋管細胞に直接接触する神経支配域に形成される筋管細胞で, すでに形成された筋管細胞の側面にランダムに筋芽細胞が次々と融合していくことで, その後も産生され続ける. 二次筋管細胞の特徴は径が大きいこと, 核と核の間に距離があること, 筋フィラメントの量が多いことなどである(図11.17). 成熟した多核の筋線維では, 核はすべて辺縁部細胞質の細胞膜直下に位置している.

光学顕微鏡で筋線維の核のようにみえるものの一部は, 筋外套細胞の核である.

胎生後期に, 多能性筋原性幹細胞は筋外套細胞〔訳注:成熟筋において筋再生を担う限定的幹細胞〕を産生する. 筋外套細胞はペアボックス転写因子ファミリータンパク質の1つのPax7を発現していることがその特徴である. この細胞が存在するので, 発生中の筋は筋産生分化能を持った一定数の未分化細胞を保持し続けることになる. この細胞は**筋外套細胞** satellite cell と呼ばれ, 筋線維の細胞膜と外板(基底膜)の間に位置している. 筋外套細胞は細胞質の乏しい小型の細胞で, 1本の筋線維の核のうち2〜7%を占める. 筋外套細胞の細胞質と筋細胞の細胞質の境界は通常の光学顕微鏡切片では確認できないので, 筋外套細胞を同定することは困難である. 筋外套細胞は細胞あたり1個の核を持ち, 筋細胞の核と比べるとクロマチンは濃染し, また網目が粗くみえる. 筋

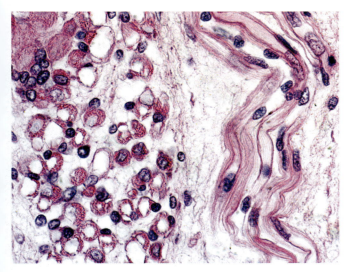

図11.17 ▲ 発生中の骨格筋における筋管細胞の顕微鏡像
この顕微鏡像では，二次筋管細胞の状態にある発生中の骨格筋の横断像（左側）と縦断像（右側）が観察できる．筋管細胞は筋芽細胞が次々と融合することにより形成され，長く伸びた管状構造をとる．筋管細胞は隣とは広く隔たった中央に位置する小型の核を持つことに注意．この核は筋フィラメントが新たに合成されて細胞質中をみたすにつれ，徐々に細胞の辺縁に移動していく．成熟した多核の筋線維（左上方）では，すべての核は筋形質辺縁の細胞膜直下に位置している．220倍．

外套細胞は骨格筋の再生を担う細胞であるが，その再生能力には限りがある．筋外套細胞は正常状態下では細胞周期の静止状態にあり，転写因子のPax7を発現することを利用した免疫染色を使うことで，かろうじて同定することができる（図11.18）．しかし，筋に損傷が起こると，筋外套細胞の一部が活性化されて筋産生前駆細胞となる．細胞周期が再び回り始めるとともに，Pax7の他にMyoDも発現するようになる．MyoDは筋分化の鍵となる転写因子である．MyoDの発現に引き続き，筋産生前駆細胞はPax7の産生を停止して分化を始め，新たな筋芽細胞が形成される．外板（基底膜）が損傷を受けていない限り，筋芽細胞は外板中で融合して筋管細胞を形成し，その結果新しい筋線維が誕生する．これとは対照的に外板が損傷を受けている場合には，線維芽細胞が損傷箇所を修復し，瘢痕組織が形成される．

筋ジストロフィー muscular dystrophyは進行性の筋線維変性を特徴とし，そのために変性線維を置き換えるための筋外套細胞を絶えず必要とする．それで最終的には筋外套細胞のプールが枯渇してしまう．最近の新しい実験データによれば，この変性再生過程で新たな筋産生性の細胞が骨髄から供給され，利用可能な筋外套細胞が補給されるという．しかし筋ジストロフィーでは変性速度が再生速度を上回り，筋としての機能が果たせなくなる．筋ジストロフィーの将来的な治療戦略としては，損傷筋への筋外套細胞あるいは筋原性の骨髄幹細胞の移植も1つの候補と考えられている．

3. 心筋

心筋 cardiac muscleは，収縮性フィラメントの種類と配列については骨格筋と同じである．したがって，心筋細胞および心筋細胞がつくる線維には通常の組織切片で明瞭な横紋がみえる．この特徴の他に，心筋線維には濃く染色される**介在板** intercalated discと呼ばれる横線が観察される．介在板は線維をまっすぐに直角に横切るか，あるいは階段のような段がみえることも多い．（図11.19およびPLATE 24，p.350）．介在板は隣接する細胞間に形成された高度に分化した接着装置である．この細胞接着により心筋細胞が直線状に多数並ぶ結果，さまざまな長さの"線維"が形成される．多数の円筒状の心筋細胞が端と端で結合して心筋線維が形成されることは，骨格筋線維や内臓横紋筋線維が多核の単一細胞であることと著しく異なる点である．また，心筋細胞はときに枝分かれを示し，介在板を介して2つ以上の細胞と結合しているものも観察される．

A. 心筋の構造

心筋の核は細胞の中心に位置している．

心筋の核が細胞の中心にあることは，核が細胞膜直下に存在する多核の骨格筋線維と区別する上で，大きな特徴である．透過型電子顕微鏡でみると，心筋の筋原線維は核を避けるように両側に広がって走り，その結果，核の両側に2個の円錐状の細胞質領域ができ，ここにオルガネラが密集している．この領域にはミトコンドリアが豊富にある他，ゴルジ装置，リポフスチン顆粒，グリコーゲンなどもみられる．心房では直径0.3〜0.4μmの**心房顆粒** atrial granuleもこの核周部の細胞質に集中して存在している．心房筋顆粒には，**心房性ナトリウム利尿因子** atrial natriuretic factor（**ANF**）と**脳ナトリウム利尿因子** brain natriuretic factor（**BNF**）の2種類のペプチドホルモンが含まれている．この2つのホルモンはともに，尿へのナトリウムの排泄を促すことにより利尿効果を発揮する．その他に，腎臓からのレニン分泌および副腎からのアルドステロン分泌の抑制，血管平滑筋の収縮阻害などの作用も知られている．うっ血性心不全では循環血液中の脳ナトリウム利尿因子濃度が増加することが明らかになっている．

心筋の各筋原線維の周囲には多数の大型ミトコンドリアと貯蔵グリコーゲンが認められる．

核周部のミトコンドリアの他に心筋に特徴的なのは，筋原線維間に大型のミトコンドリアが密に詰まっていることである．筋節の全長にわたる大きなミトコンドリアが存在することもしばしばであり，またミトコンドリアの内部にはクリス

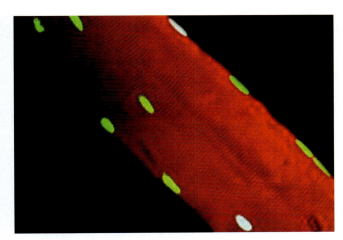

図11.18 ▲ 筋外套細胞の共焦点顕微鏡像
この共焦点顕微鏡像は横隔膜から単離した筋線維のもので，細胞膜表面には横紋が認められる．この横紋は電位感受性の疎水性スチリル色素RH414（オレンジ〜赤）によるもので，横細管の分布に一致している．骨格筋の核はヨウ化プロピジウムで染め，緑で示している．白くみえる2個の核が筋外套細胞の核である．この核は転写因子Pax7を持つので，特異的に染め出すことができる．550倍．（Dr. Garry C Sieck, Mayo Clinicの厚意による．）

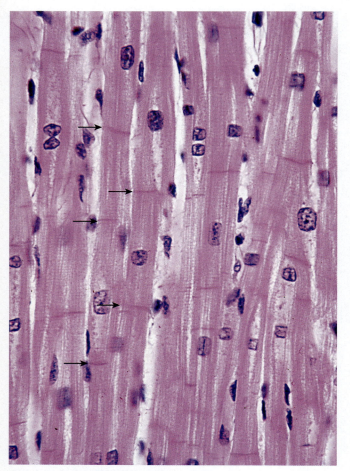

図 11.19 ▲ 心筋縦断切片の顕微鏡像
→は介在板を示す．介在板は心筋細胞に特異的な細胞間接合である．枝分かれを示す筋線維があることにも注意．360倍．

テが充満している（図11.20）．筋原線維間には大量のグリコーゲン顆粒も観察される．このことは，エネルギー貯蔵物質（グリコーゲン顆粒），エネルギーの産生と再生工場（ミトコンドリア）が，収縮のためにエネルギーを消費する構造（すなわち筋原線維）に隣接して配置されていることを意味する．

介在板は心筋細胞間の細胞間結合である．

前にも述べたように，**介在板** intercalated disc が心筋細胞間の接着部位である．光学顕微鏡では，介在板は筋線維とは直角方向に走る濃染する線としてみえ，細かくみると階段状に並んだ短い部分からなっていることが多い（図11.21）．介在板を透過型電子顕微鏡で観察すると，光学顕微鏡で濃くみえるものは，筋原線維と直角に線維を横切る**横断部** transverse component によることがわかる．横断部は，階段でいうと踏み板を縦につなぐ蹴上げ板に例えられる．**縦走部** lateral component は光学顕微鏡ではみえず，横断部とは直角方向に走る細胞膜の部位で，筋原線維とは平行に走っている．縦走部は階段に例えると踏み板にあたる．介在板の両部分をあわせて，隣接する心筋細胞間の特殊な細胞間結合となっている：

- **接着筋膜** fascia adherens（**接着結合** adhering junction）は介在板横断部の主要構造で，通常の H&E 染色標本での濃染の原因となっている．この接着筋膜は隣接する心筋細胞の端をつなぎ留め，線維として機能できるようにしている（図5.20，p.129参照）．接着筋膜は心筋細胞の横断方向の細胞端には常に認められる．透過型電子顕微鏡でみると，隣接する細胞間には細胞間隙が存在し，その細胞間隙には上皮の接着帯でみられるものと類似した電子密度の高い物質が充満している．心筋細胞の接着筋膜は最終筋節の細いフィラメントが細胞膜に接着する場所となっている．その意味では，心筋の接着筋膜は，終末扇のアクチン線維が細胞膜に接着する上皮の接着帯と機能的に相同の構造であるといえる．

- **接着斑** macula adherens（**デスモソーム** desmosome）も個々の筋細胞を互いに接着する装置である．接着斑は，規則的に繰り返される収縮による張力から細胞を保護するの

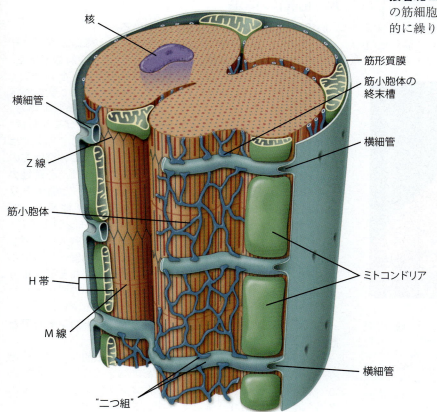

図 11.20 ▲ 心筋の線維構築の模式図
心筋の横細管は骨格筋のものよりずっと太く，外板を伴いつつ細胞内に落ち込んでいる．また，心筋の横細管はZ線のレベルにあることも，骨格筋との違いである．横細管に近接する筋小胞体も，骨格筋の終末槽のような広がった形をとらず，分岐吻合する網目状をし，接触部位は"二つ組 diad"と呼ばれる．

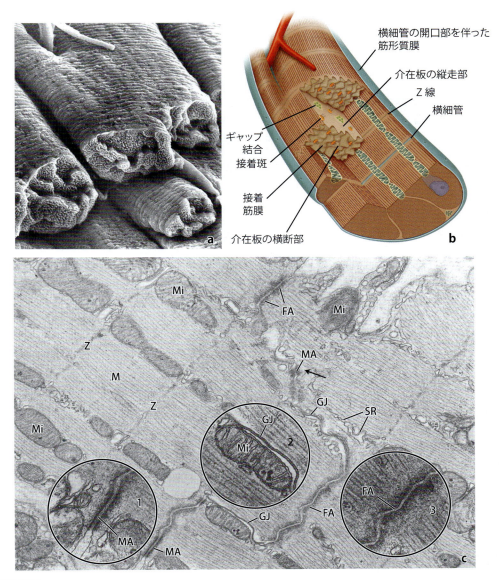

図 11.21 ▲ 心筋線維の構造
a. この走査型電子顕微鏡像は，サルの右心室心筋組織を水酸化ナトリウム中で超音波で処理してコラーゲン線維を消化し，介在板を分離させたものである．3,200倍．**b.** 介在板の三次元模式図．介在板は隣接する心筋細胞間に形成された高度に特殊化した細胞接着部位で，筋原線維と直角に筋線維を横切る（階段に例えると，踏み板を縦につなぐ蹴上げ板にあたる）横断部と，横断部とは垂直で筋原線維とは平行（階段の踏み板にあたる）の細胞表面に位置する縦断部からなる．接着筋膜は横断部の主要構成要素で，心筋細胞をそれぞれの端で接合させるとともに，細胞内の細いフィラメントの付着部位にもなっている．接着斑は接着筋膜を補強するとともに，縦走部にも分布する．ギャップ結合は介在板の縦走部にのみ認められる．
c. この電子顕微鏡像は2個の心筋細胞が介在板で結合している部位の写真である．細胞間結合部は，多数のほぼ直角の方向転換を繰り返す不規則な階段状の経過をとっている．結合部をたどると介在板の2つの部位の違いが明瞭にわかる．すなわち，横断部には接着筋膜と接着斑が，および縦走部にはギャップ結合と接着斑が確認できる．接着斑（MA）を挿入図1（62,000倍）で拡大して示す．接着筋膜（FA）は接着斑より広い範囲に分布し，横断部の大部分を占めている．ギャップ結合（GJ）の拡大を挿入図2（62,000倍）に，接着筋膜の拡大を挿入図3（62,000倍）に示す．介在板の接着筋膜は上皮組織の接着帯に対応する構造である．心筋にみられる上記以外の特徴もこの写真で確認することができる．すなわち，ミトコンドリア（Mi），筋小胞体（SR），Z線（Z），M線（M）および筋フィラメントなどの筋節の構成要素などである．ただし，この標本は強く収縮した状態で固定されておりI帯はほとんどみえない．30,000倍．（a は Zang L, Ina K, Kitamura H, Campbell GR, Shimada T. The intercalated disc of monkey myocardial cells and Purkinje fibers as revealed by scanning electron microscopy. Arch Histol Cytol 1996; 59: 453–465 より許諾を得て転載．）

に役立っている．接着斑は接着筋膜を補強する役目を持ち，介在板の横断部，縦断部の両方に存在する．

- **ギャップ結合** gap junction（**連絡結合** communicating junction）は介在板縦断部の主要構成要素である．ギャップ結合は隣接する心筋細胞間のイオン環境の連続性を保つとともに，情報伝達系の分子の透過も可能にしている．このギャップ結合による物質交換は，心筋が細胞としては個々の統一性と個別性を保持しながら，線維としては合胞体としてふるまうことを可能にしている．ギャップ結合は介在板の縦走部に位置しているため，収縮時にかかる張力から保護されている．

心筋の筋小胞体（sER）はZ線からZ線までの筋節に沿って広がる単一の網目を構成している．

心筋のsERは，骨格筋のsERほどの高度な発達は示していない．すなわち，骨格筋のように筋フィラメントの束のまわりを包んで，明瞭な筋原線維に分けるという働きをしているわけではない．また心筋の横細管は，束状になった筋フィラメントの間をZ線のレベルでsER網の終端部間に陥入している．これにより，心筋では骨格筋と異なり，平均すると筋節あたり1本の横細管が走ることになる．sERの終末槽も

小型で発達がよくないが，Z線のレベルで横細管に密接し二つ組 diad を形成している（図11.20参照）．外板は横細管の細胞膜に接着し，筋細胞の内部へ横細管とともに陥入している．骨格筋に比べ，心室筋では横細管の直径が太く数も多いが，心房筋では逆に数が少ない．

心筋細胞では，横細管内腔から筋形質へのCa^{2+}の移動が収縮サイクルの開始に必要である．

骨格筋の項で論じたように，横細管膜の脱分極は**電位感受性タンパク質** voltage-sensor protein（**DHSR**，構造的にも機能的にもCa^{2+}チャネルに類似したタンパク質）を活性化する．しかし骨格筋とは異なり心筋では，長時間持続する脱分極がDHSRを活性化し，ゆっくりした立体構造変化を介して機能的Ca^{2+}チャネルへと変換させる（図11.22）．この結果，心筋収縮サイクルの第1段階の横細管内腔からのCa^{2+}の筋形質への移動が起こり，このCa^{2+}が隣接する筋小胞体の**開閉型Ca^{2+}放出チャネル** gated Ca^{2+} release channel を開く．心筋の筋小胞体にみられる開閉型Ca^{2+}放出チャネルはリアノジン受容体の**RyR2 アイソフォーム** RyR2 isoform of ryanodine receptor である．上記の**カルシウム誘発性カルシウム放出機構** calcium triggered calcium release mechanism は筋形質へのさらなるCa^{2+}の急速な放出を引き起こし，収縮サイクルのそれ以降の段階（骨格筋と共通）の引き金となる．心筋と骨格筋の収縮の開始段階における相違（心筋では膜の脱分極がより長時間持続すること，横細管壁の電位感受性Ca^{2+}チャネルの活性化にかかる時間がより長いこと）が，心筋の単収縮で脱分極の開始から収縮までに約200ミリ秒の遅延がみられる理由となっている（図11.22参照）．それ以外の相違として，心筋の収縮を引き起こすには筋小胞体からのCa^{2+}の放出だけでは不十分であるということも，骨格筋と異なる点である．

特殊心筋細胞（プルキンエ線維など刺激伝導系に属する細胞）は自発性の律動的収縮を示す．

心筋が内在性の自発収縮，すなわち拍動を示すのは，組織培養下の心筋細胞や胎児の心筋をみても明らかである．心臓の拍動は，**心刺激伝導系細胞** cardiac conducting cell と呼ばれる特殊に変化した心筋細胞で最初の刺激の生成，局所調節，調整などが行われる（PLATE 25, p.352）．心刺激伝導系細胞は，結節と称するものをつくる他，**プルキンエ線維** Purkinje fiber と呼ばれる高度に伝導に分化した線維となり，正確な順序で収縮するための刺激を発生させ，それをさまざまな場所の心筋に迅速に伝える働きをする．

プルキンエ線維の細胞は以下の点で一般の心筋細胞とは異なる：細胞が大きい，ほとんどの筋原線維が細胞の周辺部に位置している，筋原線維が位置する辺縁部と核との間の細胞質にはグリコーゲンが大量に存在するため光学顕微鏡の切片では色素による染まりが薄く，明るく抜けてみえるなどである．多くのプルキンエ線維には横細管はないが，ときに観察される場合もあり，その出現頻度は心臓の大きさに左右される．

結節には副交感神経と交感神経の線維が神経終末をつくっている．交感神経の興奮は刺激伝導系への刺激頻度を高め，心拍数を上げる．逆に副交感神経の興奮は伝導系への刺激頻度を下げ，心拍を遅くする．この交感神経，副交感神経の興奮は，心筋細胞の収縮を開始させる働きを持つのではなく，単に結節に作用して心筋の持つ内在性の収縮リズムを変化させるのである．心臓の刺激伝導系の構造と機能については，CHAPTER 13, 心血管系で説明する．

心筋収縮の各ステップで起こる事象をまとめると以下のようになる．

各番号は図11.22の番号に対応している：
1. 心筋線維の収縮は，プルキンエ線維を伝わってきた細胞膜の脱分極が心筋細胞に到着することが引き金となって始まる．
2. 心筋細胞の細胞膜全体に広がる脱分極は細胞膜の電位依存性Na^+チャネルを開き，Na^+が細胞内に流入する．
3. 細胞膜の脱分極は横細管の膜にも広がる．
4. 横細管の細胞膜に分布する電位感受性タンパク質（DHSR）の立体構造が電位変化に反応して変わり，Ca^{2+}チャネルとしてCa^{2+}を通すようになる．
5. 細胞質のCa^{2+}濃度が上がると，筋小胞体の開閉型Ca^{2+}チャネルであるRyR2が開状態になる．
6. 筋小胞体からCa^{2+}が急速に放出され，細胞膜のCa^{2+}チャネルを通ってきたCa^{2+}も相まって，細胞質のCa^{2+}濃度が上昇する．
7. 増加した細胞質のCa^{2+}は筋フィラメント周囲にも拡散で到達し，トロポニン複合体のTnCと結合する．
8. 骨格筋の場合と同じようにアクトミオシンのクロスブリッジサイクルが始まり，筋収縮が起こる．
9. 脱分極がもとに戻ると，Ca^{2+}は筋小胞体内腔にCa^{2+}-ATPaseの働きで回収され，腔内ではCa^{2+}結合タンパク質のカルセケストリンにより捕捉・濃縮・貯蔵される．

B. 傷害と修復

心筋組織に局所傷害が起こって細胞死をきたした場合には，その場所を線維性の結合組織で置き換えることにより修復が起こる．そのため，その傷害箇所では収縮という心機能は失われることになる．この種の傷害と修復は，致命的でない程度の**心筋梗塞** myocardial infarction（**MI**）後の回復において認められる．心筋梗塞が疑われる患者の確定診断は，血

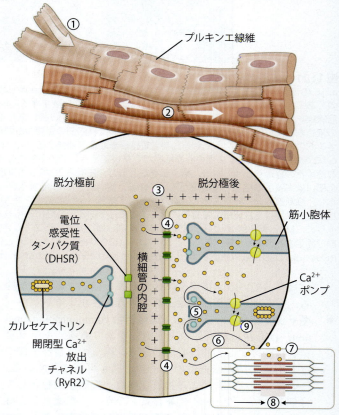

図11.22 ▲ 心筋の収縮にいたるまでの各事象のまとめ
数字で示した各事象の説明は本文を参照のこと．

中のマーカーとなる特定物質の検出で可能となる．この種のマーカーとしては，心臓トロポニン複合体を構成するサブユニットのTnIとTnTがある．TnIとTnTは通常，心筋梗塞の発生後3～12時間のうちに血中に放出される．血中TnIレベルは梗塞発生から2週間後まで上がり続けるので，比較的最近に起こった心筋梗塞を診断するための優秀なマーカーとみなされている．

成熟した心筋細胞も分裂能力を持っている．

過去には，一度心筋細胞が破壊されると新しい筋細胞で修復されることはないと考えられていた．しかし，心臓移植を受けたヒトから取り出した心臓で行った最近の研究では，心筋の核に有糸分裂像がみられることが明らかになった．このような心臓で有糸分裂を示す核の数は決して多くない（0.1％）が，損傷細胞が筋細胞の増殖で置き換えられる可能性を示している．このことは，おそらく将来的にはヒト心筋を再生させ傷害部位を健康な組織に戻す技術が開発されるであろうことを示している．

4．平滑筋

平滑筋は通常，先端が針のように細くとがった細長い紡錘形の細胞が束状あるいは板状に集合したものとして認められる（図11.23およびPLATE 26, p.354）．平滑筋細胞は**平滑筋線維** fiberとも呼ばれるが，骨格筋や心筋のような横紋は認められない．長さは小血管の20μmから小腸壁の約200μmにいたるまで（ときには妊娠子宮壁のように500μmに及ぶものもある）の相違がある．平滑筋細胞は，細胞間の連絡を可能にした特殊な細胞間結合である**ギャップ結合** gap junctionで互いに連結している（図11.24）．この細胞間結合を通って小分子，イオンなどが細胞から細胞へと移動することができ，その結果，束あるいはシート全体としての平滑筋の収縮がコントロール可能になっている．

平滑筋の細胞質は，細胞内にアクチン，ミオシンがぎっしりと詰まっているため，通常用いられるH&E標本ではエオジンによりほぼ均質に染まってみえる．核は細胞の中央に位置し，縦断切片ではしばしばコルクの栓抜き状に曲がりくねって観察されることもある．この曲がりくねった核は，標本の固定の際に細胞が収縮したためで，通常用いられる組織学の切片で平滑筋細胞と線維芽細胞を区別するのにしばしば役立つ特徴である．収縮していない細胞では，核は中心に位置する両端のすぼまった細長い楕円形として認めることができる．平滑筋線維の横断切片で核がみえる場合には，細胞が収縮状態か弛緩状態かにかかわらず，丸い構造としてみえる．透過型電子顕微鏡で観察すると，大部分のオルガネラは核の両端に集積しているのが観察される．多数のミトコンドリア，数層からなる粗面小胞体の層板，遊離リボソーム，グリコーゲン顆粒，それに小型のゴルジ装置などである．

A．平滑筋の構造

平滑筋は，細いフィラメント，太いフィラメントからなる収縮装置とデスミン，ビメンチン中間径フィラメントを主成分とする細胞骨格を持っている．

核近傍を除いた残りの細胞質には，収縮装置の一部である**細いフィラメント** thin filamentがぎっしり詰まっている．**ミオシンの太いフィラメント** thick myosin filamentは，平滑筋の筋形質全体に分散して存在している．太いフィラメントは非常に壊れやすく，試料作製過程でなくなってしまうことも

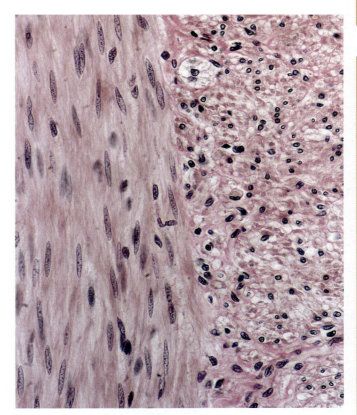

図11.23 ▲ ヒト結腸平滑筋の顕微鏡像
この顕微鏡像にみえている平滑筋は2層からなっている．左側の筋細胞は縦断されており，右側のものは横断されている．平滑筋細胞は端に行くにつれて細くなる長い紡錘形をしている．縦断された筋細胞の核も細胞の形に合わせて細長く，先に行くにつれて細くなっていることに注意．これとは対照的に，横断された平滑筋の核は円形の断面をみせている．また，横断された細胞の中には核を欠くものもあるが，これは断面が細胞の端の方を通ったためである．それに縦断像では各筋細胞の輪郭が容易には判別できない点にも注意．これは切片の厚さの中に細胞が互いに重なり合っているという理由による．400倍．

多い．しかし，特別な手法を使うと太いフィラメントの構造を保ったままの試料の作製が可能で，透過型電子顕微鏡を使って観察することができる．平滑筋の細いフィラメントは，フィラメント間にみえる**暗調小体** dense body/ cytoplasmic densityに結合している（図11.25）．暗調小体は**デスミン** desminを含んだ中間径フィラメントのつくる網目の一部として，筋形質全体に散在している．中間径フィラメントは細胞骨格の構成要素の1つであり，血管平滑筋ではデスミン以外に**ビメンチン** vimentinも中間径フィラメントの構成タンパク質となっていることに注意．

平滑筋細胞の収縮装置の構成要素を以下に説明する．

- **細いフィラメント** thin filamentは主成分の**アクチン** actinの他，平滑筋型アイソフォームの**トロポミオシン** tropomyosin，および平滑筋特異的タンパク質の**カルデスモン** caldesmonと**カルポニン** calponinなどからなる．平滑筋のトロポミオシンにはトロポニンは付着していない．アクチンは平滑筋ミオシン（SMM）分子とともに張力発生過程に関与している．今までの研究からは，アクチンフィラメント上のトロポミオシンの位置はミオシン頭部のリン酸化状態で調節されているらしいということが示されている．カルデスモン（120～150 kDa）およびカルポニン（34 kDa）はアクチン結合タンパク質で，アク

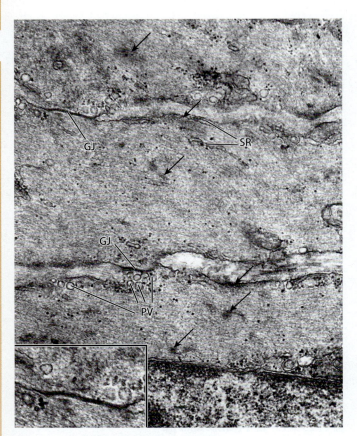

図11.24 ▲ 平滑筋細胞の電子顕微鏡像
ここに示す電子顕微鏡像は3個の平滑筋細胞の一部分である．1つの細胞の核が写真の下端にみえている．細胞質の大部分は細い（アクチン）フィラメントで占められている．細いフィラメントはこの拡大ではかろうじて確認可能である．筋フィラメントの間には，α-アクチニンを含む高密度体，すなわち暗調小体（→）がみえる．筋小胞体の一部（SR），ピノサイトーシス小胞（PV）なども認められる．中央と上方の細胞はギャップ結合（GJ）を持ち，隣接細胞間の情報伝達を可能としている．写真にみえる小さな黒い粒子はグリコーゲンである．25,000倍．**挿入図．**ギャップ結合の拡大写真．ピノサイトーシス小胞の存在に注意．35,000倍．

チンのミオシン結合部位を覆う働きをしている．この2つのタンパク質の作用は Ca^{2+} 依存的であり，ミオシン頭部のリン酸化状態によっても制御されている．

- **太いフィラメント** thick filament の主成分は骨格筋のミオシンとはわずかに異なる**平滑筋ミオシン** smooth muscle myosin である．平滑筋のミオシンも骨格筋と同様に2本の重鎖，4本の軽鎖からなる．しかし，平滑筋の太いフィラメントの構造は骨格筋とは異なる．すなわち，平滑筋のミオシンフィラメントは左右対称ではなく，片方のミオシン分子（SMM）は1方向のみを向き，反対側ではそれと逆方向を向いている．このようなミオシンの配置が可能なのは，隣接するミオシン分子が互いに少しずつずれながら会合するとともに，反対を向いた逆平行の分子ともその尾部の最先端部分で結合することによる（図11.26）．ミオシン頭部の極性は，フィラメントの片側では全長にわたって同一であり，また反対側では逆方向にそろっている．**この側方極性型ミオシンフィラメント** side-polar myosin filament は骨格筋のような中央露出帯（頭部を欠く部位）は持たず，代わりに頭部とは反対側で先端に行くほど細くなる露出部位（頭部を欠く部位）を持つ．このミオシン分子の配置は，太いフィラメント

と細いフィラメント間の相互作用を最大限にする効果があり，隣接する細いフィラメントを太いフィラメントのほぼ全長にわたって引き寄せることが可能となる．

平滑筋の収縮装置には，平滑筋の収縮の開始と調節にとって必要不可欠なもう数種類のタンパク質が結合している．

- **ミオシン軽鎖キナーゼ** myosin light chain kinase（**MLCK**）は130～150 kDaの酵素で，平滑筋の収縮メカニズムにとって重要な役割を持っている．すなわち，このタンパク質は Ca^{2+}・カルモジュリン複合体により活性化されると，平滑筋の収縮サイクルを開始させる働きを持っている．活性化したMLCKはミオシンの調節性軽鎖の1つをリン酸化し，ミオシンのアクチンフィラメントとの間の架橋形成を可能にしている．

- **カルモジュリン** calmodulin は17 kDaの Ca^{2+} 結合タンパク質で，骨格筋のトロポニン-Cに類似し，細胞内 Ca^{2+} による収縮の調節に関わっている．平滑筋では Ca^{2+}・**カルモジュリン複合体** Ca^{2+}-calmodulin complex がミオシン軽鎖キナーゼ（MLCK）に結合すると，MLCKの活性化が起こる． Ca^{2+}・カルモジュリン複合体はカルデスモンとも結合し，リン酸化による調節を介してカルデスモンをF-アクチンから遊離させる可能性も指摘されている．

- **α-アクチニン** α-actinin は31 kDaのタンパク質で，暗調小体の構成要素となっている．

暗調小体は細いフィラメントと中間径フィラメントの付着点となっている．

暗調小体 dense body は **α-アクチニン** α-actinin を含むさまざまな接触点に存在するタンパク質からなり，直接あるいは間接に細いフィラメントと中間径フィラメントを筋形質膜につなぎ留めている．暗調小体は，細胞内で発生した収縮力を細胞表面に伝え，細胞の形を変えるのに重要な役割を果たす（図11.27）．暗調小体は横紋筋のZ線に対応する役割を持つ細胞内構造である．この考えを支持する所見として，暗調小体は小型で独立した不規則な形の高電子密度の小体としてみえることが多いが，場合によっては不規則な線状構造もとるという事実がある．偶然切れた切片で暗調小体が分枝を示しているのがみられることもあり，これは，暗調小体が筋形質膜から細胞内部に広がる三次元的な分岐吻合を繰り返す網状構造であるという考えと一致する（図11.25参照）．

平滑筋は機械的・電気的・化学的なさまざまな刺激により収縮を開始する．

平滑筋細胞の収縮を引き起こすメカニズムは，骨格筋のものとはかなり異なっている．すなわち，平滑筋には収縮を開始および調節するための多様な信号伝達系が存在する．これらの信号伝達系はすべて最終的には細胞内 Ca^{2+} 濃度の上昇を引き起こし，この Ca^{2+} の増加が直接に筋の収縮をもたらす．平滑筋収縮の開始機序を整理すると，以下のようになる．

- **機械的刺激** mechanical impulse．これは血管平滑筋が血圧上昇により受動的に引き伸ばされるような場合である．機械的刺激は機械刺激感受性イオンチャネルを活性化し，これが自発的筋収縮を開始させる（筋原性反射）．

- **電気的脱分極** electrical depolarization．神経の刺激による平滑筋の脱分極も，収縮の開始機序となりうる．アセチルコリンやノルアドレナリンなどの神経伝達物質は神経終末のシナプス小胞より放出されると，平滑筋の細胞膜の受容体を活性化し，膜電位を変化させる．この膜電位の変化は**電位感受性 Ca^{2+} チャネル** voltage-sensitive Ca^{2+} channel の開口を引き起こす（以下参照）．

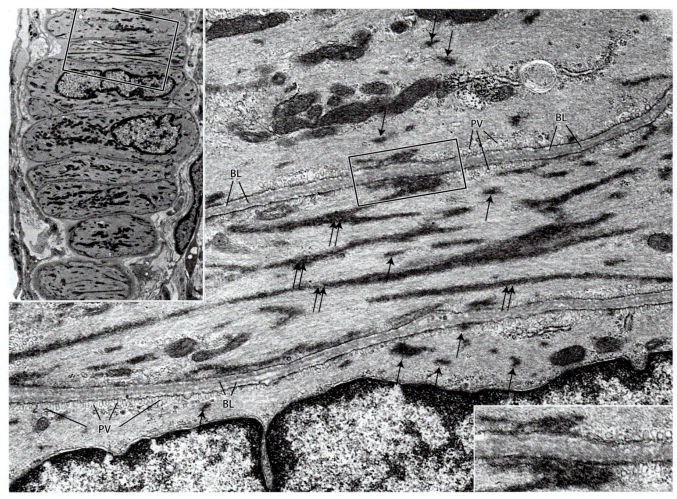

図 11.25 ▲ 血管平滑筋の暗調小体を示す透過型電子顕微鏡像
挿入図（左上）．ほとんど平滑筋細胞のみがみえている血管壁の切片．この写真の四角で囲んだ部位は 3 個の平滑筋細胞がみえている部分で，中央の大きな写真に高倍率の拡大像を示す．α-アクチニンを含んだ暗調小体（1 本の→）は通常不規則な形をとり，その一部は細胞膜と接しているもの，接着しているものがある．写真中央の細胞は細胞表面に近い面で切れており，分岐する暗調小体が認められる（2 本の→）．暗調小体を三次元モデルで示すと分岐吻合する網目を示すと考えられる．BL：基底板（外板），PV：ピノサイトーシス小胞．27,000 倍．**挿入図（右下）**．中央の写真の四角で囲んだ暗調小体が細胞膜に付着している部位の高倍率像．どちらの細胞も基底板（外板）を持っていることに注意．また，さまざまな形成段階のピノサイトーシス小胞も観察できる．49,500 倍．

- **化学刺激** chemical stimulus．アンギオテンシン II，バソプレッシン，トロンボキサン A_2 などにより引き起こされるものがこれで，細胞膜上の各受容体に作用し筋収縮が起こる．これらの物質は**セカンドメッセンジャー経路** second-messenger pathway を使って作用するので，収縮の開始には活動電位の発生や細胞膜の脱分極は必要としていない．平滑筋で最も広く使われているセカンドメッセンジャー系としては，**イノシトール 1,4,5-三リン酸** inositol 1,4,5-trisphosphate（IP_3）系，**G-タンパク質** G-protein を介するもの，**一酸化窒素（NO）-cGMP 系**などがある．

平滑筋細胞は横細管系を欠く．
平滑筋細胞に特徴的なのは**カベオラ** caveola 様の細胞膜の陥凹が多数存在することである（図 11.24 参照）．また細胞膜直下および滑面小胞体（sER，あまり発達はよくない）近傍の細胞質に小胞が観察される．細胞膜の陥凹および直下の小胞は sER とともに横紋筋の横細管系のような働きを持ち，

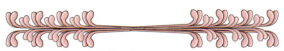

図 11.26 ▲ 骨格筋と平滑筋のミオシンフィラメントの比較
この図はミオシンで形成される太いフィラメントの構造上の相違を図示したものである．**a.** この双極性の太いフィラメントは骨格筋と心筋に存在し，球状の頭部をフィラメントの両端から突き出したミオシン分子がらせん状，かつ平行および反平行に集合・配列してできたものである．この種のフィラメントは中央に球状頭部を欠く"露出帯 bare zone"を持つ．**b.** この側方極性非らせん型太いフィラメントは平滑筋にみられる．このフィラメントでは，平滑筋型のミオシン II 分子が隣接する 2 つの分子と平行，かつ少しずつずれて配列し，反平行に配置するミオシン分子とも尾部の最先端の短い重なり部分で結合している．ミオシン頭部の極性はフィラメントの 1 方向では全長にわたって同一であり，反対方向ではそれが 180° 逆になっている．このフィラメントには中央の"露出帯"はなく，代わりにフィラメントの端は非対称で，1 方向にだけ頭部を欠き，徐々に細くなって終わっている．

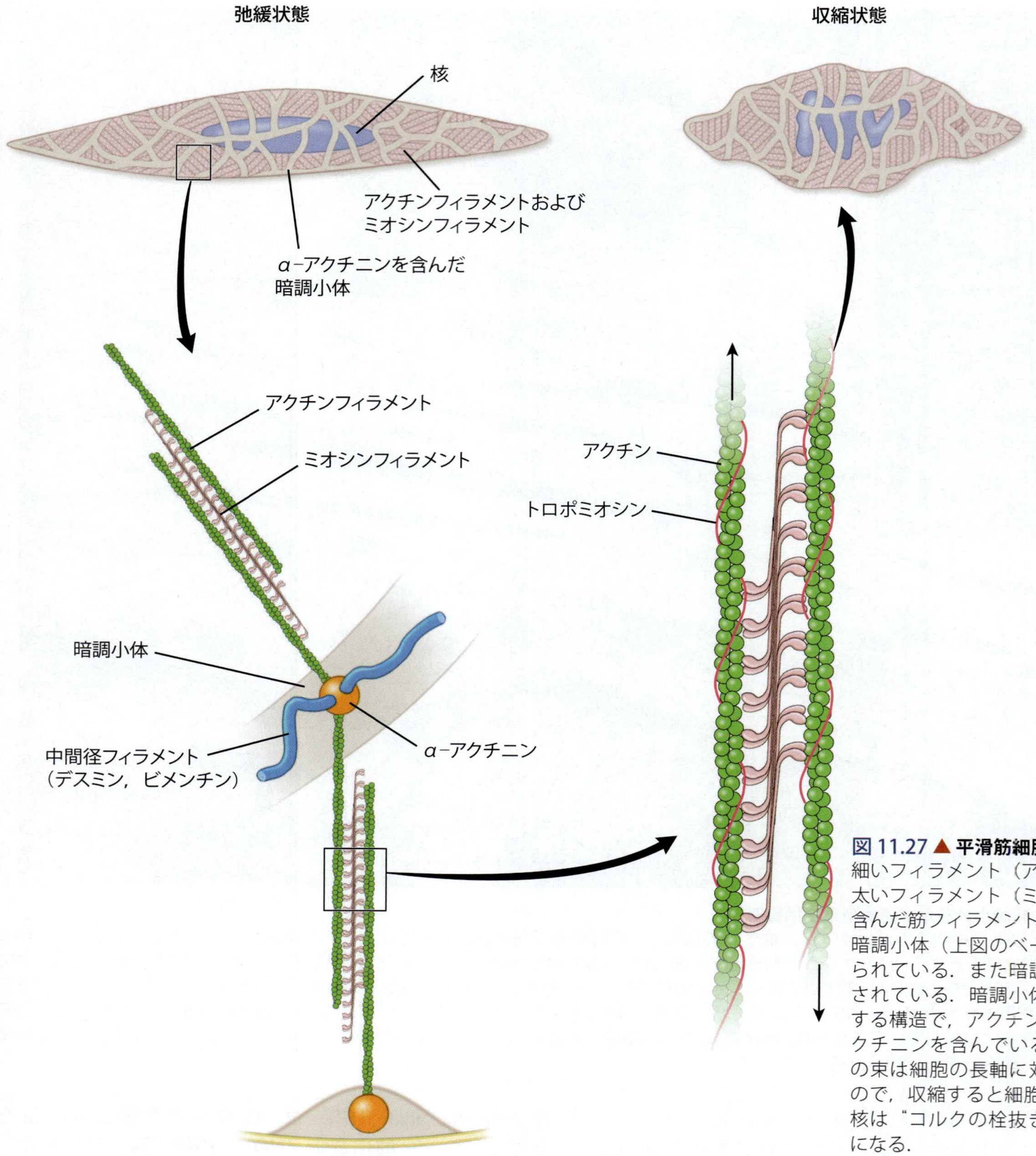

弛緩状態　　　　　　　　　　　　　　　収縮状態

- 核
- アクチンフィラメントおよびミオシンフィラメント
- α-アクチニンを含んだ暗調小体
- アクチンフィラメント
- ミオシンフィラメント
- アクチン
- トロポミオシン
- 暗調小体
- α-アクチニン
- 中間径フィラメント（デスミン，ビメンチン）

図 11.27 ▲ 平滑筋細胞の収縮モデル
細いフィラメント（アクチンフィラメント）と太いフィラメント（ミオシンフィラメント）を含んだ筋フィラメントの束（上図の小豆色）は暗調小体（上図のベージュ色）につなぎ留められている．また暗調小体は筋形質膜に繋留されている．暗調小体は横紋筋のZ線に相当する構造で，アクチン結合タンパク質のα-アクチニンを含んでいる．収縮性フィラメントの束は細胞の長軸に対して斜めに走っているので，収縮すると細胞の長さの短縮とともに，核は"コルクの栓抜き"様の形態をとることになる．

細胞質にCa^{2+}を供給すると考えられている．なお，細胞内Ca^{2+}濃度は平滑筋収縮の制御に非常に重要な働きを持つ．

平滑筋における細胞内Ca^{2+}の上昇は，次の2つの経路のどちらかによる．1つ目は細胞膜の脱分極とそれに続く**電位感受性Ca^{2+}チャネル** voltage-sensitive Ca^{2+} channel の活性化である．2つ目はセカンドメッセンジャー分子（最も頻度の高いのはIP_3）による sER の**開閉型Ca^{2+}放出チャネル** gated Ca^{2+} release channel の直接の活性化によるものである．IP_3受容体は sER の膜に局在し，開閉型Ca^{2+}放出チャネルによく似た性質を持っている．電位感受性Ca^{2+}チャネルの活性化により細胞内に入るCa^{2+}量は，多くの場合，弛緩状態にある平滑筋の収縮を引き起こすのには十分な量ではなく，sERからのCa^{2+}放出による補充が必要である．細胞質に出たCa^{2+}は**カルモジュリン** calmodulin に結合し，Ca^{2+}・カルモジュリン複合体は**ミオシン軽鎖キナーゼ** myosin light chain kinase（**MLCK**）のリン酸化を引き起こし，収縮を開始させる．収縮サイクルが始まった後はCa^{2+}は，**ATP依存性カルシウムポンプ** ATP-dependent calcium pump により sER の内腔に隔離されるか細胞外に放出されて，細胞質から除去される．

平滑筋の収縮は，Ca^{2+}-カルモジュリン-ミオシン軽鎖キナーゼ系を介して太いフィラメントがCa^{2+}依存性に変化することにより始まる．

前述したフィラメント滑り説の修正版は，骨格筋，平滑筋の両方の筋収縮を説明できる（図11.27参照）．骨格筋の場合と同様に，平滑筋の収縮も細胞質のCa^{2+}濃度の増加により始まるが，収縮自体は細いフィラメント上のトロポニン・トロポミオシン複合体を介さない．平滑筋の場合は，それに代わりCa^{2+}濃度の上昇がミオシン軽鎖キナーゼを刺激して，平滑筋ミオシン分子の2個の**調節性軽鎖** regulatory light chain のうちの1つをリン酸化する．詳しくいうと，Ca^{2+}はまずカルモジュリンと結合して**Ca^{2+}・カルモジュリン複合体** Ca^{2+}-calmodulin complex を形成し，これが今度はミオシン軽鎖キナーゼに結合してミオシンの調節性軽鎖のリン酸化反応を活性化する（図11.28）．ミオシンの軽鎖がリン酸化されると平

滑筋ミオシンは立体構造が不活性型（屈曲型）から活性型（伸展型）へと変化し，分子の会合による**側方極性型ミオシンフィラメント** side-polar myosin filament の形成が可能となる．軽鎖のリン酸化はミオシン頭部のアクチン結合部位を活性化し，アクチンフィラメントへのミオシンの結合が可能となる．ATP存在下では，ミオシン頭部が屈曲し，収縮が起こる．ミオシン軽鎖が脱リン酸化されると，ミオシン頭部はアクチンから解離する．ミオシンのリン酸化には時間がかかるので，最大収縮が起こるまでに1秒程度かかることもしばしばある．加えて，脱リン酸化反応はミオシンフィラメントの脱重合とミオシン分子構造の不活性型である屈曲型への移行を引き起こす（図11.28参照）．

平滑筋ミオシンのATP加水分解速度は骨格筋の分解速度の約10%であり，そのためにクロスブリッジサイクルが遅く，結果として平滑筋の収縮はゆっくりしたものとなる．このことから，平滑筋および平滑筋と同じ調節機構をとっている非筋細胞では，同じ仕事をするのに骨格筋細胞が使うATPの10%しか使わないのに，長時間にわたって収縮状態を維持することが可能となるのである．

平滑筋の収縮は"ラッチ状態"にすることで長時間にわたり維持することができる．

正常状態で起こるミオシンの調節性軽鎖のリン酸化の他に，平滑筋細胞はATP消費を最小限にしながら長時間にわたって収縮状態を維持する第2のメカニズムを備えている．このメカニズムはたとえば血管平滑筋でみることができ，長時間にわたって収縮力（すなわち血管緊張）を維持するのに利用されている．このいわゆる平滑筋収縮の**ラッチ状態** latch state（latchとは"掛け金"の意味）は，最初にCa^{2+}依存性のミオシンのリン酸化が起こった後に発生する．アクチン分子に結合したミオシンの頭部は脱リン酸化され，そのためにATP加水分解活性が低下する．ATPase活性が低下する結果，ミオシン頭部はアクチンフィラメントから解離できな

くなり，収縮状態が維持されることになる．ラッチ状態は多くの点で横紋筋の死後硬直に対応するといえる．

B. 平滑筋の機能的側面

平滑筋はゆっくりした持続性の収縮に向くように分化している．

上述したように，平滑筋細胞はラッチ状態に入り，長時間疲労することなしに収縮状態を維持できる．また，消化管や男性の生殖路でみられるように波状に収縮して蠕動運動を起こしたり，たとえば膀胱，胆嚢，子宮などの筋全体に収縮を起こして排出運動をみせたりすることもある．その他には，平滑筋は神経の刺激がなくても**自発収縮活動** spontaneous contractile activity を示す．

平滑筋の収縮は通常は**自律神経系** autonomic nervous system（**ANS**）の節後ニューロンにより調節されており，ほとんどの場合，交感神経と副交感神経の両方の直接支配を受けている．消化管では主として自律神経系の第3の構成要素である**腸神経系** enteric division が筋層を直接支配する神経を出している．

脱分極の間，Ca^{2+}は電位感受性Ca^{2+}チャネルを介して細胞質に流入するが，**リガンド開閉型Ca^{2+}チャネル** ligand-gated Ca^{2+} channel と呼ばれる種類のCa^{2+}チャネルは，ホルモンにより細胞内信号伝達系を介して活性化される（図11.28）．この後者の経路があるので，平滑筋の収縮は下垂体後葉から分泌されるある種のホルモン（例：オキシトシン，程度は弱いが抗利尿ホルモン（ADH）も）により始まることもある．さらに，平滑筋細胞は，副腎髄質のホルモン（例：アドレナリン，ノルアドレナリン）により刺激を受けたり抑制されたりすることもある．オキシトシンは平滑筋収縮の強力な刺激作用を持ち，下垂体後葉から放出されると，分娩時の子宮収縮になくてはならない役割を果たす．オキシトシンは分娩の誘発や促進に使われる．消化管内分泌細胞が分泌する多種類のペプチドホルモンにも，平滑筋収縮（特に消化管とその関連

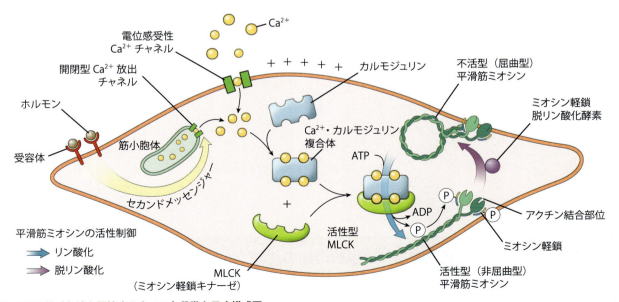

図11.28 ▲ 平滑筋が収縮を開始するまでの各段階を示す模式図

平滑筋収縮を開始させるには細胞質のCa^{2+}濃度の上昇が必要である．Ca^{2+}濃度の上昇には，静止状態の細胞膜の脱分極か，ホルモンによる細胞表面受容体の刺激のどちらかが必要である．細胞内の増えたCa^{2+}はカルモジュリンと結合（カルモジュリン1分子あたりCa^{2+}4個が結合）し，Ca^{2+}・カルモジュリン複合体を形成する．Ca^{2+}・カルモジュリン複合体は次にミオシン軽鎖キナーゼ（MLCK）に結合し，平滑筋ミオシン分子の2個の調節性軽鎖のうち1つをリン酸化する．ミオシン軽鎖がリン酸化されると，ミオシンは分子構造が不活性型（屈曲型）から活性型（伸展型）に変わり，分子の会合により側方極性型フィラメントの形成が可能となる．またミオシン頭部に位置するアクチン結合部位の活性化により，アクチンフィラメントとの結合も可能になる．ATPの存在下ではミオシン頭部の屈曲が起こり，筋収縮がもたらされる．脱リン酸化により平滑筋ミオシン分子が脱リン酸化されると，ミオシンフィラメントの脱重合が起こる．

臓器の平滑筋の収縮）を刺激または抑制するものがある．

平滑筋中の神経終末は筋細胞近傍の結合組織内に存在する．

支配神経の神経線維は平滑筋細胞束内部の結合組織中を走り，通過しながら膨大部，すなわち**通過型ボタン** bouton en passant（p.362 参照）をつくって近傍から被支配筋細胞を調節している．この膨大部には，神経伝達物質を含んだシナプス小胞が入っている．しかし，神経筋接合部は骨格筋のような密着するものとは大きく異なり，神経終末と平滑筋の距離は通常 10〜20μm（場合によっては 200μm に達する）もある．神経終末から放出された神経伝達物質は，筋に到達するまでにこの距離を拡散する必要がある．

しかし，すべての平滑筋細胞に神経伝達物質が直接触れるわけではない．すでに述べたように，平滑筋細胞には隣接する細胞との間に**ギャップ結合** gap junction がある．心筋の場合と同様，収縮はギャップ結合を介して細胞から細胞へと伝わり，平滑筋束や層としての調和ある活動がつくり出される．2個の平滑筋細胞間のギャップ結合は当初**ネクサス** nexus と命名され，この用語は現在でも使用されることがある．

平滑筋細胞は結合組織成分の分泌も行っている．

平滑筋細胞 smooth muscle cell は分泌細胞に特徴的なオルガネラを持っている．すなわち，よく発達したrER，ゴルジ装置が核周部にみられる．平滑筋細胞は**IV型コラーゲン** type IV collagen（基底膜成分），**III型コラーゲン** type III collagen（細網線維のコラーゲン）の他に，エラスチン，プロテオグリカン，多接着能を持った糖タンパク質などを合成している．ギャップ結合の部位を除いて，平滑筋細胞は周囲に**外板** external lamina を持っている．血管壁や子宮壁のような場所では，平滑筋細胞が大量のI型コラーゲンおよびエラスチンを分泌することも知られている．

C. 再生，修復，および分化

平滑筋は分裂能力を持ち，その数を維持・増加できる．

平滑筋細胞は傷害に対し有糸分裂により対処することもある．また平滑筋には定常的に分裂を繰り返している細胞集団があることも知られている．子宮の平滑筋は正常の月経周期や妊娠中に増殖を示し，どちらの場合もホルモンの影響下に増殖が起こっている．また，成人の血管平滑筋も規則的な分裂を繰り返している．これはおそらく損傷を受けた細胞，あるいは老化した細胞を置き換えるためである．胃，結腸の外層をなす平滑筋は規則的に細胞分裂を行い，生きている間，筋層はゆっくりと肥厚し続けている可能性さえ考えられている．

新たな平滑筋細胞は，血管では外膜の未分化な間葉の幹細胞から分化することが示されている．**平滑筋前駆細胞の分化** differentiation of smooth muscle progenitor cell はさまざまな細胞内因子，および環境刺激により制御されており，発生中の筋はその発生段階に応じてさまざまな分化の表現型を示す．今日にいたるまで，平滑筋細胞系列の特徴とされる転写因子は1つもみつかっていない．しかし，**血清応答因子** serum response factor（**RF**）であるMADSボックス転写因子の1つがほとんどの平滑筋の分化マーカーとされる遺伝子を調節していることが示されている．また，血管障害後の修復過程では，内皮細胞や周皮細胞の増殖・分化により平滑筋細胞が形成されることも知られている．

血管周皮細胞 vascular pericyte は毛細血管や毛細血管後細静脈の内皮細胞と共通の基底板に包まれて存在している．周皮細胞は多能性間葉幹細胞として機能する．毛細血管では，周皮細胞の細胞質の形態学的特徴は内皮細胞の特徴と区別がつかない．毛細血管後細静脈と有周皮性細静脈では，周皮細胞は血管周囲を完全に覆い，平滑筋様の細胞となっていることもある（CHAPTER 13, 心血管系参照）．

創傷治癒部位の線維芽細胞は，形態学的にも機能的にも平滑筋細胞様の特徴を示すことがある（**筋線維芽細胞** myofibroblast, p.175 参照）．さまざまな上皮細胞，特に汗腺，乳腺，唾液腺，眼の虹彩などの上皮にも，平滑筋細胞の特徴を示すものがある（**筋上皮細胞** myoepithelial cell）．精巣精細管の**筋様細胞** myoid cell も収縮機能を持つ他，**神経周膜** perineurium（神経線維の集団を包み，末梢神経を明瞭な束に区分する同心円状に配列した結合組織）の細胞も，輸送障壁をつくる細胞としての他に，収縮細胞としての機能が知られている．

FOLDER 11.4　機能的考察：3 種類の筋の比較

心筋は構造的にも機能的にも，骨格筋と平滑筋の特徴をあわせ持っている．心筋と骨格筋では，収縮要素（太いフィラメントと細いフィラメント）が筋節をつくり，その周囲を筋小胞体やミトコンドリアが取り囲んでいる．心筋と平滑筋は個々の細胞が独立性を保っているが，どちらも隣接する細胞とはギャップ結合で機能的連絡を保っている．さらには心筋と平滑筋は，自律神経やホルモン刺激にはよらない協調性を持った自発収縮を示すことがある．このどちらの細胞とも，細胞の中心に核があり，核周部にはオルガネラがみられる．この心筋と平滑筋の共通性については，原始的な循環器系の平滑筋が骨格筋の方向に進化してできたものが心筋であると理解するとよいかもしれない．骨格筋，心筋，平滑筋の3種類の筋の主な特徴をまとめた表を以下に示す．

（次ページに続く）

FOLDER 11.4　機能的考察：3種類の筋の比較（続き）

3種類の筋の比較

	骨格筋 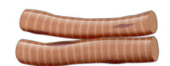	心筋 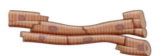	平滑筋 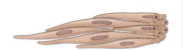
構造上の特徴			
筋細胞	巨大な細長い細胞，直径は10〜100 μm，長さは100 cmにも及ぶもの（縫工筋）もある	短く，幅の狭い細胞，直径約10〜100 μm，長さ80〜100 μm	短いが細長い紡錘型の細胞，直径0.2〜2 μm，長さ20〜200 μm
存在場所	骨格に付着する筋，内臓の横紋筋（例：舌，食道，横隔膜）	心臓，上大静脈，下大静脈，肺静脈	血管，内臓など
含まれる結合組織	筋上膜，筋周膜，筋内膜	筋内膜（心内膜下，心外膜下の結合組織）	筋内膜，鞘，束
筋線維	1個の骨格筋細胞	数個の心筋細胞のつながった直線状，ときには分枝することもある	1個の平滑筋細胞
横紋	あり	あり	なし
核	多数，細胞の周辺部にあり	細胞の中央に1個，核周部に細胞質がある	細胞の中央に1個
横細管	A帯-I帯境界部に位置（2個のsERの終末槽とともに三つ組をつくる），筋節あたり2本	Z線の部位に存在（sERの小型の終末槽とともに二つ組をつくる），筋節あたり1本，プルキンエ線維には数が少ない	なし，発達したsER，カベオラ様の多数の陥凹と小胞
細胞間結合	なし	介在板（以下のものを含む）：1) 接着筋膜，2) 接着斑（デスモソーム），3) ギャップ結合	ギャップ結合（ネクサス）
特殊な特徴	sERと横細管がよく発達	介在板	暗調小体，カベオラ，細胞質の小胞
機能			
神経支配の型	随意	不随意	不随意
遠心性神経の種類	体性神経	自律神経	自律神経
収縮のタイプ	"全か無か"（I型，II型線維）	"全か無か"，周期的（ペースメーカー，刺激伝導系による）	遅く，部分的，周期的，自発的な収縮など，（胃のペースメーカーなど）
収縮の制御	Ca^{2+}がTnCに結合し，それがトロポミオシンの位置を動かしアクチン線維上のミオシン結合部位を露出することによる	Ca^{2+}がTnCに結合し，それがトロポミオシンの位置を動かし，アクチン線維上のミオシン結合部位を露出することによる	Ca^{2+}・カルモジュリン複合体の存在下にミオシン軽鎖キナーゼがミオシンの軽鎖をリン酸化することによる
成長と再生			
通常状態での有糸分裂	なし	（通常状態下では）なし	あり
加重に対する反応	肥大	肥大	肥大と過形成
再生	部分的（筋外套細胞，骨髄由来の筋原性幹細胞による）	（通常状態下では）なし	あり

sER：滑面小胞体，TnC：トロポニン-C.

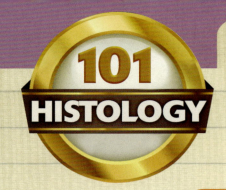

筋組織

> **筋組織の概要**
> - **筋組織**は身体あるいはその一部の運動，内臓の大きさや形の変化をつかさどっている．
> - 筋組織には主として3種類のものが区別される：**骨格筋，心筋，平滑筋**である．

> **骨格筋**
> - **骨格筋**細胞は**骨格筋線維**とも呼ばれ，直径 10〜100 μm の非常に長い紡錘形をした多核の合胞体である．
> - 骨格筋線維は結合組織で束ねられている．**筋内膜**が個々の筋線維を取り囲み，**筋周膜**が**筋束**と呼ばれる筋線維の集団を取り囲んでいる．**筋上膜**は筋全体を包む緻密結合組織である．
> - 収縮速度，酵素活性，代謝上の特性に基づき，3種類の**筋線維型**を区別する．**赤筋**（Ⅰ型，**好気型遅筋**），**中間型**（**Ⅱa型，好気解糖型速筋**），**白筋**（**Ⅱb型，解糖型速筋**）の3種類の筋線維である．
> - 筋線維の構造的・機能的構成単位は**筋原線維**である．筋原線維は厳密に配置された**筋フィラメント**（ミオシンの**太いフィラメント**とアクチンを含む**細いフィラメント**）からなる．横紋筋の最小の収縮単位は**筋節**と呼ばれる．
> - **太いフィラメント**と**細いフィラメント**の配置が密度の差を生み出し，筋原線維の横紋が形成される．色素の染まりが薄く，光学的等方性を示す**Ｉ帯**は，一端をＺ線につなぎ留められた細いフィラメントを主成分としている．一方，濃く染まり，光学的異方性を示す**Ａ帯**は，太いフィラメントを主成分としている．
> - **太いフィラメント**は主として**ミオシンⅡ分子**からなる．**細いフィラメント**は**アクチン**および2種類の調節タンパク質（**トロポミオシン**と**トロポニン**）からなる．
> - 筋節を区画している**Ｚ線**はアクチン結合タンパク質（**α−アクチニン**）とＺ基質タンパク質からなる．
> - **アクトミオシンクロスブリッジサイクル**はミオシン頭部とアクチン分子間に展開される一連の生化学反応と機械的運動が連動した事象であり，その結果として筋収縮が起こる．
> - このサイクルは5段階に区分されると考えられている：**付着，遊離，屈曲，張力発生，再付着**である．
> - 筋収縮の調節には Ca^{2+}，筋小胞体，横細管系が関与している．
> - **筋小胞体**には，Ca^{2+} の貯蔵庫として働く**終末槽**と呼ばれる膨らんだ部位がある．終末槽の膜には大量の**開閉型 Ca^{2+} 放出チャネル**（**リアノジン受容体1**（**RyR1**））が局在している．
> - **横細管**（**T細管**）は筋形質膜の陥入として形成され，隣接する終末槽の間を通って筋線維内を貫通している．横細管の膜には大量の**電位感受性タンパク質**（**ジヒドロピリジン感受性受容体**（**DHSR**））が局在している．
> - 横細管とそれを両側から挟む終末槽はまとめて**三つ組**と呼ばれている．三つ組はＡ帯とＩ帯が隣接する部位に局在している（筋節あたり2個）．
> - 横細管膜の脱分極は終末槽からの Ca^{2+} の放出を引き起こし，トロポニン・トロポミオシン複合体に Ca^{2+} が結合することで筋収縮を開始させる．
> - **筋弛緩**は細胞質の遊離 Ca^{2+} 濃度が低下する結果として起こる．
> - **神経筋接合部**（筋終板）は軸索終末が筋線維に接着する部位である．軸索終末には神経伝達物質の**アセチルコリン**（**Ach**）が貯えられている．
> - 神経筋接合部のシナプス間隙にアセチルコリンが放出されると，筋線維細胞膜の脱分極が起こり，その結果筋収縮が引き起こされる．
> - 被包性の**筋紡錘**と**ゴルジ腱器官**は筋や腱における感覚性（固有感覚性）の伸展受容器である．

心筋

- **心筋**は横紋筋の一種で，骨格筋と同種および同配列の収縮性フィラメントを持っている．
- **心筋細胞**は中心部に位置する1個の核を持った短い円筒状の細胞である．心筋細胞は相互に介在板により連結され，心筋線維を形成している．
- **介在板**は高度に分化した細胞間接合で，**接着筋膜**，**ギャップ結合**，**接着斑**（デスモソーム）からなる．
- **終末槽**は骨格筋のものよりずっと小型で，横細管とはZ線のレベルで**二つ組**（筋節あたり1個）を形成している．
- 横細管の内腔から心筋細胞の細胞質にCa^{2+}が流入することが，収縮サイクルの開始にとって必要不可欠である．
- 特殊な**刺激伝導系に属する心筋細胞**（**プルキンエ線維**など）により自発的周期的収縮が起こる．プルキンエ線維は活動電位を発生し，さまざまな部位の心筋にそれをすばやく伝達する．
- 自律神経系は心筋収縮，すなわち心拍動の速さを調節する．

平滑筋

- **平滑筋**は通常，先端が細く尖った細長い小型の紡錘形の細胞（**平滑筋線維**と呼ばれる）で，集合して束あるいはシート状になったものが観察される．平滑筋細胞はゆっくりと持続する収縮に適した特性を持っている．
- **平滑筋細胞**は細いフィラメントと太いフィラメントからなる収縮装置に加え，細胞骨格としてのデスミン，ビメンチンからなる中間径フィラメントを持っている．平滑筋のミオシンは会合して**側方極性を持った太いフィラメント**を形成する．
- 平滑筋細胞は筋節を形成しないので，横紋を持たない．
- **細いフィラメント**はアクチン，トロポミオシン（平滑筋型），カルデスモン，カルポニンなどのタンパク質からなる．平滑筋型のトロポミオシンにはトロポニンは結合していない．
- 細いフィラメントは細胞質中の電子密度の高い（電子顕微鏡で黒くみえる）物質の**暗調小体**に結合している．暗調小体は**α-アクチニン**を含み，細胞質中および筋形質膜近傍にみられる．
- 平滑筋の**収縮**はさまざまな刺激により始まる．刺激には機械的（受動的伸展），電気的（神経終末からの伝達物質による脱分極），化学的（セカンドメッセンジャー系に作用するホルモン類）などがあげられる．
- 平滑筋細胞は横細管を欠くので，Ca^{2+}は**カベオラ**や細胞内の小胞，筋小胞体から供給される．
- 平滑筋の収縮は，**Ca^{2+}・カルモジュリン複合体**による**ミオシン軽鎖キナーゼ**（**MLCK**）の活性化が開始の引き金となる．

発生，修復，治癒，更新

- **筋芽細胞**は中胚葉中に生じた多能性筋原性幹細胞から形成される．発生初期に筋芽細胞は転写因子の**MyoD**を発現する．MyoDは筋特異的遺伝子発現の活性化と骨格筋系列の細胞への分化にとって鍵となる役割を果たす．
- 骨格筋の修復と再生は**筋外套細胞**と呼ばれる多能性筋原性幹細胞の働きによる．この細胞は胎生期に形成されその後も残存し，転写因子の**Pax7**を発現している．
- 骨格筋組織が損傷を受けると，筋外套細胞が活性化されてPax7とともにMyoDも発現するようになり，骨格筋の筋原性前駆細胞に分化する．
- **心筋**の損傷は心筋細胞の壊死を引き起こす．壊死した心筋は線維性結合組織に置き換えられて修復される．
- **平滑筋**細胞は細胞分裂の能力を保持しており，その数や筋の大きさの維持・増加を可能としている．

PLATE 21　骨格筋 I

筋組織は収縮細胞の外見をもとに分類されている．まず2つの主要区分がある：横紋筋は光学顕微鏡レベルでみたときに横縞がみえる．平滑筋には横縞はみえない．横紋筋は，分布する場所をもとに，骨格筋，内臓横紋筋，心筋に細分される．骨格筋は骨に付着し，体幹や四肢の動きをつかさどり，身体の位置や姿勢の維持にも働く．内臓横紋筋は，形態上は骨格筋と変わりないが，舌，咽頭，食道上部，横隔膜などの軟組織に分布する．心筋も横紋筋の一種であり，心臓や心臓に流入する太い静脈の基部にみられる．

横紋筋の横紋は筋細胞にみられる収縮要素，すなわちアクチンを主要構成タンパク質とする細いフィラメントとミオシン II タンパク質からなる太いフィラメントの配列に由来する．この2種類の筋フィラメントは細胞質の大部分を占めている．一般に筋線維と呼ばれる骨格筋と内臓横紋筋の細胞は，筋芽細胞と呼ばれる小型の筋前駆細胞が互いに融合することにより発生過程で形成された多核の合胞体である．

個々の筋線維の周囲は，筋内膜と呼ばれるコラーゲン細線維からなる繊細な網目で覆われている．それぞれの筋線維が集まって筋内の機能単位ともいうべき筋束をつくると，この筋束はさらに厚い結合組織の層で包まれる．この結合組織の層が筋周膜である．そして最後に，筋全体の周囲を包む厚い結合組織が筋上膜である．個々の筋線維で発生した張力はこれらの結合組織のコラーゲンにも伝えられるが，大部分は腱に伝達される．

骨格筋
ヒト，H&E 染色，33 倍．

この低倍率顕微鏡像は骨格筋の縦断切片のものである．筋内の筋組織は多数の**筋束** fascicle（F）からなっている．筋束を形成する個々の筋線維は互いに近接しているので，この写真では1本1本を確認することはできない．しかし，筋束内にみえる小さな青い点状構造は筋線維の核である．筋束間の結合組織はこの倍率ではやはり細部を観察することは難しいが，**筋周膜** perimysium（P）である．筋周膜内を走る神経（Nv）も確認できる．

骨格筋
ヒト，H&E 染色，33 倍．

この顕微鏡像は骨格筋の横断切片のものである．横断像では筋線維の束，すなわち**筋束** fascicle（F）を容易に認めることができる．左の縦断切片とは異なり，注意深く観察すると，この低倍率でも個々の**筋線維** muscle fiber（MF）を多くの筋束内に同定することができる．筋束を包んでいる結合組織は**筋周膜** perimysium（P）である．この写真では，右端の上下に筋全体を包んでいる緻密結合組織の**筋上膜** epimysium（E）も確認することができる．

骨格筋
ヒト，H&E 染色，256 倍；挿入図 700 倍．

この高倍率顕微鏡像は骨格筋の縦断像で，2本の**筋束** muscle fascicle（F）がみえている．この倍率になると，筋線維の横紋も目を凝らせば認めることができる．縦方向に列をなして並んだ核（N）はほぼ例外なく筋線維の核である．筋束間の小血管（BV）も容易に確認できる．挿入図はグルタルアルデヒド固定の後，樹脂包埋した試料から得た切片の写真である．2本の筋線維の一部をより高い倍率で観察できる．このくらいの倍率になると横紋の主な構成要素を容易に確認でき，また試料の固定状態の良し悪しも判定できる．濃く染まった帯状部分はA帯で，A帯に挟まれた染色の薄い部分はI帯である．I帯の中央にはZ線が走っている．ここにみえる2つの細長い核（N）は筋線維の核である．核の下には毛細血管（C）とその血管内皮細胞の核（End）も一部分がみえている．この程度の高倍率写真では，血管内皮細胞の核，線維芽細胞の核もその大きさ（小さい）やヘテロクロマチン（濃染し相対的に多い）により筋細胞の核と区別できる．筋細胞の核（N）はユークロマチンの量が多く，ヘテロクロマチンがまだらに分散しているので，全体としてどちらかといえばより明るく染まったようにみえる．

骨格筋
ヒト，H&E 染色，256 倍．

この横断切片では，縦断切片に比べて個々の**筋線維** muscle fiber（MF）を容易に同定することができる．たとえば，多数の細胞を横切る線（図の点線）で筋束を切り，筋線維の長軸方向から縦断切片として観察したとする．このような切片では，近接する筋線維が互いに重なり合い，筋束内の個々の筋細胞の輪郭は曖昧になってしまう．この切片内で容易にみることのできる**結合組織** connective tissue（CT）は筋束間に位置する筋周膜のものである．個々の筋線維の核は細胞の辺縁に位置することがわかるが，この倍率では少数存在する筋内膜中の線維芽細胞の核との区別は困難である．

BV, 血管
C, 毛細血管
CT, 結合組織
E, 筋上膜
End, 血管内皮細胞の核
F, 筋束
MF, 筋線維
N, 核
Nv, 神経
P, 筋周膜

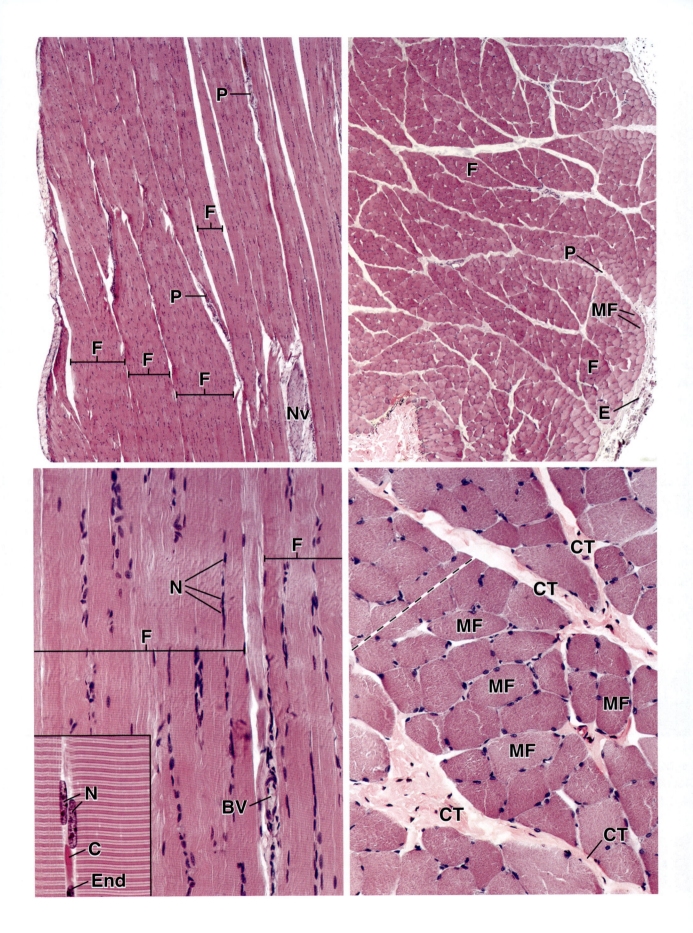

PLATE 22　骨格筋Ⅱおよび電子顕微鏡でみた骨格筋

筋原線維 myofibril は筋線維内の構造的・機能的単位で，**筋節** sarcomere が連なってできている．筋原線維は，光学顕微鏡では高倍率の横断切片で細胞内の斑点状構造として容易に認められる．筋原線維は筋節内に 2 種類の筋フィラメントが規則正しく配列することで形成される．2 種類の筋フィラメントとは，ミオシンⅡからなる太いフィラメント，およびアクチンとそれに結合したタンパク質からなる細いフィラメントの 2 つである．縦断切片でみたときに筋原線維に横紋がみえるのは，太いフィラメント，細いフィラメントに密度の違いがあるためである．太いフィラメントが存在する場所が 濃く染まった A 帯である．明るくみえる I 帯は細いフィラメントのみからなる．光学顕微鏡で注意深く A 帯を観察すると，その中央に染まりの薄い部分がみえる．これが H 帯と呼ばれる部分であり，細いフィラメントを欠いた，太いフィラメントのみからなる領域である．I 帯の中央には濃染した細い Z 線があり，細いフィラメントはこの Z 線に付着している．

隣接する Z 線と Z 線の間が筋節である．筋が収縮すると筋節と I 帯の幅は狭くなる．フィラメント自体の長さは変わらないので，この短縮は 2 種類のフィラメント間の重なりが増えることによる．

骨格筋
ヒト，H&E 染色，512 倍；挿入図 985 倍．

　この顕微鏡像は筋束の横断像である．個々の**筋線維** muscle fiber（MF）は幅のわずかに異なる多角形をしている．この視野にみえる多くの核のうち，筋線維のものはそれほど多くない．筋線維の核（MFN）は線維のぎりぎり辺縁に位置してみえる．それに対して，筋内膜の線維芽細胞の核（FN）は明らかに筋線維の外にあり，典型的には相対的に小さく，筋線維の核より濃く染まってみえる．筋線維の間には毛細血管（C）もみえる．血管内皮細胞の核（ECN）も同様に相対的に濃染してみえる．筋外套細胞の核もこの切片にはみえている可能性はあるが，免疫染色などによらない限り，同定は極めて困難である．挿入図は四角で囲んだ部分の拡大像で，数個の核がみえるが，そのうちの 2 つは筋線維（MF）の核である．強く濃染した小型の核（FN）はおそらく筋内膜の線維芽細胞のものである．この視野の中には毛細血管の横断像（C）も明瞭にみえている．筋細胞内に点状にみえている筋原線維の横断像もこの拡大像できちんと認識してほしい．

骨格筋
ヒト，H&E 染色，512 倍；挿入図 985 倍．

　この顕微鏡像はグルタルアルデヒド固定，樹脂包埋の試料の縦断切片像で，4 本の**筋線維** muscle fiber（MF）がみえている．これらの筋線維は径がずいぶん違っているようにみえるが，それはおそらく各線維のどの部分で切片が切れたのかの違いによると考えられる．筋線維の核は細胞の辺縁部に位置するので，縦断切片で観察するとそのみえ方はさまざまになる．たとえば，3 個の核（N）は筋線維の中央に位置するかのようにみえる．これは切片がこの筋線維の辺縁をかすめるようにして切れたためである．2 個の核の上下に白く抜けてみえる空間はオルガネラを含む細胞質部分で，筋原線維を欠くために淡染しているのである．それ以外の筋線維の核（MFN）は線維の辺縁部に位置している．これらの核も PLATE 21 で説明したようなクロマチンの染色パターンを示していることに注意．この写真では毛細血管（C）が中央を縦に走っているのもみえる．この切片の切断面では，内皮細胞の核と線維芽細胞の核を筋内膜中で明瞭に区別することは困難である．筋線維の縦断像で最も顕著な特徴として確認すべきはその横紋構造である．挿入図の拡大像で筋線維の縞模様が示されている．濃染した部分は A 帯，淡染の領域は I 帯で，後者は濃く染まった Z 線で二分されている．

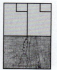

骨格筋
ヒト，電子顕微鏡像，5,000 倍．

　ここに示す低倍率の電子顕微鏡像を，挿入図として上に示した縦断切片の光学顕微鏡像と比較されたい．この電子顕微鏡像では 3 本の**筋線維** muscle fiber（MF）が部分的にみえ，そのうち 2 本は核（N）を持っている．細胞間には筋内膜（E）を構成するコラーゲン線維が場所による多寡はあるものの観察できる．電子顕微鏡像では**筋原線維** myofibril（My）の横紋が非常によく観察できる．上の挿入図の縦断の光学顕微鏡像に比べて，この電子顕微鏡像では 1 本 1 本の筋原線維（My）がきちんと同定できる．この筋原線維 1 つひとつは，上に示した横断切片の挿入図にみえる各点状構造に対応している．隣接する筋原線維は横紋パターンが互いにそろっている．また筋原線維によって幅が異なることにも注意．各筋原線維は基本的には円筒形をしており，長軸方向に切片を作製した場合には，円筒のどの部分が切れたかにより，切断面の幅はさまざまに変化する．

C, 毛細血管	**FN**, 線維芽細胞の核	**My**, 筋原線維
E, 筋内膜	**MF**, 筋線維	**N**, 核
ECN, 内皮細胞の核	**MFN**, 筋線維の核	

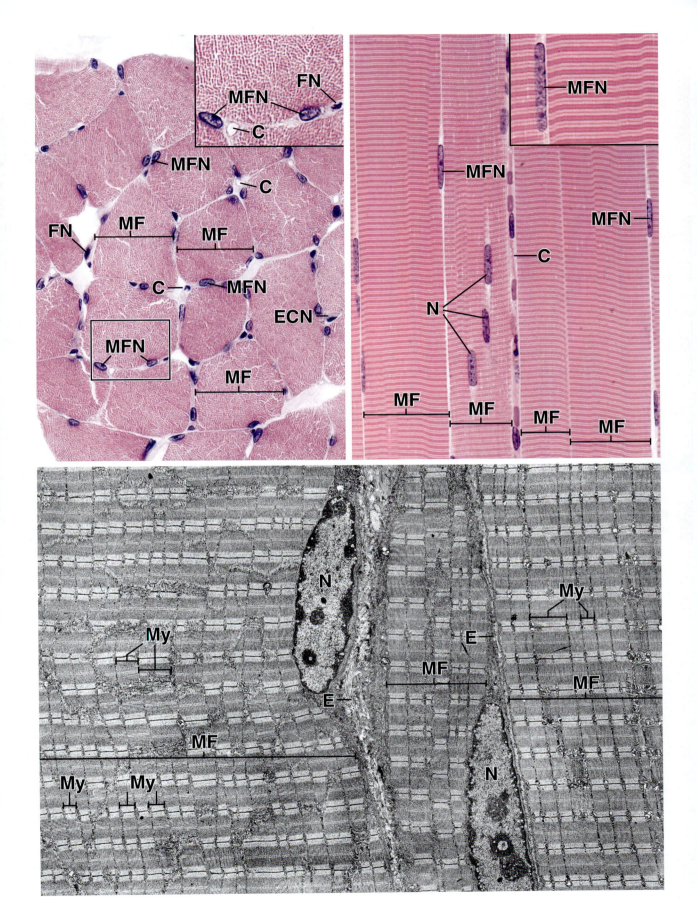

PLATE 23　筋腱結合部

身体の動きを可能にする骨格筋が生み出す力は，筋線維が付着する腱を介して身体のさまざまな部位に伝達される．筋線維が腱のコラーゲンに付着する部位は**筋腱結合部** myotendinous junction と呼ばれる．筋腱結合部の筋線維は筋と腱の間の接触面積を増やせるよう，多数の指状の細胞質突起を形成している．各突起の先端部および側面では，腱のコラーゲン細線維が筋線維表面の基底膜に付着している（本 PLATE の電子顕微鏡像を参照）．光学顕微鏡では筋線維の指状突起は腱の中にまるで溶け込んでいるかのようにみえるが，電子顕微鏡ではこの両者の関係を詳細に観察することができる．筋線維の最終筋節は指状突起が始まる部位で終了している．この部位での最終筋節は Z 線を欠き，A 帯の中から続くアクチンフィラメントは指状の細胞質突起の中に入り，筋形質膜（細胞膜）に付着して終わっている．

筋腱結合部
サル，H&E 染色，365 倍．

　この光学顕微鏡像は，腱（T）とそれに接続する数本の**筋線維** muscle fiber（MF）を示す．腱の中には腱細胞が散在している．腱細胞の核（N）はコラーゲンの束に圧迫されて扁平にみえる．数本の筋線維（MF'）ではその終端で腱に付着している部位がみえる．四角で囲んだ領域の高倍率像を次の顕微鏡像に示す．

筋腱結合部
サル，H&E 染色，1,560 倍．

　この顕微鏡像は**筋線維** muscle fiber（MF）の終端部を示す．筋線維の横紋に注意．この倍率では筋線維終端の指状突起（→）が明瞭に観察できる．指状突起の間には腱のコラーゲン線維が存在する．筋線維から移行した腱の中には腱細胞（Tc）の核がみえる．

筋腱結合部
サル，電子顕微鏡像，24,000 倍．

　この電子顕微鏡像は筋の終端部を示す．最終**筋節** sarcomere（S）は Z 線を欠くことに注意．A 帯の中から伸びてきたアクチンフィラメントは指状突起の長軸方向に走り，筋形質膜に付着しているようにみえる．指状突起の間には腱の構成成分の**コラーゲン細線維** collagen fibril（→）が観察される．（Dr. Douglas Kelly の厚意による．）

MF, 筋線維	**N**, 核	**T**, 腱
MF', 終端部を持つ筋線維	**S**, 筋節	**Tc**, 腱細胞

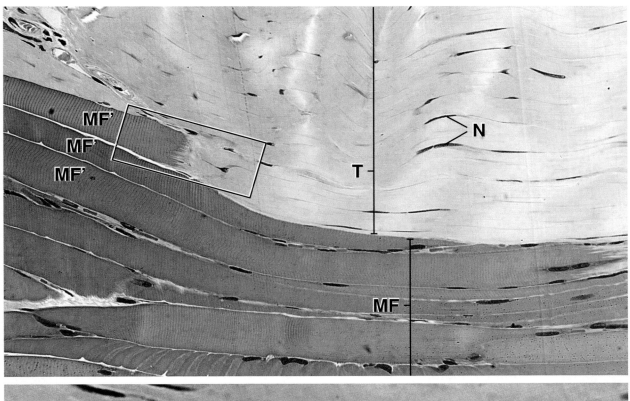

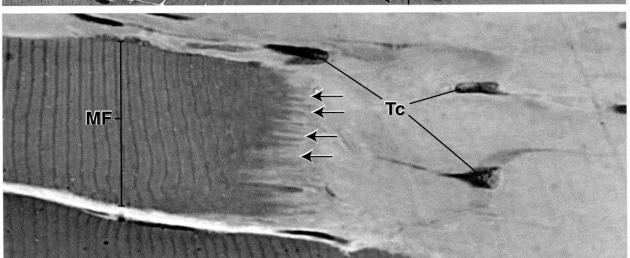

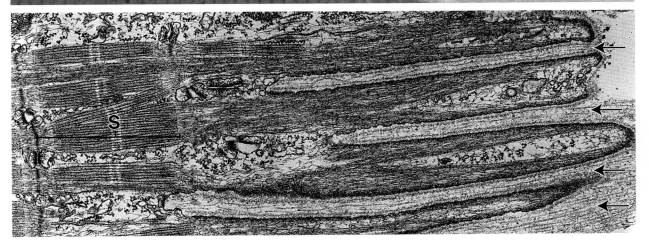

PLATE 23 筋腱結合部

PLATE 24　心筋

　心筋 cardiac muscle は骨格筋や内臓横紋筋と共通の収縮性フィラメント配列を持ち，そのため同様の横紋を示す筋線維から構成されている．したがって，心筋も横紋筋の一種であるが，骨格筋や内臓横紋筋とは異なる重要な点が数多く存在する．心筋は個々の細胞が複雑な細胞間結合で結びつき，1個の機能体（線維）を形成している．他の横紋筋線維とは明らかに異なる心筋の組織学的特徴は，心筋には 1）**介在板** intercalated disc（細胞間接合を光学顕微鏡でみた場合の呼称），2）中心核（心筋細胞の核は線維の中央にある），3）線維の分枝（心筋線維に枝分かれがある）がみられる点である．これらの組織学的特徴はすべて，状態のよい心筋の標本であれば縦断切片で明瞭に認めることができる．

心筋
心臓，ヒト，H&E 染色，160 倍．

　この図は心筋の縦断切片である．筋線維は図の横方向に配列している．規則的な横紋（大部分の縞模様はこちらである）の他に，いくつもの非常に目立つ横線（**介在板** intercalated disc（**ID**））が認められる．介在板は多くの場合，まっすぐな線としてみえるが，ときには階段状にみえることもある（右図も参照）．この介在板は，通常の H&E 染色の切片では常にみえるとは限らない．そのため，心筋の同定を介在板がみえることに頼ってはいけない．介在板は隣接する細胞（心筋細胞）間の接着部位である．したがって，心筋線維は骨格筋の線維とは根本的に異なっている．すなわち，骨格筋線維が核を多数備えた1個の細胞質からなる単位であるのに対し，心筋線維は1つひとつの細胞が端と端でつながって配列することでできあがっている．心筋の縦断切片を調べるにあたっては，特定の線維を長軸方向にたどっていくのが役に立つ．これをすると，どこかで線維がはっきりと分枝する場所がみつかるはずである．この図ではそのような分枝箇所を2ヵ所，➝で示してある．

心筋
心臓，ヒト，H&E 染色，400 倍．

　心筋も骨格筋と同様に，直線状に走る収縮単位の**筋原線維** myofibril を持つ．この図では，筋原線維は長軸方向に細胞の端から端までを走る線状構造として容易に認めることができる．筋原線維は2つに分かれて核を迂回するように走るので，筋原線維のない，つまり横紋もみえない細胞質の領域が核周部にみえることになる．この核周部の細胞質領域（＊）には収縮には直接関与しないオルガネラが含まれている．多くの心筋細胞が2核であり，2核とも典型的には＊で示した細胞でみられるように，筋原線維のない領域に位置している．この場所にみえるもう1つの細長い三角形の核は，切片の焦点面の上か下かの結合組織のものであると考えられる．心筋細胞の核は，固定・染色などの条件のよい試料でみた場合，非常に特徴的な像を呈する．それはこの図のように核が長軸方向に切れた場合にはっきりし，＊の間の核のように濃く染まった明瞭な核小体と，それ以外の部分の繊細な網状のクロマチンである．この点をよく覚えておいてほしい．この特徴を試料で確認できれば，その試料のすべての部分で同じような特徴を持った核をみつけることは容易にできるはずである．たとえば，左図で同じような特徴を持った核を視野の中から探してほしい．これができるようになると，結合組織（**CT**）の核を同定することもすぐにできるようになる．結合組織の核はまったく違った染色特性を持ち，場所も筋細胞の核とは異なったところにあるからである．

心筋
心臓，ヒト，H&E 染色，160 倍．

　この写真は心筋線維の横断切片を示す．多くの心筋線維は，円形あるいは滑らかな輪郭の多角形の断面をみせている．しかし，線維によっては全体により不規則で長く伸びた横断面を示すものもある．これはおそらくは，そのような筋線維の存在か，筋線維の分枝の部分が切れていることのどちらかの反映であろう．多くの筋線維の染まりの薄い中心部の領域は，すでに上で述べ，また右上の図の＊で示した筋原線維のない部位である．繊細な結合組織が筋線維を個別に包んでいる．この結合組織中には毛細血管があり，筋線維の束の中央には細静脈（**V**）のような少し大きめの血管も認められる．筋線維の束の周囲にはもう少し量の多い結合組織（**CT**）が取り囲んでおり，この結合組織中には図にも示したように細動脈（**A**）のような直径のやや大きい血管も走っている．

心筋
心臓，ヒト，H&E 染色，400 倍．

　この高倍率像では筋原線維の断面を確認することができる．筋原線維の断面は，筋線維の切断面に斑点状にみえる多数の赤い領域である．核（**N**）は筋原線維に囲まれ，細胞の中央部を占めている．骨格筋線維の核がこれとは対照的に筋線維の辺縁部に位置していることを思い出してほしい．それと同時に，これはすでに述べたことだが，上図の＊で示したのと同様の核周部細胞質が，筋原線維のない細胞領域として細胞の中央部に認められることにも注意．

A，細動脈
C，毛細血管
CT，結合組織
ID，介在板
N，心筋細胞の核
V，細静脈
➝，筋線維が分枝する部位
＊，核周部の細胞質領域

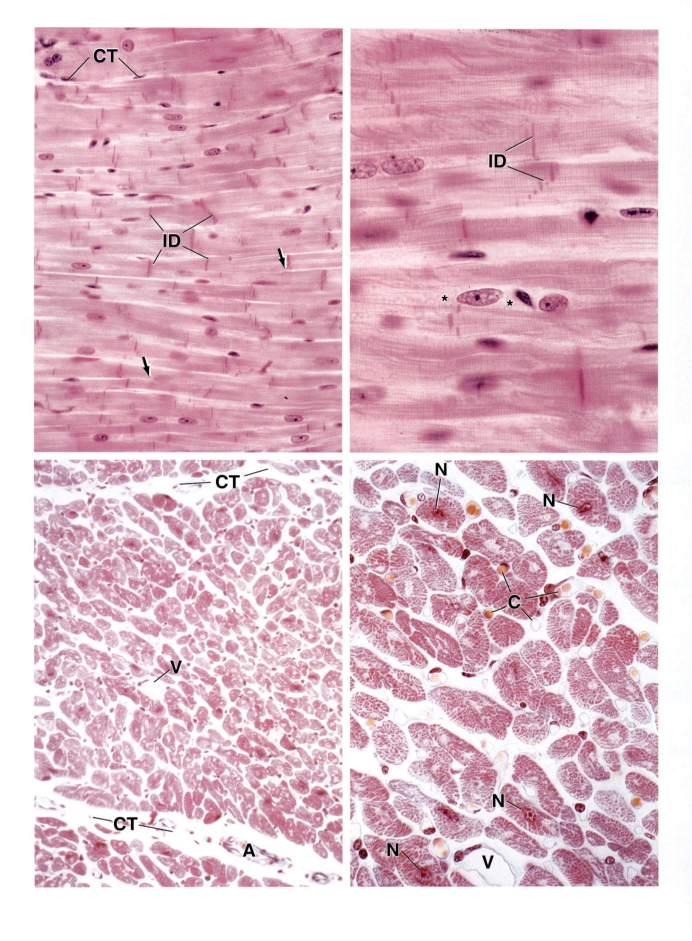

PLATE 25 心筋，プルキンエ線維

心筋 cardiac muscle 細胞は周期的な自発収縮を示す能力を備えている．心臓の収縮，すなわち拍動は，結節および束・脚と呼ばれる構造にみられる特殊に変化した心筋細胞により統御・調整されている．心臓の拍動は，上大静脈と右心房の接続部の近傍に存在する特殊心筋の集団である**洞房結節** sinoatrial (SA) node で最初につくり出される．洞房結節を出た電気信号は心房の心筋線維を広がるとともに，特殊心筋からなる結節間伝導路に伝わり，その後，**房室結節** atrioventricular (AV) node に到達する．房室結節は三尖弁近傍の右心室内側壁に位置している．次いで刺激は再び特殊心筋により房室結節から心室中隔を通って心室壁に伝わる．心室中隔では特殊心筋は集合し，束（**房室束** AV bundle（**His 束**））をつくる．その後，房室束は右脚と左脚という2本の主枝に分かれ，それぞれが右室と左室に向かう．この特殊な伝導線維は通常の心筋線維より約4倍伝導速度が速く，心筋までの最後の電気刺激を伝える役割を担っている．洞房結節はそれ自体が一定の内在性リズムにより活動電位を発生するが，そのリズムは自律神経系による調節を受ける．すなわち，拍動リズムは，迷走神経由来の副交感神経の刺激で遅くなり，交感神経節由来の神経線維の作用で速くなる．なお，最終部位の心室壁での刺激伝導を担う特殊心筋細胞は**プルキンエ線維** Purkinje fiber と呼ばれている．プルキンエ線維は一般の心筋細胞に比べてかなり大きく，大部分の筋原線維が細胞辺縁部に位置している点で異なっている．核と辺縁に位置する筋原線維の間の細胞質は染色液ではあまり染まらない．その理由は，この部位に大量のグリコーゲンが蓄積しているためである．

全体像（次ページ写真の位置を特定するため）：ここに示した標本は心房壁（A）と心室壁（V）の一部を含む試料の矢状断切片である．この心房壁と心室壁の間の AS で示す部位は房室中隔と呼ばれている．なお，右側を占める白く抜けた部分は心房の内腔である．

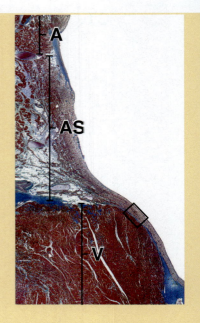

プルキンエ線維
心臓，ヒト，Masson 染色，180 倍．

この顕微鏡像はこのページにある全体像の四角で囲んだ領域を拡大したものである．この場所では，**心内膜** endocardium（Ec）が写真のほぼ上4分の3を占めている．心内膜には心室壁表面を裏打ちする**内皮** endothelium（Et）があるが，この拡大像ではほとんど確認できない．内皮下には**緻密結合組織性内皮下層** subendothelial layer of dense connective tissue（SELCT）があり，少数の平滑筋細胞とともに弾性線維が存在する．それより下には**心内膜下層** subendocardial layer of the endocardium（SELE）と呼ばれる層がある．この層にプルキンエ線維（PF）は位置し，この層を介して心室全体に拡がっている．心内膜下層（SELE）のより深い部分には線維走向があまりそろっていない結合組織（DICT）があり，血管やときには脂肪細胞があって，プルキンエ線維と写真底面の**心筋** myocardium（My）の間を隔てている．プルキンエ線維に比べて心筋線維がいかに濃く染まっているかに注意されたい．

プルキンエ線維
心臓，ヒト，Masson 染色，365 倍；挿入図 600 倍．

上図の四角で囲んだ部分の高倍率像．心内膜の内皮細胞（EtC），平滑筋細胞（SM）を含んだその下に位置する**結合組織性内皮下層** subendothelial layer of connective tissue（SELCT）がみえる．それより下の領域を占める**心内膜下層** subendocardial layer of the endocardium（SELE）には，さまざまな方向に切れたプルキンエ線維が観察できる．写真の上方近くには横断像と斜断像が，視野の底面には縦断像がみえる．横断像では筋原線維（M）が細胞の周辺部に分布していることがわかる．プルキンエ線維の内側の細胞質はほとんど染色されていない．切片の中に核が含まれている場合には，その周囲の細胞質が白く抜けてみえることがわかる．図の下部には数個の縦断されたプルキンエ線維がみえる．縦切りのプルキンエ線維でみえる**介在板** intercalated disc（ID）に注意．挿入図では介在板および横紋を持った筋原線維が観察できる．核周囲の白く抜けた染色されていない細胞質部分があることにも注意．

A，心房壁	EtC，内皮細胞	SELCT，緻密結合組織性内皮下層
AS，房室中隔	ID，介在板	SELE，心内膜下層
DICT，不規則性緻密結合組織	M，筋原線維	SM，平滑筋細胞
Ec，心内膜	My，心筋	V，心室壁
Et，内皮	PF，プルキンエ線維	

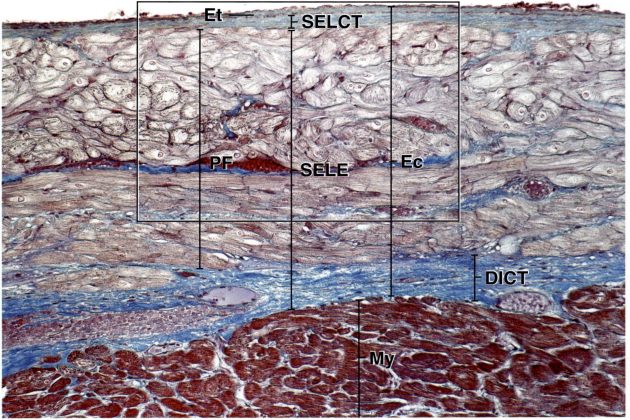
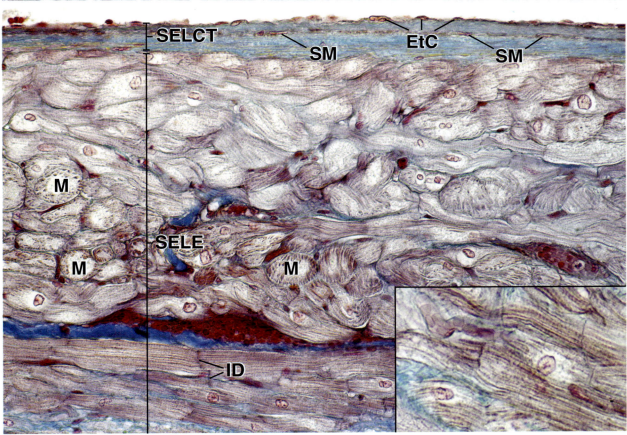

PLATE 26 平滑筋

平滑筋は，消化管，血管，泌尿生殖路，その他の中空・管腔器官の壁に内在する筋である．それ以外にも，乳頭，陰嚢，皮膚（立毛筋），眼の一部（虹彩など）に分布している．ほとんどの場所で平滑筋細胞は細長い紡錘形をとり，全体としては束状あるいは板状に配列しているのが一般的である．平滑筋細胞は骨格筋や心筋細胞のような横紋は持たず，長さも小血管壁の 20 μm から小腸壁の約 200 μm までの幅があり，時には妊娠子宮のように 500 μm に達するものまである．平滑筋細胞間にはギャップ結合があり，小分子やイオンの細胞間の拡散を可能とし，平滑筋束あるいは層全体が協調して収縮することが可能となっている．細胞内には高濃度のアクチンおよびミオシンを入れているので，通常の H&E 染色標本では細胞質は赤く均一に染まる．核は細胞の中央に位置し，細胞の形に合わせて細長い楕円形をしている．細胞が最大限収縮した場合，核はコルクの栓抜き状の形態をとるが，その中間の収縮状態では軽度のらせん形となる．H&E 染色標本では，平滑筋はおよそ緻密結合組織と同程度の染まり方をする．両者を区別する特徴としては平滑筋の方が核の数がかなり多い点があげられるが，それ以外については両者はかなり類似している．平滑筋の核は縦断切片では細長く，横断切片では円形にみえる．これに対し，緻密結合組織では単位面積あたりの核の数は少ないが，全体としての核のみえ方は切片ごとにさまざまである．

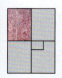

平滑筋
小腸，ヒト，H&E 染色，256 倍．

この低倍率顕微鏡像は小腸壁の **筋層** muscularis externa の一部を示す．写真の左側には 2 個の縦断された筋束（LS）が，右側には横断された筋束（CS）がみえる．平滑筋の核は縦断の筋束では細長く，横断の筋束では丸くみえることに注意．筋束の間には不規則性緻密結合組織（DICT）が分布している．平滑筋も緻密結合組織もエオジンで赤く染まるが，平滑筋束に比べると緻密結合組織は核の数が少ない．

平滑筋
小腸，ヒト，H&E 染色，512 倍．

この高倍率光学顕微鏡像は平滑筋細胞（SMC）を示す．核が示す曲がりくねりの程度に注目されたい．この程度は細胞の収縮状態を反映している．不規則性緻密結合組織（DICT）の核は平滑筋とは対照的に，さまざまな形態を示している．この標本のコラーゲン線維は左の標本と同様に，平滑筋細胞の細胞質に比べ明赤色に染まっていて，この 2 種類の組織を区別するのに役立っている．しかしながら，この染色強度の相違は常にみられるとは限らず，両者が同じように染まっていることもある．

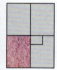

平滑筋
小腸，ヒト，H&E 染色，256 倍．

この低倍率顕微鏡像では平滑筋束（SMB）の横断像を示す．上図でも指摘したように，平滑筋束はその間を **不規則性緻密結合組織** dense irregular connective tissue（DICT）で隔てられ，また円形の断面を示す平滑筋細胞の核が多数みられることに注意．

平滑筋
小腸，ヒト，H&E 染色，512 倍；挿入図 1,185 倍．

この高倍率顕微鏡像では平滑筋細胞の横断像を再度示す．典型的には，平滑筋細胞の核の分布は均等ではない．すなわち，場所により核が密集する部位（下の四角）とわずかしかない部位（上の四角）がある．これは平滑筋細胞が横断方向に位相をそろえて配置していることの反映で，後者の部位では核が切片の厚さの中に含まれていないためにそうみえるのである．挿入図はこの上の四角の領域をさらに拡大して示したもので，平滑筋細胞の横断面がさまざまなサイズの円としてみえている．場所によって核がもっとたくさんみえるのは，単に核を含んだ部位を通って切片が切れているためである．

CS，横断された筋束　　**LS**，縦断された筋束　　**SMC**，平滑筋細胞
DICT，不規則性緻密結合組織　　**SMB**，平滑筋束

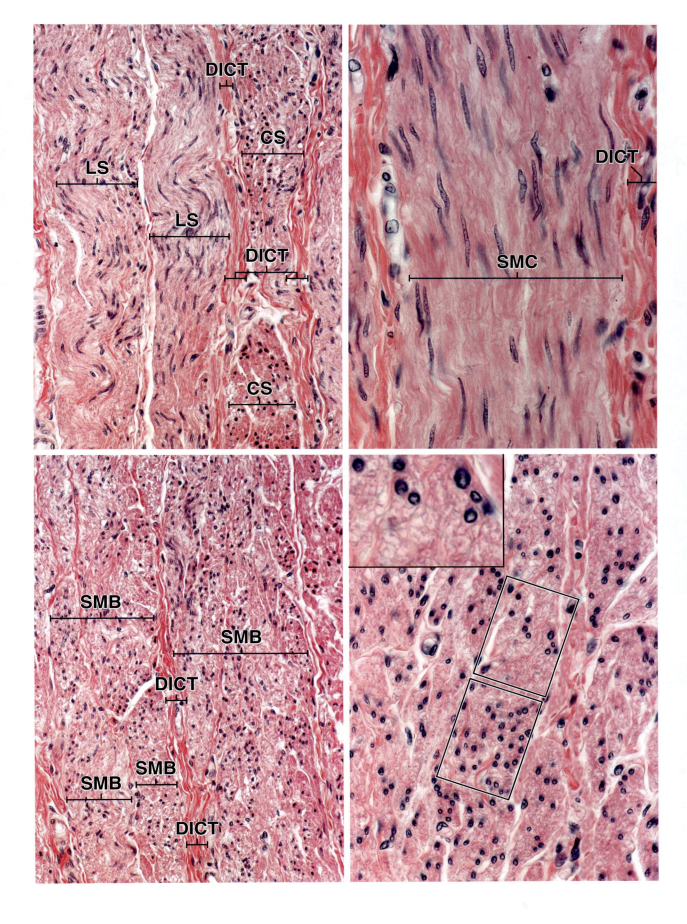

12 神経組織

1. 神経系の概要 / 356
2. 神経組織の構成 / 357
3. ニューロン（神経細胞）/ 357
   A. 細胞体 / 358
   B. 樹状突起と軸索 / 360
   C. シナプス / 361
   D. 軸索輸送系 / 368
4. 神経系の支持細胞：グリア / 368
   A. 末梢グリア / 368
   B. シュワン細胞と髄鞘 / 368
   C. 外套細胞 / 371
   D. 中枢グリア / 371
   E. インパルスの伝導 / 378
5. 神経組織の起源 / 378
6. 末梢神経系の構成 / 379
   A. 末梢神経 / 379
   B. 末梢神経の結合組織要素 / 380
   C. 求心性（感覚）受容器 / 381
7. 自律神経系の構成 / 381
   A. 自律神経系における交感神経系と副交感神経系 / 382
   B. 自律神経系における腸管神経系 / 384
   C. 自律神経の分布についてのまとめ / 384
8. 中枢神経系の構成 / 385
   A. 灰白質の細胞 / 385
   B. 脊髄の構成 / 385
   C. 中枢神経系の結合組織 / 386
   D. 血液-脳関門 / 387
9. 傷害に対するニューロンの反応 / 388
   A. 変性 / 388
   B. 再生 / 391

FOLDER 12.1 臨床関連事項：パーキンソン病 / 362
FOLDER 12.2 臨床関連事項：脱髄疾患 / 370
FOLDER 12.3 臨床関連事項：反応性グリオーシス；中枢神経系における瘢痕形成 / 391

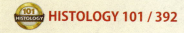 **HISTOLOGY 101 / 392**

1. 神経系の概要

外界と内部の環境の絶え間ない変化に対してヒトの身体が対処することができるのは，**神経系** nervous system の働きによる．神経系は器官やその集合体である器官系の機能を制御し統合する．解剖学的には神経系は次のように分類される：

- **中枢神経系** central nervous system（**CNS**）は脳と脊髄からなり，脳は頭蓋腔の中に，脊髄は脊柱管の中に存在する．
- **末梢神経系** peripheral nervous system（**PNS**）は脳神経，脊髄神経，その他の末梢神経からなり，インパルス（活動電位）を中枢から末梢へ（遠心性あるいは運動神経），あるいは末梢から中枢に向かって（求心性あるいは感覚神経）伝え，**神経節** ganglia と呼ばれるニューロンの細胞体の集合体を中枢神経系の外に有し，特殊化した感覚性および運動性の神経終末を持つ．刺激を受容し伝える感覚（求心性）神経，それを理解する中枢神経系，反応や行動を引き起こす運動（遠心性）神経の間を連絡するため，**神経路** neural pathway が形成されている．これらの神経路は，たとえば**反射弓** reflex arc と呼ばれる神経路を介して反射運動に関わる．ヒトでは，多くの感覚ニューロンは脳に直接連絡するのではなく，特殊化した神経終末（シナプス）を介して脊髄の運動ニューロンと連絡している．

機能的には，神経系は次のように分類される：

- **体性神経系** somatic nervous system（**SNS**）は，中枢および末梢神経系の体性（ギリシャ語で soma, body の意）神経部分をさす．体性神経系は，反射弓以外の意識にのぼる随意的な機能を制御する．内臓・平滑筋・心筋・腺を除くすべての身体の部位に対して，感覚性および運動性の神経支配を行う．
- **自律神経系** autonomic nervous system（**ANS**）は中枢および末梢神経系の自律神経部分をさす．平滑筋，心臓の刺

激伝達系，腺への不随意性の運動神経支配を行う．また内臓からの痛みや自律神経性の反射に関与する求心性の感覚神経線維も含む．自律神経系はさらに**交感神経系** sympathetic division と**副交感神経系** parasympathetic division に分けられる．第3の自律神経系は，消化管の機能を調節する**腸管神経系** enteric division で，交感神経系と副交感神経系を介して中枢神経系と連絡するが，これら2つの自律神経系とは独立して機能する（p.384参照）．

2. 神経組織の構成

神経組織にはニューロンと支持細胞という2種類の主要な細胞が存在する．

ニューロン neuron または**神経細胞** nerve cell は神経機能の基礎となる単位である．ニューロンは核を含む細胞体と，さまざまな長さの突起からできている．ニューロンは他の細胞から刺激を受け取り，突起を介して電気的なインパルスを他の部位に伝達するために特殊化した細胞である．典型的ないくつかのニューロンでは，神経系のある部位から他の部位へのインパルスを伝達する．このようなニューロンは鎖のようにつながって配置して，通信ネットワークのように統合されている．あるニューロンから別のニューロンへ情報を伝達するために特殊化した細胞間の接触部位を**シナプス** synapse と呼ぶ．

支持細胞 supporting cell は，ニューロンに寄り添って存在し，情報伝達を行わない細胞である．中枢神経系では支持細胞は**神経膠細胞**（**ニューログリア** neuroglia），あるいは単に**グリア** glia と呼ばれる．中枢神経系には，オリゴデンドロサイト，アストロサイト，ミクログリア，および上衣細胞の4種類のグリア細胞が存在し（p.371参照），これらの細胞はまとめて**中枢グリア** central neuroglia と呼ばれる．末梢神経系の支持細胞は**末梢グリア** peripheral neuroglia と呼ばれ，シュワン細胞や外套細胞，それ以外の特殊な構造に付随した多様な細胞からなる．シュワン細胞はニューロンの突起を覆って隣の細胞や細胞外マトリックスから独立した環境をつくる．末梢神経系の神経節において，末梢グリアは**外套細胞**（**衛星細胞** satellite cell）と呼ばれる．外套細胞はニューロンの核が存在する細胞体を囲んで周囲から独立した環境をつくる点で，シュワン細胞に類似する．消化管壁の神経節に存在する支持細胞は，末梢神経系の一部であるが**腸管グリア細胞** enteric neuroglial cell と呼ばれる．腸管グリア細胞は，形態的にも機能的にも中枢グリア（p.371参照）に似ている．

これらの多様なグリア細胞が果たす機能は，以下のとおりである：

- ニューロンへの物理的な支持（保護）．
- 神経インパルスの速い伝達を促進するためのニューロンの細胞体と突起の電気的絶縁．
- 神経損傷の修復．
- 中枢神経系内の液性環境の調節．
- シナプス間隙からの神経伝達物質の除去．
- 神経系における血管系とニューロン間での代謝産物の交換．

ニューロンとその支持細胞に加えて，中枢および末梢神経系には血管系が発達している．血管は神経組織から基底膜と結合組織によって隔てられ，結合組織の量は血管のサイズに依存する．他の組織では血管を透過できるような物質の多くは，中枢神経系では血管と神経組織の境界を越えることができない．中枢神経系でみられる血液由来の物質に対する選択的な制限機構を**血液−脳関門** blood-brain barrier と呼ぶ．この点については p.387 でさらに述べる．

神経系は外界の刺激に対して速い反応を引き起こす．

神経系は無脊椎動物の単純な神経効果器から進化した．原始的な神経系では，外界からの刺激に応答するための単純な受容器と効果器の反射弓ループだけが存在する．より高等な動物やヒトにおいても，骨格筋などの効果器細胞の働きにより外界からの刺激に応答する能力を体性神経系が保持しているが，その応答性には無限に近い多様性がある．その応答性は，脊髄のみを必要とする単純な反射から，記憶や学習など脳における複雑な作業まで多岐にわたる．

自律神経系は内臓機能を制御する．

自律神経系によって運ばれる情報に応答する内臓の特殊な効果器には，以下のものが含まれる：

- **平滑筋** smooth muscle．平滑筋の収縮は，血管，腸管，胆嚢，膀胱などの管状あるいは中空性の臓器の直径や形状を変化させる．
- 心臓の刺激伝導系にある**心臓伝導細胞** cardiac conducting cell（**プルキンエ線維** Purkinje fiber）．プルキンエ線維に固有な脱分極の頻度によって心拍数が制御され，その頻度は自律神経のインパルスによって調節される〔訳注：正確には，洞房結節がペースメーカーとなって心拍数は制御され，自律神経によりその頻度が調節される〕．
- **腺上皮** glandular epithelium．自律神経系によって，分泌物の合成，組成，放出が調節される．

内臓器官の機能調節には，神経系と内分泌系の間の緊密な協調が必要である．脳やそれ以外のある種のニューロンは分泌細胞としてふるまい，**神経内分泌組織** neuroendocrine tissue と呼ばれる．内分泌系，消化器系，呼吸器系，泌尿器系，生殖器系の機能調節における神経分泌の多様な役割については，それぞれのCHAPTERで述べる．

3. ニューロン（神経細胞）

ニューロンは神経系における形態的および機能的単位である．

ヒトの神経系は100億個以上のニューロンを含む．ニューロンは身体の中の他のどの細胞種よりも大きさと形がまちまちであるが，3つの基本的なカテゴリーに分類できる．

- **感覚ニューロン** sensory neuron は受容器から中枢神経系にインパルスを伝播する．感覚ニューロンの突起は，体性求心性や臓性求心性の神経線維となる．**体性求心性線維** somatic afferent fiber は，体表面から痛覚，温度覚，触覚，圧覚などの感覚を伝える．これに加えて体性求心性線維は筋，腱，関節などの体内の器官からの痛みと固有感覚（意識にのぼらない感覚）も伝達することによって，身体や四肢の位置に関する情報を脳に提供している．**臓性求心性線維** visceral afferent fiber は，臓器，粘膜，腺，血管などに由来する痛みやそれ以外の感覚を伝える．
- **運動ニューロン** motor neuron は中枢神経系や神経節から

の興奮を効果器細胞に伝達する．運動ニューロンの突起は**体性遠心性線維** somatic efferent nerve fiber や**臓性遠心性線維** visceral efferent nerve fiber となる．**体性遠心性ニューロン** somatic efferent neuron は骨格筋に随意的な運動を引き起こすインパルスを送る．**臓性遠心性ニューロン** visceral afferent neuron は平滑筋，心臓の刺激伝導細胞（プルキンエ線維），腺の不随意的な運動や応答を引き起こすインパルスを伝える（図12.1）．

- **介在ニューロン** interneuron/ intercalated neuron は感覚ニューロンと運動ニューロンを連絡し，統合された回路網を形成する．全ニューロンの99.9％以上はこの統合された回路網の構成要素である．

ニューロンの機能的な構成要素は細胞体，軸索，樹状突起，シナプス結合である．

ニューロンの**細胞体** cell body/ perikaryon は，核と細胞の機能維持に必要なオルガネラ（細胞内小器官）を持つ．細胞体から伸び出す突起を持つという点が，さまざまなニューロンに共通する唯一の特徴である．大部分のニューロンは1本の**軸索** axon を持ち，これは細胞体から出る突起の中で通常最も長い．軸索は細胞体から，シナプスという特殊化した終末までインパルスを伝える．シナプスでは，他のニューロンや筋，腺上皮細胞などの効果器細胞との間に結合が形成される．1個のニューロンは通常多数の短い**樹状突起** dendrite を

持ち，これはインパルスを末梢（つまり，他のニューロン）から細胞体に伝達する突起である．

ニューロンは細胞体から伸び出す突起の数によって分類される．

ほとんどのニューロンは形態学的に次のように分類される：

- **多極性ニューロン** multipolar neuron は1本の軸索と複数の樹状突起を持つ（図12.2）．インパルスは，樹状突起から細胞体へ，細胞体から軸索へ伝わる．機能的には，多極性ニューロンの樹状突起と細胞体は細胞の入力部であり，その細胞膜はインパルス発生のために特殊化している．軸索は細胞の出力部で，その細胞膜はインパルスの伝導のために特殊化している．軸索の終末部，すなわちシナプス終末は，さまざまな神経伝達物質を含有する．神経伝達物質はシナプスで放出される小さな分子で，他のニューロンや筋細胞，腺上皮に影響を与える．神経系における多極性ニューロンの大部分は，**運動ニューロン** motor neuron と**介在ニューロン** interneuron から構成される．

- **双極性ニューロン** bipolar neuron は1本の軸索と1本の樹状突起を持つ（図12.2）．双極性ニューロンはまれなタイプである．**特殊感覚** special sense（味覚，嗅覚，聴覚，視覚，平衡覚）の受容器と最もよく関係し，たとえば眼球の網膜や内耳神経（第Ⅷ脳神経）の神経節に観察される．このタイプに属するいくつかのニューロンは，上記のニューロンの一般的特性にはあてはまらない．たとえば網膜のアマクリン細胞は軸索を持たないし，嗅細胞は上皮表面に存在しゆっくりとした速さで再生するという点で原始的な神経系に存在するニューロンに似ている．

- **偽単極性ニューロン** pseudounipolar neuron（**単極性ニューロン** unipolar neuron）は1本の軸索を持つが，細胞体の近くで2本の長い突起に枝分かれする．軸索の一方の枝は末梢へ，もう一方の枝は中枢へと伸びる（図12.2）．この2本の軸索枝は，興奮伝導においては1つの単位として働く．インパルスはこの細胞の入力部となる末梢枝で発生する．もともと偽単極性ニューロンは双極性ニューロンであったが，発生の途中で軸索と樹状突起が細胞体周囲を移動し，1本の突起に融合した．偽単極性ニューロンの多くは中枢神経系の近傍に存在する**感覚ニューロン** sensory neuron で（図12.3），その細胞体は**後根神経節** dorsal root ganglion や**脳神経神経節** cranial nerve ganglion に存在する．

A. 細胞体

ニューロンの細胞体はタンパク質合成が盛んな細胞の特徴を持つ．

細胞体はニューロンの膨らんだ部分であり，その中にユークロマチンに富み核小体の目立つ核と，それを取り囲む**核周囲細胞質** perinuclear cytoplasm を入れる（図12.4a，PLATE 27，p.394）．透過型電子顕微鏡で観察すると，核周囲部の細胞質は粗面小胞体（rER）と遊離リボソームを多く持ち，このような特性はタンパク質を合成する能力が高いことを示している．光学顕微鏡ではリボソームは塩基性色素で強く染まり，またチオニン色素で異染性を示す**ニッスル小体** Nissl

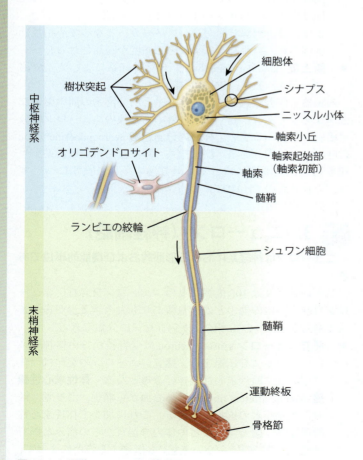

図12.1 ▲ 運動ニューロンの模式図
ニューロンの細胞体，樹状突起，軸索の近位部は中枢神経系の中に存在する．軸索は中枢神経系を出て末梢神経系の一部となり，効果器である骨格筋（横紋筋）に達する．軸索を囲む髄鞘を，中枢神経系ではオリゴデンドロサイトがつくるが，末梢神経系ではシュワン細胞がつくる．

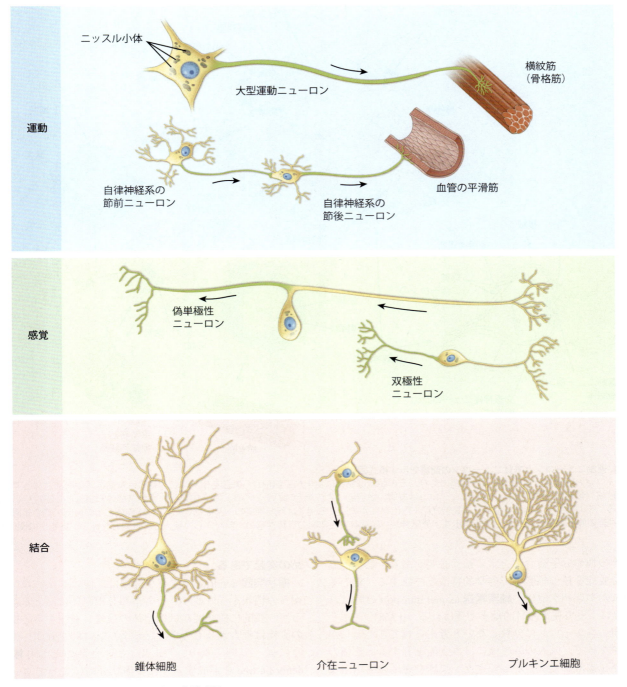

図12.2 ▲ さまざまな種類のニューロンを示す模式図
偽単極（単極）性ニューロン，双極性ニューロン，自律神経系の節後ニューロンの細胞体は，中枢神経系の外に存在する．プルキンエ細胞や錐体細胞は中枢神経系に限局し，その多くは精巧な樹状突起の枝分かれによってその細胞種の同定が可能である．軸索の中枢枝やそれ以外のニューロンの軸索を緑色で示している．

bodyという構造として観察できる（図12.4a）．それぞれのニッスル小体は，粗面小胞体（rER）が層状に積み重なったものに対応する．また，核周囲細胞質はミトコンドリアや大きなゴルジ装置，リソソーム，微小管，ニューロフィラメント（中間径フィラメントの一種），輸送小胞，封入体なども含んでいる（図12.4b）．ニッスル小体，遊離リボソーム，場合によってはゴルジ装置は，細胞体にとどまらず樹状突起にも広がるが，軸索には存在しない．**軸索小丘** axon hillock（軸索円錐）と呼ばれる細胞体の出口にあたる軸索部分には大きなオルガネラは存在せず，この特徴は光学顕微鏡および電子顕微鏡で軸索と樹状突起を識別する際の指標となる．ユークロマチンに富む核，大きな核小体，発達したゴルジ装置，ニッスル小体の存在は，この大きな細胞を維持するのに必要な高いタンパク質の同化機能を反映している．

ニューロンは分裂しないが，脳の特定の領域には神経幹細胞が存在し，ニューロンに分化して，損傷を受けたニューロンと置き換わることができる．

ニューロン自体は複製されないが，その細胞内の構成要素は"時間"，"日"，"週"の単位の寿命で常に置き換わっている．このためニューロンは，酵素，神経伝達物質，膜系構成

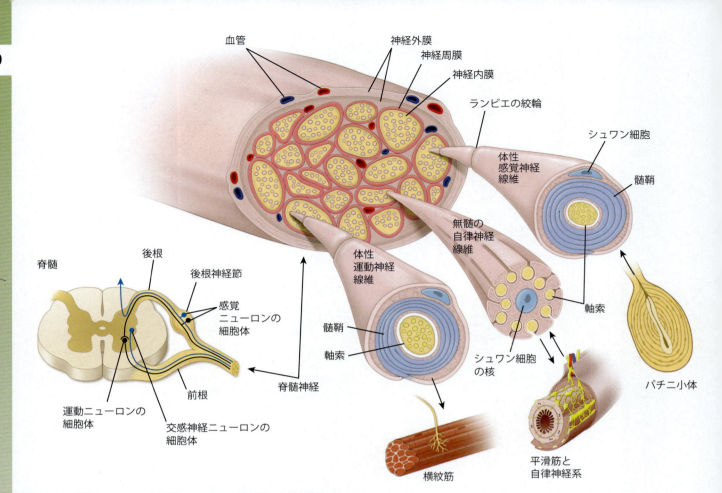

図 12.3 ▲ 運動ニューロンと感覚ニューロンの配置を示す模式図
運動ニューロンの細胞体は脊髄灰白質の前角にあり，その軸索は髄鞘に包まれて前根から脊髄を出る．この軸索は脊髄神経の一部となって，目的地である横紋筋（骨格筋）へ達する．感覚ニューロンは皮膚の受容器（この場合はパチニ小体）から始まり，脊髄神経の一部分として走行し後根から脊髄に入る．その細胞体は後根神経節（感覚神経節）内に存在する．この図では脊髄神経の一部を拡大して，神経線維とその周囲の結合組織要素（神経内膜，神経周膜，神経外膜）との関係を示す．感覚神経，運動神経，無髄の自律神経の一部をさらに拡大し，軸索とシュワン細胞との関係も示す．

要素，その他の分子複合体を常に補う必要があり，これは高い物質合成能を持つ細胞の形態学的特徴と一致する．新しく合成されたタンパク質は，**軸索輸送** axonal transport と呼ばれるしくみによって遠くの目的地まで運ばれる（p.368）．

長い間，ニューロンは分裂しないと考えられてきた．しかし最近になって，成人の脳組織には再生能を有するある種の細胞が存在することがわかってきた．嗅球や海馬の歯状回などの脳領域にはこのような**神経幹細胞** neural stem cell が存在し，分裂して新しいニューロンを産生することができる．神経幹細胞は分子量 24 kDa の中間径フィラメントタンパク質である**ネスチン** nestin を持続的に発現するという特徴があり，これが組織化学的方法による細胞同定に用いられる．また，神経幹細胞は損傷部位に移動して，そこで新しいニューロンに分化することもできる．動物モデルを用いた研究は，哺乳類の成体脳において新生されたニューロンが機能的なニューロンへと成熟すること示している．このような発見から，アルツハイマー病やパーキンソン病などの神経変性疾患によって失われた，あるいは傷害された神経細胞を新しい細胞で置換する治療法が将来可能になることが期待されている．

B. 樹状突起と軸索

樹状突起は他のニューロンや外界からの刺激を受け取るための突起である．

樹状突起 dendrite の主要な役割は，他のニューロンや外界からの情報を受け取り，その情報を細胞体に伝えることである．一般的に樹状突起は細胞体の近傍に存在する．樹状突起の直径は軸索よりも大きく，ミエリンに囲まれず，先端に行くに従って細くなり，"樹状"という名のとおり**樹状分岐** dendritic tree を形成する．この樹状分岐によってニューロン受容部の表面積は著しく増加する．多くのニューロンは樹状突起の発達程度と分岐の形態で分類される（図 12.2 参照）．一般的に細胞体の核周囲部と樹状突起の細胞質の内容物は似ているが，唯一の例外がゴルジ装置である．ゴルジ装置以外の細胞体に特徴的なオルガネラ，たとえばリボソームや粗面小胞体は樹状突起の中にも存在し，特に樹状突起の基部に多い．

軸索は刺激を他のニューロンや効果器細胞に伝達するための突起である．

軸索 axon の主要な役割は，細胞体から離れた別のニューロンや筋細胞などの効果器細胞に情報を伝えることである．個々のニューロンは軸索を 1 本だけ持ち，極めて長い場合がある．中枢神経系の運動神経核のニューロン（**ゴルジⅠ型ニューロン** Golgi type Ⅰ neuron）は，その効果器である骨格筋に到達するために 1 m 以上の軸索を伸ばす．これとは対照

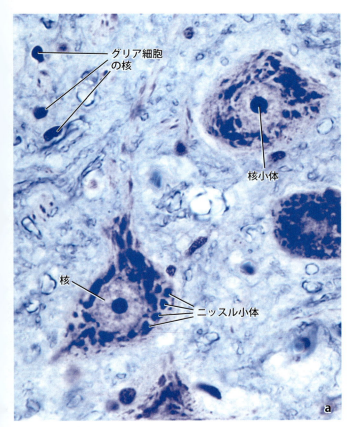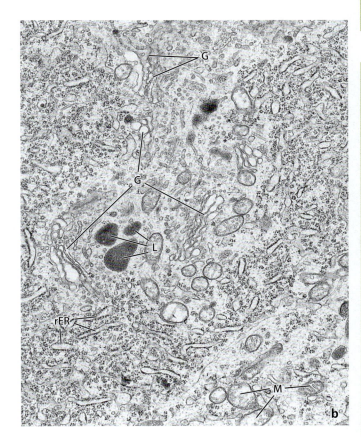

図 12.4 ▲ 神経細胞体
a. この顕微鏡像はヒト脊髄をトルイジンブルーで染色した標本で，前角細胞を示す．1個の発達した核小体を含む大きく円形で染色性の低い細胞核と，細胞体の細胞質に存在する豊富なニッスル小体とが，神経細胞体の典型的な特徴である．小さな細胞核の大部分はグリア細胞のものである．視野の残りの部分を占めるのは神経線維と中枢グリアの細胞質である．640倍．**b.** 神経細胞体の透過型電子顕微鏡像．細胞体は，光学顕微鏡ではニッスル小体と同定される遊離リボソームの凝集と粗面小胞体（rER）で占められている．ゴルジ装置（G）は，平たい袋状の膜と小胞が集積した独立した領域として観察される．それ以外の特徴的なオルガネラとして，ミトコンドリア（M）とリソソーム（L）が存在する．この比較的低倍率の像ではニューロフィラメントや微小管を同定することは難しい．15,000倍.

的に，中枢神経系の介在ニューロン（**ゴルジⅡ型ニューロン** Golgi type Ⅱ neuron）の軸索はとても短い．軸索は，細胞体の近くに戻る反回枝（細胞体に再び戻るような枝）やその他の側枝を伸ばすことがあるが，標的細胞の近くで最も盛んに分岐を形成する．

軸索は**軸索小丘** axon hillock から生じる．軸索小丘はニッスル小体やゴルジ装置のような大きなオルガネラを欠くが，微小管，ニューロフィラメント，ミトコンドリア，膜小胞などは軸索小丘を通過して軸索の内部に入り込む．軸索小丘の先端と髄鞘（下記参照）の始まりの間の軸索部分を**軸索初節（軸索起始部）** axon initial segment と呼び，ここで**活動電位** action potential が発生する．活動電位（詳細は後述）は，樹状突起や細胞体自体で受容された刺激が細胞体の膜に沿って伝えられ，軸索小丘に到達することで引き起こされる．

ある種の巨大軸索末端は局所タンパク質合成の機能を持ち，記憶の過程に関係する．

ほとんどすべての構造タンパク質や機能タンパク質は，細胞体で合成される．これらの分子は，**軸索輸送系** axonal transport system と呼ばれる機構によって軸索と樹状突起に輸送される（p.368 に詳述）．しかし，タンパク質合成の唯一の場が細胞体であるという一般的な見解とは異なり，近年の研究から，特殊な巨大軸索終末において軸索タンパク質の局所合成

が行われることが示されている．脊椎動物のある種の軸索終末（たとえば網膜由来の軸索）は，ポリリボソームを含むタンパク質の翻訳に必要な要素をすべて持っている．この軸索終末の特別な領域は**軸索周囲斑** periaxoplasmic plaque と呼ばれ，活発なタンパク質合成に特徴的な生化学および分子生物学的な特性を示す．軸索周囲斑におけるタンパク質合成は神経活動によって調節を受け，合成されたタンパク質は記憶の形成に関与する可能性もある〔訳注：軸索におけるタンパク質合成の有無についてはいまだ不明の点が多い．比較的実験データが多く得られているのは発生過程の軸索先端部（**成長円錐** growth cone）でのタンパク質合成であり，軸索が正しい方向に成長する過程で新規のタンパク質合成が局所的に起こることが重要とされている〕．

C. シナプス

ニューロンは他の細胞や効果器細胞とシナプスによって情報をやりとりする．

シナプス synapse は，一方のニューロン（シナプス前ニューロン）から他方のニューロン（シナプス後ニューロン）への刺激伝達を効率よく行うために特殊化したニューロン間の接着部位である．シナプスは，筋細胞や腺細胞などの効果器（標的器官）と軸索との細胞の間にも形成される．ニューロン間

FOLDER 12.1　臨床関連事項：パーキンソン病

　パーキンソン病 Parkinson's disease はゆっくりと進行する神経疾患であり，黒質−線条体系におけるドーパミン（DA）分泌細胞の喪失が原因とされる．ドーパミンは，骨格筋による滑らかで目的を持った協調運動をつかさどる神経回路において，シナプス伝達を行う神経伝達物質である．ドーパミン分泌細胞が失われると，下記のような古典的なパーキンソン症状が現れる：

- 四肢の安静時振戦，特に姿勢を楽にした状態での手に顕著である．振戦はストレスにより増強され，身体の片側でより目立つことが多い．
- すべての筋において硬直性や緊張力の増加がみられる．
- 動きが遅くなり（運動緩徐），また運動の開始ができなくなる（無動状態）．
- 自発運動の欠如．
- 姿勢反射がなくなり，そのためバランスが悪く歩行異常（加速歩行）が起こる．
- 話が不明瞭になり，思考が遅く，また文字を書くと小さく震えた字になる．

　黒質のドーパミン分泌細胞が傷害され，変性あるいはアポトーシスによって失われる**特発性パーキンソン病** idiopathic Parkinson's disease の病因についてはいまだ不明である．しかし遺伝的素因の存在を示すいくつかの証拠もあり，20%のパーキンソン病の患者ではその家族に同様の症状を示すものが存在する．

　特発性パーキンソン病に似た症状は，感染（脳炎など），毒物（MPTPなど），神経疾患治療薬（統合失調症の治療に用いられる神経弛緩薬など），反復性外傷などによって引き起こされることがある．これらの原因によって引き起こされた症候群は**二次性パーキンソン病** secondary parkinsonism と呼ばれる．

　顕微鏡レベルでは黒質のニューロンの変性が極めて顕著であり，この部位に典型的な色素も消失する．グリア細胞の数が増加し（**グリオーシス** gliosis），ニューロンは**レヴィ小体** Lewy body と呼ばれる細胞内封入体を持つようになる．レヴィ小体は中間径フィラメントタンパク質であるニューロフィラメントがα−シヌクレインタンパク質およびユビキチンと一緒に蓄積したものである．

　パーキンソン病の治療は主に対症療法で，症状の緩和と副作用として現れる精神症状のバランスに配慮したものである必要がある．L−ドーパはドーパミンの前駆物質であり，血液−脳関門を越えて脳内でドーパミンに変換される．L−ドーパはしばしばパーキンソン病の治療の第1選択となる．他の治療薬として，アセチルコリン受容体阻害薬やドーパミンのニューロンからの分泌を促進するアマンタジンなどがある．

　薬物療法で効果がない場合，いくつかの手術的治療の適応が考えられる．脳内の特定の領域（淡蒼球，視床）の神経核を熱凝固により破壊する脳定位手術と呼ばれる手法が有効な場合もある〔訳注：不随意運動を軽減する目的で，現在は淡蒼球や視床下核に電極を留置して電気刺激を行う深部脳刺激 deep brain stimulation が行われている〕．いくつかの新しい手術方法が開発されつつあるが，現状では実験的な段階にとどまっている．その中には，ドーパミン分泌ニューロンを黒質に移植して，失われたニューロンと置換しようという試みもある．

のシナプスは，形態学的に次のように分類できる．

- **軸索・樹状突起シナプス** axodendritic synapse は軸索と樹状突起の間に形成される．中枢神経系では，いくつかの軸索・樹状突起シナプスはアクチンフィラメントを含有する動的な突出部である樹状突起棘（図12.5）に形成され，その機能は長期記憶や学習と関連している．
- **軸索・細胞体シナプス** axosomatic synapse は軸索と細胞体の間に形成される．
- **軸索・軸索シナプス** axoaxonic synapse は軸索と軸索の間に形成される（図12.5）．

　シナプスは通常のヘマトキシリン・エオジン（H&E）染色では検出できない．しかしゴルジ法などの鍍銀染色法を用いれば，あるニューロンの全体像の形態のみならず，情報の受け手となるニューロンの表面の卵形の構造体としてシナプスも観察できる．典型的には，1本の軸索は，シナプス後ニューロンの受容部に複数のボタン状の接触部位をつくる．しばしば，シナプス前ニューロンの軸索はシナプス後ニューロンの表面に沿って走り，その過程で複数のシナプス結合を形成する．このタイプのシナプスを**通過型ボタン** bouton en passant（フランス語，button in passing の意）と呼ぶ．軸索はその後，さらに突起を伸ばして最後に膨れた終末部を形成する．この部分を**終末ボタン** bouton terminal（フランス語，terminal button の意）あるいは**神経終末球** end bulb と呼ぶ．ニューロンの細胞体や突起に形成されるシナプスの数は，1個のニューロンあたり数個から数万個と広い幅があるが（図12.6），

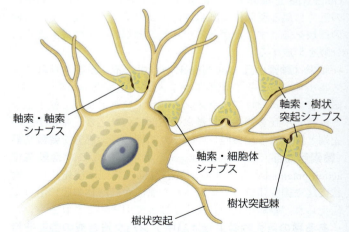

図12.5 ▲ さまざまな種類のシナプスを示す模式図
軸索・樹状突起シナプスは最も多いシナプスで，シナプス前ニューロンの軸索終末とシナプス後ニューロンの樹状突起の間に形成される．ある種の軸索・樹状突起シナプスは樹状突起棘に形成され，記憶や学習に関連している．軸索・細胞体シナプスはシナプス前ニューロンの軸索終末とシナプス後ニューロンの細胞体の間に，軸索・軸索シナプスはシナプス前ニューロンの軸索終末とシナプス後ニューロンの軸索の間に形成される．軸索・軸索シナプスは，軸索・樹状突起シナプスや軸索・細胞体シナプスでの伝達を増強したり抑制したりする．

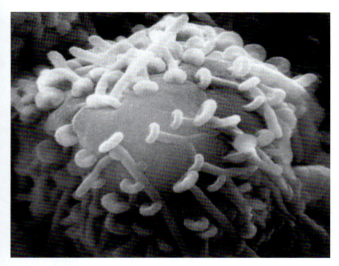

図 12.6 ▲ 神経細胞体の走査型電子顕微鏡像
この画像はあるニューロンの細胞体を示す．軸索・細胞体シナプスを形成する軸索終末は，尻尾を持った多数の卵形構造として観察される．それぞれの卵形構造は，別々のニューロンからのシナプス前軸索終末がこのシナプス後ニューロンの大きな細胞体に結合していることを示している．76,000 倍．（Dr. George Johnson の厚意による．）

その数はその細胞が受け取って処理するインパルスの数に直接関係している．

シナプスは化学的シナプスと電気的シナプスに分類される．

シナプスの分類は，神経インパルスが伝達される機構や，標的細胞で活動電位が発生する機構に基づいて行われる．このためシナプスには以下のような分類も存在する．

- **化学的シナプス** chemical synapse．刺激の伝達は化学物質（神経伝達物質）がシナプス前ニューロンから放出されることによる．神経伝達物質は，シナプス前とシナプス後のニューロン（あるいは標的）を隔てる狭い細胞間隙を拡散によって運ばれる．**リボンシナプス** ribbon synapse と命名された特殊な化学的シナプスが，内耳の有毛細胞や網膜の視細胞に存在する．これらの構造と機能については CHAPTER 25 で扱う．
- **電気的シナプス** electrical synapse．無脊椎動物で一般的なシナプスであり，電気的シナプスは**ギャップ結合** gap junction を持っている．ギャップ結合を介して細胞間でイオンが動き，結果としてある細胞から別の細胞へと電流が直接広がる．電気的シナプスはその伝達において神経伝達物質を必要としない．哺乳類において電気的シナプスに相当するのは，平滑筋細胞や心筋細胞に存在するギャップ結合である．

典型的な化学的シナプスは，シナプス前要素，シナプス間隙，シナプス後膜を持つ．

典型的な化学的シナプスは次の要素からなる．

- **シナプス前要素** presynaptic element（**シナプス前小頭** presynaptic knob，**シナプス前部** presynaptic component，**シナプスボタン** synaptic bouton）は神経伝達物質が放出される神経突起の末端部分のことである．シナプス前要素の特徴は，**シナプス小胞** synaptic vesicle が存在することである．シナプス小胞は膜で境界された直径 30〜100 nm の構造で，内部に神経伝達物質が入っている（図 12.7）．**SNARE**（soluble NSF attachment receptor, p.35 参照）と呼ばれる膜貫通タンパク質ファミリーを介して，シナプス小胞はシナプス前膜に結合し融合する．これに関与する SNARE タンパク質は，**v–SNARE**（小胞結合型 SNARE）と **t–SNARE**（シナプス前膜の特殊化した領域に存在する標的膜結合型 SNARE）である．次に，もう1つの小胞結合型タンパク質の**シナプトタグミン 1** synaptotagmin 1 は，これらの SNARE タンパク質複合体と入れ替わり，SNARE タンパク質複合体は離脱し NSF/SNAP25 タンパク質複合体により再利用される．これらのタンパク質は，シナプス前部の細胞膜の細胞質側に高密度に集積する．このシナプス前膜への分子密集が，シナプス小胞が繋留し神経伝達物質の放出が起こる**アクティブゾーン** active zone という特殊化した部位となる．アクティブゾーンには，**Rab–GTPase 繋留複合体** Rab–GTPase docking complex（p.35 参照），**t–SNARE**，**シナプトタグミン結合タンパク質** synaptotagmin binding protein も豊富に存在する．シナプス前膜に組み込まれた小胞膜はエンドサイトーシスにより回収され，再び神経終末内のシナプス小胞として再利用される．シナプス前要素には，小型のミトコンドリアが数多く存在する．
- **シナプス間隙** synaptic cleft はシナプス前ニューロンとシナプス後ニューロン（標的細胞）を隔てる 20〜30 nm 程度の空間で，この隙間を神経伝達物質は横切る必要がある．
- **シナプス後膜** postsynaptic membrane（**シナプス後部** postsynaptic component）には，神経伝達物質が作用をする受容体が存在する．シナプス後ニューロンの細胞膜から形成され（図 12.8），シナプス後膜を裏打ちする密度の高い物質層が存在する点が特徴的である．この**シナプス後肥厚部** postsynaptic density は相互に結合した精巧なタンパク質複合体の存在を意味し，神経伝達物質と受容体の相互作用を細胞内シグナルに翻訳したり，神経伝達物質の受容体を細胞膜に運んだり繋留したり，受容体の活性調節に関わるさまざまなタンパク質を繋留したりといったさまざまな機能に関与している．

1）シナプス伝達

シナプス前膜の電位依存性 Ca^{2+} チャネルは伝達物質放出を制御する．

神経インパルスがシナプス終末に到達すると，インパルスにより生じた電位の逆転（**脱分極** depolarization）によって，終末の細胞膜に存在する**電位依存性 Ca^{2+} チャネル** voltage-gated Ca^{2+} channel が活性化する．細胞外からの Ca^{2+} の流入はシナプス小胞のシナプス前膜への移動，繋留，融合を引き起こし，その結果，開口放出と呼ばれる過程によって神経伝達物質がシナプス間隙に放出される．シナプス小胞の繋留と融合は，主に SNARE やシナプトタグミンなどのタンパク質の働きで行われる．このような小胞膜融合による神経伝達物質の大量放出に加え（図 12.7a），**ポロサイトーシス** porocytosis と呼ばれる放出様式の存在も提案されている（図 12.7b）．ポロサイトーシスでは，アクティブゾーンに繋留されているシナプス小胞の内腔が一過性に生じさせた"孔"によりシナプス間隙と連絡して，伝達物質が放出される．神経伝達物質はシナプス間隙を拡散する．同時に伝達物質放出後のシナプス小胞の膜はエンドサイトーシスによって細胞質内に小胞として回収されてシナプス終末内のエンドソームとなり，再び神経

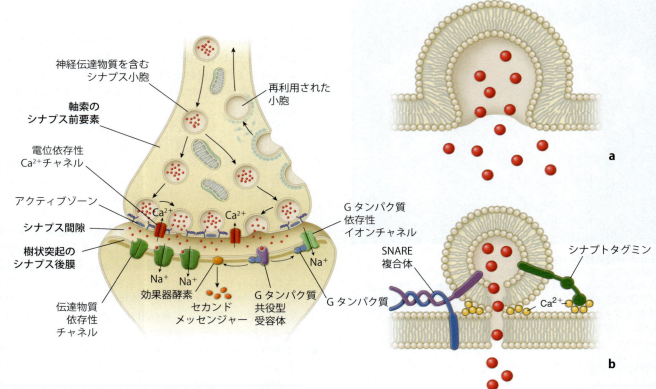

図 12.7 ▲ 化学的シナプス（軸索・樹状突起シナプス）の模式図
この模式図は典型的なシナプスの 3 つの構成要素を示す．シナプス前要素は軸索の遠位端に存在し，ここから神経伝達物質が放出される．軸索のシナプス前要素の特徴とは，神経伝達物質を含む多数のシナプス小胞が存在することである．その細胞膜は，クラスリン被覆のエンドサイトーシス小胞の形成によりリサイクルされる．シナプス間隙は，軸索のシナプス前要素と樹状突起のシナプス後膜とを分離する．樹状突起のシナプス後膜はしばしばシナプス後肥厚部を特徴的な構造として持ち，ここに神経伝達物質に親和性を持つ受容体が存在する．緑色の分子で表した伝達物質依存型チャネルと，紫色で表した構造である G タンパク質共役型受容体の 2 種類の受容体に注目されたい．神経伝達物質がこれらの受容体に結合すると，セカンドメッセンジャーを産生する酵素や G タンパク質依存性イオンチャネルが作動する．**a.** シナプス小胞のシナプス前膜への融合によって，シナプス前要素からの神経伝達物質の放出が起こることを示す現在のモデル．**b.** ポロサイトーシスと呼ばれる機構によって神経伝達物質の放出が起こるとする新しいモデル．このモデルでは，シナプス小胞はシナプス前膜につなぎ留められ，Ca^{2+} チャネルの近傍に存在する．Ca^{2+} の存在下で，小胞とシナプス前膜の脂質二重層が再編成されて，直径 1 nm 程度の小孔が小胞の内腔とシナプス間隙をつなぐように形成され，伝達物質の放出が起こる．SNARE 複合体とシナプトタグミンはシナプス小胞をシナプス前膜のアクティブゾーンに繫留する．

伝達物質が充填される．

神経伝達物質はシナプス後膜上の伝達物質依存性チャネルや G タンパク質共役型受容体に結合する．

放出された神経伝達物質は，**伝達物質依存性チャネル** transmitter-gated channel と呼ばれるシナプス後膜受容体の細胞外領域に結合する．神経伝達物質との結合によりチャネルタンパク質の立体構造が変化し，チャネル孔が開く．最終的に生じる応答は，細胞に流入するイオンの種類によって決まる．たとえば，Na^+ の流入はシナプス後膜に局所的な脱分極を引き起こし，神経伝達物質の放出量や持続時間が十分な条件下ではさらに**電位依存性 Na^+ チャネル** voltage-gated Na^+ channel の開口を起こして，神経インパルスが発生する．

ある種のアミノ酸やアミンの神経伝達物質は **G タンパク質共役型受容体** G-protein-coupled receptor に結合することで，より持続的でより多彩なシナプス後部応答を生み出すことがある．神経伝達物質がシナプス後膜上の膜貫通型受容体タンパク質に結合すると，受容体は G タンパク質を活性化する．活性化された G タンパク質は細胞質側のシナプス後膜の表面に沿って移動し，効果器と呼ばれるタンパク質を活性化する．効果器タンパク質には，細胞膜を貫通する **G タンパク質依存性イオンチャネル** G-protein-gated ion channel やセカンドメッセンジャー分子（p.365）を生成する**酵素** enzyme が含まれる．ある種の神経伝達物質（たとえばアセチルコリン）は，どちらの受容体システムを活性化するかによって異なるシナプス後部応答を生み出すことができる（下記参照）．

ポロサイトーシスは，シナプス小胞のシナプス前膜への融合を介さない神経伝達物質の分泌機構である．

生理学的データの考察やシナプスの構造的構成に基づき，統制された神経伝達物質の放出を説明するためのモデルとして**ポロサイトーシス** porocytosis という新たな伝達物質分泌モデルが最近提唱されている．このモデルでは，神経伝達物質の分泌は小胞膜とシナプス前膜の融合を経ずに行われる．ここでは，シナプス小胞は SNARE とシナプトタグミンによって Ca^{2+} チャネルの近傍のシナプス前膜に繫留されている．Ca^{2+} が存在すると，シナプス小胞とシナプス前膜に構造変化が起こり，小胞内腔とシナプス間隙とを連絡する直径 1 nm の小孔が一過性に形成される．このような一過性の膜孔の形成を通して，統制された様式で神経伝達物質を放出することができる（図 12.7 参照）．

神経伝達物質の化学的性質が神経インパルスに対するシナプス応答を決定する．

シナプス前部からの神経伝達物質の放出は，シナプス後膜

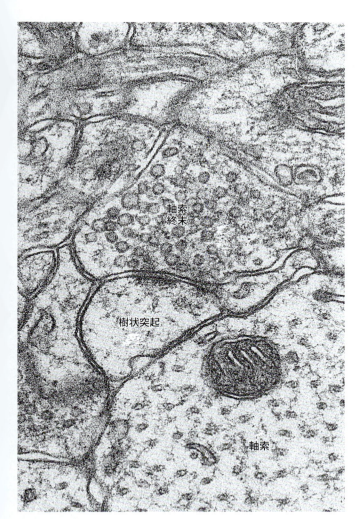

図 12.8 ▲ 大脳皮質の神経突起の電子顕微鏡像
この顕微鏡像の中央に，軸索終末が樹状突起に向かい合うシナプスがある．軸索終末には神経伝達物質を含む多数のシナプス小胞の円形断面がみえる．樹状突起のシナプス後膜にはシナプス後肥厚部が存在する．同様の密度を持った構造がシナプス間隙（細胞間スペース）にも存在する．76,000 倍．(Dr. George D. Pappas，Dr. Virginia Kriho の厚意による.)

に**興奮** excitation あるいは**抑制** inhibition を引き起こす．

- **興奮性シナプス** excitatory synapse では，**アセチルコリン** acetylcholine，**グルタミン酸** glutamate，**セロトニン** serotonin などの神経伝達物質の放出によって**伝達物質依存性の Na^+ チャネル** transmitter-gated Na^+ channel（もしくは他の陽イオンチャネル）が開口し，Na^+ が細胞内に流入することで，シナプス後膜の電位が局所的に上昇（脱分極）する．脱分極の程度がある閾値に達すると活動電位が発生し，インパルスの伝播が開始される．
- **抑制性シナプス** inhibitory synapse では，神経伝達物質として **γ−アミノ酪酸** γ−aminobutyric acid（**GABA**）や**グリシン** glycine が放出され，**伝達物質依存性の Cl^- チャネル** transmitter-gated Cl^- channel（またはその他の陰イオンチャネル）を開口して細胞内に Cl^- が流入する．結果としてシナプス後膜は過分極し，膜電位をより負の方向に変化させる．このようなシナプスが働くと，活動電位の発生はより起こりにくくなる．

シナプス後ニューロンで最終的に神経インパルスが発生（発火）するかどうかは，その神経に到達する興奮性と抑制性のシナプス活動の総和に依存する．この機構によりシナプス後部側のニューロン（あるいは筋や腺細胞）の反応の精密な制御が可能になる．単に興奮を次の細胞へと不変的に受け渡すことがシナプスの機能的本質ではない．むしろシナプスでは入力に対する情報処理が行われる．典型的には，シナプスの前部から後部へと伝わるインパルスは，直接的ではないにせよそのシナプスに対し影響を持つ他のニューロンにより修飾される（図 12.5 参照）．他のニューロンはシナプス前部あるいは後部の細胞膜に影響を与え，神経インパルスの伝播を増強または抑制する．シナプス後ニューロンにおけるインパルスの発火は，何百ものシナプス活動の総和の結果である．

2）神経伝達物質

神経伝達物質 neurotransmitter として働く多種類の分子が神経系のさまざまな部位で同定されている．シナプス前要素から放出される神経伝達物質はシナプス間隙を拡散してシナプス後膜に到達し，そこで選択的な受容体に結合する．神経伝達物質の作用は，伝達物質の化学的性質と効果器細胞のシナプス後膜の受容体特性により決定される．

神経伝達物質は，細胞膜上のイオンチャネルを開口するイオンチャネル型受容体か，G タンパク質シグナル伝達系を活性化する代謝型受容体に作用する．

ほとんどすべての神経伝達物質は，細胞膜に組み込まれた複数の受容体に作用する．これらの受容体は，イオンチャネル型受容体および代謝型受容体の 2 つの主要なクラスに分類される．**イオンチャネル型受容体** ionotropic receptor は細胞膜を貫通しこれに組み込まれたイオンチャネルを含み，伝達物質依存性チャネルやリガンド依存性チャネルとも呼ばれる．神経伝達物質がイオンチャネル型受容体に結合すると，受容体タンパク質の立体的配位が変化してチャネルが開口し，特定の種類のイオンが細胞の中もしくは外へ移動する．これにより効果器細胞に活動電位が発生する．一般的に，イオンチャネル型受容体による情報伝達は極めて速く，脳内の主要な神経路や末梢神経系における体性運動の神経路で用いられる．**代謝型受容体** metabotropic receptor は，特定の神経伝達物質に結合するだけでなく，その細胞内領域において **G タンパク質** G-protein と相互作用する．G タンパク質は細胞内情報伝達に関わる重要な分子で，セカンドメッセンジャーの合成を制御する酵素の活性を変化させることで，細胞外から細胞内へ情報を伝える．多くの場合，代謝型受容体の活性化はニューロン活動性の調節に関わる．

主要な神経伝達物質を以下に列挙する．取り上げた神経伝達物質と末梢および中枢神経系における働きや特性については表 12.1 にまとめる．

- **アセチルコリン** acetylcholine（**ACh**）．ACh は神経筋接合部において軸索と骨格筋の間の神経伝達物質として機能する（p.327 参照）．また自律神経系でも神経伝達物質として働く．ACh は交感および副交感神経の節前ニューロンおよびその効果器によって分泌される．また副交感神経の節後ニューロンと同様に，汗腺を支配する特別な形である交感神経の節後ニューロンも ACh を分泌する．ACh を神経伝達物質として利用するニューロンを**コリン作動性ニューロン** cholinergic neuron と呼ぶ．シナプス後膜に存在する ACh の受容体は**コリン作動性受容体**

表 12.1 最も一般的な神経伝達物質の特性

分子種	神経伝達物質	受容体の種類と作用		生理作用
		イオンチャネル型	代謝調節型	
エステル	アセチルコリン（ACh）	ニコチン性アセチルコリン受容体（nAChR）；Na^+透過性チャネルを活性化	ムスカリン性アセチルコリン受容体（mAChR）；Gタンパク質共役	CNSとPNS（神経筋接合部，交感神経節，副腎髄質など）における速い興奮性シナプス伝達（nAChR），心拍数の減少，消化管の平滑筋の弛緩などに対する興奮性および抑制性作用（mAChR）
モノアミン	アドレナリン，ノルアドレナリン	該当せず	α-およびβ-アドレナリン受容体；Gタンパク質共役	CNSと平滑筋における遅いシナプス伝達
	ドーパミン	該当せず	D_1およびD_2受容体；Gタンパク質共役	CNSにおける遅いシナプス伝達
	セロトニン	$5\text{-}HT_3$リガンド開口型Na^+/K^+チャネル；イオンチャネルを活性化	$5\text{-}HT_{1,2,4\sim7}$受容体	CNSとPNS（腸管神経系）における速い興奮性シナプス伝達（$5\text{-}HT_3$）と興奮性および抑制性作用（受容体による）
アミノ酸	グルタミン酸	NMDA型，カイニン酸型，AMPA型受容体；Na^+, K^+, Ca^{2+}透過性チャネルを活性化	代謝型グルタミン酸受容体（mGluR）；Gタンパク質共役	CNSにおける速い興奮性シナプス伝達
	GABA	$GABA_A$受容体；Cl^-透過性チャネルを活性化	$GABA_B$受容体；Gタンパク質共役	CNSにおける速いおよび遅い抑制性シナプス伝達
	グリシン	グリシン受容体（GlyR）；Cl^-透過性チャネルを活性化	該当せず	CNSにおける速い抑制性シナプス伝達
ペプチド	サブスタンスP	該当せず	ニューロキニン1受容体（NK1）；Gタンパク質共役	平滑筋とCNSでの感覚ニューロンにおける遅い興奮性伝達（特に痛みの伝達）
	エンケファリン	該当せず	δおよびμオピオイド受容体（DOR, MOR）；Gタンパク質共役	鎮痛をもたらしたり，消化管の平滑筋弛緩を導いたりするシナプス興奮性の減弱（シナプスのシグナル伝達を遅らせる）
	β-エンドルフィン	該当せず	κオピオイド受容体（KOR）；Gタンパク質共役	脳と脊髄でシナプスのシグナル伝達を遅らせ鎮痛をもたらす
フリーラジカル	一酸化窒素（NO）	NOは受容体に作用しない．すなわち，NOはグアニリルシクラーゼを活性化してcGMPシグナル伝達を行い，標的細胞におけるGタンパク質合成を増加させる		CNSとPNSでの神経伝達物質の放出に影響を及ぼす．すなわち，強力な血管拡張因子として作用し，消化管の平滑筋を弛緩させる

5-HT：5-ヒドロキシトリプタミン，AMPA：α-アミノ-3-ヒドロキシ-5-メチル-4-イソオキサゾールプロピオン酸，cGMP：環状グアノシンリン酸，CNS：中枢神経系，GABA：γ-アミノ酪酸，NMDA：N-メチル-D-アスパラギン酸，PNS：末梢神経系．

---

cholinergic receptor として知られ，2種類に大別される．代謝型受容体は毒キノコの成分であるムスカリンと結合するため**ムスカリン性アセチルコリン受容体** muscarinic ACh receptor と呼ばれ，イオンチャネル型受容体はタバコの成分であるニコチンと結合するため**ニコチン性アセチルコリン受容体** nicotinic ACh receptor と呼ばれる．心臓のムスカリン性ACh受容体は，K^+チャネルに共役するGタンパク質共役型受容体の1つの例である．心臓を支配する副交感神経の刺激はAChを放出してK^+チャネルを開口させ，心筋線維の過分極を引き起こす．この過分極により，リズミカルな心臓の収縮がゆっくりと遅くなる．反対に，骨格筋に発現するニコチン性ACh受容体はイオンチャネル型のリガンド依存性Na^+チャネルであり，その開口による速い脱分極は骨格筋線維を収縮させる．さまざまな薬物が，AChのシナプス間隙への放出やその受容体への結合に影響を与える．たとえば南アメリカで矢毒として用いられてきた**クラーレ** curare は，ニコチン性ACh受容体に結合し，そのNa^+チャネ

ル機能を阻害して筋を麻痺させる．**ベラドンナ植物** *Atropa belladonna* から抽出されたアルカロイドである**アトロピン** atropine はムスカリン性ACh受容体の働きを阻害する．

- **ノルアドレナリン** noradrenaline（または**ノルエピネフリン** norepinephrine（**NE**）），**アドレナリン** adrenaline（または**エピネフリン** epinephrine（**EPI**）），**ドーパミン** dopamine（**DA**）などの**カテコールアミン** catecholamine．これらの神経伝達物質はアミノ酸のチロシンから一連の酵素反応によって合成される．カテコールアミンを神経伝達物質として用いるニューロンは，**カテコールアミン作動性ニューロン** catecholaminergic neuron と呼ばれる．中枢神経系において，カテコールアミンは運動や気分，注意を制御する細胞が分泌する．アドレナリン（エピネフリン）を神経伝達物質とするニューロンは**アドレナリン作動性ニューロン** adrenergic neuron と呼ばれる．これらはすべてノルアドレナリン（NE）をアドレナリン（EPI）に変換する酵素を含む．アドレナリンは自律神経系において交感神経の節後線維と効果器の間で伝達物質として働く．また，**闘争か逃走の反応** fight-or-flight response の状況において，アドレナリンは副腎髄質の内分泌細胞（クロム親和性細胞）から血流に放出される．

- **セロトニン** serotonin または **5-ヒドロキシトリプタミン** 5-hydroxytryptamine（5-HT）．セロトニンは，トリプトファンの水素化と脱炭酸化により生成される．セロトニンは中枢神経系と腸管神経系のニューロンの神経伝達物質として働く．セロトニンを神経伝達物質として利用するニューロンを**セロトニン作動性** serotonergic と呼ぶ．放出されたセロトニンの一部は節前ニューロンによって再吸収され，再利用される．最近の研究から，セロトニンは胎児の**左右非対称性の発生** asymmetrical right-left development に関わる重要な分子であることが示されている．

- **アミノ酸** amino acid．γ-アミノ酪酸（GABA），グルタミン酸 glutamate（GLU），アスパラギン酸 aspartate（ASP），グリシン glycine（GLY）などのアミノ酸も主に中枢神経系で神経伝達物質として働く．

- **一酸化窒素** nitric oxide（**NO**）．フリーラジカルとしての性質を持つ単純なガス状物質であるが，神経伝達物質としての役割も持っている．低濃度でNOはニューロン間のインパルスの伝達を仲介する．他の神経伝達物質がニューロンの細胞体で合成されてシナプス小胞に貯蔵されるのとは異なり，NOはシナプス内で合成され，すぐに使われる．興奮性の伝達物質であるグルタミン酸は，その反応の連鎖において **NO合成酵素** NO synthase を活性化させ，産生されたNOはシナプス前部からシナプス間隙やシナプス後部を越えて拡散して隣接する細胞に到達する．NOの生物学的作用は，標的細胞において環状グアノシン一リン酸（cGMP）の産生に関わるグアニル酸シクラーゼの活性化による．cGMPはGタンパク質の合成を制御し，最終的に活動電位の発生や調節に関わる．

- ある種の**短いペプチド** small peptide も神経伝達物質として働く．その中には**サブスタンスP** substance P（もともと脳や腸管からアセトン抽出した粉 powder の中から発見されたためこう呼ばれる），**視床下部放出ホルモン** hypothalamic releasing hormone，内在性オピオイドペプチド（たとえば**β-エンドルフィン** β-endorphin，**エンケファリン** enkephalin，**ダイノルフィン** dynorphin），**血管作動性腸管ペプチド** vasoactive intestinal peptide（VIP），**コレシストキニン** cholecystokinin（CCK），**ニューロテンシン** neurotensin などが含まれる．これらの物質の多くは消化管の**内分泌細胞** enteroendocrine cell によっても合成・放出される．また，これらのペプチドは近傍の細胞に直接働きかける（**傍分泌，パラクリン分泌** paracrine secretion）か，あるいは血流によってホルモンとして運ばれて遠くの標的細胞に働く（**内分泌，エンドクリン分泌** endocrine secretion）．内分泌器官や**視床下部の神経分泌細胞** neurosecretory neurons of the hypothalamus によっても，これらのペプチドは合成・放出される．

シナプス間隙に放出された神経伝達物質は分解されるか再取り込みされる．

神経伝達物質の分解や再取り込みは，シナプス後膜の興奮や抑制を時間的に制限するために必要である．シナプス間隙への放出後の神経伝達物質除去の最も一般的な機構は，**高親和性再取り込み** high-affinity uptake と呼ばれる過程である．およそ80%の伝達物質がこの過程により除去され，神経伝達物質はシナプス前膜に存在する**選択的神経伝達物質輸送タンパク質** specific neurotransmitter transport protein に結合する．シナプス前終末の細胞質に輸送された神経伝達物質は酵素的に分解されるか，空のシナプス小胞に再び充填される．たとえば，シナプス後側受容体への**カテコールアミン** catecholamine の作用は，**Na$^+$依存性輸送体** Na$^+$-dependent transportor を利用したシナプス前終末への神経伝達物質の再取り込みにより終焉する．この取り込みの効率は，カテコールアミンの再取り込みを阻害しシナプス後ニューロンへの作用を遷延させるアンフェタミンやコカインなどの薬剤により変化する．シナプス前終末内に取り込まれると，カテコールアミンはシナプス小胞に再充填され，次の神経伝達の際にまた利用される．過剰なカテコールアミンは，**カテコール-O-メチル基転移酵素** catechol *O*-methyltransferase（**COMT**）により不活化されたり，ミトコンドリア外膜に存在する**モノアミンオキシダーゼ** monoamine oxidase（**MAO**）により分解される．モノアミンオキシダーゼの活性を阻害する治療薬は臨床的に**うつ病** depression の治療薬としてしばしば用いられ，カテコール-O-メチル基転移酵素に選択的な阻害薬も開発されている．

残りの20%の神経伝達物質はシナプス後膜に存在する酵素により分解される．たとえば**アセチルコリンエステラーゼ** acetylcholinesterase（**AChE**）は筋細胞からシナプス間隙に分泌され，速やかにアセチルコリンを酢酸とコリンに分解する．コリンはコリン作動性の神経終末に再び取り込まれ，アセチルコリンの再合成に用いられる．**神経筋接合部におけるアセチルコリンエステラーゼの作用** AChE action at the neuromuscular junction は，種々の薬剤化合物や神経ガス，農薬などにより阻害され，筋収縮の遷延をもたらす．臨床的に，アセチルコリンエステラーゼ阻害薬は神経筋の変性疾患の1つである**重症筋無力症** myasthenia gravis（CHAPTER 11のFOLDER 11.4参照）や緑内障の治療，最近ではアルツハイマー病の治療にも用いられている．

D. 軸索輸送系

軸索および樹状突起で必要とされる物質は，細胞体で合成され目的地まで輸送される必要がある．

大多数のニューロンは発達した軸索と樹状突起を持つ．物質の合成機能はニューロンの細胞体に集中しているので，新しく合成された物質を突起に運ぶためには，**軸索輸送** axonal transport と呼ばれる機構が必要となる．軸索輸送は2方向性の機構である．同時に軸索輸送は細胞内での通信手段としての役割も持っており，軸索終末から細胞体に向かって，あるいはその逆の方向に，微小管や中間径線維に沿って分子や情報の運搬を行う．軸索輸送は以下のように分類される：

- **順行性輸送** anterograde transport．ニューロンの細胞体から末梢に向かって物質を輸送する．ATPを利用した微小管依存的なモーター活性を持つ**キネシン** kinesin と呼ばれる分子が順行性輸送に関与している（p.57〜58）．
- **逆行性輸送** retrograde transport．軸索および樹状突起末端から細胞体に向かって物質輸送を行う．別の微小管依存的なモータータンパク質である**ダイニン** dynein がこの輸送に関与する（p.57〜58）．

その輸送速度によって，軸索輸送系は次のように分類される．

- **遅い軸索輸送** slow transport system．細胞体から軸索末端に向かって1日0.2〜4 mmの速さで物質を輸送する．順行性の遅い軸索輸送が知られている．構造要素であるチュブリン分子（微小管の構成タンパク質），アクチン分子，ニューロフィラメントの構成タンパク質などが細胞体から遅い軸索輸送によって運ばれていく．細胞質タンパク質であるアクチン，カルモジュリン，さまざまな代謝関連酵素などもこの輸送系によって運ばれる．
- **速い軸索輸送** fast transport system．両方向性（順行性および逆行性）に1日20〜400 mmの速さで物質を輸送する．**速い順行性軸索輸送** fast anterograde transport によって，滑面小胞体（sER）の構成要素，シナプス小胞，ミトコンドリアなどの膜性オルガネラや糖類，アミノ酸，核酸，ある種の神経伝達物質，Ca^{2+}などの低分子量の物質が運ばれる．**速い逆行性軸索輸送** fast retrograde transport は，細胞体に向かって順行性輸送と同様の物質を輸送し，またそれに加えて軸索終末でエンドサイトーシスによって取り込まれたタンパク質やその他の物質も輸送する．どちらの方向の速い輸送もATPを必要とし，これは微小管依存的なモータータンパク質によって利用される．したがって輸送は細胞体から軸索末端まで続く微小管のレールに依存している．逆行性の軸索輸送は神経終末から入り込む毒素やウイルスの中枢神経系への侵入経路にもなっている．西洋ワサビのペルオキシダーゼのような外来性の酵素や，放射性あるいは免疫学的に標識されたトレーサーなどが逆行性に輸送されることを利用して，神経系の線維連絡や，特定の神経終末を送り出す神経細胞体の同定などが行われている．

樹状突起輸送 dendritic transport は軸索輸送と共通の性質を持ち，その果たす役割も同様であると考えられる．

4. 神経系の支持細胞：グリア

末梢神経系における支持細胞は**末梢グリア** peripheral neuroglia と呼ばれ，中枢神経系では**中枢グリア** central neuroglia と呼ばれる．

A. 末梢グリア

末梢グリアには，**シュワン細胞** Schwann cell や**外套細胞** satellite cell に加え，特定の器官や組織に付随するさまざまな細胞が含まれる．**終末グリア** terminal neuroglia（**テログリア** teloglia）は後者の例であり，運動終板，消化管壁の神経節に付随する**腸管グリア** enteric neuroglia，網膜の**ミュラー細胞** Müller's cell が該当する．

B. シュワン細胞と髄鞘

末梢神経系においてはシュワン細胞が髄鞘をつくり出す．

シュワン細胞の主な働きは，有髄および無髄の神経線維を保護することにある．**シュワン細胞** Schwann cell は神経堤から発生し，転写因子 **Sox-10** を発現して分化する．末梢神経系において，シュワン細胞は脂質に富んだ層構造である**髄鞘**（**ミエリン鞘** myelin sheath）を軸索周囲に形成する（図12.9）．髄鞘は神経内膜と呼ばれる細胞外要素から軸索を隔離する．髄鞘の存在により，神経インパルスの速い伝導が可能となる．有髄の軸索でも，軸索小丘と標的細胞とシナプスを形成する軸索の終末部はミエリンによって覆われていない．無髄線維もシュワン細胞の細胞質によって覆われ，保護されている．それ以外のシュワン細胞の機能として，末梢神経系に生じた細胞の残骸などを除去することや，末梢神経系での軸索再生を導くことなどがあげられる．

ミエリン形成は，シュワン細胞が軸索を包囲し細胞膜の極性が形成されることで始まる．

髄鞘の形成（**髄鞘化** myelination）の際にはシュワン細胞表面のくぼみに軸索がまずはまり込み始める（図12.10a）．次に，およそ0.08〜0.10 mmの軸索の小部分が，それぞれのシュワン細胞により囲み込まれる．シュワン細胞の表面は機能的に区別される2つの細胞膜領域に分かれる．外界，すなわち神経内膜に露出する部分のシュワン細胞の細胞膜，すなわち**軸索外細胞膜** abaxonal plasma membrane の部分が1つの領域である．もう1つは**軸索傍細胞膜** adaxonal or periaxonal plasma membrane であり，これは軸索と直接の接触を持つ領域に相当する．軸索がシュワン細胞の膜によって完全に包囲されると，第3の領域，**軸索間膜** mesaxon が形成される（図12.10b）．この第3の領域は軸索外細胞膜と軸索傍細胞膜をつなぐ二重膜の部分で，その内部に狭い細胞外腔を囲み込む．

髄鞘は軸索間膜に存在する膜の密着構造が同心円状に軸索の周囲を取り囲むことで発達する．

髄鞘（**ミエリン鞘** myelin sheath）の形成はシュワン細胞の軸索間膜が軸索のまわりを囲むことによって始まる．軸索間膜はシート状に伸び出してらせん状に動きながら，軸索のまわりを包んでいく．このらせん構造の初めの数層は密には配列せず，多少の細胞質がこれらの層に残っている（図12.10c）．透過型電子顕微鏡で観察すると，2枚の細胞膜の外葉（細胞外空間に面する葉）の間には12〜14 nmの隙間が存在し，2枚の細胞膜の内葉（細胞質に面する葉）の間には

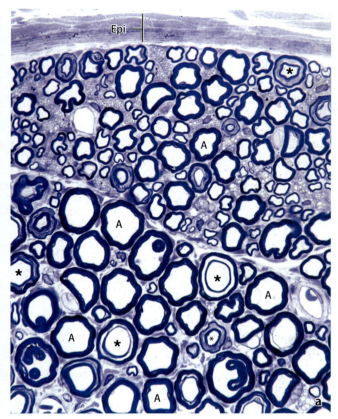 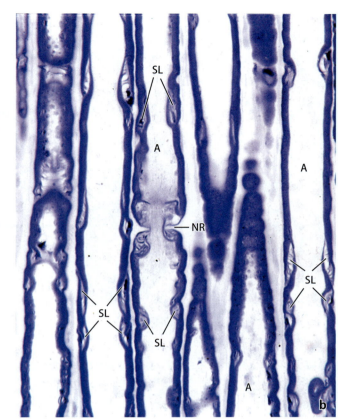

図12.9 ▲ 末梢神経の横断面および縦断面の光学顕微鏡像
a. オスミウム固定しトルイジンブルー染色した末梢神経の横断面の顕微鏡像．軸索（A）は中が透けてみえる．ミエリンは軸索を囲む暗調の輪としてみえる．個々の軸索の直径がまちまちであることに注意．何本かの神経線維では，ミエリンは二重の分離した輪状構造となっている（*）．これは，この切片がたまたまシュミット・ランターマンの切痕を通って切れたためである．Epi：神経外膜．640倍．**b.** 上と同じ標本の有髄線維（A）の縦方向の切片の顕微鏡像．ランビエの絞輪（NR）が写真の中央近くにみえる．同じ軸索においてシュミット・ランターマンの切痕（SL）が絞輪の上下に観察できる．さらに隣の軸索にもシュミット・ランターマンの切痕が複数存在する．ランビエの絞輪の近傍にシュワン細胞の傍絞輪細胞質が存在し，またシュミット・ランターマンの切痕の部分にもシュワン細胞の細胞質が存在するが，これらは染色性が極めて低い．640倍．

シュワン細胞の細胞質が存在する．シュワン細胞による被覆が進むにつれ，同心円状のシュワン細胞膜の間から細胞質は排除されていく．

　発達過程の髄鞘の外側に連続して，薄い**環状の核周囲細胞質** outer collar of perinuclear cytoplasm である**シュワン鞘** sheath of Schwann が存在する．シュワン鞘は軸索外細胞膜に覆われ，シュワン細胞の核やオルガネラの大部分が含まれる．シュワン細胞を取り囲むように，基底膜（外膜）が存在する．最外層のらせんが閉じる部分では軸索間膜の細胞膜どうしが平行して走り，**外軸索間膜** outer mesaxon を形成する．この部分は基底膜の直下に存在する狭い細胞間隙である．髄鞘の同心円状の層の内側には**シュワン細胞の軸索周囲細胞質** inner collar of Schwann cell cytoplasm の狭い層が存在し，軸索傍細胞膜によって覆われている．軸索傍細胞膜へとつながる部分の軸索間膜に挟まれた狭い細胞外領域を**内軸索間膜** inner mesaxon と呼ぶ（図12.10d）．

　軸索間膜のらせん状の回転が続くと，12〜14 nmの隙間は消失し，膜が融合したコンパクトな**髄鞘**（**ミエリン鞘** myelin sheath）が形成される．このコンパクトミエリンが形成される時期には，ちょうど**ミエリン特異的タンパク質** myelin-specific protein である**P0 タンパク質**（**protein 0**），**末梢ミエリンタンパク質22** peripheral myelin protein of 22 kDa（**PMP22**），**ミエリン塩基性タンパク質** myelin basic protein（**MBP**）が発現してくる．細胞膜の内葉が密着するようになるのはP0タンパク質の細胞質部分とミエリン塩基性タンパク質が正の電荷を持つためである．透過型電子顕微鏡では，この内葉どうしが密着した構造は電子線の透過率が低い（電子密度が高い）**周期線** major dense line として観察される（図12.10d）．同心円状の暗調の周期線の間には，やや電子密度の低い**周期間線** intraperiod line が存在する．周期間線は細胞膜の外葉どうし近接はするが，融合はしていない．両者の間の狭い2.5 nmの間隙は，P0タンパク質の細胞外ドメインが存在する細胞外空間に相当する（図12.10d）．P0タンパク質は，ミエリン形成の時期に軸索間膜に発現する分子量30 kDaの細胞接着分子である．この膜貫通性糖タンパク質は対向する膜どうしの強い接着を引き起こし，末梢神経のミエリンの鍵となる構造要素となる．形態学的および遺伝学的研究は，P0をコードするヒト遺伝子の変異がミエリンの不安定化を引き起こし，**脱髄疾患** demyelinating disease の発症に関与する可能性を示唆している（FOLDER 12.2参照）．

ミエリン形成期の髄鞘の厚さはシュワン細胞ではなく軸索の直径によって決まる．

　ミエリン形成は，軸索とシュワン細胞という2種類の構造による細胞間相互作用の一例である．実験的に，髄鞘に存在する層の数は軸索によって決定され，シュワン細胞によらないことが示されている．髄鞘の厚さは，シュワン細胞に作用

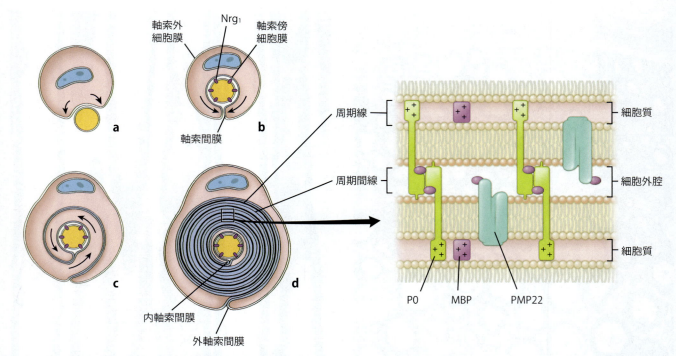

図 12.10 ▲ シュワン細胞によるミエリン形成の各段階を示す模式図
a. 軸索はまずシュワン細胞表面のくぼみにはまり込む．**b.** 軸索はシュワン細胞によって取り囲まれる．シュワン細胞は軸索傍細胞膜と軸索外細胞膜という2つの膜領域を持ち，軸索間膜はこの2つの領域をつなぐ．埋め込まれた軸索を軸索間膜が包んでいくことで，髄鞘の形成が始まる．**c.** 軸索間膜はシート状に伸び出して軸索を取り囲み，多層からなる膜構造を形成する．**d.** 軸索を包み込む過程でシュワン細胞の向かい合う細胞膜の間に存在する細胞質は排除され，この対向する細胞膜がコンパクトミエリンとなる．シュワン細胞表面の軸索外細胞膜から髄鞘へ落ち込む細胞膜の部分は外軸索間膜と呼ばれる．これに対して，軸索傍細胞膜（軸索に直接面した細胞膜部分）から髄鞘へと移行する部分の細胞膜部分は内軸索間膜という．挿入図はコンパクトミエリンの形成に関与する主なタンパク質を示す．MBP：ミエリン塩基性タンパク質，Nrg1：ニューレグリン，P0：P0タンパク質，PMP22：末梢ミエリンタンパク質22 peripheral myelin protein of 22 kDa.

するニューレグリン neuregulin（**Nrg 1**）と呼ばれる成長因子に依存して制御される．Nrg 1 は軸索の細胞膜に発現する膜貫通性タンパク質である．

ランビエの絞輪は2つのシュワン細胞の間の接続部分である．

多数のシュワン細胞が順番に並んで形成されるため，髄鞘は必然的に切れ目のある構造となる．2つの隣接したシュワン細胞が出会う接合部には髄鞘が存在しない．この部分はラ

FOLDER 12.2　臨床関連事項：脱髄疾患

一般的に**脱髄疾患** demyelinating diseases とは，髄鞘に対しての選択的な傷害を特徴とする疾患をさす．これらの疾患の臨床症状は，神経線維を介して電気的インパルスを伝える能力の低下あるいは喪失に関連している．いくつかの免疫関連疾患が髄鞘を傷害することが知られている．

ギラン・バレー症候群 Guillain-Barré syndrome（あるいは**脊髄神経根多発性神経炎** acute inflammatory demyelinating polyradiculoneuropathy）は末梢神経の疾患の中で最も頻度の高い致命的となりうる疾患である．この病気に罹患した患者の神経線維を顕微鏡でみると，神経束内の神経線維周囲に多数のリンパ球，マクロファージ，形質細胞が集合した像が観察される．髄鞘が一部破壊されて，内部の軸索が細胞間質に露出した状態となる．このような所見は，髄鞘に対するT細胞性の免疫反応によって髄鞘が破壊され，インパルスの伝導が遅延あるいは阻害された状態を示すと考えられる．患者は上行性の筋麻痺，筋の協調性の消失，皮膚感覚の消失などの症状を示す．

多発性硬化症 multiple sclerosis（**MS**）は中枢神経系の髄鞘が傷害される疾患である．多発性硬化症も髄鞘選択的な傷害が特徴であり，髄鞘は軸索から分離し次第に破壊されてゆく．さらに髄鞘の形成と維持を受け持つオリゴデンドロサイトの破壊も進行する．ミエリン塩基性タンパク質がこの疾患での主要な自己免疫の標的となる物質と考えられている．髄鞘内の脂質とタンパク質の組成の化学的変化によって，脳の白質に不規則で多発性の**脱髄斑** plaque が形成される．多発性硬化症の症状はミエリンが傷害された脳の部位によって決まる．多発性硬化症では，片側性の視覚障害，皮膚感覚の消失，筋の協調性および運動性の喪失，膀胱や腸の神経制御の消失など，個別の神経症状が時間的に離れて起こる点が特徴とされる．

これら2つの疾患の治療は，原因となっている免疫反応をインターフェロンや副腎ステロイドなどを利用した免疫調節療法によって軽減させることによる．より重篤で進行性の症例では免疫抑制剤も使用される．

ンビエの絞輪 node of Ranvier と呼ばれ，2つのランビエの絞輪に挟まれた髄鞘の部分は**絞輪間節** internodal segment と呼ばれる（PLATE 28, p.396）．ランビエの絞輪は，軸索を高速で伝導する電気的インパルスの再生部位である．絞輪部の軸索は神経系の中で電位依存性 Na^+ チャネルが最も高密度で存在する部位であり，その発現はシュワン細胞の絞輪周囲部との相互作用により制御されている．

髄鞘は80%が脂質から構成されるが，これはシュワン細胞の膜が軸索のまわりを回転する際にシュワン細胞の細胞質が対向する細胞膜との間から排除されるためである．しかし電子顕微鏡では少量の細胞質がいくつかの場所に残っている像が観察される（図12.11，図12.12）．このような場所としては，軸索と髄鞘の間に存在するシュワン細胞の細胞質の内輪部（軸索周囲細胞質），**シュミット・ランターマンの切痕** Schmidt-Lanterman cleft と呼ばれるミエリン層板の間に残る島上の細胞質，ランビエの絞輪に存在する**傍絞輪細胞質** perinodal cytoplasm，そして髄鞘の周囲の環状の核周囲細胞質がある（図12.13）．細胞質のこれらの部位は，光学顕微鏡ではシュワン鞘として同定される部分に相当する．図12.14に示すように頭の中でシュワン細胞の突起を展開してみると，その全体像がより明確になり，シュワン細胞の細胞質の内輪部はシュミット・ランターマンの切痕と傍絞輪細胞質によって細胞質の主体をなす核周囲細胞質につながっていることがわかる．シュミット・ランターマンの切痕の細胞質はリソソームを持ち，封入体や暗調小体とともにミトコンドリア，微小管も散在する．シュミット・ランターマンの切痕の数は軸索の直径に相関し，太い軸索ほど多くの切痕を持つ．

末梢神経系の無髄線維はシュワン細胞とその周囲の基底膜によって覆われる．

無髄線維 unmyelinated nerve fiber と呼ばれる末梢神経系の神経線維であっても，その神経線維は図12.15に示すようにシュワン細胞の細胞質によって包囲される．シュワン細胞は軸索の長軸に沿って細長い形をとり，軸索はシュワン細胞表面の溝にはまり込む．溝の辺縁は閉じていない場合もあり，その場合には**軸索膜** axolemma と呼ばれる軸索の細胞膜の一部が隣接するシュワン細胞の基底膜に対して露出する．溝の辺縁が閉鎖される場合には，その部位に軸索間膜が形成される．

1本の軸索あるいは複数の軸索がシュワン細胞表面の1つのくぼみにはまり込む場合もある．末梢神経系の大きなシュワン細胞は，20以上のくぼみを持ち，それぞれが1本あるいは複数の軸索を包囲する．自律神経系では複数の軸索の束が1つの溝にはまり込むことが多い．

C. 外套細胞

神経節に存在するニューロンの細胞体は，**外套細胞（衛星細胞）** satellite cell と呼ばれる小さなサイコロ状の細胞によって取り囲まれる．外套細胞は細胞体の周囲を完全に包囲するが，通常のH&E染色ではこれらの細胞の核しか同定できない（図12.16a, b）．椎傍神経節や末梢の神経節では，外套細胞の間を突き抜けないと神経突起はシナプスを形成することができない（これに対して，感覚神経節にはシナプスが存在しない）．外套細胞は神経節内で電気的な絶縁作用を持ち，また代謝産物を交換する際の経路として働いて，神経節における神経細胞体周囲の微小環境の形成と維持を助けている．このように外套細胞の機能は，髄鞘をつくらないという点を除けばシュワン細胞と相同なものと考えられる．

自律神経系の中で腸管神経系に属する神経節では，ニューロンとその突起は**腸管グリア細胞** enteric neuroglial cell と呼ばれる細胞を伴う．この細胞は形態学的・機能的に中枢神経系のアストロサイト（下記参照）に似た細胞であり，その形態，代謝活性，ニューロンに対する支持機能などにおいて類似点が多い．しかしながら最近の研究では，腸管グリア細胞が腸管での神経伝達に関与し，腸における神経系と免疫系の協調した活動に関与する可能性も示唆されている．

D. 中枢グリア

中枢神経系には4種類のグリア細胞が存在する：
- **アストロサイト** astrocyte （**星状膠細胞**）は中枢神経系のニューロンの物理的・代謝的保護を行う，形態学的には多様な細胞である．

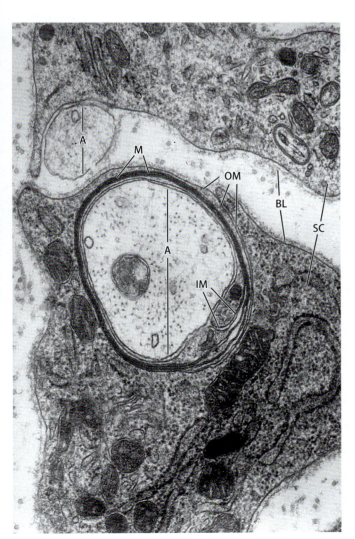

図12.11 ▲ ミエリン形成過程の軸索の透過型電子顕微鏡像
この写真の発達段階では，髄鞘（M）はおよそ6層の細胞膜からできている．シュワン細胞（SC）は内軸索間膜（IM）と外軸索間膜（OM）をつくる．左上の別の軸索（A）はまだシュワン細胞の軸索間膜に埋め込まれていない段階のものである．その他の特徴的な構造として，シュワン細胞の基底膜（BL）と髄鞘に付随するシュワン細胞の細胞質がある．50,000倍．（Dr. Stephen G. Waxman の厚意による．）

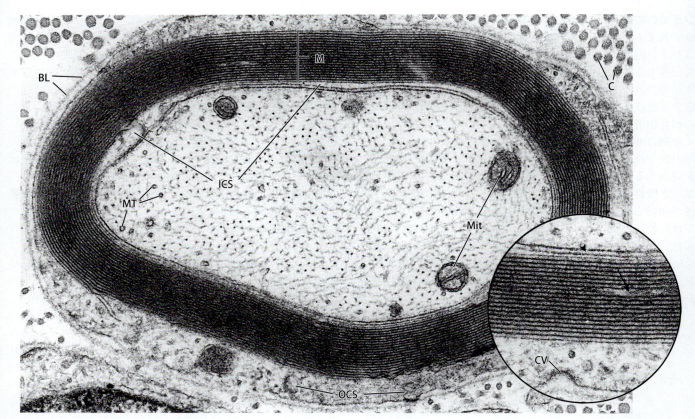

図12.12 ▲ 成熟した有髄線維の透過型電子顕微鏡像
ここに示す髄鞘（M）はシュワン細胞の19対の細胞膜の層としてできている．2枚の細胞膜からなるそれぞれの層は，シュワン細胞の細胞質が排除されて形成される．軸索はニューロフィラメントが豊富でその大部分が横断されているため，軸索の細胞質は斑点状にみえる．軸索内で他に目立つのは微小管（MT）といくつかのミトコンドリア（Mit）である．シュワン細胞の環状の核周囲細胞質（OCS）は内輪部の細胞質（ICS）に比較して豊富である．神経内膜の線維要素としてコラーゲン線維（C）が存在する．BL：基底膜．70,000倍．**挿入図**．髄鞘の高倍率像．→は髄鞘内の細胞質を示し，これは光学顕微鏡で観察されるシュミット・ランターマンの切痕に相当する．切片が薄いために，ここでは孤立した領域として観察される．軸索とシュワン細胞の間の細胞間隙を▶で示す．形成途上の被覆小胞（CV）がシュワン細胞の核周囲細胞質に観察できる．130,000倍．（Dr. George D. Pappas の厚意による．）

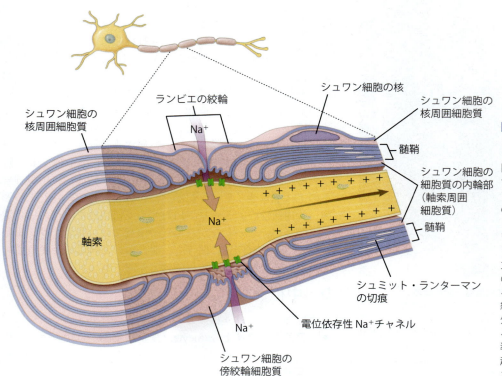

図12.13 ▲ 軸索とそれを覆う鞘の模式図
この模式図は軸索の縦断面と，髄鞘，シュワン細胞の細胞質，ランビエの絞輪との関係を示す．シュワン細胞の細胞質は4つの部位に存在する．すなわち，シュワン細胞の軸索周囲細胞質，シュワン細胞の核周囲細胞質，ランビエの絞輪，シュミット・ランターマンの切痕である．シュワン細胞の細胞質はすべて連続しており（図12.14），この図にみられるような孤立した細胞質の小島ではない．ランビエの絞輪は隣り合うシュワン細胞が会合する場所である．隣り合うシュワン細胞の細胞膜は絞輪部で密着しておらず，細胞外液は軸索の細胞膜と自由に接触できる．ランビエの絞輪は，インパルスの伝導の際にはニューロン細胞膜の脱分極が起こる場所となり，電位依存性 Na^+ チャネルを高密度に含む．

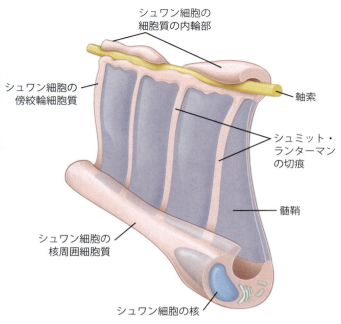

図 12.14 ▲ ミエリンとシュワン細胞の細胞質の関係を示した立体的概念図
この図は，シュワン細胞を仮想的にほどいて展開した図である．シュワン細胞の内側の軸索周囲細胞質が，シュミット・ランターマンの切痕を介して外側の核周囲細胞質とどのように連続しているかに注意．

- **オリゴデンドロサイト** oligodendrocyte（**希突起膠細胞**）は中枢神経系での髄鞘の形成と維持に働く小型の細胞である．
- **ミクログリア** microglia（**小膠細胞**）は貪食能を持ち，暗調小型で細長い核を持つ目立たない細胞である．
- **上衣細胞** ependymal cell は脳室と脊髄中心管の内面を覆う円柱状の細胞である．

通常の中枢神経系の組織学的染色では，グリア細胞の核のみしか判別できない．グリア細胞の全体的な形態を観察するためには，重金属による染色や免疫細胞化学的手法が必要である．

長い間，**グリア細胞** glial cell は純粋に物理的な意味で神経組織における支持細胞であると記述されてきた．しかし，最近の考え方はグリアとニューロンの間の**機能的な相互依存性** functional interdependence を重視する．物理的な支持の最も明白な例は発生過程にみられる．脳と脊髄は**胎児の神経管** embryonic neural tube から形成される．頭部の神経管では細胞層の厚みの増加と組織のたたみ込みが顕著に起こり，最終的には脳と呼ばれる構造ができあがる．この初期の段階で，胎児期のグリア細胞は神経管の全層を貫いて伸展する放射状の突起を形成する．これらの**放射状グリア細胞** radial glial cell は，脳内でニューロンが適切な部位まで移動する際の物理的な足場として機能している．

アストロサイトはニューロンと密に接触し，その活動を支援し調節する．

グリアの中で最も大きい細胞が**アストロサイト** astrocyte である．アストロサイトは中枢神経系において細胞ネットワークを形成し，またニューロンに働きかけてその多様な機能を支え，調節する役割を持つ．アストロサイトの中には脳の全層を貫いて存在し，脳の発生においてニューロンの移動のための足場を供給するものも存在する．それ以外のアストロサイトはその突起を血管からニューロンに伸ばす．突起の

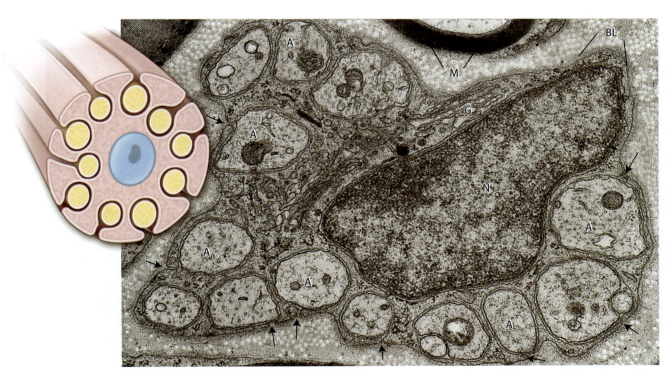

図 12.15 ▲ 無髄神経線維の電子顕微鏡像
軸索の個々の線維（A）はシュワン細胞の細胞質に囲まれる．→は軸索間膜が存在する部位を示す．軸索間膜の細胞間隙を除いて，それぞれの軸索はシュワン細胞の細胞質に完全に覆われている．シュワン細胞にみられるそれ以外の特徴としては核（N），ゴルジ装置（G），周囲の基底膜（BL）などがある．写真の上部には 2 つの有髄線維の髄鞘（M）が明瞭に認められる．27,000 倍．**挿入図．**シュワン細胞に取り囲まれた複数の軸索の位置関係を示す模式図．

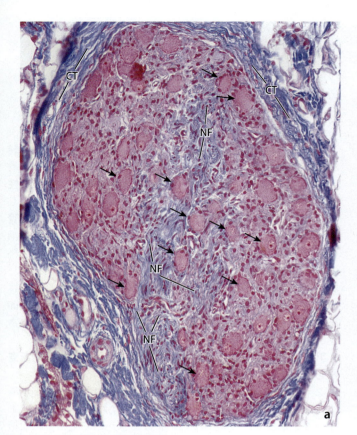
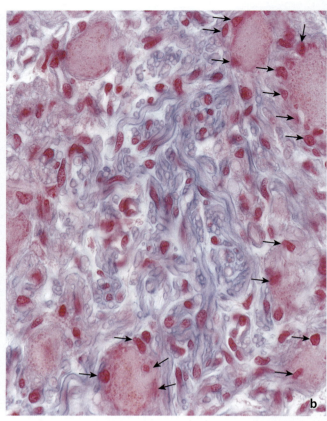

図 12.16 ▲ 神経節の光学顕微鏡像
a. マロリー・アザン染色を行った神経節の顕微鏡像．神経節内の大型の神経細胞体（→）と神経線維（NF）に注目．神経細胞体の辺縁に存在する非常に小型の複数の核が外套細胞である．神経節は厚く不規則な結合組織（CT）に包まれる．これは神経線維を囲む神経上膜に対応する構造であり，両者は連続している．200 倍．**b.** 神経節の高倍率像で，個々の軸索と少数の神経細胞体およびそれを囲む外套細胞（→）が同定できる．軸索が存在する領域にみられる核はほとんどがシュワン細胞のものである．640 倍．

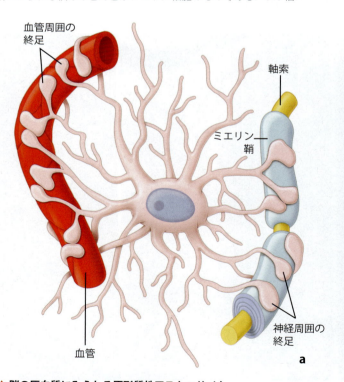
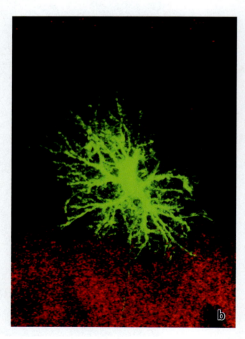

図 12.17 ▲ 脳の灰白質にみられる原形質性アストロサイト
a. この模式図は，血管およびニューロンの軸索にその末端を持つ原形質性アストロサイトの足突起を示す．血管に終わる終足は血液-脳関門の形成に寄与する．この図では血管がむき出しになった領域が描かれているが，実際には近隣のアストロサイトの突起がこの部分を覆っており，全体を覆う関門が形成される．**b.** 細胞内標識法により可視化された歯状回灰白質の原形質性アストロサイトの走査型共焦点レーザー顕微鏡像．軽く化学固定された組織切片に存在する特定のアストロサイトに電極を刺し，陰性電流パルスを用いて蛍光色素 Alexa Fluor 568 をイオン泳動的に注入した．細胞突起の密度と空間的分布に注目．480 倍．（Bushong EA, Martone ME, Ellisman MH. Examination of the relationship between astrocyte morphology and laminar boundaries in the molecular layer of adult dentate gyrus. J Comp Neurol 2003; 462: 241-251 より許諾を得て転載．）

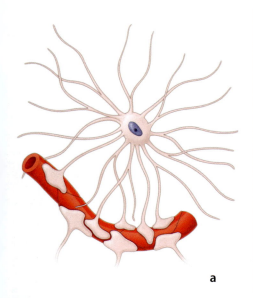
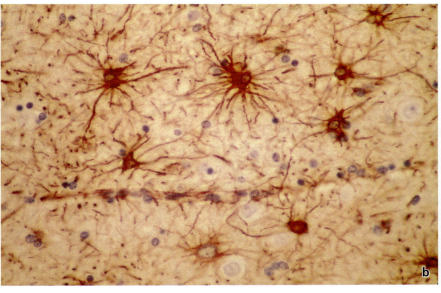

図12.18 ▲ 脳の白質にみられる線維性アストロサイト
a. 脳の白質にみられる線維性アストロサイトの模式図. b. 多数の放射状に伸びるアストロサイトの細胞質突起を示す脳の白質の顕微鏡像. 線維性という名称は，このような突起の形態に由来する．中間径フィラメントの一種であるGFAPに対する抗体染色を用いるのが，このような細い突起を検出する最もよい方法である．220倍．（Fuller GN, Burger PC. Central nervous system. In: Sternberg SS, ed. Histology for Pathologists. Philadelphia: Lippincott-Raven, 1997より許諾を得て転載.）

先端は終足を形成して広がり，血管の表面や軸索の広い面積を覆う構造をつくる．

アストロサイトは髄鞘を形成しない．2種類のアストロサイトが同定されている：

- **原形質性アストロサイト** protoplasmic astrocyte は，脳の外層を覆う灰白質と呼ばれる領域に多いタイプのアストロサイトである．短く分岐する多数の細胞質突起を伸ばす（図12.17）．

- **線維性アストロサイト** fibrous astrocyte は，脳の中心部を構成する白質でより一般的なアストロサイトである．細胞あたりの突起の数が少なく，突起は比較的まっすぐに伸びる（図12.18）．

どちらのタイプのアストロサイトも**グリア線維性酸性タンパク質** glial fibrillary acidic protein（**GFAP**）と呼ばれる中間径

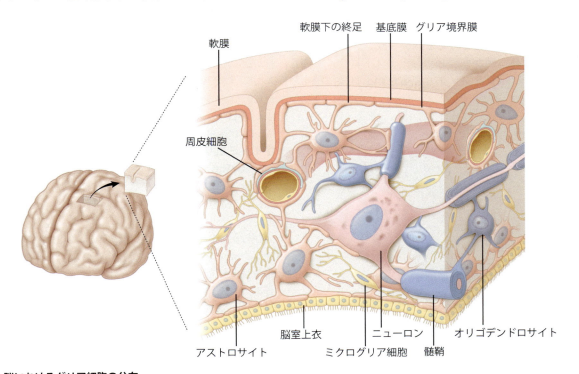

図12.19 ▲ 脳におけるグリア細胞の分布
この模式図は脳組織を構成する構造や細胞と相互作用する4種類のグリア細胞であるアストロサイト，オリゴデンドロサイト，ミクログリア，上衣細胞を示す．アストロサイトとその突起は血管，軸索，樹状突起と相互作用する．アストロサイトは脳表面に向けても突起を伸ばし，軟膜の基底膜とも接触してグリア境界膜を形成する．さらにアストロサイトの突起は脳脊髄液でみたされた脳室に向けても突起を伸ばし，上衣細胞とも接触する．オリゴデンドロサイトは中枢神経系において神経線維の髄鞘化に関与する．ミクログリアは貪食能を持つ．

フィラメントの顕著な束を突起内に持つが，線維性という名前の由来のとおり，GFAP は線維性アストロサイトにははるかに多く存在する．GFAP に対する抗体は組織切片や培養細胞においてアストロサイトを同定する目的で使用される（図 12.18b 参照）．線維性アストロサイトに由来する脳腫瘍である**線維性星状膠細胞腫** fibrous astrocytoma は成人における原発性脳腫瘍の 80% を占める．その診断には顕微鏡的な特徴と GFAP の選択的染色性が利用される．

アストロサイトは，ニューロンへの栄養の供給と老廃物の除去のための輸送といった重要な役割を果たす．アストロサイトは毛細血管におけるタイト結合の維持を補助し，この構造は**血液–脳関門** blood-brain barrier（p. 387 参照）を形成する．また，アストロサイトは髄鞘を持つ軸索の"裸"の領域，すなわちランビエの絞輪とシナプス部位で軸索を覆う役割も持つ．アストロサイトはシナプス間隙での神経伝達物質の漏出を抑え，あるいは過剰な伝達物質を取り込む機能を持つと考えられている．脳や脊髄表面の**原形質性アストロサイト** protoplasmic astrocyte はその突起を脳軟膜に存在する基底膜に伸ばし，**グリア境界膜** glia limitans と呼ばれる，比較的物質の透過しにくい中枢神経系を囲むバリアもつくる（図 12.19）．

アストロサイトは脳の細胞外空間の K^+ 濃度を調節することでニューロンの活動性を調節する．

アストロサイトが細胞外 K^+ 濃度を調節することにより，脳におけるニューロンの微小環境を維持し，その活動性を制御する役割を果たしていることは，現在広く受け入れられている．アストロサイトの細胞膜は K^+ ポンプと K^+ チャネルを豊富に発現し，K^+ を濃度の高い部位から低い部位へと輸送する〔訳注：ニューロン活動が高まり活動電位の発生が高まると，ニューロンや軸索に大量の Na^+ が流入し K^+ が細胞外に流出する．このような状況下で，アストロサイトは細胞外から K^+ を取り込む〕．アストロサイトによる大量の K^+ 取り込みは局所における K^+ 濃度勾配を減少させ，アストロサイトの細胞膜は脱分極へ向かう．しかし，アストロサイトの突起間の発達したネットワークにより膜電位の上昇は消散する．このアストロサイトによる脳の細胞外空間における K^+ 濃度の維持機構は，**カリウムイオンの空間的緩衝機構** pottasium spatial buffering として知られる．

オリゴデンドロサイトは中枢神経系で髄鞘を形成・維持する．

オリゴデンドロサイト oligodendrocyte は中枢神経系でミエリンを形成する細胞である．中枢神経系の髄鞘は，オリゴデンドロサイトの細胞膜の同心円状の層によってつくられる．中枢神経系での髄鞘の形成は，末梢神経系でみられるシュワン細胞の軸索間膜による単純な覆い（p.178〜180 参照）よりも複雑な過程を経る．

オリゴデンドロサイトは，特殊染色を施した光学顕微鏡標本ではアストロサイトよりも小型で比較的少数の突起を持つ細胞として観察される．オリゴデンドロサイトはしばしば軸索の間に列状に配列する．それぞれのオリゴデンドロサイトはいくつかの舌状の突起を伸ばし，これらが伸長過程の軸索をみつけると，その一部分を囲んで覆い始め，髄鞘の**絞輪間節** internodal segment を形成する．1 つのオリゴデンドロサイトに由来する複数の突起は，1 本あるいは複数の近傍の軸索に対して髄鞘を形成する（図 12.20）．オリゴデンドロサイトの核が存在する場所は，髄鞘を形成する軸索が存在する場所とはある程度離れている場合もある．

1 つのオリゴデンドロサイトは近傍の数個の軸索に対して同時に髄鞘を形成するため，複数の軸索を細胞質に取り込んで軸索間膜をそれぞれの軸索の周囲で回転させるような形成の方式はとれない．その代わり，それぞれの舌状の突起が軸索のまわりを回転し，髄鞘が完成するまで突起が軸索に寄り添って存在する．

中枢神経系のミエリンは末梢神経系のミエリンと異なる．

中枢神経系と末梢神経系のミエリンには，それ以外にもいくつか重要な違いがある．末梢神経系でシュワン細胞が発現するミエリン特異的タンパク質とは異なるタンパク質を中枢神経系のオリゴデンドロサイトは発現する．末梢神経系のミエリンでのみ発現する P0 と PMP22 の代わりの機能を，中枢のミエリンでは**プロテオリピドタンパク質** proteolipid protein（**PLP**），**ミエリンオリゴデンドロサイト糖タンパク質** myelin oligodendrocyte glycoprotein（**MOG**），**オリゴデンドロサイトミエリン糖タンパク質** oligodendrocyte myelin glycoprotein（**OMgp**）などの別のタンパク質が果たしている．これらのタンパク質の発現がなくなることが，中枢神経系における自己免疫性の**脱髄疾患** demyelinating disease の発症に重要であるらしい．

顕微鏡レベルでは，中枢神経系のミエリンではシュミット・ランターマンの切痕は少ない．これは，中枢神経系では代謝的な補助機能はアストロサイトによって主に行われるためである．末梢神経系のシュワン細胞と異なり，オリゴデンドロサイトは基底膜を持たない．さらに中枢でのオリゴデンドロサイトによるミエリン形成様式からわかるように，髄鞘の最外層にはほとんど細胞質が残っていない．したがって，基底膜が存在しないこととあわせて，隣り合う軸索周囲の髄鞘が直接的に接することになる．そのため，隣接する軸索の髄鞘が接触する部位では，2 つの髄鞘の周期間線は共通のものになる．最後に，中枢神経系でのランビエの絞輪は末梢神経系のものよりも大きい．軸索膜が露出している領域が広いこと

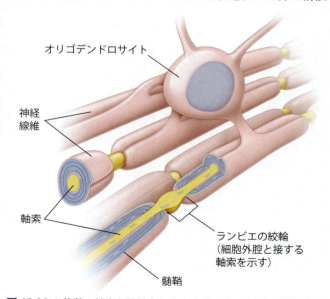

図 12.20 ▲ 複数の軸索と関係するオリゴデンドロサイトの立体像
オリゴデンドロサイトの細胞体から伸びる細胞質突起は，それぞれの軸索を取り巻く薄い細胞質のシートを形成する．細胞質と髄鞘の関係はシュワン細胞の場合と本質的に同じである．

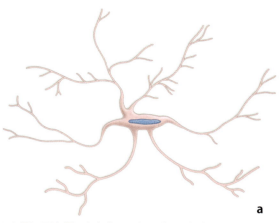
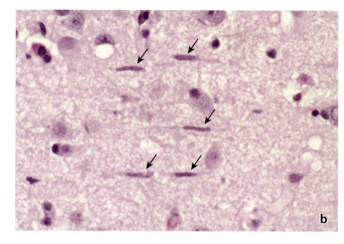

図 12.21 ▲ 脳の灰白質に存在するミクログリア細胞
a. この模式図はミクログリア細胞の形態とその特徴を示す．細長い核と細胞体から伸びる比較的少数の突起が特徴的である．**b.** 特徴的な細長い核を持つミクログリア細胞（→）の顕微鏡像．この標本はびまん性のミクログリア増殖を示したヒト脳に由来する．そのためミクログリア細胞は数が増え，通常のH&E染色の標本でも容易に同定できる．420倍．(Fuller GN, Burger PC. Central nervous system. In: Sternberg SS, ed. Histology for Pathologists. Philadelphia: Lippincott-Raven, 1997 より許諾を得て転載．)

で，中枢神経系では**跳躍伝導** saltatory conduction（下記参照）がより起こりやすくなっている．

　支持細胞とニューロンの関係という観点からの中枢神経系と末梢神経系でのもう1つの違いは，中枢神経系での無髄線維がしばしば剥き出しの状態，すなわち周囲をまったくグリア細胞に覆われない状態で存在する点である．無髄線維が周囲に支持細胞を持たず，また中枢神経系の細胞間質に基底膜や結合組織要素も存在しないという特徴は，組織学標本や透過型電子顕微鏡による観察において中枢神経系を末梢神経系と区別するためのよい指標となる．

ミクログリアは貪食機能を持つ．

　ミクログリア microglia は貪食能を持つ細胞である．ミクログリアは正常な状態では，成人の中枢神経系に存在するグリア細胞の5%を占めるが，外傷部位や病気の状態では増殖して活発な貪食機能を示す（**反応性ミクログリア** reactive microglial cell）．ミクログリアは単核食細胞系の一部に属すると考えられており（FOLDER 6.4，p.181参照），顆粒球/単球系前駆細胞に由来する．ミクログリアの前駆細胞は，血管系を介して中枢神経系に進入する．最近の知見では，ミクログリアは侵入した微生物や腫瘍細胞に対する防御において重要な役割を果たしていることが示唆されている．ミクログリアは，バクテリアや損傷した細胞や，アポトーシスを起こした細胞の残骸を除去する機能を持ち，さらに慢性疼痛の際にみられるような神経免疫反応を引き起こす．

　ミクログリア細胞はグリア細胞の中では最も小さく，比較的小型で楕円形の核を持つ（図 12.21）．重金属による染色を行うと，ミクログリアの短くねじれた突起を観察することができる．突起と細胞体のどちらも多数の棘状の構造に覆われている．この棘は貪食細胞に観察される**波状縁** ruffled border と呼ばれる構造に対応するものかもしれない．透過型電子顕

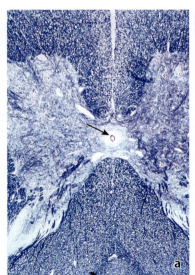
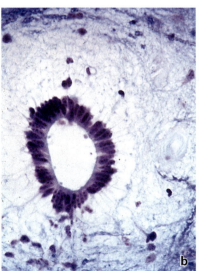
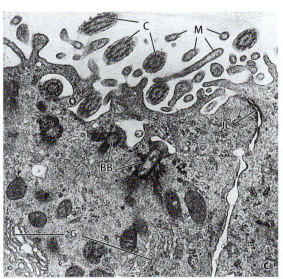

図 12.22 ▲ 脊髄中心管を裏打ちする上衣細胞
a. トルイジンブルー染色した脊髄の中心部分の顕微鏡像．→は中心管．20倍．**b.** 拡大像では，中心管を裏打ちする上衣細胞が1層の円柱状細胞からなることがわかる．340倍．(Dr. George D. Pappas の厚意による．) **c.** 2つの円柱状の上衣細胞の自由面を示す透過型電子顕微鏡写真．2つの細胞は接着複合体（JC）によってつながっており，中心管の内腔と外側面の細胞間隙を隔てている．上衣細胞の頂部表面には線毛（C）や微絨毛（M）がある．頂部細胞質には基底小体（BB）やゴルジ装置（G）もみえる．20,000倍．(Dr. Paul Reier の厚意による．)

上衣細胞は脳室と脊髄中心管の上皮様の裏打ちを形成する．

上衣細胞 ependymal cell は中枢神経系の脳脊髄液をみたした腔の上皮様の裏打ちを形成する．この裏打ちは単層の立方～円柱上皮であり，液体を輸送する細胞の形態学的および生理学的特徴を示す（図12.22）．上衣細胞はその自由面側に密な接着複合体を持っている．典型的な上皮とは異なり，上皮細胞は基底膜を持たない．透過型電子顕微鏡で観察すると，上衣細胞の基底面側には隣接するアストロサイトの終足とかみ合う形で多数のヒダが形成されている．上皮の自由面側には線毛と微絨毛が存在し，後者は脳脊髄液の吸収に関与する．

上衣細胞の特殊なタイプに**タニサイト** tanycyte があり，第三脳室の床の部分に最も多く存在する．タニサイトの自由面は脳脊髄液と直接接触するが，上衣細胞とは異なり線毛を持たない．細胞体は脳実質に伸びる長い突起を有する．この細胞の機能はいまだ不明であるが，視床下部の門脈系循環において脳脊髄液から血管への物質輸送に関与しているのであろう．タニサイトはグルコース濃度に感受性があることから，脳脊髄液におけるエネルギーバランスの変化の検出・応答や，他の循環する代謝産物のモニタリングに関与しているのかもしれない．

脳室系 system of the brain ventricles ではこの上衣細胞による裏打ちはさらに形態を変化させ，隣接する毛細血管に由来する物質を輸送・分泌することで脳脊髄液を産生する．この上衣細胞が変化した構造と，隣り合う毛細血管をまとめて**脈絡叢** choroid plexus と呼ぶ．

E. インパルスの伝導

活動電位とは，他の細胞のインパルスが樹状突起や細胞体自体で受容され，軸索小丘へ伝達された結果として引き起こされる電気化学的な変化である．

神経インパルス nerve impulse は爆竹の導火線に点火された火のように，軸索に沿って伝導する．この電気化学的過程において，**活動電位** action potential と呼ばれる，軸索初節で開始される膜の脱分極の波が発生する．軸索初節の細胞膜は多数の**電位依存性 Na^+ チャネル** voltage-gated Na^+ channel と**電位依存性 K^+ チャネル** voltage-gated K^+ channel を持つ．刺激に反応して軸索初節の膜に存在する電位依存性 Na^+ チャネルが開き，軸索の細胞質への Na^+ 流入が起こる．この Na^+ 流入によって膜電位は静止膜電位（−70 mV）から正の膜電位（＋30 mV）に向かって短時間で逆転（脱分極）する．脱分極の後，電位依存性 Na^+ チャネルは閉じ，電位依存性 K^+ チャネルが開口する．細胞外に K^+ が急速に流出して膜電位は静止時の電位へと復帰する．膜のある部位での脱分極によって，刺激を受けていない近傍の膜に向かって電流が流れ，その部位での正の電荷の蓄積が起こる．この局所的な回路が隣接した軸索膜を刺激して，膜に沿った脱分極が連続して引き起こされることになる．この全過程は1,000分の1秒以下で起こり，短時間の不応期が過ぎれば，ニューロンは再び活動電位の発生過程を繰り返すことができる．

活動電位の速い伝導はランビエの絞輪によって実現される．

有髄線維 myelinated axon は無髄線維よりもインパルスの伝導速度が速い．生理学者はインパルスが1つのランビエの絞輪から次へと"跳躍する"と表現する．この過程は**跳躍伝導** saltatory conduction（ラテン語で salus は jump の意），あるいは**不連続伝導** discontinuous conduction と呼ばれる．有髄線維では神経線維を取り巻く髄鞘は電流を通さず，軸索の周囲に絶縁帯を形成する．一方で膜電位の反転は，軸索膜が髄鞘を欠く唯一の部分であるランビエの絞輪でのみ起こることになる．この部分では軸索膜は細胞外液に接しており，かつ電位依存性 Na^+ チャネルと電位依存性 K^+ チャネルを高密度に持つからである（図12.13，図12.20参照）．結果として，1つのランビエの絞輪から次の絞輪へと電流が流れるのに合わせて，膜電位の逆転がインパルスとして跳躍することになる．跳躍伝導の速度は髄鞘の厚さだけでなく，軸索の直径にも関係する．太い軸索ほど伝導速度が速い．

無髄線維 unmyelinated axon では Na^+ チャネルおよび K^+ チャネルは線維全体に一様に分布する．軸索に沿った膜電位の逆転が連続的に波及するため，神経インパルスはよりゆっくりと伝導する．

5. 神経組織の起源

中枢神経系のニューロンとミクログリアを除くグリアは神経管の神経外胚葉細胞に由来する．

ニューロン，オリゴデンドロサイト，アストロサイト，上衣細胞は**神経管** neural tube の細胞に由来する．発生過程のニューロンが神経管の予定された場所に移動して成熟分化した後は，ニューロンはもはや分裂しない．しかし哺乳類の脳には，成体でもごく少数の分裂能を保持した**神経幹細胞** neural stem cell と呼ばれる細胞が残っている．この細胞は損傷部位に移動して，完全に機能を持ったニューロンに分化する．

オリゴデンドロサイト oligodendrocyte の前駆細胞は移動性に富む細胞である．この前駆細胞は運動ニューロンと同様の発生系譜を有し，誕生した部位から発生する軸索の投射部位（神経路）に向かって脳や脊髄の白質を移動する．そこに発現する細胞分裂シグナルに応答して，オリゴデンドロサイトの前駆細胞は分裂する．オリゴデンドロサイトと軸索のマッチングは，細胞の分裂・分化・アポトーシスの局所的制御の組み合わせにより達成される．

アストロサイト astrocyte も神経管に由来する．胎児期や生後早期において，未熟なアストロサイトは皮質に移動して，そこで成熟したアストロサイトに分化する．**上衣細胞** ependymal cell は，発達中の神経管腔を取り囲む神経上皮細胞に由来する．

これらの中枢由来のグリアとは異なり，**ミクログリア細胞** microglia cell は中胚葉由来のマクロファージ前駆細胞である骨髄の**顆粒球／単球系前駆細胞** granulocyte/ monocyte progenitor（**GMP**）に由来する．この前駆細胞は発生早期に神経管内に進入し，発達段階の神経系細胞が産生する**コロニー刺激因子−1** colony stimulating factor−1（**CSF−1**）などの成長因子の作用で分裂し，運動性のあるアメーバ様細胞に分化する．これら運動性のある細胞は，発達中の脳でよく認められる．ミクログリアは間葉系由来の唯一のグリア細胞であるため，中間径フィラメントとして**ビメンチン** vimentin を発現しており，この特徴はミクログリアを免疫組織化学的手法で同定

する際に利用される．

末梢神経系の神経節細胞と末梢グリアは神経堤に由来する．

末梢神経系の**神経節細胞** ganglion cell の発生において，神経節の前駆細胞が増殖し，**神経堤** neural crest から将来の神経節の位置に移動し，そこでさらに増殖する．神経節細胞は神経突起を伸長して，腺組織や平滑筋などの標的組織や支配感覚領域に到達する．当初は必要細胞数よりも多くの神経節細胞が産生されるが，標的組織と機能的な結合を形成しなかった細胞はアポトーシスに陥る．

シュワン細胞 Schwann cell の起源も移動する神経堤細胞であり，胎生初期の神経軸索に付随するようになる．シュワン細胞の発生にはいくつかの遺伝子が関与している．**性決定領域Y** sex-determining region Y（**SRY**）**ボックス10**（*Sox10*）は神経堤細胞に由来するすべての末梢グリアの発生に必要である．軸索が産生するニューレグリン1（*Nrg–1*）は，成長する神経軸索に沿って分化し，分裂する**シュワン細胞の前駆細胞** Schwann cell precursor を維持する．未熟なシュワン細胞の運命は，そのシュワン細胞が接触する神経突起によって決定される．大径の軸索に接触するシュワン細胞は髄鞘形成性の，小径の軸索に接触するものは髄鞘非形成性のシュワン細胞に分化する．

6. 末梢神経系の構成

末梢神経系 peripheral nervous system（**PNS**）は，特殊化した神経終末を有する末梢神経と，ニューロンの細胞体が中枢神経系外において集まる神経節から構成される．

A. 末梢神経

末梢神経は結合組織によってまとめられた神経線維の束である．

末梢神経系は，全身の器官・組織と脳・脊髄の間で感覚性および運動性の情報をやりとりするための多くの神経線維から成り立っている．残念なことに，"**神経線維** nerve fiber" という単語はさまざまな意味で使用されるため，混乱のもとになることがある．上の使用例のように，軸索とそれを覆うミエリンやシュワン細胞を含むすべての構造をまとめて神経線維と呼ぶ場合もあるが，軸索のみをさす場合も存在する．さらに，ある突起が軸索か樹状突起かについて情報が乏しい場合に，軸索か樹状突起かを特定せずに，神経細胞の持つ突起一般という意味合いで神経線維という用語が使用される場合もある．

末梢神経の細胞体は，中枢神経系内に存在する場合と，中枢神経系外の**末梢神経節** peripheral ganglion に存在する場合がある．神経節はニューロンの細胞体の集団とそこに出入りする神経線維を含む（図12.16参照）．後根神経節や脳神経

表12.2　末梢神経節[a]

感覚ニューロンの細胞体を含む神経節；これらの神経節はシナプスの中継地点ではない

- すべての脊髄神経に付属する後根神経節
- 脳神経に付属する感覚神経節
  - 三叉神経（Ⅴ）の三叉神経節（半月神経節，ガッセル神経節）
  - 顔面神経（Ⅶ）の膝神経節
  - 内耳神経（Ⅷ）の蝸牛根に付属するらせん神経節（双極性ニューロンを含む）
  - 内耳神経（Ⅷ）の前庭根に付属する前庭神経節（双極性ニューロンを含む）
  - 舌咽神経（Ⅸ）の上・下神経節
  - 迷走神経（Ⅹ）の上・下神経節

自律神経の節後ニューロンの細胞体を含む神経節；これらの神経節はシナプスの中継地点に相当する

- 交感神経節
  - 交感神経幹の神経節（椎傍神経節；最上部が上頸神経節にあたる）
  - 椎前神経節（腹部大動脈の太い無対の動脈枝に沿って存在する）に属する腹腔神経節，上腸間膜動脈神経節，下腸間膜動脈神経節，大動脈腎動脈神経節
  - 副腎髄質；交感神経節の変化したものととらえることができる（髄質に存在する個々の内分泌細胞および神経節細胞は交感神経系のアセチルコリンを伝達物質とする節前線維による支配を受ける）
- 副交感神経節
  - 頭部神経節
    - 動眼神経（Ⅲ）に付属する毛様体神経節
    - 顔面神経（Ⅶ）に付属する顎下神経節
    - 顔面神経（Ⅶ）に付属する翼口蓋神経節
    - 舌咽神経（Ⅸ）に付属する耳神経節
  - 終末神経節（各器官の内部あるいは壁に沿って存在）に属するもの：例として腸管の（マイスナーの）粘膜下神経叢および（アウエルバッハの）筋間神経叢（これらは自律神経系の腸管神経系の神経節でもある）を構成する神経節，およびさまざまな臓器に存在する孤立した神経節細胞がある

[a] 舌，膵臓，膀胱，心臓で観察される神経細胞体はすべて副交感神経系の終末神経節，あるいは副交感神経系の神経節細胞である．

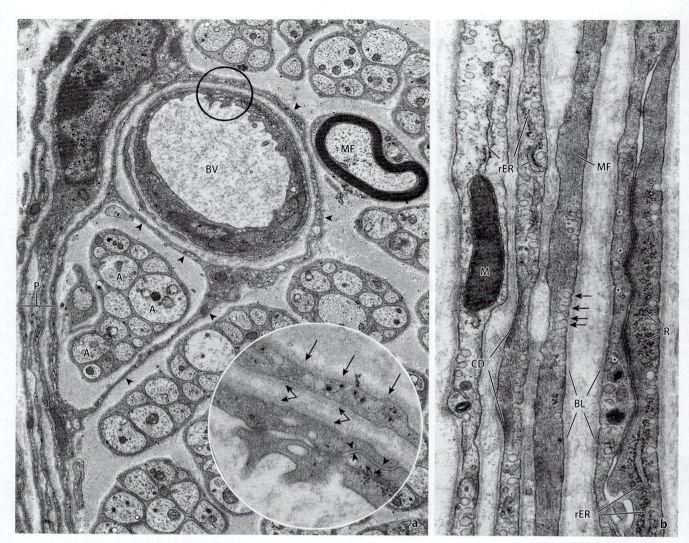

図 12.23 ▲ 末梢神経と神経周膜の透過型電子顕微鏡像
a. 多数の無髄線維と 1 本の有髄線維 (MF) の透過型電子顕微鏡像. 複数の細胞層からなる神経周膜 (P) が写真の左側に観察される. 神経周膜に存在する細胞の突起 (▶) は神経線維内に伸び出して, 複数の軸索 (A) やその周囲のシュワン細胞, 小型の血管 (BV) を取り囲む. この軸索が囲い込まれた部分は, 太い神経線維束に合流する (あるいは離れていく) 細い神経線維束に相当する. 10,000 倍. 丸で囲んだ領域にみられる血管内皮と隣接する神経周膜の細胞が, 高倍率での挿入図として示されている. 血管の基底膜と神経周膜細胞 (→) がみられる. 血管内皮細胞の間の結合も明瞭に認められる (▶). 46,000 倍. **b.** 神経周膜の透過型電子顕微鏡像. ここには 4 層の細胞層が存在し, それぞれの層の両側には基底膜 (BL) が存在する. アクチン線維 (MF) が豊富で, ピノサイトーシス小胞 (→) が存在し, 細胞質が高い電子密度を持つこと (CD) が神経周膜細胞の特徴である. これらの特徴は平滑筋の特徴と一致する. 最も内側の神経周膜の層 (右) にはタイト結合 (*) が存在し, 神経周膜を構成する 1 つ目の細胞が 2 番目の細胞と重なり合う. その他の細胞質の特徴として, ミトコンドリア (M), 粗面小胞体 (rER), 遊離リボソーム (R) などがある. 27,000 倍.

神経節に存在する細胞体は感覚ニューロン (**体性求心性線維** somatic afferent と, 自律神経系に属する **臓性求心性線維** visceral afferent) で, 特定の限られた部位に存在する (表 12.2 および図 12.3). 椎傍神経節, 椎前神経節, および終末神経節は, 自律神経系における運動性の節後ニューロン (**臓性遠心性線維** visceral efferent) に属する (表 12.2 および図 12.16 参照).

末梢神経系の構成を理解するためには, 以下に述べるように中枢神経系のいくつかの部分についての説明も加える必要がある.

運動ニューロンの細胞体は中枢神経系に存在する.
骨格筋に投射する運動ニューロン (**体性遠心性線維** somatic efferent) の細胞体は, 脳, 脳幹, 脊髄に存在する. 中枢神経系を出る軸索は, 末梢神経を通って支配する骨格筋に到達する. 1 個の運動ニューロンによって中枢神経系から効果器までインパルスが伝達される.

感覚ニューロンの細胞体は中枢神経系に近接した位置にある神経節内に存在する.
体性求心性線維 somatic afferent と **臓性求心性線維** visceral afferent の両方を含む感覚神経系においては, 単一のニューロンが神経節を介して受容器と脊髄あるいは脳幹を接続している. **感覚神経節** sensory ganglion は, 脊髄神経の後根の内部や, 第 V, VII, VIII, IX, X 脳神経の感覚神経部と関連して存在する (表 12.2 参照).

B. 末梢神経の結合組織要素

末梢神経 peripheral nerve の大部分は神経線維とそれを支持するシュワン細胞から構成される. 個々の神経線維とそれを支持するシュワン細胞は, それぞれ特異的な形態的・機能的

性質を持った3つの結合組織要素によって一体化されている（図12.23，図12.3参照）．

- **神経内膜** endoneurium は個々の神経線維を取り巻く疎性結合組織である．
- **神経周膜** perineurium は神経線維束をまとめる特殊化した結合組織である．
- **神経外膜** epineurium は末梢神経を包囲し，神経線維束の間を埋める緻密で不規則な結合組織である．

神経内膜は個々の神経線維と接する疎性結合組織である．

神経内膜 endoneurium は通常の光学顕微鏡による観察で明瞭ではないが，特殊な結合組織の染色を行うとその存在を示すことができる．電子顕微鏡レベルでは，神経内膜をつくるコラーゲン線維の存在は明瞭である（図12.11，図12.12参照）．コラーゲン線維は神経線維に対して平行に，あるいはこれを取り巻くように走り，機能的には神経線維を束にまとめている．神経線維の間質では**線維芽細胞** fibroblast の数が比較的少ないことから，大部分のコラーゲン線維はシュワン細胞によって分泌されていると考えられる．この結論は，単離したシュワン細胞と後根ニューロンだけの培養でもコラーゲン線維が産生されるという培養系の研究からも支持される．

たまにみられる線維芽細胞の他に，通常の神経内膜で唯一観察される結合組織由来の細胞は**肥満細胞** mast cell と**マクロファージ** macrophage である．マクロファージは免疫学的な監視と神経組織の修復に関わる．神経線維が損傷すると，マクロファージは増殖し髄鞘の残骸を活発に貪食する．一般的に，末梢神経の断面で観察される核の90％はシュワン細胞に由来する．残り10％の細胞核は，たまに存在する線維芽細胞，毛細血管の**内皮細胞** endothelial cell，マクロファージ，肥満細胞などがほぼ同数を占める．

神経周膜は神経線維束を囲む特殊な結合組織で，血液-神経関門の形成に貢献する．

神経周膜 perineurium をつくるユニークな結合組織細胞の鞘が，神経線維束を取り囲む．神経周膜は代謝的に活発な拡散障壁を形成し，**血液-神経関門** blood-nerve barrier の形成に貢献する．この関門は中に入れる神経線維のイオン環境を維持する．血液-脳関門を形成する脳の毛細血管内皮細胞（p.387参照）と同様に，**神経周膜細胞** perineurial cell は物質を活発に輸送するための受容体，輸送体，酵素などを持っている．神経周膜は，神経線維の直径に応じて1〜数層の細胞層で構成される．この層を構成する細胞は扁平で，それぞれの層はその両側の表面に基底膜を形成する（図12.23b および PLATE 27, p.394）．この細胞は収縮能を持ち，かなりの数のアクチンフィラメントが存在する点で，平滑筋細胞などの他の収縮能を持つ細胞に似た特徴を持つ．さらに2層以上の神経周膜細胞層が存在する場合（太い神経では5〜6層にも及ぶ），層の間に線維芽細胞を欠くにもかかわらずコラーゲン線維が存在する．血液-神経関門の基礎となる**タイト結合（密着結合）** tight junction は，神経周膜の同じ層内にある神経周膜細胞間に形成される．実際，物質透過の関門としての細胞配列や，タイト結合と基底膜が存在するという特徴は，神経周膜細胞が上皮様組織に似ていることを示す．一方で，収縮能を持ちコラーゲン線維の産生能を有するという特徴は，平滑筋細胞や線維芽細胞との類似性を意味している．

結合組織性の細胞要素が神経内膜に少ないという事実から，神経周膜がその保護的機能を果たしていることは間違いない．肥満細胞とマクロファージを除き，リンパ球や形質細胞のような典型的な免疫系細胞が神経内膜および神経周膜の内部には存在しないという事実も，神経周膜細胞の保護的な障壁機能で説明できる．典型的な末梢神経組織内には，線維芽細胞と少数のマクロファージ，たまに観察される肥満細胞のみが存在する．

神経外膜は，個々の神経線維束を包囲し太く束ねる緻密で不規則な結合組織である．

神経外膜 epineurium は末梢神経の最外層の組織を形成する．これは典型的な**緻密結合組織** dense connective tissue であり，神経周膜によってつくられる神経線維束の周囲を取り囲む（PLATE 28, p.396）．太い神経の場合には，神経外膜に脂肪組織も存在する．

神経を栄養する血管は神経外膜に沿って走行し，その枝は神経の内部に進入して神経周膜内を走る．神経内膜のレベルでは血管は乏しく，組織での代謝物と老廃物の交換は神経周膜に存在する血管からの物質拡散に依存する（図12.23参照）．

C. 求心性（感覚）受容器

求心性受容器は，感覚ニューロンの末梢枝の遠位端に存在する特殊な構造である．

受容器 receptor はさまざまな構造を持つが，共通の特徴を1つ持っている．それは，刺激に対して神経インパルスを発生するという点である．受容器は次のように分類される．

- **外受容器** exteroceptor は温度，触角，におい，音，視覚など，外界からの刺激に対して反応する受容器．
- **内受容器** enteroceptor は消化管，膀胱，血管の充満感や伸展など，体内からの刺激に対して反応する受容器．
- **固有（深部感覚）受容器** proprioceptor は身体の位置，筋の緊張度や動きなど，やはり体内の刺激に対して反応する受容器．

最も単純な受容器はむき出しの軸索であり，**非被覆型（自由）終末** nonencapsulated (free) ending と呼ばれる．この終末は上皮や結合組織に分布し，毛包にも付属して観察される．

大部分の感覚性神経終末は，結合組織性の被膜やさまざまな複雑さを備えた鞘を持つ．

結合組織の被膜を持つ感覚性の神経終末は，**被覆型終末** encapsulated ending と呼ばれる．多くの被覆型終末は皮膚や関節包に存在するクラウゼ終梶，ルフィニ小体，マイスネル小体，ファーテル・パチニ小体などの機械受容器であり，これらについては CHAPTER 15, 外皮系で述べる．**筋紡錘** muscle spindle は骨格筋に存在する被覆型終末である．これについては CHAPTER 11, 筋組織（p.329）で述べる．機能的に関連のあるゴルジ腱器官は，筋腱接合部に存在する被覆型の張力受容器である．

7. 自律神経系の構成

すでに自律神経系については触れたが，その構成と分布の際立った特徴について書き加えることは有用である．自律神経系は以下の3つの区分に分けられる：

- **交感神経系** sympathetic division.
- **副交感神経系** parasympathetic division.

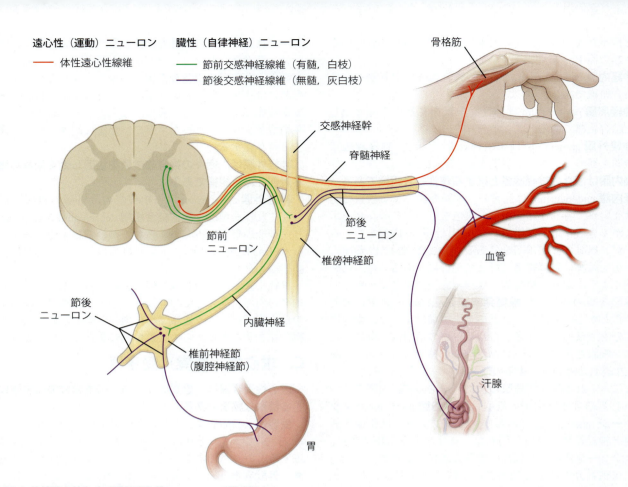

図12.24 ▲ 体性遠心性および臓性遠心性ニューロンの模式図
体性遠心性（体性運動性）の神経系では，1個のニューロンが中枢から効果器（筋）までインパルスを伝達する．臓性遠心性（自律神経）の神経系では（この図では自律神経系に属する交感神経を示す），2つのニューロンの連鎖によりインパルスを伝える．すなわち中枢神経系内に存在する節前ニューロンと，椎傍神経節と椎前神経節に存在する節後ニューロンである．さらに，個々の節前ニューロンは複数の節後ニューロンとシナプス結合を形成する．交感神経系の節後線維は，血管などの平滑筋や汗腺などの腺上皮細胞を支配する．腹部臓器を支配する自律神経系のニューロンの軸索は，内臓神経を経由して標的臓器に達する．この例では，内臓神経は腹腔神経節に合流し，そこで2つのニューロン間でのシナプス結合の大部分が形成される．

- **腸管神経系** enteric division.

自律神経系は身体の内部環境を調節し制御する．
　自律神経系 autonomic nervous system（**ANS**）は，不随意性のインパルスを平滑筋，心筋，腺上皮に伝える末梢神経系の一部分である．これらの効果器はそれぞれの器官において，神経による制御に反応して機能を果たす．"**内臓性** visceral"という用語は，ときどき自律神経系や**臓性運動（遠心性）ニューロン** visceral motor（efferent）neuron という意味での自律神経系のニューロンをさすのに使用される．しかし，臓性運動ニューロンは，内臓の痛みや反射を血管・粘膜・腺などの臓性効果器から中枢神経系に伝える**臓性感覚（求心性）ニューロン** visceral sensory（afferent）neuron もしばしば伴っている．臓性感覚ニューロンも偽単極性であり，他の感覚ニューロンと同様の存在様式を持つ．つまり，先に説明したように，細胞体は感覚神経節にあり，末梢枝と中枢枝からなる長い軸索を有する．
　骨格筋（体性効果器）への遠心性のインパルスの伝達と，平滑筋，心筋，腺上皮（臓性効果器）への遠心性の伝達の構成上の大きな違いは，中枢神経系から体性効果器への伝達は1個のニューロンで行われるのに対して，中枢神経系から臓性効果器への伝達は2つのニューロンの連結を介している点

である（図12.24）．したがって，中枢神経系外の自律神経系にシナプスの中継点があり，そこで節前ニューロンが節後ニューロンに接触することになる．1個の節前ニューロンは複数の節後ニューロンとシナプスをつくる．

A. 自律神経系における交感神経系と副交感神経系

交感神経系の節前ニューロンは胸髄と腰髄上部に存在する．
　胸髄および腰髄上部の分節に存在する節前ニューロンが，椎前および椎傍の神経節へと軸索を伸ばす．**交感神経幹** sympathetic trunk の**椎傍神経節** paravertebral galglion には**交感神経系** sympathetic division の遠心性節後ニューロンの細胞体が存在する（図12.24および図12.25）．

副交感神経系の節前ニューロンは脳幹と仙髄に存在する．
　副交感神経系の節前ニューロン presynaptic parasympathetic neuron は，中脳，橋，延髄，仙髄（S2～S4）から軸索を伸ばして**内臓神経節** visceral ganglion に到達する．腹部および骨盤臓器の壁内あるいは近傍にある神経節と，第Ⅲ，Ⅶ，Ⅸ，Ⅹ脳神経にある内臓運動性の神経節には，**副交感神経系** parasympathetic division の遠心性節後ニューロンの細胞体が存在する（図12.24および図12.25）．

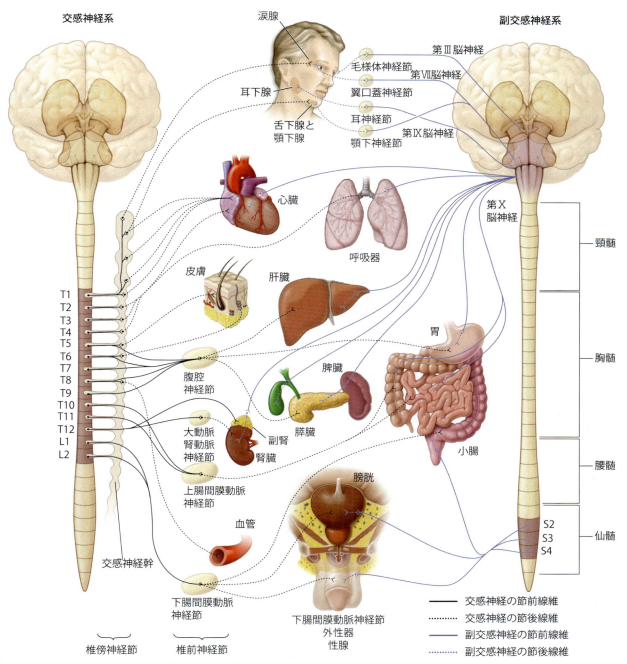

図 12.25 ▲ 自律神経系の交感神経と副交感神経の一般的構成を示す模式図
交感神経系を左，副交感神経系を右に示す．胸腰系とも呼ばれる交感神経系は，胸髄および腰髄上部（T1～L2）から起こる．これらの節前線維は節後ニューロンと椎傍神経節および椎前神経節と呼ばれる2つの部位で連絡する．椎傍神経節は相互に連結して2列の交感神経幹（図では脊髄の脇にある1本の円柱として描かれている）を形成する．椎前神経節は腹大動脈の主要な枝に沿って存在する（ベージュ色の楕円）．交感神経の節後線維の内臓への分布に注意．脳仙系とも呼ばれる副交感神経系は，第Ⅲ，Ⅶ，Ⅸ，Ⅹ脳神経が関係する脳幹の灰白質，さらに仙髄（S2～S4）の灰白質から起こって中枢神経系を離れ，最終的に内臓に分布する．節前線維は第Ⅲ，Ⅶ，Ⅸ脳神経を経て頭頸部に存在するさまざまな神経節内で節後ニューロンと連絡する（頭部の前にあるベージュ色の楕円）．第Ⅹ脳神経と仙髄（S2～S4）を通る節前線維は内臓の壁内にある神経節（終末神経節）内で節後ニューロンとシナプス結合を形成する．したがって，内臓は交感神経と副交感神経の両方から支配される．副腎髄質を除いた他のすべての臓器において，2つのニューロンの連鎖によってインパルスが運ばれる．

　自律神経系の交感神経系と副交感神経系はしばしば同一の臓器を支配する．この場合に2つの神経の効果は互いに拮抗する．たとえば，心筋の収縮頻度に対して，交感神経系の刺激は促進し，副交感神経系の刺激は抑制する．
　交感神経系の作用の多くは内分泌腺である副腎髄質の機能に類似する．この機能的類似性は副腎髄質細胞と交感神経系の節後ニューロンの発生学的な関係によってある程度説明できる．どちらの細胞も神経堤に由来し，節前交感神経細胞から投射を受け，近縁の活性物質であるアドレナリンとノルアドレナリンを産生する．両者の違いは，交感神経細胞が活性物質を効果器に対して直接分泌するのに対して，副腎髄質の細胞は血流を介して間接的に活性物質を送り出す点である．副腎髄質への投射は，自律神経系の投射が中枢神経系から効果器へ2つのニューロンを介しているという原則の例外であるが，副腎髄質細胞を機能的には神経分泌を行う2番目のニューロンであると考えれば，この原則とは矛盾しない．

B. 自律神経系における腸管神経系

自律神経系に属する腸管神経系は，消化管に投射する神経節とその突起から構成される．

自律神経系の**腸管神経系** enteric division と呼ばれる部分は，消化管の壁に存在するニューロンとその突起の集合体である．この腸管神経系は，壁の収縮などの運動性，外分泌と内分泌，胃腸をめぐる血流などの制御，免疫および炎症性の反応にも影響を与える．

腸管神経系は"**腸内の脳** brain of the gut"とみなされ，中枢神経系とは独立に機能しうる．しかし，消化には腸管のニューロンと中枢神経系の連携が必要であり，それは副交感神経と交感神経とによってなされる．消化管の内受容器は，消化機能の状態に関する感覚情報を中枢神経系に供給する．次に中枢神経系が，胃腸の分泌，運動性，括約筋や血管の収縮を抑制する交感神経への刺激と，その反対の作用を行う副交感神経への刺激を調節する．**介在ニューロン** interneuron は感覚ニューロンからの情報を統合し，これを腸管の運動ニューロンへ反射という様式で伝える．たとえば胃結腸反射では，胃の膨張が結腸の平滑筋収縮を刺激し，排便を促す．

腸管神経系の神経節および節後ニューロンは，食道から肛門にいたる消化管の粘膜固有層，粘膜筋板，粘膜下層，筋層，漿膜の全層にわたって存在する（図12.26）．腸管神経系は迷走神経や仙髄線維系からの節前入力を必要としないため，迷走神経や骨盤内臓神経が切断されても腸の蠕動運動は止まらない．

腸管神経系のニューロンは，シュワン細胞や外套細胞ではなく，**腸管グリア細胞** enteric neuroglial cell と呼ばれるアストロサイト（p.371参照）に似た細胞によって保護される．**腸管神経系の細胞にも，脳のニューロンでみられる病理学的な変化が起こる．パーキンソン病** Parkinson's disease に関連してレヴィ小体（FOLDER 12.1参照）が，また**アルツハイマー病** Alzheimer's disease に関連してアミロイド斑や神経原線維変化が大腸壁に観察されることもある．脳の生検がより複雑でリスクを伴うことを考えると，直腸生検がこれらの病態の初期段階での診断に利用できる可能性が考えられる．

C. 自律神経の分布についてのまとめ

図12.24と図12.25は自律神経系の起始とその分布をまとめたものである．これらの図を参照しながら，以下の説明を読んでもらいたい．これらの模式図では交感神経系と副交感神経系が対になった自律神経系でよくみられる神経投射と，この一般的な特徴が守られていない重要な例外について示してあることに注意されたい．

1）頭部

- 頭部へ向かう副交感神経系の節前線維は，図12.25に示すように脳神経として脳から離れるが，その経路は非常に複雑である．たとえば舌などでは，細胞体も表12.2および図12.25に示した頭部神経節以外の場所に認められる．これらは"終末神経節"と呼ばれ，副交感神経系の神経細胞体を含む．
- 頭部に向かう交感神経の節前線維は胸髄に由来する．節後ニューロンはその細胞体を**上頸神経節** superior cervical ganglion に持つ．神経節を出た軸索は内頸動脈・外頸動脈の壁を抱くようにして走行し，動脈周囲に神経叢を形成する．内頸動脈神経叢および外頸動脈神経叢は，それぞれ頸動脈の分枝に沿って走行し，目的地に達する．

2）胸部

- 胸部臓器へ向かう副交感神経系の節前線維は迷走神経（X）に由来する．節後ニューロンの細胞体は胸部臓器の壁あるいは実質に分布する．
- 胸部臓器へ向かう交感神経系の節前線維は胸髄上部の分節に由来する．心臓を支配する交感神経系の節後ニューロンの細胞体は頸神経節に存在し，その軸索は心臓神経を形成する．心臓以外の胸部臓器への節後ニューロンは胸部交感神経幹の神経節の中に存在する．その軸索は小内臓神経として交感神経幹から生じ胸郭内の臓器に達し，肺神経叢と食道神経叢を形成する．

3）腹部および骨盤

- 腹部内臓へ向かう副交感神経系の節前線維は迷走神経および骨盤内臓神経に由来する．腹部骨盤臓器への副交感神経系の節後ニューロンは終末神経節に存在し，これらの神経節は一般的に各臓器の壁にあって，マイスネルの粘膜下神経叢，アウエルバッハの筋間神経叢などと呼ばれる．これらの神経節は自律神経系の腸管神経系に属する．
- 腹部骨盤臓器へ向かう交感神経系の節前線維は胸髄下部および腰髄上部の分節に由来する．これらの線維は，大内臓神経，小内臓神経，最下内臓神経，および腰内臓神経からなる腹部骨盤への内臓神経を通って椎前神経節に到達する．節後ニューロンの多くはその細胞体を椎前神経節に持つ（図12.24参照）．副腎髄質の細胞を支配する唯一の節前線維は交感神経幹の椎傍神経節に由来する．副腎髄質細胞は特殊な節後ニューロンとして機能し，シナプス間隙ではなく血流に直接神経伝達物質を放出する．

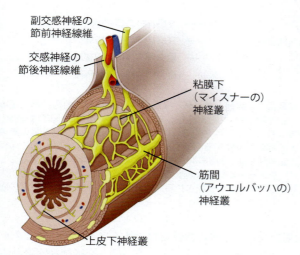

図12.26 ▲ 腸管神経系
この模式図は小腸壁に存在する腸管神経系の構成を示す．神経節細胞を含む2つの神経叢の存在する部位に注意．アウエルバッハの筋間神経叢は，2つの筋層の間に存在する．粘膜下層の深部には無髄線維と神経節細胞の網目が存在し，マイスナーの粘膜下神経叢を形成する．迷走神経に由来する副交感神経線維は小腸の腸間膜に侵入し，2つの神経叢の神経節細胞とシナプスを形成する．交感神経系の節後線維も腸管神経系の一部となる．

4）四肢と体壁

- 副交感神経系の線維は四肢と体壁には分布しない．解剖学的には体壁に存在する自律神経系の神経支配は交感神経のみである（図 12.24 参照）．それぞれの脊髄神経は節後性の交感神経線維を含んでおり，これはその細胞体を交感神経幹の椎傍神経節に持つ無髄の臓性遠心性線維である．汗腺では，交感神経から放出される神経伝達物質はノルアドレナリンではなくアセチルコリンである．

8. 中枢神経系の構成

中枢神経系 central nervous system は**脳** brain と**脊髄** spinal cord からなり，それぞれ頭蓋腔と脊柱管の内部にある．中枢神経系は頭蓋骨と椎骨により保護され，**髄膜** meninx と呼ばれる 3 枚の結合組織性膜により包まれている．基本的に，脳と脊髄は 2 つの髄膜の間をみたす脳脊髄液の中で浮遊した状態にある．さらに，**大脳** cerebrum，**小脳** cerebellum，**脳幹** brain stem に区分され，脳幹は脊髄と連続する．

脳では灰白質は外側を覆う皮質となり，白質は内部の髄質を形成する．

脳の最外層を形成する**大脳皮質** cerebral cortex はニューロンの細胞体・軸索・樹状突起やグリア細胞を含み，シナプスを形成する．新鮮な脳標本では大脳皮質は灰色にみえるため，**灰白質** gray matter と呼ばれる．大脳皮質以外にも**核（神経核）** nucleus と呼ばれる島状の灰白質が存在し，大脳や小脳の深部に存在する．**白質** white matter はニューロンの軸索とそれに付属するグリア細胞と血管のみを含む（新鮮な標本では軸索は白くみえる）．これらの軸索は，神経系のある部位から他の部位へと向かう．特定の部位から到来する軸索は，機能的なまとまりのある**神経路** tract と呼ばれる束となるが，神経路自体は明確に境界が引ける束構造をつくっているわけではない．中枢神経系の神経路を明確に示すには特別な手技が必要で，その伝導路を構成する軸索を送り出す神経細胞体を破壊するなどの操作を行う．損傷を受けた神経線維は適切な染色や標識法によって区別され，その走向を追跡できる〔訳注：現在は神経路研究にはトレーサー物質やウイルスベクターによる標識法が一般的となっている〕．神経路ごとの分類が最も明確な脊髄であっても，隣接した神経路の間にははっきりした境界はみつからない．

A. 灰白質の細胞

脳や脊髄の部位により，灰白質に存在する細胞体の種類は異なる．

灰白質の各機能領域はそれぞれ特徴的な神経細胞体を持ち，軸索，樹状突起，グリア細胞の突起のつくる網目と関連する．

灰白質にみられる軸索，樹状突起，グリア突起が織りなす網目状構造は**神経網** neuropil と呼ばれる．神経網の構築は，H&E 染色を施した切片では示すことができない．灰白質の細胞構築を解読するためには H&E 染色以外の手法を用いる必要がある（PLATE 29, p.398）．

一般的な組織学教育では中枢神経系における実際のニューロンの配置までは踏み込まないことが多いが，2 つの例を示すことで学生が通常手にする H&E 染色標本の観察に役立て

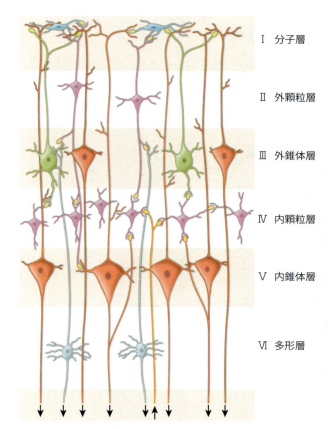

図 12.27 ▲ 大脳皮質内の神経回路を構成する神経細胞
この単純化した模式図は，大脳皮質の求心性線維（上向きの→）と遠心性線維（下向きの→）に関連する各層内のニューロンの結合様式を示す．

Ⅰ 分子層
Ⅱ 外顆粒層
Ⅲ 外錐体層
Ⅳ 内顆粒層
Ⅴ 内錐体層
Ⅵ 多形層

たい．ここで例としてあげるのはそれぞれ大脳皮質（図 12.27）と小脳皮質（図 12.28）である．

脳幹 brain stem においては灰白質と白質の区分は明瞭ではない．しかし，脳幹に存在する脳神経の神経核は白質に存在するある程度明瞭な神経路に囲まれているため，島状にみえる．神経核には脳神経の運動ニューロンの細胞体が含まれ，形態学的にも機能的にも脊髄前角の運動ニューロンに対応する．脳幹には，**網様体** reticular formation のような白質と灰白質の区分がより不明瞭な領域もある．

B. 脊髄の構成

脊髄 spinal cord は脳幹に連続する平べったい円柱構造である．脊髄は 31 の髄節（頸髄に 8，胸髄に 12，腰髄に 5，仙髄に 5，尾髄に 1）に分けられ，それぞれが 1 対の**脊髄神経** spinal nerve と接続している．脊髄神経と対応する髄節とは，最終的に後根や前根としてまとまる多数の神経根でつながっている（図 12.29，図 12.3 も参照）．

横断面をみると，脊髄は蝶の翅のような形をして**中心管** central canal を取り囲む灰色の内部構造である**灰白質** gray matter と，白色の周辺構造である**白質** white matter からなる（図 12.30）．白質（図 12.3）は，他の脊髄領域や脳との間を行き来する有髄および無髄の神経線維のみを含む．

灰白質 gray matter は，ニューロンの細胞体と樹状突起に加え，軸索や中枢グリアも含む（PLATE 31, p.402）．灰白質において機能的に関連したニューロンの細胞体が集まる部位を**核（神経核）** nucleus と呼ぶ．ゆえに神経核という用語は，

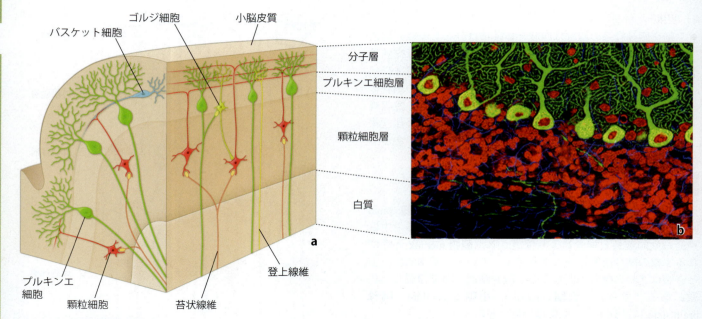

図 12.28 ▲ 小脳皮質の細胞構築

a. この模式図は小脳回と呼ばれる小脳皮質の葉状のヒダの断面を示す．長い方の切断面は小脳回に平行となる面である．小脳皮質が白質と灰白質から構成されることに注意．模式図から灰白質の明瞭な3層構造が同定できる．すなわち，表層にある分子層，中間のプルキンエ細胞層，そして白質と隣り合う顆粒細胞層である．苔状線維と登上線維は小脳への主要な求心性線維である．**b.** 二重蛍光標識法により可視化されたラット小脳のプルキンエ細胞．赤いDNA染色は，分子層と顆粒細胞層に存在する細胞の細胞核を示す．プルキンエ細胞は発達した樹状突起を有する．380倍．(Thomas J. Deerinckの厚意による．)

ニューロンの細胞体の集まりやグループに神経線維やグリアを加えたものを意味する．中枢神経系における神経核は，形態学的にも機能的にも末梢神経系における神経節に対応する．シナプスは灰白質にのみ存在する．

骨格筋を支配する運動ニューロンの細胞体は灰白質の前角に存在する．

　腹側の運動ニューロン ventral motor neuron は**前角細胞** anterior horn cell とも呼ばれ，大型で好塩基性の細胞で，通常の組織学的染色法でも容易に判別できる（図12.4，PLATE 31，p.402参照）．この運動ニューロンは中枢神経系から離れる方向にインパルスを伝導するため，遠心性ニューロンと呼ばれる．

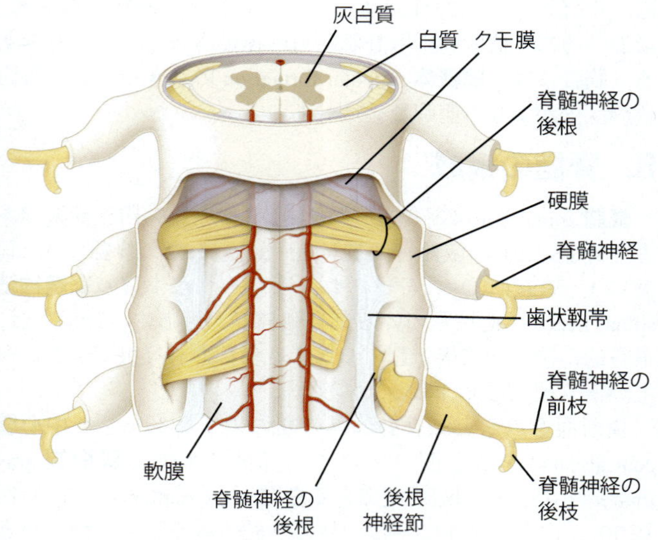

　運動ニューロンの軸索が脊髄を離れると，腹側根（前根）を通過してその髄節の脊髄神経の一部になり，筋にいたる．運動神経の軸索は，その始まりと終わりの部分を除けば有髄である．筋細胞の近くまで来ると，軸索は分岐して数多くの終末枝となり，筋細胞に神経筋接合部を形成する（p.327参照）．

感覚ニューロンの細胞体は脊髄後根の神経節にある．

　後根神経節の感覚ニューロンは偽単極性である（PLATE 27，p.394）．1本の突起を有し，それが末梢から細胞体へと情報を運ぶ末梢枝と細胞体から脊髄灰白質へと情報を運ぶ中枢枝に分かれる．感覚ニューロンはインパルスを中枢神経系に向かって運ぶので，求心性ニューロンと呼ばれる．インパルスは枝分かれした末梢枝の終末受容器で発生する．

C. 中枢神経系の結合組織

　3つの順番に並んだ結合組織性の被膜によって**髄膜** meninx（複数形 meninges）は構成され，脳と脊髄を覆っている．

- **硬膜** dura mater は最外層を形成する．
- **クモ膜** arachnoid は硬膜の下に存在する．
- **軟膜** pia mater は脳と脊髄の実質表面を直接覆う繊細な層である．

　クモ膜と軟膜は発生中の脳を包む1層の中胚葉性の組織からできあがるため，これらの構造は一般に（広義の）**軟膜** pia-arachnoid と呼ばれる．成人の脳では軟膜は"広義の軟膜"の臓側部を，クモ膜はその壁側部を意味する．広義の軟膜が共通の発生起源を持つことは，成人脳の髄膜の肉眼解剖にお

図 12.29 ▲ 脊髄の後面とそれを囲む髄膜

それぞれの脊髄神経は脊髄の神経根として始まり，それが後根と前根にまとまる．前根と後根は合流して単一の脊髄神経になるが，まもなく太い前枝と細い後枝に分岐する．硬膜（髄膜の最外層）は脊髄と脊髄神経を包んでいることに注意．軟膜から伸びる歯状靱帯が，脊髄を脊柱管壁に固定する役割を持つ．

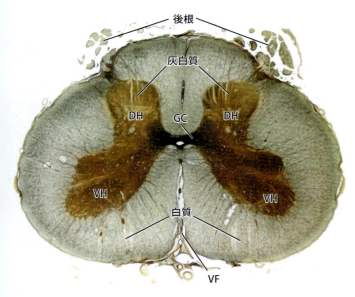

図 12.30 ▲ ヒト脊髄の断面像
ビールショウスキーの鍍銀染色法による腰髄下部（おそらく L4〜L5）での脊髄断面の顕微鏡像．脊髄は外側の白質と内側の灰白質から構成され，灰白質にはニューロンの細胞体とそれに関連する神経線維が存在する．脊髄の灰白質は蝶が翅を広げた形に似る．前と後ろの翅の部分はそれぞれ前角（VH），後角（DH）と呼ばれ，左右の部分は灰白交連（GC）で接続される．白質は上行路と下行路を形成する神経線維を含む．脊髄の外表面は軟膜で覆われる．軟膜の血管，前正中裂（VF），脊髄神経の後根もこの標本で観察できる．5倍．

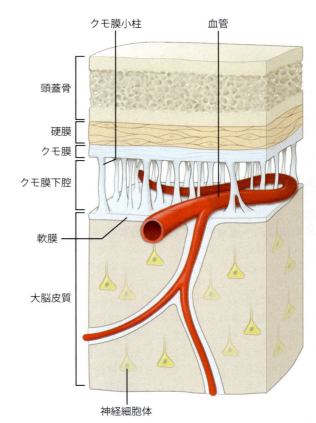

図 12.31 ▲ 大脳の髄膜の模式図
外層の硬膜は頭蓋骨と結合している（図示されていない）．内層である軟膜は脳表面に付着してその輪郭を追う．軟膜は大脳皮質内へと侵入する脳血管系にも随伴することに注意．中間層のクモ膜は硬膜に隣接するが，密着はしない．クモ膜はクモ膜小柱と呼ばれる網目状の構造を軟膜に伸ばす．クモ膜と軟膜の間にはクモ膜下腔が存在し，ここに脳脊髄液を入れる．この空間には太い血管（大脳動脈）もあり，その枝を脳実質内へと送る．

いて軟膜とクモ膜の間を多数の結合組織性の線維（クモ膜小柱）がつなぐことからも明らかである．

硬膜は緻密結合組織からなる比較的厚いシート構造である．

頭蓋腔では，**硬膜** dura mater（ラテン語で"丈夫な母"の意）をつくる結合組織の厚い層はその外面で頭蓋骨の骨膜と連続している．硬膜の内部には骨膜と硬膜の間に内皮が表面を覆う空間が存在し，これが脳から戻る血流の通過路となる．これらの**硬膜（静脈）洞** dural (venous) sinuses は主要な脳静脈からの血液を受け取り，それを内頸静脈へと送り出す．

硬膜の内面がシート状に伸び出した構造は脳を区画し，区画された部分を頭蓋腔内で保護したり，クモ膜を脳の深部へと導く役目も果たす．脊柱管では，脊柱がそれ自身の骨膜を持ち，硬膜は骨膜と分離して脊髄を囲む管を形成する（図 12.29 参照）．

クモ膜は硬膜の内面に接する繊細な結合組織性のシート構造である．

クモ膜 arachnoid は硬膜の内面に隣接し，**クモ膜小柱** arachnoid trabeculae と呼ばれる繊細な構造を脳と脊髄表面にある軟膜に向かって伸ばす．クモ膜の持つクモの巣状の小柱の形態から，クモ膜という名称がついた（ギリシャ語で"蜘蛛の巣に似たもの"の意）．小柱は細長い線維芽細胞を含む疎性結合組織から形成される．小柱によって架橋される空間は**クモ膜下腔** subarachnoid space と呼ばれ，**脳脊髄液** cerebrospinal fluid を入れる（図 12.31）．

軟膜は脳と脊髄の表面に直接接して存在する．

軟膜 pia mater（ラテン語で"優しい母"の意）もやはり繊細な結合組織である．軟膜は脳と脊髄の上に直接のっており，また脳と脊髄の血管を囲む結合組織とも連続性がある．クモ膜の両面，軟膜の内面，小柱の表面はすべて薄い扁平上皮細胞によって覆われている．脳神経と脊髄神経が硬膜を出る場所の周囲で，クモ膜と軟膜は融合して閉じる．

D. 血液-脳関門

血液-脳関門は血管を循環し絶えず変化する電解質，ホルモン，代謝産物から中枢神経系を保護する．

血流に注入された生体色素は全身ほとんどすべての臓器に行きわたるが脳だけには入らないという 100 年以上前に行われた観察が，**血液-脳関門** blood-brain barrier の最初の記述である．顕微鏡と分子生物学の技術的進歩により，このユニークなバリア機能の正確な局在と，必要な物質を脳組織に運ぶための血管内皮細胞の役割も最近明らかになってきた．

血液-脳関門はグリアの一種であるアストロサイトと血管内皮細胞の相互作用により胎生初期に発達する．この関門は主に**内皮細胞** endothelial cell の間に形成される精巧な**タイト結合** tight junction によっており，連続型（窓なし型）の毛細血管に分類される．電子線を透過しにくい物質をトレーサーとした透過型電子顕微鏡による解析から，血管内皮細胞間の複雑なタイト結合の構造が明らかになった．形態学的にはこれらの結合構造は，他の血管内皮細胞の持つタイト結合よりもむしろ上皮細胞の持つタイト結合に似る．さらに，透過型電子顕微鏡の観察により，アストロサイトとその終足が毛細血管の**基底膜** endothelial basal lamina と密接に関連している

ことが示された（図12.32）．タイト結合は血管内皮細胞の間の隙間をなくし，神経組織への溶質や液体の単純拡散を防いでいる．実験的に，血液-脳関門におけるタイト結合の維持には正常な**アストロサイト** astrocyte の機能が必要であることが示された．ある種の脳疾患では，血液-脳関門の機能が低下する．このような状況での脳組織の状態を透過型電子顕微鏡で観察すると，タイト結合の消失とともにアストロサイトの形態変化が観察される．また，他の実験データはアストロサイトが血管のバリア機能を高め，タイト結合のタンパク質含量を増加させる働きを持つ液性因子を分泌することを示している．

血液-脳関門は，ある種のイオンや物質が血流から中枢神経系の組織内へ通過することを制限する．

極めて少数の膜小胞しか存在しないことから，脳の血管内皮細胞を介してのピノサイトーシスによる物質輸送は極めて制限されていることがわかる．基本的に，分子量500 Daを超える物質は血液-脳関門を通過できない．ニューロン活動の維持に必要とされる分子の多くは，内皮細胞を通って毛細血管から出入りする．このため，酸素や二酸化炭素の他，エタノールやステロイドホルモンなどのある種の脂溶性分子は容易に内皮細胞を通過し，血液と中枢神経系の細胞外液の間を自由に行き来する．ニューロン細胞膜の高いK^+透過性により，ニューロンは細胞外K^+濃度変化に敏感である．前述したように，アストロサイトは脳の細胞外液におけるK^+濃度の緩衝機構において重要であり（p.376），その働きはK^+の細胞外液への移動を効果的に制限する血液-脳関門の内皮細胞により支援されている．

毛細血管壁を通過する物質は特別な受容体を介したエンドサイトーシス〔訳注：輸送体を介した膜輸送が一般的〕によって能動的に輸送される．たとえばグルコース（エネルギー源としてニューロンがほぼ全面的に依存している物質である），

アミノ酸，核酸，ビタミンについては，膜に存在する選択的な輸送体タンパク質を利用して積極的に取り込まれる．血液-脳関門におけるこれらの分子の透過性は，血管内皮細胞表面に発現する選択的な輸送タンパク質の発現レベルによって決まる．

血管内皮細胞の細胞膜に存在する他のタンパク質は，薬物や外来のタンパク質を代謝し関門を通過してやってくるのを防ぐことで脳を守っている．たとえば，ドーパミンとノルアドレナリンの前駆物質であるL-ドーパ（レボドパ）は血液-脳関門を容易に通過する．しかし，L-ドーパの脱炭酸化により内皮細胞でつくられる**ドーパミン** dopamine は関門を通過することはできず，中枢神経系への通過が制限されている．臨床的に，パーキンソン病のドーパミン欠乏に対する治療法としてドーパミンではなくL-ドーパが投与される理由がここにある．

最近の研究は，脳組織での**水の恒常性** water homeostasis を維持する上でアストロサイトの終足が重要な役割を果たしていることを示している．水チャネル（アクアポリン AQP4）は水が血液-脳関門を通過する部位である終足に局在する．脳浮腫などの病的な状態では，水チャネルが脳における浸透圧平衡を回復させる上で重要な役割を果たす．

第三および第四脳室の正中領域構造は血液-脳関門がないユニークな脳領域である．

中枢神経系の一部の場所は，血流を運ばれる物質から隔離されていない．第三および第四脳室に位置する**脳室周囲器官** circumventricular organs と総称される部位では，関門機能が有効でなかったり欠如していたりする．脳室周囲器官には，松果体，正中隆起，脳弓下器官，最後野，交連下器官，終板血管器官，下垂体後葉が含まれる．関門を欠くこれらの領域は，正常なら血液-脳関門で制限されてしまう血管内を循環する物質のサンプリングに関与し，その物質に関する情報を中枢神経系に運んでいると考えられる．脳室周囲器官は，神経系における体液恒常性の制御や神経分泌の調節に重要である．脳室周囲器官を，ある研究者たちは神経性・液性の中枢制御系における"脳の窓"と記載する．

9. 傷害に対するニューロンの反応

ニューロンに対する傷害は，**軸索変性** axonal degeneration と**神経再生** neural regeneration と呼ばれる一連の複雑な反応を引き起こす．これらの反応に，ニューロン，シュワン細胞，オリゴデンドロサイト，マクロファージ，ミクログリアが関与する．傷害された軸索が速やかに再生する末梢神経系とは異なり，中枢神経系で引き裂かれた軸索は通常は再生しない．この顕著な違いは，オリゴデンドロサイトとミクログリアが髄鞘の残骸を速やかに貪食できないことや，血液-脳関門がマクロファージの進入を制限してしまうことが大きな要因であると考えられる．髄鞘の残骸には軸索再生を阻害するいくつかの物質が含まれ，再生を促すためにはこれらの阻害因子を取り除くことが不可欠である．

A. 変性

軸索輸送が中断されるために損傷部位より遠位の神経線維は変性する．

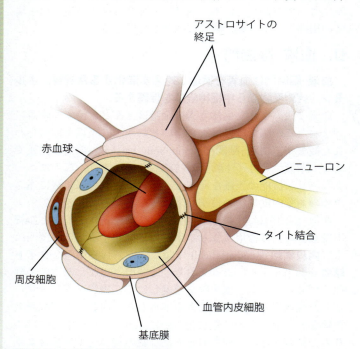

図 12.32 ▲ 血液-脳関門の模式図
この図は複雑なタイト結合によって一体となった血管内皮細胞，内皮細胞の基底膜，アストロサイトの終足によって構成される血液-脳関門を示す．

損傷部位より遠位の軸索の変性は，**順行性（ワーラー）変性** anterograde（Wallerian）degeneration と呼ばれる（図 12.33a, b）．軸索損傷後 8～24 時間後に起こる最初の傷害の徴候は，軸索の膨化とそれに続いて起こる断片化である．これにより，軸索内の細胞骨格が崩壊する．微小管，ニューロフィラメント，その他の細胞骨格要素が脱重合し，軸索が断片化する．この過程は**軸索細胞骨格の顆粒状崩壊** granular disintegration of axonal cytoskeleton として知られる．軸索との接触がなくなると，末梢神経系ではシュワン細胞の脱分化とその軸索を囲んでいた髄鞘の分解が起こる．シュワン細胞では髄鞘タンパク質（p.369 参照）の発現が低下する一方，軸索に付随するニューレグリンや細胞増殖促進因子の 1 つである**グリア成長因子** glial growth factor の発現と分泌が亢進する．グリア成長因子による影響を受け，**シュワン細胞** Schwann cell は分裂し，細胞外にある基底膜に沿って 1 列に配列するようになる．損傷部位より遠位側の軸索はすでに貪食されているため，この基底膜に沿ったシュワン細胞の直線状配列は中空性の長いチューブに似ている（図 12.33b）．一方，中枢神経系では，オリゴデンドロサイトは軸索からのシグナルに依存して生存する．シュワン細胞とは異なり，軸索との接触を失うとオリゴデンドロサイトではアポトーシス性のプログラム細胞死の過程が始まる．

神経損傷部位から髄鞘残骸を処分する上で最も重要な細胞は，単球に由来するマクロファージである．

末梢神経系では，貪食細胞が神経損傷部位に到達する前から，シュワン細胞が髄鞘の残骸除去を開始する．最近の研究から，正常状態でも末梢神経に少数存在する**常在性マクロファージ** resident macrophage が神経損傷後に活性化することがわかってきた．この細胞が神経損傷部位に移動し，増殖し，髄鞘の残骸物を貪食する．

末梢神経系における髄鞘残骸物の効率的な除去は，**単球由来マクロファージ** monocyte-derived macrophage が血管から神経損傷部位へ大量に移動してくることによる（図 12.34）．軸索損傷が起こると，血液-神経関門（p.381 参照）は傷害軸索の全域にわたって崩壊し，これらの細胞が損傷部位に進入するのを許容する．多数の単球由来マクロファージの存在により，髄鞘除去過程が加速し，およそ 2 週以内に除去が完了する．

単球由来マクロファージのアクセス制限による非効率的な髄鞘残骸除去，不十分なミクログリアの貪食能，アストロサイト由来の瘢痕形成により，中枢神経系における神経再生は極めて限定的である．

軸索損傷に対する中枢神経系の反応性の重要な違いは，血液-脳関門（p.387 参照）の破綻が損傷部位に限定され，損傷

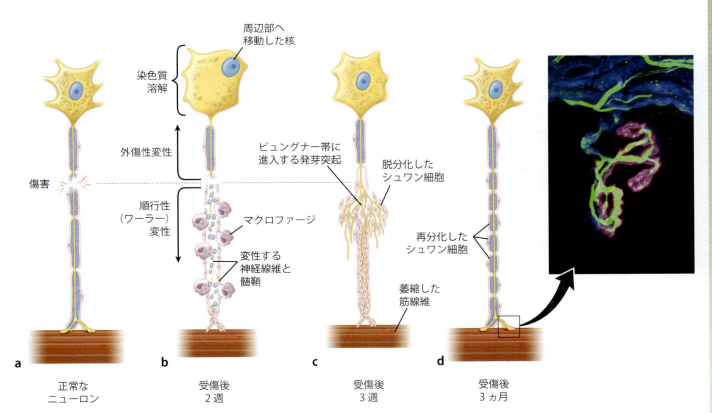

図 12.33 ▲ 神経線維の傷害に対する反応
a．傷害が発生した時点での，神経細胞体と効果器（骨格筋）を持つ正常な神経線維．細胞核の位置とニッスル小体の数および分布に注目．b．神経線維の傷害が起こるとニューロンの核は細胞体の辺縁部に移動し，ニッスル小体の数が著明に減少する．傷害部位より遠位の神経線維は髄鞘とともに変性する．シュワン細胞は脱分化して増殖し，髄鞘の残骸はマクロファージによって貪食される．c．シュワン細胞は増殖してビュングナーの細胞索を形成し，成長する発芽軸索がここを通過する．軸索はこの中を 1 日 0.5～3 mm の速さで伸びる．筋線維は著明な萎縮を起こす．d．発芽軸索が筋線維に到達すると再生は成功し，神経筋接合部が新たに形成され，骨格筋の機能が回復する．**挿入図**．マウスの骨格筋の再神経支配を示す，蛍光抗体法による共焦点レーザー顕微鏡像．再生した運動軸索のニューロフィラメントを緑色で，シナプス後部のアセチルコリン受容体に対する特異的染色性を示す神経筋接合部をピンク色で，シュワン細胞に選択的なカルシウム結合タンパク質 S100 を青色で示す．再生した運動軸索は 2 つの神経筋接合部で再結合している．再生軸索はシュワン細胞に沿って伸長し，もともとあった筋線維のシナプス部位へ導かれている．640 倍．（Dr. Young-Jin Son の厚意による．）

軸索の全体にわたって起こらないことと関係する（図12.34）．このため，中枢神経系への単球由来マクロファージの進入が制限され，髄鞘除去過程を劇的に遅らせ，その期間は数ヵ月から数年に及ぶ．ミクログリアの細胞数は損傷部位で増加するものの，これらの**反応性ミクログリア細胞** reactive microglial cell は移動してくるマクロファージのような十分な貪食能を持たない．この非効率的な髄鞘残骸物の除去は，中枢神経系において神経再生が起こらない主要な要因となる．神経再生を阻むもう1つの要因は，アストロサイトに由来する**グリア瘢痕** glial/astrocyte-derived scar の形成であり，これが軸索変性によって生じた空きスペースを埋め尽くす．瘢痕形成については FOLDER 12.3 で検討する．

外傷性変性は損傷神経の近位部で起こる．

逆行性変性は傷害軸索の近位部でも起こり，**外傷性変性** traumatic degeneration と呼ばれる．この過程は，組織学的には順行性（ワーラー）変性と似ている．外傷性変性が及ぶ範囲は傷害の重篤度に依存するが，たいていの場合，1つかいくつかの絞輪間節に及ぶ程度である．ときには，外傷性変性がより近位部にまで及び，細胞体の死を招くこともある．運動神経線維が切断されると，その神経により支配されていた筋は萎縮する（図12.33b, c）．

傷害された神経の細胞体への逆行性シグナルは遺伝子発現に変化をもたらし，核周囲細胞質の再編成が開始する．

軸索損傷は逆行性シグナルを細胞体に送り，**c-jun** という遺伝子の発現が増強する．転写因子である c-jun は，初期および後期の神経再生に関与する．核周囲細胞質やオルガネラの再編成は損傷後数日以内に開始する．傷害を受けた神経の細胞体は膨化し，核は辺縁部に移動する．最初にニッスル小体がニューロンの中央部から消失し，周辺部に移動する．この過程を**染色質溶解** chromatolysis と呼ぶ．染色質溶解は損

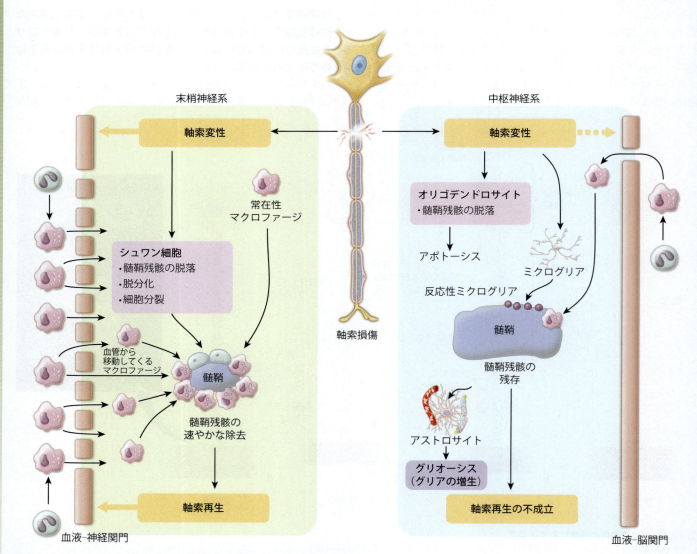

図 12.34 ▲ 末梢および中枢神経系における神経損傷に対する反応の模式図
どちらの神経系においても，神経突起への傷害は軸索の変性と神経再生の反応を引き起こす．この過程はニューロンだけでなく，シュワン細胞やオリゴデンドロサイトなどの支持細胞やマクロファージ，ミクログリアなどの貪食細胞も巻き込んで進行する．末梢神経系での軸索損傷は軸索の変性を引き起こし，その後シュワン細胞の分裂と脱分化や損傷軸索の全域にわたる血液−神経関門の崩壊が起こる．これが単球由来マクロファージの大量進入を許容し，髄鞘の除去過程に重要となる．迅速に髄鞘残骸を除去することで，軸索の再生とそれに続く血液−神経関門の修復が可能となる．中枢神経系では血液−脳関門の崩壊は限定的であり，これが単球由来マクロファージの進入を制限するため，髄鞘の除去過程は劇的に遅延する．さらに，オリゴデンドロサイトのアポトーシス，ミクログリアの不十分な貪食能，アストロサイト由来のグリア瘢痕の形成なども中枢神経系における神経再生を妨げる．

FOLDER 12.3　臨床関連事項：反応性グリオーシス；中枢神経系における瘢痕形成

中枢神経系に損傷が起こると，損傷部位近傍のアストロサイトは活性化する．アストロサイトは細胞分裂し，顕著に肥大し，細胞質性突起が増加する．同時に，この突起にGFAPという中間径フィラメントが増加し，その結果，瘢痕性組織が形成される．この過程は**反応性グリオーシス** reactive gliosis として知られ，それにより生じる永続的な瘢痕は**プラーク** plaque と呼ばれる．反応性グリオーシスは，過形成が起こる期間と程度やGFAP発現の時間経過において大きな幅がある．反応性グリオーシスを誘導し維持するためのいくつかの生物学的メカニズムが提唱されている．反応性グリオーシス時にどの種類のグリア細胞が反応するかは，損傷を受けた脳領域により異なる．さらに，中枢神経系へのいかなる種類の損傷も，ミクログリアの活性化をすばやく引き起こす．このような反応性ミクログリアは傷害部位に移動して，活発な貪食活動を示す．しかし，反応性ミクログリアの貪食活動や髄鞘の残骸を除去する能力は，単球由来マクロファージのそれと比べるとずっと低い．グリオーシスは，脳卒中，神経毒障害，遺伝性疾患，炎症性脱髄，多発性硬化症のような神経変性疾患などの中枢神経系の多くの疾患にみられる大きな特徴の1つである．

傷後1～2日以内に始まり，約2週間でピークとなる（図12.33b参照）．細胞体での変化は損傷によって破壊される軸索細胞質の量に比例し，大量の軸索細胞質の喪失は細胞死を引き起こす．

色素や放射性同位元素を利用した最近の標識法が発達する前は，ワーラー変性と染色質溶解は研究のための手法として用いられ，研究者が実験的に加えた神経損傷に対して，その軸索の投射先と接続する細胞体の位置を同定する際の指標となっていた．

B. 再生

末梢神経系では，シュワン細胞が分裂して瘢痕を乗り越え，新たな神経突起の成長を促す細胞索を形成する．

前述したように，脱分化したシュワン細胞の分裂は，切断あるいは挫滅した末梢神経が再生する際の第1段階である．最初は，シュワン細胞は**神経内膜管** endoneurial tube と呼ばれる連続的な円柱状構造の内部に配列する．内部の髄鞘や軸索の残骸を除去する結果，神経内膜管は崩壊する．シュワン細胞は分裂して，**ビュングナー帯** band of Bungner と呼ばれる縦長の円柱状の細胞索を形成する．この細胞索は再生する軸索の新しい**神経突起** neurite または**発芽突起** sprout の成長をガイドする．この細胞索ができると，大量の発芽突起が損傷部位の近位部から成長を開始する（図12.33c参照）．発芽突起はアクチンフィラメントに富む**糸状仮足** filopodia からなり，その遠位部に**成長円錐** growth cone が形成される．糸状仮足の先端は，成長円錐が前進する方向を決める．糸状仮足は，シュワン細胞の外層にあるフィブロネクチンやラミニンなどの細胞外マトリックスタンパク質と優先的に相互作用する．このようにしてビュングナー帯に出会うと，発芽突起はシュワン細胞の外層の間を再生していくことになる．この発芽突起はビュングナー帯に沿って1日約3 mmの速さで伸展する．多くの新しい発芽突起は細胞索と出会わずに変性するが，感覚性および運動性の神経結合が再構築される確率は，その数の多さにより上昇する．瘢痕を乗り越えた後，発芽突起は遠位側で生き残ったシュワン細胞の索の中に入り込む．この細胞索は次に神経線維をその目的地へと導き，また，持続的な軸索成長に必要な微小環境を提供する（図12.33d）．軸索の再生は，近位から遠位に向かってシュワン細胞を再び分化させる．再分化したシュワン細胞は髄鞘特異的タンパク質の遺伝子発現を増加させ，c-junの発現を低下させる．

運動ニューロンと筋の物理的接触が再び起こると，機能も通常は回復する．

損傷した神経や血管の接合を短時間で行う微小外科手術は比較的一般的な手技になりつつあり，切断された四肢や指をこれによって再びつなぐことができ，その機能の回復も期待できるようになった．もし発芽する軸索がシュワン細胞と適切に出会えない場合，発芽軸索は秩序立った成長ができなくなり，**外傷性神経腫** traumatic neuroma や**切断神経腫** amputation neuroma と呼ばれるもつれた軸索突起の塊となる．臨床的には，外傷性神経腫は神経損傷部位の可動性のあるこぶとして観察され，通常さわると痛いのが特徴的である．損傷運動神経から発生する外傷性神経腫の存在は筋の再支配を妨げる．

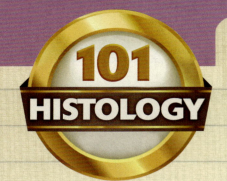

神経組織

神経系の概要
- 神経系は外界の変化に体が反応することを可能にし，内臓や器官系の機能を制御する．
- 解剖学的には，神経系を**中枢神経系**（脳と脊髄）と**末梢神経系**（末梢神経〔訳注：脊髄神経とすべき〕，脳神経と神経節）に区分する．
- 機能的には，神経系を**体性神経系**（意識にのぼる随意性制御）と**自律神経系**（不随性制御）に区分する．
- 自律神経系は，**交感神経系**，**副交感神経系**，**腸管神経系**に区分される．腸管神経系は消化管に分布し，平滑筋，心筋，腺性上皮を支配して内臓機能を制御する．

神経系の支持細胞：グリア
- **末梢グリア**にはシュワン細胞と外套細胞（衛星細胞）がある．
- **有髄神経**では，**シュワン細胞**の細胞膜がニューロンの神経突起を同心円状に取り囲んでコンパクトな層状構造である**髄鞘**（ミエリン鞘）を形成する．
- 隣り合うシュワン細胞の間の接合部は**ランビエの絞輪**と呼ばれ，ここで電気的なインパルスが発生して軸索を高速で伝導する．
- **無髄神経**では，シュワン細胞の細胞質が神経突起を包んでいる．
- **外套細胞**は，末梢神経系において神経節の神経細胞体周囲の微小環境を制御する．
- 4種類の**中枢グリア**が存在する：**アストロサイト**（星状膠細胞）は中枢神経系のニューロンを物理的および代謝的に支援する．**オリゴデンドロサイト**（希突起膠細胞）は中枢神経系において髄鞘の形成と維持に関わる．**ミクログリア**（小膠細胞）は貪食能を持ち，神経免疫学的反応に関わる．**上衣細胞**は脳と脊髄の脳室を裏打ちする上皮様配列を形成する．

神経組織における細胞の由来
- 中枢神経系のニューロンとミクログリアを除く中枢グリアは，**神経管**の神経外胚葉細胞に由来する．
- 末梢神経系の神経節細胞と末梢グリアは**神経堤**に由来する．

ニューロン
- **神経組織**は2種類の細胞からなる：インパルスを伝導するために特殊化したニューロンと，神経細胞とその突起に近接して存在する非伝導性の支持細胞である．
- **ニューロン**は神経系における構造的および機能的な単位である．
- **ニューロン**は分裂しないが，脳のある領域では**神経幹細胞**が分裂して新たなニューロンに分化する．
- ニューロンは3種類のカテゴリーに分類される：受容器から中枢神経系にインパルスを運ぶ**感覚ニューロン**，中枢神経系や神経節から効果器細胞へインパルスを運ぶ**運動ニューロン**，感覚ニューロンと運動ニューロンを連絡する**介在ニューロン**である．
- それぞれのニューロンは，**細胞体**（もしくは**核周囲部**），**軸索**，および**樹状突起**からなる．細胞体には核，ニッスル小体，その他のオルガネラがある．一般的に軸索は最も長い神経突起であり，細胞体から離れる方向にインパルスを送る．樹状突起は数本ある短い突起で，インパルスを細胞体に向かって送る．
- ニューロンは**シナプス**と呼ばれる特殊な接点を介して，他のニューロンや効果器細胞と連絡する．
- 最も一般的なシナプスは**化学的シナプス**で，シナプス前ニューロンから放出された神経伝達物質がシナプス後ニューロン（もしくは標的細胞）の受容体に結合する．
- **電気的シナプス**はまれなシナプスで，**ギャップ結合**を持つ．
- **化学的シナプス**は，神経伝達物質を含有するシナプス小胞を持つ**シナプス前要素**，シナプス前ニューロンとシナプス後ニューロンを分離する**シナプス間隙**，神経伝達物質の受容体を有する**シナプス後膜**から構成される．
- **神経伝達物質**の種類により，シナプス後膜の応答が**興奮性**（たとえばアセチルコリンやグルタミン酸）であるか，**抑制性**（GABAやグリシン）であるかが決まる．

末梢神経系の構成

- 末梢神経系は，特殊化した神経終末（シナプス）を有する**末梢神経**と神経細胞体を含む**神経節**から構成される．
- **運動ニューロンの細胞体**は中枢神経系にあり，**感覚ニューロンの細胞体**は後根神経節にある．
- 神経線維はそれぞれ以下の結合組織により束ねられる．**神経内膜**は個々の神経線維とそれに付随するシュワン細胞を囲み，**神経周膜**は神経線維束を包み，**神経外膜**は神経全体を囲み神経線維束の間の空間も満たす．
- **神経周膜細胞**はタイト結合で相互に連結し，**血液–神経関門**の形成に関わる．

中枢神経系の構成

- 中枢神経系は**脳**と**脊髄**からなる．中枢神経系は頭蓋骨と椎骨により保護され，**髄膜**と呼ばれる3層の結合組織性膜（**硬膜**，**クモ膜**，**軟膜**）により囲まれる．
- **脳脊髄液**は脳室内部の脈絡叢により産生され，クモ膜と軟膜の間の**クモ膜下腔**を満たす．脳脊髄液は，頭蓋腔と脊柱管に収容される中枢神経系を包み保護する．
- **脳**では，**灰白質**がその外層を占め，内部のコアとなる**白質**に軸索およびそれに付随するグリア細胞や血管が含まれる．
- **脊髄**では，灰白質は蝶の翅のような形をした内部構造で，白質はその周辺部を占める．
- **大脳皮質**はニューロンの細胞体，軸索，樹状突起と，中枢グリアを含む．
- **血液–脳関門**は，血液として循環し，絶えず変動する電解質，ホルモン，代謝物から中枢神経系を保護する．

自律神経系の構成

- **自律神経系**は身体の内部環境を調節し制御する．その神経路は**節前ニューロン**と**節後ニューロン**の連鎖により構成され，中枢神経系から内臓の効果器までインパルスが運ばれる．
- 自律神経系は，交感神経系，副交感神経系，腸管神経系に分類される．
- **交感神経系**の節前ニューロンは胸髄と腰髄にあり，**副交感神経系**の節前ニューロンは脳幹と仙髄にある．
- 自律神経系の**腸管神経系**は，消化管を支配する神経節と神経突起からなる．

傷害に対するニューロンの反応

- 末梢神経系において傷害された軸索は通常再生するのに対して，中枢神経系で引き裂かれた軸索は再生することができない．この違いは，オリゴデンドロサイトとミクログリアが髄鞘の残骸を効率的に貪食できないことに起因する．
- 末梢神経系における神経損傷では，まず損傷部より遠位の軸索に完全な変性が起こる（**ワーラー変性**）．
- 損傷部より近位の軸索には**外傷性変性**が起こる．その後，シュワン細胞が分裂し成長する発芽軸索を効果器へとガイドする細胞索を形成して，**神経再生**へと導く．

PLATE 27　交感神経節と後根神経節

神経節は中枢神経系以外に存在する神経細胞体が集合した構造であり，神経線維は神経節を出入りする．感覚神経節は中枢神経系のすぐ外にあり，そこに中枢神経系にインパルスを伝える感覚神経の細胞体が存在する．自律神経節は自律神経系の運動性の神経節であり，平滑筋，心筋，腺へ神経インパルスを伝える節後ニューロンの細胞体が存在する．節前ニューロン（その細胞体はすべて中枢神経系内にある）と節後ニューロンの間のシナプス結合は自律神経節の内部にある．交感神経節は自律神経節の主要なサブグループであり，副交感神経節と腸管神経節は別の2つのサブグループである．

交感神経節は交感神経幹（椎傍神経節）と大動脈の前面（椎前神経節）に存在する．これらの神経節からは長い節後性の軸索が内臓に向かって走る．副交感神経節（終末神経節）は節後ニューロンが支配する臓器の中，あるいは近くに存在する．腸管神経節は消化管の粘膜下神経叢や筋間神経叢に存在する．腸管神経節は副交感神経性の節前線維とともに他の腸管神経節からの入力を受け，腸管の平滑筋を支配する．

交感神経節
ヒト，鍍銀染色およびH&E染色，160倍．

鍍銀染色の後にH&E対比染色を施した交感神経節を示す．この染色の利点は神経線維（NF）が明瞭な束として同定でき，さらに大きな円形の構造，すなわち節後ニューロンの神経細胞体（CB）も観察できる点である．神経線維の無秩序な走向も観察される．細胞体を注意深く観察すると，何本かの突起が伸び出ていることがわかる．したがって，この細胞は多極性ニューロンである（四角で囲んだ部分の細胞の強拡大像を右に示す）．一般的に，鍍銀染色では結合組織は明瞭には染め出されないが，大きな血管（BV）の存在によって，特にこの写真の上方で結合組織の同定が可能である．

交感神経節
ヒト，鍍銀染色およびH&E染色，500倍．

典型的な交感神経節の細胞体は大きく，ここに示す細胞では複数の突起（P）を出している．細胞体は染色性の低い大きな核（N）を持ち，その中には染色性の高い丸い核小体（NL）を持つ．このような特徴，すなわち大きな淡明の核（クロマチンの分散を意味する）と大きな核小体は，タンパク質合成が盛んな細胞であることを示す．細胞体には鍍銀染色で色の濃くなった本来黄色の顆粒であるリポフスチン顆粒（L）が集積する．細胞体が大きいため，核は必ずしもすべての切片の細胞体に入っているわけではない．その場合には，細胞体は丸い細胞質の塊としてみえる．

後根神経節
ネコ，H&E染色，160倍．

さまざまな点において，後根神経節は自律神経節と異なっている．自律神経節が多極性ニューロンを有し神経節内でシナプス結合をつくるのに対して，後根神経節には偽単極性ニューロンが存在し，神経節内でシナプス結合をつくらない．H&E染色された後根神経節の一部をこの図に示す．この標本には神経節の周辺部が含まれており，その表面が結合組織（CT）で覆われている様子が観察できる．後根神経節は大きな神経細胞体（CB）を含み，典型的には細胞どうしが密集した塊をつくる．細胞集団の間に，またその周囲に神経線維（NF）の束が存在する．図に示した神経線維の多くは縦方向の断面である．

後根神経節
ネコ，H&E染色，350倍．

同じ神経節の高倍率の画像では，神経線維の構成要素の特徴的な形態を観察することができる．すなわち，中心に位置する軸索（A）とその周囲のミエリン鞘（ラベルなし），さらに髄鞘の外周を囲むシュワン鞘の薄い細胞質（▶）である．

感覚ニューロンの細胞体は染色性が低くて丸く大きい核（N）と強く染まる核小体（NL）を持つ．このH&E染色標本では外套細胞（Sat C）の核も観察できる．外套細胞の核は感覚ニューロンの細胞体を完全に取り囲み，軸索を覆うシュワン細胞と連続している．外套細胞がニューロンと比較してどれほど小型かに注目してもらいたい．神経節内で上皮細胞様にみえる細胞の集合（*）は外套細胞が接線方向に切れた像であり，内部の神経細胞体はこの切片にはほとんど含まれていない．

A，軸索
BV，血管
CB，神経細胞体
CT，結合組織
L，リポフスチン顆粒
N，ニューロンの核
NF，神経線維
NL，核小体
P，神経細胞体からの突起
Sat C，外套細胞
▶，シュワン鞘
*，外套細胞の集団

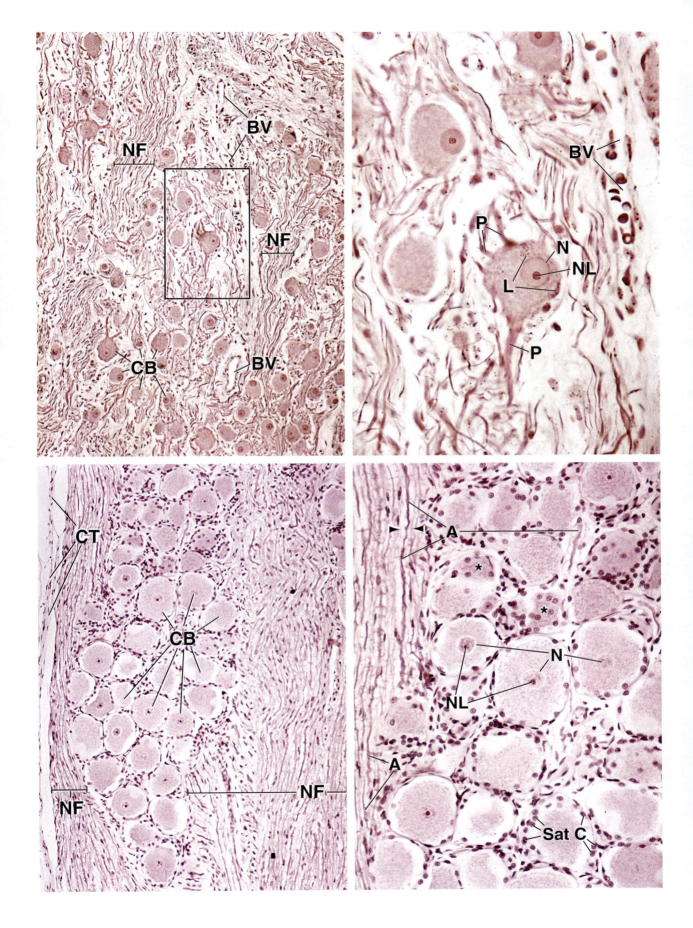

PLATE 28　末梢神経

末梢神経は，神経線維束とそれをまとめる結合組織，および神経周膜と呼ばれる特殊な細胞層によって構成される．結合組織要素は最も外側で神経全体を囲む神経外膜，神経線維の束を囲む神経周膜，そして個々の軸索に付随する神経内膜の3つがある．個々の神経線維はシュワン鞘（あるいは神経鞘）と呼ばれる細胞性の覆いと，それによって囲まれる軸索からなる．神経線維には有髄のものも無髄のものも存在する．髄鞘を持つ場合は，軸索のすぐ外側にシュワン細胞が同心円状に巻き付いた構造として存在する．髄鞘自体はその外側をシュワン細胞の細胞質によって取り囲まれ，この部分をシュワン鞘と呼ぶ．無髄の軸索はシュワン細胞表面の溝に沿って存在する．

末梢神経，横断面
大腿神経，H&E 染色，200 倍および 640 倍．

　この横断切片は神経線維のいくつかの束（BNF）を示す．神経全体を包む外側の覆いは神経外膜（Epn）と呼ばれ，肉眼解剖で剖出された神経の表面部分にあたる緻密結合組織である．神経外膜は，個々の神経線維束の最外側の覆いにもあたる．神経外膜には血管（BV）が存在し，またある程度の脂肪細胞も観察される．典型的には脂肪組織（AT）は神経の外側に存在する．

　右上図は高倍率像で，神経周膜の隔壁を示す．図は向きが回転してあり，神経周膜の隔壁（左上図の→）は右上図では垂直方向を向いている（→）．

　神経上膜の下にあり，神経線維束を直接包囲する層が神経周膜（Pn）である．神経の横断面からわかるように，神経周膜の細胞の核は平たく細長い．このような核は平たい細胞の一部であり，細胞の断面を横から観察していることになる．核の分布からわかるように，神経周膜は細胞数個分の厚さしかない．神経周膜は細胞と細胞外マトリックスからなる特殊な層構造であり，その組織構築は H&E 染色の標本では明瞭でない．神経周膜（Pn）と神経外膜（Epn）は隣接する神経線維束が分岐する三角形の領域で容易に見分けることができる．

　右上図に示す神経線維の大部分は有髄線維であり，神経の横断面では内部の神経線維も観察できる．神経線維の横断面像は特徴的で，中心には軸索（A）が存在し，これを髄鞘（ミエリン，M）からなる層が取り囲む．この層には放射状に沈着物が存在する場合があり，この標本でもそのようなパターンがみえる．髄鞘の外側にはシュワン鞘に相当する薄い細胞質の縁取りが観察できる．ときどきシュワン細胞の核（SS）がシュワン鞘の上にのっている．模式図に示したように，シュワン細胞の半月状の核の端はシュワン鞘（NI）が占める層と同じ平面内にある．この特徴に注目すれば，シュワン細胞の核を同定しやすい．他の細胞の核はシュワン鞘とは独立して神経線維の間に存在する．このような核は神経内膜にまれに存在する線維芽細胞（F）のものである．神経内膜は個々の神経線維の間に存在する繊細な結合組織で，極めて疎であり，神経線維を栄養する毛細血管（C）を含む．

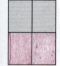

末梢神経，縦断面
大腿神経，H&E 染色，200 倍および 640 倍．

　左下図は縦方向に切られた神経線維束の周辺部を示し，同じ神経線維束の一部の高倍率像を右下に示す．
　神経外膜（Epn）と神経周膜の境界は不明瞭である．神経線維束内で神経線維は特徴的な波状の走向を示す．このような神経線維の間には，シュワン細胞と神経内膜に含まれる細胞の核がみえる．高倍率で観察すると，神経に固有の要素を同定できる．神経線維（NF）は縦断面での形態がみえている点に注意されたい．さらにそれぞれの有髄線維内では，中心を走る軸索（A）とそれを囲む髄鞘の層（M），さらにその外側を境界するシュワン鞘の薄い細胞質の帯（NI）がみえる．有髄線維のもう1つの特徴であるランビエの絞輪（NR）が縦方向の切片で観察できる．これは隣り合うシュワン細胞が出会う部分にあたる．組織学的には絞輪はシュワン鞘のくびれとして観察でき，しばしば右下図のように横切る線がみえる．右下図にみえる核（N）がシュワン細胞に由来するのか神経内膜の線維芽細胞のものなのかを決めるのは難しい．

A，軸索	F，線維芽細胞	NR，ランビエの絞輪
AT，脂肪組織	M，髄鞘（ミエリン）	Pn，神経周膜
BNF，神経線維束	N，シュワン細胞の核	SS，シュワン細胞の核
BV，血管	NF，神経線維	→，神経周膜によってできた隔壁
C，毛細血管	NI，シュワン鞘	
Epn，神経外膜		

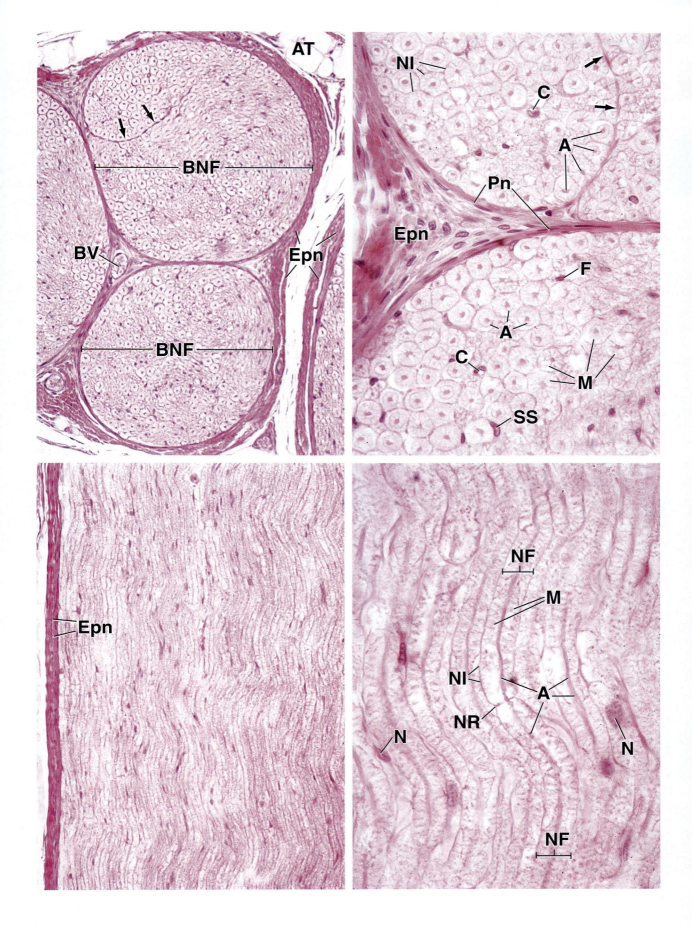

PLATE 29　大脳

大脳は脳の主要な部分であり，感覚情報の受容と貯蔵，随意運動の制御，それ以外の神経活動の統合と協調，さらに記憶を蓄える神経回路などを形成する神経線維とその細胞体を含んでいる．

大脳皮質
脳，ヒト，ルクソールファストブルー／過ヨウ素酸シッフ染色，65倍．

　この顕微鏡像は大脳皮質（CC）の低倍像であり，灰白質の全層と最下部に白質（WM）の一部を含む．白質は単位面積あたりの細胞数がかなり少なく，皮質に神経細胞体が存在するのとは異なり，白質にはグリア細胞が多い．軟膜（PM）は皮質の表面を覆い，軟膜に囲まれた静脈（V）も観察できる．小径の血管（BV）が皮質の実質に入り込む様子もみえる．皮質の6層構造は破線で示してあるが，その境界はあくまで目安である．各層は主体となる細胞型と線維（軸索および樹状突起）の走向で区別が可能である．線維は特殊な方法で染めない限り，層の同定には利用できない．むしろここで示したように，層の境界の判別は細胞の形態と外見から細胞のタイプを判断することによって行われる．

　皮質の6層構造は次のような名前で呼ばれる．またそれぞれの特徴も以下のとおりである．

Ⅰ層：網状層または分子層には大脳表面に平行に走る線維が多く存在し，細胞要素は少ない．細胞の多くはグリア細胞であり，カハールの水平細胞も散在する．

Ⅱ層：小型錐体細胞層または外顆粒層には，主に小型の錐体細胞と顆粒細胞（星状細胞とも呼ばれる）が存在する．

Ⅲ層：中型錐体細胞層または外錐体層は中型の錐体細胞が存在する層であるが，Ⅱ層との境界は明瞭ではない．錐体細胞はいくぶん大型となり，その形態も典型的な錐体状となる．

Ⅳ層：顆粒層または内顆粒層の特徴は，多くの小型の顆粒細胞（星状細胞）を持つ点にある．

Ⅴ層：大型錐体細胞層または内錐体層は錐体細胞が存在する層であるが，運動野を除く大脳皮質ではⅢ層の錐体細胞よりも小型である．運動野ではⅤ層の錐体細胞は巨大となり，ベッツ細胞と呼ばれる．

Ⅵ層：多形細胞層はさまざまな形態の細胞を含み，その多くは紡錘形をとるため紡錘状細胞と呼ばれる．

　錐体細胞，顆粒細胞，紡錘状細胞の他に2種類の細胞が大脳皮質には存在するが，この標本では識別できない．1つはカハールの水平細胞であり，Ⅰ層のみに存在し，側方に神経突起を伸ばす．もう1つはマルチノッティ細胞であり，錐体細胞とは逆にその軸索を脳表面の方向に向かって伸ばす．

大脳皮質の第Ⅰ層
脳，ヒト，ルクソールファストブルー／過ヨウ素酸シッフ染色，350倍．

　この顕微鏡像はⅠ層（分子層）の高倍率像である．神経線維，多数のグリア細胞（NN），散在するカハールの水平細胞からなる．グリア細胞は裸の核のみが存在するようにみえるが，これは実質の大部分を占める神経線維の細胞質と区別がつかないためである．細い毛細血管も存在する（Cap）．血管の輪郭がピンク色にみえるのは，過ヨウ素酸シッフ染色によりその基底膜が染色されているためである．

大脳皮質の第Ⅱ層
脳，ヒト，ルクソールファストブルー／過ヨウ素酸シッフ染色，350倍．

　この顕微鏡像はⅡ層（外顆粒層）を示す．多数の小型錐体細胞（PC）が存在する．顆粒細胞（GC）も多く存在するが，錐体細胞との完全な区別はこの標本では難しい．

大脳皮質の第Ⅳ層
脳，ヒト，ルクソールファストブルー／過ヨウ素酸シッフ染色，350倍．

　この顕微鏡像はⅣ層（内顆粒層）を示す．多くの細胞は顆粒細胞だがグリア細胞も目立つ．この写真では毛細血管も多く観察できるが，その走る方向はさまざまである．

大脳皮質の第Ⅵ層
脳，ヒト，ルクソールファストブルー／過ヨウ素酸シッフ染色，350倍．

　この顕微鏡像はⅥ層（多形細胞層）を示す．この領域には多様な形態の細胞が存在するためその名がついた．錐体細胞（PC）の同定は容易である．他の細胞種としては，紡錘状細胞（FC），顆粒細胞，マルチノッティ細胞がある．

白質
脳，ヒト，ルクソールファストブルー／過ヨウ素酸シッフ染色，350倍．

　この顕微鏡像は白質の外層を示す．小型円形の核（NN）はグリア細胞のものである．皮質と同様に細胞質の境界は同定困難である．そのために神経突起に埋もれて核のみが裸で存在するような印象を与える．神経網とは，神経線維とグリア細胞が密に集まった組織構築をさす．

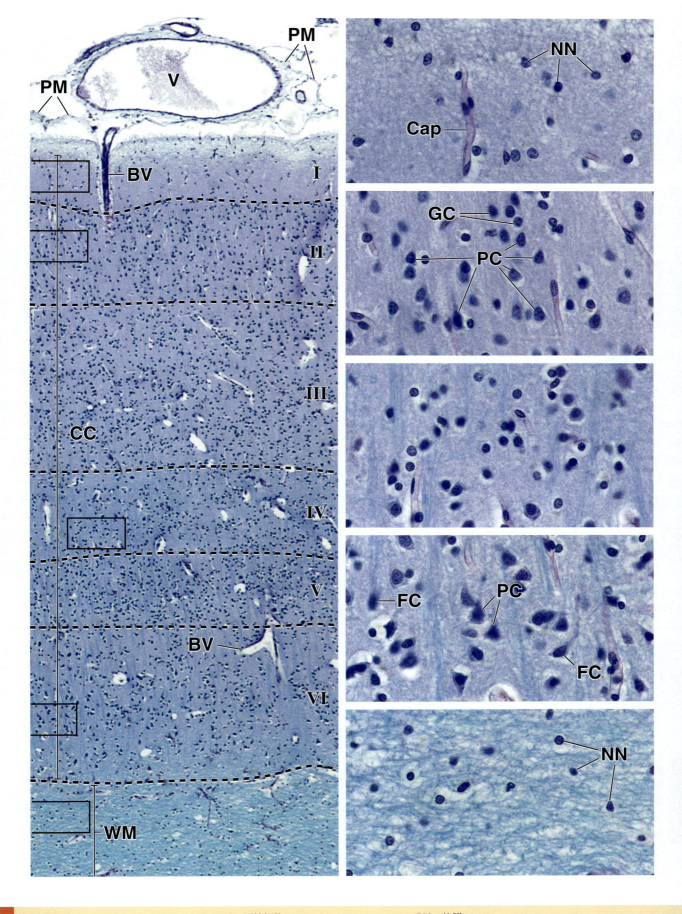

BV, 血管
Cap, 毛細血管
CC, 大脳皮質
FC, 紡錘状細胞
GC, 顆粒細胞
NN, グリア細胞の核
PC, 錐体細胞
PM, 軟膜
V, 静脈
WM, 白質

PLATE 30　小脳

小脳は大脳の後下方に位置する脳の部位であり，随意運動および正常な姿勢を維持するための筋機能の協調を制御する．

小脳
脳，ヒト，H&E染色，40倍．

　小脳皮質は，どの領域をみてもほぼ同じような外見を示す．この低倍率の写真では，最外層の分子層（Mol）はエオジンで淡く染色されている．その下にある顆粒細胞層（Gr）はヘマトキシリンで濃く染まっている．これらの層が小脳皮質を構築する．顆粒細胞層のさらに深層には，H&E染色では染色性の低い層がもう1つ存在する．この層が白質（WM）であり，その位置以外には特に組織学的な特徴を持たない．大脳と同様に，白質には神経線維とそれを支持するグリア細胞，小型の血管が存在するが，神経細胞体はまったく存在しない．小脳の表面を覆う線維性の覆いは軟膜（Pia）であり，小脳の血管（BV）はこの部分を通過する（標本作製に伴って試料が収縮した結果，軟膜と小脳の表面の間が解離している）．囲み部分の高倍率像を右上図に示す．

小脳
脳，ヒト，H&E染色，400倍．

　分子層と顆粒細胞層の境界部には，フラスコ型をしたプルキンエ細胞（Pkj）の巨大な胞体が存在する．これは小脳に特徴的な細胞である．それぞれのプルキンエ細胞は分子層で枝分かれをする多数の樹状突起（D）を持つ．プルキンエ細胞は1本の軸索を出すが，これはH&E染色では同定できない．この神経線維は小脳出力の始まりになる．

　この図では，分子層に存在する少数のバスケット細胞（BC）の細胞体も同定できる．バスケット細胞は互いに離れて存在し，核のまわりには少量の細胞質しか確認できない．対照的に，顆粒細胞層はヘマトキシリンで染色される多数の小型の核が存在するため，全体として青い顆粒状のパターンとしてみえる．この小型のニューロンが顆粒細胞であり，他の中枢神経系の領域から来るインパルスを受けて分子層に軸索を伸ばし，そこで軸索をT字型に分岐して，複数のプルキンエ細胞とバスケット細胞と結合する．小脳に到来する苔状線維は，顆粒細胞層の小脳糸球体と呼ばれる染色性の低い領域（→）の中で顆粒細胞と結合する．分子層との境界領域の顆粒細胞層を丹念に観察すると，顆粒細胞の核よりも大きめの核を持つ一群の細胞（G）を同定できる．これらの細胞はゴルジ細胞と呼ばれる〔訳注：ゴルジ細胞は顆粒細胞層に広く分布する．分子層との境界領域にいる顆粒細胞より大きな核を有する細胞はニューロンならルガロ細胞，グリアならバーグマングリアである〕．

小脳
脳，ヒト，鍍銀染色，40倍．

　この図の標本は鍍銀染色を施したものである．この染色法ではH&E染色のように標本全体を一様に染色することはできない．標本右側の分子層が左側よりかなり濃く染色されていることに注目してもらいたい．左下図の囲み部分を高倍率の像として右図に呈示する．この比較的低倍率の鍍銀染色標本の写真でも，プルキンエ細胞はその大きな細胞体，特徴的な形態，分子層（Mol）と顆粒細胞層（Gr）の間という位置関係から同定することができる．鍍銀染色の大きな利点は白質（WM）の線維構造が認識できる点であり，鍍銀染色によって神経線維が黒く染め出されている．軟膜（Pia）と小脳の血管（BV）もこの標本で明瞭に確認できる．

小脳
脳，ヒト，鍍銀染色，400倍．

　高倍率では，プルキンエ細胞の細胞体（Pkj）とその多数の樹状突起（D）が小脳における最も特徴的で目立つ細胞として観察できる．顆粒細胞層（Gr），プルキンエ細胞の周囲，および分子層（Mol）に存在する（小脳の表面に対して）平行に走る黒化した神経線維に注目されたい．→は顆粒細胞の軸索に特徴的なT字状の分岐である．この軸索は分岐した後は水平に走行し，プルキンエ細胞と多数のシナプス結合をつくる．

BC，バスケット細胞
BV，血管
D，樹状突起
G，ゴルジ細胞
Gr，顆粒細胞層
Mol，分子層
Pia，軟膜
Pkj，プルキンエ細胞
WM，白質
→，右上図では小脳糸球体，右下図では分子層でT字状に分岐する軸索
囲み部分，右側の高倍像で示された領域に相当

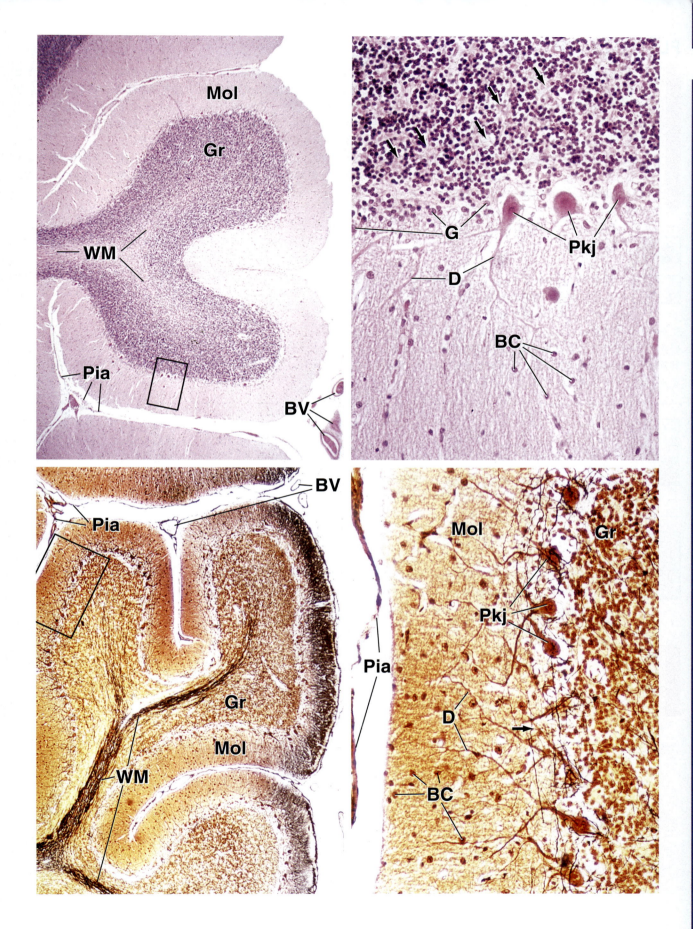

PLATE 31　脊髄

脊髄は2つの異なる部分から構成される．未固定の状態での外見から，脊髄の表層の部分は白質と呼ばれ，上行，下行する神経線維を含む．神経線維の一部は脳と連絡し，その他の線維は脊髄の異なった髄節間を連絡する．脊髄の内部は未固定の状態での外見から灰白質と呼ばれ，ニューロンの細胞体と神経線維を含む．灰白質は中心管のまわりにH字型あるいは蝶が翅を広げた形をつくる．灰白質は後角と前角と呼ばれる構造を持つ．前角には運動ニューロンの大きな細胞体が存在する．一方，後角に存在するニューロンは後根神経節に細胞体を持つ感覚ニューロンからの情報を受け取り，処理し，さらに別のニューロンに受け渡す．灰白質のサイズ（同時に脊髄自体の断面のサイズも）は脊髄の高さによって異なる．上肢と下肢の運動を制御する大型の運動ニューロンを含む灰白質が存在する高さでは，体幹筋を支配する運動ニューロンだけが存在する高さと比較して，灰白質および脊髄自体のサイズがかなり大きい．

脊髄
ヒト，鍍銀染色，16倍．

腰髄下部の横断面を示す．この標本では上行・下行する神経線維に囲まれた灰白質の領域が主に染め出されている．生理学的な意味において共通の起始と投射先を持つ神経線維は，まとまって神経路を構成する．これらの神経路を同定するためには，起始となる神経細胞体を障害したり，特殊な色素や放射性同位元素で軸索を標識するなどの特殊な手法を用いることが必要である．

脊髄の灰白質は蝶が翅を広げた概形を示す．前と後ろに突出した部分をそれぞれ前角（**VH**）および後角（**DH**）と呼ぶ．左右をつなぐ部分は灰白交連（**GC**）である．前角に存在する神経細胞体（前角細胞）は巨大で，このような低倍率の写真でも確認できる（→）．脊髄を囲む薄く染色された線維性構造は軟膜（**Pia**）である．軟膜は脊髄の表面に密着し，大きな前正中裂（**VF**）やこれより浅い裂の中にも落ち込む．軟膜には血管（**BV**）も存在する．複数の脊髄神経の後根（**DR**）もこの切片に含まれている．

前角，脊髄
ヒト，鍍銀染色，640倍．

この標本は前角の領域を示す．前角細胞の核（**N**）は大きく円形で染色性が低い構造として細胞体の中に観察される．前角細胞は明瞭な突起を多数持つ．それ以外の核の多くはグリア細胞のものである．これらグリア細胞の細胞質は明瞭ではない．それ以外の領域は神経線維とグリア細胞の細胞質で構成されるが，その構造をこの写真から解釈することは難しい．このような領域を神経網（**Np**）と呼ぶ．

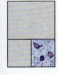

前角，脊髄
ヒト，トルイジンブルー染色，640倍．

この標本は左下図と同様の領域を示すが，細胞質内に存在する大きく暗調に染まるニッスル小体（**NB**）と呼ばれる構造がトルイジンブルーの染色によって観察できる．ニッスル小体は軸索小丘には存在しない．軸索小丘は軸索が細胞体を出る部分に相当する．グリア細胞の核（**NN**）もこの標本では明瞭であるが，その細胞質ははっきりしない．神経網の染色性は極めて低い．

BV，血管	**N**，前角細胞の核	**Pia**，軟膜
DH，後角	**NB**，ニッスル小体	**VF**，前正中裂
DR，後根	**NN**，グリア細胞の核	**VH**，前角
GC，灰白交連	**Np**，神経網	→，前角細胞の細胞体

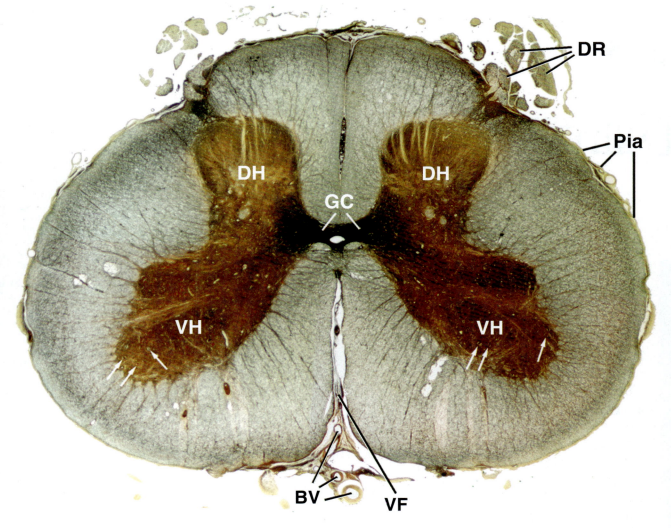

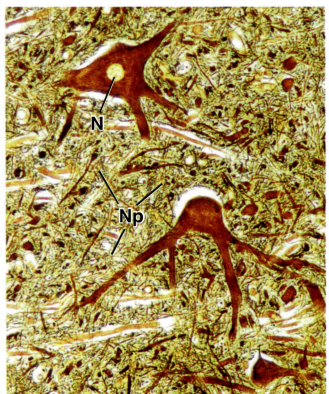

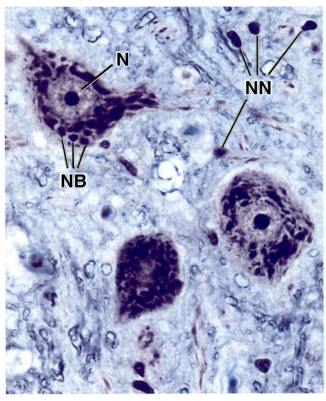

13 心血管系

1. 心血管系の概要 / 404
2. 心臓 / 405
   A. 心拍の内因性制御 / 409
   B. 心機能の全身性制御 / 410
3. 動静脈の一般構造 / 411
   A. 血管壁の3層構造 / 411
   B. 血管内皮 / 413
4. 動脈 / 416
   A. 大径動脈（弾性型動脈）/ 416
   B. 中径動脈（筋型動脈）/ 421
   C. 小動脈と細動脈 / 422
5. 毛細血管 / 422
   A. 毛細血管の分類 / 423
   B. 毛細血管の機能 / 424
6. 動静脈短絡路 / 425
7. 静脈 / 425
   A. 細静脈と小静脈 / 426
   B. 中径静脈 / 426
   C. 大径静脈 / 426
8. 非定型的な血管 / 427
9. リンパ管 / 428

FOLDER 13.1 臨床関連事項：動脈硬化 / 413
FOLDER 13.2 臨床関連事項：高血圧 / 419
FOLDER 13.3 臨床関連事項：虚血性心疾患 / 431

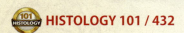
HISTOLOGY 101 / 432

1. 心血管系の概要

　心血管系は，血液とリンパを身体の組織に行き来させる輸送システムである．これらの体液の構成成分は，細胞，栄養素，老廃物，ホルモン，抗体などである．

心血管系は，心臓，血管，リンパ管からなる．

　心血管系 cardiovascular system は，ポンプとしての心臓と，全身への血液循環路である血管からなる（図13.1）．**心臓** heart は相当の圧力で血液を動脈系に送り出すが，血液が心臓に戻ってくるときには低圧となっているので，吸息による胸腔内陰圧と骨格筋による静脈圧迫作用が補助している．**血管** blood vessel が配置され，心臓から送り出された血液が，全身の組織中に張りめぐらされた細くて壁の薄い**毛細血管** blood capillary に速やかに到達する．

　毛細血管では，液体が血液と組織との間で双方向性に交換される．この液体とは**血液の濾液** blood filtrate で，これが毛細血管壁を通って酸素や代謝物質を運ぶのである．組織において，これらの分子は二酸化炭素や老廃物と交換される．この液体のほとんどは，毛細血管の遠位部または静脈端で再流入する．残りはリンパとして毛細リンパ管に流入し，最終的にリンパ管系を通じて静脈角（内頸静脈と鎖骨下静脈の合流部）で血管系と連絡し血流に戻る．平常時でも，多数の白血球が**毛細血管後細静脈** postcapillary venule のレベルで血液中から組織内へと入る．ひとたび炎症反応のような病的状態になると，おびただしい数の白血球が細静脈から遊出してくる．

　動脈 artery は，心臓から毛細血管へ血液を運ぶ血管である．最も細い動脈は**細動脈** arteriole と呼ばれ，毛細血管網に血液を運ぶ機能に関与している．毛細血管網に入る血液量は細動脈によって調節される．細動脈とそれに続く毛細血管網および毛細血管後細静脈は，その組織の**微小循環** microcirculatory または**微小血管床** microvascular bed と呼ばれる機能単位をなしている．**静脈** vein は，毛細血管後細静脈に始まり，血液を微小血管床で集めて運び去る．

体内の2系統の血液回路：体循環と肺循環．

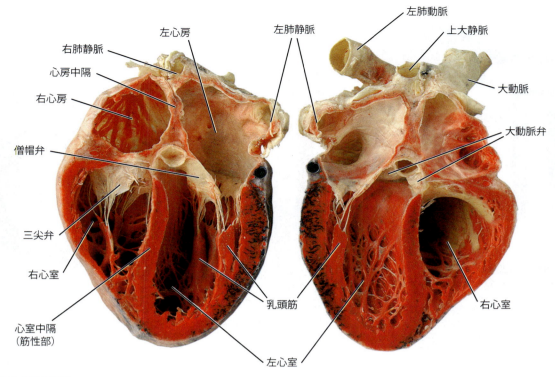

図 13.1 ▲ ヒトの心臓の写真
この標本は，心臓のすべての部屋がみえるように斜めに切ってある．左が心臓の後ろ半分，右が前半分である．心室壁と心室中隔の厚さに注意．左右の心房を分ける心房中隔もみえている．

2 系統の循環経路が血管と心臓によって構成されている．

- **肺循環** pulmonary circulation は，血液を心臓から肺へ運び，肺から心臓へ戻す（図 13.2）．
- **体循環** systemic circulation は，血液を心臓から体組織へ運び，体組織から心臓へ戻す．

これら 2 つの循環系では，血管は，動脈-毛細血管-静脈とつながるのが一般的であるが，体循環のあるところでは 2 つの毛細血管網を静脈や細動脈が連絡する場合がある．このような血管は**門脈系** portal system を構成している．静脈性の門脈系としては，肝臓に血液を送る**肝門脈系** hepatic portal system（**門脈** portal vein）と，下垂体の血管の**視床下部-下垂体門脈系** hypothalamic-hypophyseal portal system がある．

2. 心臓

心臓 heart は傾斜していて，その 3 分の 2 が胸腔の左側に位置し，縦隔（胸骨，脊柱，横隔膜，および両肺に囲まれた領域）の中部（**中縦隔** middle mediastinum）を占める．心臓は，強い線維性の袋に包まれ，これを**心膜** pericardium といい，心臓に出入りする大血管の基部も包まれている．心臓は，心膜を介して，横隔膜や胸腔内の付近の器官に強く結合している．

心臓は血液を一定方向に送る筋性のポンプである．

心臓は，左右の心房と左右の心室の 4 つの部屋からなり，血液を送り出す（図 13.1 参照）．弁がこれらの部屋の出口に

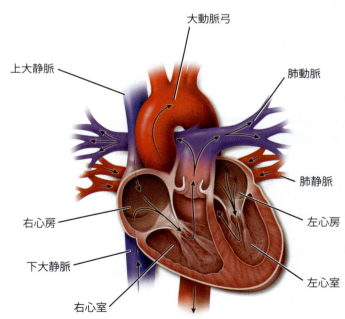

図 13.2 ▲ 心臓に出入りする血液循環の模式図
体組織からの血液は，上大静脈と下大静脈の 2 本の太い静脈によって右心房に戻る．次に右心室に導かれ，肺動脈幹へ駆出され，肺動脈を経て肺にいたる．肺で酸素化された血液は，肺静脈によって左心房に戻り，左心室から大動脈へと駆出され，体組織へ運ばれる．心臓から肺，肺から心臓の循環を肺循環といい，心臓と体組織の間の循環を体循環という．

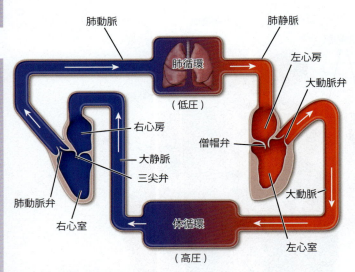

図 13.3 ▲ 血液循環の模式図
この図は，わざと左右の心臓を分離して描いている．右心系は，低圧の肺循環に血液を送る．右心房は，全身から戻ってくる酸素に乏しい血液を上・下大静脈を介して受け取る．右心房からの血液は，右心室から肺動脈によって肺に送られ，酸素化される．左心系は高圧の体循環に血液を送る．左心房は，肺から戻る酸素化された血液を肺静脈によって受け取る．左心室は左心房から血液を受け，大動脈から全身に血液を送る．

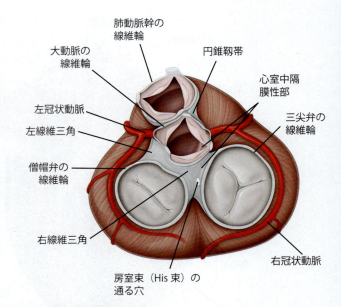

図 13.4 ▲ 心臓の線維性骨格
両心房は切除してある．線維性網工（薄青で表示）は心筋の付着部となる．また，房室弁と半月弁（動脈弁）の弁尖の付着部にもなっている．房室束が，線維性骨格の膜性部を通って右心房から心室中隔へいたる．

あり，逆流を防止している．**心房中隔** interatrial septum と**心室中隔** interventricular septum により，心臓は左右に仕切られている．右心系は肺循環へと血液を送る．全身の血液は，人体最大の静脈である上および下大静脈によって，**右心房** right atrium に戻ってくる（図 13.3）．右心房に戻った血液は，**右心室** right ventricle へ入り，肺動脈へ送り出され，肺で酸素を受け取る．左心系は血液を体循環に送り出す．酸素化された血液は，4 本の肺静脈を通じて**左心房** left atrium に戻る．**左心室** left ventricle は左心房から血液を受け取り，大動脈から全身に血液を送る．

心臓の構成要素を以下にあげる：

- **心筋** cardiac muscle の筋構築．収縮して血液を駆出する．
- **線維性骨格** fibrous skeleton．弁口を取り巻く 4 つの線維輪，線維輪をつなぐ 2 つの線維三角，そして心室中隔と心房中隔の膜性部からなる．**線維輪** fibrous ring は不規則性緻密結合組織からなり，心臓から出る 2 つの動脈（大動脈と肺動脈）の基部と，心房と心室の間の開口部（左・右房室口，図 13.4）を取り囲む．線維輪には心臓の 4 つの弁の弁尖が付着し，そこを通る血液が 1 方向に流れるようにしている．**心室中隔の膜性部** membranous part of the interventricular septum は心筋を欠く緻密結合組織からなるが，中に心臓刺激伝導系の房室束の短い幹が通る．心房筋や心室筋の線維性骨格への付着部は互いに独立している．また，房室間の電気伝導が起こらないよう絶縁体となっている．
- **刺激伝導系** conducting system が周期的に脱分極を発生し伝搬させることで，律動的な心筋収縮ができる（図

13.5）．刺激伝導系は**特殊心筋細胞** modified cardiac muscle cell（**プルキンエ線維** Purkinje fiber）からなり，電気的なインパルスを生成して，速やかに心臓全体に伝える．心収縮と全身への血液供給を引き起こす刺激伝導系による電気的インパルスの生成と伝搬が損なわれると，正常

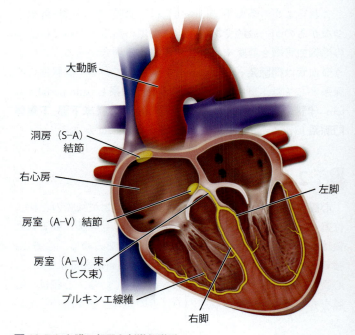

図 13.5 ▲ 心臓の部屋と刺激伝導系
心臓を前額断し，心内面と刺激伝導系（黄色で表示）を示す．インパルスは洞房結節で生じ，心房壁を経て，房室結節に達し，房室束を通ってプルキンエ線維にいたる．

な心拍動が突然止まり，血液循環が急に停止することになり，これを**心停止** cardiac arrest という．突然の心停止は救急医療の対象となり，心肺蘇生（CPR）や除細動（心臓に治療目的で電気ショックを加える）などの応急処置で救命の可能性がある．もし治療されなければ，心停止から**心臓突然死** sudden cardiac death にいたる．心停止を伴うような心臓の調律異常には，頻脈（心拍数増大），細動（小刻み，不規則で無効な心収縮），徐脈（心拍数減少），および心静止（心拍の完全欠如）がある．

- **冠状血管系** coronary vasculature は，2本の冠状動脈と心臓静脈からなる．**左右の冠状動脈** coronary artery は，心臓に動脈血を供給する．これらは大動脈弁に近い上行大動脈初部から起こり，心底部を周回しながら心尖に向かって枝を出す．数本の**心臓静脈** cardiac vein が心臓から静脈血を回収して，その多くは心臓の後面にある**冠状静脈洞** coronary sinus に注ぐ．冠状静脈洞は右心房に注ぐ．

心臓壁を構成する3層構造：心外膜，心筋層，心内膜．

心臓壁の構造は，心房と心室を通して連続している．心臓壁は3層構造からなり，外から内へ順に以下のようである．

- **心外膜** epicardium は**漿膜性心膜の臓側板** visceral layer of serous pericardium ともいわれ，心臓の外表面に張り付いている（図 13.6）．1層の中皮細胞とその裏打ちの結合組織と脂肪組織からなる．心外膜中には心臓を養う血管や神経があり，それらを包む脂肪組織は，心膜腔における心臓のクッションの役目をしている．心外膜は心臓に出入りする大血管のところで反転し，**漿膜性心膜の壁側板** parietal layer of serous pericardium となり，心膜（心囊）の内面を覆い，心臓と大血管の基部を包む．こうして漿膜性心膜の臓側板と壁側板の間に隙間ができて，ここは少量（15〜50 mL）の漿液（心膜液）を含んでいる．この隙間を**心膜腔** pericardial cavity といい，その腔面は中皮細胞で覆われている（図 13.6 参照）．心膜腔に急速に過剰の液体（血液や心膜液）が貯留すると，**心タンポナーデ** cardiac tamponade という状態になる．これは，穿通性または非穿通性胸部外傷，および心破裂や心膜炎によってよく起こる．貯留した液体が心臓を圧迫して心腔内に血液が十分流入しなくなると，生命の危険を伴う状態になる．通常，圧迫を解除するため，心膜穿刺術（心膜腔から液体を排出する手技）を行う．

- **心筋層** myocardium は心筋からなり，心臓の主要構成要素である．心筋の組織構造と機能の詳細は CHAPTER 11，筋組織で述べられている．心房の心筋層は心室に比べて相当に薄い．これは，心房が太い静脈から血液を受け取り，次の心室に送る過程に要する血圧が比較的低いからである．心室の心筋層が相当に厚いのは，体循環と

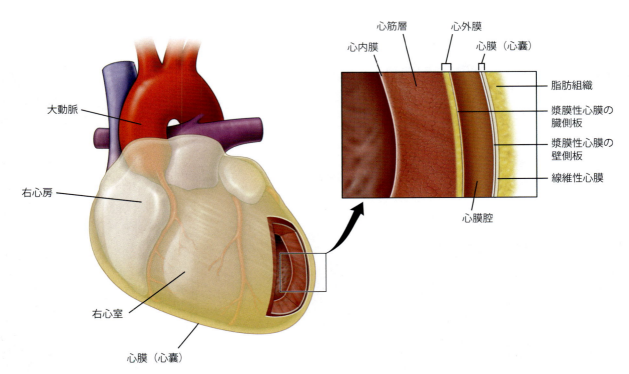

図 13.6 ▲ 心臓の層構造と心膜
この模式図は，心臓の層構造の解剖学的関係について示したものである．縦隔の中部において，心臓と大血管の基部は心膜に包まれ，程度に差はあるが，しばしば脂肪組織に覆われる．心膜は2層からなり，外側の丈夫な線維層を線維性心膜といい，内表面には漿膜性心膜の壁側板がある．漿膜性心膜壁側板は，心臓に出入りする大血管の基部で反転し，漿膜性心膜の臓側板または心外膜となる．心外膜は，心臓の外表面を覆う．漿膜性心膜の臓側板と壁側板の間の腔所を心膜腔といい，その表面は中皮細胞に覆われる．心外膜より深いところに，心筋細胞からなる心筋層がある．心外膜には多少の脂肪組織がみられ，その中に冠状動脈や心臓静脈がある．心筋層よりさらに内方（心腔側）には心内膜があり，薄い結合組織を伴った内皮が覆う．

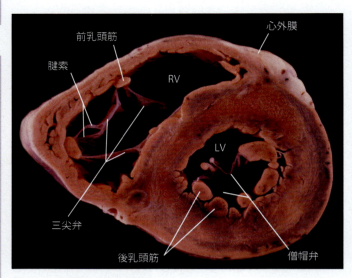

図13.7 ▲ 心臓の心室の横断面
この写真は心室のレベルでの心臓の横断像である．右心室には三尖弁，左心室には僧帽弁の弁尖があり，腱索に付着しているのがみえる．両心室内に乳頭筋の断面がみえる．右心室と左心室の壁の厚さの違いに注目せよ．心外膜の脂肪組織は冠状動脈や心臓静脈の枝を含んでいる．RV：右心室，LV：左心室．（Dr. William D. Edwards の厚意による．）

肺循環に送り出すために高圧を要するからである（図13.7）．

- **心内膜** endocardium は内表層の内皮と内皮下結合組織，中層の結合組織と平滑筋細胞，および深層の結合組織（**心**

内膜下層 subendocardial layer，心筋層の結合組織に続く）からなる．心臓刺激伝導系（下記の心拍の内因性制御の項参照）は，心内膜下層にある．

心室中隔 interventricular septum は左右の心室を仕切る壁である．膜性部以外は心筋からなる．心内膜は心室中隔の両面にある．**心房中隔** interatrial septum は，心室中隔よりもはるかに薄い．線維性組織を含むある領域以外は，中間に心筋層が，両表面には心房に面して心内膜がある．

心臓の弁は内皮で表面を覆われた結合組織からなる．

緻密結合組織の線維輪は弁口を取り囲み，複雑な枠組みをつくり，心臓の弁がこれに付着する（図13.8）．各弁は3層構造を示す．

- **線維層** fibrosa は弁の芯をなし，心臓の骨格である線維輪の不規則性緻密結合組織の延長である．
- **海綿層** spongiosa は各弁の心房または血管に近い側の疎性結合組織である．疎に配列したコラーゲン線維と弾性線維の間に大量のプロテオグリカンが存在する．海綿層は，弁が閉じるときに生じる振動を吸収する緩衝材として働く．また，弁尖に柔軟性と可塑性をもたらす．大動脈弁と肺動脈弁では，海綿層は血管側にあり，**動脈層** arterialis と呼ばれる．それに対して房室弁（三尖弁と僧帽弁）では心房側にあり，**心耳（房）層** auricularis と呼ばれる．
- **心室層** ventricularis は各弁で心室または心房に近接した

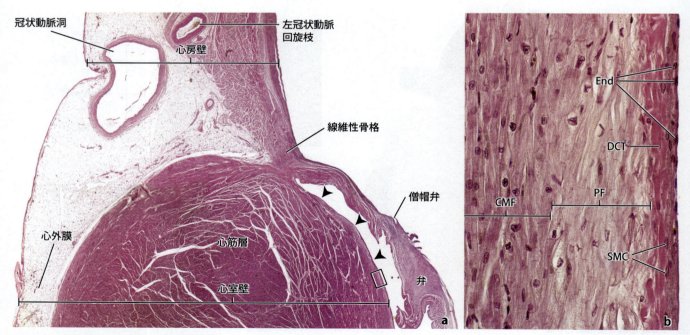

図13.8 ▲ 左心房壁と左心室壁の光学顕微鏡像
a. 左心房と左心室の後壁（矢状断）．冠状溝の部分では，冠状静脈洞と左冠状動脈回旋枝の断面がみえる．僧帽弁の線維輪が，左心房筋と左心室筋，僧帽弁弁尖の付着部となっている．心室壁は3層からなる：（1）心内膜（▶），（2）心筋層，（3）心外膜．心外膜にある血管は，脂肪組織に包まれている．僧帽弁の強拡大を図13.9bに示す．35倍．**b.** 四角形の部分の強拡大像で，心臓内腔面の断面を示す．心内膜は，扁平な内層の内皮（End），平滑筋（SMC）を含む内皮下緻密結合組織（DCT）の中層，およびプルキンエ線維（PF）を含む深い内皮下層の3層からなる．左半分は心筋層で，心筋線維（CMF）を含む．120倍．

層で，内皮に覆われる．多層の弾性線維を伴う緻密結合組織からなる．房室弁にみられる**腱索** chorda tendinea は，心室層に続く線維性の糸のような索状物で，表面が内皮に覆われている（図 13.9）．これらの腱索は，房室弁の自由縁から，**乳頭筋** papillary muscle と呼ばれる心室壁から立ち上がる筋性の突起まで伸びる．

弁尖には正常では血管がなく，小血管と平滑筋が弁尖の基部にみられるのみである．弁の表面は血液に露出し，厚さが薄く，栄養や酸素は血液からの拡散で十分である．

心臓の弁を侵す病気では，変性（例：石灰化，線維化）をきたし，閉鎖不全や弁口の狭窄を起こして心臓の機能不全にいたる．これらの病態は一括して**弁膜症** valvular heart disease として知られ，リウマチ性心疾患や増殖性心内膜炎，変性石灰化大動脈弁狭窄，僧帽弁輪状石灰化などがある．たとえば，リウマチ熱では弁の炎症（弁膜炎）が起こる．炎症は弁内の血管新生を誘導し，正常では無血管性の部分に血管ができる．このような変化は，僧帽弁（65〜70％）や大動脈弁（20〜25％）でよく起こる．この炎症で，弾性線維は不規則な塊状のコラーゲン線維に置き換わり，弁が肥厚する．弁は硬化して柔軟性を失い，開閉できなくなる．

A. 心拍の内因性制御

心収縮は特殊伝導心筋細胞によって同期される．

心筋は，神経系から何ら直接的な刺激を受けなくても律動的に収縮できる．心臓が有効なポンプとして働くためには，心房と心室とが協調してリズミカルに収縮することが必要である．リズミカルな心拍を生じる電気的な活動（インパルス）は，**心臓の刺激伝導系** conducting system of the heart によって始まり伝播される．心筋の脱分極の速さは刺激伝導系の部域によって異なり，心房で速く，心室で遅い．心臓の収縮周期は心房に始まり，血液を心室に送り込む．心室での収縮波は心尖部から始まり，血液を大動脈と肺動脈に駆出する．

心臓の刺激伝導系は，2つの結節（洞房結節と房室結節）と一連の伝導線維束からなる．電気的インパルスが洞房結節 sinoatrial（SA）node で起こる．この結節は，右心房の上大静脈流入部の近傍に特殊な結節筋細胞が集団をなしたものである（図 13.5 参照）．洞房結節は，最も速い脱分極を繰り返すことから，**心臓の歩調とり** pacemaker of the heart といわれる．歩調とりとしての収縮リズム（洞調律）は毎分約 60〜100 回である．生じたインパルスは，心房の心筋線維に沿って，また特殊心筋線維からなる結節間経路に沿って広がる〔訳注：形態上区別できる心筋線維からなる結節間経路は確認できないとする見解もある〕．**房室結節** atrioventricular（AV）node に達したインパルスは，**房室束（His束）** AV bundle（of His）によって線維性骨格を貫いて心室に伝えられる．房室束はより細い**右脚と左脚** right and left bundle branch に分かれ，さらに**プルキンエ線維** Purkinje fiber として知られる**内皮下枝** subendothelial branch 〔訳注：現行用語では**心内膜下枝** suben-

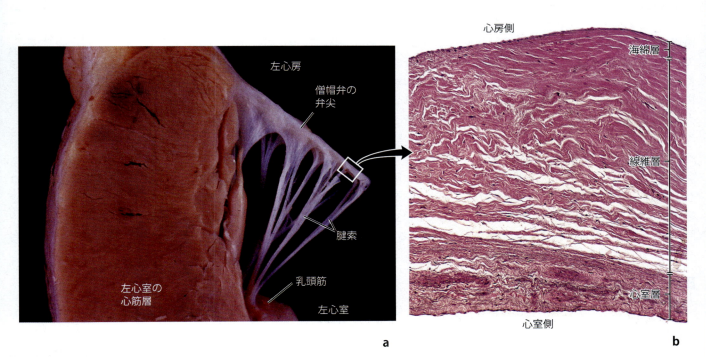

図 13.9 ▲ ヒト心臓の僧帽弁
a. この写真は，左心室の後壁と僧帽弁の後尖の縦断面である．腱索が乳頭筋から僧帽弁尖の心室面に伸びて付着している．左心室壁の厚さに注目せよ．心臓の内面の光沢は心内膜によるものである．外表面は心外膜に覆われる．2倍．（Dr. William D. Edwards の厚意による．）b. 僧帽弁の光学顕微鏡像．2枚の僧帽弁尖のうちの1つの切片である．弁尖の両面は内皮で覆われる．弁の層構造に注目．心房側（図の上方）から，第1層は内皮下の海綿層（この部分は発達が悪い），第2層の線維層は弁の芯をなす厚い緻密結合組織，第3層は心室層で弾性線維とコラーゲン線維を含む緻密結合組織である．125倍．

docardial branch または**伝導心筋線維** cardiac conducting fiber〕に分かれていく．刺激伝導系の筋線維は通常心筋線維の約4倍の速さでインパルスを伝え，線維性骨格を貫通する唯一の経路となる．

もし洞房結節が機能しなくなると（たとえば虚血により），次に速い内因性の脱分極に取って代わられる．このような場合，房室結節により毎分約50回の心収縮がもたらされる．**完全ブロック** complete heart block では，心室への電気伝導が絶たれ，プルキンエ線維の脱分極によって心室の拍動は毎分30〜40回になる．プルキンエ線維は，刺激伝導系全体で最も遅い内因性脱分極を生じる．電気的なインパルスが心筋層へ拡散する状態を**心電図** electrocardiogram（**ECG**）によって観察し，記録できる．心電図をとるには，心臓から一定の距離をおいた異なる場所の皮膚に電極を置く．電極を介して，心臓の電気的活動を異なる2点の電位差として記録する．心臓全域に調和しながら拡がる電気的活動の状態は，心電図の波形に反映される．注意深く分析することで，心拍数，心調律，心臓の種々の部位の伝導時間，電解質の影響，心臓作動薬の効果，および心臓の病変（虚血）部位を読み取ることができる．

洞房結節と房室結節の**結節筋細胞** nodal cardiac muscle cell は，周囲の心房筋細胞よりも小型の特殊心筋細胞である．筋原線維に乏しく，典型的な介在板を欠いている．房室束，脚，プルキンエ線維も特殊心筋線維からなるが，こちらは周囲の心室筋線維よりも大型である（図13.10，PLATE 32, p.434）．

刺激伝導系の最終枝はプルキンエ線維である．

伝導心筋細胞 cardiac conducting cell は，His束をなして房室結節から起こり，心臓の線維性骨格を通過し，心室中隔の両側面に沿っていき（図13.5参照），プルキンエ線維となって心室の筋層に終わる．**プルキンエ線維** Purkinje fiber をつくる細胞は，心室筋細胞よりも大型である．筋原線維は細胞の周縁部に存在する．核はまるく，筋層の心筋細胞の核よりも大きい．細胞が相当に大きいので，核が切片上に断面として現れないことがある．プルキンエ線維に介在板は存在するが，その部位によって形状と数に変化がある．多量のグリコーゲンを含むことから，PAS（periodic acid-Schiff）染色に陽性となる．H&E染色やその他多くの染色では，グリコーゲンに富む細胞中心部の染色性は均質で乏しくみえる（図13.10参照）．プルキンエ線維は，グリコーゲンを蓄えているので，心室筋と比べて酸素欠乏に抵抗性がある．

B. 心機能の全身性制御

上述のように，心臓は神経による刺激を受けなくても独自に拍動する．この自発性心拍は，自律神経系の交感・副交感性神経インパルスを受けて変化しうる．自律神経は，心筋収縮を始めるのではなく，全身の急な求めに応じて心拍調律を制御する（**変時作用** chronotropic effect）．

副交感神経の刺激は心拍を減少させる．

心臓を支配する副交感神経は迷走神経（第X脳神経）に由

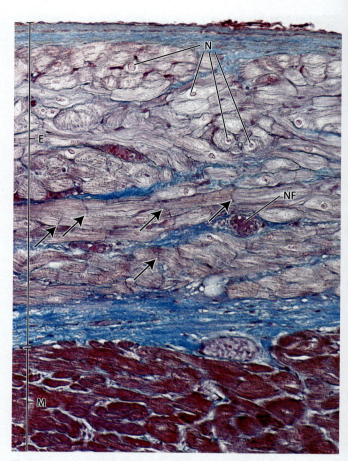

図13.10 ▲ 刺激伝導系を含む心室壁の光学顕微鏡像
ヒト心臓の心室壁のマロリー・アザン染色標本．図の上3分の2はプルキンエ線維を多量に含む心内膜（E）である．心室腔面（上面）は内皮とその裏打ちである内皮下結合組織（青く染まっている）で覆われている．心内膜深層はプルキンエ線維を含む．筋線維の介在板（→）に注意せよ．プルキンエ線維は多量のグリコーゲンを含んで均質にみえ，細胞の中央部の淡く染まった領域は筋細線維に囲まれている．核（N）は丸く，心筋層（M）の心筋細胞の核より大きい．しばしば明るい細胞質の核周囲領域に囲まれる．プルキンエ線維はかなり大きいので，核が切片上でみえないことがよくある．プルキンエ線維の間を走る神経（NF）は自律神経である．320倍．

来する．副交感性の節前神経線維は，心臓内で節後ニューロンにシナプス接合する．短い節後線維は主として洞房結節や房室結節に終わるが，心臓を養う冠状動脈にも入っていく．神経伝達物質のアセチルコリンが神経終末から放出されると，心拍は減少し（**徐脈** bradycardia），心拍出量は低下し，冠状動脈は収縮する．

交感神経の刺激は心拍を増大させる．

心臓を支配する**交感神経節前線維** sympathetic presynaptic fiber は，脊髄のT1〜T6レベルの側角に始まり，頸部から胸部の交感神経幹神経節で節後ニューロンに電気的興奮を伝える（図12.25，p.383参照）．**節後線維** postsynaptic fiber は，洞房結節や房室結節に終わったり，心筋層にいたり，また心外膜を通って冠状動脈に達する．この神経終末からはノルアドレナリンが分泌され，洞房結節から生じるインパルス数を

制御する．交感神経は，心拍数を増やし（**頻脈** tachycardia），心収縮力を増大させる．交感神経の刺激によって，冠状動脈はその収縮が抑制されて弛緩する．

心拍数と心収縮力は血中のホルモンやその他の物質によって制御される．

　心筋の収縮力や心拍数は，副腎髄質ホルモンによって制御される．アドレナリンとノルアドレナリンが分泌され，冠循環によって心筋に達する．アドレナリン受容体（主に$β_1$型）の活性化は，ノルアドレナリンよりもむしろアドレナリンによるもので，心拍出量の増大（**正の変力作用** positive inotropic effect）と心拍数の増加（**正の変時作用** positive chronotropic effect）をきたす．心臓に対し正の変力，変時作用がある他の物質としては，カルシウムイオン（Ca^{2+}），甲状腺ホルモン，カフェイン，テオフィリン，強心配糖体ジゴキシンなどがある．これらはすべて，心筋細胞内のCa^{2+}レベルを増大させる物質である．心筋に対し**負の変力および変時作用** negative inotropic and chronotropic action を示す物質としては，プロプラノロールなどのアドレナリン受容体拮抗薬やCa^{2+}チャネル阻害薬がある．これらの物質は，心拍数を下げ，心筋収縮力を減弱する．

中枢神経系は心血管系の中にある特殊な受容器によって動脈圧や心機能をモニターしている．

　心血管系の活動は，中枢神経系内の特定の中枢から監視されている．血圧に関する情報を伝える特殊な感覚神経受容器は，心臓付近の大血管の壁内や心臓そのものに存在する．すべての循環系受容器からの情報をもとに，適切な生理反射が起こる．受容器には次のようなものがある．

- **圧受容器** baroreceptor（**高圧受容器** high-pressure receptor）は，頸動脈洞と大動脈弓にあり，血圧を感受する．
- **容積受容器** volume receptor（**低圧受容器** low-pressure receptor）は，心房と心室壁にあり，中心静脈圧を感受し，心拡張期の情報を中枢に送る．
- **化学受容器** chemoreceptor は，頸動脈分岐部の**頸動脈小体** carotid body と大動脈弓の**大動脈小体** aortic body にあり，血液のO_2分圧やCO_2分圧，pH値の変化を感受する．頸動脈小体は，索と不定形の上皮様細胞集団からなり，豊富な神経線維を受ける．神経線維には求心性と遠心性の両者がある．大動脈小体の構造は，基本的に頸動脈小体に似ている．両小体は，心拍出量と呼吸数を調節する神経反射に関与する．

3. 動静脈の一般構造

A. 血管壁の3層構造

　動静脈壁は，管腔から外に向かって次の3層からなる（図13.11およびPLATE 33, p.436）．

- **内膜** tunica intima は血管の最内層で，次の3部からなる：(1) 単層扁平上皮の**内皮** endothelium，(2) 内皮細胞の**基底板** basal lamina（薄い細胞外層で主にコラーゲン，プロテオグリカン，糖タンパク質からなる），(3) 疎性結合組織の**内皮下層** subendothelial layer．疎性結合組織内に，ときに平滑筋細胞をみることもある．動脈や細動脈では，内皮下層に穴あきシート状の弾性物質からなる**内弾性膜（板）** internal elastic membrane がある．穴を通じて物質が血管壁の深い層の細胞にまで容易に拡散し到達しうる．
- **中膜** tunica media は中間の層である．この層は，基本的に輪走する血管平滑筋層からなる．動脈では，比較的厚く，内弾性膜と**外弾性膜（板）** external elastic membrane との間にある．外弾性膜は1層のエラスチンで，中膜と外膜を仕切る．さまざまな量のエラスチンや細網線維，プロテオグリカンが中膜の平滑筋細胞間に入り込んでいる．シート状または層板状のエラスチンは穴があり，輪

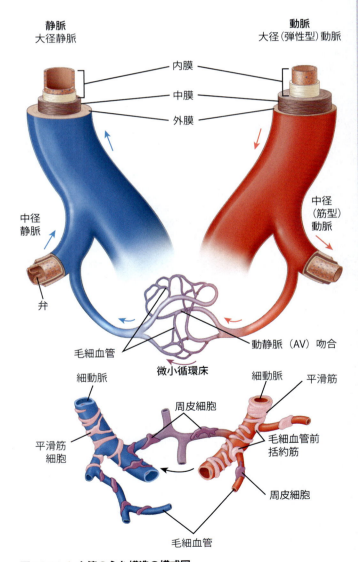

図 13.11 ▲ 血管の主な構造の模式図
血管壁を構成する層（膜）を上の2つの図に示す．最下図は身体のある領域での微小循環床の構築を示す．周皮細胞と基底板との関係に注意せよ．動静脈（AV）吻合も微小循環床の中に示されている．

状で同心円状に配列する．中膜のすべての細胞外マトリックスは血管平滑筋細胞が産生する．
- **外膜** tunica adventitia は最外層の結合組織層である．基本的には，縦走するコラーゲン線維と若干の弾性線維からなる．これらの結合組織成分は，徐々に血管周囲の疎性結合組織に移行する．外膜の厚さは，多くの動脈系では比較的薄いが，静脈や細静脈では厚く，血管壁の大部分をなしている．さらに，太い動静脈の外膜には血管壁自体を養う**脈管の脈管** vasa vasorum という血管系が存在し，また血管壁の平滑筋の収縮をコントロールする**脈管の神経** nervi vasorum（**脈管神経叢** plexus vascularis）という自律神経網が存在する．

組織学的に，動脈と静脈は，血管壁の厚さと層構造の差によって種々のタイプに区分される．表 13.1 に種々の血管の特徴をまとめる．

表 13.1　血管の特徴

動脈

血管	直径	内膜（内層）	中膜（中層）	外膜（外層）
大径動脈（弾性型動脈）	> 10 mm	内皮 結合組織 平滑筋	平滑筋 弾性層板	中膜より薄い 結合組織 弾性線維
中径動脈（筋型動脈）	2〜10 mm	内皮 結合組織 平滑筋 著明な内弾性膜	平滑筋 コラーゲン線維 比較的少量の弾性組織	中膜より薄い 結合組織 若干の弾性線維
小動脈	0.1〜2 mm	内皮 結合組織 平滑筋 内弾性膜	平滑筋（8〜10 細胞層） コラーゲン線維	中膜より薄い 結合組織 若干の弾性線維
細動脈	10〜100 μm	内皮 結合組織 平滑筋	平滑筋（1〜2 細胞層）	薄く不明瞭な結合組織鞘
毛細血管	4〜10 μm	内皮	なし	なし

静脈

血管	直径	内膜（内層）	中膜（中層）	外膜（外層）
毛細血管後細静脈	10〜50 μm	内皮 周皮細胞	なし	なし
筋性細静脈	50〜100 μm	内皮	平滑筋（1〜2 細胞層）	中膜より厚い 結合組織 若干の弾性線維
小静脈	0.1〜1 mm	内皮 結合組織 平滑筋（2〜3 層）	平滑筋（2〜3 層で内膜に続く）	中膜より厚い 結合組織 若干の弾性線維
中径静脈	1〜10 mm	内皮 結合組織 平滑筋 場合により内弾性膜	平滑筋 コラーゲン線維	中膜より厚い 結合組織 若干の弾性線維
大径静脈	> 10 mm	内皮 結合組織 平滑筋	平滑筋（2〜15 層） 心臓の近くでは心筋 コラーゲン線維	中膜より非常に厚い 結合組織 若干の弾性線維，縦走する平滑筋 心臓付近では太い静脈の基部に心筋が伸びている（心筋スリーブ）

B. 血管内皮

循環系には，成人で総延長約10万kmの種々の血管があり，その内面は単層扁平上皮の**内皮** endothelium に覆われている．内皮は，扁平で長く伸びた多角形の**内皮細胞** endothelial cell の連続層で，細胞の長軸が血流方向になるよう並んでいる．管腔面には多種の**表面接着分子** surface adhesion molecule と受容体がある（例：低密度リポタンパク質（LDL），インスリン，ヒスタミン各受容体）．内皮細胞は，血液の恒常性に重要な役割を果たしている．この細胞の機能はさまざまな刺激に応じて変化する．その過程は**内皮活性化** endothelial activation として知られ，多くの血管病変（例：動脈硬化，FOLDER 13.1）の病因にもなっている．内皮活性化の誘導因子には，細菌やウイルスの抗原，細胞毒素，補体産物，脂質産物，低酸素などがある．活性化された内皮細胞は新たに細胞表面接着分子を発現し，さまざまなサイトカインやリンホカイン，

FOLDER 13.1　臨床関連事項：動脈硬化

動脈硬化は，最もよくみられる後天的な血管の異常である．アメリカ合衆国における年間死亡数の半数以上は，虚血性心疾患（FOLDER 13.3 参照），心筋梗塞，脳卒中，四肢壊疽などの動脈硬化性疾患に関連している．病変は，まず太い弾性型動脈の内膜において内皮の損傷として始まり，内皮機能不全をもたらす．内皮損傷の誘因として，高LDLコレステロール，高脂血症，高血糖（糖尿病），高血圧症，喫煙に伴う有害物の増加，ある種のウイルスや細菌感染症（サイトメガロウイルス（CMV）や肺炎クラミジア）などがある．血管内皮の機能に変化があると，表面の接着分子（たとえばICAM-1）の発現が増加し，LDLコレステロールに対する透過性が高くなり，内皮への白血球（多くは単球）の接着が亢進する．

内皮の損傷は，O_2^-，H_2O_2，OH^- および $ONOO^-$ などの活性酸素種を増加させ，そしてこれらは動脈の内膜においてLDLを酸化させる．このような損傷に反応して，血中の単球が内膜に入り，マクロファージに分化する．マクロファージは酸化LDLを取り込み，脂肪滴を含んで海綿状にみえる泡沫細胞へと次第に変化していく．泡沫細胞と浸潤してきたTリンパ球は，初期の動脈硬化病変，すなわち脂肪線条を形成する．この初期病変において，内皮細胞で産生された血小板由来成長因子（PDGF）に反応した血管平滑筋細胞が増殖して，中膜から脂肪線条に向かって遊走する．後の段階で，この病変はさらに再構築される．平滑筋細胞が中膜から遊走してコラーゲンを産生し，成長する脂質コアを包む結合組織性の防

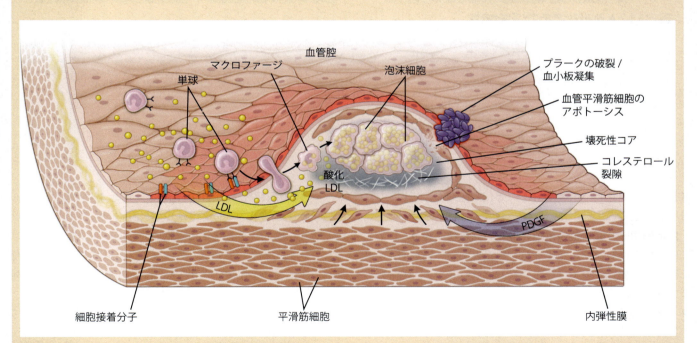

図F13.1.1 ▲ アテロームプラーク形成の細胞相互作用の模式図
機能不全となった内皮細胞（赤）が接着分子の発現を増加させ，LDLコレステロール分子（⇒）の透過性が亢進する．血中の単球は損傷した内皮に接着し，内皮の間を遊走して内膜に達し，そこでマクロファージに分化する．内皮細胞が産生するフリーラジカルによってLDLは酸化され，マクロファージに取り込まれる．血小板由来成長因子（PDGF）およびその他の成長因子（⇒）が内皮細胞から放出され，中膜から内膜に平滑筋が遊走するのを刺激する．マクロファージ由来（血管平滑筋由来もある）の泡沫細胞は細胞内LDLを集積し，ネクローシスコアにコレステロール結晶が沈着する．内膜では，平滑筋細胞が細胞外マトリックス（プロテオグリカンやコラーゲン）を産生し，内膜はさらに肥厚する．

（次ページに続く）

FOLDER 13.1　臨床関連事項：動脈硬化（続き）

御的な被膜を形成して，線維脂肪性プラークに成長していく（図F13.1.1）．散在する平滑筋細胞，マクロファージ，泡沫細胞，Tリンパ球，コレステロール結晶，および細胞の残骸を含む線維性結合組織の厚い層は，アテロームプラークとして知られている．プラークが進むと，脂質の沈着や壊死組織の集積を伴うマトリックス分解酵素の活性亢進を伴う．内皮のアポトーシスと機能異常により血管平滑筋は次第に減少し，血小板が付着して血栓となり，プラークが破裂する．さらに悪化すると血行不全や血栓症が生じ，血管が閉塞する．また，中膜の菲薄化，蓄積した細胞外脂質の石灰化が生じ，組織検査でコレステロール裂隙というコレステロール結晶の集積が針状の空白部分として認められる（図F13.1.2a，b）．軽症から重症のものまであわせて20歳代からみられ始め，50〜60歳代ではほとんどの人にみられるようになる．

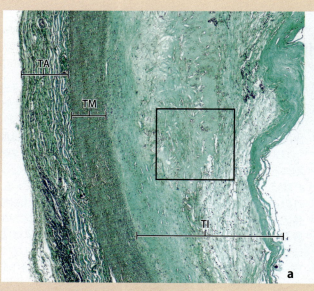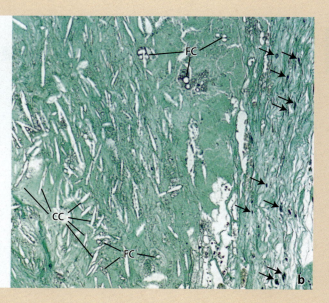

図 F13.1.2 ▲ 動脈硬化病変の光学顕微鏡像
a. ヒト大動脈，マッソン・トリクローム染色．病変は線維性プラークといわれる部分で，結合組織線維，平滑筋細胞，脂肪を摂取したマクロファージ（泡沫細胞），および壊死性物質などからなる．内膜（TI）を占めて，その厚みが著しく拡大している．TM：中膜，TA：外膜．40倍．**b.** 図aの枠内の拡大像．右方にプラークの線維性結合組織がある．線維性プラークのコラーゲン線維は平滑筋細胞（→はその核を示す）によってつくられたものである．泡沫細胞（FC）や特徴的なコレステロール裂隙（CC）も明らかである．後者はコレステロールの結晶が存在していた部位で，標本の作製過程で溶解してできる．プラークの残りの部分は壊死性物質と脂質である．240倍．

成長因子，血管収縮・拡張分子，そして血液凝固を制御する分子も産生する．

内皮細胞は，血管壁の構造と機能の完全性を担う．

内皮細胞は，血液と内皮下結合組織の間の多様な相互作用に関与し，血管の多くの特性のもとになっている（表13.2）．この特性には次のものがある．

- 選択的透過性バリアの維持．大小の分子は血液-組織間で選択的に移動している．この物質移動は分子の大きさと電荷に依存する．小さな疎水性（脂溶性）分子（例：酸素，二酸化炭素）は内皮細胞膜の脂質二重層を容易に通過する（いわゆる**単純拡散** simple diffusion）．しかし，水や親水性（水溶性）分子（例：グルコース，アミノ酸，電解質）は内皮細胞膜を拡散通過できない．これらの分子や溶質は，細胞膜を通って細胞外へ放出される（**経細胞経路** transcellular pathway）か，細胞間の閉鎖帯を通過（**傍細胞経路** paracellular pathway）しなければならない（CHAPTER 5，上皮組織）．経細胞経路では，多くの小さな**ピノサイトーシス小胞** pinocytotic vesicle（クラスリン非依存性エンドサイトーシス）を用いて血液から細胞内に大きな物質を取り込む．さらに，ある特定の分子（例：低密度リポタンパク質（LDL），コレステロール，トランスフェリン）は，**受容体依存性エンドサイトーシス** receptor-mediated endocytosis（クラスリン依存性エンドサイトーシス）により運ばれ，特異的な表面受容体を利用する．ある血管では，より大きな分子は透過型電子顕微鏡でみえるくらいの**窓（孔）** fenestration を通過して運ばれる．
- 非血栓形成性バリアの維持．血小板と内皮下組織との間のバリアで，**抗凝血素** anticoagulant（トロンボモジュリンなどの凝固を防止する因子）と**血栓形成阻止物質** an-

tithrombogenic substance（プロスタサイクリン（PGI_2）や組織プラスミノーゲン活性化因子などの血小板凝集を抑制したり**血栓** thrombus の形成をもたらす因子の放出を阻害したりする物質）を産生することによる．正常な内皮では，血小板が接着したりせず，表面に血栓はできない．内皮細胞への損傷は，フォン・ヴィルブラント因子やプラスミノーゲン活性化阻害因子などの**血栓形成前駆物質** prothrombogenic agent（血栓形成を促す因子）の放出をもたらす．

- 血流と血管抵抗の調節．血管収縮因子（エンドセリン，アンギオテンシン転換酵素（ACE），プロスタグランジン H_2，トロンボキサン A_2）や血管拡張因子（一酸化窒素（NO），プロスタサイクリン）の分泌によるものである．このことについては次の項で詳しく述べる．
- 免疫反応の制御と調節．リンパ球と内皮細胞の間での相互反応に基づく．主に内皮細胞の表面に接着分子とその受容体が発現し，3種のインターロイキン（IL-1, IL-6, IL-8）が分泌されることによる．
- ホルモン産生とその他の代謝活性．種々の成長因子の合成と分泌によるもので，造血コロニー刺激因子（CSF，顆粒球・マクロファージ CSF（GM-CSF），顆粒球 CSF（G-CSF），マクロファージ CSF（M-CSF）など），線維芽細胞成長因子（FGF），血小板由来成長因子（PDGF）などがある．また，内皮細胞は，ヘパリンやトランスフォーミング成長因子 β（TGF-β）などの増殖抑制因子を合成する．内皮細胞は，血圧をコントロールするレニン-アンギオテンシン系においてアンギオテンシン I から II への転換の作用をし，同時に，血中の物質（ノルアドレナリンやトロンビン，プロスタグランジン，ブラジキニン，セロトニン）を不活性化する．
- リポタンパク質の修飾．酸化作用による．コレステロール含量の多い LDL や超低密度リポタンパク質（VLDL）を主とするリポタンパク質が内皮細胞からのフリーラジカルによって酸化される．修飾された LDL はマクロファージに速やかに取り込まれ，**泡沫細胞** foam cell が生じる（図 F13.1.1 参照）．泡沫細胞は動脈硬化性プラークの特徴である．

血管内皮は中膜平滑筋細胞の収縮と弛緩を制御して局所的な血流と血圧に影響する．

内皮由来弛緩因子 endothelial-derived relaxing factor（**EDRF**）は，血管を弛緩させるものとして歴史的に早期に内皮細胞において発見されたものの1つである．何年も，EDFR の化学的な特徴を明らかにすることは困難であった．現時点では，血管に対する EDRF の効果は大部分が**一酸化窒素** nitric oxide（**NO**）およびその関連物質によるものであるということが知られている．それらは動脈や毛細血管の内皮細胞，さらには毛細リンパ管からも放出される．化学物質として，NO はわずか数秒の生理的半減期を持ったガスであるため，とらえるのが非常に難しいのである．

血流と血管内皮細胞との相互作用で生じるずり応力が，一酸化窒素（NO）による血管弛緩を誘発する．

血管拡張 vasodilation（血管平滑筋細胞の弛緩）により，血管内径は増大し，血管抵抗が減少して血圧が低下する．内皮由来の一酸化窒素（NO）は，心血管系のホメオスタシスを担ういくつかの重要な制御因子の1つである．NO は血管径を調節し，機能不全の内皮細胞に単球が接着するのを抑制し，血管壁での抗増殖的かつ抗アポトーシス的な環境を維持する．NO は内因性の血管拡張性ガスで，内皮細胞において**内皮型一酸化窒素合成酵素** endothelial nitric oxide synthase（**eNOS**）によって合成される．この Ca^{2+} 依存性酵素は，L-アルギニンの酸化反応を触媒し，G タンパク質シグナル伝達経路によって働く．内皮細胞は**ずり応力** shear stress，すなわち血流が生み出す引きずられる力を常に受けている．ずり応力により，eNOS 刺激能のある血管内皮成長因子（VEGF）が増え，その他の種々の分子的あるいは物質的な変化が内皮の構造と機能に生じる．NO が内皮細胞でいったん合成されると，拡散して細胞や基底膜を通過し中膜に達し，平滑筋の細胞質内にあるグアニル酸シクラーゼに結合する．この酵素により cGMP の産生が増加し，平滑筋プロテインキナーゼ G（PKG）が活性化する．プロテインキナーゼ G の活性化は，Ca^{2+} の細胞内濃度を下げ，平滑筋の弛緩をもたらす（図 13.12）．特筆すべきは，NO が多くの病理的あるいは生理的過程のシグナル分子でもあることである．NO は正常な生理的条件下では抗炎症性物質として働くが，過剰に産生されると炎症を誘導する．NO は免疫反応にも関与し（マクロファージを刺激し，高濃度の NO を放出させる），神経系では神経伝達物質として働き，そしてアポトーシスの制御に寄与する．関節や消化管，肺における炎症性疾患の病態には，NO の局所的過剰産生が関連している．最近，NOS 阻害剤が炎症性疾患に用いられている．

代謝性ストレス metabolic stress も内皮細胞において平滑筋弛緩に作用する．内皮由来弛緩因子のうち，**プロスタサイクリン** prostacyclin（**PGI_2**）は，平滑筋を弛緩させ，血小板凝集抑制作用を持つ．PGI_2 は平滑筋の受容体に結合し，cAMP 依存性プロテインキナーゼ A（PKA）を刺激し，今度はミオシン L 鎖キナーゼ（MLCK）をリン酸化して，カルシウム・カルモジュリン複合体の活性化を抑制する．この種の弛緩では細胞内 Ca^{2+} 濃度は変化しない．**内皮由来過分極因子** endothelium-derived hyperpolarizing factor（**EDHF**）は別の内皮由来弛緩因子で，Ca^{2+} 依存性カリウムチャネルに働き，血管平滑筋の過分極を引き起こし弛緩させる（図 13.12）．

エンドセリンは血管内皮細胞でつくられ，循環系の生理的・病理的メカニズムにおいて重要な役割を担う．

血管収縮 vasoconstriction（平滑筋の収縮）が小動脈および細動脈の中膜において起こると，血管径は細くなり，**血管抵抗** vascular resistance が増大する．血管収縮は血圧の上昇をもたらす．以前は，血管収縮をもたらすのは主に神経の興奮または循環するホルモンと考えられていた．今日では，内皮由

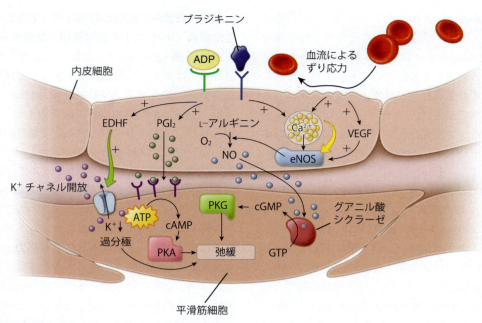

図 13.12 ▲ 血管拡張の分子メカニズム

血管壁の平滑筋が弛緩すると血管径が増大し，血管抵抗と全身血圧が低下する．一酸化窒素（NO）は，内皮細胞にある内皮型一酸化窒素合成酵素（eNOS）によって合成され，血管平滑筋の弛緩を制御する上で重要である．その他の分子として，ADP，血管内皮成長因子（VEGF），ブラジキニン，プロスタサイクリン（PGI_2），そして内皮由来過分極因子（EDHF）がある．赤血球と内皮細胞の間のずり応力は，VEGF同様，eNOSを活性化しNO産生を増加させる．いったんつくられたNOは直下の平滑筋まで拡散し，グアニル酸シクラーゼを活性化してcGMPの産生を促す．cGMPは，代謝経路においてcGMP依存プロテインキナーゼG（PKG）を活性化して，平滑筋の弛緩をもたらす．ADPやPGI$_2$レベルの増加に伴う内皮細胞の代謝ストレスは，平滑筋においてcAMP依存性プロテインキナーゼA（PKA）代謝経路を刺激し，筋の弛緩をもたらす．また，EDHFはCa^{2+}依存性カリウムチャネルを開き，平滑筋細胞膜の過分極を引き起こし，弛緩がさらに進む．(Noble A, Johnson R, Thomas A, Bass P. The Cardiovascular System. London, New York: Churchill Livingstone, 2005に基づく．)

来の因子が循環系の生理的・病理的メカニズムにおいて重要な役割を担っていることが知られている．エンドセリンファミリーのメンバーは血管内皮細胞が産生する21個のアミノ酸ペプチドからなり，非常に強い血管収縮作用を示す．このファミリーには3つのメンバー，**エンドセリン-1** endothelin-1（**ET-1**），**エンドセリン-2** endothelin-2（**ET-2**），**エンドセリン-3** endothelin-3（**ET-3**）がある．エンドセリンは主にパラクリンまたはオートクリン物質として働き，上皮細胞や血管平滑筋の表面にある受容体に結合する（図13.13）．ET-1は自然に存在する最も強力な血管収縮物質で，血管平滑筋のETA受容体と相互作用する．持続的な内皮誘導性の血管収縮に一部起因するような種々の疾患では，高レベルのET-1遺伝子発現を伴う．そのような疾患として，**全身性高血圧症** systemic hypertension（FOLDER 13.2参照），肺高血圧症，動脈硬化症，うっ血性心不全，特発性心筋症，腎不全などがある．興味深いことに，イスラエル産アナヘビ（*Atractaspis engaddensis*）のヘビ毒に含まれる**サラフォトキシン** sarafotoxinは，猛毒でET-1に高い相同性を持っていて，ひとたび循環系に入ると，ETA受容体に結合し，生命予後を脅かす激しい冠状血管収縮が起こる．エンドセリンはヒトの心血管系に自然に存在する一方で，サラフォトキシンがヘビ毒である点は面白い．その他の内皮由来血管収縮因子としては，**トロンボキサン A_2** thromboxane A_2 と**プロスタグランジン H_2** prostaglandin H_2 がある．トロンボキサンA_2はプロスタグラ

ンジンH_2から合成される．さらに，NO産生の減少やスーパーオキシドアニオン（O_2^-）によるNOの不活性化が平滑筋収縮をもたらす効果がある（図13.13参照）．

4. 動脈

通例，動脈は大きさと中膜の性状によって3つのタイプに分類される．

- **大径動脈** large artery または**弾性型動脈** elastic artery．大動脈や肺動脈などで，それぞれ体循環と肺循環に心臓から血液を送り出している（図13.2参照）．これらの動脈とその主要枝（腕頭動脈，総頸動脈，鎖骨下動脈，総腸骨動脈）もまた，弾性型動脈に分類される．
- **中径動脈** medium artery または**筋型動脈** muscular artery（名前のある動脈のほとんど）．弾性型動脈と筋型動脈との明瞭な区別はなく，両者の中間型を示して分類しにくいものもある．
- **小動脈** small artery および**細動脈** arteriole．両者の区別は平滑筋細胞層の数による．定義の上では，細動脈は中膜に1，2層の，また小動脈は8層までの平滑筋を有している．

A. 大径動脈（弾性型動脈）

弾性型動脈は壁内に多重シート状の弾性層板を持つ．

表 13.2　内皮細胞の属性と機能のまとめ

主な属性	関連の機能	関与する活性分子
選択的透過性バリアの維持	単純拡散 能動輸送 ピノサイトーシス作用 受容体依存性エンドサイトーシス	酸素，二酸化炭素 グルコース，アミノ酸，電解質 水，小分子，可溶性タンパク質 LDL，コレステロール，トランスフェリン，成長因子，抗体，MHC 複合体
非血栓形成性バリアの維持	抗凝血素の分泌 血栓形成阻止物質の分泌 血栓形成前駆物質の分泌	トロンボモジュリン プロスタサイクリン（PGI_2），組織プラスミノーゲン活性化因子（TPA），アンチトロンビンIII，ヘパリン 組織トロンボプラスチン，フォン・ヴィルブラント因子，プラスミノーゲン活性化因子阻害因子
血流と血管抵抗の調節	血管収縮因子の分泌 血管拡張因子の分泌	エンドセリン，アンギオテンシン転換酵素（ACE） 内皮由来拡張因子（EDRF）/一酸化窒素（NO），プロスタサイクリン
細胞成長の制御	成長刺激因子の分泌 増殖抑制因子の分泌	血小板由来成長因子（PDGF），造血コロニー刺激因子（GM-CSF，G-CSF，M-CSF） ヘパリン，トランスフォーミング成長因子β（TGF-β）
免疫反応の制御	接着分子の発現による白血球遊走の制御 免疫機能の制御	セレクチン，インテグリン，CD マーカー分子 インターロイキン分子（IL-1，IL-6，IL-8），MHC 分子
細胞外マトリックスの維持	基底板の生合成 糖衣の生合成	IV型コラーゲン，ラミニン プロテオグリカン
リポタンパク質，コレステロール代謝への関与	フリーラジカルの産生 LDL の酸化	活性酸素種（ROS），LDL，VLDL

CD：分化抗原群，G-CSF：顆粒球造血コロニー刺激因子，GM-CSF：顆粒球・マクロファージ造血コロニー刺激因子，LDL：低密度リポタンパク質，M-CSF：マクロファージ造血コロニー刺激因子，MHC：主要組織適合複合体，VLDL：超低密度リポタンパク質．
(Cotran S, Kumar V, Collins T, Robbins SL, eds. *Robbins Pathologic Basis of Disease*. Philadelphia: WB Saunders, 1999 より改変．)

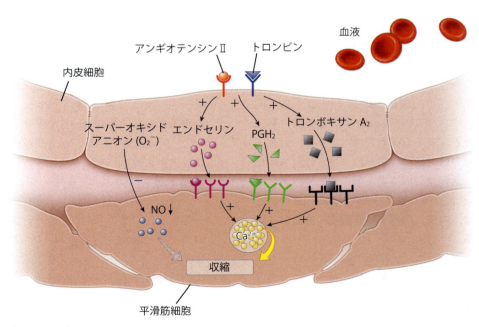

図 13.13 ▲ 血管収縮の分子メカニズム

血管平滑筋の収縮（血管収縮）によって，血管径は細くなり，血管抵抗が増大して全身血圧が上昇する．アンギオテンシンIIとトロンビンが血管内皮に結合すると，平滑筋収縮を制御する内皮由来因子の産生を刺激する．これらには，エンドセリン（最も強い血管収縮物質のファミリー），プロスタグランジン H_2（PGH_2），およびその誘導体のトロンボキサン A_2 がある．これらは平滑筋細胞膜にあるそれぞれの受容体に結合して，Ca^{2+} の流入と筋小胞体からの細胞内 Ca^{2+} の放出増加を引き起こす．血管拡張物質の一酸化窒素（NO）産生の減少や，スーパーオキシドアニオン（O_2^-）によるNOの不活性化が平滑筋収縮の効果をもたらす．(Noble A, Johnson R, Thomas A, Bass P. The Cardiovascular System. London, New York: Churchill Livingstone, 2005 に基づく．)

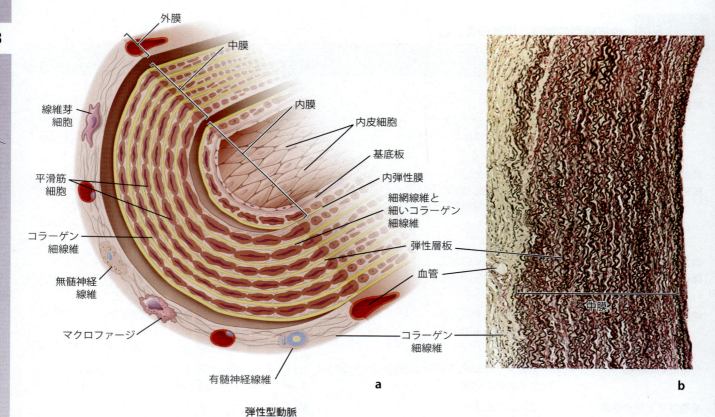

図 13.14 ▲ 弾性型動脈の模式図と光学顕微鏡像
a. 典型的な弾性型動脈の模式図で，細胞成分と細胞外成分を示している．中膜の平滑筋細胞の配列と弾性層板の分布に注目せよ．内弾性膜は不明瞭で，動脈壁の弾性層板の中で最内層のものとして存在する．b. この弱拡大の顕微鏡像はヒトの大動脈をワイゲルトのレゾルシン・フクシン弾性染色したもので，中膜に平滑筋細胞とともに散在しているのがわかる．中膜だけに図中のラベルをしてあり，その厚さは弾性型動脈の3層の中で最も厚い．48倍．

　機能的には，**弾性型動脈** elastic artery はまず搬送血管として働くが，血液を連続的に一定方向に流す管としても働く．血流は次のようにしてできあがる．心室の**収縮期** systole に加わった圧によって，血液が弾性型動脈とその枝に送り出されると同時に，大径の弾性型動脈の壁を押し広げる．壁の拡張は中膜と外膜のコラーゲン線維網が限界をつくる（図13.14）．**拡張期** diastole には心臓からの加圧はないが，押し広げられた弾性型動脈が復元する弾力で血圧を生じ，血管内の血流が保たれる．弾力は初期には順行性・逆行性両方向に働くが，心臓に向かう逆行性の血流で大動脈弁と肺動脈弁が閉じ，引き続く弾力で血液は順行性に末梢へ向かって流れる．

弾性型動脈の内膜は，内皮，内皮下結合組織，および不明瞭な内弾性膜からなる．

弾性型動脈の内膜は比較的厚く，以下の構成をとる．

- **内皮細胞層** endothelial lining と**基底板** basal lamina．内皮細胞は典型的に扁平で，長く伸びている．その長軸は血流に平行である（図13.15）．上皮シートを形成するにあたり，細胞はタイト結合（閉鎖帯）とギャップ結合を介して接着する．内皮細胞は細胞質中に**バイベル・パラーデ小体** Weibel-Palade body という杆状封入体を持つ．このオルガネラは内皮に特異的で，電子密度が高く，**フォン・ヴィルブラント因子** von Willebrand factor と **P-セレクチン** P-selectin を含む．フォン・ヴィルブラント因子は動脈の内皮細胞で合成され，血中に分泌されると**第Ⅷ凝固因子** coagulating factor Ⅷ に結合し，内皮傷害部位に血小板が接着するのに重要な役割を担う．**抗フォン・ヴィルブラント因子抗体は，内皮由来腫瘍の免疫組織化学的マーカーとしてよく用いられる．**P-セレクチンは細胞接着分子として好中球-内皮細胞認識機構に関与することで，好中球が血中から結合組織内へ〔訳注：すなわち血管内から外へ〕遊走を開始する（p.279〜280参照）．

- **内皮下層** subendothelial layer．弾性型動脈では，コラーゲン線維と弾性線維の両方を含む結合組織である．平滑筋細胞がこの層の主たる細胞で，収縮性を持つと同時にコラーゲン線維や弾性線維などの細胞外物質を分泌する．また，マクロファージも散見される．

- **内弾性膜** internal elastic membrane．弾性型動脈では，多くの弾性線維の一部であるため明瞭ではない．通常，最内層の弾性線維層であることから同定される．

内皮細胞は，血管壁の構造と機能の完全性を担う．

　内皮細胞は，単に循環する血液と内皮下組織との間の物理的な壁であるだけではなく，**血管作動性物質** vasoactive agent を分泌し血管平滑筋の収縮と弛緩を引き起こす．内皮の多彩な役割と機能については，本CHAPTERの初めに詳しく述

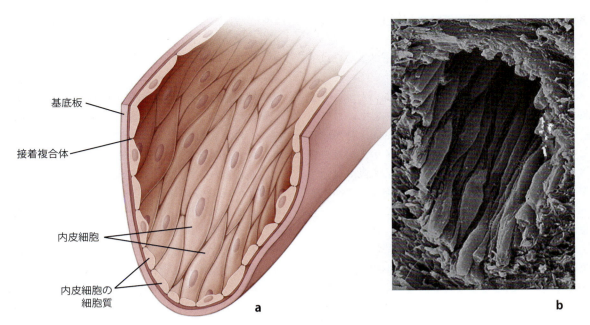

図 13.15 ▲ 内皮の模式図と走査型電子顕微鏡像
a. 内皮の内腔面を示す模式図である．細胞の長軸は血流の方向に平行で，内皮細胞の核も血流の方向に伸びている．b. 小静脈の走査型電子顕微鏡像で内皮の層を示す．紡錘形の細胞の長軸が血管に平行になっている．1,100 倍．

FOLDER 13.2　臨床関連事項：高血圧

高血圧 hypertension は人口の 25% にみられ，拡張期血圧 90 mmHg 以上または収縮期血圧 140 mmHg 以上が持続した場合をいう．高血圧はしばしば動脈硬化性血管病変を伴い，脳卒中や狭心症など心血管疾患の高リスクを伴う．高血圧の多くの場合，筋型の小動脈や細動脈の内腔が狭小化して，血管抵抗が増大している．内腔狭小化は，血管壁平滑筋の収縮や平滑筋量の増加，もしくはその両方によるのであろう．

高血圧の人では平滑筋細胞が増え，その分，中膜の厚さが増す．付随して，平滑筋細胞のあるものは脂質を蓄積する．これが高血圧が動脈硬化症の主な危険因子である理由の 1 つである．脂肪食の動物では，血管壁における脂肪の蓄積の程度が加速する．脂肪食をとらない場合，高血圧は加齢に伴って自然に起こる内膜肥厚を増大させる．

心筋もまた，高血圧の影響を受けて過剰な圧負荷がかかり，その結果，代償性に左室肥大をきたす．このような状態での心室肥大は心筋細胞の直径の増大（長さではない）によるもので，細胞核が大型で長方形を呈することが特徴である．左室肥大は高血圧性心疾患に共通にみられる．心室肥大になると，左心室の壁が厚くなり，弾性は減少し，血液を駆出するためにより激しく稼動しなければならなくなる（図 F13.2.1）．高血圧性心疾患を治療しないでおくと，心不全になる．最近の研究で，慢性高血圧による心室肥大の患者に対

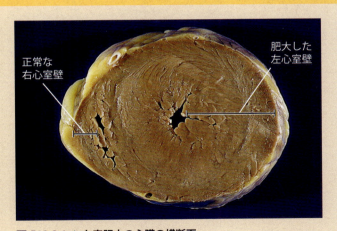

図 F13.2.1 ▲ 左室肥大の心臓の横断面
この写真は，慢性高血圧症の患者の心臓の心室の横断面である．左心室壁が同心性に肥厚して，内腔径が減少している．右心室壁は正常であることに注意．（Rubin R, Strayer DS. Rubin's Pathology. 5th ed. Baltimore: Lippincott Williams & Wilkins, 2008 より許諾を得て転載．）

し降圧を続けると，肥大の度合が減少しうることが示されている．

べた（p.413 ～ 416 参照）．

弾性型動脈の中膜は多層の平滑筋細胞と弾性線維が交互に重なっている．

中膜は，弾性型動脈壁の3層中最も厚く，その構成は以下のようである．

- エラスチンは，筋細胞層に挟まれた穴のあいたシートまたは層板の形態をとり，同心円状に配列している（図13.14，図13.16a，およびPLATE 33, p.436）．層板に穴があるので，動脈壁内を物質が拡散しやすい．層板の数と厚さは血圧と年齢に相関する．新生児の大動脈は弾性層板を欠く．成人では40 ～ 70 の層板がある．高血圧症のヒトでは，層板の数と厚さが増加している．
- 血管平滑筋細胞は，層状に配列している．血管の長軸に対し，やや傾斜したらせん状配列をなしているため，横断面で輪状にみえる．平滑筋細胞は紡錘形で，細長い核を持ち，ギャップ結合をしている部位を除き，基底板に覆われる．線維芽細胞は中膜には存在しない．血管平滑筋細胞は，コラーゲンやエラスチン，その他の細胞外マトリックス分子を産生する．加えて，内皮細胞によってつくられた成長因子（PDGF，FGF）に反応し，増殖し，近くの内膜に遊走する．この性質は血管壁の正常な修復過程において重要であると同時に，動脈硬化でも同様の病態が起こる．
- コラーゲン線維と基質（プロテオグリカン）は，平滑筋細胞が産生し，分泌する．

弾性型動脈の外膜は比較的薄い結合組織層である．

弾性型動脈では，外膜は通常，中膜の半分以下の厚さで，次のものから構成される．

- コラーゲン線維と弾性線維．弾性線維は中膜ほど組織化されておらず，疎な網工をなしている．コラーゲン線維は，心収縮期の血管拡張が生理的限界を超えるのを防ぐ．
- 線維芽細胞とマクロファージは外膜の主な細胞である．
- 脈管の脈管（血管）は，一般の血管構築同様，小動脈枝，毛細血管網，および対応する静脈からなる．
- 脈管の神経（血管神経叢）は血管収縮神経ともいわれ，無髄の交感神経節後線維である．これらのニューロンから伝達物質のノルアドレナリンが放出され，血管の内径は細くなる（血管収縮）．

脈管の脈管の機能は血管壁に栄養と酸素を供給し，老廃物を回収することである．

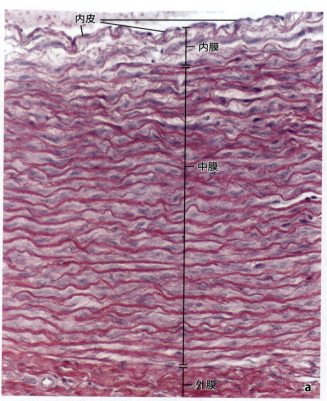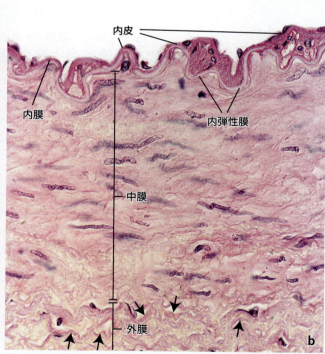

図13.16 ▲ 弾性型動脈と筋型動脈の光学顕微鏡像
a. ヒトの大動脈の横断面（レゾルシン・フクシン染色で弾性物質が染まっている）．内膜，中膜，外膜の3層が区別される．内膜は，1層の内皮細胞とその下の薄い結合組織からなり，後者はコラーゲン線維と弾性線維を含み，平滑筋細胞，ときにマクロファージを認める．内膜とその下の中膜との境界は不鮮明である．中膜には多量の平滑筋（核が青く染まっている）があり，多数の多孔性弾性膜（赤く染まった波状層板）を含んでいる．最外層の外膜には弾性層板がなく，主に結合組織と動脈壁を養う血管，神経からなる．300倍．b. 筋型動脈の横断面（H&E染色）．壁は弾性型動脈と同じ3層に分けられる．内膜は内皮細胞層，少量の結合組織，内弾性膜からなる．動脈が収縮しているときには波打って曲がりくねっている．中膜は，主に輪状に走る平滑筋とコラーゲン線維，弾性線維からなる．平滑筋細胞の核は，収縮時にはコルク栓抜きのようにみえる．外膜はほとんど結合組織からなる．はっきりとした外弾性膜はこの血管にはみられないが，弾性物質の一部がみえる（→）．360倍．

太い血管の壁では，酸素，栄養素，および老廃物の運搬について，血管内腔からのやりとりだけでなく，脈管の脈管といわれる細い血管網からの拡散から補われている．これは，小動脈が血管壁の外側から入り，枝分かれして細動脈や毛細血管網になり，血管壁の外半分を養うことによる．毛細血管網は細静脈を経て小静脈に注ぎ，動脈に伴行する静脈となっていく．血管壁の内半分は，内面からの拡散で養われる．ヒトでは，0.5 mm 以下の血管は脈管の脈管を持たない．この程度の血管では，中膜の厚さは 30 細胞層以下である．

脈管の脈管の機能は，血管壁に栄養と酸素を供給し，壁内の細胞が産生したり血管腔から拡散されたりする老廃物を取り除くことである．

動脈壁にある脈管の脈管の密度と動脈硬化プラークの重症度には強い相関がある．血液循環動態（すなわち，血圧の増大，低酸素分圧，LDL コレステロールの増加または除去の減少）が脈管の脈管の機能に衝撃を与え，動脈硬化プラークの病態に影響する可能性がある．

B. 中径動脈（筋型動脈）

筋型動脈は弾性型動脈よりも中膜の平滑筋が多く，エラスチンが少ない．

一般に，弾性型動脈から太い筋型動脈に移行する部分では，弾性成分が減少し，中膜の平滑筋細胞が優勢になる（図 13.17，PLATE 34, p.438）．また，**内弾性膜** internal elastic membrane が明瞭となって，筋型か弾性型かの識別に役立つ．多くの場合，**外弾性膜** external elastic membrane もはっきりしてくる．

内膜は，筋型動脈では薄く，明瞭な内弾性膜を持つ．

内膜は弾性型動脈に比べて薄く，基底板を伴う内皮層，疎な結合組織の内皮下層，そして明瞭な内弾性膜からなる．内皮下層が非常に薄く，内皮の基底板が内弾性膜に接しているようにみえる場合もある．組織切片では，内弾性膜は通常明瞭で，平滑筋の収縮のため波打ってみえる（図 13.16b）．

内膜の厚さは年齢その他の条件によって変化する．幼い小児では非常に薄い．若年成人の筋型動脈では，内膜の厚さは全壁厚の 6 分の 1 になる．高齢者では，沈着した脂質が内膜を押し広げ，しばしば不定形の"脂肪の層"をなしている．

筋型動脈の中膜は，ほとんどが血管平滑筋からなり，弾性物質はわずかである．

筋型動脈の中膜はコラーゲン線維を伴った血管平滑筋細胞からなり，弾性物質は比較的少ない．動脈壁をらせん状に並ぶ平滑筋細胞の収縮によって，血圧が維持される．弾性型動脈の場合と同じく，中膜に線維芽細胞はない．平滑筋細胞は，ギャップ結合以外の場所を基底板で囲まれ，細胞外のコラー

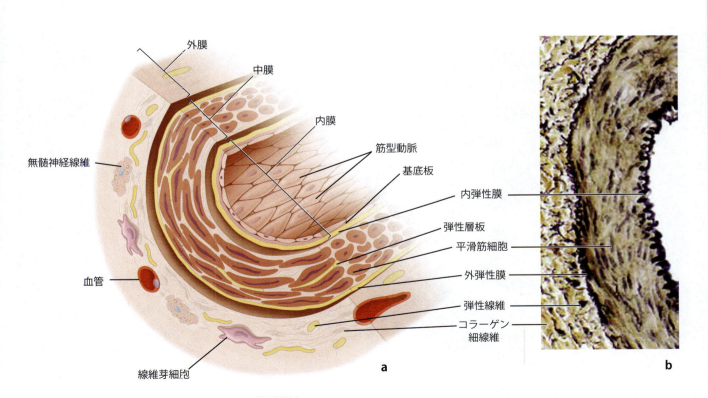

図 13.17 ▲ 筋型動脈の模式図と光学顕微鏡像
a. 筋型動脈の模式図で細胞と細胞外成分を示す．全 3 層構造の細胞成分の分布と内・外弾性膜に注意．**b.** 筋型動脈の横断切片をワイゲルトのレゾルシン・フクシン弾性染色した標本の光顕像である．明瞭な 2 層の弾性組織に注目すると，波打った形状の内弾性膜と外弾性膜がよくわかる．比較的厚い中膜は，内・外弾性膜に挟まれ，主に輪走する筋層，コラーゲン線維，細かい弾性線維からなる．内膜はこの標本ではわかりにくい．外膜は明瞭で，コラーゲン線維と弾性線維を伴う結合組織からなる．175 倍．

ゲン，エラスチン，そして基質を産生する．

筋型動脈の外膜は比較的厚く，しばしば中膜とは外弾性膜で区分される．

筋型動脈の外膜は，線維芽細胞，コラーゲン線維，弾性線維，そしてある種の血管では散在性にみられる脂肪細胞からなる．弾性動脈と比べて膜は厚く，中膜の厚さにほぼ等しい．コラーゲン線維が細胞外要素の主たるものであるが，弾性物質は中膜との境界部に集まり，しばしば外弾性膜をなしている．外膜には神経や細い血管がある．太い筋型動脈では，その枝が脈管の脈管として中膜に入る．

C. 小動脈と細動脈

小動脈と細動脈の区別は，平滑筋細胞層の数による．

前述のように，細動脈の中膜は平滑筋が 1 ～ 2 層，小動脈では 8 層程度までである（図 13.18 および PLATE 35, p.440）．典型的には，小動脈内膜には内弾性膜があるが，細動脈にはあるかないかという程度である．両者の内皮は，電子顕微鏡レベルでみると内皮細胞と中膜の平滑筋細胞との間にギャップ結合があるということ以外，基本的に他の動脈と同様である．外膜は薄く，血管の通り道の結合組織と混ざって見分けにくい．

細動脈は，平滑筋の収縮によって毛細血管網への血流を制御する．

細動脈は毛細血管床の血流制御を行う．細動脈と毛細血管網との関係が正常な場合，細動脈壁の平滑筋が収縮すると，血管抵抗が増大し，毛細血管への血行は減少したり途絶えたりする．細動脈から毛細血管が始まるところにある平滑筋の肥厚部を，**毛細血管前括約筋** precapillary sphincter という．細動脈は平常時の直径の 60 ～ 100% まで拡張しうるし，40% までの収縮を長時間続けることができる．こうして血管抵抗の減少や増大を行って，血流と血圧に直接的影響を及ぼす．この制御で血液はそれが最も必要とされる部域に向かう．たとえば，ランニングなどの激しい運動時には骨格筋への血流は細動脈の拡張によって増加し，腸管へは細動脈の収縮により減少する．しかし食後は逆転する．

5. 毛細血管

毛細血管は血管の中で最も細く，しばしば赤血球の直径よりも細い．

毛細血管は血管網をつくり，ガスや代謝物質，老廃物などを含んだ体液がその薄い血管壁を通過する．人体の毛細血管

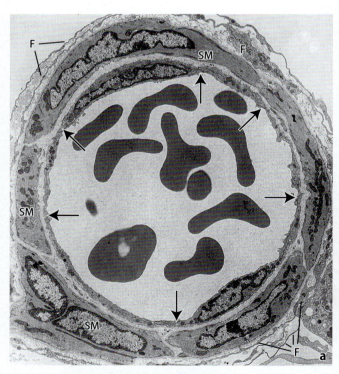
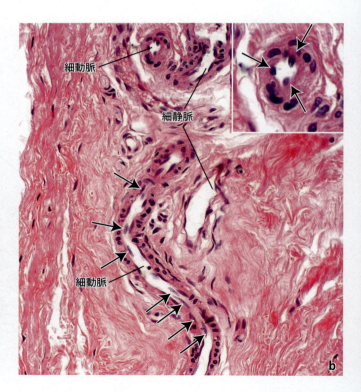

図 13.18 ▲ 細動脈の電子顕微鏡像と光学顕微鏡像
a．細動脈の横断面の電子顕微鏡像．内膜は内皮とごく薄い内皮下結合組織（コラーゲン細線維と基質）からなる．隣り合う内皮細胞の間の接着部を→で示す．中膜は 1 層の平滑筋細胞（SM）からなる．外膜にはコラーゲン細線維と細い突起を持った線維芽細胞（F）が数層ある．血管腔内には赤血球がみられる．6,000 倍．**b．**真皮の細動脈と細静脈の光学顕微鏡像．細動脈の 1 つは縦断され，もう 1 つは横断されている．細動脈の縦断面で平滑筋細胞の核は円形もしくは卵円形にみえ，平滑筋細胞が横断されていることを示す．長く伸びた核（→）は内皮細胞の核である．320 倍．**挿入図．**細動脈の横断像（強拡大）．内皮細胞の核が内腔に突出して（→），横断されていることを示している．中膜の平滑筋細胞の核は長く伸びて輪状の走行を示している．600 倍．

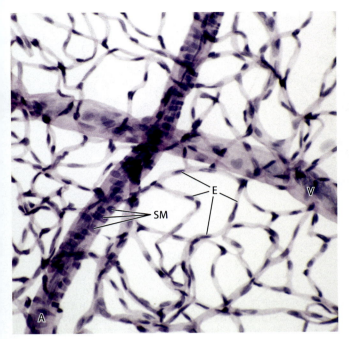

図13.19 ▲ 網膜の毛細血管網の光学顕微鏡像
網膜毛細血管のホールマウント伸展標本．軽く酵素消化処理した後，網膜をスライドガラスに展開し，PAS（過ヨウ素酸シッフ）染色した後，ヘマトキシリン染色してある．縦に走っているのが細動脈（A）で，輪走する平滑筋（SM）が明瞭にみえる．この細動脈にほぼ直交する細静脈（V）がある．これらの間に毛細血管網があり，両者を連絡している．毛細血管には内皮細胞（E）の核がはっきりとみえる．この倍率では周皮細胞は確認しがたい．560倍．（Mr. Denifield W. Playerの厚意による．）

は総延長で約8万kmにもなる．各毛細血管は1層の内皮細胞と基底板からなる．内皮細胞は赤血球がやっと1個通る程度の管をつくっている．多くの毛細血管では内腔が狭いため，赤血球は著しく変形し，折り重なりながら管内を通過する（図13.19）．通過する赤血球は血管内にいっぱいになって，血管内外のガスや栄養分の拡散移動距離が最小になる．透過型電子顕微鏡による横断像では，管は1個の内皮細胞のみ，または数個の細胞でつくられているようにみえる．毛細血管は，薄い血管壁で代謝活性の高い細胞組織に物理的に近接し，周囲細胞と血流の間でのガスや代謝物質の交換に最適な構造となっている．毛細血管容積に比べて内皮細胞が広く薄いので，血管壁を横切って物質が移動するのに好都合である．

A. 毛細血管の分類

毛細血管は3種類ある：連続型，有窓型，および不連続型（洞様毛細血管）．

毛細血管の構造は組織や器官によって異なる．形態に基づいて，毛細血管は，連続型毛細血管，有窓型毛細血管，不連続型毛細血管の3種類に分けられる．

連続型毛細血管 continuous capillary は，結合組織，心筋，骨格筋，平滑筋，肺，皮膚，中枢神経に典型例がみられる．特徴は，途切れのない血管内皮が**連続基底板** continuous basal lamina の上に位置していることである（図13.20a）．内皮細胞には通常のオルガネラがみられ，内腔面には若干の短い微絨毛があり，多少の高電子密度の膜結合性小胞に，内腔面および基底面の細胞膜下に多数のピノサイトーシス小胞が存在する．小胞は直径約70 nmで，物質を運んで血管腔と結合組織との間を行き来する**トランスサイトーシス** transcytosis の機能をする．連続型毛細血管の横断面を透過型電子顕微鏡でみると，2つの細胞膜（内腔側と基底側）の間にリボン状の細胞質や細胞核が挟まれ（図13.21），内皮細胞どうしがタイト（閉鎖）結合で接着しているのがみられる．タイト結合は，隣り合う内皮細胞間の物質透過性を制限し，比較的小さな分子（< 10,000 Da）のみを通す．

有窓型毛細血管 fenestrated capillary は，内分泌腺，および液体や代謝物質の吸収を行う部位である胆嚢や腎臓，膵臓，腸管などに典型例がみられる．内皮細胞には円形の**窓孔** fenestration（径70〜80 nm）が多数あるのが特徴的で，毛細血管壁の貫通路になる（図13.20b）．窓孔のある内皮細胞の基底面には**連続基底板** continuous basal lamina がみられる．窓孔のある内皮細胞にはピノサイトーシス小胞も多数みられる．窓孔は，おそらくピノサイトーシス小胞が薄い細胞質を越えて反対側に開いてできたものであろう（図13.22）．窓孔をふさいで薄い非膜性の**隔膜** diaphragm があることが多い．内腔側からみると隔膜は車輪のようで，その中央部は肥厚していて14のくさび形の隙間を伴っている．これは，隔膜の形成にあずかったと考えられるピノサイトーシス小胞の内部に取り込まれた糖衣に由来する．これらの窓孔は内皮細胞内の特異な輸送経路をなしており，**濾過孔** filtration pore ともいわれるが，洞様毛細血管の内皮細胞の隙間のように血漿を通すということはない（後述）．

消化管や胆嚢の有窓型毛細血管は，非吸収時には窓孔が少なくなり，血管壁が厚くなる．吸収が始まると壁が薄くなり，ピノサイトーシス小胞や窓孔が増加する．これは，吸収によって血管周囲結合組織のイオン環境の変化が生じ，ピノサイトーシス作用を刺激するためである．これらの現象も上述した窓孔形成のピノサイトーシス小胞説を支持している．

不連続型毛細血管 discontinuous capillary（**洞様毛細血管** sinusoidal capillary または**類洞** sinusoid）は，肝臓や脾臓，骨髄に典型例がみられる．他の毛細血管に比べ，径が太く，不定形である．これらの毛細血管の内皮細胞には大きな孔が細胞質に開いており，また広く不定形の細胞間隙があって血漿タンパク質を通過させる（図13.20c）．内皮細胞を**不連続基底板** discontinuous basal lamina が取り囲む．このタイプの毛細血管は組織器官ごとに特徴的な構造を示し，特異な細胞を含んでいる．肝臓の類洞には**クッパー細胞** Kupffer cell（**類洞マクロファージ** sinusoidal macrophage）があり，内皮細胞と肝細胞の間の類洞周囲腔にはビタミンAを貯蔵する**伊東細胞** Ito cell（**肝星状細胞** hepatic stellate cell）が存在する．脾臓では，内皮細胞が独特な紡錘形をして，隣接するものとわずかな間隙を持っている．内皮細胞下の基底板は痕跡的で，部分的または完全に欠如している．

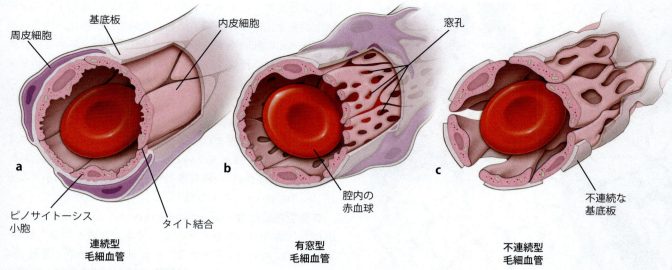

図 13.20 ▲ 3 種類の毛細血管の模式図
a. 連続型毛細血管は，途切れのない血管内皮が連続基底板の上に位置していることが特徴的である．おのおのの内皮細胞がタイト結合で接着し，血管内から血管外への分子の移動を制限している．**b.** 有窓型毛細血管は，多数の窓孔を有する内皮細胞が特徴的で，連続基底板に覆われている．器官によっては薄い非膜性の隔膜が窓孔にみられる．**c.** 不連続型毛細血管（洞様毛細血管，類洞）では，内皮細胞に大きな孔が開いており，不定形の細胞間隙がある．内皮細胞の上の基底板は不連続で，場合によっては痕跡的であったり欠如していたりすることもある．

周皮細胞は，毛細血管に随伴する未分化間葉系幹細胞である．

毛細血管とある種の毛細血管後細静脈は，細胞突起を伸ばして内皮細胞のまわりに絡みつく血管周囲細胞を伴っている．血管周囲細胞の例として**周皮細胞** pericyte（歴史的には**ルージェ細胞** Rouget cell として知られる）があり，内皮細胞に伴っている（図 13.21，図 13.22 参照）．枝分かれする細胞質の突起を出して毛細血管に密着して取り囲み，内皮下の基底板とひと続きの基底板に包まれている．周皮細胞は収縮能を持ち，内皮細胞から産生される NO によって制御される．周皮細胞が特定の毛細血管床（たとえば脳）の血流を調節することを示唆する証拠はいくつかある．周皮細胞は血管を支持し，物理的・化学的な複雑で双方向的なクロストークを血管内皮細胞との間で交わし，毛細血管と毛細血管後細静脈を安定化する．組織学的には，周皮細胞は，ヘテロクロマチンに富む大きな核を持った**未分化間葉系幹細胞** undifferentiated mesenchymal stem cell の特徴を備えている．環境因子が増殖や遊走能を刺激し，また周皮細胞から脂肪細胞，線維芽細胞，軟骨細胞，骨細胞，骨格筋細胞などさまざまな細胞への分化を誘導しうることが実験的に示されている．発生時や血管新生時（例：創傷治癒過程）において，周皮細胞から内皮細胞と平滑筋細胞の両方ができる．周皮細胞は，血管関連疾患の病態（例：糖尿病性網膜症や腫瘍血管新生）に直接的に関わる．さらに，周皮細胞の制御ができなくなると，毛細血管のあるところならどこにでも生じうるまれな血管腫瘍である**血管周皮腫**ができる．

B. 毛細血管の機能

毛細血管の機能を理解する上で，血管運動（毛細血管内の

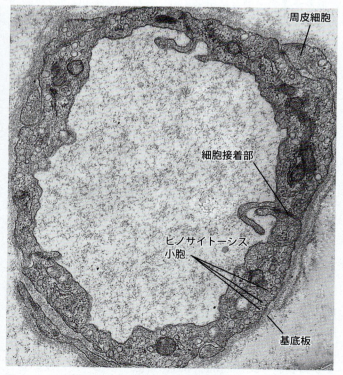

図 13.21 ▲ 連続型毛細血管の透過型電子顕微鏡像
多数のピノサイトーシス小胞を持つ内皮細胞が，連続した毛細血管壁を形成している．細胞接着部では，しばしば細胞質の辺縁部がヒダ状に血管腔に向かって突出している．この電子顕微鏡像の切片には内皮細胞の核がみられない．周皮細胞についても同様で，細胞質の一部がみられるのみである．周皮細胞全体を基底板が包んでいることに注目せよ．30,000 倍．

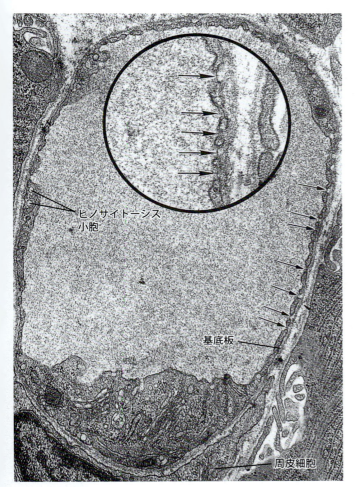

図 13.22 ▲ 有窓型毛細血管の透過型電子顕微鏡像
内皮細胞の細胞質は多数の窓孔（小さい➡）を持つ．内皮細胞が厚く窓孔のない領域の一部に，ピノサイトーシス小胞がみられる．透過型電子顕微鏡像の下端に周皮細胞の一部（写真左下の隅にその核）がみえている．21,500倍　挿入図は窓孔に張る隔膜を示す（大きい➡）．55,000倍．

血流）と血管網の量または密度の2点を考慮することが重要である．

　血流は局所的または全身的なシグナルによって制御されている．血管拡張物質（例：NO，低酸素分圧）に対する反応時，細動脈壁が弛緩し，結果として，血管拡張と血流の増大が毛細血管系に起こる．毛細血管内圧は上昇し，多くの血漿液成分が組織に移動する．この過程が**末梢浮腫** peripheral edema である．局所性内皮由来因子，自律神経系による全身性のシグナル，副腎からのノルアドレナリンの分泌が細動脈の収縮（血管収縮）を引き起こし，毛細血管床の血流が低下する．この条件下で，毛細血管内圧は低下し，組織液の吸収が著しく増大する．このような状態は循環血液量が減ったときに生じる．循環血液量減少性ショックを防止するためには，血液量を輸液で相当量増加させる．

　毛細血管網の密度は，血液と組織の間の物質交換に利用できる表面積を決める．これは組織の代謝活性に関係し，肝臓や腎臓，心筋，骨格筋などは毛細血管網に富み，代謝活性の低い緻密結合組織は血管網に乏しい．

6. 動静脈短絡路

動静脈短絡路は，動脈と静脈が毛細血管を経ないで直結する経路である．

　一般に微小循環において，血液は動脈から毛細血管，そして静脈へと流れる．しかしながら，必ずしもそうでない場合がある．多くの組織で，毛細血管を通らないで動静脈を直接短絡する経路が存在する．このような血管路を**動静脈吻合** arteriovenous (AV) anastomosis，または**動静脈短絡路** AV shunt という（図 13.11）．動静脈短絡路は，指尖，鼻，口唇などの皮膚や，陰茎・陰核の勃起組織中によくみられる．短絡路の細動脈はコイル状のことが多く，厚い平滑筋層を持ち，結合組織の鞘に包まれ，神経が豊富である．通常の毛細血管前括約筋とは反対に，短絡路の平滑筋が収縮すると血液は毛細血管床を流れ，平滑筋が弛緩すると血液は毛細血管床を通らず細静脈へと流れる．動静脈短絡路は体表面の**温度調節** thermoregulation に関与する．皮膚の短絡路が閉じると，毛細血管床の血流量が増え，熱放散が多くなる．短絡路が開くと，反対に体温を保持するようになる．陰茎などの勃起組織では，動静脈短絡路が閉じると海綿体に血液が流入し，勃起が起こる．

　動脈から静脈へ血液が優先的に流れる血管（主血管路）があり，その近位側は**後細動脈** metarteriole となっている（図 13.23）．毛細血管は細動脈と後細動脈の双方から起始する．毛細血管壁自体には平滑筋はみられないが，細動脈や後細動脈からの起始部には**毛細血管前括約筋** precapillary sphincter という平滑筋が存在する．この括約筋は，毛細血管床への血流量を調節する．

7. 静脈

　静脈壁の層は，動脈ほど明瞭とはいえない．慣例的に太さによって4段階に分けられる．

- **細静脈** venule は**毛細血管後細静脈** postcapillary venule と**筋性細静脈** muscular venule にさらに分けられる．毛細血管から血液を受け取り，直径は約 0.1 mm までである．
- **小静脈** small vein は直径 1 mm 以下で，筋性細静脈から続く．
- **中径静脈** medium vein．名前がつく静脈の多くはこれに属す．通常，動脈と伴行し，直径 10 mm 程度まで．
- **大径静脈** large vein は通常，直径 10 mm 以上で，上および下大静脈や肝門脈がこれに相当する．

　大径と中径静脈の壁は内膜，中膜，外膜の3層構造をとるが，動脈ほど明瞭とはいえない．大・中径の静脈はたいてい大・中径の動脈に伴行し，細動脈と筋性細静脈もときどき並んでいるので，組織像の比較ができる．典型的には，静脈は伴行する動脈より壁が薄く，内腔は大きい．細動脈の内腔は明白で，静脈はつぶれている．多くの静脈，特に四肢の静脈のように重力に逆らって血液を運ぶ静脈では，静脈弁がみら

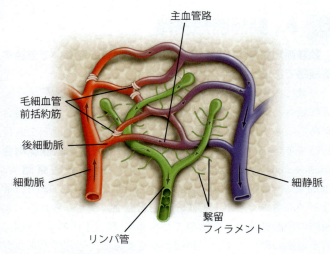

図 13.23 ▲ 微小循環の模式図
後細動脈（主血管路の最初の部分）から毛細血管が起こる．細動脈と後細動脈の毛細血管前括約筋が，毛細血管への血液の流入をコントロールする．主血管路の終端部に微小血管床の毛細血管が流入するが，流入部には括約筋はない．毛細血管床とともに盲端のリンパ管を示している．繋留フィラメントと毛細リンパ管内の弁の存在に注意．

れ，血液を心臓に向かって一定方向に流す．弁は半月状で，内皮細胞で覆われた薄い結合組織の芯を持っている．

A. 細静脈と小静脈

毛細血管後細静脈は毛細血管網から血液を集め，周皮細胞の存在が特徴的である．

毛細血管後細静脈 postcapillary venule は，1層の内皮と基底板，および周皮細胞を持つ（PLATE 35，p.440）．毛細血管後細静脈の内皮はヒスタミンやセロトニンのような血管作動性物質の主たる作用点となる．これらの物質の作用の結果，体液の血管外漏出や白血球の遊出が炎症やアレルギー反応の際に起こる．リンパ節などにおいても，毛細血管後細静脈はリンパ球が血管壁を通って内腔からリンパ組織へ遊走する場となる．周皮細胞は，未分化間葉系幹細胞として内皮細胞に傘のように結合して存在している．内皮細胞と周皮細胞は互いに関係し合って血管壁での増殖と生存を図っている．両者はともに，基底板を産生し共有し（図13.21参照），成長因子を産生し，タイト結合とギャップ結合を介して互いにクロストークしている．周皮細胞の被覆は，毛細血管よりも毛細血管後細静脈においてより顕著である．

高内皮細静脈はリンパ性組織にみられる特殊化した毛細血管後細静脈で，血液からの多くのリンパ球の遊出を補助する場である．

リンパ系の毛細血管後細静脈は，卵円形の核を持った立方状の内皮細胞が際立っていることから，**高内皮細静脈** high endothelial venule（**HEV**）と呼ばれる．HEV は，リンパ節，扁桃，孤立あるいは集合リンパ小節などすべての二次（末梢）リンパ器官（脾臓を除く）にみられる．その内皮は多数のリンパ球を集める能力を持ち，しばしばリンパ球が細静脈壁を通過しているのがみえる．電子顕微鏡で観察すると，HEVの内皮細胞はよく発達したゴルジ装置を備え，多量のポリリボソームと顕著な rER 網を示す．この特徴は，細胞質に分泌小胞が存在していることとあわせて分泌機能との関連を反映している．また，HEV内皮細胞には多胞体，輸送小胞，およびバイベル・パラーデ小体もみられる．

筋性細静脈には，毛細血管後細静脈とは異なり，中膜が存在する．

筋性細静脈は，静脈還流網において毛細血管後細静脈の下流に位置し，直径 0.1 mm くらいである．毛細血管後細静脈が真の中膜を欠くのに対し，筋性細静脈は 1〜2 層の血管平滑筋が中膜をなしている．また，薄い外膜もある．周皮細胞は，通常，筋性細静脈にはみられない．

小静脈は筋性細静脈の延長である．

小静脈は筋性細静脈の続きで，直径は 0.1〜1 mm の間である．内膜・中膜・外膜の 3 層構造がみられ，通常の切片で確認できる．中膜は，通常 2〜3 層の血管平滑筋からなり，外膜もさらに厚くなる．

B. 中径静脈

中径静脈は直径 10 mm 程度までのもので，動脈に伴行する深静脈のほとんどがこれに属している（例：橈骨静脈，脛骨静脈，膝窩静脈）．静脈弁があるのが特徴的で，下半身，特に下肢に多く，重力による血液の逆流を防止している．しばしば，下肢の深静脈は血栓（凝血塊）形成の場所となり，これは**深部静脈血栓症** deep venous thrombosis（**DVT**）として知られている．DVT は，術後や入院による長期の臥床，ギプス固定，長距離フライトによる運動制限により下肢を動かさない状態が続くことに伴って発生する．DVT では深静脈に生じた血栓が飛んで肺動脈に詰まり肺塞栓を生じる可能性があり，生命の危険を招く．

中径静脈では壁の 3 層構造が最もはっきりしている（図13.24）．

- 内膜は，基底板を伴う内皮の他，結合組織に平滑筋を伴うこともある薄い内皮下層からなり，場合により薄くしばしば不連続な内弾性膜がみられる．
- 中膜は，中径静脈では中径動脈のものよりずっと薄い．輪状に配列する平滑筋の間にコラーゲン線維や弾性線維があり，外膜直下には縦走する筋細胞もみられる．
- 外膜は概して中膜よりも厚く，コラーゲン線維と弾性線維網からなる（図13.24b）．

C. 大径静脈

大径静脈においては，中膜は比較的薄く，外膜が比較的厚い．

大径静脈は，直径 10 mm 以上の静脈をいう．

- 内膜は，基底板を伴う内皮，少量の内皮下結合組織と，いくらかの平滑筋細胞からなる（図13.25，PLATE 34，

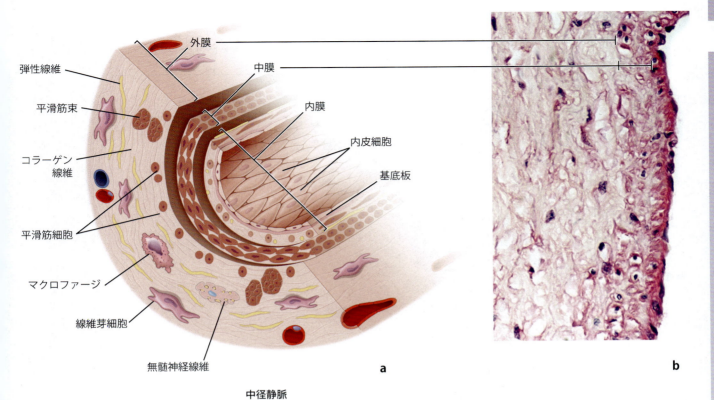

図 13.24 ▲ 中径静脈の模式図と光学顕微鏡像
a. 細胞成分と細胞外成分を示す．中膜は，輪走する数層の平滑筋とその間に介在するコラーゲン線維と弾性線維からなっている．また，外膜に接する領域には縦走する平滑筋がみられる．**b.** 中径静脈壁の H&E 染色切片．内膜は，内皮と非常に薄い内皮下層からなる．内皮下層は結合組織で，平滑筋細胞を含む．中膜は，コラーゲン線維と弾性線維の他，数層の輪状またはらせん状に配列する平滑筋細胞からなる．外膜は最も厚く，多量のコラーゲン線維と若干の弾性線維を含んでいる．外膜に線維芽細胞の核が散見する．360 倍．

p.438)．内膜と中膜の境界は不鮮明で，内皮に近い平滑筋細胞が中膜と内膜のどちらに属すのか判断しがたい場合がよくある．

- 中膜は比較的薄く，輪走する平滑筋細胞，コラーゲン線維，および若干の線維芽細胞からなる．
- 大径静脈（例：鎖骨下静脈，門脈，上・下大静脈）では，外膜が最も厚く，通常のコラーゲン線維，弾性線維，線維芽細胞に伴って，縦走する平滑筋細胞がある（図13.26）．**心筋スリーブ** myocardial sleeve（心筋袖）として知られる心房の心筋が伸びて，上および下大静脈や肺静脈の基部の外膜に存在している．心筋スリーブの配列や長さ，方向，厚さなどについては個体差がある．大径静脈の外膜に心筋細胞が伸びて入っている場合，心房細動を発症する可能性がある．心房細動は最も多い不整脈で，心疾患の疾病率と死亡率を引き上げている．心房細動の患者の死後，肺静脈を剖検すると，しばしば異常な心筋細胞を含む心筋スリーブをみることがある．

8. 非定型的な血管

身体のいくつかの領域には，非定型的な構造を示す動脈や静脈があり，次の血管が知られている．

- **冠状動脈** coronary artery は中径の筋型動脈と考えられるが，上行大動脈初部から起こり，心外膜中を脂肪組織に囲まれて心臓の表面を走る．大量の中膜の輪状平滑筋層のために，四肢の同程度の動脈に比べ冠状動脈の壁は厚い．通常の H&E 染色標本において，若年者では内膜の内皮下層は貧弱であるが，加齢とともに平滑筋と線維性弾性組織の量が次第に増加し，肥厚が進む（図 13.27）．内弾性膜は，よく発達しているが，高齢者では断裂していたり，重層したり，部分的に消失したりする．疎な外膜を補強するように縦走するコラーゲン線維束があり，血管径の絶え間ない変化に対応している．冠状動脈の動脈硬化は，心筋への血流と酸素の供給を制限し，虚血性心疾患をもたらす（FOLDER 13.3 参照）．
- **硬膜静脈洞** dural venous sinus は頭蓋腔内の静脈路である．硬膜内に広いスペースを持って内皮細胞に覆われるが，平滑筋を欠く．
- **大伏在静脈** great saphenous vein は下肢にある長い皮静脈で，足部から起こって鼡径靭帯の直下で大腿静脈に注ぐ．この静脈は並外れて平滑筋量が多く，しばしば **筋型静脈** muscular vein と呼ばれる（図 13.28）．中膜に輪走する平

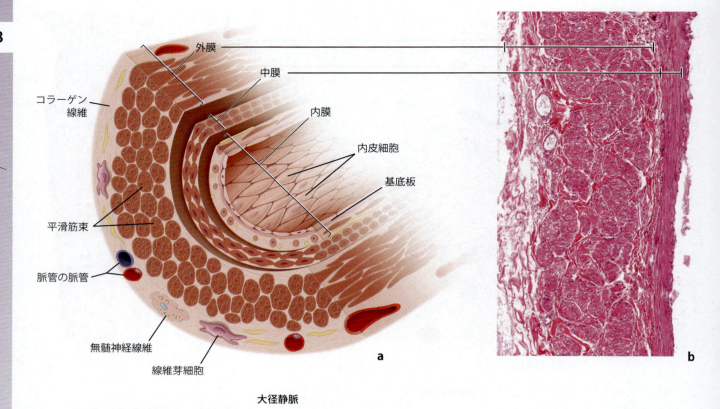

図 13.25 ▲ 大径静脈の模式図と光学顕微鏡像
a. 細胞成分と細胞外成分を示す．中膜では，輪走する平滑筋細胞が薄い層をなしている．外膜には多数の縦走する平滑筋線維束がみられる．b. ヒトの門脈の H&E 染色切片．この倍率では内膜は見分けられない．中膜には，コラーゲン線維と弾性線維を伴って輪走する平滑筋層がある．最も厚いのは外膜で，多量のコラーゲン線維と弾性線維の網工に加え，縦走する平滑筋束が幅広く存在する．この筋束は大小さまざまで，結合組織線維により隔てられている．125 倍．（Dr. Donald J. Lowrie Jr., University of Cincinnati College of Medicine の厚意による．）

滑筋が多いのに加えて，大伏在静脈には内膜とよく発達した外膜に多数の縦走平滑筋束がみられる．内膜と中膜を仕切る内弾性膜は，薄くて発達が悪い．**大伏在静脈は，冠状動脈バイパス術** coronary artery bypass graft（**CABG**）の手術時，動脈移植片（通常，内胸動脈が用いられる）が得られない場合や多バイパス吻合のため多くの移植片を必要とする場合に，自家移植用に下肢から採集される．CABG は，アメリカ合衆国において非常によく実施されている．

- **副腎髄質中心静脈** central adrenomedullary vein は副腎髄質を貫く静脈であるが，その枝とともに中膜に特徴があり，縦走する平滑筋束がさまざまな太さと形状で現れる（図 13.29）．この不規則に配列した平滑筋束（**筋クッション** muscle cushion ともいう）は，中心静脈の太い枝にも伸びている．このように平滑筋束が独特で風変わりな配列を示すため，血管壁の厚さは不規則になっている．筋束を欠くような部位では，副腎髄質あるいはときに皮質が，静脈の内腔から薄い内膜だけで隔てられている（図 13.29 参照）．中膜の縦走平滑筋が収縮すると，副腎髄質のホルモンの血中への放出が促進される．

別の部域（例：網膜，胎盤，脾柱）にも非定型的な静脈壁がみられるが，それぞれの器官の項で述べる．

9. リンパ管

リンパ管は，組織から体液を血流に戻す．

血管に加えて，ほぼ全身に**リンパ** lymph という体液を循環させる別の脈管がある．このリンパを輸送する管は，血管の補助的なものである．末梢組織に血液を送ったり戻したりする血管とは異なり，組織からの体液を 1 方向に回収するものである．最も細いリンパ管は**毛細リンパ管** lymphatic capillary といい，皮膚表皮下や粘膜上皮下の疎性結合組織内に特に多い．毛細リンパ管は，微小毛細血管網の間で"盲端"の管として始まり（図 13.23 参照），集合して太くなったものを**リンパ管** lymphatic vessel という．全身のリンパ管は最終的には 2 本の本幹となって，頸の下端で両側の鎖骨下静脈と内頸静脈の合流部（静脈角）に連絡し，リンパが血管系に流入する．右側に注ぐ**右リンパ本幹** right lymphatic trunk は右上半身のリンパを集め，それ以外のほとんどのリンパは最大のリンパ管である**胸管** thoracic duct によって左静脈角に注ぐ．

毛細リンパ管は毛細血管より透過性が高く，タンパク質の豊富な過剰の組織液を回収する．

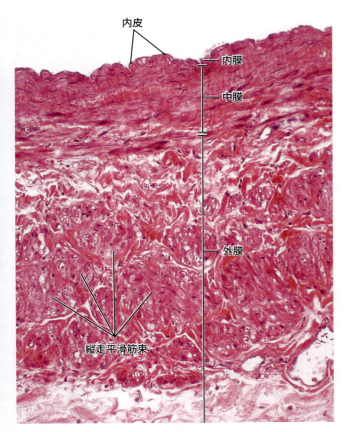

図 13.26 ▲ 大径静脈の光学顕微鏡像

これは門脈の血管壁の H&E 染色切片の光学顕微鏡像で，3 層構造を示している．内膜は内皮と薄い内皮下層からなり，後者は若干の平滑筋細胞を含む結合組織である．中膜は比較的薄い輪走する平滑筋層からなる．外膜はこの血管で最も厚い層である．縦走する厚い平滑筋束（ここでは横断面がみえる）がコラーゲン線維と弾性線維によって隔てられている．中膜の平滑筋層と外膜の縦走平滑筋束を隔てて，疎なコラーゲン線維と弾性線維を含む結合組織があることに注目せよ．240 倍．（Dr. Donald J. Lowrie Jr., University of Cincinnati College of Medicine の厚意による．）

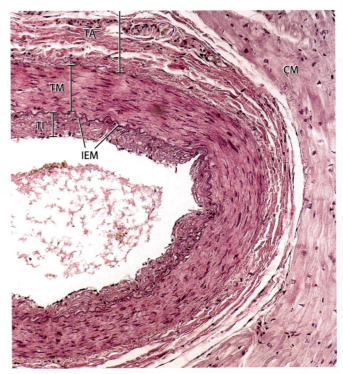

図 13.27 ▲ 冠状動脈の光学顕微鏡像

これは，ヒト成人の冠状動脈の横断面の光学顕微鏡像で，3 つの層構造はすべて筋型動脈のそれに似ている．内膜（TI）の内皮下層は，加齢性変化のため同等の筋型動脈に比べて相当に厚い．内弾性膜（IEM）は中膜（TM）との境界部にみえる．中膜は，他の筋型動脈よりも厚い．外膜（TA）の結合組織は疎に配列し，外周部では縦走するコラーゲン線維がみられる．心筋（CM）と外膜との間にみられる隙間は人工産物である．175 倍．

毛細リンパ管は，組織で微小血管網をなす循環系で特異な部位となっている．毛細リンパ管はその高い透過性のため，タンパク質の豊富な液を細胞間隙から毛細血管よりも効率よく回収する．また，特に炎症性分子や食餌による脂肪，免疫細胞なども取り込まれる．集まった組織液はリンパ管に入り，リンパと呼ばれるようになる．またリンパ管は，小腸の吸収毛細血管の窓孔を大きすぎて通らないようなタンパク質や脂質を運搬する．

リンパは血液に戻る前に**リンパ節** lymph node を通過し，免疫系の細胞と接触する．こうしてリンパ管は，血管系を補うだけでなく，免疫系の一員として機能している．

毛細リンパ管は典型的な毛細血管とは異なり，単なる内皮の管で連続基底板がない．この不完全な基底板が高い透過性に関係しうる．**繋留フィラメント** anchoring filament が不完全な基底板とリンパ管周囲コラーゲンの間を通っている．繋留フィラメントはフィブリリン細線維からできている．フィブリリン細線維は**フィブリリン-1** fibrillin-1 分子と細線維付随タンパク質の**エミリン-1** emilin-1 からなり，これらは結合組織の弾性線維にみられるものと似ている．炎症などで組織内圧が上昇しても，リンパ管は繋留フィラメントにより開放したままになる．エミリン-1 産生の欠損がある動物では，毛細リンパ管の構造的・機能的欠陥がみられる．

毛細リンパ管とは対照的に，リンパ管は内腔にあるリンパが外に漏れ出ないようになっている．これらの特徴として，内皮細胞間には連続するタイト結合があり，平滑筋細胞によって取り巻かれた連続する基底板がある．リンパ管が太くなると，結合組織や平滑筋束が増えて，壁は厚くなる．リンパ管には**弁** valve があり，リンパの逆流を防いで一定方向に流れるようにしている（PLATE 35, p.440）．リンパ管系にポンプはなく，周囲の骨格筋がリンパ管を圧してリンパはゆっくりと流れる．さらに，リンパ管の平滑筋が収縮してリンパを送る．

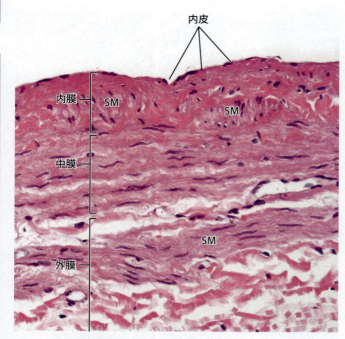

図13.28 ▲ 大伏在静脈の光学顕微鏡像
これは大伏在静脈の壁の切片の光学顕微鏡像である．内膜は他の中径静脈に比べて通常厚く，結合組織線維によって区画された縦走する平滑筋束（SM）が特徴的である．中膜は比較的厚い輪状筋層からなる．外膜はよく発達していて，らせん状あるいは斜走・縦走する平滑筋層が加わる．380倍．（Dr. Joseph J. Maleszewski の厚意による．）

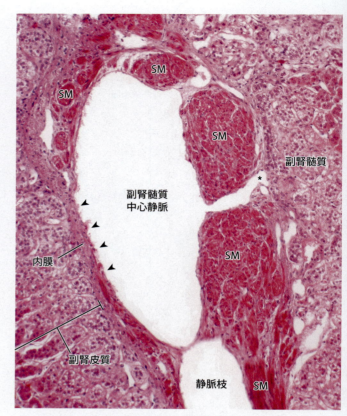

図13.29 ▲ 副腎髄質中心静脈の光学顕微鏡像
ヒト副腎のH&E染色切片の光学顕微鏡像で，大きな副腎髄質中心静脈とその枝がみえる．静脈の壁は非常に不規則で，いくつかの縦走する平滑筋束（SM）が静脈枝まで伸びている．この平滑筋束はときに筋クッションと呼ばれるもので，その配列が独特に偏っていて，そのためこの血管壁の厚さが不規則となっている．2つの平滑筋束の間の間隙（＊）に注目すると，静脈の内腔が副腎髄質のクロム親和性細胞と内膜のみを隔てて接している．また，反対側の血管壁は平滑筋束を欠き（▶），副腎皮質の細胞が内膜に間接的に接している．120倍．（Dr. Donald J. Lowrie Jr., University of Cincinnati College of Medicine の厚意による．）

FOLDER 13.3　臨床関連事項：虚血性心疾患

虚血性心疾患または虚血型心筋症は，酸素を含んだ血液の心臓への需給バランスが破綻した状態である．虚血性心疾患はアメリカ合衆国において心疾患の中で最も一般的で，約100人に1人の割合で起こっている．虚血性心疾患を起こす原因としては**動脈硬化** atherosclerosis が最も多い．加齢，家族歴，高血圧，喫煙，高コレステロール血症，糖尿病によって，動脈硬化のリスクは増大する．動脈硬化になると，脂肪や細胞外マトリックス，細胞の集積によりアテロームプラー

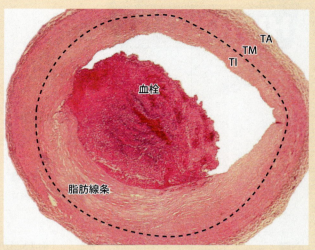

図 F13.3.2 ▲ 血管壁血栓を伴う冠状動脈の光学顕微鏡像
この光学顕微鏡像は，動脈硬化がそれほど進行していない状態の冠状動脈の断面を示している．線維脂肪性プラークが内膜（TI）にあり，発達した血栓として動脈内腔を部分的に閉塞している．破線部は内膜と中膜（TM）との境界を示す．外膜（TA）は血管の最外層である．40倍．（Dr. William D. Edwards の厚意による．）

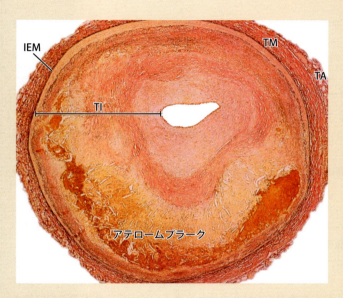

図 F13.3.1 ▲ 冠状動脈にみられたアテロームプラークの光学顕微鏡像
この低倍光学顕微鏡像は慢性虚血性心疾患のヒト冠状動脈の断面で，Verhoeff van Gieson 染色により弾性線維と結合組織を染めてある．黒く染まった部分が弾性層板で，平滑筋細胞を含む暗赤色に染まった中膜と病変を生じた内膜（TI）の間に，明瞭で完全な内弾性膜（IEM）がある．ピンク色の濃淡部はコラーゲン線維を示し，内膜に集積し，そこには発達したアテロームプラークが石灰化（暗いピンク〜オレンジ色）と細胞外脂質の沈着（コレステリン裂隙）を伴っている．血管内腔を囲む淡いピンク色にみえる部分は，病的な物質が最近沈着した部分である．内腔の90%は閉塞しており，冠状血管血流の減少をもたらしている．外膜（TA）は血管の最外層である．34倍．（Dr. William D. Edwards の厚意による．）

クが生じ，冠状動脈の内腔が進行性に狭小化をきたす（図F13.3.1）．プラークは，細胞内外の脂質の沈着，平滑筋増殖，プロテオグリカンとコラーゲンの合成増加によって血管壁の内膜内に形成される．血流が90%以上減少すると危険である．狭小化した内腔がアテロームプラークの表面から遊離した血栓や血餅で突然に閉塞すると，急性の虚血性発作を引き起こす．発作は，閉塞した冠状動脈の分布領域における酸素欠乏に伴う狭心痛が特徴的である．冠状動脈血栓症は通常，心筋梗塞に移行する．すなわち，血液供給の遮断がその領域の心筋細胞の死を招くのである．アテロームプラークを覆う内皮の機能不全と破綻に伴い，血管壁に血栓が生じる（図F13.3.2）．時間の経過に伴って心筋梗塞部は治癒する．傷害部位は瘢痕化するものの，梗塞部位は収縮能を失う．多発性梗塞で時間が経つと，心機能不全を起こして死の危険をもたらす．また梗塞は，脳，脾臓，腎臓，肺，腸，精巣，腫瘍（特に卵巣や子宮）によく起こる．

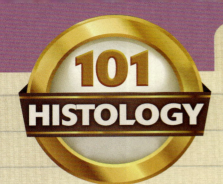

心血管系

心血管系の概要

- 心血管系は，心臓，血管，リンパ管からなり，血液とリンパを全身のさまざまな組織に送り，回収する．
- 心血管系は，**肺循環**（静脈血を心臓から肺に送り，動脈血を肺から心臓に戻す）と**体循環**（動脈血を心臓から全身の組織に送り，静脈血を心臓に戻す）からなる．

心臓

- 心臓は，4つの部屋（2心房と2心室）を持つ筋性のポンプである．心臓には，**心筋**（血液を送り出すために収縮する），**線維性骨格**（弁の付着部となり，心房筋と心室筋を隔てる），**刺激伝導系**（リズミカルな収縮を開始し伝える），**冠状血管**（冠状動脈と心臓静脈）がある．
- 心臓の壁は3層からなる：心外膜，心筋層，心内膜である．
- **心外膜**（漿膜性心膜臓側）は心臓の外層で，中皮およびその裏打ちの結合組織と脂肪組織からなる．冠状血管もここにある．
- **心筋層**は中間層で，心筋からなる．
- **心内膜**は内層で，内皮，内皮下結合組織，および心臓刺激伝導系の細胞を含む心内膜下層からなる．
- 心収縮は**刺激伝導系**によって始まり，同期される．この系は特殊心筋からなり，**洞房（SA）結節**，**房室（AV）結節**，**房室（AV，His）束**，**プルキンエ線維**からなる．
- 心拍は交感神経（心拍増加）と副交感神経（心拍減少）によって，また循環ホルモン（**アドレナリンとノルアドレナリン**）やその他の物質（Ca^{2+}，甲状腺ホルモン，カフェインなど）によって制御される．

動静脈の一般構造

- 動静脈壁は3層からなる．
- **内膜**は血管の最内層で，**内皮**，結合組織性の**内皮下層**，および**内弾性膜**からなる．
- **中膜**は中間の層で，輪走する血管平滑筋細胞とその間にある弾性層板からなる．
- 動脈では，中膜が比較的厚く，内・外弾性膜の間に挟まれている．
- **外膜**は最外層の結合組織で，基本的にコラーゲン線維と若干の弾性線維からなる．**脈管の脈管**と自律神経網である**脈管の神経**を含む．
- **内皮細胞**は，直下にある血管平滑筋細胞や結合組織と活発に相互作用を営んでいる．内皮細胞は，血液と結合組織の間の選択的透過性バリアを維持するとともに，血液凝固の防止（抗凝血素と血栓形成阻止因子の分泌による），血管抵抗の調節（血管収縮因子と血管拡張因子の分泌による），および免疫反応の制御を行っている．

動脈

- 動脈は，太さと中膜の厚さによって3つのタイプに分類される：大径動脈（弾性型動脈），中径動脈（筋型動脈），小動脈（細動脈を含む）．
- **弾性型動脈**では，中膜が弾性層板で仕切られた平滑筋が多重層をなしている．中膜に線維芽細胞はみられない．
- **筋型動脈**は，弾性型動脈よりも平滑筋が多く弾性層板の少ない中膜を持っている．また，明瞭な内弾性膜が内膜に存在する．
- **小動脈**と細動脈は，中膜の平滑筋層の数によって区別される．
- **細動脈**は1〜2層の平滑筋細胞層を持ち，血管抵抗を制御し，毛細血管網への血流をコントロールしている．
- **動静脈短絡路**は，動静脈間を直接連絡する血管路で毛細血管を経由しないで血液を流すものである．その血流の調節は**後細動脈**にある毛細血管前括約筋の収縮による．

毛細血管

- **毛細血管**は最も細い血管で、**連続型毛細血管**（連続した血管内皮が特徴的），**有窓型毛細血管**（毛細血管壁に多数の窓孔があり，連続基底板を持っている），および**不連続型**または**洞様毛細血管**（大径で大きな窓孔や細胞間隙を有し，**不連続基底板**を持っている）の3種類に分類される．
- **周皮細胞**は，毛細血管に随伴し，未分化間葉系幹細胞の一部をなしている．

リンパ管

- **リンパ管**は，間質液を組織から血流に運ぶ．
- 最も細くかつ最も透過性のあるリンパ管は**毛細リンパ管**である．これは，より太いリンパ管に流入していった後，胸管または右リンパ本幹を介して静脈系に注ぐ．
- すべてのリンパ管には，逆流を防ぐ弁がある．

静脈

- **静脈**は，そのサイズ（直径）によって，**細静脈**（＜0.1 mm），**小静脈**（＜1 mm），**中径静脈**（＜10 mm），**大径静脈**（＞10 mm）の4タイプに分けられる．
- **毛細血管後細静脈**は，毛細血管網から血液を集める．周皮細胞の存在が特徴的である．リンパ組織では立方状の内皮に裏打ちされ（**高内皮細静脈**），多数のリンパ球が血液から遊出するのを促す．
- **小静脈**，**中径静脈**，**大径静脈**においては，中膜が比較的薄く，外膜はより際立っている．
- 静脈（特に四肢）には，逆流を防ぐための**弁**がある．
- 心臓につながる大径静脈には，外膜に**心筋スリーブ**がある．

PLATE 32　心臓

　心血管系は，血液やリンパを身体の末梢組織に行き来させる輸送系である．心血管系は，心臓，血管，リンパ管からなる．血管は，全身に血液を循環させる通路である．心臓は，血液を駆出する．リンパ管は，組織に由来する体液であるリンパを血液に戻す．

　心臓は4つの部屋に仕切られた器官で，左右の心房と左右の心室からなる．全身からの血液は右心房に戻り，次いで右心室に入る．右心室から肺へ送られた血液は酸素化され，左心房に戻ってくる．血液は左心房から左心室に入り，全身，すなわち体循環へと送り出される．

　心臓は胎生期にまっすぐな血管から分化したもので，毛細血管や毛細血管後細静脈以外の血管と同様に，基本的に3層構造からなる．血管の3層とは，内皮とその直下の結合組織からなる内膜，動静脈で厚さが異なる平滑筋層の中膜，そして最外層の比較的密な結合組織からなる外膜である．心臓では，3層はそれぞれ心内膜，心筋層，心外膜となる．

心房・心室中隔，心臓
ヒト，H&E染色，45倍；挿入図125倍．

　この光学顕微鏡像は，中隔と僧帽弁（MV）基部のレベルでの心房（A）と心室（V）の壁の一部を示している．扁平な内皮（En）が心房，心室，弁の表面を覆っている．心臓刺激伝導系のプルキンエ線維（PF）が，心房壁内で比較的薄い心内膜下結合組織（CT）と房室結節（AVN）の特殊心筋細胞（CM）との間にみえる．中隔および心房や心室の心内膜下層と連続的な緻密結合組織（DCT）が，弁の基部から弁尖の中へ入っている．細い心筋線維が心房の壁から弁の上部に伸びているのがみえる．**挿入図**：四角で囲んだ部位の強拡大像（約90°回転）で，心内膜の内皮層（En）や心内膜と心膜下層の緻密結合組織（DCT）が明瞭にみえる．やや密な心内膜の結合組織とやや疎な心膜下層のそれとの間に薄い平滑筋層（SM）がある．心臓の刺激伝導系のプルキンエ線維（PF）が縦断されて，特によくみえる．これらの特殊心筋細胞は小型の固有心筋細胞と同じ筋細線維の収縮システムを持っているが，筋細線維が少なくまばらで，しばしば空胞域にみえるものを取り囲んでいる．心筋組織に特有の介在板（ID）がところどころにはっきりみえる．

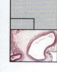

冠状動脈と心臓静脈，心臓
ヒト，H&E染色，30倍．

　冠状溝における冠状動脈と心臓静脈の横断像．周囲の脂肪組織（AT）は冠状溝を走る血管のクッションになっている．写真左下の冠状動脈（CA）は，房室結節（AVN）の一部の心筋（CM）の小線維束に囲まれている．プルキンエ線維を含む刺激伝導束（CB）のループが動脈の右側にみえる．濃く染まった内膜（TI）は内弾性膜（IEM）で境界され，弱拡大でも容易に識別できる．厚い筋性の中膜（TM）は，薄い線維性の外膜（TA）と容易に区別可能である．より細い動脈（A'）が写真左上にみえる．大きな血管は心臓静脈（CV）で，内腔が広く，大きさの割に壁が薄い．これは動脈と比較したときの静脈の特徴である．この静脈の内膜（TI）は濃く染まってみえる．中膜と外膜はこの倍率では識別できない．

A, 心房	**CT**, 結合組織	**PF**, プルキンエ線維
A', 小動脈	**CV**, 心臓静脈	**SM**, 平滑筋
AT, 脂肪組織	**DCT**, 緻密結合組織	**TA**, 外膜
AVN, 房室結節	**En**, 内皮	**TI**, 内膜
B, 血液	**ID**, 介在板	**TM**, 中膜
CA, 冠状動脈	**IEM**, 内弾性膜	**V**, 心室
CB, 刺激伝導束	**LN**, リンパ節	
CM, 心筋	**MV**, 僧帽弁	

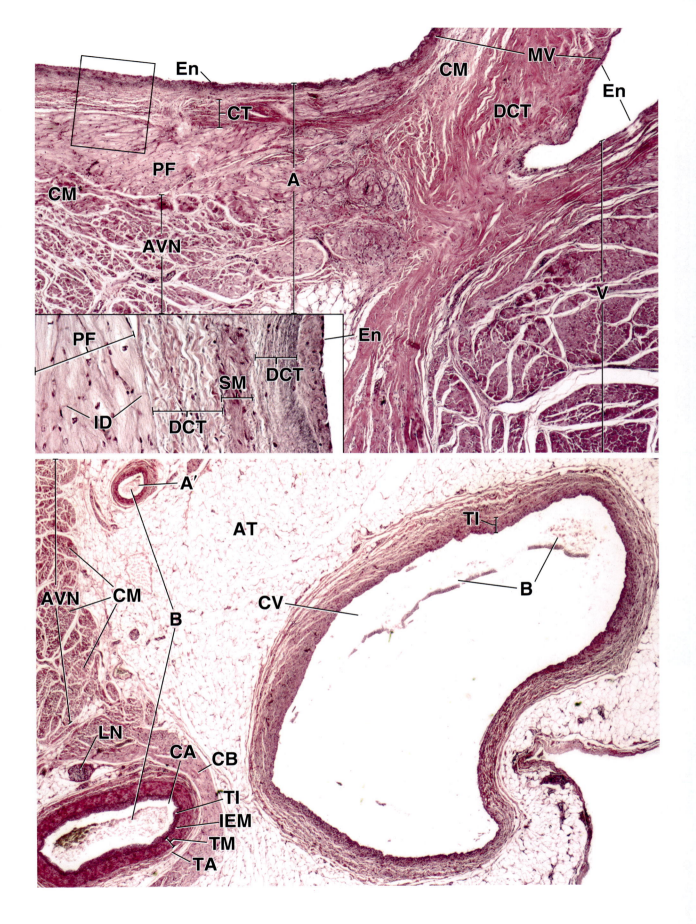

PLATE 33　大動脈

大動脈は体循環の主たる動脈で，弾性型動脈である．穴あき弾性層板が多数存在することにより，左心室の律動的な収縮による圧の変化に耐えられるようになっている．内膜は，筋型動脈にみられるものに比較してかなり厚い．内膜の内皮下層は，コラーゲン線維と弾性線維が混在する結合組織からなる．細胞成分としては，平滑筋細胞と線維芽細胞がある．内膜と中膜の境界部には内弾性膜があり，この血管の中膜にある同心円状に配列した穴あき弾性層板の最内第1層になる．中膜は，血管壁の大部分をなしている．弾性層板の間にはコラーゲン線維と平滑筋細胞が存在する．平滑筋は，コラーゲン線維と弾性線維の産生を担っている．加齢とともに血管壁の弾性層板の数と厚さが増加し，35歳までに，胸大動脈で60層の層板を数える．50歳くらいでは，おのおのの層板が変性の兆しをみせ始め，次第にコラーゲンに置き換わり，大動脈壁の弾性が失われていく．

外膜は不規則性緻密結合組織からなり，ここには輪走する傾向にある弾性線維が混在している．また，外膜には中膜の外層を養う小さな血管がある．これは大動脈の脈管の脈管である．外膜にはリンパ管も存在する．

全体写真（下写真の位置を特定するため）：上の図は，H&E染色したヒト小児の大動脈の横断像である．内膜（I）は，隣の中膜（M）に比べてかなり淡く染まる．外膜（A）は多量のコラーゲン線維を含み，中膜や内膜よりも濃く染まる．下図は，成人の大動脈で，血管壁の弾性成分を染めている．この場合，内膜（I）は，弾性物質が少なく染まりが非常に淡い．中膜（M）は，多量の弾性板のために濃く染まる．外膜（A）は密な結合組織に加え，中程度の弾性線維を含んでいる．

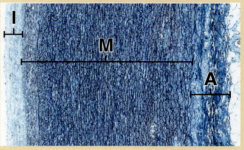

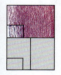

大動脈
ヒト，H&E染色，365倍；挿入図700倍．

　この顕微鏡像は大動脈の層構造を示している．内膜は，内皮（En）と直下の疎性結合組織（LCT）からなる．
　血管壁の中で最も厚いのは中膜（M）である．波打っているエオジン好性の構造物はコラーゲン線維である．エオジンでは，弾性板は染まらない．核は平滑筋細胞のものである．線維芽細胞はみられない．血管壁の外層は外膜（A）である．エオジン好性の構造物は，緻密結合組織からなっている．はっきりとみえる核は線維芽細胞のものである．また，外膜には小血管（BV）がみられる．挿入図は，内膜と一部中膜を強拡大で示す．内皮（En）に注目．内膜の中のエオジン好性の構造物は，コラーゲン線維（CF）である．ここでの主な細胞は平滑筋細胞（SMC）である．

大動脈
ヒト，鉄ヘマトキシリン・アニリンブルー染色，255倍；挿入図350倍．

　これは，コラーゲン線維と弾性線維を区別できるように染色した標本である．内膜（I）はコラーゲン線維からなっている．内皮（En）は，いくつかの核によってかろうじて判別できる．中膜（M）は多数の弾性板を含み，黒い波打った線のようにみえる．間に挟まった青く染まったものはコラーゲン線維である．中膜を注意深く観察すると，弾性板の間に平滑筋細胞の核が散見される．挿入図は内膜の強拡大像である．内腔面には内皮細胞の核（EnC）がみられる．内膜の他の部分では，コラーゲン線維（青く染まっている）が多く，たまに弾性線維（EF）が暗調に染まっているのがみえる．細胞核は線維芽細胞かたまに平滑筋細胞（SMC）のもので，不規則に位置している．

大動脈
ヒト，鉄ヘマトキシリン・アニリンブルー染色，255倍．

　この顕微鏡像には，弾性層板を伴う中膜（M）の外層部がみえている．写真の大部分は外膜（A）である．ここでは太いコラーゲン線維（CF）がみられる．外膜の外層部には弾性線維が多く存在し，黒い点状構造物としてみえる．これらの弾性線維は輪状に配列しているため，切片上では黒い点状構造物にみえる．

A，外膜	**En**，内皮	**M**，中膜
BV，血管	**EnC**，内皮細胞	**SMC**，平滑筋細胞
CF，コラーゲン線維	**I**，内膜	
EF，弾性線維	**LCT**，疎性結合組織	

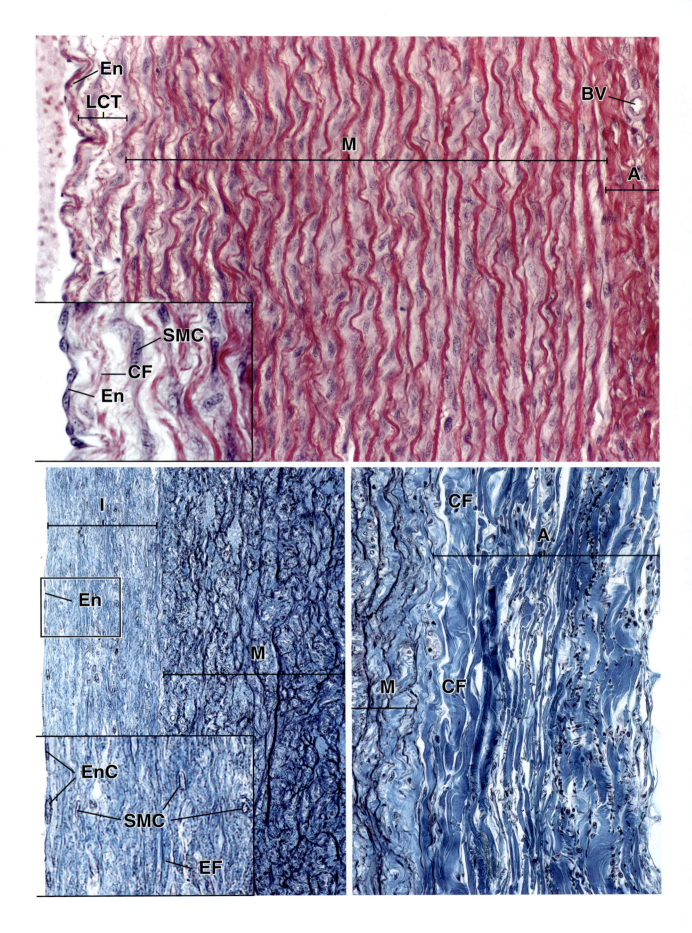

PLATE 34　筋型動脈と中径静脈

筋型動脈は弾性型動脈に比べて中膜の平滑筋が多く，エラスチンに乏しい．したがって，分枝していく動脈を心臓からたどると，弾性組織はかなり減少し，平滑筋が中膜で優勢になってくる．しかしながら，筋型動脈に特徴的なことは，屈折性の内弾性膜が内膜と中膜との間を，また通常，外弾性膜が中膜と外膜との間を仕切っている点である．身体中の名のある動脈の大部分は筋型動脈もしくは中径動脈である．静脈は通常，疎性結合組織中を動脈に伴行する．静脈はその壁に動脈と同じように3層を有するが，中膜は伴行動脈に比べ薄い．外膜がよく発達している．静脈は，伴行する動脈と同名である．

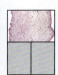

筋型動脈と中径静脈
サル，H&E 染色，365 倍．

　この顕微鏡像では，左端が動脈の内腔，右端が静脈の内腔である．動脈の内皮（AEn）は，迂曲した内膜の表面にはっきりとみえる．一方，静脈の内皮（VEn）の方は少々判別にしくい．内弾性膜（IEM）は内皮直下に薄く透明な層としてみられ，内膜とその下の中膜（TM）の平滑筋（SM）とを区分している．中膜は外膜（TA'）のほぼ2倍の厚さがある．

筋型動脈
サル，H&E 染色，545 倍．

　上図の四角の部分の強拡大像で〔訳注：上の四角が左右反転しているので注意〕，90°回転している．この倍率では，厚い中膜（TM）の平滑筋細胞（SM）の最内腔側に迂曲する内弾性膜（IEM）が屈折してみえ，扁平な内皮細胞（EN）がそれに沿っている．この顕微鏡像の下部は外膜（TA'）で，中膜のおよそ3分の1の厚さである．

中径静脈
サル，H&E 染色，600 倍．

　この強拡大像は上の図の静脈の一部で，内皮細胞（EN）は動脈の内皮に比べてよりわかりやすく，肥厚してみえる．内膜（TI）と中膜（TM）の間の境界は識別しにくいが，薄い中膜の平滑筋細胞（SM）は，核の形とやや好塩基性の細胞質によって上の図よりわかりやすい．外膜（TA）は中膜の約2倍の厚さで，コラーゲン線維と線維芽細胞（N：その核）を含んでいる．外膜下の疎性結合組織のコラーゲン線維束は外膜のものより太く，細胞が少ない．〔訳注：この図は上の像とは異なる標本である．〕

AEn，動脈の内皮	**N**，核	**TA'**，動脈の外膜
C，コラーゲン線維束	**SM**，平滑筋	**TI**，内膜
EF，弾性線維	**SSm**，小平滑筋	**TM**，中膜
EN，内皮細胞	**TA**，伴行静脈の外膜	**VEn**，静脈の内皮
IEM，内弾性膜		

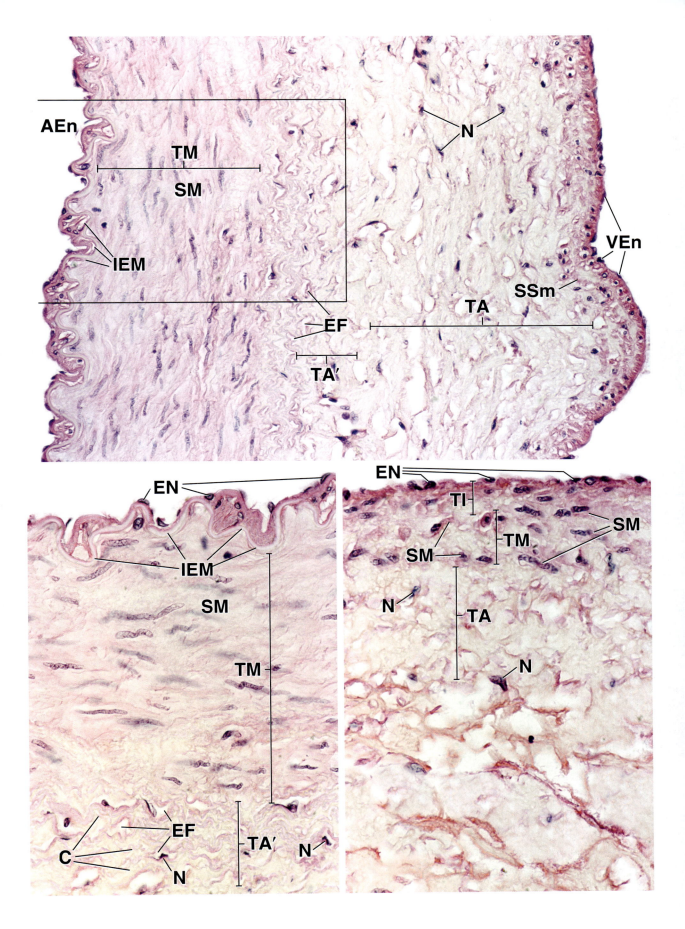

PLATE 35　細動脈，細静脈，およびリンパ管

　毛細血管床や動静脈短絡路の直前の動脈枝終末部は細動脈である．細動脈は内皮と平滑筋からなるが，筋層の厚さは1～2細胞にすぎない．内弾性膜は血管の太さによってあったりなかったりする．細動脈は毛細血管への血流をコントロールする．通常の細動脈と毛細血管網の関係において，細動脈の平滑筋の収縮により毛細血管への血液の流入が減少または遮断される．毛細血管前括約筋は，細動脈から毛細血管床が始まるところにある平滑筋が多少肥厚したものである．神経のインパルスやホルモンの刺激によって筋細胞が収縮し，最も必要とされる部位に血液を供給する．

細動脈・細静脈・神経，指尖
ヒト，H&E染色，600倍．

　細動脈（A）と細静脈（V）の断面の顕微鏡像．左の細動脈は大きめの細動脈で，中膜の平滑筋細胞が2層である．輪走する筋細胞の核は長細くみえる．血管内皮細胞の核は腔面に小円形にみえている．内皮細胞は長細く，その長軸が血流に沿っていて，横断面がみえているのである．右の細動脈は非常に小さな細動脈で，平滑筋細胞も1層のみである．ここでも，筋の細胞核は縦断されている．内皮細胞の核は，腔面に小円形にみえる．細静脈は大きい方の細動脈の近くにみえており，小さい方の細動脈の近くに末梢神経（N）の断面がみえる．細動脈と比べ，細静脈の壁は内皮と薄い結合組織層のみからできている．なお，細静脈の比較的大きな腔面に注意せよ．

細動脈，指尖
ヒト，H&E染色，350倍．

　細動脈の縦断面の顕微鏡像．血管が蛇行しているため，中膜の1層の平滑筋細胞が1枚の切片におさまるわけではない．左のセグメント1では，血管壁は接線方向に切れている．したがって血管腔はここではみえないが，中膜平滑筋細胞の核は縦長にみえる．細動脈が鋭角に折れ曲がると（セグメント2），血管腔がみえる．ここでは平滑筋細胞核は円形で，内皮細胞の核が縦長になっている．セグメント3では，再び血管壁にかすっているだけの状態である．セグメント4ではより深く切れているので内腔が現れ，内皮細胞がみえている（▶）．図中，血管の下方にみえているのはパチニ小体（P）である．

リンパ管，指尖
ヒト，H&E染色，175倍．

　この図は，リンパ管がUターンをしているところに相当する．したがって，上方も下方も，リンパ管をみることはできない．リンパ管の壁は1層の内皮と少量の結合組織からなり，両者は区別しがたい．リンパ管の特徴である弁（Val）が管内にみえる．弁にはわずかの結合組織層があり，その両側を2枚の内皮が挟んでいる．→は，この倍率では核であるということしかわからないが，ほとんど内皮細胞のものであろう．内腔にはリンパの成分（L）が凝固していて，ときどきリンパ球がある．リンパ管の右隣に脂肪組織（AT），左に不規則性緻密結合組織（DCT）がみえている．

リンパ管，指尖
ヒト，マロリー・トリクローム染色，375倍．

　不規則性緻密結合組織内（DCT）にあるリンパ管を示す．管腔は不規則で，弁（Val）の下方は狭くなっている．いくつかの内皮細胞の核が確認できる（→）．薄い結合組織層が内皮の外にあるが，さらに外方は緻密結合組織に混ざっている．細静脈（V）も存在する．リンパ管との区別は，赤血球の有無によって容易である．

A，細動脈
Ad，脂肪細胞
AT，脂肪組織
DCT，不規則性緻密結合組織
L，リンパの成分
N，神経
P，パチニ小体
V，細静脈
Val，弁
▶，内皮細胞
→，内皮細胞核

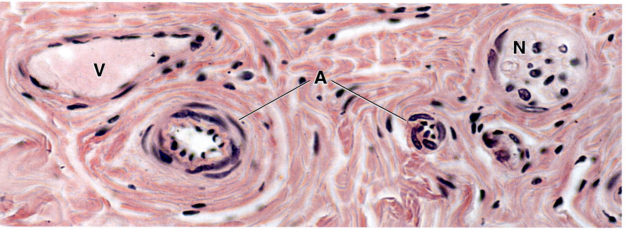
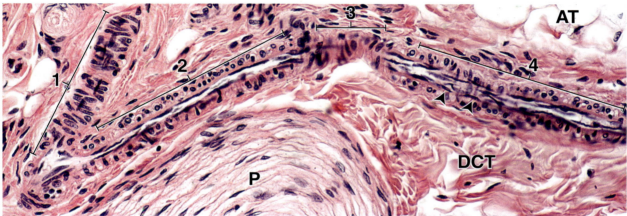
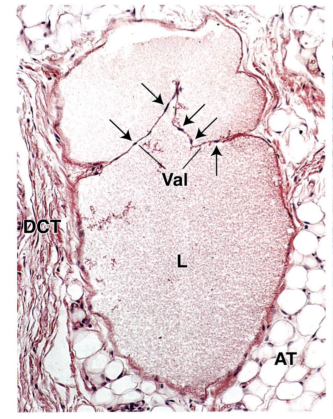
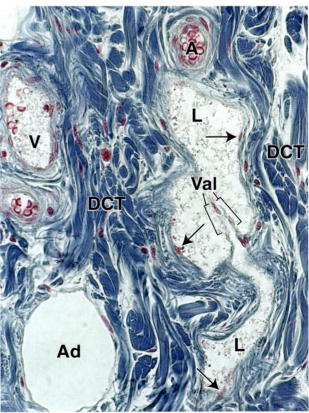

14

リンパ系

1. リンパ系の概要 / 442
2. リンパ系の細胞 / 443
   A. 概要 / 443
   B. リンパ球 / 444
   C. 抗原提示細胞 / 454
3. リンパ組織および器官 / 455
   A. リンパ管 / 455
   B. 散在性リンパ組織とリンパ小節 / 457
   C. リンパ節 / 460
   D. 細網性網工に存在する細胞 / 460
   E. 胸腺 / 464

   F. 脾臓 / 468

FOLDER 14.1 機能的考察：Tリンパ球とBリンパ球の名前の由来 / 448
FOLDER 14.2 臨床関連事項：過敏性反応 / 449
FOLDER 14.3 臨床関連事項：ヒト免疫不全ウイルス（HIV）および後天性免疫不全症候群（AIDS） / 456
FOLDER 14.4 臨床関連事項：反応性（炎症性）リンパ節炎 / 470

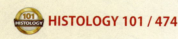
HISTOLOGY 101 / 474

1. リンパ系の概要

歴史を通じて，水痘や風疹やはしかのような病気から立ち直った人は，同じ病気に対しては抵抗力を持つ，すなわち免疫力を持つということが知られていた．もう1つの長年の観察から，この免疫というのは特異的であることがわかっていた．たとえば水痘に対する免疫は，風疹に感染するのを防ぐことはできない．免疫システムは，自己に対しても反応することがあり，全身性紅斑，自己免疫性溶血性貧血，ある種の糖尿病，あるいは自己免疫性の甲状腺炎（橋本甲状腺炎）などのような自己免疫病を起こすことも知られていた．

リンパ系 lymphatic system はさまざまな細胞，組織や器官からできており，それらは体表面や体内の体液成分をモニターし，生体に害を及ぼす可能性のあるものに対して反応する．**リンパ球** lymphocyte はリンパ系を定義づける細胞で，生体に害を及ぼすようなものに対して免疫系が反応する際に，エフェクター細胞として働く．この免疫系に含まれるものとしては，散在性**リンパ組織** diffuse lymphatic tissue，**孤立性リンパ小節** lymphatic nodule，**リンパ節** lymph node，**脾臓** spleen，**骨髄** bone marrow および**胸腺** thymus などがあげられる（図14.1）．さまざまなリンパ性器官やリンパ組織は，しばしば総称して**リンパ免疫系** immune system と呼ばれる．リンパ管はこの免疫系の部分どうしを接続し，免疫系と血液脈管系を結んでいる．

リンパ組織は，リンパ球が増殖し分化・成熟する場として役目を果たしている．それに加えて胸腺，骨髄，あるいは**腸関連リンパ組織** gut-associated lymphatic tissue（**GALT**）のリンパ球は，特異的な抗原を認識して破壊するように教育される．これらの成熟した**免疫担当細胞** immunocompetent cell は"**自己** self"（生体の中に通常存在する分子）と"**非自己** non-self"（通常生体に存在しない外来の物質）を区別する．

抗原は特異的な免疫反応を引き起こすことができる物質である．

生体は常に，外来環境（感染性の微生物，毒素および外来の細胞や組織）からの病原体（病気を引き起こす）や，危険物質にさらされている．それらに加えて，外来細胞としての性質を細胞に与えるような変化も細胞に起こる（たとえば正常細胞が腫瘍細胞へ形質転換するなど）．免疫反応は特異的な**抗原** antigen に対して引き起こされ，抗原は可溶性の物質（たとえば外来性のタンパク質，多糖類，あるいは有毒物質など）であることもあるし，感染性の生物や外来組織やあるいは形質転換された組織であることもある．たいていの抗原は，他の細胞が免疫反応を起こす前に免疫系の細胞によって"処理"されなければならない．

免疫反応は非特異的（先天免疫）防御反応と特異的（後天免疫）防御反応に分けられる．

生体は外来侵入物や形質転換した細胞に対する2系統の免疫防御システム，非特異的（先天免疫）防御反応と特異的（後天免疫）防御反応を持っている．

- **非特異的免疫** nonspecific immunity（**先天免疫** innate immunity）では，生来備わる非特異的な防御機構は先天免疫反応の1つである．一般に先天免疫反応とは，すべての生物個体での微生物の攻撃に対する第一線の防御反応を意味する．その防御機構は次のものからなる．（1）物

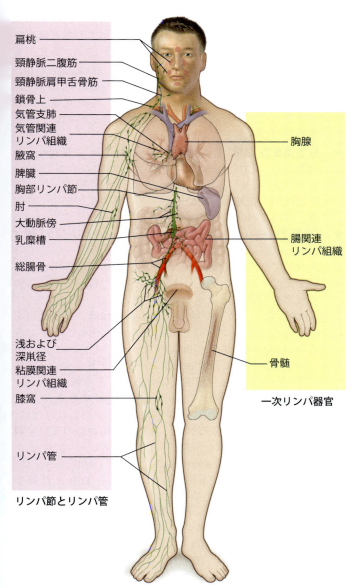

図 14.1 ▲ リンパ系を構成する構造物の概観

リンパ系は一連の細胞集団，組織，器官で構成されており，外来の微生物や形質転換した体内の細胞やその他の危険な物質と闘うために，体表や内部の構造を監視する役目を担っている．リンパ球はリンパ系で最も重要な細胞である．リンパ球は一次（中枢性）リンパ組織で分化し，免疫担当能力を獲得する．Bリンパ球にとっての一次リンパ組織は骨髄と腸関連リンパ組織（GALT）であり，Tリンパ球にとっての一次リンパ組織は胸腺である．リンパ球はその後，血管やリンパ管に入り，二次（末梢）リンパ組織に入り，そこで抗原依存的な最終段階の分化を経る．二次リンパ組織はさまざまなリンパ節と，リンパ小節の集合体である扁桃，肺における気管関連リンパ組織（BALT），他の泌尿生殖器の粘膜など（たとえばここでは膀胱の粘膜を示す）に付随するものを含む粘膜関連リンパ組織（MALT）などからなる〔訳注：粘膜関連リンパ組織（MALT）は総称であり，GALTとBALTの両方を含むものである．それを原文のように泌尿生殖器系（MALT）と限定的に使用するのは問題が多いので，訳出は本文のようにした．〕．リンパ（液）は結合組織の細胞外スペースから集められた体液であり，リンパ管内をリンパ節に向かって走る．リンパ節は表層リンパ管（皮膚と表層筋膜に付随）と深在性のリンパ管（主要な動脈に付随）に沿う形で散在している．最終的にはリンパ管は頸部の基部のところの大きな静脈に合流することによって血流へと注いでいる．胸管は最も大きなリンパ管である．

理的な障壁（たとえば皮膚や粘膜）で外来の生物が体内の組織に侵入するのを妨げる，（2）化学的な防御（たとえば低いpH）で，侵入しようとする多くの微生物を殺傷する，（3）さまざまな分泌物（たとえば唾液中のチオシアン酸やリゾチームやインターフェロン，フィブロネクチン，および血清中の補体）で外来の細胞を中和する，（4）食細胞（たとえばマクロファージ，好中球，単球），（5）ナチュラルキラー細胞 natural killer cell（NK細胞）．

- **特異的免疫** specific immunity（**後天的免疫** adaptive immunity）．もし非特異的な防御機構がうまくいかなかった場合，免疫系は，特異的（後天的）免疫機構を使って特異的な侵入者を攻撃する特異的あるいは後天的な防御機構を提供する．特異的な抗原あるいは外来物質との接触は，免疫系のエフェクター細胞が関与する一連の反応を引き起こし，しばしば"免疫記憶"と呼ばれる状態に導く．後天的免疫は，免疫グロブリンや特異的な**T細胞抗原受容体** T-cell receptor（**TCR**）をコードする遺伝子の体細胞性遺伝子再構成を行って，獲得性の抵抗力を誘導する．後天的な免疫反応の間，特異的なBリンパ球やTリンパ球が活性化されて外来生物を破壊する．特異的な防御機構の2つのタイプがこれまでにわかっている．1つは**体液性反応** humoral responseで，侵入者を他の免疫系の細胞によって破壊するためにマークする**抗体** antibodyと呼ばれるタンパク質の産出をもたらす．もう1つは**細胞性免疫** cellular immune responseで，これは形質転換した細胞やウイルスに感染した細胞を，特異的なキラー細胞によって攻撃し破壊するものである．

したがって，細菌や他の病原体が侵入すると，ただちに免疫系は活性化（炎症反応）されて，病原体を破壊し，それらの病原体に対する長期の免疫記憶をつくり出すのである．

2．リンパ系の細胞

A．概要

免疫系の細胞には，リンパ球とさまざまな支持細胞が存在する．

リンパ球と種々の支持細胞が免疫系を構成している．リンパ球には主要なものが3種類（Bリンパ球，Tリンパ球，NK細胞）存在する．支持細胞はリンパ球と相互作用し，リンパ球への抗原提示や免疫反応を調節する際に重要な役割を果たす．これらの細胞には**単球** monocyte，**マクロファージ** macrophage，**好中球** neutrophil，**好塩基球** basophil，**好酸球** eosinophil，**細網細胞** reticular cell，**樹状細胞** dendritic cell，**濾胞樹状細胞** follicular dendritic cell，**ランゲルハンス細胞** Langerhans' cell，**上皮細胞** epithelioreticular cell などがある．それらに加えて一連の特別な上皮細胞や間質細胞が，エフェクター細胞や支持細胞の分裂や移動や活性化を調節する特異的な物質を分泌し，多様な免疫反応が起こる環境を提供している．

リンパ器官の支持細胞はゆるい網工で組み立てられている．

リンパ小節，リンパ節，脾臓では，**細網細胞** reticular cellとそれによってつくられる**細網線維** reticular fiberが精巧な網目を形成する．リンパ球，マクロファージ，樹状細胞，濾胞樹状細胞，および免疫系の他の細胞は，これらの網目の中や疎性結合組織に住み着く．ランゲルハンス細胞は表皮の中間層にのみみられる．これらの部位で免疫系細胞は，免疫監視と防御機構の役割を果たしている．胸腺では上皮性細胞が網目をつくる．胸腺上皮細胞は間葉由来ではないので，細網線維を産生せず，胸腺実質中にも細網線維は存在しない．

リンパ系の異なるタイプの細胞は，それらの表面に存在する特異的な分化クラスターマーカーによって識別される．

異なるリンパ系の細胞や血液系の細胞は，細胞表面にユニークな細胞表面分子を有する．これらの特異的なマーカーは**分化クラスター（CD）分子** cluster of differentiation (CD) molecule と呼ばれ，異なる細胞の，分化の異なるステージに発現される抗原に関連させて，国際的なルールによって決められた番号が指定されている．CD 分子はモノクローナル抗体を用いて組織化学的にその発現をみることができ，リンパ系や血液系の細胞の特異的な亜群（サブタイプ）を識別するのに有効である．CD マーカーの中には，その細胞系の寿命の続く限り発現するものもあるし，その細胞系の分化のある一時期，あるいは活性化のある一時期のみに発現するものもある．表 14.1 は，臨床的によく頻用されるマーカーのリストである．

B. リンパ球

循環するリンパ球は，リンパ組織の主要な細胞構成要素である．

リンパ球の機能を理解するためにも，まず血液やリンパ液に存在するほとんどのリンパ球（およそ 70%）が免疫担当細胞の**循環プール** circulating pool を代表するものであることを認識しなければならない．これらの細胞は，体循環から出てリンパ組織に入る循環系を形成する．リンパ組織にいる間，リンパ球は周辺の組織の免疫学的監視をしている．それらの細胞はその後，体循環に戻る．これらの循環プールに存在するリンパ球はほとんどが長寿命の成熟したリンパ球（主に T リンパ球）で構成される．成熟リンパ球は外来抗原の認識とそれに反応する能力を発達させたもので，あるリンパ組織から別のリンパ組織に移動する途中のものである．

血管中に存在する残りの 30% のリンパ球は，リンパ組織の間を循環しないものであり，リンパ組織と体循環を循環していない．これらの細胞群は主に短寿命の未分化の細胞か，活性化されて特別な組織に行くことを運命づけられている細胞からなっている．これらの細胞は毛細血管から出て，組織に向かって直接移動する．特に呼吸器系，消化器系，泌尿生殖器系の上皮の裏打ちをする結合組織，およびこれらの上皮の間にある細胞間隙に向かって移動する．機能的にみると，リンパ球には 3 つの主要なタイプが存在する．T リンパ球，B リンパ球，NK 細胞である．リンパ球の機能的な分類は，それらの形態的特徴や大きさとは関連がない．

T リンパ球は胸腺で分化し，循環リンパ球の大半を占める．

T リンパ球 T lymphocyte（**T 細胞** T cell）は，それらが分化する場である胸腺の名 "thymus" を取って命名された．T リンパ球は長い寿命を持っており，細胞性免疫に関与する．T リンパ球は，循環血中，循環リンパ球の 60〜80% を占める．T リンパ球は，CD2，CD3，CD5，CD7 マーカー，および **T 細胞抗原受容体** T-cell receptor（**TCR**）を発現する．しかしながら T リンパ球は，他の 2 つの重要な表面マーカーである CD4 と CD8 の有無でさらにクラス分けがされる．

- **ヘルパー CD4$^+$ T リンパ球** helper CD4$^+$ T lymphocyte もまた CD4 マーカーを発現する T 細胞である．これらの細胞は，サイトカインを分泌する能力によってさらに細かく分けられる（p.453 参照）．インターロイキン-2（IL-2），インターフェロン γ（IFN-γ）および腫瘍壊死因子 α（TNF-α）を合成するヘルパー T 細胞は，**TH1 細胞** TH1 cell と呼ばれる．TH1 細胞は，細胞傷害性 CD8$^+$ T リンパ球（CTL；下記参照），NK 細胞，マクロファージと細胞性免疫の際に相互作用し，ウイルスやある種の微生物のような細胞内病原体からの防御に必須である．もう 1 つのグループのヘルパー T 細胞は，IL-4，IL-5，IL-10，IL-13 を合成し，**TH2 細胞** TH2 cell と呼ばれる．TH2 細胞は B リンパ球と相互作用し，細胞外病原体をコントロールする抗体介在性の免疫反応の開始にとって重要な役割を果たしている．

- **細胞傷害性 CD8$^+$ T リンパ球** cytotoxic CD8$^+$ T lymphocyte（**CTL**）は，CD8 マーカーを発現する細胞の 1 つである．これらのリンパ球は，ウイルスに感染した細胞，がんに形質転換した細胞，細胞内微生物に感染した細胞，寄生虫，移植された細胞などの標的細胞を殺す．

- **調節性** regulatory（**抑制性** suppressor）**T リンパ球** T lymphocyte は，表面形質的に多様な集団からなる T リンパ球であり，免疫系の自分以外の他の細胞の活性に影響を及ぼすことにより，外来抗原や自己抗原に対する免疫反応を抑制する機能を持つ．たとえば，CD4$^+$ CD25$^+$ FOXP3$^+$ のマーカーを持った T リンパ球は，免疫反応を引き起こす T リンパ球の能力を減少させることができる典型的な例である．FOXP3 マーカーというのは，多くの T リンパ球に特徴的な**フォークヘッド** forkhead ファミリー転写因子が発現されていることを意味している．他に，CD8$^+$ CD45RO$^+$ マーカー陽性の腫瘍関連 T リンパ球も T リンパ球の活性化を抑制する．またこれ以外に，B リンパ球の分化を抑制し，骨髄中の赤血球の成熟を調節する抑制性 T リンパ球も存在する．

- **γδ 型 T リンパ球** gamma/delta（γ/δ）T lymphocyte は，1 つの γ 鎖と 1 つの δ 鎖からなる一般の TCR とは異なる TCR を表面に有する小さな集団である．TCR のほとんどのものは，糖タンパク質でできている 2 本の α 鎖と β 鎖からなる．これらの細胞は胸腺で分化し，さまざまな上皮組織に移動していく（たとえば，皮膚，口腔内粘膜，腸管，腟）．一度それらが上皮組織に住み着くと，血液からリンパ器官へと再循環することはない．ガンマ/デルタ（γδ）型 T リンパ球は外部環境および内部環境の境界面に戦略的に配置されたものであり，侵入してくる病原体に対する防御の第一線として機能している．γδ 型 T リンパ球は，上皮細胞の外表面上に存在する抗原が体内に侵入する前に抗原に遭遇する．

B リンパ球は，ブルサ相当器官内で分化し，体液性免疫に関係する．

B リンパ球 B lymphocyte（**B 細胞** B cell）は，鳥類のファブリチウス囊（囊＝ブルサ，p.448）あるいは哺乳類の骨髄や腸関連リンパ組織（GALT）のようなブルサ相当器官において，独立した細胞集団として最初にみつかったのでその名がついた．B 細胞の寿命はさまざまである．B 細胞は，免疫グロブリン（Ig）とも呼ばれる**体液性免疫** humoral immunity に関連する免疫タンパク質である末梢血中の多様な抗体の産生や分泌に関連している（図 14.2 および表 14.2）．B 細胞は末梢血リンパ球の 20〜30% を占める．B 細胞は，末梢血に免疫グロブリンを分泌する他，細胞膜に付着したタイプの免疫グロブリン，すなわち **B 細胞抗原受容体** B-cell receptor（**BCR**）を発現する．B 細胞抗原受容体は抗原特異的結合部位を提供する．B 細胞抗原受容体のアイソタイプは，B 細胞が分化するときに，未熟 B 細胞に存在する免疫グロブリン M（IgM）を，成熟 B 細胞のタイプである免疫グロブリン D

表 14.1 臨床で最もよく使われる CD マーカー

マーカー	主な発現細胞	機能 / 性状	分子量 (kDa)
CD1	分化中期の T リンパ球	MHC I 分子と相互作用する T リンパ球と皮膚のランゲルハンス細胞の分化マーカー	49
CD2	T リンパ球	接着分子 T リンパ球の臨床的なマーカーとして使われる	50
CD3	T リンパ球	T 細胞抗原受容体と複合体を形成する	100
CD4	ヘルパー T リンパ球，単球，マクロファージ	免疫グロブリンスーパーファミリーの一員 MHC II 分子と相互作用する HIV-1 および HIV-2 の gp120 ウイルスタンパク質に結合	56
CD5	T リンパ球と B リンパ球のあるもの	成熟 T および B リンパ球に発現する刺激補助因子 慢性リンパ球性白血病で高いレベルで発現	67
CD7	T リンパ球	免疫グロブリンスーパーファミリーの一員 PI-3 キナーゼを結合する T リンパ球性白血病幹細胞の有用な臨床マーカー	40
CD8	細胞傷害性 T リンパ球	免疫グロブリンスーパーファミリーの一員 MHC I 分子と相互作用する	34
CD9	B リンパ球，T リンパ球，単球，好酸球，好塩基球，血小板，内皮細胞	血小板凝集，細胞接着，細胞遊走を促進する	24
CD10	プレ B リンパ球，プレ T リンパ球	亜鉛メタロプロテアーゼ 急性リンパ芽球性白血病の共通のマーカー	100
CD16a	NK 細胞，顆粒球，単球	NK 細胞の臨床的マーカー 凝集した IgG に対する Fc 受容体として機能する 食作用や抗体依存性細胞傷害活性を媒介	27
CD19	B リンパ球，樹状細胞	CD21 の補助受容体 B リンパ球分化のすべてのステージの臨床的マーカー	90
CD20	B リンパ球	Ca^{2+} チャネルを形成 B リンパ球分化の後期のマーカー	37
CD21	B リンパ球，濾胞樹状細胞	C3d 補体タンパク質とエプスタイン・バーウイルスに対する受容体	145
CD22	B リンパ球	B リンパ球細胞接着分子 B リンパ球の T リンパ球への接着を媒介	140
CD23	B リンパ球，単球，好酸球，血小板，樹状細胞	IgE の Fc 部に対する低親和性の受容体で，マクロファージと好酸球による IgE 依存性の細胞傷害活性と食作用を媒介	45
CD24	B リンパ球，顆粒球，上皮細胞	B リンパ球分化の後期に発現される	41
CD28	T リンパ球	CD80（B7.1）と CD86（B7.2）と相互作用する T リンパ球の補助刺激分子．補助刺激シグナルは T リンパ球の活性化と IL-2 産生を誘導する	44
CD34	骨髄中の多分化能幹細胞（HSC）	HSC の臨床マーカーおよび CD62L に対するリガンド 骨髄の細胞外マトリックスへの HSC の付着を媒介	120
CD35	T リンパ球，B リンパ球，単球，樹状細胞，顆粒球，赤血球	補体受容体 1 補体に覆われた粒状物質の食作用を促進 補体タンパク質 C3b と C4b に付着	250
CD38	活性化 T リンパ球	NAD グリコヒドロラーゼ T リンパ球活性化および増殖のマーカーとして用いられる	45
CD40	B リンパ球，マクロファージ，濾胞樹状細胞，樹状細胞，活性化単球，内皮細胞，血管平滑筋細胞	増殖 B リンパ球で活性化 CD40L（CD154）に対する補助刺激分子 マクロファージと樹状細胞のサイトカイン産生を促進	48
CD40L	活性化 $CD4^+$ T リンパ球（CD154 として知られている）	T リンパ球と B リンパ球の相互作用を促進する B リンパ球の機能を調節する CD40 に対する補助刺激分子	39
CD45	ヒトのすべての白血球	チロシンリン酸化酵素 白血球共通抗原 T リンパ球受容体と B リンパ球受容体のシグナル変換に必要	220

(次ページに続く)

表 14.1　臨床で最もよく使われる CD マーカー（続き）

マーカー	主な発現細胞	機能/性状	分子量 (kDa)
CD56	NK 細胞	NK 細胞の臨床マーカー 神経付着分子（N-CAM）のアイソフォーム	135
CD62L	白血球	CD34 に結合 L-セレクチンを代表する白血球付着分子で，これによりリンパ球が内皮細胞の表面に沿って回転移動できる	150
CD80	B リンパ球，マクロファージ，樹状細胞，単球	APC の補助刺激分子で，CD28 と相互作用する	45
CD86	活性化 B リンパ球，マクロファージ，単球，樹状細胞，内皮細胞	APC の補助刺激分子で，CD28 と相互作用する	70
CD94	NK 細胞	NK 細胞の臨床マーカー	43

APC：抗原提示細胞，Ig：免疫グロブリン，MHC：主要組織適合複合体，NAD：ニコチンアミドアデニンジヌクレオチド，N-CAM：神経細胞接着分子，NK：ナチュラルキラー．

（IgD）に変換する．B 細胞はまた，細胞表面に主要組織適合複合体II（MHC II）を発現している．B リンパ球の CD マーカーは CD9，CD19，CD20 である．

ナチュラルキラー細胞（NK 細胞）は T リンパ球でも B リンパ球でもなく，あるタイプの標的細胞を殺すように特異的に分化している．

ナチュラルキラー細胞 natural killer cell（**NK 細胞**）は，非特異的免疫（先天免疫）の一部である．B リンパ球や T リンパ球と同じように，リンパ球系共通前駆細胞から分化する NK 細胞は，特定の標的細胞を殺す能力を持っていることからその名前がつけられた．NK 細胞は末梢血リンパ球の 5～10% を占める．胸腺内で成熟しないため，TCR を発現していない．しかしながら，形質転換細胞（たとえばウイルス感染細胞や腫瘍細胞）を認識するよう，分化する間に遺伝的にプログラムされる．NK 細胞は，細胞傷害性 CD8$^+$ T リンパ球と同じようなやり方で標的細胞を殺す．形質転換した細胞を認識した直後に NK 細胞は活性化され，標的細胞の膜に穴をあけ，DNA の断片化を誘導する**パーフォリン** perforin や**グランザイム** granzyme（フラグメンチン）を放出する．これらの物質が放出されると標的細胞にアポトーシスや細胞融解が起こる．NK 細胞表面に発現している **NK 細胞受容体** natural cytotoxicity receptor（**NCR**）を活性化したり阻害したりすることで NK 細胞の調節は行われ，その特異的マーカーは，CD16a，CD56，CD94 である．

1) リンパ球の発生と分化

リンパ球は一次リンパ器官の中で抗原非特異的分化をする．

ヒトや他の哺乳動物では，骨髄や腸関連リンパ組織（両方ともブルサ相当器官と呼ばれる），胸腺は**一次（中心）リンパ器官** primary（central）lymphatic organ と考えられている〔訳注：腸関連リンパ組織（GALT）は一般には一次リンパ器官とはみなさない〕．リンパ球はこれらの器官の中で免疫担当細胞へと分化する．まず初めに，リンパ球はほぼ無限の数の可能な抗原の中からたった 1 つの抗原を認識するように遺伝的にプログラムされ，このプロセスは**抗原非依存的増殖と分化** antigen-independent proliferation and differentiation と呼ばれる．これらの免疫担当細胞は，その後血液やリンパに入り，身体中に運ばれて結合組織中に散在する．

リンパ球は二次リンパ器官で抗原依存性の活性化を受ける．

免疫担当リンパ球（B リンパ球由来の形質細胞や，マクロファージも含めて）〔訳注：マクロファージは通常リンパ球には含めない〕は，細網細胞と細網線維のまわりに配置して，たとえばリンパ小節，リンパ節，扁桃，脾臓などの成人の**効果リンパ組織** effector lymphatic tissue および器官を形成する．これらの**二次（末梢）リンパ器官** secondary（peripheral）lym-

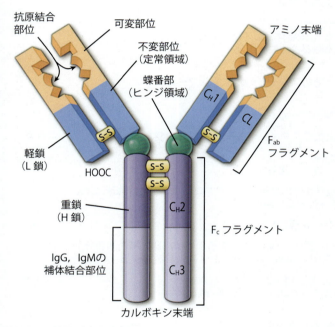

図 14.2 ▲ 抗体分子の模式図
抗体は形質細胞によって産生される Y 字型をした分子である．抗体は 2 つの重鎖（H 鎖）と 2 つの軽鎖（L 鎖）のポリペプチド鎖からなっており，ジスルフィド結合（S—S）によって結合している．H 鎖も L 鎖もアミノ酸配列でカルボキシ端末の不変（定常）ドメインとアミノ端末の可変ドメインからできている．5 つの異なる免疫グロブリン（Ig）アイソタイプ（表 14.2 参照）が，H 鎖に存在する型によって決められる．抗体分子はアミノ端末の 2 つの部位で抗原に結合する．アミノ端末では H 鎖と L 鎖が互いに密接している．タンパク質分解酵素であるパパインで抗体分子を消化すると，2 つの Fab フラグメントと結晶化可能な 1 つの Fc フラグメントに分解できる．Fab フラグメントは抗原への結合に最も重要な部位である．一方，Fc フラグメントは 2 つの H 鎖カルボキシ断片（C_H2 と C_H3）からなっているが，エフェクター機能を充足させる役割（たとえば補体活性化において）を果たしている．多くの細胞が表面に Fc 受容体を発現しており，Fc フラグメントのところで抗体を細胞表面につなぎ留める役割を果たしている．

表14.2　ヒト免疫グロブリンの特徴

アイソタイプ	分子量 (kDa)	血清レベル (mg/mL)	成人血液中全Igに対する割合 (%)	Fc部位を介して結合する細胞	主な機能
IgG	145	12.0	85	マクロファージ，Bリンパ球，NK細胞，好中球，好酸球	二次免疫反応における主要なIg 5種類すべてのIgのうち，最も長い半減期（23日）を持つ 補体を活性化する 走化性を刺激する 胎盤を通過し新生児に受動免疫を提供する
IgM	190 (950)[a]	1.5	5〜10	Bリンパ球	一時免疫反応で産生される主なIg 補体を固定するのに最も効果的なIg マクロファージを活性化する Bリンパ球の抗原受容体として働く
IgA	160 (385)[b]	2.0	5〜15	Bリンパ球	全身の分泌液中に存在するIg．たとえば涙，初乳，唾液，腟分泌液，鼻腔気管支，腸管，前立腺それぞれの分泌液に存在 これらの分泌液に存在する微生物の増殖に対して生体に保護を与え，これらの体腔の表面を覆う細胞から生体に侵入してくる微生物や外来分子に対する防御を助ける
IgD	185	0.03	<1	Bリンパ球	成熟Bリンパ球の細胞表面の抗原受容体として働く（IgMと一緒に．血清中にはほんのわずかしかない）
IgE	190	3×10^{-5}	<1	肥満細胞，好塩基球	肥満細胞を刺激し，ヒスタミン，ヘパリン，ロイコトリエン，アナフィラキシー性好酸球走化性因子を放出させる アナフィラキシー過敏性反応に関係する 寄生虫感染で上昇する

[a] IgMは血清中で五量体として存在する．[b] IgAは血清中で二量体として存在する．
Ig：免疫グロブリン．NK：ナチュラルキラー．

phatic organ の中で，Tリンパ球およびBリンパ球は**抗原依存性の活性化** antigen-dependent activation を受け，**エフェクターリンパ球** effector lymphocyte や**記憶細胞** memory cell へと分化する．

2) 抗原に対する免疫反応

炎症は抗原に対する最初の反応である．

外来分子であろうと外来病原体であろうと，抗原の侵入に対する生体の最初の反応は，炎症反応として知られる**非特異的防御反応** inflammatory response である．炎症性の反応は，抗原を排除するか，好中球が分泌した酵素によって抗原を物理的に消化するか，さもなければマクロファージの細胞質の中に抗原を取り込んで分解するかのいずれかである．マクロファージによる抗原の分解は，その後，抗原の一部を免疫担当能力のあるリンパ球に提示して特異的な免疫反応を起こすことになる．

特異的な免疫反応には一次反応と二次反応がある．

免疫担当細胞が外来抗原に遭遇したとき（たとえば病原微生物に関連した抗原や，移植組織片あるいは毒素），抗原に対する**特異的な免疫反応** specific immune response が引き起こされる．

一次免疫反応 primary immune response は，生体が抗原に最初に遭遇したときのものである．この反応は，侵入する抗原に対する抗体（ほとんどがIgM），あるいは抗原に対する特異的リンパ球が末梢血中に検出されるまでに数日間の潜伏期があることで特徴づけられる．抗原に対する最初の反応は，特異的な抗原に反応するように遺伝子的にプログラムされた1個か2〜3個のBリンパ球のみによって開始される．この最初の免疫反応の後，わずかな抗原特異的Bリンパ球が**記憶細胞** memory cell として循環系に生き残る．

二次免疫反応 secondary immune response は，特異的な抗原に対して反応するようにプログラムされた特異的記憶Bリンパ球がすでに存在するため，一次免疫反応よりも通常迅速で強力である（分泌された抗体は通常IgGクラスのもので，かなり量が多いことで特徴づけられる）．二次免疫反応は，通常の細菌疾患，ウイルス疾患に対するほとんどの予防接種の基盤をなすものである．ペニシリンや昆虫毒素などの抗原は，アナフィラキシー反応としても知られているⅠ型**過敏性反応** hypersensitivity reaction を引き起こすような強い二次免疫反応の引き金を引くこともある（FOLDER 14.2 参照）．しかしながら，抗体そのものは侵入する抗原を殺したり破壊したりすることはなく，それらは単に免疫系の細胞によって抗原が破壊されるようマークするだけである．

2種類の特異的免疫反応は，体液性免疫反応と細胞性免疫反応である．

FOLDER 14.1　機能的考察：Tリンパ球とBリンパ球の名前の由来

1960年代初頭，研究者たちは鶏胚を使って，鳥類総排泄腔に密接して存在するリンパ組織の塊であるファブリチウス嚢が，リンパ球分化の解剖学的部位の1つであることを示した．この組織が鶏胚で破壊（外科的に除去するか，高レベルのテストステロンを投与するかのいずれか）されると，成体のニワトリは抗体をつくることができず，体液性免疫に障害をきたした．ニワトリではまた，脾臓やリンパ節のブルサ依存領域という特別な部位にみられるリンパ球の数が顕著に減少することも示された．したがって，これらの影響を受けるリンパ球は **B リンパ球** B lymphocyte あるいは **B 細胞** B cell と名づけられた．哺乳類（ヒトを含む）におけるブルサ相当器官は腸関連リンパ組織や骨髄で，そこではBリンパ球は分化して免疫担当細胞になる．このように，Bというのは，鳥類では **ファブリチウス嚢** bursa of Fabricius の"B"をさし，哺乳類では **ブルサ相当器官** bursa-equivalent organ をさす．

新生仔マウスを研究していた研究者らは，胸腺を摘出すると細胞性免疫反応が著しく欠損することを見出した．異種ドナーからの皮膚移植片の拒絶反応は，細胞性免疫反応の一例である〔訳注：細胞性免疫反応が最も劇的に起こるのは同種異系間の移植であり，異種間移植ではない〕．胸腺摘出マウスでは，脾臓やリンパ節の特別な部位（胸腺依存領域）のリンパ球の数が著明な減少を示す．ニワトリのファブリチウス嚢の除去後にみられる部位とはリンパ球減少部位が異なる．これらの影響を受けるリンパ球は， **T リンパ球** T lymphocyte あるいは **T 細胞** T cell と名づけられた．したがって，このTは **胸腺** thymus の "T" を表している．

一般的に，ある抗原との遭遇は，体液性免疫反応（抗体産生を伴う）あるいは細胞性免疫反応として特徴づけられる免疫反応を引き起こす．刺激の種類によってはどちらかの反応が強く出ることはあるが，通常は細胞性免疫と体液性免疫の両方が関与する．

- **体液性** humoral（**抗体依存性** antibody-mediated）**免疫** immunity は，侵入する物質に対して直接作用する抗体によって仲介される．これらの抗体は，Bリンパ球と，Bリンパ球由来の形質細胞によって産生される．破傷風のような疾患においては，免疫になっていないヒトが，免疫を獲得しているヒトあるいは免疫を獲得している動物の血液中から精製した抗体の注入を受けることによって，免疫になることがある．この受動免疫の有効性は，このタイプの生体防御機構において抗体がその役割を果たしていることを証明するものである．
- 細胞性免疫は，ウイルスに感染した宿主細胞や外来細胞を攻撃し破壊する特異的なTリンパ球によって媒介される．細胞性免疫は，ウイルス，真菌，マイコバクテリアの感染，および腫瘍細胞に対する生体防御にとって重要である．細胞性免疫はまた，移植片の拒絶にも作用している．

ヘルパーTリンパ球と細胞傷害性Tリンパ球（CTL）は主要組織適合複合体（MHC）分子に結合した抗原を認識し結合する．

特異的な免疫反応（体液性および細胞性反応）がどのように開始されるかを理解するためには，ヘルパーTリンパ球と細胞傷害性Tリンパ球によって果たされる中心的な役割をまず理解しなければならない．ヘルパーTリンパ球と細胞傷害性Tリンパ球は免疫系の"パトロール"として働いている．これらのリンパ球は2種類とも，膜貫通性のタンパク質である **T細胞抗原受容体** T-cell receptor（**TCR**）を持っており，T細胞抗原受容体の細胞表面に露出されている部分はTリンパ球の膜上にCD3マーカーに近接して存在する（図14.3）．T細胞抗原受容体は，抗原がその"識別分子"である主要組織適合複合体MHC分子に付着している場合だけ，抗原を認識する．さらにヘルパーTリンパ球は，抗原が **抗原提示細胞** antigen-presenting cell（**APC**）と呼ばれる細胞に提示されている場合にのみ抗原を認識できる．細胞傷害性Tリンパ球は，たとえばがんによって形質転換された細胞，あるいはウイルスに感染している細胞の表面に，"外来＝他者"〔訳注："非自己"という意味で〕抗原が発現されている場合にのみ反応できる．

MHC分子の2つのクラスが細胞表面にペプチドを提示する．

MHC分子 は，消化した外来タンパク質の短い断片を細胞表面に提示する．これらの抗原タンパク質はMHC分子に細胞内で結合し，その後，細胞表面に運ばれる．MHCクラス

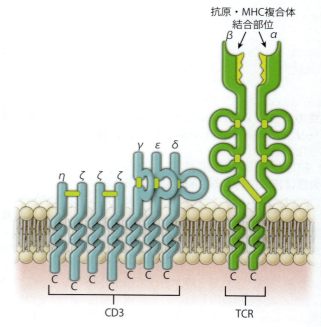

図14.3 ▲ CD3・TCR 複合体分子構造の模式図
CD3分子は，16〜29 kDaの分子量の5つの異なるポリペプチド鎖からできている．CD3分子は2本のポリペプチド鎖（α鎖とβ鎖）からなるT細胞抗原受容体（TCR）と密接に関連している．TCRと，主要組織適合複合体分子（MHC）表面に提示された抗原が相互作用すると，T細胞は活性化される．この相互作用により，CD3分子を介してシグナルが細胞内に伝達される．このシグナルはTリンパ球を刺激してインターロイキンを分泌させ，さらにTリンパ球を刺激して分裂増殖させる．

FOLDER 14.2　臨床関連事項：過敏性反応

　個体が抗原に曝露されて免疫学的に感作されてしまったときに、その後引き続き抗原にさらされると、二次免疫反応が起こるばかりでなく、組織に損傷を与えるような望ましくない**過敏性反応** hypersensitivity reaction が起こることがある。このような反応は、昆虫咬刺やペニシリン投与などで感作された状態のヒトに観察される。過敏性反応にはいくつかのタイプがあるが、最も多いのはアレルギー反応（I型反応、即時型反応あるいはアナフィラキシー過敏性反応）である。反応は抗原（アレルゲン）に曝露されてから15〜30分で通常起こり、皮膚（蕁麻疹や湿疹）、眼（結膜炎）、鼻腔（鼻漏（鼻水）、鼻炎）、肺（喘息）、消化管（胃炎）などにさまざまな症状を引き起こす。アレルギー反応はIgE抗体により仲介され、IgE抗体は、肥満細胞や好塩基球からの抗原誘導性の顆粒放出を引き起こす。これらの顆粒は、前もって形成されているメディエーター（たとえばヒスタミン、セリンタンパク質分解酵素、好酸球走化因子）と新たに（抗原曝露後）合成されるメディエーター（たとえばロイコトリエン、インターロイキン）を含んでおり、過敏性反応の悲惨な症状の原因となる。好酸球は肥満細胞が顆粒を放出した部位に好酸球走化性因子の作用で引き寄せられ、肥満細胞や好塩基球から放出されたメディエーターの作用を中和する。したがって、好酸球はアレルギー反応部位や過敏性反応部位の結合組織中でしばしばみられる。アレルギー反応は、血小板活性化因子（PAF）によって増幅される。血小板活性化因子は血小板の凝集を起こし、ヒスタミン、ヘパリン、血管作動性物質などを血小板からさらに分泌させる。過敏性反応の症状は、ヒスタミン受容体をブロックする抗ヒスタミン剤の投与により治療できる。

IとMHCクラスII分子は、ヒトでは6番目の染色体に位置するスーパー遺伝子の産物で、**主要組織適合遺伝子複合体** major histocompatibility gene complex として知られている。この遺伝子複合体が発現されると、個々の細胞にとって特異的であるばかりではなく、その組織の種類や細胞の分化の程度にとっても特異的な分子を産生するようになる。

　MHCクラスIはすべての有核細胞と血小板の表面に発現する。MHCクラスIは、異常な宿主細胞（たとえばウイルスに感染した細胞やがんに形質転換した細胞）を除去するための標的としてふるまう。MHCクラスI分子はこの機能を、細胞が活発に合成しているすべてのペプチドの短い断片を細胞表面に提示することによって果たしている。したがって、すべての内因性の自己ペプチドは生体内のすべての細胞表面に提示される。しかし、ウイルス由来のタンパク質やがん特異的なペプチドは、感染した細胞あるいは形質転換した細胞の表面にのみ提示される（図14.4）。MHCクラスI分子はペプチド断片（8〜10アミノ酸の長さ）を細胞傷害性CD8$^+$Tリンパ球に提示する。

　MHCクラスIIは分布がかなり限られている（図14.4参照）。MHCクラスIIは、すべての抗原提示細胞の表面に発現されており、免疫学的な相互作用にとって重要である。MHCクラスII分子は、細胞に取り込まれ一部消化された外来ペプチド（18〜20アミノ酸の長さ）をヘルパーCD4$^+$Tリンパ球に提示する。

3）Tリンパ球とBリンパ球の活性化

Tリンパ球の活性化には補助刺激シグナルの存在が必要である。

　ヘルパーTリンパ球もCTLも、十分に活性化されて分化・増殖するためには、2種類の刺激シグナルを必要とする。TCRとCD4分子、あるいはTCRとCD8分子のいずれかと、抗原MHC複合体との相互作用を**一次シグナル** first signal と呼ぶ。**補助刺激シグナル** costimulatory signal と呼ばれる**二次シグナル** second signal は、Tリンパ球の膜分子とAPC上の分子の相互作用によってもたらされる。最も重要な相互作用は、Tリンパ球膜上に発現されるCD28分子とAPC膜上に発現されるB7（CD86）分子との間のものである。もう1組の補助刺激シグナルは、CD40（APC上）とTリンパ球上のCD40L（CD154）の間の相互作用によってつくられる。

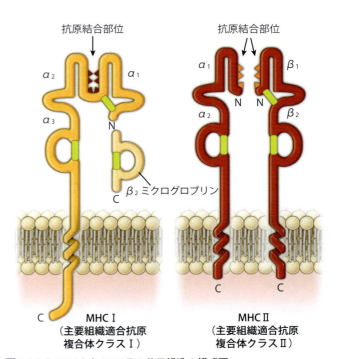

図14.4 ▲ MHC IとMHC IIの分子構造の模式図
MHC I分子はすべての有核細胞と血小板表面に発現している糖タンパク質である。MHC I分子は細胞傷害性CD8$^+$Tリンパ球による抗原認識のため、内因性に合成されたペプチドを提示する。したがって、MHC I分子は異常なタンパク質を産生する異常な体細胞（たとえば、ウイルスなどの細胞内病原体に感染している細胞やがん細胞などの形質転換した細胞）を除去するための標的として機能を果たしている。MHC I分子はα鎖（45 kDa）と、それよりも小さく（12 kDa）非共役的に結合しているβ$_2$ミクログロブリンポリペプチドからなる。β$_2$ミクログロブリンはTリンパ球の成熟を促進し、走化性因子として作用する。MHC II分子は抗原提示細胞（APC）として知られる一部の細胞のみに発現する、やはり糖タンパク質である。MHC II分子はヘルパーCD4$^+$Tリンパ球に外因性（外来）ペプチドを提示する。MHC II分子はα鎖（33 kDa）とβ鎖（29 kDa）の二本鎖からなり、どちらもオリゴ糖残基を持つ。MHC I分子上の抗原結合部位はMHC II分子のそれよりも狭いことに注意。したがって提示されるペプチドは、MHC Iの場合は8〜10アミノ酸残基の長さであるが、MHC IIの場合は18〜20アミノ酸残基の長さとなる。

MHC分子に結合した抗原をヘルパー（CD4⁺）Tリンパ球が認識する場合，TCRは抗原・MHC II複合体に付着する．補助刺激シグナル（CD28-B7の相互作用によってつくられる）が存在するときに抗原・MHC II複合体にTCRが結合すると，ヘルパーTリンパ球は活性化し，免疫学的化学物質である**サイトカイン** cytokineを分泌する．サイトカインは免疫反応を生物学的に調節する免疫物質（タンパク質）である．ヘルパーCD4⁺Tリンパ球によって分泌される特異的なサイトカインは**インターロイキン** interleukin（IL）と呼ばれる．インターロイキンは，他のTリンパ球やBリンパ球，NK細胞を刺激し，分化・増殖させる．

細胞傷害性CD8⁺Tリンパ球（CTL）が抗原MHCクラスI複合体を認識するときには，TCRはそれに付着する．もし補助刺激シグナル（CD40とCD40Lとの相互作用に由来する）が存在すれば，CTLは活性化される．いったん活性化されると，CTLもまたサイトカインを放出し，CTLを刺激し増殖させ，異常な宿主細胞を破壊させる．CTLの中には，外来（他者）抗原を発現している標的細胞を認識し破壊するのに補助刺激シグナルを必要としないものもある．

細胞傷害性CD8⁺Tリンパ球はMHCクラスI拘束性，ヘルパーCD4⁺Tリンパ球はMHCクラスII拘束性である．

MHC分子はヘルパーCD4⁺Tリンパ球あるいは細胞傷害性CD8⁺Tリンパ球によって認識されるが，それはどのクラスのMHC分子が関わっているかによる．細胞傷害性Tリンパ球あるいはヘルパーTリンパ球に対してMHC分子が行う拘束性のある外来抗原の提示は，免疫監視機構にとって鍵となる要素である．

MHCクラスI分子がペプチド抗原と結合して細胞表面に発現されている場合は，細胞傷害性CD8⁺Tリンパ球上に発現されているTCRとCD8分子のみと相互作用をする．したがって，これらの細胞は**MHCクラスI拘束性** MHC I restrictedであるといわれる．この相互作用によって，細胞傷害性Tリンパ球は感染した細胞や形質転換した細胞を認識できるのである（図14.5a）．

それに対し，MHCクラスII分子がペプチド抗原と結合し細胞表面に提示されている場合は，ヘルパーCD4⁺Tリンパ球に発現したTCRとCD4分子だけと相互作用をする（図14.5b）．したがって，これらの細胞は**MHCクラスII拘束性** MHC II restrictedであるといわれる．MHCクラスII分子は，Tリンパ球に抗原を提示することが主な機能であるマクロファージなどのAPCの表面に存在する．

Bリンパ球は，活性化され形質細胞に分化するためにヘルパーTリンパ球との相互作用を必要とする．

おのおののBリンパ球は，認識するべく遺伝的にプログラムされているたった1つの抗原もしくは抗原認識部位だけと反応する．Bリンパ球の活性化には2つのシグナルが必要である．1つは，B細胞抗原受容体（BCR）と抗原の間の相互作用に由来するシグナルである．結合した抗原分子は，受容体を介したエンドサイトーシスによってBリンパ球に取り込まれ，抗原の断片はその後MHCクラスII分子の協力により細胞表面に提示される．相補的なTCRを持ったヘルパーTリンパ球はBリンパ球と結合し，二次補助刺激を与える．その結合には通常，Bリンパ球表面上に存在するCD40分子と，ヘルパーTリンパ球上に存在するそれらのリガンド（CD40LあるいはCD154）との相互作用が関与する．これらの相互作用は，Bリンパ球の活性化プロセスを終了させ，関連するTリンパ球に働いて特異的なサイトカインを分泌させる．そのサイトカインはBリンパ球の分裂と分化を刺激する．Bリンパ球活性化の詳細は図14.6に示した．活性化したBリンパ球は形質細胞と記憶Bリンパ球に分化する．

- **形質細胞** plasma cellは，特異な抗体を合成し分泌する．このプロセスの中で，活性化Bリンパ球は，それらの膜組み込み型タンパク質としてのBCR合成から，抗体と呼ばれる可溶性のタンパク質の合成へとスイッチする．
- **記憶Bリンパ球** memory B cellは，同じ抗原に2度目に遭遇したときには，迅速に反応する．

形質細胞によって産生された特異的な抗体は，刺激抗原に結合し，**抗原・抗体複合体** antigen-antibody complexを形成する．これらの抗体は，NK細胞による破壊や，マクロファージや好酸球による貪食などの多様な方法で除去される．

抗体依存性細胞傷害反応（ADCC）では，IgG抗体分子がナチュラルキラー（NK）細胞を標的に導く．

NK細胞，マクロファージ，好中球，好酸球などの多数の細胞の細胞膜は免疫グロブリンのFc受容体を持っており，

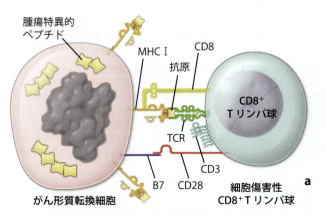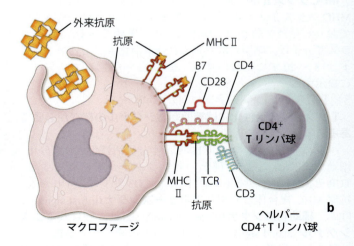

図14.5 ▲ 抗原認識過程で起こる分子間相互作用の模式図
細胞傷害性Tリンパ球もヘルパーTリンパ球も，活性化されるためには，適切なMHC分子を認識するのと同様に，提示された抗原を"非自己"として同定する必要がある．抗原・MHC複合体と特異的T細胞抗原受容体（TCR）のどの相互作用も，CD28とB7の相互作用からの補助刺激シグナルを必要とすることに注意．補助刺激シグナルがなければTリンパ球は十分に活性化されることはない．**a．**身体中のすべての有核細胞では，ウイルス抗原やがん（腫瘍特異的）タンパク質は，MHC I分子上に提示され，細胞傷害性Tリンパ球と相互作用する．**b．**外来抗原は，抗原提示細胞（たとえばマクロファージなど）のMHC II分子上に提示され，ヘルパーCD4⁺Tリンパ球と相互作用する．

FOLDER 14.2　臨床関連事項：過敏性反応

個体が抗原に曝露されて免疫学的に感作されてしまったときに，その後引き続き抗原にさらされると，二次免疫反応が起こるばかりでなく，組織に損傷を与えるような望ましくない**過敏性反応** hypersensitivity reaction が起こることがある．このような反応は，昆虫咬刺やペニシリン投与などで感作された状態のヒトに観察される．過敏性反応にはいくつかのタイプがあるが，最も多いのはアレルギー反応（I型反応，即時型反応あるいはアナフィラキシー過敏性反応）である．反応は抗原（アレルゲン）に曝露されてから15～30分で通常起こり，皮膚（蕁麻疹や湿疹），眼（結膜炎），鼻腔（鼻漏（鼻水），鼻炎），肺（喘息），消化管（胃炎）などにさまざまな症状を引き起こす．アレルギー反応はIgE抗体により仲介され，IgE抗体は，肥満細胞や好塩基球からの抗原誘導性の顆粒放出を引き起こす．これらの顆粒は，前もって形成されているメディエーター（たとえばヒスタミン，セリンタンパク質分解酵素，好酸球走化因子）と新たに（抗原曝露後）合成されるメディエーター（たとえばロイコトリエン，インターロイキン）を含んでおり，過敏性反応の悲惨な症状の原因となる．好酸球は肥満細胞が顆粒を放出した部位に好酸球走化性因子の作用で引き寄せられ，肥満細胞や好塩基球から放出されたメディエーターの作用を中和する．したがって，好酸球はアレルギー反応部位や過敏性反応部位の結合組織中でしばしばみられる．アレルギー反応は，血小板活性化因子（PAF）によって増幅される．血小板活性化因子は血小板の凝集を起こし，ヒスタミン，ヘパリン，血管作動性物質などを血小板からさらに分泌させる．過敏性反応の症状は，ヒスタミン受容体をブロックする抗ヒスタミン剤の投与により治療できる．

IとMHCクラスII分子は，ヒトでは6番目の染色体に位置するスーパー遺伝子の産物で，**主要組織適合遺伝子複合体** major histocompatibility gene complex として知られている．この遺伝子複合体が発現されると，個々の細胞にとって特異的であるばかりではなく，その組織の種類や細胞の分化の程度にとっても特異的な分子を産生するようになる．

MHCクラスIはすべての有核細胞と血小板の表面に発現する．MHCクラスIは，異常な宿主細胞（たとえばウイルスに感染した細胞やがんに形質転換した細胞）を除去するための標的としてふるまう．MHCクラスI分子はこの機能を，細胞が活発に合成しているすべてのペプチドの短い断片を細胞表面に提示することによって果たしている．したがって，すべての内因性の自己ペプチドは生体内のすべての細胞表面に提示される．しかし，ウイルス由来のタンパク質やがん特異的なペプチドは，感染した細胞あるいは形質転換した細胞の表面にのみ提示される（図14.4）．MHCクラスI分子はペプチド断片（8～10アミノ酸の長さ）を細胞傷害性CD8⁺Tリンパ球に提示する．

MHCクラスIIは分布がかなり限られている（図14.4参照）．MHCクラスIIは，すべての抗原提示細胞の表面に発現されており，免疫学的な相互作用にとって重要である．MHCクラスII分子は，細胞に取り込まれ一部消化された外来ペプチド（18～20アミノ酸の長さ）をヘルパーCD4⁺Tリンパ球に提示する．

3）Tリンパ球とBリンパ球の活性化

Tリンパ球の活性化には補助刺激シグナルの存在が必要である．

ヘルパーTリンパ球もCTLも，十分に活性化されて分化・増殖するためには，2種類の刺激シグナルを必要とする．TCRとCD4分子，あるいはTCRとCD8分子のいずれかと，抗原MHC複合体との相互作用を**一次シグナル** first signal と呼ぶ．**補助刺激シグナル** costimulatory signal と呼ばれる**二次シグナル** second signal は，Tリンパ球の膜分子とAPC上の分子の相互作用によってもたらされる．最も重要な相互作用は，Tリンパ球膜上に発現されるCD28分子とAPC膜上に発現されるB7（CD86）分子との間のものである．もう1組の補助刺激シグナルは，CD40（APC上）とTリンパ球上のCD40L（CD154）の間の相互作用によってつくられる．

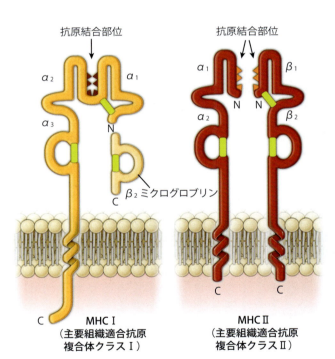

図14.4 ▲ MHCⅠとMHCⅡの分子構造の模式図
MHCⅠ分子はすべての有核細胞と血小板表面に発現している糖タンパク質である．MHCⅠ分子は細胞傷害性CD8⁺Tリンパ球による抗原認識のため，内因性に合成されたペプチドを提示する．したがって，MHCⅠ分子は異常なタンパク質を産生する異常な体細胞（たとえば，ウイルスなどの細胞内病原体に感染している細胞やがん細胞などの形質転換した細胞）を除去するための標的として機能を果たしている．MHCⅠ分子はα鎖（45 kDa）と，それよりは小さく（12 kDa）非共役的に結合しているβ₂ミクログロブリンポリペプチドからなる．β₂ミクログロブリンはTリンパ球の成熟を促進し，走化性因子として作用する．MHCⅡ分子は抗原提示細胞（APC）として知られる一部の細胞のみに発現する，やはり糖タンパク質である．MHCⅡ分子はヘルパーCD4⁺Tリンパ球に外因性（外来）ペプチドを提示する．MHCⅡ分子はα鎖（33 kDa）とβ鎖（29 kDa）の二本鎖からなり，どちらもオリゴ糖残基を持つ．MHCⅠ分子上の抗原結合部位はMHCⅡ分子のそれよりも狭いことに注意．したがって提示されるペプチドは，MHCⅠの場合は8～10アミノ酸残基の長さであるが，MHCⅡの場合は18～20アミノ酸残基の長さとなる．

MHC分子に結合した抗原をヘルパー（CD4⁺）Tリンパ球が認識する場合，TCRは抗原・MHC Ⅱ複合体に付着する．補助刺激シグナル（CD28-B7の相互作用によってつくられる）が存在するときに抗原・MHC Ⅱ複合体にTCRが結合すると，ヘルパーTリンパ球は活性化し，免疫学的化学物質である**サイトカイン** cytokineを分泌する．サイトカインは免疫反応を生物学的に調節する免疫物質（タンパク質）である．ヘルパーCD4⁺Tリンパ球によって分泌される特異的なサイトカインは**インターロイキン** interleukin（IL）と呼ばれる．インターロイキンは，他のTリンパ球やBリンパ球，NK細胞を刺激し，分化・増殖させる．

細胞傷害性CD8⁺Tリンパ球（CTL）が抗原MHCクラスⅠ複合体を認識するときには，TCRはそれに付着する．もし補助刺激シグナル（CD40とCD40Lとの相互作用に由来する）が存在すれば，CTLは活性化される．いったん活性化されると，CTLもまたサイトカインを放出し，CTLを刺激し増殖させ，異常な宿主細胞を破壊させる．CTLの中には，外来（他者）抗原を発現している標的細胞を認識し破壊するのに補助刺激シグナルを必要としないものもある．

細胞傷害性CD8⁺Tリンパ球はMHCクラスⅠ拘束性，ヘルパーCD4⁺Tリンパ球はMHCクラスⅡ拘束性である．

MHC分子はヘルパーCD4⁺Tリンパ球あるいは細胞傷害性CD8⁺Tリンパ球によって認識されるが，それはどのクラスのMHC分子が関わっているかによる．細胞傷害性Tリンパ球あるいはヘルパーTリンパ球に対してMHC分子が行う拘束性のある外来抗原の提示は，免疫監視機構にとって鍵となる要素である．

MHCクラスⅠ分子がペプチド抗原と結合して細胞表面に発現されている場合は，細胞傷害性CD8⁺Tリンパ球上に発現されているTCRとCD8分子のみと相互作用をする．したがって，これらの細胞は**MHCクラスⅠ拘束性** MHC Ⅰ restrictedであるといわれる．この相互作用によって，細胞傷害性Tリンパ球は感染した細胞や形質転換した細胞を認識できるのである（図14.5a）．

それに対し，MHCクラスⅡ分子がペプチド抗原と結合し細胞表面に提示されている場合は，ヘルパーCD4⁺Tリンパ球に発現したTCRとCD4分子だけと相互作用をする（図14.5b）．したがって，これらの細胞は**MHCクラスⅡ拘束性** MHC Ⅱ restrictedであるといわれる．MHCクラスⅡ分子は，Tリンパ球に抗原を提示することが主な機能であるマクロファージなどのAPCの表面に存在する．

Bリンパ球は，活性化され形質細胞に分化するためにヘルパーTリンパ球との相互作用を必要とする．

おのおののBリンパ球は，認識するべく遺伝的にプログラムされているたった1つの抗原もしくは抗原認識部位だけと反応する．Bリンパ球の活性化には2つのシグナルが必要である．1つは，B細胞抗原受容体（BCR）と抗原の間の相互作用に由来するシグナルである．結合した抗原分子は，受容体を介したエンドサイトーシスによってBリンパ球に取り込まれ，抗原の断片はその後MHCクラスⅡ分子の協力により細胞表面に提示される．相補的なTCRを持ったヘルパーTリンパ球はBリンパ球と結合し，二次補助刺激を与える．その結合には通常，Bリンパ球表面上に存在するCD40分子と，ヘルパーTリンパ球上に存在するそれらのリガンド（CD40LあるいはCD154）との相互作用が関与する．これらの相互作用は，Bリンパ球の活性化プロセスを終了させ，関連するTリンパ球に働いて特異的なサイトカインを分泌させる．そのサイトカインはBリンパ球の分裂と分化を刺激する．Bリンパ球活性化の詳細は図14.6に示した．活性化したBリンパ球は形質細胞と記憶Bリンパ球に分化する．

- **形質細胞** plasma cellは，特異的な抗体を合成し分泌する．このプロセスの中で，活性化Bリンパ球は，それらの膜組み込み型タンパク質としてのBCR合成から，抗体と呼ばれる可溶性のタンパク質の合成へとスイッチする．
- **記憶Bリンパ球** memory B cellは，同じ抗原に2度目に遭遇したときには，迅速に反応する．

形質細胞によって産生された特異的な抗体は，刺激抗原に結合し，**抗原・抗体複合体** antigen-antibody complexを形成する．これらの抗体は，NK細胞による破壊や，マクロファージや好酸球による貪食などの多様な方法で除去される．

抗体依存性細胞傷害反応（ADCC）では，IgG抗体分子がナチュラルキラー（NK）細胞を標的に導く．

NK細胞，マクロファージ，好中球，好酸球などの多数の細胞の細胞膜は免疫グロブリンのFc受容体を持っており，

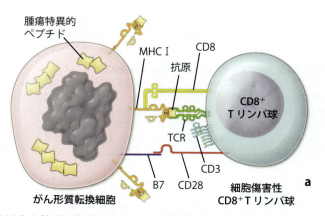
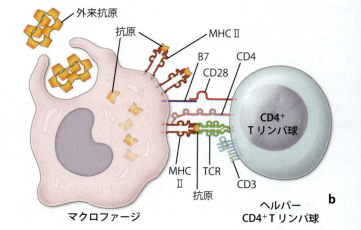

図14.5 ▲ 抗原認識過程で起こる分子間相互作用の模式図
細胞傷害性Tリンパ球もヘルパーTリンパ球も，活性化されるためには，適切なMHC分子を認識するのと同様に，提示された抗原を"非自己"として同定する必要がある．抗原・MHC複合体と特異的T細胞抗原受容体（TCR）のどの相互作用も，CD28とB7の相互作用からの補助刺激シグナルを必要とすることに注意．補助刺激シグナルがなければTリンパ球は十分に活性化されることはない．**a.** 身体中のすべての有核細胞では，ウイルス抗原やがん（腫瘍特異的）タンパク質は，MHCⅠ分子上に提示され，細胞傷害性Tリンパ球と相互作用する．**b.** 外来抗原は，抗原提示細胞（たとえばマクロファージなど）のMHCⅡ分子上に提示され，ヘルパーCD4⁺Tリンパ球と相互作用する．

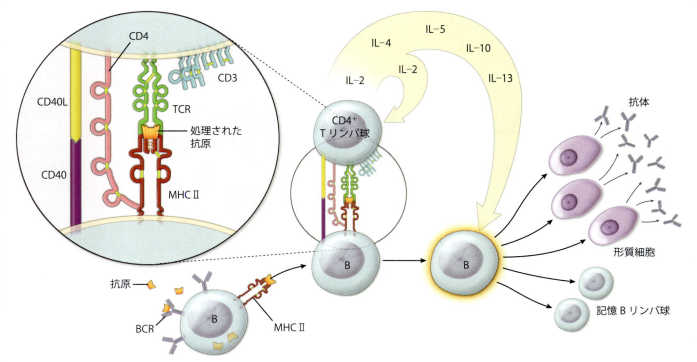

図 14.6 ▲ 形質細胞への分化や記憶 B リンパ球形成へといたる B リンパ球の活性化の模式図
B リンパ球は細胞表面に発現している B 細胞抗原受容体（BCR；細胞膜結合性抗体）に抗原が結合することによって活性化される．抗原提示細胞として，B 細胞は BCR・抗原複合体を細胞内に取り込み，抗原を一部消化し，抗原の一部を MHC II 分子上に提示する．ヘルパー CD4$^+$ T リンパ球（TH2 細胞）上の T 細胞抗原受容体（TCR）は抗原と MHC II 分子の双方を認識し，ヘルパー CD4$^+$ T リンパ球を活性化する．活性化されたヘルパー CD4$^+$ T リンパ球は IL-2，IL-4，IL-5，IL-10，IL-13 などのインターロイキンを分泌し，それらのインターロイキンは B リンパ球を増殖させ，形質細胞や記憶 B リンパ球への分化を促進させる．B リンパ球と T リンパ球間の補助刺激分子複合体の存在に注意．

ある種の標的細胞を殺すことができる．NK 細胞は抗体の Fc 領域を認識し，通常 IgG 抗体で被覆された標的細胞を好んで攻撃し殺傷する（図 14.7）．抗体で被覆された標的細胞を NK 細胞が認識し殺傷するという反応は，**抗体依存性細胞傷害** antibody-dependent cell-mediated cytotoxicity（**ADCC**）と呼ばれている．ADCC 反応において，標的細胞を被覆する抗体には，しばしば腫瘍特異的抗体が含まれる．この Fc 領域を介した結合によって，標的細胞はアポトーシスに陥り融解される．

抗原が細菌であれば，抗原・抗体複合体は血清タンパク質の**補体系** complement system と呼ばれるシステムも活性化させ，通常はその 1 つの成分である C3 に働きかけて細菌に結合させ，マクロファージによる食作用のリガンドとして作用させる．補体が結合した外来細胞は ADCC の標的ともなる．

細胞性免疫反応：細胞傷害性 CD8$^+$T リンパ球（CTL）は，形質転換された細胞やウイルスに感染した細胞を攻撃し破壊する．

細胞傷害性 T リンパ球の抗原受容体が形質転換した細胞やウイルスに感染した細胞の表面に存在する抗原・MHC クラス I 複合体を認識し，結合すると，一連の活性化反応が引

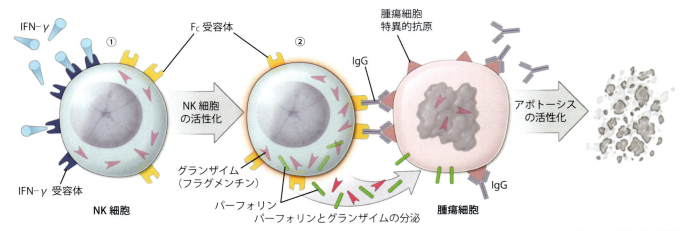

図 14.7 ▲ ナチュラルキラー細胞（NK 細胞）の活性化とその結果起こる抗体依存性細胞傷害作用（ADCC）による，形質転換した腫瘍細胞の破壊の模式図
ADCC 反応は（1）強力な NK 細胞活性化因子であるインターフェロン γ（IFN-γ）が NK 細胞表面のインターフェロン γ 受容体に結合して NK 細胞を活性化し，（2）抗体，もしくは抗体と補体に被覆された標的細胞が，Fc 受容体を持つ NK 細胞に結合するという過程で成り立つ．これらの反応は通常，腫瘍細胞特異的抗体の作用，あるいは活性化 NK 細胞が分泌するパーフォリンとグランザイム（フラグメンチン）の作用により，標的細胞にアポトーシスないしは細胞融解を誘導する．

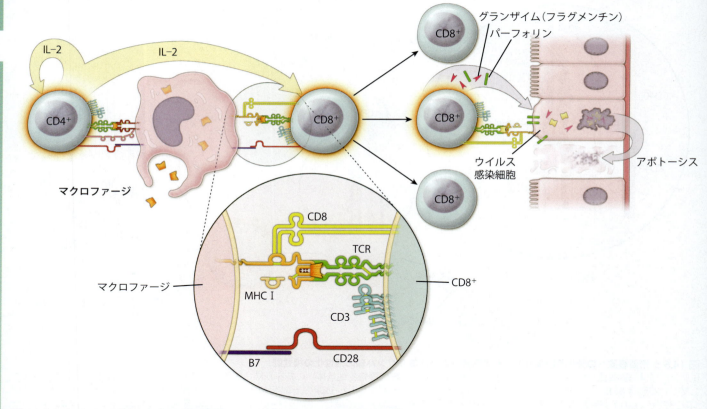

図 14.8 ▲ ウイルスに感染した宿主体細胞を除去するまでの T リンパ球活性化の模式図
ヘルパー CD4⁺T リンパ球表面にある TCR・CD3 複合体は，マクロファージ表面に存在する MHC II 分子上に提示された外来抗原を認識する．この認識は CD4⁺T リンパ球のすばやい反応を引き起こし〔訳注：原文には a rapid response from B lymphocytes とあるが，a rapid response from CD4⁺ T lymphocytes の誤り〕，活性化されたヘルパー CD4⁺T リンパ球はインターロイキン 2（IL-2）を分泌する．同じマクロファージは（他のすべての体細胞と同じく）MHC I 分子も発現しており，細胞傷害性 CD8⁺T リンパ球上の適切な TCR とも相互作用を行う．細胞傷害性 CD8⁺T リンパ球もまた IL-2 受容体を発現しており，これらの受容体に結合した IL-2 は細胞傷害性 CD8⁺T リンパ球を分裂させ，分化させる．新たに形成された細胞傷害性 CD8⁺T リンパ球はウイルス感染部位に移動し，それらの TCR は，感染細胞の MHC I 分子上に提示されたウイルス抗原を認識する．これらの"非自己"抗原の認識に成功すると，細胞傷害性 CD8⁺T リンパ球はパーフォリンとグランザイムを分泌し，感染細胞を殺す．細胞傷害性 CD8⁺T リンパ球と感染細胞の間の相互作用には補助刺激シグナルが必要でないことに注意せよ．

き起こされる．最初に，細胞傷害性 T リンパ球は細胞周期に入り，分裂を経てさらにエフェクター細胞（キラー細胞）に分化し，クローン増殖をする．この分化の過程で多数の分泌顆粒が形成され，この分泌顆粒はパーフォリンとグランザイム（フラグメンチン）と呼ばれる特異的なタンパク質を有する．抗原との相互作用の結果，細胞傷害性 T リンパ球はこれらのタンパク質を分泌する．パーフォリンは孔形成タンパク質で，標的細胞の細胞膜に輪状の膜貫通性の通路を形成することによって標的細胞に侵入する．これらの通路は膜の透過性を増大させ，細胞死へと導く．グランザイムは細胞内顆粒から放出された外来性のセリンタンパク質分解酵素で，パーフォリンによってつくられた孔を通して標的細胞に入っていく．グランザイムはいったん細胞内に入ると，細胞にアポトーシスを引き起こすようなカスパーゼを活性化する（図 14.8）．標的細胞を殺した後，大多数の活性化された細胞傷害性 T リンパ球は（アポトーシスによって）死を迎えるが，いくつかの細胞傷害性 T リンパ球はヘルパー T リンパ球と相互作用をして記憶細胞となる．

CD4⁺CD25⁺FOXP3⁺調節性（抑制性）T リンパ球は，他のリンパ球の免疫反応を抑える．

抗原に接触して免疫反応が一度引き起こされると，免疫系はこの反応の強さをコントロールし，一定期間内に反応を終結させる．**調節性（抑制性）T リンパ球** regulatory（suppressor）T lymphocyte と呼ばれる一群の T リンパ球は，抗原に対する他のリンパ球の免疫反応を減弱させるか抑制する．それら調節性（抑制性）T リンパ球は，自己寛容性の調節や維持に重要な役割を果たし，自己免疫疾患を防いでいる．これらの抑制性 T リンパ球の性質を明らかにするのは困難であることがわかった．しかしながら最近の研究によって，これらの抑制性 T リンパ球は CD25 および FOXP3 のマーカータンパク質〔訳注：原文では FOXP3⁺マーカータンパク質となっているが，FOXP3⁺は FOXP3 陽性ということで，通常は細胞を形容する場合に用いる．タンパク質が FOXP3 陽性ということはない〕を発現している CD4 陽性の T リンパ球の一群に属するものであることが明らかとなった．CD4⁺CD25⁺FOXP3⁺ T リンパ球は胸腺で発生し，T リンパ球全体の約 5% を占める．それらの細胞は，IL-10 や TGF-β のようなサイトカインを分泌する．TGF-β は，特殊なクラスの T リンパ球や B エフェクター細胞の増殖を強く抑えるサイトカインである．

調節性（抑制性）T リンパ球は，B リンパ球による抗体産生を減弱または抑制し，細胞傷害性 T リンパ球が細胞性免疫反応を起こす能力を弱める働きもある．抑制性 T リンパ球は，皮膚や粘膜を通って生体に侵入してきた抗原に対する反応を抑えることによって，遅延型過敏症（IV 型の**過敏性反応** hypersensitivity reaction）の際に重要な役割を果たしている．遅延型過敏症の古典的な例は**ツベルクリン反応** tuberculin screening（**マントゥー** Mantoux）**検査** test である．ツベルクリン（結核菌の抽出物）を真皮内に注入し，結核に感染し

たことのある個人の皮膚に硬結と発赤を起こすものである．ツベルクリン反応は，ツベルクリンを注射してから48時間後に最も強く出る．

調節性（抑制性）Tリンパ球は，多くの自己免疫病や感染症の発病に関与し，また移植片拒絶反応の防止にも重要な役割を果たす．抑制性Tリンパ球はまた，骨髄中での赤血球系の成熟の調節にも機能していると考えられる．

活性化Tリンパ球は，多様なサイトカインを合成する．

サイトカインは可溶性のポリペプチドで，主に活性化Tリンパ球によって産生され，免疫系のエフェクター細胞（TおよびBリンパ球），単球，マクロファージと他の抗原提示細胞（APC）の機能に影響を与える．一般にサイトカインと成長因子は同じ性質のものであるが，2つの間の違いは，標的細胞群に対するそれらの作用に起因している．サイトカインは免疫生体防御反応に関係する物質として定義され，リンパ球に作用するものであるが，成長因子は他の体細胞に対して作用する．これらのサイトカインに含まれるものとしては，走化性因子や細胞分裂促進因子，細胞遊走抑制因子，インターフェロン，インターロイキンなどがあげられる．サイトカインは免疫系の細胞間で化学メッセンジャーとして作用し，サイトカインを分泌した細胞と同じ細胞に対して局所的に働く（オートクリン分泌制御）か，あるいは隣接する細胞に働く（パラクリン分泌制御）．ホルモンと類似した方法によって，サイトカインは他のシステムの細胞（たとえば中枢神経系，内分泌系および造血系）に免疫系の状態の伝達もしている．サイトカインは特異的な受容体を介して作用する．したがって，サイトカインによって調節される細胞はサイトカイン受容体を持っている．

インターロイキンは主にヘルパーCD4$^+$Tリンパ球によって産生される．単球やマクロファージや内皮細胞によっても少量産生される．インターロイキンは，Tリンパ球やBリンパ球や造血性の細胞の増殖や分化を促進させる．現在，29以上のインターロイキンが同定されている．IL-2は最初に発見され，その性質が明らかになった最初のサイトカインである．サイトカイン受容体をコードする遺伝子の変異が，いくつかの免疫不全症や細菌性敗血症，ある種のリンパ球のがん，自己免疫病などで判明している．たとえばIL-12の受容体遺伝子に変異を持つヒトは，マイコバクテリア（抗酸菌）感染に対する有効な免疫反応を起こすことができない．サイトカインは臓器移植の拒絶反応の防止や，化学療法および放射線療法の際の造血細胞減少症の治療，あるいはある種のがんの治療のために用いられて有望な効果をあげている．主な

表14.3 インターロイキンの特徴

名称	略記号	細胞起源	主な機能
インターロイキン1	IL-1	好中球，単球 マクロファージ，内皮細胞	炎症反応でさまざまな細胞を刺激する 発熱させる CD4$^+$Tリンパ球の増殖とBリンパ球の分化の促進
インターロイキン2	IL-2	CD4$^+$Tリンパ球	CD4$^+$Tリンパ球の増殖と分化の誘導と，CD4$^+$Tリンパ球よりは弱いがCD8$^+$Tリンパ球，Bリンパ球，NK細胞の増殖・分化の誘導
インターロイキン3	IL-3	CD4$^+$Tリンパ球	造血幹細胞の増殖誘導
インターロイキン4	IL-4	CD4$^+$Tリンパ球，肥満細胞	Bリンパ球，CD4$^+$Tリンパ球の増殖と分化の誘導 マクロファージの活性化，IgEとIgGの合成促進
インターロイキン5	IL-5	CD4$^+$Tリンパ球	好酸球の増殖・分化の誘導 Bリンパ球を刺激しIgAの分泌促進
インターロイキン6	IL-6	内皮細胞，好中球，マクロファージ，Tリンパ球	造血幹細胞の分化誘導 活性化Bリンパ球の増殖誘導
インターロイキン7	IL-7	骨髄外膜細胞	BおよびT前駆細胞の増殖・分化の誘導
インターロイキン8	IL-8	マクロファージ，内皮細胞	Tリンパ球と好中球に対する走化性因子として作用
インターロイキン9	IL-9	CD4$^+$Tリンパ球	CD4$^+$Tリンパ球の増殖促進（CD8$^+$Tリンパ球には働かない） 造血細胞の増殖誘導，肥満細胞の活性化
インターロイキン10	IL-10	マクロファージ，Tリンパ球	Tリンパ球に対するサイトカイン合成阻害因子として作用 マクロファージ機能阻害
インターロイキン11	IL-11	マクロファージ	造血細胞，主に巨核球の増殖促進
インターロイキン12	IL-12	Tリンパ球	NK細胞，CD4$^+$Tリンパ球，CD8$^+$Tリンパ球の増殖促進
インターロイキン13	IL-13	Tリンパ球	Bリンパ球反応の調節とIgE産生の促進
インターロイキン14	IL-14	Tリンパ球，濾胞樹状細胞	記憶Bリンパ球の生成誘導
インターロイキン15	IL-15	Tリンパ球，単球	CD8$^+$Tリンパ球の増殖・分化の誘導
インターロイキン16	IL-16	Tリンパ球	CD8$^+$Tリンパ球，単球，好酸球の移動の活性化
インターロイキン17	IL-17	記憶CD4$^+$Tリンパ球	内皮細胞や線維芽細胞を刺激し，サイトカインの分泌を促す

Ig：免疫グロブリン，NK：ナチュラルキラー．

インターロイキンの主要な機能を表 14.3 にまとめた.

C. 抗原提示細胞

抗原提示細胞（APC）はヘルパー型の CD4⁺T リンパ球と相互作用し，免疫反応を促進させる．

ほとんどの抗原と抗体の相互作用は，そのままでは免疫反応を刺激するのに不十分である．抗原は小片に分解され，特別な抗原提示細胞によって MHC クラスⅡ分子とともに適切なヘルパー CD4⁺T リンパ球に提示されなければならない．抗原はまた，B リンパ球活性化経路の一部として処理される．多くの抗原提示細胞は，単核食細胞系（MPS；CHAPTER 6, 結合組織にて詳述）に属する．抗原提示細胞にはマクロファージ，肝臓の類洞周囲マクロファージ（クッパー細胞），表皮のランゲルハンス細胞，脾臓やリンパ節の樹状細胞などがある．単核食細胞系に属さない 2 つの抗原提示細胞があって，それは B リンパ球と II 型，III 型の胸腺の上皮性細胞である〔訳注：胸腺上皮細胞は本質的に外来抗原を取り込まないので，胸腺上皮細胞を抗原提示細胞とする記述は適切ではない〕．

抗原をヘルパー T リンパ球に提示するために，抗原提示細胞は最初に抗原を細胞内で処理してから，MHC クラスⅡ分子を用いて表面に抗原ペプチドを提示する．抗原処理は抗原提示細胞が抗原を取り込んだときに始まり，抗原を 18 〜 20 個のアミノ酸の長さのペプチドに分解する．抗原提示細胞のエンドソーム中で，ペプチドは MHC クラスⅡ分子に結合する．抗原・MHC クラスⅡ複合体は，抗原提示細胞の細胞膜にその後転送され，細胞表面に提示される（図 14.9）．

抗原提示細胞として作用するのに加えて，マクロファージは免疫反応において他にも重要な役割を果たす．

T リンパ球と B リンパ球の両方に対して抗原を提示するのに加え，マクロファージは非特異的ではあるけれども，免疫反応において他の重要な役割を果たしている．

- マクロファージは，タンパク質と多糖類抗原の両方を取り込んで一部を消化した後に，MHC Ⅱ分子と一緒にそれをヘルパー CD4⁺T リンパ球に提示する．

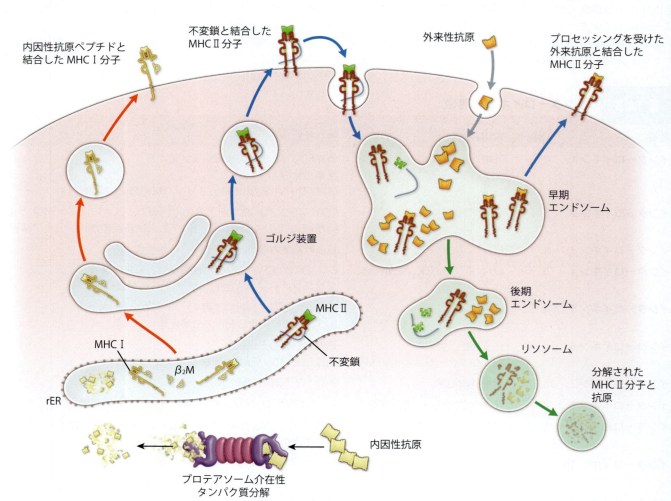

図 14.9 ▲ MHC Ⅰと MHC Ⅱの生成および抗原提示のための種々の処理過程の模式図

細胞質内で合成される抗原をプロセッシングし，MHC Ⅰ分子に提示する間（赤色の過程），細胞質抗原はプロテアソームによるタンパク質分解で 8 〜 10 個のアミノ酸の断片に壊され，その後断片は粗面小胞体（rER）へと入る．rER では，新たに合成された MHC Ⅰ分子の α 鎖がプロセッシングを受けた抗原（黄色）と β₂ ミクログロブリン（β₂M）の両方と相互作用し，安定した複合体を形成する．この複合体は rER を離れ，典型的な分泌経路を介してゴルジ装置を通る．抗原・MHC Ⅰ複合体は細胞表面に提示されて，細胞傷害性 CD8⁺T リンパ球による認識が可能となる．MHC Ⅱ分子は rER 内で組み立てられ，MHC Ⅱ分子の抗原結合部位を当面の間ふさぐ不変鎖と結合する．この時点で，MHC Ⅱ分子と不変鎖分子複合体は細胞表面に発現される（青色の過程）．細胞表面に短時間とどまった後，MHC Ⅱ分子と不変鎖分子複合体は細胞内に取り込まれ，早期エンドソームで不変鎖分子は壊される．外来（外因性）抗原（オレンジ色）が取り込まれ，エンドソームでタンパク質分解酵素処理により一部消化される（灰色の過程）．MHC Ⅱ分子は今やプロセッシングを受けた外来抗原と結合が可能となり，外来抗原を伴って細胞表面に戻ってくる．細胞表面では，抗原・MHC Ⅱ分子複合体はヘルパー CD4⁺T リンパ球により認識され，免疫反応が開始される．MHC Ⅱ分子が抗原を捕捉し損なうと，MHC Ⅱ分子はリソソーム内で分解される（緑色の過程）．

- マクロファージはヘルパーCD4⁺Tリンパ球と協力して，細胞内のリソソームの作用によって病原性の微生物を消化する．
- マクロファージはリンホカイン，補体成分，インターロイキンなどの多数の多様なサイトカイン，および酸性加水分解酵素，タンパク質分解酵素，脂肪分解酵素も分泌している．

活性化マクロファージは，貪食した細菌や外来抗原を破壊する．

抗原と接触した後，マクロファージは，多数の機能的な変化や形態学的な変化によって特徴づけられる1つか2つの活性化プロセスを経ることになる．インターフェロンγ（IFN-γ）で活性化されたマクロファージは**古典的活性化マクロファージ** classical activated macrophage（**M1マクロファージ** M1 macrophage）と呼ばれる．古典的活性化マクロファージは，リソソームの数が増えて細胞質内の空胞も増え，サイズも大きくなる（図14.10）．M1マクロファージでは貪食作用がいっそう強くなり，取り込んだ病原微生物や外来抗原の消化能力も強化される．炎症反応や，細胞外マトリックス，そしてアポトーシスも助長する．それに反して，インターロイキンで活性化されたマクロファージは**代替**（通常とは異なる経路の活性化を受けた）**マクロファージ** alternatively activated macrophage（**M2マクロファージ** M2 macrophage）と呼ばれる．それらは炎症を抑制し，細胞外マトリックスの再形成と細胞増殖を促進し，血管形成を刺激する．これら2つのタイプのマクロファージの活性化プロセスおよび機能の詳細については，CHAPTER 6，結合組織で記述されている．

マクロファージは，免疫反応を引き起こさなかったり，取り込まれたものの消化されなかった外来物質や微生物を隔離したり取り除いたりする上でも重要な役割を果たす．これらの外来物質や微生物には，有機性あるいは非有機性の粒状物質（たとえば炭素粒子），色素（たとえば刺青からのもの），セルロース，アスベストなどがあげられる．さらに肺結核菌やらい菌，そしてマラリアや他の病気を引き起こす原虫なども含まれる．このような場合には，マクロファージはしばしば融合して**ランゲルハンス巨細胞** Langerhans' giant cellと呼ばれる多核異物巨細胞を形成し，病原体を生体から孤立させる．

3. リンパ組織および器官

A. リンパ管

リンパ管は，細胞や大分子が組織間腔から血流に戻るための経路である．

リンパ管は，疎性結合組織の中で盲端を持った毛細管のネットワークとして始まる．それらは，皮膚の上皮細胞や粘膜の直下で数が最も多い．これらのリンパ管は，結合組織の細胞外スペースからさまざまな物質や体液を除去し，それによってリンパ（液）をつくり出している．毛細リンパ管の壁は血液毛細管の壁より透過性にすぐれているので，抗原や細胞などの大きな分子は血液毛細管に入るよりも簡単に毛細リンパ管に入っていくことになる．

リンパ（液）はリンパ管を循環するので，リンパ節を通過することになる．リンパ節の中では，リンパ（液）によって運ばれた外来物質（抗原）が濾胞樹状細胞に捕捉される．濾胞樹状細胞表面に露出された抗原は，リンパ節内に存在する抗原提示細胞によって処理されうる．

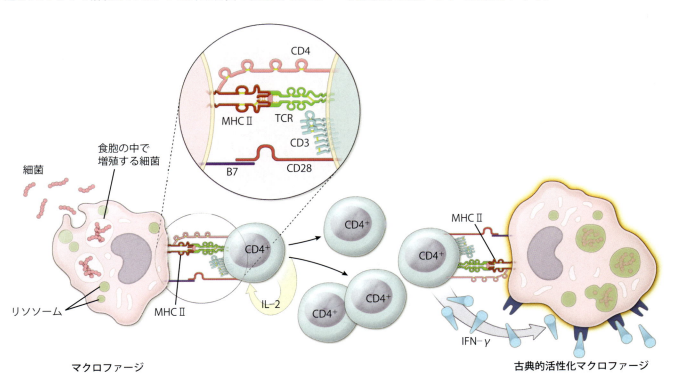

図14.10 ▲ ヘルパーCD4⁺Tリンパ球によるマクロファージの古典的活性化過程
ヘルパーCD4⁺Tリンパ球は，細菌を貪食したマクロファージの細胞表面上に，MHC Ⅱ分子とともに発現された細菌性抗原を認識する．抗原・MHC Ⅱ分子の認識はT細胞を活性化し，T細胞はIL-2を分泌する．IL-2は自己分泌ホルモンとしてT細胞の増殖と分化を刺激する．新たに形成されたヘルパーCD4⁺Tリンパ球も抗原・MHC Ⅱ分子と相互作用し，インターフェロンγ（IFN-γ）を分泌する．このサイトカインはマクロファージを刺激して古典的活性化マクロファージ（M1）へと変換させ，マクロファージの食胞内で細菌を殺すよう作用する．T細胞表面のCD4分子も抗菌作用を強める．

FOLDER 14.3　臨床関連事項：ヒト免疫不全ウイルス（HIV）および後天性免疫不全症候群（AIDS）

ヒト免疫不全ウイルス human immunodeficiency virus（**HIV**）は RNA レトロウイルスで，逆転写酵素と呼ばれる酵素を持っている．HIV は**後天性免疫不全症候群** acquired immunodeficiency syndrome（**AIDS**）の原因となるウイルスである．HIV は AIDS の臨床症状が現れるまでの潜伏期が，長い場合で 11 年にもなる．HIV 感染者の大多数が結果的に AIDS となる．HIV は，CD4 分子に結合してヘルパー T リンパ球に侵入する．ウイルスはその後，自身の遺伝情報を T リンパ球の細胞質へと送り込む（図 F14.3.1）．送り込まれた遺伝情報は一本鎖の RNA からなる．ウイルスの RNA は，RNA から DNA への逆転写酵素によって，感染した宿主の T リンパ球の遺伝子に取り込まれる．T リンパ球はウイルスのコピーを作製し，細胞外排出作用（エキソサイトーシス）によって T リンパ球外へと排出される．これらの HIV 粒子は他のヘルパー T リンパ球に感染する．免疫システムはこの状況に対して細胞傷害性 CD8⁺ T リンパ球をつくり出し，HIV 粒子に対する抗体を産生して反応する．細胞傷害性 CD8⁺ T リンパ球は HIV に感染したヘルパー CD4⁺ T リンパ球を殺し，その結果，ヘルパー T リンパ球の数が減少する（ヘルパー T リンパ球の数は実際，臨床で HIV 感染進行の指標として用いられる）．ヘルパー CD4⁺ T リンパ球が除去されていくと，感染した個人はついに，細菌やウイルス感染に対して免疫反応を起こすことができなくなっていく．感染者は通常，日和見感染性の微生物やがんによる二次感染で死亡する．

抗 HIV（ウイルス）治療が，HIV 感染と AIDS に対する主要な戦略である．逆転写酵素阻害剤であるアチドチミジン（AZT）は，最初に HIV 感染治療に使用された，効果を期待された治療薬だった．現在，最も効果的な治療は，数種の化学療法剤を組み合わせて使用する高度活性レトロウイルス療法（HAART）として知られる多剤療法である．これらにはヌクレオシド性および非ヌクレオシド性逆転写酵素阻害剤，および HIV タンパク質分解酵素阻害剤などが含まれる．単一薬剤治療に対し，HAART は相乗的用量効果〔訳注：複数薬剤の相乗効果により各単一薬剤の用量を減少できる〕，およびそれによる各薬剤の副作用の減弱や薬剤抵抗性発現の減弱などのいくつかの利点があげられる．融合阻害剤やインテグラーゼ阻害剤などのいくつかの新しい種類の薬剤が開発中である．融合阻害剤は，gp41 ウイルス糖タンパク質と結合することでウイルスの外殻と CD4⁺リンパ球との融合を阻害する（図 F14.3.1 参照）．インテグラーゼ阻害剤は，ウイルス DNA〔訳注：すでに逆転写酵素で生成されたウイルス RNA の DNA コピー〕が宿主細胞の遺伝子に取り込まれることを阻害する．

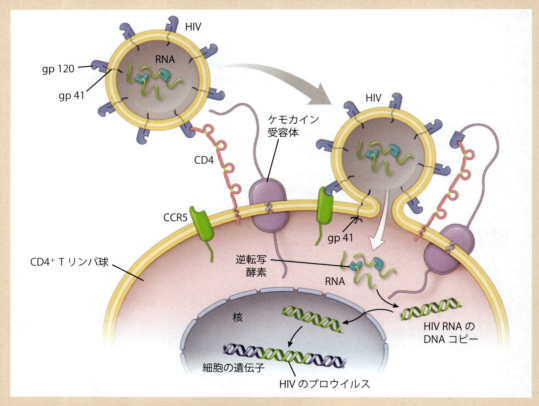

図 F 14.3.1 ▲ HIV とヘルパー CD4⁺ T リンパ球の相互作用の模式図
ヒト免疫不全ウイルス（HIV）は RNA ウイルスで，逆転写酵素を持つ．HIV ウイルスの外膜は高濃度の gp120 と呼ばれる糖タンパク質を持っており，これがヘルパー T リンパ球の CD4 分子に結合する．結合すると，CD4・gp120 複合体が形成され，これがウイルス外膜から gp120 を抜き去ることになり，ウイルス表面に別のウイルス糖タンパク質である gp41 が露出する．露出された gp41 はヘルパー T リンパ球に作用し，リンパ球の細胞膜にしっかりとウイルスを固定する．さらに gp120 は，HIV ウイルスとヘルパー T リンパ球の主要な補助受容体である C-C 走化性因子のタイプ 5 受容体（CCR5）と相互作用する．他の走化性因子の受容体も gp120 と結合する可能性がある．次に，ウイルス外膜は T リンパ球の細胞膜と融合する．これにより，ウイルスは T リンパ球の細胞質内に遺伝情報（ウイルス RNA と逆転写酵素）を注入することができる．逆転写酵素は一本鎖のウイルス RNA から二本鎖の DNA コピーをつくる．新しく合成されたウイルス DNA は T リンパ球の核内に運ばれる．もう 1 つの酵素であるインテグラーゼの助けを借りて，ウイルス DNA は T リンパ球の遺伝子に組み込まれることになる．この時点で，組み込まれたウイルス DNA は "プロウイルス" と呼ばれる．同時に，T リンパ球の細胞質内のウイルス RNA はタンパク質合成装置を使って翻訳され，新しいウイルスタンパク質が合成される．

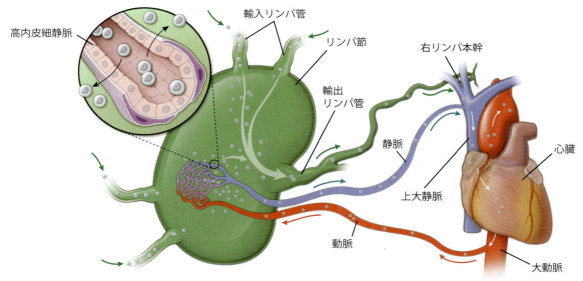

図 14.11 ▲ 生体を循環するリンパ球
リンパ球は，輸入リンパ管と，深部皮質に存在する高内皮細静脈（HEV）の壁を通過するという 2 つの経路でリンパ節に入り込む．挿入した拡大図は高内皮細静脈の詳細を示す．高内皮細静脈は立方形の内皮細胞，連続性の基底膜，ときどき存在する周細胞（紫色）からなる．リンパ球のいくつかはリンパ節のTリンパ球およびBリンパ球領域へと移動する．他のものはリンパ節実質を通り過ぎ，輸出リンパ管からリンパ節を出る．最終的にリンパ球は，右の内頸静脈と右の鎖骨下静脈の合流部に注ぐ主要なリンパ管（この図では右のリンパ本幹）に入る〔訳注：最も太いリンパ本幹は胸管であり，胸管は左の内頸静脈と左の鎖骨下静脈の合流部，すなわち左の静脈角に注ぐ〕．血液循環の動脈側を循環したリンパ球は，動脈を介して身体の中のリンパ組織あるいは結合組織へ移動し，そこで免疫反応に参加する．リンパ球はリンパ組織から HEV を経由して，リンパ節へ再び戻る．

リンパ球は，リンパ管と血管の両方を循環する．

リンパ管と血流の両方の間をリンパ球が循環できることが，リンパ球の分化の異なる段階でリンパ系の 1 つの場所から違う場所に移動したり，リンパ球が必要とされている生体内の部位に行き着いたりすることを可能にしている．リンパ（液）で運ばれるリンパ球は**輸入リンパ管** afferent lymphatic vessel を通してリンパ節に入る一方，血液で運ばれるリンパ球は**毛細血管後細静脈** postcapillary venule の壁を貫通してリンパ節に入り込む（**高内皮細静脈** high endothelial venule（**HEV**），図 14.11）．リンパ節内に入り込んだ B リンパ球と T リンパ球は，移動してリンパ節の中の異なる部位に住み着く．リンパ球のうちのいくつかは，**輸出リンパ管** efferent lymphatic vessel を通ってリンパ節から離れる．この輸出リンパ管は，右リンパ本幹もしくは胸管へと連なる．その後これらの 2 つのリンパ管は，頸部基部の内頸静脈と鎖骨下静脈の結合部位で血流中に注ぐことになる．リンパ球は，血管を介してさまざまなリンパ組織の間を往来する．

B. 散在性リンパ組織とリンパ小節

散在性リンパ組織とリンパ小節は，私たちの身体を病原性物質から守り，最初の免疫反応の場となっている．

消化管，気道，泌尿生殖経路は，被膜によって囲まれていないリンパ組織が多数蓄積し，それによって守られている．これらの管腔の**粘膜固有層** lamina propria（上皮直下組織）では，リンパ球と他の自由細胞が観察される．このリンパ組織の形態は，**散在性リンパ組織** diffuse lymphatic tissue，あるいは粘膜と密接に関連することから**粘膜関連リンパ組織** mucosa-associated lymphoid tissue（**MALT**）と呼ばれる（図 14.12）．これらの細胞は，抗原をとらえ免疫反応を引き起こすように戦略的に配置されている．抗原に接した後に，それらの細胞は所属リンパ節へと移動し，そこで増殖し分化する．増殖と分化を経た後のこれらの細胞は，エフェクター B リンパ球やエフェクター T リンパ球となって粘膜固有層に再び戻っ

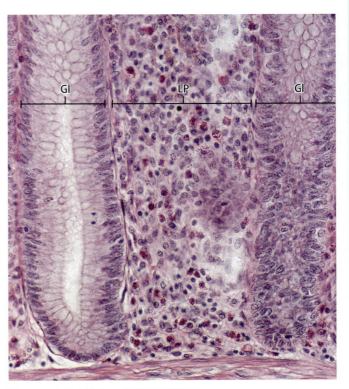

図 14.12 ▲ 散在性リンパ組織の顕微鏡像
この顕微鏡像は大腸の粘膜固有層（LP）にある散在性リンパ組織を示す．2 つの腸腺（Gl）の下部が明瞭に観察される．ここに示す高度に細胞に富んだ散在性リンパ組織には，線維芽細胞，形質細胞，好酸球がみえる．しかしながら，散在性リンパ組織を特徴づける最も豊富な細胞要素であるリンパ球は，濃染する球形の小さな核で同定できる．320 倍．

一次リンパ小節に戻ってきて増殖を始めた場合，胚中心が発達する．淡く染まる現象は，胚中心に大型の未熟なリンパ球（**リンパ芽球と形質芽細胞 lymphoblast and plasmablast**）が存在することによる〔訳注：通常は分裂する前のリンパ球をリンパ芽球と呼ぶ．また，胚中心で

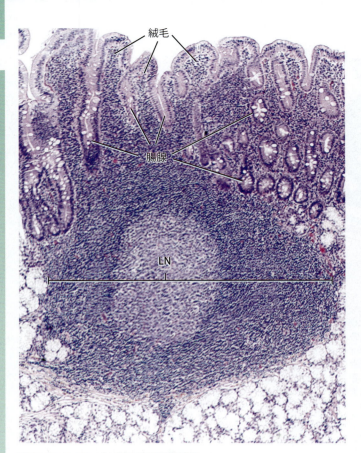

図 14.13 ▲ リンパ小節の光学顕微鏡像
この顕微鏡像は小腸（十二指腸）壁の断面を示す．顕微鏡写真の上部に短い絨毛と腸腺が存在するのがみえる．1 個のリンパ小節（LN）がこの顕微鏡の大半を占めている．リンパ小節のより明るい中心部は胚中心である．胚中心にいるリンパ球は，小節の，より密な領域のリンパ球より大型である．胚中心リンパ球は細胞質を多く持つので，その結果としてそれらの核は全体としてもっと分散した状況となり，より疎な細胞集団の印象を与えている．120 倍．

てくる．
　生体を抗原から守る際の散在性リンパ組織の重要性は次の 2 つの要因で示される：

- 消化管の粘膜固有層で特に多数の形質細胞が常に存在すること．これは局所で抗体産生が行われている形態学的な証拠である．
- 腸管や気道の粘膜固有層にしばしば観察される多数の好酸球の存在．これは慢性炎症や過敏性反応がこれらの場所に存在する証拠である．

リンパ小節は，細網細胞の網目の中に保持されたリンパ球の不連続な密集である．

　散在性のリンパ組織に加え，局所的なリンパ球の密集部位が消化管，気道，泌尿生殖経路の壁に通常観察される．これらの密集部は，**リンパ小節 lymphatic nodule** あるいは**リンパ濾胞 lymphatic follicle** と呼ばれ，被膜には覆われていないが周囲から明瞭に輪郭される（図 14.13）．主に小リンパ球で構成されるリンパ小節は，**一次リンパ小節 primary nodule** と呼ばれる．しかしながら多くのリンパ小節は**二次リンパ小節 secondary nodule** であり，以下のような明瞭な特徴を持っている：

- リンパ小節の中心部に位置する胚中心（図 14.14）は，組織学標本では淡染される．抗原を認識したリンパ球が

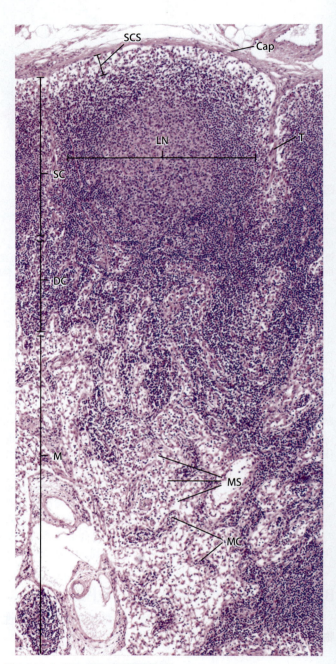

図 14.14 ▲ リンパ節の光学顕微鏡像
この顕微鏡像は通常の H&E 標本でのリンパ節の表層皮質（SC），深部皮質（DC），髄質（M）を示す．被膜（Cap）は緻密結合組織でできており，それから梁柱（T）が器官内部に入り込む．被膜の直下は辺縁洞（被膜直下洞，SCS）である．辺縁洞は被膜を貫く輸入リンパ管からリンパを受け入れる．辺縁洞は，梁柱に沿って走行する中間洞（梁柱洞）と連続している．表層皮質にはリンパ小節（リンパ濾胞）（LN）が存在する．深部皮質には小節はない．そこには密に詰め込まれたリンパ球が存在し，ユニークな高内皮細静脈（この拡大ではみえない）が存在する．髄質は，髄索（MC）と呼ばれる吻合を繰り返すリンパ組織の細長い索状組織と，それらを引き離すように存在する明るくみえる腔である髄洞（MS）でできている．髄洞は，中間洞からのリンパと皮質組織を通って濾過されたリンパを受け入れる．140 倍．

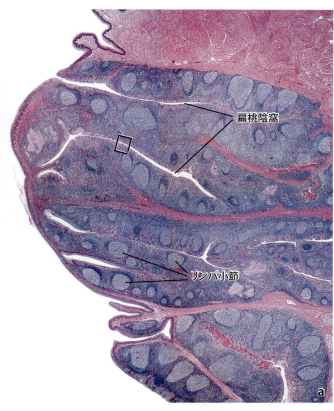
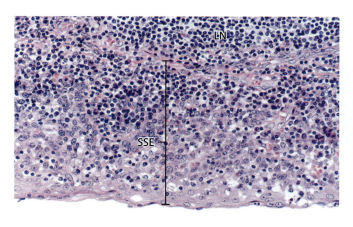
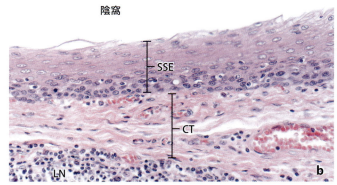

図 14.15 ▲ 口蓋扁桃の光学顕微鏡像
a. この低倍の顕微鏡像は口蓋扁桃の H&E 染色標本である．扁桃の表面を形成する重層扁平上皮が深部の結合組織に多数の部位で陥入し，扁桃陰窩を形成する．25 倍．**b.** a に示された長方形部分の高倍の顕微鏡像．扁桃陰窩を覆う重層扁平上皮（SSE）がみられる．写真下半部の扁桃陰窩腔下方部では SSE は境界が明瞭で，結合組織層（CT）によりリンパ小節（濾胞）（LN）から隔離される．写真上半部では，SSE は，著しいリンパ球浸潤のため，区別するのが困難である．しかし上皮細胞は，同定するのが困難ではあるものの存在している．実際，リンパ小節は文字どおり，上皮内に発達して上皮組織を変形させることで明瞭に識別できる典型的な上皮－結合組織の境界をみえなくしている．450 倍．

はリンパ芽球が暗調領域に密集することが知られており，しかも淡染するのは明領域であり，明領域が淡染することが明領域にリンパ芽球が存在することを直接的に意味しない］．これらのリンパ球の核は，小リンパ球にみられる濃染するヘテロクロマチンとは違って，大量の分散されたユークロマチンを持っている．**濾胞樹状細胞** follicular dendritic cell（**FDC**）も，B リンパ球の集団の中に分散して胚中心に存在している．胚中心というのは，抗原に対するリンパ組織の反応の形態学的な証拠とみることができる．胚中心の存在はリンパ球の活性化と増殖，形質細胞の分化および抗体産生の一連の免疫反応のカスケードである．胚中心にしばしば観察される分裂像は，この部位で新しいリンパ球の増殖が起こっていることを示している．抗原に対する激しい免疫反応の後には，濾胞樹状細胞やマクロファージの数が胚中心で劇的に増加することがある．

- **外套帯** mantle zone もしくは **帽状域** corona は，胚中心を囲む小リンパ球の外輪状の構造として存在する．

リンパ小節は通常，扁桃，回腸，虫垂などの消化管に関連した構造の中にみられる．

一般に，リンパ小節は 1 つひとつ不規則に散在している．しかしながら，消化管では特異的な部位でリンパ小節の凝集が観察できる．それらには下記に示すものが含まれる：

- **扁桃** tonsil は口腔咽頭の入り口に輪状にリンパ組織をつくっている．**咽頭扁桃** pharyngeal tonsil（**アデノイド** adenoid，咽頭の天井部に位置する），**口蓋扁桃** palatine tonsil（または単に扁桃という．咽頭の両外側に位置し，口蓋咽頭弓と口蓋舌弓の間に存在する），舌根部に存在する **舌扁桃** lingual tonsil は，すべてリンパ小節の密集体である．口蓋扁桃は粘膜に局在するリンパ組織の密な集積からできている．扁桃の表面を覆う重層扁平上皮がさまざまな場所で深部の結合組織に入り込み，**扁桃陰窩** tonsil crypt を形成する（図 14.15）．これらの陰窩の壁には通常，リンパ小節が多数存在する．他のリンパ小節集積部と同様に，扁桃は輸入リンパ管を持たない．しかしながら，扁桃リンパ組織からのリンパの排導は輸出リンパ管を通して行われる．

- **パイエル板** Peyer's patch は回腸（小腸の遠位部）に局在する．パイエル板は T リンパ球，B リンパ球が存在するリンパ小節の多数の凝集からなっている（図 14.16）．それ以外に，多数の **孤立性リンパ小節** single/solitary lymph nodule が小腸および大腸に沿って存在する．

- **虫垂** vermiform appendix は盲腸に起源する．虫垂の粘膜固有層にはリンパ球が多数浸潤し，リンパ小節が多数存在する．虫垂はしばしば痕跡的な器官であると記載されるが，豊富なリンパ組織が生後早期から存在するので，ブルサ相当器官との機能的な関連を持つのではないかと示唆されている．加齢とともに虫垂のリンパ組織の量は

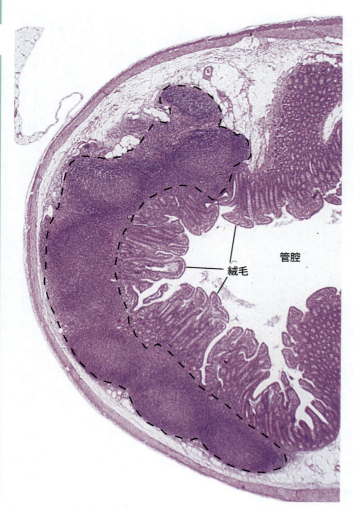

管腔
絨毛

図14.16 ▲ 回腸壁の集合リンパ小節の光学顕微鏡像
この低倍の顕微鏡像は集合リンパ小節の一例を示す．胚中心を持った多数のリンパ小節（破線で示している）が回腸に典型的にみられる．こうしたリンパ組織の集積はパイエル板と呼ばれている．初め，リンパ小節は粘膜固有層で生じ，回腸の粘膜下層まで広がる．5倍．

減少していき，やがてみつけるのが困難になる．

すでに述べたように，散在性のリンパ組織およびリンパ小節は，それらが出現する部位や器官にちなんで名前がつけられている．消化管の場合には，総称して**腸関連リンパ組織** gut-associated lymphoid tissue（**GALT**）と呼ばれる．気管支中では，それらは**気管支関連リンパ組織** bronchus-associated lymphoid tissue（**BALT**）として知られている．**粘膜関連リンパ組織** mucosa-associated lymphatic tissue（**MALT**）という用語は GALT と BALT の両方を含む．MALT の散在性のリンパ組織やリンパ小節は，粘膜が外的な環境にさらされているような他の場所でも多数存在する（たとえば女性生殖器官）．すべてのリンパ小節は，抗原に遭遇するとその結果として大きくなる．

C. リンパ節

リンパ節は，リンパ管の経路に沿って存在するリンパ液を濾過する被膜を持った小さな器官である．

リンパ節は被膜を持った豆型の小さなリンパ器官である．大きさは長径で1mm（肉眼でようやくみえるくらい）から1～2cmくらいである．リンパ節はリンパ管の経路に沿ってところどころに存在し（図14.17），リンパ管の途中で，血液循環系に入るまでの間にリンパ液を濾過するフィルターとして働いている．リンパ節は生体内に広く分布しているが，腋窩，鼠径部，腸間膜などの特定の場所に密集している．

リンパ節には，2種類のリンパ管が存在する：

- 輸入リンパ管はリンパ節に向かってリンパを運び，被膜の凸面の表面のさまざまな部位からリンパ節に入る．
- 輸出リンパ管はリンパ節からリンパを運び去り，リンパ節表面の凹面にある門から出ていく．門は血管や神経の出入口でもある．

リンパ節にとどまって増殖したり分化したりする活性化リンパ球は，主に血管によってリンパ節へ運ばれてくることに注意すべきである．

リンパ節に存在する支持要素には次のものがある：

- **被膜** capsule はリンパ節を囲む緻密結合組織でできている．
- **梁柱** trabecula も緻密結合組織でできているが，これは被膜からリンパ節実質に入り込み，粗い枠組みを形成する．
- **細網性の組織** reticular tissue は細網細胞と細網線維でできており，リンパ節の実質の残りの部分に繊細な網工をつくる（図14.18）．リンパ組織や器官（胸腺を除く）の細網性の網工は，間葉由来の細胞とそれらの細胞がつくり出す細網線維と基質でできている．

D. 細網性網工に存在する細胞

リンパ節の細網性網工には，免疫反応を引き起こす際に異なった機能を果たすいくつかのタイプの細胞が存在する．

細網性網工をつくる細胞は星状あるいは細長い形態をしており，単一の卵円形のユークロマチン性の核と，少量の酸性の細胞質を持つ．これらの細胞は色素やコロイド状物質を取り込むことができる〔訳注：実際に網工を形成する細網細胞が取り込むことができるのはかなり小さな物質であり，細網細胞が外来異物や細菌などを取り込むことはないので，この記述には細心の注意が必要である〕．免疫組織化学や透過型電子顕微鏡などにより，数種類の細胞が同定されている．

- **細網細胞** reticular cell は典型的な線維芽細胞と区別できない．これらの細胞は，Ⅲ型コラーゲン（細網線維）と関連した基質を産生し分泌する．基質は光学顕微鏡で観察される間質を形成している（PLATE 38, p.480）．これらの細胞の細長い細胞質突起は細網線維の束のまわりを包み，これらの構造的な構成要素（細網線維）をリンパ組織やリンパ器官の実質から効果的に隔離している（図14.19）．こうした支持機能に加えて，細網細胞は表面分子を発現するとともに，Tリンパ球，Bリンパ球，樹状細胞をひきつける物質を産生している．
- **樹状細胞** dendritic cell（**DC**）は，骨髄由来のユニークな抗原提示細胞である．樹状細胞は局所の環境に外来異物があるかどうかをモニターしており，もし存在すればそれを取り込んで処理し，抗原特異的なTリンパ球に提示する．樹状細胞は他の抗原提示細胞に比べはるかに効率のよい抗原提示能力を持っており，MHCⅠおよびMHCⅡ分子の両方にどんな形のタンパク質抗原も提示

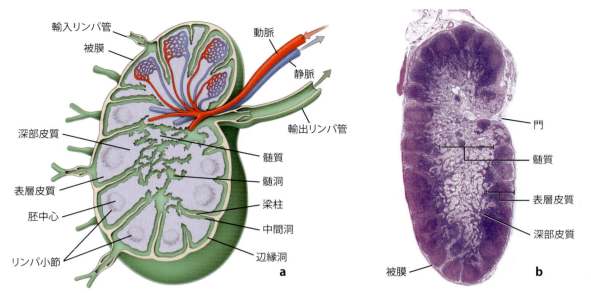

図 14.17 ▲ リンパ節の構造
a. この模式図は，本文で述べられているリンパ節の断面における一般的特徴を示す．リンパ節実質は，深部皮質を含む皮質と髄質に区分される．最外層の皮質にはリンパ小節（濾胞）と呼ばれる球形もしくは卵円形のリンパ球の集積がみられる．免疫学的に活発なリンパ節は，小節は胚中心と呼ばれるより明るい中心部を持つ．リンパ節の最中心部の髄質は，髄洞によって隔てられる不整形の髄索として観察されるリンパ組織からできている．表層皮質と髄質の間に存在するリンパ球の密な集積は深部皮質を構成する．そこには高内皮細静脈が存在する．緻密結合組織である被膜がリンパ節周囲を覆い，被膜から実質に向かって梁柱が伸びる．被膜直下あるいは梁柱に接して，辺縁洞と中間洞がそれぞれ走る．輸入リンパ管が被膜を貫き，辺縁洞に注ぐ．辺縁洞と中間洞は髄質に連なる．リンパ節の上半には動静脈の分布を示している．**b.** リンパ節の通常の H&E 染色標本の顕微鏡像．リンパ節の密な外層は表層皮質である．小節として構築されるリンパ球の集積とリンパ小節のない深部皮質からなる．リンパ節の最内部は髄質で門まで広がっており，門からは血管が出入りし，輸出リンパ管がリンパ節を去る．被膜がリンパ節を覆い，被膜直下には辺縁洞が走る．18 倍．

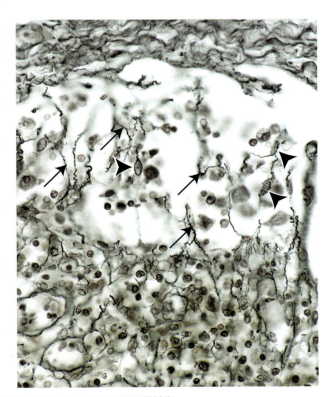

図 14.18 ▲ リンパ節の光学顕微鏡像
この鍍銀標本はリンパ節の結合組織性被膜（最上部），辺縁洞，表層皮質（最下部）を示す．細網線維（→）は，吻合を繰り返す不整な網工をリンパ節の実質全体にわたり形成する．辺縁洞の細網線維と密接に接触している細網細胞の長い卵円形の核（▶）に注意．640 倍．

できる．樹状細胞は，例外的に高いレベルの MHC II 分子に加え，T リンパ球の活性化に必要な補助刺激分子を発現している．リンパ節では樹状細胞は通常 T リンパ球領域に局在する．

- マクロファージは食細胞であるとともに，MHC I，MHC II，補助刺激分子を発現する抗原提示細胞でもある．しかし，MHC II と補助刺激分子の発現レベルは樹状細胞よりもはるかに低く，それによってマクロファージの抗原提示能力は効率が悪くなっている．その代わりマクロファージは，物を取り込む能力と取り込んだ物質を消化する能力が非常に高い．マクロファージの構造，細胞学的な特徴および機能は，CHAPTER 6，結合組織で詳述してある．

- **濾胞樹状細胞** follicular dendritic cell（**FDC**）は髪の毛のような多数の細い分岐した細胞質突起を持っており，胚中心の B リンパ球の間で指が絡み合うようにそれを伸ばしている（図 14.20）．抗原・抗体複合体は，この濾胞樹状細胞の細胞質の樹状突起に抗体の F_c 受容体を介して付着しており，濾胞樹状細胞は抗原をその表面に何週間も何ヵ月も何年も保持できる．この付着機構は抗原・抗体複合体がマクロファージの表面に付着するのと同じではあるが，抗原は通常マクロファージが取り込むようには濾胞樹状細胞に取り込まれない．しかも濾胞樹状細胞は MHC II 分子を持っていないので，抗原提示細胞ではない．

1）リンパ節の一般的構造

リンパ節の実質は**皮質** cortex と**髄質** medulla に分けられる（図 14.21）．皮質はリンパ節の門を除いて表層部を形成する．皮質は緻密なリンパ組織の集団（細網性の網工，樹状細胞，濾胞樹状細胞，リンパ球，マクロファージ，形質細胞）とリ

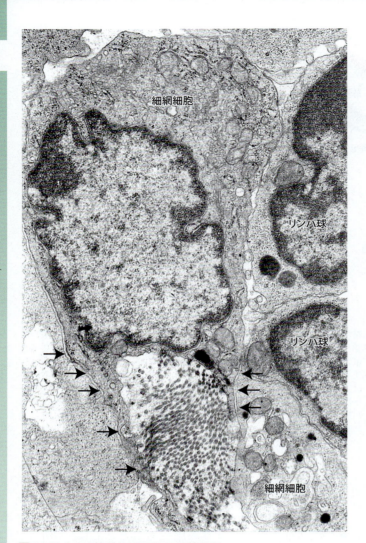

図14.19 ▲ 細網細胞の透過型電子顕微鏡像
細網細胞の細胞体とその突起（→）が明瞭にみえる。細網細胞の配置が、コラーゲン線維を抱え込むとともにリンパ球に接するのを妨げている。右側にリンパ球が隣接していることに注意。鍍銀染色法を用い、光学顕微鏡で観察すると、これらのコラーゲン線維は細網線維として認識される。12,600倍。

る。すでに述べたように、細網細胞と細網線維の網工は髄索および髄洞を横断するように存在し、リンパ節実質の骨組として機能している。髄索には、細網細胞以外にリンパ球（ほとんどがBリンパ球）、マクロファージ、樹状細胞、形質細胞が存在する（図14.22b）。髄洞は門近くで収斂し、輸出リンパ管となって門の外に出ていく。

リンパ節におけるリンパの濾過は、リンパ洞と呼ばれる互いに連結されているリンパ路のネットワークの中で行われる。

　リンパ節には、洞と呼ばれる3つのタイプのリンパ路がある。リンパ節の被膜直下に存在するのは、被膜と皮質リンパ球の間に挟まれるように存在している**辺縁洞** subcapsular sinus（**皮質洞** cortical sinus）と呼ばれる洞である（PLATE 38, p.480）。輸入リンパ管はこの辺縁洞にリンパを注ぐ。**中間洞** trabecular sinus は辺縁洞から起始し、皮質の中を梁柱に沿って走り、**髄洞** medullary sinus へと注ぐ。リンパ球やマクロファージ、あるいはそれらの細胞突起は、リンパ洞とリンパ節の実質の間を行ったり来たり、出たり引っ込んだりしている。リンパ洞は1層の内皮を持っている。この内皮は被膜や梁柱の結合組織に直接的に隣接している場合には連続的であるが、リンパ節の実質に面しているところでは不連続となっている。マクロファージはリンパ節の実質に存在しているが、内皮細胞の不連続な部分を通して偽足（長い細胞質突起）をリンパ洞にしばしば伸ばしている。これらの偽足は、リンパ洞を通るリンパを"監視"しているのである。

　血管洞は内腔に何も構造が存在しない開放腔となっているが、リンパ洞はそうではない。特に髄質では、マクロファージが細網細胞の突起で囲まれた細網線維に沿って細胞突起を洞の内腔に伸ばし、交錯する網目を形成している。それによ

ンパ路であるリンパ洞からなる。髄質はリンパ節の内方部をなしている。

表層皮質に存在するリンパ球は小節として組織化されている。

　すでに述べたように、皮質のリンパ小節は、もし主に小リンパ球でできていれば一次小節と呼ばれ、胚中心が存在すれば二次小節と呼ばれる。リンパ小節は、**表層皮質** superficial cortex（**濾胞皮質** nodular cortex）と呼ばれる皮質外層にみられる（PLATE 37, p.478）。表層皮質と髄質の間にある皮質の部分にはリンパ小節がない。この部分は**深部皮質** deep cortex（**傍皮質** paracortex）と呼ばれる。この部位は、リンパ節の中で最も多数のT細胞を有する（図14.22a）。深部皮質は胸腺依存性であるため、誕生直後に胸腺摘出を行った動物ではあまり発達しない。こうした観察結果から、深部皮質は**胸腺依存性皮質（領域）** thymus-dependent cortex と呼ばれる。

リンパ節の髄質は髄索と髄洞からなる。

　リンパ節の内方部分である髄質は、リンパ組織の細胞索とそれらを隔絶している髄洞と呼ばれるリンパ洞でできてい

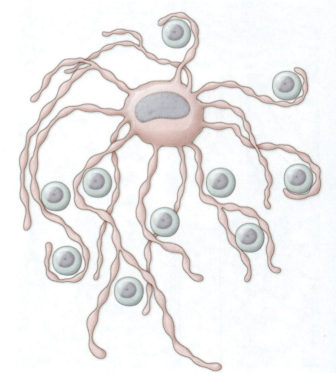

図14.20 ▲ 濾胞樹状細胞の模式図
通常、胚中心にみられるこの細胞は、Bリンパ球間に指をかみ合わせたように伸びる毛髪状の細胞質突起を持つ。抗原・抗体複合体がこれらの樹枝状突起にFc受容体を介して付着する。濾胞樹状細胞はMHCⅡ分子が欠如しているので、抗原提示細胞ではない。

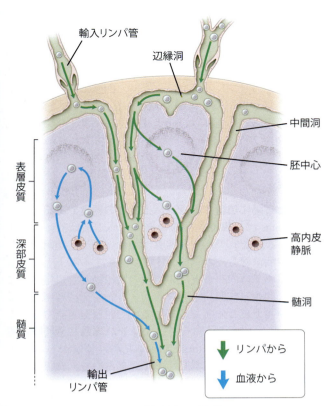

細静脈の内皮細胞は水チャネルタンパク質（アクアポリン1（AQP1）分子）を高密度で発現している．細胞間質液が水チャネルによって迅速に血流に再吸収されることで，輸入リンパ管から入ってきたリンパ液が溶媒吸引の力によって深部皮質にひきつけられることになる．

これらの特殊な内皮細胞は，抗原で感作されたリンパ球に対する受容体も持っている．高内皮細静脈の内皮細胞は，血液循環から出てリンパ節へと移動させるシグナルをリンパ球に送る．Bリンパ球もTリンパ球も，漏出して内皮細胞を横切ることで高内皮細静脈を抜けて血流を出る．すなわち，好中球の項で記載した方法と同じように内皮細胞を遊走する（図10.9, p.280参照）．Tリンパ球は胸腺依存性の深部皮質にとどまる一方，Bリンパ球はリンパ小節性皮質の方に移動する（図14.22参照）．リンパ洞に入ることで，ほとんどのリンパ球は輸出リンパ管に流れ込み，リンパ節を出ていく．リンパ組織の特徴は，他の主要なリンパ組織と比較するかたちで表14.4にまとめられている．

リンパ節は食作用，および免疫反応の開始のための重要な部位である．

リンパ節の中で貪食細胞が粒状物質を取り込むことは，免疫反応開始の重要なステップである．リンパによって運ばれ

図14.21 ▲ リンパ球のリンパ節内循環の模式図

→は，リンパの流れに伴ってリンパ節に入ったリンパ球の循環経路を示す．輸入リンパ管は周囲の組織や隣接するリンパ節からリンパを運び，リンパ洞の精巧な網工に注ぐ．リンパはリンパ洞の壁で濾過されて表層皮質や深部皮質に注ぎ込み，リンパ球を免疫監視の役割に従事させている．リンパ節実質に入ったリンパ球はその後リンパ洞に戻り，リンパの流れに沿ってリンパ節を去る．血液循環からリンパ節に移動したリンパ球（→）は高内皮細静脈（HEV）を貫通して深部皮質に入り，やはり表層皮質へと移動する．表層皮質のリンパ球はリンパ管から入ってきたリンパ球と同じ機能を果たす．血液からきたリンパ球もまた，輸出リンパ管を通ってリンパ節を出る．

り，リンパ（液）の流れが遅くなり，濾過効率が高まっている．抗原性物質や転移がんの形質転換細胞は，このような機械的な濾過によって捕捉され，マクロファージによって食べられる．転移性のがんでは，このような濾過システムがリンパ洞を流れる異常な数のがん細胞に圧倒され，結果としてこれらのがん細胞はリンパ節を新たな転移部位としてつくり上げてしまう．

特異的な構造をした高内皮細静脈（HEV）は，リンパ液の吸収部位と循環するリンパ球のリンパ節への入り口となっている．

リンパ（液）に加え，リンパ球もリンパ節を通って循環している．一部のリンパ球は輸入リンパ管を介してリンパ（液）の構成要素の1つとしてリンパ節に入るが，ほとんどのリンパ球（約90%）は深部皮質（図14.21およびPLATE 38, p.480参照）にある毛細血管後細静脈の壁を通過してリンパ節に入る．毛細血管後細静脈は立方形ないしは円柱形の内皮細胞によって裏打ちされているので，それらは高内皮細静脈（HEV；図14.23）とも呼ばれる．高内皮細静脈の細胞は，輸入リンパ管からリンパ節に入ったリンパ液の約35%の水分と電解質を血流に直接輸送することによってリンパ液を循環させ，濃縮させるという意味で重要な役割を果たしている．高内皮

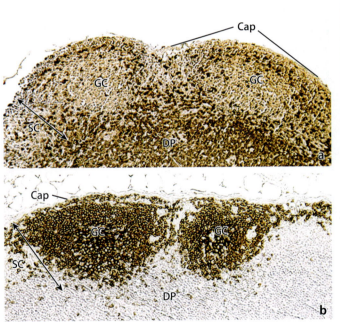

図14.22 ▲ TおよびBリンパ球のリンパ節表層皮質内での分布

a. Tリンパ球の特異的マーカーであるCD3タンパク質に対する抗体を用いた免疫組織化学的方法で視覚化したマーモセット〔訳注：南米の小型原猿類〕のリンパ節におけるTリンパ球の分布．組織切片は最初，一次抗体であるウサギ抗ヒトCD3抗体で処理され，その後，二次抗体であるビオチン化ブタ抗ウサギ抗体で処理された．さらにアビジン・ビオチン・ペルオキシダーゼ複合体で切片を処理した後，ジアミノベンチジン（DAB）溶液で陽性反応を茶色に視覚化した．細胞核はヘマトキシリンで対比染色した．大部分のTリンパ球が深部皮質（DP）に分布していることに注意．少数のTリンパ球が表層皮質（SC），主に胚中心（GC）の周囲に存在しているのがわかる．b. 上記と同じ免疫ペルオキシダーゼDAB反応を用いて，抗ヒトCD20タンパク質（Bリンパ球の特異的マーカー）モノクローナル抗体を一次抗体として処理し，Bリンパ球を標識した．その後，Bリンパ球の局在を視覚化するためにウサギ抗マウス二次抗体を処理した．Bリンパ球が表層皮質（SC）の胚中心（GC）内に集積しているのがわかる．Cap：被膜．200倍．（Dr. Douglas F. Paulsenの厚意による．）

より迅速な二次免疫反応を保証している.
　リンパ球が抗原に反応しているようなリンパ節はしばしば大きくなっており，これは胚中心の形成とリンパ球の増殖を反映している．この現象は，鼻や口咽頭粘膜の感染に伴ってしばしば頸部のリンパ節でみられる他，四肢の感染に伴って腋窩リンパ節や鼠径リンパ節でみられる．反応性（炎症性）のリンパ節腫脹であるリンパ節炎は微生物による感染のありふれた合併症の１つである．大きくなったこれらのリンパ節は通常，腫脹したリンパ腺と呼ばれる（FOLDER 14.4 参照）.

E. 胸腺

胸腺は上縦隔に位置するリンパ上皮性の器官である．

　胸腺 thymus は心臓や大血管の前方である上縦隔に位置する２葉からなる器官である．胸腺は両側性に第三咽頭嚢（しばしば第四咽頭嚢も）から発生する．発生する際，上皮が陥入し，胸腺原基は内胚葉上皮の筒状の突出物として尾側方に胸部縦隔に向かって成長する．前進する先端部は増殖し，最後には咽頭嚢上皮と分断されてしまう．免疫担当能力のあるＴリンパ球に分化する運命を持った**リンパ球系共通前駆細胞 common lymphoid progenitor（CLP）cell** が，骨髄からきて上皮性原基に侵入し，上皮細胞間の隙間を占めて，胸腺はリンパ上皮性の器官へと発達していくことになる．

　胸腺は誕生のときには十分に形成され機能している．胸腺は大きな器官として思春期頃までは存在するが，それ以降はＴリンパ球の分化や増殖が徐々に減少し，最終的にはほとんどのリンパ組織が脂肪組織に置き換えられる（退縮）．胸腺は，迅速なＴリンパ球の増殖が求められるような状況下では再び刺激されることがある．

1）胸腺の一般的な構造

結合組織が胸腺を覆い，胸腺を小葉構造に分けている．

　胸腺は薄い結合組織性の**被膜 capsule** を有しており，その被膜から胸腺の実質に向かって**中隔 septa** が伸びる．被膜と中隔は血管を持っており，輸出リンパ管（輸入リンパ管ではない）および神経を持っている．コラーゲン線維と線維芽細胞に加え，胸腺の結合組織は，さまざまな数の形質細胞，顆粒球，リンパ球，肥満細胞，脂肪細胞，マクロファージを有している．

　中隔は胸腺に**胸腺小葉 thymic lobule** と呼ばれる領域を区画する．それらは真の小葉ではない．胸腺小葉は，極度に曲がりくねってはいるが，連続している深部髄質部の上にのっかっている皮質の帽子である（図14.24 および PLATE 41, p.486）．ある組織標本の切片面では，皮質の覆いと髄質の小葉構造としての配列が，胚中心を持ったリンパ小節に表面的に似ているので，しばしば学生を混乱させる．他の形態学的特徴（下記）は，胸腺を組織切片で同定するのに役立つ．

胸腺実質は，上皮細胞がつくる広範囲の網目の中に，分化しているＴ細胞を入れている．

　胸腺実質の外層部皮質には濃染する核を持った分化しつつあるＴリンパ球が密に詰まっているので，H&E 染色標本で強く塩基性に染まる．これらのＴリンパ球は**胸腺細胞 thymocyte** とも呼ばれ，**上皮細胞 epithelial cell** の広範囲の網目の間隙を占めている（図14.25）．マクロファージも皮質の中に分散して存在する．分化しつつあるＴリンパ球はリンパ球系共通前駆細胞 CLP から生じたものであり，それらは骨

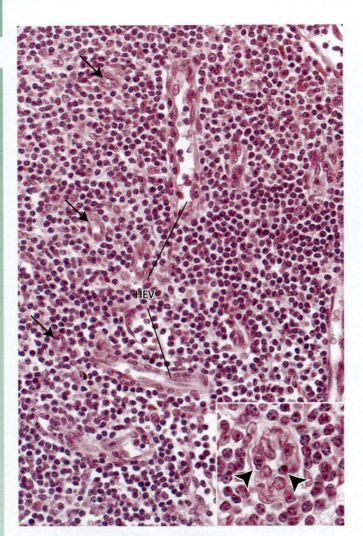

図14.23 ▲ リンパ節深部皮質の光学顕微鏡像
この顕微鏡像は，縦断された高内皮細静脈（HEV）と横断された高内皮細静脈（→）を示す．これらの血管は立方形の内皮細胞が裏打ちする．標本によっては移動中のリンパ球によって HEV の壁が浸潤されており，HEV が観察しにくくなっている．400 倍．**挿入図．**高倍の HEV の横断切片．HEV からリンパ節実質へ移動中の数個のリンパ球（▶）がみえる．640 倍．

る微生物や粒状物質の物理的な蓄積，およびそれらの粒状物質が貪食されることが，抗原の濃縮を助け，リンパ球に対する抗原提示を促進する．リンパによって運ばれた抗原は，リンパ洞を通り，リンパ小節に侵入して免疫反応を引き起こす．いくつかの抗原は濾胞樹状細胞の表面に捕捉される一方，他の抗原はマクロファージ，樹状細胞，Ｂリンパ球によって処理される．その結果，Ｂリンパ球が活性化し，抗体産生の形質細胞や記憶Ｂリンパ球へとＢリンパ球が分化する．

　形質細胞はその後髄索へと移動し，そこで特異的な抗体を産生し，リンパ洞を流れていくリンパにその抗体を放出する．形質細胞は休止状態にあるリンパ小節に存在する細胞の１〜３％ を占めている．形質細胞の数は免疫反応中に劇的に増加し，それに伴い循環血液中の免疫グロブリンの量も増加する．記憶Ｂリンパ球はリンパ節を出て，身体中のさまざまな場所に循環して移動する．このため，特異的な抗原に遭遇したときにそれぞれの場所で増殖できるようになる．身体中のさまざまな部位での記憶Ｂリンパ球の存在は，抗原に対する

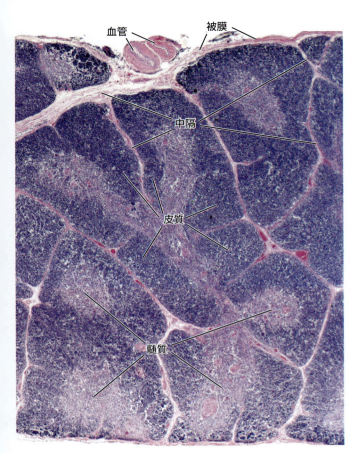

図14.24 ▲ ヒト小児胸腺の光学顕微鏡像
このH&E染色標本は，周囲の被膜から器官実質に伸びる結合組織の中隔で隔てられる多数の小葉構造を示す．各小葉は，濃染する塩基性色素に染まる皮質と，淡染する比較的酸性色素に染まる髄質からなる．髄質は実際には，皮質に囲まれた互いに連続する分岐した組織塊である．皮質には多数の密に詰まったリンパ球が存在し，一方，髄質にはリンパ球が少ない．場合によっては髄質はリンパ小節と似た構造（写真右上部と中心やや左）を持つことがあることに注意．このような個別に切り離された髄質の断面像は，全体としては髄質組織と連続している．しかしこの連続性を1枚の切片で確認することは難しい．25倍．

（図中ラベル：血管，被膜，中隔，皮質，髄質）

髄に由来している．分化が胸腺内で進行するにつれて，CLPから由来した細胞は，CD分子の発現によって特徴づけられる一連の分化段階を進行していく．

上皮細胞は分化するTリンパ球に対して網工を提供する．したがって，上皮細胞は他のリンパ組織やリンパ器官における細網細胞とそれに付随した細網線維に相当するものである．しかしながら，細網性の結合組織細胞とその線維は胸腺実質には存在しない．胸腺上皮細胞は細胞間結合や中間径フィラメントなどの上皮に特徴的ないくつかの性質を持っている．

6種類の上皮細胞がその機能に基づいて分類されている．皮質に3種，および髄質に3種である．それぞれのタイプはローマ数字で表される．皮質には次のような上皮細胞のタイプが認識されている．

- **Ⅰ型上皮細胞** type Ⅰ epithelial cell は，結合組織性被膜と皮質の境界，および中隔と皮質の境界にも存在する．Ⅰ型上皮細胞はまた，皮質内を走る血管の外膜を囲っている．本質的には，Ⅰ型の上皮細胞は，胸腺の実質をこの器官の結合組織から分離するためにある．これらの細胞間に存在する閉鎖帯は，上皮細胞が，分化するTリンパ球をこの器官の結合組織，たとえば被膜，中隔，および血管周囲の結合組織から隔てるためのバリアとして機能していることを反映するものである．

- Ⅱ型の上皮細胞は皮質内に存在する．透過型電子顕微鏡で観察すると，隣接する細胞の長い細胞質突起を結びつける接着斑（デスモソーム）が存在することがわかる．細胞体と細胞質突起は多数の中間径フィラメントを持っている．これらの細胞は細胞突起があるため星状をしており，また核内にユークロマチンが豊富に存在するため，H&Eで淡く染まる大型の核を有する．この核の特徴により，光学顕微鏡でもこの細胞を簡単に見分けることができる．Ⅱ型の上皮細胞は，分化するTリンパ球のために皮質を区画された領域に分けている．Ⅰ型の上皮細胞と異なり，Ⅱ型の上皮細胞はMHC ⅠとMHC Ⅱの分子を発現しており，これらの分子は胸腺細胞の教育に関与している．

- Ⅲ型の上皮細胞は皮質と髄質の境界に位置している．透過型電子顕微鏡でみると，隣接する細胞のシート状の細胞質突起の間に閉鎖帯の形成がみられる．Ⅰ型上皮細胞とともにⅢ型の上皮細胞は機能的なバリアをつくっており，この場合は皮質と髄質の間のバリアである．Ⅱ型の上皮細胞とともにⅢ型の上皮細胞はMHC ⅠとMHC Ⅱを発現している．

- マクロファージは胸腺の皮質に存在し，胸腺教育の必要条件をみたすことのできないTリンパ球の貪食にあたる．これらのTリンパ球は皮質を去る前に死ぬようにプログラムされている．約98％のTリンパ球はこのアポトーシスを受け，その後マクロファージによって食べられる．皮質のマクロファージをH&E染色標本で同定するのは難しい．しかしながら，過ヨウ素酸シッフ（PAS）反応がその細胞のたくさんの大型のリソソームを染色するため，容易に同定できる．このため，これらのマクロファージはPAS細胞と呼ばれる〔訳注：PAS反応をマクロファージの検出に用いることは現在はほとんどない．技術的に，リソソームのマーカー酵素（たとえば酸性ホスファターゼの組織化学法やカテプシンの免疫組織細胞化学法）やマクロファージのマーカータンパク質の免疫染色により，容易に検出できる〕．

免疫担当能力を持ったTリンパ球の分化には胸腺皮質の上皮細胞が重要な役割を果たしているが，最近の研究結果では，異なる分化段階のTリンパ球が胸腺上皮細胞の微細構築を制御していることが示されており，この現象はクロストークと呼ばれる．このように，分化しているリンパ球と上皮細胞は，Tリンパ球が分化する間，互いに影響を及ぼし合っているのである．

胸腺小体もしくはハッサル小体（Ⅳ型上皮細胞由来）は，胸腺髄質の顕著な特徴である．

胸腺実質の深部である**胸腺髄質** thymic medulla には，多数の上皮細胞と，比較的疎に分布するTリンパ球が存在する（図14.25参照）．髄質は皮質ほど濃染されない．理由は，リンパ節の胚中心と同様に，髄質に存在するのはほとんどが中型のリンパ球だからである．これらのリンパ球は，淡く染まる核と，小型リンパ球よりも量的には多い細胞質を持っている．

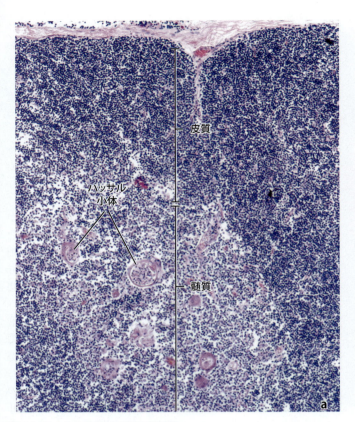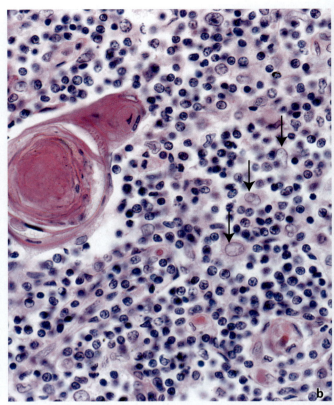

図 14.25 ▲ ヒト胸腺の光学顕微鏡像
a. 皮質は成熟過程にある小型のTリンパ球の密な細胞集団を含むことから，濃染する．それに対し髄質は明るい．髄質にはエオジンに強く染まるハッサル小体もあり，ハッサル小体の存在は髄質をいっそう際立たせる．120倍．b. この高倍の顕微鏡像はハッサル小体（左）と周囲の細胞がみえる髄質を示す．ハッサル小体は，密に詰まった同心円状に配列されたⅥ型胸腺上皮細胞である．これらの上皮細胞の核は扁平になっている．小体のより中心部は完全に角化した細胞からなる．多数のリンパ球に加え，エオジンに染まる細胞質と，淡染する大型の核を持ったⅤ型胸腺上皮細胞（→）が観察される．600倍．

皮質と同様に，髄質にはやはり3種類の上皮細胞が存在する．

- Ⅳ型の上皮細胞は，Ⅲ型の上皮細胞近くで，皮質と髄質の間に位置する．それらは隣接するⅣ型上皮細胞どうし，あるいはⅢ型の上皮細胞との間に，閉鎖帯を持つシート状の細胞突起を有している．Ⅲ型上皮細胞と協力して皮髄境界部のバリアをつくっている．

- Ⅴ型の上皮細胞は髄質全体に分布する．皮質に存在するⅡ型上皮細胞と同様に，隣接する細胞の突起はデスモソームで結合されており，髄質の細胞性網工を形成し，リンパ球の集団を分画化している．これらの核は，濃染するリンパ球の核と著しいコントラストをなしている．

- Ⅵ型の上皮細胞は，胸腺髄質の最も特徴的な構造である**胸腺小体 thymic corpuscle**（**ハッサル小体 Hassall's corpuscle**）をつくっている（図14.26およびPLATE 41, p.486）．ハッサル小体は，密に固められ同心円状に配列された扁平な核を持つⅥ型上皮細胞の孤立性の細胞集団である．透過型電子顕微鏡では，これらの細胞にケラトヒアリン顆粒，細胞質に中間径フィラメントの束，脂肪滴などが観察される．細胞どうしはデスモソームによって結合されている．ハッサル小体の中心部には角化の形跡がみられるが，これは咽頭嚢上皮から分化した細胞にとってはそれほど驚くべきことではない．ハッサル小体はユニークで抗原的にも他と違い，機能的にも活発な髄質の多細胞構造である．ハッサル小体の機能は十分にはわかっていないが，Tリンパ球の分化と教育に働くインターロイキン（IL-4とIL-7）を産生すると考えられている〔訳注：ハッサル小体は極度に角化した細胞死直前の，機能をほぼ喪失した上皮細胞からできているので，機能的に活発だという表現は適切ではない（図14.26）〕．

血管は中隔を進行し，胸腺の実質に入る．典型的には，血管は中隔のかなり深い部分から髄質に入り，血管と一緒に結合組織の鞘を運んでいく．この血管周囲の結合組織性鞘は厚さが血管によって異なる．大型の血管ではより厚く，小さな血管になるに従って徐々に薄くなっていく．厚い部分では，血管周囲の結合組織は，細網線維，線維芽細胞，マクロファージ，形質細胞，他の細胞などが疎な結合組織の中に見受けられる．一方薄い部分では，血管性結合組織は単に細網線維とわずかな線維芽細胞のみを持つ構造となる．胸腺の特徴は，他の主要なリンパ組織を比較するかたちで表14.4にまとめられている．

2）血液-胸腺関門とTリンパ球の教育

血液-胸腺関門は，胸腺内で分化しているリンパ球を抗原への曝露から守っている．

胸腺皮質に到達したリンパ球は，**血液-胸腺関門 blood-thymus barrier**と呼ばれる物理的なバリアによって，抗原に接触することから守られている（図14.27）．Tリンパ球と皮質血管内腔との間の血液-胸腺関門を構成する要素は，血管腔から外側に向かって次のようなものになる：

細胞表面のCD2とCD7分子の発現は，胸腺リンパ球分化の早期（**ダブルネガティブ期** double negative stage）を意味する．ダブルネガティブ期とは，CD4とCD8の両方の分子を欠いている状態をさす．この分化の早期段階の後，CD1分子の発現が続き，CD1分子が発現されればTリンパ球分化の中期となる．分化が進むと，細胞はTCR，CD3，およびCD4とCD8の両方の分子を発現するようになる．この時期はTリンパ球分化の**ダブルポジティブ期** double positive stageと呼ばれる．これらの細胞はその後，Ⅱ型およびⅢ型上皮細胞によって自己や外来抗原の提示を受ける〔訳注：一般的には胸腺上皮細胞は外来抗原を提示するとは考えられていないので，この記述は適切ではない〕．もし自己のMHC分子と自己抗原，もしくは外来抗原を認識すれば，リンパ球は生き残り，この過程を**正の選択** positive selection という．そうでなければ細胞は死ぬ．正の選択試験にパスした細胞は，皮質を出て髄質に入る．髄質では，それらの細胞はもう1つ別の選択過程へ入る．そこでは自己のMHCによって提示された自己抗原を認識するような細胞は除去される．この過程を**負の選択** negative selection という．生き残った細胞は，細胞傷害性CD8$^+$ Tリンパ球になるか（CD4をなくしCD8を保持することによって），あるいはヘルパー型CD4$^+$ Tリンパ球になるか（CD8を除去しCD4を保持することによって）のどちらかである．この段階はTリンパ球分化の**シングルポ**

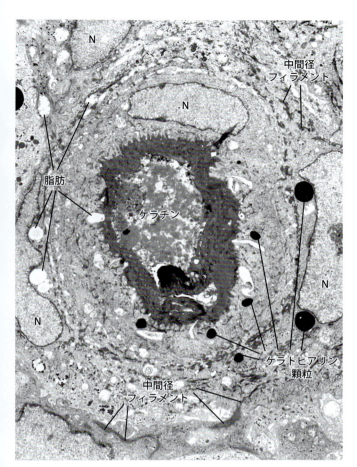

図 14.26 ▲ ハッサル小体の透過型電子顕微鏡像
この比較的低倍の電子顕微鏡像は，1個のハッサル小体の，同心円状に並んだ胸腺上皮細胞の核（N）と細胞質を示している．中間径フィラメントの束，ケラトヒアリン顆粒，脂肪滴が上皮細胞の細胞質に明瞭に観察される．完全に角化した細胞（黒く染まった層）がハッサル小体の中心に存在する．5,000倍．（Dr. Johanres A. G. Rhodinの厚意による．）

- 毛細血管壁を裏打ちする内皮細胞は，閉鎖帯を持った連続型である．巨大分子に対して透過性はほとんどなく，胸腺皮質実質内での関門の主要な構造要素と考えられる．内皮細胞の外層に存在する**基底板** basal lamina と，ときおり存在している**周細胞** pericyte なども毛細血管壁の一部をなす．
- 血管を取り囲むように存在する血管周囲結合組織の中にいるマクロファージは，胸腺皮質実質の中に毛細血管腔から漏れ出た抗原分子を捕捉するものと考えられる．
- 閉鎖帯を持ったⅠ型上皮細胞は，分化しているTリンパ球に対してさらなる保護の役割を果たしている．上皮細胞は皮質の毛細血管壁を取り囲み，上皮細胞の基底板でさらにこの胸腺血管バリアの主要な構造要素をつくっている．

胸腺はTリンパ球の教育の場である．

胎児期に，骨髄由来で免疫担当Tリンパ球に分化することが運命づけられている多分化能のリンパ球幹細胞は，胸腺に来て住み着く．幹細胞が免疫担当Tリンパ球に成熟分化することを，**胸腺リンパ球の教育** thymic cell education と呼んでいる（図14.28）．この分化過程は，特異的な細胞表面CD抗原の発現と除去によって特徴づけられる．

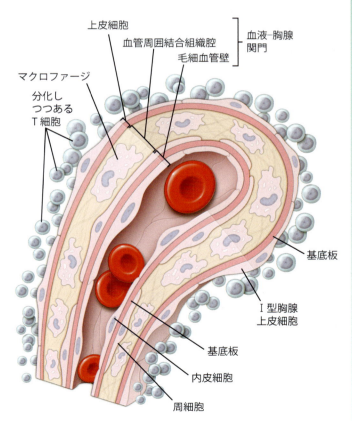

図 14.27 ▲ 血液-胸腺関門の模式図
血液-胸腺関門は3つの主要な要素から成り立っている：(1) 毛細管内皮細胞とその基底板，(2) マクロファージが占める血管周囲結合組織腔，(3) Ⅰ型胸腺上皮細胞とその基底板である．血管周囲結合組織は胸腺上皮細胞の基底板と内皮細胞の基底板に囲まれる．血液-胸腺関門のこれらの層は，分化しつつある未熟Tリンパ球に必要な保護を与えるとともに，血流中を循環する免疫担当能力を持った成熟リンパ球から未熟Tリンパ球を隔離している．

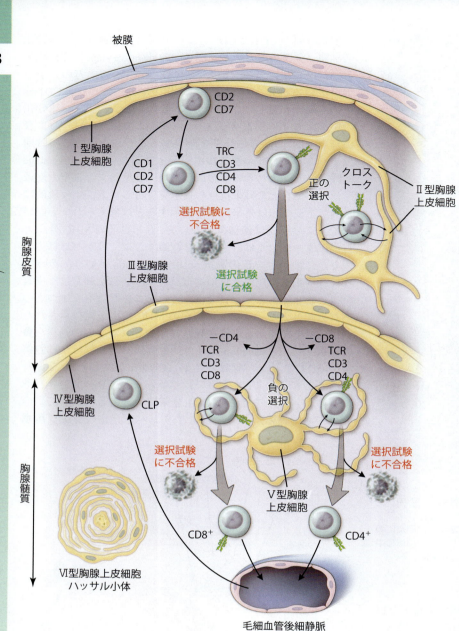

図14.28 ▲ 胸腺リンパ球教育（分化）の主要な過程の模式図

リンパ系共通前駆細胞 common lymphoid progenitor（CLP）の免疫担当Tリンパ球への成熟分化の過程は、細胞表面のCD抗原の特異的な発現と除去によって成し遂げられる。CLP細胞は胸腺髄質へ毛細血管後細静脈を経由して入り、その後、胸腺小葉の辺縁部へと移動する。細胞表面のCD2とCD7分子の存在は分化初期にあることを意味する。その後、CD1が発現すると、Tリンパ球分化の中期となる。成熟過程が進行するにつれ、TリンパはTCR、CD3、CD4、CD8分子を発現するようになる。これらのTリンパ球はⅡ型およびⅢ型胸腺上皮細胞により、自己および外来抗原の提示を受ける〔本文訳注参照〕。もしリンパ球が自己のMHCと自己もしくは外来抗原を認識すれば、選択過程を生き残ることができる（正の選択）。そうでなければ細胞死が起こる。正の選択試験に合格したTリンパ球は皮質を出て、髄質に入る。Tリンパ球は髄質で、もう1つの選択過程に入る。そこでは自己MHCに提示された自己抗原を攻撃するTリンパ球が除去される。この負の選択過程を生き残ったものはその後、細胞傷害性CD8⁺TリンパかヘルパーCD4⁺Tリンパ球のどちらかになる。これらは免疫反応を起こす準備が整った状態の細胞である。それらは胸腺を髄質から出て、血液循環に入る。ハッサル小体中のⅥ型上皮細胞が分泌するホルモン様物質が胸腺細胞（T細胞）の教育（分化）過程を促進する〔本文訳注参照〕。6つのすべてのタイプの上皮細胞の分布に注意。

ジティブ期 single positive stage と呼ばれている。ここにいたって、細胞は、髄質を通って血液中に入って胸腺を出ることになる。胸腺リンパ球の教育の過程は、上皮細胞によって分泌される物質、インターロイキン（IL-4とIL-7）や、コロニー刺激因子、およびインターフェロンγなどの物質によって促進される。

F. 脾臓

脾臓はおよそ握りこぶし大の大きさで、人体中最大のリンパ器官である。脾臓は腹腔の左上部に位置し、豊富な血液供給を持っている。

脾臓は血液を濾過し、血液中の抗原に免疫学的に反応する。

脾臓は形態学的にも濾過機能を持っている。多数のリンパ球に加えて、脾臓は特殊化した血管腔もしくは血管経路、細網細胞と細網線維による網工に加え、マクロファージや樹状細胞の非常に豊富な蓄えを持っている。これらの構成要素によって、脾臓は血液を免疫学的にモニターできるようになる。ちょうどそれはリンパ節のマクロファージや樹状細胞がリンパをモニターするのと同じことである。

脾臓は緻密結合組織である被膜によって覆われ、その被膜から梁柱がこの器官の実質に伸びている（図14.29）。被膜や梁柱の結合組織には**筋線維芽細胞** myofibroblast が存在する。これらの収縮細胞はまた、細胞外結合組織線維を産生する。多くの哺乳動物では、脾臓は大量の赤血球を蓄えている。そうした種では、被膜や梁柱の収縮が、脾臓に蓄えた赤血球を体循環に放出することに役立っている。ヒトの脾臓は通常血液をあまり蓄えてはいないが、脾臓自身は、被膜や梁柱に存在する収縮細胞を介した収縮能力を保持している。

脾臓の内側面に位置する**門** hilum は、脾動静脈、神経、リンパ管の出入りする部位である。リンパ管は梁柱近くの白脾髄に始まり、脾臓からリンパ球が出ていくための経路を構成している。

多くの脾臓は脾髄を有している。脾髄はさらに、機能的にも形態学的にも異なる2つの部位に分けられる。新鮮な割断

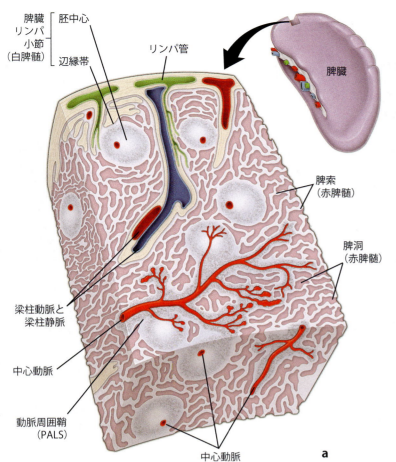
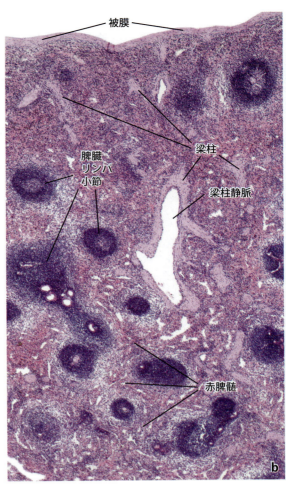

図14.29 ▲ 脾臓の構造の模式図と光学顕微鏡像

a. 脾臓の実質は白脾髄と赤脾髄に分けられる．白脾髄は中心動脈のまわりに配置されたリンパ球の円筒状の塊で，動脈周囲鞘（PALS）を構成する．脾臓リンパ小節はPALSが続く限りの長さの範囲で生じる．リンパ小節が存在する部分のPALSの横断面を観察すると，中心動脈はリンパ組織の塊に対し偏心的な位置をとるようにみえる．赤脾髄は脾洞とそのまわりの脾索（ビルロート索）からなる．被膜が脾臓を取り囲み，被膜から脾臓実質へ梁柱が突出する．被膜も梁柱も緻密結合組織で，多くの筋線維芽細胞が存在する．血管（動脈および静脈）は，脾臓実質に入る前と後に被膜と梁柱を貫く．リンパ管は梁柱付近の白脾髄から起始する．**b.** この低倍の顕微鏡像はaの模式図で示したのと同じ構成要素を示している．被膜と数本の梁柱が脾臓実質に突出していることに注意．中心部には静脈のある梁柱がみえ，梁柱静脈を通って脾臓から血液が出ていく．赤脾髄は脾臓実質の大半を占める．白脾髄は中心動脈に沿い，中心動脈を鞘状に覆うリンパ組織である．白脾髄は拡大して脾臓リンパ小節をつくる．45倍．

面の色調によって，**白脾髄** white pulp と**赤脾髄** red pulp に分けられる．白脾髄は円形もしくは長円形の白っぽい灰白色の部位で，赤脾髄に囲まれている．

白脾髄は動脈を囲む密なリンパ球の蓄積でできている．

白脾髄は，大部分がリンパ球であるリンパ組織からできている．H&E染色の切片では，多数のリンパ球の核の濃密なヘテロクロマチンのために白脾髄は塩基性にみえる（PLATE 39, p.482）．脾動脈の枝は脾臓の被膜や梁柱を通って白脾髄に入る．白脾髄中では脾動脈の枝は**中心動脈** central artery と呼ばれる．中心動脈のまわりに凝集したリンパ球は，**動脈周囲鞘** periarterial lymphatic sheath（**PALS**）を構成する．動脈周囲鞘はおよそ円柱形をしており，それは中心動脈の走行に沿った形となっている．横断切片では動脈周囲鞘は円形を呈しており，リンパ小節と似た形になっている．しかしながら，中心動脈の存在が，他の部位でみられる典型的なリンパ小節から動脈周囲鞘を明らかに区別している．小節は動脈周囲鞘の一部分の拡張という形になっており，したがって中心動脈は中心よりも偏心位をとるようになっている．

小節はBリンパ球領域である．動脈周囲鞘の他のリンパ球は主にTリンパ球であり，小節を取り囲んでいる．したがって，動脈周囲鞘はリンパ節の深部皮質と同じように胸腺依存皮質（領域）と考えられる．小節は通常，中心を持っており，他のリンパ組織でみられるようにB細胞が活性化した後に増殖して，胚中心が成熟する．ヒトでは胚中心は抗原に曝露された後24時間以内に発達し，極端に大きくなるので肉眼でもみることができるようになる．これらの大きくなった小節は**脾臓結節** splenic nodule あるいはマルピギー小体と呼ばれる（同じ名前を持つ腎小体とは混同しないように）．

赤脾髄は多数の赤血球を含み，赤血球を濾過したり破壊したりする．

赤脾髄は新鮮な状態でも組織学切片でも多数の赤血球が存在するので，赤い外観を呈している（PLATE 40, p.484）．基本的に赤脾髄は**脾索** splenic cord（**ビルロート索** Billroth cord）とそれによって隔てられている**脾洞** splenic sinus からなる．脾索は，今やなじみ深くなった細網細胞と，III型およびV型コラーゲン分子を有する細網線維からなるゆるい網工であ

FOLDER 14.4 臨床関連事項：反応性（炎症性）リンパ節炎

反応性 reactive（炎症性 inflammatory）リンパ節炎 lymphadenitis は，細菌や他の微生物の感染によりしばしば二次的に起こるリンパ節の腫脹のことである．リンパ節は浮腫の他，リンパ小節や細胞成分の過形成によって腫大する（図F14.4.1）．細胞成分とは，Bリンパ球，Tリンパ球，マクロファージ，その他の抗原提示細胞である．さらにリンパ洞への好中球の浸潤も顕著である．重篤な細菌感染では，リンパ節炎はリンパ管炎を伴うことがある．リンパ管炎とは，感染性のリンパ液を所属リンパ節へと運搬する輸入リンパ管の炎症である．炎症を起こしたリンパ管は，感染した排導部位の皮下に赤い条斑としてみえることがある．

急性のリンパ節炎の共通した症状は，触診で痛むリンパ節の腫脹，発熱，悪寒，食欲減退，頻脈，全身倦怠感である．リンパ節は通常触れることができ，さわると痛く（圧痛），皮膚に対し赤く変色している．化膿性の壊死（膿の産生を伴う壊死）を伴う重症例では瘻管（偽開口部）ができることがあり，それを経由して腫脹したリンパ節から膿が体表に排出される．

リンパ節炎を起こすことが最も多い菌は，レンサ球菌とブドウ球菌である．他のリンパ節炎の原因微生物でより頻度が低いものは，ウイルス（伝染性単核球症のウイルスや風疹ウイルス），原虫，リケッチア，真菌，結核菌などである．歯に起因する感染である扁桃炎，細菌性の咽頭炎（咽頭痛（咽頭喉頭炎））は頸部のリンパ節炎の最も多い原因である．全身性のリンパ節炎は関節リウマチの典型的症状であり，HIV感染の初期の徴候として検知されることもある．慢性のリンパ節炎では，リンパ節は腫脹するが，通常，圧痛はない．

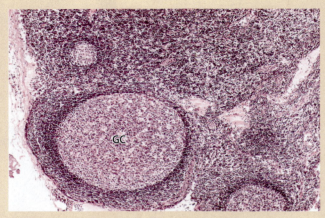

図F14.4.1 ▲ 反応性のリンパ節炎の光学顕微鏡像
表層皮質を通るこの切片標本は，過形成となった胚中心（GC）が結合組織性の被膜に張り出している様子を示している．胚中心の中の薄く染まっている細胞の大部分は，Bリンパ球とマクロファージである．Tリンパ球の蓄積は，胚中心を取り囲む明瞭な外套帯を形成している．120倍．（Schwarting R, McKenzie S, Rubin R. Hematopathology. In: Rubin R, Strayer DS [eds]: Rubin's Pathology: Clinicopathologic Foundations of Medicine, 5th ed. Baltimore: Lippincotte Williams & Wilkins, 2008 より複製．）

る．脾索の細網性の網工には，多数の赤血球，マクロファージ，リンパ球，樹状細胞，形質細胞，顆粒球が存在する．脾臓のマクロファージは損傷を受けた赤血球を食べる．破壊された赤血球からの鉄は新しい赤血球の形成のために利用される．脾臓マクロファージはヘモグロビンの解体と鉄再利用の過程を始める．巨核球もいくつかの種，たとえばげっ歯類やネコなどで存在するが，ヒトでは胎児期を除いては存在しない．脾臓の特徴は，他の主要なリンパ組織と比較するかたちで表14.4にまとめられている．

脾洞あるいは静脈洞は，棍棒状をした内皮細胞で裏打ちされている特別な類洞血管である．

脾洞を裏打ちする内皮細胞は極端に長い．それらの長軸は血管の走る方向に平行に走っている（図14.30）．隣り合う内皮細胞間には接触ポイントが少なく，細胞間隙が豊富である．これらの広い細胞間隙により，血液細胞は脾洞から簡単に出たり入ったりできる．マクロファージの細胞突起は内皮細胞の間から伸びて脾洞の内腔に向かい，流れる血液中に外来抗原が存在するかどうかをモニターしている．

脾洞は連続的な基底板を持っていない．索状の基底板は脾洞の外面のまわりをくくっており，ちょうど樽のまわりをくるたが（箍）のような格好である．これらの索状の基底板は内皮細胞の長軸に対して直角に位置している．索状の基底板にある物質は鍍銀染色や過ヨウ素酸シッフ反応に染まる（PLATE 40, p.484）．脾洞の壁には平滑筋も周細胞も存在しない．細網細胞の突起は脾洞の基底側まで伸張し，細網線維と密接に関連し基底板の脾洞周囲の線維と融合すると考えられる．血液は赤脾髄の脾洞も脾索もみたしており，しばしばその背景にある構造をわからなくしているので，組織学切片で脾索と脾洞の区別をつけるのが難しいことがある．

赤脾髄を血液が循環することによって，マクロファージが血液中の抗原を分離することができる．

脾動脈の枝は梁柱から白脾髄に入る．中心動脈は白脾髄自体と，白脾髄の周囲部の辺縁帯にある微細な脾洞に枝を送る（図14.29参照）．中心動脈は赤脾髄に入るところまで続いており，そこで**筆毛動脈** penicillar arteriole と呼ばれる数本の比較的まっすぐな小動脈に分岐する．筆毛動脈はその後，動脈性の毛細血管として続く．いくつかの動脈性の毛細血管はマクロファージの凝集によって囲まれていることから，鞘動脈あるいは**鞘状毛細血管** sheathed capillary と呼ばれる．鞘状毛細血管はその後，内皮細胞に覆われた脾洞に直接つながるのではなく，脾索の細網性の網工に直接注ぎ込んでいる．このような方法で赤脾髄に入る血液は，脾索を通ることによって濾過され，脾洞の壁を通って循環系にもう一度戻る前に脾索に存在するマクロファージにさらされることになる（図14.31）．この循環系のタイプは**開放系** open circulation と呼ばれ，ヒトの場合，血液が静脈系に帰る唯一の経路となっている．ラットやイヌなどの他の種では，鞘状毛細血管から直接的に赤脾髄の脾洞に行く血液がある．このタイプの循環は**閉鎖系** closed circulation と呼ばれている．

開放系は，赤脾髄のマクロファージに対し，より効率的に

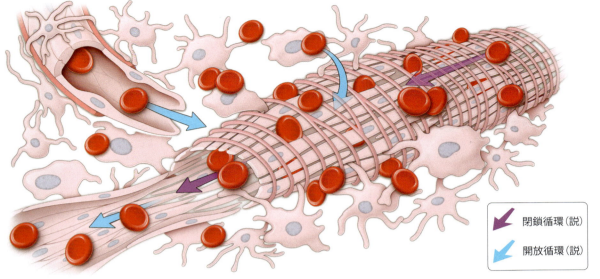

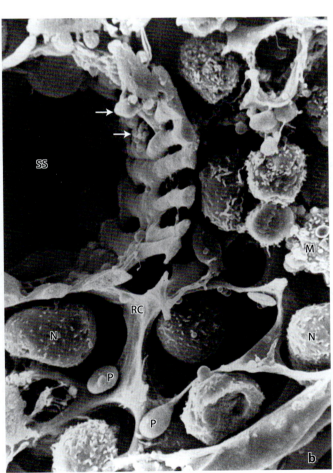

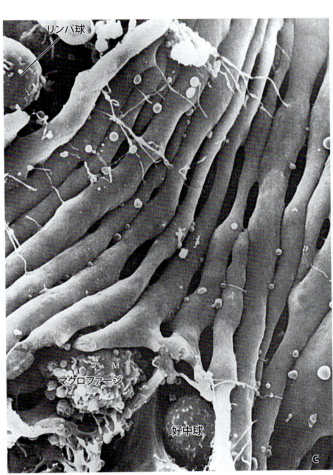

図 14.30 ▲ 脾洞と脾索の構造

a. 脾洞を再構成した模式図．開放循環（説）と閉鎖循環（説）での血液の流れの方向に注意．**b.** この走査型電子顕微鏡像は脾洞（SS）の横断面を示し，脾洞の壁の格子状構造を明らかにしている．脾洞壁の多数の孔を通ってマクロファージ（→）の突起が脾洞腔に伸びている．細網細胞（RC）の特徴的な平滑な表面の突起も観察される．細網細胞がつくる網工の間隙には好中球（N），マクロファージ（M），血小板（P）がみえる．4,400 倍．**c.** 管腔側からみた脾洞の走査型電子顕微鏡像で，脾洞壁の構造を示す．棍棒状の内皮細胞（杆状細胞）が平行に走り，側方突起で互いに間欠的に連結している．核による膨大部が右下部分にみえる．杆状細胞の先が細くなった終端が 2～3 みえる．マクロファージ，好中球，およびリンパ球が洞外に存在する．5,300 倍．（b, c は Fujita T, Tanaka K, Tokunaga J. SEM Atlas of Cells and Tissues. Tokyo: Igaku-Shoin, 1981 から許諾を得て転載．）

血液をさらす．透過型電子顕微鏡および走査型電子顕微鏡によって，内皮細胞を通過中の赤血球が観察されており，これは赤脾髄の脾索から血管系に再侵入するものと考えられている．脾洞に集められた血液は梁柱静脈の枝に注がれ，梁柱静脈はさらに大きな静脈へと集まり，最終的には脾静脈となって脾臓を去る．脾静脈はその後，腸管からの還流静脈と一緒になって，肝門脈を形成する．

脾臓は免疫機能も造血機能も果たしている．

リンパ節がリンパを濾過しているのと同じように，脾臓は血液を濾過しているので，脾臓は免疫系と造血系の両方で機能している．

脾臓の免疫系としての機能は次のようなものである：

- 抗原提示細胞（主に樹状細胞とマクロファージ）による抗原提示と免疫反応の開始．
- Bリンパ球およびTリンパ球の活性化と増殖．
- 循環血液中に存在する抗原に対する抗体の産生．
- 血液中からの巨大分子抗原除去．

Tリンパ球の活性化と増殖，およびBリンパ球と形質細胞の分化，抗体の分泌などは脾臓の白脾髄で起こっている．この点で白脾髄はリンパ器官に相当する．

脾臓の造血機能には次のようなものがある：

- 古くなったり損傷を受けたり異常を呈したりする赤血球や血小板の除去と破壊．
- 赤血球のヘモグロビンからの鉄の回収．
- 初期の胎児期での赤血球の形成．
- ある動物種では血液の貯蔵，特に赤血球の貯蔵．

赤脾髄の役割は，第一義的には**血液の濾過 blood filtration**である（粒状物質や巨大分子抗原の他，老化したり異常であったり，損傷を受けたりした血液細胞や血小板を循環血液中から除去する）．これらの機能は，赤脾髄の細網性網工の中に埋め込まれたマクロファージによって成し遂げられる．古くなったり異常であったり，損傷を受けたりした赤血球は，マクロファージのリソソームによって破壊される．ヘモグロビンの鉄は回収され，フェリチンあるいはヘモジデリンとして，将来の再利用のために保存される．ヘモグロビン分子のヘムの部分はビリルビンへと分解され，ビリルビンは門脈系を通って肝臓に運ばれ，肝臓でグルクロン酸と抱合される．抱合されたビリルビンは胆汁となって分泌され，特徴的な色調を与えることになる．

マクロファージは古くなったり異常であったりする血液細胞を，いくつかの異なったメカニズムで認識している．

- 非特異的機構には，老化赤血球に起こる形態学的・生化学的な変化が含まれる．それらはいっそう硬くなるため，赤脾髄の網工により容易に捕捉されるようになる．
- 特異的な機構としては，抗バンド3 IgG抗体による細胞膜オプソニン化があり，これにより赤血球に対するFc受容体依存性の食作用が引き起こされる．さらに，老化赤血球のグリコホリン（p.273 参照）のグリコシル化といった特異的な変化が，古くなった赤血球のマクロファージによる除去を引き起こす認識シグナルとして働く．

これらの重要な機能にもかかわらず，脾臓というのはヒトの生命にとってなくてはならないものではない．脾臓は外科的に除去（脾臓摘出）できる．脾臓摘出は，脾臓での，処置が困難な出血を起こすような外傷の後に行われる．老化赤血球の除去と破壊は，脾臓除去後は，骨髄や肝臓で行われる．

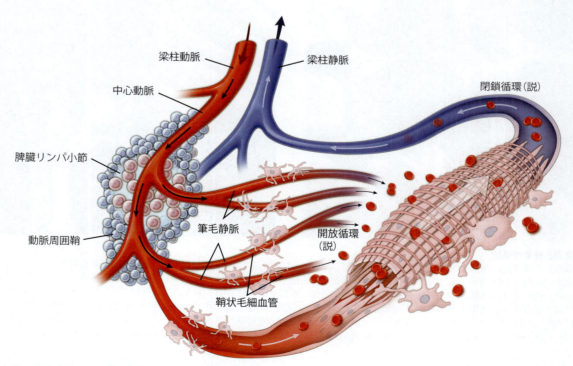

図14.31 ▲ 脾臓の開放循環（説）と閉鎖循環（説）の模式図
ヒトでみられる開放循環（説）では，筆毛動脈は内皮細胞が覆う脾洞に連結せずに，細網細胞の網工に直接注ぐ．赤脾髄に入った血液はその後，脾索を通ってそこに住み着いているマクロファージに曝露されることにより濾過される．他の動物種でみられる閉鎖循環（説）では，筆毛動脈は赤脾髄の脾洞に直接注ぐ．

表 14.4　主要なリンパ器官の比較

特徴	散在性リンパ小節（BALT, GALT, MALT）	リンパ節	胸腺	脾臓
主な機能	粘膜の免疫監視	リンパ液の濾過　リンパ液中の抗原に対する免疫反応を起こす	免疫担当能力を有するTリンパ球を分化させる	血液の濾過　古くなった赤血球の除去　血液中の抗原に対する免疫反応を起こす
結合組織性被膜	なし	あり	あり	あり；筋線維芽細胞を含む
皮質	なし	あり	あり	なし
髄質	なし	あり	あり	なし
リンパ小節	あり	あり；表層皮質にのみ	なし	あり；白脾髄にのみ
輸入リンパ管	なし	あり；被膜を貫通	なし	なし
輸出リンパ管	あり	あり；門から出る	あり（少数）；結合組織性の中隔および被膜から起始	あり；みえにくい．梁柱近くの白脾髄から起始
高内皮細静脈（HEV）	あり；よく発達したリンパ小節に（たとえば扁桃，虫垂，パイエル板）	あり；深部皮質に存在	なし	なし
特徴的な性質	上皮を裏打ちするように不規則に分布する散在性のリンパ組織	リンパ洞（辺縁洞，中間洞，髄洞）の存在　細網線維の網工	胸腺小葉　胸腺上皮細胞の網工　髄質にのみ存在するハッサル小体	PALSを持つ白脾髄中心動脈のまわりの脾臓リンパ小節　脾洞，筆毛動脈，鞘動脈，脾索が存在する赤脾髄

BALT：気管支関連リンパ組織，GALT：腸関連リンパ組織，MALT：粘膜関連リンパ組織，PALS：動脈周囲鞘．

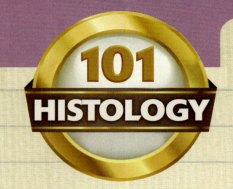

リンパ系

リンパ系の概要

- **リンパ系**は，腫瘍細胞などに形質転換した自己の細胞や外来侵入者（外来抗原や病原微生物など）に対して免疫反応を起こす一連の細胞や組織や器官からなる．
- **リンパ球**はリンパ系を定義づける細胞で，免疫系ではエフェクター細胞として働く．
- この免疫系に含まれるものとしては，散在性のリンパ組織，孤立性リンパ小節，リンパ節，脾臓，骨髄，胸腺などがあげられる．
- 免疫反応は，**非特異的（先天免疫）防御反応**（微生物の攻撃に対する第一線での防御反応のことを意味する）と**特異的（後天免疫）防御反応**（生後徐々に獲得される反応で，抗原と接触した後，種々のリンパ球へ抗原が提示されて起こる免疫反応）の2種類に分けられる．
- 特異的な防御機構の2つのタイプがこれまでにわかっている：1つは**体液性反応**（侵入微生物に対する**抗体**と呼ばれるタンパク質を産生するもの）で，もう1つは**細胞性免疫**（形質転換した細胞やウイルスに感染した細胞を特異的なキラー細胞によって標的とし破壊するもの）．

リンパ系の細胞

- **リンパ球**には主要なもの3種類（Bリンパ球，Tリンパ球，NK細胞）が存在する．
- **Tリンパ球（T細胞）**は胸腺で分化し，免疫担当能力を獲得する．**T細胞抗原受容体（TCR）**を発現していることで特徴づけられる．Tリンパ球は血中の循環リンパ球の60～80%を占め，**分化クラスター（CD）タンパク質**番号システムにより命名された表面マーカータンパク質の発現でさらに亜群（サブタイプ）に分類されている．
- **Bリンパ球（B細胞）**はブルサ相当器官内で分化し，**B細胞抗原受容体**（細胞膜結合性IgMおよびIgD）の存在で特徴づけられる．体液性免疫に関与し，抗体を産生する形質細胞に分化する．
- **ナチュラルキラー細胞（NK細胞）**は，パーフォリンとグランザイムを放出して標的細胞を殺すように特異的に分化している．
- リンパ球は一次リンパ器官の中で抗原非特異的分化をする．リンパ球は二次リンパ器官で抗原依存性の活性化を受ける．
- **一次免疫反応**は，生体が抗原に最初に遭遇したときのものである．この反応は主にIgM抗体を産生するが，産生するまで数日間遅延する．
- **二次免疫反応**は，一次免疫反応よりも迅速かつ強力に反応する．IgG抗体を産生する．
- **体液性（抗体仲介性）免疫**は，Bリンパ球と形質細胞で産生される抗体によって仲介される．
- **細胞性免疫**は，特異的なTリンパ球によって媒介される．
- **抗体依存性細胞傷害反応（ADCC）**では，IgG抗体分子がナチュラルキラー（NK）細胞を標的に導く．

- 免疫反応を開始するためには，ヘルパーTリンパ球と細胞傷害性Tリンパ球（CTL）は**主要組織適合複合体（MHC）分子**に提示された抗原（ポリペプチド）を認識し，結合しなければならない．
- 2つのクラスのMHC分子が細胞表面に存在する：**MHCクラスI**は，すべての有核細胞と血小板の表面に発現する．**MHCクラスII**は分布がかなり限られており，**抗原提示細胞（APC）**の表面にのみ発現する．
- 細胞傷害性$CD8^+$Tリンパ球はMHCクラスI拘束性，ヘルパー$CD4^+$Tリンパ球はMHCクラスII拘束性である．
- Tリンパ球の活性化には，TCRとCD4分子あるいはTCRとCD8分子と，抗原MHC複合体の相互作用（**一次シグナル**）を必要とし，さらにそれらとは異なるCD分子との間の相互作用（**補助刺激シグナル**）も必要とする．
- **活性化されたヘルパーTリンパ球**はサイトカイン（インターロイキン）を分泌し，他のTリンパ球，Bリンパ球，NK細胞を分化させ増殖させる．**活性化された細胞傷害性Tリンパ球**も細胞を刺激して増殖させ，それによって異常な宿主細胞を破壊する．
- **Bリンパ球の活性化**にはヘルパーTリンパ球との相互作用が必要であり，その相互作用によってヘルパーTリンパ球からは特異的なサイトカインが産生され，そのサイトカインによってBリンパ球が形質細胞と記憶Bリンパ球に分化する〔訳注：Bリンパ球が特異的なサイトカインを分泌するような文になっているが，特異的なサイトカインを分泌するのはTリンパ球である〕．
- $CD4^+CD25^+FOXP3^+$**調節性（抑制性）Tリンパ球**は，他のリンパ球の免疫反応を抑え，自己免疫疾患を防いでいる．

リンパ組織および器官

- 消化器系，呼吸器系，泌尿生殖器系に**散在性リンパ組織**が存在し，それぞれ GALT，BALT，あるいは泌尿生殖器系も含め粘膜に付随したものを総称的に MALT と呼ぶ．これらは私たちの身体を病原性物質から守っている〔*訳注：粘膜関連リンパ組織（MALT）は総称であり，GALT と BALT の両方を含むものである．それを原文のように泌尿生殖器系（MALT）と限定的に使用するのは問題があるので，訳出は本文のようにした．〕．
- 散在性リンパ組織は**最初の免疫反応**が起こる場となっており，B リンパ球がクローン増殖し，その結果，**リンパ小節（濾胞）**が発達することで特徴づけられる．
- **胚中心**はリンパ小節の中心部に位置し，**大型の未熟なリンパ球**と，抗原を提示する**濾胞樹状細胞（FDC）**を有する．
- **リンパ小節**は GALT（扁桃，パイエル板，孤立リンパ小節，虫垂）や BALT（気管，気管支），および MALT（泌尿生殖器を含めた粘膜関連組織）にみられる〔訳注：*参照〕．
- **リンパ管**は，疎性結合組織の中で盲端を持った毛細管のネットワークとして始まる．細胞外液，大きな分子（抗原），細胞（主にリンパ球）からなる**リンパ液**を集める．リンパ管の多くは散在性リンパ組織から起こる．

リンパ節

- リンパ液はリンパ管の中を循環し，被膜を持った小さな器官である**リンパ節**を通る．リンパ節では抗原がFDC に捕捉され，リンパ球を活性化させるために抗原がリンパ球に提示される．
- 数本の**輸入リンパ管**はリンパ節の被膜を通り，皮質に入る．リンパ節に入ったリンパ液は，互いに連結されているリンパ路のネットワークである**リンパ洞**（辺縁洞，中間洞，髄洞）の中で濾過され，1 本の**輸出リンパ管**によってリンパ節を出ていく．
- リンパ節の**細網性網工**には，細網細胞，樹状細胞，濾胞樹状細胞，マクロファージが存在する．それらすべての細胞は，リンパ節の**表層皮質**，**深部皮質**，**髄質**に存在している T および B リンパ球と相互作用を行う．
- 血液中のリンパ球は，**深部皮質**に存在する特異的な構造をした**高内皮細静脈（HEV）**からリンパ節実質に入る．そこへ入るリンパ球のほとんどは **T リンパ球**である．
- **B リンパ球**の多くは**表層皮質**内のリンパ小節に位置している．

胸腺

- **胸腺**は上縦隔に位置するリンパ上皮性の器官であり，分化しつつある T リンパ球が，**上皮細胞**が互いに連結し合ってつくる広範囲の網目の間隙を占めている．胸腺は誕生のときには十分に形成されており，思春期まで大きさが維持され，その後退縮する．
- 胸腺上皮細胞は胸腺実質を（皮質と髄質に）区画し，サイトカインを分泌し，血液-胸腺関門において血管壁を取り囲み，抗原提示細胞と同様に，分化しつつある T リンパ球とのクロストークに関与する．
- **胸腺髄質**の顕微鏡的に最も特徴的な構造は，VI 型の上皮細胞によって形成される**ハッサル小体（胸腺小体）**である．
- 胸腺リンパ球が胸腺内で**教育**（特異的な細胞表面 CD 抗原の発現と除去によって特徴づけられる）を受ける間，自己の組織に対して攻撃的な T リンパ球を除去することによって免疫寛容を確立させる **2 段階の選択過程（正の選択と負の選択）**を経て，T リンパ球は分化していく．

脾臓

- **脾臓**は人体中最大のリンパ器官で，腹腔内に位置する．脾臓は血液を濾過し，血液中の抗原に対し免疫学的に反応する．古くなった赤血球や欠陥のある赤血球を除去し，分解したヘモグロビンから鉄を再利用する．
- 脾臓は機能的にも形態学的にも異なる 2 つの部位を有している：白脾髄と赤脾髄である．
- 白脾髄は中心動脈の枝のまわりに集積したリンパ組織からなる．中心動脈を取り囲む T リンパ球は**動脈周囲鞘（PALS）**を構成する．
- **赤脾髄**は**脾索**とそれによって隔てられている**脾洞**からなり，多くの赤血球，マクロファージ，他の免疫細胞が存在する．
- **脾洞**は，棍棒状をした内皮細胞とその外周を環状に取り巻く不完全な基底膜で裏打ちされている．
- 脾臓に入る血液は，**開放循環系**では毛細血管が脾索（循環系外）に直接開く一方，**閉鎖循環系**では血管のネットワークの外には出ない．ヒトでは開放循環系が，血液が脾臓に入って静脈循環系に戻ってくる唯一の経路となっている．

PLATE 36　口蓋扁桃

口蓋（口峡）扁桃は1対の構造で，咽頭の両側に位置するリンパ組織の集積からなる．口蓋扁桃は咽頭扁桃（アデノイド）や舌扁桃と一緒に，口腔咽頭の入り口のところに一連の環状のリンパ組織を形成する（ワルダイエルの咽頭輪）．構造的にみると，扁桃は，粘膜に存在する多数のリンパ小節を持つ．口蓋扁桃（と咽頭扁桃）を覆う重層扁平上皮は，上皮の深部にある結合組織に陥凹し，扁桃陰窩と呼ばれる陰窩を多数形成する．これらの陰窩壁はリンパ小節を含む．陰窩を覆う上皮は典型的にリンパ球の浸潤を受け，その程度はしばしば上皮を観察するのが困難なほどである．リンパ小節は基本的に結合組織に位置しているが，上皮に浸潤するリンパ球は，上皮と結合組織の境界を覆い隠してしまう傾向にある．扁桃は呼吸器系と消化器系の共通の入り口である咽頭開口部を守っている．口蓋扁桃と咽頭扁桃は，口腔咽頭と鼻咽頭で感染が繰り返されると炎症を起こし，極端になると，繰り返し感染の原因となった細菌が扁桃に棲みついてしまうこともある．これが起こると，炎症を起こした扁桃は外科的に取り除くしかない（扁桃摘出およびアデノイド摘出）．他のリンパ小節の集合体と同様に，扁桃は輸入リンパ管を持たない．しかしリンパ液は扁桃リンパ組織から輸出リンパ管を通って排出される．

全体写真（下写真の位置を特定するため）：この低倍の顕微鏡像は口蓋扁桃の切片である．ヘマトキシリンで好染されている部位はリンパ組織（L）である．扁桃は重層扁平上皮（SSE）で表面が覆われており，上皮は深部の結合組織に陥凹し，扁桃陰窩（TC）を形成している．1つの陰窩の基底部には粘液腺（MG）がある．

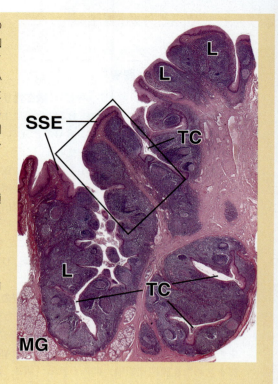

扁桃
ヒト，H&E 染色，47 倍．

この写真は全体写真の長方形で区切った部分である．この高倍の写真では表面上皮（SE）の一部が容易に識別できる．他の部位では上皮の範囲を同定するのが困難なほどリンパ球（Ly）が上皮に浸潤している．リンパ小節の主要部分（N）は粘膜内に位置しており，互いに近接しているのでそれらは融合している．いくつかのリンパ小節は胚中心（GC）が含まれるような面で切片が作製されている．胚中心ではエオジンに染まっていることに注意せよ．リンパ小節の深部は粘膜下組織（S）で，緻密結合組織でできており，扁桃組織を越えた緻密結合組織と連続となっている．

扁桃
ヒト，H&E 染色，365 倍．

この高倍の顕微鏡像では，リンパ球が表層の上皮に浸潤している特徴的な様子がはっきりとわかる．写真の左下の部分では上皮とその深部の粘膜固有層の境界が明瞭に観察できる．重層扁平上皮の基底細胞（BC）が認識できる．深部の粘膜固有層には多くのリンパ球がみられるが，上皮に入り込んでいるものは少ない．コラーゲン線維（CF）の薄い束が上皮と粘膜固有層の間にみえていることにも注意．それとは反対に，写真の右下の部では上皮にリンパ球が多数浸潤している．もっと目立つのは孤立性の島状の上皮細胞（Ep）が周辺に存在していることである．上皮組織の境界に存在するコラーゲンの薄い束（C）が，この場所では多数切断されて小さな断片状にみえている．実際，この写真の右端にみえるリンパ小節の一部は文字どおり上皮内に伸びて，その結果，明瞭に観察できるはずの上皮と粘膜固有層の境界が消失している．

BC, 基底細胞	**L**, リンパ組織	**SE**, 表面上皮
C, コラーゲン	**Ly**, リンパ球	**SSE**, 重層扁平上皮
CF, コラーゲン線維	**MG**, 粘液腺	**TC**, 扁桃陰窩
Ep, 島状の上皮細胞	**N**, リンパ小節	
GC, 胚中心	**S**, 粘膜下組織	

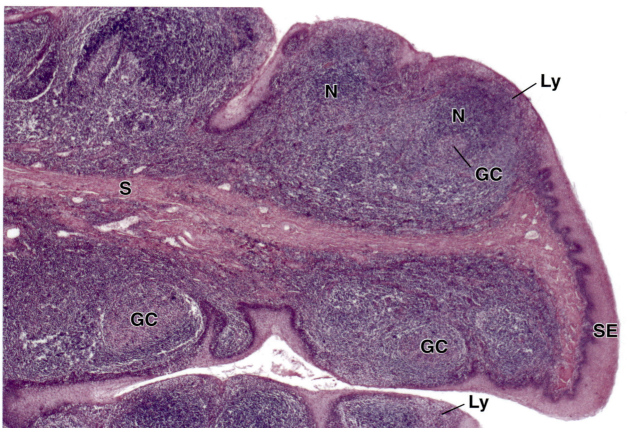

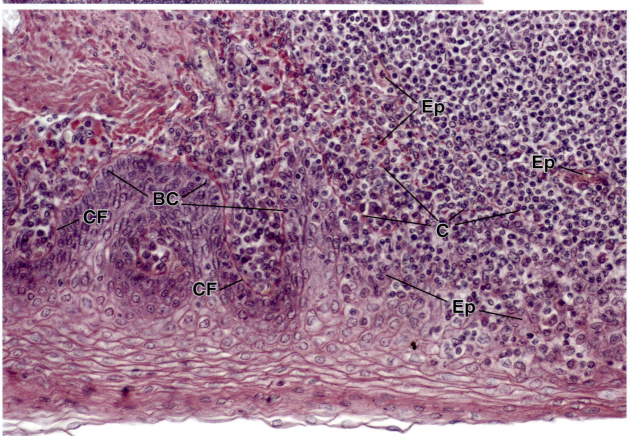

PLATE 37　リンパ節 I

　リンパ節は小さな被膜に覆われたリンパ器官で，リンパ管の走行途中に位置する．リンパ節は，リンパの濾過装置として，またＴおよびＢリンパ球が抗原依存性の増殖と分化を受けてエフェクターリンパ球（形質細胞とＴリンパ球）や記憶Ｂリンパ球，Ｔリンパ球へ成熟していく主要な場として働いている．位置表示のために，ヒトリンパ節の切片の低倍（14倍）の顕微鏡像が右に示してある．被膜は薄い結合組織の覆いとして観察される．

　リンパ節実質は，皮質（C）が，より密度の低い髄質（M）を取り囲むという配置のリンパ組織の集団からなる．皮質は陥没部として観察される門（H）のところでいったん途切れる．血管がリンパ節を出入りするのはこの門であり，輸出リンパ管もこの門からリンパ節を去る．

　輸入リンパ管は数ヵ所で被膜を貫き，内皮が覆う腔，辺縁洞（皮質洞，あるいは被膜直下洞）に注ぐ．辺縁洞は皮質を貫いて梁柱に沿って走行する中間洞（梁柱洞）に排導し，髄洞にリンパを供給する．これらはさらに，輸出リンパ管となってリンパ節を門から出ていく．

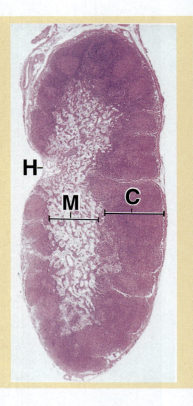

リンパ節皮質
ヒト，H&E 染色，120 倍．

　皮質部の高倍像．被膜（Cap）は緻密結合組織で構成されており，そこから梁柱（T）が器官実質に侵入する．被膜直下の部分は辺縁洞（CS）で，辺縁洞は，輸入リンパ管が被膜を貫いた後，リンパを受ける．辺縁洞は梁柱に沿って走行する中間洞（TS）と連続している．

　皮質にはリンパ小節（濾胞）（LN）があるが，深部皮質にはない．

リンパ小節とより淡染される胚中心が表層皮質を特徴づけているが，さらに密に詰まったリンパ球の集積が，深部皮質を特徴づけ，際立った好塩基性をその部に与えている．これらの部位とは対照的に，髄質は，多数のリンパ球を持った吻合を繰り返す細長いリンパ組織索である髄索（MC）の他，髄索を隔てる明るい髄洞（MS）で特徴づけられる．髄洞は中間洞や皮質組織を通って濾過されたリンパを受け入れる．

リンパ小節
リンパ節，ヒト，H&E 染色，400 倍；挿入図 640 倍．

　上の図のリンパ小節の高倍像で，中型・大型のリンパ球を持つ胚中心（GC）が観察される．胚中心にはまた，形質細胞も存在する．この図の円形部分に相当するさらに高倍の挿入図では，分裂中のリンパ球もみえる（→）．挿入図にはさらに，リンパ節全体の結合組織間質を形成する細網細胞（RC）の核も観察される．卵円形の細網細胞は淡染する大型の核を持ち，その細胞質は細網線維を包む長い突起を形成する．

H&E 標本では，細網線維とそれを包む細胞質の同定は難しい．細網線維はリンパ洞で最も観察されやすい．リンパ洞では細網細胞は腔を横断するように細胞を伸ばし，他の細胞によって不明瞭にされることも比較的少ない．

　ユニークな血管である高内皮細静脈（HEV）は，リンパ小節と関連してみつかり，特に深部皮質で観察される．これらの血管は背の高い内皮細胞を有し，血管内腔からリンパ節実質へ内皮細胞の間をリンパ球が移動する．

C, 皮質　　　　　　**HEV**, 高内皮細静脈　　　　**RC**, 細網細胞
Cap, 被膜　　　　　**LN**, リンパ小節　　　　　　**T**, 梁柱
CS, 辺縁洞　　　　　**M**, 髄質　　　　　　　　　**TS**, 中間洞
GC, 胚中心　　　　　**MC**, 髄索　　　　　　　　→, 分裂中のリンパ球
H, 門　　　　　　　**MS**, 髄洞

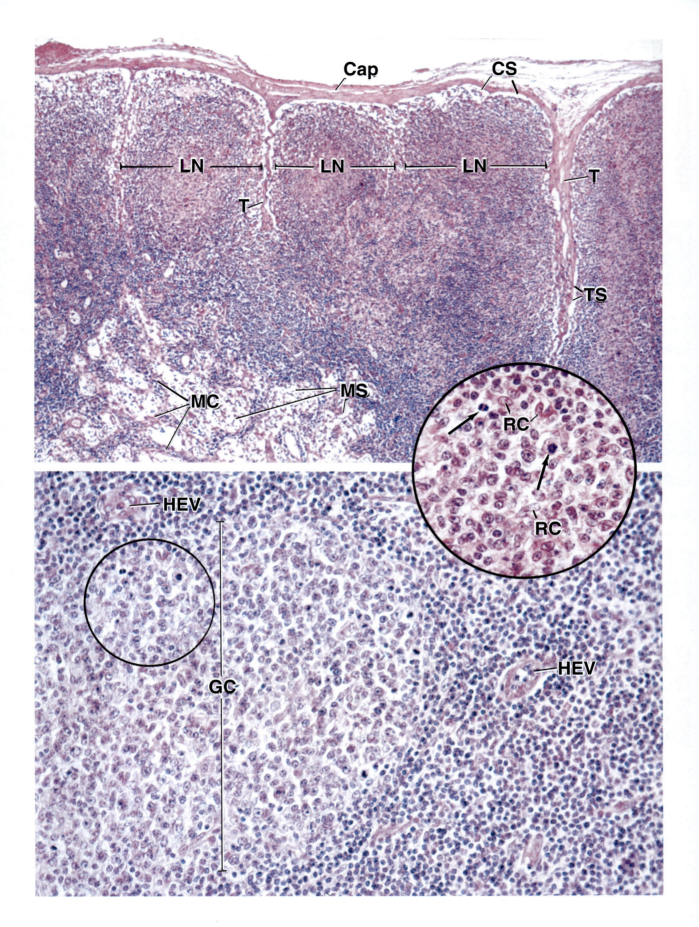

PLATE 38　リンパ節Ⅱ

免疫担当Bリンパ球は，認識や結合が可能な抗原と遭遇するとリンパ節へと移動し，そこで活性化され，一連の有糸分裂を開始し，多数の未熟リンパ球をつくり出す．未熟リンパ球はさらに表層皮質で分裂増殖し，抗体産生の形質細胞と記憶Bリンパ球に分化するためにクローンBリンパ球に分化する．Bリンパ球の増殖と分化は，リンパ節の表層皮質にある胚中心で起きる．Tリンパ球の増殖と分化は深部皮質で起こる．新しく分化した形質細胞は髄質へと移動し，そこで抗体をリンパに分泌し，リンパはリンパ節から出ていく．新たにできた形質細胞もリンパ節を出て，胸管を通り，左静脈角で血液循環システムに入り〔訳注：原文にはリンパ節から胸管で血液循環システムに入ると記載されているが，血管循環システムに入る正確な部位は左静脈角である〕，結合組織部位に局在して抗体の産生を続けることもある．

深部皮質
リンパ節，ヒト，H&E染色，365倍．

この顕微鏡像はリンパ節深部皮質を示す．前のPLATEで記したように，深部皮質はリンパ小節のある部位よりも深部に存在し，密に詰まったリンパ球からなる．この領域には多くの血管が観察される．毛細血管（Cap）や静脈など典型的な血管も存在するが，より珍しいタイプの高内皮細静脈（HEV）と呼ばれる毛細血管後細静脈がこの領域には観察される．管腔の大きさと壁の厚さで小静脈（Ven）と同定できる小さな血管が高内皮細静脈（▶）へ移行するポイントで観察される．この接合部では内皮細胞の核は立方形となる．高内皮細静脈は立方形の細胞からなる内皮細胞により同定される．毛細血管後細静脈の横断面が高倍の挿入図に示されている（700倍）．周囲のリンパ球の核は同じ大きさ・形で濃染されているのに対して，高内皮細静脈の内皮細胞の核は丸く淡染されている．この血管にはまた，血管の壁を通って移動中の2個のリンパ球がみえている（→）．この図の右下隅にはリンパ球がかなりまばらに存在する部分がある．この部位は髄質の一部で，髄洞（MS）と呼ばれる腔がみられる．

門の領域
リンパ節，ヒト，H&E染色，250倍．

ここに示されたリンパ節門の近くの領域では，リンパ小節（LN）の一部が観察される他，被膜（Caps）のすぐ下方の辺縁洞（CS）や髄洞（MS）もみられる．辺縁洞も髄洞も細網細胞（RC）の突起が張っている．細網細胞は，リンパ節の枠組み構造を支えているコラーゲン線維束を包み込んでいる．挿入図は四角で囲んだ部分の拡大像である（530倍）．球形で濃染するリンパ球の核と比べ，細網細胞（RC）の核は大きく，濃染されない．H&E標本では，このような特徴が細網細胞とリンパ球の区別を可能にする．

門の領域
リンパ節，サル，H&E染色，530倍．

この顕微鏡像はリンパ節の門の領域を示す．ここにみえる2つの管は輸出リンパ管である．両方とも弁（Val）を持っている．上部のリンパ管は不完全な壁を持っているようにみえる．リンパ管壁の開口部（→）は髄洞が輸出リンパ管に注ぐ部位である．小さな動脈（A）と静脈（V）もみえる．

A，動脈
Cap，毛細血管
Caps，被膜
CS，辺縁洞
HEV，高内皮細静脈
LN，リンパ小節
MS，髄洞
RC，細網細胞
V，静脈
Val，弁
Ven，小静脈
▶，毛細血管後細静脈の内皮細胞
→，次ページ上：HEVを通過するリンパ球，次ページ右下：リンパ管への髄洞の開口部

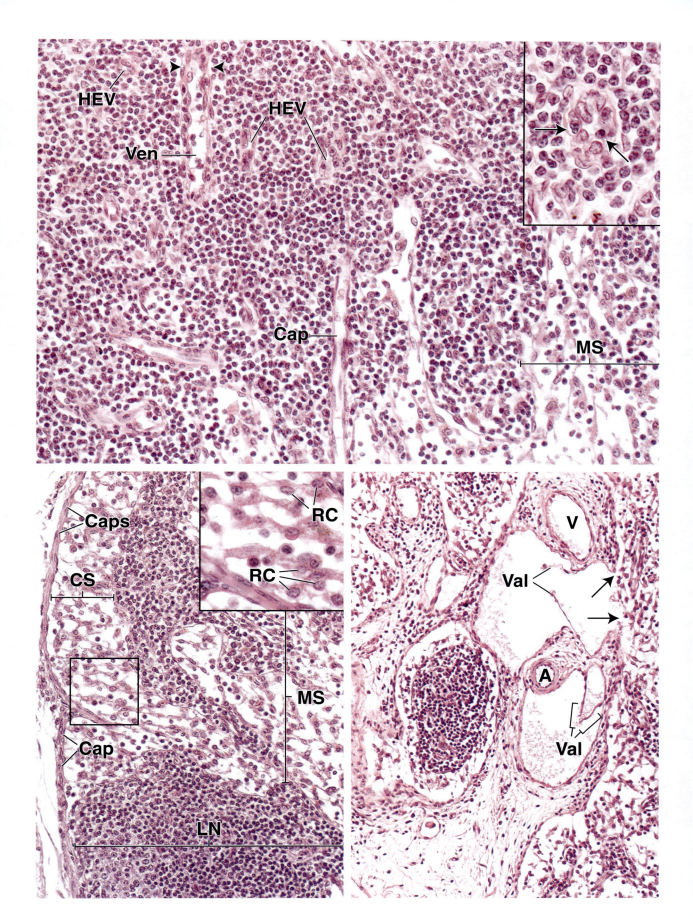

PLATE 39　脾臓 I

　脾臓は最大のリンパ器官である．被膜に覆われ血液循環（脾動脈と脾静脈）の途中に位置する．脾臓は血液を濾過し，血行性の抗原に対して免疫学的に反応する．脾臓は形態学的および免疫学的濾過機能を有する．脾臓の実質である脾髄は赤脾髄と白脾髄からなるが，新鮮組織の色合いにちなんで名づけられた．白脾髄はリンパ球が豊富で，白脾髄に侵入する脾動脈の枝のまわりに動脈周囲鞘（PALS）を形成する．赤脾髄は大量の赤血球を有し，赤脾髄がそれらを濾過し，解体する．古い赤血球，損傷した赤血球，もしくは異常な赤血球は，赤脾髄中の特異な血管洞に密接するマクロファージにより捕捉される．これらのマクロファージは赤血球を壊し，ヘモグロビンの代謝的解体を開始し，骨髄での新たな赤血球形成に再利用するためにヘムからの鉄を回収する．

脾臓
ヒト，H&E 染色，65 倍．

　この低倍の脾臓の顕微鏡像は，脾臓の 2 つの主要な構造要素である赤脾髄（RP）と白脾髄（WP）を明らかにしている．この図の中心部には血管＝梁柱静脈（TV）を伴った梁柱があり，梁柱静脈を通って血液は脾臓を去る．赤脾髄は脾臓組織の大半を占める．生体では赤脾髄は果肉状の組織をしており，大量の赤血球による自然の色調で赤色を呈し，名称の由来ともなっている．

　一方の白脾髄は，リンパ球の量によって生体では白っぽくみえるので命名された．しかしながら通常の組織切片では，密に詰まったリンパ球の核は全体的に青く染まる反応を示す．白脾髄を構成するリンパ組織は，白脾髄が中心動脈と呼ばれる血管に沿いそれを鞘状に覆うという点で，他でみられるリンパ小節とは異なる．動脈を囲むリンパ組織はところどころで膨らんで，リンパ小節を形成している．

　リンパ組織がリンパ小節の形をとっていない領域は，中心動脈の周囲の薄い袖口のような形状を呈しており，動脈周囲鞘と呼ばれている．切片の面が動脈を含んでいない場合は，動脈周囲鞘は単なる局所的な不整形のリンパ球の凝集としかみえない．

赤脾髄
脾臓，ヒト，H&E 染色，160 倍．

　この図は次ページ上の最上部の長方形で囲まれた領域の赤脾髄と梁柱静脈の一部を強拡大で示している．

　赤脾髄は，静脈洞（VS）〔訳注：わが国では慣習的に"脾洞"と呼ばれる．以下"脾洞"と表記〕，洞の間に存在する組織である脾索（ビルロート索）の 2 つの要素でできている．この標本では，脾洞に存在する赤血球を溶血しており，それらは色素に染まらないゴースト（ヘモグロビンを失った赤血球）になっているので，脾洞が優勢にみえる．白血球の核のみが難なく観察できる（これは PLATE 40 でもっとよくみえる）．したがって，あまり染まっていない淡い部分が脾洞内腔を表している．

　写真の頂上部では，2 本の小さな脾洞（→）が梁柱静脈（TV）に流れ込んでおり，これにより脾洞と梁柱静脈の連続性が示される．静脈の壁は薄いが，静脈のある梁柱（T）は梁柱自体が血管の壁であるような印象を与える．ヒトや他の哺乳類では，被膜や被膜から伸びる梁柱は筋線維芽細胞を有する．物理的なストレスが強くなるような状況では筋線維芽細胞の収縮が起こり，脾洞から梁柱静脈への，そしてさらに全身血流への血液のすばやい駆出が起こる．

白脾髄
脾臓，ヒト，H&E 染色，240 倍．

　この図は次ページ上の右側方にある長方形部分の脾臓リンパ小節の拡大図である．胚中心（GC）と厚い壁の中心動脈（CA）の横断面が観察される．すでに述べたように，中心動脈はリンパ小節中の中心を外れた位置にある．辺縁帯（MZ）は白脾髄と赤脾髄（RP）を分離する領域である．

　中心動脈からの分枝である小動脈や毛細血管が白脾髄に供給され，そのうちのいくつかは白脾髄を通り過ぎ辺縁帯の網工に入り，漏斗状の開口部をつくって終わる．辺縁帯には脾洞もあり，ときに動脈が脾洞に開口することもある．血管分布については，いくらよい状態の場合でも H&E 標本では解明が難しい．筆毛動脈は中心動脈の最終枝で赤脾髄を灌流するが，同様に H&E 標本では解明が難しい．

CA, 中心動脈　　**RP**, 赤脾髄　　**VS**, 静脈洞＝脾洞
GC, 胚中心　　　**T**, 梁柱　　　**WP**, 白脾髄
MZ, 辺縁帯　　　**TV**, 梁柱静脈　→, 梁柱静脈へ注ぐ脾洞

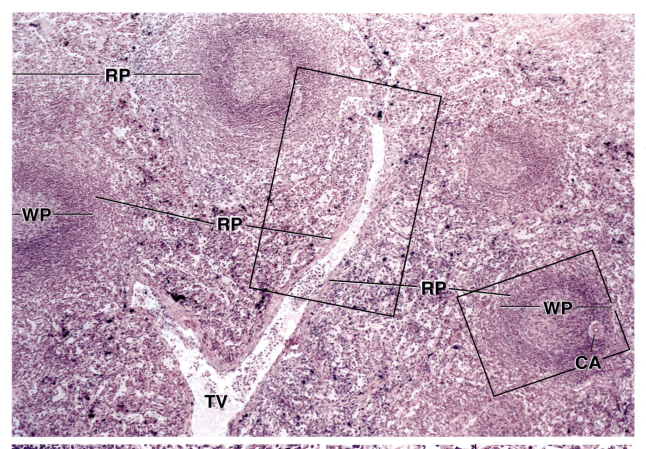
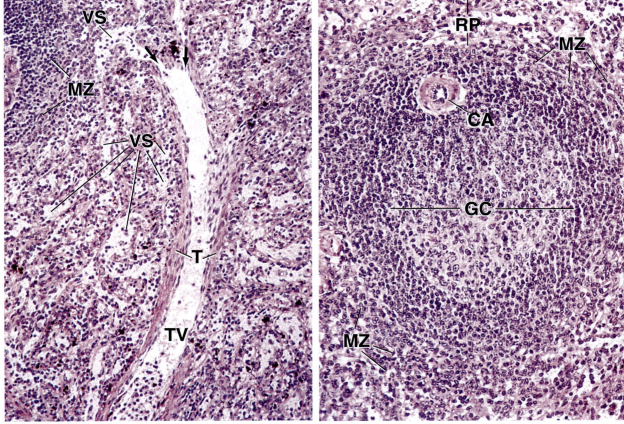

PLATE 40　脾臓 II

赤脾髄
脾臓，ヒト，H&E 染色，360 倍．

　前の図でみたように，赤脾髄は静脈洞（VS）〔訳注：わが国では慣習的に"脾洞"と呼ばれる．以下"脾洞"と表記〕と，その間の領域である脾索（ビルロート索）からなる．この標本では，赤血球が溶血されて個々の赤血球の明瞭な輪郭だけが残っている．したがって，散在する細胞核とともに比較的明るくみえる区域が脾洞を表している．ところどころにみえている核は白血球のものである．脾洞の壁がこの図にあるように接線方向に切られた（VW）場合，棍棒状の形をした内皮細胞は，一連の細い線状構造としてみえる．

赤脾髄
脾臓，ヒト，H&E 染色，1,200 倍．

　この図は前図の中の長方形の部分の強拡大したものである．図の中心部にみえる脾洞は，横断面で切断された像である．中身が空になってみえている溶血された赤血球以外に脾洞の内腔に存在するのは，多くのリンパ球（Ly）である．ここにみえている脾洞の壁は棍棒状の内皮細胞（EC）で構成され，それらはこの切片では横断されている．狭いけれども確かな細胞間空隙が，隣り合う細胞の間に観察可能である．これらの空隙を通って血液細胞が脾洞を容易に出入りできる．また，脾洞の外側で脾索に位置するマクロファージの突起が内皮細胞の間に伸びてきて脾洞に入り，通過する血液について，外来抗原がいるかいないかを監視する．内皮細胞の核（ECN）は脾洞の内腔に突出し，細胞の頂部に位置しているようにみえる．細胞質内の遺残小体によって同定可能なマクロファージ（M）が脾洞のすぐ外側にみえる．

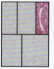

脾臓
ヒト，H&E 染色，160 倍．

　この図は梁柱静脈（TV）とそのまわりの赤脾髄を示している．図の上部で，2 つの脾洞（→）が梁柱静脈に注いでいるのがみえる．これらの小さな梁柱静脈はより大きな静脈へと集まり，やがて脾静脈を生じるのである．

脾臓
ヒト，鍍銀染色，128 倍．

　この図は，図の上部を占めている脾臓リンパ小節（SN）とその下部の赤脾髄（RP）を示している．同定可能な要素は，胚中心（GC），中心動脈（CA），赤脾髄の脾洞（VS）である．鍍銀染色によりリンパ小節で染まる構造要素は，細網線維からできている．胚中心には細網線維が少ないことに注意せよ．脾洞を取り囲む細い糸状の物質は，基底膜が修飾されたものである．

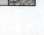

静脈洞（脾洞）
脾臓，ヒト，鍍銀染色，515 倍．

　この図はいくつかの脾洞を示している（VS）．脾洞が接線方向で切られているところでは，基底膜が梯子状の構造にみえている（BM）．脾洞がその長軸に沿ってもっと深部で切られている場所では，基底膜が点状にみえる（▶）．基底膜を三次元再構築すれば，基底膜は一連のリング状構造にみえるはずである．

BM, 基底膜
CA, 中心動脈
EC, 棍棒状の内皮細胞
ECN, 内皮細胞核
GC, 胚中心
Ly, リンパ球
M, マクロファージ
RP, 赤脾髄
SC, 脾索
SN, 脾臓リンパ小節
TV, 梁柱静脈
VS, 脾洞
VW, 脾洞の壁

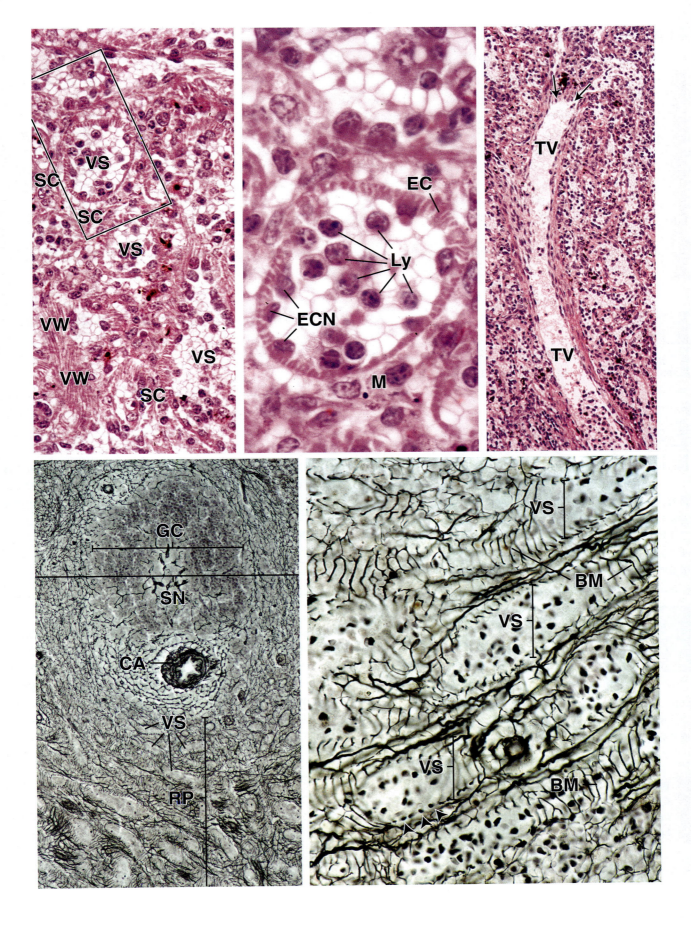

PLATE 41　胸腺

胸腺はいくつかのユニークな構造上の特徴を示すリンパ器官である．細網状の間質は内胚葉上皮から生じ，細胞性網工をつくる．これらの細胞と密接する細網線維はない．その代わり，上皮細胞が間質として機能する．リンパ球は細胞性網工の格子の間に住み着き，これら２つの細胞要素，すなわちリンパ球と上皮細胞が器官の大半を構成する．胎児の内胚葉原基に移動してくるリンパ球幹細胞は卵黄囊に，その後は赤色骨髄に由来する．これらのリンパ球は胸腺で増殖し，免疫学的に能力を持つようになり，胸腺依存性リンパ球（つまりTリンパ球）へと分化する．これらのリンパ球のいくつかはリンパ節や脾臓の胸腺依存性皮質（領域），および疎性結合組織に住み着くために他の組織へと移動する．抗原を認識し，抗原に対し反応する能力を獲得するためのランダムな選択過程において，自己抗原に反応するようにプログラムされてしまった多くのリンパ球は，胸腺内で死ぬか，もしくは殺される．多数のマクロファージがこれらの殺されたリンパ球を食べるために胸腺内に存在する．血液-胸腺関門は胸腺の血管周囲の結合組織を胸腺上皮で覆うことによって形成される．さらに，胸腺には輸入リンパ管がない．このため，胸腺は循環している抗原には反応できない．胸腺は思春期を過ぎてから退縮が始まり，成人ではみつけるのがしばしば困難となる．

　結合組織性の被膜（Cap）が胸腺の２葉のおのおのを取り囲み，胸腺実質に中隔（T）を送り込んで，小葉構造を形成する．小葉は完全に分離された構造単位ではない．むしろ，中隔が不連続なので，小葉は相互に連結する構造となっている．

胸腺
ヒト，H&E 染色，40 倍．

　胸腺を低倍で観察すると，塩基性色素で濃染する皮質（C）と，酸性色素で比較的淡染する髄質（M）からなる小葉（L）が明らかとなる．皮質には多数の密に詰まったリンパ球が存在する一方で，髄質にはリンパ球が少なく，結果としてリンパ球がまばらとなっている．

胸腺
ヒト，H&E 染色，140 倍．

　皮質（C）と髄質（M）の外観の差をつくり出すのは，リンパ球集団の相対的な密度差と，特にヘマトキシリンによる染色の差である．髄質のいくつかの部位は，髄質がときに孤立した円形構造のようにみえるので，他のリンパ器官にみられる胚中心と類似点を持っていることに注意（次ページ上の左上部）．しかしながら実際には，髄質部分は，皮質に囲まれた連続する分岐した組織塊である．かくして，"孤立した"髄質の断面は，同一切片面では連続していないが，実は互いに連結されているのである．そのような連続性の推測は，次ページ上の右半分で与えられる．そこでは髄質は数個の小葉に分岐を伸ばしているようにみえる．

　胸腺の主要な細胞構成要素に，特徴的に小さく球形で濃染する核を持ったリンパ球（胸腺リンパ球）と，大型の淡染する核を持つ上皮性細胞からなる．両方のタイプの細胞は髄質の強拡大像を示す次ページ右下で区別可能である．髄質はリンパ球が少ないので，胸腺上皮細胞を観察するには格好の場所である．胸腺にはマクロファージも存在する．しかしながら，上皮細胞と区別するのは難しい．

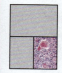

髄質
胸腺，ヒト，H&E 染色，600 倍．

　髄質には普通，ハッサル小体もしくは胸腺小体（HC）と呼ばれる円形の構造がさまざまな数で存在する．
　ハッサル小体は，扁平になったタイプⅤの上皮細胞（Ep）の大きな同心円状の層構造をしたものである．エオジンによく染まり，次ページ上の図や次ページ左下（➡）のような低倍でも容易に区別できる．特に大型の小体の中心部は角化の証拠を示しており，いくぶん無構造にみえる．

　胸腺は思春期までは大きい構造を保ったままである．思春期に，胸腺組織量のかなりの減少をもたらすような退行的変化が始まる．若い胸腺はリンパ球密度がかなり高く，最小量の脂肪組織しかない．他方，年をとった胸腺では，小葉間に大量の脂肪組織が存在する．さらに退縮が続くと，脂肪組織は胸腺組織自体の中にもみられるようになる．退縮過程の胸腺皮質の辺縁部に，ときとして形質細胞がみられることがある．

BV, 血管
C, 皮質
Cap, 被膜
Ep, 上皮細胞
HC, ハッサル小体
L, 小葉
M, 髄質
T, 中隔
▶, ハッサル小体のタイプⅣの上皮細胞の核
➡（次ページ上および次ページ下左），ハッサル小体

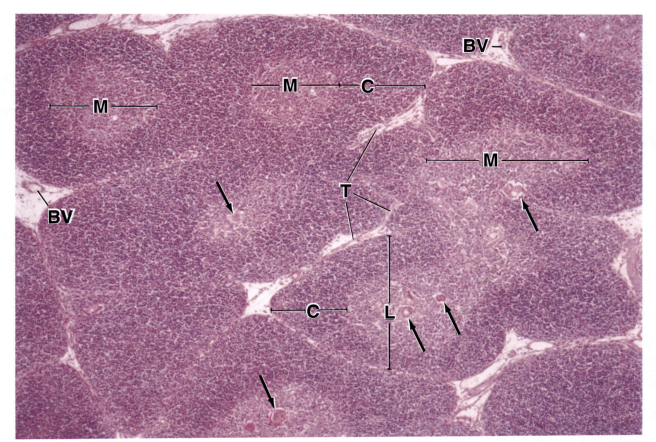
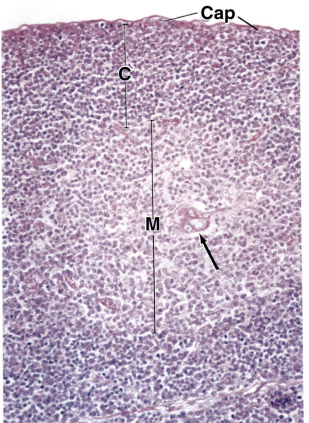
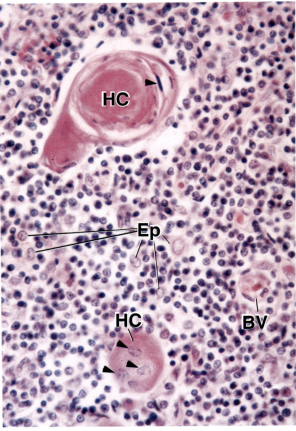

15

外皮系

1. 外皮系の概要 / 488
2. 皮膚の層構造 / 489
   A. 表皮 / 489
   B. 真皮 / 491
3. 表皮の細胞 / 493
   A. ケラチノサイト / 493
   B. メラノサイト / 496
   C. ランゲルハンス細胞 / 498
   D. メルケル細胞 / 500
4. 皮膚の構造 / 501
   A. 神経支配 / 501
   B. 表皮の付属器 / 503

FOLDER 15.1 臨床関連事項：表皮由来のがん / 491
FOLDER 15.2 機能的考察：皮膚の色 / 500
FOLDER 15.3 機能的考察：毛の成長と特徴 / 504
FOLDER 15.4 機能的考察：皮脂の役割 / 505
FOLDER 15.5 臨床関連事項：汗と病気 / 505
FOLDER 15.6 臨床関連事項：皮膚の修復 / 511

 HISTOLOGY 101 / 512

1. 外皮系の概要

皮膚 skin（cutis, integument）とその付属物が**外皮系** integumentary system を構成する．皮膚は身体の外側を覆い，体重の 15 ～ 20% を占める．皮膚は 2 つの層からなる：

- **表皮** epidermis は角化重層扁平上皮からなり，絶えず増殖しているが，落屑〔訳注：はがれ落ちること〕によって正常な厚さを保っている．表皮は外胚葉由来である．
- **真皮** dermis は緻密結合組織からなり，皮膚の機械的な維持，強度，厚さに関与する．真皮は中胚葉由来である．

皮下組織 hypodermis はさまざまな量の脂肪組織を含み，結合組織によって小葉構造になっている．真皮の下にあり，肉眼解剖でいう皮下筋膜と同じである．栄養状態がよいヒトや寒冷地方に住むヒトでは皮下脂肪はかなり厚くなっている．

表皮の派生物（表皮付属器）には以下の構造と外皮系産物が含まれる．

- **毛包** hair follicle と**毛** hair．
- **汗腺** sweat/ sudoriferous gland．
- **脂腺** sebaceous gland．
- **爪** nail．
- **乳腺** mammary gland．

外皮系は身体の外表面に関する基本的な機能を発揮する．

皮膚とその付属物は多くの異なる細胞種からなる複雑な構造体である．これらの細胞に多様性があることとそれらが一緒になって働くことによって，個体が外の環境に適応できる機能が発揮される．皮膚の主要な働きは次のとおりである．

- 外部環境にある物理的・化学的・生物学的な要因（機械的，透過性，紫外線など）に対して保護するバリアとして作用する．
- リンパ組織において，抗原が特異的に反応する細胞応答によって得られた免疫系の情報を提供する．
- 体温や水分の損失を調節することによって**ホメオスタシス** homeostasis（恒常性の維持）に関与する．
- 身体のまわりの外の環境について，**感覚受容器を介してその情報** sensory information を神経系に伝える．
- ホルモンやサイトカイン，成長因子を分泌，あるいは前駆分子をホルモンとして活性のある分子（ビタミン D）に転換するなど，内分泌の機能を発揮する．
- 汗腺，脂腺，アポクリン汗腺の外分泌機能を通して腺の分泌に関わる．

これらの他に，脂溶性の分子は皮膚を通して吸収される．これは皮膚の本来的な機能ではないが，この特性によってしばしば治療のための薬物の投与が可能となる．たとえば，ニコチンやステロイドホルモン，船酔いの投薬などは，皮膚を通して小さな絆創膏や貼付剤の形で行われている．ニコチン

貼付剤は，禁煙中のニコチン禁断症状を軽減させるために，危険なタバコの喫煙をせずに少量の，しかも一定したニコチン量を身体に投与することができる．

皮膚は厚さや場所によって厚い皮膚と薄い皮膚に分けられる．

皮膚の厚さは体表の場所によってさまざまであり，1 mm以下から5 mmを超えるものまである．しかしながら皮膚は，肉眼的にも組織学的にも，手のひら（手掌）と足の裏の2ヵ所は他の部位の皮膚と明らかに異なっている．これらの部分は擦過傷ができやすく，無毛であり，他の皮膚の場所に比べて厚い表皮の層を有している．この無毛の皮膚は**厚い皮膚** thick skinと呼ばれる．それ以外の部分では，皮膚は薄い表皮を持っているため**薄い皮膚** thin skinと呼ばれる．薄い皮膚はほとんどが毛包を有している．

厚い皮膚や薄い皮膚という表現は組織学的には誤った表現法であり，表皮の厚さをいっているにすぎない．解剖学的には，背部の上方が最も厚い皮膚であるが，ここは真皮が厚いのである．しかし背上部の表皮は身体のどの部分と比較しても薄い．他の領域，たとえば眼瞼部では皮膚そのものがかなり薄い．

2. 皮膚の層構造

A. 表皮

表皮は4層からなる重層扁平上皮である．厚い皮膚の場合は5番目の層も認められる（図15.1，図15.2）．以下，深部にある層から順に述べる：

- **基底層** stratum basaleは**胚芽層** stratum germinativumとも呼ばれる．なぜなら，細胞分裂が活発な細胞，すなわち表皮の幹細胞からなっているためである．
- **有棘層** stratum spinosumは**棘細胞層** spinous layer/ prickle cell layerとも呼ばれる．なぜなら，光学顕微鏡で観察すると，細胞と細胞の間には小さな突起が橋渡しをしているようにみえるからである．
- **顆粒層** stratum granulosumは色素で染まる多くの顆粒を有している．
- **透明層** stratum lucidumは厚い皮膚にみられる層で，角質層の一部と考えられている．
- **角質層** stratum corneumは角化細胞からなる．

上皮細胞の分化は特殊な形の細胞死（アポトーシス）となっている．

基底層において細胞分裂とともに始まる表皮細胞の最終的な分化は，特殊な形の細胞死（アポトーシス）と考えられる．顆粒層の細胞は，典型的なアポトーシスの核の形態（DNAの断片化を含む）を示す．通常のアポトーシスにみられる細胞の断片化は起こらない．その代わりに細胞質に**ケラチン** keratinと呼ばれるタンパク質のフィラメントが蓄積し，後に表皮の表面から剥離する．

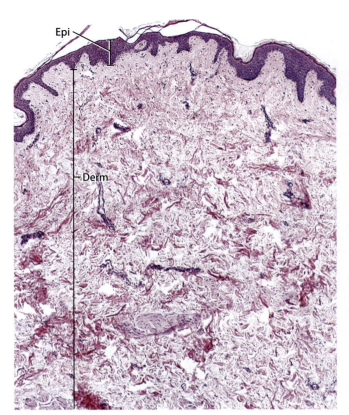

図 15.1 ▲ 薄い皮膚の顕微鏡像
ヒトの皮膚のH&E染色標本．皮膚の2つの層，表皮（Epi）と真皮（Derm）を示している．表皮は表層の角化した重層扁平上皮から構成される．真皮はさらに2つの層からなる．1つは浅い乳頭層で，表皮に接している．もう1つはより深部に位置する網状層である．これらの2層の境界ははっきりしないが，乳頭層の方が網状層よりも細胞成分が多い．また，網状層のコラーゲン線維は厚く，写真の下方に認められる．一方，乳頭層は薄い．45倍．

基底層は表皮の細胞の更新に寄与する．

基底層は，基底板の上に存在する1層の細胞成分からなる（PLATE 42, p.514）．基底層は**幹細胞** stem cellを有し，幹細胞から新たに**ケラチノサイト** keratinocyte（角化細胞）が細胞分裂によって生まれる．このような理由から，基底層は**胚芽層** stratum germinativumとも呼ばれる．細胞は小型で立方形から低円柱状を呈している．すぐ上の有棘細胞よりも細胞質が少ないので，核が密集しているようにみえる．好塩基性の細胞質と核が密集していることから，基底層は明瞭な好塩基性の層として際立ってみえる．基底層の細胞はその細胞質にさまざまな量のメラニン（後述）を含んでおり，このメラニンは基底層に存在するメラノサイト（色素細胞）から運ばれたものである．基底細胞は広汎な細胞間接着を有している．隣り合う細胞どうしやケラチノサイトとはデスモソームで，また下の基底板とはヘミデスモソームで接着している．この層からの細胞分裂によって新しいケラチノサイトが生じ，次の有棘層へ移動していき，さらに表層へ向かって移動する．この移動過程は，細胞が成熟した角化細胞になり，皮膚の表面から最終的に剥離することで終了する．

有棘層の細胞は特徴的な棘突起を有している．

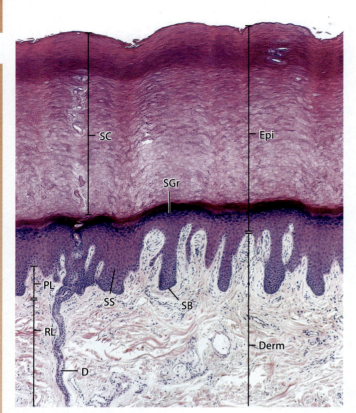

図 15.2 ▲ 厚い皮膚の顕微鏡像
この標本はヒトの足底部の皮膚から得られたもので，極めて厚い角質層（SC）を含む表皮（Epi）を有する．角質層以外の表皮（透明層を除く．この写真では認められない），すなわち基底層（SB），有棘層（SS），顆粒層（SGr）が H&E 染色ではっきりと区別できる．汗腺の導管（D）が真皮（Derm）を貫き，表皮内をコイル状に走行している様子が図の左にみえる．汗腺の導管が表皮に進入する部位において，"乳頭間索"として表皮が下方に伸びているのがみられる．真皮には，乳頭間索の間に結合組織の突出である乳頭が存在する．乳頭層（PL）は細胞成分が豊富であり，網状層（RL）におけるコラーゲン線維は乳頭層のものよりも太いことがわかる．65 倍．

有棘層は少なくとも数層の厚さを有している．細胞（**ケラチノサイト** keratinocyte）は基底層のものよりも大きい．細胞は多くの**細胞質が飛び出た突起** cytoplasmic process か棘を持ち，このことによってその層の名前がつけられている（図15.3, PLATE 42, p.514）．突起は隣の細胞の突起と**デスモソーム** desmosome で結合している．光学顕微鏡では，デスモソームの部分は少し肥厚したようにみえるので，"ビゾツェロの絞輪"と呼ばれる．この突起は，標本作製のときに細胞が萎縮したり，棘と棘の間の細胞間隙が広がったりするとひときわ目立つ．このような特徴から，有棘層の細胞はしばしば**針状細胞** prickles cell と呼ばれる．細胞が成熟し表面側に移動すると，細胞は大きくなり，表面に対して平行な扁平状になる．このような変化は有棘層の最上層の細胞において特に顕著となり，核は卵円形よりも扁平で，細胞全体の扁平な形状と一致する．

顆粒層の細胞は特徴的なケラトヒアリン顆粒を有する．

顆粒層は表皮の非角化部分の最も表層に存在する．この層は 1～3 層からなる．ケラチノサイトは多くの**ケラトヒアリン顆粒** keratohyalin granule を有しているため，顆粒層という

名称がついた．この顆粒はシスチンやヒスチジンに富むタンパク質を含んでいるが，このタンパク質は，角質層の角化した細胞内に存在する**ケラチンフィラメント** keratin filament を凝集させる**フィラグリン** filaggrin というタンパク質の前駆体である．ケラトヒアリン顆粒は，不規則な形で大きさもいろいろである．強い好塩基性のため，通常の組織標本でも簡単に区別できる．

角質層はケラチンフィラメントでみたされた無核の扁平細胞からなる．

有核の顆粒層から扁平かつ無核の**角質層** stratum corneum へは，通常，急に層が移行する．角質層の細胞は皮膚の中で最も分化した細胞である．細胞には核やオルガネラがなく，細胞質はケラチンフィラメントによってほとんどすべて埋め尽くされている．これらの角化細胞の厚い細胞膜は，表皮の**水バリア** water barrier（関門）の大部分を構成している脂質の細胞外成分によって外側から覆われている．

角質層の厚さはさまざまである．この層の厚さが，厚い表

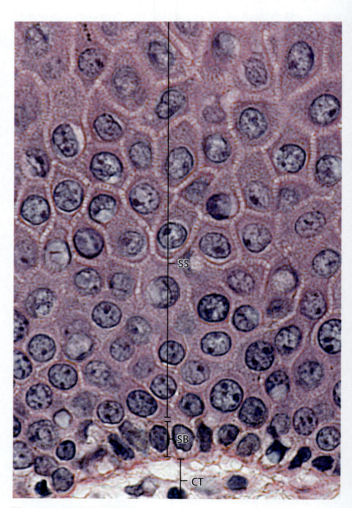

図 15.3 ▲ 有棘層と基底層
薄い皮膚の表皮の拡大像を示す．真皮の結合組織（CT）のすぐ上にあって，表皮の基底側に存在する 1 層の細胞成分が基底層（SB）である．この層の細胞は基底膜に接している．基底層のすぐ上には有棘層（SS）と呼ばれる層が存在する．有棘層（SS）は表面に棘突起を持つ細胞から構成されている．これらの突起はデスモソームによって隣の突起と結合しており，光学顕微鏡的には細胞間橋として認められる．640 倍．

皮と薄い表皮の主要な違いを決めている．この角質層はより多く摩擦にさらされるような部位，たとえば手掌や指先において厚くなり，皮膚肥厚（いわゆるたこ）を生じる．

透明層 stratum lucidum は角質層の一部とみなされる場合もあるが，厚い皮膚においてしばしば認められる．光学顕微鏡では光の屈折性の強い層としてみられ，あまり染色されない．この層は角化過程が進んでいる好酸性細胞からなる．ケラチンがたまるにつれて，核とオルガネラは壊され，失われていく．

B. 真皮

表皮と真皮の接合は，これら2つの組織の接続面が蛇行することで高まる．

光学顕微鏡でみると，表皮と真皮の境界（**表皮-真皮接合部** epidermal-dermal junction）は，薄い皮膚以外では一定ではない．皮膚の表面に対して直角に切断した標本では，多くの結合組織が表皮の方へ突出した状態の構造がみられるが，これは表皮の方へ突き出た真皮なので**真皮乳頭** dermal papilla と呼ばれる（図 15.1，図 15.2 参照）．したがって，真皮乳頭と真皮乳頭の間は表皮が逆に真皮の方へ飛び出す形となり，**乳頭間突起** rate ridge と呼ばれる．標本が皮膚の表面に対して接線方向に薄切され，真皮乳頭の部位の深さで観察されるなら，表皮の組織は連続したシート状になり，そのところどころに結合組織の島状の塊がみられることになる．この島は真皮が表皮に向かって伸び出た真皮乳頭の横断像に他ならない．機械的なストレスを頻繁に受けるような部位の皮膚では，表皮の梁は深く入り込み（上皮が厚くなる），真皮乳頭と表皮が密着するため，表皮と真皮の接合面がより広くなることになる．このような現象は特に手掌や手の背側面において，指の断面と同じように明瞭となる．

厚い皮膚では真皮乳頭に加えて真皮堤が存在する．

皮膚小稜（真皮堤） dermal ridge は，その間に存在する真皮乳頭と平行に並ぶように配列している．これらの真皮堤は個人個人において遺伝的に特徴的であるパターンをつくり，皮膚の表面の溝や堤の模様に大きく関与することになる．これらの様相は，**皮膚紋理学** dermatoglyphics や，指紋や足紋の同定の基盤となる．

真皮堤や乳頭は手掌や足底部の厚い皮膚において際立っている．これらの部位では表皮の基底側の面が表面側に伸びている．したがって，胚芽層が大きな領域を占めることとなる．胚芽層ではほぼ一定の分裂比率をとるため，角質層へ入り込む時間あたりの細胞数は，薄い皮膚に比べて厚い皮膚でより多いことになる．これらの細胞がつけ加わることで，厚い皮膚の角質層はその厚さを増す．

ヘミデスモソームが表皮とその下の結合組織の接合を強固にしている．

透過型電子顕微鏡で観察すると，表皮の基底側の細胞は，表皮と基底板の間における接合を増やすため細胞質が不規則に突出している．**ヘミデスモソーム** hemidesmosome は基底板と細胞骨格の中間径フィラメントを連結させる．さらに，アクチンフィラメントを基底板に結合させる**局所接着** focal adhesion も存在している．これらの特殊な固定接合は p.141〜143 において述べられている．

真皮は乳頭層と網状層の2層から構成される．

FOLDER 15.1　臨床関連事項：表皮由来のがん

3つの主要な皮膚がんは表皮の細胞由来である．一般的に，皮膚がんは太陽の紫外線照射に無防備に長期間さらされることに起因する．最も一般的な種類は基底細胞がんで，その名が示すとおり，顕微鏡的には表皮の基底層の細胞に似る．基底細胞がんはゆっくりと増殖する腫瘍で，通常転移はしない．典型的には，がん細胞は外根鞘の毛隆起（バルジ）から生じる．基底細胞がんのほとんどの場合，推奨される治療は外科的に腫瘍を摘出することである．

2番目に多い皮膚がんは，年間に20万人が罹患する扁平上皮がんである．この種のがんはまわりを炎症反応で囲まれた痛みのない小さな結節または斑点として現れる．扁平上皮がんの特徴は，表皮のすべてのレベルにおいて高度に非定型な細胞（上皮内がん）が認められることである．基底膜の破壊によって，腫瘍はリンパ節へ転移する．扁平上皮がんは，小葉や角化帯が規則的に並んだ多角形の扁平な細胞から，壊死が中心部にあって単独の角化細胞もある円形の細胞まで，多様な分化パターンを示している．扁平上皮がんの治療は組織型，大きさ，場所によって異なる．外科的に切除したり，掻把，電気乾固，凍結療法（液体窒素で凝固させる），あるいは化学療法または放射線療法を行う．局所的に頻回に生じる皮膚がんには Moh の手術などが適応される．この方法は，表皮の薄い層を1つずつ剥ぎ取り，顕微鏡下で悪性の細胞の存在を確認していくものである．剥ぎ取り細胞がなくなると，手術は完了である．この方法はすべてのがん細胞が取り除かれたことを確認しながら，可能な限りがん細胞以外の細胞層を保存する．

悪性黒色腫（メラノーマ）は初期の段階で発見され外科的に切除されないと，皮膚がんの中では最も深刻なものである．メラノサイト由来のメラニン細胞は，好酸性の核小体と不規則な形の大型の核を有している．これらの細胞は，凝集して細胞巣を形成するか表皮の全長に散在するかのどちらかである（図 F15.1.1）．表皮にあるか（上皮内メラノーマ）または下の真皮の乳頭層にまで浸潤する．時間経過とともに，メラノーマは水平増殖期に入る．メラノサイトは表皮の上，真皮の下，表皮の周辺部といったすべての方向へ広がる．初期の段階では，メラノーマは転移しない傾向にある．皮膚の表面

（次ページに続く）

FOLDER 15.1　臨床関連事項：表皮由来のがん（続き）

トはほとんど黒化せず，領域のリンパ節に転移する．

メラノーマの徴候と症状を覚えるのに ABCD ルールは有用である（図 F15.1.2 参照）．

- **非対称性** asymmetrical の皮膚病変の形．
- **病変の境界** border は不規則．
- **色** color の変化：メラノーマは通常多色である．
- 皮膚病変の**直径** diameter が 6 mm 以上のほくろには疑わしい．

限局している悪性黒色腫は外科手術が選択肢となる．進行性の悪性黒色腫に対してとられるさまざまな方法として，化学療法や免疫療法と組み合わせた手術にアジュバント治療を加えたものなどがある．

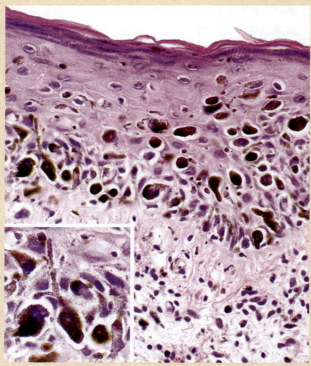

図 F15.1.1 ▲ 初期水平増殖期の悪性黒色腫の病変の顕微鏡像
皮膚の断面は，メラニンを含む黒褐色の色素に満ちた非典型的（過形成）な細胞が存在する表皮の層を示している．これらの細胞は非定型的な細胞で，通常は表皮の基底層に存在している．悪性黒色腫のこの段階では，これらの異常なメラノサイトは表皮の上層に移動する（メラノサイト過形成）．真皮に非典型的な細胞が分散している．320 倍．**挿入図．** 明瞭な突起を有するメラノサイトからなるメラニン顆粒を含む大型の細胞集団．640 倍．

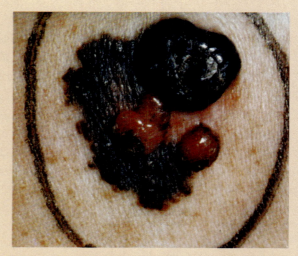

図 F15.1.2 ▲ 水平増殖期の悪性黒色腫の皮膚の顕微鏡像
この例においては，悪性黒色腫は比較的平坦で不規則な，さまざまな色調を示している．最も大きな結節は黒檀のように黒い．隣にはピンク色をした赤みのある小さな 2 つの結節とともに少し高まった部分があり，黒褐色から明るい褐色を呈している．この初期の段階では，メラノサイトは表皮の上，真皮の下，表皮の周辺部といったすべての方向へ広がる．

では，さまざまな色が不規則についた病変となり，ところどころ褐色から明るい黒褐色や，ピンクから赤あるいは青色の混色になっている（図 F15.1.2）．約 1 〜 2 年たつと，メラノサイトは分裂し，皮膚の表面に対して垂直方向に広がる丸い結節をつくるようになる．この垂直増殖期では，メラノサイ

光学顕微鏡で真皮の全層をみてみると，明らかに構造的に異なる 2 層からなっていることがわかる．

- **乳頭層** papillary layer は表面に近い層で，表皮のすぐ下に存在する疎性結合組織である（PLATE 43, p.516）．真皮のこの層に存在するコラーゲン線維は，深い層に存在するものよりも細い．この繊細なコラーゲン線維の網目構造は主に I および III 型のコラーゲン分子から成り立っている．同じように，弾性線維も糸状で，不規則な網目構造をとっている．乳頭層は比較的薄く，真皮乳頭と真皮堤の物質を含み，表皮には進入しない血管を有する．また，真皮に終わるか，あるいは基底板を貫いて上皮の部分まで入る神経線維を含んでいる．血管や感覚神経終末がこの層に集まっている．

- **網状層** reticular layer は乳頭層よりも深いところに存在する．網状層は身体の部位によって異なる厚さを示すが，乳頭層に比べると常に厚く，細胞成分が少ない．I 型コラーゲンによって構成される厚くて不規則な線維の束や，疎な弾性線維からなっている．コラーゲン線維や弾性線維は無秩序に並んでいるのではなく，皮膚において張力がかかるように規則性を持った**ランゲル線** Langer's line と呼ばれる配列をつくる．このランゲル線に平行して皮膚を切開すると，瘢痕が残らず治癒する．

乳輪，陰茎，陰嚢，会陰の皮膚においては，網状層の深部において平滑筋が疎な集合体をつくっている．このことが，

勃起器官における皮膚のたるみ，皺の原因となっている．

脂肪組織や平滑筋，またある特定の場所では横紋筋の層が網状層のすぐ下に存在している．

網状層のすぐ下には，厚さの異なる**脂肪組織** panniculus adiposus である**脂肪層** layer of adipose tissue が存在する．この層は主要なエネルギー貯蔵部位として働き，断熱効果を持っている．寒冷地に住む人々はこの層が特に厚い．この層と付随する疎性結合組織は**皮下組織** hypodermis（**皮下筋膜** subcutaneous fascia）を構成する．

真皮に存在する平滑筋や平滑筋の線維束は**立毛筋** arrector pili muscle をつくり，毛包の深部と真皮の浅層を結びつける．ヒトではこの筋の収縮によって体毛を立て，いわゆる鳥肌と呼ばれる皮膚のヒダをつくる．動物では立毛は温度調節と恐怖反応に関わる．

多くの動物での皮下組織の深部には横紋筋の薄い層，**皮筋** panniculus carnosus 層が存在している．この層はヒトではほとんど痕跡的であるが，首，顔面，頭皮においては広頸筋や顔面の表情筋がそれに該当する．

3. 表皮の細胞

表皮には4種類の異なる細胞が存在する：

- **ケラチノサイト** keratinocyte は特別な機能（外部環境から個体を隔てる）を発揮するための非常に特殊な上皮細胞である．表皮の細胞の85％を構成する．
- **メラノサイト** melanocyte は表皮の色素を産生する細胞である．表皮の細胞の約5％を構成する．
- **ランゲルハンス細胞** Langerhans' cell は免疫系のシグナルに関わる抗原提示細胞である．表皮の細胞の約2〜5％を構成する．
- **メルケル細胞** Merkel's cell に感覚神経終末を伴った機械刺激受容器の細胞である．表皮の細胞の約6〜10％を構成する．

A. ケラチノサイト

ケラチノサイトは表皮の中で最も主要な細胞である．この細胞は表皮の基底層でつくられる．基底層を離れると，2つの大きな役割を担う．

- 表皮の主要なヘテロ多量体の構造タンパク質である**ケラチン** keratin（**サイトケラチン** cytokeratin）を産生する（表2.3，p.62参照）．ケラチンは中間径フィラメントを形成する．ケラチンは分化したケラチノサイトの85％を占める．
- 表皮の水バリア（関門）に関与する．

基底層のケラチノサイトは多数の自由リボソーム，少数の7〜9 nm の中間径フィラメント（ケラチン），ゴルジ装置，ミトコンドリア，粗面小胞体を含む．組織切片では未熟なケラチノサイトの細胞質は好塩基性を示すが，これは多数の自由リボソームの存在による．これらはケラチンの産生に深く関わり，ケラチンは最終的には束になって**ケラチンフィラメント** keratin filament となる．これらのフィラメントは中間径フィラメントに分類されるが，**トノフィラメント** tonofilament と一般的には呼ばれている．

細胞が有棘層に入り，移動していくにつれ，ケラチンフィラメントの合成が進み，フィラメントは束状になって光学顕微鏡的にも認められる厚さとなる．これらの束を**トノフィブリル** tonofibril と呼ぶ．細胞質は好酸性になるが，これは細胞質にトノフィブリルがより多く蓄積されることによる．

ケラトヒアリン顆粒はケラチンフィラメントが凝集しやすいような中間径フィラメント関連タンパク質を含む．

有棘層の上部では（図15.4），ケラチノサイトの自由リボソーム上で**ケラトヒアリン顆粒** keratohyalin granule がつくられ始め，このことが顆粒層の細胞を特徴的なものにする（PLATE 42，p.514）．ケラトヒアリン顆粒は2つの主要な中間径フィラメント関連タンパク質である**フィラグリン** filaggrin と**トリコヒアリン** trichohyalin を含む．ケラチノサイトにおける顆粒の出現やフィラグリンの発現は，しばしばアポトーシスの最終段階に進む臨床的なマーカーとして用いられている．顆粒の数が増えるに従って，顆粒内の内容物がケラチノサイトの細胞質に放出されていく．フィラグリンとトリコヒアリンはケラチンフィラメントの凝集からトノフィブリルになることを促進させ，顆粒細胞を角化細胞へ変化させる．この過程を**角化** keratinization と呼び，2〜6時間かけて顆粒層を離れてから角質層内へ入る．この過程でつくられたケラチンフィブリルは**軟ケラチン** soft keratin と呼ばれ，毛や爪にみられる**硬ケラチン** hard keratin とは異なる性状を持つ（下記参照）．

顆粒細胞から角化細胞への移行によって，核やオルガネラの破壊が起こり，細胞膜の肥厚をもたらす．これはpHの変化を伴って起こり，顆粒層ではほぼ中性（pH 7.17）であるpHが，角質層表面でのpH 4.5〜6.0の酸性へ変化していく．

角質層からの表面角化細胞の落屑は細胞のデスモソームのタンパク質分解によって調節されている．

細胞は規則的に角質層の表面から落屑，剥離していく．表面のケラチノサイトの持続的な**剥離** exfoliation は，細胞のデスモソームのタンパク質分解によって調節されている．ヒトの**カリクレイン関連セリンペプチダーゼ** kallikrein-related serine peptidase，たとえばKLK5，KLK7，KLK14は，デスモソームの破壊をpH依存的に行う．生理的なセリンタンパク質分解酵素インヒビターである**リンパ上皮性カザル型インヒビター** lymphoepithelial Kazal-type inhibitor（**LEKTI**）は，中性pHにおけるKLKとの相互作用を介してデスモソーム破壊を阻止している．しかし，上で述べたように角質層の表層に近づいてpHが下がるにつれて，低いpHによってLEKTIがKLKを徐々に放出し，その結果KLKがデスモソームを破壊し，ケラチノサイトを離れさせる（図15.4参照）．通常は，pHの濃度勾配によって表皮の細胞更新が制御されている．

最近，LEKTIをコードしている**セリンタンパク質分解酵素イ**

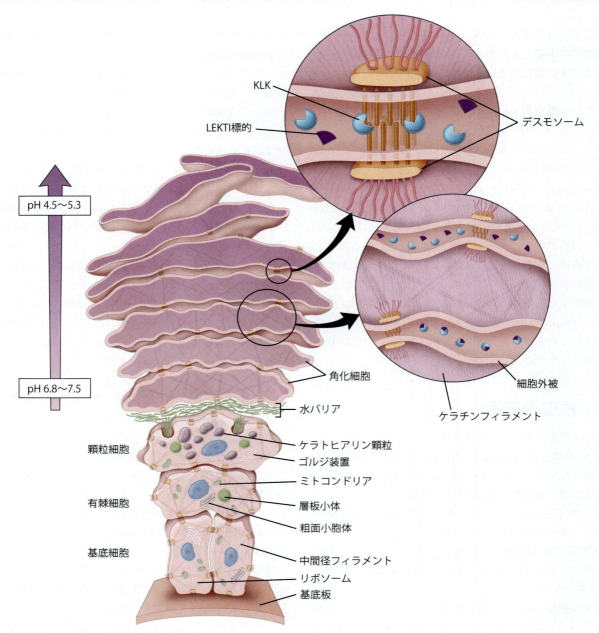

図15.4 ▲ 表皮におけるケラチノサイトの模式図
この図におけるケラチノサイトは，基底層から皮膚の表面に向かい，そこで落屑する細胞のライフサイクルのさまざまな段階を示している．基底細胞が中間径（ケラチン）フィラメントを合成し始める．これらは集まって束をなし，光学顕微鏡的にトノフィラメントとして観察されるようになる．細胞は有棘層に入り，ここでも中間径フィラメントの合成は続く．有棘層の上部では中間径フィラメント関連タンパク質や糖脂質を含む層板小体を有するケラトヒアリン顆粒をつくり始める．顆粒層では，細胞は層板小体を放出し，これが表皮の水バリアの形成に役立つ．残された細胞質には多くのケラトヒアリン顆粒がトノフィラメントと近接し，細胞外被をつくる．表面の細胞は角化している．細胞は厚い細胞外被を持ち，特別な基質の中でトノフィラメントの束を有する．角化細胞の落屑は，KLK 活性と LEKTI との相互作用に関わる pH により制御されている．顆粒層の近くに位置しているケラチノサイトは中性の pH を示し，このことがデスモソームによる結合を維持させ，細胞外基質の中で LEKTI と KLK 間の強い相互作用を起こさせる．皮膚の表面に向かうにつれ pH が低くなる（酸性化する）ため，LEKTI と KLK とは分離し，タンパク質分解酵素を活性化させるとともに細胞外間隙において他のタンパク質を探す．ケラチノサイトの最も表層側においては，pH は低くなって KLK 分子を活性化させてデスモソーム関連のタンパク質を溶解する．他のタンパク質分解酵素と協調しながら，この作用が完全にデスモソームのタンパク質を分解し，最も表層側のケラチノサイトは離れていくこととなる．

ンヒビターカザル型5 serine protease inhibitor Kazal-type 5（**SPINK5**）遺伝子という病的な突然変異が同定された．SPINK5 遺伝子を欠損している珍しい遺伝子疾患である**ネザートン症候群** Netherton syndrome は，皮膚のバリア機能の低下や，全身皮膚の発赤（紅皮症）や落屑を特徴とする．

層板小体は表皮における細胞間の水バリア（関門）の形成に関わる．

表皮の水バリアは哺乳類の上皮に必須であり，身体のホメオスタシスの維持に重要である．バリアは最終的に，分化したケラチノサイトにおける次の2つの因子によって確立される：(1) 細胞膜の内側表面への不溶性タンパク質の沈着，(2) 細胞膜の外側表面に付着している脂質層である．

有棘層におけるケラチノサイトがケラトヒアリンを産生し始めると，ケラチノサイトは膜に結合した**層板小体** lamellar body（膜で被覆された顆粒 membrane-coating granule）を同時につくる．層板小体は哺乳類の表皮に特徴的な管状または卵円形の膜で包まれたオルガネラである．有棘細胞と顆粒細胞は，糖スフィンゴ脂質，リン脂質，セラミドといった**前バリア脂質** probarrier lipid と，それらおのおのの脂質を分解する酵素である酸性スフィンゴミエリナーゼや分泌型ホスホリパーゼ A^2 の不均質混合物を合成する．これらの混合物は集まってゴルジ装置の層板小体内に入る（図15.5）．さらに，層板小体はタンパク質分解酵素（SCキモトリプシン酵素，カテプシンD，酸性ホスファターゼ，グリコシダーゼ，タンパク質分解酵素インヒビター）を含む．顆粒の内容物は，開口分泌によって顆粒層と角質層の間の細胞間隙に放出される．これらの細胞間脂質層板は表皮の水バリアの形成に役立つ（図15.6）．さらに恒常的なバリア形成というこれらの大きな役割に加えて，層板小体は角化エンベロープの形成，角化細胞の落屑，皮膚における抗微生物防御にも関わっている．

このように，表皮の水バリアは2つの構造的な要素から成り立っている：

- **細胞外被** cell envelope（**CE**）は細胞膜の内側に存在する不溶性のタンパク質で，厚さが 15 nm あり，水バリアの強固な機械的特徴をつくり出している．上皮における細胞外被は，機械的なストレスを受けやすい部位において厚くなる（たとえば唇，手掌，足底）．細胞外被は**スモールプロリンリッチタンパク質** small proline-rich（**SPR**）protein が大きな構造タンパク質と架橋してできたものである．構造タンパク質とは，**シスタチン** cystatin, **デスモソームタンパク質** desmosomal protein（**デスモプラキン** desmoplakin），**エラフィン** elafin, **エンボプラキン** envoplakin, **フィラグリン** filaggrin, **インボルクリン** involucrin, 5つの異なる**ケラチン鎖** keratin chain, **ロリクリン** loricrin などをいう．ロリクリンは主要な構造タンパク質で，細胞外被のタンパク質の 80% を占める．この 26 kDa の不溶性タンパク質は，体内のタンパク質の中で最もグリシン含有量が高い．

- **脂質エンベロープ** lipid envelope は細胞表面にエステル結合によって結合している 5 nm の厚い脂質層である．脂質エンベロープの主要な脂質成分はスフィンゴリピドの1種である**セラミド** ceramide で，コレステロールや遊離脂肪酸などである．しかし，最も重要な構成要素は単分子層の**アシルグルコシルセラミド** acylglucosylceramide であり，これによって細胞表面にはテフロン様の被覆がなされる．セラミドはまた，細胞のシグナル伝達にも関わり，分化の誘導やアポトーシス，さらには細胞増殖の抑制に関与する．細胞が表面に近づくにつれ，水バリアは最終的な分化過程に入ったケラチノサイトによって維持される．層板は細胞間隙に板状の構造物として認められるか，あるいは幅の広いシートか層の中に組み込まれることになる．

必須脂肪酸欠乏症 essential fatty acid deficiency（**EFAD**）を誘導した動物の表皮は，通常よりも水の透過性が亢進していることが実験で明らかとなった．膜によって被覆されている顆粒は通常よりも層板構造が少ない．**ひどい熱傷** severe burn のような広範囲における表皮の水バリアの破壊では，体内から水分が失われ，生命が脅かされかねない．

落屑する角化細胞が最後の段階まで分化した細胞によって常に置き換えられることによって，表皮は動的な平衡状態にある．

表皮の細胞は次のプロセスによって絶えず更新されている：

- 基底層にある基底細胞の分裂．
- 角質層への細胞の移動に伴う分化やプログラム化された

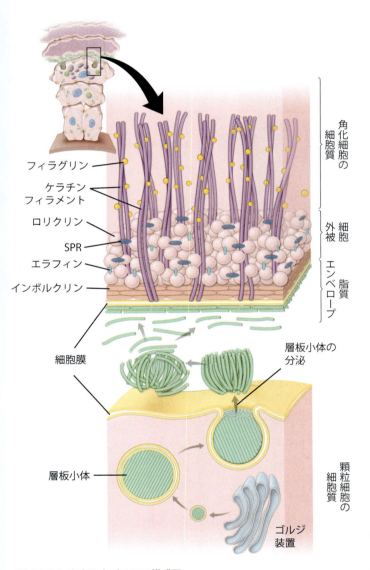

図15.5 ▲ 表皮の水バリアの模式図
スフィンゴ糖脂質，リン脂質，セラミドなどの混合物が層板小体を形成する．ゴルジ装置によってつくられた層板小体は，開口分泌によって顆粒層と角質層の間の細胞外間隙に放出され，脂質エンベロープをつくる．脂質分子の層的配列は厚い細胞膜の直下の細胞間隙に描かれており，角化したケラチノサイトの細胞外被をつくる．細胞外被の内側の部分は，スモールプロリンリッチ（SPR）タンパク質やエラフィンが架橋したロリクリン（ピンク色の球体）によって構成されている．細胞膜の細胞質表層の部分はインボルクリンとシスタチンαによって構成されている．フィラグリンと結合しているケラチンフィラメント（トノフィラメント）は細胞外被に付着している．

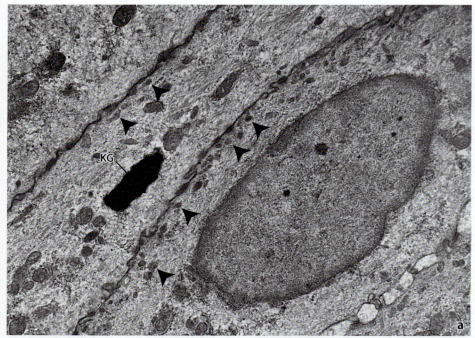
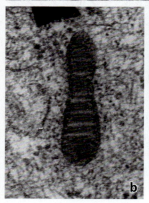
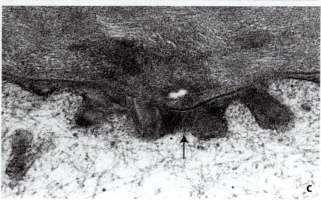

図15.6 ▲ ケラチノサイトの電子顕微鏡像
a. ケラチノサイトの細胞質の大部分はトノフィラメントで埋め尽くされている．1個のケラトヒアリン顆粒 (KG) を有するケラチノサイトが認められる．表面に近い細胞膜の近傍（左上）に，2個のケラチノサイトの層板小体が確認できる（▶）．8,500倍．**b.** 層板小体の強拡大像．135,000倍．**c.** 角化細胞の一部とその下のケラチノサイト．細胞の間に層板小体の内容物がみられ，これらは細胞間に放出され（→），脂質エンベロープをつくる．90,000倍．(Dr. Albert I. Farbman の厚意による．)

細胞死．
- 皮膚の表面からの落屑による細胞の損失．

この平衡状態を維持するために，表皮のおのおのの細胞は特定の機能を発揮するために一定の定められた時間を有している．いくつかの科学的な実験や経験的な計算によると，ケラチノサイト（有棘層と顆粒層）の回転時間は約31日であり，角質層（ヒトでの平均的な厚さが16〜20細胞層）での14日をこれにさらに加えることとなる．基底層での細胞分裂にかかる1〜2日を加えると，全体としての回転時間は約47日となる（図15.7）．角質層での細胞1層は22.4時間ごとに産生，落屑される．細胞分裂が亢進する疾患，たとえば**乾癬 psoriasis** では，表皮の回転時間は早く，約8〜10日ほどである．表皮の厚さが増え，細胞死が減少することによってこの病気となる．臨床的に，乾癬ではかゆみを伴う隆起した赤い斑点が皮膚に現れ，しばしば銀白色の落屑によって覆われる．斑点の大きさはさまざまであり，膝，肘，腰，頭皮によくみられる．

B. メラノサイト

神経堤由来のメラノサイトは基底層の基底細胞の間に存在している．

発生の段階で，**メラノサイト前駆細胞** melanocyte precursor cell は神経堤から移動し，発達中の表皮に入る．その結果，1個のメラノサイトがある特定の細胞数のケラチノサイトと特異的な機能関係，すなわち**表皮メラニン単位** epidermal-melanin unit がつくられることになる．ヒトにおいては，それぞれの表皮メラニン単位には1個のメラノサイトに対して約36個のケラチノサイトが関係していると推定される．基底層におけるメラノサイトのケラチノサイトあるいはその前駆細胞に対する割合は身体の部位によって異なるが，1：1から1：40あるいはそれ以上である．この比率はすべての人種において同じであるが，年齢や環境因子，たとえば太陽に対する露出度によって影響を受ける．

成人では，未分化なメラノサイトの幹細胞群は**毛隆起（バルジ）** follicular bulge と呼ばれる部位に存在している．メラノサイトの幹細胞の分化は，転写因子である PAX ファミリーに属する **Pax3 遺伝子** Pax3 gene の発現によって調節されている．Pax3 は，メラノサイトの発達や分化（メラニン形成）に必須である小眼球症転写因子（MITF）の発現を活性化する．メラノサイトは，ケラチノサイトに比べるとより緩徐ではあ

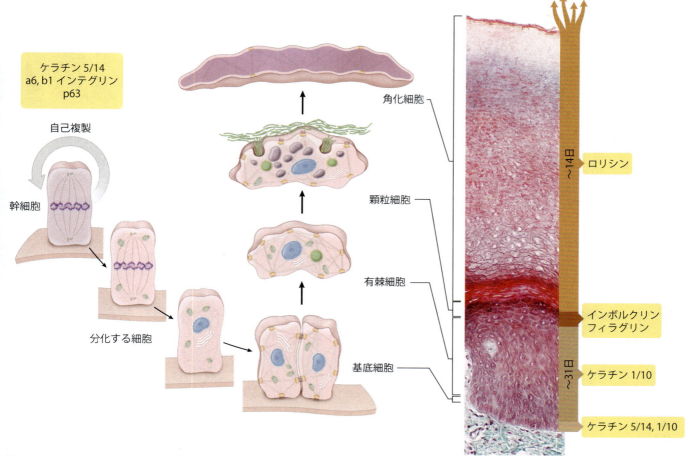

図 15.7 ▲ 表皮の細胞の分化と置換についての模式図
表皮細胞の置換は，基底層での幹細胞の細胞分裂から始まる．新しくつくられた細胞は基底層でさらに細胞分裂を行い，上部へ向かいながら角化細胞へ分化して，最終的には皮膚の表面で落屑して失われる．細胞分裂と皮膚の表面からの損失の間の平衡を維持するために，それぞれの細胞はあらかじめ決められた時間に表皮の特定の部位を移動し，特定の機能を発揮する．基底層における有糸分裂は 1 〜 2 日かかる．その後，ケラチノサイトは有棘層（有棘細胞）を通り，顆粒層において顆粒細胞として分化するのに平均 31 日かかる．それに加えて，角化細胞が角質層（ヒトの場合平均 16 〜 20 個の細胞で構成されると仮定して）を通るのに 14 日かかる．したがって，全表皮での回転時間はおよそ 47 日となる．分化のすべての段階において，細胞は異なる分子マーカー（黄色の枠を参照）を発現し，これが免疫染色による特定の細胞の同定に有用となる．右側に挿入された図はマロリー・トリクローム染色でのヒトの指先の標本の全長を示す．260 倍．

るが，生涯を通して複製する能力を有しており，このことによって表皮メラニン単位が維持される．

表皮のメラノサイトは基底層の基底細胞の間に存在する**樹状細胞** dendritic cell である（図 15.8）．樹状細胞と呼ばれる理由は，丸い細胞体が基底層にあり，長い突起を有棘層のケラチノサイトの細胞間に伸ばすからである．樹状細胞の細胞体や突起は，隣り合うケラチノサイトとはデスモソームのような結合はしない．しかしながら，基底板に近い部位に存在するメラノサイトはヘミデスモソームと似た構造を有している．通常の H&E 染色標本では，メラノサイトは明るい細胞質と楕円形の核を有し，基底層に存在している．透過型電子顕微鏡では，細胞質に発達中もしくは成熟した顆粒が認められる（図 15.8 参照）．

メラノサイトはメラニンをつくり，ケラチノサイトの中へ分配する．

表皮のメラノサイトは色素である**メラニン** melanin を産生し，放出する．メラニンの最も重要な機能は，非イオン化された紫外線照射効果から身体を守ることにある．メラニンは**チロシン** tyrosine の酸化から **3,4-ジヒドロキシフェニルアラニン** 3,4-dihydroxyphenylalanine（**DOPA**）に**チロシナーゼ** tyrosinase によってつくられ，DOPA からメラニンに変換される．この反応は，最初はゴルジ装置からつくられたリソソーム関連オルガネラである**プレメラノソーム** premelanosome と呼ばれる膜で包まれた構造体の中で起こる（図 15.9）．メラニンの合成はメラノサイト刺激ホルモン（MSH）によって制御されている．下垂体中葉でつくられた MSH はメラノサイトのメラノコルチン 1 受容体（MC1R）と結合し，G タンパク質シグナルカスケードによってチロシナーゼの活性を上昇させ，その結果，メラニンの合成を亢進させることとなる．

プレメラノソームと**初期のメラノソーム** early melanosome のメラニン量は少ないが，電子顕微鏡で観察するとチロシナーゼの量を反映して非常に規則正しい構造を呈している．チロシンの酸化によってメラニンがより多くつくられると，プレメラノソームの内部構造は成熟した顆粒である**メラノソーム** melanosome ができるまで不明瞭となるが，顆粒は明るい．プレメラノソームはゴルジ装置の近くで濃縮され，ほ

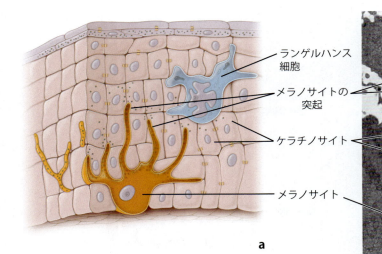

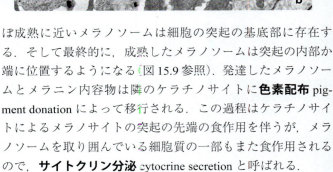

図15.8 ▲ 表皮の模式図とメラノサイトの電子顕微鏡像

a. この模式図は基底層や有棘層の細胞とメラノサイトの相互作用を示す．メラノサイトは蓄積されたメラノソームを含む長い樹状突起を有し，表皮の細胞間に伸ばしており，それは電子顕微鏡像でも確認できる．ランゲルハンス細胞はしばしばメラノサイトと混同される樹状細胞であるが，単核食細胞系に属し，皮膚の過敏反応（接触性アレルギー性皮膚炎）の初期の免疫反応において抗原提示細胞として働く．**b.** 隣接するケラチノサイトの間に数本の突起をメラノサイトが伸ばしているのがみえる．暗調な小体はメラノソームである．8,500倍．（Dr. Bryce L. Munger の厚意による．）

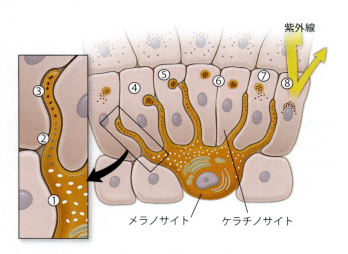

図15.9 ▲ メラニンの生成と色素分配のメカニズム

メラノサイトはメラニン合成に関わるプレメラノソーム（1）としてゴルジ装置由来のリソソーム関連膜構造物を産生する．メラニンは一連の酵素反応によってチロシンからつくられ，その蓄積は初期のメラノソームにみられる（2）．成熟が進むと，メラノソームはメラノサイトの突起の先端部へ移動する．成熟したメラノソーム（3）は高濃度のメラニンを含み，メラノサイトの突起の先端にたまり，ケラチノサイトの細胞膜に入り込む（4）．ケラチノサイトはメラノソームを含むメラノサイトの突起の先端部を貪食する（5）．色素分配と呼ばれる過程では，メラノサイトの少量の細胞質とともにメラノソームを含む小胞の中で，メラニンがその隣にあるケラチノサイトに移される（6）．ケラチノサイトの中に入ると，メラノソームは細胞質中に放出される（7）．メラノソームはケラチノサイトの核の上部に特に多く分布して"暗い傘"の様相を呈するが，このことによって太陽光の有害な紫外線照射から核のDNAを守ることとなる（8）．

ぼ成熟に近いメラノソームは細胞の突起の基底部に存在する．そして最終的に，成熟したメラノソームは突起の内部か端に位置するようになる（図15.9参照）．発達したメラノソームとメラニン内容物は隣のケラチノサイトに**色素配布** pigment donation によって移行される．この過程はケラチノサイトによるメラノサイトの突起の先端の食作用を伴うが，メラノソームを取り囲んでいる細胞質の一部もまた食作用されるので，**サイトクリン分泌** cytocrine secretion と呼ばれる．

メラノソームとその内容物は個人によって異なる割合でマクロオートファジーの過程で分解される．皮膚の色が黒いヒトではメラニンの分解はゆっくりであり，メラノソームもばらばらに存在している一方，皮膚の色が白いヒトではメラニンの分解はより速い．

表皮メラニン単位におけるメラニンの生合成，タンパク質輸送，オルガネラの動き，細胞と細胞の相互作用の複雑さを考慮すると，どんな小さな細胞環境の変化であってもメラノソームの構造や色素分配の過程に影響を与えることを説明できる．皮膚の色素沈着には数多くの内因性と外因性の因子が原因となっているが，それらは年齢，民族，性差，さまざまなホルモンレベルやそれらの受容体との親和性，遺伝子欠損，紫外線照射，天候や季節変動，毒物や汚染物質などを含む．

C. ランゲルハンス細胞

ランゲルハンス細胞は表皮の抗原提示細胞である．

ランゲルハンス細胞は樹状細胞様で，表皮の抗原提示細胞

である．ランゲルハンス細胞は骨髄にある**リンパ球系共通前駆細胞** common lymphoid progenitor（**CLP**）由来で，血中を介して移動し，最終的に表皮に入り，分化して免疫担当細胞となる．この細胞は皮膚に入ってきた抗原を提示する．したがって，単核食細胞系（MPS, p.181）の一部であり，表皮の免疫監視を担っている．いったん抗原が貪食され，加工され，ランゲルハンス細胞の表面に提示されると，細胞は表皮から領域の所属リンパ節に移動し，Tリンパ球と相互作用する．いくつかの実験研究によると，正常なヒト皮膚の表皮におけるランゲルハンス細胞と他の細胞との比率は常に1：53であることがわかっている．

ランゲルハンス細胞は日常的に用いられるH&E染色パラフィン標本でははっきりとわからない．メラノサイトと同じように，ランゲルハンス細胞は隣接するケラチノサイトとはデスモソームを形成しない．核はヘマトキシリンで濃染し，細胞質は明るい．特殊な染色，たとえば金クロム鍍銀法かCD1a分子に対する抗体を用いる免疫染色法によってのみ，有棘層におけるランゲルハンス細胞は区別できる．この細胞はメラノサイトと同じような樹状突起を持っている．電子顕微鏡ではランゲルハンス細胞の特徴的な所見が得られる（図15.10）．核はいたるところで陥入しているため，核の像はジグザグに観察される．それに加え，テニスラケット様の**バーベック顆粒** Birbeck granule を有している．この顆粒は比較的小さな小胞で，一方の端が膨らんだ棒状になっている．

マクロファージと同じように，ランゲルハンス細胞はMHC Ⅰ，MHC Ⅱ，さらに免疫グロブリン（IgG）のFc受容体を有している．また，この細胞は補体のC3b受容体やCD1a分子も発現する．抗原提示細胞としてランゲルハンス細胞は皮膚の抗原を取り込み，リンパ節に運ぶ遅延型過敏症（たとえば接触性アレルギー皮膚炎や他の皮膚の細胞性免疫反応）に関与している．**エイズ** AIDS あるいはエイズ関連疾患の患者からの皮膚生検組織像では，ランゲルハンス細胞がその細胞質にHIVを有することが示されている．ランゲルハンス細胞はT細胞よりもHIVによる細胞致死効果に対し

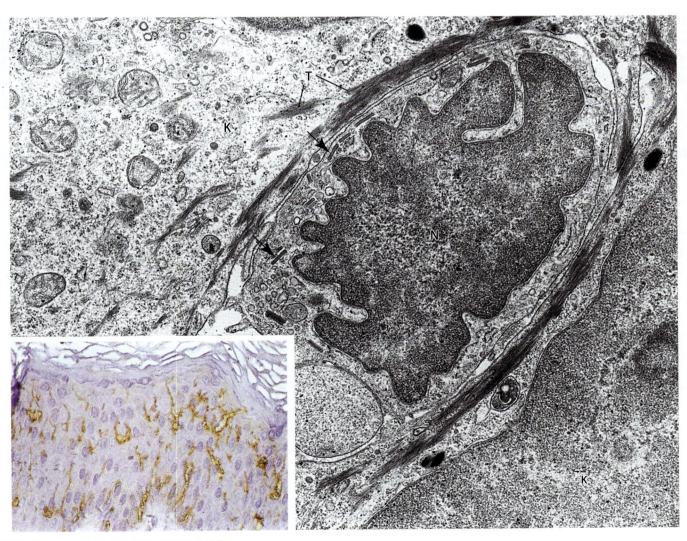

図 15.10 ▲ ランゲルハンス細胞の電子顕微鏡像
ランゲルハンス細胞の核（N）は多くの場所で陥入しているのが特徴的で，細胞質は明瞭な棒状の小体（→）を含む．隣接するケラチノサイト（K）にはトノフィラメント（T）が存在するのに対して，ランゲルハンス細胞にはトノフィラメントはない．19,000 倍．**挿入図.** 表皮のこの顕微鏡像は，CD1a 表面抗原に対する抗体を用いた免疫染色によって染色されたランゲルハンス細胞の分布と樹状突起を示す．300 倍．（Urmacher CD. Normal Skin. In: Sternberg SS, ed. Histology for Pathologists. Philadelphia: Lippincott-Raven, 1997: 25-45 より許諾を得て転載．）

て抵抗性があることから，ウイルスの保存場所となっている．
　さらに，ランゲルハンス細胞の悪性転化は，ランゲルハンス細胞の異常な増殖と拡散によって特徴づけられている免疫病の一種である**ヒスチオサイトーシス X** histiocytosis X（ランゲルハンス細胞組織球症）の原因となる．これらの異常な細胞の蓄積は身体のさまざまな部位，たとえば骨，肺，頭蓋骨や他の領域や器官を含めて，腫瘍をつくる．

D. メルケル細胞

メルケル細胞は皮膚の感覚をつかさどる表皮細胞である．

　メルケル細胞は基底層に存在する樹状細胞である．メルケル細胞の起源は不明である．表皮と神経の両方の抗原分子マーカーを持っている．この細胞は指先など皮膚感覚が敏感な皮膚に多く認められる．メルケル細胞は隣のケラチノサイトとデスモソームで結合し，細胞質には中間径フィラメント（ケラチン）を有している．核は分葉し，細胞質はメラノサイトやランゲルハンス細胞よりも暗調である．細胞質にメラノソームを有していることもあるが，副腎髄質や頸動脈小体にみられる **80 nm の有芯顆粒** 80-nm dense-cored neurosecretory granule を持っていることが特徴である（図 15.11）．メルケル細胞は，有髄の求心性線維の終末が膨らんだ構造体と密接に接触している．神経線維終末はシュワン細胞の膜を失い，基底板を貫き，メルケル細胞の基底部と向き合う受容円盤と呼ばれる板状の終末内に広がる．神経と表皮細胞の組み合わせは**メルケル小体** Merkel's corpuscle と呼ばれ，鋭敏な**機械的受容器** mechanoreceptor として働く．

　メルケル細胞がん Merkel cell carcinoma（**MCC**）は，まれ

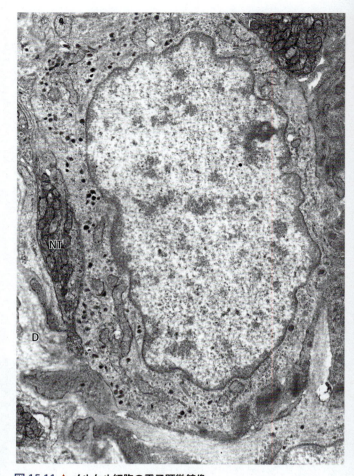

図 15.11 ▲ メルケル細胞の電子顕微鏡像
細胞は分泌顆粒を細胞質に有し，末梢神経終末（NT）と接する．この像の下部が真皮（D）である．14,450 倍．（Dr. Bryce L. Munger の厚意による．）

FOLDER 15.2　機能的考察：皮膚の色

　個人の皮膚の色はいくつかの要因，すなわち，大きな遺伝的決定因子，修飾遺伝子，また紫外線照射への曝露などの環境因子や性差などによって決まる．最も重要なものはメラニン量である．メラノサイトの数はどの人種においても同じであるが，メラノサイトでつくられるメラニンの運命が異なる．たとえば，ケラチノサイトのリソソーム活性が高ければ，色の白いヒトは色の黒いヒトよりもすぐにメラニンが分解されてしまう．色の白いヒトではメラノソームがケラチノサイトの基底部に集中しており，顆粒層の中間部においては比較的疎である．これに対して，色の黒いヒトはメラノソームが角質層も含め表皮全体に分布している．

　さらに，メラニン色素は 2 つの明瞭な形を有する．1 つはユーメラニンで，黒褐色の色素であり，他方はフェオメラニンで，赤っぽい黄色の色素である．このどちらかは遺伝的に決められている．色は，メラニン色素顆粒が濃縮されるので毛において最も顕著であるが，皮膚の色にも反映される．

　紫外線，特に太陽光にさらされることを日焼けという．日焼けをするとメラノサイトの数が増え，メラニンの合成が進み，紫外線のさらなる照射に対して保護的作用を発揮する．紫外線照射に対する反応は遺伝的に決められており，皮膚の黒いヒトほど高くなっている．

　また，皮膚の色素化が進むのは，ホルモンのアンバランスにもよる．たとえばアジソン病などにみられる．色素の欠落は白皮症として知られる状態で起こる．この遺伝的疾患の場合，プレメラノソームがメラノサイトによってつくられるが，チロシナーゼが欠損しているためチロシンが 3,4-ジヒドロキシフェニルアラニン（DOPA）に変わらず，その結果 DOPA からメラニンへの変換が起こらない．このようにして皮膚や毛の色素がなくなるのである．

　2 つの遺伝子 Bcl2 と Mitf は白髪化に関係している．メラノサイト幹細胞における Bcl2 の遺伝子発現が毛隆起（バルジ）のニッチ内に存在するメラノサイト幹細胞の数を決める．Bcl2 遺伝子発現の欠損はメラノサイト幹細胞のアポトーシスを引き起こし，メラノサイトの数を減少させる．メラノサイトの欠乏は年齢とともに起こり，ケラチノサイトへの色素配布の割合が減ることになる．したがって，皮膚がんは年齢

（次ページに続く）

FOLDER 15.2　機能的考察：皮膚の色（続き）

とともに増え，皮膚がんの頻度も上昇する．メラノサイト幹細胞の自己再生能力の欠損によるメラノサイトの欠乏は，老化のしるしとなる白髪と関連している．Bcl2遺伝子の突然変異は若くして白髪を誘発する．

皮膚の色を決める因子に真皮の血管床におけるオキシヘモグロビンの存在があり，これによって赤い色調を呈することになる．また，食べ物として取り込み，脂肪を貯蔵する組織に存在する橙色素であるカロテンも重要な要素である．さらには内因性の色素も皮膚の色に関与する．内因性の色素には，ヘモグロビンの分解産物や，鉄を含むヘモジデリン，鉄を含まないビリルビンなどがあり，これらはすべて皮膚の色に影響する．ヘモジデリンは金褐色の色素であるが，ビリルビンは黄褐色である．ビリルビンは通常肝臓によって血液から取り除かれ，胆汁として排出される．ビリルビンの異常な蓄積の結果皮膚が黄色になることは肝機能障害を反映しており，黄疸として認められる．

ではあるがメルケル細胞の増殖が制御されなくなったときに発生する非常に浸潤性の強い皮膚がんである．太陽光にさらされることの多い頭部，頸部，上肢，下肢などの皮膚領域で最も多く生じる．MCCは増殖が速く，リンパ管を介して早期に転移する傾向がある．

4. 皮膚の構造

A. 神経支配

皮膚には感覚神経終末のさまざまな種類の受容器が存在している（図15.12）．また，皮膚には血管，立毛筋，汗腺など

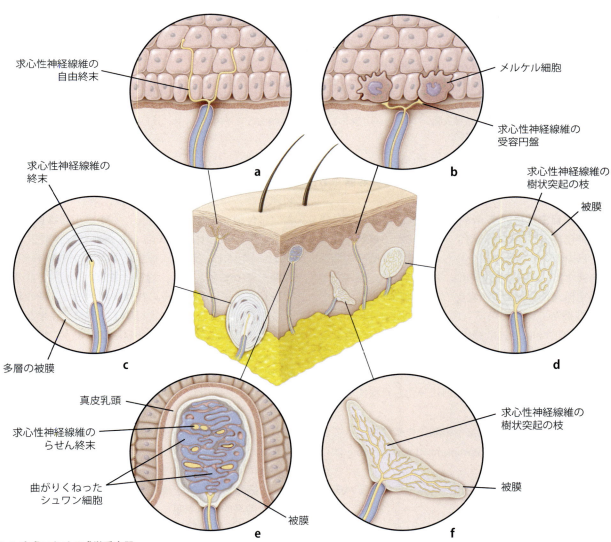

図15.12 ▲ 皮膚における感覚受容器
a. 表皮の自由神経終末．b. メルケル細胞と求心性有髄神経線維の受容円盤からなるメルケル小体．c. 真皮の深部や皮下組織にみられるパチニ小体．d. クラウゼ終棍は冷感受容体として働く．e. 真皮乳頭におけるマイスナー小体．f. 真皮の深部に存在するルフィニ小体．c〜fの受容体の神経線維は被覆されていることに留意．

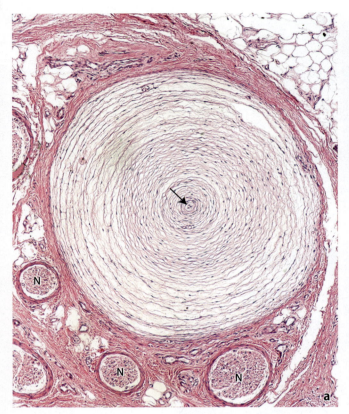
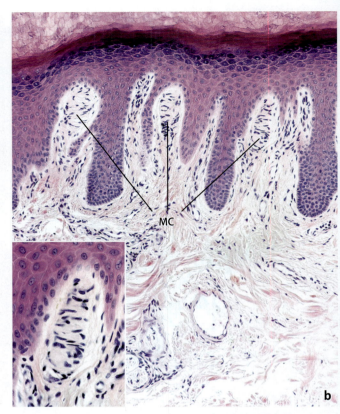

図 15.13 ▲ パチニ小体とマイスナー小体の H&E 染色標本
a. この標本では，扁平な線維芽細胞様の支持細胞のため，パチニ小体の同心円状細胞層板がみられる．この標本でははっきりしないが，これらの細胞は神経内膜と連続している．層板の間の隙間には液がみたされている．パチニ小体の神経成分はこの構造の中心（→）を縦に走る．数本の神経線維（N）がパチニ小体のすぐ近くに存在している．85 倍．b. 3 つのマイスナー小体（MC）が真皮乳頭の中に認められる．表皮のすぐ下に小体が近接していることがわかる．150 倍．**挿入図**．マイスナー小体の拡大像．神経線維がマイスナー小体の浅部端で終末している．支持細胞は小体の長軸に対して直角に配列している．320 倍．

を支配する自律神経終末も豊富に存在している．

自由神経終末は表皮で最も頻繁に認められる受容器である．

表皮における**自由神経終末** free nerve ending は顆粒層に終わる．この神経終末は結合組織やシュワン細胞の被膜を持たないので，自由という名称が用いられる．終末は明瞭な形態学的特徴を持たず，繊細な触覚の他，熱，冷たさ，痛みなどの多様な感覚様式を受容する．真皮の自由神経終末は毛包を取り囲み，外根鞘に接している（図 15.13，図 15.14）．この構造により，毛の動きに特に敏感であり，機械的受容に役立っている．この神経と毛の関係は，ネコやげっ歯類でみられるヒゲなどの触毛（それぞれの触毛は大脳皮質に特異的に投影される）における受容器として，特別に分化した機能を与えている．

皮膚における他の神経終末は結合組織性の被膜によって包まれている．**被覆型神経終末** encapsulated nerve ending は以下のとおりである：

- 皮膚の表面にかかる圧力の変化や振動を感知する**パチニ小体** Pacinian corpuscle．
- 軽い触覚を感じる**マイスナー小体** Meissner's corpuscle．
- 皮膚の伸展やねじれを感じる**ルフィニ小体** Ruffini's corpuscle．

パチニ小体は機械的な振動性の圧覚に対する深部の圧受容器である．

パチニ小体は卵円形の大きな構造体で，真皮の深部や皮下組織（特に指先），結合組織一般，さらに関節や骨膜，内臓器官に付随して存在している．パチニ小体は長径が 1 mm 以上もあり，被膜によって包まれた有髄線維終末である（図 15.12，図 15.13a 参照）．神経線維はこの被膜の一方の端から髄鞘を伴って進入する．髄鞘は被膜の 1 重，2 重のところまでは存在しているが，その後は失われる．無髄の部分は神経が被膜に入ってきた端の反対側まで伸び，扁平なシュワン細胞の層板が内芯をつくって神経線維を覆う．被膜の残りの部分である外芯は結合組織の層板でできており，それぞれの層板の間のスペースにはリンパ液が入り込んでいる（PLATE 46, p.522）．光学顕微鏡でみると，同心円状の構造物はタマネギが切断されたような像を示す．それぞれの層板は扁平な細胞からなり，被膜の外の神経内膜に相当している．層板の間にはリンパ液の他に，コラーゲン線維や毛細血管もみられる．

パチニ小体は被膜の層板がずれることによって**圧力** pressure や**振動** vibration を感じる．この位置の変化が，軸索の脱分極を効果的に引き起こす．

マイスナー小体は真皮乳頭に存在し，触覚の受容器として働く．

マイスナー小体（図 15.12，図 15.13b 参照）は，無毛部の乳頭，唇や手掌や足底，特に指や趾における**低振動** low-

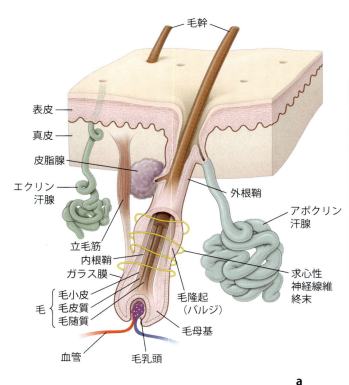
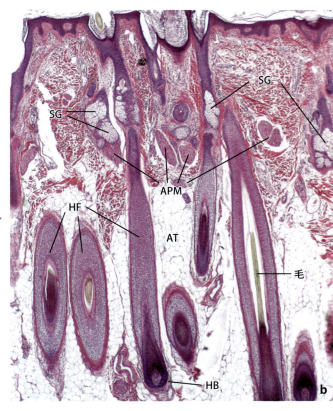

図15.14 ▲ 毛包とその他の皮膚付属物
a. 毛包の模式図．細胞が毛幹やまわりの内外根鞘をつくる．脂腺は分泌部分と短い導管からなり，それらは毛包の上部にある漏斗部に注ぐ．立毛筋は脂腺に密着しており，その収縮は腺からの分泌を助け，漏斗部へ皮脂を放出させる．立毛筋の挿入部に近い外根鞘の突出が，表皮の幹細胞を含む毛隆起（バルジ）をつくる．立毛筋挿入部の近くの毛隆起（バルジ）を神経線維（黄色）が取り囲む．アポクリン汗腺も毛包の漏斗部へ注ぐ．エクリン汗腺は独立しており，毛包とは直接関係しないことに注意．b. ヒトの頭皮の薄い皮膚のH&E染色標本写真．毛包の増殖している端は，結合組織の真皮乳頭によって入り込んだ表皮細胞の外根球（HB）によって成り立っている．上皮細胞は乳頭を取り囲んでいる毛母基（マトリックス）からなる．毛母基は毛球をみたし，毛幹や毛包（HF）の内外根鞘へ分化する．毛包が斜めや縦に切断されたものが，皮下組織の脂肪組織（AT）の中に埋もれている．それらの何個かに毛の横断面がみられる．脂腺（SG）が毛包の上部に密着して認められる．60倍．APM：立毛筋．

frequency stimulusに対する触覚受容器である．構造は，長径が150μmの先細りの円柱で，皮膚の表面に対して直角に並んでいる．マイスナー小体は表皮の基底板直下の真皮乳頭に存在している（PLATE 46, p.522）．この受容器内では，有髄の神経線維の無髄部分がらせん状に走行している．細胞成分は扁平なシュワン細胞で，一方の端から軸索が進入する不規則な層板をつくっている．H&E染色の矢状断面の標本では羊毛の糸玉に似ているが，シュワン細胞がこの形態形成に関与している．

ルフィニ小体は隣接するコラーゲン線維の機械的な移動に反応する．

ルフィニ小体は被膜で包まれた最も単純な機械受容器である．紡錘形であり，1〜2μmの長さである（図15.12f参照）．構造は液でみたされた結合組織の被膜からなる．まわりの結合組織からのコラーゲン線維は被膜を貫通する．神経成分は1本の有髄線維で，被膜を貫くところで髄鞘を失い，小さな棍棒状の膨らみとなって多数枝分かれして終わる．軸索終末は広がって被膜内でとぐろを巻く．軸索終末は持続的な機械的ストレスによってコラーゲン線維の変位（伸展やねじれ）に反応する．ルフィニ小体は機能的には刺激の最初と最後に短い活動電位を発生する速順応性受容体（相動性受容体）群に属する．

B. 表皮の付属器

皮膚付属器 skin appendage は発生の過程で表皮の上皮に由来するが，以下にあげるものが該当する．

- **毛包** hair follicle とその産生物，**毛** hair.
- **脂腺** sebaceous gland とその産生物，**皮脂** sebum.
- **エクリン汗腺** eccrine sweat gland とその産生物，**汗** sweat.
- **アポクリン汗腺** apocrine sweat gland とその産生物（高濃度の炭水化物，脂質，タンパク質を含む汗の一種）．

毛と汗腺は体温調節に重要な役割を果たしている．脂腺は保護的な作用を有する油性物質を分泌する．アポクリン汗腺は，動物では性的誘引物質として知られておりヒトでも同様に性的誘因物質として働く可能性が指摘されているフェロモンを含む奨液を放出する．皮膚付属器（特に毛包）の上皮は，皮膚損傷の修復時に新たな上皮の幹細胞の発生源となりうる．

1）毛包と毛

毛包は表皮の陥入したものとして現れ，そこから毛が生じる．

毛包と毛は身体のほとんどの部分に認められるが，手の側

FOLDER 15.3　機能的考察：毛の成長と特徴

　表面の表皮の細胞更新と異なり，毛の成長は連続的な過程ではなく，周期的な過程である．**成長期，アナゲン** anagen では新しい毛の成長が続き，その後は短い期間，毛の成長は止まる（**退行期，カタゲン** catagen）．退行期の後，長い期間にわたって毛包の萎縮が続き（**休止期，テロゲン** telogen），毛は最終的に失われる．毛隆起（バルジ）の表皮幹細胞は成熟成長期毛包になる幹細胞をつくり出す．毛の成長周期において，成熟成長期の毛は周期的に細胞死（アポトーシス）となり，退行期状態に退行する．この相ではすべての毛包は表皮層へ向かって退縮する．退縮した毛包の基底部が毛隆起に近づくにつれ，毛幹は栄養分に富んだ成長期毛球によってもはや支持されず，その結果休止期毛包から出ることになる．このことが成長期における毛の成長に余地を与えることとなる．

　正常な頭皮における毛の80％以上は成長期にある．休止期では増殖層は減少し真皮乳頭に付着する上皮の索状構造となる．休止期では萎縮する毛包はもとの長さの半分以下となる．この段階でも毛は数ヵ月も毛包と結合しており，近位端の形から根棒毛と呼ばれる．毛の長さはさまざまで，終末毛のように1m以上（頭の毛や男性のヒゲ）のものもあれば，短く細いうぶ毛のように拡大鏡を使わなければみえないものもある（額や前腕の前面）．終末毛は径の大きい長い毛包からつくられるのに対し，うぶ毛は比較的小さな毛包からつくられる．終末毛の毛包は数年間成長期が続き，休止期は数ヵ月である．禿頭では大きな毛包は数回の成長サイクルのあと，小さなうぶ毛毛包に変わる．小さな毛包に対する大きな毛包の比率は，禿頭が進むにつれ増加する．完全な禿頭であっても無毛ではなく，うぶ毛をつくり出す小さな毛包があり，これらはかなり長期間にわたって休止期にある．

面と掌面，足の側面と底面，唇，尿生殖部の入口部周辺にはない．毛の分布は性ホルモンの影響をかなりの程度受ける．男性においては，思春期から太く色のついた毛が顔面に生え出し，男女ともに思春期から陰毛や脇毛が生え出す．また，男性においては年齢とともに生え際が後退し，男女ともにエストロゲンまたはエストロゲン様物質が減少するため，加齢とともに頭髪が薄くなる．

　毛包は毛の産生と成長に関わる．毛の色は毛に含まれるメラニンの量と種類によって決まる．毛包の組織学的な所見は，毛が成長期にあるか休止期にあるかで異なる．成長している毛包は最も精巧な構造を呈している．そこで，それをここで述べる．

毛包は4つの部分から構成される：

- **漏斗部** infundibulum は毛包の表面の入り口から脂腺の開口部まで．この部は油性の**皮脂** sebum の出口である**毛脂腺管** pilosebaceous canal の一部である．
- **峡部** isthmus は漏斗部から立毛筋の挿入部まで．
- **毛隆起（バルジ）** follicular bulge は立毛筋の挿入部の近くで毛包から突出しており，**表皮の幹細胞** epidermal stem cell を含む（図15.14参照）．
- **下部** inferior segment は成長している毛包では底面は膨らんで**球状** bulb になっているが，それ以外は均一な径である．球状底面には毛乳頭（PLATE 47, p.524）と呼ばれる血管成分に富んだ疎性結合組織の陥入が認められる．

　結合組織の毛乳頭を取り囲む細胞も含めて，毛球をつくっている他の細胞は**毛母基** hair matrix と呼ばれ，**母基細胞** matrix cell から構成されている．真皮乳頭のすぐ隣の母基細胞は表皮の幹細胞を含む毛隆起から移動してきた速い細胞分裂と分化を行っている細胞集団である．これらの細胞の分裂や増殖が毛の成長を決めることになる．この増殖細胞の中にメ

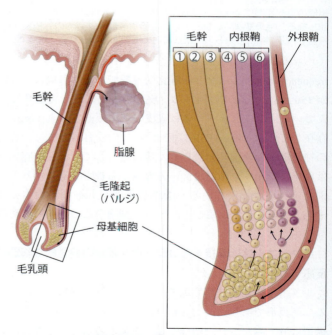

図15.15 ▲ 毛包と表皮幹細胞移動の経路
この図は毛隆起（バルジ）に存在する表皮幹細胞の場所と移動経路を示している．正常の状態では，表皮幹細胞は脂腺のところまで上昇し，また毛球（→）の毛母基のところまで下降する．毛母基は毛隆起（バルジ）から外根鞘に沿って移動する分化細胞によってつくられる．分化が進むにつれ，細胞は毛母基から離れ層をつくって，毛幹の（1）髄質，（2）皮質，（3）毛小皮の他，（4）内根鞘毛上皮を含む内根鞘，（5）ハクスレー層，（6）ヘンレ層となる．表皮の傷害時には，表皮の幹細胞は毛隆起（バルジ）から皮膚の表面（→）に向かい，傷害部位の初期再被覆に関与する．

FOLDER 15.4　機能的考察：皮脂の役割

　皮脂の役割は完全には明らかではない．多くの研究者が提唱している皮脂の機能は，細菌の増殖抑制，皮膚をやわらかくすること，バリア，フェロモン作用である．皮脂は尋常性痤瘡の進行に大きな意味を有している．皮脂は男女ともに思春期において多く分泌される．皮膚の表面に存在する細菌によって皮脂に含まれる中性脂肪が脂肪酸に分解され，脂肪酸が痤瘡の形成に関わる．組織学的な検査では，痤瘡はリンパ球の浸潤とともに毛包の峡部に留まっている．進行すると炎症性の毛包とともに真皮の膿瘍がつくられる．

ラノサイトもみられる．表皮における増殖層での方法と同じように，メラノサイトは発育する毛の細胞に対してメラノソームを提供する．増殖層で分裂する母基細胞は，分化して毛のケラチン産生細胞や**内根鞘** internal root sheath となる．

　内根鞘は毛の深部を取り囲んでいる数層の細胞からなる．内根鞘は以下の3つの層に分かれる：

- **ヘンレ層** Henle's layer は立方形の外の1層の細胞である．これらの細胞は毛包の一番外側の細胞と接触している．この毛包の一番外側の細胞は上皮が陥入したもので，**外根鞘** external root sheath と呼ばれる層をつくる．
- **ハクスレー層** Huxley's layer は**内根鞘の中間部** middle plate of the internal root sheath をつくる扁平な細胞で，1重や2重の層を形成している．
- **内根鞘毛小皮（クチクル）** internal root sheath cuticle は扁平な細胞からなり，その外自由表面は毛幹に面する．

外根鞘の毛隆起（バルジ）に存在する表皮幹細胞ニッチは，幹細胞から毛の成長や皮膚の再生に関わる．

　毛包の外根鞘が表皮の表面に向かって伸びていくことは，立毛筋の挿入部位や脂腺の導管，毛包管の壁の腺が示している（図15.14）．立毛筋の挿入部位のレベルで，外根鞘を神経終末が取り巻いている．このような領域において，毛隆起（バルジ）と呼ばれる比較的未分化な上皮細胞が存在する．最近の研究から，毛隆起（バルジ）が表皮幹細胞のニッチであることが判明した（図15.15参照）．表皮幹細胞はこの領域に常に存在し，自己再生と特定の細胞系譜へと分化する．表皮幹細胞は脂腺や毛包（毛の母基，内根鞘，皮質，髄質）の成長に関わる幹細胞を提供する（図15.15参照）．毛隆起に存在する表皮幹細胞は，通常は表皮の基底幹細胞にはならない．しかしながら，表皮が傷害されたり失われたりした場合（たとえば広範囲な熱傷や皮膚表面の損傷）には，表皮幹細胞は再プログラム化され，毛包ニッチから傷の表面に向かい，傷の初期の再生に関わる．

毛は毛包から発生した角化細胞からなる．

　毛と内根鞘の**角化** keratinization は，細胞が毛母基から離れた直後に，毛包の下1/3の**角質形成層** keratogenous zone と呼ばれる部分で行われる．皮質の細胞がこの領域を通過するにつれ，皮質細胞は分化し，オルガネラを排出し，ケラチン中間径フィラメントの架橋とともに密に凝集する．毛が毛包から現れるまでに，毛は硬ケラチンとしてすべて角化される．軟ケラチンを含む内根鞘は毛とともに毛包から出現せず，脂腺の分泌物が毛包へ入る峡部で壊される．**ガラス膜** glassy membrane と呼ばれる厚い基底板が，毛包と真皮を分ける．毛包のまわりには緻密結合組織が鞘をつくる．**立毛筋** arrector pili muscle は毛隆起の近くに付着し，毛包隆起は前に述べたように表皮幹細胞ニッチとなる．

　毛は毛包から出た細いフィラメント様の構造物である．毛は強く架橋された硬ケラチンと3つの層からなる（図15.14参照）．

- **髄質** medulla は毛幹の中心部分をなし，軟ケラチンを含む大型でゆるやかに結合した角化細胞を有する．髄質は太い毛のみに認められる．
- **皮質** cortex は最も厚い層であり，毛の全容量の約80%を占める．皮質は髄質よりも毛の周辺部に存在し，硬ケラチン中間径フィラメントでみたされた皮質細胞からなる．おのおののフィラメントはまわりに無構造の**ケラチン関連タンパク質** keratin associated protein（**KAP**）を含む領域がある．これら硫黄含有量の高いKAPは，ジスルフィド結合によってケラチン中間径フィラメントが広範囲に架橋されて硬い毛の幹をつくることに貢献している．皮質が毛の質感や柔軟性，色などを決める．毛の色

FOLDER 15.5　臨床関連事項：汗と病気

　多くの神経的・感情的な因子が汗の成分を変えるものの，成分の変化は病気の徴候でもある．たとえば，汗のナトリウムイオン，塩素イオンの上昇は嚢胞性線維症の診断に役立つ．この病気では汗のナトリウムイオン，塩素イオンが2～5倍上昇する．尿毒症がひどい場合では，汗の尿素濃度が上昇する．この場合，水分が蒸発すると，皮膚，特に上唇に結晶が残る．これは尿素の結晶であり，尿素霜と呼ばれる．

を決めるメラニン色素は，毛球の増殖層に存在するメラノサイトによってつくられる．

毛幹の毛小皮（クチクル） cuticle of the hair shaft は毛の最も外側の層である．毛小皮は何層にもわたって毛の幹を包み，半透明の角化された扁平な細胞からなる．

これらの細胞では，毛包から遠くにあるその自由端が鱗片や屋根瓦に似ている．毛小皮は物理的・科学的損傷から毛髪を保護しており，多孔性を示す．

ヒトの**毛髪構造** hair structure は，17種類のケラチン遺伝子（Ⅰ型ケラチンで11遺伝子，Ⅱ型ケラチンで6遺伝子）と85種類以上のKAP遺伝子を含む複数の遺伝的要因で決まる．

2）脂腺

脂腺は毛や皮膚の表面を潤す皮脂を分泌する．

通常1つの毛包から数個の脂腺がつくられるが，脂腺は毛包の外根鞘から発生する（図15.16, PLATE 45, p.520）．脂腺から分泌される油性の物質である**皮脂** sebum は全分泌によってつくられる．細胞全体が脂肪性の物質をつくりそれで埋め尽くされると同時に，プログラム化された細胞死（アポトーシス）を起こす．最終的に，分泌物と細胞塊が脂腺の漏斗部に皮脂として放出される．この漏斗部は，短い脂腺の導管とともに**毛脂腺管** pilosebaceous canal をつくる．新しい細胞は腺の周辺に存在する基底細胞の分裂からつくられ，腺の細胞はデスモソームによって結合している．これらの細胞の基底膜は表皮や毛包の基底膜とつながっている．基底細胞の移動から皮脂の分泌にかかる時間は約8日である．

脂腺の基底細胞は，滑面小胞体，粗面小胞体，自由リボソーム，ミトコンドリア，グリコーゲン，さらに発達したゴルジ装置を有する．基底層から細胞が離れるにつれ脂質の分泌物をつくり始め，滑面小胞体が増えていくが，これは滑面小胞体の脂質産生の役割を反映している．細胞は薄い細胞質の束で隔てられた多数の脂肪滴で徐々に埋められる．

3）汗腺

一般に汗腺は構造と分泌物の性質によって分類される．汗腺には2種類存在する：

- **エクリン汗腺** eccrine sweat gland は，口唇や外陰部以外の身体のほとんどの部分に認められる．
- **アポクリン汗腺** apocrine sweat gland は腋窩，乳輪，乳頭，肛門周囲の皮膚，外陰部にみられる．外耳道の**耳垢腺** ceruminous gland, **睫毛腺** apocrine gland of eyelash（**モル腺** gland of Moll）はアポクリン型の腺である．

4）エクリン汗腺

エクリン汗腺は体温を調節する単純ならせん形の腺である．

エクリン汗腺は，胎児の表皮が陥入してできた毛包とは関連しない独立した構造物である．それぞれのエクリン汗腺は盲端に終わり，単一コイル状管腺である．エクリン汗腺は2つの部分に分かれる．1つは**分泌部** secretory segment で真皮の深部か皮下組織の上部に存在しており，もう1つはコイル

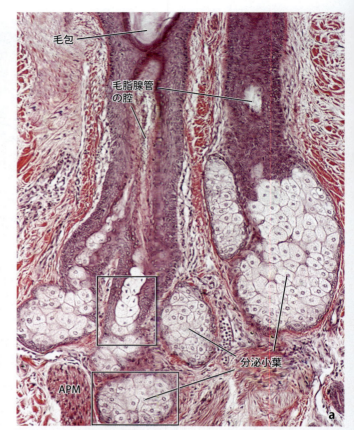

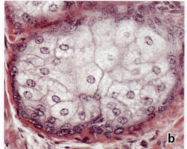 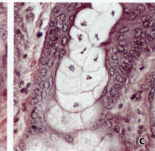

図 15.16 ▲ 脂腺の顕微鏡像
a. この写真は2つの脂腺の分泌部と毛脂腺管を示している．左にある腺の導管は写真の上にある毛包へまさに入ろうとしている．右にみられる腺の導管は，ちょうどその壁を示すように切断されたものである．60倍．**b.** aの図の下にみられる小葉の分泌部が高倍率で観察される．皮脂は染まらないため，分泌細胞が明るくみえる．これらの細胞は活発に皮脂を産生している．分泌小葉の周辺に平滑筋でできた立毛筋（APM）がみられる．120倍．**c.** aの図の上にみられる小葉の分泌部が高倍率で観察される．皮脂でみたされた細胞が導管の中にある．細胞の死を示す核濃縮像に注目．120倍．

状にならず表皮の表面と直接連絡している**導管部** duct segment である（図15.17, PLATE 44, p.518）．

エクリン汗腺は，汗の蒸発によって身体の表面を冷やし，体温を調節する重要な働きを持つ．腺の分泌部は血液の限外濾過物とほぼ同じ組成の分泌物を産生する．ナトリウムと水分の一部が導管から吸収されるため，皮膚の表面には低張性の汗が出ることになる．この低張性の液は低タンパク質であり，塩化ナトリウム，尿素，尿酸，アンモニアなどを含む．このように，エクリン汗腺はある部分，外分泌腺として働く．

大量の発汗は他の電解質，カリウムやマグネシウム，また

水分も失うこととなる．通常，肺や皮膚から1日あたり600 mLの水分が蒸発によって失われる．まわりの大気の温度が高い状況では，発汗を増やすことによって水分が多く失われていく．この温度調節発汗はまず額と頭皮から始まり，顔面と他の身体の部分で起こり，最後には手掌や足底部に広がる．感情的なストレス状況では，手掌や足底部，腋窩から発汗が始まる．体温調節の発汗はアセチルコリン作動性伝達物質によって制御されるのに対して，感情的発汗は自律神経系の交感神経系のアドレナリン作動性伝達物質による調節であると考えられている．

エクリン汗腺の分泌部は3種類の細胞からなる．

3種類の細胞がエクリン汗腺の分泌部にみられる：分泌部の上皮細胞である**明調細胞** clear cell，**暗調細胞** dark cell，それに収縮性の上皮細胞である**筋上皮細胞** myoepithelial cell（図15.18，PLATE 45，p.520）．これらの細胞はすべて基底膜の上にあり，多列上皮となる．

- 明調細胞は豊富なグリコーゲンによって特徴づけられる．図15.18aにみられるグリコーゲンはその量からして際立っており，過ヨウ素酸シッフ（PAS）染色で濃染される．通常のH&E染色では細胞質はほとんど染色されない．多数のミトコンドリア，滑面小胞体，ゴルジ装置などの膜性オルガネラが発達している．細胞質の側面と上皮面において，細胞膜はヒダを発達させている．さらに，それほどではないが，基底部でも陥入が多い．細胞の形態から，これらの細胞は汗の水成分をつくることがわかる．

- 暗調細胞は豊富な粗面小胞体や分泌顆粒が特徴である（図15.18参照）．ゴルジ装置は比較的大きく，糖タンパク質の産生を行う機能を持つことを物語っている．上皮面の細胞質は成熟分泌顆粒が多く，管腔側の表面を占める（図15.18a参照）．明調細胞は管腔に接しておらず，分泌は側面から行われる．側面は細胞間小管と接し，このことが水様成分を管腔に達しやすくしている．ここで暗調細胞からのタンパク質成分と混ざることになる．

- 筋上皮細胞は分泌部の基底面に限局して存在する．管を取り巻くように配列している突起とともに，分泌細胞の間に筋上皮細胞は存在する．細胞質は多くの収縮性フィラメント（アクチン）を有しており，エオジンに濃染されるため，H&E染色でもすぐに区別される．この細胞の収縮によって汗腺の腺細胞から汗がすばやく放出される．

エクリン汗腺の導管部は重層の立方上皮からなり，筋上皮細胞を欠く．

エクリン汗腺の導管部はコイル状の分泌部からの延長である．組織標本では，分泌状態によって多様な様態が観察される．導管は真皮から表面に近づくにつれらせん状になり，表皮まではさらにコイル状態が著しくなる．導管が表皮に入ると導管細胞はなくなり，表皮の細胞が導管の壁をつくることになる．この表皮内の導管は**重層立方上皮** stratified cuboidal epitheliumからなり，基底細胞層と管腔細胞層から構成される．導管細胞は，分泌部の細胞に比べると小さく暗調である．また，導管の腔そのものも分泌部よりも小さい．分泌部とは対照的に，導管部には筋上皮細胞がない．この特徴は，組織標本で分泌部と導管部を区別するのに役立つ（図15.17）．

導管の基底（あるいは周辺）細胞は円形または楕円形の核を有し，核小体が目立つ．細胞質はミトコンドリアやリボソームでみたされている．表面あるいは管腔細胞は基底細胞よりも小さいが，核は同様にみえる．管腔細胞の特徴は，濃染され，ガラス状（ヒアリン化）を呈する管腔側の細胞質である．このガラス状の特徴は，腔面側細胞質にトノフィラメントが集積していることによる．

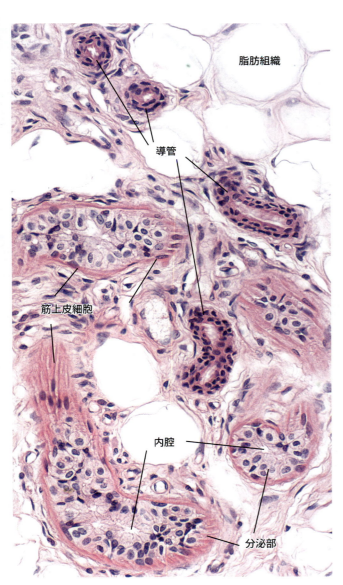

図15.17 ▲ エクリン汗腺の顕微鏡像
エクリン汗腺の分泌部と導管を示したヒトの皮膚．H&E染色標本．分泌部は2層の立方形上皮細胞と，周辺の基底膜内に筋上皮細胞がみられる．導管部は分泌部よりも狭い管腔を有する．導管部は筋上皮細胞を有しない小さな立方形細胞の2層からなる．320倍．

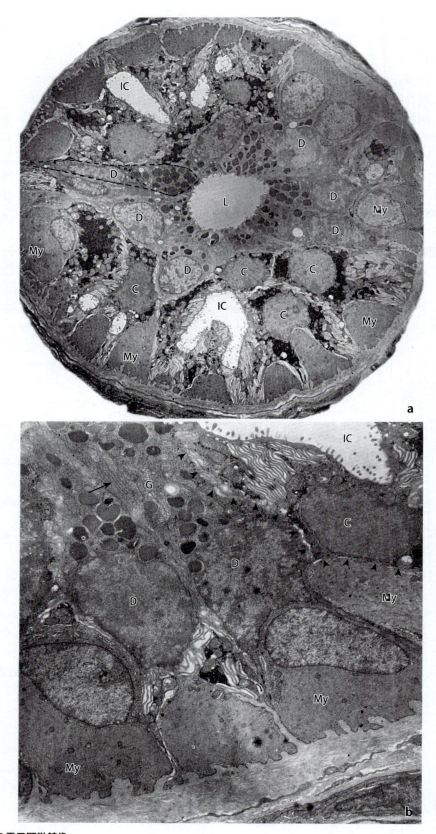

図 15.18 ▲ エクリン汗腺の電子顕微鏡像
a. この写真は筋上皮細胞（My）と腺の2つの特徴的な細胞である暗調細胞（D）と明調細胞（C）を示している．暗調細胞の腔面側（L）の細胞質は幅が広く，分泌顆粒を有している．点線は1つの暗調細胞の境界を示す．明調細胞は腔面よりも離れた位置に存在する．基底部は筋上皮細胞か直接基底板に接する．明調細胞のほとんどの自由面は細胞間小管（IC）に接する．明調細胞は多くのミトコンドリアや細胞膜のヒダ，電子密度の高いグリコーゲン顆粒を含む．5,600倍．**b.** 拡大像では，暗調細胞は分泌顆粒に加え，粗面小胞体（→）やゴルジ装置（G）を含む．明調細胞は細胞膜のヒダ，ミトコンドリア，グリコーゲンを含む．筋上皮細胞（My）は多数の収縮性アクチンフィラメントを含む．▶（右上部）は明調細胞の境界を示す．17,500倍．（Dr. John A. Terzakis の厚意による．）

5）アポクリン汗腺

アポクリン汗腺は毛包に付着する径の大きな管状の腺である．

アポクリン汗腺は毛包が発生した表皮と同じ陥入からつくられた．毛包との連絡は保たれ，脂腺が毛包に開口する部分より少し上の部位において，アポクリン汗腺の分泌物が毛包に放出される．分泌物はここから表面に向かって流れ出る．

エクリン汗腺と同じように，アポクリン汗腺はコイル状管状腺であり，しばしば分岐している．分泌部は真皮の深部，あるいは皮下組織の上部に存在している．

アポクリン汗腺の分泌部はエクリン汗腺の径よりも大きく，単層からなる．

アポクリン汗腺はエクリン汗腺といくつかの点で異なる．最も大きな違いは，光学顕微鏡でも明らかなように，管腔面の径が大きいことである（図15.19，PLATE 44，p.518）．エクリン汗腺と異なり，アポクリン汗腺は分泌物を管腔内に貯めておく．分泌部は単層上皮から構成されるが，1種類の細胞のみで，細胞質はエオジン好性である．管腔側の細胞質は棍棒状の突起を出す．かつては，細胞のこの部分がつまみ出され，アポクリン分泌の名が示すように管腔側に放出されると考えられていた．しかし，分泌はメロクリン型であることが電子顕微鏡によって判明した．管腔側の細胞質には多数の小胞があり，内容物は開口分泌によって放出される．他の細胞の特徴はリソソームやリポフスチン顆粒を含むことである．リポフスチン顆粒は二次，三次リソソームである．放出した後の無反応期では，新たな分泌を準備するためにゴルジ装置が肥大する．

筋上皮細胞は分泌部において存在し，分泌細胞と基底板の間に位置している．エクリン汗腺と同様に，筋様細胞の突起の収縮が腺からの分泌物の放出を促進させる．

アポクリン汗腺の導管部は重層の立方上皮からなり，筋上皮細胞を欠く．

アポクリン汗腺の**導管** duct of the apocrine gland はエクリン汗腺の導管と似ており，管腔は狭い．しかし，腺の分泌部からの続きで毛包の管にまっすぐに入る．このことで，分泌部と導管部を同じ標本で同時に観察できる可能性は少なくなる．エクリン汗腺と異なり，アポクリン汗腺の導管では吸収は起こらない．分泌物は導管の途中でその組成を変えない．

導管の上皮は重層の立方形で，通常2層あるいは3層からなる．管腔側の細胞質はトノフィラメントが凝集しているためガラス状にみえる．この点はエクリン汗腺の導管とよく似る．

アポクリン汗腺はフェロモンを含むタンパク質成分に富む分泌物を産生する．

アポクリン汗腺はタンパク質，炭水化物，アンモニア，脂質，分泌物の色をつけるある種の有機物を含む分泌物を産生する．しかし，解剖学的な部位によって分泌物は異なる．腋窩では分泌物は透明で少し粘稠である．分泌されたときは無臭であるが，皮膚の表面にいる細菌によって独特の刺激な

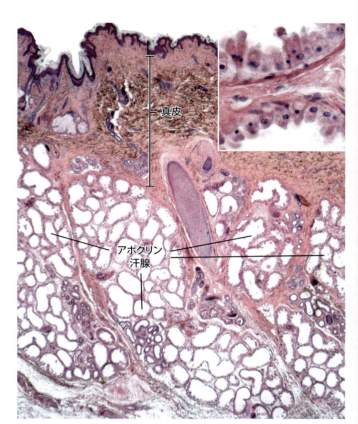

図15.19 ▲ アポクリン汗腺
この標本は成人のヒトの肛門周辺部からのものであり，分泌部の管腔径が大きいことが特徴であるアポクリン汗腺が数個みられる．写真の中央部に毛包があるが，アポクリン汗腺は毛包に近接し，真皮の緻密結合組織の深部に存在している．45倍．**挿入図．**分泌部の拡大像はアポクリン汗腺の細胞種を示している．腺は立方形または円柱形の単層の上皮細胞と基底部の筋上皮細胞から構成される．230倍．

においとなる．

アポクリン汗腺は思春期に機能的になる．腋毛や陰毛とともに，その発達は性ホルモンに依存する．女性では，腋窩と乳輪のアポクリン汗腺は月経周期に一致するような形態学的・分泌周期を示す．

多くの哺乳動物は，縄張りの決定や，交配行動，母性・社会行動に用いられる化学物質である**フェロモン** pheromone を分泌する．アポクリン分泌はヒトでのフェロモンとして働いていると考えられている．アポクリン汗腺からの男性のフェロモン（アンドロステノールとアンドロステノン）は女性の性周期に直接作用する．女性のフェロモン（コプリン）は男性が女性を認知することに影響し，ホルモンの変化を促す．

エクリン汗腺もアポクリン汗腺も，自律神経系の交感神経によって支配される．

エクリン汗腺は**コリン作動性** cholinergic 伝達物質（自律神経系の副交感神経成分として通常同定される）によって刺激される一方，アポクリン汗腺はアドレナリンによって支配される．上に述べたように，エクリン汗腺は暑さやストレスに反応し，アポクリン汗腺は暑さではなく情動や感覚刺激に反応する．

6) 爪

爪は硬ケラチンを含む角化細胞の板である.

爪は少し弯曲した指の爪や足の爪, もう少し正確に述べるなら**爪板** nail plate は, **爪床** nail bed の上に存在する. 爪床は表皮の基底層と有棘層の細胞の延長の上皮細胞である（図15.20, PLATE 47, p.524）.

爪の近位部である**爪根** nail root は表皮のヒダの中に埋もれており, **増殖層** germinative zone の細胞, **母基** matrix 細胞を覆っている. 母基は幹細胞, 上皮細胞, メラノサイト, メルケル細胞, ランゲルハンス細胞を含む. 母基の幹細胞は規則的に分裂し, 爪根の方へ移動し, そこで分化して爪のケラチンを産生する. 爪のケラチンは毛の皮質のケラチンと同じ硬ケラチンであり, 表皮の軟ケラチンと異なり, 落屑しない. 硬ケラチンは, 爪の硬度を決定する硫黄含有量の多い無構造のマトリックスに埋め込まれたケラチンフィラメントから成り立っている. 毛の皮質と同様, 硬ケラチンがつくられる過程はケラチン顆粒を伴わない. 角化した細胞被膜は表皮でみられたのと同じタンパク質を含んでいる.

爪根での新しい細胞の産生とケラチン化が, 爪の成長を決める. 爪板は, 伸びるに従って爪床の上を進む. 顕微鏡で観察すると, 爪板は核やオルガネラを欠く**角化細胞** corneocyte が互いに嵌合して（かみ合って）いることがわかる.

爪根の近くにある白色の三日月型の部位を**小月** lunula と呼ぶが, その色はこのケラチン化した母基細胞の厚い白板に由来する. 爪板が十分にケラチン化すると, より透明になり, 下の血管床の色となる. 爪根を覆う皮膚のヒダの端を**爪上皮** eponychium または**爪小皮** cuticle と呼ぶ. 爪上皮は硬ケラチンからなり, 落屑しない. 薄いため割れやすく, 切り込んだりする. 厚い表皮の層である爪下皮は, 指先で爪板の自由端となる.

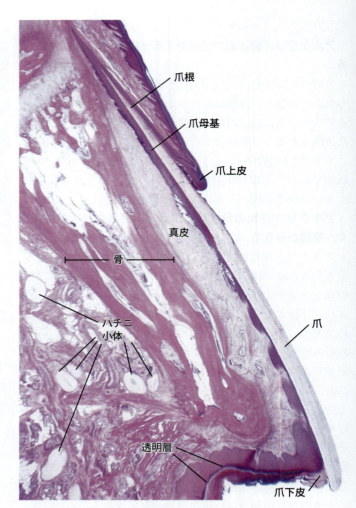

図 15.20 ▲ 爪のついた指（末節骨）の矢状断面像
爪は末節骨の背側面の上にある角化した板である. 爪の自由面の下を爪下皮と呼び, これは表皮の角質層の続きである. 爪の近位端である爪根は皮膚である爪皮で覆われるが, 爪皮は皮膚の角質層の続きである. 爪の下には真皮を伴った上皮がある. 上皮の近位部は爪母基と呼ばれる. この標本の骨は末節骨である. 多数のパチニ小体が指の掌側の結合組織に存在している. 低い倍率でも透明層が認められる. 10倍.

FOLDER 15.6　臨床関連事項：皮膚の修復

　皮膚の傷の修復過程は古典的に一次期と二次期に分けられてきた．一次期の治癒は通常，清潔で非感染性の傷の端が外科的縫合によって近づけられている外科切開の後に起こる．二次期の治癒は，外傷の傷の端が離れ，細胞や組織のより大きな損失があるときに起こる．そのような場合の傷の治癒は，修復時に現れる特殊な型の組織である肉芽を大量につくり出すこととなる．

　皮膚の切り傷や挫滅の修復には，真皮と表皮の増殖が必要となる．真皮の修復は，(1) 血液の凝固形成，(2) 炎症と関連して起こるマクロファージの活動によって主にもたらされる損傷したコラーゲン線維の除去，(3) 肉芽の形成，(4) 露出表面の再上皮化，(5) 線維芽細胞の増殖と移動ならびに傷の収縮に関わる筋線維芽細胞の分化，(6) 結合組織の細胞外マトリックスの沈着と再構築を伴う．一次期の修復は縫合すると修復領域が減少し，瘢痕を少なくすることができる．外科的切開は割線に従って行われるが，これはコラーゲン線維の方向に平行という意味である．これによって新たなコラーゲンの産生や瘢痕を極力抑えることができる．

　表皮の修復は傷の周辺の基底層のケラチノサイトの増殖によって決まる（図 F15.6.1）．細胞分裂は最初の 24 時間で最大となる．しばらくすると，乾燥した血栓である痂皮で傷は覆われる．基底細胞層の基底細胞の増殖は痂皮の下から始まり，傷の表面に及ぶ．移動速度は 0.5 mm/日で，傷を受けてから 8〜18 時間で起こる．移動先端の後ろで増殖や分化が起こり，表皮の層的構造がつくられる．新しい細胞が角化し剥離すると，剥離細胞とともに痂皮は離れて落ちる．このことが表面の奥から痂皮が取れる理由である．

　表皮の全長が外傷や外科手術で取り除かれると，毛包のある特定の部分，表皮幹細胞のニッチを有する毛隆起（バルジ）は露出した表面を覆うための細胞を産生する．三度の熱傷や表皮全長にわたる大規模な剥離で表皮の広範な部分が破壊さ

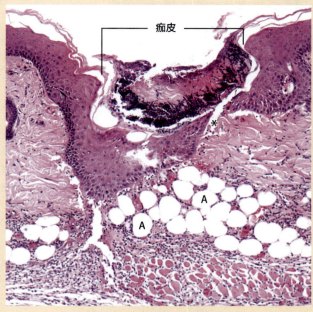

図 F15.6.1 ▲ 皮膚の損傷に対する治癒過程の表皮像
皮膚の全長と一部皮下組織（脂肪組織 (A) を含む）まで切開された傷の治癒過程．かさぶた（痂皮）の下に表皮が再びつくられている．＊は標本作製時の人工産物．多数の好中球を含むかさぶたは剥離直前である．真皮はこの段階ではほとんど変化していないが，最終的に連続性をつくってもとのように戻る．110 倍．

れた場合，上皮の再上皮化は起こりにくい．そのような場合は表皮の移植でのみ治癒が可能である．移植片がない場合，傷の周辺の細胞が内側に向かって増殖することで，せいぜい不完全なかたちでゆっくりと再上皮化がなされることになる．

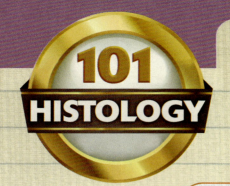

外皮系

外皮系の概要

- **外皮系**は皮膚とその派生物（表皮の付属物）からなる.
- 皮膚は2つの層，表層の角化重層扁平上皮からなる**表皮**と，深層の不規則性緻密結合組織からなる**真皮**から構成される.
- 皮膚の下には**皮下組織**があり，大量の脂肪組織を含んでいる.

表皮

- **表皮**は基本的に**ケラチノサイト**（85%）からなり，分化して角化重層扁平上皮をつくる.
- 表皮は明瞭な4層からなる.
- **基底層**は細胞分裂が活発な1層の小さな基底細胞からなり，深部の結合組織とはヘミデスモソームを介して結合している．また細胞は互いにデスモソームによって結合している.
- **有棘層**は数層の大型のケラチノサイトからなり，それらは中間径フィラメント（ケラチンフィラメント）を持つ細胞突起の先端で**デスモソーム**によって互いが連結している.
- **顆粒層**は**フィラグリン**の前駆物質である**ケラトヒアリン顆粒**を持つ扁平な顆粒細胞からなる．ケラトヒアリン顆粒は，**ケラチンフィラメント**と脂質を含む層板小体を集合させ，細胞外に分泌されると表皮の**水バリア**（関門）の形成に寄与する.
- **角質層**は最終分化したケラチンフィラメントを含む扁平な細胞（核のない）からなる最表面の層である．これらの細胞は絶えず皮膚の表面から落屑している.
- 表皮の全回転時間はほぼ**47日**である.
- **メラノサイト**（表皮の5%）は基底層に存在し，有棘層とケラチノサイトの間に長い突起を出す.
- メラノサイトは**メラノソーム**内で**メラニン色素**を合成し，色素分配の過程で隣のケラチノサイトにメラニン色素を運ぶ．運び込まれた色素はケラチノサイトの核の上で集積し，紫外線照射や傷害から核DNAを守る.
- 表皮の他の細胞には，免疫反応に関わる抗原提示細胞である**ランゲルハンス細胞**（2～5%）の他，感覚神経終末を伴う機械受容細胞である**メルケル細胞**（6～10%）がある.

真皮

- **真皮**は2層からなる.
- **乳頭層**は表面側にあり，疎性結合組織（I型コラーゲンやIII型コラーゲン）からなるが，血管，リンパ管，感覚神経終末も多く存在する.
- **網状層**は深く，I型コラーゲン，弾性線維，大型の血管を含む不規則性緻密結合組織からなる.
- **表皮-真皮接合部**は，同じような表皮の突出に対応した**真皮乳頭**と呼ばれる指のような結合組織性の突出部位を有する.
- 真皮乳頭は神経終末や血管，リンパ管の網工などを有している.

皮膚の知覚神経受容器

- 表皮は，細かい触覚，冷感や熱感，痛みを感知する**自由神経終末**を含む．さらに**メルケル小体**（メルケル細胞と神経終末）は鋭敏な機械受容器である.
- 真皮は，圧力や振動を感じる**パチニ小体**，軽い触覚を感じる**マイスナー小体**，皮膚の伸展やねじれを感じる**ルフィニ小体**などの膜で包まれた神経線維を有する.

表皮の付属物

- **毛**と**毛包**は身体のほとんどの部分に存在する．
- 毛包は表皮幹細胞（**毛隆起**）を有し，それらは分化して毛をつくる母基細胞になる．
- 毛は毛包の下部分（**毛球**）に存在する**母基細胞**の分化によってつくられ，髄質，皮質（毛の体積の80%）や毛小皮になる．
- **毛幹**は内外根鞘で包まれている．**内根鞘**は**ヘンレ層**，**ハクスレー層**，**内根鞘毛上皮**に分かれる．**外根鞘**は表皮の続きである．
- **脂腺**は毛や皮膚を覆う**皮脂**を分泌する．皮脂は全分泌によってつくられ，毛脂腺管を介して毛包内に分泌される．
- **アポクリン汗腺**は高タンパク質の汗を毛包に分泌し，身体の限られた部位（腋窩，会陰部）に存在する．
- アポクリン汗腺は広い管腔を持つコイル状管状腺である．分泌部は**筋上皮細胞**を有し，その収縮が汗を出させる．
- **エクリン汗腺**は毛包と関係なく存在している．腎臓の限外濾過液と類似した組成の汗をつくる．
- エクリン汗腺は，体の表面の汗が蒸発するときの気化熱により冷やすことで体温の調節に大きな役割を担っている．この分泌部も筋上皮細胞を有している．
- **爪**は爪の近位部にある爪根でつくられた硬ケラチンを含む**爪床**の上に存在する角化細胞の集まりである．ケラチノサイトは増殖し，分化して**硬ケラチン**をつくる．
- **爪板**は伸びるにつれ，皮膚のヒダで覆われた端の部分の爪床を越えて進む．

PLATE 42　皮膚 I

皮膚は 2 つの部分からなる：角化重層扁平上皮の表皮と，結合組織の真皮である．真皮の下には疎性結合組織の皮下組織がある．皮下組織は，栄養が十分であれば大量の脂肪組織を含むことになる．

表皮から爪，毛，脂腺，汗腺ができる．手掌や足底部では，表皮の角質層は身体のどの部分よりも厚くなる．したがって，手掌や足底部の皮膚を厚い皮膚，その他の身体の部分の皮膚を薄い皮膚と分類する．

厚い皮膚には毛はない．また，厚い皮膚は薄い皮膚よりも表皮と真皮の間が複雑になっている．真皮の表皮内への指状の突出を真皮乳頭と呼び，厚い皮膚では長く，かつ多数存在している．これによって皮膚に対する摩擦に対応できる．

厚い皮膚
ヒト，H&E 染色，45 倍．

この厚い皮膚の標本では，表皮（Ep）が上に，表皮以外に汗腺（SW）を多数含んだ真皮が認められる．拡大像ではよく観察されるが，この程度の低い倍率でも表皮の半分の層を占める角質層がはっきりと観察できる．ドーム形の表面の隆起は厚い皮膚にみられるもので，指紋模様をつくり出す．真皮は汗腺の他に血管（BV）や脂肪組織（AT）を含む．汗腺の導管（D）は腺から表皮にいたる．表皮の隆起の底面から 1 本の導管が表皮に入るところが観察される．これは表皮をらせん状にまわって皮膚の表面に出ることを示す．

薄い皮膚
ヒト，H&E 染色，60 倍．

左の図の厚い皮膚と比較するために，薄い皮膚を示す．汗腺の他に，毛包（HF）や脂腺（SGl）を有している．脂腺は毛包に開く．この標本でもみられるように，しばしば脂腺と汗腺は真皮（De）を越えて皮下組織まで入り込む．皮下組織の血管（BV）と脂肪組織（AT）に注目．

表皮
皮膚，ヒト，H&E 染色，320 倍；挿入図 640 倍．

薄い皮膚の拡大像．深部を占めている細胞層は 1 層からなる基底層である．基底層（SB）の上には厚い有棘層（SS）が存在する．この細胞は突起を持ち，隣どうしの突起があたかも細胞間橋（挿入図，→）をつくっているかのような印象を与える．さらにその上の層は顆粒層（SGr）で，細胞内にケラトヒアリン顆粒（挿入図，►）を含む．最上層は角質層（SC）で，核を持たない角化した細胞からなる．角化した細胞は扁平で，細胞境界がないように上や下にある他の細胞に接着している．厚い皮膚では角質層と顆粒層の間にみられる 5 番目の層，透明層が存在する．基底層の細胞の色素（P）はメラニンで，真皮の結合組織にもこの色素のいくつかが認められる．

AT, 脂肪組織	**HF**, 毛包	**SGr**, 顆粒層
BV, 血管	**P**, 色素	**SS**, 有棘層
D, 汗腺の導管	**SB**, 基底層	**SW**, 汗腺
De, 真皮	**SC**, 角質層	►, ケラトヒアリン顆粒
Ep, 表皮	**SGl**, 脂腺	→, 細胞間橋

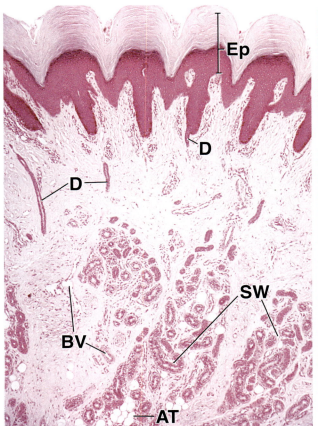
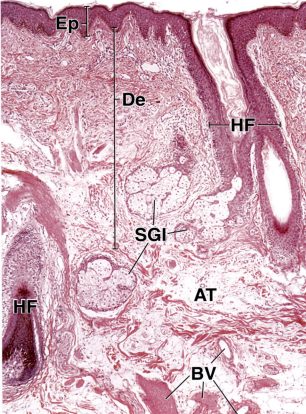
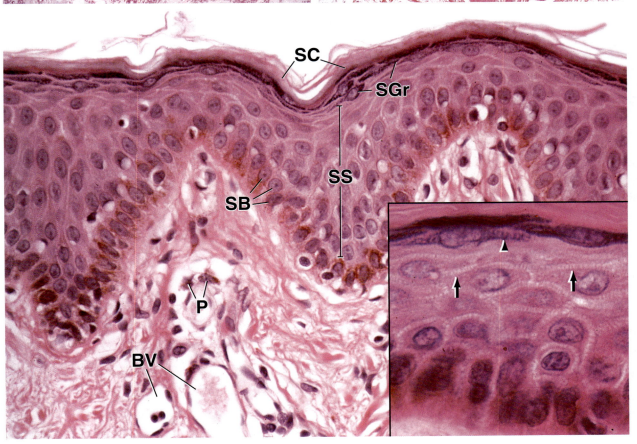

PLATE 43　皮膚 II

表皮は，ケラチノサイト，メラノサイト，ランゲルハンス細胞，メルケル細胞の4種類の細胞から構成される．最も多い細胞はケラチノサイトで，基底層でつくられ，表層の方へと移動する．ケラチノサイトは細胞内にケラチンタンパク質を，細胞外には水バリアとして働く脂質を産生している．組織学的に，ケラチノサイトは有棘層の中で棘突起を持つ細胞である．他の細胞はパラフィン切片での通常のH&E染色では区別がつきにくい．しかし，メラノサイトの産生物のメラニンは区別可能である．

皮膚は紫外線の危険な作用から組織を守るメラニン色素を持っている．これはメラノサイトでつくられ，後にケラチノサイトへと渡される．色の黒いヒトの方が白いヒトよりも色素が多い．表皮とわずかな真皮がいずれの標本でもみられる．この倍率でも，色の黒いヒトでは真皮の部分の色素が色の白いヒトよりも多いことが観察される．皮膚の色の黒さにかかわらず，色素産生細胞の数はほとんど同じである．皮膚の色の違いは，色の白いヒトの方がリソソームによって色素がより早く分解されるからである．日光を浴びていると，色の白いヒトでも色素が十分に産生される．

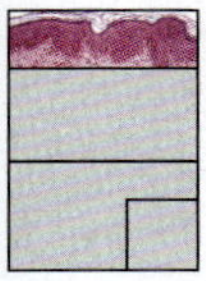

色の白い皮膚
ヒト，H&E染色，300倍．

パラフィン切片での通常のH&E染色では，基底層の細胞に混ざっている小さな球形の明調な細胞（CC）がメラノサイトである．すべての明調な細胞がメラノサイトではない．たとえば，ランゲルハンス細胞も明調な細胞であるが，有棘層の中でより浅層に存在している．メルケル細胞も明調な細胞であるが，区別することは困難である．

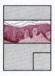

色の黒い皮膚
ヒト，H&E染色，300倍．

色の黒いヒトの皮膚では，ほとんどの色素は表皮の基底部に存在しているが，表層に向かう細胞や角質層の無核細胞にもみられる．→は有棘層と角質層のケラチノサイトにみられるメラニン色素である．色の白いヒトの有棘層の上部ではメラニンが破壊されるので，表皮の上部には色素はみられない．

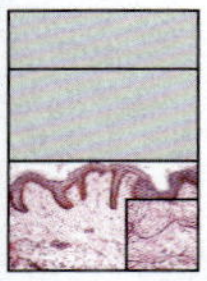

真皮
皮膚，ヒト，H&E染色と弾性線維染色，200倍；挿入図 450倍．

真皮と皮膚の結合組織の特徴が表れた像である．真皮は疎性結合組織である乳頭層（PL）と緻密結合組織からなる網状層（RL）の部分で構成される．乳頭層は表皮のすぐ下で，表皮に進入する結合組織の乳頭を有している．網状層は乳頭層よりも深部に位置する．両者の境界は通常不鮮明である．

この標本はH&E染色と弾性線維（EF）を染めたものである．弾性線維は網状層の中で特徴的に厚く，暗褐色を呈し，ときには長く伸びているが，他のものは短い．乳頭層では弾性線維は細く，疎である（→）．挿入図は網状層における太くエオジン好性のコラーゲン線維を示している．コラーゲン線維はこの倍率では明瞭ではないが，乳頭層よりも網状層の方が太い．乳頭層は細胞成分が多い．網状層における小さな暗褐色像に弾性線維が切断されたものを示しており，細胞の核ではない．

CC，明調な細胞　　**PL**，乳頭層　　→，中段図：表皮の異なる層の色素，
EF，弾性線維　　　**RL**，網状層　　　下段図：細い弾性線維

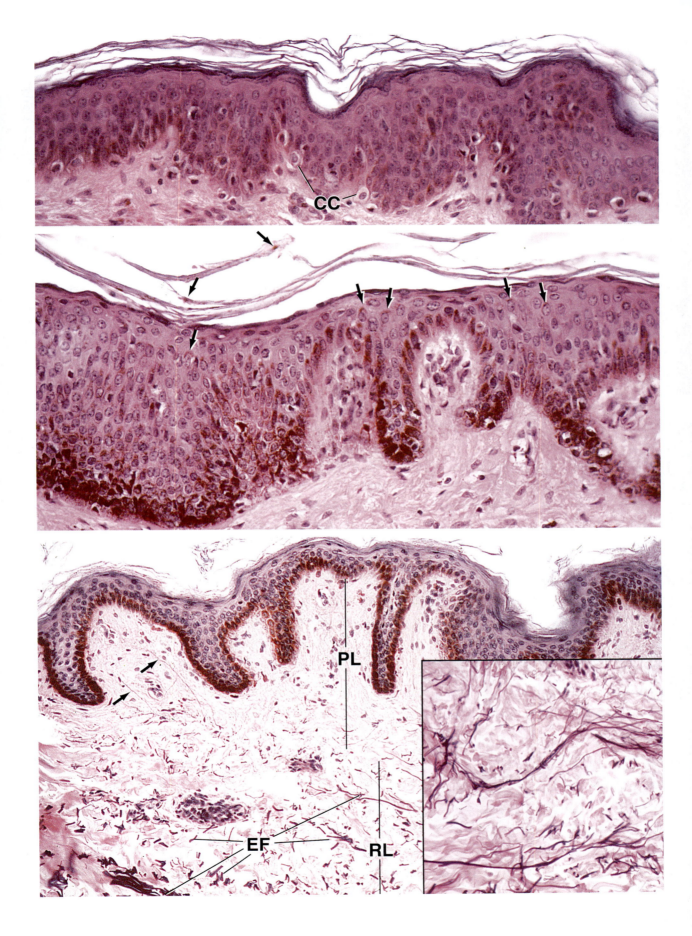

PLATE 44　アポクリン汗腺とエクリン汗腺

皮膚には，エクリン汗腺，アポクリン汗腺，脂腺の3種類の腺がある．エクリン汗腺は，唇，亀頭，包皮，陰核，小陰唇以外の身体のほとんどの表面に分布している．それらは特に手や足の厚い皮膚に多い．身体の表面に分泌された汗の蒸発が身体を冷やす．

アポクリン汗腺は限られた部位，すなわち腋窩，乳輪，会陰部，肛門周囲部，包皮，陰嚢，恥丘，大陰唇にしか存在しない．これらの腺の分泌部の上皮細胞の多くは，その細胞の先端が小水泡のような突出物構造を呈し，この分泌様式（小水泡の一部がつまみ出されて分泌物となり，このことから名前がアポクリンとなった）を示すものだと最初は思われていた．しかし現在では，分泌はメロクリン分泌であることが知られている．分泌物は透明で少し粘稠であるが，皮膚の表面にいる細菌によって独特の刺激的なにおいとなる．ヒトでの役割は不明であるが，一般的に，分泌物は性的に誘引する物質（フェロモン）であろうと考えられている．アポクリン汗腺は生まれたときに存在しているが，その後あまり発達せず，思春期になって機能する．女性においてはこの腺は月経周期に同調して変化する．

全体写真（下写真の位置を特定するため）：右の腋窩の皮膚の写真は，分岐した管状の大きなアポクリン汗腺（A）と，皮下組織にある単純な管状の小さなエクリン汗腺（E）を示している．また，毛包（HF）が接線方向に切断されている．覆っている真皮（D）は緻密結合組織で構成されており，脂腺（SG）の一部を含む．

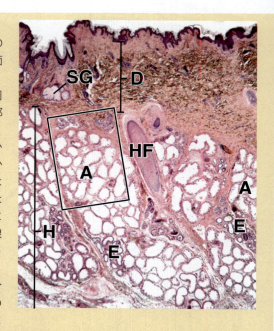

アポクリン汗腺
皮膚，ヒト，H&E 染色，33 倍．

アポクリン汗腺の分泌部の低倍率の写真．ここでみられる切断像は緻密結合組織（DCT）で囲まれた単独の腺の分岐部を示す．写真の上部では2つの汗腺（SwG）が緻密結合組織によって囲まれている．2種類の腺の直径や管腔の大きさにかなりの違いがある．

アポクリン汗腺
皮膚，ヒト，H&E 染色，256 倍．

左の枠のアポクリン汗腺の上皮（Ep）は単層円柱上皮である．それぞれの細胞の高さには違いがあり，小水泡様の突出物（B）を示している．上皮の下には紡錘形の筋上皮細胞がある．管腔の一部の領域において，縦断されエオジンで濃染された索状物（EB）としてみえる．他の場所では，細胞は接線方向に切断され，何本かの平行して走る構造（MyC）として確認できる．

エクリン汗腺
皮膚，ヒト，H&E 染色，256 倍．

この図は上のエクリン汗腺を高倍率で示した像である．分泌部と導管部がみられる．分泌部（SS）は導管部（DS）より広い直径と大型の管腔を持っている．分泌部の上皮は単層円柱上皮である．導管部は2個の細胞の厚さ，すなわち重層立方上皮である．また分泌部は筋上皮細胞を有している．

エクリン汗腺
皮膚，ヒト，H&E 染色，512 倍．

左の写真の枠の領域におけるこの高倍率像では，分泌部（SS）の2つの横断面と1つの導管部（DS）の像がみられる．分泌部の管の壁が垂直方向に切断され，単層円柱上皮（Ep）が明らかである．管は弯曲しているので，上皮は重層しているようにみえる．分泌部の筋上皮細胞は，ここでは取り巻いたり（CB）横断されたり（CA）しており，鋸の歯に似ている．ときに筋上皮細胞の核（MyN）がみられる．その様相は多列上皮様となる．導管部（DS）はそれと異なり，筋上皮細胞を欠き，重層立方上皮である．PLATE 45 参照．

A，アポクリン汗腺	**DS**，導管部	**MyC**，筋上皮細胞の線状像
B，小水泡様の突出物	**E**，エクリン汗腺	**MyN**，筋上皮細胞の核
CA，横断列	**EB**，エオジンで濃染された索状物	**SG**，脂腺
CB，周縁帯	**Ep**，上皮	**SS**，分泌部
D，真皮	**H**，皮下組織	**SwG**，汗腺
DCT，緻密結合組織	**HF**，毛包	

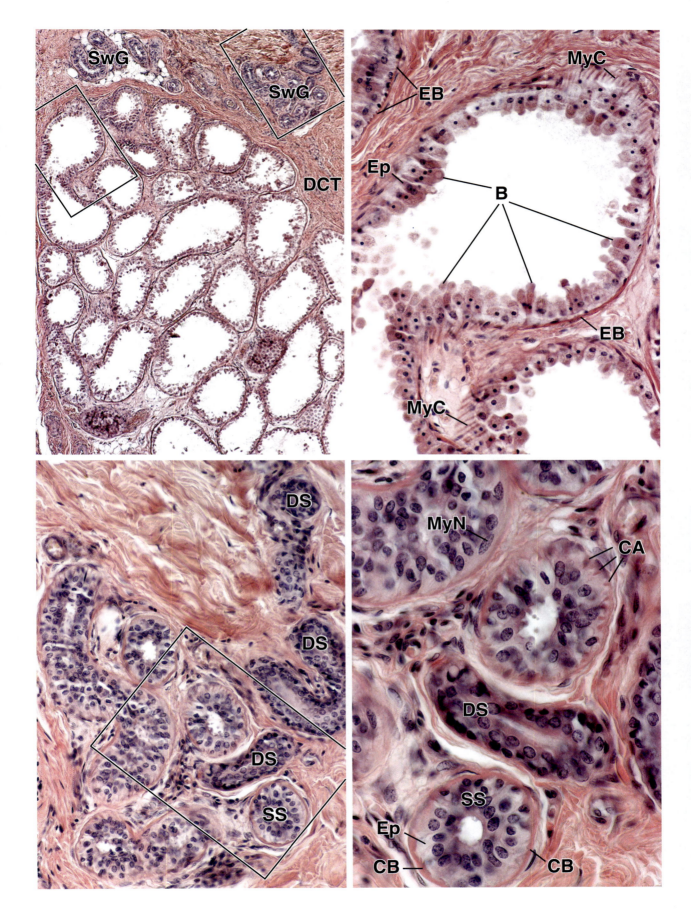

PLATE 45　汗腺と脂腺

　一般的に，ヒトでは毎日，肺や皮膚から蒸発によって水分が 600 mL ほど失われている．まわりの環境の温度が上昇すると，発汗の増加によって水分が失われる．この温度調節の発汗はまず額と頭皮から始まり，顔面と他の身体の部分へと続き，最後には手掌や足底部に広がる．感情的なストレス状況では，手掌や足底部，腋窩から発汗が始まる．発汗は自律神経系とホルモンによって調節されている．

　脂腺は，毛や皮膚を覆う油性の物質である皮脂を分泌する．脂腺は全分泌である．細胞全体が脂肪性の物質をつくり，それによって埋め尽くされると同時に，細胞死が進み，アポトーシスを起こす．最終的に分泌物と細胞塊が脂腺の漏斗部に皮脂として放出される．

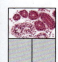

汗腺
皮膚，ヒト，H&E 染色，1,000 倍．

　この標本では導管部（D）の部分が 5 つ，分泌部（SG）の部分が 2 つみられる．大きな分泌部は，ちょうど腺が U ターンしたところの上あるいは下での切断面である．分泌部と導管部の腔面は ＊ で示している．
　エクリン汗腺の分泌部は 2 種類の細胞，上皮細胞と筋上皮細胞（M）からなる．►は筋上皮細胞の細胞質を示し，大きな→は筋上皮細胞の細胞質が引き伸ばされた状態を示している．上皮細胞は暗調細胞と明調細胞からなる．暗調細胞は特殊な染色をしないと明らかにならない．しかしながら，暗調細胞は腔面に近いところに分布し，明調細胞は基底膜か筋上皮細胞に接する領域に分布している．さらに，明調細胞は細胞間小管（小さな→）と接しており，ここからも分泌される．この標本は導管上皮が小さな立方形の 2 層の細胞からなることを示している．

脂腺
皮膚，ヒト，H&E 染色，160 倍．

　脂腺は毛包上皮から発達し，毛包内に分泌物を放出し，皮膚を潤す．分泌物は脂質に富んでいるため，細胞の形態も特徴づけられる．脂腺と毛包がこの標本にみられる．ここでは毛包は，毛幹を取り囲む外根鞘（RS）から構成されている所見が認められる．細胞の塊としてみられる脂腺（Seb）は，洗い流された細胞質あるいは網目状の細胞質を有しているようにみえる．これは，細胞が脂質を持っており，H&E 染色パラフィン切片作製時に脂肪成分を溶かす有機溶媒を用いたからである．脂腺が外根鞘との連結部（eRS）を越えて毛包内に入るところが右下にみられる．

脂腺
皮膚，ヒト，H&E 染色，280 倍．

　脂腺と毛脂腺管の拡大像が示されている．番号 1 ～ 4 は徐々に脂質を含み，毛包の入り口へ迫る細胞を示している．脂腺の分泌物は細胞そのものも含んでいるため，絶えず腺そのものが更新されていかねばならない．腺の周辺の細胞が基底細胞（BC）であり，この細胞が分裂することで，分泌によって失われた細胞を補う．

BC，基底細胞
CT，結合組織
D，エクリン汗腺の導管部
eRS，脂腺と外根鞘の連結部
M，筋上皮細胞
PSC，毛包脂腺
RS，毛包の外根鞘
Seb，脂腺
SG，エクリン汗腺の分泌部
►，筋上皮細胞の細胞質（横断面）
＊，分泌部と導管部の腔面
→（大），筋上皮細胞の細胞質（縦断面）
→（小），細胞間小管
番号 1 ～ 4（右下の写真），上記参照

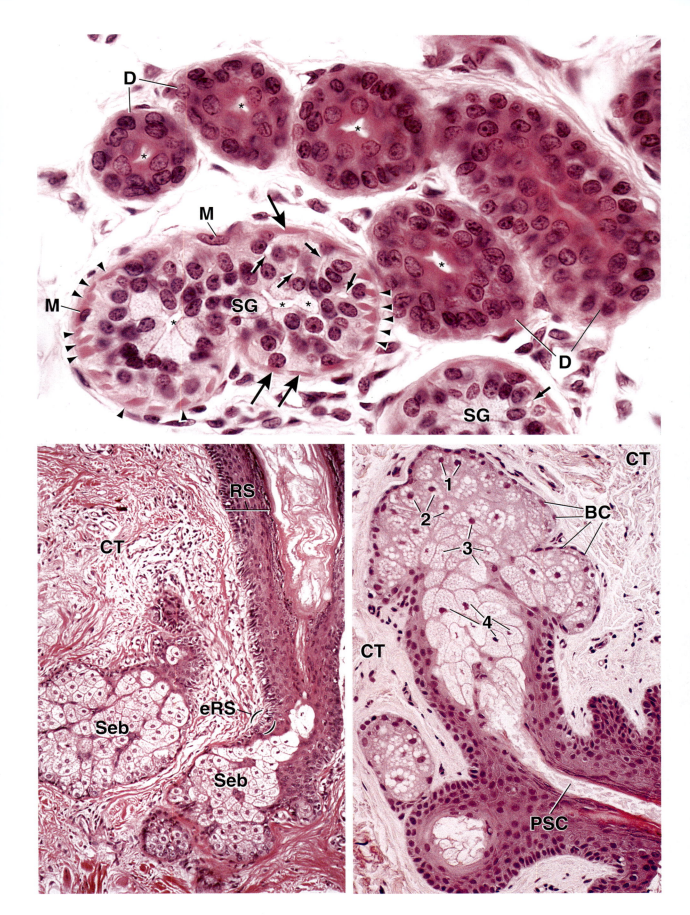

PLATE 46 皮膚と感覚受容器

皮膚にはさまざまな種類の感覚受容器が存在している．それらは感覚神経の終末で，細胞体は脊髄神経節にある．皮膚の受容器には自由神経終末と被覆終末がある．最も多いものが自由神経終末であり，細かい触覚，熱感，冷感をつかさどり，表皮の基底層に終わり，毛包の根鞘のまわりに網目をつくる．被覆終末には，パチニ小体（深部圧覚），マイスナー小体（触覚，特に唇や指，足趾），ルフィニ小体（真皮に対する持続的な機械的ストレスを感受）がある．

自律神経系の運動終末は血管，立毛筋，アポクリン汗腺，エクリン汗腺などを支配している．

皮膚
指先，ヒト，H&E 染色，20 倍．

この標本は指先のもので，表皮（Ep），真皮（De），皮下組織（Hy）が認められる．表皮の厚さは角質層の厚さによって決まる．角質層は他の層に比べ明るい．低倍率でも，真皮の網状層に太いコラーゲン線維がみられる．皮下組織には汗腺（SG）があり，導管（D）が表皮を貫通する．通常の標本でも，感覚受容器，マイスナー小体やパチニ小体（PC）がみられる．パチニ小体の周辺に神経線維束（N）が走っている．マイスナー小体は真皮の上部，特に表皮直下の真皮乳頭にみられる．マイスナー小体は低倍率ではみつけることは難しいが，乳頭部をよく検索するとみつかる．これらは下の拡大像でみられる．

パチニ小体は皮下組織の深部にみられ，大きく卵円形で，層板構造がみられる．

パチニ小体
皮膚，ヒト，H&E 染色，320 倍．

拡大像ではパチニ小体の扁平な細胞によってつくられる同心円状の層板構造がみられる．この細胞は線維芽細胞様細胞で，この標本では明らかでないが，神経線維の神経周膜の続きである．層板の間には溶液が入り込んでいる．パチニ小体の神経成分は小体の中心を通って縦断する．この標本は横断像であり，▶は中心に存在する神経線維を示す．

マイスナー小体
皮膚，ヒト，H&E 染色，190 倍．

上の図の左上部の拡大図で，マイスナー小体が表皮のすぐ下の乳頭に認められる．この標本ではマイスナー小体（MC）が縦断されている．神経は，ジグザグもしくはらせんを描きながらマイスナー小体に入り，表層の端に終わる．したがって，神経線維と支持細胞はマイスナー小体の長軸に対してほぼ直角の関係にある．マイスナー小体は特に指先や足趾先に豊富に存在する．

マイスナー小体
皮膚，ヒト，H&E 染色，550 倍．

この倍率ではマイスナー小体と表皮の関係がいっそうよくわかる．マイスナー小体は真皮乳頭のほぼ全領域を占め，線維性の被膜（FC）が神経線維の終末を取り囲んでいる．

D, 汗腺の導管
De, 真皮
Ep, 表皮
FC, 線維性の被膜
Hy, 皮下組織
MC, マイスナー小体
N, 神経線維束
PC, パチニ小体
SG, 汗腺
▶, パチニ小体の中心にある神経線維

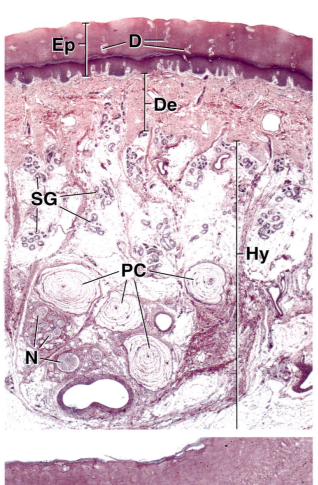
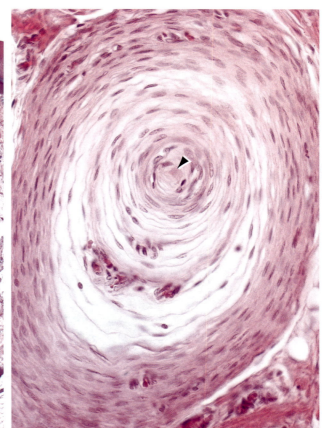
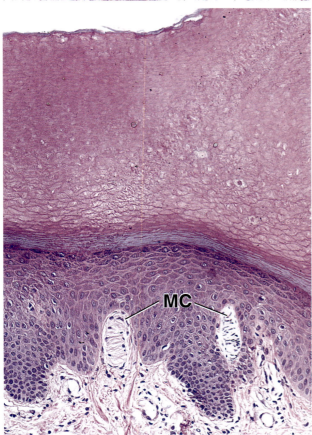
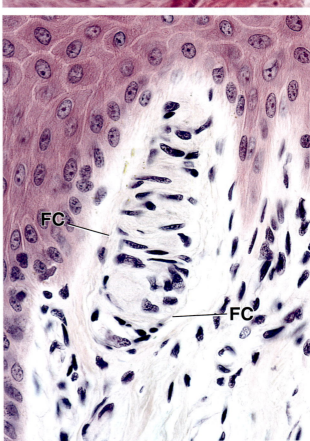

PLATE 47　毛包と爪

毛は毛包から生じた角化した細胞からできている．毛包と毛はほとんどの身体の部分に認められるが，手の側面と掌面，足の側面と底面，唇，尿生殖部の入り口周辺にはない．毛の色はメラニンの量とタイプによって決まる．毛包は増殖期か休止期かでさまざまな形態を示すが，増殖期の毛包は複雑な形態を示す．皮膚の付属物である毛包や汗腺は，皮膚の創傷治癒において重要な役割を果たしている．これらは擦傷や二度の火傷のような広範囲の表皮の損失時において，新しい上皮細胞の源として働く．

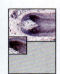

毛包
皮膚，ヒト，H&E 染色，300 倍；挿入図 440 倍．

毛包の増殖端は，結合組織からなる毛乳頭（HP）の陥入と上皮の塊から構成される．乳頭を取り囲んでいる上皮細胞は分化しておらず，細胞をつくり出す母基（マトリックス）となっている．母基を離れると，それらの細胞は毛幹や内外根鞘をつくるようになる．

毛幹になる細胞は毛球の右にみえる．これらは，皮質（C），髄質（M），毛小皮（クチクル，＊）を形成する．毛の皮質は角化する．この層は毛の幹の大部分をつくる．髄質は毛の幹の中心を占めるが，毛の全長にわたっては存在しないし，髄質がない毛もある．毛小皮は核を失い，ケラチンでみたされた細胞からなる．

毛小皮は毛幹を覆う屋根板のようである．根鞘（RS）は2つの部分，外根鞘，内根鞘からなるが，前者は皮膚の表皮の続きであり，後者は脂腺が毛包に入り込む部分までの部位にしかない．内根鞘はさらに，ヘンレ層，ハクスレー層，毛小皮の3つに分かれる．これらは成長している毛包でみられ，挿入図で1〜5の番号をつけた．1：外根鞘，2：ヘンレ層，3：ハクスレー層，4：毛小皮，5：将来の毛小皮である．

成長している毛包の多くの細胞は毛の色を決定づける色素を有している．ほとんどの色素は細胞内に存在する（挿入図）．しかし，黒い髪の場合は細胞外にも存在する．

毛包を取り囲んでいる結合組織は，鞘あるいは真皮鞘（DS）として特別な層である．

爪
皮膚，ヒト，H&E 染色，12 倍．

爪は末節骨の上に位置する角化した板である．爪板がここで示されている．爪（N）自体の染色は困難である．爪の自由端の下には爪下皮（Hypon）と呼ばれる部分があり，表皮の角質層の延長である．爪の近位端は皮膚で覆われ，爪上皮（Epon）と呼ばれる．これも表皮の角質層の続きである．爪の下の上皮の近位部は爪母基（マトリックス，NM）と呼ばれる．この部分から爪の成長が起こる．爪の下の上皮と真皮（D）が爪床をつくる．爪の根元は爪根（NR）という．

指における爪と他の構造との関係がこの図で示されている．骨（B）は末節骨である．この末節骨の遠位端ではなく，近位端には骨端軟骨板（EP）がみられる．多くのパチニ小体（PC）が指の掌側の結合組織に認められる．また，この指の皮膚の表皮には透明層（SL）が存在している．

B，骨	**Hypon**，爪下皮	**SL**，透明層
C，皮質	**M**，髄質	**＊**，毛上皮
D，真皮	**N**，爪あるいは爪板	**番号**，1：外根鞘，2：ヘンレ層，3：ハクスレー層，4：内根鞘の毛上皮，5：将来の毛上皮
DS，真皮鞘	**NM**，爪母基	
EP，骨端軟骨板	**NR**，爪根	
Epon，爪上皮	**PC**，パチニ小体	
HP，毛乳頭	**RS**，根鞘	

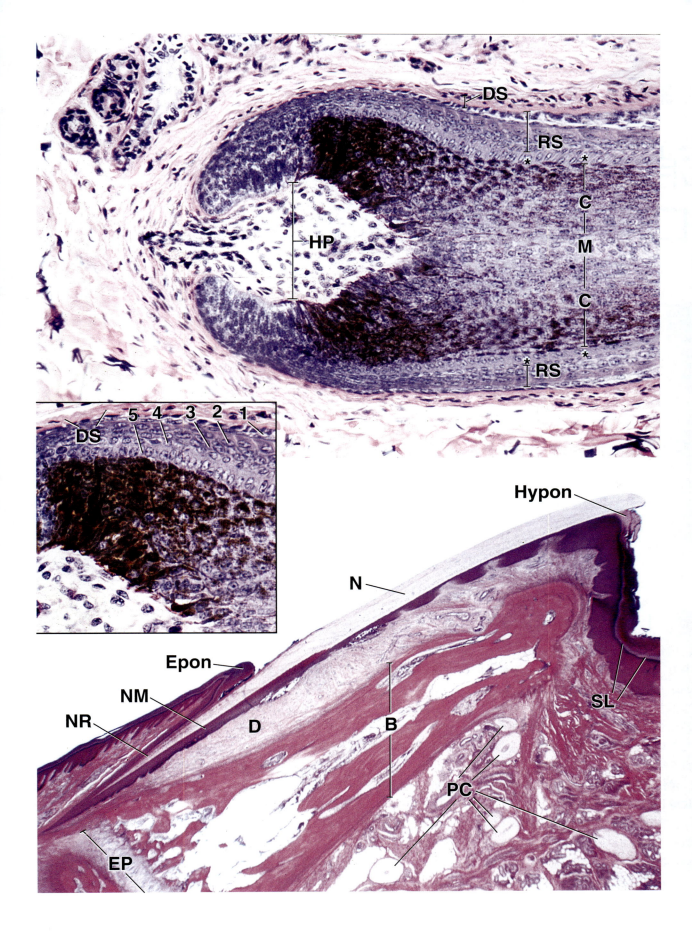

16 消化器系Ⅰ：口腔とその関連構造

1. 消化器系の概要 / 526
2. 口腔 / 527
3. 舌 / 529
4. 歯とその支持組織 / 533
    A. エナメル質 / 533
    B. セメント質 / 541
    C. 象牙質 / 542
    D. 歯髄と歯髄腔 / 544
    E. 歯の支持組織 / 544
5. 唾液腺 / 545
    A. 分泌腺房 / 545
    B. 唾液腺管 / 548
    C. 大唾液腺 / 550
    D. 唾液 / 550

FOLDER 16.1 臨床関連事項：味覚の遺伝的基礎 / 535
FOLDER 16.2 臨床関連事項：永久歯（二次性歯）と乳歯（一次性歯，脱落歯）の歯列の分類法 / 538
FOLDER 16.3 臨床関連事項：齲歯（虫歯）/ 546
FOLDER 16.4 臨床関連事項：唾液腺腫瘍 / 553

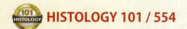
HISTOLOGY 101 / 554

1. 消化器系の概要

消化器系は**消化管** alimentary canal とその付属器官，すなわち，**舌** tongue，**歯** tooth，**唾液腺** salivary gland，**膵臓** pancreas，**肝臓** liver，**胆嚢** gallbladder よりなる．消化器系の主な働きは，摂取した水や食料を消化管に沿って輸送すること，消化液や電解質，消化酵素などを分泌すること，食物を消化しさらにその消化産物を吸収すること，消化されなかった残渣を排出すること，などである．

消化管の内腔は，構造的にも機能的にも身体にとって外界に等しい．

食物は消化管を通過する過程で，物理的・化学的に体内に吸収されやすい形になる．消化管の各部は，消化と吸収のために特殊化された形状をなす．

毎日およそ2Lの水と食物が摂取される（図16.1）．口腔内の各構造と唾液腺からの分泌物の働きにより，食物はやわらかくなり，水分を含み，**食塊** bolus となって咽頭を通過し食道に入る．食物が咽頭を迅速に通過することは，空気の通過のためにも好都合である．胃腸に入ると，食物はゆっくり消化管を通過する．この動きを助けるのは，1日に7Lに及ぶ消化液である．そして胃と小腸を輸送される間に，消化，溶解，吸収といった大きな変化が生じる．水分や栄養の吸収は主に小腸壁にて行われ，一部は大腸にて吸収される（図16.1参照）．消化されなかった食物と他の消化管内容物，たとえば粘液，細菌，剥離した細胞，胆汁色素などは，固形物（**糞便** feces）として排出される．

消化管粘膜を通って大部分の物質が体内に入る．

消化管粘膜 mucosa は，身体と外部環境の間の接触面として多くの機能を果たす．その機能とは以下のとおりである：

- **分泌** secretion．消化管内壁の特定の部位から，消化酵素，塩酸，ムチン，抗体などが分泌される．
- **吸収** absorption．消化産物などの代謝物質，ビタミン，水，電解質，胆汁成分やコレステロールのようなリサイクル可能物質，その他身体の機能にとって必須の成分が粘膜上皮で吸収される．
- **防御** barrier．粘膜は有害物質，抗原，病原体などの侵入

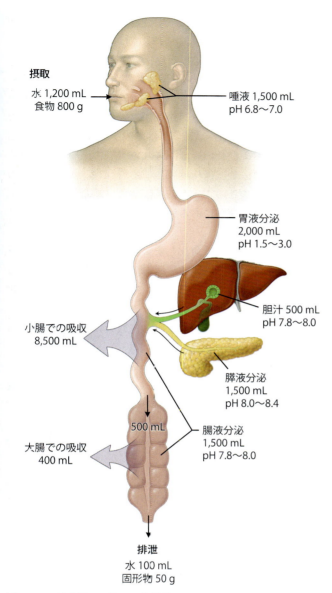

図 15.1 ▲ 消化管と分泌・吸収機能
この模式図では，消化管の各部位および消化液の分泌に関与する消化管付属外分泌腺が描かれている．液体成分，電解質，栄養素の吸収の大部分は小腸で行われる．

を防ぐ障壁となる．

- **免疫学的保護** immunologic protection．粘膜内のリンパ組織は免疫機構の最前線となる．

これらの機能については次の CHAPTER の冒頭にて論じる．消化器系は，口腔と咽頭（本 CHAPTER），食道と胃腸（CHAPTER 17），肝臓と胆嚢と膵臓（CHAPTER 18）に分けて解説する．

2. 口腔

口腔は口とそれに関連する構造，すなわち舌，歯と歯周組織，大小の唾液腺，扁桃からなる．

口腔 oral cavity は**口腔前庭** vestibule と**固有口腔** oral cavity proper に分けられる．口腔前庭は，口唇，頬，歯に挟まれた空間である．固有口腔は歯の後ろにあって，上部は硬口蓋と軟口蓋，下部は舌と口腔底，後方は咽頭口部につながる．

大唾液腺 major salivary gland は，次の 3 対よりなる：

- **耳下腺** parotid gland は 3 つの腺のうち最大で，側頭部に位置する．その導管（**耳下腺管** parotid duct もしくは**ステンセン管** Stensen's duct）は，上顎第二大臼歯の対岸の頬粘膜にある**耳下腺乳頭** parotid papilla と呼ばれる小突起に開口する．
- **顎下腺** submandibular gland は頸部の顎下三角に位置する．その導管（**顎下腺管** submandibular duct もしくは**ワルトン管** Wharton's duct）は，舌小帯左右にある口腔底の小さな筋性突起（**舌下小丘** sublingual caruncle）に開口する．
- **舌下腺** sublingual gland は舌の下方にあり，口腔底の舌下ヒダの中に位置する．小さな導管を多く有し，そのいくつかは顎下腺管につながり，それ以外は個別に口腔に開く．

耳下腺と顎下腺は腺の分泌部から口腔まで伸びる比較的長い導管を有するが，舌下腺の導管は比較的短い．

小唾液腺 minor salivary gland は口腔の粘膜下組織に位置する．短い導管によって直接口腔に開き，部位ごとに異なる名称で呼ばれている（頬腺，口唇腺，舌腺，口蓋腺など）．

扁桃は，口腔と鼻腔の後方開口部を取り巻くように分布するリンパ小節の集合体である．

このリンパ組織は消化管と気道が合流する入口部分で，免疫防御系を構成し，**ワルダイエル咽頭輪** Waldeyer's ring（**扁桃輪** tonsillar ring）と呼ばれる．このリンパ組織は口腔と鼻腔の後方開口部を囲む集合リンパ小節で，以下の部分よりなる：

- **口蓋扁桃** palatine tonsil（もしくは単に**扁桃** tonsil）．口蓋咽頭弓と口蓋舌弓に挟まれて，咽頭口部への入口付近の左右に位置する．
- **耳管扁桃** tubal tonsil．耳管開口部の後方で，咽頭鼻部の両側面に位置する．
- **咽頭扁桃** pharyngeal tonsil（または**アデノイド** adenoid）．咽頭鼻部の天井に位置する．
- **舌扁桃** lingual tonsil．舌根部の上面に位置する．

口腔の内表面を覆う口腔粘膜は，咀嚼粘膜，被覆粘膜，特殊粘膜よりなる．

咀嚼粘膜 masticatory mucosa は歯肉と硬口蓋（図 16.2）にみられる．表面は，**角（質）化** keratinized，もしくは部位によっては**不完全角化** parakeratinized した重層扁平上皮よりなる（図 16.3）．不完全角化上皮が角化上皮と異なる点は，表層細胞が核を有し，細胞質がエオシンで強染されないことである（PLATE 48，p.556）．不完全角化細胞の核は核濃縮をきたし，剥離するまで保持される（図 16.3 参照）．咀嚼粘膜の角化した部位は皮膚のそれに似ているが，淡明層を欠く．下層にある粘膜固有層は疎性結合組織性の厚い乳頭層からなり，血管と神経を有する．神経の一部は感覚受容器として裸の軸索終

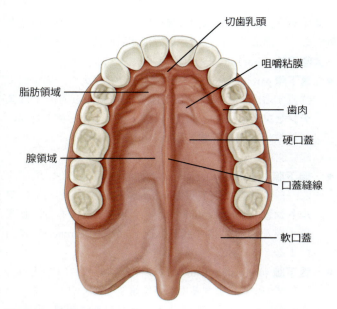

図 16.2 ▲ 口腔の上面
硬口蓋（骨を含む）は口蓋縫線によって左右に分けられる．前方の脂肪領域では，硬口蓋の粘膜下組織は脂肪組織を含む．後方の腺領域では，粘液腺が粘膜下組織の中にある．口蓋縫線も歯肉も粘膜下組織を含まず，代わりに粘膜は骨に直接付着している．軟口蓋は骨性でなく筋性である．粘膜下組織には硬口蓋と連続した粘液腺がある．

末を上皮内へ入れ，また一部はマイスナー小体となる．粘膜固有層の深層はさらに密な網状層よりなる．

皮膚と同様，結合組織乳頭が深く，数も多いことで咀嚼粘膜の可動性は妨げられ，摩擦やずれによるストレスから保護されている．硬口蓋の正中部にある**口蓋縫線** palatine raphe

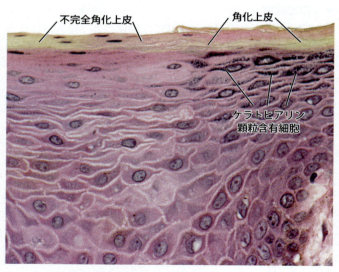

図 16.3 ▲ 硬口蓋の重層扁平上皮
この光学顕微鏡像では，角化重層扁平上皮（右方）から不完全角化重層扁平上皮（左方）への移行が示されている．角化された上皮の扁平な表層細胞は核を持たない．ケラトヒアリン顆粒を含有する細胞の層が，この上皮では明瞭である．不完全角化上皮の扁平な表層細胞は角化された細胞と同じ特徴を示しているが，核は認められる．すなわち，不完全な角化を呈している．加えて，表面直下の細胞にケラトヒアリン顆粒が少ない．380倍．

では，粘膜は下層にある骨に強く付着している．粘膜固有層の網状層は骨膜と連続し，粘膜下組織はみられない．歯肉も同様である．硬口蓋の粘膜固有層下に粘膜下組織がある部位（図16.2参照）では，前方は脂肪組織があり（脂肪領域），後方は粘液腺になって軟口蓋につながる（腺領域）．粘膜下組織では，厚いコラーゲン線維束が粘膜から骨まで広がる．

被覆粘膜 lining mucosa は，口唇，頬，歯槽粘膜表面，口腔底，舌下面および軟口蓋でみられる．その深層には横紋筋（口唇，頬，舌），骨（歯槽粘膜），腺（軟口蓋，頬，舌下面）などがみられる．このような粘膜部位では乳頭が少なく，また短いことから，深層にある筋の動きに適応しやすくなっている．

通常，被覆粘膜上皮は角化していない．しかし，一部では不完全角化している．口唇の赤唇縁部分（外面の皮膚と湿った内面との間の赤い部分）の上皮は角化されている．非角化上皮は角化された上皮より厚く，次の3層だけからなる：

- **基底層** stratum basale，すなわち基底板にのっている1層の細胞層．
- 厚さ数細胞分の**有棘層** stratum spinosum．
- **表在層** stratum superficiale，すなわち最も表面にある層（**表層** surface layer）．

粘膜上皮の細胞は皮膚の表皮と類似して，ケラチノサイト，ランゲルハンス細胞，メラノサイト，メルケル細胞などを含んでいる．

粘膜固有層には，血管に加えて，裸の軸索終末を上皮の基底層へ送る神経があり，また一部の乳頭には被膜で包まれた知覚終末がある．歯槽粘膜には多数の深い乳頭があり，その他の被覆粘膜の浅い乳頭とは組織切片上で顕著な対比をなしている．

舌下面を除いて，被覆粘膜の深層には粘膜下組織がある．この層には大型のコラーゲン線維束や弾性線維束があり，粘膜を深層の筋に結びつけている．加えて，口唇，舌，頬には多くの小唾液腺がある．ときおり，毛包に付属しない脂腺が口の外側縁や臼歯に対面する頬粘膜にみられることがある．これらは肉眼でも観察でき，**フォーダイス斑** Fordyce spot と呼ばれている．粘膜下組織には，大きな血管，神経，リンパ管があり，口腔全体の固有層に広がる神経血管ネットワークを形成している．

特殊粘膜 specialized mucosa は味覚器を伴って，舌背面に限局して分布する．ここには舌乳頭と味覚の化学受容に関連する**味蕾** taste bud が認められる．

口腔粘膜は，口内空間という外部環境と，口腔周囲組織という内部環境とを隔てる保護バリアとして重要である．口腔粘膜は，口腔内に侵入した病原体や，口腔内で細菌叢として生息する微生物などに対する抵抗性を担っている．上皮細胞，遊走性好中球，唾液などはすべて口腔内の健康状態を保ち，バクテリア，カビ，ウイルスなどから口腔粘膜を保護するのに役立っている．このような防御機能を担うものとして，何種類かの**唾液抗菌性ペプチド** salivary antimicrobial peptide

が知られている．上皮細胞に発現するβ-ディフェンシン，好中球に発現するα-ディフェンシン，分泌型免疫グロブリンA（sIgA）などがそれである．しかしながら，免疫不全患者あるいは抗生剤治療を受けている患者などでは，微生物と防御機能とのバランスが崩れ，口腔感染症の発生頻度が高くなる．

3. 舌

舌 tongue は，口腔底から口腔の中へ突き出ている筋性器官である．**舌筋** lingual muscle（舌に付属する筋）は，外舌筋（舌の外部に付着を持つもの）と，内舌筋（舌外に付着は持たず舌内のみに分布するもの）に分けられる．舌の横紋筋は互いに直行する3方向の面に沿って配列している．筋線維がこのように配列することで，舌の動きが極めて柔軟かつ正確になる．これは消化と嚥下に有効であるのみならず，特にヒトの場合は会話において極めて重要である．筋組織のこのような配列は舌に特有のもので，それゆえ舌筋の同定は容易である．筋線維群の間にさまざまな割合で脂肪組織が分布する．

舌の背面は，おおまかに前部3分の2と後部3分の1に分けられ，その境界をなすのがV字の溝，すなわち**分界溝** sulcus terminalis（図16.4）である．V字の頂点は後方を向き，そこに**舌盲孔** foramen cecum（甲状腺形成に際し胚子の咽頭壁が陥入した部分の遺残）が観察される．

乳頭が舌の背面を覆う．

舌乳頭 lingual papilla と呼ばれる多数の不規則な粘膜性の突起が，分界溝より前方の舌背表面を覆っている．舌乳頭とそれに付属する味蕾が，口腔の特殊粘膜を構成している．舌乳頭は4種類に分けられる．すなわち糸状乳頭，茸状乳頭，有郭乳頭，葉状乳頭である．

- **糸状乳頭** filiform papilla は，ヒトでは最小かつ最多の乳頭である．円錐状の細長い突起で，表面は強く角化された重層扁平上皮で覆われている（図16.5a および PLATE 49, p.558）．この上皮は味蕾を含まず，機械的な役割にあずかるのみである．先端を後方に向けるようにして，舌背の前方表面を広く覆っている．糸状乳頭は正中線から左右に分かれ，分界溝と平行に列をなして並んでいる．
- **茸状乳頭** fungiform papilla はその名のとおりキノコ型の突起で，舌背面に分布している（図16.5b）．糸状乳頭の間に散在し，肉眼的にも確認できる（図16.4 および PLATE 50, p.560）．舌の先端近くに多く分布し，**味蕾** taste bud がこれらの乳頭上面の重層扁平上皮中に存在している．
- **有郭乳頭** circumvallate papilla は，分界溝のすぐ前方にドーム形をなして分布している（図16.4参照）．ヒトでは8～12個の有郭乳頭がみられる．おのおのの乳頭は掘り割りのような溝によって囲まれ，多数の味蕾を含む重層扁平上皮で覆われる（図16.5d）．**舌唾液腺** lingual

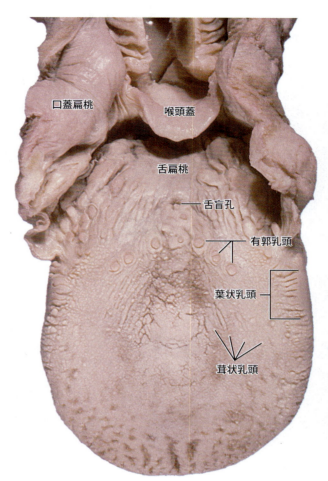

図16.4 ▲ ヒト舌
有郭乳頭は（逆）V字型に配列し，舌の前方3分の2と後方3分の1とを区分している．茸状乳頭と糸状乳頭が舌背面の前方部分に認められる．舌後方表面の不規則な線は舌扁桃に起因している．口蓋扁桃は口腔と咽頭の接続部にある．

salivary gland（**エブネル腺** von Ebner's gland）の導管が，溝の深部に漿液を分泌する．この分泌は，おそらく味蕾が刺激の変化にすばやく反応できるように，溝から物質を洗い流すためと考えられる．
- **葉状乳頭** foliate papilla は深い粘膜の溝によって仕切られた背の低い平行な稜部からなる（図16.5c および PLATE 50, p.560 参照）．舌の長軸と直交する方向に整列し，舌の両側部に多くみられる．高齢者では葉状乳頭はほとんど欠如しているが，若年者では舌の後方側面で容易に認められ，隣接する乳頭に面する上皮内に多くの味蕾を含む（図16.4）．小さな漿液腺が乳頭間の溝に開口している．ある種の動物（たとえばウサギ）では，葉状乳頭は味蕾の主な集合部位となっている．

舌根部の背面には平滑な膨隆があり，この下の粘膜固有層に舌扁桃が存在している（図16.4参照）．

味蕾は，茸状乳頭，葉状乳頭，有郭乳頭に存在する．

組織切片では，味蕾は卵円形で淡染性の小体で，上皮の内外をまたぐように広がる（図16.6）．味蕾の先端にあたる上

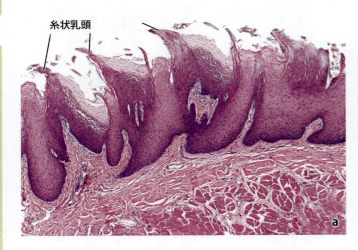
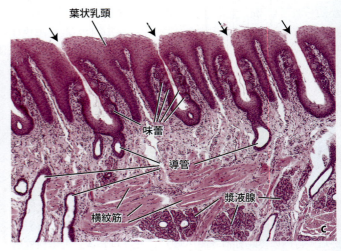
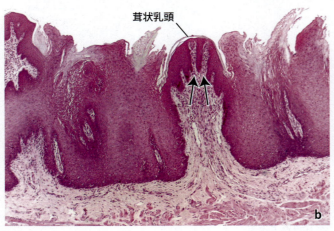
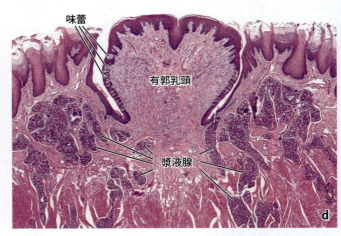

図 16.5 ▲ 舌乳頭
a. 糸状乳頭は，構造的には後方に傾いた円錐状の上皮突起である．この乳頭は味蕾を持たず，角化重層扁平上皮からなる．45 倍．**b.** 茸状乳頭は，糸状乳頭の間にあってわずかに丸く盛り上がった構造である．内部にある結合組織は血管が豊富で，茸状乳頭の中心部を占め，上皮基底部に突起状に陥入している．舌背面をよくみると茸状乳頭が赤い点として認められるが，これは結合組織が上皮内に深く侵入しているため（→）と，角質層が薄いためである．45 倍．**c.** 葉状乳頭は，切片上では深い裂け目（→）によって分離されて列をなしていることから，茸状乳頭と区別できる．葉状乳頭は非角化重層扁平上皮によって覆われ，側面には多数の味蕾が認められる．個々の乳頭の自由表面では上皮が厚く，下方では結合組織乳頭の二次乳頭が多数突出している．葉状乳頭内部やその下方の結合組織には漿液腺（エブネル腺）があり，隣接する乳頭間の溝に導管が開口している．45 倍．**d.** 有郭乳頭は，わずかに角化された重層扁平上皮によって覆われる．おのおのの有郭乳頭は溝に囲まれている．多数の味蕾が乳頭の側壁にある．乳頭の上面は平滑である．深い溝に囲まれていること，味蕾が上面より側面に多いことなどが有郭乳頭の特徴であり，茸状乳頭と区別する目安でもある．有郭乳頭近傍の結合組織にも漿液腺が多数分布し，溝の底に導管が開いている．25 倍．

皮表面には小さな開口があり，**味孔** taste pore と呼ばれている．

味蕾には 3 つの主要な細胞種が確認されている：

- **（感覚性）神経上皮細胞** neuroepithelial（sensory）cell は味蕾で最も多数みられる細長い細胞で，上皮の基底板から味孔まで伸びている．味孔部分ではおのおのの細胞の先端が細くなり，微絨毛を有している（図 16.6 参照）．先端部分では，隣接する神経上皮細胞や支持細胞との間に閉鎖帯がみられる．基底部では，顔面神経（第Ⅶ脳神経），舌咽神経（第Ⅸ脳神経），迷走神経（第Ⅹ脳神経）の求心性ニューロンとシナプスをつくる．神経上皮細胞の寿命は約 10 日である．
- **支持細胞** supporting cell は数の上では少ないが，神経上皮細胞と同様に，基底板から味孔まで伸びる細長い細胞である．神経上皮細胞のように先端部に微絨毛を有し，閉鎖帯でつながるが，ニューロンとのシナプスを有さない．細胞の寿命は神経上皮細胞と同じく約 10 日である．
- **基底細胞** basal cell は味蕾の基底部分に位置する小型の細胞．他の 2 つの細胞の幹細胞である．

舌乳頭に付属するものばかりでなく，味蕾は，口蓋舌弓，軟口蓋，喉頭蓋の後面，輪状軟骨のレベルまでの咽頭後壁などにも分布している．

味覚は，さまざまな化学物質が味蕾の神経上皮細胞を刺激して生じる化学感覚である．

味覚は，食物または飲料に含まれるさまざまな物質が神経上皮細胞の先端表面にある味覚受容体と相互作用することで

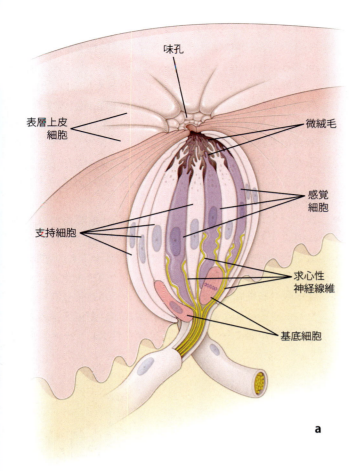
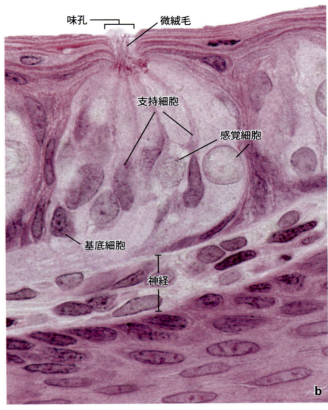

図16.6 ▲ 味蕾の模式図と光学顕微鏡像

a. この図では，感覚性神経上皮，支持細胞，基底細胞が示されている．基底細胞のうちの1つは細胞分裂中である．神経線維が神経上皮細胞にシナプスをなしている．（Warwick R, Williams PL, eds. Gray's Anatomy, 35th ed. Edinburgh: Churchill Livingstone, 1973に基づく．）**b.** この高倍像では味蕾の中での細胞構成が示されている．感覚および支持細胞は，味蕾の全長を通して広がり，細胞の先端表面には微絨毛がみられる．基底細胞は味蕾の底部に位置する．味蕾は味孔によって表面に開口している点に注意．1,100倍．

生じる化学感覚である．神経上皮細胞は5つの基本的な刺激に反応する．すなわち**甘味** sweet，**塩味** salty，**苦味** bitter，**酸味** sour，**旨味** umamiである．味物質の分子作用には，イオンチャネルの開口と通過（塩味と酸味），イオンチャネルの閉鎖（酸味），特異的Gタンパク質が共役した味覚受容体への作用（苦味，甘味，旨味）などが知られている．

苦味，甘味，旨味の各受容体に対する刺激が，T1RとT2R化学受容体ファミリーに属する味覚受容体・Gタンパク質複合体を活性化する．

苦味，甘味，旨味の感覚は，2種類の**味覚受容体遺伝子** taste receptor gene（T1RとT2R）ファミリーにコードされた各種受容体タンパク質によって感知される．これらの遺伝子産物はすべてGタンパク質共役型の味覚受容体であることが特徴である．

- 苦味は約30種類のT2R化学受容体によって感知される．各受容体は，それぞれ独自のGタンパク質を結合させた1個の膜貫通タンパク質である．受容体が味物質で活性化されると，Gタンパク質がホスホリパーゼCを活性化し，これによりセカンドメッセンジャー分子である

イノシトール1,4,5-三リン酸（IP3）の産生が亢進する．IP3はさらに味覚特異的Na^+チャネルを活性化し，その結果，Na^+が流入して神経上皮細胞が脱分極する．膜が脱分極すると，神経上皮細胞の**電位依存性Ca^{2+}チャネル** voltage-gated Ca^{2+} channelが開口する．脱分極による細胞外Ca^{2+}の流入，もしくは細胞内に貯蔵されたCa^{2+}の遊離（IP3の直接刺激による）が原因となって，神経伝達物質が放出され，これが求心性感覚神経線維にインパルスを発生させる（図16.7a）．

- 甘味受容体もGタンパク質共役型の受容体である．苦味受容体と異なり，T1R2とT1R3の2つのタンパク質サブユニットからなる．甘味物質がこの受容体に結合すると，同様のセカンドメッセンジャー系が活性化して一連の反応が引き起こされる（図16.7a）．

- 旨味は特定のアミノ酸（たとえばグルタミン酸塩，アスパラギン酸塩，およびこれらと関連した化合物）の味を代表とし，アスパラガス，トマト，チーズ，肉などに共通である．旨味受容体は甘味受容体とよく似ており，2つのサブユニットからなる．片方のT1R3サブユニット

は甘味受容体と共通だが，もう1つのT1R1サブユニットは旨味受容体に特徴的である（図16.7a）．その後の伝達経路は苦味で説明した内容と同様である．グルタミン酸ソーダ（醤油の主な成分でもある）を食品に添加すると旨味受容体が刺激される．

このように，味覚の伝達機序は，特定の味，たとえば苦味と甘味などでは共通したしくみが認められる．しかしながら，神経上皮細胞はただ1つのクラスの受容体タンパク質のみを選択的に発現していることを銘記する必要がある．このため，食物中にあるたとえば苦味と甘味情報は，それぞれ別の神経線維を介して中枢に伝えられることになる．

塩味と酸味に関連するのはそれぞれNa^+とH^+であり，これらが直接イオンチャネルに作用する．

酸味と塩味の伝達機序は，シナプスや神経筋接合部にみられる伝達機序と類似している．

- 酸味は酸性物質の加水分解によって生じたH^+によって生み出される．H^+はまず，細胞膜の脱分極のもととなる膜電位を生み出すK^+**チャネル** K^+ channelをブロックする．さらにH^+は，**アミロライド感受性Na^+チャネル** amiloride-sensitive Na^+ channelや，酸味伝達に働く神経上皮細胞のみに特徴的に発現するチャネル（PKD1L3やPKD2L1などと呼ばれる）を介して細胞内に流入する．細胞内にH^+が流入すると，電位依存性Ca^{2+}チャネルが活性化される．Ca^{2+}が流入することにより，シナプス小胞の移動が開始され，小胞が細胞膜と癒合し伝達物質が放出されると，これに接する味覚線維に活動電位が発生することになる（図16.7b）．

- 塩味は食塩（NaCl）の刺激によるが，重要なのはNa^+に由来する味覚である．Na^+は，特異的なアミロライド感受性Na^+チャネル（酸味の伝達に関与するものと同一）を介して神経上皮細胞に流入する．このチャネルは，神経細胞や筋細胞に活動電位を生じさせる電位依存性Na^+チャネルとは異なる．受容体細胞にNa^+が流入すると膜の脱分極が起こり，さらに電位依存性Na^+チャネルと電

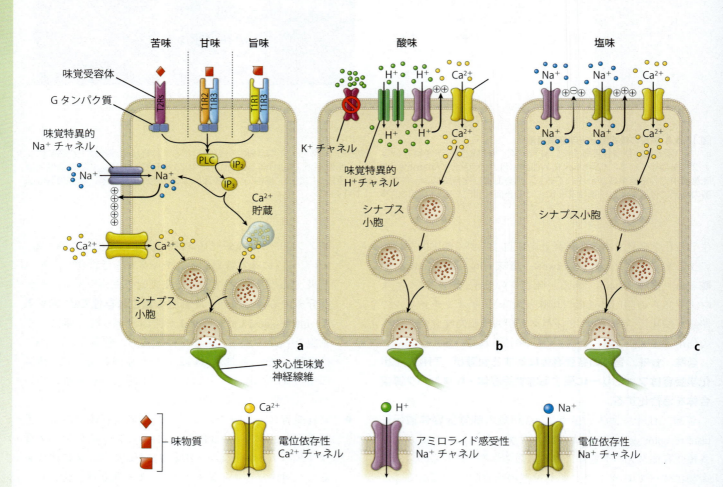

図16.7 ▲ 味覚受容体とそのシグナル伝達機序を示す模式図
a. 苦味，甘味，旨味受容体が神経上皮細胞でシグナルを伝達する機序．この細胞は，いずれか1つのクラスの受容体タンパク質のみを選択的に発現している．単純化するために，上記3種類の受容体を頂部細胞膜上にまとめて表示してある．詳細は本文を参照のこと．PLC：ホスホリパーゼC，IP_2：イノシトール1,4-二リン酸，IP_3：イノシトール1,4,5-三リン酸．b. 酸味のシグナル伝達は，H^+がまずK^+チャネルをブロックすることで引き起こされる．H^+はアミロライド感受性Na^+チャネルを介して細胞内に入り，また，酸味受容体細胞のみに発現している味覚特異的H^+チャネル（PKD1L3とPKD2L1）もH^+を通過させる．c. 塩味は，アミロライド感受性Na^+チャネルを介してNa^+が神経上皮細胞内に侵入することにより引き起こされる．細胞内に入ったNa^+は膜の脱分極を引き起こし，これがさらに電位依存性Na^+チャネルとCa^{2+}チャネルを活性化する．Ca^{2+}はシナプス小胞からの神経伝達物質の放出を促し，その結果，味覚神経線維が刺激される．

位依存性Ca²⁺チャネルが活性化される．先に述べたように，Ca²⁺の流入がシナプス小胞の移動と神経伝達物質の放出を引き起こし，これにより味覚神経線維が刺激される（図16.7c）．

舌の一部の領域は，特定の味に敏感である．

一般に，舌の先端の味蕾は甘味刺激に感受性が高く，そのすぐ後方側面の味蕾は塩味に感受性が高い．さらに，より後方側面の味蕾は酸味の刺激に鋭敏である．有郭乳頭の味蕾は，苦味と旨味刺激に感受性が高い．しかし，舌の熱刺激による研究では，上記のような古典的味覚マップは味覚受容体の分布を単純化しすぎるきらいがあることが示されている．すべての味覚に対する感受性は舌全体に分布しており，一部の領域が特定の味に特に感受性が高いと考えるべきであろう．

舌扁桃は，舌根部にあるリンパ組織の集合体である．

舌扁桃 lingual tonsil は舌根の粘膜固有層に局在している．これはすなわち分界溝の後方である（図16.4参照）．舌扁桃は，胚中心を有するリンパ小節が集まった散在性リンパ組織である．これらの構造はCHAPTER 14，リンパ系で論じられる．

通常，上皮が陰窩となって舌扁桃に陥入している．しかし通常はリンパ球が大量に浸潤しているので，上皮の構造を識別するのは難しい．リンパ小節の間では，舌上皮は被覆上皮となっている．粘液を分泌する舌唾液腺が舌扁桃の内部でもみられ，舌根の筋層にまで達していることがある．

舌の複雑な神経支配は，脳神経と自律神経系を介している．

- 舌の前方3分の2（分界溝の前方）の感覚は，三叉神経（第V脳神経）の下顎枝に支配される．舌の後方3分の1の知覚は，舌咽神経（第IX脳神経）と迷走神経（第X脳神経）に支配される．
- 味覚は，分界溝より前方は顔面神経（第VII脳神経）の枝である**鼓索神経** chorda tympani によって，分界溝より後方は舌咽神経（第IX脳神経）と迷走神経（第X脳神経）に支配される．
- 舌の筋組織の運動神経刺激は，**舌下神経** hypoglossal nerve（第XII脳神経）に支配される．
- 脈管や腺組織への神経支配は，交感神経および副交感神経によっている．舌内の血管と小唾液腺に枝を出している．神経節細胞も舌内にしばしばみられる．この細胞は後シナプス性副交感ニューロンに属し，舌内の小唾液腺に向かう．後シナプス性交感ニューロンの細胞体は上顎神経節内に位置する．

4. 歯とその支持組織

歯は口腔の主要構成要素で，消化過程の開始に不可欠である．歯は上顎骨と下顎骨の歯槽突起に埋入されている．小児では上顎・下顎それぞれに10本の**乳歯** milk tooth（**一次性歯** primary tooth, **脱落歯** deciduous tooth）がある．左右対称的で，それぞれ以下の歯よりなる：

- **乳中切歯** medial/ central incisor は生後およそ6ヵ月（遅くとも生後12〜13ヵ月）で萌出する最初の歯（通常は下顎骨から）．
- **乳側切歯** lateral incisor はおよそ8ヵ月で萌出する．
- **乳犬歯** canine tooth はおよそ15ヵ月で萌出する．
- 2つの**乳臼歯** molar tooth は，10〜19ヵ月で萌出する第一乳臼歯と20〜31ヵ月で萌出する第二乳臼歯．

加齢とともに，通常は6歳頃から12〜13歳頃にかけて，乳歯は上顎・下顎それぞれ16本の**永久歯** permanent tooth（**二次性歯** secondary tooth）に徐々に置き換えられる（FOLDER 16.2）．永久歯は上下左右それぞれ以下のようになる：

- 7〜8歳で萌出する**中切歯** medial/ central incisor．
- 8〜9歳で萌出する**側切歯** lateral incisor．
- 10〜12歳で萌出する**犬歯** canine tooth．
- 10〜12歳で萌出する2つの**小臼歯** premolar tooth．
- 異なる時期に萌出する3つの**大臼歯** molar tooth．第一大臼歯は通常6歳，第二大臼歯は10代前半，第三大臼歯（**智歯** wisdom tooth，親知らず）は10代後半から20代前半にかけて萌出する．

切歯，犬歯，小臼歯はおのおの1本の歯根を持つ．上顎の第一小臼歯は2本の歯根を持つ〔訳注：統計的には約半数で単根性とされている〕．大臼歯は下顎が2本，上顎が3本（まれに4本）の歯根を持つ．しかし，すべての歯の基本構造は同じである．

歯は，特殊な組織からなるいくつかの層に分けられる．

歯は，3つの特殊な組織からなる：

- **エナメル質** enamel は歯冠を覆う無細胞性の硬くて薄い半透明の鉱質組織である．
- **象牙質** dentin は歯の主要部分を占める組織である．歯冠ではエナメル質の，歯根ではセメント質の深部に位置する．ユニークな管状構造と生化学的構成により，表面にあるエナメル質とセメント質を支持する．
- **セメント質** cementum は骨に似た淡黄色の薄い石灰化組織で，歯根の象牙質を覆っている．セメント質は象牙質よりやわらかくて浸透性に富み，口腔中に露出すると摩滅によって容易に除かれてしまう．

A. エナメル質

エナメル質は，身体中で最も硬く，96〜98%はカルシウムヒドロキシアパタイトからなる．

エナメル質は，**歯冠** crown を覆う無細胞性の鉱質組織である．いったんつくられてしまうとつくり替えできない．骨が結合組織からつくられるのと異なり，エナメル質は上皮に由来する無機成分であるという点で，ユニークな組織である．エナメル質は他の鉱質組織より無機物の比率が高く硬い．96〜98%はカルシウムヒドロキシアパタイトからなっている．歯肉線より上に露出してみえるエナメル質は**臨床歯冠** clinical crown と呼ばれるのに対し，**解剖歯冠** anatomic crown はエナメル質によって覆われる歯の部分すべてをさすので，歯肉線の下にある部分も含む．エナメル質の厚さは歯冠の部位

により異なり，歯の**尖頭** cusp では 2.5 mm 程度になることもある．エナメル質は**歯頸** neck/ cervix のセメント・エナメル移行部（図 16.8）のところで終わり，**歯根** root は骨性のセメント質によって覆われる．

エナメル質は，エナメル全層に伸びるエナメル小柱よりなる．

不定比の炭酸基を含むカルシウムヒドロキシアパタイトよりなるエナメル結晶が，幅 4 μm，高さ 8 μm の小柱状に配置されてエナメル質を形成する．おのおのの**エナメル小柱** enamel rod は，エナメル・象牙境界からエナメル質表面まで，エナメル全層にわたって伸びている．高倍率観察で歯の横断面をみると，小柱は鍵穴のような形をしている（図 16.9）．膨らんだ頭部は歯根に対して上方に，尾部は下方に向いている．エナメル結晶は頭部では小柱の長軸に平行して走行しているが，尾部ではより斜めに配置している（図 16.9，図 16.10）．小柱間の限られたスペースもエナメル結晶でみたされている．エナメル小柱に観察される横紋線（**レティウスの平行条** contour lines of Retzius）は，歯の発生過程におけるエナメル質の成長リズムを反映していると考えられる．乳歯のエナメル質では，石灰化の弱い，かなり幅広い線が観察される．この線は新生児線と呼ばれて，出生前と出産後との栄養的な変化を記録したものである．

萌出した歯のエナメル質では，細胞も細胞突起も消失しているが，かといって何も変化しないわけではない．エナメル質は唾液腺の分泌物によって影響され，これはエナメル質の維持に必須である．歯に影響を及ぼす唾液成分としては，消化酵素，分泌された抗体，各種無機成分などがある．

成熟したエナメル質の有機成分はごくわずかである．エナメル質がいくら硬いとはいっても，表面に付着した食物に作用するバクテリアがつくり出す酸によって脱灰されてしまう．これが齲歯（虫歯）dental caries の開始の基本である．ヒドロキシアパタイト複合体にフッ素化合物を加えると，エナメル質が酸による脱灰を受けにくくなる．飲料水，歯みがき，小児科ビタミン剤，うがい薬などにフッ素化合物を用いると，虫歯の発症率をかなり減らすことができる．

エナメル質はエナメル器のエナメル芽細胞によって産生され，象牙質は隣接した間充織に分布する神経堤由来の象牙芽細胞によって産生される．

エナメル器 enamel organ は，口腔の外胚葉上皮細胞に由来する上皮性構造である．歯の発生は，上顎と下顎のもとにな

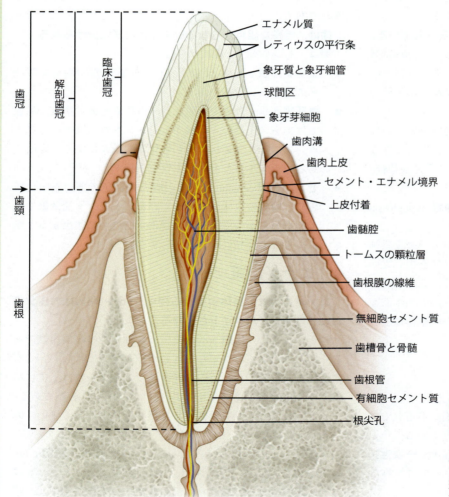

図 16.8 ▲ 切歯と周囲の骨，および粘膜構造を示す模式図

歯の 3 つの鉱質成分は，象牙質，エナメル質，セメント質である．歯の中心にある軟組織は歯髄である．歯周靱帯（歯根膜）は歯を周囲の歯槽骨に結びつけるコラーゲン線維束よりなる．歯の臨床的な歯冠（臨床歯冠）は，口腔の中へ突き出る部分をさす．解剖学的な歯冠（解剖歯冠）は，エナメル質によって覆われる歯のすべての部分をさす．

FOLDER 16.1　臨床関連事項：味覚の遺伝的基礎

味を特異的に識別する能力も含めて，味覚は一般に遺伝的に決定される．多人数による解析結果から，味覚は多様性に富むことが判明している．人口の約25％は"超味覚者"と称し，舌乳頭の数と味蕾の密度が通常より多い．このグループのごく一部，たとえばワイン，ブランデー，コーヒー，お茶などのテイスターは，並外れた味覚識別力と味覚記憶がある．この人たちはフェニルチオカルバミド（PTC）とその誘導体である6-N-プロピルチオウラシル（PROP）に対し非常に敏感であることが特徴で，PTC/PROP溶液を1滴舌につけただけで強い苦味を訴える．一方，人口のおよそ25％は"味盲者"として知られ，舌乳頭の数と味蕾の密度が通常より低い．PTC/PROP液によるテストでは，これらの人々はその苦味がわからない．

多くの臨床状態が味覚認識に影響を及ぼす．たとえば，味覚を中枢に伝える神経の障害，口腔の炎症，放射線障害による舌粘膜の炎症，栄養失調，内分泌疾患（たとえば糖尿病，性腺機能低下，偽性上皮小体機能低下症），月経や妊娠に伴うホルモンの変動などである．比較的まれな遺伝的障害の中にも，味覚に影響を及ぼすものがある．Ⅰ型の家族性自律神経障害（**ライリー・デイ症候群** Riley-Day syndrome）では，味蕾と茸状乳頭が発生過程で欠損するために，高度の味覚減退をもたらす．この感覚性自律神経障害は，9番染色体上のDYS遺伝子（またはIKBKAP遺伝子）に生じた突然変異による常染色体劣性遺伝病である．味覚減退に加え，患者は，涙の分泌障害，体温調節障害，起立性低血圧，過度の発汗，痛覚と温度知覚の消失，反射の消失などを伴った末梢神経系と自律神経系の発達障害を生じる．DYS遺伝子の突然変異を検出して家族性自律神経障害を診断するための検査法が最近開発された．

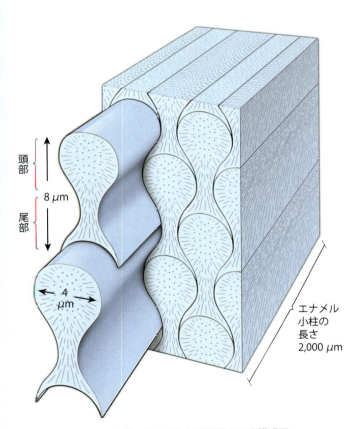

図16.9 ▲ エナメル小柱の基本的な組織構造を示す模式図
エナメル小柱は，エナメル・象牙境界からエナメルの表面まで及ぶ細長い構造である．エナメル質が最も厚いところ，すなわち歯冠の先端で小柱は最も長くなる．最も長いものでは2,000 μmに及ぶ．小柱は横断面で鍵穴状を呈する．小柱の膨起部（頭部）が歯の上方に向き，小柱の下部（尾部）が歯の下方に向いている．頭部の内部では，エナメル結晶の大部分はおのおのの小柱の長軸と平行して配置され，尾部の内部では結晶はより斜めに配置される．

る間充織に隣接する口腔上皮が馬蹄形に増殖し，いわゆる**歯堤** dental lamina を形成することから始まる．おのおのの歯の部位に対応して，歯堤から間充織に向けて細胞が増殖し，蕾状の丸い肥厚が突出してくる．このような肥厚は歯蕾と呼ばれ，これが初期のエナメル器である（**蕾状期** bud stage，図16.11a）．この丸い細胞塊は次第に拡張し，歯堤とは反対側で凹面状の陥入をつくる．この時期のエナメル器は**帽状期** cap stage と呼ばれる（図16.11b）．エナメル器はさらに増殖して**鐘状期** bell stage になる（図16.11cおよびd）．この時期，エナメル器は4つの細胞要素からなる：

- **外エナメル上皮** outer enamel epithelium は凸面をつくる細胞層．
- **内エナメル上皮** inner enamel epithelium は凹面をつくる細胞層．
- **中間層** stratum intermedium は内エナメル上皮の内側に発生する細胞層．
- **星状網（エナメル髄）** stellate reticulum はエナメル器の内部を占める星形の細胞．

内エナメル上皮に隣接する"鐘状"の部分に，神経堤から派生した**前象牙芽細胞** preodontoblast が円柱上皮のように配列する．これが**象牙芽細胞** odontoblast になって，将来，歯の象牙質をつくる．エナメル器の内エナメル上皮は**エナメル芽細胞** ameloblast になる．これは中間層の細胞とともにエナメル質の産生にあずかる．象牙質形成とエナメル質形成の直前に歯堤は変性し，発生中の歯の原基は口腔上皮から分離される．

エナメル質は，**エナメル質形成** amelogenesis と呼ばれる，基質を介した鉱質化の過程を経て形成される．エナメル質形成の主な段階は以下のようにまとめられる：

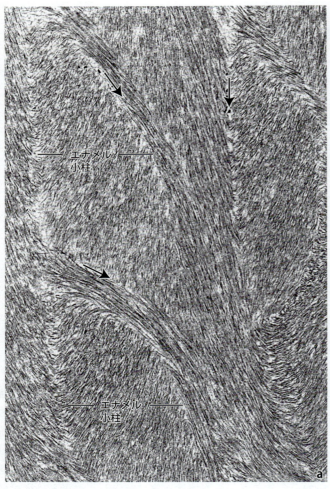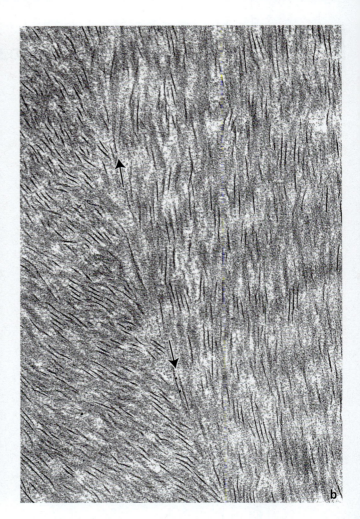

図 16.10 ▲ 若いエナメル質の構造
a. この電子顕微鏡像は，斜めに切られたエナメル小柱を示す．→は隣接する小柱の境界を示す．14,700 倍．b. 2 本の隣接した小柱の部分拡大像．→は 2 本の小柱間の境界線を示す．黒い針状構造は若いヒドロキシアパタイトの結晶である．ヒドロキシアパタイトの結晶の間の実質は，発生中のエナメル質の有機基質である．エナメル質が成熟するにつれてヒドロキシアパタイトの結晶は成長し，有機基質の大半は除去される．60,000 倍．

- 基質産生または分泌過程．歯の鉱質組織の形成では，まず象牙質が形成され，次いで，部分的に鉱質化されたエナメル基質（図 16.12）があらかじめつくられた象牙質の表面に沈着する．この部分的に鉱質化された有機基質を産生する細胞は **分泌期エナメル芽細胞** secretory-stage ameloblast と呼ばれている．骨の骨芽細胞のように，この細胞は粗面小胞体（rER）やゴルジ装置，分泌顆粒の働きによって，タンパク質性の有機基質を産生する．将来のエナメル質の厚さと同じになるまで，分泌期エナメル芽細胞はエナメル基質をつくり続ける．

- 基質成熟．部分的に鉱質化されたエナメル基質が成熟する際には，有機物が除去されるとともにカルシウムとリ

図 16.11 ▲ 発生中の歯の模式図と光学顕微鏡像
a. 蕾状期の歯芽．口腔上皮が下層の間充織に向けて陥入し，エナメル原基をつくる．歯芽に隣接した間葉細胞が分化を始め，歯乳頭をつくる．b. 帽状期の歯芽．この段階では，帽子の凹面にあたる細胞が円柱細胞（エナメル芽細胞）に分化し，内エナメル上皮をつくる．密集した間充織が内エナメル上皮に向かって陥入し，歯乳頭をつくる．そしてこれが象牙質と歯髄のもとになる．c. 鐘状期．口腔上皮との連続性はほとんど遮断される．エナメル器は 1 列の狭い外エナメル上皮と，エナメル芽細胞をつくる内エナメル上皮である．その間には，細胞が数層に密集した中間層と，星状網と呼ばれる広い空間とが介在する．歯乳頭はエナメル器に向かって大きく陥入する．d. 象牙質とエナメル質の成長期．歯芽は完全に分化し，口腔上皮から独立している．歯冠の 2 種類の鉱質組織，すなわちエナメル質と象牙質の関係が明らかである．周囲の間充織が骨組織へと分化している．e. 歯の萌出期．歯の頂部が口腔上皮の表面から顔を出す．象牙芽細胞の層が歯髄腔に沿って並んでいる．歯根を周囲の骨に固定する歯周靱帯が発達していることに注意．歯根の先端部はまだ大きく開いているが，萌出後は次第に狭くなる．f. 萌出後の歯．エナメル質と象牙質の分布に注意．歯は骨と歯肉の中に埋め込まれている．g. 帽状期の光学顕微鏡像（b に相当）．発生中のこの歯芽は口腔上皮との連絡を有している．エナメル器は単層の立方細胞が外エナメル上皮をなし，内エナメル上皮は円柱状のエナメル芽細胞に分化する．そして内エナメル上皮に隣接した細胞層が中間層を形成する．残りは星形の細網構造によって占められる．歯乳頭の間充織は増殖して，エナメル器を押し上げる．この時期，形成中の歯は凝集した間充織によって囲まれ，これは歯嚢と呼ばれ，歯周構築物を形成する．300 倍．h. 発生中の切歯歯冠部を示す光学顕微鏡像．歯冠は外エナメル上皮と星状の細網構造に覆われている（d に相当）．その下方で淡く染まっている層は，象牙芽細胞がつくった象牙質である．この背の高い円柱の象牙芽細胞は，歯乳頭の細胞から分化したものである．歯髄腔は歯髄でみたされ，血管が歯髄組織に侵入している．40 倍．

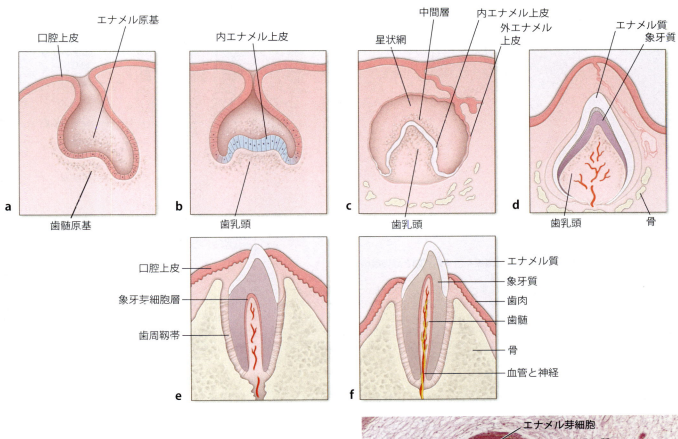
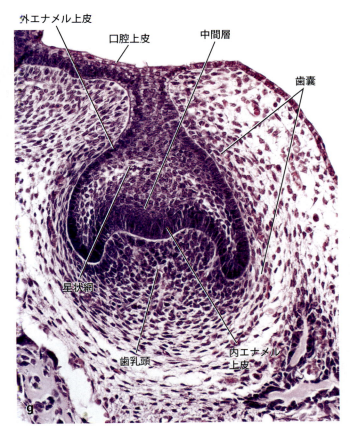
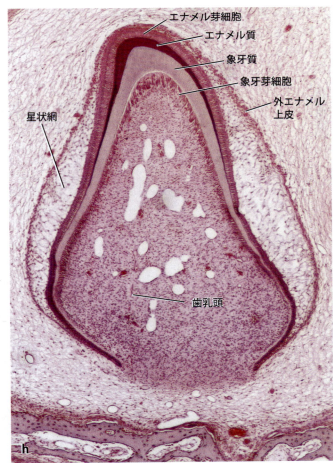

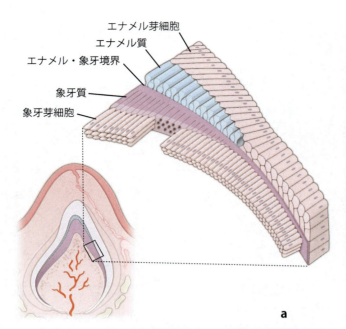
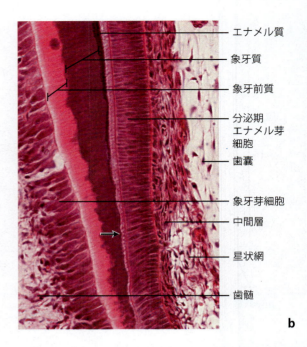

図 16.12 ▲ エナメル質形成期の細胞相互関係を示す模式図と顕微鏡像
a. 最初の分泌期で，象牙質が象牙芽細胞によって形成される．それから分泌期エナメル芽細胞によって，エナメル基質ができたばかりの象牙質表面に置かれる．将来のエナメル質の完全な厚さになるまで，分泌期エナメル芽細胞はエナメル基質をつくり続ける．**b.** 発生中のヒト歯の H&E 染色光学顕微鏡像．エナメル質形成 amelogenesis の初期段階を示す．分泌期エナメル芽細胞が発生中のエナメル質に直接接しており，エナメル質は象牙質の層の上に形成されている．→はエナメル質が沈着を開始している部位を示す．エナメル質が増え始めると，エナメル芽細胞は象牙質の表面から少しずつ離れていく．分泌期エナメル芽細胞の基底領域は中間層（エナメル器の一部）の細胞に接している．象牙質は象牙芽細胞が分泌する．新たに分泌された有機基質（象牙前質）の明るく染色される層が，象牙芽細胞の頂部細胞膜に接して形成される．象牙前質はこの後，石灰化を経て成熟象牙質（濃染されている領域）になる．象牙芽細胞の層がエナメル質と歯髄とを分離している．240倍．（Dr. Arthur R. Hand の厚意による．）

ン酸塩が流入する．この時期に関係する細胞は**成熟期エナメル芽細胞** maturation-stage ameloblast と呼ばれている．成熟期エナメル芽細胞は分泌期エナメル芽細胞から分化し，成熟中のエナメル質に対する輸送上皮として機能する．成熟期エナメル芽細胞は，エナメル質へのカルシウムの周期的な流入と一致して形態を周期的に変化させる．

FOLDER 16.2　臨床関連事項：永久歯（二次性歯）と乳歯（一次性歯，脱落歯）の歯列の分類法

3つの方式が永久歯と乳歯の分類に用いられる（図F16.2.1）：

- Palmer 方式は世界中で最も一般的に用いられている表記法である．この方式では，乳歯はアルファベットの大文字で，永久歯はアラビア数字で示される．この方式では上下顎の左右それぞれは，L字型に曲がった線で示される：右上（UR）は⌐，左上（UL）は⌐，右下（LR）は⌐，そして左下（LL）は⌐である．たとえば，永久歯の犬歯はおのおのの四半部のナンバー3と呼ばれ，そして，どの四半部であるかはその曲げられた線で示される．
- 国際方式：個々の歯を示すために2桁のアラビア数字を使う．この方式では，10の位の数字は特定の四半部で歯の位置を示す．永久歯の四半部は，UR＝1，UL＝2，LL＝3とLR＝4と称される．乳歯の四半部は，UR＝5，UL＝6，LL＝7とLR＝8と称される．1桁目の数字は個々の歯を示し，正中部から始まって数える．たとえば，この方式では永久歯の犬歯は13，23，33，43と呼ばれ，乳歯の犬歯は53，63，73，83となる．
- アメリカ方式：北アメリカで最も一般的に用いられる表記法．この方式では，永久歯の歯列はアラビア数字によって示され，乳歯はアルファベットの大文字で示される．永久歯の歯列では，番号づけは右上（UR）四半部で始まり，右上の第三大臼歯がナンバー1となる．番号づけは上顎に沿って左上に続き，左上の第三大臼歯がナンバー16となる．ナンバー17は左下（LL）四半部で，ナンバー16の反対側に位置する第三大臼歯である．番号づけは下顎弓に沿って右に移動し，ナンバー32，すなわち右下（LR）第三大臼歯で終わる（この方式では，対立する歯の数の合計は33までとなっている）．乳歯にも同じパターンが適用されるが，個々の歯にはA〜Tの文字があてられる．このように，この方式では永久歯の犬歯は6，11，22，27と称され，脱落歯の犬歯はC，H，M，Rとなる．

図 F16.2.1 において，乳歯と永久歯の関係が色のついた線で示されている点に注意．乳臼歯が脱落した後，永久歯の小臼歯と入れ替えられること，さらに永久歯の大臼歯は対応する乳歯を持たないことがわかる．

FOLDER 16.2　臨床関連事項：永久歯（二次性歯）と乳歯（一次性歯，脱落歯）の歯列の分類法（続き）

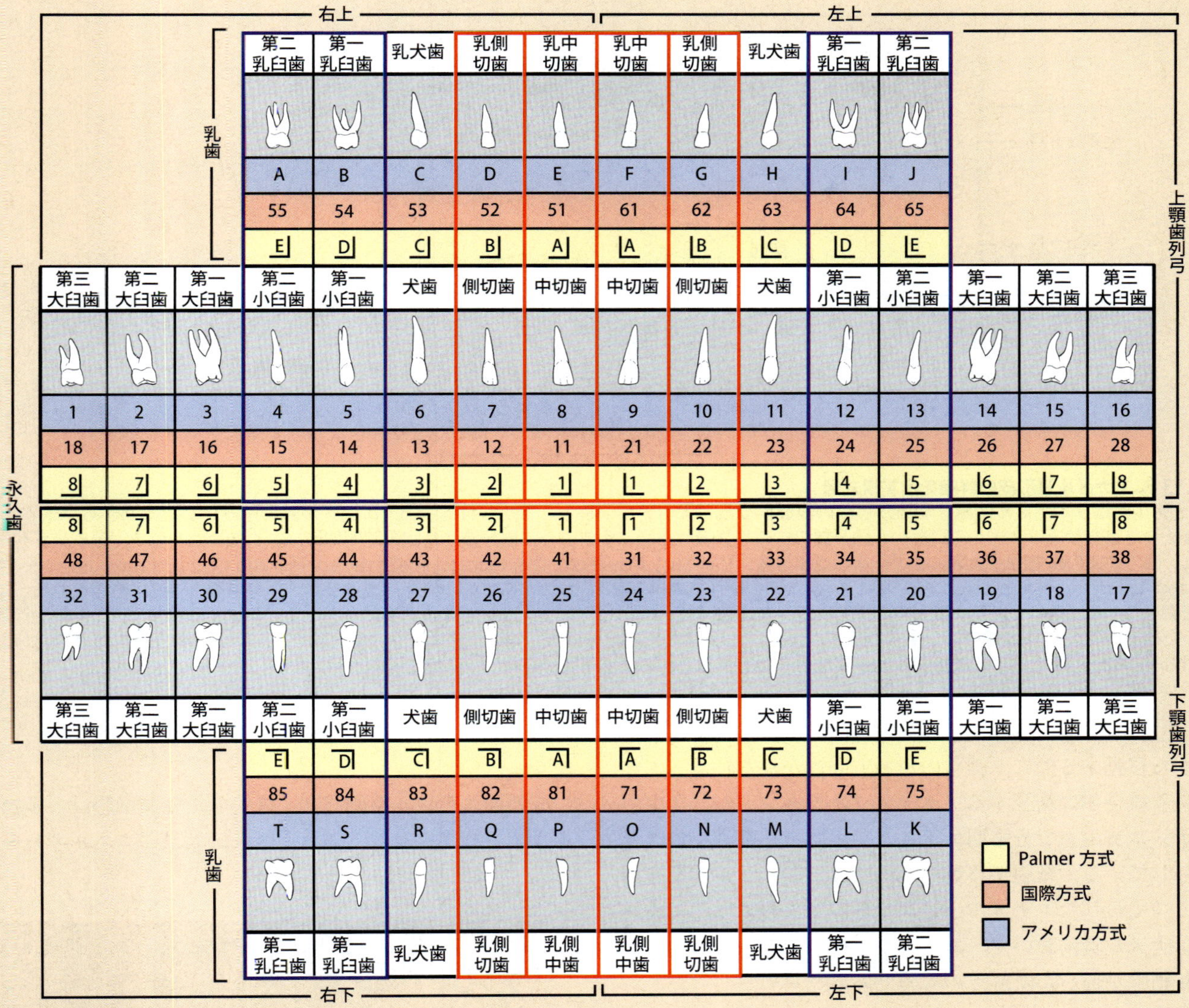

図 F16.2.1 ▲ 永久歯と乳歯の分類

歯の分類法の3系統が示されている．図の中心パネルは永久歯，上下のパネルは乳歯を表す．歯列は4つの部位，すなわち左上（UL），右上（UR），左下（LL），右下（LR）に分けられる．各四半部は，8つの永久歯または5つの乳歯よりなる．アメリカ方式（青）では，永久歯はアラビア数字で示される．番号づけは歯ナンバー1に指定される右上四半部の智歯から始まって，歯ナンバー16まで上顎ですべての歯に沿って進み，左上第三大臼歯にいたる．番号づけは下顎骨へ進み，ナンバー17の左下第三大臼歯からナンバー32の右下第三大臼歯にいたる．アメリカ方式では，乳歯はおのおのの歯にアルファベットの大文字が指定される．パターンは永久歯と同じで，番号づけは右上第二乳臼歯から始まり，右下第二乳臼歯に終わる．国際方式（赤，Two-Digit方式とも呼ばれる）では，おのおのの歯は2桁の番号で示される．10の位はそれぞれ歯列四半部ごとに，永久歯では10番台から40番台まで，乳歯では50番台から80番台まで，時計回りに右上四半部から始まって指定される．1の位の数字はおのおのの四半部ごとに，中央寄りの切歯を1，第三大臼歯を8と指定する．Palmer方式（黄色）では，歯列は角型括弧で4つの四半部に分けられる．括弧の垂直線は歯列を中央線から始まって左右に分ける．括弧の水平線は上顎と下顎の歯を示すために歯列を上下に分ける．Palmer方式では，永久歯はアラビア数字で正中線から始まって指定される．乳歯は正中線から始まってアルファベットの大文字で指定される．特定の歯をPalmer方式で指定するには，垂直と水平の2本の線と数字または文字が必要になる．（表のデザインはDr. Wade T. Schultzの厚意による．）

分泌期エナメル芽細胞は，エナメル質産生のための極性を持った円柱細胞である．

分泌期エナメル芽細胞は，発生中のエナメル質に直接接している．おのおののエナメル芽細胞は頂部に突起（**トームスの突起** Tomes' process）を有し，発生中のエナメル質がこれを囲んでいる（図16.13）．この細胞の基部にはミトコンドリアと近位終末網のアクチンフィラメントが集積しているために，パラフィン切片をH&Eで染色するとエオジンで好染される（図16.14，図16.5a）．ミトコンドリアに隣接して核があり，細胞質の中心には粗面小胞体，ゴルジ装置，分泌顆粒その他の細胞要素がある．接着複合体が細胞の頂部と基部に存在する．これによって，エナメル芽細胞がエナメル・象牙

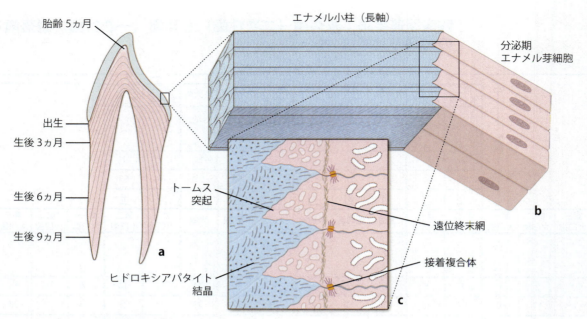

図 16.13 ▲ エナメル質形成の詳細を示す模式図
a. エナメル質は，エナメル・象牙境界から歯の表面まで及ぶエナメル小柱として描かれている．エナメル質の厚みがすでにできあがっているが，象牙質はまだ完全な厚みに達していない．象牙質の中の等高線は，図に示すように象牙質が特定の時間に形成された範囲を示す．象牙質が発達するにつれ，歯の中央の歯髄腔が次第に小さくなる点に注意．(Schour I, Massler M. The neonatal line in the enamel and dentin of the human deciduous teeth and first permanent molar. J Am Dent Assoc 1936; 23: 1948 に基づく．) **b.** エナメル質の形成はエナメル芽細胞の道筋に影響される．エナメル芽細胞がつくる小柱は，細胞に続いてできてくる．このように，成熟したエナメル質では，エナメル小柱の方向は分泌期エナメル芽細胞が通った経路の記録である．**c.** 分泌期エナメル芽細胞の先端はトームスの突起と呼ばれ，発生中のエナメル質に囲まれている．先端部の接着複合体と遠位終末網もみられる．突起内部の細胞質中に基質成分を含有する多数の分泌小胞が存在していることに注意．

境界から移動する際に，細胞の形と方向性が保たれる．これらの接着複合体に結合するアクチンフィラメントが，発生中のエナメル質の上で分泌期エナメル芽細胞を移動させることに関与している．細胞が移動した跡には，エナメル芽細胞によってつくられたエナメル小柱ができる．このように，成熟したエナメル質において，エナメル小柱の方向は分泌期エナメル芽細胞が通った軌跡そのものである．

分泌期エナメル芽細胞の基底部は，**中間層** stratum intermedium と呼ばれるエナメル器の細胞層に接している（図 16.11b, c, g, 図 16.12b 参照）．これらの細胞の細胞膜は，特にエナメル芽細胞の基部にてアルカリホスファターゼを有している．この酵素は石灰化に際して活発に作用する．星状網の細胞は中間層の外側にあって，隣接した血管とは基底板によって仕切られている．

成熟期エナメル芽細胞は，エナメル質の成熟に必要な物質を輸送する．

成熟期エナメル芽細胞の組織学的特徴として，周期的な線条縁（刷子縁）の出現があげられる（図 16.15b）．線条縁を有する成熟期エナメル芽細胞がおよそ 70% を占め，先端が平滑な細胞がおよそ 30% を占める．この時期，成熟中のエナメル器に中間層はみられない．中間層，星状網，および外エナメル上皮の細胞は互いに重なり崩れ，各層の区別はなくなって再構築される．最終的にはこの新たにできた層に血管が侵入し，星形の**乳頭細胞** papillary cell を有する**乳頭層** papillary layer となって成熟期エナメル芽細胞に接することになる．

成熟期エナメル芽細胞と，隣接した乳頭細胞は，多数のミトコンドリアを有している．これは大量のエネルギーを必要

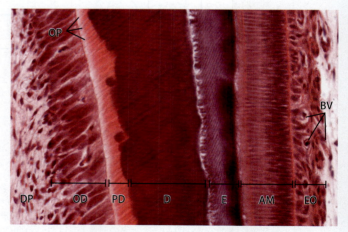

図 16.14 ▲ 発生中の歯のエナメル器細胞と象牙芽細胞
発生中のヒト歯の切片を H&E 染色した光学顕微鏡像．エナメル質（E）と象牙質（D）を生じ始めたエナメル器細胞と象牙芽細胞を示す．分泌期エナメル芽細胞（AM）が産生したエナメル質が，あらかじめつくられた象牙質の上に沈着している．エナメル質は写真では濃い紫色にみえ，赤紫色に染まる成熟象牙質（D）の層に隣接している．右側には，中間層細胞から部分的に形成されているエナメル器（EO）と，それに含まれる血管（BV）が確認できる．象牙芽細胞（OD）の基底領域（左側）には歯髄（DP）が接している．象牙芽細胞の細胞質突起は象牙前質（PD）に隣接しており，この部位では，象牙芽細胞の細胞質突起（OP）が象牙前質の象牙細管中に伸びている．280 倍．(Dr. Arthur R. Hand の厚意による．)

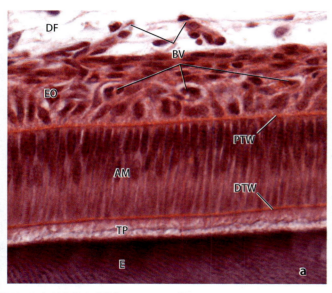
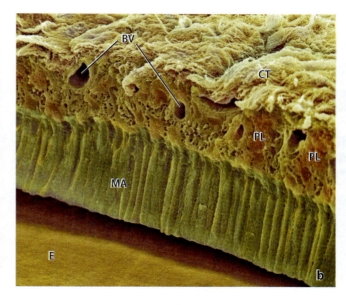

図16.15 ▲ 分泌期と成熟期のエナメル芽細胞
a. H&E染色標本の高倍率光学顕微鏡像．分泌期エナメル芽細胞（AM）が観察できる．細胞の頂部（下方）には，明るく染まるトームス突起（TP）と，そのさらに下方には濃染するエナメル質（E）が確認できる．ピンク色に染まる明瞭な線はエナメル芽細胞内のアクチンフィラメント束によるもので，下方の線はエナメル芽細胞の細胞質とトームス突起の間にある遠位終末網（DTW）に由来し，上方の線はエナメル芽細胞の基部にある近位終末網（PTW）に由来する．血管（BV）を有するエナメル器（EO）がエナメル芽細胞層に隣接している．写真の上方には歯嚢（DF）の間充織がみえている．480倍．（Dr. Arthur R. Handの厚意による．）b. 凍結割断した歯の走査型電子顕微鏡像（着色がなされている）．成熟期エナメル芽細胞（MA，緑色）が並び，この層の先端部は滑らかな表面をなしてエナメル質（E，橙色）に接している．エナメル芽細胞の基底側には乳頭層（PL）の細胞が接し，血管（BV）や疎性結合組織（CT）も認められる．エナメル芽細胞が成熟期を迎えたこの段階では，中間層と呼ばれていた層はもはや存在しない．標本作製の過程で，エナメル芽細胞の頂部表面がエナメル質から離れてしまっている．1,300倍．（SPL/Photo Researchers, Inc.より許諾を得て転載．）

としていることの反映で，成熟期エナメル芽細胞と乳頭細胞が輸送上皮であることを示している．

エナメル芽細胞の遺伝子産物に関する分子生物学的研究により，エナメル質の基質成分は非常に多様性に富み，多くの異なる遺伝子によってコードされるタンパク質を含むことがわかっている．発生中のエナメル質の細胞外基質に含まれる主要なタンパク質を以下に列挙する：

- **アメロゲニン** amelogenin は，エナメル質の発生初期にエナメル小柱の配列を確立し維持する上で重要なタンパク質である．
- **アメロブラスチン** ameloblastin は分泌期初期から成熟期後期のエナメル芽細胞が産生するシグナルタンパク質である．機能はよくわかっていないが，発生過程での出現パターンから判断すると，アメロブラスチンはエナメル質形成過程で他のタンパク質より幅広い役割を演じている可能性がある．アメロブラスチンは，エナメル結晶の伸長を調節することによってエナメル質の鉱質化過程を支え，エナメル結晶間での接着複合体をつくるものと考えられている．
- **エナメリン** enamelin はエナメル質全体に分布するタンパク質である．エナメル質が成熟するにつれ，このタンパク質は酵素による部分分解を受ける．最終的な低分子量産物が成熟したエナメル質中に保持され，エナメル結晶の表面部分にしばしば局在している．
- **タフテリン** tuftelin はエナメル・象牙境界で最初に出現するタンパク質である．不溶性の酸性タンパク質である

ため，エナメル結晶をつくる核として重要である．タフテリンは**エナメル叢** enamel tuft に存在し，低石灰化の原因となる．すなわち，エナメル叢は成熟エナメル質の他の部位より有機成分の比率が高い．

発生中のエナメル質の成熟は，鉱質化作用が連続することで引き起こされる．その結果，身体中で最も硬い物質となる．アメロゲニンとアメロブラスチンは，エナメル質成熟の間に取り除かれる．そのため，成熟したエナメル質はエナメリンとタフテリンだけを含むことになる．エナメル芽細胞はエナメル質が完全に形成され，歯肉から歯が萌出する際に変性していく．

B. セメント質

セメント質は，歯根を覆う．

歯根は，上顎骨および下顎骨にある**歯槽** alveolus/jaw socket と呼ばれる小穴に適合する部分である．**セメント質** cementum は骨組織に似た薄層構造で，歯頸のセメント・エナメル境界部から根端にかけて歯根を覆っている．セメント質は**セメント芽細胞** cementoblast（成長途上の骨表面にある骨芽細胞に類似した大型の立方細胞）が産生する．セメント芽細胞は**類セメント質** cementoid と呼ばれる細胞外基質を分泌し，これが次第に石灰化していく．**歯周靱帯** periodontal ligament に隣接して，1層のセメント芽細胞の層がセメント質の外表面に認められる．セメント質が形成されている間，セメント芽細胞はセメント質中に取り込まれて**セメント細胞** cementocyte になる．この細胞は骨組織の骨細胞に極めてよ

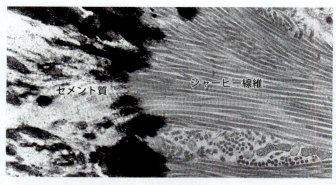

図 16.16 ▲ シャーピー線維の電子顕微鏡像
シャーピー線維は歯周靱帯（右）からセメント質に伸びる．コラーゲン細線維からなり，セメント質内では鉱質化されるが，歯周靱帯内では鉱質化されない．13,000倍．

く似ている．骨と同様，セメント質は65%が鉱物質で，フッ素化合物の含量があらゆる石灰化組織中で最大である．セメント質の小腔と小管には，それぞれセメント細胞とその突起がおさまっている．骨組織が骨細胞と細胞突起を含むのとよく似ている．ただし，骨とは異なりセメント質には血管がない．また，セメント小腔はセメント質全体に不規則に分布し，小管は相互に連絡したネットワークを形成しない．

セメント質基質から突出して歯槽壁の骨基質に埋め込まれるコラーゲン線維束が，歯周靱帯の大半をなす．この線維は**シャーピー線維** Sharpey's fiber の典型例である（図16.16）．加えて，弾性線維も歯周靱帯の構成要素である．このような形で歯が歯槽に付着することで，歯のわずかな動きが自然に生じるようになる．また，歯並びを整理したり，上顎と下顎の歯の噛み合い面の不正咬合を減じたりするために行われる歯列矯正術の基礎となる．矯正に伴う歯の移動に際し，歯槽骨は再吸収や再形成を行うが，セメント質ではそのようなことはない．

C. 象牙質

象牙質は，歯の大部分を構成する石灰化物質である．

象牙質 dentin はエナメル質とセメント質の深部にある．ヒドロキシアパタイトの含量は約70%で，骨やセメント質より多く，エナメル質より少ない．象牙質は，内表面すなわち歯髄（図16.17）と接する表面に上皮様の層をなす**象牙芽細胞** odontoblast から分泌される．エナメル芽細胞と同様，象牙芽細胞は大量のタンパク質の合成と分泌を行うために，よく発達した粗面小胞体，大きなゴルジ装置など各種オルガネラを含む円柱形の細胞である（図16.18）．象牙芽細胞の先端表面は，形成されつつある象牙質と接している．その付近の象牙芽細胞表面には隣接細胞間に接着複合体があり，象牙質部分と歯髄部分とを区分している．

象牙質が形成されるにつれ，象牙芽細胞の層は内側へ退いていく．そして，象牙芽細胞突起を**象牙細管** dentinal tubule と呼ばれる狭い通路の中に埋め込む（図16.17参照）．象牙質がリズミカルな成長によって厚くなるのに伴い，細管と突起は伸び続ける．このリズミカルな成長は，特定の"成長線"

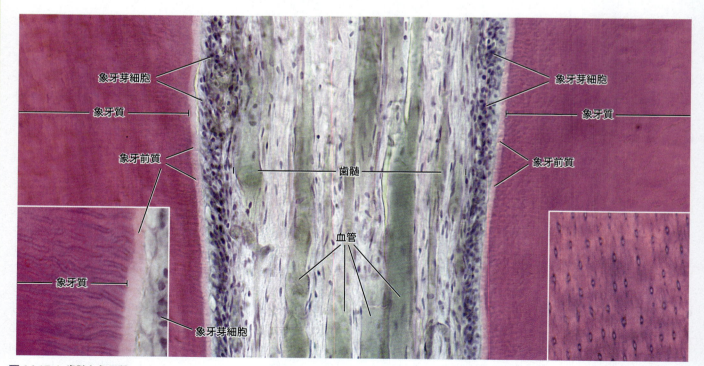

図 16.17 ▲ 歯髄と象牙質
脱灰された歯の光学顕微鏡像．中央に歯髄がみられ，両側を象牙質に囲まれる．成人においてさえ，歯髄は胚性結合組織に似た軟部組織である．歯髄には血管と神経が含まれる．象牙質は象牙細管の内部に象牙芽細胞の細胞質突起を含む．この突起はエナメル・象牙境界まで達している．象牙芽細胞の細胞体は，象牙前質と呼ばれる鉱質化されない象牙質に接している．120倍．左枠内：象牙細管の縦断像．240倍．右枠内：象牙細管の横断像．左右の写真にみられる象牙細管の黒い輪郭線は，鉱質化が進んだ管周象牙質を示している．240倍．

（**エブネルの成長線** incremental lines of von Ebner もしくは **オーエンの肥厚線** thicker line of Owen と呼ばれる）を生じ，出生（**新生児線** neonatal line）のような重要な発生時期や，鉛などの異常物質が発生中の歯に取り込まれた場合の指標となる．成長線の研究は法医学的にも有用である．

象牙前質 predentin は新しく分泌された有機物からなる基質で，象牙芽細胞の細胞体に最も近い位置にあり，まだ鉱質化されていない．有機基質の大部分のタンパク質は骨のものと類似しているが，象牙前質には2つだけ，特徴的なタンパク質が存在する：

- **象牙質リンタンパク質** dentin phosphoprotein（**DPP**）は分子量45 kDa の非常に酸性度の高いリン酸化されたタンパク質である．アスパラギン酸とホスホセリンが豊富で，大量のカルシウムを結合させている．DPPは鉱質化開始に関与し，鉱質の形と大きさを制御している．
- **象牙質シアロタンパク質** dentin sialoprotein（**DSP**）は分子量100 kDa のプロテオグリカンで，アスパラギン酸，

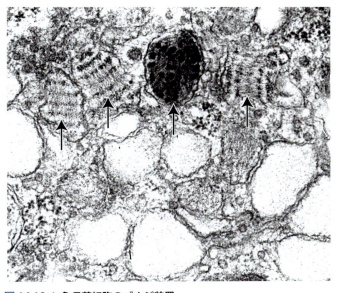

図 16.19 ▲ 象牙芽細胞のゴルジ装置
この電子顕微鏡像は，多数の大きな小胞を含むゴルジ装置の領域を示す．散在する顆粒を伴った多数の平行フィラメントを有するアバカス小体（→）に注意．52,000倍．

グルタミン酸，セリン，グリシン，コンドロイチン6-硫酸が豊富である．DSPもまた，鉱質化過程に関与している．

象牙芽細胞におけるコラーゲン分泌とヒドロキシアパタイト分泌の特徴的な点は，コラーゲン前駆体が線維の束としてゴルジ小胞内に存在していることである．カルシウムを含むと思われる顆粒がこの前駆体に結合し，**アバカス小体（算盤状小体）** abacus body と呼ばれる構造をつくる（図16.18，図16.19）．分泌顆粒の成熟につれて，この構造はさらに凝縮される．

象牙質は，象牙芽細胞がつくる．

象牙質は，歯の構成要素のうちで最初に鉱質化される．象牙質の最表層すなわち外套象牙質は，象牙芽細胞様の細胞がつくるコラーゲン線維の小束（**コルフの線維** von Korff's fiber）によって形成される．象牙芽細胞は，**歯乳頭** dental papilla の辺縁部にある細胞から分化する．前駆細胞は典型的な間葉細胞で，細胞質に乏しい．象牙芽細胞へ分化する間，細胞質の増量とコラーゲン生成細胞に特徴的なオルガネラの増加が認められる．細胞は歯乳頭の周辺に層をなして並び，象牙質または象牙前質の有機基質を，歯乳頭から離れた頂部に分泌する（図16.20）．象牙前質が厚くなるにつれ，象牙芽細胞は移動し，歯の中央寄りに位置する（図16.12 参照）．鉱質化作用の波が象牙芽細胞を退かせていく．こうして形成されるのが象牙質である．細胞が中央に動くにつれ，象牙芽細胞の突起は伸長する．長い突起は鉱質化された象牙質に取り囲まれる．新しくつくられた象牙質の内部では，象牙細管壁は鉱質化された象牙質の縁に他ならない．時間とともに，象牙細管を囲んでいた象牙質はより鉱質化が進み，**管周象牙質** peritubular dentin と呼ばれる．残りの象牙質は**管間象牙質** intertubular dentin と呼ばれる．

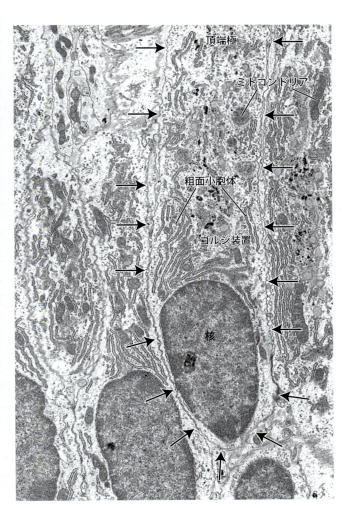

図 16.18 ▲ 象牙芽細胞の電子顕微鏡像
象牙芽細胞の細胞膜が→で示されている．この細胞には，大量の粗面小胞体と大型のゴルジ装置がみられる．象牙芽細胞突起はこの写真には含まれていないが，1本の突起が各細胞の頂端極（写真上方）から伸び出ているはずである．ゴルジ領域の黒い顆粒はアバカス小体である．組織はピロアンチモン酸で処理されているので，カルシウムと反応して黒い沈殿物を形成している．12,000倍．

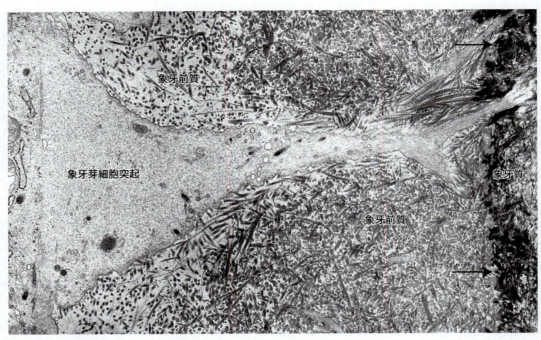

図 16.20 ▲ 若い象牙芽細胞の細胞突起
この電子顕微鏡像は，象牙細管に進入する象牙芽細胞突起を示す．突起が象牙前質に達して鉱質化の最前線（→）を抜けた後，象牙質内に入っていく．象牙前質のコラーゲン細線維は，象牙質部分のきめの粗い成熟した細線維に比べるとより細くみえる．34,000 倍．

D. 歯髄と歯髄腔

歯髄腔は象牙質に囲まれた結合組織区画である．

歯髄腔 pulp chamber/ central pulp cavity は，**歯髄** dental pulp，すなわち豊富な血管網と神経を含む疎性結合組織に占められている．歯髄腔は歯の外形に対応している．**根尖孔** apical foramen と呼ばれる歯根の先端部から，血管と神経が歯髄腔内に入る（ここでの"apical"という表現は，分泌上皮や吸収上皮などで内腔側表面を意味する apical とは異なり，歯根の最先端部の狭くなった部位をさす）．

血管と神経は歯冠へ伸び，象牙芽細胞層の直下およびその内部でネットワークをなす．裸の神経線維の一部は象牙細管の近位部分に入って，象牙芽細胞突起に接する．象牙芽細胞突起は，歯表面から歯髄内の神経へ刺激を伝える役割を有すると考えられている．咬頭を複数有する歯においては，**歯髄角** pulpal horn が咬頭内に伸び，多数の神経線維を含む．このような部分では，より多くの神経線維が象牙細管に達している．象牙質は生涯を通じて産生され続けるので，歯髄腔の容量は年齢とともに減少する．

E. 歯の支持組織

歯を支える組織は，上顎骨と下顎骨の歯槽突起にある歯槽骨，歯周靱帯，歯肉である．

上顎骨と下顎骨の歯槽突起は，歯根を入れるためのソケット（歯槽）を有する．

固有歯槽骨 alveolar bone proper は緻密骨の薄い層で，歯槽の壁をつくり（図 16.8 参照），歯周靱帯の付着部位となる．歯槽突起の残りの部分がこれを支える骨である．

特に歯が動かされるとき，固有歯槽骨の表面は骨吸収と骨形成の場となる（図 16.21）．歯周病はしばしば歯槽骨の喪失につながり，対面する歯との間での機能的な密着ができなくなる．

歯周靱帯 periodontal ligament は，歯を周囲の骨に結びつける線維性結合組織である．この靱帯は**歯根膜** periodontal

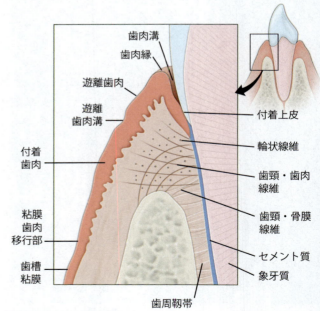

図 16.21 ▲ 歯肉の模式図
この図は右上の長方形部分に対応している．歯肉上皮は歯のエナメル質に付着している．この部位では上皮と結合組織の接着は滑らかである．ところが他の部位では，歯肉上皮は結合組織乳頭と深くかみ合い，両者の接着面は不規則である．太線は歯のセメント質や歯槽骨の先端から歯肉上皮の方へ伸びるコラーゲン線維を示している．歯槽粘膜の乳頭が歯肉部分の乳頭に比べて浅いことに注意．

membraneとも呼ばれている．しかし，どちらの用語も十分にその構造と機能を表現しているとはいえない．歯周靱帯の役割は以下である：

- 歯の接着（固定）．
- 歯の支持．
- 骨の改造（歯の動きと関連して）．
- 固有知覚受容・歯の萌出．

歯周靱帯の組織切片を観察すると，緻密性と疎性の結合組織を含むことがわかる．緻密結合組織は，コラーゲン線維とこれに平行して伸びる線維芽細胞からなる．線維芽細胞が前後に動き，その跡にコラーゲン線維ができると考えられる．歯周の線維芽細胞は取り込まれたコラーゲン細線維を含み，細胞質のリソソームにある加水分解酵素によってこれを消化する．このような観察により，線維芽細胞がコラーゲン細線維の産生だけでなく再吸収も行い，それによって歯にかかるストレスや運動に対し，常に適応していることが理解される．

歯周靱帯の疎性結合組織には，血管や神経終末も含まれている．線維芽細胞や細いコラーゲン細線維に加えて，歯周靱帯は縦走する細いオキシタラン線維を含む．この線維の両端は骨とセメント質に結合している．また，血管の外膜に連続するものもある．

歯肉は粘膜の一部である．

歯肉 gingiva / gum は歯頸のまわりを囲む特殊な口腔粘膜である．歯肉は，歯とその下にある歯槽骨組織としっかりと付着している．図16.21に歯肉をわかりやすく模式化してある．歯肉は次の2つの部分からなる：

- 歯肉の粘膜（前述の咀嚼粘膜と同義）．
- 付着上皮もしくは接着上皮は，分泌する基底板様の物質によって，上皮はしっかりと歯の表面に付着する．細胞はヘミデスモソームを介してこの成分に付着する．基底板とヘミデスモソームはともに，**上皮付着** epithelial attachmentと呼称される．若年者では付着の相手はエナメル質であるが，年長者では歯の萌出と歯肉の後退により，付着の相手はセメント質になる．

上皮と歯との接着部には**歯肉溝** gingival sulcusと呼ばれる狭い溝があり，付着上皮につながる**歯肉溝上皮** crevicular epitheliumによって覆われている．**歯周組織** periodontiumという用語は，下顎骨と上顎骨に歯を付着させるすべての組織をさして用いられる．これには，歯肉溝上皮と付着上皮，セメント質，歯周靱帯，歯槽骨が含まれる．

5．唾液腺

大唾液腺は左右で対をなし，長い導管を介して口腔に分泌物を送る．

大唾液腺 major salivary glandは，上記のように対をなし，耳下腺，顎下腺，舌下腺の3種類からなる．耳下腺と顎下腺は，実際は口腔の外に位置し，分泌物は導管で口腔に達する．

耳下腺 parotid glandは皮下に位置し，下顎枝と側頭骨茎状突起の間で耳介の前下方にある．**顎下腺** submandibular glandは頸部の顎下三角で口腔底の下方に位置する．**舌下腺** subligual glandは顎下腺の前方の口腔底にある．

小唾液腺 minor salivary glandは，口腔の各所の粘膜下組織に位置し，**舌腺** lingual，**口唇腺** labial，**頰腺** buccal，**臼歯腺** molar，**口蓋腺** palatine glandが含まれる．

おのおのの唾液腺は，発生中の口腔上皮に由来する．まず最初に，索状の細胞集団となって間充織に入る．上皮細胞は増殖し，先端が膨らんだ枝分かれ構造をなす．索状部分と先端部分のいずれにおいても，一番内側の細胞が変性し，内部に管腔ができる．索状部分は導管になり，先端の膨らんだ部分は**分泌腺房** secretory acinusになる．

A．分泌腺房

分泌腺房は小葉を構成する．

大唾液腺は中密度の結合組織からなる被膜に囲まれ，それから伸びる中隔が，腺の分泌部を葉と小葉に分けている．中隔は比較的大型の血管や導管の通路となる．分泌腺房の周囲に付随する結合組織は，周辺の疎性結合組織と連続する．小唾液腺は被膜を持たない．

多数のリンパ球と形質細胞が，大小の唾液腺の腺房を囲む結合組織中に集まっている．これらが唾液中の抗体を分泌する意義については後述する．

腺房には3つのタイプがある．すなわち，漿液性，粘液性，混合性である．

唾液腺の基本単位 salivonは，腺房，介在導管，線条導管，導出導管からなる（図16.22）．**腺房** acinus（ラテン語で"房，ブドウ"の意）は分泌細胞からなる盲嚢で，唾液腺の分泌部

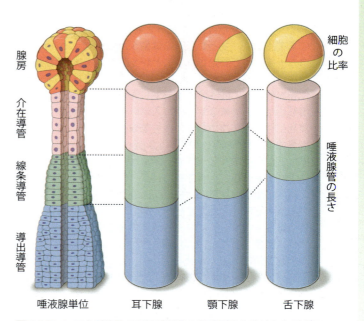

図16.22 ▲ 三大唾液腺で唾液腺単位の構成要素を比較した模式図
唾液腺単位（salivon）の4つの主要な部分（腺房，介在導管，線条導管，導出導管）が色分けされている．右3列は三大唾液腺の各導管の長さを比較している．腺房の赤色は漿液性分泌細胞を表し，黄色は粘液分泌細胞を表している．粘液分泌細胞と漿液分泌細胞の比率が右3列の腺房部分の色で示されている．

を意味する．唾液腺の腺房は，**漿液細胞** serous cell（タンパク質を分泌）もしくは**粘液細胞** mucous cell（ムチンを分泌），あるいはその両方を含んでいる．腺房の3つのタイプの相対比は，大唾液腺を識別する主要な特徴となる．3種類の腺房の特徴は以下のとおりである：

- **漿液腺房** serous acinus は漿液細胞だけを含み，通常は球形である．
- **粘液腺房** mucous acinus は粘液細胞だけを含み，球形より管状に近い．
- **混合腺房** mixed acinus は漿液細胞と粘液細胞を含む．通常のH&E染色において，粘液腺房は帽子をかぶせたような漿液細胞を有し，粘液細胞間の非常に入り組んだ細胞間隙に向けて分泌すると考えられている．組織切片では，このような帽子状の構造は**漿液半月** serous demilune と呼ばれている．

漿液半月は伝統的固定法による人工産物である．

上述のように，おのおのの混合腺房（舌下腺や顎下腺などに存在）は漿液細胞と粘液細胞を含む．通常の光学または電子顕微鏡観察用の試料では，漿液細胞は伝統的に**半月形** demilune をなす構造と考えられてきた．最近の電子顕微鏡的研究は，この古典的な解釈に疑問を呈している．腺房組織を液体窒素で急速凍結した後に，冷アセトンに溶かした四酸化オスミウムで凍結置換を行うと，粘液細胞も漿液細胞も腺房の内腔を囲むように並んで配列することが明らかになった．漿液半月はみられなかった．同じ試料を従来の方法によって作製された切片で観察すると，分泌顆粒が拡張して粘液細胞が膨化している像が観察された．漿液細胞は典型的な半月をなし，粘液細胞の間に挿入される細長い細胞質突起を伴って，腺房の周辺に局在していた．これらの研究結果から，光学および電子顕微鏡にて観察されてきた半月は，通常の固定方法（図16.23）による人工産物（アーチファクト）であると判断される．半月形成のプロセスは，通常固定の間，分泌顆粒の主要構成要素である粘液物質が膨化することで説明できる．この膨化で粘液細胞の体積が増し，漿液細胞を本来の位置から押しやり，半月をつくってしまったものと思われる．類似した現象は腸粘膜でもときどき認められ，膨化した杯細胞が隣接する吸収細胞を押しやっている．

漿液細胞はタンパク質を分泌する細胞である．

漿液細胞は，基底板に面する基底部表面が比較的広く，腺房の内腔に面する頂部表面が狭くなって典型的なピラミッド状の形をなす．大量の粗面小胞体，遊離リボソーム，発達したゴルジ装置，多数の球状分泌顆粒を含む（図16.24）．分泌物を**チモゲン顆粒** zymogen granule に蓄えるタンパク質分泌細胞の例に漏れず，顆粒は頂部の細胞質に位置する．他の大

FOLDER 16.3　臨床関連事項：齲歯（虫歯）

齲歯（虫歯）は，石灰化された組織（すなわちエナメル質，象牙質，セメント質）の破壊にいたる歯の感染性微生物疾患である．齲歯の発症は，"歯垢"と呼ばれる細菌コロニーの塊の下で生じる．主として連鎖球菌 *Streptococcus mutans* のコロニーを伴って開始されることが多いが，病状の進行には乳酸菌が積極的に関与している．これらの細菌コロニーは炭水化物を代謝し，酸性の環境を生じさせることで歯の鉱物質を溶解させる．頻繁なショ糖（スクロース）摂取は，これらの酸発生性の細菌コロニーの増生を強く促す．

微量のフッ化物を水（0.5〜1.0 ppm が最適），歯みがき，食事などから摂取するだけで，齲蝕性バクテリアに対する抵抗性を向上させることができる．フッ化物は歯の構造自体の酸に対する抵抗性を高め，抗菌薬の働きをして，小さな齲蝕であれば再石灰化を促進させる．酸に対するエナメル質の抵抗性は，ヒドロキシアパタイト結晶の水酸化イオンをフッ素イオンに置換することにより促進される．これは，エナメル結晶の酸可溶性を減少させる．

齲歯により生じた穴（歯孔，図F16.3.1）の処置では，感染した歯組織を掘り出してアマルガム，複合材料，あるいはガラスイオノマーセメントなどに置き換える．歯の構造内に微生物が侵入すると，歯髄に到達し，炎症反応を誘発することになる．この場合，歯内治療学的処置または歯根管治療が推奨される．そして，傷んだ歯冠構造には代わりの歯冠をかぶせて補強する．

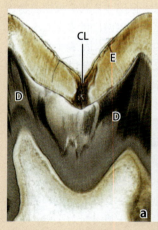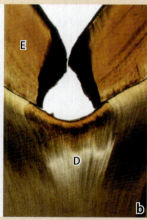

図F16.3.1 ▲ 齲歯（虫歯）の光学顕微鏡像
a. 無染色の研磨標本．エナメル質（E）の全層にわたって齲蝕（CL）が進行し，エナメル・象牙境界から側方にも拡大している．D：象牙質．**b.** さらに進行した状態．エナメル質（E）は徐々にむしばまれて脆弱化し破断した結果，空洞を生じている．この場所から露出した象牙細管に細菌が侵入し，象牙質（D）の破壊的な融解を引き起こし，最後には歯髄が露出することになる．16倍．（Eveson JW, Scully C. Color Atlas of Oral Pathology. London：Times Mirror International Publishers, 1995 より引用．）

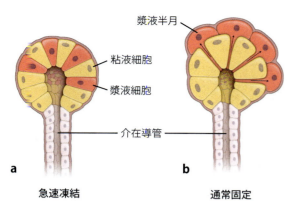

図 16.23 ▲ 混合腺房における漿液分泌細胞と粘液分泌細胞の関係
a. 急速凍結法による電子顕微鏡観察に基づいた粘液細胞と漿液細胞の関係を示す．漿液細胞は，基底板から腺房内腔まで達している．b. この図では漿液細胞はいわゆる漿液半月をなして腺房周辺部に偏在している．通常の浸漬固定を用いるとこのような像になる．膨隆した粘液細胞は漿液細胞を外に押しつけ，粘液細胞の間で細胞質の一部を残す．

リボソームのためにヘマトキシリンで好染し，頂部細胞質は主に分泌顆粒のためエオジンに好染する．

透過型電子顕微鏡で観察すると，漿液細胞の基底部は細胞膜の陥入を示し，隣接細胞との間にも側壁部細胞膜の突起が互いに絡み合っている様子が観察される．漿液細胞は，腺房（図16.24 参照）内の隣接細胞との間で接着複合体を頂部表面の近くで形成し，互いに結合している．

粘液細胞はムチンを分泌する細胞である．

他の粘液分泌上皮と同様，粘液腺房の粘液細胞は周期的に活動をする．周期の一時期，粘液が合成され，**ムチン原顆粒** mucinogen granule として細胞内に保存される．ホルモンもしくは神経刺激によって放出されると，細胞は粘液を再合成し始める．ムチン原顆粒が放出されてしまうと，細胞は静止期の漿液細胞と区別がつかない．しかし，大部分の粘液細胞に頂部細胞質に多数のムチン原顆粒を含み，H&E染色したパラフィン切片ではムチン原顆粒が溶出するので，細胞の頂部が通常空胞状にみえる．透過型電子顕微鏡標本では，粗面小胞体，ミトコンドリアその他の構成要素は主に細胞の基底部分にみられ，核もここにあり扁平な形をなすことが多い（図

部分のオルガネラは，基底部もしくは核周囲細胞質に位置する．H&E切片では，漿液細胞の基底部は粗面小胞体と遊離

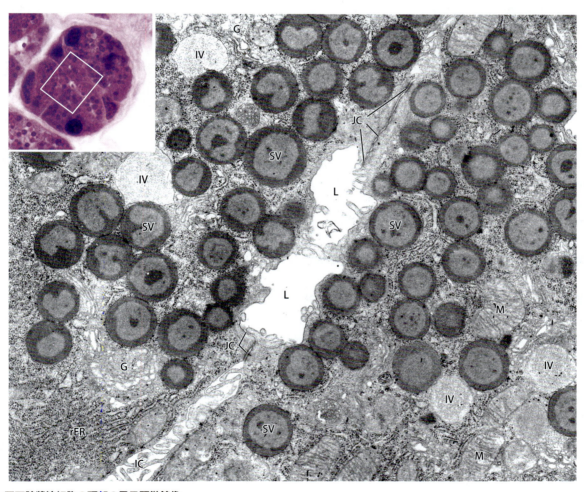

図 16.24 ▲ 耳下腺漿液細胞の頂部の電子顕微鏡像
左上の光学顕微鏡像に示された耳下腺漿液腺房の頂部（四角で囲まれた部分）が電子顕微鏡像で拡大されている．細胞は極性を有し，腺房の内腔（L）近くの分泌小胞（SV）に分泌物を集積させている．細胞は粗面小胞体（rER）とゴルジ装置（G）を有している．未熟な分泌小胞（IV）はゴルジ装置の近くに存在する．細胞頂部には接着複合体（JC）がある．細胞間隙（IC）は拡張し，側壁部のヒダ形成像がみられる．M：ミトコンドリア．15,000倍．

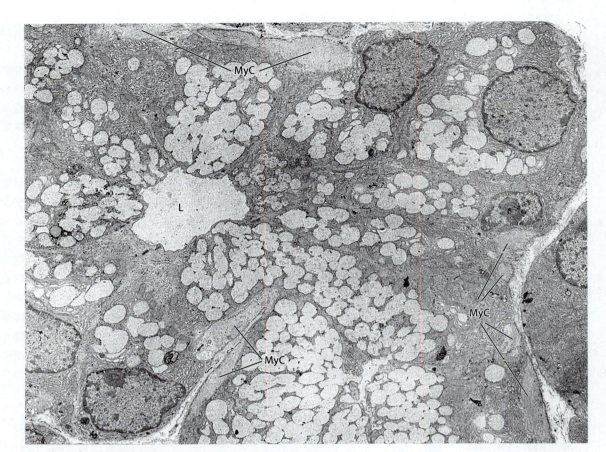

図 16.25 ▲ 粘液腺房の低拡大電子顕微鏡像
粘液細胞は多数のムチン原顆粒を含む．顆粒の多くは融合し，大型の不定形の集塊となって，最終的には内腔（L）に放出される．筋上皮細胞突起（MyC）が腺房周辺部で明瞭に観察される．5,000倍．

16.25）．急速凍結標本では（図 16.26），顆粒は球形で，明らかに互いに分離している．核は丸く中央に位置する．粘液細胞の頂部には多数のムチン原顆粒と大きなゴルジ装置があり，ムチンの糖タンパク質を合成するためにタンパク質に大量の糖鎖が付加される．粘液細胞には，漿液細胞の場合と同様，頂部に接着複合体が認められる．

筋上皮細胞は，腺房細胞の基底部を取り囲む収縮性細胞である．

筋上皮細胞 myoepithelial cell は多数の突起を持つ収縮性細胞である．この細胞は，上皮細胞の基底部細胞膜と上皮の基底板の間に位置する（図 16.27）．筋上皮細胞はまた，導管系近位部分の細胞にも付随する．いずれも，導出導管の方へ分泌物を移動させるのに役立つ．筋上皮細胞は，H&E 切片では特定するのが難しいことが多い．細胞核は通常，基底板の近くにあって小円形をなす．収縮性フィラメントがときにエオジンで染色されて，基底板に隣接した細い好酸性の帯として認められることがある．

B. 唾液腺管

唾液腺分泌部の内腔は，以下に示すような連続した3つの部位からなる導管系につながっていく：

- **介在導管** intercalated duct は腺房と直接つながる部位である．
- **線条導管** striated duct は基底線条，すなわち導管円柱上皮の基底部細胞膜が陥入した構造を有する部位である．
- **導出導管** excretory duct は口腔に開口する部位にいたる比較的大きな導管である．

介在導管と線条導管の発達の程度は，腺房の分泌作用の特性によって決まる（図 16.22 参照）．漿液腺では介在導管と線条導管が発達しており，特定の成分を吸収したり分泌したりして最終的に分泌される漿液の調節を行う．粘液腺では分泌物の調整はされず，H&E 切片で認識できない程度の介在導管しか有しない．さらに，線条導管も認められない．

介在導管は腺房と主要導管の間に位置する．

介在導管は立方状の上皮細胞に覆われ，通常単なる通路としての役割以上のものを示唆する特徴は示さない．しかし，介在導管の細胞は炭酸脱水酵素活性を有している．それらは，漿液腺と混合腺において，

- 腺房分泌物に HCO_3^- を分泌する．
- 腺房分泌物から Cl^- を吸収する．

上述したように，介在導管は，水分の多い漿液を分泌するタイプの唾液腺において最も発達している．粘液を分泌する唾液腺においては，介在導管は存在したとしても短く，確認困難である．

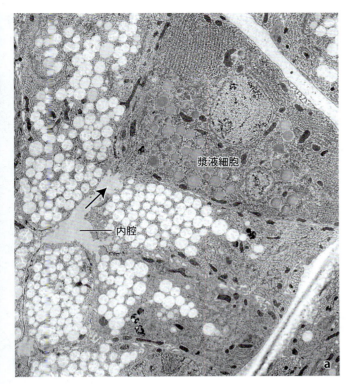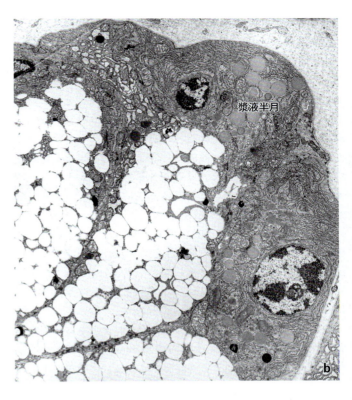

図16.26 ▲ 混合腺房の電子顕微鏡像

a. 急速凍結法と凍結置換法によって作製された舌下腺標本の低拡大電子顕微鏡像．1つの腺房内での細胞の配置を示す．粘液細胞は保存のよい球形のムチン原顆粒を有し，漿液細胞とともに腺房内腔を囲んで整列している（→）．漿液半月はみられない．6,000倍．**b.** ホルムアルデヒドによる通常固定によって調製された舌下腺の電子顕微鏡像．ムチン原顆粒の拡張と融合，そして漿液半月の形成に注意．15,000倍．（Dr. Shohei Yamashinaの厚意による．）

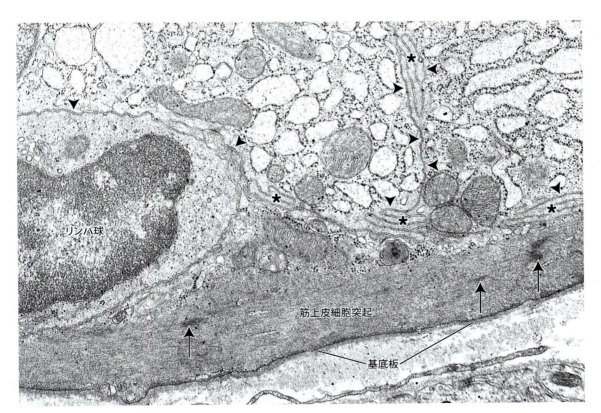

図16.27 ▲ 腺房の基底部分の電子顕微鏡像

この写真では，顎下腺の2つの分泌細胞基底部が示されている．筋上皮細胞の突起も認められ，その位置は明らかに基底板の上皮側である．筋上皮細胞の細胞質には収縮性フィラメントと暗調小体（→）が認められ，平滑筋に類似している．左側の小型の核を持つ細胞はリンパ球である．基底板を通って移動し，上皮内に進入している．▶：細胞境界，★：基底外側膜の折れ曲がり．15,000倍．

線条導管の細胞は基底部細胞膜に多数の陥入を持つ.

線条導管の上皮は,単層立方上皮が徐々に円柱上皮になり,導出導管につながる.基底部細胞膜の陥入は組織切片では"線条"にみえる.長軸方向に並んだ細長いミトコンドリアが陥入部におさめられている.細長いミトコンドリアを伴った基底陥入は,水と電解質の再吸収に特化した構造の特徴である.線条導管の細胞も,隣接細胞との間で側壁部のヒダによってかみ合っている.核は一般的に,細胞基底寄りでなく細胞の中央部を占める.線条導管は以下の場として働く:

- 一次分泌物からの Na^+ の再吸収.
- K^+ の分泌と HCO_3^- の分泌.

K^+ の分泌より Na^+ の再吸収の方が多いので,分泌物は低張になる.分泌が非常に急速に生じる場合,再吸収と二次分泌システムが一次分泌の速度に追いつけないので,Na^+ が多く K^+ が少ない唾液が現れる.この場合,唾液は等張もしくは高張になる.

線条導管の直径は,しばしば腺房のそれを上回る.線条導管は腺の実質内に位置し**小葉内導管** intralobular duct と呼ばれるが,平行に走る血管と神経を伴った結合組織がわずかに周囲を取り囲むこともある.

導出導管は小葉間および葉間結合組織の中を通る.

導出導管は,おのおのの大唾液腺の導管の主要部分をなす.そして,最終的には口腔につながる.小さな導出導管の上皮は単層立方上皮であるが,徐々に多列円柱もしくは重層立方上皮に変わる.導管の直径が増すにつれ,重層円柱上皮がしばしば認められ,口腔上皮近くでは重層扁平上皮もみられる.**耳下腺管** parotid duct(**ステンセン管** Stensen's duct)と**顎下腺管** submandibular duct(**ワルトン管** Wharton's duct)は,口腔粘膜を通過する前に,腺からかなり離れた顔と頸部の結合組織の中を通る.

C. 大唾液腺

1) 耳下腺

耳下腺は完全に漿液性である.

対をなす漿液性の**耳下腺** parotid gland は,大唾液腺で最も大きい.耳下腺管は,耳の前下方に位置する腺から出た後,上顎第二大臼歯の反対側で口腔前庭に開口する.耳下腺の分泌部は漿液性で,多数の細長い介在導管に囲まれる.線条導管は大きく,明瞭である(図 16.28a).

大量の脂肪組織が耳下腺ではしばしば認められる.これは耳下腺の特徴の 1 つである(PLATE 52, p.564).顔面神経(第Ⅶ脳神経)が耳下腺を通過する.この神経の大きな横断面が腺の H&E 染色標本で見出されることがあり,耳下腺の同定に役立つ.**耳下腺炎** mumps(耳下腺のウイルス感染)では,顔面神経に傷害を与えることがある.

2) 顎下腺

顎下腺はヒトでは漿液腺を主体とする混合腺である.

下顎骨近くの口腔底下方の両側に,大きな 1 対の**顎下腺** submandibular gland が位置する.各腺体からの導管は,前方へ,次いで中央に向かい,舌小帯の両側の口腔底にある乳頭に開口する.大部分を占める漿液腺房のところどころに漿液半月を被った粘液腺房がみられる.介在導管は耳下腺ほど発達していない(図 16.28b および PLATE 51, p.562).

3) 舌下腺

舌下腺はヒトでは粘液腺を主体とする混合腺である.

舌下腺 sublingual gland は大唾液腺の中では最も小さく,顎下腺前方の口腔底に対をなして位置する.舌下腺の導管は小さく分岐し,一部は顎下腺管と合流し,一部は直接口腔底に開口する.粘液腺房が主体で,そのいくつかは漿液半月を有するが,完全に漿液性の腺房はまれである(図 16.28c および PLATE 53, p.566).介在導管と線条導管は,短くて見つけるのが難しいか,まったく存在しないこともある.粘液腺房は胞状よりむしろ管状に近い.

D. 唾液

唾液は大小唾液腺全体の分泌物の集合である.

大部分の**唾液** saliva は,唾液腺によって産生される.歯肉溝,扁桃陰窩,あるいは口腔上皮全体からの滲出物に由来するものも少量ながら含まれる.唾液のユニークな特徴の 1 つは,分泌物の量が多く,またその変動幅も大きいことである.腺組織の重量あたりの唾液量は,他の消化液の 40 倍以上にものぼる.唾液量の多さは,多くの機能に関連することが明らかで,消化との関連はむしろ少ないというべきである.

唾液は保護作用と消化作用を有する.

唾液腺は,1 日あたりおよそ 1,200 mL の唾液を産生する.唾液には,代謝に関連するもの,しないものを含めて多くの機能がある:

- 口腔粘膜を湿らせる.
- 嚥下を助けるために乾いた食物を加湿する.
- 味蕾を化学的に刺激する食物成分を溶解するための溶媒となる.
- 高濃度の重炭酸イオンにより口腔内を緩衝する.
- 消化酵素 α-アミラーゼで炭水化物を消化し,グリコシド結合を切る.さらにそれを食道や胃でも続ける.
- **リゾチーム** lysozyme(**ムラミダーゼ** muramidase),すなわち特定の細菌(たとえばブドウ球菌)のムラミン酸を溶解させる酵素によって口腔の細菌叢をコントロールする.

唾液のユニークな成分構成を表 16.1 にまとめた.

唾液は正常な歯の発生と維持に必要なカルシウムとリン酸イオンの供給源である.

唾液の中のカルシウムとリン酸塩は,新しく萌出された歯の鉱質化作用のために,そして,萌出された歯のエナメル質の傷害を修繕するために不可欠である.その上,唾液は歯を保護するためにさまざまな働きを有している.唾液中のタンパク質は,**獲得薄膜** acquired pellicle と呼ばれる保護コートで歯を覆う.抗体や各種抗菌成分は,齲歯につながりかねない細菌の行動を遅らせる.唾液腺腫瘍の治療などで唾液腺に

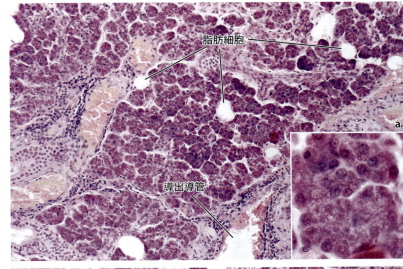
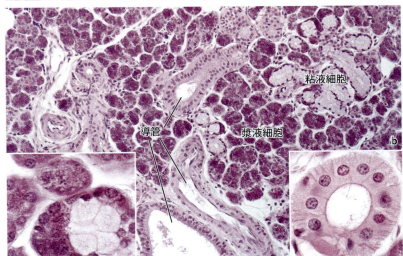
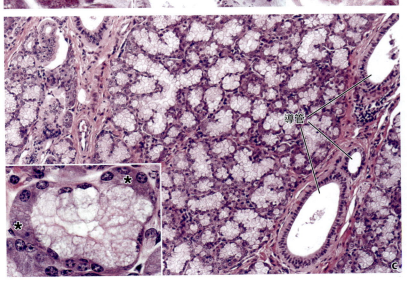

図16.28 ▲ 三大唾液腺の光学顕微鏡像

a. ヒト耳下腺は純漿液性の腺房とその導管からなる．脂肪細胞が腺全体を通して分布していることも特徴である．図の下方には，結合組織中隔内に分布する導出導管がみられる．120倍．**挿入図．** 漿液性腺房細胞の高倍像．320倍．**b.** 顎下腺は漿液腺房と粘液腺房を含んでいる．ヒトでは漿液性成分が優位を占める．粘液腺房は染色性が弱いため，この低倍率像でも容易に識別できる．視野の残り大部分は漿液腺房である．各種の導管（導出導管，線条導管，介在導管）も確認できる．120倍．**左挿入図．** 粘液分泌細胞を囲む漿液半月が明瞭に認められる腺房の高倍像．360倍．**右挿入図．** 線条導管の高倍像．この導管の円柱上皮には基底線条が明瞭に認められる．320倍．**c.** 舌下腺も，漿液腺房と粘液腺房を有する．ここでは粘液腺房が優位を占める．粘液腺房は染色性が弱いため確認しやすい．この比較的低倍の粘液腺房を詳細にみていくと，これらが球状構造でなく分岐した管状構造であることがわかる．すなわち，腺房はかなり大きいと考えられ，1枚の切片上で全体像を確認するのは難しいであろう．切片上で最も頻繁に観察される舌下腺の導管は小葉間導管である．120倍．**挿入図．** 腺の漿液性部分は主に半月をなして存在する（★，ただし，固定に伴う人工産物）．320倍．

放射線照射を受けた患者は，十分量の唾液を産生できない．これらの患者は多発性齲歯を発症するのが通例である．ある種の心臓病の治療に用いられる抗コリン作動薬は唾液分泌を減らす．そして，齲歯にいたる．

唾液は免疫学的機能を担う．

前述のように，唾液は抗体（唾液免疫グロブリンA（IgA））を含む．IgAは唾液腺腺房を囲む結合組織中の形質細胞によって合成され，二量体と単量体の形で結合組織基質中に放

表16.1 平常状態での唾液の組成

有機成分	平均値（mg/mL）
タンパク質	220.0
アミラーゼ	38.0
ムチン	2.7
ムラミダーゼ（リゾチーム）	22.0
ラクトフェリン	0.03
ABO血液型物質	0.005
EGF	3.4
sIgA	19.0
IgG	1.4
IgM	0.2
グルコース	1.0
尿素	20.0
尿酸	1.5
クレアチニン	0.1
コレステロール	8.0
cAMP	7.0
無機成分	
ナトリウム	15.0
カリウム	80.0
チオシアン酸	
喫煙者	9.0
非喫煙者	2.0
カルシウム	5.8
リン酸	16.8
塩素	5.0
フッ素	微量（摂取量に依存）

cAMP：サイクリックアデノシン一リン酸，EGF：上皮成長因子，Ig：免疫グロブリン，sIgA：分泌型 IgA．
(Jenkins GN. The Physiology and Biochemistry of the Mouth, 4th ed. Oxford: Blackwell Scientific Publications, 1978 より改変)

唾液は主に，水，タンパク質，糖タンパク質（酵素と抗体），電解質を含む．唾液のカリウム濃度は血液の約7倍であるのに対し，ナトリウムは血液の約10分の1である．また重炭酸塩濃度は約3倍，さらにカルシウム，リン，塩化物，チオシアン酸塩，尿素をかなりの量含んでいる．リゾチームとα-アミラーゼが主要な含有酵素である（表16.1参照）．

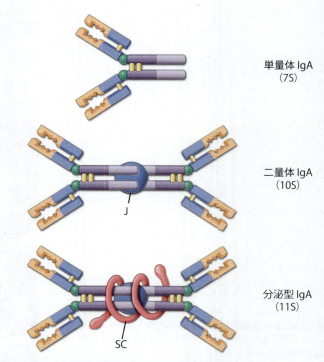

図16.29 ▲ 免疫グロブリンA（IgA）の各種形態
上の図はIgAの単量体を示す．IgAの二量体（中央の図）は形質細胞の産物で，2つの単量体をつなぐJ鎖（J）を有する．分泌型IgA（sIgA，下方の図）では，タンパク質分解酵素によって切られたpIgRに由来する分泌成分（SC）が二量体に加えられる．

出される（図16.29）．唾液腺細胞が合成した多量体免疫グロブリン受容体（pIgR）タンパク質が基底側細胞膜に挿入され，そこで二量体IgA（dIgA）のための受容体として機能する．

二量体IgAが受容体と結合すると，形成されたpIgR・dIgA複合体は受容体を介したエンドサイトーシスによって取り込まれ，腺房細胞を通って頂部細胞膜に運ばれる．そこで，pIgRは酵素により部分分解され，受容体の細胞外部分が結合したdIgAは分泌型IgA（sIgA）として内腔に放出される．このようなIgAの合成と分泌の過程は，消化管の遠位部で生じる現象と基本的に同一で，たとえば小腸と結腸上皮では，sIgAは吸収上皮を介して輸送される（p.593参照）．

唾液は水，各種タンパク質，電解質を含む．

FOLDER 16.4　臨床関連事項：唾液腺腫瘍

唾液腺の腫瘍は，通常は大唾液腺（耳下腺，顎下腺，舌下腺）に生じる．しかし，まれに口腔粘膜，口蓋，口蓋垂，口腔底，舌，咽頭，喉頭，副鼻腔などに位置する腺組織に生じることもある．およそ80％の唾液腺腫瘍は良性であり，多くに耳下腺由来である（図F16.4.1a）．口蓋は，小唾液腺腫瘍のうちで最も頻度が高い発生部位である．

最も一般的な良性腫瘍は**多形腺腫** pleomorphic adenomaである．これがすべての唾液腺腫瘍の65％を占める．結合組織性（たとえば軟骨性）基質に類似した構造が混入した，導管や筋上皮細胞を有する上皮組織であることが特徴である．これらの結合組織様の構造は，筋上皮細胞によって産生される（図F16.4.1b）．

良性腫瘍の大部分の患者では，その腺が痛みを伴わずに腫脹してくる．神経が関与すると，神経支配を受けた筋の麻痺や筋力低下の徴候も報告されている．たとえば表情筋麻痺や持続的な顔面痛などの症状が，耳下腺腫瘍患者の一部で認められる．

最も一般的な治療法は腫瘍の外科的切除である．耳下腺腫瘍に対しては多くの場合，耳下腺の全摘が必要である．腫瘍が悪性のとき，術後放射線療法も用いられる．耳下腺腫瘍の外科的療法が複雑になる場合としては，顔面神経機能障害やフレイ症候群（別名，味覚性発汗）などが知られている．

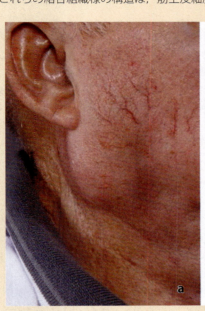
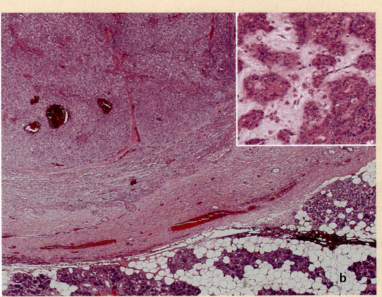

図F16.4.1 ▲ 耳下腺の多形腺腫
a. この写真は，下顎角の近くに形成された耳下腺の集塊を有する患者を示す．（Dr. Kerry D. Olsenの厚意による．）**b.** この低倍率光学顕微鏡像は，多形腺腫の特徴を示している．軟骨の細胞外マトリックスに似た結合組織様構造を有する結節が認められ，この結節の線維性皮膜が，通常の耳下腺の組織（右下の好塩基性に染色された部位）との境界をなしている．40倍．右上の拡大写真では，硝子軟骨の細胞外基質に似た明るく好酸性に染まる組織ががん細胞の集団を囲んでいるのがわかる．（Dr. Joaquín J. Garcíaの厚意による．）

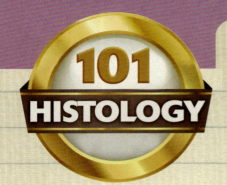

消化器系 I：口腔とその関連構造

消化器系の概要
- **消化器系**は**消化管**とその付属器官（舌，歯），および外分泌腺（唾液腺，肝臓，膵臓）よりなる．
- 消化器系の主な働きは，摂取した水や食料を消化管に沿って輸送すること，消化液や電解質，消化酵素などを分泌すること，食物を消化しさらにその消化産物を吸収すること，消化されなかった残渣を排出することである．
- 消化管の内腔は構造的にも機能的にも身体にとって外界に等しいので，消化管**粘膜**（消化器系の内表面を覆う層）は，免疫学的保護機能を担い，身体の内部環境と消化管内腔とを区切る障壁となる．

口腔
- **口腔**は口とそれに関連する構造，すなわち舌，歯と歯周組織，大小の唾液腺，扁桃からなる．
- **口腔粘膜**は口腔の内表面を覆い，部位ごとに異なる3種類に分けられる．**咀嚼粘膜**（歯肉と硬口蓋）は，角化もしくは不完全角化した重層扁平上皮よりなる．**被覆粘膜**（ほとんどの口腔内表面）は非角化重層扁平上皮よりなる．**特殊粘膜**（舌背）には舌乳頭が存在する．

舌
- 舌背の特殊粘膜には4種類の**舌乳頭**，すなわち**糸状乳頭**（角化重層扁平上皮よりなる），**葉状乳頭**，**茸状乳頭**，**有郭乳頭**（いずれも非角化重層扁平上皮よりなる）が存在する．
- 葉状乳頭，茸状乳頭，有郭乳頭の表面には**味蕾**が存在し，ここには神経上皮性感覚細胞があって5種類の味（甘味，塩味，苦味，酸味，旨味）を感受する．
- 甘味，苦味，旨味の感覚はG-タンパク質結合性の味覚受容体により感受され，酸味と甘味はNa^+とK^+のチャネルに作用する．

歯
- 成人の**歯**は32本の永久歯よりなり，それぞれの歯根は歯槽骨に埋入し，（臨床）**歯冠**は口腔内に突出している．歯の中心部には**歯髄**があり，疎性結合組織と血管，神経が含まれている．
- 歯は3つの特殊な組織よりなる．露出している部分は**エナメル質**で，（解剖）歯冠を覆う．**セメント質**は歯根にあって，歯周靱帯との結合に関与する．**象牙質**はエナメル質とセメント質の深層に位置する．
- **エナメル質**は，胚発生期のエナメル器にある**エナメル芽細胞**により産生され，平行に並ぶ**エナメル小柱**よりなる．エナメル質の産生は，特殊なタンパク質（アメロゲニン，アメロブラスチン，エナメリンなど）の作用により引き起こされる．
- **セメント質**は骨に類似した構造で，歯根を覆っている．コラーゲン線維がセメント質から伸び出して**歯周靱帯**を形成し，歯を歯槽に連結している．
- **象牙質**は，初めは前象牙質として象牙芽細胞により形成され，これが**象牙質リンタンパク質（DPP）**と**象牙質シアロタンパク質（DSP）**の作用により鉱質化されて象牙質になる．象牙質には象牙細管があり，象牙芽細胞の突起が入っている．

唾液腺

- すべての唾液腺の基本単位（**salivon**）は，腺房，介在導管，線条導管，導出導管からなる．
- 腺房は分泌部であり，球形のものは**漿液細胞**（タンパク質分泌性）を有し，管状のものは**粘液細胞**（ムチン分泌性）を有している．両方の細胞を有する混合性の腺房もある．混合性の腺房は，通常の標本作製処理を行うと**漿液半月**を生じる（固定に伴う人工産物）．分泌細胞の基底部には筋上皮細胞がみられる．
- 腺房からの分泌物はまず単層立方上皮よりなる**介在導管**に入り，これがいくつか合流して**線条導管**（明瞭な基底線条を有する単層円柱上皮）に注ぎ，最後は結合組織に囲まれた導出導管（重層立方もしくは重層円柱上皮）に流れ込む．
- 線条導管の細胞では，基底部の細胞膜が数多くの陥入をなし，ここにはミトコンドリアも集積している．陥入構造は分泌物から電解質を再吸収するために特化した構造である．
- **大唾液腺**は，耳下腺，顎下腺，舌下腺の3対である．
- 耳下腺は漿液腺房のみからなり，腺全体に脂肪組織が点在している．
- 顎下腺は漿液腺房が主体であるが，粘液腺房も含んでいる．
- 舌下腺も混合性であるが，主体は管状の粘液腺房である．漿液細胞は半月をなして観察される．

PLATE 48　口唇と粘膜皮膚移行部

口唇は消化管の入口である．ここでは，顔面皮膚の薄い角化上皮が不完全角化した厚い口腔粘膜上皮に変わる．粘膜皮膚移行部，すなわち口唇の赤い部分（赤唇縁）では，角化重層扁平上皮の基底部に結合組織乳頭が深く侵入するのが特徴である．これらの乳頭の血管と神経終末は，唇の色と鋭敏な知覚の原因となる．

全体写真（下写真の位置を特定するため）：右の低倍率光学顕微鏡像は上唇を矢状方向に薄切してH&E染色したもので，顔面皮膚，赤唇縁，口腔粘膜（OM）への移行を示している．図中に示された長方形はそれぞれの部位の代表的な場所を示し，次ページの拡大写真（上段，中段，下段）に対応している．この写真では，外側もしくは顔面側から，内側もしくは口腔側（左上長方形付近から始まって右下方向）へ向かって上皮の厚さが変化していることに注意．8倍．

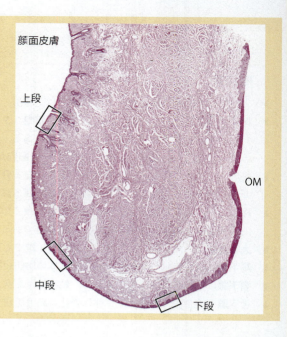

角化上皮
ヒト，口唇，H&E染色，120倍．

　角化上皮（EP）は比較的薄く，他の場所でもみられる薄い皮膚の典型的特徴を有している．毛包（HF）と脂腺（SGl）も付属している．

角化上皮
ヒト，口唇，H&E染色，380倍．

　左図の円で示された部位の拡大像．基底細胞の中で赤褐色に染まっているのはメラニン色素（M）である．表面近くで濃青色に染まっているのはケラトヒアリン顆粒を持った顆粒層（SG）である．

赤唇縁
ヒト，口唇，H&E染色，120倍．

　赤唇縁の上皮は顔面上皮より厚い．顆粒層はまだ存在しており，角化も認められる．赤唇縁が赤くみえるのは，結合組織乳頭が上皮へ深く侵入するためである（▶）．上皮が薄く，下方の結合組織内にある血管，特に静脈（BV）が発達しているために，血液が透けて赤くみえる．

赤唇縁
ヒト，口唇，H&E染色，380倍．

　赤唇縁が軽い接触刺激に敏感なのは，感覚受容器の数が多いことによる．実際，左図の円形部分にみられる2つの深い乳頭にマイスナー小体が認められ（MC），この拡大写真ではその1つが明瞭である．

粘膜皮膚移行部
ヒト，口唇，H&E染色，120倍．

　角化した赤唇縁から口腔粘膜上皮の厚い不完全角化重層扁平上皮への移行部．顆粒層が突然終わることに注意．これは右図の拡大像で明瞭にみえる．

粘膜皮膚移行部
ヒト，口唇，H&E染色，380倍．

　顆粒層細胞が消える部位よりさらに先では，表層細胞の核が認められるようになる（→）．上皮はさらに厚くなっており，この状態が口腔全体に続く．

BV, 静脈性血管
EP, 上皮
HF, 毛包
M, メラニン色素
MC, マイスナー小体
OM, 口腔粘膜
SG, 顆粒層
SGl, 脂腺
▶, 結合組織乳頭
→, 表層細胞の核

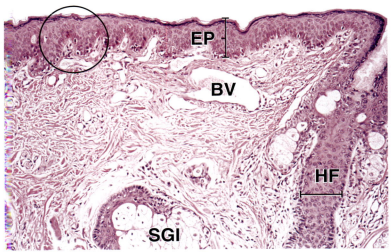
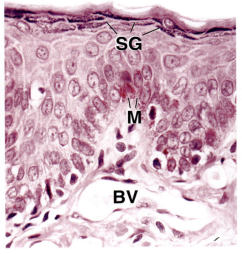
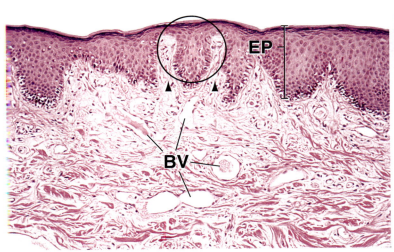
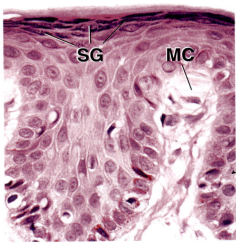
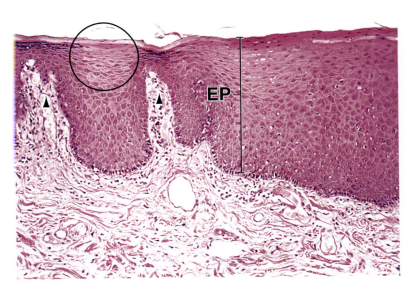
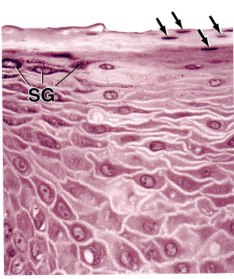

PLATE 49　舌 I

　舌は，口腔下面から口腔内へ突き出ている筋性の器官である．表面は重層扁平上皮であり，部分的に角化され，疎性結合組織の上にのる．舌の下面は比較的単純であるが，舌背面の粘膜は，糸状乳頭，茸状乳頭，有郭乳頭という3種類の乳頭を形成するため複雑な形態をとる．有郭乳頭は，舌を体と根に分ける分界溝に沿ってV字の列をつくって並び，舌体の背側面，すなわち有郭乳頭より前の部分には糸状乳頭と茸状乳頭が分布する．味蕾を有する平行な稜部が舌の側面に存在し，特に幼児で明瞭である．この稜部に直交する方向に切った切片をみると乳頭構造が観察され，これらは真の乳頭とはいえないが葉状乳頭と呼ばれている．

　舌には内舌筋と外舌筋と呼ばれる随意性横紋筋がある．舌の横紋筋には，互いに直交するように配置された3方向に織りなす筋が混在している．この配置は舌に特有である．舌筋は，消化と嚥下作用だけでなく，言葉を話す際に必須な舌の動きをもたらす高度な柔軟性と精度を有している．この筋の配置により，舌筋は容易に同定できる．

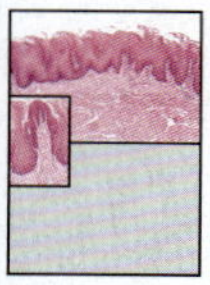

舌背面
サル，H&E 染色，65 倍；挿入図 130 倍.

　この図は舌背面の糸状乳頭（Fil P）を示す．この乳頭は3種類の乳頭のうちで最も数が多い．構造的には屈曲した円錐形の上皮突起で，突起の先端は後方に向いている．この乳頭は味蕾を有さず，角化された重層扁平上皮からなる．

　茸状乳頭は，糸状乳頭の間にあって，わずかに丸くなった背の高い構造として単独に散在している．茸状乳頭は挿入図に示されている．大きな結合組織性の芯（一次結合組織乳頭）が茸状乳頭の中心部にあり，より小さな結合組織乳頭（二次結合組織乳頭）が上皮の基底部に突出している（▶）．乳頭の結合組織は非常に血管に富む．結合組織が上皮へ深く侵入していることと角化層が非常に薄いために，茸状乳頭は肉眼的にも小さな赤い点として認められる．

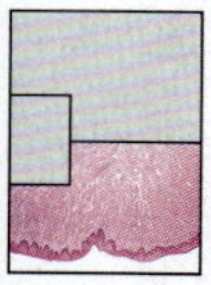

舌下面
サル，H&E 染色，65 倍.

　この図では舌下面が示されている．重層扁平上皮（Ep）の滑らかな表面は，舌背の不規則な表面と対照的である．さらに，舌下面の上皮表面は通常，角化されない．結合組織（CT）は上皮のすぐ直下にあり，横紋筋（M）がその深部に分布する．舌背面でも舌下面でも，上皮の基底部へ突き出る多数の結合組織乳頭のために，上皮と結合組織の接触面が不規則な形にみえる．しばしばこれらの結合組織乳頭は斜めに切られて，上皮の層の中に結合組織の小さな島として現れる（上図参照）．

　結合組織は特徴を変えずに筋層まで広がる．粘膜下組織は認められない．筋（M）は横紋を有し，特徴的な配置をとって3方向の平面に並ぶ．したがって，筋線維は互いに直交し，どの方向で切った切片でも，互いに直行する筋線維の縦断像と横断された筋線維とが認められる．筋に分布する神経（N）が，筋束の間の結合組織中隔にしばしば観察される．有郭乳頭の後方の舌表面（舌根部）は舌扁桃を含む（示されていない）．これらは，PLATE 36 で示される口蓋扁桃と構造的には共通である．

CT, 結合組織　　**Fil P**, 糸状乳頭　　**N**, 神経
Ep, 上皮　　　　**M**, 横紋筋束　　　▶ （挿入図），二次結合組織乳頭

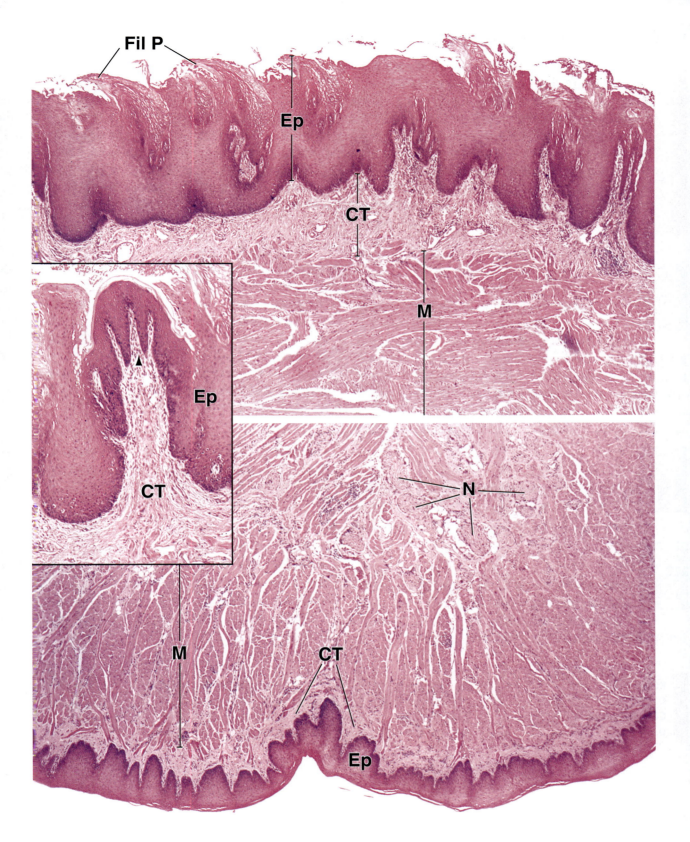

PLATE 50　舌Ⅱ——葉状乳頭と味蕾

舌乳頭とそれに付随する味蕾は，口腔の特殊粘膜を構成する．糸状乳頭には味蕾はないが，その他の3つのタイプ（すなわち葉状乳頭，茸状乳頭，有郭乳頭）の上皮には味蕾がある．茸状（すなわちキノコ形の）乳頭（PLATE 49 挿入図参照）は，舌尖部に最も多い．味蕾は舌背面の上皮に存在する．有郭乳頭と葉状乳頭を覆う上皮の味蕾はそれぞれ，乳頭と隣接する粘膜の間の溝，もしくは乳頭間を仕切る溝に沿って分布している．舌唾液腺（小唾液腺の1種であるエブネル腺）の導管は，有郭乳頭を囲む溝に向けて漿液性分泌物を分泌している．分泌物は，味蕾を新しい刺激に反応させるために，溝の中の物質を常に洗い流している．同様に，小さな漿液腺の導管が葉状乳頭間の溝に開口している．切片上の味蕾は淡く染色される卵形の小体で，上皮の厚み全体に広がる．上皮の表面の小さな開口は"味孔"と呼ばれる．味蕾は5つの刺激に反応することが知られている．すなわち甘味，塩味，苦味，酸味，旨味である．これらの分布の様相は，舌の特定の領域に集中しているようにみえる．舌尖部の味蕾は甘味刺激に反応し，舌尖近くの側壁部の味蕾は塩味刺激に反応する．有郭乳頭の味蕾は苦味や旨味刺激に反応する．

葉状乳頭
舌, ヒト, H&E 染色, 50 倍.

葉状乳頭は，平行して並ぶ一群の稜部をなして分布している．この稜部は，深くて狭い粘膜性の溝によって仕切られており，舌の後方側面で舌の長軸に対して直角の方向に並んでいる（図16.4参照）．葉状乳頭は，若年者では肉眼的に容易に観察できるが，成人では通常観察しにくい．この顕微鏡像では3本の葉状乳頭が観察され，乳頭の間には狭い溝（C）が認められる．葉状乳頭の表面は厚い非角化重層上皮（SE）で覆われている．上皮の基底面は極めて不規則で，結合組織乳頭（CTP）が深く侵入している．これに対して，溝に面する上皮（Ep）は比較的薄く，均一にみえる．ここには数多くの味蕾が存在し，淡く染まる構造物として確認できる．上皮の下方には疎性結合組織層（LCT）があり，さらに葉状乳頭の中央付近には緻密結合組織が集積している．この付近から深部の筋層にかけて，漿液腺（LSG）が分布している．この腺は，有郭乳頭に付属する漿液腺と同様，乳頭間の溝の最深部に導管（D）を開いている．

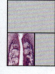

味蕾
舌, ヒト, H&E 染色, 500 倍.

溝に面する上皮内に味蕾が局在する様子を示す高倍像．典型的な味蕾は楕円形で，淡く染色され，上皮の全層に広がる．味蕾の下方には，薄く染まる神経線維（NF）が確認できる．味蕾の表面側頂部には上皮の小さな開口部が存在し，味孔（TP）と呼ばれる．

味蕾
舌, ヒト, H&E 染色, 1,100 倍.

さらに拡大すると，味孔（TP），味蕾を構成する細胞，神経線維（NF）がより詳細に観察できる．大型で球形の核は感覚性神経上皮細胞（NSC）である．味蕾の内部ではこの細胞が最も多い．この細胞は頂部に微絨毛を有し，これが味孔に伸び出している．この細胞の基底側では求心性の感覚神経線維がシナプスを形成している．神経上皮細胞の間に支持細胞（SC）がある．この細胞も頂部に微絨毛を有している．さらに，味蕾の基底部には基底細胞（BC）と呼ばれる小型の細胞がある．この細胞は支持細胞や神経上皮細胞を形成する幹細胞で，約10日の周期で新しい細胞に置き換わる．

BC, 基底細胞
C, 溝
CTP, 結合組織乳頭
D, 導管
Ep, 溝に沿った上皮
LCT, 疎性結合組織
LSG, 舌漿液腺
NF, 神経線維
NSC, 感覚性神経上皮細胞
SC, 支持細胞
SE, 非角化重層上皮
TP, 味孔

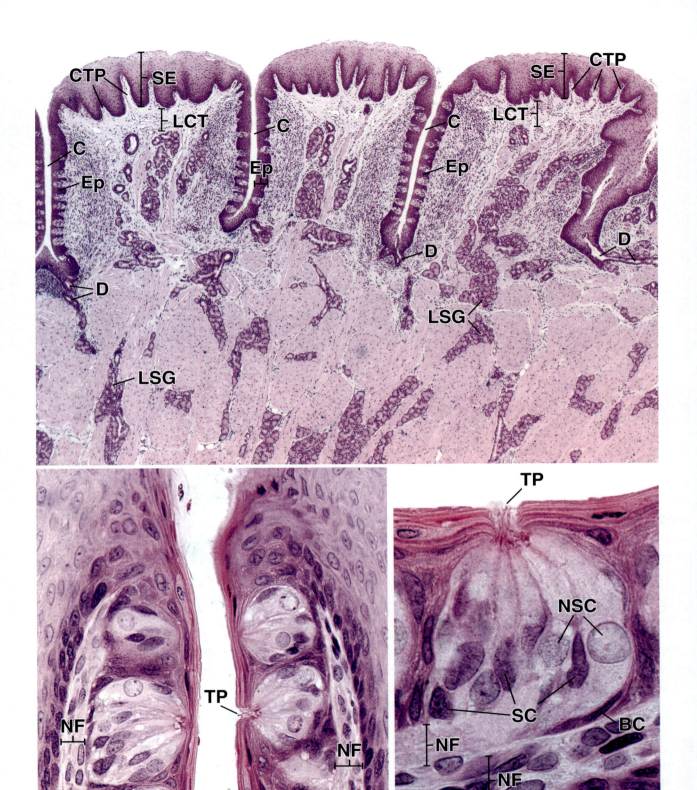

PLATE 51　顎下腺

顎下腺は耳下腺と同様，口腔外に位置し，下顎骨近くの口腔底下方の両側に存在する．それぞれの腺体から伸びる導管は，前方へ，次いで中央へ向かい，舌小帯の両側の口腔底にある乳頭に開口する．顎下腺の分泌部は 3 種類の腺房からなる．漿液腺房は耳下腺と同様にタンパク質を含む漿液を分泌する．粘液腺房はムチンを分泌する．3 つ目は両方の成分を分泌する混合腺房である．混合腺房では，漿液細胞が粘液細胞を帽子状に覆い，漿液半月と呼ばれる特徴的な像を呈する．近年の研究では，漿液半月は標本作製の過程で生じた人工産物（アーチファクト）で，実際には粘液細胞と漿液細胞は腺房内腔を囲むように並んで配列していることが示されている．伝統的なホルムアルデヒド固定では，粘液細胞が膨化してしまい，漿液細胞を押しやって帽子状に配置させる結果になったものと思われる．

全体写真（下写真の位置を特定するため）：右の光学顕微鏡像は顎下腺の一部を示す．上方には 1 個の明瞭な葉（L）が確認できる．中央部には緻密結合組織（DCT）があり，その中に大型の動脈（A），静脈（V），導出導管（ED）が認められる．顎下腺は混合腺であり，この視野の中に濃染する漿液腺房（SA）と淡く染まる粘液腺房（MA）が混在している．

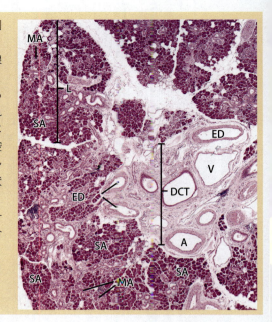

顎下腺
ヒト，H&E 染色，175 倍．

　この写真には顎下腺の各構成要素が示されている．漿液腺房（SA）は暗調に染色されている．一方，粘液腺房は明調に染色されている．また，漿液腺房は球形を呈することが一般的であるのに対し，粘液腺房は長く伸びて管状を呈することが多く，ときには分岐も認められる．腺房からの分泌物は介在導管に入る．介在導管は最も細い導管で，長さも比較的短い．小葉内に分布しているが　短いために標本中でみつけることはかなり難しい．介在導管はより大型の線条導管（SD）につながる．この導管は下の写真でより明瞭に示されている．線条導管を通った分泌物は，次に導出導管（ED）に入る．この導管は上皮が重層もしくは偽重層となる．他の構成要素として動脈（A）や静脈（V）が認められ，これらは導管と並走して結合組織中を通っている．他に目立つものとして，リンパ球や形質細胞（LP）の集積も認められる．

顎下腺
ヒト，H&E 染色，725 倍．

　上段写真の枠内を拡大した像．左側に粘液腺房（MA），右側に漿液腺房（SA）が示されている．中央部には混合腺房（MxA）が 2 つあって，粘液分泌細胞と漿液分泌細胞とが混在している．特徴的なこととして，粘液分泌細胞では細胞質が明るく染色され，核は細胞基底部に扁平に認められる．一方，漿液分泌細胞は暗く染色され，丸い核がみられる．さらに，粘液分泌細胞を持つ腺房では内腔（Lu）が比較的広い．漿液腺房の内腔は比較的狭く，確認しにくい．さらなる注目点として，混合腺房の漿液細胞は，一般的に粘液細胞の脇に帽子状に付随してみえる．これが漿液半月である．漿液腺房としてみえているものの中には，半月がたまたま縦方向に切られた部位が含まれている可能性もある．写真では線条導管（SD）も観察される．この名称は，細胞質の基底側にかすかな線条が認められることに由来する．この導管は，分泌物を介在導管から受け取って，より大きな導出導管へ移送していく．

A，動脈	**LP**，リンパ球と形質細胞	**SA**，漿液腺房
DCT，緻密結合組織	**Lu**，内腔	**SD**，線条導管
ED，導出導管	**MA**，粘液腺房	**V**，静脈
L，葉	**MxA**，混合腺房	

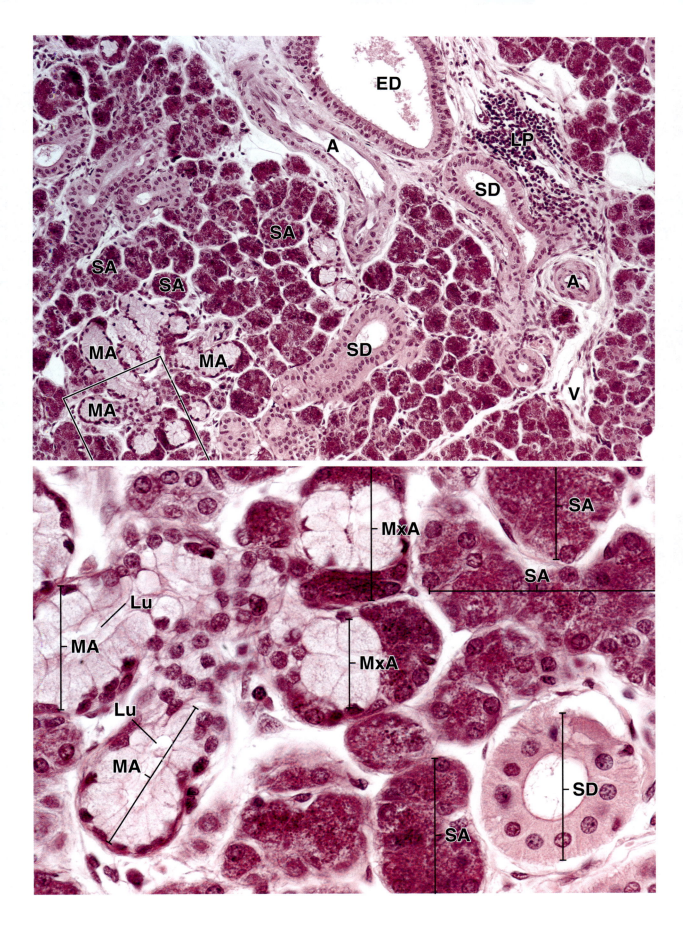

PLATE 52　耳下腺

耳下腺は三大唾液腺の中で最も大きく，漿液性の分泌細胞だけを含む腺房からなる．脂肪組織がしばしば腺内に認められ，耳下腺を識別する特徴の1つとなっている．顔面神経（脳神経Ⅶ）が耳下腺を通過し，この神経の大きな横断像がしばしばH&E染色標本でみつかることから，耳下腺を特定するための一助になる．耳下腺炎（耳下腺のウイルス感染）は，顔面神経に傷害を与えることがある．

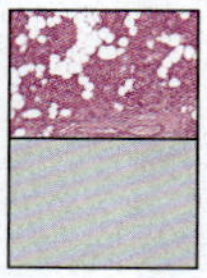

耳下腺
ヒト，H&E染色，160倍．

ヒトの耳下腺は純漿液性の腺房（A）とその導管からなる．しかし，多数の脂肪細胞（AC）が腺内にまんべんなく分布することが多い．耳下腺の漿液腺房と導管系は，その構造と配置において顎下腺と類似している．小葉内にある線条導管（StD）はたやすく観察できる．これは単層円柱上皮よりなる．介在導管はより小さく，この図のような低倍像では確認するのが難しい．図ではいくつかの介在導管（ID）が示されている．図の下方では，結合組織中隔（CT）の中にある導出導管（ED）が明瞭である．この導管上皮では核が2層にみえ，多列もしくはすでに重層上皮になっている．

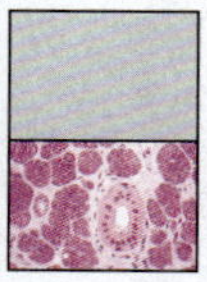

耳下腺
サル，グルタルアルデヒド・四酸化オスミウム固定，H&E染色，640倍．

漿液細胞はこの標本ではよく保存されており，分泌顆粒（チモゲン顆粒）が明瞭である．顆粒は細胞質内の小さな点としてみえている．図の右上の腺房は横断面に切られて，内腔（AL）が明瞭である．小さな長方形は，図16.24の電子顕微鏡像に相当する部位であることを示している．線条導管（StD）の左方にある大きな腺房は，腺房が単純な球形でなく不規則な細長い構造であることを示す．腺房内腔はサイズが小さく，また腺房の薄切方向もまちまちであるために，内腔はまれにしかみられない．

介在導管（ID）の横断像が写真の左側にみえている．上皮は単層立方である点に注意．この導管の上部に扁平な核がみえるが，これは筋上皮細胞で，腺房（A）だけでなく導管系の起始部によくみられる．写真の中央部を占有している大きな導管が線条導管（StD）である．これは円柱上皮からなり，名前の由来となっている基底線条（S）も明瞭である．導管を囲む結合組織内に形質細胞（PC）が存在することも重要である．これらの細胞は，腺細胞に取り込まれて再分泌される免疫グロブリン，特に分泌型IgA（sIgA）を産生する．

A, 腺房	**CT**, 結合組織	**PC**, 形質細胞
AC, 脂肪細胞	**ED**, 導出導管	**S**, 導管の基底線条
AL, 腺房内腔	**ID**, 介在導管	**StD**, 線条導管

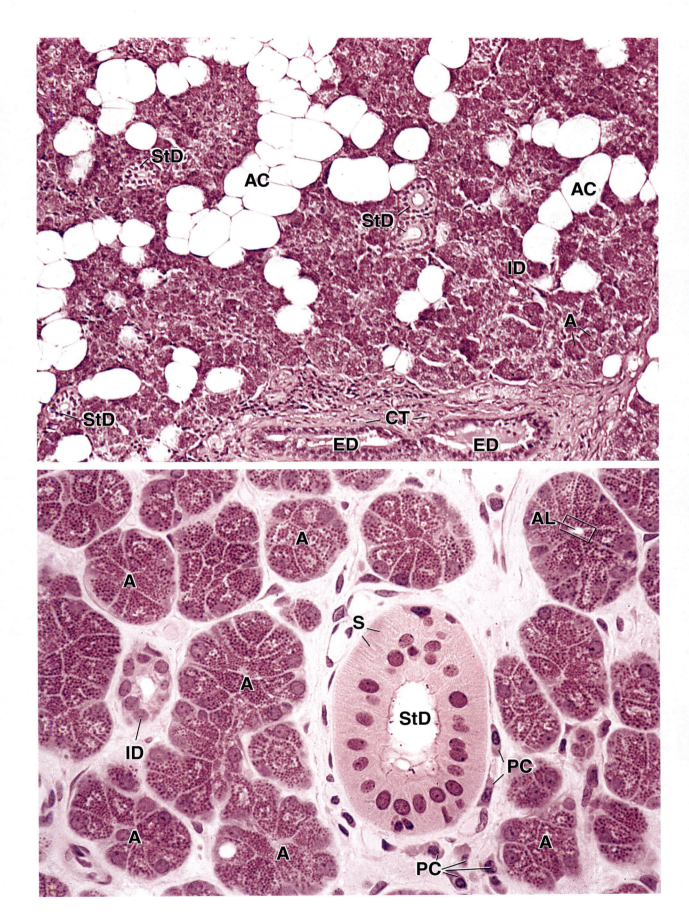

PLATE 53　舌下腺

舌下腺は三大唾液腺の中で最も小さい．舌下腺から出る複数の小さな導管は，一部は顎下腺管に合流し，一部は口腔底に直接開口する．漿液と粘液の両方を分泌するという点で，舌下腺は顎下腺に似ている．しかし，舌下腺においては粘液を分泌する腺房が優位を占める．多数を占める粘液腺房のいくつかは漿液半月を持つ．しかし，純粋な漿液腺房はめったに存在しない．

唾液はすべての大小唾液腺の分泌物を集めたものである．唾液の機能は，乾いた食物を湿潤にして嚥下を助け，化学的に味蕾を刺激する食物成分を可溶化し，高濃度の重炭酸イオンによって口腔内を緩衝し，消化酵素アミラーゼ（1-4 グリコシド結合を切る作用があり食道や胃でも働き続ける）により炭水化物を消化し，抗菌性酵素リゾチームによって口腔の細菌叢をコントロールすることである．

唾液は，歯の発生と維持に必要なカルシウムとリン酸イオンの源である．さらに抗体（特に唾液 sIgA）を含む．唾液分泌は通常食物の摂取によって刺激される反射弓の一部である．しかし，食物をみたり，嗅いだり，または想起することによっても唾液分泌は刺激される．

舌下腺
ヒト，H&E 染色，160 倍．

この図は舌下腺の低倍像である．粘液腺房（MA）は，染色性が低いことで明瞭に識別できる．このように比較的低倍で粘液腺房を詳しく観察すると，この腺房が球面構造でなく，むしろ分岐を有する細長い管状構造であることがわかる．このように，腺房はかなり大型で，1つの切片上で全体像を見渡すことは難しい．

腺の漿液性部分は主に半月からなるが，ときおり漿液腺房がみられる．しかし先に述べたように，漿液半月のいくつかは，粘液成分を含まない平面で腺房が薄切されたために一見漿液腺房のようにみえてしまうことがある．

切片上，最もしばしば観察される舌下腺の導管は小葉内導管である．これは顎下腺や耳下腺の線条導管に相当するが，線条の由来である広範囲の基底陥入やミトコンドリアが存在しない．小葉内導管（InD）のうちの1つは，この図（右上）に明瞭である．長方形の範囲がこの導管の一部を含んでおり，下図でこの部位の高倍像が示される．

舌下腺
ヒト，H&E 染色，400 倍．

この切片では，粘液腺房（MA，右上）の内腔が介在導管（ID）に接続する視野が偶然とらえられている．腺房と介在導管の起始部との接続が▷で示されている．介在導管は他の唾液腺でみられるのと同様，扁平もしくは低円柱の上皮からなる．しかし，舌下腺の介在導管は非常に短く，このようにみつかるのはまれである．この写真でみられる介在導管は，2つ以上の他の介在導管と合流して小葉内導管（InD）になる．小葉内導管は円柱上皮と比較的大きな内腔によって確認される．介在導管から小葉内導管に移行するポイントは，管壁が斜断されて細胞の形態が不明瞭なために，この写真からは確認できない．

この高倍写真では漿液半月（SD）が明瞭である．粘液腺房の末端に帽子をかぶせたように付着している半月に注目のこと．粘液細胞（MC）と漿液細胞の細胞学的外観は，顎下腺と基本的に同じである．この視野では，漿液腺房に似た単独の細胞集団もみられる．しかし，これはおそらく粘液細胞の粘液成分を含まない基底側の部分が横方向に切られたためか，顆粒放出直後で空胞状の外観を与えるほどの粘液がまだたまっていない状態の細胞であるかのいずれかであろうと思われる．

結合組織性間質のさらに重要な特徴は，多数のリンパ球と形質細胞の存在である．形質細胞のいくつかは➡で示されている．形質細胞は唾液 sIgA の産生と関係していて，他の唾液腺でも存在する．

ID，介在導管　　**MC**，粘液細胞　　▷，粘液腺房と介在導管の接続部
InD，小葉内導管　**SD**，漿液半月　　➡，形質細胞
MA，粘液腺房

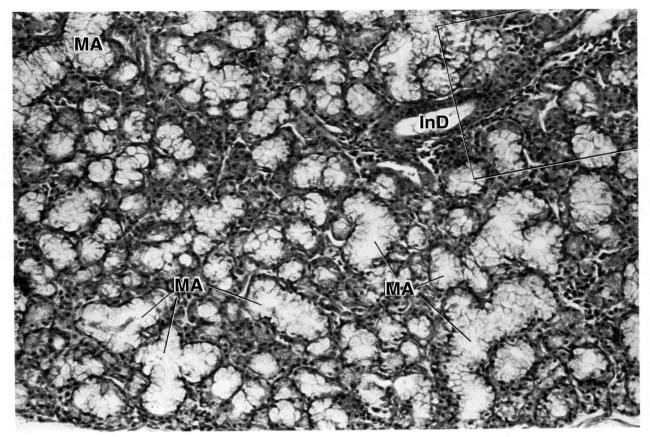

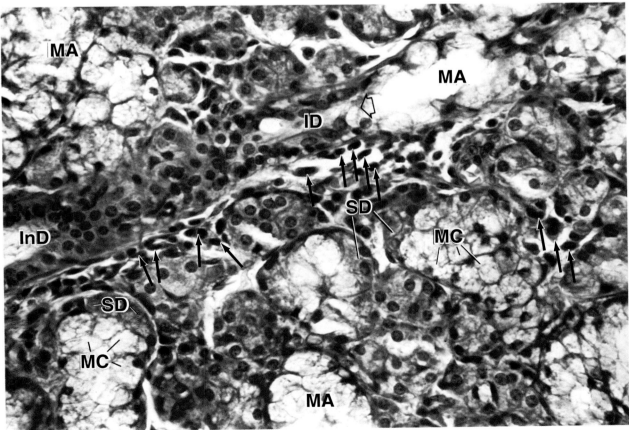

17

消化器系Ⅱ：食道，胃と腸

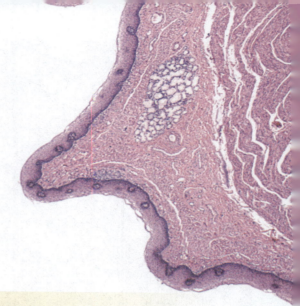

1. **消化管の概要 / 568**
   A. 粘膜 / 568
   B. 粘膜下組織 / 570
   C. 外筋層 / 570
   D. 漿膜と外膜 / 571
2. **食道 / 571**
3. **胃 / 572**
   A. 胃粘膜 / 573
   B. 胃における上皮細胞の更新 / 582
   C. 粘膜固有層と粘膜筋板 / 583
   D. 胃の粘膜下組織 / 584
   E. 胃の外筋層 / 584
   F. 胃の漿膜 / 584
4. **小腸 / 584**
   A. 粘膜下組織 / 593
   B. 外筋層 / 594
   C. 漿膜 / 594
   D. 小腸における上皮細胞の更新 / 594
5. **大腸 / 594**
   A. 粘膜 / 595
   B. 大腸における上皮細胞の更新 / 596
   C. 粘膜固有層 / 596
   D. 外筋層 / 597
   E. 粘膜下組織と漿膜 / 597
   F. 盲腸と虫垂 / 597
   G. 直腸と肛門管 / 598

FOLDER 17.1 臨床関連事項：悪性貧血と消化性潰瘍疾患 / 576
FOLDER 17.2 臨床関連事項：ゾリンジャー・エリソン症候群 / 577
FOLDER 17.3 機能的考察：消化管の内分泌システム / 578
FOLDER 17.4 機能的考察：腸細胞の消化および吸収機能 / 585
FOLDER 17.5 機能的考察：消化管の免疫機能 / 592
FOLDER 17.6 臨床関連事項：大腸のリンパ管分布のパターンと疾患 / 598
FOLDER 17.7 臨床関連事項：結腸直腸がん / 600

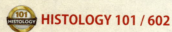 **HISTOLOGY 101 / 602**

1. 消化管の概要

食道の近位部から肛門管の遠位部まで伸びる消化管部分はさまざまな直径の中空の管である．この管は全長を通じて同じ基本的構造を持つ．消化管の壁は以下のとおり，内腔から外に向かい4つの明瞭な層でできている（図17.1）：

- **粘膜** mucosa は，表面の上皮，その下の**粘膜固有層** lamina propria と呼ばれる結合組織，および平滑筋からなる**粘膜筋板** muscularis mucosa から構成されている．
- **粘膜下組織** submucosa は不規則性緻密結合組織からなる．
- **外筋層** muscularis externa はほとんどの部分が2層の平滑筋からできている．
- **漿膜** serosa は，単層扁平上皮からなる漿性膜（中皮）とその下にある少量の結合組織からできている．**外膜** adventitia は結合組織のみからできていて，その壁が隣接する構造（すなわち体壁および後腹膜器官）に直接接しているか，固定されている場合にいう．

A. 粘膜

食道，胃と腸管の構造は部位によってさまざまであるが，その違いのほとんどは粘膜にある．上皮は消化管を通じて異

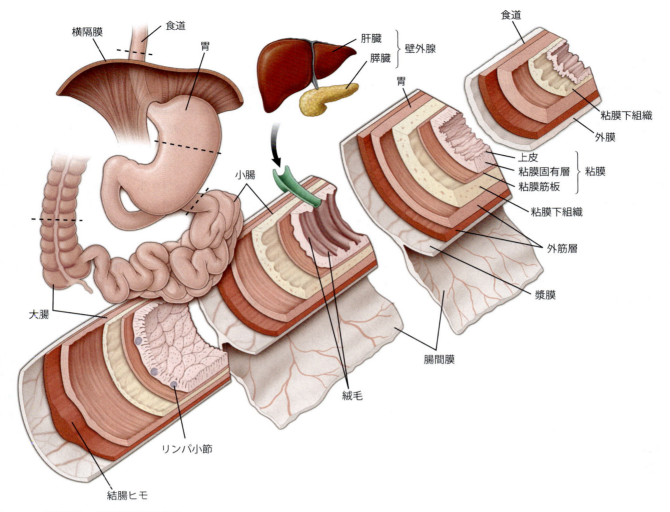

図 17.1 ▲ 消化管の一般的構造の模式図
この組み合わせ模式図は，消化管の壁構造を 4 つの代表的な器官，すなわち食道，胃，小腸，大腸で示したものである．小腸の特徴である絨毛は消化管の他の部分には存在しないことに注意されたい．粘液腺は消化管の全長にわたって存在するが，食道と口腔では乏しい．粘膜下腺は食道と十二指腸に存在する．壁の外の腺（肝臓と膵臓）は分泌物を十二指腸（小腸の最初の部分）に放出する．びまん性リンパ組織とリンパ小節は，消化管の全長にわたって粘膜固有層にみられる（ここでは大腸の中のもののみ示してある）．神経，血管，リンパ管は，腸間膜あるいは（後腹膜器官のように）隣接する結合組織（外膜）を介して消化管に到達する．

なっており，管のそれぞれの部分での特異的な機能に適応している．粘膜は，3 つの主要な機能，**防御** protection, **吸収** absorption, **分泌** secretion を持つ．これらの層の組織学的特徴と機能については，以下で消化管の特異的な部位と関連させて述べる．

粘膜の上皮は，消化管の内腔を残りの器官から隔てる障壁として働く．

上皮の障壁は，身体の外にあたる管腔内の環境から身体の組織と器官を隔てている．この障壁は，ヒトを抗原や病原体，その他の有害な物質の侵入から守っている．食道では，扁平重層上皮が摂取した食物による物理的な損傷から守っている．消化管の胃と腸の部分では，粘膜の単層円柱上皮細胞の間の閉鎖結合（タイト結合）が選択的透過性を持つ障壁となっている．ほとんどの上皮細胞は，消化産物や，水といったその他の身体に必要な物質を，細胞を通して閉鎖結合の下の細胞外腔隙に輸送する．

粘膜の吸収機能によって消化した栄養物，水，電解質を血管とリンパ管に移動させる．

消化した栄養物や水，電解質の吸収は，粘膜と粘膜下組織の消化管の内腔への突出によって可能となる．これらの表面の突出が吸収に利用できる表面面積を大きく増加させ，突出のサイズと方向はさまざまである．これらの突出は以下のような構造の特徴がある（図 17.1 参照）：

- **輪状ヒダ** plicae circulares は小腸のほぼ全長にわたって存在する円周方向の粘膜下組織のヒダである．
- **絨毛** villi は小腸の全面を覆う粘膜の突出で，消化物の主要な吸収部位である．
- **微絨毛** microvilli は小腸吸収上皮の先端表面にあるぴったりと詰まった顕微鏡レベルの突出である．これにより，吸収に利用できる表面がさらに増加する．

加えて，**糖衣** glycocalyx は上皮吸収細胞の先端の細胞膜から突出した糖タンパク質であり，糖衣は吸着のための追加の

面積を与え，タンパク質と糖の消化の最終段階に必須な吸収細胞から分泌された酵素を含んでいる．上皮はそれ自身の細胞のためにも，他の組織へ配布させるために血管の中へ運ぶためにも，消化物を選択的に吸収する．

粘膜の分泌機能は消化管の内腔を滑らかにし，消化酵素やホルモン，抗体を放出する．

分泌は主として消化管の全長にわたって分布する腺によって行われる．さまざまな分泌物が，覆っている管の被覆を緩衝し，酵素，塩酸，ペプチドホルモン，水を含む消化を助ける物質を供給することはもちろん，保護のための滑らかさを与える粘液を供給する（図17.1 参照）．粘膜上皮はまた，その下の結合組織から受け取った抗体を分泌する．

消化管の腺（図17.1 参照）は腔の上皮の陥入から発達し，以下のものを含む．

- **粘膜腺** mucosal gland は粘膜固有層内に伸びている．
- **粘膜下腺** submucosal gland は分泌物を直接に粘膜腺内腔に放出するか，粘膜を通過して腔の表面にまでいたる導管を通じて放出する．
- **壁外腺** extramural gland は消化管の外にあって，小腸の壁を通過する導管を通して分泌物を放出する．肝臓と膵臓は，消化系の分泌能が大きく増加した壁外腺である（CHAPTER 18 参照）．これらの器官は，分泌物を小腸の最初の部分である**十二指腸** duodenum 内に放出する．

粘膜固有層は腺，吸収した物質を輸送する血管，免疫系の構成要素を含んでいる．

上述したように，粘膜腺は消化管の全長にわたって，粘膜固有層の中へ伸びている．加えて，消化管のいくつかの部位（たとえば食道と肛門管）では，粘膜固有層は粘液分泌腺の集合を含んでいる．一般にそれらの腺は，粘膜を機械的・化学的傷害から守るために，上皮表面を滑らかにする．以下のように，これらの腺は消化管の特定の部位と関連している．

吸収が起こる消化管の部位，主として小腸と大腸において，消化され吸収された物質は，輸送のために粘膜固有層の血管とリンパ管に拡散する．一般に毛細血管は有窓型で，吸収した代謝物のほとんどを集める．小腸には毛細リンパ管が無数にあり，吸収された脂質とタンパク質の一部を受け取る．

粘膜固有層のリンパ組織は統合された免疫障壁として機能し，栄養管（消化管）の内腔から粘膜を通して侵入しうる病原体やその他の抗原性物質に対して防御している．リンパ組織には以下のものがある：

- **びまん性リンパ組織** diffuse lymphatic tissue は多数のリンパ球と形質細胞からなり，粘膜固有層に局在している．リンパ球は一過性に上皮の細胞間腔に存在する．
- **リンパ小節** lymphatic nodule はよく発達した胚中心を持つ．
- **好酸球** eosinophil，**マクロファージ** macrophage，ときに**好中球** neutrophil．

びまん性リンパ組織とリンパ小節は，**消化管関連リンパ組織** gut-associated lymphatic tissue（**GALT**）と呼ばれる．小腸の遠位部である**回腸** ileum では，リンパ小節の広範囲にわたる集合は**パイエル板** Peyer's patch と呼ばれ，粘膜固有層の大部分と粘膜下組織を占めている．パイエル板は腸間膜が付着する部位の反対側に局在する傾向がある．集合したリンパ小節は虫垂にも存在する．

粘膜筋板は粘膜と粘膜下組織の境界を形成する．

粘膜の最も深い部分は**粘膜筋板** muscularis mucosa で，内輪層および外縦層に並んだ平滑筋細胞からなっている．この筋の収縮が粘膜の運動を引き起こし，隆起の部位と谷の部位をつくり，吸収と分泌を促進する．粘膜のこの局所的な動きは，消化管全体の壁の蠕動運動からは独立している．

B. 粘膜下組織

粘膜下組織は不規則性緻密結合組織層からなり，血管，リンパ管，神経叢，時として腺を含んでいる．

粘膜下組織 submucosa は，粘膜や粘膜筋板，および漿膜に枝を出す太い血管を含んでいる．粘膜下組織はまた，リンパ管と神経叢を含んでいる．粘膜下組織の広範な神経ネットワークは，主として交感神経起源の内臓知覚線維や副交感神経（終末）節，節前および節後副交感神経線維を含んでいる．副交感神経節の神経細胞体とその節後神経線維は，自律神経系の第3の区分である**腸神経系** enteric nervous system に相当する．腸神経系は主として消化管の平滑筋層を神経支配し，中枢神経系からはまったく独立に機能できる．粘膜下組織では，無髄神経線維のネットワークと神経節細胞が粘膜下神経叢（**マイスナー神経叢** Meissner's plexus とも呼ばれる）を構成している．

上述したように，腺がときおり粘膜下組織の特定の場所に出現する．たとえば，食道や，十二指腸の始まりの部分に存在する．組織切片では，これらの腺の存在がしばしば消化管の部位の同定に役立つ．

C. 外筋層

消化管のほとんどの部位で，**外筋層** muscularis externa は2つの同心円状の比較的厚い平滑筋層でできている．内側の層の細胞はきついらせんを形成し，**内輪層** circularly oriented layer と呼ばれ，外側の層の細胞はゆるいらせんを形成し，**外縦層** longitudinally oriented layer と呼ばれる．この2つの筋層の間に薄い結合組織の層がある．この結合組織の中に筋層間神経叢（**アウエルバッハ神経叢** Auerbach's plexus とも呼ばれる）があり，血管，リンパ管だけでなく，副交感神経節後ニューロンの神経細胞体（神経節細胞）と腸神経系のニューロンを含む．

外筋層の収縮は消化管の内容物を混ぜ合わせ，前進させる．

外筋層の内輪層の収縮は，管の内腔を締めつけることによって内容物を混ぜ合わせる．外縦層の収縮は，管を短縮することによって内容物を前に進める．腸神経系の制御下でのこれらの筋層のゆっくりしたリズミカルな収縮は**蠕動** peristalsis，すなわち収縮の波を生じる．蠕動は管の収縮と短

縮によって特徴づけられ，腸管の力で内容物を動かす．

消化管の中の数ヵ所は外筋層に多様性を示す．たとえば食道の近位部の壁（咽頭食道括約筋）や肛門管（外肛門括約筋）の周囲では，横紋筋が外筋層の一部をなしている．胃では，斜めに向いた平滑筋の第3の層が輪状層より深部（内腔から遠く）にある．最後に，大腸では縦走平滑筋層の一部が厚くなって，3つの均等に位置する明瞭な縦の帯を形成し，**結腸ヒモ** teniae coli と呼ばれる．収縮の際に，ヒモが内容物を動かすように管の短縮を促進する．

輪状平滑筋層は消化管に沿って，ある部位で括約筋を形成する．

消化管の数ヵ所で，輪状平滑筋層は厚くなって括約筋あるいは弁を形成する．口腔咽頭部から遠位における構造には以下のものがある：

- **咽頭食道括約筋** pharyngoesophageal sphincter. 輪状咽頭筋の最下端部は，生理的に上部食道括約筋と呼ばれる．これは空気が食道に入るのを防ぐ．
- **下部食道括約筋**．この名前が示すように，この括約筋は食道の下端に位置している．食道が腹腔中に入っていく際に，食道のこの部分を取り巻いている横隔膜によって働きは補強されている．下部食道括約筋は食道と胃の間に圧の差をつくり，胃内容物が食道に逆流するのを防ぐ．この括約筋の異常な弛緩は，胃の酸性内容物が食道に戻る（逆流）ことを許してしまう．治療されないと，この状態は**胃食道逆流症** gastroesophageal reflux disease (**GERD**) に進行しうる．この疾患の特徴は，食道粘膜の炎症（逆流性食道炎）および狭窄と，飲み込みが難しくなること（嚥下困難）である．
- **幽門括約筋** pyloric sphincter. 胃の幽門と十二指腸のつなぎ目に位置して（胃十二指腸括約筋），部分的に消化された胃内容物である**糜粥** chyme が十二指腸に放出されるのを制御している．
- **回盲弁** ileocecal valve. 小腸と大腸の接合部にあって，多数の細菌を含む大腸内容物が，正常では少数の細菌を含む回腸遠位に逆流しないように防ぐ．
- **内肛門括約筋** internal anal sphincter. この最も遠位に位置する括約筋は，肛門管を取り巻いて，膨張していない直腸から肛門管へ糞便が通過しないように防いでいる．

D. 漿膜と外膜

漿膜あるいは外膜は消化管の最外層を構成している．

漿膜 serosa は漿液性の膜で，**中皮** mesothelium と呼ばれる単層扁平上皮と，その下にある少量の結合組織から構成されている．これは肉眼解剖で記載される臓側腹膜と同等である．漿膜は腹腔に垂れ下がった消化管の部分の最も外側の層であり，**腸間膜** mesentery および腹腔の表面に連続している．

太い血管とリンパ管および神経が，漿膜を通って（腸間膜を経て）消化管の壁に達する．大量の脂肪組織が漿膜（および腸間膜）の結合組織の中で発達しうる．

次の部位では消化管は漿膜を持たない．食道の胸部や，体腔壁に固定されている腹腔や骨盤腔にある腸管の一部，すなわち十二指腸や上行結腸，下行結腸，直腸，肛門管などである．これらは腹部や骨盤の壁に，外膜と呼ばれる結合組織によって結合しており，外膜は腹部や骨盤の壁の結合組織と混ざり合っている．

2. 食道

食道は固定された筋性の管で，咽頭から胃に食物と液体を引き渡す．

食道 esophagus は頸部から縦隔を通過する．この通過場所では，隣接する構造とは結合組織によって接着している．腹腔に入ったところでは，短い距離，およそ1〜2cmで自由になっている．食道の全体の長さは約25cmである．横断面（図17.2）では，内腔は正常では虚脱していて，縦の皺のために枝分かれしてみえる．一口分の食物が食道を通過すると，粘膜に損傷を生じることなく内腔が拡張する．

食道の全長にわたって内腔を覆う粘膜は，非角化重層扁平上皮を有している（図17.3およびPLATE 54, p.604）．しかし，多くの動物でこの上皮は角化していて，固い食物を摂取していることを反映している．ヒトでは，ときに表面の細胞が少量のケラトヒアリン顆粒を含んでいることがあるが，正常では角化は起こらない．その下にある粘膜固有層は，消化管の他の部位の粘膜固有層と同様に，びまん性のリンパ組織が全体に広がり，リンパ小節がしばしば食道粘膜腺（p.573参照）の導管の近くに存在する．粘膜の深層は粘膜筋板で，輪状軟骨の高さ近くで始まる縦に配列された平滑筋から構成されている．粘膜筋板は食道の近位部で著しく厚くなっていて，おそらく嚥下の助けとして機能している．

粘膜下組織 submucosa は不規則性緻密結合組織で，比較的大きな血管，リンパ管，および神経線維，神経節細胞を含んでいる．神経線維と神経節細胞は粘膜下神経叢（**マイスナー神経叢** Meissner's plexus）を形成している．腺もまた存在している（p.570）．加えて，びまん性のリンパ組織とリンパ小節はほとんどが，粘膜下腺がより優勢な食道の上部と下部に存在する．

外筋層 muscularis externa は2つの筋層，すなわち内輪層と外縦層からなる（PLATE 54, p.604）．食道の外筋層は他の消化管の外筋層とは異なり，上部3分の1が横紋筋である．この横紋筋は咽頭から続いている．横紋筋束と平滑筋束は食道の中部3分の1で混ざり合い，織り合う．遠位3分の1の外筋層は，他の消化管のように平滑筋のみで構成されている．筋層間神経叢（**アウエルバッハ神経叢** Auerbach's plexus）が内筋層と外筋層の間に存在する．粘膜下神経叢と同様に神経と神経節細胞がここに存在する．この神経叢は外筋層を支配して蠕動活動を生じる．

上述したように，食道は全長を通して，隣接する組織に固定されているため外の層は外膜である．腹腔に入ると，管の

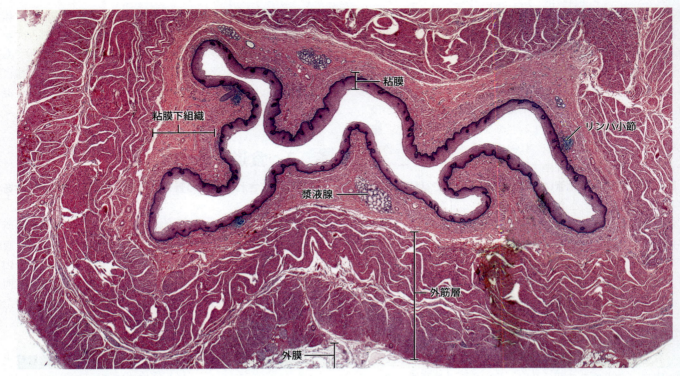

図 17.2 ▲ 食道の光学顕微鏡像
この低倍率顕微鏡像は食道の H&E 染色切片で，食道は特徴的な皺のある壁を持ち，内腔が不規則な像を示す．粘膜は，比較的厚い重層扁平上皮と，時としてリンパ小節を含む薄い粘膜固有層，および粘膜筋板を含む．粘液腺は粘膜下組織に存在し，食道内腔に分泌物を放出する腺の導管は，この切片では明瞭ではない．食道のこの部位における粘膜下組織の外側には厚い外筋層があり，輪状に並んだ平滑筋の内層と縦に配列した平滑筋の外層とからなる．外膜は外筋層のすぐ外側にみられる．8倍．

短い残りの成分は漿膜，臓側腹膜で覆われている．

食道の粘膜および粘膜下組織の腺は粘液を分泌して，内腔壁を潤滑にして保護している．

腺は食道の壁に存在していて，2つの型がある．両者とも粘液を分泌するが，局在が異なる．

- **固有食道腺** esophageal gland proper は粘膜下組織に存在する．この腺は食道の全長に散在しているが，多少上部半分に集中している．腺は小さい複合管状胞状腺である（図 17.4）．分泌導管は重層扁平上皮でできていて，切片内ではその拡張した外観のために通常はっきりしている．
- **食道噴門腺** esophageal cardiac gland は胃の噴門腺に類似するために名づけられ，粘膜の粘膜固有層に存在している．食道噴門腺は食道の終末部に存在するが，いつもではないがしばしば食道の起始部位にも存在する．

固有食道腺が産生する粘液はわずかに酸性で，管腔壁を潤滑にするのに役立っている．分泌物が比較的に粘性なので，一過性の囊胞がしばしば導管に生じる．食道噴門腺は中性の粘液を産生する．胃に近い腺は逆流する胃内容物から食道を保護するのに役立つ．しかし，ある条件下ではその働きは十分に有効でなく，過剰な逆流が，一般的には**胸焼け** heart-burn として知られる胸骨下の痛みを伴う灼熱感を引き起こす．この状態は**胃食道逆流症** gastroesophageal reflux disease（**GERD**）に進むことがある．

食道壁の筋は自律神経と体性神経系の両者から支配されている．

食道の上部の横紋筋は，第Ⅹ脳神経である迷走神経（疑核に由来する）の体性運動神経によって支配されている．下部食道の平滑筋は迷走神経（背側核に由来する）の内臓運動神経によって支配されている．これらの運動神経は，細胞体が食道の壁に局在するシナプス後ニューロンとシナプスを形成している．

3. 胃

胃 stomach は消化管の拡張した部分で，横隔膜の下にある．胃はやわらかくなった一口分の食物を食道から受け取る．胃の中で混ぜられ胃分泌によって部分消化された食物は，**糜粥** chyme と呼ばれる汁の多いやわらかな混合物になる．糜粥は小腸に送られ，さらに消化と吸収を受ける．

胃は，組織学的にはそれぞれの部位が含む腺の型を基盤にして3区域に分けられる．

肉眼解剖学では胃を4部域に細分する．**噴門** cardia は食道開口部を囲み，**底** fundus は食道開口（噴門）部を通る水平線の高さより上にあり，**体** body はこの線より下にあり，**幽門部** pyloric part は**幽門** pylorus へと続く漏斗型の部位である．幽門は胃と十二指腸の間の遠位の狭い括約筋部位である．しかし組織学では，胃を3つの部位に分ける（図 17.5）．区分は位置に基盤を置くだけでなく，胃粘膜に存在する腺の型に

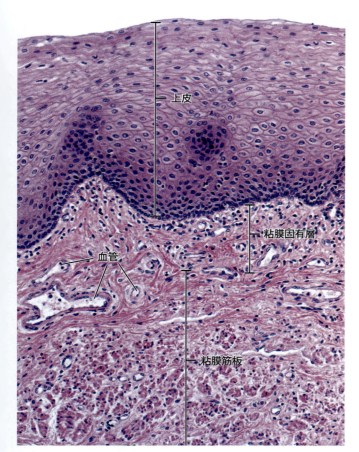

図 17.3 ▲ 食道粘膜の光学顕微鏡像
この高倍率顕微鏡像は食道壁の粘膜のH&E染色切片を示す．この壁は重層扁平上皮，粘膜固有層，粘膜筋板からなっている．上皮と粘膜固有層の間の境界は，結合組織の乳頭のため平らではないが，明瞭である．上皮の基底層は強く染まって，濃い帯のようにみえる．これは，基底細胞はより小さく，高い核・細胞質比を持つためである．粘膜固有層の疎性結合組織は多数のリンパ球を含み，極めて細胞に富むことに注意されたい．粘膜の最も深い部分は粘膜筋板で2つの層（内輪層と外縦層）に配列していて，外筋層と同様の配向である．240倍．

あるが，上部ではあまり発達していない（図17.5参照）．胃が十分に拡張したときは，粘膜とその下の粘膜下組織で構成されている胃粘膜ヒダは実質上消失する．胃粘膜ヒダは総表面積を変えるのではなく，むしろ，胃の拡張と内容物の充満に対する適応として役立っている．

虫メガネで胃の表面をみると，溝あるいは浅い堀によって胃粘膜が**胃小区** mamillated area と呼ばれる突出した不規則な区域に分けられていることが明らかになる．これらの溝は，分泌のために表面積をわずかに増加させている．

より高い倍率では，多数の開口が粘膜表面に観察できる．これらは**胃小窩** gastric pit あるいは**小窩** foveolae である．これらは走査型電子顕微鏡によって容易に示すことができる（図17.7）．胃腺は胃小窩の底に開く．

胃表面の粘液細胞は胃の内腔表面と胃小窩を覆う．

胃の表面と胃小窩を覆う上皮は単層円柱である．この円柱上皮は**表面粘液細胞** surface mucous cell と呼ばれる．それぞれの細胞では**ムチン原顆粒** mucinogen granule が頂部を大きく占め，腺細胞のシートをつくる（図17.8）．この頂部の顆粒が集まった部分は細胞の体積のほとんどを占める．ムチン原は固定と脱水の過程で失われるので，この部分は通常のH&E染色切片で空にみえる．しかし，ムチン原が適切な固定で保存された場合，顆粒はトルイジンブルーや過ヨウ素酸シッフ染色法によって強く染まる．トルイジンブルー染色は粘液の中の多くの強い陰イオン原子団（HCO_3^-）を反映している．

も基盤を置いている．組織学的区域を下記に示す:

- **噴門部** cardiac region（**噴門** cardia）は食道開口部に近い部で，**噴門腺** cardiac gland を含む（図17.6およびPLATE 55, p.606）．
- **幽門部** pyloric region（**幽門** pylorus）は幽門括約筋より近位で，**幽門腺** pyloric gland を含む．
- **底部** fundic region（**底** fundus）は最も広い胃の区域で，噴門と幽門の間に位置し，**胃底腺** fundic gland あるいは**胃腺** gastric gland を含む（図17.6参照）．

A. 胃粘膜

内容物があるとき，縦の粘膜下のヒダ，胃粘膜ヒダは拡張する．

胃は全体に同じ一般的構造を持ち，粘膜，粘膜下組織，外筋層，漿膜から構成されている．空になった胃の内表面を調べると，胃粘膜ヒダと呼ばれる多数の縦のくぼみ，あるいは隆起がみられる．胃粘膜ヒダは胃の比較的狭い部位に顕著で

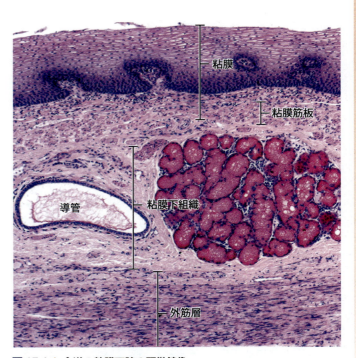

図 17.4 ▲ 食道の粘膜下腺の顕微鏡像
この顕微鏡像は食道のムチカルミン染色切片を示す．カルミンによって深い赤に染まった食道腺と隣接する導管が粘膜下組織にみられる．これらの小さな複合管胞状腺は粘液を産生し，上皮表面を滑らかにする．排出導管の中に染まった粘液に注意すること．その他の粘膜下組織の部分は不規則性緻密結合組織で構成されている．外筋層（図の底部）の内層は輪状に配列した平滑筋で構成される．110倍．

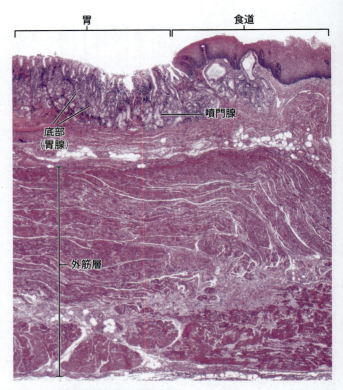

図 17.5 ▲ ヒトの胃を半切した写真
この写真は胃の後壁の粘膜表面を示している．多数の縦に走る胃粘膜ヒダが明瞭である．これらの皺あるいはヒダは，胃がみたされたときに拡張を可能にしている．胃の組織学的区域は，解剖学的な区域とは異なる．前者は粘膜にみられる腺の型に基盤を置いている．組織学的には，食道に隣接した胃の部分は噴門部（噴門）で，噴門腺が分布している．破線がその境界をおよそ示している．それよりわずかに大きな幽門括約筋の手前の領域は幽門部（幽門）で，幽門腺を含む．もう1本の破線がおよその境界を示す．胃の残りの部分は底部（底）で，2本の破線の間に位置し，胃底腺（胃腺）を含む．

図 17.6 ▲ 食道胃接合部の顕微鏡像
この低倍率の顕微鏡像は食道と胃の間の接合部を示す．この食道胃接合部では，食道の重層扁平上皮が突然終わり，胃粘膜の単層円柱上皮が始まっている．胃の表面には多数の胃小窩と呼ばれる比較的深い陥入がみられる．胃小窩は表層の上皮で形成されている．食道の近くの腺は噴門腺で，これらの小窩の底から伸びている．胃底腺（胃腺）は同様に小窩の底から起こって，粘膜の残りの部分で明瞭である．比較的厚い外筋層に注意されたい．40倍．

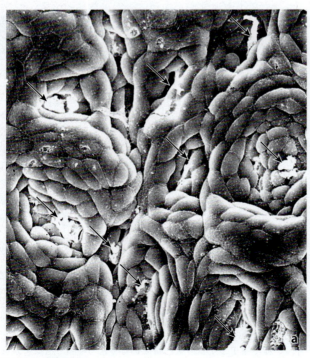
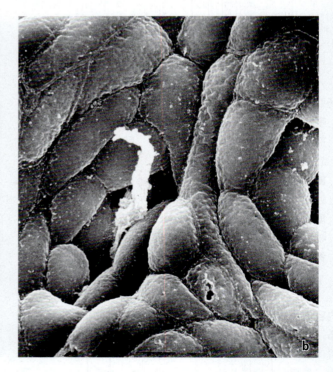

図 17.7 ▲ 胃の粘膜表面
a. 胃の粘膜表面を示す走査型電子顕微鏡像．胃小窩は分泌物を含み，分泌物のほとんどは粘液である（→）．表面の粘液は表面粘液細胞を明らかにするために洗い去られている．1,000倍．**b.** 高倍率では，胃と胃小窩に並ぶ表面粘液細胞の頂部表面を示す．細長い多角形の細胞の形に注意されたい．3,000倍．

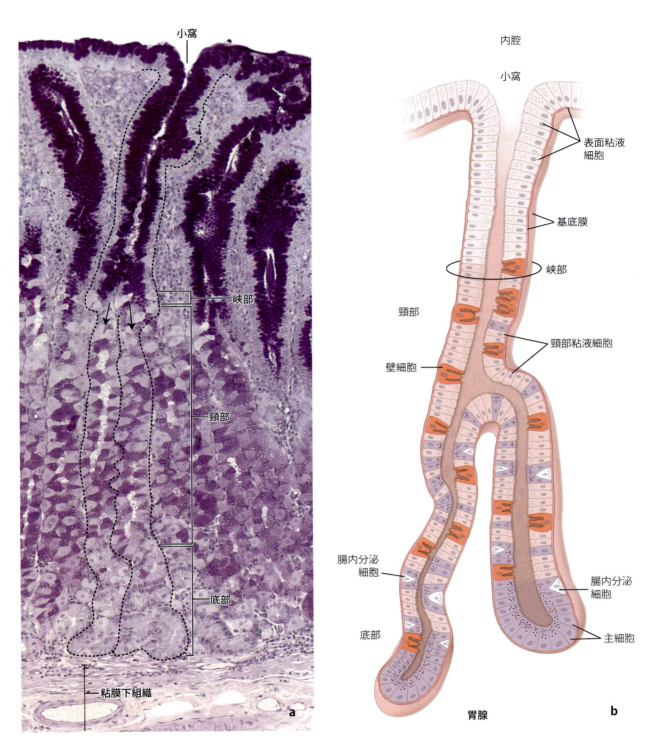

図 17.8 ▲ 胃腺
a. この顕微鏡像は，粘液を可視化するためアルシアンブルー/過ヨウ素酸シッフ染色した胃底部粘膜の切片である．表面上皮が陥入して胃小窩を形成することに注目せよ．表面粘液細胞と胃小窩に並ぶ細胞は，この標本ではこれらの細胞の中の中性粘液が強く染色されているために容易に同定できる．胃小窩とそれに続く胃底腺が破線で示されている．この腺は単一分岐管状腺を示す（→は分岐様式を示す）．腺は胃小窩の底から粘膜筋板まで伸びている．腺の区分，すなわち，細胞分裂の場所である短い峡部，比較的長い頸部，短く広い底部に注意すること．頸部粘液細胞からの粘液分泌は，腺のこの部分がマゼンタ染色によってより明るく染まっていることから明らかなように，表面粘液細胞によって産生されるものとは異なる．320倍．**b.** 胃腺の区により，腺の胃小窩に対する関係が示されている．峡部は分裂中の細胞と未分化な細胞を含むことと，頸部は頸部粘液細胞および壁細胞，アミン前駆体取り込み・脱炭酸酵素含有（APUD）細胞を含めた腸内分泌細胞を含むことに注意されたい．壁細胞は大きな洋梨型の好酸性細胞で，腺の全体にみられる．腺の底部は，主細胞，少数の壁細胞，いくつかの種類の腸内分泌細胞を含む．

　表面粘液細胞の核とゴルジ装置は，ムチン原顆粒の集合部の下に位置している．細胞の基底部には少量の粗面小胞体（rER）が含まれ，構造がよく保たれた試料で観察すると，細胞質を軽度の好塩基性にする．

　表面粘液細胞からの分泌粘液は，透明でない外観から**可視性粘液** visible mucus と呼ばれる．この粘液は厚く粘稠なゲル状の被覆を形成し，上皮の表面に付着する．これによって，上皮が糜粥の中の固い成分により擦過傷をつくらないように

FOLDER 17.1　臨床関連事項：悪性貧血と消化性潰瘍疾患

　無酸症は慢性の自己免疫疾患で，胃粘膜の破壊を特徴とする．その結果として壁細胞を欠くため，内因子が分泌されない．それによって悪性貧血となる．内因子の欠損は，ビタミンB_{12}欠乏症の最も頻度の高い原因である．しかし，他の因子，たとえば小腸の中でグラム陰性の嫌気性菌が過剰に増殖することなどが，ビタミンB_{12}欠乏に伴うことがある．これらの細菌はビタミンB_{12}内因子複合体に結合して，その吸収を阻害する．条虫類の感染もまた，悪性貧血を生じることがある．肝臓がビタミンB_{12}を多量に貯蔵部位しているため，しばしば重大な変化が胃粘膜に生じるまで長い間，この疾患が気づかれないことがある．

　内因子の分泌減少とそれに続く悪性貧血の他の原因として，部分的あるいは全胃切除術によって胃上皮が失われることがある．胃上皮の機能的欠損はまた，慢性あるいは再発性の**消化性潰瘍疾患** peptic ulcer disease（**PUD**）による．しばしば，潰瘍性病変が治癒しても内因子が十分に産生されないことがある．上皮の繰り返す喪失とそれに続く胃粘膜の瘢痕化は，機能のある粘膜を著しく減少させる．

　ヒスタミンH_2受容体拮抗薬（たとえばランチジン（ザンタック®）やシメチジン（タガメット®））は，ヒスタミンが胃粘膜の受容体に結合するのを抑制し，酸と内因子の産生をともに抑制するので，消化性潰瘍の治療に広く使用されている．さらにこれらは粘膜のびらんの進行を防ぎ，すでにびらんした粘膜の治癒を促進する．しかし，長期の使用はビタミンB_{12}欠乏を起こしうる．最近，新しいプロトンポンプ阻害剤（たとえばオメプラゾールやランソプラゾール）がH^+/K^+-ATPaseを阻害するようにデザインされた．これらの薬は壁細胞の酸産生は抑制するが，内因子分泌には影響しない．

　一般的に，壁細胞はヒスタミンH_2受容体拮抗薬の直接の標的と考えられているが，最近の in situ ハイブリダイゼーション組織化学と免疫染色を組み合わせた証拠では，意外なことに，壁細胞ではなく粘膜固有層の免疫グロブリンA（IgA）を分泌する形質細胞と，一部のマクロファージがガストリン受容体mRNAの陽性反応を示した．これらの所見から，消化性潰瘍治療薬は形質細胞とマクロファージに直接作用し，これらの細胞が次に壁細胞に作用を伝えて塩酸分泌を抑制するのであろうと考えられる．結合組織の細胞と上皮細胞の間の相互作用を仲介する因子はまだ明らかにされていない．

　しかし最近は，最も一般的な（95％）消化性潰瘍が実は細菌ヘリコバクター・ピロリによる胃粘膜の慢性感染によることを示唆する証拠が得られている．この細菌の表面に発現しているリポ多糖類抗原が，ヒトの胃上皮細胞のリポ多糖類によく似ている．これが，宿主であるヒトの免疫系による病原菌に対する初期免疫寛容成立の原因になるようであり，こうして感染を増強してしまうことが，結局のところ抗体産生の原因になる．これらヘリコバクター・ピロリに対する抗体は，胃粘膜に結合して，粘膜細胞を傷害する．治療には，この細菌に対する抗菌薬の投与も含まれる．潰瘍性疾患に対して以前は一般的であった外科的治療は，現在ではまれである．

保護している．加えて，その高濃度の重炭酸イオンとカリウムが胃液の酸性内容物から上皮を保護している．粘液をアルカリ性にする重炭酸イオンは表面細胞から分泌されるが，粘液表面を覆う成分の中にあることで，容易に胃内腔の内容物と混ざらないようになっている．最後に，プロスタグランジン（PGE_2）は粘膜の防御において重要な役割を果たすようである．プロスタグランジンは重炭酸塩の分泌を刺激し，粘膜固有層中の血管拡張を伴って，粘膜の厚さを増す．この活動は，胃粘膜のどの傷害を受けた部位にでも栄養物の供給を増やし，組織修復の条件を最適なものとする．

　胃の内腔の上皮には吸収能力はない．しかし，少量の水，塩，脂溶性薬物は吸収されることがある．たとえばアルコール，アスピリン，あるいは**非ステロイド性抗炎症薬** nonsteroidal anti-inflammatory drug（**NSAID**）のような一部の薬剤は，表面の上皮を傷害して粘膜固有層に入る．たとえごくわずかなアスピリンの服用でも，胃粘膜での防御作用を持つプロスタグランジンの産生を抑制する．加えて，アスピリンが胃の壁に直接接着して胃粘膜の疎水性の性質に干渉する．

1) 胃粘膜の胃底線

胃底腺は胃液を産生する．

　胃底腺 fundic gland は**胃腺** gastric gland とも呼ばれ，噴門腺と幽門腺によって占められる比較的狭い領域を除いて，胃粘膜全体にわたって存在する．胃底腺は単一分岐管状で，胃小窩の底から粘膜筋板に達する（図17.8 参照）．胃小窩と下方にある腺との間に，**峡部** isthmus と呼ばれる短い部分がある．胃底腺の峡部は幹細胞の局在する場所（幹細胞ニッチ）であり，この中で幹細胞が増殖し分化する．粘液表面細胞になるように運命づけられた細胞は，胃小窩を上に移動して胃表面に達する．他の細胞は胃底腺上皮の数を維持しつつ，下方に移動する．典型的には，いくつかの腺が1つの胃小窩に開口する．それぞれの腺は狭く比較的長い**頸部** neck segment と，より短い広い基底部あるいは底部を持つ．腺の基底部は通常2つ，ときに3つの枝に分かれ，粘膜筋板の近くでわずかにらせん状になる．胃腺の細胞はさまざまな物質を含む胃液を産生する（約2 L/日）．水と電解質に加えて，胃液には4つの主要な要素が含まれている：

- 塩酸（HCl）は濃度150～160 nmol/Lの範囲で，胃液のpH（<1.0から2.0）を低くする．塩酸は**壁細胞** parietal cell でつくられ，食物中のタンパク質の消化を開始する（物質の酸加水分解を促進する）．塩酸は，不活性のペプシノーゲンを活性酵素であるペプシンに変える．塩酸は静菌性なので，食物と一緒に胃に入ってきた細菌はほとんどが殺される．しかし，胃内容の低いpHに適応できる細菌もある．ヘリコバクター・ピロリは尿素を分解す

るウレアーゼを細胞質と細胞膜に大量に含む．この酵素は活性が高く，細菌の周囲に保護的な塩基性の"アンモニア雲"をつくり出し，胃の酸性環境の中で細菌を生き延びさせることができる（FOLDER 17.1 参照）．

- **ペプシン** pepsin は強いタンパク質分解酵素である．主細胞で産生されたペプシノーゲンから，塩酸によって 5 以下になった pH でペプシンに変わる．ペプシンはタンパク質の内部にあるペプチド結合を切断して，タンパク質を小さなペプチドに加水分解する．ペプチドは小腸の酵素によってさらにアミノ酸へと消化される．
- **粘液** mucus は数種類の粘液産生細胞によって分泌される酸に対して胃を保護する被覆である．粘液と，粘液層の中に含まれた重炭酸塩が中性 pH を維持し，いわゆる**生理的胃粘膜障壁** physiologic gastric mucosa barrier をつくる．さらに，粘液は胃粘膜細胞と胃内容物との間の物理的障壁ともなる．
- **内因子** intrinsic factor はビタミン B_{12} に結合する糖タンパク質で，壁細胞から分泌される．回腸の遠位部でのビタミン B_{12} の吸収に必須である．内因子がないと，悪性貧血とビタミン B_{12} 欠乏を生じる（FOLSER 17.1 参照）．

さらに，**ガストリン** gastrin と他のホルモンおよびホルモン様分泌物は，胃底腺にある腸内分泌細胞によって産生され，粘膜固有層に向けて分泌され，そこで血中に入るか他の胃上皮細胞に局所的に働く．

胃底腺は 4 つの機能的に異なる細胞の型で構成される．

胃底腺を構成する細胞には機能的に 4 つの型がある．それぞれははっきりした外観を示す．加えて，これらの細胞に分化する未分化な細胞もまた存在する．この腺を構成するさまざまな細胞を以下に示す：

- **頸部粘液細胞** mucous neck cell．
- **主細胞** chief cell．
- **壁細胞** parietal cell．**酸分泌細胞** oxyntic cell とも呼ばれる．
- **腸内分泌細胞** enteroendocrine cell．
- **未分化成人型幹細胞** undifferentiated adult stem cell．

頸部粘液細胞は腺の頸部に局在し，壁細胞の間に散在する．

名前の意味するように，頸部粘液細胞は胃底腺の頸部に局

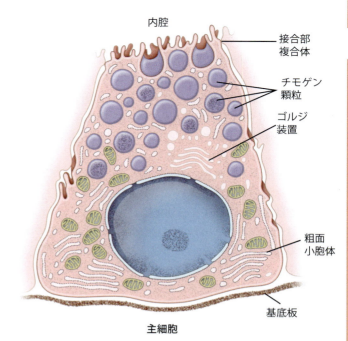

図 17.9 ▲ 主細胞の模式図
細胞の基底部にある大量の粗面小胞体が，この部分が強く好塩基性に染まる理由である．ペプシノーゲンを含む分泌小胞（チモゲン顆粒）と少量のリパーゼは必ずしも適切に保持されないので，細胞のこの頂部の染色性はいくぶん不定である．この細胞は胃分泌の前駆体酵素を産生し分泌する．

在する．通常，これらの細胞の間に壁細胞が散在する．頸部粘液細胞は表面粘液細胞よりもずっと背が低く，頂部細胞質のムチン原顆粒もずっと少ない．その結果，これらの細胞ではムチン原顆粒の集合が目立つことはない．また核は，表面粘液細胞の顕著な長い核に比べて，丸い傾向がある．

表面粘液細胞が高アルカリ性の非可溶性・不透明な粘液を産生するのに比べて，頸部粘液細胞は，低アルカリ性の粘液を分泌する．ムチン原顆粒の放出は迷走神経刺激によって誘導され，静止している胃ではこれらの細胞からの分泌は起こらない．これら頸部粘液細胞は胃底腺の頸部に存在する幹細胞から分化する．

主細胞は胃底腺の深い部分に局在している．

主細胞は典型的なタンパク質分泌細胞である（図 17.9 お

FOLDER 17.2　臨床関連事項：ゾリンジャー・エリソン症候群

ガストリンの過剰分泌は，通常十二指腸や膵島に局在するガストリン産生性腸内分泌細胞の腫瘍に由来する．この**ゾリンジャー・エリソン症候群** Zollinger-Ellison syndrome あるいはガストリノーマとして知られる状態は，持続的な壁細胞の刺激による塩酸（HCl）の過剰分泌を特徴とする．過剰の酸は十二指腸で十分に中和されず，胃および十二指腸潰瘍が生じる．この症候群の患者の 95% に胃潰瘍が存在し，十二指腸潰瘍よりも 6 倍も多い．ゾリンジャー・エリソン症候群の患者は，間欠的な腹痛や下痢，脂肪便（多量の脂肪を含む便を排泄する）を特徴とすることがある．症候を持たない患者で，胃と小腸に重篤な潰瘍があって，特に従来の治療に反応しない場合，過剰にガストリンを産生する腫瘍があることを疑われなければならない．かつてのゾリンジャー・エリソン症候群の治療は，塩酸産生を刺激する壁細胞膜受容体をブロックすることに関連するものであった．最近，プロトンポンプ阻害剤の投与が，塩酸過剰分泌の管理において選択すべき治療法になった．さらに可能であれば，腫瘍の外科的切除がガストリンの産生源を取り除き，症状を緩和する．

およびPLATE 57, p.610). 細胞質基底部の豊富な粗面小胞体により, 細胞のこの部分は好塩基性の染色性を示す. 一方, 頂部の細胞質は好酸性である. この好酸性は分泌顆粒のためであり, この顆粒はチモゲン顆粒と呼ばれる（酵素前駆物質を含むため酵素原顆粒とも呼ばれる). この好塩基性によって, 特にH&E染色切片でこれらの細胞を容易に同定できる. 分泌顆粒が適切に保存されていないと, この好塩基性が弱い, またはないことがある. 主細胞はペプシノーゲンと少量のリパーゼを分泌する. 酸性の胃液に触れると, ペプシノーゲンはタンパク質分解酵素であるペプシンに変換される.

壁細胞は塩酸と内因子を分泌する.

壁（酸分泌）細胞は, 胃底腺の頸部の頸部粘液細胞の間と, 胃底腺の深部に存在する. 壁細胞は頸部の上部と中部に最も多い. 細胞は大きく, ときに2つの核を持ち, 切片では尖端を腺の内腔に向け, 基底部は基底膜にのった三角形に近い形をしている. 核は丸く, 細胞質はエオジンなどの酸性色素で染まる. この大きさと特徴的な染色性のため, 胃底腺の中で他の細胞から容易に区別できる.

透過型電子顕微鏡で観察すると, 壁細胞（図17.10）は, 腺の内腔と交通している広範な**細胞内細管系** intracellular can-

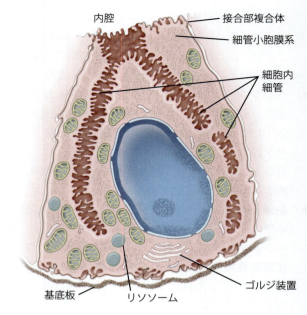

図17.10 ▲ 壁細胞の模式図
壁細胞の細胞質はエオジンで染まる. その理由は主として, 細胞内細管を構成する大量の膜および細管小胞膜系, ミトコンドリア, 比較的少数のリボソームのためである. この細胞は塩酸と内因子を産生する.

FOLDER 17.3　機能的考察：消化管の内分泌システム

腸内分泌細胞は特殊化した細胞で, 消化管の粘膜に存在する. この細胞は胃腸管のすべての上皮細胞の1％以下を占めるにすぎないが, 腸内分泌細胞全体では生体の最大の"器官"を形成する. 腸内分泌細胞は, 胚子の前腸の上皮の陥入に起源を持つ他の内胚葉由来物である膵臓の導管や, 肝臓, 呼吸器にもみられる. これらの腸内分泌細胞は**中枢神経系** central nervous system (**CNS**) にあって多数の同じホルモンと信号物質を分泌する神経分泌細胞に酷似しているので, 神経内分泌細胞とも呼ばれている. これらの細胞のほとんどは, 消化管のいかなる部分にも細胞群として集合してしない. むしろ, 腸内分泌細胞は消化管上皮の全長にわたって単独で分散している. このため, これらは**びまん性神経内分泌系** diffuse neuroendocrine system (**DNES**) の一部を構成すると言い表されることがある. 図17.13は胃腸ペプチドが産生される胃腸管の部位を示す. この分布パターンに対する重要な例外は, 膵臓にみられる. ここでは, やはり胚子の前腸から生じる膵芽に由来する腸内分泌細胞が, 膵臓のランゲルハンスの内分泌島と呼ばれる特殊な集合体を形成している（p.647参照).

現在の考え方では, DNESはニューロンと内分泌細胞の両方を含む. 両方とも特異的マーカー（たとえば神経ペプチドやクロモグラニン, 神経ペプチドプロセッシング酵素）の発現や, **濃染芯分泌顆粒** dense-core secretory granule の存在を含む共通の特徴を共有している. 腸内分泌細胞の分泌産物はさまざまな遺伝子に由来する. それらは**選択的** alternative スプライシングと**区別的** differential プロセッシングのために異なる形で発現されている. 腸内分泌細胞の分泌はGタンパク質共役型受容体とチロシンキナーゼ活性とで制御されている. クロモグラニンAは濃染芯分泌顆粒の生合成を制御し, 一方, クロモグラニンBは産生されたペプチドを選り分けて, 分泌小胞に詰めるのを調節するという証拠がある. 表17.1に重要な胃腸ホルモンおよびそれらが由来する部位と主要な機能がリストにあげてある.

DNES細胞の形質転換が**胃腸膵** gastroenteropancreatic (**GEP**) 神経内分泌腫瘍の発生の原因である. これらの腫瘍は胃腸管と膵臓のまれな腫瘍にあたり, しばしば内分泌的に活性のある作用物質を分泌して, 明らかな臨床症候群の原因となる. 虫垂は, 胃腸管の神経内分泌腫瘍の最も頻度の高い起源となる部位である. 古典的な例は, 腫瘍から分泌される内分泌的に活性のある物質で引き起こされるカルチノイド症候群である. 症候は（セロトニンによって引き起こされる）下痢や, 散発的な紅潮, 気管支収縮, 右側の心臓弁膜疾患である.

いくつかの腸内分泌細胞は機能的には, **APUD細胞**（**アミン前駆物質取り込み脱炭酸細胞** amine precursor uptake and decarboxylation cell) とも分類されうる. しかし, これらの細胞を, 胚子の神経堤に由来して身体の他の場所に移動するAPUD細胞と混同してはいけない. APUD細胞は呼吸上皮や副腎髄質, ランゲルハンス島, 甲状腺（傍濾胞細胞), 脳下垂体を含む組織や器官におけるさまざまな調節物質を分泌する. 腸内分泌細胞は, 消化管の他の上皮細胞すべてが由来する同一の幹細胞の子孫から分化する. たとえ2つの異なった細胞が同様の産物を産生するという事実があっても, それら

（次ページに続く）

FOLDER 17.3　機能的考察：消化管の内分泌システム（続き）

が同じ起源を持つことを意味しない．
　腸内分泌細胞は，ガストリン，グレリン，セクレチン，コレシストキニン（CCK），胃抑制性ペプチド（GIP），モチリンなどの消化管ホルモンだけでなく，パラクリンホルモンも産生する．パラクリンホルモンは，標的細胞まで血流によって運ばれるのではなく，標的細胞へと局所的に拡散することが内分泌ホルモンと異なる．消化管と膵臓でパラクリン物質として働くとされている有名なホルモンであるソマトスタチンは，他の消化管細胞や膵島内分泌細胞を抑制する．
　確立された消化管ホルモンに加えて，いくつかの消化管ペプチドはいまだにホルモンやパラクリンホルモンに分類されていない．これらのペプチドは"候補"あるいは"想定される"ホルモンと呼ばれている．
　胃腸粘膜から単離され局所的に作用するその他の物質に，神経伝達物質がある．これらの物質は標的細胞の近くの神経末端から分泌される．標的細胞はたいてい粘膜筋板や外筋層，あるいは血管の中膜の平滑筋である．腸内分泌細胞は，中枢神経系と自律神経系の内臓部分にも信号を送り，求心性神経を活性化する神経伝達物質を分泌することもできる．アセチルコリン（ペプチドではないが）に加えて，消化管の神経線維に存在するペプチドは，血管作動性腸管ポリペプチド（VIP），ボンベシン，エンケファリンである．このように，特殊なペプチドは内分泌細胞やパラクリン細胞によって産生され，神経線維にも局在しうる．

---

alicular system を持っている．多数の微絨毛が細管の表面から突出し，細管に隣接する細胞質に精巧な**細管小胞膜系** tubulovesicular membrane system が存在する．活発に分泌している細胞では微絨毛の数が増加し，細管小胞系が著しく減少するか，あるいは消失する．細管小胞系の膜は活発なプロトンポンプを含む細胞膜の貯蔵所である．この膜成分は，細管の表面積を増やし，酸産生に利用できるプロトンポンプの数を増やすように，細管の細胞膜に組み込まれる．入り組んだクリステと多数のマトリックス顆粒を含む多数のミトコンドリアが，酸産生に必要な大量のエネルギーを供給する．

塩酸は細胞内細管の内腔でつくられる．

　壁細胞は，塩酸分泌を活性化する物質に対する3つの異なる型の膜受容体を持つ．**ガストリン** gastrin，**ヒスタミン H_2** histamine H_2，**アセチルコリン M_3** acetylcholine M_3 に対する受

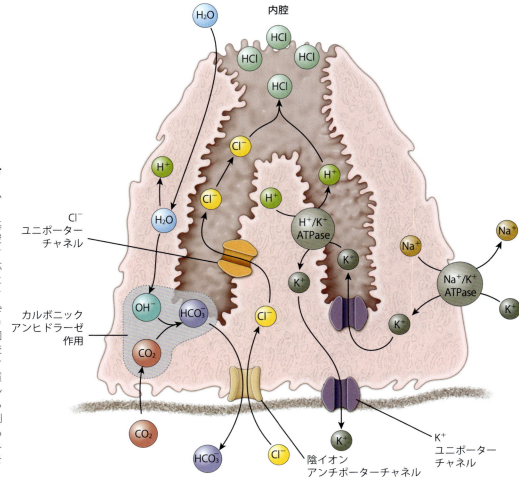

図17.11 ▲ 壁細胞における塩酸合成の模式図

壁細胞は刺激された後で，いくつかの段階を経て塩酸の産生にいたる．血液からの二酸化炭素（CO_2）が基底膜を通って細胞の中に拡散して炭酸（H_2CO_3）を形成する．炭酸は H^+ と HCO_3^- とに分解される．この反応はカルボニックアンヒドラーゼによって触媒され，細胞質の中の H^+ 産生を導き，次いで Na^+/K^+-ATPase プロトンポンプによって膜を横切って細胞内細管の内腔へ運ばれる．同時に細管の中の K^+ が H^+ イオンと交換で細胞内に輸送される．塩素イオン（Cl^-）もまた，壁細胞の細胞質から細管の内腔へ膜の Cl^- チャネルによって輸送される．H^+ と Cl^- から塩酸が形成される．基底側および側壁の細胞膜の Na^+/K^+-ATPase にもちろん，HCO_3^-/Cl^- 陰イオンチャネルが細胞内の両イオンの正常濃度を維持している．

容体である．消化管ペプチドホルモンであるガストリンによってガストリン受容体が活性化されることが，壁細胞活性化の主要な経路である（FOLDER 17.2）．刺激の後，塩酸産生のいくつかのステップが進む（図17.11）：

- 壁細胞の細胞質の中で，酵素であるカルボニックアンヒドラーゼによってH^+の産生が生じる．この酵素は炭酸（H_2CO_3）をH^+とHCO_3^-に加水分解する．炭酸の合成に必要な二酸化炭素（CO_2）は，粘膜固有層の毛細血管から基底膜を横切って拡散し，この細胞の中へ入る．
- 細胞質から細管の腔へ膜を横切ってのH^+の輸送は，H^+/K^+-ATPase プロトンポンプによる．同時に，細管からのK^+はH^+と交換で細胞質に輸送される．
- 壁細胞の細胞質から細管の内腔へのK^+とCl^-の輸送は，細胞膜内のK^+とCl^-チャネル（共輸送，ユニポーター）の活性化による．
- 細管の内腔に輸送されたH^+とCl^-からHClが形成される．

ヒトでは，内因子は壁細胞（他のいくつかの種では主細胞）によって分泌される．その分泌は胃酸分泌を刺激するのと同じ受容体によって刺激される．内因子は44 kDaの糖タンパク質で，胃と十二指腸でビタミンB_{12}と複合体を形成する．これは，次にこのビタミンが回腸から吸収されるのに必要なステップである．内因子あるいは壁細胞に対する自己抗体は，ビタミンB_{12}の吸収不良と悪性貧血を生じる．

腸内分泌細胞は，その産生物質を粘膜固有層およびその下に位置する血管に分泌する．

腸内分泌細胞は胃底腺のどの高さにもあるが，基底部に多い傾向がある（FOLDER 17.3）．一般的に，2つのタイプの

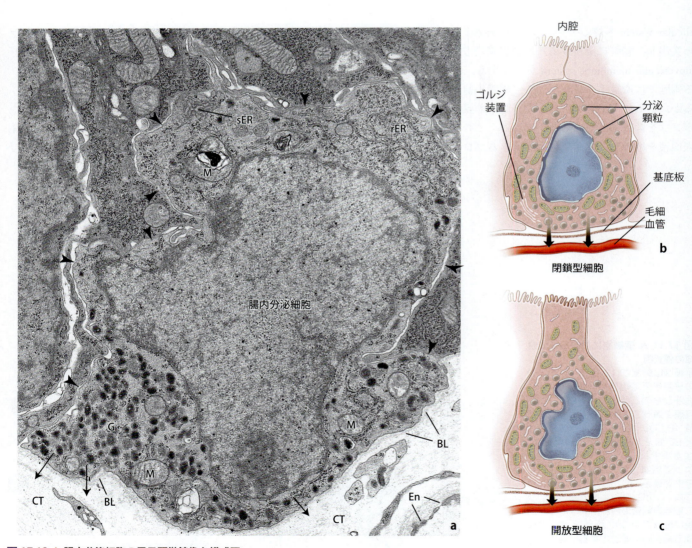

図17.12 ▲ 腸内分泌細胞の電子顕微鏡像と模式図
a. この電子顕微鏡像は閉鎖型腸内分泌細胞の一例を示す．▶は腸内分泌細胞と隣接する上皮細胞の境界を示す．基底部では，腸内分泌細胞が基底膜（BL）の上にのっている．この細胞は上皮表面にも内腔表面にも伸び出していない．細胞の基底部の多数の分泌顆粒（G）は，→の向いた方向に基底膜を横切って結合組織の中（CT）に分泌される．En：毛細血管の内皮，M：ミトコンドリア，rER：粗面小胞体，sER：滑面小胞体．**b.** この図は，閉鎖型腸内分泌細胞が上皮の表面に到達しないことを示すように描かれている．分泌小胞は，一般には所定の手順で内容物調製中に消失する．他に特徴的なオルガネラがないので，核はH&E染色切片では少量の明るい細胞質によって取り囲まれているようにみえる．**c.** 開放型腸内分泌細胞が上皮表面まで伸びている．微絨毛は味覚受容体を持っていて，甘味や苦味，旨味感覚を感知できる．これらの細胞は頂部表面の化学受容体細胞としての役割を果たしており，この上皮の表面の環境をモニターする．

腸内分泌細胞が胃腸管の全長にわたって区別できる．それらのほとんどは小さい細胞で，基底膜の上にのっているが常に内腔にまで達しているわけではなく，閉鎖型腸内分泌細胞として知られている（図17.12aおよびb，PLATE 57，p.610）．しかし，いくつかの細胞からは微絨毛を持つ細い細胞質が伸び，内腔に露出している（図17.12c）．これらは開放型腸内分泌細胞と呼ばれている．開放型腸内分泌細胞は一次化学受容体の役割を果たしており，腺腔の内容物をサンプリングして，これらのサンプルから得られた情報をもとにホルモンを分泌することが知られている．味覚受容体は，特殊化した口腔粘膜の味蕾にみられるのと同様に（p.530～533），甘味，苦味，旨味感覚を感知でき，開放型腸内分泌細胞の自由表面にあるとみなされている．これら受容体はCHAPTER 16で記載されたGタンパク質共役型受容体のT1RおよびT2Rファミリーに属する．しかし閉鎖型腸内分泌細胞からの分泌は，腺腔の内容物による神経性およびパラクリンメカニズムで間接的に制御されている．

電子顕微鏡で観察すると，細胞質全体に小さな膜に囲まれた分泌顆粒がみられる．しかしH&E染色では，一般的に分泌顆粒は失われ，染色される主要な物質がないために，細胞質は明るくみえる．腸内分泌細胞は大きさが小さくはっきりと染まらないため，同定するのが困難であるが，細胞の明るい細胞質が隣接する主細胞や壁細胞と対照的に目立つことから容易に認識できる．

少し前の文献中では，腸内分泌細胞は，銀塩やクロムに対する染色性に基づいて与えられた名前で**腸クロム親和性細胞** enterochromaffin cellや**銀親和細胞** argentaffin cell，**好銀性細胞** argyrophil cellと呼ばれていた．現在これらの細胞は細胞が分泌する20以上のペプチドやポリペプチドホルモン，あ

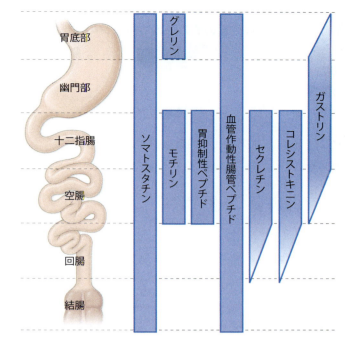

図17.13 ▲ 消化管ホルモン
この図は腸管中の腸内分泌細胞によって産生される消化管腸ペプチドホルモンの分布を示す．

るいはホルモン様制御因子に対する免疫化学的染色法によって同定されている（これら因子の一覧と作用は図17.13と表17.1，および表17.2に記載されている）．透過型電子顕微鏡によって，少なくとも17種の異なる腸内分泌細胞が，その大きさや形，分泌顆粒の濃度に基づいて記載されている．

2）胃粘膜の噴門腺

噴門腺は粘液分泌細胞によって成り立っている．

噴門腺は食道の開口部を取り巻く胃の狭い領域（噴門）に

表17.1　消化管ホルモンの生理的活性

ホルモン	合成部位	主な活性	
		刺激する	抑制する
ガストリン	胃のG細胞	胃酸分泌	
グレリン	胃のGr細胞	成長ホルモン分泌 食欲と空腹の知覚	脂質代謝 脂肪細胞での脂肪の利用
コレシストキニン（CCK）	十二指腸と空腸のI細胞	胆嚢収縮 膵酵素分泌 膵臓HCO_3^-分泌 膵臓の成長	胃を空にすること
セクレチン	十二指腸のS細胞	膵酵素分泌 膵臓HCO_3^-分泌 膵臓の成長	胃酸分泌
胃抑制性ペプチド（GIP）	十二指腸と空腸のK細胞	インスリン分泌	胃酸分泌
モチリン	十二指腸と空腸のMo細胞	胃の運動 腸の運動	

Johnson LR ed. Essential Medical Physiology. Philadelphia: Lippincott-Raven, 1998より改変．

表 17.2 消化管のその他のホルモンの生理的活性

ホルモン	産生部位	主な活性	
		刺激する	抑制する
ホルモン候補			
膵臓ポリペプチド	膵臓のPP細胞	胃を空にすること 腸の運動	膵酵素分泌 膵臓重炭酸分泌
ペプチドYY	回腸と結腸のL細胞	結腸での電解質と水の吸収	胃酸分泌 胃を空にすること 食物摂取
グルカゴン様ペプチド-1（GLP-1）	回腸と結腸のL細胞	インスリン放出	胃酸分泌 胃を空にすること
パラクリンホルモン			
ソマトスタチン	消化管全般の粘膜のD細胞		ガストリン分泌 胃酸分泌 他の胃腸ホルモンの放出
ヒスタミン	消化管全般の粘膜	胃酸分泌	
神経分泌ホルモン			
ボンベシン	胃	ガストリン放出	
エンケファリン	消化管全般の粘膜と平滑筋	平滑筋の収縮	小腸分泌
血管抑制性ペプチド（VIP）	消化管全般の粘膜と平滑筋	膵酵素分泌 小腸分泌	平滑筋の収縮 括約筋収縮

Johnson LR, ed. Essential Medical Physiology. Philadelphia: Lippincott-Raven, 1998 より改変.

限局して存在する．その分泌物は，食道噴門腺からの分泌物と協同して胃液の成分となり，胃逆流から食道粘膜上皮を保護するのを助けている．腺は管状で，いくらか渦を巻き，時として分岐している（図17.14およびPLATE 56, p.608）．噴門腺は主として粘液分泌細胞から構成されていて，一部では腸内分泌細胞が間に挟まっている．これらの粘液分泌細胞の外観は，食道噴門腺の細胞の外観と類似している．細胞は基底部に扁平な核を持ち，頂部の細胞質は一般的にはムチン顆粒でみたされている．細長い核を持つ円柱上皮を含む短い導管部分が，腺の分泌部とそこに向けて腺が分泌する浅い凹みとの間に挟まるように存在する．この導管部分は表面粘液細胞と腺細胞がつくられる場所である．

3）胃粘膜の幽門腺

胃粘膜の幽門腺は表面粘液細胞と類似していて，幽門粘膜の保護を助けている．

幽門腺は幽門前庭（胃の底部と幽門の間の部分）に限局して存在する．幽門腺は分岐し渦を巻いたような形の管状腺である（PLATE 58, p.612）．内腔は比較的広く，分泌細胞は外観が表面粘液細胞に類似していて，分泌物が比較的粘稠なことを示唆している．腸内分泌細胞が時として壁細胞とともに腺上皮の間に挟まっている．これらの腺は，粘膜の厚さの半分を占める深い胃小窩に向けて分泌する（図17.15）．

B. 胃における上皮細胞の更新

表面粘液細胞はほぼ3〜5日ごとに更新されている．

胃小窩と胃底腺の間の狭い部分である峡部において，有糸

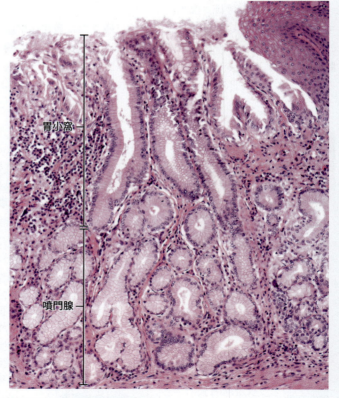

図17.14 ▲ 噴門腺の顕微鏡像
この顕微鏡像は食道胃接合部を示す．写真の右上角に食道の重層扁平上皮があることに注意されたい．噴門腺は管状で，いくらか曲りくねり，ときに分岐している．これらの腺は主として，食道腺の細胞に外観が似ている粘液分泌細胞から構成されている．分泌された粘液は円柱状細胞を含む短い導管部分を経て，胃小窩に達する．240倍．

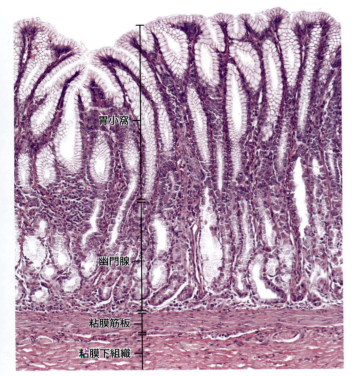

図 17.15 ▲ 幽門腺の顕微鏡像
この顕微鏡像は幽門の壁を示す．幽門腺はほぼ全長にわたりまっすぐであるが，粘膜筋板の近くではわずかに曲りくねる．内腔は比較的広く，分泌細胞は外観が表面粘液細胞と似ており，比較的粘性の高い分泌物を産生していることを示唆している．これらの腺は粘膜に限局し，胃小窩に分泌物を放出する．しかし，小窩と腺の境界は型どおりのH&E染色では確定するのが難しい．120倍．

に移動してきた新しい細胞によって置き換わると推定されている．それと対照的に，頸部粘液細胞の寿命は約6日と非常に短い．

C. 粘膜固有層と粘膜筋板

胃の**粘膜固有層** lamina propria は比較的疎で，胃小窩と腺を取り巻く限られた空間に限局して存在する．基質は主として細網線維からなり，線維芽細胞と平滑筋細胞が加わっている．その他の構成要素には免疫系の細胞，すなわちリンパ球，形質細胞，マクロファージ，少数の好酸球が含まれる．よくあることだが，炎症が起こると好中球が優勢になることがある．時としてリンパ小節も存在し，多くの場合部分的に粘膜筋板内に突出する．

粘膜筋板 muscularis mucosa は2つの比較的薄い層からなり，おおむね内輪および外縦として配列している．ある部位では3番目の層があり，その方向は輪状パターンである傾向がある．平滑筋の細い紐が粘膜筋板の内層から粘膜固有層の表面に向かって伸びている．これらの粘膜筋板の中の平滑筋は胃腺分泌の流出を助けると考えられている．

分裂によって新たな細胞がつくられるために，表面粘液細胞の寿命は3〜5日と比較的短い（図17.16）．胃底腺の峡部は，有糸分裂して継続的に細胞を新しく供給する組織幹細胞の貯蔵庫を含んでいる．この部位で新しくつくられた細胞のほとんどは表面粘液細胞になる．これらの細胞は胃小窩の壁を上に移動していき，胃の内腔表面に達し，最後には胃内腔に落ちる．

胃底腺の細胞は相対的に長い寿命を持つ．

別の細胞は峡部から胃腺に向けて下に移動して，胃腺を構成する細胞，すなわち壁細胞，主細胞，粘液腺細胞，腸内分泌細胞となる．これらの細胞は寿命が比較的長い．壁細胞は寿命が最も長く，約150〜200日である．壁細胞は同じ未分化幹細胞から生じてくるにもかかわらず，その寿命は明らかに他とは異なっている．最近，壁細胞がかつてはヒトの胃の細胞と共生関係にあったアカパンカビの一種 Neurospora crassa に起源を持つという仮説が出されている．この仮説の基盤は，ヒトの壁細胞にみられるプロトンポンプ（H^+/K^+-ATPase）がこの細菌にみられるプロトンポンプと強い遺伝的類似性を持つことにある．この細菌のDNAはおそらくウイルスの助けによって幹細胞の核に運ばれた後，組み込まれたと考えられている．

主細胞と腸内分泌細胞は60〜90日生存し，峡部から下方

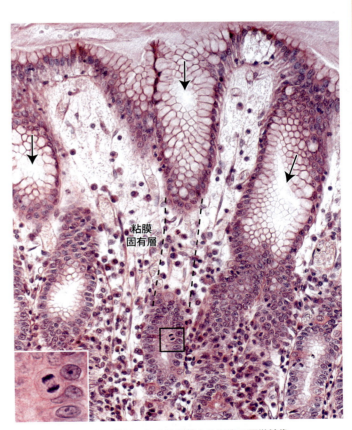

図 17.16 ▲ 幽門腺の峡部における分裂中の細胞の顕微鏡像
この顕微鏡像では，胃小窩が小窩の軸に対して斜めの面で切られている．この切片上では胃小窩（→）は粘膜固有層に囲まれた表面上皮の陥入として認められることに注意．粘膜固有層は，多数のリンパ球の存在のために，高度に細胞に富む．240倍．**挿入図．**この長方形でさし示された高倍率像の部位は，峡部にある分裂中の細胞を示す．580倍．

D. 胃の粘膜下組織

粘膜下組織 submucosa は緻密結合組織で構成され，粘膜下神経叢（**マイスナー叢** Meissner's plexus）を構成する神経線維と神経節細胞はもちろんのこと，さまざまな量の脂肪組織と血管をも含む．粘膜下神経叢は粘膜下組織の血管と粘膜筋板の平滑筋を支配する．

E. 胃の外筋層

胃の**外筋層** muscularis externa は伝統的に，外縦層，中輪層，内斜層からなると記載されている．実際には明瞭な層を識別するのが困難なこともあるため，この記載はいくらか誤解を招きやすい．他の球形の中空な器官（たとえば胆嚢，膀胱，子宮など）のように，胃の外筋層の平滑筋はいくぶん"層"という用語が意味するより無秩序に並んでいる．さらに，胃表面の前面と後面の大部分では縦層は欠けており，食道付近の領域では輪層がわずかしか発達していない．不完全に消化された内容物を小腸に進めるのはもちろん，消化過程で糜粥を混ぜる役割に関わるため，筋層の配列は機能にとって重要である．神経節細胞の群と無髄神経線維の束が筋層の間に存在する．あわせてこれらが筋層間神経叢（**アウエルバッハ神経叢** Auerbach's plexus）になり，筋層を支配する．

F. 胃の漿膜

胃の**漿膜** serosa は消化管一般について上述したとおりである．胃の漿膜は大網によって腹腔の壁側腹膜と連続し，小網によって肝臓の臓側腹膜と連続している．その他には特別な特徴はない．

4. 小腸

小腸 small intestine は消化管の中で最も長い構成要素であり，6 m を超え，3 つの解剖学的部分に分けられる．

- **十二指腸** duodenum（〜 25 cm の長さ）は小腸の最初の，最も短く最も広い部分である．十二指腸は幽門から始まり，十二指腸空腸連結部で終わっている（PLATE 59，p.614）．
- **空腸** jejunum（〜 2.5 m の長さ）は十二指腸空腸連結部で始まり，小腸の上部 5 分の 2 を構成する．空腸は形態的特徴を次第に変化させて回腸になる（PLATE 60，p.616）．
- **回腸** ileum（〜 3.5 m の長さ）は空腸の続きで，小腸の下部 5 分の 3 を構成する．回腸は回腸遠位と盲腸を連結する回盲連結部で終わっている（PLATE 61，p.618）．

小腸は消化と，消化による産物の吸収のための主要な場所である．

胃からの糜粥は十二指腸に入り，ここに膵臓からの酵素と肝臓からの胆汁が分泌され，可溶化と消化の過程が続く．酵素，特にジサッカラーゼとジペプチダーゼが**小腸吸収細胞** intestinal absorptive cell（**腸細胞** enterocyte）の微絨毛の糖衣にも局在している．これらの酵素は，ほとんどの糖とタンパク質の単糖とアミノ酸への分解を完成させる．糖とタンパク質は，単糖とアミノ酸まで消化されてから吸収される（FOLDER 17.4）．糜粥や膵臓と肝臓からの分泌物とともに小腸に達した水と電解質も，小腸，特にその遠位部で再吸収される．

輪状ヒダ，絨毛，微絨毛は小腸の吸収表面面積を増加させる．

小腸の吸収表面面積は，粘膜下組織と粘膜の組織と細胞の分化によって増加する．

- **輪状ヒダ** plicae circulares / circular fold は**ケルクリング** Kerckring ヒダとも呼ばれ，粘膜下組織の芯を含む横方向のヒダ構造である．それぞれの輪状ヒダは輪状に配向し，内腔の周囲の長さの約半分から 3 分の 2 にわたる（図 17.17）．このヒダは幽門を越えて約 5 〜 6 cm のところで現れる．輪状ヒダは十二指腸の遠位部と空腸の開始部で最も数が多く，回腸の中ほどで大きさと数も減少する．
- **絨毛** villi は理論的な粘膜表面から内腔に向かって 0.5 〜

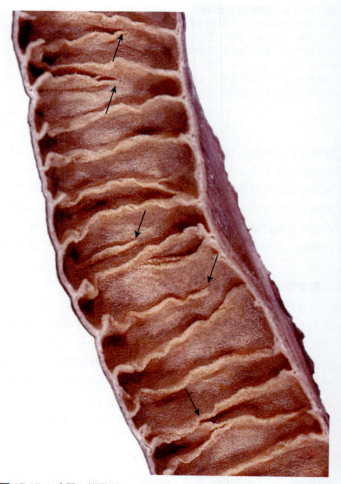

図 17.17 ▲ 小腸の粘膜表面の写真
ヒトの空腸の粘膜表面を示す．輪状の皺（輪状ヒダ）が横方向に走る一連の隆起物のようにみえる．この一連の隆起は，内腔の全周ではなく部分的に伸びている．そのため，輪状の皺は内腔表面に沿ったさまざまな場所で終わって（始まって）いるようにみえる（→）．粘膜全体は，絨毛の存在のためにビロードのような外観を呈する．

FOLDER 17.4　機能的考察：腸細胞の消化および吸収機能

腸細胞の微絨毛の細胞膜は，吸収のみならず消化にも役割を果たしている．消化酵素は細胞膜に固定され，それらの**機能的基** functional group は外に伸びて糖衣の一部になる．この配列により，消化の最終産物がその吸収部位に近づくことができる．これらの酵素にはペプチダーゼとジサッカリダーゼが含まれる．頂部表面の微絨毛の細胞膜には，酵素エンテロペプチダーゼ（エンテロキナーゼ）も含まれる．この酵素はトリプシノーゲンをトリプシンに変換する十二指腸で特別に重要である．トリプシンは次に他のトリプシノーゲンをトリプシンへ変換することを持続できる他，いくつかの他の膵酵素原を活性酵素に変換する（図F17.4.1）．3つの主要栄養素の消化と吸収について，以下に概説する．

炭水化物の最終消化は，腸細胞の微絨毛に結合した酵素によって行われる（図F17.4.2）．ガラクトース，およびグルコース，フルクトースは，静脈性毛細血管に直接吸収され，肝臓門脈系の血管によって肝臓に運ばれる．小児や成人の多数が乳や未醗酵乳製品に耐えられない．なぜならこれらのヒトで

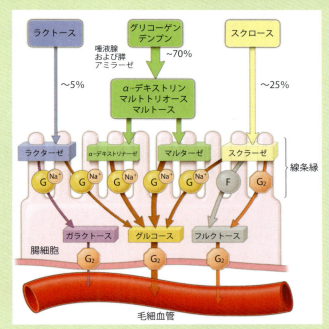

図 F17.4.2 ▲ 腸細胞による炭水化物の分解と吸収を示す模式図
炭水化物は単糖（たとえばグルコース，フルクトース，ガラクトース）あるいは二糖（たとえばスクロース，ラクトース，マルトース），多糖（たとえばグリコーゲン，デンプン）として消化管に送られてくる．炭水化物の消化に関与する酵素は唾液腺と膵臓のアミラーゼに分類される．さらに腸細胞の線条縁においてオリゴ糖と多糖が分解され，3つの基本的な単糖（グルコース，ガラクトース，フルクトース）になる．グルコースとガラクトースは，Na^+依存性グルコーストランスポーター（SGLT1）を使った能動輸送によって腸細胞に吸収される．これらのトランスポーターは頂部の細胞膜に局在している（GおよびNa^+で標識された茶色の円）．フルクトースはGLUT5（Fで標識した灰色の円）とGLUT2 グルコーストランスポーター（G_2で標識したオレンジ色の八角形）を用いた促進 Na^+非依存性輸送によって細胞の中に入る．これら3つの吸収された単糖は，次にGLUT2 グルコーストランスポーターを使って腸細胞の基底膜を通過して，下にある門脈循環の毛細血管内に入り，肝臓内の最終目的地に達する．

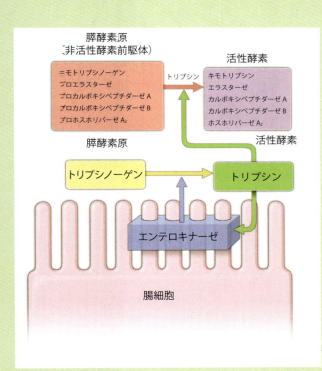

図 F17.4.1 ▲ 膵臓のタンパク質分解酵素の活性化における出来事を示す模式図
膵酵素（タンパク質分解酵素）の大部分は非活性の酵素前駆体として分泌される．糜粥の十二指腸への到着によって，酵素前駆体の活性化の引き金が引かれる．これが粘液細胞を刺激して，エンテロキナーゼ（青いボックス）を糖衣の中に分泌し活性化する．エンテロキナーゼはトリプシノーゲンを活性化して，その活性型であるトリプシン（緑のボックス）に変える．次にトリプシンが他の膵酵素前駆体（赤いボックス）をその活性型（紫のボックス）に変える．活性化タンパク質分解酵素はタンパク質やポリペプチドのペプチド結合を加水分解して，小さいペプチドやアミノ酸に還元する．

は，ラクトースをガラクトースとグルコースに分解する二糖分解酵素である乳糖分解酵素が欠損しているからである．これらのヒトに乳が与えられると，処理されていないラクトースが細菌によって分解されて生じるガスによって鼓腸となり，下痢に苦しむ．この状態は，食事からラクトース（乳糖）が除去されると完全に軽減する．あるヒトでは，乳不耐性は乳糖減少乳製品，あるいは医師の処方不要の薬として入手できる乳糖分解酵素薬（乳糖を消化する酵素）を用いることで，部分的あるいは完全に状態を軽減することがある．

トリグリセリドは，グリセロールとモノグリセリド，長鎖，中鎖，および短鎖脂肪酸に分解される．これらの物質は胆汁酸塩によって乳化されて腸細胞の頂部の中に入る．ここで，このグリセロールと長鎖脂肪酸はトリグリセリドに再合成さ

（次ページに続く）

FOLDER 17.4 機能的考察：腸細胞の消化および吸収機能（続き）

れる．この再合成されたトリグリセリドは最初に滑面小胞体の頂部小胞に現れ（図 17.21 参照），次にゴルジ装置（ここでトリグリセリドが中性脂肪の小滴であるカイロミクロンに変換される），そして最後に，小胞からカイロミクロンが細胞間空隙に分泌される．カイロミクロンは静脈性毛細血管に直接吸収されるのではなく，小腸から，それぞれの絨毛に入り込んでいるリンパ管（中心乳糜管）から運び出される．カイロミクロンに富んだリンパ液は胸管に流れ込み，そこから静脈血系に流入する．血液循環の中でカイロミクロンは急速に分解して，その構成要素である脂質は身体全体で利用される．短鎖および中鎖脂肪酸とトリグリセリドは頂部細胞膜を横切って腸細胞に入り，もっぱら肝門脈および肝臓に続く毛細血管を介して出ていく．

タンパク質の消化と吸収を図 F17.4.3 に示した．タンパク質分解の主要な最終産物であるアミノ酸（約 30%）とオリゴペプチド（約 70%）は腸細胞によって吸収される．アミノ酸吸収のメカニズムは，概念的には炭水化物の吸収と同じである．腸細胞の頂部の細胞膜は少なくとも 4 つの Na^+・アミノ酸共輸送体を持つ．ジペプチドとトリペプチドは H^+・オリゴペプチド共輸送体（PepT1）によって頂部細胞膜を横切って細胞質内に入る．ジペプチドとトリペプチドのほとんどは，次いで細胞質のペプチダーゼによって分解されて遊離アミノ酸になり，続いて（共輸送体の必要なしに）基底膜を通って，その下の門脈循環系の毛細血管に輸送される．アミノ酸吸収の 1 つの異常である**ハートナップ病** Hartnup disease では，ジペプチドを患者に摂取させると血液中に遊離アミノ酸が現れるが，遊離アミノ酸を摂取させると現れない．これは，あるアミノ酸のジペプチドは遊離アミノ酸の吸収に関与する経路とは異なる PepT1 共輸送体で吸収されるという結論を支持する．

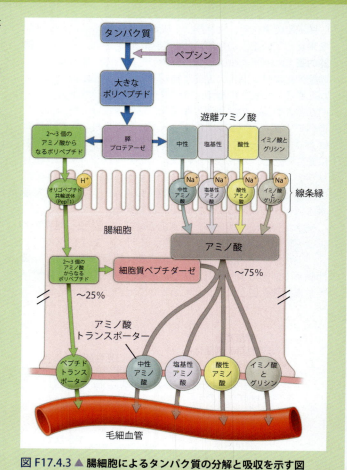

図 F17.4.3 ▲ 腸細胞によるタンパク質の分解と吸収を示す図
消化管に入ってきたタンパク質は，遊離アミノ酸 (aa) や小さなジペプチド，およびトリペプチド断片に完全に消化される．タンパク質の消化は胃の中でペプシンによって始まり，ペプシンはタンパク質を大きなポリペプチドに加水分解する．次のステップは，小腸の中で膵臓のタンパク質分解性酵素の働きによる．この酵素活性化過程を図 F17.4.1 に示した．遊離アミノ酸は 4 つの異なるアミノ酸 Na^+ 共輸送体によって運ばれる．ジペプチドとトリペプチドは，H^+ オリゴペプチド共輸送体（PepT1）によって頂部の細胞膜を横切って細胞の中に入る．ジペプチドとトリペプチドの大部分は細胞質ペプチダーゼによって分解され，遊離アミノ酸は基底膜を通り，その下の門脈循環系の毛細血管に入る．

1.5 mm 伸びた独特な指状あるいは葉状の粘膜からの突出である（図 17.18）．絨毛は小腸の内腔表面を完全に覆っているので，肉眼ではビロードのようにみえる．

- 腸細胞の**微絨毛** microvilli は内腔の表面積を増やす上で主要な役割を果たしている．それぞれの細胞は数千の密に詰まった微絨毛を有する．微絨毛は光学顕微鏡でみることが可能で，細胞の頂部表面の線条の外観（いわゆる**線条縁** striated border と呼ばれる）を呈する．腸細胞とそれらの微絨毛については以下で述べる．

絨毛，腸腺，消化管関連リンパ組織を含む粘膜固有層，粘膜筋板が小腸粘膜の本質的な特徴である．

上述したように，絨毛は粘膜の突出である．絨毛は，単層円柱上皮で覆われた疎性結合組織の芯からできている．絨毛の芯は粘膜固有層の伸び出しで，多数の線維芽細胞，平滑筋，リンパ球，形質細胞，好酸球，マクロファージ，および上皮の基底板の直下に位置する有窓性毛細血管のネットワークが含まれている．さらに絨毛の粘膜固有層の中心には，盲端に終わる毛細リンパ管である中心乳糜管が位置する（図 17.19 および PLATE 60，p.616）．中心乳糜管とともに，粘膜筋板に由来した平滑筋細胞が絨毛内に伸びている．この平滑筋細胞の動きにより，絨毛が間欠的に収縮して短くなり，中心乳糜管から粘膜筋板を取り囲むリンパ管のネットワークへとリ

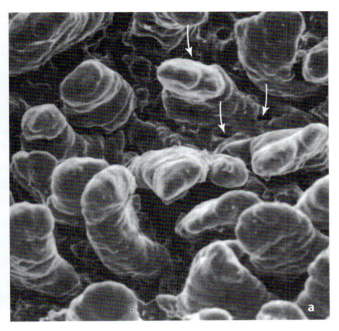
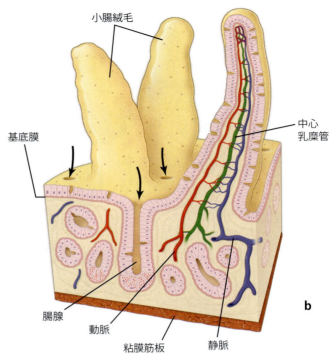

図17.18 ▲ 小腸の腸絨毛
a. この腸粘膜の走査型電子顕微鏡像は絨毛を示す．絨毛の基底部の間に位置する開口部（→）に注意されたい．その開口部は腸腺（リーベルキューン陰窩）に連続している．800倍．b. この三次元模式図は，絨毛を覆っている上皮と腸腺の上皮が連続していることを示している．絨毛の芯を走る血管と，中心乳糜管と呼ばれる盲端に終わる毛細リンパ管に注意すること．絨毛の基底部の間には腸腺の開口部がみえる（→）．また，絨毛の表面の小さな開口部は分泌した杯細胞の局在を示す．

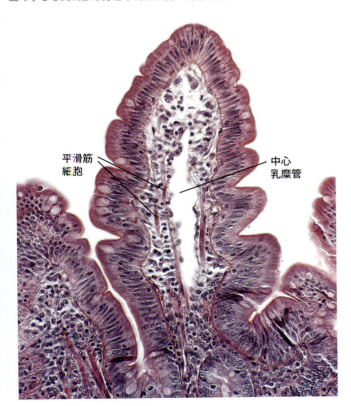

図17.19 ▲ 腸絨毛の顕微鏡像
絨毛の表面は，主として線条縁を有する腸細胞である円柱上皮細胞から構成される．また，杯細胞は明瞭で，細胞頂部ムチン顆粒の集合によって容易に同定される．上皮の下には，高度に細胞に富む疎性結合組織である粘膜固有層が存在する．粘膜固有層は多数の円形細胞を含み，そのほとんどはリンパ球である．それに加えて，平滑筋細胞も同定できる．中心乳糜管と呼ばれる毛細リンパ管が絨毛の中心を占める．この標本のように，中心乳糜管が拡張したときは容易に同定できる．160倍．

ンパを移動させるのであろうと考えられている．

腸腺あるいは**リーベルキューン陰窩** crypt of Lieberkühn は単一管状構造で，粘膜筋板から粘膜固有層の中を伸びて絨毛の底部で小腸の内腔表面に開口する（図17.18参照）．この腺は単層円柱上皮で構成されていて，絨毛の上皮に連続している．

胃におけるように，粘膜固有層は腸腺を取り囲み，特に絨毛内では多数の免疫系の細胞（リンパ球，形質細胞，肥満細胞，好酸球）を含んでいる．また，粘膜固有層は消化管関連リンパ組織（GALT）の主要な構成要素であるリンパ小節を多数含んでいる．リンパ小節は回腸で特に大きく多数あり，小腸の腸間膜の付着部位の反対側に特に優先的に局在している（図17.20）．これらのリンパ小節の集まりは，**集合リンパ小節** aggregated nodule あるいは**パイエル板** Peyer's patch として知られている．肉眼標本ではこれらは白い小斑点の集合にみえる．

粘膜筋板は平滑筋細胞の2つの薄い層でできている．内輪層と外縦層である．上述したように，平滑筋細胞の線維が粘膜筋板から絨毛の粘膜固有層内に伸びている．

少なくとも5種類の細胞が小腸粘膜上皮に存在する．

成熟した小腸上皮の細胞が腸腺と絨毛の表面の両方にみられる．それらの細胞には以下のものが含まれる：

- **腸細胞** enterocyte の基本的機能は吸収．
- **杯細胞** goblet cell は単核の粘液分泌細胞．
- **パネート細胞** Paneth cell の基本的機能は抗菌物質の分泌

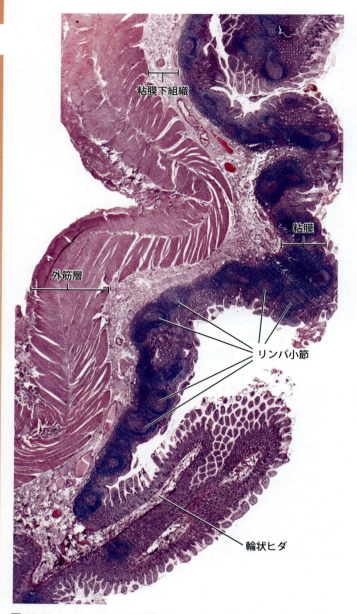

図17.20 ▲ パイエル板の顕微鏡像
この顕微鏡像はヒト回腸の壁の縦断面の切片を示す。粘膜に局在する広範なリンパ小節と、空腸の内腔に飛び出た輪状ヒダの切片に注意すること。パイエル板の中のリンパ小節は主として粘膜固有層の中に位置しているが、多くが粘膜下組織の中へと伸びている。これらのリンパ小節は腸上皮によって覆われていて、腸上皮には腸細胞や少数の杯細胞と、特殊化した抗原輸送M細胞が含まれる。40倍。

によって粘膜の自然免疫を維持すること。
- **腸内分泌細胞** enteroendocrine cell はさまざまなパラクリン物質および内分泌ホルモンを産生する。
- **M細胞** M cell（**ミクロフォールド細胞** microfold cell，微細陥入細胞）は粘膜固有層中のリンパ小節を覆う上皮の中に局在する特殊化した細胞である。

腸細胞は，物質を小腸内腔から循環系に輸送するために特殊化した吸収細胞である．

腸細胞は背の高い円柱状細胞で，基底部に核を持つ（図17.18および図17.21参照）。微絨毛は頂部表面の表面積を600倍も増加させる。光学顕微鏡で内腔面に**線条縁** striated border を形成するのが認められる。

それぞれの微絨毛は縦に並んだアクチンの細線維を芯にしている。このアクチン細線維は微絨毛の先端にある**ビリン** villin に固定され，また**ミオシンI** myosin I 分子によって微絨毛の細胞膜とも接着している。このアクチン細線維は頂部の細胞質まで伸びて**終末網** terminal web に入り込んでいる。終末網は水平に並んだ収縮性の細線維のネットワークで，最も頂部の細胞質の中に層を形成し，接着帯に付随する細胞内高密度部に接着している。終末網の収縮は微絨毛を広げ，微絨毛どうしの間の空間を増し，吸収のための表面積がより露出される。さらに，終末網の収縮は，古くなった細胞が剥脱して上皮のシートに残った孔を"閉じる"のを助けているかもしれない。腸細胞は互いに，あるいは杯細胞，腸内分泌細胞，上皮の他の細胞などと接着複合体によって結合している。

閉鎖結合は腸内腔と上皮細胞間領域の間の関門をつくっている．

腸内腔と生体の結合組織領域との間にある閉鎖結合により，腸細胞によって吸収された物質は選択的に保持される。閉鎖結合のCHAPTERで述べたように，これらの結合の"密着の程度"はさまざまである。

たとえば回腸や結腸にある比較的不浸透性の閉鎖結合では，この関門を横切って溶質を動かすには能動輸送が必要である。最も単純な言い方では，能動輸送システム，たとえば側面細胞膜に存在するナトリウムポンプ（Na^+/K^+-ATPase）が側面細胞膜を横切って閉鎖結合の下にある細胞外腔にNa^+を輸送することによって，細胞質内のNa^+濃度を一過性に減少させる。このNa^+の輸送は細胞間に高Na^+濃度をつくり出し，水を細胞から細胞間腔に入らせ，細胞の水とNa^+濃度両者を減少させる。その結果，Na^+ポンプが機能し続ける限りは，水とNa^+は細胞の頂部表面から細胞内に入り，細胞を通過して側面から出ていく。細胞間腔の浸透圧が上昇すると，この腔に水を引っ張り，基底板を横切ってNa^+と水を結合組織に向けて駆出する静水圧をつくり出す。

十二指腸や空腸のようなより浸透性の高い閉鎖結合のある上皮では，Na^+ポンプはやはり低い細胞内Na^+濃度をつくり出す。しかし，十二指腸や空腸に入ってきた内容物が低浸透圧のときは，Na^+や他の小さな溶質をつけ加えて，相当量の水の吸収が腸細胞の閉鎖結合を直接横切り細胞間腔に向けて生じる。この吸収の機構は**溶媒牽引** solvent drag と呼ばれる。

他の輸送機構もまた，細胞間腔における特定の物質，たとえば糖やアミノ酸，その他の溶質などの濃度を増す。これらの物質は次に細胞間腔内を拡散するか濃度勾配を低い方に流れ，上皮の基底膜を横切って，上皮の直下にある粘膜固有層の内の有窓性毛細血管の中に入る。リポタンパク質粒子のような血管に入るには大きすぎる物質は，リンパ中心乳糜管に入る。

腸細胞の細胞側面には複雑で重なり合った細胞質の突起（ヒダ）があり，隣接する細胞のヒダと嵌合している（図5.24

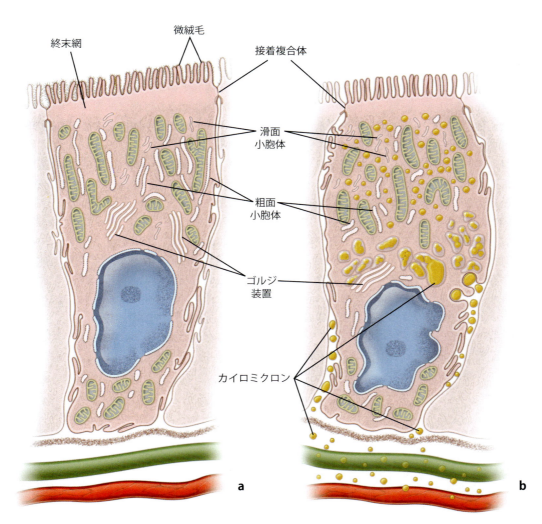

吸収細胞

図17.21 ▲ 吸収の異なる相における腸細胞の模式図
a. この細胞は，頂部表面に線条縁と，腸の内腔を側面の細胞間領域から隔てる接着複合体を持つ．この細胞の主要なオルガネラの特徴的な配置が図に示されている．**b.** この細胞は，透過型電子顕微鏡によって観察した脂肪吸収中の脂質の分布を示す．初めに，脂質は線条縁の微絨毛の付近にみられる．取り込まれると，脂質は細胞の頂部の滑面小胞体の小胞の中にみられる．膜に結合した脂質は細胞の中心まで追跡できる．ここで多くの脂質含有小胞が融合した後，脂質は細胞間隙に放出される．この細胞外脂質はカイロミクロンであり，基底板を通過して，さらにリンパ管（緑色）や血管（赤色）に運搬される．

参照）．このヒダは細胞の側面表面面積を増し，輸送酵素を含む細胞膜の量を増している．特に溶質，水，脂質を能動的に吸収している間は，この**側面ヒダ** lateral plication は互いに離れ，細胞間領域を大きくする．蓄積した溶質と溶媒によって増した静水圧は基底膜を通って粘膜固有層に向かう流れをつくり出す（図5.1参照）．

吸収と輸送に関連した膜の特殊化に加えて，腸細胞の細胞質もまた，これらの機能のために特化している．輸送のためのエネルギーを供給する縦長になったミトコンドリアが，頂部の細胞質内で終末網と核の間に集中して存在している．脂肪酸とグリセロールの吸収，および中性脂肪の再合成に関与する滑面小胞体（sER）の細管と槽が，終末網の下の頂部の細胞質内にみられる．

腸細胞は分泌細胞でもあり，水と電解質の分泌のみならず最終的な消化と吸収に必要な酵素を産生する．

腸細胞 enterocyte の分泌機能は主として頂部の細胞膜に挿入される糖タンパク質酵素の合成で，形態学的には核のすぐ上の領域のゴルジ装置槽の並んだ層板と，ゴルジ装置の側にある自由リボソームと粗面小胞体の存在で示される（図17.21参照）．細胞表面に運ばれるべき糖タンパク質を含む小さな分泌小胞が，頂部の細胞質内で終末網の直下，および側面細胞膜に沿って局在している．しかし，これらの**分泌小胞** secretory vesicle をエンドサイトーシス小胞あるいは小さなリソソームと区別するには，組織化学やオートラジオグラフィ法が必要である．

小腸はまた，水と電解質を分泌する．この働きは主として腸腺の中にある細胞で行われる．これらの腺における分泌は，小腸の糜粥の適切な液状態を保つことによって消化と吸収の過程を助けると考えられている．正常の条件下では，絨毛の腸細胞による液の吸収と，腺の腸細胞による分泌の平衡が保

たれている.

杯細胞は小腸上皮の他の細胞の間に散在する単一細胞腺である.

他の上皮におけるのと同様に，**杯細胞** goblet cell は粘液を産生する．小腸では，杯細胞は十二指腸から回腸の末端にかけて数が増す．また，他の上皮におけるのと同様に水溶性のムチン原は一般的な H&E 染色切片の作製の間に失われてしまうので，正常ではムチン原顆粒を持っている細胞質の部分が空にみえる．透過型電子顕微鏡で観察すると，頂部の細胞質内にムチン原顆粒が大量に蓄積されて，細胞の先端を広げ，隣接する細胞の形をゆがめているのが明らかである（図 17.22）．細胞の先端にムチン原顆粒が大量に蓄積されているのに対して，細胞の基底部分は細い幹に似ている．この基底部分は組織標本では強い好塩基性を示す．この部分はヘテロクロマチンの核，多数の粗面小胞体，リボソームによって占められているからである．ミトコンドリアもまた，基底部細胞質に集中している．顆粒が頂部の細胞質内に蓄積されていることと，基底部の細い幹を持つ特徴的な形が，この杯細胞の名称の由来である．平坦なゴルジ槽が多数並んで，細胞の基底部の隣に新しく形成されたムチン原顆粒のまわりを囲む広いカップ様構造を形成する（図 17.22a 参照）．杯細胞の微絨毛はムチン原顆粒の頂部側面部分を取り巻く薄い細胞質（被膜）の辺縁に限局している．微絨毛は腸腺の下の半分の部位にある未熟な杯細胞でより著明である．

パネート細胞は小腸の正常な細菌叢の制御に役割を果たしている.

パネート細胞 Paneth cell は腸腺の基底部にみられる（パネート細胞は正常の結腸に時として少数みられ，その数はある病理的条件下で増える）．パネート細胞は，好塩基性の基底部細胞質，核上部のゴルジ装置，大きく強好酸性の染色性かつ屈折性の頂部分泌小胞を持つ．この小胞のため，この細胞は通常の組織切片において容易に同定できる（図 17.23）．これらの分泌顆粒には，抗菌酵素リゾチーム，α-ディフェンシン，他の糖タンパク質，アルギニンに豊むタンパク質（おそらく強い好酸性の原因），亜鉛などが含まれている．リゾチームはある種の細菌の細胞壁を消化する．α-ディフェンシンは細胞傷害性 $CD8^+$ T リンパ球においてメディエーターとして働くペプチドと相同である．このような抗菌作用とあ

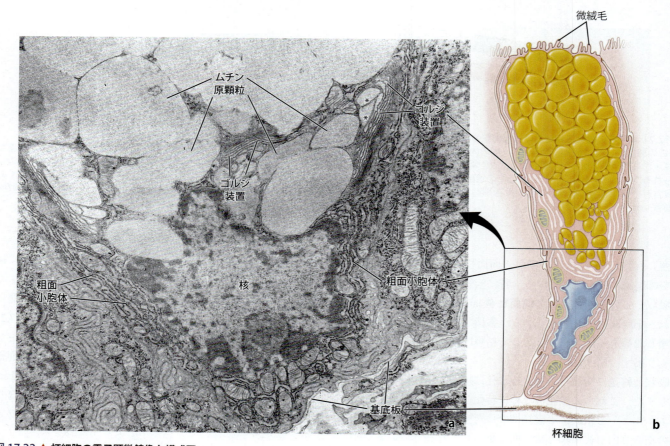

図 17.22 ▲ 杯細胞の電子顕微鏡像と模式図
a. この電子顕微鏡像は，隣の図に描かれた杯細胞の基底部を示す．この細胞は基底板の上にのっている．細胞の基底部は核と粗面小胞体，ミトコンドリアを含んでいる．核のすぐ頂部側にはよく発達したゴルジ装置の像がみられる．粘液産物がゴルジ層板に貯蔵されると，層板は大きくなる（*）．大きなムチン原顆粒が細胞の頂部のほとんどを占めると，まとまって光学顕微鏡でみられる"粘液カップ"を形成する．15,000 倍．**b.** この図は杯細胞全体を示す．この図の四角で囲んだ部分は隣の電子顕微鏡像で得られたとみられる部分を示している．核は細胞の基底部に位置する．細胞の主要な部分はムチン原顆粒でみたされ，光学顕微鏡で明瞭なように粘液の集合を形成している．基底部および粘液の集合部位の下側面には，大きなゴルジ装置の扁平な嚢がある．他のオルガネラは，残りの細胞質全体，特に細胞の基底部の核周囲の細胞質に分布している．

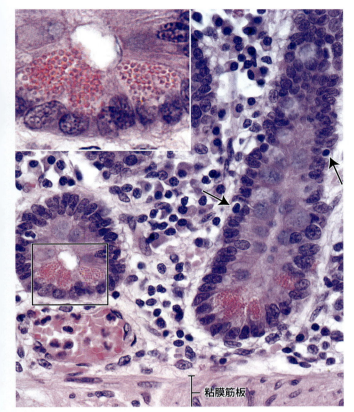

図17.23 ▲ パネート細胞を含む腸腺の顕微鏡像
この顕微鏡像はH&E染色の（空腸）腸腺の基底部である．右の腺は縦に切られていて，他の腺の輪状横断像は左にみえる．パネート細胞は一般には腺の底部に位置し，小胞がエオジンに強く染まるため，光学顕微鏡で容易にみることができる．粘膜固有層は，多数の形質細胞やリンパ球，その他の結合組織細胞を含む．腺の上皮内の数個のリンパ球に注意されたい（→）．240倍．**挿入図**．長方形でさし示された部位の高倍率像は，細胞の基底部の特徴的な好塩基性細胞質，および細胞の頂部における強好酸性，高屈折性の分泌小胞の大量の蓄積を示す．これらの小胞に見出されるアルギニンに富んだタンパク質が，おそらく強い好酸性反応の原因であろう．680倍．

る種の細菌や原生動物を貪食するこれらの能力は，パネート細胞が小腸の正常細菌叢の制御に何らかの役割を果たしていることを示唆している．

小腸の腸内分泌細胞は，胃におけるこの細胞とほとんどすべての同じペプチドを産生する．

小腸の**腸内分泌細胞** enteroendocrine cell は胃に存在している腸内分泌細胞（図17.12参照）と似ている．閉鎖型細胞は腸腺のより下の部分に集中しており，一方，開放型細胞はそれぞれの絨毛のすべてのレベルにみられる．開放型細胞の頂部細胞膜上にみられる味覚受容体の活性化はGタンパク質シグナルカスケードを活性化し，さまざまな胃腸機能を制御するペプチドを分泌する．これらは消化と吸収を誘導する膵臓の分泌制御，脳-腸-脂肪軸の神経経路を活性化することで，エネルギーのホメオスタシス（恒常性）をコントロールすることも誘導する．胃の中の腸内分泌細胞に認められるものとほとんどすべて同じペプチドホルモンが小腸の腸内分泌細胞で証明される（表17.1参照）．コレシストキニン，セクレチン，GIP，モチリンは小腸で分泌される最も活性のある消化器系機能の制御因子である（図17.13参照）．CCKとセクレチンは膵臓と胆嚢の活動を増加させ，胃の分泌機能と運動を抑制する．GIPは膵臓におけるインスリンの分泌を刺激し，モチリンは胃と小腸の運動を開始させる．腸内分泌細胞で産生されるその他のペプチドは，単離されてはいるがホルモンとはみなされていないため，**ホルモン候補** candidate hormone と呼ばれている（p.582）．また，腸内分泌細胞は**パラクリンホルモン** paracrine hormone として働く少なくとも2つのホルモン，ソマトスタチンとヒスタミンを産生している（p.582参照）．パラクリンホルモンとは局所的な効果を示すホルモンで，血流に入り循環しないものである．さらに，いくつかのペプチドは粘膜下組織や外筋層に局在する神経細胞によって分泌される．これらの**神経分泌ホルモン** neurocrine hormone と呼ばれるペプチドは，VIPやボンベシン，エンケファリンを代表とする．これらのペプチドの機能一覧は表17.2に示した．

M細胞は微生物や他の巨大分子を小腸内腔からパイエル板に運搬する．

M細胞 M cell はパイエル板や他の大きなリンパ小節の上を覆う上皮細胞で，周囲の小腸上皮細胞とは明らかに異なる（FOLDER 17.5）．M細胞は極めて興味深い形をしている．これは，おのおのの細胞に細胞外の空間につながった深いポケット様の陥凹が発達しているからである．樹状細胞やマクロファージ，TおよびBリンパ球がこの陥凹部の空間に存在する．このユニークな形のために，M細胞の基底側面表面はその頂部表面から数ミクロン内にあり，エンドサイトーシス小胞が上皮のバリアを横切って移動しなければならない距離を大いに短くしている．頂部表面ではM細胞は微絨毛や糖衣の薄い層よりも微小な突起を持つ．頂部表面は特異的な高分子とグラム陰性細菌（たとえば大腸菌）を結合する糖タンパク質2（GP2）受容体を豊富に発現している．GP2受容体に結合した物質はエンドサイトーシス小胞の中に取り込まれ，ポケット様陥凹の基底側面に運ばれる．この陥凹の中で放出された内容物は，ただちにこの空間に存在している免疫細胞に渡される．このように，M細胞は高度に特殊化した抗原輸送細胞であり，無傷の抗原を小腸内腔から上皮の隔壁を横切って新しい場所に移す．このような方法で免疫細胞に達した抗原は，以下に述べるように消化管関連リンパ組織（GALT）中での反応を刺激する．

中間形細胞は小腸幹細胞ニッチの増殖コンパートメントを構成する．

中間形細胞は，小腸腺の下半分以下に位置する小腸幹細胞ニッチにみられる細胞のほとんどを構成する．これら細胞の増殖コンパートメントを構成する細胞は依然として分裂能を有し，吸収細胞か杯細胞に分化が決定づけられる前にたいていは1〜2回分裂する．これらの細胞は短い不規則な微絨毛を持ち，微絨毛の中の長い芯フィラメントは頂部の細胞質深部，および隣接する細胞との間の多数のデスモソームに伸びている．小さなムチン様の分泌顆粒が，核上部の細胞質の中

FOLDER 17.5　機能的考察：消化管の免疫機能

　免疫学者は，消化器関連リンパ組織は抗原刺激に対して反応するだけでなく，モニター能力でも機能することを示してきた．この機能は，腸管のリンパ小節について部分的に明らかにされた．パイエル板とリンパ小節を覆う上皮の一部であるM細胞は，切片で厚い微絨毛と誤って解釈されうる特徴的な表面を持っている．この細胞は，走査型電子顕微鏡によって容易に同定される．なぜなら，微細陥入が隣接する腸細胞の線条縁を構成する微絨毛と鮮明なコントラストを示すからである．

　糖タンパク質GP2（M細胞の分子マーカー）とともに，M細胞は小腸内腔からタンパク質と細菌をエンドサイトーシスによって小胞の中に取り込み，細胞の中を輸送し，内容物はエキソサイトーシスによって深部の陥凹部に放出される．この陥凹は細胞外の部位に続いている（図F17.5.1）．

　深く陥凹した細胞外間隙中の樹状細胞とリンパ球は，内腔にある抗原などのタンパク質を調べ，それによってそれらの抗原に対する特異的抗体の産生を刺激する．このように抗原にさらされたリンパ球の行く先はいまだに十分には決定されていないが，いくつかは局所のリンパ組織中にとどまり，他は唾液腺や乳腺のような身体の他の場所に行く．唾液腺中では免疫系の細胞（形質細胞）がIgAを分泌し，それを腺上皮がsIgAに変える．ある実験によると，腸のリンパ小節で行われる形質細胞によるIgA産生には，抗原の接触が必要であることが示唆されている．GP2欠損マウスをつくった最近の知見から，GP2と細菌の相互作用はパイエル板における抗原特異的免疫反応において重要な役割を果たしていることが明らかになった．この所見は，感染性疾患に対する新しいワクチンの開発のみならず，腫瘍および炎症性腸疾患の革新的治療法をもたらすかもしれない．

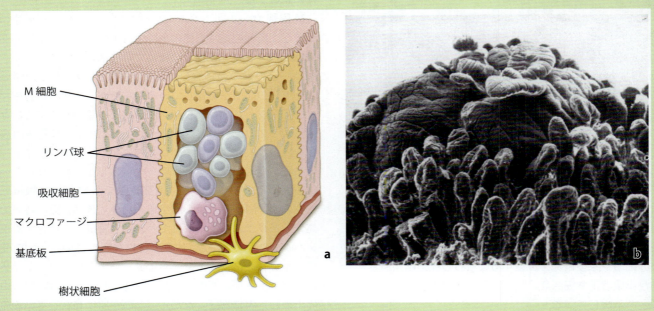

図F17.5.1 ▲ 腸のリンパ小節を覆っているM細胞の図
a. この図はリンパ小節を覆っている上皮の中のM細胞（ミクロフォールド細胞）と吸収細胞との関係を示す．M細胞は上皮細胞で，その頂部表面に微絨毛ではなく微細陥入（ミクロフォールド）を持つ．M細胞は深い陥凹を持ち，そこでリンパ球，マクロファージ，樹状細胞の突起が小腸の内腔に接近する．無傷の抗原が小腸内腔からM細胞の頂部側の細胞質の薄い層を横切って，その陥凹の中にあるリンパ球および他の抗原提示細胞に送られる．**b.** パイエル板リンパ小節が回腸の内腔に突出している走査型電子顕微鏡像．M細胞によって覆われた濾胞の部分に注意すること．濾胞は腸絨毛の指状の突起によって取り囲まれている．M細胞の表面は滑らかな外観を持つ．M細胞によって覆われたこの部分には吸収細胞も粘液産生杯細胞もなく，抗原に対する免疫反応が促進される．80倍．（Owen RL, Johns AL. Epithelial cell specialization within human Peyer's patches: an ultrastructural study of intestinal lymphoid follicles. Gastroenterology 1974; 66: 189-203より許諾を得て転載．）

　心に円柱状の構造を形成する．杯細胞になるように決定づけられた中間形細胞では，頂部の細胞膜のすぐ下に分泌顆粒の小さな集合体が発達する．吸収細胞になるように決定づけられた中間形細胞では分泌顆粒は失われ，核上部の細胞質にミトコンドリア，粗面小胞体，リボソームが発達する．

GALTは小腸の粘膜固有層で著しい．

　上述したように，消化管の粘膜固有層には免疫系の構成要素が高密度に存在する．粘膜のおよそ4分の1は，粘膜固有層中にリンパ小節，リンパ球，マクロファージ，好酸球などがきちんとした構造をとらずに集まった層で構成されている（PLATE 55, p.606）．リンパ球は上皮の間にも存在する．GALTは胃腸管の全長に沿って免疫障壁の役割をしている．

リンパ組織は上を覆う上皮細胞，特にM細胞と協同して，上皮細胞間の空間で抗原を採取して調べる．リンパ球とマクロファージ，他の抗原提示細胞は抗原を処理し粘膜固有層のリンパ小節に移動して，リンパ小節は活性化され（p.449参照），新しく分化した形質細胞によって抗体分泌へと誘導される．

粘膜表面は免疫グロブリンを介した反応で守られている．

腸管の粘膜表面は，摂取した微生物（すなわちウイルスや細菌，寄生虫）および毒素（これらが上皮の障壁を損なえば感染や疾患の原因となる）による挑戦を受けている．特異的な防御メカニズムの1つの例は，IgAおよびIgM，IgE抗体による免疫グロブリンを介した反応である．小腸粘膜固有層の形質細胞のほとんどは，より一般的なIgGよりむしろ二量体（ダイマー）のdIgA抗体を分泌する（p.551参照）．他の形質細胞は五量体（ペンタマー）IgMとIgEを分泌する．dIgAは2つの単量体（モノマー）IgAとポリペプチドJ鎖でできている（図16.28参照）．分泌されたdIgA分子は，上皮細胞の基部ドメインにある多量体（ポリマー）免疫グロブリン受容体（pIgR）に結合する．pIgRは膜貫通型の糖タンパク質（75 kDa）で基底部の細胞膜に発現している．このpIgRとdIgAの複合体は次にエンドサイトーシスによって細胞に入り，上皮の頂部細胞膜に輸送される（このタイプの輸送をトランスサイトーシスと呼ぶ）．pIgRとdIgAの複合体が頂部に達すると，pIgRはタンパク質分解によって裂け，dIgAと結合していた受容体は腸内腔に放出される（図17.24）．受容体のこの裂かれた細胞外結合ドメインは分泌成分（SC）として知られており，分泌成分と結合した分泌されたdIgAは，分泌型IgA（sIgA）として知られている．sIgAの放出は，粘膜免疫システムによる適切な免疫グロブリン監視に決定的に重要である．腸の内腔中でsIgAは抗原や毒素，微生物と結合する．sIgAは，ウイルスや細菌の運動性を抑制したり，微生物を凝集させたり，上皮表面の病原体接着部位をマスクすることによって，それらが粘膜に侵入するのを防ぐ．たとえばsIgAは，HIVウイルスのエンベロープ上の糖タンパク質に結合してウイルスの細胞への接着や取り込み，続く細胞内での増殖を抑制する．

sIgAは粘膜免疫の主要な分子である．しかし，IgM分子も粘膜表面に到達するのと同様な受容体を介するトランスサイトーシスを使っている．IgEのいくらかは粘膜固有層の肥満細胞の細胞膜に結合して（p.179～182参照），内腔由来の特異的な抗原に対し肥満細胞を選択的に感作させる．

A. 粘膜下組織

十二指腸の特徴は粘膜下腺の存在である．

粘膜下組織 submucosaは緻密結合組織と脂肪細胞の局所的集合体で構成される．十二指腸の特徴は，**ブルンネル腺** Brunner glandとも呼ばれる**粘膜下腺** submucosal glandの存在である．

十二指腸の分岐した管状粘膜下腺は，酵素原の分泌および

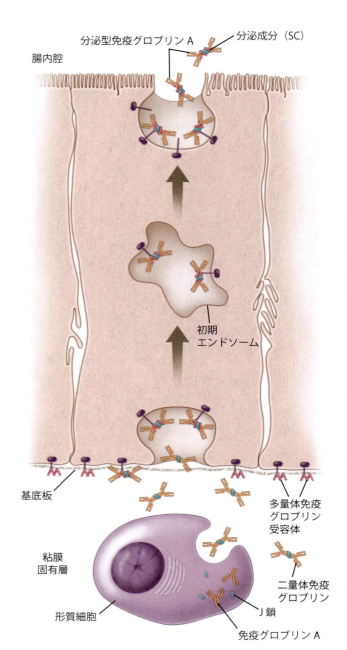

図17.24 ▲ 免疫グロブリンA（IgA）の分泌と輸送
免疫グロブリンA（IgA）の単量体（モノマー）は形質細胞によって産生される．IgAは二量体（ダイマー，dIgA）の形で粘膜固有層に分泌される．dIgAは2つの単量体IgAサブユニットとポリペプチドJ鎖（これもまた形質細胞でつくられる）から構成される．粘膜固有層の中では，dIgAは多量体（ポリマー）免疫グロブリン受容体（pIgR）と腸細胞の基底面細胞膜上で結合する．pIgRとIgA複合体はエンドサイトーシスによって細胞内に入り，エンドサイトーシス小胞の中を初期エンドソームコンパートメントまで運ばれ，頂部表面まで運ばれる（この過程はトランスサイトーシスと呼ばれる）．エンドサイトーシス小胞は頂部の細胞膜と融合して，pIgRはタンパク質分解的に分裂し，dIgAにpIgR受容体の細胞外部分とともに放出される．pIgRのこの部分はdIgAと一緒になって，分泌型IgA（sIgA）の分泌成分（SC）になる．

ムチンの分泌両方の特徴を持つ分泌細胞を有する（図17.25）．これらの腺の分泌物はpH8.1～9.3で，中性およびアルカリ性の糖タンパク質とHCO_3^-を含む．これらの強いアルカリ性の分泌物は，おそらくそこに運ばれてくる酸を含んだ糜粥を中和することによって近位小腸の保護に役立って

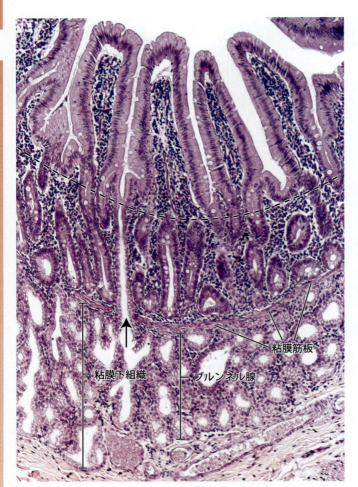

図 17.25 ▲ 十二指腸のブルンネル腺の顕微鏡像
この顕微鏡像は十二指腸壁の H&E 染色切片を示す．十二指腸の特徴はブルンネル腺の存在である．破線は絨毛と典型的な腸腺（リーベルキューン陰窩）との境界を示す．後者は粘膜筋板にまで伸びている．粘膜の下には粘膜下組織があり，ブルンネル腺を含む．これは分岐管状腺で，分泌細胞は円柱形の細胞で構成されている．ブルンネル腺の導管は腸腺の内腔に開口している（→）．120 倍．

いるのであろう．またこれらの分泌物は，十二指腸に放出される膵酵素にとって至適 pH になるように小腸内容物の pH を変えている．

B. 外筋層

外筋層 muscularis externa は輪状に配列した平滑筋の内層と縦に配列した平滑筋の外層から構成されている．筋間神経叢（アウエルバッハ神経叢）は 2 つの筋層の間に存在する（図 17.26）．小腸では 2 種類の筋収縮が生じる．局所的収縮は，小腸内容物を近位および遠位に移動させる．この形の収縮は**分割** segmentation と呼ばれる．この収縮には主として輪状筋が関与しており，局所的に糜粥を循環させて消化液と混ぜ，吸収のため粘膜と接着させる．第 2 の収縮の型である**蠕動** peristalsis は輪状および縦走の両者が関与する統合された活動で，腸内容物を遠位に動かす．

C. 漿膜

小腸の各部の**漿膜** serosa は腹腔の腹膜内に存在し，この CHAPTER の初めに述べた一般的記述に沿ったものである．

D. 小腸における上皮細胞の更新

小腸上皮のすべての成熟細胞は単一の幹細胞集団に由来する．

幹細胞は腸腺の基底部に局在する．この小腸幹細胞ニッチ（**細胞更新帯** zone of cell replication）は腺の下半分に限局していて，旺盛に増殖する中間形細胞（すでに説明したように）とさまざまな分化のステージの細胞を含んでいる．杯細胞あるいは吸収細胞になる細胞は多くの場合，幹細胞の供給源から離れてから追加の分裂を数回行う．上皮細胞は腸腺を上に向かって絨毛まで移動してアポトーシスに陥り，絨毛の先端で脱落する．オートラジオグラフィによる研究では，ヒトの小腸における吸収細胞と杯細胞の更新の時間は 5 〜 6 日であると示されている．

腸内分泌細胞とパネート細胞もまた，腸腺の底部にある幹細胞に由来する．腸内分泌細胞は分化する前にただ一度分裂するようにみえる．これらの細胞は吸収細胞および杯細胞と一緒に移動するが，その速さはもっとゆっくりである．パネート細胞は下方に移動していき，小腸腺の底部に落ち着く．パネート細胞は約 4 週間生きて，腸腺内で，近くにあるパネート細胞に分化することを"決定づけられた"細胞によって置換される．パネート細胞と認められる細胞はもはや分裂しない．上皮組織の CHAPTER で述べたように（p.146），転写因子 Math 1 の発現は，小腸幹細胞ニッチにおいて分化しつつある細胞の運命を決めているようにみえる．分泌の系統に方向づけられた細胞（すなわち杯細胞や腸内分泌細胞，パネート細胞）は Math1 の発現が増している．Math1 発現を阻害すると，本来方向づけられている吸収小腸細胞（腸細胞）への発生過程の特徴を持つようになる．

5. 大腸

大腸 large intestine は，突出している**虫垂** vermiform appendix を伴った**盲腸** cecum，**結腸** colon，**直腸** rectum，および**肛門管** anal canal からなる．結腸は解剖学的局在を基盤にして，さらに**上行結腸** ascending colon，**横行結腸** transverse colon，**下行結腸** descending colon，**S 状結腸** sigmoid colon に分けられる．消化管に特徴的な 4 つの層が全長にわたって存在するが，いくつかの特徴が肉眼的レベルで存在する（図 17.27）：

- **結腸ヒモ** teniae coli は，外縦筋の幅が狭く厚い 3 本の等間隔に並んだ帯である．結腸ヒモは，盲腸と結腸にはみられるが直腸および肛門管，虫垂にはない．
- 結腸膨起は盲腸と結腸の外側において結腸ヒモの間，結腸壁にみられる小嚢である．
- **腹膜垂** omental appendice は結腸の外側表面にみられる漿

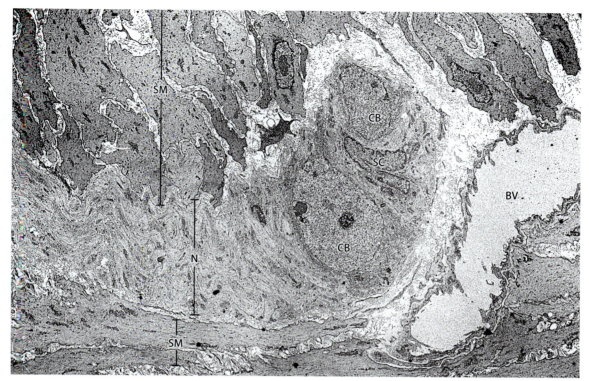

図 17.26 ▲ 筋間（アウエルバッハ）神経叢の電子顕微鏡像
この神経叢は外筋層の 2 つの平滑筋（SM）層の間に位置する．神経叢は神経細胞体（CB）と神経線維（N）の広範なネットワークからなる．腸管グリア細胞とも呼ばれる外套細胞（SC）が神経細胞体の近くにみえる．これらの細胞は中枢神経系のグリア細胞と共通の構造と化学的性質を持つ．BV：血管．3,800 倍．

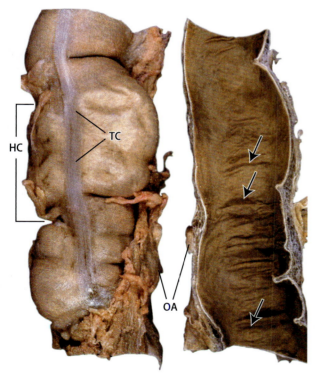

図 17.27 ▲ 大腸の写真
この写真は横行結腸の外（漿膜）面（左）と，内（粘膜）面（右）を示す．外表面上では大腸の特徴的な像に注意されたい．その特徴は，3 つの結腸ヒモ（TC）の1つを示す平滑筋の帯や，ヒモの間にある結腸の囊である結腸ヒダ（HC），脂肪でみたされた腹膜の小さな突起である腹膜垂（OA）である．滑らかな粘膜表面は，外筋層の収縮に応じて形成された半月状の膨起（→）を示す．ここで示される粘膜表面を小腸のそれ（図 17.17）と比較されたい．

膜からの小さな脂肪性の突出である．

A. 粘膜

大腸の粘膜は"滑らかな"表面を持ち，輪状ヒダも絨毛も存在しない．大腸の粘膜は多数のまっすぐな管状腸腺（**リーベルキューン陰窩** crypt of Lieberkühn）を持ち，この腸腺は粘膜の厚さすべてにわたる長さで伸びている（図 17.28a）．この腺は，そこから陥入してくる腸の内腔表面と同様に単層円柱上皮から構成されている．顕微鏡レベルで大腸の内腔表面を調べると，腺の開口部が規則的に配列しているのがみられる（図 17.28b）．

大腸の主な機能は，電解質と水の再吸収，および非消化食物と廃棄物の除去である．

円柱吸収細胞 columnar absorptive cell の主な機能は，水と電解質の再吸収である．吸収細胞の形態は基本的には小腸の腸細胞と同一である．再吸収は，小腸で述べたのと同じ Na^+/K^+ 活性化 ATPase 駆動輸送系によって行われる．

半固形あるいは固形の廃棄物質の除去は，腸腺の多数の杯細胞から分泌される粘液によって促進される．杯細胞は小腸よりも大腸においてより数が多い（図 17.28a および PLATE 62，p.620 参照）．杯細胞は，腸を滑らかにするように持続的に分泌される粘液を産生し，固くなりつつある内容物の通過を促進している．

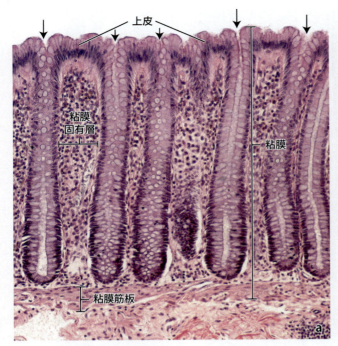
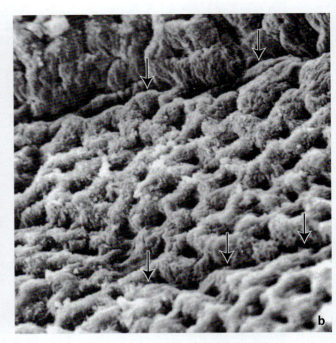

図17.28 ▲ 大腸の粘膜
a. この顕微鏡像は粘膜と粘膜下組織の一部のH&E染色切片を示す．表面上皮は，まっすぐで分岐しない管状腸腺（リーベルキューン陰窩）に連続している．腸表面の腺の開口部が同定できる（→）．上皮細胞は主として吸収細胞と杯細胞でできている．吸収細胞は腺に入るに従って数が減るが，杯細胞は数が増す．高度に細胞に富んだ粘膜固有層は多数のリンパ球と免疫系の他の細胞を含む．b. ヒト大腸の粘膜表面の走査型電子顕微鏡像．表面は裂隙（→）によって区域に分けられている．それぞれの区域は25～100の腺開口部を含む．140倍．（Fenoglio CM, Richart RM, Kaye GI. Comparative electron-microscopic features of normal, hyperplastic, and adenomatous human colonic epithelium. II. Variations in surface architecture found by scanning electron microscopy. Gastroenterology 1975, 69：100-109より許諾を得て転載．）

大腸の粘膜上皮は小腸の上皮細胞と同じ細胞の種類を含むが，例外はパネート細胞で，ヒトの大腸には通常含まれない．

大部分の結腸では円柱吸収上皮が杯細胞よりも優勢（4：1）であるが，このことは組織切片でいつも明らかとは限らない（図17.28a参照）．しかし，この比率は杯細胞数の増加する直腸の近くで減少し，1：1に近づく．吸収細胞は急速に（ヒトでの回転時間は16～24時間）糖衣を分泌するが，結腸においては，この層が消化酵素を含むことはいまだ示されていない．しかし，小腸と同様にNa^+/K^+-ATPaseが豊富で，吸収細胞の側面細胞膜に局在している．細胞間隙はしばしば拡大していて，液体の活発な輸送を示唆している．

杯細胞は腸腺の深いところ，更新帯で成熟する可能性が高い（図17.29）．杯細胞は内腔表面に達する点まで持続的に粘液を分泌する．表面では分泌が合成を上回るために，"消耗した"杯細胞が上皮内にみられる．これらの細胞は背が高くほっそりしていて，頂部の細胞質の中心に少数のムチン原顆粒を持つ．結腸上皮にときおり観察される細胞型として小胞"ふさ状"細胞 caveolated "tuft" cell とも呼ばれるが，この細胞は"消耗した"杯細胞の1つの型であろう．

B. 大腸における上皮細胞の更新

大腸におけるすべての腸上皮細胞は単一の幹細胞の母集団に由来する．

小腸と同様に，大腸のすべての粘膜上皮細胞は腸腺の底に局在する幹細胞に由来する．腸腺の下方3分の1は腸幹細胞ニッチであり，そこでは新しく生じた細胞が内腔の表面にまで移動し，およそ5日後にはそこから脱落する．その間，細胞は2～3回あるいはそれ以上分裂する．腸腺の下方3分の1では中間型の細胞がみられ，これらは小腸にみられるのと同一である．

大腸の上皮細胞の回転時間は小腸と同じである（すなわち，吸収細胞と杯細胞は約6日間，腸内分泌細胞は4週間までである）．粘膜表面に到達した老化した上皮細胞は，2つの隣接する腸腺の間の中間点で内腔に向けて脱落する．

C. 粘膜固有層

大腸の粘膜固有層は消化管の他の部分と同様の基本構成要素を含むが，いくつかの追加すべき構造の特徴と他の部位よりも発達した要素を持っている．それらは以下のものを含む：

- **コラーゲン板** collagen table はコラーゲンとプロテオグリカンの厚い層で特徴づけられ，上皮の基底板と有窓性の吸収性静脈毛細血管の基底膜との間にある．この層はヒトの正常結腸では5μmもの厚さになり，この厚さはヒトの過形成性結腸ポリープでは3倍にもなることがある．コラーゲン板は上皮の細胞間領域から血管領域への水と電解質の輸送の制御に関与する．
- **傍陰窩線維芽細胞鞘** pericryptal fibroblast sheath は規則的

さに到達した後，形態的および組織化学的にマクロファージの特徴をとる．大腸の粘膜固有層の芯にあるマクロファージは傍陰窩線維芽細胞が最終的に分化して由来する可能性を示す証拠がある．

- 腸関連リンパ組織（GALT）が回腸末端から連続している．大腸ではGALTは広範に発達していて，大きなリンパ小節が腸腺の規則的な配置をゆがめ，粘膜下組織内に伸びている．結腸におけるこの免疫系の広範な発達は，おそらく正常の内腔にある多数のさまざまな微生物や代謝の有害な最終産物の存在を反映しているのであろう．

- リンパ管．一般に大腸の腸腺の間，および腸内腔に向かう粘膜固有層の芯にはリンパ管はない．ようやく最近になって，リンパ管内皮の新しい極めて特異的なマーカーを駆使することによって，研究者は腸腺の基底部に小さなリンパ管がときおりあるのをみつけた．これらのリンパ管は粘膜筋板の中のリンパ管ネットワーク内に灌流する．リンパ管の灌流の次のステップは，リンパ液が大腸の壁を離れて局所のリンパ節の中に流れ込む前に粘膜下組織と外縦筋のリンパ管叢の灌流である．大腸のリンパ管パターンの臨床上の重要さを理解するにはFOLDER 17.6を参照のこと．

D. 外筋層

上述したように，盲腸と結腸（上行，横行，下行，S状）においては，**外筋層** muscularis externa の外層の筋が部分的に隆起した縦の帯として集まり，**結腸ヒモ** teniae coli と呼ばれ肉眼的にも認められる（図17.27参照）．結腸ヒモの間で縦層は極めて薄いシートを形成する．直腸および肛門管，虫垂では，小腸と同様に平滑筋の外縦層は均一に厚い層を形成している．

結腸の長軸および周囲に沿って，一定の間隔で結腸ヒモから筋の束が内輪層に進入している．これらの外筋層の明らかな非連続性によって，独立に収縮する結腸の部分が生じ，結腸壁の小さな囊である**結腸膨起** haustra colli が形成される．

大腸の外筋層は，分節と蠕動という2つの主要な収縮の型を担う．分節は局所的収縮で，結果として内容物を推進させることはない．蠕動は結腸の内容物を遠位へ塊として動かす．大きな蠕動運動は頻回には起こらない．健康人ではたいてい1日に1度，遠位結腸を空にする際に生じる．

E. 粘膜下組織と漿膜

大腸の**粘膜下組織** submucosa はすでに述べた一般的記述のとおりである．大腸が直接他の構造（その後表面の多くがそうであるが）と接着しているところでは，外層は外膜である．その他の場所では外層は一般的な**漿膜** serosa である．

F. 盲腸と虫垂

盲腸 cecum は回盲弁のすぐ遠位に盲囊を形成する．**虫垂** appendix はこの盲囊からの薄い指のような形の突出である．

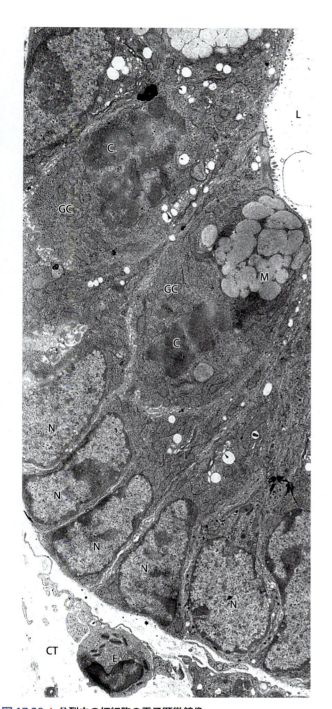

図17.29 ▲ 分裂中の杯細胞の電子顕微鏡像
この電子顕微鏡像は，腸の中のある細胞が分化した後でも分裂を続けることを示している．ここでは2つの杯細胞（GC）が分裂している．一般に分裂細胞は基底膜から離れて内腔に向けて移動する．杯細胞の1つが頂部細胞質中にムチン原顆粒（M）を示す．分裂細胞のクロマチン（C）は核膜によって囲まれていない．腸の分裂していない上皮細胞の核（N）と比較されたい．腺の内腔（L）は右にある．CT：結合組織，E：好酸球．5,000倍．

に複製するよく発達した線維芽細胞集団を構成する．傍陰窩線維芽細胞は腸腺の底部の直下で（大腸でも小腸でもともに）上皮の中の幹細胞に隣接して分裂する．これらの線維芽細胞はさらに分化し，上皮細胞と並行し同時に上方に移動する．この傍陰窩線維芽細胞の最終的な運命は明らかではないが，ほとんどの細胞は内腔表面の高

FOLDER 17.6　臨床関連事項：大腸のリンパ管分布のパターンと疾患

　大腸の粘膜固有層からのリンパの灌流 drainage がないことは，生検によって得られた組織サンプルを光学および電子顕微鏡を用いて解析する標準的技術を用いて最初に発見された．最近，リンパ管内皮細胞に発現している 40 キロダルトン（kDa）の O-結合型シアロ糖タンパク質に対するモノクローナル抗体 D2-40 が，リンパ管の分布の検討に利用可能となった．この検査法はリンパ管を欠いた大腸の粘膜固有層の形態的完全性をモニターするのに重要なものとなった．たとえば潰瘍性大腸炎として知られる結腸や直腸の表面の慢性炎症では，肉芽組織の形成が粘膜固有層内の血管とリンパ管の増殖を伴う．この疾患におけるリンパ管新生（リンパ管の発達）は，血管内皮成長因子 vascular endothelial growth factor（**VEGF**）の発現と関連している．潰瘍性大腸炎における治療の進捗は，粘膜固有層のリンパ管の消失を示す生検によってモニターすることができる．一方，粘膜固有層内のリンパ管の増加は活動性炎症の存在を示している．

　大腸におけるリンパ管の分布の発見は，腺腫（大腸の腺腫性ポリープ）の最新の管理方針を決める根拠となった．大腸の内腔へ突出していく組織の塊の上にある上皮内新生物がある（図 F17.6.1）．粘膜固有層にリンパ管のないことは，ある結腸がんの転移率の低さを理解するのに重要であった．巨大腺腫性結腸ポリープの中で発育するがんは，粘膜筋板のレベルでリンパ管に達しすらしないうちに上皮と粘膜固有層の中で広範囲に生育することがある．大腸のすべての腺腫性ポリープのほぼ 50％が直腸と S 状結腸にあるので，それらは直腸 S 状結腸内視鏡で検出できる．病巣が粘膜内に限局されている間は，こういったポリープの内視鏡による切除のみで，適切な臨床的治療法であるとみなされうる．しかし最終的な治療決定は，切除した標本の注意深い顕微鏡的観察の後でなされねばならない．

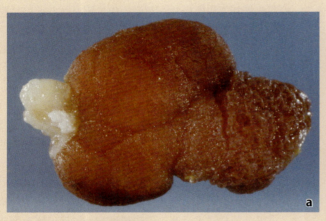 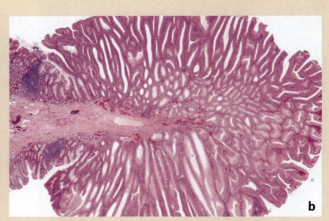

図 F17.6.1 ▲ 大腸の腺腫性ポリープ
a. この写真は，大腸内視鏡の際に大腸から外科的に切除された（直径約 2 cm）のポリープの肉眼的所見である．その特徴は，表面の隆起する瘤（丸く膨らんでいる）と，それを結腸の壁につないでいる茎である．**b.** この顕微鏡像はポリープの中心部から得られている．ポリープの先端に，腸の表面に移動して蓄積した腫瘍性上皮細胞に覆われた管が繰り返す配列パターンがあることに注意してほしい．中心の茎は結腸の粘膜下組織につながっている．茎の基部には大腸の正常な単層円柱上皮が存在することにも注意．（Mitros FA, Rubin, E. The Gastrointestinal Tract. In: Rubin R, Strayer DS（eds）: Rubin's Pathology: Clinicopathologic Foundations of Medicine, 5th ed. Baltimore: Lippincott Williams & Wilsons, 2008 より引用．）

　盲腸の組織は他の結腸に似ている．しかし虫垂は異なっていて，外筋層の中に縦走筋の均一な層を有している（図 17.30 および PLATE 63, p.622）．虫垂の最も目立つ特徴は粘膜下組織に伸びる多数のリンパ小節である．成人の多数では虫垂の正常構造は失われ，線維性の瘢痕組織でみたされている．たいていは，瘢痕や粘稠の粘液の増強，あるいは盲腸から虫垂の関門を入ってくる糞便による虫垂と盲腸の開口部閉鎖が虫垂炎（虫垂の炎症）の原因となりうる．虫垂はまた，覆っている粘膜の腸内分泌細胞に起源を持つタイプの腫瘍であるカルチノイドの好発部位である（FOLDER 17.3 参照）．

G. 直腸と肛門管

　直腸 rectum は消化管の拡張した遠位部である．その上部は他の大腸とは異なっていて，**直腸横ヒダ** transverse rectal fold と呼ばれる折り目がある．直腸の粘膜は他の遠位結腸と同様で，多数の杯細胞を持つまっすぐな管状腸腺を有する．

　消化管の最も遠位の部分が**肛門管** anal canal である．肛門管は長さが 4 cm で，骨盤隔膜の上面から肛門にまで伸びている（図 17.31）．肛門管の上部は**肛門柱** anal column と呼ばれる縦のヒダを持つ．肛門柱の間のへこみは**肛門洞** anal sinus と呼ばれる．肛門管は上皮の特徴によって 3 つの部域

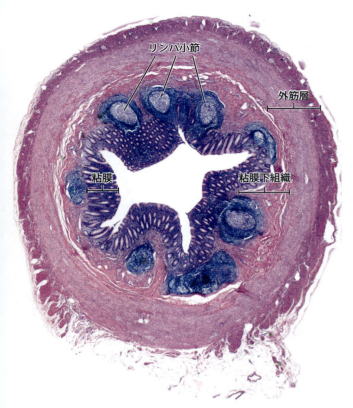

図 17.30 ▲ 虫垂の横断面の顕微鏡像
虫垂は直径が小さいこと以外は大腸の4層と同じ層を有する．一般的にリンパ小節は粘膜全体にみられ，多くは粘膜下組織に広がっている．リンパ小節の口の明瞭な胚中心に注意されたい．外筋層は比較的厚い輪層とより薄い外縦層とからなる．虫垂は漿膜で覆われていて，この漿膜は虫垂の腸間膜に連続している（右下）．10倍．

る．ときに，肛門腺はびまん性のリンパ組織によって取り囲まれている．これらはしばしば病理的な瘻を形成する（肛門管と肛門周囲の皮膚との間の間違った開通）．

　大きなアポクリン汗腺である**肛門周囲腺** circumanal gland が肛門開口部を取り巻いてみられる．動物によっては，これらの腺からの分泌物が性的誘引物質として働く．この場所には毛包や皮脂腺もみられる．

　肛門柱の粘膜下組織には上直腸動脈の終末分岐と直腸静脈叢が含まれる．これらの粘膜下静脈が大きくなると，**内痔核** internal hemorrhoid を形成し，門脈循環の静脈圧の亢進と関係する（門脈圧亢進症）．直腸の高さでは結腸ヒモはみられず，外筋層の縦層は均一なシートを形成している．粘膜筋板はおよそ肛門移行部（ATZ）の高さで消失し，ここで外筋層の輪状層は厚くなって**内肛門括約筋** internal anal sphincter を形成する．外肛門括約筋は骨盤底の横紋筋によってつくられる．

に分けられる．

- **結腸直腸帯** colorectal zone は肛門管の上部3分の1にみられ，直腸と同じ特徴で単層円柱上皮である．
- **肛門移行部** anal transitional zone（**ATZ**）は肛門管の中ほど3分の1を占める．ここで直腸粘膜の単層円柱上皮から肛門周囲の皮膚の重層扁平上皮への移行が起こる．肛門移行部は，単層円柱上皮と重層扁平上皮（肛門管の皮膚部に伸びる）の間に挟まって重層円柱上皮を有する（図17.32 および PLATE 64, p.624）．
- **扁平上皮部** squamous zone は肛門管の下3分の1にみられる．この部は，会陰の上皮に続く重層扁平上皮で覆われる．

　肛門管では**肛門腺** anal gland が粘膜下組織および外筋層にまで伸びている．肛門腺は分岐したまっすぐな管状腺で，粘液を重層扁平上皮で覆われた導管を通じて肛門表面に分泌す

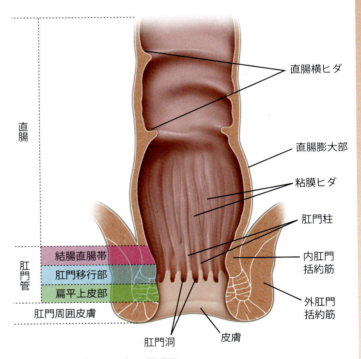

図 17.31 ▲ 直腸と肛門管の模式図
直腸と肛門管は大腸の最終部分である．直腸と肛門管には，主として杯細胞と多数の肛門腺を含む単層円柱上皮を持つ結腸直腸粘膜が覆っている．肛門管の中では，単層円柱上皮は重層円柱（あるいは立方）上皮へと変わり，次いで重層扁平上皮に変わる．この変化は，結腸直腸帯と肛門周囲皮膚の扁平上皮部の間の，肛門管の3分の1を占める肛門移行部と呼ばれる部位で生じる．

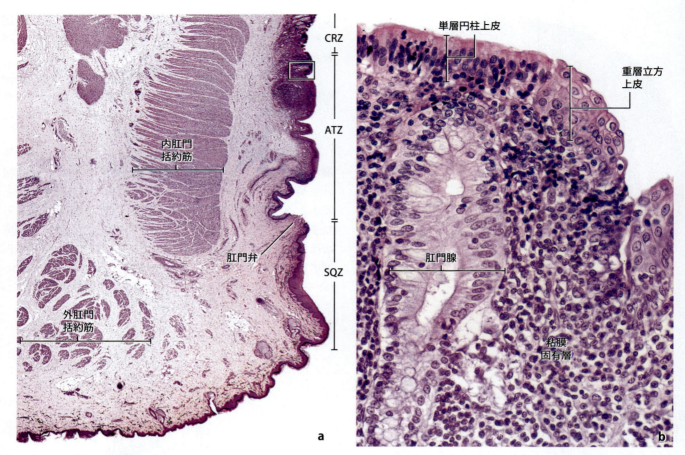

図17.32 ▲ 肛門管の顕微鏡像

a. この顕微鏡像は肛門管の壁の縦断面を示す．肛門管の中の3つの部に注意されたい．すなわち，結腸の残りの部分に似て，単層円柱上皮のみを含む結腸直腸帯（CRZ），重層扁平上皮と重層立方上皮，あるいは重層円柱上皮，単層円柱上皮を含む肛門移行部（ATZ），そして重層扁平上皮を含む扁平上皮部（SQZ）である．肛門弁は肛門移行部と扁平上皮部の間の境界部位となっている．内肛門括約筋は外筋層の内輪層が厚くなって生じる．外肛門括約筋の小さな部分が皮下にみえる．10倍．**b.** このaにおいて長方形でさし示された部分の高倍率像は，肛門移行帯を示す．重層立方上皮と単層円柱上皮の急な移行に注意すること．肛門腺の単層円柱上皮は粘膜下組織中に伸びている．まっすぐな粘液分泌性の管状腺がびまん性のリンパ組織で囲まれている．200倍．

FOLDER 17.7　臨床関連事項：結腸直腸がん

　結腸直腸がん（結腸あるいは直腸のがん）はアメリカ合衆国においてがん関連死の中で主な原因の1つである．2013年にはアメリカにおいて10万人以上の結腸がん，4万人の直腸がんが診断され，年間5万人が死亡する．結腸直腸がんは年齢が60歳から79歳の間の低繊維で高脂肪の食事をしている人に生じることが多い．ほとんど（約98%）の結腸直腸がんは腺がんで，腺上皮に由来する小さな良性の細胞の塊から始まる．それらは腺腫性ポリープを形成し，S状結腸内視鏡あるいは結腸内視鏡によって検出されることが多い．顕微鏡による病理組織検査では，不規則な腸腺が濃く染まったがん細胞（粘液を産生するものもしないものもある）の単層あるいは複数の層によって腸管壁が覆われている（図F17.7.1）．

　結腸がんの分布は大腸の部位によって異なる．がんの約38%は盲腸および上行結腸に，38%が横行結腸に，18%が下行結腸に，8%がS状結腸にみつかる．今では，結腸直腸がんの発生においては，発がん遺伝子とがん抑制遺伝子の変異の段階的蓄積を伴った染色体不安定性が重要な役割を果たしていると考えられている．初めに，上皮細胞がAPC腫瘍抑制遺伝子を失うと，小さなポリープを生じる．次に，K-Ras発がん遺伝子の変異がポリープを良性腫瘍に形質転換（トランスフォーム）させる．これらの細胞では，さらにp53腫瘍抑制遺伝子とDCC遺伝子の変異や欠失が起こり，ポリープは腺がんの浸潤型となる．結腸直腸のがん発生を引き起こす第2の経路は，DNAミスマッチ修復遺伝子の遺伝子病変によってもたらされる．結腸直腸がんの早期のステージでは，たいてい腸運動の変化，持続する便秘あるいは下痢，直腸の痙攣，直腸出血などの一般的症状が悪性新生物の発生を示唆する．早期発見によって，外科手術，および放射線治療や化学療法が有効な治療となりうる．

（次ページに続く）

FOLDER 17.7　臨床関連事項：結腸直腸がん（続き）

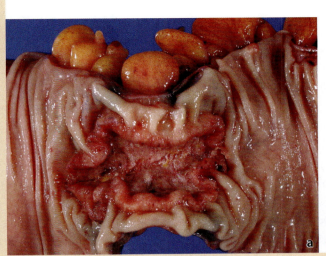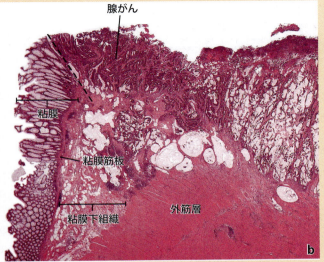

図 F17.7.1 ▲ 結腸腺がんの肉眼および顕微鏡像
a. この写真は，結腸から外科的に切除された隆起し中心部が潰瘍となった腫瘤を示している．**b.** この低倍率の顕微鏡像は病変の自由縁から得られた切片で，大腸の典型的粘膜（左）と浸潤している腺がん（上左）をともに示す．腺がんへの突然の移行部位は破線で示されている．上皮の正常部分の中の腸腺は単層の杯細胞と吸収細胞で覆われていて，粘膜の厚さ全部を占めている．それとは対照的に，腺がんが浸潤した組織は粘液産生のみられない腺の不規則なパターンを示している．そして，それらの核はヘマトキシリンで強く染まっている（クロマチン増加性）．粘膜筋板に由来する筋線維が結腸腺の間を通っていることに注意のこと．120倍．（両写真とも Dr. Thomas C. Smyrk の厚意による．）

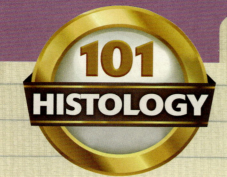

消化器系Ⅱ：食道，胃と腸

消化管の概要

- **食道**から**肛門管**まで伸びている**消化管**は，1本の中空の管で，4つの明瞭な層，（内腔から外へ向かって）**粘膜**，**粘膜下組織，外筋層，漿膜**（器官が腹膜で覆われている場合），あるいは**外膜**（器官が結合組織で取り囲まれている場合）でできている．
- **粘膜**は常にその下にある粘膜固有層（疎性結合組織）と粘膜筋板（平滑筋層）を伴っている．粘膜上皮の種類は部位によってさまざまで，粘膜固有層と粘膜筋板の厚さも同様にさまざまである．
- **粘膜下組織**は血管およびリンパ管，神経叢，ときとして腺を含む不規則性緻密結合組織で構成されている．
- **外筋層**は，消化管の内容物を混ぜ合わせて押し出す．外筋層は平滑筋の2つの層で構成されていて，内側の層は輪状で，外側の層は縦走し，2つの筋の間には筋層間神経叢がある．
- **漿膜**あるいは**外膜**は消化管の最外層をなす．

食道

- 食道の**粘膜**は非角化性の重層扁平上皮を持つ．**粘膜下組織**は固有食道腺を含み，粘膜表面を滑らかにし保護する．**外筋層**は，上部では横紋筋であり，下方部分では徐々に平滑筋に置き換わる．
- **食道胃接合部**で，非角化性の重層扁平上皮が突然に胃粘膜の単層円柱上皮に変わる．食道噴門腺がこの接合部の粘膜固有層に存在する．

胃

- 胃は3つの組織学的区域を持つ．すなわち，食道の出口を取り巻く**噴門部**，胃十二指腸接合部に近い**幽門部**，（解剖学的には**胃底部**と**胃体部**に占められている）**胃底部**である．
- 胃底部の**粘膜**は多数の縦ヒダ（皺）を持つ．**表面粘液細胞**は，胃の内表面と，分枝した胃底腺の開口部である**胃小窩**を覆っている．表面粘液細胞は，重炭酸イオンを含む粘稠なゲル様の被膜をつくり，胃粘膜を物理的および化学的傷害から保護する．
- **胃底腺**は，塩酸（HCl），ペプシン（タンパク質分解酵素），（B_{12} の吸収のための）内因子，酸から防御する粘液という4つの主要な成分を含む胃液を産生する．
- 胃底腺の上皮は5種類の主要な細胞から構成されている．すなわち，可溶性の低アルカリ性の粘液分泌物を産生する**頸部粘液細胞**，細胞内細管系の内腔中で HCl を産生することができる**壁細胞**，ペプシノーゲンを分泌する**主細胞**，消化管機能を調節する小分子であるパラクリンホルモンを産生する**腸内分泌細胞**，胃底腺中のすべての細胞の前駆細胞となる**幹細胞**である．
- **頸部粘液細胞**は可溶性の低アルカリ性粘液を分泌する．
- **壁細胞**は腺の中ほどに位置する大きな細胞で，細胞内細管系の内腔内に HCl を産生できる．この細胞は内因子も分泌する．
- 胃底腺の底部にある**主細胞**はペプシノーゲンを分泌する．胃液が低い pH と接触すると，ペプシノーゲンは活性のあるペプシンに変換される．
- **腸内分泌細胞**は胃底腺のどの位置にもみられる．これらは消化管機能調節性の消化管ホルモンおよびパラクリンホルモンを産生する．
- **幹細胞**は胃底腺にあるすべての細胞の前駆細胞で，胃底腺の頸部に存在する．
- **噴門腺**はすべて粘液分泌細胞で構成され，ときとして腸内分泌細胞が散在している．
- **幽門腺**は分枝し，表面粘液細胞に似た細胞で覆われていて，ときに腸内分泌細胞がある．

小腸

- **小腸**は消化管でもっとも長く，解剖学的に3つの部位，すなわち**十二指腸**（粘膜下組織に粘液分泌性のブルンネル腺を伴う），**空腸**，**回腸**（粘膜下組織にパイエル板を伴う）に分かれる．
- 小腸の粘膜は単層円柱上皮で覆われ，その吸収面積は**輪状ヒダ**と**絨毛**によって増大している．単一管状腺である小腸腺（あるいは陰窩）が粘膜筋板から伸びて，絨毛の基底部で内腔に開く．
- 小腸粘膜細胞には少なくとも5種類の細胞がある．すなわち，吸収細胞であり物質を内腔から血管あるいはリンパ管に輸送する**腸細胞**と，小腸上皮の他の細胞の間に散在している単一細胞の粘液分泌腺である**杯細胞**，抗微生物物質（たとえばリゾチーム，ディフェンシン）を分泌する**パネート細胞**，さまざまなパラクリンおよび内分泌性消化管ホルモンを産生する**腸内分泌細胞**，および抗原輸送細胞として特殊化し粘膜固有層のリンパ小節を覆う**M細胞**である．
- 小腸粘膜細胞は小腸腺と絨毛の表面の両方にみられるが，細胞の比率は部位に応じて変わる．
- **腸細胞**は腸内腔から血管あるいはリンパ管に物質を輸送することに特殊化した吸収細胞である．
- **杯細胞**は小腸上皮の他の細胞の間に分布している単一細胞性粘液分泌腺である．
- **パネート細胞**は小腸腺の底部にみられ，それらの主な機能は抗微生物物質（たとえばリゾチーム，ディフェンシン）を分泌することである．
- **腸内分泌細胞**はさまざまなパラクリンおよび内分泌性消化管ホルモンを産生する．
- **M細胞**（ミクロフォールド細胞）は抗原輸送細胞として特殊化している．
- **幹細胞**は小腸腺中のすべての細胞の前駆細胞で，腺の底部近くに存在する．
- **外筋層**は内輪層と外縦層の収縮を調整し，小腸の内容物を遠位部へと動かす蠕動運動をつかさどる．自律神経系の**筋間神経叢**（アウエルバッハ神経叢）が外筋層を神経支配する．

大腸

- **大腸**は突出する**虫垂**を伴う**盲腸**と，**結腸**，**直腸**，**肛門管**からなる．虫垂では多数のリンパ小節が粘膜下組織に広がる．
- 大腸の粘膜は，この粘膜層の全厚に伸びた多数のまっすぐな管状腸腺（**リーベルキューン陰窩**）を含む．腺は水の再吸収のための腸細胞と粘膜を滑らかにするための杯細胞で覆われている．
- 結腸の**外筋層**は，外層が3本の縦方向に走る帯状構造である**結腸ヒモ**にまとまっており，大腸の壁の小囊（結腸膨起）を形づくっている．
- **肛門管**では，単層円柱上皮が**肛門移行部**（肛門管の中間部3分の1）で重層円柱上皮に変わる．肛門管の下部は重層扁平上皮で覆われ，会陰の皮膚に続いている．

PLATE 54　食道

消化管の最初の部分である食道は筋性の管で，食物などを口咽頭から胃に運ぶ．食道の内腔全長を覆う粘膜は非角化重層扁平上皮である．その下の粘膜固有層は消化管全長にわたる粘膜固有層と同様に，リンパ組織が全体にわたって散在し，リンパ小節が存在する．粘膜の深層にある粘膜筋板は縦方向に束ねられた平滑筋線維によって構成されている．粘膜下組織はより大きな血管とリンパ管，神経線維，神経節細胞を含む不規則性緻密結合組織で構成されている．神経線維と神経節細胞は粘膜下神経叢（マイスナー神経叢）をつくっている．外筋層は2つの筋層，内輪層と外縦層からなる．食道の上部3分の1の外筋層は横紋筋でできていて，咽頭の筋の続きである．食道の中間3分の1では平滑筋の束が混ざって織り合わさっている．下部3分の1の外筋層は残りの消化管と同様に平滑筋のみで成り立っている．

食道
サル，H&E染色，60倍；挿入図400倍．

ここでは食道壁の横断面が示されている．粘膜（Muc）は重層扁平上皮（Ep），粘膜固有層（LP），粘膜筋板（MM）で構成されている．上皮と粘膜固有層の境界は，多数の深い結合組織の乳頭の存在のため平坦ではないが明瞭である．上皮の基底層は強く染まり，低倍率で比較的目立つ濃い帯のようにみえる．このことは部分的には基底細胞の細胞質の好塩基性による．基底細胞が小さいため，核・細胞質比が高く，それがこの層のヘマトキシリン染色をさらに強めている．

粘膜下組織は不規則性緻密結合組織からなり，太い血管と神経を含む．この写真では粘膜下組織には腺はみられないが，この層を通じて一様に存在し，この壁の横断像に含まれてもよさそうである．上皮と粘膜固有層の境界ははっきりしているが，粘膜（Muc）と粘膜下組織（SubM）の境界は容易に認められるものの少ししか目立たない．

外筋層（ME）はここでは主として平滑筋からなっているが，横紋筋の部分も含んでいる．横紋はこの低倍率では明瞭ではないが，高倍率で観察したときにより濃く染まった好酸性部位（★）が横紋筋であることを証明している．この像の下半分の部位からの挿入図を参照すると，この同定が確実なものとなる．

挿入図は輪状に配列した横紋筋および平滑筋を示している．横紋筋はエオジンにより強く染色しているが，より重要なのは核の分布と数である．挿入図の中央部分の部域には，多数の，長い，均等に並ぶ核が存在し，これが平滑筋（SM）である．上下には少数の細長い核があり，しかも，大部分は筋束の末梢にある．これは横紋筋（StM）であり，横紋はある部分でようやく認められる．ここで示した標本は食道の中部からのもので，平滑筋も横紋筋も存在する．食道の遠位部3分の1の外筋層は平滑筋のみを含み，近位部3分の1の外筋層は横紋筋からなる．外筋層の外には外膜（Adv）があり，緻密結合組織で構成されている．

粘膜
食道，サル，H&E染色，300倍．

他の重層扁平上皮と同様に，新しい細胞は基底層でつくられて，そこから表面に移動する．この移動の間に細胞の形と向きが変化する．この形と向きの変化は核の外観にも反映される．深い層では核は球形で，浅い層では核は細長くなり，表面に平行に向く．核が上皮層全体，特に表面の細胞にみられることは，上皮が角化しないことを示している．ある例では，食道の上部領域の上皮は不全角化することがあり，さらにまれには角化することもある．

この像に示されるように，粘膜固有層（LP）は細胞が極めて豊富な疎性結合組織で，多数のリンパ球（Lym）や細い血管，リンパ管（LV）を含む．粘膜の最も深い部分は粘膜筋板（MM）である．この平滑筋の層は粘膜と粘膜下組織の境界を定めている．粘膜筋板の平滑筋は細胞が横断面で切られているため，核は球形にみえる．

Adv，外膜
Ep，重層扁平上皮
L，外筋層の縦層
LP，粘膜固有層
LV，リンパ管
Lym，リンパ球
ME，外筋層
MM，粘膜筋板
Muc，粘膜
SM，平滑筋
StM，横紋筋
SubM，粘膜下組織
→（下図），上皮の中のリンパ球
★（上図），外筋層中の横紋筋を含む部位

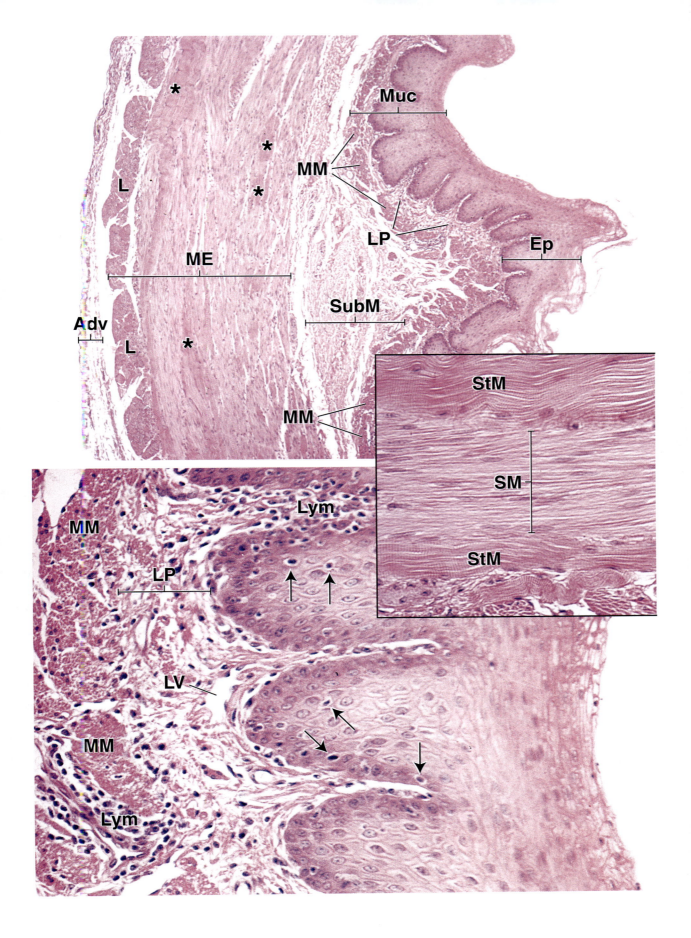

PLATE 55　食道と胃，噴門部

食道胃接合部 esophagogastric junction は通管（食道）としての機能から消化器官（胃）の機能への変化の位置を示している．粘膜の上皮は保護の役割を持つ重層扁平上皮から，ムチン原および消化酵素，塩酸を分泌する粘膜腺を形成する単層円柱分泌上皮へと変わる．極めて多数の細胞を含む粘膜固有層はびまん性のリンパ組織に富んでいて，この層の免疫システムにおける役割を強調している．

食道胃接合部
食道〜胃，ヒト，H&E 染色，100 倍．

ここでは食道と胃の接合部が示されている．食道は右に，胃の噴門部は左にある．大きい長方形は下方の図で高倍率でみられる代表的な噴門部粘膜の部域を示し，小さな長方形は右側の図で高倍率で観察された接合部の部分を示している．

PLATE 54 で述べたように，食道には重層扁平上皮（Ep）が並んでいて，その下面は深い結合組織の乳頭によってぎざぎざになっている．これらが斜めに切られたとき（それらの 5 つがそうであるが）は，厚い上皮の中の結合組織の島のようにみえる．上皮の下には粘膜固有層と粘膜筋板（MM）がある．食道と胃の接合部では（中間の右図でもみられる），食道の重層扁平上皮が突然終わり，胃表面の単層円柱上皮が始まる．

胃の表面は，胃小窩（P）あるいは小窩と呼ばれる多数の比較的深い陥入を含み，この陥入は胃表面の上皮と同類の，それに連続した上皮でできている．腺（GL）は胃小窩の底に開き，これは噴門腺である．3 種類の胃腺があり，それらは噴門腺，胃底腺，幽門腺である．噴門腺は食道の開口部のすぐ近くにあって，幽門腺は胃の十二指腸に続く漏斗型の部分にあり，胃底腺は胃の残りの部分に存在する．

噴門部
胃，ヒト，H&E 染色，260 倍．

上部の図でみられた噴門腺と胃小窩は，極めて細胞に富む粘膜固有層によって取り囲まれている．この高倍率像で，粘膜固有層の多数の細胞はリンパ球および免疫系の他の細胞であると認められる．多数のリンパ球（L）は粘膜筋板（MM）の平滑筋の間に局在することがあり，このように，これらの局所では粘膜筋板が途切れてみえる．また，少数の上皮内リンパ球が➡で示されている．

噴門腺（GL）は噴門開口部の狭い領域に限局して存在している．これら噴門腺は壁細胞や主細胞を含む胃底部からはっきりとは線引きされてはいない．そのため，境界では噴門腺にときどき壁細胞がみられる．

ある種の動物（たとえば反芻動物やブタ）では，胃の組織と形態は異なっており，これらの動物では胃の少なくとも一部は重層扁平上皮で覆われている．

食道胃接合部
食道〜胃，ヒト，H&E 染色，440 倍．

胃表面と胃小窩（P）の円柱細胞は粘液を産生する．表面と胃小窩の細胞はそれぞれ頂部の細胞質に粘液の集合部を持ち，そのため表面粘液細胞（SMC）と名づけられた細胞の腺のシートを形成する．粘液の集合部の内容は，通常組織標本の作製の間に失われる．そのためにこの PLATE で示されるような通常の H&E 染色パラフィン切片では，細胞の頂部は空にみえる．

噴門部
胃，ヒト，H&E 染色，440 倍．

噴門腺（GL）の上皮もまた粘液腺細胞（MGC）で構成される．この写真にみられるように，腺細胞の核は一般には平べったく，一側は細胞の基底面に面し，他側は薄く染まっている細胞質に面している．再度述べるが，粘液は組織標本の作製中に失われ，これが細胞質が薄く染まることの原因である．噴門腺はほとんど分岐しないが，ときに多少分岐する．この腺は分泌物を導管（D）を通して胃小窩の底に分泌する．導管を形成している細胞は円柱状で，細胞質はエオジンによく染まる．このため，導管細胞を粘液細胞から区別するのは容易である．導管を形成する細胞の中には細胞分裂して表面粘液細胞および腺細胞に置き換わる細胞がある．噴門腺は腸内分泌細胞も含むが，通常の H&E 染色パラフィン切片ではそれらを同定するのは難しい．

D, 噴門腺導管　　**LP**, 粘膜固有層　　**SMC**, 表面粘液細胞
Ep, 上皮　　　　　**MGC**, 粘液腺細胞　　➡, 上皮内リンパ球
GL, 噴門腺　　　　**MM**, 粘膜筋板
L, リンパ球　　　　**P**, 胃小窩

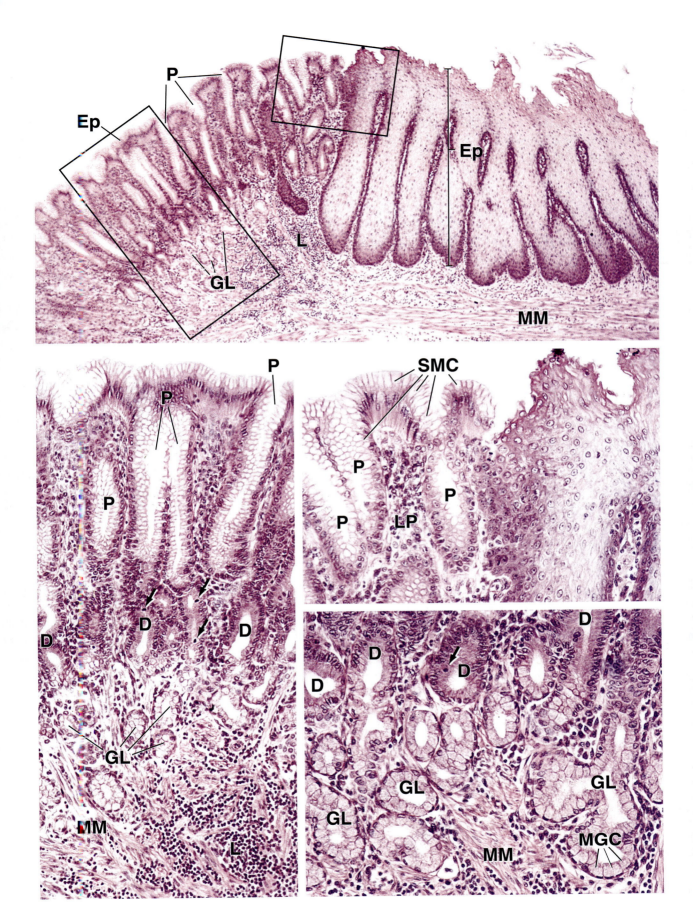

PLATE 56　胃 I

組織学的に胃は3つの部分に分けられる．**噴門** cardia は食道に最も近く，主としてムチン原を分泌する噴門腺を含む．**幽門** pylorus は**胃小腸（幽門）括約筋** gastrointestinal (pyloric) sphincter より近位で，**表面粘液細胞** surface mucous cell に類似したムチン原を分泌する**幽門腺** pyloric gland を含み，底部，すなわち体部あるいは胃の最大部は，（胃）**底腺** fundic (gastric) gland を含む．胃底腺は，0.16 N 塩酸を分泌する好酸性の細胞である**壁（酸分泌）細胞** parietal (cxyntic) cell，およびその頂端部細胞質に好酸性分泌顆粒を含む好塩基性細胞である**主細胞** chief cell を含む．胃のすべての部分で腺は**腸内分泌細胞** enteroendocrine cell を含む．

胃
ヒト，H&E 染色．

胃腸管の他の部分のように，胃の壁は4つの層で成り立っている．粘膜（Muc），粘膜下組織（SubM），外筋層（ME），漿膜である．粘膜は最も内側の層で，3つの特徴的な領域（→）を示す．最も表層の領域は胃小窩を含み，中間の部はエオジンで染まる傾向のある腺頸部を含み，粘膜の最も深い部分はヘマトキシリンに最も濃く染まる．胃底部の粘膜の深い（ヘマトキシリンに染まる）部の細胞の型は最も下の図で言及される．3部分すべての細胞とその染色性の特徴は PLATE 57 で述べる．

空の胃の内腔表面には粘膜ヒダと呼ばれる長いヒダが突出している．ヒダの横断面の1つがここで示されている．このヒダは粘膜と粘膜下組織（★）からなっている．粘膜ヒダは永続する構造ではなく，拡張した胃のように胃壁が引き延ばされたときには消失する．また明瞭なのは乳頭のある区域（M）で，粘膜がわずかに隆起し，丸石に似ている．この乳頭のある区域は粘膜のみからなり，粘膜下組織を含まない．

粘膜下組織と粘膜筋板は主としてエオジンで染色され，外筋層はより暗く濃くみえる．外筋層の平滑筋は同質で均一に固くみえる．対照的に，結合組織である粘膜下組織は脂肪細胞の部分を含むことがあり，多数の血管（BV）の断面を含む．漿膜は薄いため，この低倍率では明瞭な層として認められない．

胃底噴門接合部
胃，ヒト，H&E 染色．

この図と下方の図は，胃底噴門接合部を示している．この接合部は粘膜の構造に基づいて組織学的に同定することができる．胃小窩（P）には表面（→）に開口しているものもみえ，両部域で同様であるが，腺は異なっている．腺は主として粘液分泌細胞からなり，時として腸内分泌細胞がある．噴門腺（CG）と胃底腺（FG）の境界はそれぞれの像において破線で示されている．

胃底腺の深くにある粘膜筋板（MM）が存在することからわかるように，胃粘膜の全層がここに示されている．噴門腺の下にある粘膜筋板は，リンパ小節（LN）を形成しているリンパ球の大きな浸潤によって不明瞭になっている．

胃底噴門接合部
胃，ヒト，H&E 染色．

この像は高倍率で噴門腺と胃底腺を比較している．噴門腺（CG）は単層円柱上皮として並んでいる粘液腺細胞で構成されている．この細胞の核のほとんどは基底部にあり，いくらか扁平である．細胞質は，明るく染まった物質のかすかなネットワークにみえる．噴門腺の内腔（L）は比較的広い．他方，胃底腺（FG，破線の左）は小さく，内腔は偶然に切られた腺においてのみ容易にみられる．その結果，腺のほとんどは細胞の索のようにみえる．これは胃底部の粘膜の深部なので，細胞のほとんどは主細胞である．主細胞の基底部は核と広範なエルガストプラズム（基底糸，粗面小胞体）を含んでいて，このように好塩基性である．頂部の細胞質は，正常では組織標本の作成の間に失われる分泌顆粒によって占められているため，薄く染まる．主細胞の間に壁細胞（PC）が散在している．これらの細胞は一般的には，好酸性の細胞質に取り囲まれた丸い核を持つ．粘膜固有層の細胞の間には，いくらか薄く染まる長い核を持つ細胞がある．これらは平滑筋細胞（SM）で，粘膜筋板から粘膜固有層内に伸びている．

BV, 血管
CG, 噴門腺
FG, 胃底腺
L, 内腔
LN, リンパ小節
M, 乳頭を有する部位
ME, 外筋層
MM, 粘膜筋板
Muc, 粘膜
P, 胃小窩
PC, 壁細胞
SM, 平滑筋細胞
SubM, 粘膜下組織
→, 最上部左図，胃底部粘膜の3つの染色性の異なる部域；最上部右図，胃小窩の開口部
★, 粘膜ヒダの中の粘膜下層
破線, 噴門腺と胃底腺の境界

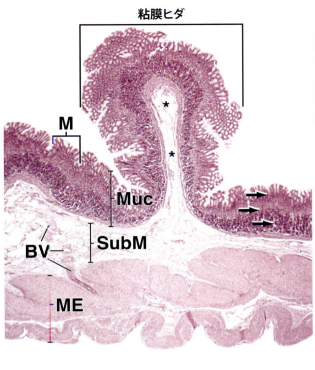
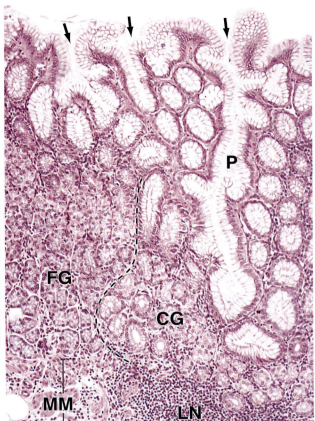
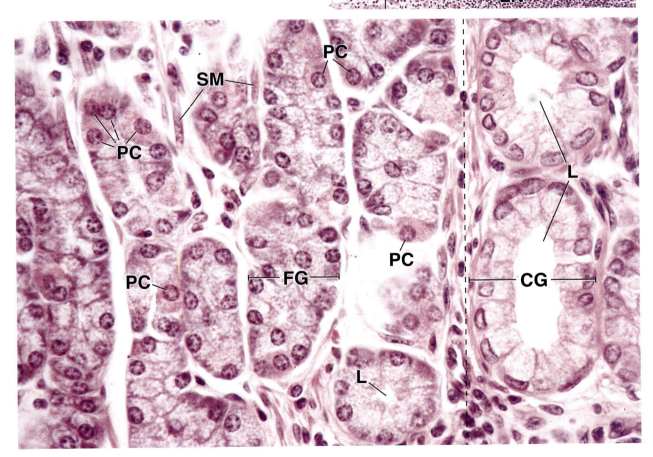

PLATE 57　胃Ⅱ

消化管を覆う上皮は定期的に更新される．それぞれの部位は特有の回転時間と幹細胞局在を持つ．胃では幹細胞は**粘膜頸部** mucous neck に局在する．上方に移動して胃小窩と表面の粘液細胞となる細胞は3～5日の回転時間を持ち，下方に移動して，腺の壁細胞，主細胞，腸内分泌細胞となる細胞は約1年間の回転時間を持つ．

胃底腺
胃，サル，H&E 染色，320 倍．

　この写真は，胃小窩の底部，および胃底腺の頸部と深部を含む胃底部の粘膜を示す．この像は PLATE 56 の最上部左図中の➡で示された部位も含む．胃小窩の表面粘液細胞（SMC）は容易に同定できる．なぜなら細胞の頂端極の粘液集合部が空の洗い出された像を示すからである．胃小窩のすぐ下に胃底腺頸部（N）があり，そこに頸部粘液細胞（MNC）と壁細胞（PC）が同定できる．頸部粘液細胞は表面粘液細胞が分泌するのとは異なる粘液分泌物を産生する．ここでみられるように，頸部粘液細胞は軽度に染まる細胞質を持つ．ここには強く染まる細胞質部位も，表面粘液細胞が持つ粘液集合部のような染まらない特徴的な部分もない．頸部粘液細胞はまた幹細胞でもあり，細胞分裂して表面粘液細胞や腺細胞を生じる．

　壁細胞は特徴的である．主として，細胞質の著明な好酸性染色性のためである．核は主細胞の核のように丸いが，壁細胞は洋梨型をしているために，腺の内腔に面するよりも上皮の基底板により近く位置する傾向がある．

　また，この図は主細胞（CC）の重要な特徴を明らかにしている．すなわち，基底部に局在する丸い核，ヘマトキシリンで濃く染まるエルガストプラズム（基底糸，粗面小胞体）（切片面に核が含まれていない主細胞のいくつかで特に明瞭である），および頂部のわずかに好酸性の細胞質（正常では分泌顆粒で占められている）である．

粘膜下組織
胃，サル，H&E 染色，320 倍．

　この図は胃粘膜の底部および粘膜下組織（SubM），外筋層（ME）の一部を示す．粘膜筋板（MM）は粘膜の最も深い部分である．粘膜筋板は少なくとも2層に配列した平滑筋細胞で構成されている．この顕微鏡写真に示されるように，粘膜下組織に隣接する平滑筋細胞が縦に切られて，細長い核の断面を示している．この層のすぐ上では平滑筋細胞が横断面で切られていて，丸い核断面を示している．

　粘膜下組織は中程度の細胞濃度の結合組織で構成される．粘膜下組織には脂肪細胞（A）および血管（BV），神経節細胞（GC）の群が存在する．これらの特殊な細胞は粘膜下神経叢（マイスナー神経叢（MP））に属する．挿入図はいくつかの神経節細胞（GC）を高倍率で示している．腸神経細胞の大きな細胞体がある．それぞれの細胞体は，神経細胞体にくっついて位置する外套細胞によって取り囲まれている．▶は外套細胞の核をさし示している．

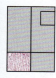

胃腺
胃，銀染色，160 倍．

　腸内分泌細胞は特殊な組織化学あるいは銀染色によって示される細胞群を構成するが，H&E 切片では同定は容易ではない．細胞の分布はここに示すように（➡），特殊な銀染色法によって検出可能である．この染色法のため，これらの細胞は好銀性細胞とも呼ばれる．この切片内の表面粘液細胞（SMC）は胃小窩の底を示し，胃底腺の頸部がこの切片に示されているという事実を確かにしている．好銀性細胞はこの標本で黒くみえる．比較的低倍率なので，これらの細胞の分布の頻度がわかる．

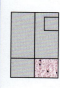

胃腺
胃，銀染色，640 倍．

　より高倍率では，好銀性細胞（➡）は銀染色によってほとんど全体が黒くみえるが，ある細胞ではかすかに核がみられる．銀は通常の切片の作製中に失われる分泌産物を染める．したがって，H&E 染色パラフィン切片では好銀性細胞は明るい細胞にみえる．この図および左図の特殊銀染色は，好銀性細胞の多くは基底膜の近くにあり，腺内腔から遠くに位置する傾向があることを示している．

A，脂肪細胞	**MM**，粘膜筋板	**SMC**，表面粘液細胞
BV，血管	**MNC**，頸部粘液細胞	**SubM**，粘膜下組織
CC，主細胞	**MP**，マイスナー神経叢	➡，好銀性細胞
GC，神経節細胞	**N**，胃底腺の頸部	▶，外套細胞の核
ME，外筋層	**PC**，壁細胞	

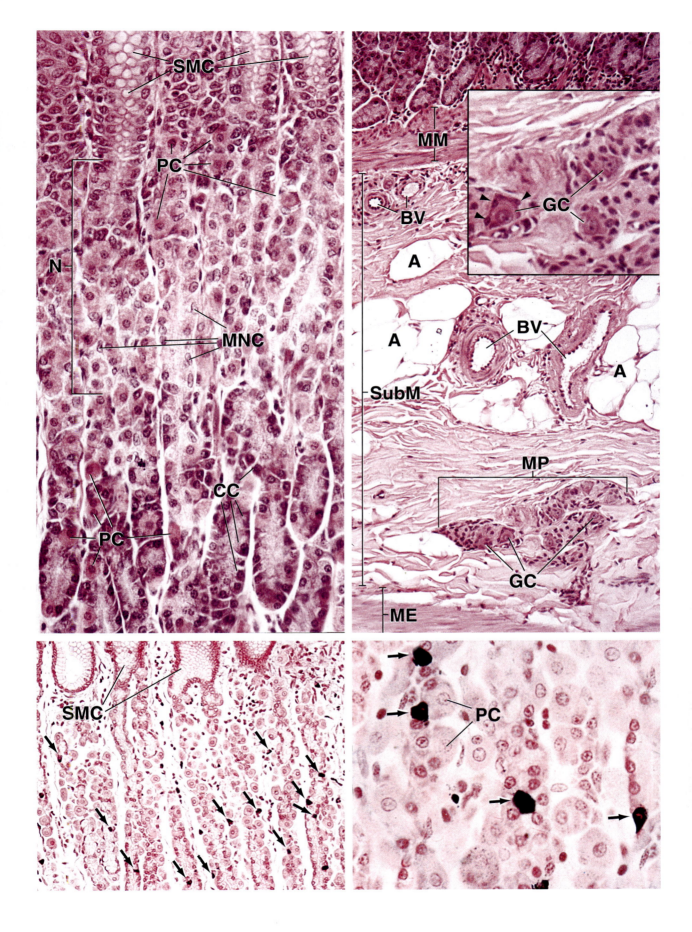

PLATE 58　胃十二指腸接合部

胃十二指腸接合部 gastroduodenal junction は消化管の吸収部へ入る位置を示している．この部位の外筋層の輪状層は肥厚して，**幽門括約筋** pyloric sphincter を形成し，糜粥が胃から小腸に運ばれるのを制御している．幽門腺の粘液分泌は，糜粥が小腸に入る際に糜粥を中性化するのを助ける．

胃十二指腸接合部
胃〜十二指腸，サル，H&E 染色，40 倍．

ここでは胃と十二指腸間の胃十二指腸接合部を示す．顕微鏡写真の粘膜の大部分は，胃に属している幽門部の粘膜（PMuc）である．幽門括約筋は幽門部粘膜の下の平滑筋の肥厚部としてみえる．右に腸粘膜（IMuc）の最初の部分である十二指腸の粘膜がある．長方形で示された部域が，下図で高倍率で示されている．これは2つの粘膜部域の比較を示し，粘膜下腺（ブルンナー腺）も示している．

十二指腸の粘膜下組織には粘膜下腺が含まれる．この腺は粘膜筋板の下にある．そのため，粘膜筋板は腺の同定に有用な構造となっている．胃では，粘膜筋板（MM）は筋組織の狭い帯として容易に認められる．粘膜筋板は右に伸びて十二指腸に達するが，そこでこの領域で2つの★の間で途切れている．

この図は胃が終わるところでの胃外筋層の肥厚部位をも示している．これは幽門括約筋（PS）である．この肥厚は，主として外筋層の平滑筋の輪状層の増加によるが，十二指腸の外筋層（ME）と比較するとわかりやすい．

胃十二指腸吻合部
胃〜十二指腸，サル，H&E 染色，120 倍．

この部域を高倍率で調べると，粘膜内には，腸腺（IGl）に加えて十二指腸の粘膜下組織に腺があることが明らかになる．これらは粘膜下腺（ブルンナー腺，BGl）である．いくつかの腺の構成部分（→）が粘膜下組織から粘膜にまで通っているため，粘膜筋板（MM）が途切れている．粘膜下腺は，導管（D）を通して分泌物を十二指腸の内腔に向けて放出する．対照的に，幽門腺（PGl）はその全長を通じて比較的まっすぐであるが，粘膜の最も深い部位ではらせん状に巻き，ときには枝分かれしている．幽門腺は粘膜に限局していて，胃小窩深く

に開口している．しかし，胃小窩と腺の境界をH&E染色パラフィン切片で突き止めるのは容易ではない．

上述したように，胃と小腸の組織において粘膜に注目すると，幽門腺は胃小窩に開口する．胃小窩は陥入で，そのため胃小窩の長軸に対して斜めあるいは直角の面で切片が切られると，膜固有層で取り囲まれているためこの図のように陥入として認めることができる．対照的に，小腸の内表面は絨毛（V）を持つ．絨毛は内腔への突出であり，高さは多少多様性がある．絨毛が横断あるいは斜めに切られると，この図の絨毛の1つで示されるように内腔の空間で取り囲まれている．さらに，絨毛はその芯に粘膜固有層（LP）を持つ．

胃十二指腸吻合部
胃〜十二指腸，サル，H&E 染色，640 倍．

ここでは下図の長方形部分が高倍率でみられる．胃の上皮がどのように腸の上皮と異なるかが示されている．両者とも上皮は単層円柱上皮であり，その下の粘膜固有層（LP）には多数のリンパ球が存在するために，高度に細胞に富む．胃と十二指腸の上皮の境界は→で示されている．→

の胃の側では上皮は表面粘液細胞（SMC）で構成されている．表面細胞は粘液物質の頂部の集合を1つ含み，一般的にはH&E染色パラフィン切片では空にみえる．対照的に，腸の吸収細胞（AC）は細胞質に粘液を持たない．杯細胞が腸上皮にみられ，吸収細胞の間に散在してはいるが，完全な粘膜シートは形成していない．腸吸収細胞も，PLATE 60 に示されるように線条縁を持つ．

AC, 吸収細胞
BGl, 粘膜下腺
D, 導管
IGl, 腸腺
IMuc, 腸粘膜
LP, 粘膜固有層
ME, 外筋層
MM, 粘膜筋板
PGl, 幽門腺
PMuc, 幽門粘膜
PS, 幽門括約筋
SMC, 表面粘液細胞
V, 絨毛
→, 最も下の図，粘膜下腺の構成部分が粘膜下組織から粘膜に通じている．上方の右図，胃上皮と十二指腸上皮の境界
★, 粘膜筋板の途切れ

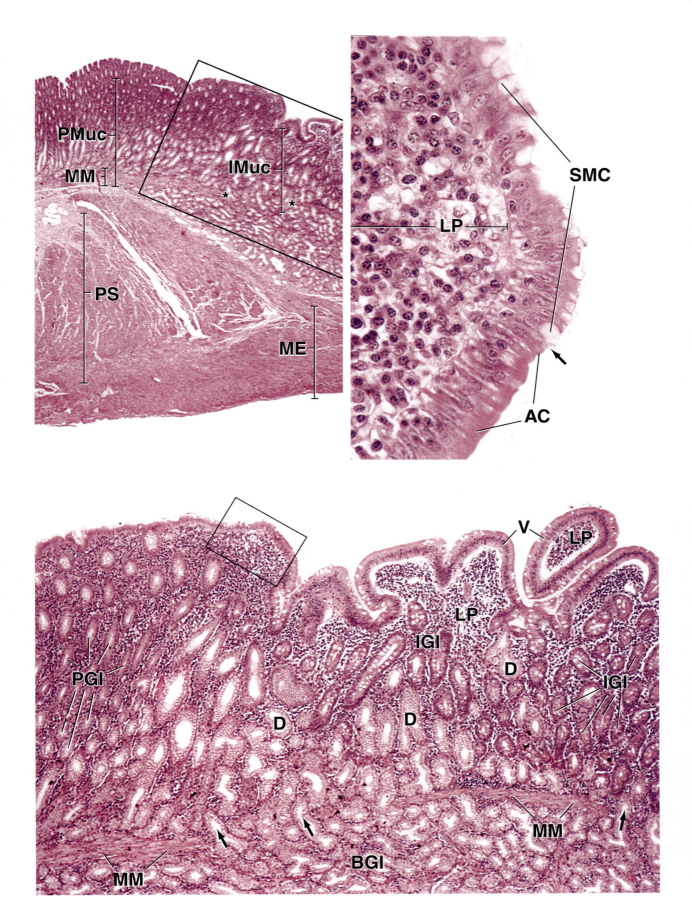

PLATE 59　十二指腸

　小腸は食物の消化と消化産物の吸収のための主要な部位である．小腸は消化管の中で最長の構成要素で，6 m以上の長さがあり，3つの部分に分かれる．**十二指腸** duodenum（～25 cm），**空腸** jejunum（～2.5 m），**回腸** ileum（～3.5 m）である．最初の部分である十二指腸は，消化酵素や酵素前駆体，その他の消化と吸収を助ける産生物を含む胃や膵臓，肝臓，胆嚢からの分泌物はもちろん，胃からの部分的な消化物（糜粥）を受け取る．

　小腸は**輪状ヒダ** plicae circulares と**絨毛** villi によって特徴づけられる．輪状ヒダは永続性の横のヒダで，粘膜下組織の芯を持つ．絨毛は指のようなあるいは葉のような形の粘膜の突起で，内腔に伸びている．微絨毛は，それぞれの腸上皮細胞（腸細胞）の頂端面から伸びる多数の指状の突起で，代謝物を吸収するためにさらに表面積を増している．

　粘膜腺は粘膜固有層にまで伸びている．粘膜腺は幹細胞とそれから成長する細胞を含み，それらは最終的には絨毛の表面に移動する．十二指腸では，粘膜下腺（ブルンナー腺）がアルカリ性の粘液を分泌し，酸性の糜粥を中性化するのを助ける．腸細胞は腸内腔で消化された代謝物を吸収するのみでなく，二糖類とジペプチドの最終消化のために微絨毛の膜に挿入される酵素の合成もする．

十二指腸
サル，H&E 染色，120 倍．

　この像は十二指腸の壁の一部分を示す．胃におけるように，壁の層は内腔から順番に，粘膜（Muc），粘膜下組織（SubM），外筋層（ME），漿膜（S）である．外筋層の縦層（L）と輪層（C）をともに認めることができる．輪状ヒダは十二指腸を含む小腸の壁にみられるが，この写真には1つも含まれていない．

　小腸粘膜の目立つ特徴は，絨毛と呼ばれる指状あるいは葉状の内腔への突出である．ここに示される絨毛（V）のほとんどは指状と記載される像に対応している．しかし，1つの絨毛は葉のような絨毛の形をしている（**＊**）．破線は絨毛と腸腺（リーベルキューン陰窩とも呼ばれる）の境界を示す．腸腺は粘膜筋板（MM）まで伸びている．

　粘膜の下に粘膜下組織があり，粘膜下腺（BGl）を含んでいる．この腺は分岐管状腺あるいは分岐管状胞状腺で，下の図において高倍率で示されるように，その分泌性構成要素は円柱上皮よりなっている．この図で腺が十二指腸に開口する導管（D）は，より高倍率の下の図では➡をつけて示されている．

粘膜
十二指腸，サル，H&E 染色，240 倍．

　十二指腸の粘膜の組織像が高倍率で示されている．絨毛の表面を形成する上皮層には2種類の細胞が認められる．腸細胞（吸収細胞）と杯細胞（GC）である．細胞のほとんどは吸収細胞である．PLATE 60 において高倍率でみられるように，線条縁を持つ．長い核は細胞の下半分に位置する．杯細胞は，空にみえる頂部の空間の存在によって容易に同定できる．絨毛を覆う上皮層の中にもみえる濃く染まった核のほとんどはリンパ球に属する．

　粘膜固有層（LP）は絨毛の芯を形成する．粘膜固有層は多数の球形細胞を含むが，この倍率ではそれぞれを確実に同定することはできない．しかし，注意してもらいたいこととして，これらはほとんどがリンパ球（および免疫系の他の細胞）であり，粘膜固有層をびまん性リンパ組織と名づける根拠となっている．腸腺（IGl）を取り囲んでいる粘膜固有層も同様に，主としてリンパ球とその関連する細胞で構成されている．粘膜固有層はまた，疎性結合組織と1つひとつが孤立する平滑筋細胞も含んでいる．

　腸腺（IGl）は比較的まっすぐで，その基底部で拡張する傾向がある．腸陰窩の基底部は幹細胞を含み，この細胞から腸上皮のすべての他の細胞が生じる．パネート細胞もこれより生じる．この細胞は頂部細胞質に好酸性の顆粒を有する．これらの顆粒はリゾチームを含み，リゾチームは腸内細菌叢の制御に役割を果たすと考えられている溶菌性の酵素である．腸陰窩の主要な細胞は，比較的未分化な円柱状細胞である．これらの細胞は絨毛表面の腸細胞よりも背が低く，吸収細胞や杯細胞に分化する前にたいてい2回の細胞分裂をする．腸陰窩にはまた，いくつかの成熟した杯細胞と腸内分泌細胞が存在する．

BGl，粘膜下腺
C，外筋層の輪（内）層
D，粘膜下腺の導管
GC，杯細胞
IGl，腸腺（陰窩）
L，外筋層の（外）縦層
LP，粘膜固有層
ME，外筋層
MM，粘膜筋板
Muc，粘膜
S，漿膜
SubM，粘膜下組織
V，絨毛
➡，粘膜下腺の導管
＊，葉状の絨毛
破線（最上部の図），絨毛の基底部と腸腺の境界

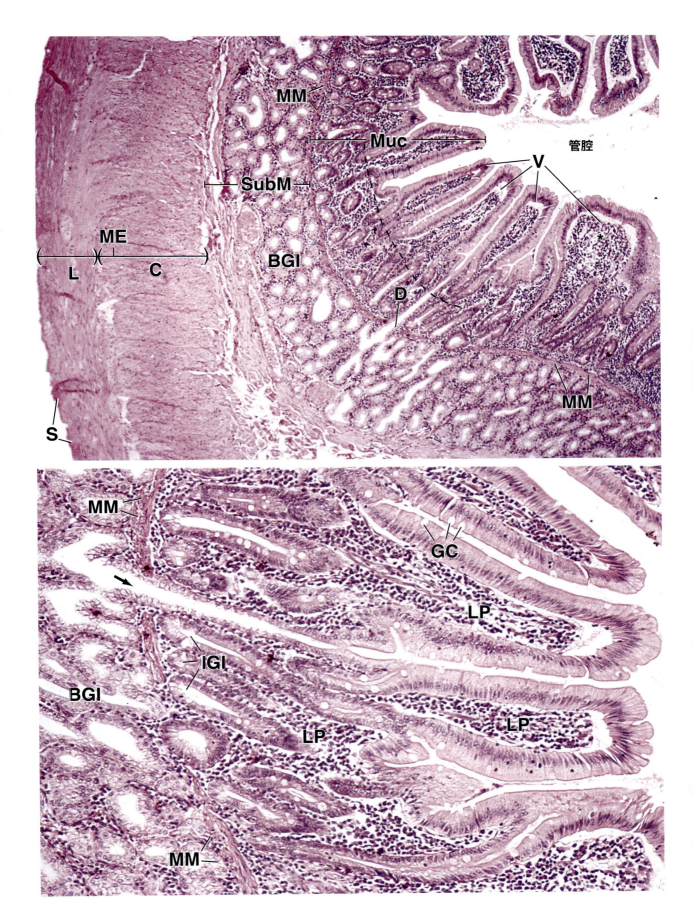

PLATE 60　空腸

空腸は小腸における栄養吸収の主要な場所である．絨毛は葉状よりもむしろより指状で，**杯細胞** goblet cell や **腸内分泌細胞** enteroendocrine cell もあるものの，大部分は吸収性円柱上皮（腸細胞）で覆われている．これらすべての細胞の幹細胞，および抗菌性の**リゾチーム** lysozyme を分泌する**パネート細胞** Paneth cell もこの腸腺の深部にみられる．複製する細胞が腺の下半部に並んでいる．

空腸
サル，H&E 染色，22 倍．

　この像は空腸の縦断面で，小腸の構造として存在している輪状ヒダ（PC）が示されている．ヒダあるいは隆起部は，その長軸の大部分が小腸の縦軸に対してほぼ直角である．そのため，ここで示されている輪状ヒダは横断されている．輪状ヒダは，粘膜下組織（SubM）はもちろん粘膜（Muc）も含んでいる．粘膜下組織の外の組織の幅広い帯は外筋層（ME）で，ヒダの中には含まれない（漿膜はこの倍率では明瞭でない）．この標本では絨毛（V）のほとんどは縦に切られているため，それらの全長と同様に，あるものは他のものよりわずかに短いことが明らかにされている．短いわけは絨毛中の平滑筋細胞の収縮によると考えられる．ここには中心乳糜管（L）がみられ，ほとんどの絨毛では拡張している．絨毛から始まる中心乳糜管は毛細リンパ管で，ある種の吸収された食物中の脂質とタンパク質を，絨毛から粘膜下組織中のより太いリンパ管に運ぶ．

輪状ヒダ
空腸，サル，H&E 染色，60 倍．

　上図において線で示された輪状ヒダの一部が高倍率で示されている．粘膜筋板（MM），腸腺（GI），絨毛（V）に注意されたい．腺と絨毛の境界が破線で示されている．腺のあるものは縦断され，あるものは横断されている．絨毛の大部分は縦断されている．小腸の粘膜構造を概念化する際には，腺は小腸の壁の中に突出した上皮の陥入であり，絨毛は内腔に向けて伸びた突出物であることを認識することが重要である．腺は粘膜固有層の細胞で取り囲まれ，絨毛は腸内腔の空間で取り囲まれている．中心乳糜管を伴った粘膜固有層が絨毛の中心部を占めている．内腔が腺の中心部を占めている．腺の内腔は腺の基底部で拡張する傾向があることにも注意してもらいたい．粘膜を単離した標本を酵素的に研究すると，腺の底部はしばしば2本あるいは3本に枝分かれして指のように伸展し，粘膜筋板にのっている傾向がある．

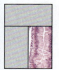

小腸絨毛
空腸，サル，H&E 染色，500 倍．

　この図は2つの隣接する絨毛の部分を高倍率で示している．上皮は主として腸細胞からなっている．これらは円柱吸収細胞で，一般的には線条縁（SB）を示す．線条縁は各腸細胞の頂部表面にある微絨毛を光学顕微鏡でみたものである．線条縁の基底部にある濃い帯は細胞の末端網による．末端網はアクチン細線維の層で，細胞の先端を横断して，そこに微絨毛の芯のアクチン細線維が伸びて接着している．腸細胞の核は基本的に同じ形と方向，染色特性を持つ．細胞質の境界は不明瞭でも，核は細胞の円柱型と方向を示している．腸細胞は，H&E 染色パラフィン切片では明らかではない基底板の上にのっている．細胞層の基底部にある好酸性の帯（➡）は基底膜と思うかもしれないが，実際は腸細胞からの平坦な外側への細胞質突起から構成されている．これらの突起は，ここでみられるように吸収した物質を能動輸送する間拡張している基底・側面の細胞間隙（★）を部分的に境界している．

　カップの形に頂部の拡張した細胞質を持つ上皮細胞は杯細胞（GC）である．この標本では，ほとんどすべての杯細胞の核はカップのすぐ基部にあり，薄い細胞質の成分が（常に明らかなわけではないが）基底膜の高さまで伸びている．上皮の間に散在する丸い核はリンパ球（Ly）に属す．

　粘膜固有層（LP）と中心乳糜管（L）は腸上皮の下にある．中心乳糜管を形成する細胞は，単層扁平上皮（内皮）である．これらの細胞（EC）の2つの核が中心乳糜管の内腔に露出しているようにみえる．他の長くなった核は内腔からわずかに離れ，中心乳糜管に伴う平滑筋細胞（M）に属する．

EC, 内皮細胞	**M**, 平滑筋細胞	**SB**, 線条縁
GC, 杯細胞	**ME**, 外筋層	**SubM**, 粘膜下組織
GI, 腸腺（陰窩）	**MM**, 粘膜筋板	**V**, 絨毛
L, 中心乳糜管	**Muc**, 粘膜	➡, 腸細胞の基底突起
LP, 粘膜固有層	**PC**, 輪状ヒダ	★, 基底・側面細胞間隙
Ly, リンパ球	**S**, 漿膜	**破線**, 絨毛と腸腺間の境界

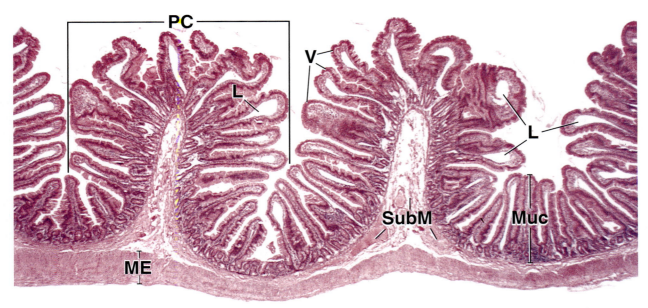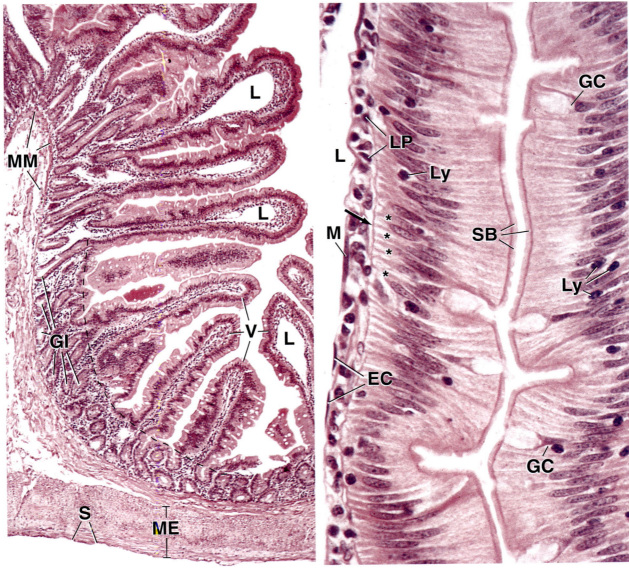

PLATE 61　回腸

回腸は小腸における水と電解質の再吸収の主要な部位である．回腸の組織像は基本的に空腸と同一である．しかし，いくつかの特徴はある．すなわち，回腸の絨毛は葉状である頻度が高い．粘膜固有層のリンパ組織は大小の小節となり，回腸に腸間膜が付着する側の反対側に多数みられる．小節は癒合して，パイエル板と呼ばれるリンパ組織の大きな集合となる．

　小腸表面の上皮は5～6日ごとに新しくなっている．幹細胞は粘液腺の底部に限局し，細胞更新の領域は腺の下半分に限局している．細胞は絨毛の上を移動していき，その先端から失われる．すべての上皮細胞，すなわち腸内分泌細胞とパネート細胞はもちろん，吸収細胞，杯細胞も同じ幹細胞の母集団に由来するが，腸内分泌細胞はゆっくりと移動し，パネート細胞は移動しない．

回腸
サル，H&E染色，20倍．

　ここで示されている回腸の横断面では，粘膜下組織（SM）と外筋層（ME）に印がつけられている．粘膜下組織のすぐ内側が粘膜，外筋層の外側が漿膜である．粘膜にはいくつかの縦断された絨毛（V）がみられ，印をつけたが，他の印がつけられていない絨毛はその外観に基づいて容易に同定できる．これらの絨毛は内腔の空間によって完全に取り囲まれており島のようにみえる．もちろんこれらは島ではなく，この像は切断面によるもので，絨毛は斜めに，あるいは横断面で完全に切られ，それによりその基部から分離されている．絨毛の下には腸腺があり，多くは斜めあるいは横に切られているため，容易に同定できる．前出のPLATE同様に，腸腺は完全に粘膜固有層で囲まれている．

　約8～10の組織の突起が腸内腔にあり，それらは実質的には絨毛よりも大きい．これらは輪状ヒダである．上述したように，ヒダは一般に輪状の方向にある．しかし短い距離を縦に走ることもあり，枝分かれすることもある．さらに，たとえすべてのヒダが輪状に配列していても，もし切片がやや斜めであれば，ヒダは角度をもって切られ，この図で示されるいくつかのヒダの例のようにみられる．小腸の特徴的な像の1つは，腸の壁にリンパ小節が単独あるいは集合して存在することである．孤立リンパ小節は腸管の近位端に普通にみられる．しかし，腸を遠位に進んでいくと，リンパ小節は次第に数を増す．回腸では大きな集合リンパ小節が規則的にみられ，パイエル板と呼ばれる．この図でもパイエル板が形成されているいくつかのリンパ小節（LN）が示されている．リンパ小節は部分的に回腸の粘膜内にあり，粘膜下組織内に伸びている．この図では明らかではないが，リンパ小節は腸管に腸間膜が付着するのと反対側に位置するのが特徴である．

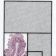

輪状ヒダ
回腸，サル，H&E染色，40倍．

　時として，ここでみられるように，腸の横断面でヒダが明らかに横断面の像を示す．ここで再度述べておくと，粘膜下組織（SM）がヒダの芯を形成している．この図で示されている絨毛の多くは，もし絨毛が指状の突出ならば期待される像（V）を示すが，他の絨毛は明らかにそういう像は示していない．特に1つの絨毛（★で示してある）は，縦に切られた葉状の絨毛の幅広い像を示している．もしこの絨毛がここで示されている面に直角に切られているなら，指状の絨毛にみえているであろう．

集合リンパ小節
回腸，サル，H&E染色，100倍；挿入図200倍．

　集合したリンパ小節の一部と，それを覆っている上皮の一部がここでは高倍率で示されている．リンパ球と関連細胞があまりにも多数なため，実際これらの細胞が粘膜筋板の細胞を不明瞭にしている．しかしそれらの局在は，粘膜筋板が通常のように腸腺（GI）の基底部に隣接している限り，仮想の位置として示されている場所（MM??）の近くにあると推測される．さらに，この部域を高倍率で観察すると（挿入図），粘膜筋板（MM）が腸腺（GI）のすぐ近くで多数のリンパ球によって分離させられているのがみられる．明らかに小節のリンパ球は粘膜筋板の両側にあり，すなわち，粘膜内にも粘膜下組織内にも存在している．

　リンパ小節は腸上皮によって覆われている．上皮の性質は光学顕微鏡では十分にはわからないが，電子顕微鏡（走査型，透過型ともに）では上皮細胞の間にM細胞と呼ばれる特殊な細胞を観察でき，これらは腸の内容物（抗原）のサンプルをとり，その抗原を上皮内の樹状細胞とリンパ球に輸送する．

GI，腸腺
LN，リンパ小節
ME，外筋層
MM，粘膜筋板
MM??，想定される粘膜筋板の位置
SM，粘膜下組織
V，絨毛
★，葉状の絨毛

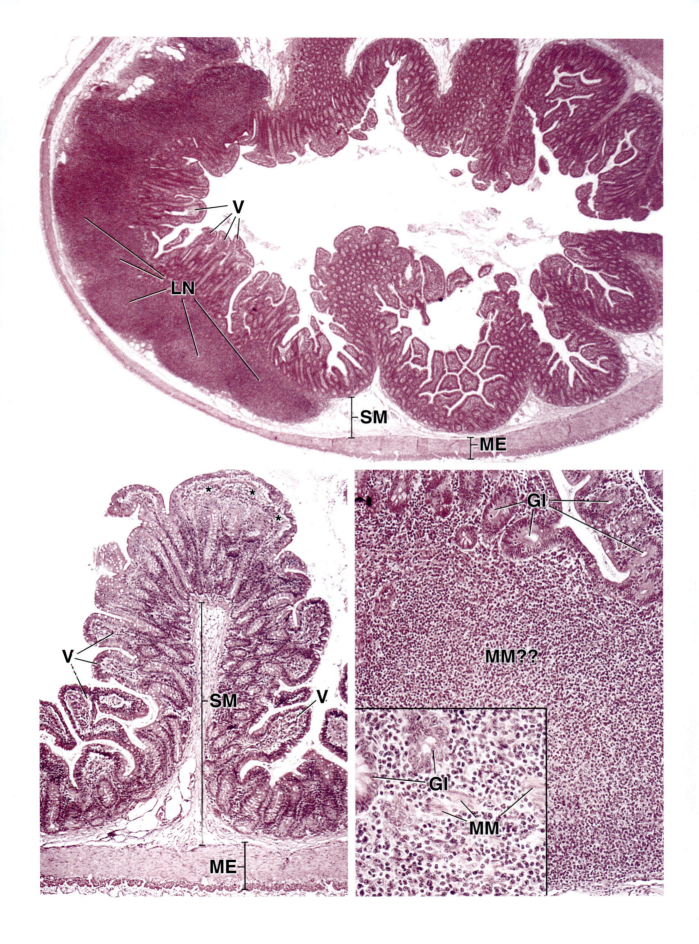

PLATE 62　結腸

結腸の主要な機能は電解質と水の再吸収，および非消化物や他の老廃物を排除することである．粘膜は平滑な表面を持つ．輪状ヒダも絨毛も存在しない．多数の単一な腺（リーベルキューン陰窩）が粘膜の厚さ全体に及んで伸びている．粘膜表面とこれらの腺は単層円柱上皮であり，杯細胞，吸収細胞，腸内分泌細胞を含むが，正常ではパネート細胞は含まない．幹細胞は腺（陰窩）の底部に局在し，正常の細胞更新の部分は陰窩の高さの約3分の1にわたる．

結腸
サル，H&E 染色，30 倍．

これは低倍率の大腸の横断像である．結腸の壁を構成する4層が示されている．粘膜（Muc），粘膜下組織（SubM），外筋層（ME），漿膜（S）である．これらの層は小腸と同様であるが，いくつかの違いを述べる．大腸は絨毛も輪状ヒダも持たない．他方では，外筋層は特徴的な配列をしており，この顕微鏡写真に示されている．縦層（ME（l））は実質的に輪状層（ME（c））よりも薄いが，例外は3ヵ所の平滑筋の縦層が厚い帯として存在する場所である．結腸ヒモ（TC）と呼ばれるこれらの厚い帯の1つがこの図で示されている．結腸が横断されているために結腸ヒモも横断されている．3本の結腸ヒモは大腸全体に伸びているが，直腸内には伸びていない．

粘膜下組織は緻密結合組織で構成されている．ここは太い血管（BV）や脂肪組織（下の図のA参照）を含む．

粘膜
結腸，サル，H&E 染色，140 倍．

高倍率で示された粘膜はまっすぐで枝分かれしない管状腺（リーベルキューン陰窩）を含み，この腺は粘膜筋板（MM）まで伸びている．→は，腸の表面でいくつかの腺が開口するところを示す．一般に，これらの腺の内腔は狭く，例外は腺の深い場所で，そこではしばしば内腔は拡張している（下方の左図の＊）．腺（Gl）の間には粘膜固有層（LP）があって，多数のリンパ球と免疫系の他の細胞を含む．2つの長方形は下方の図において高倍率で粘膜を観察する部位を示す．

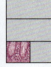

粘膜固有層
結腸，サル，H&E 染色，525 倍．

この図では，粘膜筋板（MM）と，粘膜固有層（LP）の中の細胞が示されている．多くはリンパ球と形質細胞である．粘膜筋板の中の平滑筋細胞は2層に配列している．►で示された平滑筋細胞は丸い核を持つことに注意されたい．しかし，他の平滑筋細胞はいくぶん丸い好酸性領域としてみえる．これらの平滑筋細胞は横断面で切られている．横断面で切られた平滑筋細胞のすぐ上には，縦断面で切られた平滑筋細胞がみられる．これらは細長い核と，同じく細長い好酸性の細胞質の索状の像を示している．

腸腺
結腸，サル，H&E 染色，525 倍．

結腸の表面と腺の表面に並んでいる細胞は，基本的には吸収細胞（AC）と杯細胞（GC）である．吸収細胞は，→が腺の開口部を示すところで明瞭で薄い線条縁を持つ．吸収細胞の間に杯細胞（GC）が散在している．吸収細胞は腺の中に向かっていくと数が減るが，杯細胞は増す．腺の中のその他の細胞には腸内分泌細胞があるが，一般的な H&E 染色パラフィン切片では容易には同定されない．腺の深部には，陰窩の基底部にある幹細胞から由来する更新帯の未分化細胞がある．これらの未分化細胞は，もし細胞分裂中であれば，それが示す細胞分裂像（M）により容易に同定できる（左の図参照）．

A, 脂肪組織	**M**, 細胞分裂像	**S**, 漿膜
AC, 吸収細胞	**ME**, 外筋層	**SubM**, 粘膜下組織
BV, 血管	**ME（c）**, 外筋層の輪状層	**TC**, 結腸ヒモ
GC, 杯細胞	**ME（l）**, 外筋層の縦層	►, 丸い核を示す平滑筋細胞
Gl, 腸腺	**MM**, 粘膜筋板	→, 腸腺の開口部
LP, 粘膜固有層	**Muc**, 粘膜	＊, 腸腺の内腔

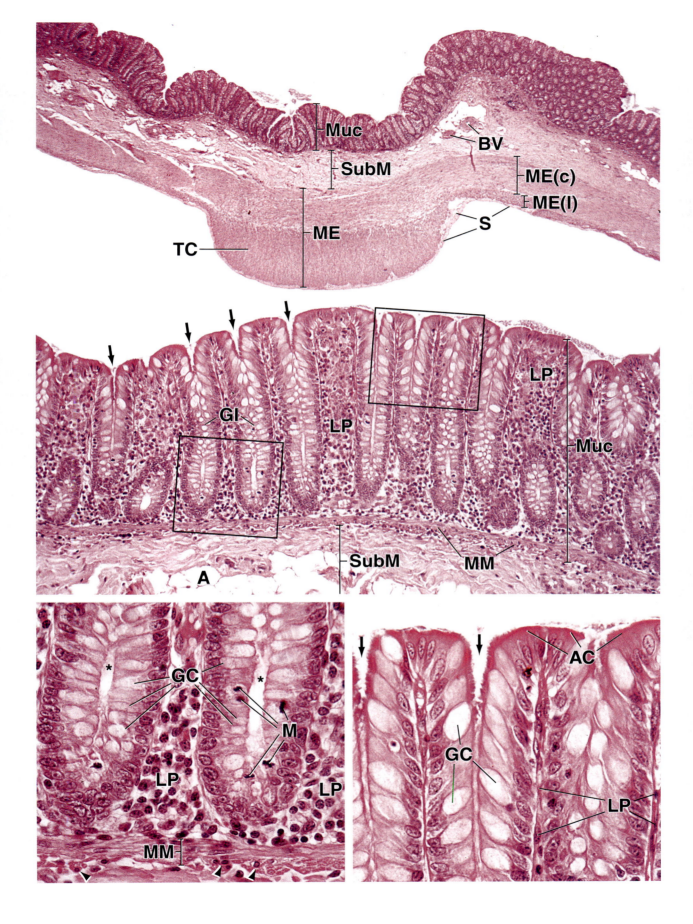

PLATE 63　虫垂

　虫垂 appendix（**虫様突起** vermiform appendix）は一般的に，虫あるいは指の形に似た構造と記載される（ラテン語で vermis は虫，forma は形を意味する）．虫垂は盲腸（大腸の最初の部分；他は順番に，上行結腸，横行結腸，下行結腸；S状結腸；直腸；肛門管）から生じ，長さは 2.5 〜 13 cm の範囲に及ぶ（平均長〜 8 cm）．虫垂は盲端に終わる囊なので，虫垂の中に腸内容物が取り込まれたり閉じ込められたりすることがあり，しばしば炎症と感染が生じる．乳児や小児では，相対的にも絶対的にも成人より長く，多数のリンパ小節を含み，虫垂が免疫的役割を持つことを示唆している．最近の研究では，虫垂（および盲腸と回腸末端）はすなわち未熟な免疫系の一部であって，その中で潜在的な B リンパ球が免疫応答能を獲得する（トリにおけるファブリチウス囊にあたる）動物における "囊と同等の組織" であるかもしれないことが示されている．

　虫垂の壁は小腸の壁に非常に似ていて，外筋層の完全な縦層を持つが，輪状ヒダや絨毛は欠く．粘膜は結腸の粘膜に似ていて，単一な腺を持つ．この類似点ですら，しばしば，互いに癒合したり，粘膜下組織内に伸びた多数の大きいリンパ小節によって隠されたりしてみえないことがある．高齢者では，虫垂のリンパ組織の総量は退行し，その結果大きさは小さくなる．多くの成人では，虫垂の正常構造は消失し，虫垂は線維性瘢痕組織によって満たされる．

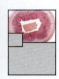

虫垂
ヒト，H&E 染色，25 倍．

　横断像は前思春期の虫垂で，その壁を構成するさまざまな構造が示されている．内腔（L），粘膜（Muc），粘膜下組織（SubM），外筋層（ME），漿膜（S）が同定される．

虫垂
ヒト，H&E 染色，80 倍；挿入図 200 倍．

　この写真は上の図で囲まれた部分の高倍率像である．まっすぐな管状腺（Gl）が粘膜筋板まで伸びているのがわかる．下方には，リンパ小節（LN）と，かなりの量のびまん性リンパ組織が存在する粘膜下組織（SubM）がある．リンパ小節の明瞭な胚中心（GC）と内腔に面したキャップ領域（Cap）に注意されたい．粘膜下組織の浅層の部分と粘膜固有層は，この 2 部分における多数のリンパ球のため一体になっている．粘膜下組織の深層の部分ではリンパ球の浸潤は比較的少なく，太い血管（BV）と神経を含む．外筋層（ME）は比較的厚い輪状層と，はるかに薄い外縦層とから構築されている．漿膜（S）はこの写真ではほんの一部のみが含まれている．

　挿入図は下図における長方形の領域の高倍率である．虫垂の腺の中の上皮は大腸のそれと同様であることに注意してほしい．上皮細胞のほとんどは粘液を含んでいて，そのため，頂部細胞質が明るい像を示す．上述したように，粘膜固有層は多数のリンパ球の浸潤により，腺の基底部で粘膜筋板を認めるのが困難になっている（→）．

BV, 血管	**L**, 内腔	**S**, 漿膜
Cap, リンパ小節のキャップ	**LN**, リンパ小節	**SubM**, 粘膜下組織
GC, 胚中心	**ME**, 外筋層	**→**, 腺の基底部における粘膜筋板
Gl, 腺	**Muc**, 粘膜	

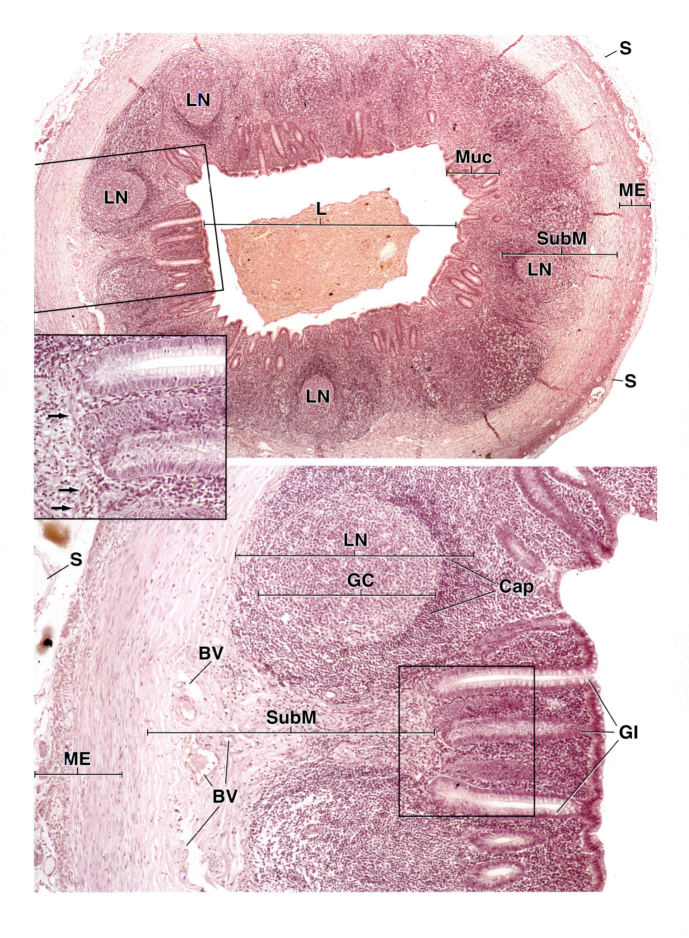

PLATE 64　肛門管

肛門管において，腸粘膜の単層円柱上皮から皮膚の角化重層扁平上皮への移行がみられる．これら2つの明瞭に異なる上皮の間には，狭い領域（肛門移行部）があり，ここでは最初，上皮は重層円柱（あるいは重層立方上皮）で，次いで非角化重層扁平上皮となる．

肛門管の高さでは，粘膜筋板は消失する．この同じ高さで，外筋層の輪層は厚くなって内肛門括約筋になる．外肛門括約筋は骨盤底の横紋筋によって形成される．

肛門管
ヒト，H&E 染色，40 倍．

肛門管の低倍率像．大腸の特徴を持つ粘膜（**結腸直腸帯** colorectal zone）が写真の左上にみられる．この部位は肛門管の上部で，腸腺は結腸にあるものと同様である．粘膜筋板（MM）は腺の下に狭い帯として容易に認められる．腸腺も粘膜筋板も，この図の中で左の長方形の部分の中に終わっていて，◇のところで最初の上皮の主要な変化がある．**肛門移行部** anal transitional zone と呼ばれるこの部分は，最も下方左の図において高倍率で示されている．右の長方形の部分は，肛門管の扁平上皮部 squamous zone の中にある皮膚の重層扁平上皮（StS）を含み，最下部の右図において高倍率で示されている．

長方形の部分の2つの◇の間には，肛門管の下部の上皮が示されている．上皮の下によく発達した胚中心を持つリンパ小節がある．粘膜の下の孤立リンパ小節は決まった場所に存在するのではない．むしろ，その局所の要求に応じて出没する．

また，低倍率では内肛門括約筋（IAS）に注意されたい．すなわち，外筋層の輪層の最遠位部が厚くなったものである．向かって右の皮膚の下には，外肛門括約筋（EAS）の皮下組織部分がある．これは横断像にみられるように横紋筋からなる．

肛門移行部
肛門管，ヒト，H&E 染色，160 倍；挿入図 300 倍．

単層円柱上皮（SC）と重層上皮（ST）の間の接合部である**肛門移行部** anal transitional zone が◇で示してある．肛門管の上部の単層円柱上皮は多数の杯細胞を有し，結腸の粘膜同様に，この上皮は腸腺（IG）の上皮と連続している．これらの腺は粘膜筋板（MM）とほぼ同様の地点にまで連続している．特徴的なのは粘膜固有層が多数のリンパ球（Lym）を含むことで，特に印した部位でそうである．移行部の中にみられる重層円柱上皮（StCol）と重層立方上皮（StC）の高倍率像が挿入図の中に示してある．

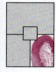

扁平上皮部
肛門管，ヒト，H&E 染色，160 倍．

肛門管の扁平上皮部で起こる上皮の最後の変化がここで示される．右側に皮膚の重層扁平上皮（StS（k））がある．表面の角化した性質が明らかである．他方では，◇の高さの下の重層扁平上皮（StS）は角化しておらず，表面までずっと核を有する細胞がみられる．再度，多数のリンパ球（Lym）が下に位置する結合組織の中にあり，非角化領域の上皮の中に移動した可能性がある．

EAS，外肛門括約筋	**MM**，粘膜筋板	**StS**，重層扁平上皮
IAS，内肛門括約筋	**SC**，単層円柱上皮	**StS（k）**，重層扁平上皮（角化）
IG，腸腺	**ST**，重層上皮	→，粘膜筋板の終わり
LN，リンパ小節	**StC**，重層立方上皮	◇，2種類の上皮型の間の接合部
Lym，リンパ球	**StCol**，重層円柱上皮	

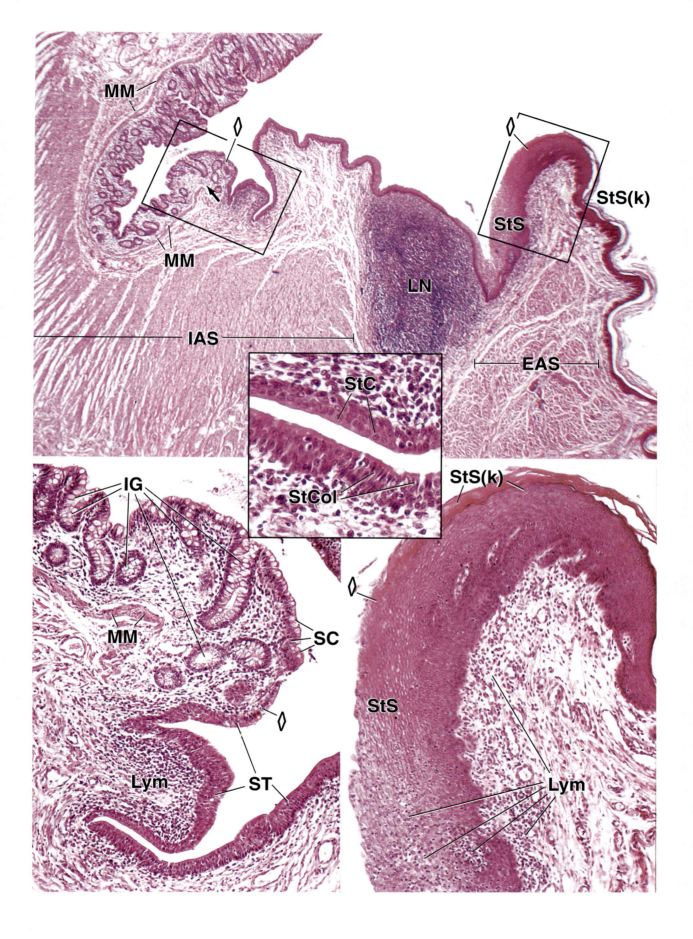

18

消化器系Ⅲ：
肝臓，胆嚢，膵臓

1. 肝臓 / 626
   A. 概要 / 626
   B. 肝臓の生理学 / 626
   C. 肝臓への血液供給 / 629
   D. 肝臓の構造 / 630
   E. リンパの経路 / 635
   F. 肝細胞 / 635
   G. 胆管系 / 638
2. 胆嚢 / 640
3. 膵臓 / 643
   A. 概要 / 643
   B. 膵臓外分泌部 / 644
   C. 膵臓外分泌部の導管系 / 645
   D. 膵臓内分泌部 / 647

FOLDER 18.1 臨床関連事項：リポタンパク質 / 628
FOLDER 18.2 臨床関連事項：うっ血性心不全と肝壊死 / 634
FOLDER 18.3 臨床関連事項：インスリン産生とアルツハイマー病 / 650
FOLDER 18.4 機能的考察：インスリン合成——翻訳後修飾の一例 / 651

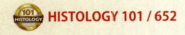 HISTOLOGY 101 / 652

 ## 1. 肝臓

A. 概要

肝臓 liver は重量約 1,500 g, 成人体重のほぼ 2.5% を占める人体において最大の腺組織であり, 最大の内臓である. その位置は腹腔の右上四半部, 一部は左上四半部にあり, 胸郭によって保護されている.

肝臓は, 線維性結合組織の被膜（肝臓線維膜）によって覆われている. その被膜は, 肝臓が直接に横隔膜や他の器官に接している部位を除き, 漿膜（臓側腹膜）によって囲まれている.

肝臓は解剖学的には, 深い溝によって大きい2葉（右葉と左葉）と小さい2葉（方形葉と尾状葉）に分けられる（図18.1）. このようにして分けられた解剖学的区域は, 他の腹部臓器との位置的関係を示す場合にのみ意味があり, 血管支配や胆管の分布に対応した機能的区域（外科的区域）は臨床的にはさらに重要である.

胚子において, 肝臓は, 前腸（特に十二指腸になる部位）の壁から内胚葉が膨出して形成された肝憩室から発生する. 肝憩室は増殖し, 肝細胞となって索状に配列（肝細胞索）し, 肝臓の実質を形成する. 肝憩室の茎部は総胆管になる. 総胆管からに嚢胞性憩室が形成され, 胆嚢と胆嚢管となる.

B. 肝臓の生理学

多くの循環血漿タンパク質は肝臓で産生され分泌される. 肝臓は, 栄養とビタミンの両者の血中からの取り込み, 貯蔵, 分配に重要な役割を果たしている. また, 血糖値を維持して, **超低比重リポタンパク質** very low density lipoprotein（**VLDL**）の血中濃度を調節する. さらに, 多くの毒物, 薬物を分解するか, それらとの間で抱合物をつくるが, 時としてそれらの毒物・薬物により傷害を受けることもある. 肝臓は外分泌器官でもあり, 胆汁酸塩, リン脂質, コレステロールなどを含む胆汁を分泌する. また, 内分泌器官に類似した重要な機能をも担っている.

肝臓は循環血漿タンパク質の大部分を産生する.

肝臓で産生される循環血漿タンパク質としては次のようなものがある：

- **アルブミン** albumin は血漿コロイド浸透圧を維持することによって循環血漿量と組織液との平衡を調整すること

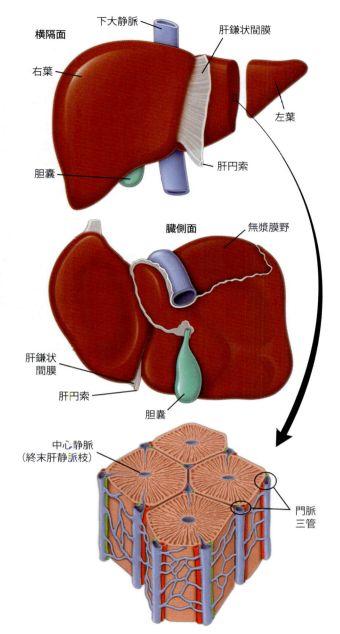

図 18.1 ▲ 肝臓の構造
この図は，肝臓を横隔面と臓側面からみて両面における解剖学的特徴を記した図である．下図は，肝臓の顕微鏡レベルでの構造を示す断面図である．各小葉における門脈三管と小葉の中心にある中心静脈に注目せよ．

に関与する．

- **リポタンパク質** lipoprotein（特に VLDL）は，肝臓から他の器官への中性脂肪の輸送に関与する．肝臓は VLDL の大部分を合成し，他の血漿リポタンパク質（たとえば低比重リポタンパク質（LDL）と高比重リポタンパク質（HDL））も産生する．LDL は，肝臓から他の組織へコレステロールエステルを輸送する．HDL は体内各所からコレステロールを除去して，肝臓へ輸送する（FOLDER 18.1 参照）．
- **糖タンパク質** glycoprotein．ハプトグロビン，トランスフェリン，ヘモペキシンなど鉄の輸送に関係するタンパク質が含まれる．

- **プロトロンビン** prothrombin と**フィブリノーゲン** fibrinogen は血液凝固反応において重要な因子である．
- **非免疫性α-グロブリンとβ-グロブリン** nonimmue α-globulin and β-globulin は血漿コロイド浸透圧の維持を助け，さまざまな物質の輸送における担体のタンパク質（CHAPTER 10 参照）としても働く．

肝臓はビタミンと鉄を貯蔵し変換する．

ビタミンの中には，肝臓が血流から取り込んで貯蔵し，あるいは生化学的に修飾するものがある：

- ビタミン A（**レチノール** retinol）は視力にとって重要なビタミンである．ビタミン A は，眼におけるロドプシンの合成に必要とされるレチナールの前駆体である．肝臓は，ビタミン A の取り込み，貯蔵と血中濃度の維持に重要な役割を果たす．ビタミン A の血中濃度が低下すると，肝臓は星状細胞（p.634 参照）の貯蔵部位に働きかけ，**レチノール結合タンパク質** retinol-binding protein（**RBP**）とレチノールが結合した形で血液中に放出される．RBP も肝臓において合成されるが，RBP 合成は血漿ビタミン A 濃度により調節を受ける．ビタミン A 欠乏症には，夜盲症と多発性皮膚障害がある．
- ビタミン D（**コレカルシフェロール** cholecalciferol）はカルシウム代謝とリン酸塩代謝に重要なビタミンである．ビタミン D は食餌中のビタミン D_3 から摂取されるとともに，皮膚において紫外線により 7-デヒドロコレステロールから変換される．ビタミン A とは異なり，ビタミン D は肝臓に貯蔵されず，骨格筋と脂肪組織に存在する．肝臓はビタミン D の代謝において，ビタミン D_3 を血中ビタミン D の主な化合物である 25-ヒドロキシコレカルシフェロールに変換する重要な役割を担っている．さらに腎臓では，ビタミン D_3 の 10 倍の活性を持つ 1,25-ヒドロキシコレカルシフェロールへの変換が起こる．ビタミン D は，骨格系と歯の発達と成長にとって不可欠である．ビタミン D 欠乏症には，くる病と骨鉱化作用（骨への無機塩類の取り込み）障害がある．
- ビタミン K はプロトロンビンと他のいくつかの凝固因子の肝合成において重要である．ビタミン D と同様に，ビタミン K は食餌中のビタミン K と小腸の腸内細菌叢による合成の 2 つの摂取源に由来する．ビタミン K はカイロミクロンとともに肝臓に輸送され，急速に吸収されて，一部は使われ，一部は VLDL 分画とともに分泌される．ビタミン K 欠乏症には，低プロトロンビン血症と出血傾向がある．

さらに肝臓は，鉄の貯蔵，代謝と体内の平衡状態維持の役割を担っている．肝臓は，鉄の輸送と代謝に関係するタンパク質（トランスフェリン，ハプトグロビン，ヘモペキシンなど）のほぼすべてを合成する．このうちトランスフェリンは，血漿中にある鉄輸送タンパク質である．ハプトグロビンは血漿中で遊離ヘモグロビンと結合し，その複合体はすべて血漿から肝臓へと除去され，鉄は貯蔵される．ヘモペキシンは，

FOLDER 18.1　臨床関連事項：リポタンパク質

リポタンパク質はタンパク質と脂質の多成分複合体で、血中のコレステロールと中性脂肪の輸送に関わる。脂質は単独では懸濁した状態でとどまっていられないので、コレステロールと中性脂肪はそのままでは血液中で循環しない。脂質を含むコアにタンパク質が結合することによって、その複合体は疎水性となり、血液中で懸濁状態のままでいることができる。

リポタンパク質は、細胞膜において、あるいは脂質の輸送と代謝において種々の機能を担っている。リポタンパク質の前駆体は肝臓でつくられる。細胞において脂質成分は滑面小胞体でつくられ、タンパク質成分は粗面小胞体でつくられる。リポタンパク質複合体はゴルジ装置に渡され、ゴルジ装置では高電子密度のリポタンパク質粒子を含んでいる分泌小嚢が分離して、ディッセ腔に接している細胞表面から血流へと放出される。エストロゲン、甲状腺ホルモンなどの数種類のホルモンがリポタンパク質の分泌を調整する。

通常は、4種類のリポタンパク質、**カイロミクロン** chylomicron, **VLDL**, **LDL**, **HDL** が、密度、分子量、大きさと化学組成によって定義されている。これらのリポタンパク質は化学組成が異なっており、それぞれの比重遠心による特性に従って、大きさが最大で最小密度のものから、大きさが最小で最大密度のものまで血漿から分けられる。

カイロミクロンは、すべてのリポタンパク質中で最も軽く、小腸でのみつくられる。主な機能は腸で吸収された大量の脂肪を血流へ運搬することである。

VLDLは、カイロミクロンより密度が高く、大きさは小さい。主に肝臓で合成されるが、小腸でもつくられる。中性脂肪が多く含まれている。VLDLの機能は、肝臓から他の臓器へ中性脂肪のほとんどを運搬することである。肝臓のVLDLは、やはり肝臓でつくられるアポリポタンパク質B-100を構成成分として血中を循環しており、VLDLの分泌を助けている。無βリポタンパク質血症などの先天性肝疾患や、それより程度として軽いが急性、慢性肝疾患において、肝臓によるアポリポタンパク質B-100の合成ができなくなると、結果としてVLDLの分泌ができなくなる。これらの疾患の患者の肝生検では、肝細胞の細胞質の大部分は脂肪滴で占められている。

LDLとHDLは血漿でつくられるが、少量は肝臓によってつくられる。LDLはVLDLより、HDLはLDLよりそれぞれ密度が高い。LDLの機能は、肝臓から末梢臓器までコレステロールエステルを輸送することである。HDLは、末梢組織から肝臓までのコレステロールの輸送に関与している。血中LDLの高値は心血管疾患のリスク増加と直接に相関しており、HDLの高値またはLDLの低値はリスクと逆相関している。

血液中で遊離のヘムの輸送に関与している。鉄はフェリチンの形で肝細胞の細胞質内に貯蔵されるか、**ヘモジデリン顆粒** hemosiderin granule に変換される。最近の研究によると、肝細胞は鉄の長期貯蔵の主要な部位であるといわれている。（頻回の輸血の場合のように）鉄の過剰状態は、**ヘモクロマトーシス** hemochromatosis になる可能性がある。その場合の肝障害の特徴は肝細胞内の過剰な量のヘモジデリンである。

肝臓は薬物や毒物を分解する．

肝細胞は薬物、毒物、その他、体外からのタンパク質（生体異物）の分解に関与している。多くの薬物と毒素は親水性でなく、したがって、それらは腎臓によって効果的に血液から取り除かれず、肝臓が可溶性の高い化合物へと変換する。この過程は、肝細胞によって次の2段階で行われる：

- 第Ⅰ相（酸化）では外来化合物の水酸化（—OH基を加える）とカルボキシ化（—COOH基を加える）を行う酸化が起こる。この相は肝細胞の滑面小胞体（sER）とミトコンドリアで行われる。この過程は、シトクロムP450と総称されるタンパク質群の集合による一連の生化学的反応である。
- 第Ⅱ相（抱合）ではグルクロン酸やグリシン、タウリンなどとの抱合が起こる。この過程は第Ⅰ相の反応生成物の水溶性をいっそう高め、腎臓からの排出を容易にする。

肝臓はその他の重要な代謝経路にも関係している．

肝臓は、細胞機能に必要とされる栄養の供給を維持する炭水化物の代謝において、重要な役割を担っている。肝臓は糖代謝の過程の中で腸管から吸収されたグルコースをグルコース-6-リン酸へとリン酸化する。エネルギーの必要とされる程度に応じて、グルコース-6-リン酸は**グリコーゲン** glycogen として肝臓に貯蔵されるか、解糖系で使用される。飢餓状態では、グリコーゲンはグリコーゲン分解過程によって分解され、グルコースは血中に放出される。さらに、肝臓は脂質代謝においても機能を担っている。血漿由来の脂肪酸は、肝細胞においてβ-酸化によって消費されエネルギーを供給する。さらに肝臓は、他の器官によって燃料として使われるケトン体を産生する（ただし肝臓は、エネルギー源としてケトン体を使用することができない）。コレステロール代謝（合成と血液中からの取り込み）への関与も、肝臓の重要な機能の1つである。コレステロールは、胆汁酸塩の形成や、VLDLの合成、オルガネラの生合成などに用いられる。体内におけるタンパク質と核酸の分解産物であるアンモニウムイオンからの尿素合成の大部分を担っているのも肝臓である。最後に、肝臓は非必須アミノ酸の合成と転換に関与している。

胆汁産生は肝臓の外分泌機能である．

肝臓は消化管、膵臓、脾臓などから血流を介して運ばれる基質をさまざまな代謝過程によって変換している。そのような代謝過程の産物の一部は、肝臓の外分泌物質である胆汁の産生に関与している。胆汁は、抱合・分解を受け消化管に排出される老廃物のみならず、腸管内代謝産物と結合し吸収される物質も含んでいる（表18.1）。胆汁は肝実質から胆管を経て肝管へと運ばれ、胆嚢管を通って胆嚢内で濃縮される。

表 18.1　胆汁の組成

成分	機能
水	他の成分のための溶媒として働く
リン脂質（レシチン）とコレステロール	体内の他の細胞の代謝の基質となり，膜成分とステロイドの前駆物質として働く．主に腸管で再吸収され，再利用される
胆汁酸塩（胆汁酸と呼ばれることもある） 主に肝臓から分泌されるコール酸 二次的に腸管の細菌叢で変換されるデオキシコール酸，リトコール酸	腸管からの脂質の消化と吸収に役立ち，また胆汁中にコレステロールとリン脂質を溶けさせておくための有用な乳化剤として働く このコレステロールとリン脂質は主に肝臓と腸管の間を行き来して再利用される
胆汁色素，主に脾臓，骨髄，肝臓においてヘモグロビンの分解によってつくられるビリルビンのグルクロニド	ヘモグロビンの最終分解産物であるビリルビンを解毒し，それを排泄のために腸管に運ぶ
電解質：Na^+，K^+，Ca^{2+}，Mg^{2+}，Cl^-，HCO_3^-	胆汁を等張液にし，またその状態を維持する．大部分は腸管で再吸収される

その後胆汁は，再び胆囊管を経て，総胆管に戻り，それを通じて肝臓と胆囊からの胆汁は十二指腸に排出される（図18.14 参照）．

肝臓の内分泌に類似した機能は，多くのホルモンの構造と機能を修飾する能力によって代表される．

肝臓は，他の器官によって放出されるホルモンの作用を修飾する．肝臓の内分泌に類似した機能には次のようなものがある：

- ビタミン D は肝臓によって 25-ヒドロキシコレカルシフェロールに変換されるが，血中ビタミン D の大部分はこの分子である（p.627）．
- **チロキシン** thyroxine は，テトラヨードサイロニン（T_4）として甲状腺から分泌されるホルモンであるが，肝臓において脱ヨウ素反応を受け，生物学的活性型であるトリヨードサイロニン（T_3）に変換される．
- **成長ホルモン** growth hormone（**GH**）は下垂体ホルモンであるが，その作用は肝臓で産生される**インスリン様成長因子 I** insulin-like growth factor-1（**IGF-1**）によって増幅され，消化管の腸内分泌細胞から分泌されるソマトスタチンによって阻害される．
- **インスリン** insulin と**グルカゴン** glucagon はどちらも膵臓のホルモンであるが，これらのホルモンは多くの臓器で分解される．中でも，肝臓と腎臓は最も重要な分解臓器である．

C. 肝臓への血液供給

上述した多数の肝臓の機能を理解するためには，まずその独特な血液供給によって血液が肝細胞に分配されるしくみを理解する必要がある．肝臓は，**門脈** hepatic portal vein を経た静脈血（門脈血）と**肝動脈** hepatic artery を経た動脈血の二重の血液供給を受けている．両方の血管は，**肝門** porta hepatis から肝臓に入るが，肝臓から分泌される胆汁を運ぶ総胆管や，リンパ管が肝臓から離れる場所も同じように肝門である．したがって，胆汁は血流とは反対の方向に流れる．

最初に腸管，膵臓，脾臓に流れた血液がその後肝臓に流れる．

肝臓は，酸素量が少ない静脈血が流れる門脈から血液供給の大部分（約75%）を受けている点で，特有な臓器である．門脈を経て肝臓に届けられる血液は，消化管や主要腹部臓器（たとえば膵臓や脾臓など）からきたものである．

肝臓へ運ばれる静脈血には，次のようなものが含まれている：
- 腸管で吸収された栄養成分や有毒物質など．
- 脾臓から運ばれた血球や破損した血球成分．
- 膵臓や消化管の腸内分泌細胞から分泌されたホルモン．

このように，肝臓は消化管から吸収される物質を運搬する血管の経路上に直接に位置している．肝臓は代謝の基質と栄養分を受け取る最初の器官であるが，それとともに，吸収された有毒物質に最初にさらされる器官でもある．

腹腔動脈 celiac trunk の枝である肝動脈は，酸素に富んだ血液を肝臓へ運び，残りの約25%の血液供給を担っている．門脈と腹腔動脈の両方の血管から供給された血液は，肝実質の肝細胞に注がれる直前に混合されるので，肝細胞は完全に酸素化された血液に接することは決してない．

肝臓の内部では，肝細胞に血液を供給している**類洞** sinusoidal capillary（**シヌソイド** sinusoid）へいたる門脈と肝動脈の分枝と，総胆管へとつながる胆管系の分枝の 3 本は一緒に走行しており，これらは**門脈三管** portal triad（肝三つ組）と称される関係にある．この表現は便利な用語ではあるが，肝動脈，門脈，胆管とともに常に複数のリンパ系の管も走行していることから，誤った名称である（図18.2）．

類洞は肝細胞と密に接しており，血液と肝細胞との間の物質交換を調節している．類洞の血液は**中心静脈** central vein（**終末肝静脈枝** terminal hepatic venule）へと流れ，さらに**小葉下静脈** sublobular vein，その後**肝静脈** hepatic vein を経て肝臓を離れ，下大静脈にいたる．

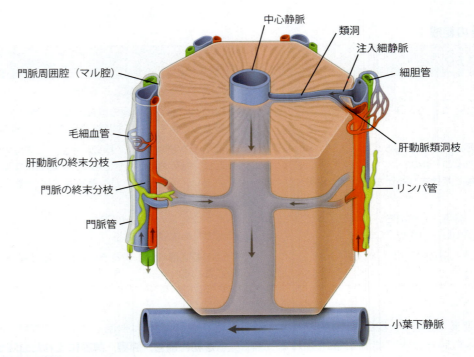

図18.2 ▲ 肝臓への血液供給：門脈三管
門脈三管は肝動脈，門脈，胆管の3本の管から構成されている．肝動脈と門脈の終末分枝は類洞につながり，両者の血液は混ざって類洞から中心静脈へと流れる．さらに，中心静脈の血液は小葉間静脈から肝静脈へといたる．門脈管の各三管の周囲の結合組織には，小血管と毛細血管による血管網がみられる．また，門脈管と小葉最外側の肝細胞索との間には門脈周囲腔（マル腔）があり，少量の結合組織で占められている．ここから始まったリンパ管は，肝動脈の分枝と併走する太いリンパ管へと連なる．

D. 肝臓の構造

先に述べたように，肝臓は次のような構造から構成されている：

- **実質** parenchyma は，整列した肝細胞索から構成されている．この肝細胞索は，成人においては通常幅が1細胞で，それぞれの肝細胞索は類洞によって隔てられている．6歳までの小児においては，類洞に挟まれた肝細胞索は幅が2細胞になるように並んでいる．
- **結合組織性間質** connective tissue stroma は，線維性のグリソン被膜と連続している．血管，神経，リンパ管と総胆管は，結合組織性間質中を走行する．
- **類洞（シヌソイド）**は，肝細胞索の間を走る血管の通り道である．
- **ディッセ腔** space of Disse（**類洞周囲腔** perisinusoidal space）は，類洞の内皮と肝細胞との間にある部分である．

これらの知識を土台として，肝臓の主要な機能を理解するために，ここまで解説した肝臓構成要素の組み合わせをいくつか考えることができる．

1）肝小葉

機能単位の観点から肝臓の構造を述べるためには，**古典的小葉** classic lobule，**門脈小葉** portal lobule，そして**肝腺房** liver acinus の3つの考え方がある．古典的小葉は肝実質の組織構築を述べる古典的な考え方であり，視覚化するのが比較的容易である．この小葉構造の考え方は，門脈と肝動脈の肝臓内での分枝のしかたと，最終的にはこれらの枝を通って血液が肝細胞にいたる通り道に基づいたものである．

古典的肝小葉はほぼ六角形の組織塊である．

古典的小葉 classic lobule は，1列の幅で相互に連結した肝細胞索の集合と，肝細胞索の間を分けるように走行し門脈と肝動脈の混合血で肝細胞を灌流する相互に連結した類洞系から構成される（図18.3 および p.654 の PLATE 65）．各小葉は約 2.0 mm×0.7 mm の大きさで，小葉の中央には，類洞の血液が流入する比較的径の大きい小静脈である中心静脈（終末肝静脈枝）がある．肝細胞索と類洞は，中心静脈から小葉の周辺に向かって放射状に配列している．古典的肝小葉のつくる六角形の各頂点には**門脈管** portal canal（**門脈域** portal area）と呼ばれる門脈三管の存在を特徴とする疎性結合組織がある．この結合組織は肝臓の線維性被膜と連続している．門脈管は小葉の最も外側の肝細胞と接している．門脈管の端で，結合組織性間質と肝細胞の間の小間隙は**門脈周囲腔** periportal pace（**マル腔** space of Mall）と呼ばれている．門脈周囲腔は肝臓内のリンパの起始部の1つであると考えられている．

ブタなどのいくつかの種では，門脈管の間を比較的厚い結合組織によってつないでいるので，古典的小葉は容易に認識できる（図18.4a）．しかしヒトにおいては，通常この小葉間結合組織がわずかしかなく，肝臓の組織切片を観察するときには，古典的小葉の大きさを知るために，中心静脈を囲んでいる門脈領域の間に想像上の線を描くことが必要となる（図18.4b）．

門脈小葉は肝臓の外分泌機能を強調するものである．

肝臓の主要な外分泌機能は胆汁分泌である．したがって，

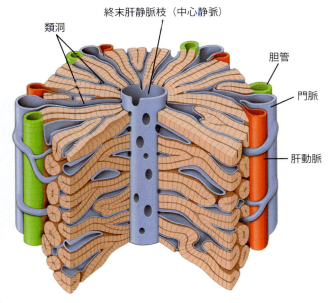

図 18.3 ▲ 古典的肝小葉の模式図
古典的肝小葉は門脈三管（肝動脈，門脈，胆管）を頂点とする六角柱として図式化できる．三管の血管は小葉の周辺部へ枝を出し，そこに類洞が開口する．小葉の長軸を，類洞から血液を受ける中心静脈が貫いている．この図では，中心静脈がみえるように小葉の一部をくさび形に取り除いている．中心静脈から小葉の周辺に向かって，互いに連結した肝細胞索が放射状に並んでいる．

門脈小葉の形態的な軸となっているのは，古典的小葉の門脈三管の1つである小葉間胆管である．門脈小葉の外縁は，門脈小葉の中心である小葉間胆管のある門脈三管に最も近い3つの中心静脈の間に描く想像上の線である（図18.5a）．これらの線によってつくられる組織の三角形の区域には，中心となっている胆管に胆汁を注ぐ3つの古典的小葉が含まれる．この概念によって，他の外分泌腺に対応して肝実質構造を記述することができる．

肝腺房は，血液灌流，代謝活性や肝臓病理との間で，最もよい相関のある構造単位である．

肝腺房は菱形で，最小の肝実質機能単位である．肝腺房の**短軸** short axis は，2つの古典的小葉の間の境界部を走行する門脈三管の分枝に沿って引かれた線として定められる．肝腺房の**長軸** long axis は，その短軸に最も近い2つの中心静脈の間に引かれた線である．したがって，二次元の図（図18.5b）において，肝腺房は隣り合った2つの古典的小葉の一部分を占めている．この小葉の概念によって，門脈小葉と同じように肝臓の外分泌機能を説明することができる．

各肝腺房の肝細胞は，短軸を囲む3つの同心の楕円形のゾーンに分布している（図18.5b参照）．

- ゾーン1は最も短軸に近く，したがって門脈と肝動脈の分枝からの血液供給に最も近い．この領域は古典的小葉の周辺部にあたる．

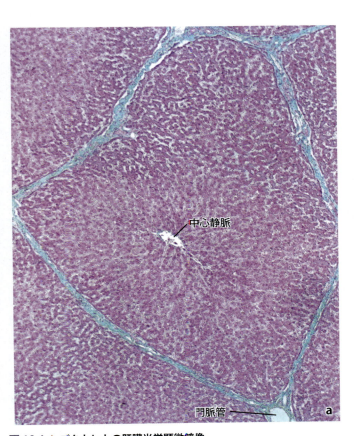
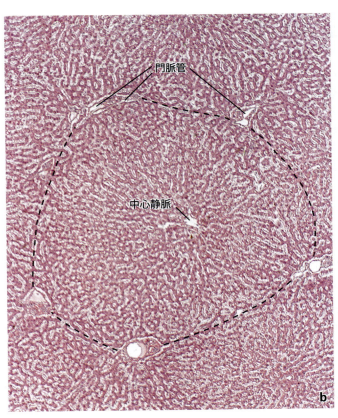

図 18.4 ▲ ブタとヒトの肝臓光学顕微鏡像
a. この写真はマロリー・アザン染色により結合組織を染めたブタ肝小葉の横断面である．小葉を囲んで，比較的厚い小葉間結合組織が青く染まっている．中心静脈が小葉の中心にみられる．65倍．**b.** ヒト肝臓のH&E染色の顕微鏡写真．ブタの肝臓と比べ，ヒトでは小葉間結合組織（中隔）を欠いていて，1つの小葉の肝細胞索が隣の小葉の肝細胞索と融合している．しかし，小葉の境界は隣接する門脈管の間で線を引く（破線）ことにより類推することができる．65倍．

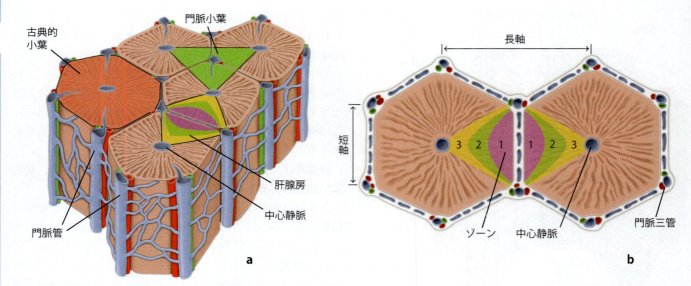

図18.5 ▲ 肝組織の構成と機能の3つのモデルの比較
a. 古典的小葉，門脈小葉，肝腺房の概要がこの肝組織に断面図で示されている．六角形の古典的小葉（赤色）では，小葉の中心部に終末肝静脈枝（中心静脈）があり，辺縁の頂点に門脈三管を含む門脈管が位置している．三角形の門脈小葉（緑色）では，小葉の中心に門脈管があり，辺縁の頂点に終末肝静脈枝がある．ダイヤモンド形の肝腺房（複数色）では，北極と南極にあたる位置に終末肝静脈枝があり，赤道にあたる位置に動脈と門脈の枝が分布している．b. 肝腺房は肝臓組織の機能的な解釈であり，血管の分枝によって分けられた隣接する古典的小葉の六角形の隣り合う一部分から構成されている．肝腺房は血液供給の程度によって1から3までの3つのゾーンに分けられ，最も血流の豊富で栄養と酸素が豊富なところをゾーン1，それらが最も乏しいところをゾーン3としている．この解釈では，終末肝静脈枝（中心静脈）は古典的小葉における小葉の中心にはなく，腺房周辺部の先端の頂点に位置することになる．門脈三管（門脈と肝動脈のそれぞれの終末枝と最も細い胆管）は，古典的小葉の横断図においてみられる六角形の頂点に位置している．

- ゾーン3は短軸から最も遠く，中心静脈に最も近く，古典的小葉の中心部にあたる．
- ゾーン2はゾーン1とゾーン3の間に位置しているが，明確な境界はない．

ゾーン分けすることは，肝実質の変性，再生，有毒物質の影響，あるいは血液供給の程度などを記述したり，説明したりする上で重要である．類洞での血液の流れ方の結果として，酸素分圧の勾配，肝細胞の代謝活動，肝酵素の局在は，これらの3つのゾーンの間で異なっている．虚血の影響や毒性物質への曝露による肝障害の分布などは，このゾーンの概念により説明することができる．

ゾーン1の細胞は，類洞からの血液を最初に受け，酸素，栄養と毒素を最初に受け取る．また，胆管閉塞（胆汁うっ滞）時には最も早く形態学的変化を示す．したがって，血行が損なわれる場合，このゾーンの細胞が死ぬのは最後であり，最初に再生する．他方で，ゾーン3の細胞は，血流低下において虚血細胞死を最初に起こし（小葉中心壊死），脂肪の蓄積を最初に起こすが，有毒物質や胆汁うっ滞の影響は最後に受ける．酵素活性，細胞質内のオルガネラの数と大きさ，細胞質のグリコーゲン沈着の大きさなどの正常における変化も，ゾーン1とゾーン3の間では異なっている．ゾーン2の細胞は，機能・形態の特徴やさまざまな状況に対する反応性についてゾーン1とゾーン3の細胞の中間に位置する．

2）肝実質の血管

門脈管を占める血管は小葉間動静脈と呼ばれている．最小の門脈三管を構成する小葉間動静脈のみが，類洞に血液を送っている．それよりも太い小葉間動静脈は，小葉の周辺に位置する分布血管に枝を出している．これらの分布血管は入口血管を経て類洞にいたる（図18.6）．類洞では，血液は小葉の中心にある中心静脈に向かって流れる．中心静脈は古典的小葉の中心軸を貫くように走行しながら，径を太くし，小葉下静脈に注ぐ．何本かの小葉下静脈は，合わさってさらに太い肝静脈となり，最終的には下大静脈に血液は注がれる．

門脈と肝臓内のその分枝の構造は，典型的な静脈の構造とあまり変わらない．門脈の内腔は伴行する動脈の内腔よりもかなり大きい．肝動脈の構造は他の動脈と同様であり，壁は厚い平滑筋に富んでいる．類洞へ血液を直接送ることに加え，肝動脈は比較的大きい門脈管結合組織とその他の構造へ動脈血を送り届ける役目を担っている．このような大きい門脈管の毛細血管の血液は，まず小葉間静脈に送られてから類洞に流れ込む．

中心静脈は，類洞から血液を受け取っている薄い壁の血管である．中心静脈の内皮はらせん状に配列した少量の結合組織の線維によって囲まれている．中心静脈（古典的小葉において中心に位置しているためにそのように名づけられている）は，実際には肝静脈の終末細静脈にあたり，**終末肝静脈枝** terminal hepatic venule と呼ぶことが適切である．小葉下静脈（終末肝静脈枝から血液を受け取る血管）では，内皮の外側にコラーゲン線維と弾性線維を含む結合組織性線維の層が明瞭にみられる．小葉下静脈とその先の肝静脈はともに単独で走行しており，そのため組織切片上では三管を構成している門脈の枝と容易に区別できる．また，肝静脈には弁がない．

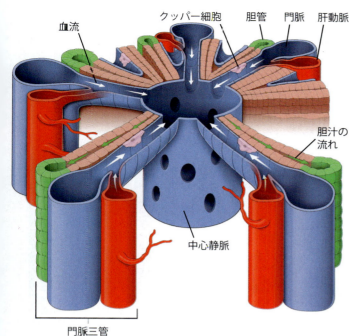

図 18.6 ▲ 肝臓における血流と胆汁の流れを示す模式図
この図は，古典的小葉の一部における門脈三管の構成要素，および類洞，中心静脈，胆管，それらに関連する肝細胞索を示している．白い➡は類洞での血流の方向を示す．緑の➡で示す胆汁の流れる方向は，血流と逆方向であることに注意せよ．

肝類洞は薄い非連続性内皮である．

不連続型類洞内皮の基底板は，その名のとおり不連続性であり，広範囲にわたり基底板を欠く．内皮の不連続性には，次のような特徴がある：

- 内皮細胞内には隔膜を欠く**大きな窓** large fenestra があいている．
- 隣接する内皮細胞との間には**大きな間隙** large gap が存在する．

肝の類洞では，内皮以外の2番目の細胞である**クッパー細胞** Kupffer cell が血管壁の一部を構成している点で，他の部位の類洞と異なっている〔訳注：原著ではクッパー細胞を"星状類洞マクロファージ stellate sinusoidal macrophage"という呼称でも表しているが，伊東細胞 Ito cell の別名である"肝星状細胞 hepatic stellate cell"と混同されるため，この呼称の使用は望ましくない．〕（図 18.7 および PLATAE 66, p.656）．

クッパー細胞は貪食性の単核細胞の系統に属している．

貪食性の単核細胞の系統に属している他の細胞と同様に，クッパー細胞は単球由来である．以前，クッパー細胞は類洞の内皮細胞の内腔表面にあるといわれていたが，走査型電子顕微鏡と透過型電子顕微鏡により，類洞の内腔壁の一部を構成していることが明らかになった．かつてのクッパー細胞に関するこのような記述は，おそらく，この細胞の突起がしばしば管腔側で内皮細胞の突起と重なっていることによるものであろう．なお，クッパー細胞は近くの内皮細胞との間で細胞間結合をつくらない．

クッパー細胞の突起は類洞内腔の対側まで伸び，ときに内腔を部分的に閉塞することもある．クッパー細胞の細胞質に赤血球断片とフェリチンの形で鉄が存在していることは，クッパー細胞が，損傷を受けたり老化した赤血球が脾臓から肝臓に達し最終的に壊されることに関与していることを示唆するものである．フェリチン鉄の一部は，ヘモジデリン顆粒に変換され，細胞内に貯蔵される．この機能は脾臓摘出術の後に著しく増して，体内での赤血球処理にとって不可欠な過程となる．

3）ディッセ腔（類洞周囲腔）

ディッセ腔は，血液と肝細胞との間の物質交換の場所である．

ディッセ腔 space of Disse は，肝細胞の基底面と，類洞内

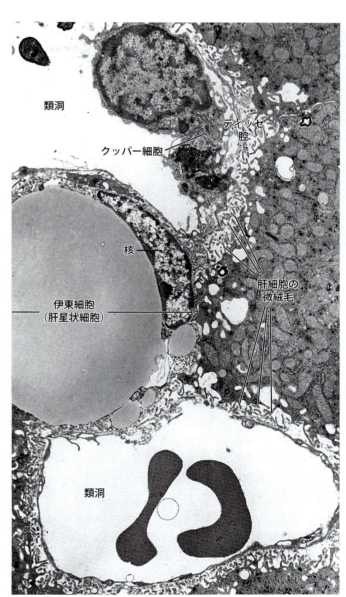

図 18.7 ▲ 2 ヵ所の類洞を示す電子顕微鏡像
上部の類洞にはクッパー細胞がみられる．この類洞の他の部分ともう1ヵ所の類洞では，内皮細胞の薄い細胞質によって内腔が囲まれている．類洞の周囲にはディッセ腔（類洞周囲腔）があり，そこには多数の肝細胞の微絨毛がみられる．また，このディッセ腔には伊東細胞（肝星状細胞）があり，細胞には大きな脂肪滴と小滴，さらにその脂肪滴の外側に脂肪滴の形に合わせた形状の核がある．6,600 倍．

FOLDER 18.2　臨床関連事項：うっ血性心不全と肝壊死

循環系の血流力学的変化によって肝障害が引き起こされうる．うっ血性心不全においては，心臓は多くの組織，器官の代謝に必要とされる酸素化された血液を十分量供給することができず，肝臓においても循環不全と低酸素状態の影響を容易に受ける．肝腺房のゾーン3がこのような状況の影響を最初に受ける．このゾーンの肝細胞は類洞を流れる血液が最後に通る場所にあるので，すでに酸素量が不足している血液の供給を受けることになる．うっ血性心不全患者の肝生検組織では，明瞭な肝壊死のパターンがみられる．ゾーン3にある中心静脈周辺の肝細胞は虚血性壊死に陥っている．典型的な所見としては，古典的肝小葉の周辺部にあたるゾーン1とゾーン2では変化がみられない．したがって，このタイプの壊死は**小葉中心性壊死** centrilobular necrosis と呼ばれている．図F18.2.1 は古典的小葉の小葉中心領域を示している．複数の円形小胞の存在は脂質の蓄積を示しており，萎縮性変化は自己貪食作用が進んでいる死にかけの肝細胞の結果である．低酸素状態の結果として起こる小葉中心性壊死は**心性肝硬変** cardiac cirrhosis とも呼ばれているが，真の肝硬変と異なり，肝細胞の結節性再生はほとんどない．

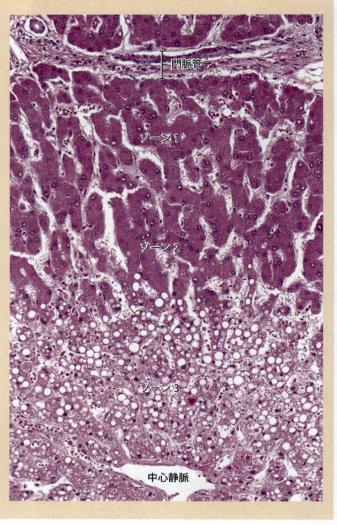

図 F18.2.1 ▲ ヒト肝臓の小葉中心性壊死の光学顕微鏡像
この顕微鏡像は，うっ血性心不全の患者の H&E 染色肝生検組織である．病理学的所見（虚血性壊死と呼ばれる）は，ゾーン3の肝細胞で最も著しい．このゾーンは中心静脈を囲む領域であり，この種の壊死は小葉中心性壊死と呼ばれる．広範囲な脂質蓄積を示す複数の円形小胞の存在を認める．小葉周辺部であるゾーン1とゾーン2の大部分では変化はみられない．320倍．

腔を覆う内皮細胞とクッパー細胞の両細胞の基底面の間にある．小さく不規則な微絨毛が，肝細胞の基底面からこの腔の中へ突き出ている（図18.8）．

微絨毛によって，肝細胞と血漿の間での物質交換に利用できる表面積が6倍増加している．類洞の内皮細胞には大きい間隙があることと，基底板が連続性でないため，類洞の血漿と肝細胞の細胞膜の間には実質的なバリアは存在しない．肝細胞によって合成されるタンパク質とリポタンパク質は，ディッセ腔で血液中に移動するが，この経路は胆汁以外の肝臓の分泌の場所である．

胎生期の肝臓では，血管と肝細胞の間に造血細胞の島がある．成人における慢性貧血の際でも，造血細胞が再びディッセ腔に現れることがある．

伊東細胞（肝星状細胞）はビタミンAを貯蔵するが，病的な状況では筋線維芽細胞に分化してコラーゲンを産生する．

類洞にはクッパー細胞の他，**伊東細胞** Ito cell（**肝星状細胞** hepatic stellate cell）がある．伊東細胞は間充織由来で，ビタミンAの主な貯蔵場所であり，ビタミンAは細胞質の脂肪滴内に**レチニルエステル** retinyl ester の形で貯えられる（図18.7参照）．伊東細胞から**レチノール結合タンパク質** retinol-binding protein（**RBP**）と結合した**レチノール** retinol（アルコールの形）として放出されたビタミンAは，肝臓から網膜まで輸送され，そこでその立体異性体である 11-*cis* レチナールがオプシンタンパク質と結合し，**ロドプシン** rhodopsin が形成される．ロドプシンは網膜の錐体と杆体の視覚色素である．長年の間，魚類の肝油（たとえばタラ肝油）は医学的にも経済的にも重要なビタミンAの栄養供給源であった．

特定の病的な状況（たとえば慢性肝炎や肝硬変）では，伊東細胞は脂質とビタミンAの貯蔵能を失って，筋線維芽細胞の特徴を持つ細胞に分化する．これらの細胞は，肝線維形成において大きな役割を果たしており，ディッセ腔内でⅠ型とⅢ型コラーゲンを合成し，蓄積し，その結果として，肝臓の線維化が起こる．このようにして合成されたコラーゲンは，門脈管および中心静脈周囲の結合組織と連続する．類洞周囲の線維の増加は，有毒物質に対する肝臓の反応の初期徴候で

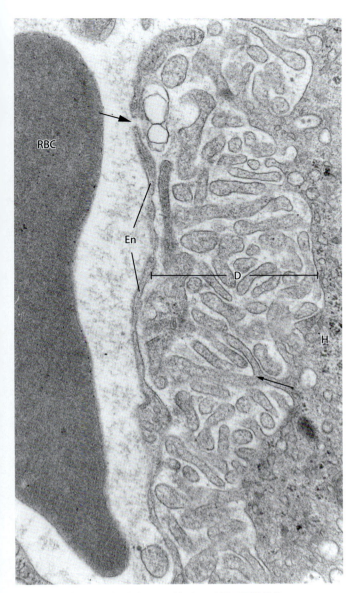

図 18.8 ▲ ディッセ腔（類洞周囲腔）を示す電子顕微鏡像
ディッセ腔（D）は，肝細胞（H）と類洞との間に位置する．類洞の内腔に並ぶ内皮細胞（En）に間隙（大きい→）が認められる．このような間隙により，類洞とディッセ腔の間を小さな物質が容易に通過する．肝細胞からディッセ腔には多数の微絨毛が伸びている．この微絨毛の突起は長く，ときに分岐する（小さい→）．赤血球（RBC）が類洞内にみられる．18,000倍．

ある．伊東細胞の細胞質には，収縮性タンパク質（たとえばデスミンと平滑筋α-アクチンフィラメント）が含まれ，細胞収縮により血管を締めつけることによって類洞内での血管抵抗を増加させ，門脈圧亢進を起こす．さらに，肝障害からの回復過程において，細胞外マトリックスのリモデリングに伊東細胞は重要な役割を果たしている．

E. リンパの経路

肝のリンパはディッセ腔から始まる．

ディッセ腔内にとどまった血漿は，門脈周囲の結合組織へと流れる．そこには門脈管の間質と古典的小葉の最外部の肝細胞との間に**門脈周囲腔** periportal pace（**マル腔** space of Mall）

と呼ばれる小さい腔があり（図18.9参照），ここで集められたリンパ液は毛細リンパ管に入り，門脈三管の管とともに走行する．

リンパ液は，胆汁と同じ方向に，すなわち，肝細胞の周囲から門脈管へ，さらに最終的には肝門部に向かって進み，次第に太いリンパ管へと移っていく．肝リンパの約80%はこの経路を進んだ後に胸管へと流れ，胸管リンパ液の大きな割合を占める．

F. 肝細胞

肝細胞は互いに吻合して肝小葉の細胞索を構成する．

肝細胞 hepatocyte は縦横各 20〜30 μm の大きさの大きな多角形の細胞で，肝臓の細胞の約80%を占めている．

また肝細胞の核は，球形で大きく，細胞の中央に位置している．成人肝の肝細胞の多くは2核で，大部分は四倍体（すなわち4dのDNA量を持つ）である．肝細胞の核には，核質内の散在する凝集塊として，あるいは核膜下の帯状構造として，ヘテロクロマチンが存在している．2つ以上のよく発達した核小体がおのおのの核に存在する．

肝細胞は消化器系に関連した細胞としては比較的寿命が長く，平均寿命は約5ヵ月である．さらに，肝臓実質が肝毒性物質による障害や，疾患，外科手術などにより失われたときには，肝細胞は強い再生能力を発揮する．

肝細胞の細胞質は通常，好酸性である．細胞質の特定の構造は，一般的な染色あるいは特殊染色によって可視化することができる．すなわち，

- 好塩基性の領域は，粗面小胞体（rER）と小胞体に結合していないリボソームである．
- 1つの細胞あたり800〜1,000個に及ぶ多数のミトコンドリアは，生体染色か酵素組織化学によって染めることができる．
- 各細胞の複数の小ゴルジ装置は，特殊染色によって可視化できる．
- 多数のペルオキシソームは，免疫組織化学によって示すことができる．
- グリコーゲンの貯蔵は過ヨウ素酸シッフ染色によって染色される．しかし，保存のよい標本でヘマトキシリン・エオジン（H&E）染色を行うと，グリコーゲンは，通常は細胞質の微細な泡状の外観をした不規則な領域としてみることができる．
- 脂肪滴はさまざまな大きさをしているが，適切な固定法の後に**ズダン** Sudan 染色ないしトルイジンブルー染色を行うとみることができる（p.656のPLATE 66）．通常の方法でつくられた組織切片においては，脂肪滴が溶解した跡を表す丸い空間としてみられることがある．特定の肝毒性物質（たとえばエタノールなど）を注射や経口で投与した後，脂肪滴の数は増加する．
- リソソーム中のさまざまな量のリポフスチン色素は，通常のH&E染色でみることができる．過ヨウ素酸シッフ

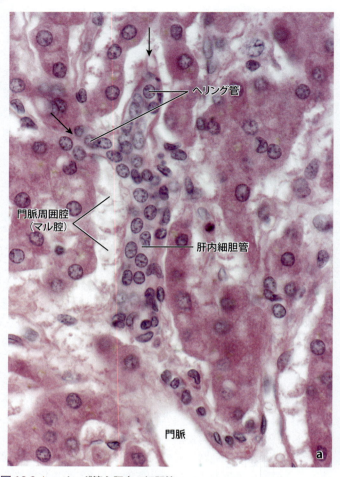
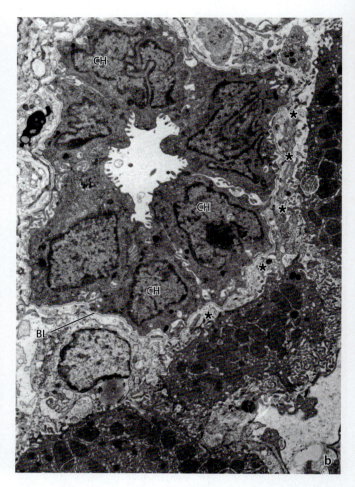

図18.9 ▲ ヘリング管と肝内の細胆管
a. 門脈管付近の光学顕微鏡像．→は毛細胆管からヘリング管につながっている場所を示している．ヘリング管の内腔は，肝細胞と部分的には胆管細胞により覆われていることに注意してほしい．ヘリング管は肝内細胆管につながっていて，この細胆管は肝細胞によって囲まれているのに対し，小葉間胆管は門脈管の結合組織中にある．門脈の終末枝（右下）は明瞭で，小さな細胆管を伴っている．800倍．b. 肝内細胆管の電子顕微鏡像．細胆管はヘリング管から胆汁を受ける．細胆管は肝細胞に接しているが，この写真では細胆管と毛細胆管との直接の結合は明らかではない．細胆管は，完全な基底板（BL）に囲まれた胆管細胞（CH）により構成されている．＊で示された狭い領域には肝細胞の微絨毛が伸びており，ここはディッセ腔ではなく門脈周囲腔（マル腔）である．6,000倍．

（PAS）染色によっても，境界の明瞭な褐色の顆粒としてみることができる．

上述のように，肝細胞は多面体であるが，便宜上，六面体として記述されることが多い．しかし実際にはもっと多くの面を持つ立体となっていることもある．図18.10に立方体の肝細胞の断面図を示す．その表面のうち2面はディッセ腔に面している．他の2面は隣接する肝細胞と毛細胆管に面している．細胞が立方体であると仮定すると，残りの2面（その面はこの図ではみることができない）も隣接細胞と毛細胆管に面している．ディッセ腔に面している細胞面は，他の上皮細胞の基底面に相当する面であり，隣接細胞と毛細胆管に面している表面は，それぞれ，他の上皮細胞の側面と頂部表面に相当する．

肝細胞にはペルオキシソームが多数ある．

肝細胞には，1細胞あたり200〜300個の**ペルオキシソーム** peroxisome がある．それらは比較的大きくて，直径は0.2〜1.0μmの間のさまざまな大きさである（図18.11a）．ペルオキシソームは酸素の主要な消費部位で，ミトコンドリアに類似した機能を果たす．この部位には有毒な過酸化水素（H_2O_2）を産生する多量の酸化酵素が含まれている．ペルオキシソームの中にあるカタラーゼは，過酸化水素を酸素と水に分解する．これらの反応は，肝臓で行われる多くの解毒作用（たとえばアルコールの解毒）に関与している．実際に，摂取されるエタノールの約2分の1は，肝臓ペルオキシソームに含まれる酵素によってアセトアルデヒドに変換される．ヒトにおいて，**アルコールデヒドロゲナーゼ** alcohol dehydrogenase のみならず，**カタラーゼ** catalase と **D-アミノ酸オキシダーゼ** D-amino acid oxidase がペルオキシソームでみつかっている．さらにペルオキシソームは，糖新生，プリン代謝，脂肪酸の分解（β-酸化）にも関係している．

滑面小胞体は肝細胞において豊富である．

肝細胞では滑面小胞体は豊富であるが，代謝活性の程度によりその量は変化する（図18.11b）．滑面小胞体には，有毒物質や薬剤との抱合やそれらの分解に関与する酵素と，コレステロールやリポタンパク質の脂質部分の合成に関与する酵素が含まれている．薬物，毒物，代謝の刺激などを肝細胞が受けると，肝細胞の細胞質の大部分を滑面小胞体が占めることがある．滑面小胞体の活性を刺激する条件に加え，特定の

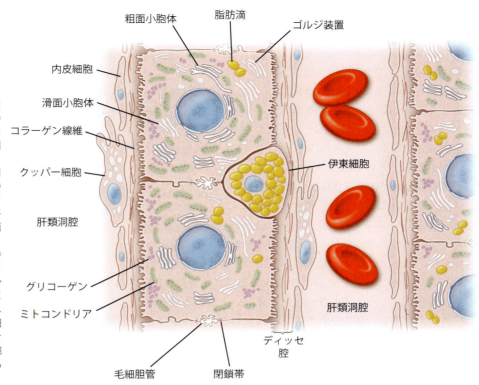

図18.10 ▲ 類洞に挟まれた肝細胞索の概略図

この図は，2つの類洞に挟まれた幅1細胞の肝細胞索を表している．肝細胞が立方体であると仮定すると，各細胞の2つの面（この図で断面で示されている肝細胞の右と左の面）が類洞に面しており，各細胞の別の2つの面（この図で断面で示されている肝細胞の上下の面）が毛細胆管に面している．この図で示されていない各細胞の残りの2面（ページと平行な図の手前の面と奥の面）も毛細胆管に面している．伊東細胞（肝星状細胞）の場所と，その細胞質がビタミンAを含む小胞を多数持つ特徴に注意せよ．ディッセ腔（類洞周囲腔）にあるまばらなコラーゲン線維は伊東細胞から産生されたものである．特定の病的状態においては，伊東細胞からビタミンAを貯蔵している小胞が消失し，その細胞が筋線維芽細胞へと分化してコラーゲン線維を産生し，その結果肝臓の線維化が起こる．クッパー細胞が類洞の内壁の一部を構成していることにも注目せよ．

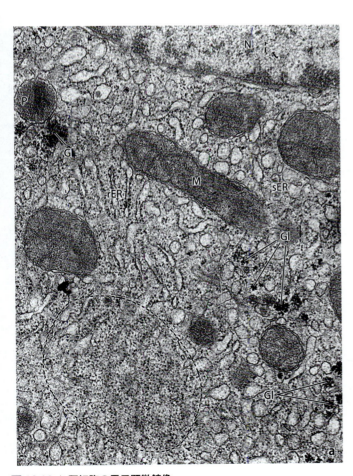
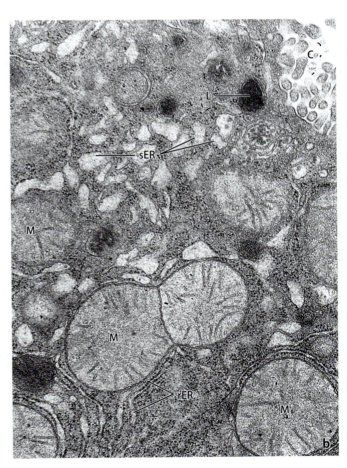

図18.11 ▲ 肝細胞の電子顕微鏡像

a. 核（N）付近のオルガネラなどの細胞質の構造を示す．ペルオキシソーム（P），ミトコンドリア（M），グリコーゲン顆粒（Gl），滑面小胞体（sER），粗面小胞体（rER）が認められる．左下の点線で囲まれた領域は粗面小胞体の膜の接面にあたり，粗面小胞体膜細胞質側の側面のリボソームが顆粒状にみられる．12,000倍．b. 毛細胆管（C）付近の細胞質領域．リソソーム（L），ミトコンドリア（M），滑面小胞体（sER）および粗面小胞体（rER）が認められる．毛細胆管の微絨毛に注目せよ．18,000倍．

薬物やホルモンにより，滑面小胞体では新たな膜形成と膜に関わる酵素が合成される．またアルコール，薬物（フェノバルビタール，筋増強剤とプロゲステロンなど），特定の抗がん剤の投与後に，滑面小胞体は肥大する．

エタノールによって滑面小胞体を刺激すると，他の薬剤，抗がん剤，ある種の農薬などを解毒する能力が高くなる．一方で滑面小胞体による代謝が，ある種の有毒物質（たとえば四塩化炭素［CCl_4］と3,4-ベンズピレン）の肝細胞障害効果を増大させることもある．

肝細胞には約50個のゴルジ装置がある．

透過型電子顕微鏡により，通常の組織切片でみられるよりもずっと多くのゴルジ装置が肝細胞には存在していることが明らかとなっている．肝臓の厚切り切片を重金属で染色（ゴルジ染色）すると，ゴルジ装置のネットワークが肝細胞では広範囲に広がっていることがわかる．肝細胞にある約50個のゴルジ装置は，それぞれ3～5層に重なったゴルジ槽と多数の大小の空胞から構成されている．これらの各ゴルジ装置を重金属染色で観察すると，実際には曲がりくねったゴルジ装置の一部が1つの装置としてみえていることがわかる．毛細胆管の付近にゴルジ装置の構成要素が集まっており，胆汁の外分泌に関与していると考えられている．一方，細胞の類洞表面の近くのゴルジ槽と小囊は，VLDLなどのリポタンパク質前駆体とされる直径25～80 nmの電子染色濃染性顆粒を含んでいる．この顆粒は，肝細胞の内分泌機能の1つとして，血流に放出される．同様に，電子染色濃染性の類似の球状顆粒が，滑面小胞体の拡張部分と，ときにそれらの顆粒がつくられる粗面小胞体の槽の拡張端でみられる．

毛細胆管の近くに集まったリソソームは，組織切片上でみられる胆管周囲濃染顆粒にあたる．

肝細胞のリソソームの形は不均一であるために，光学顕微鏡と電子顕微鏡のどちらにおいても組織化学的手段を用いないと同定できない．通常のリソソームの酵素に加え，電子顕微鏡においては以下のような構造が含まれていることが示される：

- 色素顆粒（**リポフスチン** lipofuscin）．
- 部分的に分解された細胞質のオルガネラ．
- **ミエリン体** myelin figure．

肝細胞のリソソームは，鉄（フェリチン複合体として）の正常な貯蔵部位であり，特定の沈着症における鉄の蓄積部位ともなる．

リソソームの数は，単純性閉塞性胆汁うっ滞からウイルス性肝炎や貧血まで，種々の病態で増加する．しかしながら，肝機能，特に胆汁分泌量の正常範囲はかなり広いにもかかわらず，胆汁分泌量に伴って変化する胆管周囲の細胞質のゴルジ装置やリソソームの形態変化は，統計的に有意でない．

G. 胆管系

胆管系 biliary treeは，肝細胞から胆嚢，さらに小腸へと径を増加させながら胆汁を運ぶ立体的な導管系である．成人肝においては，2 km以上の長さにもなる細胆管と，さまざまな径と形態をした胆管が相互につながっている．これらの胆管系は単なる受動的な導管ではなく，内分泌や神経の刺激に応じて胆汁の流れを調節し，成分を変化させる．

胆管系の内腔は胆管細胞によって覆われており，この胆管細胞は胆汁をモニターしてその成分を調節している．

胆管細胞 cholangiocyteは胆管系の内腔を覆う上皮細胞である．透過型電子顕微鏡で観察すると，胆管細胞は，オルガネラに乏しい細胞質，隣接する細胞との間のタイト結合の存在，および基底板の存在によって同定される．胆管細胞の管腔側領域では，肝細胞と同様に微絨毛が内腔へ突出している．加えて，おのおのの胆管細胞には，内腔を流れる胆汁の変化を感知して胆管細胞からの分泌を変化させる一次線毛が存在している（図18.12参照）．細い細胆管の内腔は主に立方形の小さな胆管細胞によって覆われているが，胆管系の直径が増すにつれて，胆管細胞の大きさが増して円柱形になる．

毛細胆管は，隣接する肝細胞の表面上に連なる溝によってつくられる小管である．

胆管系を構成する最も細い分枝は毛細胆管であり，ここに肝細胞は胆汁を分泌する．肝細胞を六面体とすると，毛細胆管は肝細胞の4面を取り巻く完全なループをつくっている（図18.13とPLATE 66，p.656参照）．毛細胆管の内径は約0.5 μmで，接着帯とデスモソームなどを含む接着複合体の一部であるタイト結合によって，残りの細胞間隙の区画からは分離される．2つの隣り合った肝細胞の微絨毛は，毛細胆管の内腔に向かって伸びている．アデノシン三リン酸分解酵素（ATPase）や他のアルカリホスファターゼが毛細胆管の細胞膜上にあり，このことは毛細胆管内腔への胆汁分泌が能動的なプロセスであることを示唆している．胆汁の流れは遠心性で，中心静脈領域（終末肝静脈枝領域）から門脈管へ，

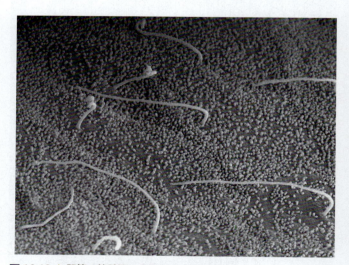

図18.12 ▲ 胆管の管腔面の走査型電子顕微鏡像
胆管の内腔は，胆管細胞と呼ばれる上皮細胞によって覆われている．それらの細胞の内腔側面には，多数の短い微絨毛が管腔側に向かって突出している．おのおのの胆管細胞は1本の長い一次線毛を持ち，それによって胆管内の胆汁の流れの変化を感知する．それらの線毛がすべて胆汁の流れと同じ方向に曲げられる点に注意されたい．3,600倍．（Dr. Tetyana V. Masyukの厚意による．）

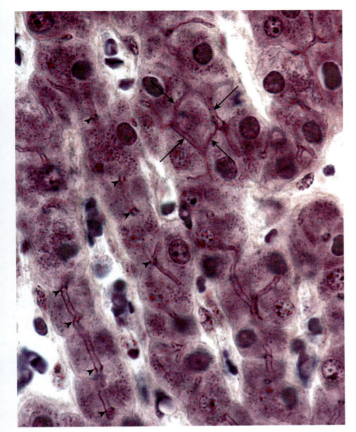

図 18.13 ▲ 毛細胆管の光学顕微鏡像
この強拡大の光学顕微鏡像は、肝類洞を挟んで並ぶ幅1細胞の肝細胞索を示している。一部の領域では切片の切断面が毛細胆管と平行になっており、そこでは毛細胆管は肝細胞の4面を通っていることがわかる（→）。▶は断面だけが示されている毛細胆管をさす。1,240倍。

すなわち血流と反対の方向へと流れている。門脈管に近いが小葉内にあるところで毛細胆管は合わさって、短い**ヘリング管** canal of Hering となる。

ヘリング管の特徴は、内腔が肝細胞と胆管細胞の2種類の細胞によって覆われていることである。

ヘリング管 canal of Hering の内腔は、一部を肝細胞によって、残りを立方形の形状の胆管細胞によって覆われている。他の胆管細胞と同様に、肝細胞には内腔面に微絨毛があり、タイト結合を有し、基底面は基底板に接している。これらの特徴は末梢胆管上皮の細胞にも共通のものである。ビデオ顕微鏡による観察で示されるように、機能的にはヘリング管は収縮運動を行っており、これによって胆汁が門脈管方向に向かって一方向性に流れるのを助けている。ヘリング管は胆管細胞を含む胆管系において最小かつ最も近位の構成組織であることから、細い胆管が障害を受ける疾患においてヘリング管もしばしば影響を受ける。ヘリング管の収縮運動が機能的に障害され、損傷あるいは破壊された場合には、肝内胆汁うっ滞（胆汁の流れの障害）が起こることがある。

ヘリング管は肝前駆細胞の供給源となる。

ヘリング管は肝細胞と胆管細胞の間の重要な接点に位置しているために、肝幹細胞のニッチがヘリング管あるいはその近傍に存在するのではないかと考えられている。この仮説は、広範な損傷が肝細胞に生じる病的状態の際に、ヘリング管の近くで肝細胞の前駆細胞が出現することが多いことから支持されている。このような場合に出現する細胞は、移動して肝細胞か胆管細胞へと分化できる。最近、肝壊死の際の胆管細胞の反応について組織を三次元的に再構築して観察した結果、ヘリング管の内腔を覆っている小さい胆管細胞が広範に増殖し、肝臓の実質組織へと移動していることが明らかとなった。免疫細胞化学的染色によって、これらの細胞は胆管細胞と肝細胞の両者の抗原マーカーを発現しており、慢性の肝障害における肝組織の修復に関与していることが示された。このことから、ヘリング管が特別な肝幹細胞から構築されているか、あるいはそれらの細胞を含んでいると結論づけられている。研究段階ではあるが、将来、肝幹細胞は肝疾患の治療に用いられるようになるかもしれない。

細胆管は胆管系を構成する組織であり、その内腔は胆管細胞によって完全に覆われている。

ヘリング管を通った胆汁は肝内細胆管（図18.9参照）内に流入するが、ここでは内腔は完全に胆管細胞によって覆われている。肝臓の組織切片を免疫組織化学的に染色した後に三次元に再構築して観察すると、ヘリング管がしばしば肝小葉との境界線を横切って、門脈周囲腔（マル腔）内の細胆管になることが明らかとなっている（図18.9参照）。ヘリング管と細胆管とを区別する主な点は、存在する肝小葉内の位置によるのではなく、内腔が胆管細胞によって覆われているのが部分的か完全かによる。

肝内細胆管は胆汁を肝管へと運ぶ。

肝内細胆管は直径1.0〜1.5μmで、門脈三管の一部を形成する**小葉間胆管** interlobular bile duct へと胆汁を運ぶ。小葉間胆管は直径15〜40μmで、内腔を覆う胆管細胞は小葉の近くでは立方体に近い形をしているが、肝門部に近づくにしたがって円柱状になる。肝外胆管と胆嚢の上皮と同じように、この円柱状の細胞にはよく発達した微絨毛がある。胆管は太くなるにつれて、多数の弾性線維を含む緻密結合組織を伴うようになる。管が肝門部に近づくと、平滑筋細胞がこの結合組織中に現れる。小葉間胆管は合わさって**右と左の肝管** right and left hepatic duct を形成し、それらの肝管はさらに肝門部で合して**総肝管** common hepatic duct を形成する（図18.14）。

ヒトによっては、胆嚢の頸部の近くで肝臓と胆嚢の間の結合組織に**ルシュカの管** duct of Luschka が存在する。この管は胆嚢の内腔とではなく、胆嚢管とつながっている。この管は組織学的には肝内胆管と類似していて、迷入した胚性胆管の遺残である可能性がある。

肝外胆管は胆汁を胆嚢と十二指腸へと運ぶ。

総肝管は長さ約3cmで、胆嚢上皮に似た背の高い円柱上皮細胞で内側を覆われている。粘膜筋板を除いて、腸管で一般に壁を構成しているすべての層（p.569参照）がこの管でも認められる。**胆嚢管** cystic duct は総肝管と**胆嚢** gallbladder をつないでおり、胆汁を胆嚢に運び込み、また運び出している。胆嚢管と総肝管が合した部位より下部は**総胆管** common

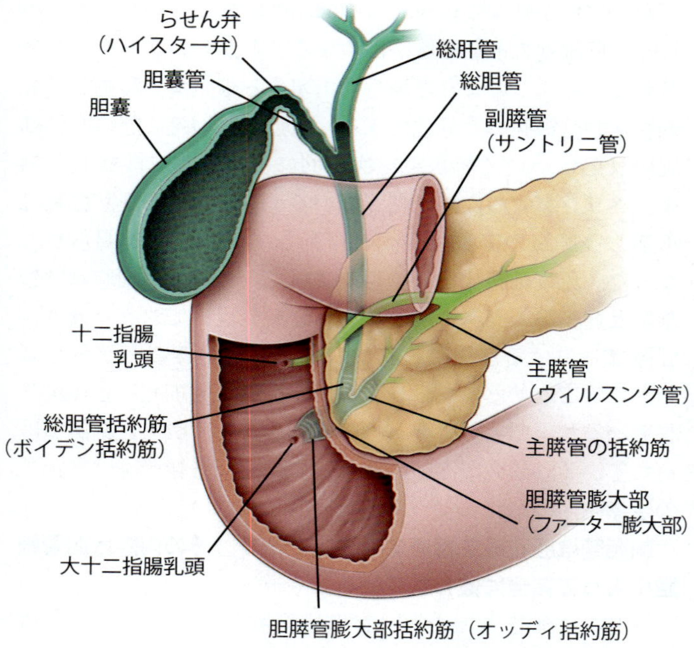

図 18.14 ▲ 肝臓，胆嚢からの胆管と膵臓からの膵管との関係を示す模式図

胆嚢は盲端の袋であり，そこにつながっている胆嚢管の内部には多数の粘膜のヒダがらせん弁（ハイスター弁）を形成している．胆嚢管は総肝管とつながっており，それらが合して総胆管となり，十二指腸にいたる．十二指腸に入るところで，総胆管は主膵管と合して胆膵管膨大部（ファーター膨大部）を形成し，十二指腸下行脚（第2部）に入る．管の末端部には括約筋があり，総胆管括約筋（ボイデン括約筋），主膵管括約筋，胆膵管膨大部括約筋（オッディ括約筋）が，それぞれ十二指腸に流入する胆汁と膵液分泌の流れを制御している．総胆管括約筋が収縮すると，胆汁は十二指腸に入ることができない．そのときに胆汁の流れが滞って胆嚢に流れ込み，そこで濃縮され，貯蔵される．

bile duct と呼ばれていて，十二指腸壁の**ファーター膨大部** ampulla of Vater（胆膵管膨大部）にいたるまで約7cmの長さがある．ファーター膨大部の十二指腸外筋層の肥厚部は**オッディ括約筋** sphincter of Oddi を形成しており，この括約筋は総胆管と**膵管** pancreatic duct を囲み，胆汁と膵液の十二指腸への流入を調節する弁として働いている．

成人の肝臓は平均して1日に約1Lの胆汁を分泌する．

胆汁には主に2つの役割がある．すなわち，胆汁は脂肪の吸収に関わり，また，コレステロール，ビリルビン，鉄，銅を体外に排泄する際にこれらを運ぶ役割もある．胆汁の成分とその成分の機能を表18.1に示す．この表にみられるように，胆汁の成分の多くは門脈循環を経て再利用される．

- **胆汁酸塩** bile salt（胆汁の構成要素）の約90%は腸によって再吸収されて，門脈の血流で肝臓へ輸送される．肝臓において，胆汁酸塩は肝細胞により再吸収され，再分泌される．肝細胞は，損失分を補うために新しい胆汁酸塩を合成する．
- **コレステロール** cholesterol とリン脂質の**レシチン** lecitin，および胆汁によって腸に運ばれた**電解質** electrolyte と水の大部分も同様に再吸収され，再利用される．

ヘモグロビンの解毒化された最終分解産物であるビリルビン・グルクロニドの大部分は再利用されず，糞便中にとどまり排出され，それによって糞便に色がつく．ビリルビンの吸収障害，ビリルビンの抱合障害，ビリルビン・グルクロニドの排出障害は，いずれも**黄疸** jaundice を引き起こす．

肝臓からの胆汁流出は，ホルモンと神経によって制御される．肝臓への血流量と血液中の胆汁酸塩の濃度は，胆汁流量に対する制御効果を持つ．消化の際に腸内分泌細胞から放出されるコレシストキニン（CCK），ガストリン，モチリンなどのホルモン類は，胆汁流出量を増加させる．ステロイドホルモン（妊娠中のエストロゲンなど）は，肝臓からの胆汁分泌を減少させる．さらに，副交感神経の刺激は，胆嚢の収縮とオッディ括約筋の弛緩によって胆汁流出量を増加させる．肝臓から総肝管に入った胆汁は，胆嚢管を経て胆嚢に流入する．刺激を受けると胆嚢は強く収縮し，胆汁は総胆管を経て十二指腸へと送られる．

肝臓は，交感神経および副交感神経の神経支配を受ける．

肝臓（および胆嚢）は，自律神経系の交感神経と副交感神経から神経線維を受けている．神経は肝門から肝臓に入って，門脈三管とともに門脈管で分岐し，肝臓全体へ線維を送る．交感神経線維は血管に神経を分布しており，交感神経系の刺激によって血管抵抗が増し，肝血流量が減少し，血中グルコース値が急激に上昇する．副交感神経線維は太い胆管（管壁に平滑筋を含むもの）とおそらく血管に神経を分布しているとされている．副交感神経系の刺激によって，糖の取り込みと利用が促進される．副交感神経のニューロンの細胞体は，しばしば肝門の近くに存在する．

2. 胆嚢

胆嚢 gallbladder は洋梨型をした膨らむことのできる袋であり，ヒトでは容量は約50mLである（図18.14参照）．肝臓の臓側面に接している．胆嚢は胚の前腸の2番目の派生物であり，肝臓を発生過程にある腸と接続している原始胆管から突出してできる．

胆嚢は胆汁を濃縮し，貯蔵する．

胆嚢は盲端の嚢であり，頸部で胆嚢管とつながっており，この管を通して胆嚢は肝管から濃度の低い胆汁を受け取る．胆嚢は流入した胆汁を貯蔵し，そのうちの90%の水分を吸収し，その結果として胆汁酸塩，コレステロール，およびビリルビンの濃度を10倍に増加させる．近位の十二指腸で脂肪の存在に反応して小腸の腸内分泌細胞から分泌されるホルモン類は，胆嚢の平滑筋の収縮を促進し，その収縮によって濃縮された胆汁総胆管に放出され，その胆汁はさらに十二指腸へ運ばれる．

胆嚢の粘膜にはいくつかの特徴がある．

空の，または部分的にみたされた胆嚢には，多数の深い粘膜のヒダがある（図18.15）．粘膜表面は単層円柱上皮からなる（図18.16）．背の高い上皮細胞（胆管細胞）は，以下の特徴を示す：

- 数は多いが短く発達の不十分な**微絨毛** microvilli を持つ．

- 頂部の**接着複合体** junctional complex によって隣接する細胞はつながれており，内腔と細胞間区域との間のバリアが形成されている．
- 頂部と基底部に**ミトコンドリアの集合** concentration of mitochondria がみられる．
- 複雑な**側面のヒダ形成** lateral plication がみられる．

胆嚢上皮細胞は，腸管の吸収細胞に似ている．

胆嚢上皮細胞と腸管吸収細胞は，上記の特徴とともに，側面の細胞膜上に Na^+/K^+-ATPase が存在し，頂部の細胞質には糖タンパク質でみたされた分泌小胞がある点を共有している．

粘膜固有層には有窓型毛細血管と小さい細静脈が特に豊富であるが，リンパ管はこの層にはない．また，粘膜固有層には細胞が非常に多く，多数のリンパ球と形質細胞が含まれる．固有層の特徴は，同じように電解質と水の吸収を主な機能とする結腸の固有層に似ている．

ヒトの正常胆嚢，特に頸部の付近では，ムチンを分泌する腺がときに固有層に存在するが，炎症を起こしている胆嚢ではより一般的にみられる．腸管の腸内分泌細胞と同一のものにみえる細胞も，これらの腺でみられる．

胆嚢壁には粘膜筋板と粘膜下組織がない．

粘膜固有層の外側には，平滑筋細胞の束の間に多数のコラーゲン線維と弾性線維を持つ**筋層** muscularis externa がある．胆嚢はその起源が前腸から発生した管腔臓器であるにもかかわらず，粘膜筋板と粘膜下組織を欠いている．腸管の筋層とは異なり，平滑筋の筋束は規則正しく配列していない．平滑筋の収縮によって胆嚢の収縮が起こり，胆嚢管を通してその内容は外に押し出される．

筋層の外側は緻密結合組織の厚い層である（図18.15参照）．この層には，大きな血管，発達したリンパ管のネットワーク，筋層・血管に神経を分布する自律神経（副交感神経の神経細胞体は胆嚢管の壁にある）が含まれている．この結合組織層には，弾性線維と脂肪組織も豊富である．胆嚢が肝臓面に付着するところでは，この層は**外膜** adventitia と呼ばれる．それ以外の他の臓器と付着していない部分の表面は，中皮の層と疎性結合組織の薄い層からなる**漿膜** serosa または臓側腹膜によって覆われている．

さらに，**ロキタンスキー・アショフ洞** Rokitansky-Aschoff sinus と呼ばれている深い粘膜憩室が，時として筋層を貫いて広がっている（図18.17 および PLATE 67, p.658）．これは

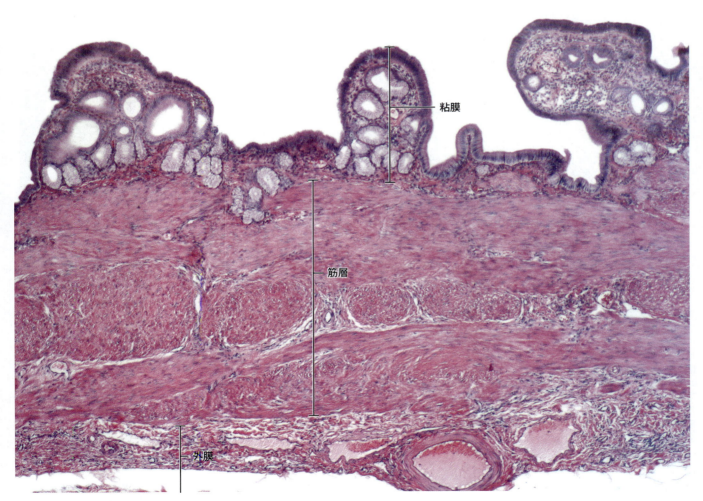

図18.15 ▲ 胆嚢壁の光学顕微鏡像
胆嚢粘膜は単層円柱上皮と疎性結合組織の粘膜固有層からなり，通常は多数の深いヒダをつくっている．この層の下に比較的厚い筋層がある．粘膜筋板と粘膜下組織はない．筋層の平滑筋の配列に規則性はない．筋層の外側は，脂肪組織と血管に富む外膜である．胆嚢の肝臓に付着しない部分は，外膜の代わりに典型的な漿膜になっている．175倍．

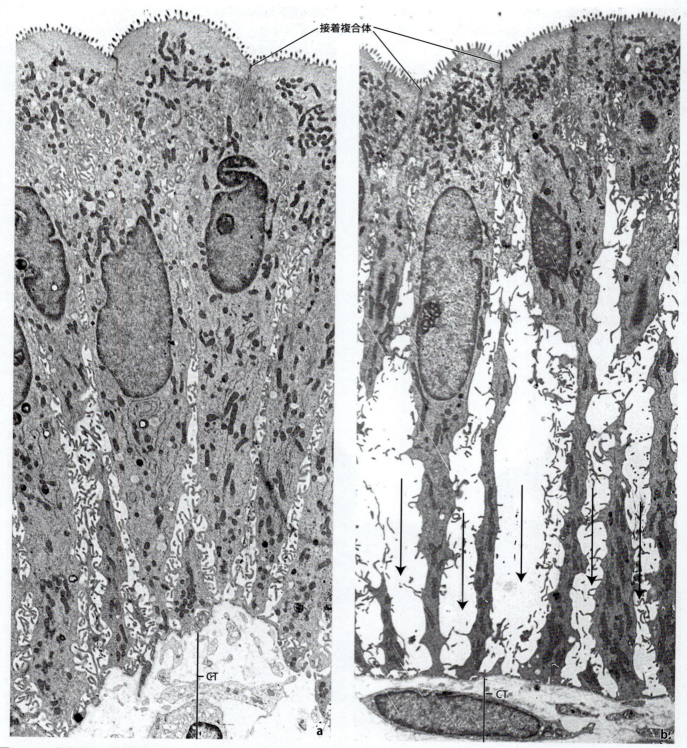

図 18.16 ▲ 胆嚢上皮の電子顕微鏡像
a. 背の高い円柱上皮には，内腔面の微絨毛，上皮間の側面の細胞間隙から内腔を切り離している上部の接着複合体，上部の豊富なミトコンドリアなどの吸収上皮に典型的な特徴がみられる．3,000 倍．b. 能動輸送によって電解質が細胞質から細胞間隙へと汲み出され，水はそれに伴って受動的に移動する．その結果として，電解質と水の両者とも胆嚢内腔から細胞内へと拡散する．このプロセスが続くと細胞間隙は非常に拡張する（→）．細胞間隙にたまった溶液（→）は，基底板を通って，下にある結合組織（CT）に移動する．能動輸送による上皮細胞側面の細胞間隙の拡大は，光学顕微鏡でも明らかである．3,000 倍．

病理学的変化の前兆であり，上皮細胞が過剰増殖して筋層を貫いて突出したものと考えられている．また，細菌がここにたまり，慢性炎症を引き起こし，さらにそれが胆石形成の危険因子となる．

胆汁の濃縮には電解質と水の共役輸送を必要とする．

胆嚢の上皮細胞は，Na^+，Cl^-，HCO_3^- を上皮の細胞質から細胞間隙へと能動輸送により運び出している．上皮細胞の側面の細胞膜上には ATPase が存在している．この能動輸送

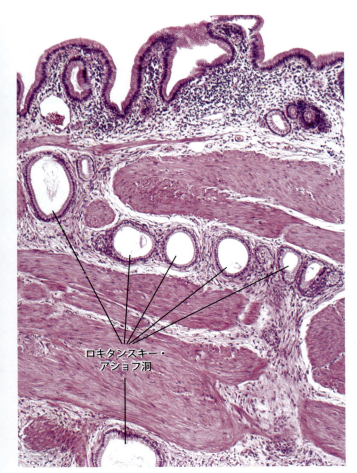

図 18.17 ▲ 胆嚢壁のロキタンスキー・アショフ洞の光学顕微鏡像
この写真では粘膜の陥入が筋層に及んでおり、この陥入をロキタンスキー・アショフ洞と呼ぶ。120倍。

の機構は、CHAPTER 17 に記されている小腸上皮細胞と大腸の吸収細胞における輸送機構と基本的に同一である。胆嚢の上皮は2種類の**アクアポリン水チャネル** aquaporin water channel（AQP1 と AQP8）を発現している。これらは内在性膜チャネルタンパク質で、高速な水の受動運搬を行っている（CHAPTER 20 と FOLDER 20.5 参照）。胆嚢の上皮細胞の頂部と基底外側部の細胞膜にこれらの水チャネルが存在していることは、これらのチャネルが水の吸収と分泌の両方に関わっていることを示している。

上皮細胞の側面の細胞膜における Na^+、Cl^-、HCO_3^- の細胞間隙への能動輸送は、細胞間隙で電解質の濃度が増加する原因となる。細胞間隙での電解質濃度の増加は、細胞間隙と細胞との間に、また、細胞間隙と胆嚢内腔との間に浸透圧の勾配をつくる。これによって、水の移動は内腔から細胞質へ、そして細胞質から細胞間隙へ（すなわち成分の濃度勾配を下げるように）起こる（図 18.16b 参照）。細胞間隙は光学顕微鏡で確認が可能なほど拡張しうるが、その程度には限りがある。電解質と水が細胞間隙に移動すると、この領域の静水圧が発生し、ほぼ等張の液を細胞間隙から上皮下結合組織である粘膜固有層へと押し出すこととなる。粘膜固有層に入る水と電解質は、すぐに上皮直下にある多数の有窓型毛細血管と

細静脈に移動する。胆嚢の液輸送の研究は、内腔から血管系への等張液の経上皮輸送における細胞間隙の重要な役割を初めて示したものである。このように、胆汁の最終的な濃度は、主として胆嚢の上皮細胞膜における Na^+、Cl^-、HCO_3^- の能動輸送とアクアポリンを介した水の受動輸送の結果である。

3. 膵臓

A. 概要

膵臓 pancreas は、頭部、体部、尾部からなる細長い形の腺である。**頭部** head は、C字型に弯曲した十二指腸下行脚に接して拡張した部分である（図 18.18）。十二指腸には結合組織によって固定されている。中央に位置する**体部** body は身体の正中線を横切り、脾門の方へ**尾部** tail が伸びる（**ウィルスング管** duct of Wirsung）。**膵管** pancreatic duct は膵臓全長にわたって伸び、肝臓と胆嚢からの総胆管とともに**ファーター膨大部** ampulla of Vater（胆膵管膨大部）で十二指腸に入る。オッディ括約筋（肝膵管膨大部括約筋）は、膨大部を囲んで十二指腸への胆汁と膵液の流れを調整するだけでなく、膵管への腸の内容物の逆流も防いでいる。一部のヒトにおいて、**副膵管** accessory pancreatic duct（**サントリニ管** duct of Santorini）が存在する。これは、膵臓が前腸からの陥入によって発生した2つの内胚葉由来の原基からできていることを示す痕跡である。

疎性結合組織の薄い層が膵臓を囲む被膜を形成している。この被膜から中隔が膵臓内部に進入し、不明瞭な小葉を形成

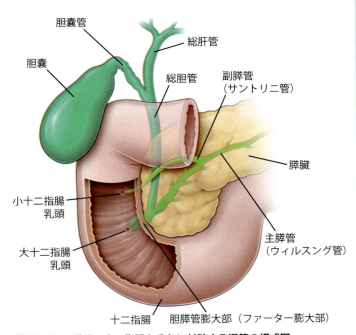

図 18.18 ▲ 膵臓、十二指腸とそれに付随する導管の模式図
主膵管（ウィルスング管）は、膵臓の全長を横断し、総胆管と合した後に十二指腸に入る。副膵管（サントリニ管）は、主膵管とは別に小十二指腸乳頭から十二指腸に入る。総胆管と主膵管が十二指腸に入る部位は、通常は十二指腸の内腔からは大十二指腸乳頭によって確認される。

している.小葉内では,疎性結合組織の間質が膵臓の実質の単位を囲んでいる.小葉の間では,より量の多い結合組織が比較的大きな膵管,血管,および神経を囲んでいる.さらに,膵管を囲んでいる結合組織内には小粘液腺があり,膵管に開口している.

膵臓は外分泌腺であり内分泌腺でもある.

肝臓においては1つの細胞が外分泌機能と内分泌機能を発揮しているのに対して,膵臓では2つの構造的に異なった構成要素が両者の機能を担っている.すなわち,

- **外分泌部** exocrine component では,腸管における消化に不可欠な酵素を合成し,十二指腸に分泌する.
- **内分泌部** endocrine component では,**インスリン** insulin と**グルカゴン** glucagon を産生して血中に分泌する.これらのホルモンは体内で,糖,脂質,タンパク質のそれぞれの代謝を調節する.

膵臓外分泌部は膵臓全体に分布しており,外分泌部内に**ランゲルハンス島** islet of Langerhans と呼ばれる外分泌腺とは異なった細胞塊が分散してみられ,膵臓内分泌部を構成する.

B. 膵臓外分泌部

膵臓外分泌部は漿液腺である.

膵臓外分泌部は耳下腺と構造が非常に類似しており,一見混同しやすい.分泌単位は形態の上では房状腺ないし管状房状腺であり,錐体形の漿液腺細胞からなる単層上皮から構成されている(図18.19aとPLATE 68, p.660).腺細胞の管腔面は狭く,基底面は幅広い.腺房周囲の結合組織は非常に少ない.

腺房の漿液分泌細胞は,膵臓から分泌される消化酵素前駆体を産生する.膵臓の腺房では腺房から出る導管の起始部(**介在導管** intercalated duct)は実際には腺房内から始まっているという点(図18.19bと図18.20)で,分泌腺の腺房の中で独特のものである.腺房内にある導管細胞は**腺房中心細胞** centroacinar cell と呼ばれる.

腺房細胞は,基底部の細胞質が明瞭な好塩基性であり,頂部の細胞質に好酸性のチモゲン顆粒が存在している点が特徴的である(図18.19aと図18.20).チモゲン顆粒は空腹時の

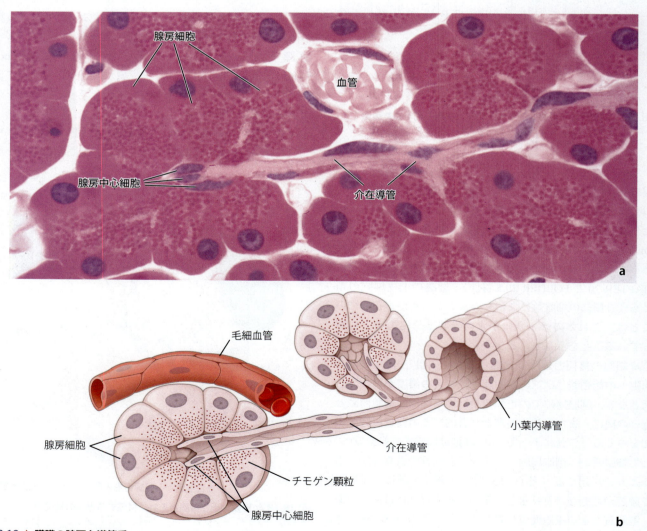

図18.19 ▲ 膵臓の腺房と導管系

a. H&E染色した樹脂包埋標本の薄切切片の光学顕微鏡像において,介在導管が膵の腺房内で始まっているところがみられる.腺房内で管を形成する細胞は中心腺房細胞である.好酸性のチモゲン顆粒が実質細胞の先端の細胞質において明瞭にみられる.860倍.b. この図は介在導管の起始部を示している.腺房内での腺房中心細胞の位置と形状に注目せよ.腺房中心細胞は介在導管の起始部の上皮であり,小葉内導管へとつながる.

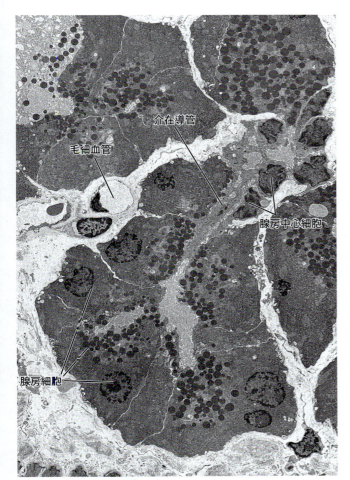

図18.20 ▲ 膵臓腺房と介在導管の電子顕微鏡像
膵臓腺房は円錐形の腺房細胞によって構成されていることに注意されたい。それらの腺房細胞では、基底領域に豊富な粗面小胞体とゴルジ装置に囲まれた核がみられる。内腔側頂部には明瞭なチモゲン顆粒がみられる。この電子顕微鏡像では、介在導管起始部が腺房中心細胞によって囲まれている。5,800倍。（Dr. Holger Jastrowの厚意による。）

- **デンプン分解酵素** amylolytic enzyme（**α-アミラーゼ** α-amylase）は、グルコースの重合体のグリコシド結合を加水分解することにより炭水化物を消化する。
- **リパーゼ** lipase は中性脂肪のエステル結合を加水分解することによって脂質を消化し、遊離脂肪酸を産生する。
- **核酸分解酵素** nucleolytic enzyme（**デオキシリボヌクレアーゼ** deoxyribonuclease と **リボヌクレアーゼ** ribonuclease）は核酸を分解し、モノヌクレオチドにする。

膵臓からの消化酵素は、小腸の内腔に達してから活性化される。最初に、腸の吸収細胞の微絨毛の糖衣中にあるタンパク質分解酵素である**エンテロキナーゼ** enterokinase のタンパク質分解作用により、トリプシノーゲンは強力なタンパク質分解酵素であるトリプシンに変換される。それに続いてトリプシンは、消化管内容物のタンパク質の消化とととも に、他の不活性酵素の変換に触媒作用を発揮する。

膵臓腺房細胞の細胞質の好塩基性顆粒の増加は、電子顕微鏡で観察すると、広範囲に多数の粗面小胞体と遊離リボソームが並んだものであることが示される。これらの多数のオルガネラの存在は、腺房細胞のタンパク質合成が亢進していることと相関する（図18.21）。発達したゴルジ装置が頂部細胞質に存在し、分泌顆粒の内容物の濃縮とパッケージングに関与している。ミトコンドリアは細胞の全体にみられるが、小さく粗面小胞体の槽の間で凝集している。腺房細胞はそれらの側面内側腔側端で接着複合体によって互いに結びつき、内腔を他の細胞膜面から閉じられた空間とし、そこに小さい微絨毛が広がりチモゲン顆粒が開口分泌によって放出される。

C. 膵臓外分泌部の導管系

腺房中心細胞（図18.19aと図18.20参照）は膵臓外分泌部の導管系の起始部である。腺房中心細胞の核は細胞の中心に位置し扁平であり、細胞質は細長く扁平上皮細胞に典型的な形態である。

腺房中心細胞は腺房内の介在導管細胞である。

腺房中心細胞は、腺房の外側に位置する短い介在導管の細胞に連続した細胞である。腺房と腺房中心細胞からなる構造単位は、小さな風船（腺房にあたる）にストロー（介在導管）を押し込んだ状態に似ている。介在導管は短く、小葉内導管へとつながる。膵臓には線条導管はない。

小葉内導管は複雑な分岐のネットワークをつくり、より太い**小葉間導管** interlobular duct へとつながる。その上皮は背の低い円柱上皮であり、腸内分泌細胞や、時として杯細胞が混ざっている。小葉間導管は直接に主膵管につながり、**主膵管** main pancreatic duct は膵臓の長軸と平行して全長にわたり走行しているため、膵臓の導管系はニシンの骨のような外見（図18.18参照）をしている。第2の太い管（副膵管）は膵頭部から発する。

介在導管は腺から分泌された膵液に重炭酸イオンと水を付加する。

膵臓は1日あたり約1Lの膵液を分泌し、この量は肝臓か

膵臓で最も多い。扁平な腺房中心細胞は粗面小胞体と分泌顆粒に乏しく（図18.20参照）、したがってエオジンで非常に薄く染まるにすぎず、そのため通常の組織切片上で同定が容易である。

チモゲン顆粒にはさまざまな消化酵素が不活性の状態で含まれている。

膵臓の酵素はほとんどの食物を消化することができる。膵臓のチモゲン顆粒中の不活性な酵素や前酵素を、活性化された際の基質とともに以下にあげる。

- **タンパク質分解性エンドペプチダーゼ** proteolytic endopeptidase（**トリプシノーゲン** trypsinogen, **キモトリプシノーゲン** chymotrypsinogen）と**タンパク質分解性エキソペプチダーゼ** proteolytic exopeptidase（**プロカルボキシペプチダーゼ** procarboxypeptidase, **プロアミノペプチダーゼ** proaminopeptidase）は、分子内部のペプチド結合を加水分解する（エンドペプチダーゼ）、あるいはペプチドのカルボキシ末端かアミノ末端からアミノ酸を加水分解する（エキソペプチダーゼ）ことによりタンパク質を消化する。

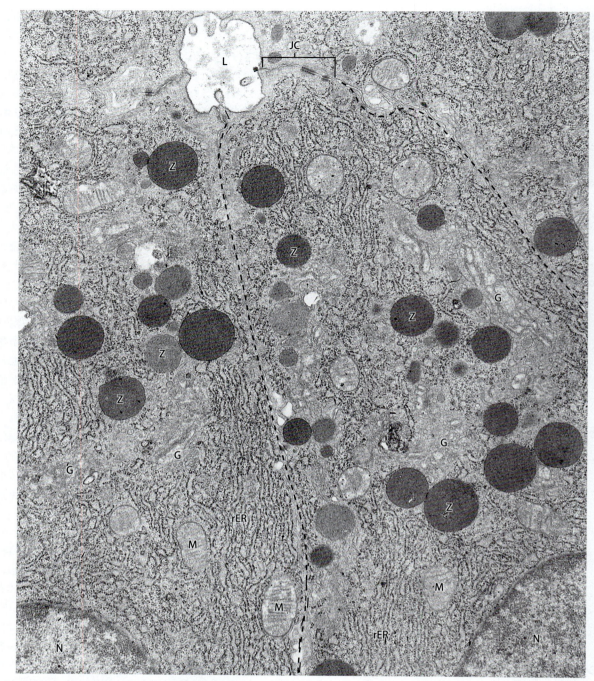

図 18.21 ▲ 膵臓腺房細胞の内腔側の細胞質の電子顕微鏡像
1つの膵臓腺房細胞の輪郭を破線で示してある．隣接した2つの細胞の核（N）が図の下の左右にある．頂部の細胞質には，発達した粗面小胞体（rER），ミトコンドリア（M），チモゲン含有分泌顆粒（Z），ゴルジ装置（G）がみられる．これらの細胞の頂部にある内腔（L）にチモゲン顆粒は放出される．接着複合体（JC）が内腔付近にある．20,000倍．

らの分泌胆汁量にほぼ等しい．胆汁は胆嚢で濃縮されるのに対して，膵臓から分泌された膵液の全量は十二指腸に運ばれる．腺房がタンパク質の豊富な少量の液を分泌するが，介在導管細胞はナトリウムと重炭酸イオンの豊富な液体を大量に分泌する．重炭酸イオンは，胃から十二指腸に入る粥状腸管内容物の酸性のpHを中和して，主要な膵酵素の活性のための至適pHにするのに役立つ．

膵臓外分泌はホルモンと神経の制御を受ける．

十二指腸の腸内分泌細胞から分泌される2つのホルモン，**セクレチン** secretin と **コレシストキニン** cholecystokinin（**CCK**）が主に膵臓外分泌を調節している（p.581の表17.1参照）．十二指腸内へ酸性の粥状腸管内容物が入ると，これらのホルモンが血中に放出される．

- セクレチンは27のアミノ酸残基からなるペプチドホルモンで，導管の細胞を刺激して，HCO_3^-濃度が高く酵素がほとんど含まれていない液体を大量に分泌させる．
- コレシストキニンは33のアミノ酸残基からなるペプチドホルモンで，腺房細胞を刺激して酵素前駆体を分泌させる．

2つのホルモンが協調して働くことにより，十二指腸に酵

素の豊富なアルカリ性の消化液が大量に分泌される．ホルモンによる調節に加え，膵臓は自律神経の神経支配を受ける．交感神経線維は膵臓血流量の調節に関与しており，副交感神経線維は腺房および腺房中心細胞の活動を刺激する．副交感神経の節後ニューロンに属しているニューロンの細胞体が膵臓でしばしばみられる．

D. 膵臓内分泌部

膵臓内分泌部は血糖値を調整するホルモン類を分泌する分散した器官である．

膵臓内分泌部を構成するランゲルハンス島（膵島）は，さまざまな大きさの細胞の集団として膵臓全体に分散している（図18.22）．膵島の数は100万〜300万個と推定され，ヒト膵臓の体積の約1〜2%を占め，尾部に最も多い．個々の島はほんの少数から数百まで，さまざまな細胞数を含む（PLATE 68，p.660）．膵島内の細胞は多角形で，豊富な有窓型毛細血管網を伴い，短く不規則な索状配列を呈する．膵島の内分泌細胞は胎生9〜12週の間に発生する．

ランゲルハンス島は，H&E標本で濃く染まった腺房によって囲まれた薄い青色の細胞の一群である．通常のH&E標本で島内の細胞の種類を同定しようとすることは難しい（図18.23）．しかし，ツェンカー・フォルモル固定後，マロリー・アザン法により染色した切片では，3種類の主な細胞，すなわちA（α）細胞，B（β）細胞，D（δ）細胞を同定することは可能である（表18.2）．この方法では，A細胞は赤く，

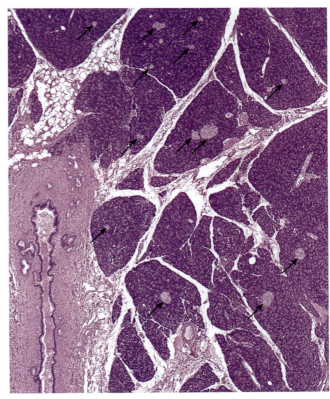

図18.22 ▲ 膵臓の光学顕微鏡像
このH&E染色標本は，膵臓を囲む薄い被膜に連続する結合組織性組織中隔によって隔てられた膵臓の小葉を示す．膵臓小葉は，主に外分泌性の腺房とそれらにつながる小葉内導管系から成り立っている．大部分の小葉には，小さく円形で薄く染まったランゲルハンス島（→）がある．図の左下に，小葉に隣接して膵臓外分泌部に属する太い小葉間導管がみられる．25倍．

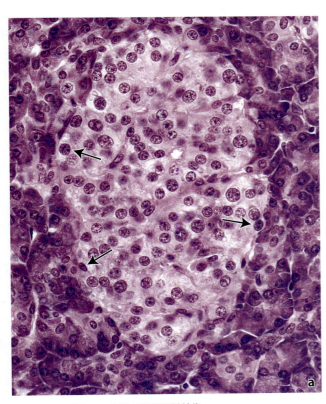

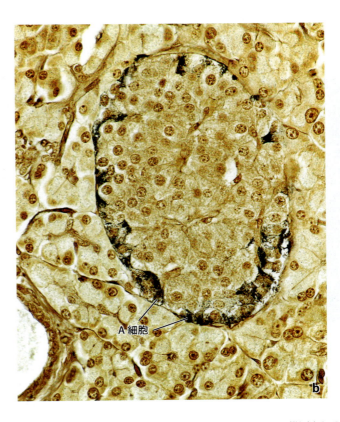

図18.23 ▲ ランゲルハンス島の光学顕微鏡像
a. この通常のH&E染色標本では，特殊染色をしていないため特定の膵島細胞型を同定することは難しい．おそらくA細胞であろうと推測される細胞（→）がわずかに膵島の周辺部に認められる．360倍．**b.** この顕微鏡像は，グルカゴン分泌細胞が反応する特別なグリメリウス銀染色によって染められたラット膵臓のランゲルハンス島を示す．銀が沈着したラット膵臓A細胞が膵島の周辺部に位置している．なお，ヒトではこのような所見はみられない．360倍．

表 18.2　膵島の主な細胞の種類

細胞の種類	%	マロリー・アザン染色による細胞質の染色	産生物	透過型電子顕微鏡における顆粒の性質
A 細胞	15〜20	赤色	グルカゴン	約 250 nm；電子密度が高い，芯が不整形でその周囲が明るい
B 細胞	60〜70	褐色を帯びたオレンジ色	インスリン	約 300 nm；多くは電子密度が高い，芯が結晶状でその周囲が明るい
D 細胞	5〜10	青色	ソマトスタチン	約 325 nm；均質な基質

B 細胞は褐色がかったオレンジ色，D 細胞は青く染色される．この方法によっても膵島細胞の約 5% は染色されない．透過型電子顕微鏡を用いれば，主な細胞の種類は分泌顆粒の大きさと濃さにより同定することができる．免疫蛍光法を用いると，膵島はさまざまな種類の細胞から成り立っていることが示される（図 18.24）．

B 細胞以外の膵島細胞は消化管粘膜の腸内分泌細胞と類似の細胞である．

透過型電子顕微鏡と免疫細胞化学の手法を組み合わせることにより，3 種の主要な膵島細胞に加え，少数細胞が 3 種類同定されている（表 18.3）．それぞれの細胞の種類は特定のホルモンと密接な関係があり，ランゲルハンス島内で特定の位置にある．

B 細胞 B cell はヒトでは全体の膵島細胞の約 60〜70% を占め，通常，膵島の中心部に位置し，インスリンを分泌する（表 18.2 参照）．B 細胞には電子密度の高い多面体の芯があり，薄い基質の直径 300 nm の分泌顆粒が多数含まれていて，その多面体の芯は結晶化したインスリンと考えられている．

A 細胞 A cell はヒトでは膵島細胞の 15〜20% を占め，通常，膵島の周辺にあり，グルカゴンを分泌する（表 18.2 参照）．A 細胞は直径 250 nm で，B 細胞の分泌顆粒に比べ大きさがそろって細胞質に高密度に詰まった分泌顆粒を含む．顆粒はグルカゴンの貯蔵部位である（図 18.25）．

D 細胞 D cell は全膵臓内分泌組織の約 5〜10% を占め，膵島周辺部にある．D 細胞は**ソマトスタチン** somatostatin を分泌し，その分泌顆粒は A 細胞や B 細胞の分泌顆粒と比べて大きく（300〜350 nm），低〜中等度電子密度の内容物を含む（図 18.25 参照）．

それ以外の少数の細胞からなる細胞の種類は膵島組織の約 5% を占め，マロリー・アザン染色により薄く青に染まる細胞である．それらの特徴と機能は表 18.3 にまとめてある．

1 つの細胞が複数のホルモンを分泌する可能性があることを示唆する所見も得られている．免疫組織化学的手法により，A 細胞の細胞質に，グルカゴンに加えていくつかのホルモン（**胃抑制性ペプチド** gastric inhibitory peptide（**GIP**），CCK と**副腎皮質刺激ホルモン** adrenocorticotropic hormone（**ACTH**）・**エンドルフィン** endorphin など）が局在していることが示されている．膵島内に G 細胞（ガストリン細胞）が存在するというはっきりした形態的な証拠はないが，**ガストリン** gastrin は複数の膵島細胞から分泌される可能性がある．ある種の膵島細胞腫瘍は大量のガストリンを分泌し，それによって胃で過剰な酸性の分泌をもたらす（ゾリンジャー・エリソン症候群）．

1）膵臓内分泌部のホルモンの機能

膵臓内分泌部で分泌されるすべてのホルモンは，全身性に，領域性（消化管領域）に，あるいは局所性（膵島内）に代謝調節に関わっている．

インスリンは膵島組織から分泌される主要なホルモンであり，血糖値を低下させる．

インスリンは，ホルモンの中で最も大量に分泌される．その主な作用部位は，肝臓，骨格筋，脂肪組織であり，これらの組織のおのおので複数の固有の働きを持っている．通常，インスリンは次の作用を持つ：

- 血中からの**グルコースの取り込み** uptake of glucose を促進する．特定の細胞膜のグルコース輸送体（GLUT4）が骨格筋と脂肪細胞の細胞内で増加し，細胞膜へ挿入される．

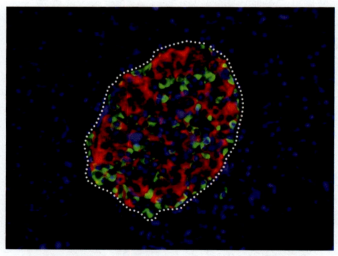

図 18.24　成人膵臓のランゲルハンス島
この免疫蛍光法の写真では，成人膵臓のランゲルハンス島が示されている．グルカゴンを分泌する A 細胞（緑色），インスリンを分泌する B 細胞（赤色）がみられる．細胞は，核の DNA と反応する 4',6-ジアミノ-2-フェニルインドール（DAPI）によって核に青色蛍光を発している．B 細胞がランゲルハンス島の細胞のほとんどを占めており，A 細胞は島全体に散在していることに注意されたい．280 倍．（Scharfman R, Xiao X, Heimberg H, Mallet J, Ravassard P. Beta cells within single human islets originate from multiple progenitors. PLoS One 2008; 2: e3559 より．）

表 18.3 膵島のまれな細胞の種類

細胞の種類	分泌物	部位（膵島以外の）	作用
PP[a]細胞（F細胞）	膵臓ポリペプチド		胃主細胞を刺激，胆汁分泌と腸管運動の抑制，膵臓からの酵素と重炭酸イオンの分泌の抑制
D_1細胞	血管作動性腸管ポリペプチド（VIP）	外分泌部腺房と導管上皮[b]	グルカゴンの作用と同様（血糖上昇とグリコーゲン分解）．腸管の分泌と運動にも影響を与える．膵臓外分泌の促進
EC細胞[a]	セクレチン，モチリン，サブスタンスP	外分泌部腺房と導管上皮[b]	セクレチン：局所に作用し，膵液への重炭酸イオン分泌促進と消化酵素の分泌促進 モチリン：胃腸運動の促進 サブスタンスP：神経伝達物質の性質を持つ
エプシロン細胞	グレリン	胃底部上皮[c]	食欲刺激

[a] PP：膵臓ポリペプチド pancreatic polypeptide　EC細胞：腸クロム親和性細胞 enterochromaffin cell.
[b] この局在は，胎児期に膵臓が胎児腸管から発生することを強調するものである．　[c] グレリンは胃のP/D_1（G_r）細胞において産生される．

- 筋細胞と肝臓においてグリコーゲンシンセターゼの活性を高め，そこでのグリコーゲンのリン酸化を抑制し，**グルコース貯蔵** storage of glucose を起こす．これらの結果として，**グリコーゲン合成** glycogenesis が行われる．
- 細胞内での**解糖** glycolysis により，**グルコースの利用** use of glucose が促進される．これは，骨格筋細胞と肝臓において，ピルビン酸脱水素酵素とホスホフルクトキナーゼの活性化によって起こる．
- リポタンパク質リパーゼ（LPL）の活性化によって，カイロミクロンと他のLDLを遊離脂肪酸へと分解する．遊離脂肪酸の増加は中性脂肪の増加をもたらし，脂肪滴の形成が行われる（**脂質形成** lipogenesis）．
- 骨格筋細胞と肝細胞においてアミノ酸の細胞への取り込みを増加させ，**哺乳類ラパマイシン標的タンパク質** mammalian target of rapamycin（**mTOR**）回路を活性化させる．その結果，リボソームの生成と細胞内タンパク質

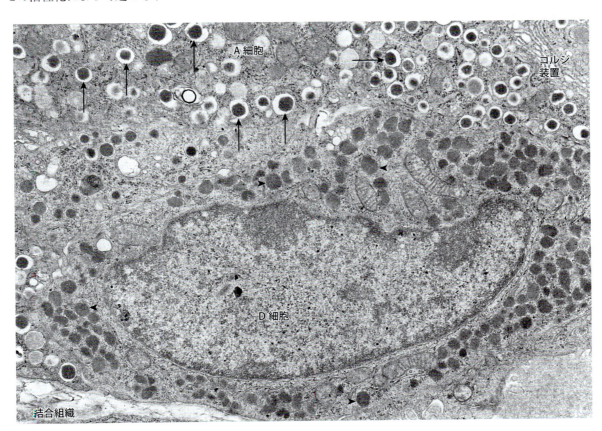

図 18.25 ▲ 膵腺細胞の電子顕微鏡像
A細胞の一部がこの図の上部にみられる．その細胞質には，電子密度の高い球状の芯とそれを囲む明るい領域と細胞膜を持つ特徴的な分泌顆粒（→）が含まれている．またこの細胞には，よく発達したゴルジ装置もみられる．図の下部の細胞はD細胞である．その細胞質には，中等度に電子密度が低く細胞膜によって囲まれた顆粒（▶）が多数含まれている．15,000倍．

FOLDER 18.3 臨床関連事項：インスリン産生とアルツハイマー病

近年，脳内の特定部位の神経細胞においてインスリンとインスリン様成長因子（IGF-1とIGF-2）が発現していることが明らかとなった．また糖尿病患者におけるインスリン抵抗性が神経変性，認知機能異常，認知症と関連があることが知られている．インスリンとIGFの脳における産生低下は神経細胞の変性をもたらし，アルツハイマー病の初期症状を引き起こす．アルツハイマー病と診断され病理解剖を受けた患者の脳では，インスリンとIGFが海馬（記憶をつかさどる），前頭葉，視床下部において有意に減少しているが，他方，アルツハイマー病で一般に病変がない小脳においてはこれらのホルモンは正常レベルである．脳におけるインスリン産生異常は1型と2型の糖尿病患者に典型的な症状は示さないが，アルツハイマー病が3型糖尿病の症状である可能性はある．もしもこれらの新たな所見が将来確定されれば，今日では困難なアルツハイマー病の治療に新たな可能性をもたらしうるものである．

分解の低下がもたらされることによって，タンパク質合成が行われる．

必要とされるインスリン量が不足すると，血糖値は上昇し，尿中にグルコースが現れ，**糖尿病** diabetes mellitus として知られている病態となる．糖尿病は世界的な公衆衛生上の問題となっていて，アメリカ合衆国人口の8.3%が罹患している．糖尿病の合併症としては，心血管系障害（基底膜への損傷を伴う内皮細胞の機能障害，たとえば高血圧，心疾患，脳卒中など），腎障害，網膜障害，神経障害などがある．近年，中枢神経系におけるインスリンおよびインスリン様成長因子の発現の低下がアルツハイマー病と関連づけられている（FOLDER 18.3）．

グルカゴンはインスリンの次に分泌量が多いホルモンであり，血糖値を上昇させる．

グルカゴン glucagon は，基本的にはインスリンの作用と逆の作用を持つ．グルカゴンは血液中へのグルコースの放出を促進し，肝臓で糖新生（アミノ酸の代謝産物からのグルコースの合成）とグリコーゲン分解を促進する．また，グルカゴンはタンパク質の分解を促進し，また糖新生を促進させる脂肪細胞からの脂肪の移動を促進し（脂肪分解），肝臓のリパーゼの活性を上げる．

ソマトスタチンはインスリンとグルカゴンの分泌を抑制する．

ソマトスタチン somatostatin は膵島のD細胞から分泌される．ソマトスタチンは，視床下部から分泌され下垂体前葉からの成長ホルモンの放出を調節するホルモンと同じものである．膵島における詳細な役割は不明であるが，インスリンとグルカゴンの両者の分泌を抑制することが明らかとなっている．また，膵臓からの外分泌も抑制する．

膵島で分泌される各種ホルモン分子の特徴は表18.4にまとめてある．

2）膵島の機能調節

正常の70 mg/100 mL（70 mg/dL）以上の血糖値はB細胞からインスリンの放出を促し，それによって，肝臓と筋においてグルコースを取り込ませ，貯蔵させる．その結果として血糖値が低下すると，インスリン分泌が止まる．アミノ酸の中には，単独で，または上昇する血糖と協同でインスリン分泌を促進するものがある．血中脂肪酸の上昇や，血中ガストリン，CCKとセクレチンもインスリン放出を促進する．CCKとグルカゴン（膵島内でA細胞から放出される）は，傍分泌によってB細胞におけるインスリンの分泌を促進する．

血糖値が70 mg/100 mL以下のときグルカゴンの放出が促進され，70 mg/100 mLを有意に超えると，グルカゴン分泌は阻害される．グルカゴンは，血中の脂肪酸量の低下によっても放出される．インスリンはA細胞のグルカゴンの放出を抑制するが，膵島のカスケード状の血流様式（下記参照）のため，この抑制は体循環によって運ばれたインスリンのホルモン作用に影響を受ける．

膵島は，交感神経および副交感神経の神経支配を受ける．膵島細胞の約10%の細胞は，その細胞膜上に直接に神経終末がある．また，よく発達したギャップ結合が膵島細胞の間にある．したがって，神経終末においてシナプス伝達物質によって引き起こされるイオンの変動は，このギャップ結合を経て細胞から細胞へと伝えられる．自律神経は，A細胞とB細胞からのホルモン分泌に直接的な影響を及ぼす可能性がある．

副交感神経（コリン作動性の）刺激はインスリンとグルカゴンの分泌を促進するが，交感神経（アドレナリン作動性の）刺激はグルカゴン放出を促進し，インスリン放出を抑制する．

表18.4 膵臓のホルモンの特徴

ホルモン	分子量（Da）	構造
インスリン	5,700〜6,000	ジスルフィド結合によって架橋された二本鎖のタンパク質：A鎖は21個のアミノ酸，B鎖は30アミノ酸
グルカゴン	3,500	一本鎖のポリペプチド：29個のアミノ酸
ソマトスタチン	1,638	環状のポリペプチド：14個のアミノ酸
VIP	3,300	一本鎖のポリペプチド：28個のアミノ酸
膵臓ポリペプチド	4,200	一本鎖のポリペプチド：36個のアミノ酸

VIP：血管作動性腸管ポリペプチド vasoactive intestinal peptide.

インスリンとグルカゴンに対するこのような神経性調節は，ストレス反応における血中グルコースの利用に関与する可能性がある．

膵臓の腺房と膵島への血液供給はカスケード様式になっている．

上述したように，膵島は膵臓の全体積中 1～2% を占めている．しかし，膵島には膵臓の血流の 10～15% が流れている．膵島の血流には 2 つの主な血流様式がある．最も一般的な様式は，血液が島の中央部に流入し，最初に島の中心を灌流後に周辺部へ広がっていく形式である．2 番目の様式は，何本かの小動脈が膵島の周辺部に入り，有窓型毛細血管へと分枝して，島の中央部を灌流するものである．おそらくヒトでは毛細血管は膵島周辺部において A 細胞と D 細胞を灌流した後，中央で B 細胞に達すると推測されている．膵島の中心部を貫く中隔の中を走る比較的太い血管も A 細胞と D 細胞を通っているので，B 細胞に達する血液は，常にその前に A 細胞と D 細胞を灌流していることになる．最近の蛍光イメージングを用いた研究で，膵島における血行動態が明らかにされている．これらの研究によると，血流は，血糖値に加え，血管拡張因子と血管収縮因子，消化管ホルモン，自律神経などの間の複雑な相互作用によって調節されている．

遠心性の太い毛細血管は，膵島を出てから分枝して，膵臓外分泌部の腺房を取り囲む毛細血管網となる．このようなカスケード様式の血管構造は，他の内分泌腺（下垂体，副腎）の門脈系に類似している．

膵島細胞で分泌されたホルモンは腺房細胞に影響を与え，次のような制御をしている：

- インスリン，血管作動性腸管ポリペプチド（VIP），CCK は外分泌を促進する．
- グルカゴン，膵臓ポリペプチド（PP），ソマトスタチンは外分泌を抑制する．

FOLDER 18.4　機能的考察：インスリン合成——翻訳後修飾の一例

インスリンは膵臓の B 細胞内で産生され，ジスルフィド結合でつながれた 2 本のポリペプチド鎖からなる小さなタンパク質である．その生合成は，最終的に活性を持つタンパク質がつくられる過程での翻訳後修飾の重要性を示す一例である．

インスリンは，最初は分子量約 12,000 Da の 110 アミノ酸からなるポリペプチド鎖として合成される．このポリペプチドは**プレプロインスリン** preproinsulin と呼ばれている．プレプロインスリンは，前駆体として粗面小胞体に入るために必要な A 末端のシグナル配列（24 アミノ酸）を含んでいる．このプレプロインスリン分子は**プロインスリン** proinsulin になるために粗面小胞体の槽内に入り，タンパク質分解によってシグナル配列が切断される．翻訳後修飾によって還元されたプレプロインスリンは，分子量約 9,000 Da の分子量のポリペプチドになる．プロインスリンは，"G" の字に似た形をした 81～86 個のアミノ酸からなる 1 本のポリペプチド鎖である（図 F18.4.1）．2 つのジスルフィド結合により "G" の字の上部と横方向の線とがつなげられている．

ゴルジ装置内でパッケージングされ貯蔵されている間，プロインスリンはカテプシン様の酵素により，"G" の字の横の線は残しつつ上部のループの大部分の側が切断される．その結果，"G" の字の横方向の線は 21 アミノ酸の **A 鎖** A chain に，またジスルフィド結合した上部のループは 30 アミノ酸の **B 鎖** B chain になる．ループから離れた 35 アミノ酸ペプチドは **C ペプチド** C peptide（結合ペプチド）と呼ばれている．C ペプチドは分泌顆粒内に貯蔵され，同じモル数のインスリンとともに放出される．C ペプチドの生理的機能は同定されていない．

C ペプチドはインスリンより半減期が長いので，末梢血液中の濃度はインスリンより高い．これによって，血中の C ペプチド量の測定は，B 細胞の分泌活動について臨床上有用な情報を提供する．また，C ペプチドは腎臓によって人体から排泄されるので，C ペプチドの尿中排泄量の測定は B 細胞からのインスリン分泌についての有用な情報を提供する．C ペプチドの測定はしばしば，インスリンを投与された患者の残存する B 細胞機能の評価，1 型糖尿病と 2 型糖尿病との鑑別，インスリノーマ（B 細胞腫瘍）の診断と治療モニタリングにも用いられる．さらに，C ペプチドは膵臓移植や膵島移植の移植後評価にも有用である．

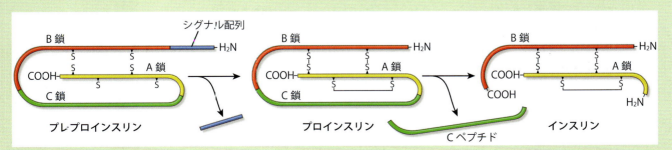

図 F18.4.1 ▲ インスリンの翻訳後修飾
インスリンは，単一鎖のポリペプチドであるプレプロインスリンとして合成され，その後に翻訳後修飾を受ける．最初に，粗面小胞体の槽内でシグナル配列が取り除かれる．その結果，プロインスリンと呼ばれる短くなったペプチド鎖はゴルジ装置に運ばれ，分子内ジスルフィド結合の構築と C 鎖の除去という修飾を受けて，生物学的活性を持つインスリンとなる．

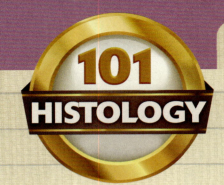

消化器系III：肝臓，胆嚢，膵臓

肝臓の概要

- **肝臓**は体内で最大の消化器系臓器であり，最大の腺組織である．
- 肝臓は栄養の取り込み，貯蔵，分配において重要な役割を果たす．肝臓は血漿タンパク質の大部分（たとえばアルブミン）を産生し，鉄を貯蔵し，ビタミンを代謝し，薬物や毒物を分解する．
- 肝臓は，外分泌器官（胆汁を産生する）と内分泌器官に類似した働きもする．
- 肝臓は**二重の血管支配**を受けている：**門脈を経た静脈血**と**肝動脈を経た動脈血**の供給である．

肝臓の構造

- 肝臓は，**実質**（肝細胞索），**結合組織性間質**，**肝類洞**（洞様毛細血管）と**ディッセ腔**などから構成されている．
- 肝臓の構造の機能単位での記述には，次の3つの方法がある：**古典的小葉**（多角形の形状），**門脈小葉**（三角形の形状），および**肝腺房**（ダイヤモンドの形状で，3つのゾーンからなり，血液灌流，代謝の活動，肝臓病理に最も相関する）．
- **肝細胞**（古典的小葉でみると）は，中心静脈の方へ向かって放射状かつ不規則に吻合しながら配列する索状組織（肝細胞索）として組織を形成している．多角形をした古典的小葉の頂点には，門脈，肝動脈，胆管と小リンパ管のそれぞれの分枝がある．
- **肝類洞**は蛇行した血行路であり，肝細胞索間を肝細胞索と平行して走る．肝類洞を流れる血液は静脈系の門脈血（〜75%）と体循環からの動脈血（〜25%）が混合したものである．
- 肝類洞の内腔は薄い不連続な内皮によって覆われている．**ディッセ腔**が肝細胞と内皮の間に位置しており，そこは血液と肝細胞との間の物質交換の場所となっている．
- 類洞の内皮には**クッパー細胞**が混在しており，この細胞は古い赤血球を取り除き，鉄分子の再利用を行っている．
- **伊東細胞**（**肝星状細胞**）はディッセ腔にあって，ビタミンAを貯蔵する脂肪滴を多数含んでいる．病的状況では，伊東細胞は筋線維芽細胞に分化する能力を持っている．

肝細胞

- **肝細胞**（肝臓の細胞の80%を占める）は，大きく，多角形で，丸い核（ときに2核）を持ち，好酸性の細胞質には滑面小胞体と粗面小胞体，多数のミトコンドリアとペルオキシソーム，さらに多数のゴルジ装置などが含まれている．
- 肝細胞の**基底面**はディッセ腔と接しており，頂部は隣接する肝細胞と結合して毛細胆管を形成している．
- **毛細胆管**は**ヘリング管**へとつながる．ヘリング管の内腔は肝細胞と立方形の胆管細胞（胆道系の内腔を覆う細胞）が混在して覆っている．
- ヘリング管は肝臓幹細胞の貯蔵場所でもある．

胆管系

- **胆管系**の導管内腔は**胆管細胞**と呼ばれる単層立方上皮または単層円柱上皮によって覆われており，この細胞によって胆汁の流れがモニターされ，胆汁の内容は調整されている．
- **胆汁**（肝細胞で産生される）は**毛細胆管**に集められ，**ヘリング管**からさらに**細胆管**，**小葉間胆管**（門脈三管の1つ）へと流れる．小葉間胆管は最終的には合流して左右の**肝管**となり，肝門部で肝臓を離れる．
- **肝外胆管**は胆汁を胆嚢へ，そして最終的には十二指腸に運ぶ．

胆嚢の概要

- **胆嚢**は洋梨型をした伸縮性のある嚢で，胆汁の濃縮（90%の水分を取り除く）と貯蔵を行う．
- 胆嚢の**粘膜**には多数の深い皺があり（表面積を増加させるため），**粘膜固有層**は血管に富み，**筋層**はよく発達している（粘膜筋板と粘膜下層は存在しない）．
- 背の高い円柱形の**胆管細胞**は，胆汁からの水の取り込みに特化している．これらの細胞には急速な水の受動輸送をつかさどるアクアポリン（水チャネルタンパク質）が発現している．
- 粘膜にある深い憩室は**ロキタンスキー・アショフ洞**と呼ばれ，しばしば筋層にまで延びている．
- **筋層**の収縮によって胆嚢は小さくなり，胆汁を胆嚢管と総胆管を経て十二指腸に送り出す．

膵臓の概要

- **膵臓**は腹部の後腹膜腔に位置し，**外分泌腺**であり**内分泌腺**でもある．
- **外分泌腺**の組織では，腸管内での消化に必須の加水分解消化酵素を合成して，十二指腸腔内に分泌する．この外分泌腺組織は漿液性の腺房を含み，膵臓の大部分を占めている．
- **膵臓の腺房**は介在導管が腺房の内部から始まっていることが特徴的である．したがって，腺房内部の導管細胞の核は腺房内部にあり**腺房中心細胞**と呼ばれるが，この細胞は膵臓に特徴的な所見である．
- 膵臓の腺細胞は錘体状の形をしており，頂上部には**分泌顆粒**（**チモゲン顆粒**），基底部にはゴルジ装置，粗面小胞体，および大きな核がある．
- **介在導管**は大量のナトリウムと重炭酸塩を分泌し，それらは胃から十二指腸に入った粥状の消化管内容物の酸を中和する．
- 膵臓腺房の分泌物は介在導管から**小葉内導管**へと運ばれ，さらに太い**小葉間導管**を経て，最終的には**膵管**から十二指腸内へと排出される．
- **内分泌組織**である膵島（ランゲルハンス島）は，グルコース，脂質とタンパク質のそれぞれの代謝を調節するホルモン類を産生して分泌する．
- **膵島**は膵臓内に分散して存在し，3種類の主要な細胞，すなわち，A細胞（グルカゴンを産生），B細胞（インスリンを産生），D細胞（ソマトスタチンを産生）を含んでいる．

PLATE 65　肝臓 I

　肝臓は，体内で最大の内臓であり，最大の腺組織である．肝臓の血液供給には特徴があり，小腸，膵臓，脾臓から門脈によって運ばれた静脈血を主な血液供給源にしている．このような血液供給のしくみにより，肝臓は腸管から吸収された物質を運搬する経路に直接つながっていることになる．したがって，肝臓は代謝的な基質と栄養分に最初に接する場所であり，腸から吸収される有害・有毒な物質にさらされる最初の器官でもある．肝臓の主な役割のうちの1つは，それら有害物質や有毒物質を無害にするために，分解するか抱合反応を行うことである．しかしながらそのような物質が過剰にあると，肝臓が重篤な損傷を受けることもありうる．

　各肝細胞は，外分泌および内分泌の両者の機能を持っている．肝臓の外分泌機能によって分泌される胆汁には，抱合型の老廃物や分解された老廃物が含まれており，それらは排泄のために腸管に戻される．胆汁には，吸収を補助するために腸内の代謝産物と結合する物質も含まれている．胆汁は個々の肝細胞の間で形成された毛細胆管から始まり，径を増し複雑に連絡しながら総胆管にいたるまでの一連の導管系によって，肝臓から胆嚢を経て十二指腸へと運ばれる．

　肝臓の内分泌機能によって分泌される物質は，肝細胞に接する血液に直接放出される．アルブミン，非免疫性のα-およびβ-グロブリン，プロトロンビン，糖タンパク質（フィブロネクチンを含む）などが，肝臓から血液中に分泌される．貯蔵されたグリコーゲンからつくられたグルコースやトリヨードサイロニン（T3，チロキシンが脱ヨード化されてつくられた活性の高い分子）も血液中に直接分泌される．

　肝臓の機能単位は小葉または腺房といわれ，類洞によって互いに隔てられた肝細胞の不規則に接続したシートによって構成されている．

肝臓
ヒト，H&E 染色，65 倍；挿入図 65 倍．

　ここで示される弱拡大の写真では，多数の肝細胞が切片の全体を通じて一様に配列されるようにみえる．

　肝細胞は幅が細胞1個分の細胞索中に並んでいるが，切片上では細胞索の切断面の方向によって，1細胞や2細胞以上の厚さの相互に結合した細胞索としてみえる．類洞は細胞索の間の明るい領域としてみえるが，下図ではそれがいっそうはっきりとみられる（★）．

　また，この図の中には門脈管と呼ばれる結合組織の中隔がある．その中には肝動脈（HA），門脈（PV），胆管（BD），リンパ管，神経などの枝がある．肝動脈と門脈は，胆管を加えて，まとめて門脈三管と呼ばれる．

　肝動脈と門脈は，門脈管にある血管周囲の結合組織中で互いに近い位置にあるので，容易に同定できる．静脈壁の厚さは通常薄く，動脈は静脈よりも径が小さく，壁が厚い．胆管の壁は，管の大きさに応じて単層立方上皮ないし単層円柱上皮である．門脈管において血管と胆管に複数の断面があることは，それらの管が分岐しているか，管が切断面から離れ再び切断面に戻っていることを示している証拠である．

　肝臓からの血液は肝静脈によって運び出される．肝静脈は単独で走行し（挿入図），相当量の結合組織（CT）によって囲まれているので，同定は容易である．この結合組織中に2本以上の静脈の側面が存在しているが動脈や胆管はみられない場合には，別の血管も肝静脈である．挿入図はそのような例であり，大きな肝静脈（HV）の直上に小さい肝静脈の側面がみられる．

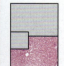

肝小葉
ヒト，肝臓，H&E 染色，160 倍．

　中心静脈（CV）は肝静脈で最も末梢にあたり，肝静脈と同じように単独で走行する．中心静脈の特徴は，類洞が静脈壁を貫いていることと周囲の結合組織が少ないことである．これらの特徴は PLATE 66 にはっきりと示されている．

　小葉の境界を定めるためには，肝臓を弱拡大で観察するとよい．小葉は，横断面に切られるときに同定が最も容易である．中心静脈は円形の断面として表れ，肝細胞は中心静脈から放射状に並んだ帯としてみられる．上図では，小葉が点線によって囲んである．小葉の輪郭の一部は門脈管によって定められる．

　他の方向で切られた切片では，小葉には境界部がないようにみえる．すなわち，小葉は隣の小葉と連続している．しかし，中心静脈を中心として，門脈管が存在する点まで放射状に配列している肝細胞索を含むような円を想定することにより，小葉の大きさを推定することができる．小葉が横断されていれば，この図で胆管（BD）により示されるように，1ヵ所以上の門脈管の位置により，放射状の肝細胞の配列の境界が定められる．

BD, 胆管	**HA**, 肝動脈	**PV**, 門脈
CT, 結合組織	**HV**, 肝静脈	**★**（下図），類洞
CV, 中心静脈	**L**, リンパ節	**点線**（上図），推定される小葉の輪郭

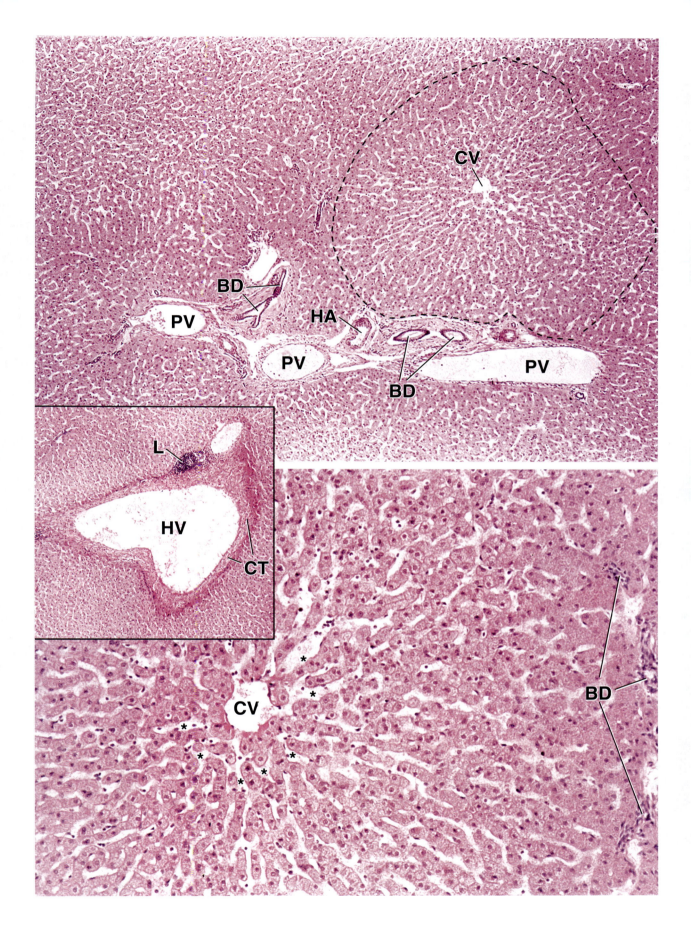

PLATE 66　肝臓 II

肝臓実質の機能単位の考え方には，"古典的"小葉，門脈小葉，肝腺房の3つがある．古典的小葉は，中心に中心静脈を置き，頂点を門脈，肝動脈，胆管の門脈三管を含む門脈管とするほぼ六角形のブロックである．門脈小葉は，肝臓の外分泌機能を重視した三角形の構造である．門脈小葉は，古典的小葉の門脈三管の胆管を軸として，その門脈三管に最も近い中心静脈の間で引いた想像上の線を外縁としている．肝腺房は，血液灌流，代謝活性，肝臓の病理学的所見の間で最もよく相関している．肝腺房は，2つの古典的小葉の辺縁に沿って隣り合って位置する2つの門脈管の間の細い分枝を短軸として，短軸に最も近い2つの中心静脈の間に引かれた直線を長軸とした小さなダイヤモンド形または菱形の組織塊である．各腺房の肝細胞は，短軸周辺の3つの同心の楕円ゾーンに配置されているとされ，短軸にはゾーン1が最も近く，ゾーン3が最も遠くなる．

中心静脈
肝臓，ヒト，H&E 染色，500 倍；挿入図 800 倍．

ここでは，PLATE 65 の低倍率の下図よりさらに高倍率で中心静脈と周囲の肝細胞が示されている．この切片の肝細胞の細胞質は，組織標本作製の過程でグリコーゲンと脂質が抜け出たために泡立ったような外観を呈している．個々の肝細胞の境界は，見分けられる場所もあるが，斜めの断面で切られた細胞では難しい．さらに高倍率で細胞境界を観察すると（挿入図），しばしば非常に小さい円形か卵円形の断面をしたものが肝細胞の境界線上の中間に観察される．これらの形状が示すのは毛細胆管（BC）である．

通常の標本では，類洞（S）の内側を覆う細胞の細胞質の詳細は，あるにしてもほとんど示されない．クッパー細胞（類洞周囲マクロファージ，KC）は通常，卵形の核と類洞内腔への細胞の突出によって識別できる．これとは対照的に，内皮細胞は，より小さく，細く，細長い核を持つ扁平上皮細胞である．この説明にあてはまる核はいくつかこの顕微鏡像の中に認められる．

2 本の類洞の終末部とそれらが中心静脈（CV）と合するところが，曲がった➡で示されている．静脈壁が，均一なエオジンで染まった結合組織（大部分はコラーゲン，＊）によって補強されていることに注目せよ．この結合組織内の線維芽細胞（F）は同定され，静脈内皮の内皮細胞（EN）から区別することができる．

肝類洞
肝臓，ラット，グルタルアルデヒド・オスミウム固定，トルイジンブルー染色，900 倍．

この図は，通常電子顕微鏡法のために用いられる方法によって固定され，樹脂に包埋された肝臓の標本である．H&E 染色の標本と対照的に，肝細胞と類洞（S）の詳細を観察するためには明らかに有利である．肝細胞はトルイジンブルーで濃く染まっている．細胞質に不整形で紫紅色に染まった構造（➡）がみられることに注目してほしい．これは，グルタルアルデヒド固定によって保持され，トルイジンブルーによって異染性を示したグリコーゲンである．また，第2の固定剤として用いられたオスミウムによって固定され，黒く染色されたさまざまな大きさの脂肪滴（L）も明瞭である．脂質とグリコーゲンの量は可変的で，通常の状態では食事摂取量を反映する．さらに肝細胞細胞質を観察すると，細胞の淡青色の背景に対比される小さな斑点状の濃青色の構造が認められる．これらはミトコンドリアで

ある．この標本のもう1つの特徴は，肝細胞の間の毛細胆管（BC）が明瞭にみられることである．毛細胆管は横断面では内腔のあいた円形の構造物としてみられ，縦断されると細長い管としてみられる．

類洞壁の細胞には2つの異なった種類がある．クッパー細胞（KC）は目立つ細胞で，大きな核と豊富な細胞質を持っている．クッパー細胞は類洞内腔に突出して類洞を閉塞しているようにみえることもあるが，実際には類洞をふさいでしまうことはない．クッパー細胞の表面は多数の突起により表面積が広くなっているため，非常に不規則かギザギザした輪郭をしている．内皮細胞（EN）は，小さな核と細長い細胞質と滑らかな表面をした細胞である．

第3の細胞種は，これらの細胞と比べて数が少ない伊東細胞（肝星状細胞）であるが，この顕微鏡像中にはみられない．伊東細胞は，多数の脂肪滴を含んだ明るい細胞としてみられる．脂肪滴には貯蔵されたビタミン A が含まれている．

BC，毛細胆管
CV，中心静脈
EN，内皮細胞
F，線維芽細胞
KC，クッパー細胞
L，脂肪滴
S，類洞
＊，中心静脈の結合組織
曲がった➡，類洞の中心静脈への開口部
➡，グリコーゲン

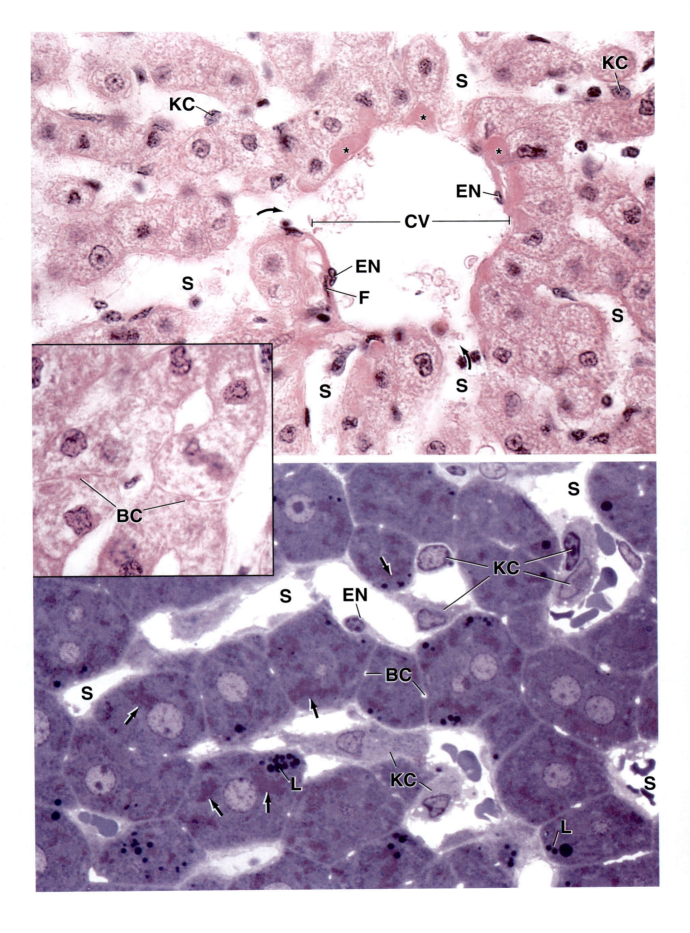

PLATE 67　胆嚢

胆嚢は胆汁を濃縮して貯蔵し，十二指腸に送る．胆汁は，胆汁からのイオンの能動輸送とイオンの輸送に伴う水の受動輸送によって濃縮される．粘膜の上皮は背の高い円柱の吸収上皮で，形態上も機能上も腸管の吸収上皮と非常によく類似している．上皮細胞の特徴は，内腔側の多数の短い微絨毛，内腔側の接着複合体，内腔側と基底側の細胞質の豊富なミトコンドリア，および複雑な側壁ヒダ形成などである．さらに，Na^+/K^+-ATPase が上皮細胞の側壁細胞膜上に局在している．

胆嚢
ヒト，H&E 染色，45 倍．

胆嚢は，胆汁を濃縮し貯蔵する中空性の洋梨型の器官である．この図では胆嚢壁の全層が示されている．

胆嚢壁は内腔側から，粘膜（Muc），筋層（Mus），外膜（Adv）あるいは自由表面では漿膜（図示せず）となっている．粘膜は，下図の中でより高い倍率で示されている．筋層は交錯した平滑筋（SM）の束からなる．外膜（Adv）は，不規則性緻密結合組織とそこを通る比較的大きな血管（BV），さらに外側部はさまざまな量の脂肪組織（AT）からなる．

粘膜は内腔に向かって多数のヒダを出しており，筋層が高度に収縮すると特にそれが著しくなる．胆嚢壁を伸展させた状態で固定し，その状態を維持していない限り，このようなヒダがある状態は胆嚢の通常の組織学的所見である．しばしば，ヒダの陥凹した部分を切断面とする切片において，陥凹部が腺に類似した所見を呈する（➡）ことがある．しかし，粘膜にはわずかな粘液腺が存在する頸部を除き，腺は存在していない（下右図参照）．

粘膜
胆嚢，ヒト，H&E 染色，325 倍．

粘膜は，背の高い単層円柱吸収上皮（Ep）と，その下の不規則性疎性結合組織の粘膜固有層（CT）からなる．上皮には，他の器官（たとえば腸管）の吸収上皮と区別される特徴がある．背の高い円柱細胞の 1 種類だけが上皮層に存在している（上右図を参照）．核は細胞の基底部分にある．細胞の内腔面は薄い線条縁になっている．しかしこの線条縁は通常の H&E 染色切片では必ずしも明らかでない．細胞質は一様にエオジンで染まっている．これはこの上皮細胞の吸収機能に関連しており，タンパク質の合成に携わっている細胞の染色性とは対照的である．最後に，その吸収機能に関連して，上皮細胞はしばしばその基底面の細胞間隙が膨張する（上右図，➡参照）．これは，上皮を通しての液体の輸送に関わる所見であり，上記のように腸の吸収細胞で一般的にみられる所見である．

粘膜
胆嚢，ヒト，H&E 染色，550 倍．

上皮の下にある粘膜固有層は通常，非常に細胞に富んでいる．この切片では，粘膜固有層中には比較的一般的にみられるリンパ球（L）に加えて，多数の形質細胞（PC）が存在している（形質細胞が多数存在しているときには，慢性炎症が示唆される）．粘膜固有層のもう 1 つの重要な特徴は，**ロキタンスキー・アショフ洞** Rokitansky-Aschoff sinus（RAS）と呼ばれている粘膜の嚢状突出の存在である．これらは上左図をみるとすぐにわかる構造で，RAS の壁の一部は下図では高倍率で示されている．

粘膜
胆嚢頸部，ヒト，H&E 染色，550 倍．

2 つの腺様の構造のうち小さいものは粘液細胞（MC）で構成されていて，粘液腺（MG）の横断面を表している．この標本は，粘液腺がしばしば存在する胆嚢頸部の付近のものである．細胞底部にある特徴的な核と，ムチンを分泌している細胞に特有の軽度に染色された細胞質に注目せよ．

対照的に，顕微鏡写真に部分的に含まれるだけの大きい腺様構造の断面で示されている上皮には，丸または楕円形の核がみられる．この上皮構造は，本当の腺でなく粘膜が壁の内部へ陥入したもので，時として筋層の全層に及ぶほど陥入していることもある．これらの粘膜の陥入は**ロキタンスキー・アショフ洞**として知られている．

Adv，外膜
AT，脂肪組織
BV，血管
CT，結合組織，粘膜固有層
Ep，上皮
L，リンパ球
MC，粘液細胞
MG，粘液腺
Muc，粘膜
Mus，筋層
PC，形質細胞
RAS，ロキタンスキー・アショフ洞
SM，平滑筋
➡，上図：内腔の陥入部，上右図：細胞間隙

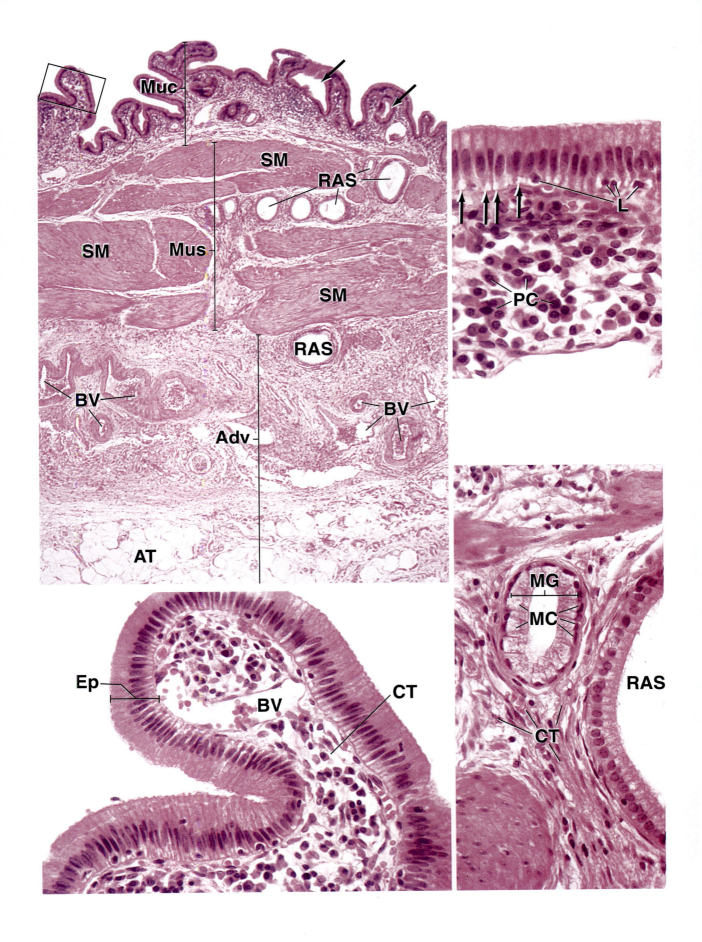

PLATE 68　膵臓

膵臓は，消化管の壁外にある細長い消化腺であり，十二指腸のＣ字型に屈曲した下行脚の屈曲に合わせた形の頭部，腹部の正中線を横切る体部，腹部の後ろに伸びている尾部からなる．膵臓は外分泌部と内分泌部の両者を持つという特徴のある混合腺である．外分泌部は，外分泌の分泌物を十二指腸に運ぶための導管の分枝ネットワークを伴った複合性管状房状腺である．分泌物には主に，強力なタンパク質分解酵素の不活性型の他，アミラーゼ，リパーゼ，ヌクレアーゼ，電解質（特にHCO_3^-）などが含まれる．

内分泌部は，血管が豊富な上皮様の組織である膵島（ランゲルハンス島）として，外分泌組織とは隔離されている．膵島細胞は種々のポリペプチドまたはタンパク質ホルモンを分泌するが，代表的なものはインスリンとグルカゴンで，それらは体内の他の組織の全体を通じて糖代謝を調整する．膵島細胞によって分泌される他のホルモン類としては，ソマトスタチン，膵臓ポリペプチド，血管作動性腸管ペプチド，セクレチン，モチリン，サブスタンスＰなどがある．インスリンを除いて，これらの物質はすべて腸管の腸内分泌細胞からも分泌されるものである．腸管は胎児の発生過程において膵臓が発生する場所である．インスリンとグルカゴンが主に遠隔の場所の細胞の内分泌性調節を行うのに対して，他のホルモン類（グルカゴンも）は膵島のインスリン分泌性Ｂ細胞に対するパラクリン調節に重要な役割を担っている．

膵臓
ヒト，H&E 染色，160 倍；挿入図 360 倍．

膵臓は，中等度の緻密結合組織からなる薄い被膜によって囲まれている．被膜から伸びた中隔によって膵臓は小葉に分けられており，ここでは結合組織（CT）に囲まれたその小葉の１つが示されている．比較的大きな血管（BV）が中隔の結合組織中を走行している．神経も中隔を走行するが，まれにしかみられない．小葉内には，外分泌を行う多数の腺房と，小葉内導管（InD），介在導管（この弱拡大では明瞭でない），および膵島（ランゲルハンス島，IL）がみられる．また小葉内には，腺の実質のために間質として働く小血管と結合組織がある．

この図は多数の腺房の間にある膵島（ランゲルハンス島，IL）を示している（膵島は膵臓尾部で最も数が多く，頭部で最も少ない）．膵島内の細胞は，不規則な帯のように並んでいる．通常のH&E標本では，膵島内のさまざまな細胞の種類を確認することは困難である．しかしインスリンを産生するＢ細胞が最も数が多い．なお，その次に数が多いのはグルカゴンを産生するＡ細胞である．挿入図では，多数の毛細血管（→）がみられる．A，Bと記しているのは特定の細胞種を同定することを目的とはしておらず，むしろ，Ａ細胞とＢ細胞の数が最も多い領域を示している．

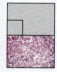

膵臓
ヒト，H&E 染色，600 倍．

膵臓の腺房は漿液細胞からできている．切片上では，腺房は円形あるいは不規則な断面を呈する．腺房の内腔は狭く，切片上で偶然に腺房の横断面が含まれた場合に，内腔がみられる（＊）．核が腺房細胞の基底部にあることは特徴的である．核に隣接して，高度に好塩基性顆粒が密集している領域がある．これは膵酵素を活発に合成している粗面小胞体（Er）である．腺房によっては，H&E染色したパラフィン切片で特徴的な染まり方をせず，中央に核がある細胞がみられるものがある．これは腺房中心細胞（CC）であり，介在導管の起始部である．

この図では，介在導管の形態と周囲との関係が特によく示されている．まず，立方上皮からなる小葉内導管（InD）の横断像に注目してほしい（線条導管は膵臓にはない）．小葉内導管につながる介在導管（ID）が，横断面としては小葉内導管から最も末梢の部位でみられ，図の中央では小葉内導管の方向へ走る縦断面としてみられる．横断面で介在導管がみられるところでは内腔は明瞭であるが，縦断面となっているところでは不明瞭である．これは，断面が内腔ではなく主に細胞を通っているからである．結果として，この図では導管細胞の核がよくみえている．核は細長く，その長軸は導管の方向に一致している．さらに，それらの核は腺房中心細胞の核と類似の染色パターンを呈するが，実質の腺細胞の核の染まり方とは異なる．

いったん介在導管の細胞を切片の一部で特定できれば，その染色性の特徴と位置によって，他の部位の介在導管も特定されやすい．いくつかの介在導管には印をつけてある（ID）．

A，Ａ細胞の占める領域	**CT**，結合組織	**InD**，小葉内導管
B，Ｂ細胞の占める領域	**Er**，粗面小胞体	**＊**，腺房内腔
BV，血管	**ID**，介在導管	**→**，毛細血管
CC，腺房中心細胞	**IL**，ランゲルハンス島	

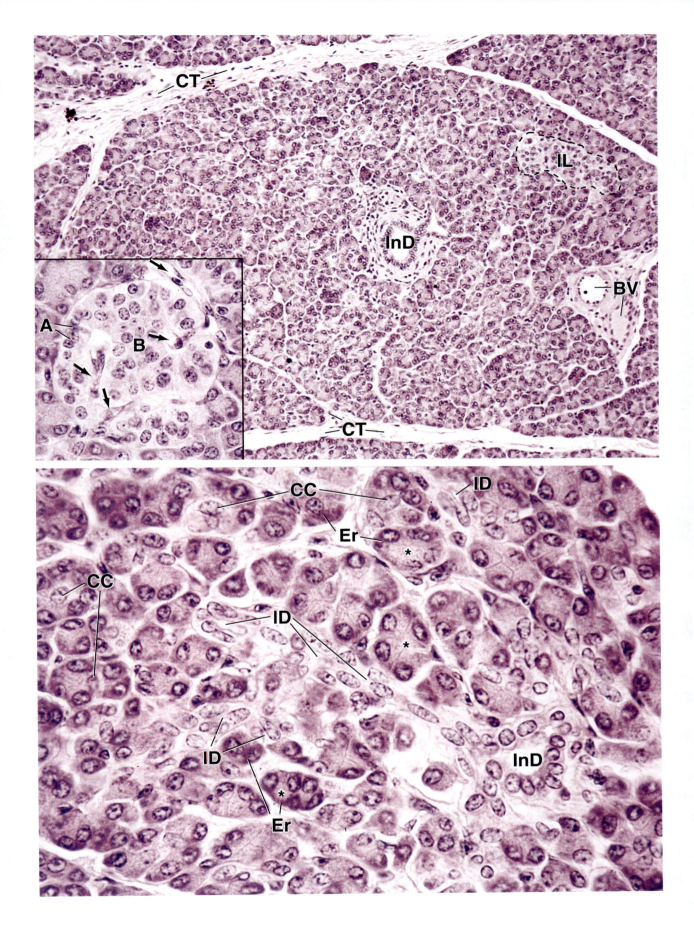

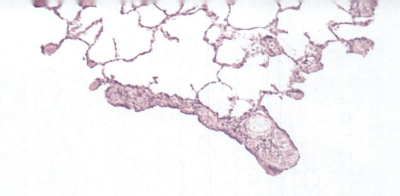

19 呼吸器系

1. 呼吸器系の概要 / 662
2. 鼻腔 / 663
   A. 鼻腔の前庭 / 664
   B. 鼻腔の呼吸部 / 664
   C. 鼻腔の嗅部 / 665
   D. 副鼻腔 / 667
3. 咽頭 / 667
4. 喉頭 / 668
5. 気管 / 669
   A. 気管上皮 / 670
   B. 基底膜，粘膜固有層，粘膜下組織 / 672
6. 気管支 / 673
7. 細気管支 / 674
   A. 細気管支の構造 / 674
   B. 細気管支の機能 / 675
8. 肺胞 / 676
9. 血液循環 / 679
10. リンパ管 / 682
11. 神経 / 682

FOLDER 19.1 臨床関連事項：気道における扁平上皮化生 / 669
FOLDER 19.2 臨床関連事項：喘息 / 676
FOLDER 19.3 臨床関連事項：嚢胞性線維症 / 683
FOLDER 19.4 臨床関連事項：肺気腫と肺炎 / 684

HISTOLOGY 101 / 686

1. 呼吸器系の概要

呼吸器系は，1対の肺とそれに出入りするひと続きの気道からなる．気道は肺内で分枝を繰り返し，細くなって最後に**肺胞** alveolus という最小の空隙に達する（図19.1）．

呼吸器系の主な機能は，**空気の通路** air conduction，**空気の浄化** air filtering，**ガス交換** gas exchange（**呼吸** respiration）の3つである．ガス交換は肺胞で行われる．さらに，**喉頭** larynx を空気が通過することで発声し，**鼻腔** nasal cavity の**嗅粘膜** olfactory mucosa を空気が通ることで嗅覚を感じる．呼吸器系は，吸入した抗原に対する**免疫反応** immune response の制御と同時に，内分泌機能（ホルモンの産生と分泌）にも多少とも関与している．

肺は，前腸内胚葉の喉頭気管憩室とその周囲の胸部臓側間葉から発生する．

呼吸器系の上部 upper part of the respiratory system（鼻腔，副鼻腔，咽頭鼻部，咽頭口部）は，口腔の発達に伴って発生する．

呼吸器系の下部 lower part of the respiratory system（喉頭，気管，気管支とその枝，肺）は，胎生期に**喉頭気管憩室** laryngotracheal diverticulum（**呼吸憩室** respiratory diverticulum）という前腸から腹側への陥入として発生する．したがって，呼吸器系の上皮は内胚葉由来である．この初期の憩室が，前腸周囲の胸部臓側間葉内に発達していく．その遠位端が大きくなり，球状の**肺芽** lung bud となる．肺芽は二分して左右の気管支芽となり，これらが大きくなって左右の**一次気管支** primary bronchus となる．気管支芽は周囲の胸部間葉とともに葉気管支に分化し，さらにその枝の区域気管支になる．それぞれの**区域気管支** segmental bronchus は周囲の間葉とともにさらに分化し，分岐して肺の**肺区域** bronchopulmonary segment になっていく．気管支軟骨や平滑筋，その他の結合組織成分は，胸部間葉に由来する．

呼吸器系の通気経路は気道部と呼吸部からなる．

呼吸器系の**気道部** conductive portion は，ガス交換が行われ

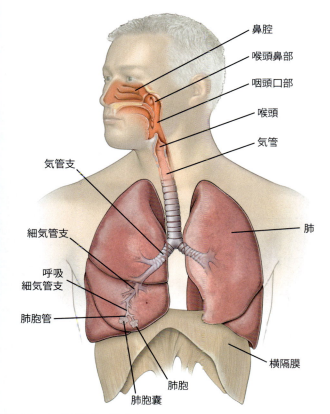

図 19.1 ▲ 呼吸器系の模式図
呼吸器系の気道部は，鼻腔，咽頭鼻部，咽頭口部，気管，気管支，および細気管支からなる．ガス交換を行う呼吸部は，呼吸細気管支，肺胞管，肺胞嚢，および肺胞からなる．

る肺内の呼吸の場にいたるまでの通気部からなっている．気道には，肺外部分と肺内部分がある．

肺外の気道は次のものからなる：

- **鼻腔** nasal cavity は空気でみたされた 2 つの大きな内腔で，呼吸器系の最上部に位置する（強制換気時には鼻腔の下の**口腔** oral cavity も含まれる）．
- **咽頭鼻部** nasopharynx は鼻腔の後方に位置し，軟口蓋の高さより上である．その下方は**咽頭口部** oropharynx に続き，これは口腔の後方に位置する．
- **喉頭** larynx は中空の管状器官で，軟骨性の骨組を持ち，音を発する．
- **気管** trachea は空気の通る弾力性のある管で，喉頭に続き胸郭に入る．空気を導く管として働き，縦隔内で 1 対の主気管支に分岐する．
- **1 対の主（一次）気管支** paired main/ primary bronchi は左右の肺門から肺に入る．

肺内では，主気管支は分枝を繰り返し，最終的に分かれて**細気管支** bronchiole となる．細気管支は気道の終末部である．肺内の気管支・細気管支は，全体として気管支樹をつくっている．

呼吸部 respiratory portion はガス交換が行われる場所である．中枢から順に，次のようになる：

- **呼吸細気管支** respiratory bronchiole は空気の通路であり，ガス交換も行われる．
- **肺胞管** alveolar duct は長く伸びた気道で，肺胞の開口部が集合している．
- **肺胞嚢** alveolar sac は肺胞の集団に囲まれた腔所である．
- **肺胞** alveolus はガス交換の場の基本構造である．

血管は，気管支とともに肺に入る．動脈は気管支と同行して，枝分かれして肺の実質に入っていく．毛細血管は，終末呼吸単位の肺胞に密接している．この肺胞腔と肺毛細血管の密接な関係は，肺実質内におけるガス交換の基本構造となっている．肺の血管系については p.679 〜 682 で述べる．

気道を通る空気は，終末呼吸単位に達する前にコンディショニングされなければならない．

空気の**コンディショニング** conditioning は，加温，加湿，特定の物質の除去で呼吸器系の気道部で行われる．粘液と漿液の分泌は，空気のコンディショニング過程で重要である．これらの分泌物により，空気は加湿され，**鼻毛** vibrissae という鼻腔内の特に太く短い毛の間を通過することで塵埃粒子が除去される．粘液は漿液分泌によって増加され，空気の通過による乾燥から上皮を守る．粘液は気道のほぼ全内腔面を覆い，気道壁にある杯細胞や粘液腺によって持続的に産生される．粘液やその他の分泌物は，協調した線毛運動によって咽頭に運ばれ，通常飲み込まれる．

2. 鼻腔

鼻腔 nasal cavity は，骨・軟骨性の鼻中隔で仕切られた左右 1 対の腔所である．細長い腔所であるが，底部は広く硬口蓋と軟口蓋の上に位置し，頂部は狭く前頭蓋窩の直下にある．鼻腔の骨格は骨と軟骨でつくられ，ほとんどは頭蓋の中心部にあるが，**外鼻** external nose の中にある部分は頭蓋前方部に位置する．左右の各鼻腔は，前方では**外鼻孔** anterior nares/ nostril によって外気に通じ，後方では**後鼻孔** choanae により咽頭鼻部に通じ，外側方では**副鼻腔** paranasal sinus の他，涙を眼から鼻へ抜く**鼻涙管** nasolacrimal duct が通じている（図 19.2）．鼻腔は 3 部に分けられる：

- **鼻前庭** nasal vestibule は外鼻孔からすぐの拡張した場所で，皮膚に覆われる．
- **呼吸部** respiratory region は鼻腔の最大の部分（下 3 分の 2）で，気道粘膜に覆われる．
- **嗅部** olfactory region は鼻腔の頂部（上 3 分の 1）に位置し，特殊な嗅粘膜に覆われる．

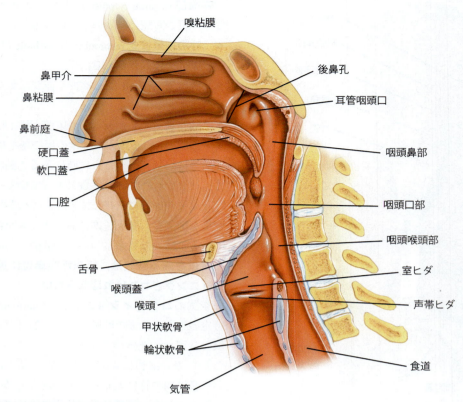

図 19.2 ▲ 咽頭と呼吸・消化器系の関係を示す模式図
咽頭は，鼻部，口部，喉頭部の 3 部に分けられる．鼻腔と口腔の後方に位置し，下方は喉頭の後ろにまで達する．咽頭は呼吸器系と消化器系の両方に関与する．図の正中断面では，喉頭の軟骨（喉頭蓋，甲状軟骨，輪状軟骨）の断面もみえている．室ヒダと声帯ヒダは，喉頭の中央部，甲状軟骨の高さにある．この部分は呼吸器系で最も狭い部分で，声帯ヒダの可聴域の振動で発声を行う．

A. 鼻腔の前庭

鼻前庭は外鼻の一部で，前方で外気と連絡し，顔面の皮膚に続く重層扁平上皮に覆われている．不定数の鼻毛が生え，気流により運ばれる粗大な塵埃が鼻腔内に入らないように捕捉する．脂腺があり，これも塵埃除去に役立っている．前庭の後方端では重層扁平上皮が薄くなり，呼吸部粘膜に特有の多列（偽重層）上皮に移行する．この部位には脂腺はない．

B. 鼻腔の呼吸部

鼻腔の大部分は呼吸部で，その表面は**気道粘膜** respiratory mucosa の多列（偽重層）線毛円柱上皮に覆われる．上皮下の粘膜固有層は，周囲の骨・軟骨の骨膜・軟骨膜にしっかりと付着している．

呼吸部の内側壁は**鼻中隔** nasal septum と呼ばれ滑らかである一方，外側壁は**鼻甲介** concha/ turbinate という 3 つの棚状に突出した骨部からなる．鼻甲介が鼻腔を複数の個別の鼻道に分けて表面積を増やすことと乱流をつくることの 2 つの働きをし，吸気のコンディショニングがより効果的になされる．

呼吸粘膜の多列（偽重層）線毛円柱上皮は，5 種類の細胞から構成される：

- **線毛上皮細胞** ciliated cell は線毛のある背の高い円柱細胞で，上皮表面を覆う粘液に線毛を突き出している．
- **杯細胞** goblet cell は粘液をつくり分泌する．
- **刷子（微絨毛上皮）細胞** brush cell は，気道の上皮にみられる太く短い微絨毛を持った細胞の総称である．
- **小顆粒細胞** small granule cell（**クルチツキー細胞** Kulchitsky cell）は基底上皮細胞に似るが，分泌顆粒を持つ．この細胞は，**びまん性神経内分泌系** diffuse neuroendocrine system（**DNES**）の内分泌細胞である（FOLDER 17.3 参照）．
- **基底（上皮）細胞** basal cell は他の細胞のもとになる幹細胞．

鼻腔の呼吸部の上皮は，続く気道の上皮と基本的にほとんど同じである．鼻腔よりも気管の上皮の方がよく研究されているので，上記の細胞については気管の項で述べる（p.670）．

呼吸部の粘膜は，吸気を加温，加湿，清浄化する．

気道粘膜の**粘膜固有層** lamina propria は，複雑な毛細血管ループを含む血管網に富む．その血管構築で，表面に近い血管ループを血液が流れ，吸い込んだ空気を加温する．表面に近い毛細血管は並んで列をなし，血液は気流に対し垂直に流れ，機械的な熱交換系とみなすことができる．これらの血管は，アレルギー反応や感冒などのウイルス感染で充血し，透

過性が亢進する．粘膜固有層は組織液で膨らんで，粘膜が著しく腫脹した結果，通気抵抗が増し，呼吸しにくくなる．粘膜固有層には粘液腺もあり，**漿液半月** serous demilune を多数伴っている．これらの分泌物は，呼吸上皮の杯細胞の分泌を補っている．

鼻甲介は，表面積を増やすことで吸気の加温効率を高めている．また鼻甲介では，**乱流沈降** turbulent precipitation の過程によって吸気の浄化効率が増大する．鼻甲介によって空気の流れが渦を巻くと，空気中の粒子が気流から外れ，粘液で覆われた鼻腔壁に付着する．粘液層に捕捉された粒子は，線毛運動によって咽頭に送られ，飲み込まれる．

C. 鼻腔の嗅部

嗅部は両側鼻腔の天蓋部にあり，種々の程度に内外側の鼻腔壁に広がる．ここは特別な**嗅粘膜** olfactory mucosa に覆われている．生体組織では，この粘膜はやや黄色味を帯びた褐色を呈している．これは，**嗅上皮** olfactory epithelium の色素と**嗅腺** olfactory gland によるものである．嗅粘膜の総面積は，ヒトでは約 $10\,cm^2$ にすぎないが，嗅覚の鋭敏な動物ではそれに比べて相当に広い．たとえばイヌでは，$150\,cm^2$ 以上の犬種もいる．

嗅粘膜の固有層は直下の骨の骨膜に直接，接している（PLATE 69，p.688）．この結合組織には，多くの血管やリンパ管，無髄嗅神経，有髄神経，嗅腺がある．

嗅上皮は呼吸部の上皮と同様，多列（偽重層）上皮であるが，細胞のタイプは非常に異なり，杯細胞もない（図 19.3 および PLATE 69，p.688）．

嗅上皮は次のような細胞からなる：

- **嗅細胞** olfactory receptor cell は**双極性嗅覚ニューロン** bipolar olfactory neuron であって，上皮を貫き中枢神経系にいたる．
- **支持（上皮）細胞** supporting/ sustentacular cell は円柱細胞で，グリア細胞に似ていて嗅細胞を機械的・代謝的に支える．またニオイ物質結合タンパク質を産生・分泌する．
- **基底（上皮）細胞** basal cell は幹細胞で，嗅細胞や支持細胞に分化する．
- **刷子（微絨毛上皮）細胞** brush cell は，呼吸部にみられるものと同じタイプの細胞である．

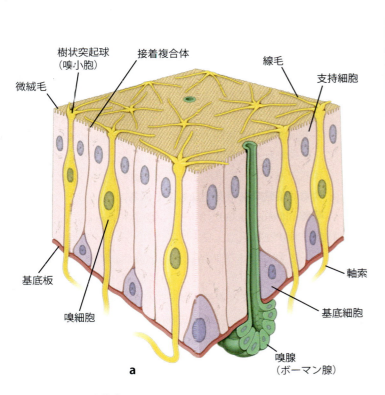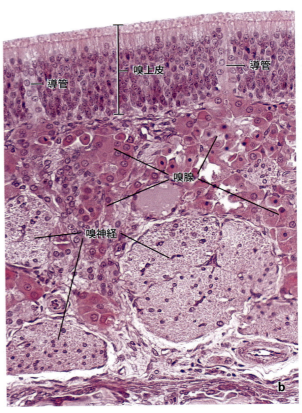

図 19.3 ▲ 鼻腔の嗅粘膜
a. この模式図は，嗅上皮の主な3つの細胞（嗅細胞，支持細胞，基底細胞）を示している．嗅細胞は受容細胞である．頂部が樹状突起球で膨らみ，そこから長い不動性の線毛が伸びている．基底域から軸索が伸び，結合組織内に入って他の嗅細胞からの軸索と一緒になって束になり，嗅神経をつくる．基底細胞は小型で立方状である．また上皮の基底部に限局している．対して，支持細胞は円柱状で上皮の全層にわたり，核は細胞の上半にある．嗅腺（ボーマン腺）とその導管が粘膜の表面に開口していることに注目．b. 嗅粘膜の光学顕微鏡像．嗅上皮には，細胞核が全層にわたって存在するが，個々の細胞のタイプの同定は容易ではない．上皮下の結合組織層には，多くの嗅腺（ボーマン腺）と嗅神経，血管がある．嗅腺の導管が，腺の分泌部から上皮表面まで伸びているのがみえる．240倍．

嗅細胞は線毛を頂部に突出させた双極性ニューロンである．

嗅細胞の頂上領域には上皮表面へ突き出す1本の樹状突起があり，瘤状に膨らんだ**樹状突起球（嗅小胞）** olfactory vesicleとなっている．典型的な基底小体を持つ多数（10～23本）の細長い線毛が樹状突起球から起こり，上皮表面に平行に沿って放射状に伸びている（図19.3参照）．線毛は通常，長さ200μmに達し，隣からのものと重なることもある．線毛は制限された動きをするという研究もあるが，不動性とみなされている．細胞の基底領域には無髄性の軸索突起が伸びて，上皮から離れていく．嗅細胞の軸索は集合しても1本の神経にまとまることはなく，神経束となって薄い篩骨篩板を通り，硬膜とクモ膜を貫き，軟膜に包まれて脳の嗅球に入る．嗅細胞の軸索突起の集まりを**嗅神経** olfactory nerve（**第Ⅰ脳神経** cranial nerve Ⅰ）と呼ぶ．嗅神経線維は非常に脆弱で，頭部外傷で傷害を受けやすい．永久に切れたままであることがあり，その場合，**無嗅覚** anosmia（嗅覚の欠失）となる．

オートラジオグラフィ法によれば，嗅細胞の寿命は約1ヵ月で，傷害されると速やかに入れ替わる．神経系において，嗅細胞（および自律神経系腸壁部のある種のニューロン）だけが，出生後も簡単に入れ替わることのできるニューロンのようである．

完全な嗅覚情報伝達経路が嗅細胞の線毛内にある．

嗅覚情報伝達 olfactory transductionに関与するすべての分子は，嗅球から発生する長い線毛に存在する．化学シグナル（ニオイ物質）は，嗅粘液中に高濃度にある**ニオイ物質結合タンパク質** odorant-binding protein（**OBP**）に選択的に結合して検出される（図19.4）．OBPは小さな（10～30 kDa）水溶性タンパク質で，支持細胞が産生し分泌する．吸入されたニオイ分子は，まず嗅粘液に溶け込んで，次いでOBPがキャリア分子となって，ニオイ物質を線毛の細胞膜にある**嗅覚受容体** olfactory receptor（**OR**）に運び届ける．嗅覚受容体は嗅細胞に特異的で，Gタンパク質共役型受容体（いわゆるG_{olf}）ファミリーに属している．ニオイ分子に刺激されると，G_{olf}ORは酵素のアデニル酸シクラーゼを活性化し，サイクリックAMP（cAMP）カスケードを開始させる（図19.4参照）．cAMPは特異的なNa^+およびCa^{2+}チャネルタンパク質に結合し，Na^+とCa^{2+}を流入させて細胞膜の脱分極を起こさせ，活動電位が生じる．ヒトではわずか350の異なるORが知られており，既知の数千のニオイ物質をそれで識別するには，別々のインパルスを特殊なコード化で処理する必要がある．これを実現させるのが**集団符号化（ポピュレーション・コーディング）体系** population coding schemeで，各ORタンパク質は，異なるニオイ物質に異なる親和性で結合する．こうして，嗅覚系は1つの細胞からだけでなく嗅上皮全体の細胞からの嗅覚インパルスを受け，情報を解読しているに違いない．

支持細胞は嗅細胞を機械的・代謝的に支える．

支持細胞は，嗅上皮中，最も数が多い．背の高い円柱上皮細胞の核は，他の細胞の核よりも内腔側に位置し，光学顕微鏡で同定する助けとなる（図19.3およびPLATE 69, p.688参照）．頂部表面に多くの微絨毛を有し，多数のミトコンドリアがある．多数の滑面小胞体（sER）や少数の粗面小胞体（rER）が細胞質中に認められ，リポフスチン顆粒もある．支持細胞と嗅細胞の間に接着装置はあるが，ギャップ結合やタイト結合はない．支持細胞は神経グリア細胞のように機能し，代謝の面から（OBP分子の分泌），または機械的に嗅細胞を支持する．

刷子細胞は一般的な感覚を伝えるのに特化した円柱細胞である．

嗅上皮には，少数ながら刷子（微絨毛上皮）細胞もある．この細胞は他の気道上皮にも存在する．電子顕微鏡観察（EM）で刷子細胞には太く短い微絨毛が頂部表面にみられることから，その名がつけられている．基底領域は，基底膜を貫いて入ってくる神経線維とシナプス結合する．神経線維は**三叉神経** trigeminal nerve（**第Ⅴ脳神経** cranial nerve Ⅴ）の枝で，嗅覚ではなく体性感覚を伝える．刷子細胞は粘膜の体性感覚刺激の伝達に関与するものと思われる．さらに，微絨毛の刷子縁，頂上領域の細胞膜付近の小胞，および明瞭なゴルジ装置の存在は，刷子細胞が吸収と分泌の機能に関与していることを示唆している．

基底細胞は他の成熟細胞の前駆細胞である．

基底細胞は基底板の近くに位置しており，その核はしばしば陥入し，嗅細胞の核よりも下にある．細胞質にはオルガネラがほとんどなく，このことは幹細胞に一致する特徴である．ある基底細胞は嗅細胞の軸索の初部を部分的に取り囲んでいて，支持細胞への分化を特徴づけている．こうして，未分化な状態であっても嗅細胞との関係を維持しているのである．

嗅腺は嗅粘膜に特徴的なものである．

嗅腺 olfactory gland（**ボーマン腺** Bowman's gland）は漿液性分岐管状胞状腺で，嗅上皮表面にタンパク質性の液を分泌する（図19.3およびPLATE 69, p.688参照）．腺細胞にはリポフスチン顆粒が多く，また支持細胞もリポフスチン顆粒を持つため，嗅上皮は黄褐色調を帯びている．短い導管は立方上皮細胞からなり，腺から基底板を貫いて嗅上皮に達し，上皮表面に開いて分泌液を放出する．

嗅腺の漿液は，ニオイ物質をとらえて溶解する．腺から液が一定に流れることにより，すでに感じたニオイ物質の残余は粘膜から取り去られ，引き続き新たなニオイを感じることができる．

組織標本において，鼻粘膜の嗅部は粘膜固有層に嗅神経と嗅腺が伴っていることで同定される．神経は無髄神経線維が比較的大きな径で，特にわかりやすい（図19.3, 19.4参照）．

D. 副鼻腔

副鼻腔は鼻腔壁の骨の中にある空洞である.

副鼻腔 paranasal sinus は鼻腔の呼吸部の延長である. 呼吸部の上皮に覆われ, 所属する骨により, 篩骨洞, 前頭洞, 蝶形骨洞, 上顎洞と名づけられている. 副鼻腔は狭い開口部で鼻腔と連絡している. 副鼻腔の粘膜表面は, 多数の杯細胞を持った薄い多列 (偽重層) 線毛円柱上皮に覆われる. 副鼻腔で分泌された粘液は, 線毛運動によって鼻腔に送られる. 副鼻腔はウイルス性上気道感染の後に急性感染を起こしやすく, ひどいときには排膿が必要になる場合がある.

3. 咽頭

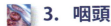

咽頭 pharynx は, 鼻腔・口腔を喉頭・食道へ連絡している. 空気と飲食物の通路となり, 発音に際し共鳴腔となる. 咽頭は鼻腔と口腔の後方に位置し, 部域によって, **咽頭鼻部** nasopharynx と **咽頭口部** oropharynx に分けられる (図19.2参照) 〔訳注: 咽頭下部は喉頭の後方にあり, **咽頭喉頭部** laryngopharynx という〕. **耳管** auditory tube (**エウスタキオ管** Eustachian tube) は鼻咽頭と中耳 (鼓室) を連絡する. 散在性のリンパ性組織とリンパ小節が咽頭鼻部の壁にあり, 特に上壁と後壁の境界部にある集合リンパ小節を**咽頭扁桃** pharyngeal

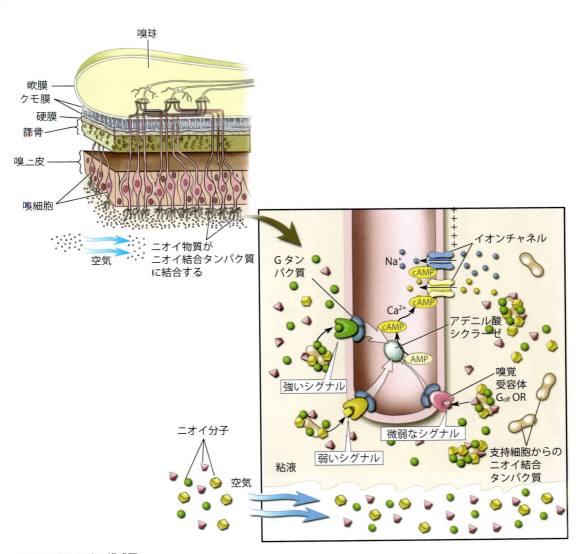

図19.4 ▲ 嗅覚情報変換経路の模式図
この模式図は, ニオイ分子と嗅細胞に関連するタンパク質との間の相互作用を示している. 吸入した空気中のニオイ分子は, 嗅粘液に可溶化され, ニオイ結合タンパク質に結合し, 嗅覚受容体に運ばれる. 嗅覚受容体に対する親和性はニオイ分子によって異なることに注意すべきである. ニオイ分子 (緑色) が受容体の結合部位に完全に適合する場合, 高い親和性の結合によって, 強いシグナル (緑色のGタンパク質共役型嗅覚受容体) が生じる. 他の嗅覚受容体 (黄色とピンク色) は, より低い親和性の結合のため, より弱いシグナルを生じる. ニオイ分子に刺激されて嗅覚受容体は酵素のアデニル酸シクラーゼを活性化し, cAMPカスケードを開始させ, 特異的なNa^+とCa^{2+}チャネルが開く. Na^+とCa^{2+}の流入は, 細胞の脱分極をもたらす. 生じた活動電位は, 嗅細胞の軸索によって, 鼻腔から篩骨を貫き脳の嗅球にいたる.

tonsil という．

4. 喉頭

咽頭口部と気管をつなぐ気道を**喉頭** larynx といい（図19.2参照），呼吸器系のうちで複雑な管構造をなしている．不規則な形状のガラス軟骨と弾性軟骨（喉頭蓋と披裂軟骨の声帯突起）からなり，空気の通路であるだけでなく，音を出す器官として働く．

声帯ヒダは喉頭を通る空気を調節し，振動して音を出す．

声帯ヒダ vocal fold は**声帯** vocal cord ともいわれ，喉頭腔内に突き出た粘膜の2つのヒダである（図19.5およびPLATE 70, p.690）．前後方向に伸びて，喉頭腔の外側縁に**声門裂** rima glottidis をつくる．支持靱帯と骨格筋である**声帯筋** vocalis muscle が声帯ヒダの中にある．靱帯と**内喉頭筋** intrinsic laryngeal muscle が近傍の軟骨片に付着し，声帯ヒダを緊張させ，**声門** glottis を開閉する．**外喉頭筋** extrinsic laryngeal muscle は喉頭の軟骨に停止するが，起始は喉頭以外の部分である．これらの筋は，飲食物の**嚥下** deglutition（飲み込むこと）の際に喉頭を動かす．

狭い声門裂を通って呼気が吐き出されると，声帯ヒダの振動を引き起こすことができる．振動は，声帯ヒダの緊張度の

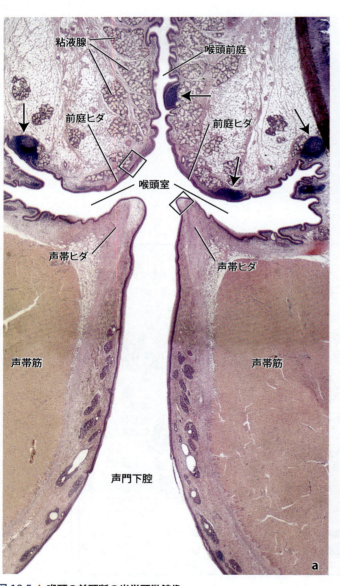

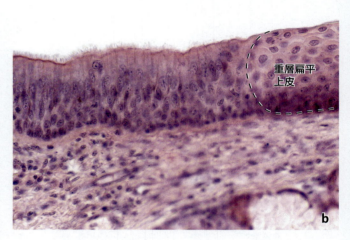

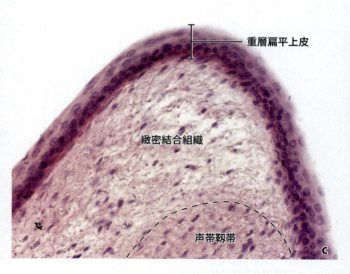

図19.5 ▲ 喉頭の前頭断の光学顕微鏡像
a. 喉頭の3部，前庭ヒダから上方の喉頭前庭，前庭ヒダと声帯ヒダの間の喉頭室，声帯ヒダから輪状軟骨までの声門下腔を示す．なお，前庭ヒダには粘液腺が豊富で，典型的な多列（偽重層）線毛上皮に覆われる．声帯ヒダは，上皮，声帯靱帯，および声帯筋からなる．多くのリンパ小節が，喉頭の粘膜にみられる（→）．10倍．**b.** 前庭ヒダの強拡大像（図aで上の四角の部分）．図左半は，喉頭の大部分を覆う多列（偽重層）線毛上皮である．非喫煙成人の多数と，実際の喫煙者ではすべて，図右半のように斑状の重層扁平上皮がみられる．240倍．**c.** aの下の四角の部分の強拡大像で，この領域の正常な重層扁平上皮を示す．上皮直下には，ラインケ隙として知られる結合組織がある．この部分は臨床的に重要で，リンパ管がなく，血管もほとんどない．図下方に声帯靱帯がみられる（破線で示す）．240倍．

差と声門の開きぐあいで変化する．この振動の変化で，**音の高さ** pitch の違いが生まれる．喉頭で生じた音は，**発音** phonation の過程で呼吸器系の上部（咽頭鼻部，鼻腔，副鼻腔）と口腔（咽頭口部，軟口蓋，硬口蓋，舌，歯，口唇など）で修飾を受け，個別の言語音（母音と子音）を生ずる．

声帯ヒダの上にある前庭ヒダは"偽声帯"である．

声帯ヒダの上の細長い陥凹を**喉頭室** ventricle という．喉頭室の上にもう1対の粘膜ヒダがあり，**前庭ヒダ** ventricular fold または**偽声帯** false vocal cord という（図19.5およびPLATE 70，p.690参照）．このヒダには真の声帯のような内在性の筋束がなく，発声のときに変化しない．しかしながら，このヒダと喉頭室は，声の**共鳴** resonance に重要な働きがある．ウイルス（感冒ウイルスなど）やその他の微生物によって引き起こされる喉頭の炎症と腫脹を**急性喉頭炎** acute laryngitis という．急性喉頭炎の症状として，嗄声（かれ声）の他，重症の場合には失声，咳嗽，嚥下・呼吸困難が起こる．慢性喉頭炎は通常，喫煙，塵埃および大気汚染などの刺激要因に長期間曝露した結果起こる．

喉頭は重層扁平上皮と多列（偽重層）線毛円柱上皮に覆われる．

声帯の表面と喉頭蓋の大部分は，重層扁平上皮に覆われている（PLATE 70，p.690）．この上皮は，急速に動く気流による磨耗から粘膜を守る．喉頭の残りの部分は，他の気道粘膜と同様，多列（偽重層）線毛円柱上皮に覆われる（図19.5およびPLATE 70，p.690）．喉頭の結合組織には，漿液・粘液混合腺があり，導管によって喉頭内腔表面に分泌物を出している．

5. 気管

気管 trachea は直径2.5 cm，長さ10 cmほどの，弾力性があり短い，空気の通る管で，またその壁は吸気のコンディショニングを行う．気管は，喉頭から胸腔の中ほどに達し，そこで**主（一次）気管支** main/ primary bronchus に分岐する．気管壁には軟骨の輪が連なっているため，内腔が開いた状態のまま維持される．

気管壁は次の4層からなる：

- **粘膜** mucosa は多列（偽重層）線毛上皮の他，弾性のある線維の多い粘膜固有層からなる．
- **粘膜下組織** submucosa は粘膜固有層よりやや密な結合組織からなる．
- **軟骨層** cartilaginous layer はC字型のガラス軟骨からなる．
- **外膜** adventitia は周囲の構造物に気管をつなぎ留める結合組織からなる．

気管に特有の構造は，C字型の気管軟骨が互いに重なり連なって，支持構造をつくっているところである（図19.6）．この軟骨は骨組ともいわれ，気管内腔が特に呼息時に虚脱するのを防止している．食道に面する部分は気管後面のC字形軟骨の間の部分になり，その間を線維弾性組織と平滑筋の気管筋が橋渡ししている．

FOLDER 19.1　臨床関連事項：気道における扁平上皮化生

ヒトの気道粘膜では，多列（偽重層）線毛円柱上皮が重層扁平上皮に変化することがある．この円柱上皮から扁平上皮への変化は**円柱-扁平上皮化生** columnar-to-squamous metaplasia または単に**扁平上皮化生** squamous metaplasia といわれる．この種の上皮の変化の特徴は，あるタイプの分化型成熟細胞から異なるタイプの成熟細胞への可逆的な変化である．一定の成熟細胞が別の成熟細胞に変化するのではない．むしろ，基底細胞の増殖が新しく分化した細胞を生じるのである．このような細胞の変化は，制御された適応とみなされる

扁平上皮化生は，鼻甲介の丸くてよく露出している部分や声帯ヒダ，その他の部域にも正常で起こる．

しかしながら，慢性の咳による気流のパターンの変化や強い気流が発生した場合に，他の線毛上皮部においても気道上皮の性質が変わることがある．典型例は，慢性気管支炎と気管支拡張症で，ある領域の気道上皮が重層扁平上皮に変化する．変化した上皮は物理的なストレスに対し強くなるが，気道としての機能に劣る．喫煙者でも同様の変化が起こる．最初，線毛細胞の線毛が煙の有害成分によって同期された波状運動を失う．その結果，粘液の除去作用が損なわれる．代償性に咳をし始め，気道，特に気管にたまった粘液を取り除こうとする．時が経つと，慢性的な咳のために線毛細胞の数が減少する．この線毛細胞の減少が正常な上皮をさらに傷害し，ついには損なわれた気道部位で重層扁平上皮に置き換わる．もし，扁平上皮化生を引き起こしやすい因子（例：喫煙）が排除されなかった場合，化生上皮は悪性化する可能性がある．したがって，気道粘膜によくみられる2種のがんのうちの1つである扁平上皮がんは，扁平上皮化生に由来しているのである．

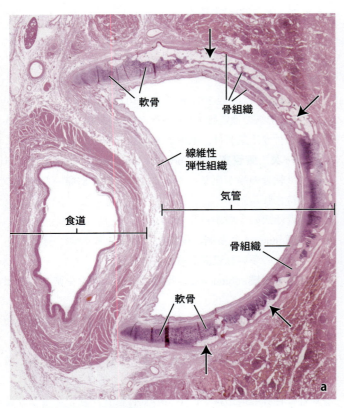 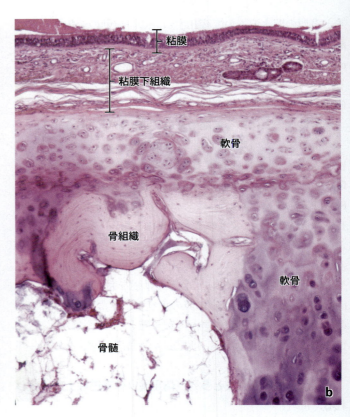

図19.6 ▲ 気管と食道の横断像
a. この標本は高齢者のもので，頸部下端の高さで気管と食道の関係を示す．C字型の気管軟骨輪が気管を通りやすくし，C字の開いた部分には食道が面し，線維性弾性組織が張っている．そこには気管筋があり，多数の漿液・粘液腺がある．この標本では，気管軟骨は加齢性変化によって部分的に骨化している．濃く染まっているところが軟骨で，淡いところが骨組織に置き換わった部分である．非常に明るいスペース（→）は骨髄組織である．3.25倍．b. 強拡大像．一部分骨化した気管軟骨を示す．図の上部に粘膜と粘膜下組織がみえる．その下方は気管軟骨の一部であるが，部分的に軟骨組織が骨組織と骨髄に置き換わっている．骨組織には典型的な層板構造と骨細胞があり，対して，軟骨組織には軟骨細胞の集団がみえる．100倍．

A. 気管上皮

気管の上皮は，気道の他の部分と同様の呼吸上皮である．

線毛円柱上皮細胞，粘液（杯）細胞，および基底上皮細胞が気管上皮の主な細胞である（図19.7および図19.8）．刷子（微絨毛上皮）細胞もあるが，小顆粒細胞と同様，数は少ない．

- **線毛上皮細胞** ciliated cell は気管の上皮細胞のうち最も数が多い．高さは上皮の厚さ全体にわたる．線毛は，組織標本では細胞の頂上領域に短い毛が生えているようにみえる（PLATE 71，p.692）．1細胞あたり約250本の線毛がある．線毛の基部直下にみえる暗い線は，線毛の基底小体が集まったものである（図19.9）．線毛は，粘液の被膜を気道の最終端から咽頭に向かって送り出す運動を協働して行っている．実際，線毛が **"粘液線毛エスカレーター mucociliary escalator"** として機能し，吸入した微粒子を肺から取り除く重要な防御機構を提供している．
- **粘液細胞** mucous cell は腸の杯細胞と同様の形態をしており，しばしば同一の名称で呼ばれる．線毛細胞の間に散らばっていて，高さは上皮の厚さ全体にわたる（図19.9参照）．その細胞質にムチノゲン顆粒が蓄積していると，光学顕微鏡で容易に見分けることができる．ムチノゲンはH&E標本では失われやすいが，細胞の同定は，細胞質中に透明な部分があり，頂上領域に線毛がないことより明らかである．線毛細胞とは対照的に，粘液細胞の数は気道の慢性刺激によって増加する．

- **刷子（微絨毛上皮）細胞** brush cell は，鼻腔の呼吸部の上皮で述べたのと同じ特徴を示す（図19.10）．短い微絨毛を持つ円柱細胞で，基底面には求心性神経終末とのシナプスがある（上皮樹状突起シナプス）．したがって，刷子細胞は受容器細胞とみなされる．

- **小顆粒細胞** small granule cell（**クルチツキー細胞** Kulchitsky cell）は気道にみられるが，腸管や膵管由来のものにみられる腸内分泌細胞に相応する細胞である（図19.10参照）．その存在は，気道が原始前腸の陥入によって発生することにより説明できる．通常，小顆粒細胞は気管上皮の他の細胞の間でまばらに散在する．顆粒に反応する鍍銀染色法などの特殊な方法を用いなければ，基底細胞との区別が困難である．核は基底板付近に位置し，細胞

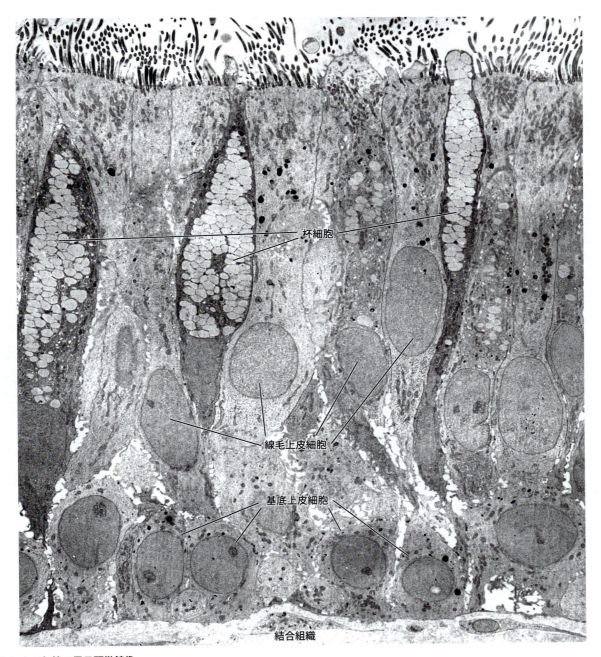

図 19.7 ▲ ヒトの気管の電子顕微鏡像
気道上皮にみられる主な3つのタイプの細胞を示す．表面にまで伸びて線毛を有する線毛上皮細胞，ムチノゲンを持つ粘液細胞（杯細胞），結合組織に近い上皮の基底領域にある基底上皮細胞がある．1,800倍．（Dr. Johannes A. G. Rhodin の厚意による．）

質は小型の基底細胞に比べて広がりを持っている．透過型電子顕微鏡では，次第に細くなる細胞質の突起が内腔面に達しているのが観察される．また，透過型電子顕微鏡で，細胞質に膜で囲まれた高電子密度有芯顆粒が多数みられる．小顆粒細胞のうち，第1のタイプは，分泌物がカテコールアミンである．第2のタイプは，セロトニン，カルシトニン，ガストリン放出ペプチド（ボンベシン）などのポリペプチドホルモンを産生する．いくつかには神経支配があるようにみえる．これらの細胞の機能はよくわかっていない．あるものは集団をなし，神経を伴い，**神経上皮体** neuroepithelial body を形成する．これは，気道や血管の太さを調節する反射に関与すると考えられている．

- **基底細胞** basal cell は，上皮のそれぞれの細胞数を維持するための幹細胞である．その核が基底膜の近くに配列するのが特徴である．他の細胞の核も同じレベルにあることがあるが，それらは数が比較的少ない．したがって，基底板に近い核のほとんどは基底細胞である．

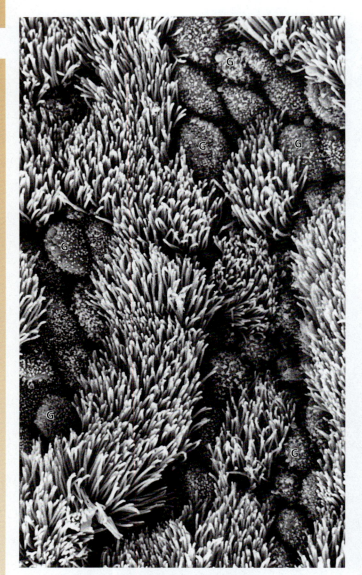

図 19.8 ▲ 気管支の内腔面の走査型電子顕微鏡像
線毛を持たない細胞は杯細胞（G）で，その表面には短く太い微絨毛があり，この低倍率像では点々のようにみえる．多数の線毛細胞の線毛が写真の残りの部分を埋めている．よくみると，全体が同期して（一定方向になびいている）配列していて，固定によりある時点で動きを止めた状態になっている．1,200倍．

特に細気管支のレベルで顕著である．

粘膜と粘膜下組織の境には弾性膜がある．

　粘膜固有層は，基底膜の部分を除いて，典型的な疎性結合組織である．非常に細胞成分が豊富で，多数のリンパ球があり，その多くは上皮に浸潤する．形質細胞，肥満細胞，好酸球，そして線維芽細胞も，この層において容易にみられる細胞である．リンパ組織は，散在性および小節性ともに気管の粘膜固有層と粘膜下組織に恒在する．呼吸器系で他の気道部分にも存在し，このリンパ組織は**気管支関連リンパ組織** bronchus-associated lymphatic tissue（**BALT**）と発生学的・機能的に同等のものである．多数の弾性線維がコラーゲン線維

B. 基底膜，粘膜固有層，粘膜下組織

厚い"基底膜"が気管の上皮の特徴である．

　気管上皮下には明瞭な層があり，**基底膜** basement membrane と呼ばれている（図 19.9 参照）．通常，これはガラス様または均一な淡染性の層で，約 25〜40μm の厚さがある．電子顕微鏡では，上皮の基底板の直下にある緻密なコラーゲン線維からなっていることがわかる．構造的には，異常に厚く密度の高い**細網層** reticular lamina（線維細網板）であるとみなすことができ，粘膜固有層の一部である．喫煙者で特に慢性の咳の続く人は，この層が著しく厚く，粘膜刺激による反応と考えられる．喘息の患者も，基底膜が肥厚していて，

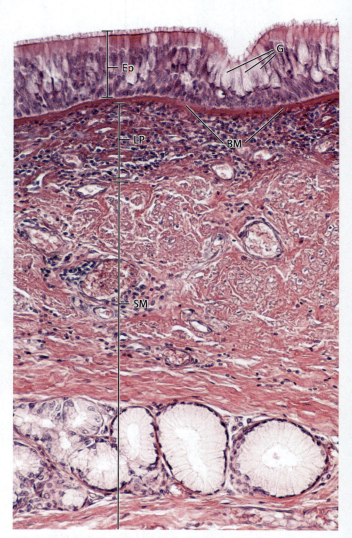

図 19.9 ▲ 気管上皮の光学顕微鏡像
3つの主要な上皮細胞が気管上皮（Ep）にみられる．円柱線毛上皮細胞，その間にみられる粘液を分泌する杯細胞（G），基底膜（BM）上に近接している基底上皮細胞．円柱線毛細胞は，基底膜から上皮表面までの高さがある．内腔の自由表面に多数の線毛があり，刷毛のようにみえる．線毛の基部にはエオジンに濃染する線がみえる．これは，基底小体といわれる構造が各線毛の近位端に存在するためである．基底膜は H&E 標本では通常みえにくいが，ヒトの気管では上皮下に一定の構造物として認められる．裏打ちする粘膜固有層（LP）は疎性結合組織からなり，さらに下層の粘膜下組織（SM）は不規則性緻密結合組織からなり，血管やリンパ管，神経，および多数の粘液性気管腺を含む．400倍．

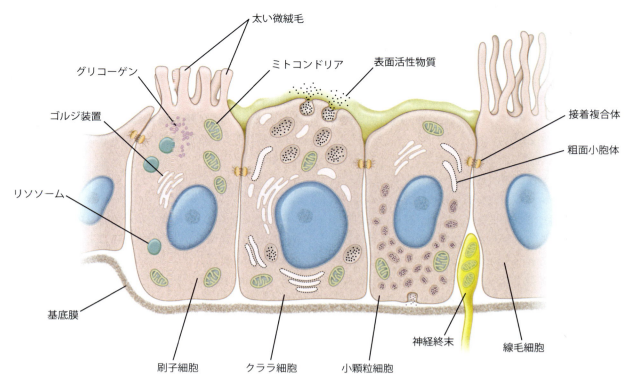

図 19.10 ▲ 終末細気管支の上皮の模式図
この図は，気道上皮にみられるいくつかの細胞を示している．クララ細胞は，この図のように刷子細胞や小顆粒細胞の間に介在している．クララ細胞は線毛がなく，まるい頂上領域を持ち，よく発達した基底部粗面小胞体（rER）とゴルジ装置があり，表面活性物質を貯えた分泌顆粒を含んでいる．隣の刷子細胞は太い微絨毛を持ち，特徴的である．刷子細胞の細胞質にはゴルジ装置，リソソーム，ミトコンドリア，グリコーゲン封入体がある．クララ細胞と刷子細胞の間に小顆粒細胞がある．この細胞は小さな分泌小胞を持ち，その多くは細胞の基底領域にある．小胞に加え，この細胞のオルガネラでは，粗面小胞体（rER），ゴルジ装置，ミトコンドリアがよく目立つ．神経終末が上皮内に入っている．

の間に点在している．粘膜固有層の端には弾性物質が増加し，弾性線維染色を施した標本では，弾性物質の明瞭な帯がみえる．この帯，すなわち**弾性膜** elastic membrane は，固有層と粘膜下組織を境する．しかしながら，H&E 染色標本では境界は不明瞭である．

粘膜下組織の結合組織は，他の多くの器官で典型的には密な組織であるが，気管ではそうではなく，比較的疎で粘膜固有層と同様にみえ，境界を定めにくい．散在性リンパ組織（リンパ浸潤）やリンパ小節が固有層から粘膜下組織に広がっている．粘膜下組織には，気管壁に分布する太い血管やリンパ管がある．漿液半月を伴った粘液分泌性腺胞からなる粘膜下腺も粘膜下組織にある．導管は単純な立方上皮からなり，粘膜固有層を貫いて上皮表面まで糖タンパク質を主とする生成物を運ぶ．腺は気管後面の軟骨のない領域に特に多い．中には，この領域の筋層を貫き，外膜に達しているものもある．粘膜下組織は，その結合組織線維が軟骨周膜に混合して終わる．

粘膜下組織と外膜の間には気管軟骨と気管筋がある．

気管壁において，粘膜下組織の次は気管軟骨である．この軟骨はヒトでは 16 〜 20 個あり，すでに述べたが，C 字型をしている．ときに，隣り合う軟骨が連結することもあるが，軟骨が配列することによって気管は弾力性を持ち，内腔を開いたままにすることができる．加齢とともにガラス軟骨が骨化する場合があり（図 19.6 参照），柔軟性を失う．

外膜 adventitia は，外層で軟骨輪と気管筋の外周を取り巻く．頸部と縦隔の気管周辺の組織と結合し，気管壁を支配する太い血管や神経を含み，また気管壁からの太いリンパ管もみられる．

6. 気管支

気管は 2 枝に分かれ，**主気管支** main bronchus（**一次気管支** primary bronchus）となる．解剖学的に左右の違いを区別する必要があるとき，**右・左主気管支** right and left main bronchi と呼ぶ場合がある．右気管支は左より太く，かなり短い．肺門から肺に入ると，主気管支は**葉気管支** lobar bronchus（**二次気管支** secondary bronchus）に分かれていく．左肺は 2 葉に，右肺は 3 葉に分かれている．したがって，右気管支は 3 本の葉気管支に，左は 2 本の葉気管支に分かれ，それぞれが 1 つの肺葉にいたる．また，左肺はさらに 8 つの**肺区域** bronchopulmonary segment に，右は 10 の肺区域に分かれる．すなわち，右肺では葉気管支が 10 本の**区域気管支** segmental bronchus（**三**

次気管支 tertiary bronchus) に，左肺の葉気管支は 8 本の区域気管支になる．

区域気管支とその支配領域の肺実質が肺区域である．ヒトの肺での区域の意義は，何らかの肺疾患におかされ外科的な切除を要する場合に重要となる．肺区域は，それぞれ固有の血管支配と結合組織性隔壁を持っているため，外科的切除の際の最小単位となりうる．

初めは，気管支は気管と同様の一般構造を持っているが，肺に入った時点で気管支は肺内気管支となり，気管支壁の構造が変化する．軟骨輪は不規則な形の軟骨の板となる．板状の軟骨は 1 列に配列して気管支全周を囲み，後壁の平坦なかまぼこ形の気管とはうって変わり，気管支を輪状または円柱状に保持する．分枝を繰り返し気管支が細くなるにつれて，軟骨片は小さくなって数も減る．最後に，直径約 1 mm になると軟骨が消失し，そこからは**細気管支** bronchiole と呼ばれる．

気管支は軟骨片と輪状平滑筋層で同定できる．

肺内気管支壁にみられる第 2 の変化は，平滑筋が加わって完全な輪状筋層になることである．平滑筋は，軟骨の量が減少するにつれて次第に目立ってくる．最初は，平滑筋は織り交ざって連続層をつくる．より細い気管支で平滑筋が不連続にみえることもある．

平滑筋が層として独立して筋層をつくるため，気管支の壁は 5 層に分けられる：

- 粘膜は，気管と同じ細胞構成の多列（偽重層）上皮からなる．細胞の高さは，気管支径の減少に伴って低くなる．H&E 染色標本では，"基底膜"は一次気管支で明瞭であるが，すぐに薄くなって二次気管支では構造的に不明瞭となる．粘膜固有層は気管と同様であるが，気管支の直径に対する比率は減少している．
- 筋層は，気管支の太いところでは連続した平滑筋層を示すが，細いところでは貧弱で疎になり，らせん状の走行のため不連続にみえる．筋の収縮は気道径を適切な太さに制御する．
- 粘膜下組織は，比較的疎な結合組織のままである．太い気管支では腺や脂肪組織も存在する．
- 軟骨層は不連続な軟骨片からなるが，気管支の直径が細くなるにつれて小さくなる．
- 外膜はやや密な結合組織で，肺動脈や肺実質など周辺の組織の結合組織と連続している．

7. 細気管支

肺区域はさらに**肺小葉** pulmonary lobule に分かれていく．小葉には各 1 本の**細気管支** bronchiole が入る．繊細な結合組織の隔壁が部分的に隣の小葉との境をし，肺の表面ではかすかに縁取られた多角形の小区画としてみえる．**肺細葉** pulmonary acinus は，肺小葉を構成するさらに小さな単位である．各肺細葉は，1 本の**終末細気管支** terminal bronchiole と，それに続くガス交換を行う**呼吸細気管支** respiratory bronchiole と**肺胞** alveolus からなる（図 19.11）．したがって，肺の構造の最小機能単位は**呼吸細気管支単位** respiratory bronchiolar unit である．これは 1 本の呼吸細気管支とその支配下の肺胞からなる．

A. 細気管支の構造

細気管支は直径 1 mm またはそれ以下の気道である．太い細気管支は，区域気管支の枝であることもある．これらの気道は分枝を繰り返し，より小さな終末細気管支となり，これもまた枝分かれする．終末細気管支は最終的に呼吸細気管支になる．

細気管支には軟骨と腺がない．

径の太い細気管支は，初めは多列（偽重層）線毛円柱上皮に覆われるが，径が細くなると次第に単層線毛円柱上皮に移行する．杯細胞は太いところではまだ残っているが，続く終

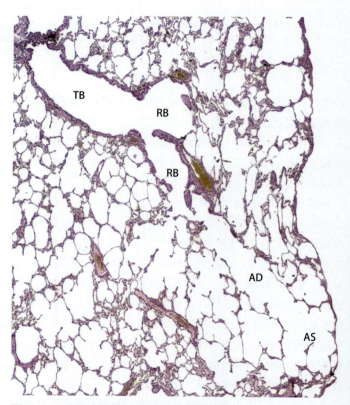

図 19.11 ▲ 気管支樹の呼吸部を示す顕微鏡像
この写真では，終末細気管支（TB）が 2 本の呼吸細気管支（RB）に分岐するところでちょうど縦断されている．終末細気管支は，呼吸器系の気道部で最末端になり，ガス交換には関与しない．呼吸細気管支はガス交換に関与し，ここから気管支樹の呼吸部が始まる．呼吸細気管支は肺胞管（AD）になり，壁がほとんどなく，管の全周を肺胞が取り巻く長く伸びた気道となっている．肺胞嚢（AS）は，肺胞に囲まれた肺胞管の末端部である．120 倍．

末細気管支では存在しない．例外的なのは喫煙者や刺激物を含む空気に曝露しているヒトである．細気管支には上皮下腺がない．気管支では特徴的な軟骨片は，細気管支では欠如する．その代わり，少量の軟骨成分が時に分岐部に残ることがある．細気管支全体で，平滑筋層は比較的厚い．

細い細気管支は単層立方上皮を持つ．終末細気管支は，最小の気道で，**クララ細胞** Clara cell が線毛細胞の間に散在する単層立方上皮に覆われる（図 19.12）．細気管支の末梢になるにつれてクララ細胞の数が増え，線毛細胞が減る．ときに，刷子（微絨毛上皮）細胞や小顆粒上支細胞も存在する．少量の結合組織が上皮下に存在し，気道部分では輪状筋層が結合組織下にある．

クララ細胞は線毛を持たず，丸いドーム形の頂部表面の突出が特徴的である．タンパク質分泌細胞の透過型電子顕微鏡像の特徴を示す（図 19.13）．よく発達した粗面小胞体が基底領域にあり，核上または側部にゴルジ装置，タンパク質の染色性を持つ分泌顆粒，そして頂部細胞質に多数の滑面小胞体槽がみられる．クララ細胞は表面活性物質のリポタンパク質を分泌する．これは，内腔の癒着を防ぎ，特に呼息時に気道

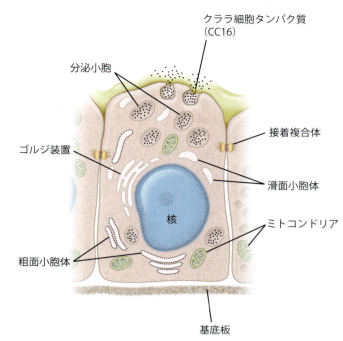

図 19.13 ▲ 細気管支の線毛上皮細胞の間にあるクララ細胞の模式図
核は基底領域に位置する．粗面小胞体（rER）とゴルジ装置，ミトコンドリアは，主に細胞の基底領域と核傍域にある．滑面小胞体（sER）と分泌小胞は，主に頂部細胞質内にある．2つの分泌小胞が細胞表面に内容物を放出しようとしている．

壁がつぶれるのを防止する．さらに，クララ細胞は 16 kDa のタンパク質を分泌する．これは**クララ細胞タンパク質** Clara cell protein（**CC16**）として知られ，気道分泌物に豊富な成分である．**慢性閉塞性肺疾患** chronic obstructive pulmonary disease（**COPD**）や**喘息** asthma のような慢性肺疾患では，気道や血清中の CC16 の量が変化している．CC16 は，気管支肺胞洗浄液や血清中の測定可能な肺マーカーとして用いられる．肺損傷時（クララ細胞が傷害される）に，気管支内への CC16 の分泌は減少する．その一方で空気-血液関門が壊され，漏れが生じて，血清中の CC16 レベルは上昇する．

B. 細気管支の機能

呼吸細気管支は気管支樹で最初にガス交換を行う部位である．

呼吸細気管支は，呼吸器系において移行部として，通気とガス交換の両方に関与している．直径は細く，立方上皮に覆われている．呼吸細気管支の近位部の上皮は，線毛細胞とクララ細胞の両方を含んでいる（図 19.12 参照）．遠位部ではクララ細胞が優位になる．刷子（微絨毛上皮）細胞と高電子密度有芯顆粒細胞が，呼吸細気管支の全長にわたってときおりみられる．呼吸細気管支には，**肺胞** alveolus が薄い壁の膨らみとして突出している（図 19.11 参照）．肺胞は，細気管支を出入りする空気のガス交換が行われる場となる．

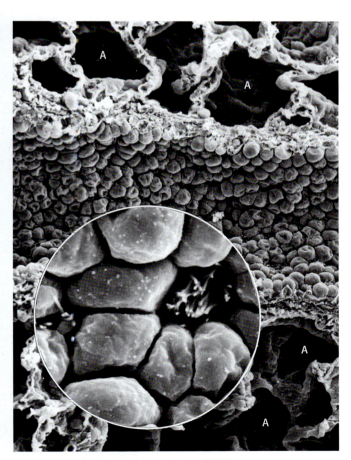

図 19.12 ▲ 終末細気管支の走査型電子顕微鏡像
終末細気管支の縦断面と周囲の肺胞（A）を示す．クララ細胞の頂部表面には線毛がなく，特徴的なドーム形を示している．150 倍．挿入図はクララ細胞の強拡大像で，このレベルでは少数の線毛細胞の線毛がみえている．これらの小細胞には線毛がほとんどない．1,200 倍．

FOLDER 19.2　臨床関連事項：喘息

　喘息は肺の気道における慢性炎症性疾患で，遺伝的素因と環境要因があわさって引き起こされる．あらゆる年齢，人種，世界中の民族にみられる．再発を繰り返す気道の閉塞が特徴的で，細気管支の炎症と平滑筋収縮（気管支痙攣）が組み合わさって起こる．気道の閉塞により肺胞内に空気を出し入れするのが困難になり，喘鳴，咳，呼吸の短縮，および胸が締めつけられる感じなどの症状が現れる．喘息の患者では，気道粘膜とその下にある結合組織や筋層に炎症がみられる．好酸球（ときに好中球），リンパ球（多くは活性型ヘルパーT細胞），および肥満細胞が細気管支の壁に浸潤しているのが特徴的である．気管支上皮は肥厚し，杯細胞の数が増え（こうして多量の粘液が産生される），コラーゲン線維が線維細網板に沈着するため厚い基底膜を持つ（図F19.2.1）．平滑筋層もより明瞭になり，数層の過形成の平滑筋細胞をみる．

　伝統的に，喘息の患者の治療薬は，気管支拡張薬（平滑筋を弛緩させる）か，抗炎症薬（炎症反応を抑える）に分類される．新しい治療薬（たとえばロイコトリエン受容体拮抗薬）には，両者の作用を持つものもある．近年，喘息治療薬は，この疾患の全体管理をするための作用の時間によって分類されるようになってきた．β-アドレナリン作動性気管支拡張薬などの平滑筋収縮を抑える発作治療薬と，吸入ステロイドや長時間作用型β-アドレナリン作動性気管支拡張薬，およびロイコトリエン受容体拮抗薬のような長期管理薬である．

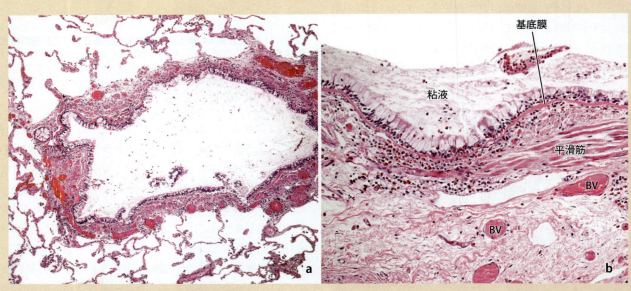

図F19.2.1 ▲ 気管支喘息の患者の肺の光学顕微鏡像
a. 喘息患者の肺組織の切片で，中央に細気管支があり，周囲は肺胞である．細気管支の壁は肥厚し，炎症状態で，血管が拡張している．100倍．**b.** この高倍率像は細気管支の多列（偽重層）円柱上皮の構造を示し，多数の杯細胞がみられる．腔内の粘液は，杯細胞によってつくられたものである．多数の好酸球（細胞質が赤く染まった細胞），リンパ球，およびその他の結合組織細胞が存在し，細気管支の粘膜固有層と粘膜下組織に浸潤していることに注目すべきである．基底膜は厚く明瞭である．平滑筋層も厚く，外膜には拡張した血管（BV）がみられる．680倍．（Dr. Joseph P. Grandeの厚意による．）

8. 肺胞

肺胞はガス交換の場である．

　ガス交換に利用される表面積は，肺胞で増大する．肺胞は呼吸器系の最終の空気スペースで，空気と血液との間でガス交換が行われる現場である．各肺胞は毛細血管網で取り囲まれ，血液が肺胞内の吸気の間近まで運ばれてくる．成人の各肺には約1億5,000万〜2億5,000万個の肺胞がある．内面の総面積はおよそ75 m²に達し，バドミントンコートの面積に近い〔訳注：原著ではテニスコートとあるが，これは260 m²もある〕．各肺胞は，薄壁で囲まれた直径約0.2 mmの多面体の小室で肺胞嚢に開いている（図19.14）．

- **肺胞管** alveolar duct は細長い気道で，ほとんど固有の境界壁がなく，末梢端にある肺胞のみで囲まれている．輪状の平滑筋が肺胞中隔（後述）に瘤状に存在する．
- **肺胞嚢** alveolar sac は肺胞の集団に囲まれた腔所で，この腔所に周囲の肺胞が開く．

　肺胞嚢は，通常，肺胞管の末端にあるが，管の全長のどこにあってもよい．肺胞は毛細血管を含んだ非常に薄い結合組織層に囲まれ，互いに分離している．この隣接する肺胞の間

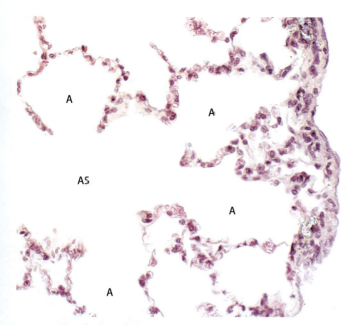

図 19.14 ▲ 肺胞嚢と隣接する肺胞の光学顕微鏡像
呼吸器系の終末部, すなわち肺胞嚢 (AS) と周囲の肺胞 (A) を示す. 肺胞は, 毛細血管を含んだ薄い結合組織層の肺胞中隔によって互いに仕切られている. 右方は肺の表面で, 単層扁平上皮と裏打ちする結合組織からなる臓側胸膜 (肺胸膜) によって覆われる. 360倍.

に介在する組織を**肺胞中隔** alveolar septum または**隔壁** septal wall という (図 19.15).

肺胞上皮はⅠ型およびⅡ型肺胞細胞からなり, ときに刷子細胞もみられる.

肺胞の表面は外界に対し脆弱な生物学的境界面をなしており, 表面に対する多くの不安定な力を受け, 吸入した塵埃や病原体, 毒素に連続的にさらされる対象となる. 肺胞上皮は数種の特殊化した細胞からなり, その産生物は防御機構の働きがある.

- **Ⅰ型肺胞細胞** type Ⅰ alveolar cell/ type Ⅰ pneumocyte は数の上では肺胞の内面を覆う細胞の 40% にすぎないが, 極めて薄い扁平上皮細胞で, 肺胞面積のほぼ 95% を覆う (図 19.15 参照). これらの細胞は, 閉鎖結合によって同種・他種上皮細胞間で互いに接着している (図 19.16). この結合は, 空気スペースと中隔壁内との間の有効な関門となっている. Ⅰ型肺胞細胞はこれ以上分裂しない.

- **Ⅱ型肺胞細胞** type Ⅱ alveolar cell/ type Ⅱ pneumocyte は分泌細胞である. 立方状の細胞で, Ⅰ型肺胞細胞の間に散在するが, 中隔連結部に集中する傾向がある. Ⅱ型細胞は, 数の上では肺胞を覆う細胞の 60% であるが, 形が異なるため, 肺胞腔面積の 5% を覆うのみである. クララ細胞のように肺胞腔内に突出している (図 19.16 参照). 透過型電子顕微鏡で観察すると, 頂部細胞質は顆粒で占められ, 平行に重なる層板構造の**層板小体** lamellar body を含んでいる (図 19.17). これは, リン脂質や中性脂肪, タンパク質の混合物を多く含み, エキソサイトーシスによって分泌され, 肺胞表面に**サーファクタント** surfactant と呼ばれる表面活性剤の薄層を形成する. サーファクタントの分泌に加えて, Ⅱ型肺胞細胞はⅠ型肺胞細胞の前駆細胞になる. 肺損傷の後, 肺胞内で増殖して両肺胞細胞を回復させる. Ⅱ型肺胞細胞の過形成は, 肺胞の損傷と回復のマーカーとなる.

- **刷子細胞** brush cell も肺胞壁に存在するが, 数はわずかである. 肺に入ってきた空気の質をモニターする.

サーファクタントは肺胞の表面張力を弱め, 外来物質の除去に貢献する.

サーファクタント層はⅡ型肺胞細胞によってつくられ, 空気-上皮界面の表面張力を低下させる. 肺胞内腔の安定化にとって最も重要な物質は, ある特定のリン脂質**ジパルミトイルホスファチジルコリン** dipalmitoylphosphatidylcholine (**DPPC**) で, サーファクタントの表面張力低下作用のほとんどを担っている. 胎児期のサーファクタントの生合成は胎生第 35 週以降に始まり, コルチゾール, インスリン, プロラクチン, サイロキシンなど種々のホルモンの影響を受ける. サーファクタントの分泌が不十分であると, 肺胞は呼息ごとに虚脱してしまう. そのような虚脱は肺がサーファクタントを十分に産生できない未熟児に起こり, **新生児呼吸促迫症候群** respiratory distress syndrome (**RDS**) を引き起こす. 超未熟児に生下時に外からサーファクタントを予防的に投与したり, 症状のある新生児に投与したりすることで, RDS のリスクを減らせる. なお, 未熟児の分娩の恐れのある母体にコルチゾールを投与すると, 新生児死亡率が低下する.

サーファクタントタンパク質はサーファクタント層を構成し, 肺胞の免疫応答に関与する.

リン脂質に加えて, 疎水性のタンパク質がサーファクタントの構造と機能に欠かせない. このタンパク質は以下のものである:

- **サーファクタントタンパク質 A** surfactant protein A (**SP-A**) は最も多量にあるサーファクタントタンパク質で, サーファクタントの恒常性 (Ⅱ型肺胞細胞によるサーファクタントの合成と分泌を制御) にあずかる. また, ウイルスや細菌, 真菌に対する免疫応答に関与する.

- **サーファクタントタンパク質 B** surfactant protein B (**SP-B**) は, 層板小体がサーファクタントの表面薄層に変化するのに重要なタンパク質である. SP-B は, サーファクタントが肺胞上皮の表面に吸着し広がるのに欠かせないサーファクタント構成タンパク質である.

- **サーファクタントタンパク質 C** surfactant protein C (**SP-C**) は, サーファクタントタンパク質全量の 1% にすぎ

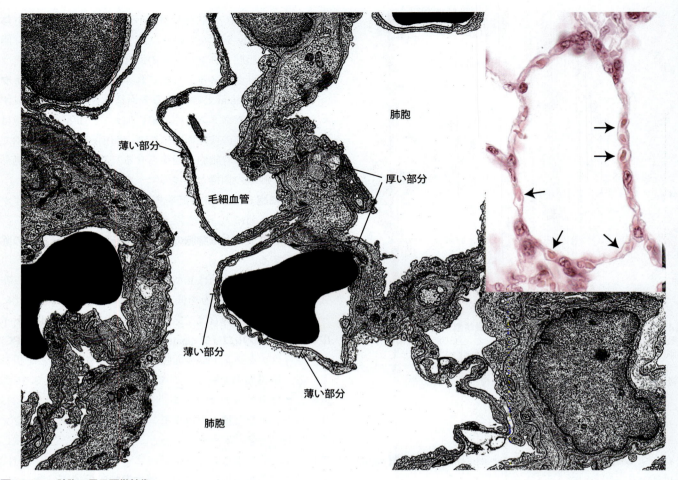

図 19.15 ▲ 肺胞の電子顕微鏡像
毛細血管（赤血球を含むものもある）を含んだ肺胞中隔によって仕切られる 2 つの肺胞を示す．肺胞中隔の薄い部分と厚い部分に注目せよ．図 19.19 に強拡大像を示している．5,800 倍．**挿入図．** 電子顕微鏡像の肺胞壁と比較するための肺胞の光学顕微鏡像．→ は赤血球を含んだ毛細血管．480 倍．

ない．SP-B に伴って，SP-C は DPPC を介して肺胞に薄層を維持するのを助ける．

- **サーファクタントタンパク質 D** surfactant protein D（**SP-D**）は，生体防御に関与する重要なタンパク質である．種々の微生物（グラム陰性細菌など）やリンパ球と結合する．SP-D は急性の肺の傷害に対する局所の炎症反応にあずかり，SP-A とともに種々の吸入抗原に対するアレルギー反応を制御する．

肺胞中隔は，空気-血液関門の場である．

空気-血液関門 air-blood barrier は，肺胞腔と毛細血管腔との間に介在する細胞ならびに細胞産物のことである．最も薄い空気-血液関門は，サーファクタント薄層，Ⅰ型肺胞細胞とその基底板，および毛細血管内皮細胞とその基底板からなる．しばしば，これら 2 層の基底板は融合する（図 19.18）．結合組織の細胞と線維が 2 層の基底板の間に存在して，空気-血液関門が厚くなることもある．このような 2 通りの配列様式により，関門の**薄い部分** thin portion と**厚い部分** thick portion が生じる（図 19.19）．ガス交換のほとんどは薄い部分で行われると考えられている．厚い部分は，組織液が集積し肺胞腔内にも入っていく部位であると考えられている．

肺胞マクロファージは，吸入した微粒子を気腔から，赤血球を肺胞中隔から取り除く．

肺胞マクロファージ alveolar macrophage は，肺胞中隔内と気腔内の両方で働く点で特異である（図 19.20）．気腔では，吸入した微粒子（塵埃や花粉など）を除去して表面を清掃することから，またの名を**塵埃細胞** dust cell という．肺胞マクロファージは血液の単球に由来し，単核性食細胞系に属する（p.181 参照）．肺胞マクロファージは，心不全の際に肺胞に入ってくる赤血球も貪食する（図 19.20 参照）．貪食物で充満したマクロファージのいくつかは，気管支樹の中を粘液とともに上行し，咽頭に達して吐き出されるか飲み込まれて処理される．一方，あるものは中隔結合組織に戻り，個体の一生涯，貪食した物を蓄積したままそこにとどまる（図 19.21）．したがって，炭粉やスス，シリカの複屈折性針状粒

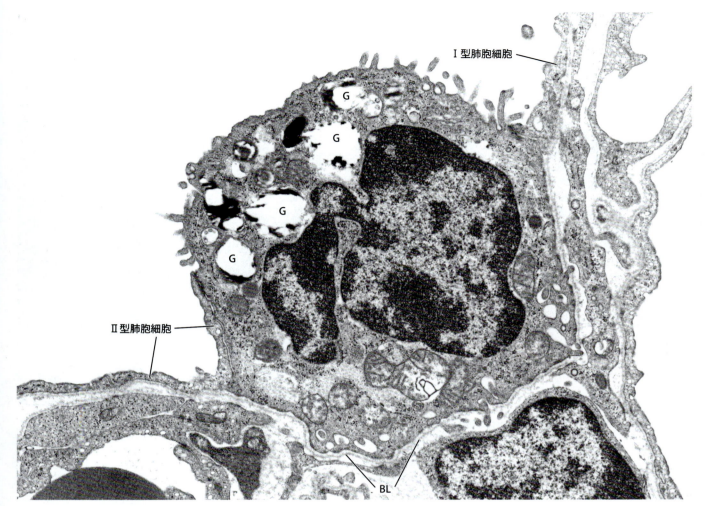

図19.16 ▲ Ⅱ型肺胞細胞の電子顕微鏡像
Ⅱ型肺胞細胞は，頂部表面がドーム形で，その辺縁部に短い微絨毛が多数あり，頂部中央表面は比較的平滑である．その側部にⅠ型肺胞細胞がさまざまな程度に重なり，Ⅱ型肺胞細胞と閉鎖結合をなしている．両者とも基底板（BL）の上に位置する．分泌小胞（G）は，この標本ではほとんど融解しているが，その層板構造を図19.17bに示す．24,000倍．

子などでみたされた肺胞および中隔マクロファージが，都市居住者や喫煙者の剖検ではよくみられる．また，肺胞マクロファージは結核菌などの病原微生物も貪食し，適切に染色した標本ではそれらが細胞内に確認できる．これらの細菌はマクロファージに消化されない．肺胞マクロファージを傷害する他の感染や状況が細菌の放出や結核の再発を引き起こす．さらに，**中隔マクロファージ** septal macrophage のアポトーシスが肺気腫の発症に関わっていることが最近わかってきた．

肺胞孔による側副空気循環で肺胞間を空気が移動する．

肺胞構造の走査型電子顕微鏡での観察により，肺胞中隔に孔があり，空気が1つの肺胞から別の肺胞へと行き来することがわかった．この **Kohn の肺胞孔** alveolar pore of Kohn は，閉塞性肺疾患で肺胞への正常な気道が詰まるような病的な状態で，重要な意義を持つ．閉塞部位から遠位の肺胞は，近隣の肺小葉や肺細葉から肺胞孔を通じて換気を継続できる可能

性がある．

呼吸器系に関する基本情報を図19.22にまとめた．

9. 血液循環

肺は肺循環と気管支循環の両者を持つ．

肺循環 pulmonary circulation は肺胞中隔の毛細血管を灌流するもので，右心室からの肺動脈に始まる．肺動脈の枝は気管支や細気管支に沿って走行し，肺胞の毛細血管まで血液を運ぶ．血液は酸素化され，肺の静脈性毛細血管に注ぎ，集合して細静脈となる．最終的に4本の肺静脈になって，左心房に戻る．肺静脈系は気道とは離れて，肺区域の周辺部を通る．

気管支循環 bronchial circulation は，大動脈の枝である気管支動脈を通じて，肺胞以外の肺の全組織，すなわち気管支と細気管支の壁および肺胞中隔以外の肺の結合組織を養う．気管支動脈の最も細い枝は肺胞毛細血管にも通じている．し

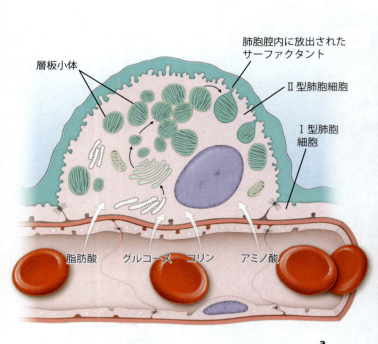
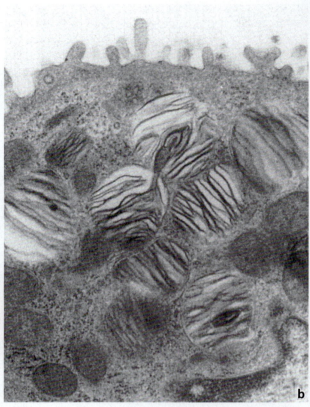

図 19.17 ▲ II型肺胞細胞の模式図と層板小体の電子顕微鏡像
a. サーファクタントはタンパク質，リン脂質，中性脂肪の脂質性混合物で，血液の前駆体から粗面小胞体で合成される．この前駆体とは，グルコース，脂肪酸，コリン，およびアミノ酸である．サーファクタントのタンパク質成分は粗面小胞体でつくられ，細胞質中に層板小体として貯蔵され，肺胞腔内に放出される．サーファクタントは，タンパク質の助けで肺胞の上皮細胞の表面に広がり，薄層を形成して表面張力を減弱させる．b. 電子顕微鏡による高倍率像で，II型肺胞細胞の分泌小胞の典型的な層板構造を示す．この小胞は肺サーファクタント前駆タンパク質を含んでいる．38,000 倍．（Dr. A. Mercuri の厚意による．）

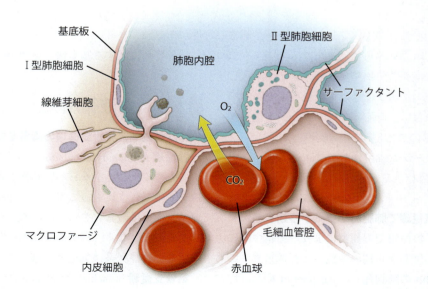

図 19.18 ▲ 肺胞中隔の模式図
肺胞中隔の厚い部分と薄い部分を示す．薄い部分は空気-血液関門を形成し，肺におけるガス交換のほとんどがここで行われる．⇒は，肺胞腔と血液との間での CO_2 と O_2 の交換の方向を示す．肺胞中隔の厚い部分は，体液の分布と動態において重要な役割を持つ．また結合組織細胞を含んでいる．厚い部分のマクロファージが肺胞腔内に突起を伸ばしている．

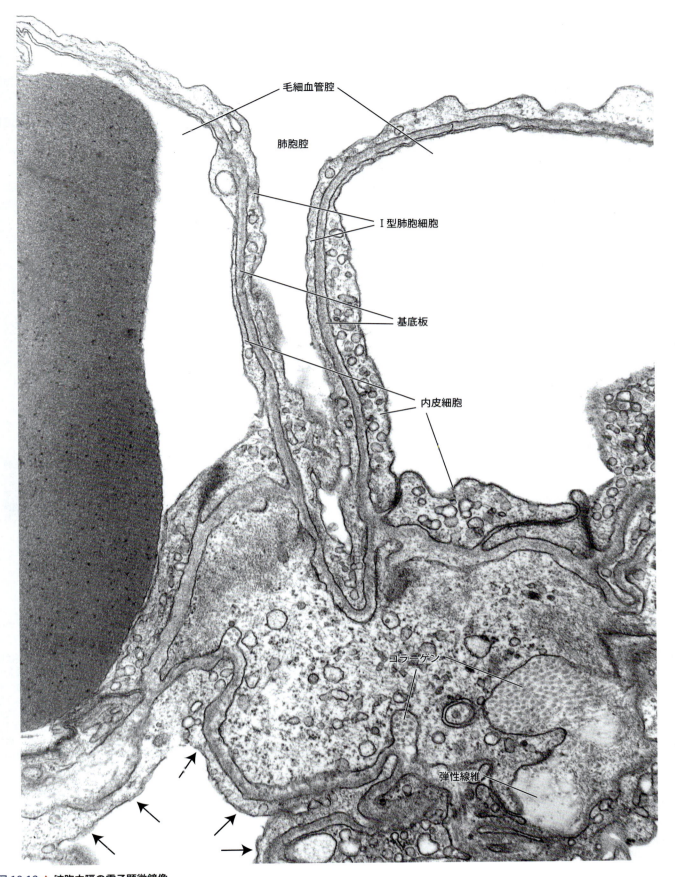

図 19.19 ▲ 肺胞中隔の電子顕微鏡像
この高倍率像は，空気-血液関門の薄い部分がⅠ型肺胞細胞，毛細血管内皮細胞，および融合した基底板からなることを示す．厚い部分では，基底板の上にⅠ型肺胞細胞（→）があり，反対側にコラーゲン細線維や弾性線維を持つ結合組織がある．33,000倍．

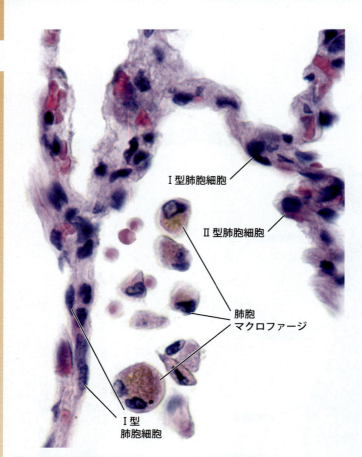

図 19.20 ▲ 肺胞と肺胞マクロファージの光学顕微鏡像
この強拡大の写真は，肺胞中隔の構造と肺胞マクロファージや赤血球を含む肺胞腔を示す．相当数の肺胞マクロファージが存在するが，その細胞質には，しばしば貪食した赤血球由来のヘモジデリンが褐色の色素として含まれている．このヘモジデリン含有マクロファージ（しばしば心不全細胞と呼ばれる）は，概して心疾患のときに現れる．左心不全で肺循環にうっ血と浮腫をきたした場合が多く，肺胞毛細血管の拡張と肺胞内への微小出血が起こっている．560倍．

がって，気管支循環と肺循環は気道部と呼吸部の接点で連絡している．気管支静脈は，肺門付近の結合組織を流域としているにすぎない．気管支動脈からの血液の大部分は肺静脈経由で肺から出ていく．

10. リンパ管

血管が2系統あるのと同様，肺のリンパ管も2系統ある．リンパ管の第1の系統は肺の実質からの流路で，気道に沿って肺門にいたる．太いリンパ管の経路に沿ってリンパ節がみられる．第2の系統は肺の表面を流路とし，**臓側胸膜** visceral pleura（肺表面の中皮と直下の結合組織からなる漿膜）の結合組織内を走る．

11. 神経

肺に分布する神経のほとんどは，光学顕微鏡レベルでは観察しにくい．それらは自律神経系の交感神経系か副交感神経系に属し，気道や血管の壁の平滑筋を収縮させることで，その太さを変える反射にあずかる．また，自律神経系は気道粘膜の腺の分泌をコントロールする．

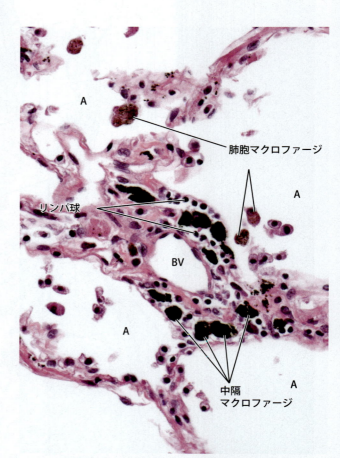

図 19.21 ▲ 肺胞と中隔マクロファージの光学顕微鏡像
これは，肺胞中隔と肺胞の気腔（A）の強拡大像である．図の中央には太い血管（BV）がみられる．肺胞マクロファージは，細胞片や吸入した環境汚染物質（例：塵粒子，シリカ，タバコのタール，微生物）を貪食し，遊走して肺胞中隔に戻り，生涯そこにとどまる．このような中隔マクロファージは大きく，黒い貪食物が核を見分けられないほど細胞質に詰まっている．中隔マクロファージはリンパ球に取り囲まれ，炎症反応の徴候を示すことに注目すべきである．赤血球を貪食し褐色素のヘモジデリンを含む肺胞マクロファージが肺胞腔内にみられる．560倍．

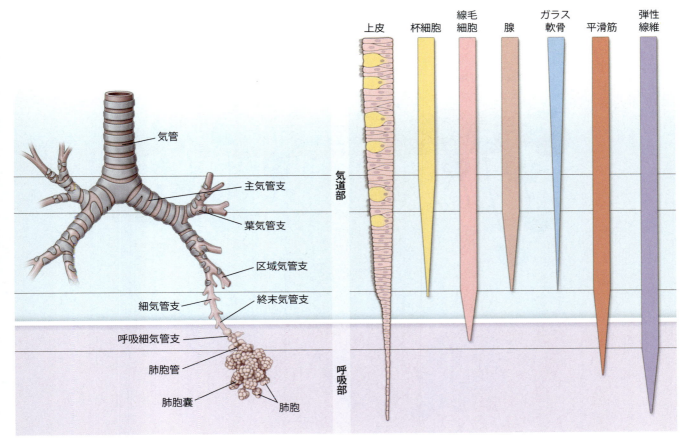

図19.22 ▲ 気管支樹の区分とその組織学的特徴

FOLDER 19.3　臨床関連事項：嚢胞性線維症

嚢胞性線維症 cystic fibrosis（CF, mucoviscidosis）は，小児と若年成人における慢性閉塞性肺疾患である．常染色体劣性遺伝病で，7番染色体にある嚢胞性線維症膜コンダクタンス制御因子（CFTR）遺伝子の変異で起こる．この遺伝子の産物はCl^-チャネルタンパク質で，粘液や消化液，汗，涙などの最終変化に関与している．CFTR遺伝子の異常はすべてCl^-の異常な上皮輸送を起こし，外分泌腺の分泌物の粘性に影響を及ぼす．ほとんどすべての外分泌腺の分泌物が異常に粘稠になり，腺とその導管を閉塞する．

この疾患の経過は，肺がどの程度侵されているかによってほぼ決まる．出生時には肺は正常であるが，気管支上皮のCl^-チャネルタンパク質欠損により，Cl^-分泌が減少し，Na^+と水分の内腔からの吸収が増大する（図F19.3.1）．その結果として，異常に粘稠な粘液の分泌物が蓄積して"粘液線毛エスカレーター"が機能異常を起こす．肺の傷害は，おそらく細気管支の閉塞から始まる．細気管支閉塞は，気道をふさいで細気管支壁の肥厚をもたらし，肺胞における他の変性を招く．肺内に液が貯留するため，嚢胞性線維症の患者は気道感染を繰り返す．CFTR遺伝子のクローニングは近い将来の遺伝子治療への道をひらくものである．

（次ページに続く）

FOLDER 19.3 臨床関連事項：嚢胞性線維症（続き）

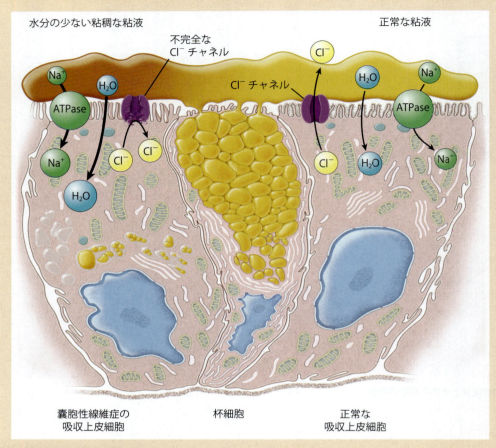

図 F19.3.1 ▲ 嚢胞性線維症の病態の模式図
嚢胞性線維症では，Cl^-チャネルタンパク質の欠陥または欠損により，気管支内腔へのCl^-の分泌が著明に減少する．Na^+の気管支内腔からの再吸収が増加し，水分が細胞内に移動する．その結果，気管支の粘液層は水分が減り粘稠になる．この濃い粘液は，粘膜線毛によるエスカレーター機序によって運ばれず，気管支内腔にとどまり空気の流れをふさぐ．

FOLDER 19.4 臨床関連事項：肺気腫と肺炎

　肺気腫は，終末細気管支より末梢の気腔が不可逆的に拡張することを特徴とする肺の病態である．この拡張は気流の慢性的な閉塞に起因するもので，細気管支の狭小化による場合が最も多く，肺胞壁の破壊を伴っている（図 F19.4.1）．こうして，この疾患ではガス交換面積が相当失われる．肺気腫は，頻度が比較的高く，剖検時の約半数にみられ，容易に確認できる．病理医は，肺気腫を数種の型に分類・同定している．臨床的には，型の確認よりもこの疾患の重症度が重要である．しばしば，石炭粉や織物繊維，建築塵埃などの異物の慢性的吸入が肺気腫の原因となる．しかし，最大の原因は喫煙である．

　肺胞壁の破壊は，肺胞中隔内のエラスチンおよびその他の構造タンパク質の過剰分解を伴う．エラスターゼやその他のタンパク質分解酵素は，肺の好中球やマクロファージ，単球に由来する．特定の遺伝性疾患の$α_1$-アンチトリプシン欠乏症は，ヘテロ接合体およびホモ接合体のいずれの個体にも，著しく重篤なタイプの肺気腫もしくは慢性閉塞性肺疾患（COPD），またはその両方を引き起こす．治療しなければ，ホモ接合体の場合致命的であるが，酵素阻害剤を外部から投与すると重症度が弱まる．

（次ページに続く）

FOLDER 19.4　臨床関連事項：肺気腫と肺炎（続き）

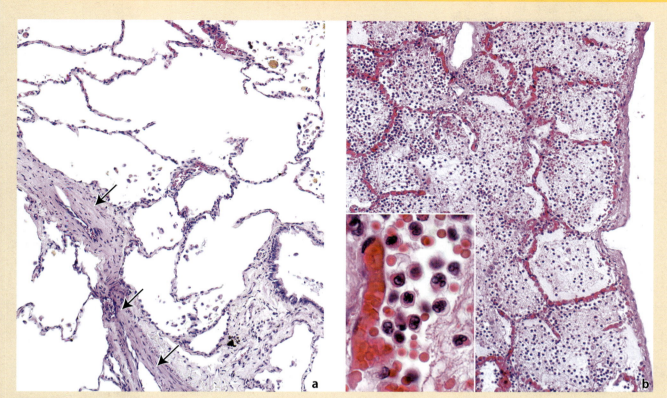

図 F19.4.1 ▲ 肺気腫と肺炎の顕微鏡像
a. 肺気腫の症例の肺の写真で，肺胞中隔の部分的な破壊がみられ，肺胞腔の永久的な拡張がみられる．肺血管壁の肥厚（→）と，肺胞腔内に多数の細胞の局在を伴う肺実質の変化に注目．これらの細胞は肺胞マクロファージで，図 19.20 に強拡大像を示す．240倍．**b.** 急性肺炎の初期の症例の肺の像．肺胞腔が白血球（主として好中球）や赤血球，フィブリンを含む滲出液で充満していることに注目．肺胞中隔の毛細血管は拡張し，うっ血し赤血球がたまっている．病理医はこのような状態を肺炎の赤色肝変期と呼んでいる．この病期の肉眼所見として肺の病変部位が赤く（≒細血管の拡張のため），硬く（空気を含んだ部分がなくなるため），そして重くなる（肺胞内に滲出液があるため）ことをいい，**肝変化** hepatization という語は組織が肝臓に似てくることに由来する．240倍．**挿入図．** 強拡大した肺胞の一部．肺胞中隔内の拡張しうっ血した毛細血管に注目．肺胞腔は好中球と赤血球で充満している．右下の隅は肺胞内滲出液の初期像を呈しており，フィブリンの網工ができて好中球と赤血球が捕捉されているのが観察される．420倍．

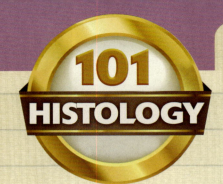

呼吸器系

呼吸器系の概要

- **呼吸器系**は，1 対の肺とそこに出入りするひと続きの気道からなる．
- 呼吸器系の主な機能は，**空気の通路，空気の浄化，ガス交換（呼吸）** の 3 つである．
- **呼吸器系の上部**（鼻腔，副鼻腔，咽頭鼻部，咽頭口部）は原始口腔から発生する．
- **呼吸器系の下部**（喉頭，気管，気管支とその枝，肺）は，前腸の内胚葉の腹側嵌入によって発生する．
- 呼吸器系の**気道部**は，呼吸器系の上部と喉頭，気管，気管支，細気管支（終末細気管支まで）からなる．
- **呼吸部**は，呼吸細気管支，肺胞管，肺胞嚢，および肺胞からなる．

鼻腔

- **鼻腔**は左右 1 対の腔所で，**鼻前庭**（鼻腔の入り口），**呼吸部**，および**嗅部**に分けられる．
- **呼吸部**は，**多列（偽重層）線毛円柱上皮**の気道粘膜に覆われている．
- 気道上皮には，線毛（粘膜上の分泌物やその他の粒子を動かすためのもの）を有する背の高い**円柱細胞**，**杯細胞**（粘液を産生），**刷子細胞**（感覚神経支配），**小顆粒細胞**（ホルモンやサイトカインを分泌する腸内分泌細胞），および**基底細胞**（幹細胞）がある．
- 気道粘膜で，空気は加温，加湿，清浄化される．粘膜固有層には血管網が豊富で，多くの粘液や漿液分泌腺がある．
- 嗅部は鼻腔の天蓋部にあり，多列（偽重層）嗅上皮に覆われ，杯細胞を持たない．
- **嗅上皮**は，**嗅細胞**（双極神経細胞），**支持細胞**，**刷子細胞**，および**基底上皮細胞**からなる．
- 嗅細胞には，頂部に不動性の線毛があり，そこに G タンパク質共役型受容体があって嗅覚伝達経路に関与している．
- **嗅腺（ボーマン腺）** は，嗅粘膜の特徴的な構造である．

咽頭と喉頭

- **咽頭**は鼻腔と口腔の後方への続きで，食道に飲食物を，喉頭に空気を送る通路である．
- **喉頭**は咽頭と気管の間をつなぐ部分である．**声帯ヒダ**があり，喉頭を通る空気の流れを調節して振動し，音を出す．
- 喉頭は**気道粘膜**に覆われるが，声帯ヒダの内腔面は例外で，**重層扁平上皮**に覆われる．

気管

- **気管**は喉頭に続く部分で，縦隔内で 2 本の主（一次）気管支に分かれる．
- 気管の壁は，**粘膜**（多列（偽重層）線毛上皮が厚い基底膜上にある），**粘膜下組織**（不規則性緻密結合組織），**軟骨層**（C 字形のガラス軟骨），および**外膜**（気管と周囲構造を結合する）の 4 層からなる．

気管支と細気管支

- 気管は**左右の主（一次）気管支**に分かれ，肺に入って分枝を繰り返し，細気管支になる．
- 気管支は，内面が気管と同様の細胞構成の**気道粘膜**に覆われ，**軟骨片**と輪走する**平滑筋層**を持つ．
- **細気管支**は，区域気管支の枝で，直径1mm以下で軟骨片や腺を欠く．
- 最小の**終末細気管支**の内面は単層立方上皮に覆われ，**クララ細胞**を含む．クララ細胞は表面活性物質を産生し，気道の虚脱を防止する．
- **呼吸細気管支**は，気管支樹の中でガス交換をし始める最初の部位である．

肺胞

- **呼吸細気管支**は分枝して肺胞管になり，さらに肺胞の集団に囲まれた肺胞嚢となる．
- **肺胞**は呼吸器系の最終の気腔で，空気と血液との間でガス交換が行われる場所である．
- **肺胞上皮**はⅠ型およびⅡ型肺胞細胞からなり，ときに刷子細胞もみられる．
- **Ⅰ型肺胞細胞**は極めて薄い扁平上皮細胞で，肺胞面積のほぼ95%を覆い，気腔と中隔壁内との間の関門となっている．
- **Ⅱ型肺胞細胞**はサーファクタントを産生分泌する分泌細胞で，肺胞の表面張力を下げる．特徴的な層板小体が電子顕微鏡で観察される．
- **肺胞中隔**は，**空気-血液関門**の場で，サーファクタント薄層，Ⅰ型肺胞細胞とその基底板，および毛細血管内皮細胞とその基底板からなる．しばしば，これら2層の基底板は融合する．
- 肺胞および**中隔マクロファージ**は，肺胞気腔内と中隔結合組織にそれぞれ存在する．

血管，神経，およびリンパ管の分布

- 肺は肺循環と気管支循環の両者を持つ．
- **肺循環**では，肺動脈の枝によって運ばれた血液が肺胞毛細血管網に達し，酸素化される．血液は肺の静脈性毛細血管に集められ，これは最終的に肺静脈となる．
- **気管支循環**は，気管支動脈を通じて，気管支と細気管支の壁および肺の残りの結合組織を養う．
- **自律神経**が肺動脈の枝に沿って走り，血管や気管支樹の平滑筋および気道の粘膜を支配する．
- 血管系が2系統あるように，**リンパ管系**も2系統ある．気管支付属リンパ組織（**BALT**）とリンパ節がしばしば太い気管支の付近に集まっている．

PLATE 69　嗅粘膜

嗅粘膜は，鼻腔の天蓋部と一部の壁にある．その多列（偽重層）上皮は，非感覚上皮よりも厚く，嗅覚受容体として働く．嗅上皮は嗅細胞，支持細胞，基底細胞，および刷子細胞からなる．

嗅細胞は双極性ニューロンである．細胞の頂上領域は，膨らんで樹状突起球（嗅小胞）となり，実際の受容体である不動性線毛が表面の分泌物中に伸びている．細胞の基底領域は細くなって軸索突起となり，固有層に入り，他の細胞からの突起とともに束をなし嗅神経となる．大型で立方状のシュワン細胞がこれらの軸索に伴っていて特徴的である．

支持細胞は頂上領域に微絨毛のある円柱状の細胞で，嗅細胞に接着装置を介して接し，機械的・代謝的に支えている．基底細胞は幹細胞で，嗅細胞や支持細胞が分化する．刷子細胞は非感覚性の呼吸部上皮にもみられるものと同型である．

粘膜固有層は骨膜に続いている．多くの血管やリンパ管，無髄神経線維，有髄神経線維，嗅腺（ボーマン腺）がみられる．嗅腺は漿液性管状胞状腺で，その液状の分泌物はニオイ物質を捕捉し溶解し，続いて上皮表面から洗い流す．

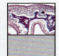

嗅粘膜
鼻腔，ヒト，アザン染色，75倍．

弱拡大の光学顕微鏡像で鼻腔壁の一部を示す．嗅粘膜（OM）および近傍の篩骨（EB）がみえている．嗅粘膜は直接，骨組織に付着し，粘膜下組織はない．しかし，この標本では粘膜は骨組織から離れている．これは標本の収縮によるもので，よくある人工産物である．嗅上皮（OEp）は呼吸部の上皮と同様，多列（偽重層）上皮であるが，一般に厚い．呼吸部の上皮（REp）が図右下にみえる．嗅上皮を同定するには，多くの太い無髄神経線維（N）と多数の嗅腺（ボーマン腺，BG）が結合組織にみられるのを手がかりにする．なお，呼吸部の上皮には神経がなく，腺は少ない．

嗅粘膜
鼻腔，ヒト，アザン染色，375倍．

この高倍像では，嗅上皮の3つの主な細胞を核の位置や形態，特定の細胞質の特徴などからほぼ区別できる．たとえば支持細胞の核（SC）は，比較的濃く染まり，上皮表面に近いところに位置し，不連続な1層に配列する．支持細胞は円柱状で，基底膜から上皮表面までの全層にわたっている．嗅細胞（OC）の細胞体は，支持細胞の核の層の直下にある．これらの双極性ニューロンの核を詳細にみると，支持細胞に比べユークロマチンを多く含み，しばしば数個の核小体を持つ．この標本では，核小体は小円形で赤色に染まってみえる．ある場合，特に収縮が生じた場合に，細くなった樹状突起が嗅上皮表面に伸びていくのが観察される．同様に，軸索突起もときどき基底域方向に向かっているのがみえる．基底細胞（BC）は，主な細胞群の中で最も数少なく，小円形の核と細胞質に乏しいのが特徴で，間隔も不規則で基底膜に接して位置している．なお，嗅粘膜には呼吸部粘膜にみられるような杯細胞がない．

粘膜固有層には多くの血管（毛細血管（C），静脈（V）），リンパ管，嗅神経（N），および嗅腺（ボーマン腺，BG）がある．ボーマン腺は分岐管状胞状腺で，非常に小さい腔面が確認できる（→）．分泌部から伸びる導管は，上皮の近くで始まり（▶），上皮を直通して表面に分泌物を運搬するが，短くて同定しにくい．非常に細い嗅細胞の軸索突起（AP）は，ときどき固有層で確認されるが，シュワン細胞に包まれて明瞭な嗅神経になる．嗅神経にみられる核（ScC）はシュワン細胞のものである．

A，動脈	**ES**，篩骨洞	**SC**，支持細胞核
AP，軸索突起	**N**，嗅神経	**ScC**，シュワン細胞核
BC，基底細胞	**OC**，嗅細胞	**V**，静脈
BG，ボーマン腺	**OEp**，嗅上皮	**→**，ボーマン腺の内腔
C，毛細血管	**OM**，嗅粘膜	**▶**，上皮に入るボーマン腺の導管
EB，篩骨	**REp**，呼吸部上皮	

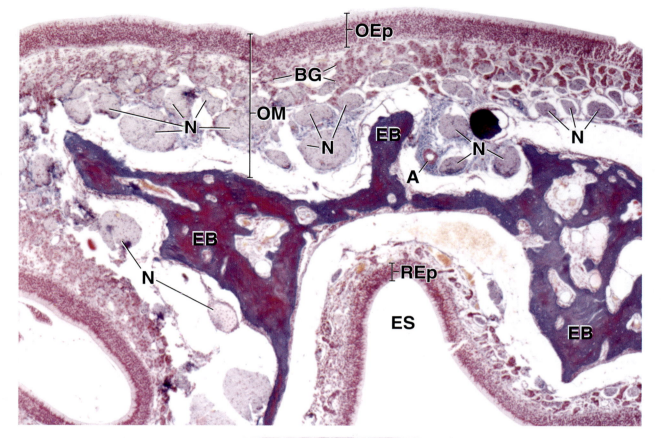
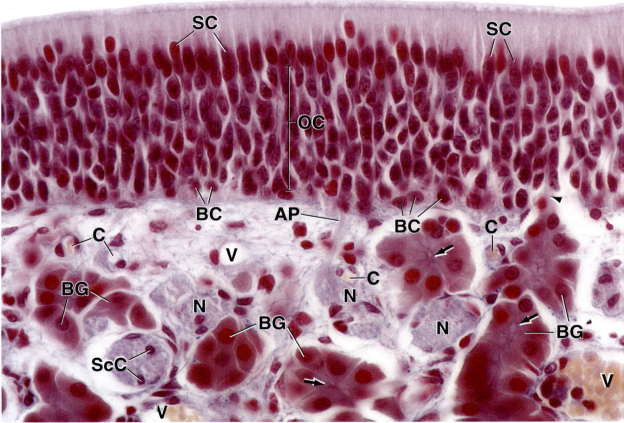

PLATE 70　喉頭

喉頭は，咽頭口部と気管の間を連絡する気道で発声を行う．軟骨性の骨組に外来性と内在性の筋が付着し，粘膜の表面は，多列（偽重層）上皮から，気流による磨耗に対応した重層扁平上皮まで多様である．筋はある軟骨を他のものに対して動かし，声門の開度を加減するとともに声帯ヒダ（声帯）の緊張度を増減する．こうして，空気の通過に伴いさまざまな周波数の振動が生み出され，声が出る．

喉頭
サル，H&E 染色，15 倍．

声帯ヒダは，前後（背腹）方向に走る細長い隆起である．前頭断では，ここにみられるように声帯ヒダ（VF）は横断される．2つの声帯ヒダとその間隙が声門である．声帯ヒダの直上に長い陥凹があり，喉頭室（V）という．喉頭室の上のもう1つの隆起を前庭ヒダ（VnF）といい，ときに偽声帯ともいわれる．声帯ヒダの下外側部には声帯筋（VM）がある．通常のH&E染色切片ではわかりにくいが，声帯ヒダの中には弾性物質が多量にある．この弾性物質を含む声帯靱帯は，声帯ヒダ内に前後に走り，発声時に重要な働きをする．

前庭ヒダと声帯ヒダ
喉頭，サル，H&E 染色，160 倍．

声帯ヒダの表面とそれに対する前庭ヒダの表面の強拡大像である（上図の中の四角1で囲んだ部分を90°時計回りに回転）．内側部（図上半）は，両ヒダとも重層扁平上皮（SSE）に覆われる．ここは両者間の接触が著しいところである．外側部（図下半）は，両表面とも重層円柱上皮（SCE）に覆われる．ここの表面の接触は磨耗が少ない．喉頭粘膜の固有層に小さな腺（Gl）がある．

声門下腔
喉頭，サル，H&E 染色，160 倍．

上図の四角2の強拡大像である．喉頭空洞と声門裂の下の喉頭領域は，声門下腔と呼ばれており，気管と連絡している．扁平な表層細胞を持つ重層扁平上皮（SSE）と表面に円柱細胞がある重層円柱上皮（SCE）の移行部を示す．粘膜固有層は疎性結合組織からなり，腺（Gl）がみられる．

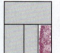

声門下腔
喉頭，サル，H&E 染色，160 倍．

上図の領域よりもすぐ下の声門下腔になると，喉頭の上皮は再び多列（偽重層）円柱線毛上皮（PSE）に変わる．円柱状の細胞質が円柱上皮の特徴を物語っている．図の上半分は重層円柱上皮で，下半は多列（偽重層）上皮である．この判別はここに示すような単独の標本だけでは難しく，別の情報が必要となる．それは多列（偽重層）上皮にある線毛の存在で，この上皮には確かに線毛が存在する．写真からはわかりにくいが，重層円柱上皮は限られた領域にのみ出現するもので，重層扁平上皮と他のタイプの上皮（例：多列（偽重層）上皮，または肛門直腸移行部の単層円柱上皮，PLATE 64）の間にみられる．粘膜固有層は疎性結合組織で，腺（Gl）もいくつかみられる．

Gl, 腺
PSE, 多列（偽重層）円柱上皮
SCE, 重層円柱上皮
SSE, 重層扁平上皮
V, 喉頭室
VF, 声帯ヒダ
VM, 声帯筋
VnF, 前庭ヒダ

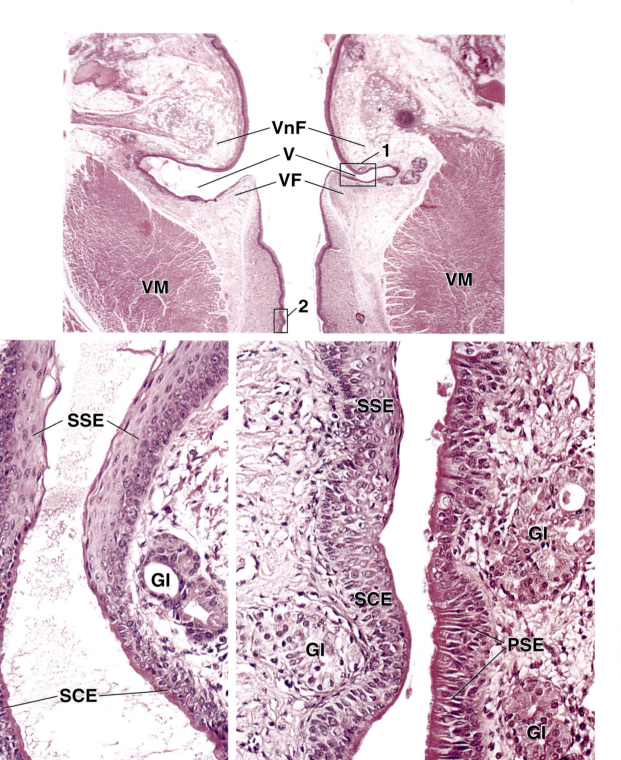

PLATE 71　気管

　気管は，直径約 2.5 cm，長さ約 10 cm の短い管である．喉頭から胸郭の中央部にまで達し，そこで 2 本の主気管支（一次気管支）に分岐する．主に空気を通す管として働く．気管の内腔は，C 字型の軟骨が上下に連なって支持構造をつくり，開いたままの状態になっている．食道に面した気管後面では気管軟骨が開いて，その遊離端の間を線維弾性組織と平滑筋（気管筋）が埋めている．典型的な気道上皮（偽重層円柱線毛上皮）が，気管や主気管支の内面を覆っている．

　肺に入ると，主気管支はただちに葉気管支（二次気管支）となり，左肺の 2 葉と右肺の 3 葉に入る．肺の中では，C 字軟骨は板状の軟骨に置き換わり，気管支の全周を取り囲む．

気管
ヒト，H&E 染色，90 倍．

　気管の後壁の低倍像．多列（偽重層）円柱線毛上皮（EP）の下によく発達した基底膜（Bm）がある．基底膜は，微細なコラーゲン線維が密に詰まった非常に厚く密な細網層で，粘膜固有層の一部となっている．ヒトの気管では特に顕著で，喫煙などの慢性的な刺激に伴い肥厚するのであろう．多数の杯細胞（GC）が気道上皮内で明瞭な卵形を呈している．薄い粘膜固有層（LP）と緻密で厚い粘膜下組織（SM）が，気道上皮の裏打ちをしている．気管筋（TM）は C 字型気管軟骨（この図ではみえない）の開いたところに張る平滑筋束で，気管を食道から隔て，この筋層の内外に漿粘液腺（Gl）が存在している．脂肪組織（Ad）も気管と食道の間の外膜にある．

気管
ヒト，H&E 染色，65 倍．

　この顕微鏡像は C 字型気管軟骨（TC）の端部での気管壁を示す．多列（偽重層）円柱線毛上皮（EP）には，上図にみるほどは杯細胞がみられない．一方，基底膜（Bm）は明瞭で，細胞の多い粘膜固有層（LP）と粘膜下組織（SM）も同様である．また，漿粘液腺（Gl）が粘膜下組織の下にみられる．気管筋（TM）の筋束の端が腺から後面正中へ向かって位置している．小さいリンパ小節（LN）が，筋束の 1 つの端にみられる．脂肪組織（Ad）が，気管筋と食道（この図ではみえない）の間の結合組織中にみられる．

気管
ヒト，H&E 染色，250 倍；挿入図 500 倍．

　この気管壁の強拡大像と挿入図において，偽重層（多列）円柱線毛上皮（EP）の線毛が特によく示され，上皮細胞の頂上領域にある線毛の基底小体からなる密な線（BB）も明瞭である．杯細胞（GC）は容易に確認され，扁平な核（N）が細胞の基底部に押しやられているのがよくわかる．基底膜（Bm）の厚さと密度は，他の低倍率の像よりもよくわかる．赤血球を含んだ細静脈（V）が粘膜下組織の中ほどにみられる．いくつかの炎症細胞（IC，おそらくリンパ球）が静脈の近傍にみられ，粘膜下組織では明るく，粘膜固有層では濃染してみえる．漿粘液腺（Gl）がこの図の下端にちょうどみえている．

Ad, 脂肪組織	**GC**, 杯細胞	**N**, 杯細胞の核
BB, 基底小体	**Gl**, 腺	**SM**, 粘膜下組織
Bm, 基底膜	**IC**, 炎症細胞	**TC**, 気管軟骨
C, 線毛	**LN**, リンパ小節	**TM**, 気管筋
EP, 上皮	**LP**, 粘膜固有層	**V**, 静脈

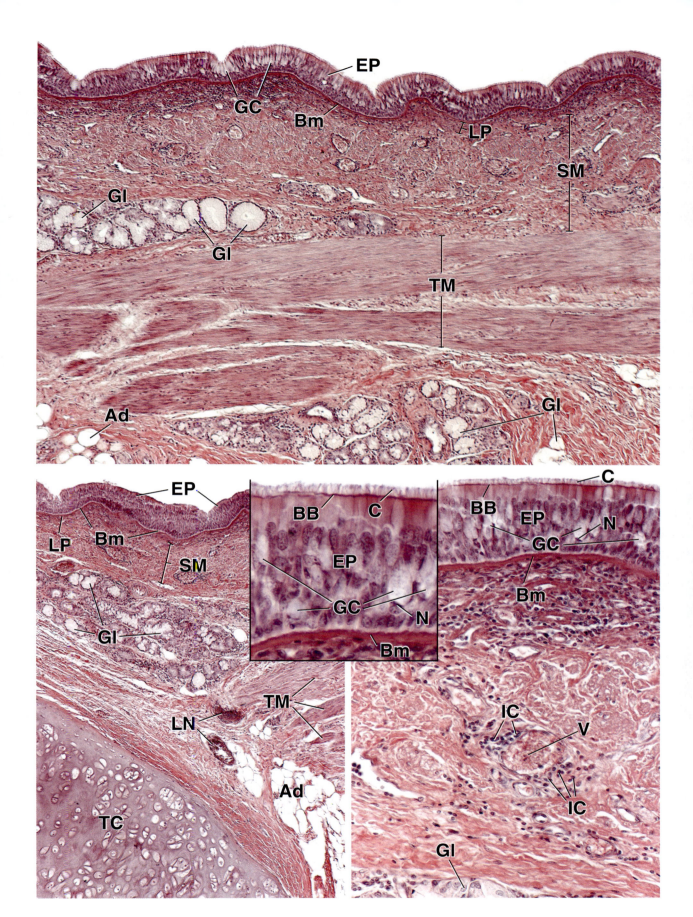

PLATE 72　細気管支と気道終末部

　主気管支（一次気管支）は，肺に入ると，より細い二次，三次気管支に分かれていく．気管支が細くなるにつれて，壁の構成要素のいくつかは消失したり減少したりする．分岐を繰り返した最後には，気道は気管支に比べ全く異なった様相となり，細気管支と呼ばれる．細気管支の特徴は，軟骨が欠如し，粘膜下腺がなくなり，杯細胞が次第に減少することである．上皮は多列円柱上皮から単層線毛円柱上皮に変わり，円柱上皮細胞の中には線毛を欠くものすら出てくる．平滑筋は，気管支壁よりも細気管支壁で比較的多い．
　気道のうち最も直径が細い細気管支である終末細気管支は，単層立方線毛上皮を持ち，線毛細胞の合間にクララ細胞がみられる．クララ細胞は，表面活性物質を分泌して呼息時に気管支壁の内面が癒着するのを防ぐ．呼吸細気管支は，気管支樹のうちガス交換が行われる最初の部分である．呼吸細気管支は，通気路とガス交換の両者の移行部である．呼吸細気管支には壁が薄くなって内腔から突出する部分，すなわち肺胞が散在する．この肺胞で通気部分と毛細血管との間でガス交換が行われる．

細気管支
肺，ヒト，H&E 染色，75 倍．

　典型的な細気管支がみえていて，隣に血管（BV）があるのも特徴的である．この図でみられる細気管支壁の主な所見は，平滑筋束（SM）と上皮（PLATE 73 に高倍像を示す）である．高倍率で観察すると，上皮の線毛がよくみえる．結合組織は乏しく，この低倍率像では不明瞭であるが，存在しており，筋を束に分けている（すなわち，筋層は単一の層ではない）．結合組織はコラーゲン線維と弾性線維を含んでいる．腺は細気管支壁には存在しない．細気管支を取り囲んでいるのは，肺実質の大部分である気腔，すなわち肺胞である．

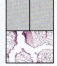

細気管支と呼吸細気管支
肺，ヒト，H&E 染色，75 倍．

　この図では，短い細気管支（B）が縦断されて，2本の呼吸細気管支（RB）に分かれている．細気管支の最終部分は呼吸細気管支に続く手前で，終末細気管支と呼ばれる．終末細気管支はガス交換には携わらないが，呼吸細気管支になるとガス交換を行う．➡は，終末細気管支が終わるところを示している．ここに示されているように，分岐部に軟骨（C）が出現することもまれではない．血管（BV）とリンパ小節（L）が細気管支の隣に位置している．

　呼吸細気管支の壁は2つの要素からなる．1つは肺胞と同様の構造で，陥凹をつくりガス交換を行う．もう1つは，小型の立方状の細胞がエオジン好性の小束の上に位置している．これは結合組織に包まれた平滑筋束である．2つの要素ともに，PLATE 73 に高倍像で示されている．

肺胞
肺，ヒト，H&E 染色，75 倍．

　気道の最遠位端に肺胞がある．肺胞の集団は房状となり，共通の開口部の肺胞嚢（AS）に開く．管状をしている場合，肺胞管（AD）という．肺組織の外表面は漿膜（S）である．これは，薄い結合組織の上に広がる中皮細胞に覆われている．肉眼解剖学的には，臓側胸膜といわれる．

AD, 肺胞管　　**C**, 軟骨　　**SM**, 平滑筋
AS, 肺胞嚢　　**L**, リンパ小節　　➡, 終末細気管支の末端
B, 細気管支　　**RB**, 呼吸細気管支
BV, 血管　　**S**, 漿膜

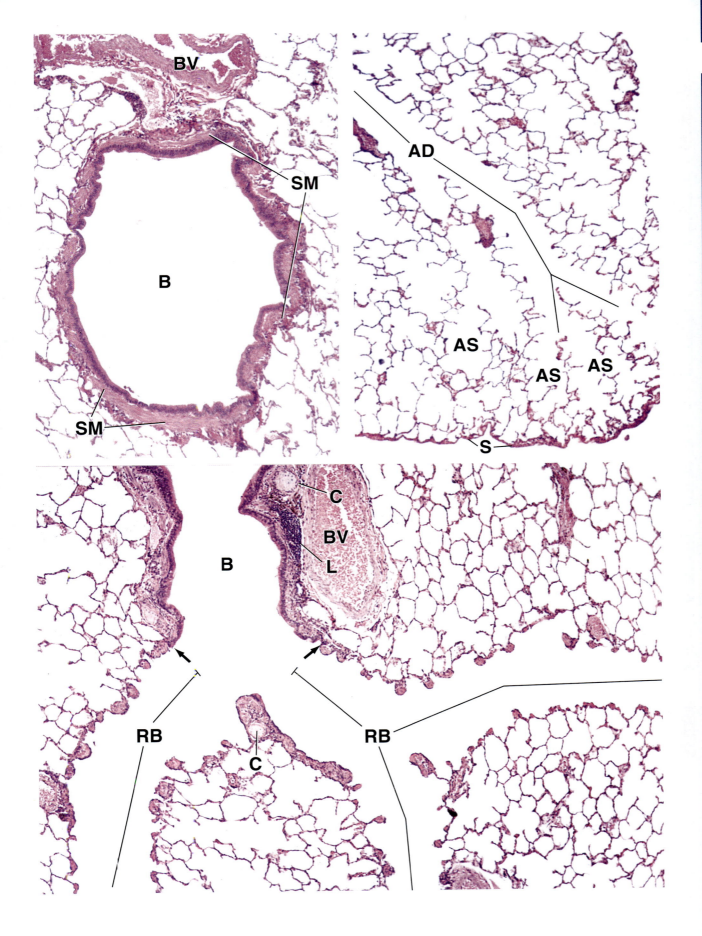

PLATE 73　終末細気管支と呼吸細気管支，肺胞の壁

呼吸細気管支は，分枝しながら肺胞管になる．肺胞管の周囲には肺胞が並んでいて，瘤状の肺胞中隔に平滑筋輪がみられる．肺胞管は肺胞嚢に終わる．肺胞の集団は大きな腔である肺胞嚢に開く．肺胞は，極めて薄い扁平上皮細胞で肺胞表面の 95% をなす I 型肺胞細胞と，空気-上皮表面の表面張力を下げる表面活性物質のサーファクタントを分泌する II 型肺胞細胞に覆われている．隣接する肺胞の間に肺胞中隔がある．肺胞中隔は，肺胞上皮細胞と上皮の基底板，および血管内皮基底板と毛細血管内皮細胞からなる．2 層の基底板の間に別の結合組織成分が存在することもある．肺胞中隔は空気-血液関門の場である．

終末細気管支
肺，ヒト，H&E 染色，550 倍．

終末細気管支壁の組織像を示す．線毛上皮が，図の上部から◇で示すところまで伸びている．これは多列（偽重層）円柱上皮（PsEp）である．基底上皮細胞もまだみられ，偽重層の様相を呈している．他の上皮は単層円柱線毛上皮で，呼吸細気管支の直前になると立方上皮または背の低い非線毛円柱上皮細胞になる．これらの非線毛細胞はクララ細胞（CC，◇から離れている）である．クララ細胞は，肺を膨らませるのに役立つ表面活性物質を産生する．細気管支壁の平滑筋（SM）は束をなし，上皮下および平滑筋の周囲の他の細胞は結合組織である．

呼吸細気管支
肺，ヒト，H&E 染色，550 倍．

下左図とともに，呼吸細気管支の壁を示す．肺胞（A）は，両図の左方にあり，気腔の終末部である．呼吸細気管支の内腔は右方である．呼吸細気管支の壁は，薄いところと厚いところからなっているのが特徴的である．厚い部分は細気管支の壁と同様であるが，円柱上皮細胞から変わって立方状のクララ細胞が表面を覆っている．したがって，クララ細胞（CC）は厚い部分の表面上皮細胞で，その下に少量の結合組織を挟んで平滑筋細胞束（SM）がある．薄い部分は肺胞壁に似ている．肺胞については下記参照．

呼吸細気管支
肺，ヒト，H&E 染色，550 倍．

この下左図に示すのは，上右図の領域よりやや末梢の呼吸細気管支である．構造的に，クララ細胞がさらに少ないことと平滑筋がやや細い点を除いて，上右図にみえるものと同様である．

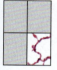

肺胞
肺，ヒト，H&E 染色，800 倍．

肺胞壁の中央部の構造物は毛細血管（C）または結合組織である．側面には肺胞（A）に面した平たい扁平上皮細胞が，毛細血管と気腔との間に介在する．これが I 型肺胞細胞である．ある部位では，I 型肺胞細胞と毛細血管内皮細胞との間に 2 細胞が共有する 1 層の基底板があるのみである．これは，肺胞・毛細血管複合体の薄い部分で，図の上部（→）に容易にみられる．ガス交換は，肺胞・毛細血管複合体の薄い部分で行われる．他の部位では，結合組織が I 型肺胞細胞と内皮細胞との間に介在する．両者はそれぞれ別の基底板を持つ．

第 2 の細胞は，II 型肺胞細胞または中隔細胞（SC）で，肺胞の内腔に面している．この細胞の典型的なものは（扁平ではなく）丸みがあり，核周囲の細胞質が豊富で透明にみえる場合がある．中隔細胞は，クララ細胞とは異なる種類の表面活性物質を分泌し，肺がよく広がるように働いている．

A, 肺胞　　　　**PsEp**, 多列（偽重層）円柱上皮　　　　→, 肺胞毛細血管の薄い部分
C, 毛細血管　　**SC**, 中隔細胞　　　　　　　　　　　　◇, 偽重層円柱上皮とクララ細胞の結合部
CC, クララ細胞　**SM**, 平滑筋

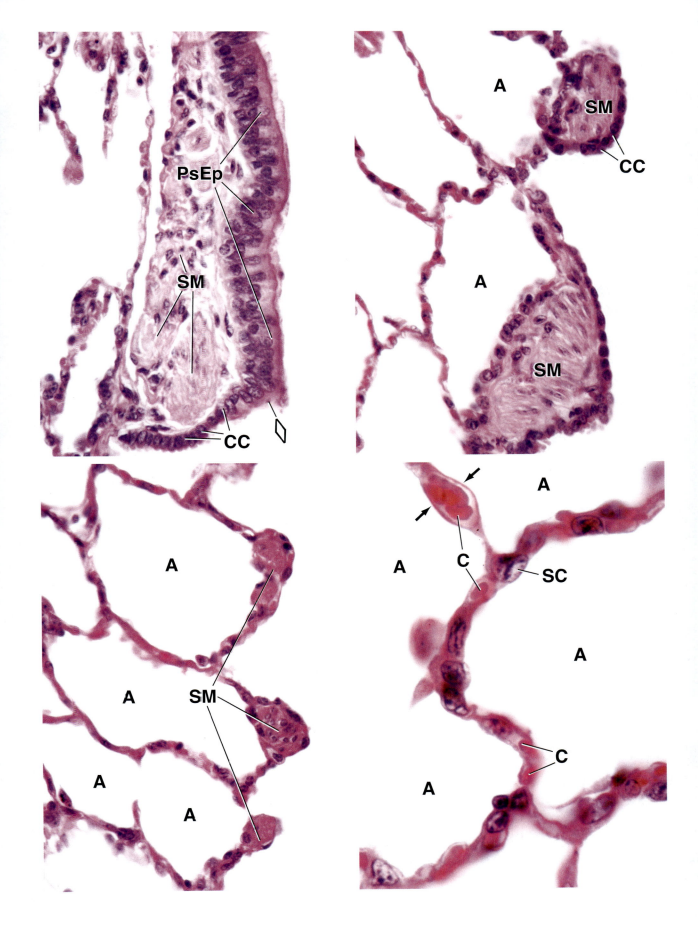

20
泌尿器系

1. 泌尿器系の概要 / 698
2. 腎臓の基本構造 / 699
   - A. 被膜 / 700
   - B. 皮質と髄質 / 700
   - C. 腎葉と腎小葉 / 701
   - D. ネフロン / 701
   - E. ネフロンの基本構築 / 701
   - F. ネフロンの尿細管 / 703
   - G. ネフロンの種類 / 704
   - H. 集合管 / 705
   - I. 腎臓の濾過装置 / 705
   - J. メサンギウム / 711
   - K. 傍糸球体装置 / 712
3. 腎尿細管の機能 / 714
   - A. 近位曲尿細管 / 715
   - B. 近位直尿細管 / 716
   - C. ヘンレループの細い分節 / 717
   - D. 遠位直尿細管 / 718
   - E. 遠位曲尿細管 / 718
   - F. 結合尿細管 / 719
   - G. 皮質ならびに髄質集合管 / 719
4. 間質細胞 / 720
5. 腎臓の組織生理学 / 721
6. 血液供給 / 723
7. リンパ管 / 724
8. 神経支配 / 724
9. 尿管，膀胱および尿道 / 724
   - A. 尿管 / 727
   - B. 膀胱 / 727
   - C. 尿道 / 727

FOLDER 20.1　機能的考察：腎臓とビタミンD / 699
FOLDER 20.2　臨床関連事項：抗糸球体基底膜抗体で誘発された糸球体腎炎；グッドパスチャー症候群 / 706
FOLDER 20.3　臨床関連事項：レニン–アンギオテンシン–アルドステロン系と高血圧 / 713
FOLDER 20.4　臨床関連事項：尿の検査――検尿 / 714
FOLDER 20.5　機能的考察：アクアポリン水チャネルの構造と機能 / 720
FOLDER 20.6　機能的考察：集合管における抗利尿ホルモン調節機能 / 721

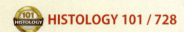 HISTOLOGY 101 / 728

 ## 1. 泌尿器系の概要

　泌尿器系は1対の**腎臓** kidney，1対の**尿管** ureter とそれがつながる**膀胱** bladder ならびに**尿道** urethra で構成され，尿道から体外へと続く．

　腎臓は体液と電解質を保持し，代謝老廃物を除去することにより身体の恒常性を維持するという重要な役割を果たしている．

　肺や肝臓のように，**腎臓** kidney は必須物質を回収し，老廃物を除去している．**恒常性** homeostasis を維持するために，腎臓は水分ならびに必須な電解質や代謝産物を保持し，身体から代謝老廃産物を除去している．腎臓は酸塩基平衡を調節することにより，血漿pHを一定に保つための必須の臓器である．すなわち，体液が酸性に傾きすぎるとH^+を排出し，逆にアルカリ性に傾きすぎるとHCO_3^-を排出することにより酸塩基平衡を維持している．腎臓は細胞外液の組成と容積を調節・維持するという重要な役割を果たしている．代謝老廃物は細胞から血中へ出され，やがて腎臓において，血液から濾過され，尿中へ**排出** excretion されて除去される．

　腎臓は極めて血管に富む臓器であり，心拍出量の約25％が腎臓に流れ込む．腎臓の排出機能と恒常性維持機能は血液が糸球体の**濾過装置** filtration apparatus へ到達して開始され

FOLDER 20.1　機能的考察：腎臓とビタミンD

ビタミンD vitamin D は，その名前にもかかわらず実際には不活性化された前駆体であり，一連の変換を経て完全な活性型ホルモンとなり，血漿カルシウム濃度を調節する．人体はビタミンDを2つの方法で得ることができる：

- 皮膚では**ビタミンD_3** vitamin D_3（**コレカルシフェロール** cholecalciferol）が，その前駆体である7-デヒドロコレステロールから紫外線の作用により速やかにつくられる．皮膚は，特に食事でビタミンDを補えない地方ではビタミンD_3の主要な供給源である．1日あたり30分～2時間日光にあたることによって，1日に身体が必要とする十分量のビタミンDが得られる．
- 食事からのビタミンD_3は，小腸においてカイロミクロンとともに吸収される．

血中では，ビタミンD_3はビタミンD結合タンパク質 vitamin D-binding protein と結合して，肝臓へ運ばれる．最初の変換が肝臓で起こり，ビタミンD_3の水酸化により**25-OH ビタミン D_3** 25-OH vitamin D_3 が形成される．この化合物は血流に放出され，腎臓の近位尿細管において2回目の水酸化を受け，高活性型の**1,25-$(OH)_2$ ビタミンD_3** 1,25-$(OH)_2$ vitamin D_3（**カルシトリオール** calcitriol）となる．この過程は，PTH分泌を引き起こす血漿 Ca^{2+} 濃度の低下〔訳注：原書では増加とあるが誤り〕によって間接的に，あるいは 25-OH ビタミンD_3 を活性型 1,25-$(OH)_2$ ビタミンD_3 に変換する 1α 水酸化酵素活性を刺激する血中リン酸塩の減少により直接的に調節される．活性型 1,25-$(OH)_2$ ビタミンD_3 は，Ca^{2+} とリン酸塩の小腸での吸収と，Ca^{2+} の骨からの移動を促進する．したがって，ビタミンDは正常な発達と骨や歯の成長に必須である．関連化合物である**ビタミンD_2** vitamin D_2（**エルゴカルシフェロール** ergocalciferol）はビタミンD_3と同じ変換過程を経て，同じ生理作用を有する．

慢性腎臓病 chronic kidney disease の末期患者ではビタミンDの活性型代謝変換が適切に行われず，その結果，ビタミンD_3欠損症となる．成人のビタミンD_3欠損症では，骨の石灰化が障害され，骨密度が低下する．したがって，慢性腎臓病の患者，特に長期の腎透析患者では，これらの患者にしばしばみられる二次的副甲状腺機能亢進症により生じるカルシウムホメオスタシスの重篤な障害を防ぐために，ビタミンD_3とカルシウムを頻回に補給する必要がある．小児におけるビタミンD_3欠損症は異常な骨の骨化を生じる**くる病** rickets となる．

る．まず始めに，血漿が細胞や高分子タンパク質から分離されて血液の**限外濾過液** glomerular ultrafiltrate あるいは原尿となる．その後，原尿は腎臓の細胞によって選択的吸収や特異的分泌を受けて調整される．**最終尿** urine は尿管を介して膀胱へと運ばれ，尿道から排出されるまでためられる．

最終尿は水，電解質の他，尿素，尿酸，クレアチニン，さまざまな物質の分解産物などの老廃産物を含んでいる．

腎臓は内分泌臓器としても機能している．

腎臓の**内分泌活性** endocrine activity としては以下の事項があげられる：

- 糖タンパク質ホルモンである**エリスロポエチン** erythropoietin（**EPO**）の生成と分泌．エリスロポエチンは骨髄に作用して，低下した血中酸素濃度に反応して赤血球形成を調節する．EPOは腎皮質の尿細管周囲毛細血管の内皮細胞で生成され，骨髄の赤血球前駆細胞の細胞表面に発現している特異的受容体に作用する．EPOの遺伝子組み換え体（RhEPO）が**末期腎疾患** end-stage renal disease の患者の貧血 anemia 治療に使われている．また，RhEPOは**アジドチミジン** azidothymidine（**AZT**）などの抗レトロウイルス薬で治療中の**後天性免疫不全症候群** acquired immunodeficiency syndrome（**AIDS**）患者に生じる**骨髄抑制** bone marrow suppression に基づく貧血の治療にも用いられる．
- 血圧と血液量の調節に働く酵素である酸性タンパク質分解酵素**レニン** renin の生成と分泌．レニンは傍糸球体細胞で産生され，血中の**アンギオテンシノーゲン** angiotensinogen を分解し，**アンギオテンシン** angiotensin Iを放出する（p.713～714参照）．
- 肝臓で産生されたステロイド前駆体である**25-OH ビタミンD_3** 25-OH vitamin D_3 のヒドロキシ化により，活性型 1,25-$(OH)_2$ ビタミンD_3 ができる．この過程はまず副甲状腺ホルモン（PTH）により調節され，PTHが 1α-水酸化酵素の活性を刺激して，活性型ホルモンの産生を増加させる（FOLDER 20.1 参照）．

2. 腎臓の基本構造

腎臓は赤みを帯びたソラマメ状の大きな臓器で，腹膜腔後方の後腹膜腔で脊柱の両側に位置している．腎臓は第十二胸椎から第三腰椎の範囲にあり，右腎がやや低い位置にある．腎臓の大きさは長さ約10 cm，幅6.5 cm（凹面から凸面縁まで），厚さ3 cmである．腎臓の**上極** upper pole には，腎筋膜と厚い腎周囲脂肪体に埋め込まれて**副腎** adrenal gland が存在する．腎臓の**内側縁** medial border は凹面となっており，そこには深い垂直方向に走る裂隙があり**腎門** hilum と呼ばれる．ここを腎臓の脈管や神経が通り，尿管の起始部が漏斗状に拡張した**腎盂** renal pelvis が存在する．腎臓の割断面で，**腎洞** renal sinus と呼ばれる空隙の中で腎門に存在するこれらの構造物の相互関係がよくわかる（図20.1）．略図には示していないが，これらの構造物の間や周囲はおおむね疎性結合組織や脂肪組織で埋められている．

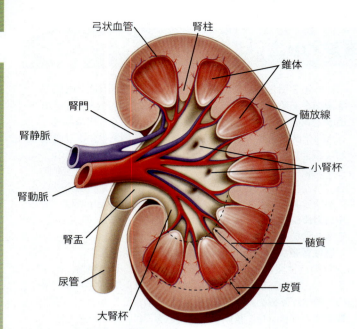

図 20.1 ▲ 腎臓の構造の模式図
この模式図は腎臓の割断面で，腎臓の組織構築を示す．

A. 被膜

腎臓の表面は線維性**被膜** capsule で覆われている．腎被膜は 2 層からなっており，外側に線維芽細胞とコラーゲン線維

の層が，内側に筋線維芽細胞の細胞成分からなる層が認められる（図20.2）．筋線維芽細胞の収縮能は腎機能の変化をもたらすような容量や圧の変化に対応できるようになっていると思われるが，その特異的な役割は不明である．被膜は腎門で内方に入り込み，結合組織となって腎洞を覆い，腎杯や腎盂の壁を形成する結合組織へと続いている（図20.1 参照）．

B. 皮質と髄質

2 等分された新鮮な腎臓の割断面を肉眼で観察すると，実質は明瞭に区分された 2 つの領域に分けられる：

- **皮質** cortex は外側の赤褐色の部分．
- **髄質** medulla は内側のずっと淡い色の部分．

未固定の腎臓の割断面の色は臓器での血液の分布を反映している．腎臓を灌流する血液の約 90 ～ 95% が皮質にあり，5 ～ 10% が髄質にある．

皮質は腎小体とそれに付随した尿細管で特徴づけられる．

皮質は**腎小体** renal corpuscle ならびに**ネフロン** nephron の**曲尿細管** convoluted tubule と**直尿細管** straight tubule，および**結合尿細管** connecting tubule，**集合管** collecting duct と豊富な血管網からなる．ネフロンは腎臓の基本機能単位であり，後述する．腎小体は球状の構造体で，肉眼でやっとみえる程度である．腎小体はネフロンの起始部で，**糸球体** glomerulus と呼ばれる特徴的な毛細血管網を有している．

腎臓表面に直角方向の割断面を観察すると，髄質から放散するように垂直方向に走る線条の列がみえる（図20.1 参照）．これらの線条が**髄放線** medullary ray（of Ferrein）である．この名前は線条が髄質から放散するようにみえることに由来する．約 400 ～ 500 の髄放線が髄質から皮質へ向かっている．

個々の髄放線は直尿細管と集合管の集合体である．

髄放線はネフロンの直尿細管と集合管を含んでいる．髄放線の間の領域に，腎小体，ネフロンの曲尿細管，および結合尿細管がある．この領域を**皮質迷路** cortical labyrinth と呼んでいる．個々のネフロンと結合尿細管（髄放線内で集合管につながる）は**尿輸送細管** uriniferous tubule を形成する．

髄質は，直尿細管，集合管，および特殊な毛細血管網である直細血管で特徴づけられる．

ネフロンの直尿細管と集合管が，皮質から髄質へ続いている．これらはさまざまな尿細管と平行に走る毛細血管網，**直細血管** vasa recta を伴っている．これらの血管は，尿の濃縮を調節する**対向流交換系** countercurrent exchange system の血管部分を担っている．

髄質の尿細管はその配列と長さが異なるために，集まることにより**錐体** pyramid と呼ばれるいくつかの円錐状構造物を形成している（図20.3）．通常は 8 ～ 12 個の，ときには 18 個もの錐体がヒト腎臓には認められる．錐体の基部は皮質に面しており，頂上領域は腎洞に面している．錐体の頂点は**乳頭** papilla といわれ，カップ状の構造を呈する**小腎杯** minor calyx へ突出している．小腎杯は腎盂へつながっている．乳頭の先端は**篩状野** area cribrosa ともいわれ，集合管が開口し

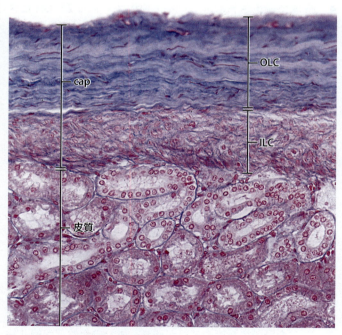

図 20.2 ▲ ヒト腎被膜の顕微鏡像
このマロリー・アザン染色切片の顕微鏡写真は被膜（cap）と被膜下の皮質の一部を示している．被膜の外層（OLC）は緻密結合組織からなり，この部分の線維芽細胞の数は比較的少ない．線維芽細胞の核は細長く，赤く染色され，青く染色されたコラーゲン線維と対照的である．被膜の内層（ILC）は豊富な筋線維芽細胞で構成され，その核は赤く染まり，切片内での方向によって円形あるいは細長くみえる．内層のコラーゲン線維は比較的まばらであり，筋線維芽細胞の核の方が外層の線維芽細胞の核よりもずっと多いことに注意せよ．180 倍．

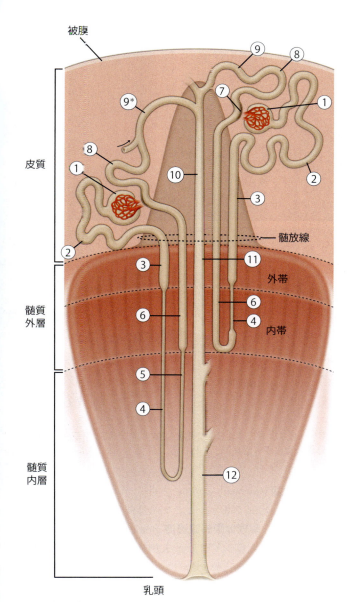

図20.3 ▲ 腎臓の構造に関する標準的名称を示す模式図
腎臓には2種類のタイプのネフロンが集合管系とともにみられる．長いループのネフロンが左側に，短いループのネフロンが右側に示されている．皮質，髄質，乳頭，被膜の相対的位置を示してある（スケールどおりではない）．皮質にある逆円錐状の領域が髄放線である．ネフロンの分節を以下の番号で示している：①糸球体とボーマン嚢からなる腎小体，②近位曲尿細管，③近位直尿細管，④細い下行脚，⑤細い上行脚，⑥太い上行脚（遠位直尿細管），⑦太い上行脚の最終部分に位置する緻密斑，⑧遠位曲尿細管，⑨結合尿細管，⑨*アーチを形成する傍髄質ネフロンの結合尿細管（アーチ形結合尿細管），⑩皮質集合管，⑪髄質外層の集合管，⑫髄質内層の集合管．（Kriz W, Bankir L. A standard nomenclature for structures of the kidney. The Renal Commission of the International Union of Physiological Sciences (IUPS). Kidney Int 1988; 33: 1–7 より改変．）

ている（図20.4）．小腎杯は2ないし3個の**大腎杯** major calyx が分かれたものであり，同様に大腎杯は腎盂が区分けされたものである（図20.1 参照）．

個々の錐体は（皮質に隣接した）**髄質外層** outer medulla と**髄質内層** inner medulla に分けられる．髄質外層はさらに**内帯** inner stripe と**外帯** outer stripe に区別される．層状構造と放線構造は新鮮標本の錐体を通る矢状断面でよくみえる．これらの構造は錐体内の特定の高さでのネフロンの分節構造を反映しているものである（図20.3 参照）．

腎柱は髄質内に含まれる皮質組織である．

錐体に覆いかぶさるように存在する皮質組織は，錐体の側面を囲むように広がって**腎柱** renal column (of Bertin) を形成する．腎柱は皮質と同じ構成成分からなるが，髄質の一部とみなされている．要するに，アイスクリームをたくさんすくうとコーンからあふれてそのまわりにアイスクリームが垂れ下がるように，皮質組織が大量のため，錐体の側面に広がったものとみなせる．

C. 腎葉と腎小葉

腎葉の数は髄質の錐体の数と同じである．

個々の髄質の**錐体** medullary pyramid とその底部と側面に付随した皮質組織（隣接する腎柱の1/2）が，1つの**腎葉** lobe を形成する．腎臓の分葉構築は胎生期の腎臓で顕著である（図20.5）．腎葉は臓器外表面の凸面を反映したものであるが，出生後はたいてい消失する．しかしながら，胎生期腎臓に典型的な表面の凸面構造は10歳代頃までは存続し，ときには成人でも残存していることがある．1個のヒト腎臓には8～18の腎葉がある．ある種の動物の腎臓はただ1個の錐体を有しており，これらの腎臓はヒトの多分葉腎に対して単分葉腎に分類される．

腎小葉は集合管とそれに注ぐすべてのネフロンで構成される．

腎葉 lobe of the kidney は，中央部の髄放線と，それを取り巻く皮質組織からなる腎小葉にさらに区分される（図20.6 および PLATE 75, p.732）．腎小葉の中心部は容易に識別できるが，隣り合う小葉の境界部は結合組織中隔で明瞭に区分けされているわけではない．小葉の概念には重要な生理学的根拠がある．すなわち，集合管とそこに注ぎ込むネフロンを入れた髄放線は，腎分泌単位を構成している．これは腺分泌単位あるいは腺分泌小葉と同等であるといえる．

D. ネフロン

ネフロンは腎臓の構造的・機能的単位である．

ネフロン nephron は腎臓の基本的な構造的・機能的単位である（図20.3 参照）．ヒト腎臓は，両方で約200万個のネフロンを有している．ネフロンは尿の産生に重要であり，他の腺の分泌部に相当する．集合管では最終的な尿の濃縮が行われ，いわば分泌産物の濃度を調整する外分泌腺の導管に類似しているともいえる．しかし，分泌部と導管部が単一の上皮から発生する外分泌腺とは異なって，ネフロンと集合管は別々の原基から発生し，後になって結合する．

E. ネフロンの基本構築

ネフロンは腎小体と尿細管系からなる．

前述したように，**腎小体** renal corpuscle はネフロンの始まりで，10～20本の毛細血管ループの係蹄からなる**糸球体** glomerulus のまわりを，二重の上皮性の帽子，すなわち腎包ある

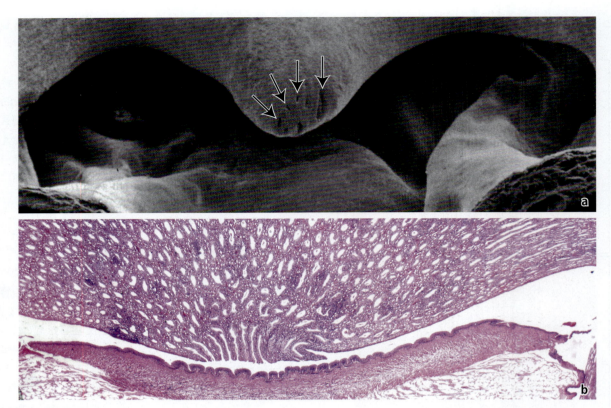

図20.4 ▲ 腎乳頭と腎杯
a. この走査型電子顕微鏡像は，腎杯に突出している円錐形の構造物である腎乳頭を示している．腎乳頭の先端には集合管の開口（乳頭孔，→）がみられる．これらの導管は錐体から腎杯へ尿を運んでいる．この開口がみられる腎乳頭の表面は篩状野といわれる．24倍．(Dr. C. Craig Tisherの厚意による.) **b.** 腎乳頭のH&E染色標本の顕微鏡像．小腎杯に開口する集合管の遠位端を示している．120倍．

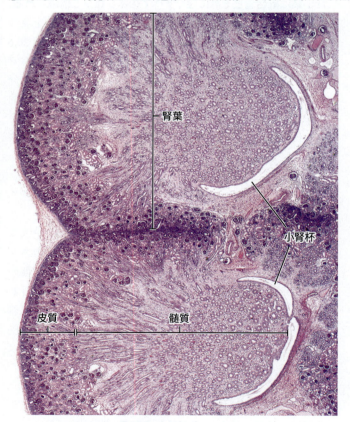

図20.5 ▲ 胎生期腎臓の顕微鏡像
このヒト胎生期腎臓のH&E染色標本の顕微鏡像は，皮質，髄質，ならびに付随する2つの錐体を示している．個々の表面の凸面は腎葉に対応していることに注意せよ．出生後の成長過程で腎葉の凸面は消失し，腎臓は平滑な表面となる．30倍．

はボーマン嚢 Bowman's capsule が囲んでいる．ボーマン嚢はネフロンの起始部であり，ここで糸球体毛細血管を流れる血流が濾過され，**糸球体限外濾過液** glomerular ultrafiltrate がつくられる．糸球体毛細血管には輸入細動脈が入り，輸出細動脈が出ていき，その後枝分かれして，腎尿細管を還流する新たな毛細血管網を構築している．ボーマン嚢の壁側葉で，輸入細動脈が入り，かつ輸出細動脈が出ていく部位は**血管極** vascular pole と呼ばれる．この反対側は腎小体の**尿細管極** urinary pole であり，ここが近位曲尿細管の始まりである（図20.7）．

ボーマン嚢から連続するネフロンの残りの部分（尿細管部分）は以下のとおりである：

- **近位の太い分節** proximal thick segment は**近位曲尿細管** proximal convoluted tubule（**曲部** pars convoluta）と**近位直尿細管** proximal straight tubule（**直部** pars recta）からなる．
- **細い分節** thin segment はヘンレループの細い部分からなる．
- **遠位の太い分節** distal thick segment は**遠位直尿細管** distal straight tubule（**直部** pars recta）と**遠位曲尿細管** distal convoluted tubule（**曲部** pars convoluta）からなる．

遠位曲尿細管は，通常，結合尿細管を経て皮質集合管とつながっており，こうして**尿輸送細管** uriniferous tubule を構成している（すなわちネフロン＋集合管，図20.3参照）．皮質集合管は髄質へと続き，髄質集合管となり，腎錐体の乳頭に注いでいる．臨床用語では，皮質集合管，髄質集合管，およびときには結合尿細管は，ひとまとめに**集合尿細管** collecting tubule と呼ばれる．これは，この分節が多数のネフロン

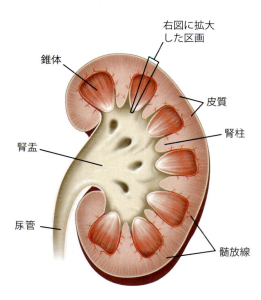
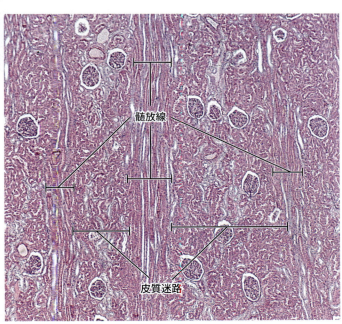
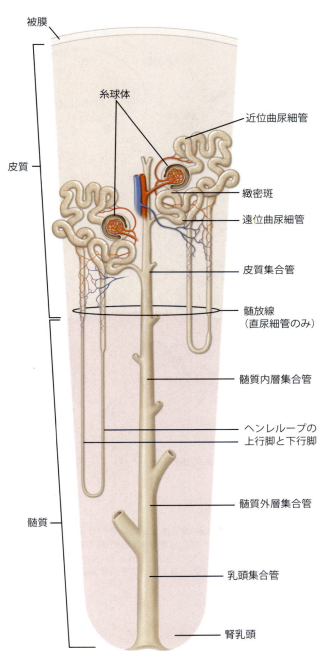

図 20.6 ▲ ヒト成人腎臓の模式図と顕微鏡像
位置関係がわかるようにヒト成人腎臓の割断面の模式図を左上方に示した．右側の模式図は 2 つのネフロン，それに続く尿細管および集合管と，皮質・髄質との関係を一部拡大して強調してある．上方のネフロン，すなわち中皮質ネフロンは髄質内にわずかに入り，ヘンレループの細い分節は短くなっている．下方のネフロン，すなわち傍髄質ネフロンは長いヘンレループを持ち，髄質深くまで伸びている．両者のネフロンはともに，髄放線内にある皮質集合管に注いでいる．顕微鏡写真は皮質切片を示す．皮質は，直尿細管と皮質集合管からなる髄放線，それらの間にある腎小体，それに付随する近位ならびに遠位曲尿細管からなる皮質迷路で構築されている．腎小葉は中央部の髄放線とその両側に隣接する皮質迷路の半分で構成される．60 倍．

の合流によって始まっている事実を強調するためのものである．明確にするため，集合尿細管という語は本 CHAPTER では使わないようにする．なぜなら，それは結合尿細管と容易に混同しがちであり，当該部分の皮質と髄質での局在を正確に定義するものではないからである．

F. ネフロンの尿細管

ネフロンの尿細管分節は，走行（曲部あるいは直部），位置（近位あるいは遠位），および管の太さ（太いあるいは細い）

によって名称がつけられている．

ボーマン囊から始まった**ネフロン** nephron は，以下に述べるような尿細管で連続的に構成されている：

- **近位曲尿細管** proximal convoluted tubule はボーマン囊の尿細管極から始まり，著しく曲がりくねった走行を経て髄放線へ入り，近位直尿細管へつながる．
- **近位直尿細管** proximal straight tubule は通常，ヘンレループの太い下行脚と呼ばれ，髄質を下降する．
- **細い下行脚** thin descending limb は髄質の中の近位直尿細

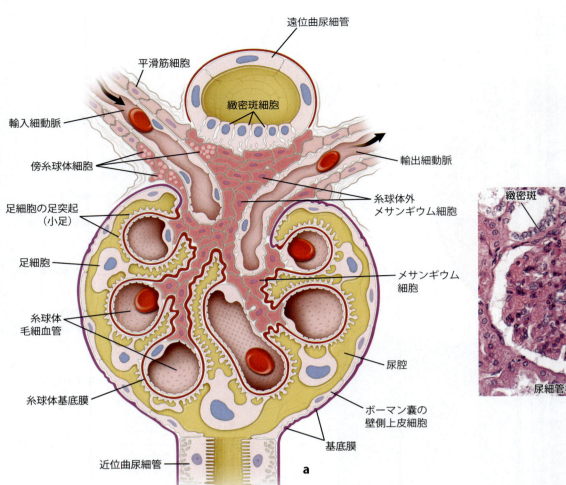
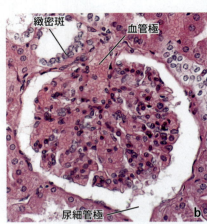

図20.7 ▲ 腎小体の構造
a. この模式図は，血管極と尿細管極を通る断面の腎小体と，それに付随する構造を示している．メサンギウム細胞は糸球体毛細血管内皮細胞と糸球体基底膜に密接している．遠位尿細管の緻密斑細胞は，輸入細動脈の傍糸球体細胞ならびに糸球体外メサンギウム細胞と密接に接している（Kriz W, Sakai T. Morphological aspects of glomerular function. In: Nephrology: Proceedings of the Tenth International Congress of Nephrology. London: Bailliere-Tindall, 1987 より改変．）**b.** 腎小体を示す H&E 染色標本の顕微鏡像．緻密斑が血管極のすぐ近くに認められる．160 倍．

管から連続する部分であり，ヘアピンターンを行って皮質方向へ向かう．

- **細い上行脚** thin ascending limb は細い下行脚がヘアピンターンをした後に続くところである．
- **遠位直尿細管** distal straight tubule はヘンレループの**太い上行脚** thick ascending limb とも呼ばれ，細い上行脚の続きである．遠位直尿細管は髄質を上行して髄放線内の皮質へ入り，もとの腎小体の近傍へ達する．その後，遠位直尿細管は髄放線を離れ，自らが発した腎小体の血管極と接触する．この部位において，糸球体の輸入動脈に接する尿細管上皮細胞は変化して**緻密斑** macula densa を形成している．その後，遠位尿細管は腎小体領域を抜けると遠位曲尿細管となる．
- **遠位曲尿細管** distal convoluted tubule は近位曲尿細管に比べ迂曲が乏しい．このように皮質迷路を示す切片では，近位尿細管よりも遠位尿細管が乏しいことがわかる．最終的には，遠位曲尿細管は**アーチ形結合尿細管** arched connecting tubule あるいは単に**結合尿細管** connecting tubule と呼ばれる比較的短い尿細管を介して皮質集合管へと注ぎ込む．

ヘンレループはネフロンのU字型の部分全体を構築する．

近位直尿細管，ヘアピンターンを含む細い下行脚，細い上行脚および遠位直尿細管をあわせて**ヘンレループ** loop of Henle という．いくつかのネフロンでは，細い下行脚と細い上行脚が著しく短いものがある．そのためヘアピンターンが遠位直尿細管で起こっていることがある．

G. ネフロンの種類

いくつかのネフロンの種類が，皮質での腎小体の所在によって確認されている（図20.3 参照）：

- **被膜下ネフロン** subcapsular nephron あるいは**皮質ネフロン** cortical nephron では，腎小体が皮質外側部に存在する．短いヘンレループを持ち，髄質外層まで伸びているにすぎない．これは前述した特徴的なネフロンで，ヘアピン

ターンが遠位直尿細管の部位で生じている.
- **傍髄質ネフロン** juxtamedullary nephron は総ネフロン数の1/8を占め，その腎小体は腎錐体基部の近傍に存在する．長いヘンレループと長く細い上行脚を持っており，錐体の内層領域まで伸びている．このような特徴的構造は，後に述べる尿濃縮機構に欠くことができない．
- **中間ネフロン** intermediate nephron あるいは**中皮質ネフロン** midcortical nephron はその腎小体が皮質の中間領域にあるもので，ヘンレループの長さが中間程度である．

H. 集合管

皮質集合管は，皮質において多数のネフロンの結合尿細管あるいはアーチ形結合尿細管と融合するところから始まり，髄放線内を髄質へ向かって進む．皮質集合管が髄質へ達すると，外層あるいは内層の**髄質集合管** medullary collecting duct といわれる．これらの集合管は，錐体の頂部へ達すると，より大きな集合管（200μm くらいになる），すなわち**乳頭集合管** papillary duct（duct of Bellini）と呼ばれ，小腎杯へと開口している（図 20.4 参照）．これらの集合管が開口している乳頭の領域は**篩状野** area cribrosa と呼ばれる．

要約すると，腎実質の肉眼的外観はネフロンの構造を反映したものである．腎小体と近位および遠位曲尿細管は，ともに皮質迷路の実体をなしている．皮質にある近位直尿細管，遠位直尿細管，ヘンレループの太い下行脚，太い上行脚の部分は，ともに髄放線の主要な構成要素となっている．ヘンレループの細い下行脚および細い上行脚は常に髄質に位置する．このように，ネフロンの（および皮質集合管も含めて）配列が図 20.6 でみられるように腎臓割断面の特徴的な外観を示している．

I. 腎臓の濾過装置

腎小体は腎臓の濾過装置を入れている．この濾過装置は，糸球体内皮細胞，その下にある糸球体基底膜，ボーマン嚢の臓側葉で構成されている．

腎小体は球状で，その直径は平均して約 200μm である．腎小体は糸球体毛細血管係蹄とそれを取り囲むボーマン嚢の臓側葉，ならびに壁側葉で構成される（図 20.8）．濾過装置は**糸球体濾過関門** glomerular filtration barrier とも呼ばれ，ボーマン嚢の壁側葉で囲い込まれ，3つの異なる構成要素からなる：

- **糸球体毛細血管の内皮** endothelium of glomerular capillary には無数の孔，窓があいている（図 20.9）．この窓は他の毛細血管内皮と比べてもより大きく（直径 70～90 nm），より多く，また，その輪郭はより不規則となっている．さらに，他の毛細血管の窓に張った隔膜は糸球体毛細血管では存在しない．糸球体毛細血管内皮細胞にはたくさんのアクアポリンⅠ（AQP-1）水チャネルがあり，上皮を介した迅速な水の移動を可能としている．内皮細胞からの分泌物である**一酸化窒素** nitric oxide（**NO**）や**プロスタグランジン** prostaglandin（**PGE$_2$**）は，いくつかの**血栓性糸球体疾患** thrombotic glomerular disease

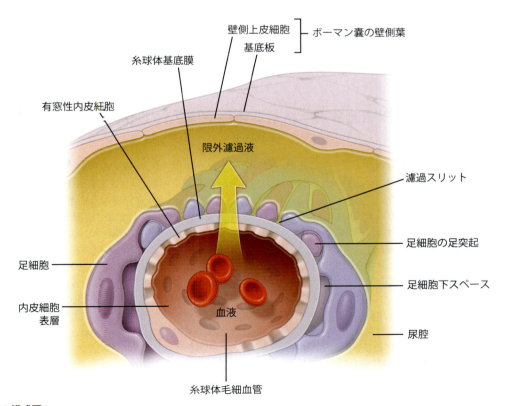

図 20.8 ▲ 濾過関門の模式図
➡は糸球体濾過関門を通過する血漿の流れを示している．これによって，ボーマン嚢尿腔に集まる糸球体限外濾過液（原尿）がつくられる．濾過関門の層状構造は有窓性糸球体内皮細胞，糸球体基底膜，ならびに足突起の間に張られた濾過スリット隔膜を有する足細胞で構成されていることに注意せよ．加えて，糖タンパク質からなる内皮細胞表層と足細胞下スペースも示されている．

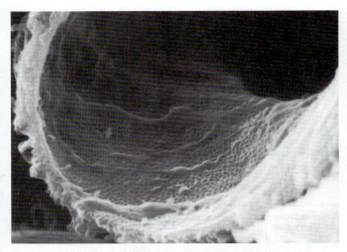

図20.9 ▲ 糸球体毛細血管内腔表面の走査型電子顕微鏡像
毛細血管壁には内皮細胞の細胞質で形成された水平方向に走るヒダが認められ，いたるところに暗調で楕円形や環状の形の窓が無数にみられる．5,600倍．（Dr. C. Craig Tisherの厚意による．）

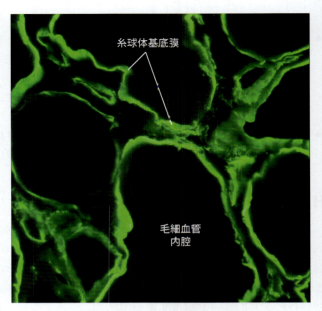

図20.10 ▲ ヒト腎臓の糸球体基底膜の免疫蛍光染色写真
糸球体基底膜（GBM）は，Ⅳ型コラーゲンの6本のα鎖の中の5本のα鎖（α1～α5）で構成されている．この腎糸球体基底膜の強拡大顕微鏡像は，一次抗体として抗Ⅳ型コラーゲン分子のα1鎖モノクローナル抗体，および蛍光色素標識二次抗体を用いて可視化したものである．1,200倍．（Dr. L. Barisoniの厚意による．）

の発生機序に重要な役割を果たしている．

- **糸球体基底膜** glomerular basement membrane（**GBM**）は厚い（300～370 nm）基底板を有し，内皮とボーマン嚢の臓側葉の細胞，すなわち**足細胞** podocyte の両者からつくられる．基底膜が厚いため，過ヨウ素酸シッフ（PAS）染色を施した組織切片で明瞭に観察される（図1.2，p.6参照）．基底膜は，**アグリン** agrin，**パーレカン** perlecan などの**ヘパラン硫酸プロテオグリカン** heparan sulfate proteoglycan や多様な**多接着性糖タンパク質** multiadhesive glycoprotein などとともに，**Ⅳ型コラーゲン** type Ⅳ collagen（主にα3，α4，α5鎖），**ラミニン** laminin，**ナイドジェン** nidogen，**エンタクチン** entactin からなる網目状構造物である（p.174参照）．基底膜はⅣ型コラーゲンのα鎖に特異的な抗体を用いた免疫蛍光染色法によっても観察することができる（図20.10）．Ⅳ型コラーゲンのα5鎖をコードする遺伝子の突然変異が**アルポート症候群** Alport's syndrome（**遺伝性糸球体腎炎** hereditary glomerulonephritis）を引き起こす．その症状は血尿（尿中に赤血球の存在），タンパク尿（尿中に大量のタンパク質の存在），および進行性の腎不全である．アルポー

FOLDER 20.2　臨床関連事項：抗糸球体基底膜抗体で誘発された糸球体腎炎；グッドパスチャー症候群

　基底板の構築（CHAPTER 5参照）についての項で前に議論したように，**糸球体基底膜** glomerular basement membrane（**GBM**）を含むどのような基底膜でも，その主要な構成要素はⅣ型コラーゲン分子である．その中核的構造は3つのα鎖単量体で構成され，それぞれが**Ⅳ型コラーゲン** type Ⅳ collagen で認められる6種類のα鎖のいずれかの組み合わせである（表6.2，p.162参照）．個々の分子は3つの領域からなる：アミノ末端の7S領域，中間のコラーゲンらせん領域，カルボキシ末端の非コラーゲン性NC1領域である．Ⅳ型コラーゲンの分子構築は，糸球体腎疾患の病態生理学を理解する上で重要となっている．たとえば，糸球体基底膜におけるⅣ型コラーゲンのα3鎖の非コラーゲン性NC1領域に対する自己免疫応答が，**抗糸球体基底膜抗体で誘発される糸球体腎炎** anti-GBM antibody-induced glomerulonephritis の発症をもたらすことになる．この状態では糸球体基底膜に免疫グロブリンG（IgG）が線状に沈着することが特徴である．

ある症例では，抗糸球体基底膜抗体が肺の肺胞基底膜とも交差反応することによって，**グッドパスチャー症候群** Goodpasture syndrome を発症することもある．

　グッドパスチャー症候群の臨床的特徴は，急速に進行する糸球体腎炎と空気-血液関門の破壊による肺出血である．糸球体にIgGが沈着すると，補体系が活性化され，かつ循環中の白血球がさまざまなタンパク質分解酵素を産生し，糸球体基底膜の破壊やフィブリンの沈着を引き起こす．次に，フィブリンはボーマン嚢の壁側葉の細胞増殖を促し，血流からの単球の浸潤をもたらす．これらの反応産物は糸球体腎炎の特徴的な顕微鏡所見である**半月体** crescent として糸球体にしばしば認められる（図F20.2.1）．グッドパスチャー症候群の患者の多くは重篤な半月体形成性糸球体腎炎（急速進行性糸球体腎炎）を患っており，血中抗糸球体基底膜抗体の一過性の上昇を伴っている．抗糸球体基底膜抗体形成ではおそらく，ウイルス，がん，薬物，およびさまざまな塗料，溶媒，色素に

（次ページに続く）

FOLDER 20.2　臨床関連事項：抗糸球体基底膜抗体で誘発された糸球体腎炎；グッドパスチャー症候群（続き）

含まれる化学化合物などが誘因となっていると思われる．

グッドパスチャー症候群の患者は呼吸器系と泌尿器系の症状を示す．これらの症状としては，呼吸困難，咳，血痰とともに，血尿（尿中に血液が混じる），タンパク尿（尿中にタンパク質を検出），および他の進行性腎不全に伴う症状があげられる．

グッドパスチャー症候群の主要な治療目標は，循環している病原性抗体を血中から取り除くことである．このために血漿交換療法が行われる．すなわち，患者血漿を血流から除いて，代わりに溶液，タンパク質，あるいは供血血漿で置き換える．加えて，免疫抑制剤とコルチコステロイドの投与が免疫系での新たな病原性抗体形成の防止に有効となる．

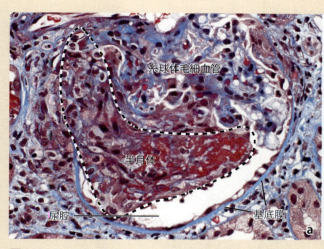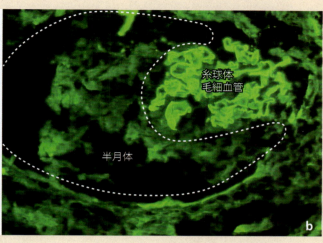

図 F20.2.1 ▲ グッドパスチャー症候群糸球体の顕微鏡像
a. 腎生検で得られた組織のマロリー・トリクローム染色標本では，メサンギウム基質と糸球体毛細血管のコラーゲン分子が暗青色に染められている．腎小体の鮮紅色の染色はフィブリンを示しており，糸球体毛細血管係蹄から尿腔へ漏出したものである．細胞性半月体（破線で輪郭を示す）はフィブリン沈着，マクロファージの浸潤，およびボーマン嚢壁側葉の細胞増殖によって形成されている．糸球体周囲の淡青色は浮腫状反応によるもので，炎症性細胞浸潤を伴っている．ボーマン嚢外側葉の基底膜に注意せよ．320倍．**b.** 腎小体の免疫蛍光染色像は，糸球体基底膜が抗ヒトIgG一次抗体で標識され，蛍光色素標識二次抗体で可視化されていることを示している．グッドパスチャー症候群では，IgGが糸球体基底膜にあるⅣ型コラーゲン（α3鎖）のNC1領域に結合する．毛細血管係蹄を取り巻く不規則で厚い糸球体基底膜像に注意せよ．残りのスペースは細胞性半月体で占められている．360倍．（Dr. Joseph P. Grande の厚意による．）

ト症候群では，基底膜は基底緻密層が不規則に肥厚して，糸球体濾過関門機能が効果的に機能しなくなる．また，Ⅳ型コラーゲンはグッドパスチャー症候群 Goodpasture syndrome やアルポート移植後疾患 Alport's post-transplantation disease などの自己免疫疾患での標的となりうる．両疾患ともに，自己抗体が基底膜を攻撃し，**急速進行性糸球体腎炎** rapidly progressive glomerulo-nephritis を引き起こすことで特徴づけられる（FOLDER 20.2 参照）．

- **ボーマン嚢の臓側葉** visceral layer of Bowman's capsule は，**足細胞** podocyte あるいは**臓側上皮細胞** visceral epithelial cell と呼ばれる特殊化した細胞からなる．これらの細胞は，その細胞突起を糸球体毛細血管周囲に伸ばしている（図20.11およびPLATE 76，p.734）．足細胞は胎生期において，発生途上のネフロンの盲端の1つから発生する．そこでは尿細管の末端が陥入し，二重の上皮細胞層からなる帽子を形成している．内細胞層（すなわち臓側細胞層）に，この位置に形成される毛細血管網である糸球体に付着している．外細胞層，すなわち壁側葉はボーマン嚢の扁平上皮細胞となる．この帽子はついにはふさがって，糸球体を入れた球状構造を形成する．分化するにつれ，足細胞は毛細血管のまわりに突起を伸ばし，**小足** pedicle あるいは**足突起** foot process と呼ばれる無数の二次突起を発達させる．足突起は隣り合う足細胞の足突起と相互に嵌合し合い，走査型電子顕微鏡（SEM）で明瞭に観察できる（図20.12）．相互嵌合した足突起間の細長い間隙は**濾過スリット** filtration slit と呼ばれ，約40 nmの幅があり，そこはGBMの少し上に張り渡された極めて薄い**濾過スリット隔膜** filtration slit diaphragm で覆われている（図20.13 挿入図）．

ネフリンは濾過スリット隔膜の重要な構造タンパク質である．

最近の研究で，濾過スリット隔膜は分子密度が高い中央部を有したジッパー様シート構造を示す複合構造タンパク質で構築されていることが明らかにされた．膜貫通タンパク質である**ネフリン** nephrin は，スリット隔膜において構造的に，かつ機能的に，極めて重要な構成要素である．ネフリン分子はそれぞれ反対側の足突起から出てきて，スリットの中央部で互いに結合し合っている（同種相互作用）．そこには中央密度帯が形成され，その両側には小孔が存在する（図20.14）．この細胞間のタンパク質シートは他の接着分子，

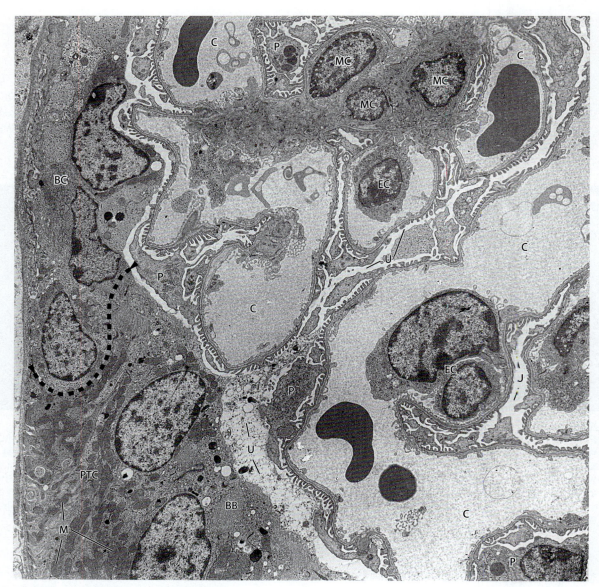

図20.11 ▲ 尿細管極付近の糸球体の透過型電子顕微鏡像
糸球体毛細血管（C）を裏打ちする内皮細胞（EC）の核ならびに核周囲領域は血管腔内へせり出している．毛細血管の外表面には足細胞（P）の細胞突起がある．足細胞の外側が尿腔（U）である．ボーマン嚢（BC）が左側に認められ，破線（►で示す）のところで近位尿細管細胞（PTC）と連続している．近位尿細管細胞の基底部にある豊富なミトコンドリア（M）と尿腔へ突出した細胞頂部の刷子縁（BB）に注意せよ．3つの隣接したメサンギウム細胞（MC）の核が写真の右上方に認められる．4,700倍．

Neph-1，Neph-2，P-cadherin，FAT1，FAT2なども含んでいる．濾過スリット隔膜は，足細胞の足突起内にある無数のアクチンフィラメントにしっかりと固着されている．足細胞でのアクチン細胞骨格の調節と維持は，濾過スリットのサイズ，開通性，選択性の調節をつかさどる重要な過程となっている．ネフリン遺伝子（NPHS1）の突然変異は，大量のタンパク尿と浮腫が特徴的な疾患，**先天性ネフローゼ症候群** congenital nephrotic syndromeでみられる．

糸球体毛細血管の内皮細胞表層と足細胞下スペースも，糸球体機能全体に重要な貢献を果たしている．

濾過装置は非常に複雑な半透性関門となっている．すなわち，水の高い濾過量や小〜中程度の分子の無制限な通過を可能とし，一方血清アルブミンや他の高分子タンパク質のほとんどを排除する性質を有している．このように，濾過装置は，

糸球体毛細血管内皮 endothelium of glomerular capillary と**ボーマン嚢の臓側葉** visceral layer of Bowman's capsule という2枚の不連続な細胞層とその間の連続的な細胞外層である糸球体基底膜からなる関門と記述することもできる．これまではこれらの3つの層が糸球体濾過関門とみなされていたが，最近では，さらに2つの生理学的に重要な層，すなわち糸球体毛細血管内皮細胞表層と足細胞下スペースも濾過装置の一部に含められている．

- **糸球体毛細血管内皮細胞表層** endothelial surface layer は，糸球体内皮細胞の内腔側表面から伸びる炭水化物に富む厚い網目状構造（200〜400 nm）を呈する．それは**糖衣** glycocalyx と呼ばれ，細胞膜結合性の陰性荷電を示すプロテオグリカン（パーレカン，シンデカン，ヴァーシカンなど）とそれに付随したグリコサミノグリカン側鎖（ヘ

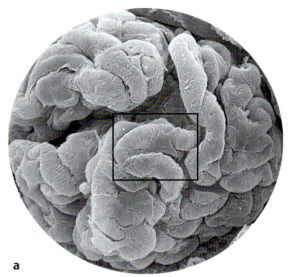
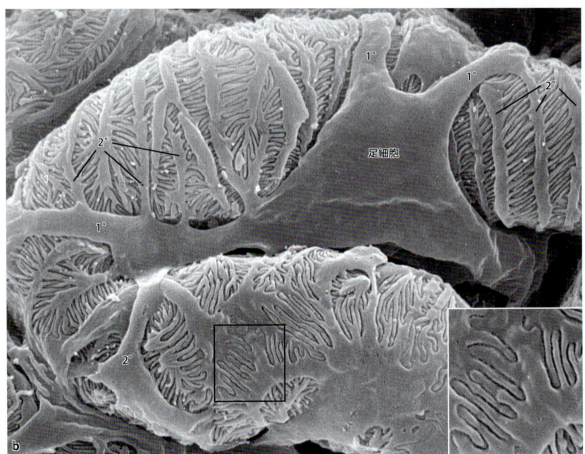

図 20.12 ▲ 糸球体の走査型電子顕微鏡像
a. 足細胞で覆われた糸球体毛細血管の曲がりくねった走行を示す低倍率像．700倍．b. a の四角枠部分の高倍率像．足細胞と足突起が毛細血管壁を取り巻いていることに注意せよ．足細胞の一次突起（1°）が二次突起を伸ばし（2°），そこからさらに足突起が出ている．相互にかみ合った足突起間の空隙は濾過スリットとなっている．6,000倍．**挿入図．**四角枠内の高倍率像は濾過スリットを示し，1つおきの足突起が1細胞の二次突起に由来し，介在する足突起が隣接する足細胞からのものであることが明らかである．14,000倍．

パラン硫酸やコンドロイチン硫酸など），および周辺膜タンパク質である．血液から吸着された**血漿タンパク質** plasma protein（すなわちアルブミンなど）は糖衣の内腔側表面を覆っている．

- **足細胞下スペース** subpodocyte space は，一方が濾過スリット隔膜を有する足細胞突起で，もう一方を足細胞の細胞体で挟まれた狭いスペースを示している（図20.13参照）．これらのスペースの三次元再構築による最近の研究では，それらが相互につながって構造的に限定された特徴を持つことが明らかにされた．それらは糸球体濾過関門表面全体のおよそ60％を覆っており，濾過装置を介する糸球体濾過液の流量の調節を行っているようである．

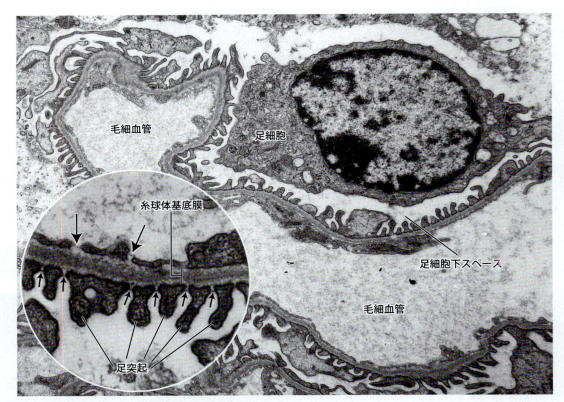

図20.13 ▲ 糸球体毛細血管と隣接する足細胞の透過型電子顕微鏡像
足細胞の足突起は内皮細胞に接する基底板上にある．毛細血管内皮細胞，基底板，足細胞の3つの構成要素は濾過装置を構築している．5,600倍．
挿入図．大きな➡が内皮細胞の窓をさしている．基底板の反対側には足細胞の足突起が並んでいる．隣り合う足突起間のギャップをつなぐスリット隔膜（小さな➡）に注意せよ．12,000倍．

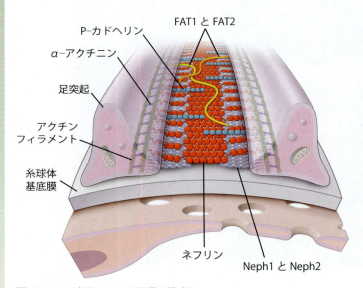

図20.14 ▲ 濾過スリット隔膜の模式図
濾過スリット隔膜は，膜貫通タンパク質であるネフリンで構築された複雑なジッパー様シート構造からなる．ネフリンの細胞外領域は隣り合う足細胞の足突起から互いに伸びてきて，スリットの中央部で相互に入り込み，中央密度帯を形成し，その両側には小孔を伴っている．ネフリンの細胞内領域は，足突起細胞質にある細胞骨格であるアクチンと結合している．ネフリン分子のシートは足突起への付着部近辺でNeph1およびNeph2タンパク質分子が互いに，かつネフリン分子と結合することにより補強されている．P-カドヘリン，FAT1，FAT2などの他の接着分子もこの領域に認められている．足細胞の足突起は糸球体毛細血管を裏打ちする有窓性内皮細胞と糸球体基底膜（GBM）によって隔てられていることに注意せよ．（Tryggvason K, Patrakka J, Wartiovaara J. Hereditary proteinuria syndromes and mechanisms of proteinuria. N Engl J Med 2006; 354: 1387-401 より改変．）

糸球体基底膜は物理的関門とイオン選択的フィルターとして働く．

前に論じたように，**糸球体基底膜** glomerular basement membrane（**GBM**）は，Ⅳ型およびⅩⅧ型コラーゲン，シアロ糖タンパク質，他の非コラーゲン性糖タンパク質（たとえばラミニン，フィブロネクチン，エンタクチンなど），およびプロテオグリカン（たとえばパーレカン，アグリンなど）やグリコサミノグリカン，中でもヘパラン硫酸を含んでいる（図20.15）．これらの構成要素は，基底膜の所定の部分に局在している：

- **外透明層** lamina rara externa は足突起に接している．これはヘパラン硫酸などの多価陰イオンが特に豊富であり，これが陰性荷電した分子の通過を妨げている．
- **内透明層** lamina rara interna は毛細血管内皮に接している．この分子組成は外透明層のそれと同様である．
- **緻密層** lamina densa は2つの基底板が重なり合った部分で，透明層の間に挟まれている．緻密層は物理的フィルターとして働く網状構造を構築するⅣ型コラーゲンを含んでいる．ⅩⅧ型コラーゲン，パーレカン，アグリンは基底膜に見出される陰性荷電の大部分を担っている．内外の透明層に存在するラミニンやその他のタンパク質は，内皮細胞と足細胞を糸球体基底膜に接着するために関与している．

糸球体基底膜は粒子の移動を制限しており，通常，およそ70,000 Da 以上あるいは直径3.6 nm 以上のタンパク質，たと

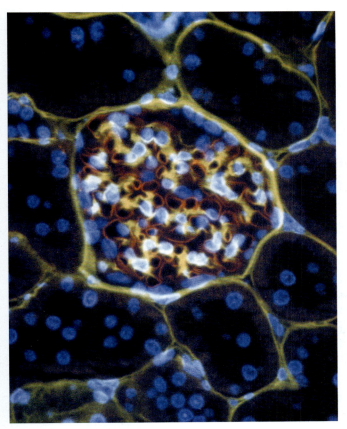

図20.15 ▲ 免疫蛍光染色された糸球体
この正常成獣ラット糸球体の三重露光写真は，2つの異なった抗体で染色されたものである．1つの抗体は，特徴的な細胞外基質構成要素である基底膜ヘパラン硫酸プロテオグリカン（BM-HSPG，ローダミン標識）を認識している．もう1つの抗体は基底膜コンドロイチン硫酸プロテオグリカン（BM-CSPG，フルオレセイン標識）を示す．この写真は三重露光写真であるので，黄色となっているところには2つの蛍光標識が実際に共在していることを示している．青色の蛍光はHoechst核染色によるものである．この顕微鏡写真は糸球体プロテオグリカンの局在が異なっていることを示している．糸球体毛細血管基底膜はBM-HSPGのみからなり，一方，メサンギウム基質（黄色）はBM-HSPGとBM-CSPGの両者を含んでいる．ボーマン嚢は抗BM-CSPG抗体でのみ強く染色される．360倍．（Dr. Kevin J. McCarthyの厚意による．）

えばアルブミンやヘモグロビンなどが対象となる．アルブミンは通常，構成成分ではないが，時として尿中にみられることがあり，このことはアルブミンのサイズが実際の濾過関門の孔のサイズに近いことを示している．透明層のポリアニオンであるグリコサミノグリカンは強い陰性荷電を有し，たとえ70,000 Daよりも小さな陰性荷電粒子や分子でも，糸球体基底膜を通過できないようにしている．タンパク質を制限する濾過関門の働きにもかかわらず，1日に何グラムかのタンパク質がこの関門を通過している．このタンパク質は近位曲尿細管でエンドサイトーシスによって再吸収される．**アルブミン尿** albuminuria（尿中に多量のアルブミンが存在する），あるいは**血尿** hematuria（尿中に多量の赤血球が存在する）は，糸球体基底膜の器質的あるいは機能的障害を示している．このような場合（たとえば**糖尿病性腎症** diabetic nephropathy），陰性荷電部位の数が特に外透明層において著明に減少している．

濾過スリット隔膜はサイズ選択的フィルターとして働く．

足細胞の足突起と濾過スリット隔膜で構築された狭い濾過スリットは，濾過関門を介した溶質や溶媒の移動を制限する物理的関門として働いている．濾過スリット隔膜を形成する特異タンパク質の発見は，腎臓における濾過装置の機能に新たな理解をもたらした．スリット隔膜に見出される大部分のタンパク質は，腎臓の正常な発達と機能にとって極めて重要である．スリット隔膜の構造は真のサイズ選択的フィルターの性質を備えており，糸球体での分子ふるい分けという特質を担っている．いくつかの機構が，濾過スリット隔膜の目詰まりを防いでいる．それは基底膜のグリコサミノグリカンによる陰性荷電や，足細胞の細胞膜の陰性荷電，および腎小体にあるメサンギウム細胞の貪食機能である．

濾過装置のさまざまな構成要素の変化は，互いの機能に影響を及ぼす．

糸球体濾過関門のそれぞれの構成要素の分子構造と分子構成は，関門において隣接する構成要素にとって重要な転帰をもたらす．たとえば，糸球体基底膜での分子的変化は糸球体基底膜の働きを変化させるだけでなく，一方では糸球体毛細血管内皮を，また，もう一方ではボーマン嚢臓側葉を通過する溶質と溶媒の濾過率を変化させる．さらに，糸球体濾過関門は受動的な構造物ではなく，自らを改造することができ，その固有の透過性を調整することができる能動的な構造物であると理解することが重要である．

単層扁平上皮がボーマン嚢の壁側葉を構成する．

ボーマン嚢壁側葉 parietal layer of Bowman's capsule は壁側上皮細胞からなり，単層扁平上皮となっている．腎小体の尿細管極でこの壁側葉は近位曲尿細管の立方上皮へと続いている（図20.7, 20.11参照）．壁側上皮細胞の増殖はある種の**糸球体腎炎** glomerulonephritis（糸球体の炎症）の診断に典型的な特徴である．このような疾患の例としてFOLDER 20.2を参照．ボーマン嚢の臓側葉と壁側葉との間の空隙は，**尿腔** urinary space あるいは**ボーマン腔** Bowman's space と呼ばれる（図20.11参照）．それは腎小体の濾過装置でつくられた限外濾過液（原尿）の受け皿となっている．腎小体の尿細管極で尿腔は近位曲尿細管の内腔へと続く．

J. メサンギウム

腎小体では，糸球体基底膜がいくつかの毛細血管で共有されることにより，**メサンギウム細胞** mesangial cell と呼ばれるもう1つの細胞群を入れた空隙をつくり出している．それゆえ，メサンギウム細胞は基底膜によって取り囲まれている（図20.16）．これらの細胞とその細胞外マトリックスが**メサンギウム** mesangium を構成する．メサンギウムは糸球体の血管係蹄，および隣り合う糸球体毛細血管の間隙において最も明瞭に観察される．メサンギウム細胞は腎小体内に必ずしも限定されるわけではなく，血管極に沿って腎小体の外に一部は存在する．そこでは**細網状細胞** lacis cell（糸球体外メサンギウム細胞）とも呼ばれ，**傍糸球体装置** juxtaglomerular

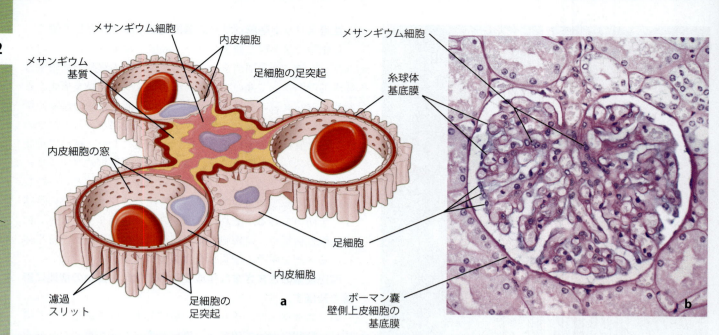

図20.16 ▲ 糸球体内メサンギウム細胞と糸球体毛細血管との関係を示す模式図と顕微鏡像
a. メサンギウム細胞とその周囲の基質は糸球体毛細血管の糸球体基底膜で囲まれている. メサンギウム細胞は内皮細胞と同じ区画に存在し, 糸球体基底膜と密接に接する他, その基底膜を介さずに内皮細胞と直接している. メサンギウム細胞は細胞外メサンギウム基質を産生し, 糸球体毛細血管を支えていることに注意せよ. b. PAS染色した糸球体の顕微鏡像. 糸球体基底膜が糸球体内でよく観察でき, 糸球体毛細血管を取り巻いている. 糸球体基底膜は血管極において, ボーマン嚢の壁側葉を構成する上皮細胞の基底膜へと続いている. PAS染色陽性のメサンギウム細胞の核は糸球体の中心部寄りの毛細血管ループ間に位置している. 標本はヘマトキシリンで核染色してある. 360倍.

apparatus の一部を構成する (図20.7参照).

メサンギウム細胞の重要な機能には以下のものがある:

- **貪食作用** phagocytosis と**エンドサイトーシス** endocytosis. メサンギウム細胞は, 糸球体基底膜と濾過スリット隔膜に吸着された残余物や凝集タンパク質を取り除き, 糸球体フィルターを清浄に保つようにしている. また, 免疫複合体を含む多様な血漿タンパク質を細胞内に取り込み, 処理している. 糸球体関門の構造と機能を維持することがメサンギウム細胞の基本的な機能である.
- **構造保持** structural support. メサンギウム細胞は, 上皮性基底膜が欠けているか不完全なところで, 細胞外メサンギウム基質成分を産生し, 足細胞を支持している (図20.16参照). メサンギウム基質は糸球体基底膜とは構成成分が実質的に異なっているので, より大きな分子が毛細血管内腔からメサンギウム細胞内へ通過できる.
- **分泌** secretion. メサンギウム細胞はインターロイキン1 (IL-1), PGE₂, 血小板由来成長因子 (PDGF) などのさまざまな分子を生成し, 分泌している. これらの分子は糸球体障害のときに中心的役割を果たしている.
- **糸球体膨張の調整** modulation of glomerular distension. メサンギウム細胞は収縮能力を備えている. 過去においては, メサンギウム細胞の収縮は糸球体内の血液容量と濾過圧を増すとされていた. 最近の研究で, メサンギウム細胞の糸球体濾過量への関与は極めて小さく, むしろ血圧上昇に対応した糸球体膨張を調節する機能が明らかにされた.
- 異常に多くのタンパク質やタンパク質複合体が糸球体基底膜に蓄積するようなある種の腎臓病において, メサンギウム細胞の増殖が臨床的に観察されている. メサンギウム細胞の増殖は, **免疫グロブリンA腎症** immunoglobulin A (IgA) nephropathy (**ベルジェ病** Berger disease), **膜性増殖性糸球体腎炎** membranoproliferative glomerulonephritis, **ループス腎炎** lupus nephritis, および**糖尿病性腎症** diabetic nephropathy において顕著な特徴となっている.

発生学上, メサンギウム細胞と糸球体傍細胞 (次の段落で述べる) は後腎間充織由来の平滑筋細胞の前駆体から生じる. 発生途上では, これらの細胞は**血小板由来成長因子受容体** platelet-derived growth factor receptor (**PDGFR**) を発現しているという特徴があり, 発育中の足細胞に発現した**血小板由来成長因子β** platelet-derived growth factor β (**PDGF β**) の走化因子効果により発生途上の糸球体へと導かれる. メサンギウム細胞は明らかな貪食作用を持っているが, いわゆる単核食細胞系, すなわち骨髄単球の前駆細胞由来ではないというところが特異である.

K. 傍糸球体装置

傍糸球体装置は緻密斑, 傍糸球体細胞, 糸球体外メサンギウム細胞を含んでいる.

腎小体の血管極において, 輸入細動脈や輸出細動脈およびいくつかの糸球体外メサンギウム細胞に直接接してネフロンの**遠位直尿細管** distal straight tubule の終末部が存在する. この部位の尿細管壁には, ひとまとめに**緻密斑** macula densa と呼ばれる細胞群がある. 光学顕微鏡で観察すると, 緻密斑の

FOLDER 20.3　臨床関連事項：レニン-アンギオテンシン-アルドステロン系と高血圧

レニン-アンギオテンシン-アルドステロン系 renin-angiotensin-aldosterone system（**RAAS**）は，Na^+や血液量の恒常性維持とともに，長期間にわたる動脈血圧の調節に極めて重要な働きをしている．レニンは腎臓の傍糸球体装置から分泌され，アンギオテンシノーゲンをアンギオテンシンIに変換し，次に，アンギオテンシンIは肺においてアンギオテンシン変換酵素（ACE）によって**アンギオテンシンII** angiotensin IIに変換される．これはヒトの身体において最も強力な血管収縮物質の1つである．アンギオテンシンIIは，副腎皮質からの**アルドステロン** aldosteroneの分泌を促すという重要な機能を持っている．アルドステロンはNa^+を再吸収し，K^+を排出する．このように，アルドステロンは細胞外液の保持に働いている（図 F20.3.1）．

長年にわたり，心臓病学者や腎臓病学者は，高血圧症で最もよくみられる**慢性本態性高血圧症** chronic essential hypertensionがRAASの異常にいくぶんかは関係していると信じていた．しかしながら，このような患者の24時間の尿中レニンレベルはたいてい正常であった．南米のヘビ（クサリヘビ（ハララカ），学名 *Bothrops Jararaca*）の毒素が肺のアンギオテンシン変換酵素（ACE）の強力な阻害剤であることが示されるまでは，研究者は慢性本態性高血圧症の原因究明の手がかりも，またこのありふれた疾患を治療する薬剤も得られなかった．

慢性本態性高血圧症の"病巣"は，肺におけるアンギオテンシンIIの過剰な産生によるものであると現在は考えられている．いわゆる**ACE阻害剤** ACE inhibitor，すなわちカプトプリル，エナラプリル，および蛇毒因子に関連した誘導剤の開発は，慢性本態性高血圧症の治療に大変革をもたらした．これらの降圧薬は，従来血圧のコントロールに広く用いられていた利尿剤やβ-ブロッカーでしばしばみられた危険な副作用を引き起こすことはない．

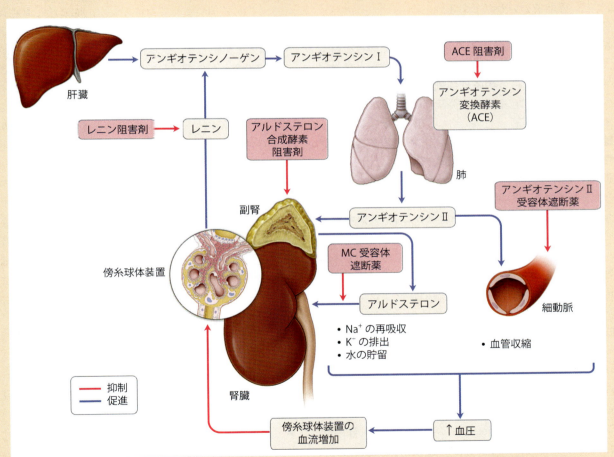

図 F20.3.1 ▲ レニン-アンギオテンシン-アルドステロン系（RAAS）とその薬理学的作用部位を描いた模式図
RAASに腎臓と心臓血管系に作用して，電解質の恒常性，体液バランス，血圧を調整する一連のホルモンカスケードをつかさどる複合システムである．腎臓において灌流血圧が減少すると，傍糸球体細胞から血流中へレニンの放出が惹起され，このカスケードが開始される．→は刺激作用で，→はフィードバック抑制作用と薬物の作用を示す．RAASに作用する薬物で，よく用いられるものとしてミネラルコルチコイド（MC）受容体拮抗薬（スピロノラクトン，エプレレノン），ACE阻害剤（カプトプリル，エナラプリル），レニン阻害剤（アリスキレン），アンギオテンシンII受容体遮断薬（バルサルタン，ロサルタン）を例示してある．アルドステロン合成酵素阻害剤はいまだ研究段階である．

FOLDER 20.4　臨床関連事項：尿の検査──検尿

検尿は腎臓病が疑われる患者の診察に重要な検査である．検尿では，尿の特徴を調べる物理的・生化学的・顕微鏡学的方法で尿を検査し，pH，比重（イオン濃度の間接的測定），ビリルビン，ケトン体として知られている脂肪酸代謝由来の中間複合体の濃度，ヘモグロビン，タンパク質濃度などを調べる．尿中への過剰なタンパク質の排出（**タンパク尿** proteinuria あるいはアルブミン尿）は腎臓病の診断に重要な徴候であり，検尿の重要な所見である．正常では1日あたり150 mg以下のタンパク質が尿中へ排出される．過剰なタンパク質の排出はまず間違いなく腎臓病であることを示しているが，ジョギングなどの過激な運動，あるいは重篤な脱水のときには腎臓に疾患がなくてもタンパク尿が増えることがある．尿の顕微鏡学的検査では，赤血球，白血球，塩類結晶，ならびに細菌や真菌などの病原体の存在が明らかになる．これらはしばしば**尿円柱** urinary cast と呼ばれる円柱状構造物内に取り込まれている．尿円柱の基質は85 kDa タンパク質，**ウロモジュリン** uromodulin（タム・ホースフォールタンパク質 Tamm-Horsfall protein）で構成されており，病気の進行に伴い遠位尿細管および集合管管腔内に沈着する．

細胞は他の遠位尿細管の細胞と比べて明らかに細長くなっている（図20.7参照）．これらの細胞の核は互いに部分的に重なり合っているようにみえるくらい密になっている．これが"緻密斑"という名前のいわれである．

同じ領域で隣接する輸入細動脈（ときに輸出細動脈も）の平滑筋細胞が変化している．これらの細胞は分泌顆粒を持っており，その細胞核は典型的な細長い平滑筋細胞核とは対照的に球形である．これらの**傍糸球体細胞** juxtaglomerular cell（図20.7参照）の分泌顆粒を光学顕微鏡で明らかにするには，特別な染色が必要である．

傍糸球体装置はレニン-アンギオテンシン-アルドステロン系を活性化することにより血圧を調節している．

ある種の生理的（低ナトリウム摂取）あるいは病理的条件（出血による循環血液量の減少あるいは腎動脈の圧迫による腎血流量の低下）では，傍糸球体細胞は**レニン-アンギオテンシン-アルドステロン系** renin-angiotensin-aldosterone system（**RAAS**）を活性化する．この系は，ナトリウムのホメオスタシスと腎血行力学を維持するために重要な役割を果たしている（FOLDER 20.3参照）．傍糸球体細胞の顆粒はレニンと呼ばれるアスパルチルタンパク質分解酵素を含んでおり，傍糸球体細胞（修飾平滑筋細胞）で生合成され，蓄えられ，そして血中へ放出される．血中では，レニンは循環している α_2-グロブリンである**アンギオテンシノーゲン** angiotensinogen の加水分解を触媒し，デカペプチドの**アンギオテンシン I** angiotensin I をつくる．そして，

- **アンギオテンシン I** angiotensin I は，肺毛細血管内皮細胞に存在する**アンギオテンシン変換酵素** angiotensin-converting enzyme（**ACE**）によって，活性型でオクタペプチドの**アンギオテンシン II** angiotensin II に変換される．
- アンギオテンシン II は**副腎** adrenal gland の**球状帯** zona glomerulosa に作用して，**アルドステロン** aldosterone の合成と分泌を刺激する（p.770参照）．
- 次にアルドステロンが結合尿細管と集合管の**主細胞** principal cell に作用して，Na^+と水の再吸収およびK^+の分泌を増大させることによって血液量と血圧を上昇させる．

- アンギオテンシン II も血管収縮能を持っており，腎血管および末梢血管抵抗の調節を行っている．

傍糸球体装置 juxtaglomerular apparatus は**レニン** renin を分泌する内分泌臓器としてだけでなく，血液量と濾過液の組成のセンサーとしても機能している．緻密斑の細胞は濾過液のNa^+濃度を監視して，糸球体濾過量と傍糸球体細胞からのレニン放出をともに調節している．遠位尿細管でのNa^+濃度の減少は，緻密斑細胞の頂部細胞膜に発現する特異なイオン輸送分子を刺激すると考えられている．これらの分子には$Na^+/K^+/2Cl^-$共輸送体，Na^+/H^+交換輸送体，pHおよびカルシウム依存性K^+チャネルなどがある．膜輸送経路の活性化は緻密斑の細胞内イオン濃度を変化させ，ATP，アデノシン，一酸化窒素（NO），プロスタグランジン（PGE_2）などのさまざまな伝達物質を放出して，シグナル伝達機構を動かす．これらの分子はパラクリン様式で作用し，輸入細動脈に存在する傍糸球体細胞に働いてレニン分泌を促し，かつ，血管平滑筋に作用してこれを収縮させる．血液量の増大が輸入細動脈の傍糸球体細胞を引き伸ばすほどに達すると，これがフィードバックループを閉じて，レニン分泌を停止させることになる．

3. 腎尿細管の機能

糸球体限外濾過液 glomerular ultrafiltrate は，腎臓の尿細管と集合管を通過する際に分泌や能動・受動吸収を受けて変化する．

- 限外濾過液に含まれるある種の物質は再吸収される．あるものは部分的に（たとえば水，ナトリウム，重炭酸塩など），または完全に再吸収される（たとえばグルコース）．
- 他の物質（たとえばクレアチニン，有機酸，塩基など）は，尿細管の分泌機能により限外濾過液（すなわち原尿）に加えられる．

このように，限外濾過液の容量は実質的に減少し，尿は高張となる．長いヘンレループや結合尿細管，集合管は，同じように並んでいる血管，すなわち**直細血管** vasa recta と平行して走り，対向流増幅機構の基盤として働いている．これが

尿濃縮の手段となり，それによって高張尿がつくられる．

A. 近位曲尿細管

近位曲尿細管は再吸収が始まる部位で，かつ再吸収の主要な部位である．

近位曲尿細管 proximal convoluted tubule はボーマン嚢の尿腔から限外濾過液を受け取る．近位曲尿細管の立方上皮細胞は吸収と液体輸送に携わる細胞にふさわしく，細胞表面が高度に特化している．これらの細胞は以下のような特徴を示す：

- **刷子縁** brush border は比較的長く，密に詰まってまっすぐに伸びる微絨毛からなる（図 20.17）．
- **接着複合体** junctional complex は，尿細管腔から細胞間隙をシールする狭い閉鎖結合と隣接する細胞間の接着を維持する接着帯からなる．
- **ヒダ** plica/ fold は細胞側面にある大きくて扁平な突起であり，隣り合う細胞の同様な突起と互い違いになっている（図 20.17 参照）．
- 隣り合う細胞の著明な**基底突起嵌合** interdigitation of basal process（図 20.18，図 20.19）．
- **基底線条** basal striation は基底突起に集中した細長いミトコンドリアからなり，基底面に対して垂直方向に配列している（図 20.18 参照）．

よく固定された組織標本では，基底線条と頂上領域の刷子縁が，近位曲尿細管の細胞を他の尿細管の細胞と区別するのに役立っている．

近位曲尿細管の，まさに基底部の嵌合突起の中に 6 nm の微細フィラメントの束が存在する（図 20.18，図 20.19 の➡参照）．これらのアクチンフィラメントは，基底外側の細胞間隙から尿細管基底膜を通過して隣接する尿細管周囲毛細血管へと向かう体液の移動を制御するという役割を果たしてい

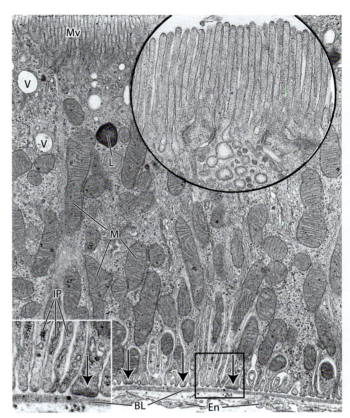

図 20.18 ▲ 近位尿細管上皮細胞の電子顕微鏡像
細胞の頂部表面には微絨毛（Mv）が密に存在し，光学顕微鏡ではまとめて刷子縁として観察される．多数の小胞（V）が頂部細胞質に明らかにみられる．リソソーム（L）もまた，細胞の頂上領域に存在する．核はこの切断面には含まれていない．細胞の嵌合突起内に，縦方向に配列した無数のミトコンドリア（M）が存在する．光学顕微鏡でみられる基底線条はミトコンドリアによるものであり，もし細胞外スペースが拡大していれば，いっそう著明となる．この電子顕微鏡像は，基底板（BL），若干の結合組織，ならびに隣接する尿細管周囲毛細血管の有窓性内皮細胞（En）も示している．15,000 倍．**上挿入図．**この微絨毛の高倍率像では，微絨毛の基底部で細胞膜から切り離されたエンドサイトーシス小胞が認められる．32,000 倍．**下挿入図．**嵌合突起（IP）のミトコンドリア領域より下方の基底部の高倍率像．これらの突起の最基底部にはアクチンフィラメント束を示す高電子密度物質（➡）が認められる（図 20.19 参照）．30,000 倍．

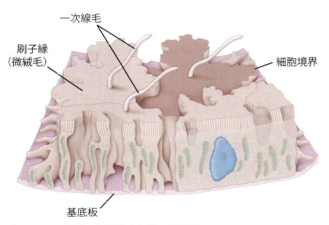

図 20.17 ▲ 近位曲尿細管上皮細胞の模式図
この電子顕微鏡レベルの模式図では，右側に切断面，左側に一部切断面を含む基底外側面の三次元像を示す．ここでは，隣接細胞の嵌合部は基底外側嵌合を示すために除いてある．嵌合突起には細胞丈全体に広がっているものもある．これらの突起は基底領域では長く伸びて，基底板に接して複雑に広がる細胞外区画をつくり出している．頂部では微絨毛が刷子縁を構成する．ある部分では微絨毛を省略することにより，細胞頂部境界の入り組んだ特徴を明示している．（Bulger RE. The shape of rat kidney tubular cells. Am J Anat 1955; 116: 253 に基づく．）

るように思われる．

近位曲尿細管は限外濾過液から大部分の水分を回収する．
ネフロンに流入する限外濾過液 180 L/日のうち，およそ 120 L/日，あるいは 65% が近位尿細管で再吸収される．2 つの主要なタンパク質が近位尿細管での濾過液の再吸収に働いている：

- Na^+/K^+-ATPase ポンプは膜貫通型タンパク質で，基底側面細胞膜の細胞嵌合に存在する．これは Na^+ の再吸収を担っており，近位曲尿細管における水の再吸収の主要な原動力となっている．腸管や胆嚢上皮と同様に，Na^+ の再吸収は外側細胞間隙への Na^+ の能動輸送により行われている．Na^+ の能動輸送に続いて Cl^- の受動拡散が起こり，電気化学的に中性を維持している．外側細胞間隙への NaCl の貯留は浸透圧勾配をつくり出し，これが水を尿細管腔から細胞間隙へと抜き出す．細胞間隙に体液が増えるにつれてこの区画は拡張し，その結果，細胞膜

近位曲尿細管はほとんどすべてのグルコース，アミノ酸，および小さなポリペプチドを再吸収する．

腸管と同様に，近位曲尿細管の微絨毛はよく発達した糖衣に覆われており，そこにはいくつかのATPase，ペプチダーゼ，高濃度の二糖分解酵素が存在する．近位曲尿細管はNa^+とグルコースを尿細管内腔から同時に吸収することができるNa^+/グルコース共役輸送体（SGLT2）を使って，ほぼ100%の**グルコース** glucose を回収する．上皮細胞によるグルコースの取り込みは細胞内グルコース濃度を高め，それによってグルコース輸送体（GLUT2）ファミリーが活性化される．GLUT2によりグルコースは基底側面細胞膜を通して結合組織中へと運ばれ，そこで血管腔内へ取り込まれる．また，近位曲尿細管は，濾過液中の**アミノ酸** amino acid のほぼ98%を回収する．これらのアミノ酸はいくつかのアミノ酸輸送体によって，Na^+，H^+，K^+（酸性アミノ酸輸送体），あるいはNa^+やH^+（塩基性あるいは中性アミノ酸輸送体）と交換で再吸収される．近位曲尿細管の刷子縁は小腸円柱上皮の刷子縁と似ており，そこには多くのペプチダーゼが存在し，大きなタンパク質をより小さなタンパク質やポリペプチドへ分解する．**小さなポリペプチド** small polypeptide は，グルコースと同じように頂部表面にあるH^+/ペプチド共輸送体（PepT1とPepT2）を用いて再吸収される．ひとたび細胞内へ入ると，ポリペプチドは速やかに分解され，遊離アミノ酸として基底側面細胞膜を通して運び出される．

タンパク質や大きなペプチドは近位曲尿細管でエンドサイトーシスされる．

近位曲尿細管の微絨毛の間に深い細管状の陥入が存在する．限外濾過液中のタンパク質は尿細管内腔に到達すると，細胞膜に発現している小胞輸送受容体に結合する．タンパク質が受容体と結合すると，エンドサイトーシスの行程が開始され，結合タンパク質を含んだエンドサイトーシス小胞がタンパク質を含んだ大きな初期エンドソームを形成する（図20.18 参照）．これらの初期エンドソームはやがてリソソームとなり，取り込まれたタンパク質は酸加水分解酵素で分解される．リソソーム分解で生じたアミノ酸は細胞間区画と間質結合組織を介して血中へリサイクルされる．

また，限界濾過液のpHは，近位曲尿細管において重炭酸イオン（HCO_3^-）の再吸収や，尿組管周囲毛細血管循環に由来する外来性の有機酸や有機塩基〔訳注：薬物など〕の尿細管腔への特有な分泌によって調節される．

B. 近位直尿細管

近位直尿細管 proximal straight tubule（すなわち**ヘンレループ** loop of Henle の太い下行脚）の細胞は，近位曲尿細管の細胞のようには吸収機能のために特殊化していない．細胞の丈はより短く，刷子縁もあまり発達しておらず，側面および基底面の細胞突起も乏しく，複雑ではない．ミトコンドリアも曲部の細胞に比べて小さく，細胞質内にばらばらに分布している．頂部陥入やエンドサイトーシス小胞も乏しく，またリ

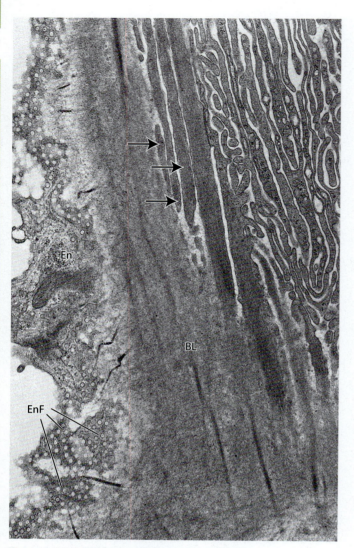

図20.19 ▲ 近位曲尿細管上皮細胞の電子顕微鏡像
この切片は，近位曲尿細管上皮細胞基底部，隣接する基底板，ならびに毛細血管に対してほぼ接線方向でやや斜めに切れたものである．写真の左側が毛細血管内皮細胞である（En）．特徴的なのは，内皮細胞が多くの窓（EnF）を有していることであり，表面からみると環状の輪郭を示している．またこの切断面では，基底板（BL）が均質な物質からなる幅広い帯状構造としてみえる．基底板の右側には近位尿細管上皮細胞の基底突起嵌合が存在する．長くまっすぐな突起には，縦走するアクチンフィラメント（→）が含まれている．ここでは，基底側細胞外スペースは細胞突起間の迷路のようにみえる．32,000倍．

- AQP-1 は小さな（30 kDa 以下）膜貫通型タンパク質で，近位曲尿細管の細胞膜において水チャネルとして働いている．このような膜チャネルを通る水の移動にはNa^+/K^+-ATPaseポンプの高いエネルギーは必要ではない．これらのタンパク質の存在を明らかにするために，免疫細胞化学的手法が用いられる．

拡張した細胞間区画で静水圧が高まることにより，尿細管細胞基部にあるアクチンフィラメントの収縮力の助けもおそらく受けて，等張浸透圧液が尿細管基底膜を介して腎結合組織中へと動かされる．こうして体液は**尿細管周囲毛細血管網** peritubular capillary network の血管へ再吸収される．

ソソームもわずかである．近位直尿細管の細胞は，近位曲尿細管において回収を免れた残りのグルコースをヘンレループの細い分節へ入る前に回収するようにつくられている．これらの細胞は，尿細管内腔からNa^+とグルコースを同時に吸収する強力なNa^+/グルコース共役輸送体（**SGLT1**）を備えている．また，近位直尿細管細胞の基底側面細胞膜には相補的なGLUT1グルコース輸送体があり，グルコースを細胞内から細胞外基質へ運び出している．

C. ヘンレループの細い分節

上述したように，**細い分節** thin segment の長さは皮質でのネフロンの位置によってさまざまである．傍髄質ネフロンが最も長い脚を，皮質ネフロンが最も短い脚を持っている．さらにさまざまなタイプの細胞が，細い分節に存在する．光学顕微鏡では少なくとも2種類の細い分節が区別でき，1つは他方よりも扁平な上皮からできている．いろいろなネフロンの細い分節を電子顕微鏡で観察すると，4種類の上皮細胞の存在が明らかとなっている（図20.20）．

- **Ⅰ型上皮** type Ⅰ epithelium は短いループのネフロンの細い下行脚と上行脚に認められる．この上皮は薄い単層上皮からなっている．細胞は隣どうしの細胞とほとんど嵌合することもなく，オルガネラも乏しい．
- **Ⅱ型上皮** type Ⅱ epithelium は皮質迷路にある長いループのネフロンの細い下行脚にみられ，より丈の高い上皮からなる．これらの細胞は，豊富なオルガネラと小さくて鈍な微絨毛を持っている．隣どうしの細胞との側面嵌合の程度は種によって異なっている．
- **Ⅲ型上皮** type Ⅲ epithelium は髄質内層の細い下行脚に認められ，より薄い上皮からなる．細胞はⅡ型上皮細胞よりも単純な構造で，微絨毛も乏しい．側面嵌合はない．
- **Ⅳ型上皮** type Ⅳ epithelium は長いループのネフロンの曲がり角とすべての細い上行脚にみられ，丈の低い，微絨毛を持たない扁平な上皮からなっている．オルガネラに乏しい．

細い分節にある4種類の細胞の機能的役割は，尿細管中の濾過液の濃縮を行う対向流交換系の機能と関連している．微絨毛や，ミトコンドリアならびに細胞嵌合の程度などの形態学的違いは，おそらく対向流交換系における能動的あるいは受動的役割を反映しているものと思われる．

ヘンレループの細い下行脚と上行脚とは構造的にも機能的にも異なっている．

ヘンレループの細い下行脚に入る限外濾過液と細い上行脚から出ていく限外濾過液では，その浸透圧に劇的な変化が生じている．**細い下行脚** thin descending limb へ流入する限外濾過液は**等張浸透圧性** isosmotic であるが，一方，**細い上行脚** thin ascending limb から出ていくときには血漿に対して**低張浸透圧性** hyposmotic となっている．この変化は水よりも多くの塩分が再吸収されることによるものである．2つのヘンレループ脚は異なった透過性と異なる機能を持っている：

- ヘンレループの**細い下行脚** thin descending limb は水が自由に通過できるアクアポリン（AQP）の存在によって水に対して高い透過性を示すが，Na^+や尿素に対してはそれほどでもない．しかしながら，少量の尿素はこの部位でネフロンに入り込む．尿素は，**尿素輸送体A2** urea transporter A2（**UT-A2**）を介してネフロンのこの分節へ入る．髄質の間質液は高張浸透圧性であるので，水はネフロンのこの分節から浸透圧により出ていき，その結果，尿細管腔のNa^+やCl^-濃度は次第に高くなる．この下行脚の細胞はイオン輸送を積極的には行わないが，このネフロン分節で生じる尿細管濾過液の浸透圧上昇は主に尿細管周囲結合組織中へ水の受動的移動によるものである．
- ヘンレループの**細い上行脚** thin ascending limb は頂部細胞膜にNa^+/K^+/$2Cl^-$共役輸送体が存在することにより，Na^+やCl^-に対して高い透過性を示す．そして，Na^+はNa^+/K^+-ATPase により細胞から汲み出され，一方K^+とCl^-は濃度勾配に従い，それぞれのチャネルを介して髄質中へ受動拡散していく．これらのチャネルを開くにはATPからのエネルギーが必要だが，Cl^-の移動は能動輸送ではなく，Cl^-依存性ATPase活性を必要としていない．

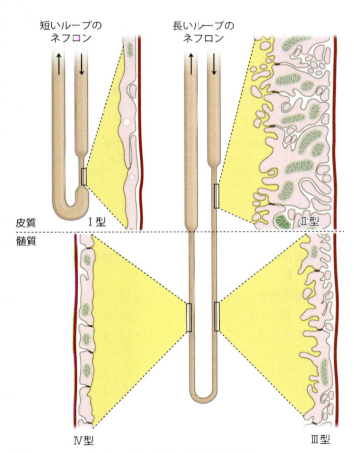

図20.20 ▲ ヘンレループ細い脚の上皮細胞の模式図
この模式図は，長いヘンレループと短いヘンレループの細い脚にみられるさまざまなタイプの上皮と領域を示している．上皮の模式図では上皮細胞の核領域は示していない．(Madsen KM, Tisher CC. Physiologic anatomy of the kidney. In: Fisher JW (Ed). Kidney Hormones, London, UK: Academic Press 1986; 3: 45-100 より改変．)

この場合には，対イオンである Na$^+$（大部分を占める）と K$^+$ は電気化学的平衡状態を受動的に維持することになる．間質の高張浸透圧性は，このネフロン分節の細胞の輸送活動に直接的に関係している．さらに，細い上行脚はおおむね水を通すことなく，それゆえに間質において Na$^+$ と Cl$^-$ 濃度が上昇し，間質は高張浸透圧となり，かつネフロン腔内の濾過液は低張浸透圧となる．このような理由から，細い上行脚は**ネフロンの希釈分節** diluting segment of the nephron とも呼ばれることがある．

さらに，太い上行脚を被覆している上皮細胞は**ウロモジュリン** uromodulin（**タム・ホースフォールタンパク質** Tamm-Horsfall protein）と呼ばれる 85 kDa のタンパク質を産生しており，このタンパク質が NaCl の再吸収や尿濃縮能に影響を及ぼしている．ウロモジュリンはまた，細胞接着やさまざまなサイトカインとの相互作用による情報伝達を調整している．さらに，ウロモジュリンはカルシウムシュウ酸結晶の凝集を抑制（腎結石形成の防止）し，尿路感染防御の役割も持っている．炎症性腎疾患の患者の尿中には，沈降したウロモジュリンが**尿円柱** urinary cast の形で検出される（FOLDER 20.4 参照）．

D. 遠位直尿細管

遠位直尿細管はヘンレループの上行脚の一部である．

遠位直尿細管 distal straight tubule（**太い上行脚** thick ascending limb）は，前述したようにヘンレループの上行脚の一部であり，髄質部分と皮質部分の両者を含んでおり，後者は髄放線内に存在する．上行脚と同様に，遠位直尿細管は尿細管腔から間質へイオン輸送を行う．この分節の細胞の頂部膜には電気化学的に中性な輸送体（共輸送体）があり，Cl$^-$，Na$^+$，K$^+$ を管腔から細胞内へ取り込んでいる．細胞内へ取り込まれた Na$^+$ はよく発達した基底側面細胞膜嵌合を通り，Na$^+$/K$^+$-ATPase ポンプによって間質へ能動輸送される．Cl$^-$ と K$^+$ はそれぞれのチャネルによって細胞間隙から拡散していく．若干の K$^+$ は K$^+$ チャネルによって尿細管腔液内に逆戻りする．これによって，尿細管腔は当該の間質に対して陽性に荷電していることになる．この陽性荷電勾配は Ca^{2+} や Mg^{2+} などの他の多くのイオンの再吸収を促す動力となっている．この特徴的なイオン移動は遠位直尿細管壁では水の移動を伴っていないことに注意すべきであり，その結果，水と溶質の分離が起こるのである．

通常の組織標本では，遠位直尿細管の大きな立方上皮細胞はエオジンで淡く染まり，細胞の外側縁は不明瞭である（PLATE 77, p.736）．核は細胞頂部に存在する．これがときには特に直部において内腔へ向かって細胞を突出させることになる．上述したように，これらの細胞は広範囲にわたる基底側面細胞膜嵌合を有しており，かつこれらの基底陥入に密接して豊富なミトコンドリアが存在する（図 20.21）．また，これらの細胞は近位直尿細管細胞と比べると微絨毛の数が少なく，発達も悪い（図 20.18，図 20.19 と比較すること）．

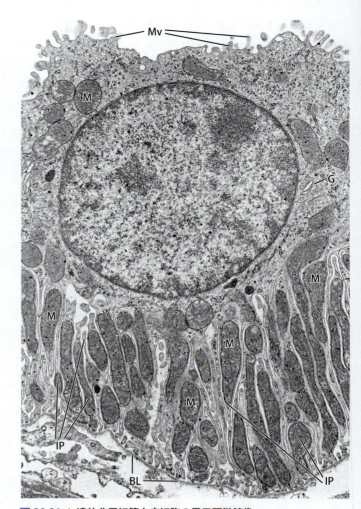

図 20.21 ▲ 遠位曲尿細管上皮細胞の電子顕微鏡像
細胞の頂部膜に若干の微絨毛（Mv）がみられるが，刷子縁としてみえるには長さも数も不十分である（図 20.18 と比較せよ）．核とゴルジ装置（G）は細胞の上方部に存在する．ミトコンドリア（M）は主に細胞の基底領域で嵌合突起（IP）内にある．近位直尿細管上皮細胞と同様に，このミトコンドリアのために光学顕微鏡で基底線条としてみえる．基底板（BL）が細胞の基底面に接して認められる．12,000 倍．

E. 遠位曲尿細管

遠位曲尿細管の構造と機能は Na$^+$ の運搬と取り込みに依存している．

遠位曲尿細管 distal convoluted tubule は皮質迷路に存在し，近位曲尿細管の約 1/3（5 mm 以下）にすぎない．この尿細管は緻密斑を過ぎたさまざまな場所から始まり，結合尿細管へいたり，そこでネフロンを皮質集合管へつなげる．遠位曲尿細管上皮細胞は遠位直尿細管（太い上行脚）上皮細胞と似ているが，比較的丈が高く，よく発達した刷子縁を欠いている．遠位直尿細管と同様に，遠位曲尿細管上皮も水の透過性が比較的悪い．遠位曲尿細管の始まりの部分は，副甲状腺ホルモン依存性に Ca^{2+} 再吸収を行う重要な部位である．遠位曲尿細管上皮細胞はネフロンの分節の中でも最も高い Na$^+$/K$^+$-ATPase 活性を持っており，イオン輸送の駆動力となっている．この短い尿細管には次のような役割がある：

- Na$^+$ の再吸収と限外濾過液中への K$^+$ の分泌を行い，Na$^+$

を保持する．
- 重炭酸イオンの再吸収が同時にH^+分泌を伴うことにより，尿の酸性化をもたらす．
- 塩素イオン（Cl^-）の再吸収がチアジド系感受性のNa^+/Cl^-輸送体で行われる．
- アンモニウムの分泌は，腎臓の必要性に応じて酸を排出し，重炭酸イオンをつくり出す．

F. 結合尿細管

結合尿細管は遠位曲尿細管と皮質集合管の移行領域である．

被膜下ネフロンの結合尿細管は皮質集合管と直接合流する．一方，中皮質と傍髄質ネフロンからの結合尿細管は，皮質集合管と合流する前に，他の結合尿細管とまず一緒になり，アーチ形の結合尿細管を形成する．この分節の上皮は遠位曲尿細管から集合管へと次第に移行して，両方の領域の細胞が混在する形となる（すなわち，皮質集合管由来の主細胞と遠位曲尿細管細胞が混在する）．形態学的・生理学的研究により，結合尿細管はK^+分泌に重要な役割を果たしていることが明らかとなった（大部分は主細胞の存在による）．K^+分泌の一部は副腎皮質から分泌されるミネラルコルチコイドにより調整されている．

G. 皮質ならびに髄質集合管

皮質 cortical および**髄質集合管** medullary collecting duct は，水を再吸収することにより最終尿の浸透圧を決定する．髄質外層の集合管は，尿素輸送体A1（UT-A1）を利用した促通輸送により尿素の再吸収を行う部位でもある．集合管は単層上皮で構成されている．皮質集合管は扁平な細胞で，いくぶん扁平な形のものから立方状のものまである．髄質集合管は立方細胞からなり，集合管のサイズが大きくなるにつれて円柱細胞へと移行する．集合管は，光学顕微鏡でも観察可能な細胞境界のおかげで近位尿細管や遠位尿細管と容易に識別できる（PLATE 77, p.736）．

2種類の異なるタイプの細胞が集合管に存在する：

- **明調細胞** light cell は**主細胞** principal cell あるいは**集合管細胞** collecting duct（**CD**）**cell** とも呼ばれ，集合管の主要なタイプの細胞である．これらの細胞は淡い染色性を示し，隣り合う細胞と嵌合する基底突起ではなく，明瞭な基底陥入を備えている．また，1本の一次線毛と，どちらかといえばわずかな短い微絨毛を持っている（図20.22）．明調細胞は小さな球状のミトコンドリアを有している．これらの細胞は，集合管の水透過性に寄与する抗利尿ホルモン（ADH）調節性の水チャネル，AQP-2を豊富に持っている．さらに，アクアポリンAQP-3やAQP-4が基底側面細胞膜に存在する．主細胞はまた，細胞質内ミネラルコルチコイド受容体（MR）をたくさん発現している．このように，主細胞は**アルドステロン** aldosterone 作用の主要な標的である（下記参照）．

- **暗調細胞** dark cell は**介在細胞** intercalated（**IC**）**cell** とも呼ばれ，かなり少数ではあるがみられる．暗調細胞は豊富なミトコンドリアを持っており，その細胞質はより密度が高くなっている．微絨毛と同様に，微小ヒダ，すなわち細胞質ヒダが頂部膜に存在する．微小ヒダは走査型電子顕微鏡で容易に観察できるが，透過型電子顕微鏡では微絨毛と間違えられることもある（図20.22参照）．暗調細胞は基底陥入を示さないが，隣どうしの細胞とは基底部で細胞膜嵌合がみられる．豊富な小胞が頂部に存在する．介在細胞は腎臓が酸あるいはアルカリを排出する必要があるかどうかによって，H^+（α-介在細胞）あるいは重炭酸イオン（β-介在細胞）を分泌している．α-介在細胞はATP依存性ポンプを介して集合管腔中へH^+を能動的に分泌し，また基底側面細胞膜に存在するCl^-/HCO_3^-交換体を介してHCO_3^-を放出する．β-介在細胞は反対の極性を持ち，集合管内腔へ重炭酸イオンを分泌する．食餌内容の特徴とそれに伴う酸排出の必要性から，集合管上皮はβ-介在細胞よりもα-介在細胞を豊富に含むこととなる．

集合管の細胞は髄質の外層から内層へと向かうにつれて次第に丈が高くなり，腎乳頭領域では円柱状となる．暗調細胞の数は次第に減少し，乳頭に到達する頃には集合管からなくなっている．

アルドステロンは遠位曲尿細管に作用するのではなく，結合尿細管や集合管で働く．

過去の微小穿刺実験に基づいて，アルドステロンの主要な標的細胞は遠位曲尿細管細胞であると思われていた．しかし新しい分子生物学的研究方法により，アルドステロンが集合管の主細胞（明調細胞）に主に作用することが示された．上述したように，主細胞は遠位曲尿細管には存在しないが，結合尿細管には散見される．それゆえに，アルドステロンはADH（抗利尿ホルモン）と同様に，主に主細胞で覆われた

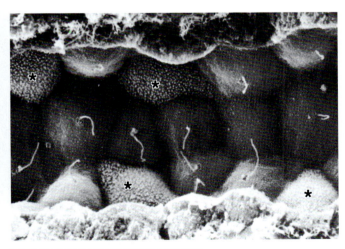

図20.22 ▲ 集合管の走査型電子顕微鏡像
この写真では，細胞表面にたくさんの短い細胞質突起あるいは微小ヒダを有する暗調細胞（＊）と，自由表面に若干の微絨毛とともに一次線毛を有する明調細胞（主細胞）がみられる．明，暗の表現は切片での細胞の染色性に基づくものであり，試料の被覆表面の荷電性を反映した電子密度差によるものではない．(Dr. C. Craig Tisher の厚意による．)

FOLDER 20.5　機能的考察：アクアポリン水チャネルの構造と機能

　アクアポリン aquaporin（**AQP**）は腎臓やその他の臓器（肝臓，胆嚢）において最近認識された水輸送を仲介する小さな疎水性の膜貫通タンパク質ファミリーである．今日までに13のタンパク質が解析され，クローニングされた．AQPの分子サイズは26〜34 kDaである．個々のタンパク質は6個の膜貫通ドメインで構築され，明瞭な孔を形成している．AQPが発現している場所が，それぞれの水輸送の役割を果たしている．たとえば腎尿細管（水の再吸収），脳・脊髄（脳脊髄液の再吸収），膵臓腺房細胞（膵液の分泌），涙器（涙の分泌と吸収），眼（眼房水の分泌と再吸収）などである．大部分のAQP（AQP-1，AQP-2，AQP-4，AQP-5，AQP-6，AQP-8）は水を選択的に通すが，他のAQP-3，AQP-7，AQP-9などはアクアグリセロポリンと呼ばれ，水の他にグリセロールやより大きな他の分子も輸送する．

　AQPファミリーの主要なメンバーとしては以下のものがある：

- AQP-1は腎臓（近位曲尿細管）や他の肝細胞，赤血球などで発現している．AQP-1はまた，リンパ節のリンパ洞内皮細胞や高内皮細静脈の血管内皮細胞，腸乳糜管の内皮細胞にも発現している．
- AQP-2は遠位曲尿細管の末端部や結合尿細管，集合管上皮に存在する．AQP-2は抗利尿ホルモン（ADH）の調節を受けており，ADH依存性水チャネルとして知られている．AQP-2遺伝子の突然変異は**先天性腎性尿崩症** congenital nephrogenic diabetes insipidusと関連している．
- AQP-3とAQP-4は，腎臓集合管の明調細胞の基底外側面や胃腸管上皮（AQP-3），膵臓腺房細胞（AQP-12），脳・脊髄（AQP-4）に検出されている．

　AQPタンパク質の構造と機能に関する最近の研究は，水チャネルブロッカーの開発を促し，高血圧，うっ血性心不全，脳腫脹の治療の他，頭蓋内圧や眼内圧の調節につながっていくかもしれない．

皮質および髄質集合管に作用する．このような混乱は微小穿刺実験中に採取した尿細管濾過液に結合尿細管や集合管の細胞がしばしば混在していたことに関連しており，アルドステロン処理実験が遠位曲尿細管に効果を与えるという印象をもたらす結果となったが，その後の遺伝子発現研究により，主細胞内にミネラルコルチコイド（アルドステロン）受容体が存在するという明瞭な根拠が明らかになった．

主細胞内でミネラルコルチコイド受容体に結合したアルドステロンは，Na$^+$とK$^+$との交換に関与するタンパク質の転写因子として作用する．

　アルドステロンは副腎皮質で分泌されるが，アンギオテンシンⅡの刺激，あるいは血中K$^+$濃度の上昇（高カリウム血症）によっても促進される．アルドステロンは細胞質内のミネラルコルチコイド受容体（MR）と結合してから核内へ移行する．アルドステロン・MR複合体はNa$^+$の再吸収やK$^+$の分泌に関与するいくつかのタンパク質の遺伝子発現を増大させる転写因子として作用する．これらのタンパク質は，上皮性ナトリウムチャネル（ENaC）タンパク質や，腎髄質外層のカリウムチャネル（ROMK）タンパク質，Na$^+$/K$^+$-ATPaseである．新たなチャネルタンパク質や酵素の合成にはおよそ6時間かかる．アルドステロン作用の最終結果は，主細胞によるNa$^+$の再吸収とK$^+$の分泌の増加である．それによって，血清Na$^+$濃度の増加をきたし，血液量を増やし，血圧を高めることになる．

4. 間質細胞

　腎実質の結合組織は**間質組織** interstitial tissueと呼ばれ，ネフロン，集合管，血管，リンパ管を取り囲んでいる．この組織は皮質（ここでは容積の7%を占める）から髄質内層領域や乳頭（ここでは容積の20%以上を占める）に向かって顕著に増大している．

　皮質では2種類の間質細胞が認められる．尿細管基底膜と隣接する尿細管周囲毛細血管との間に，線維芽細胞類似の細胞がみられる他，**マクロファージ** macrophageもときおりみられる．尿細管上皮細胞基底部との密接な関係から，線維芽細胞は腸管の上皮下線維芽細胞に類似している．これらの細胞は間質のコラーゲンやグリコサミノグリカンを合成・分泌している．

　髄質には**筋線維芽細胞** myofibroblastに似た主間質細胞が存在する．この細胞は尿細管構造の長軸方向に沿って配列し，尿細管構造を圧迫するように働いている可能性がある．細胞は豊富なアクチンフィラメント束やたくさんの粗面小胞体（rER），よく発達したゴルジ装置，リソソームを持っている．細胞質では利尿状態に応じた脂肪滴の顕著な増減が明らかである．

　大部分の線維芽細胞は**上皮-間葉転換** epithelial-mesenchymal transitionと呼ばれる機序で間質組織内から生じる．尿細管上皮細胞から間葉系表現型への変換は，局所でのサイトカイン濃度平衡の変化により惹起される．腎実質の持続的な傷害や慢性炎症が続くと，線維芽細胞の数が増え，過剰な細胞外基質を分泌することにより腎臓の正常な間質構造を破壊する．腎線維症において，疾患に関与するすべての線維芽細胞の1/3以上が傷害部位の尿細管上皮細胞由来であることが研究で示唆されている．局所的な分裂誘発因子に反応した線維芽細胞の増殖は通常，**尿細管間質性腎炎** tubulointerstitial nephritisで特徴づけられる不可逆的な腎不全を起こしやすい．腎線維症に対する最近の治療的介入は，**逆間葉-上皮転換** reversal mesenchymal-epithelial transitionが生じるように局所のサイトカイン平衡をシフトさせることにより，線維芽細胞形成を阻止する方向をめざしている．

5. 腎臓の組織生理学

対向流増幅系は高張尿をつくる．

対向流という語は，隣接する構造物の中を逆方向に体液が流れることをさす．高張尿を排泄する原動力は**対向流増幅系** countercurrent multiplier system によるものであり，3つの構造がこれに関与している:

- **ヘンレループ** loop of Henle は対向流増幅に働いている．限外濾過液はヘンレループの細い下行脚内を乳頭へ向かって移動し，その後，細い上行脚内を皮質髄質接合部へ向かって戻っていく．髄質での浸透圧勾配がヘンレループ軸に沿って形成される．
- **直細血管** vasa recta はヘンレループに併走するループをつくっている．これは下行部（直細動脈）と上行部（直細静脈）との間で，水と溶質の**対向流交換系** countercurrent exchanger として作用する．直細血管は髄質における浸透圧勾配の維持に役立っている．
- 髄質の**集合管** collecting duct に**浸透圧平衡装置** osmotic equilibrating device として働く．集合管内の調整された限外濾過液は，さらに髄質間質の高張浸透圧と平衡状態となりうる．平衡状態の水準は ADH 依存性水チャネル（AQP-2）の活性化に依存している．

イオン濃度の定常勾配が対向流増幅効果によって高張尿をつくり出す．

ヘンレループは，髄質間質において皮質髄質接合部から乳頭へかけて増加するイオン濃度勾配をつくり，かつ維持している．上述したように，ヘンレループの細い下行脚では水が自由に透過するが，一方，上行脚では水は透過しない．さらに，細い上行脚細胞は Na^+ と Cl^- を間質へ出す．

水は細い上行脚から出ていくことができないので，間質は尿細管内容物に比較して高浸透圧となる．間質の Cl^- と Na^+ のある程度は，細い下行脚においてネフロンの中へ拡散して戻るが，これらのイオンは細い上行脚と遠位直尿細管（太い上行脚）において再び運び出される．これが**対向流増幅効果** countercurrent multiplier effect をつくり出している．このように，間質での NaCl 濃度はヘンレループを下がるに従って上昇しており，そのため，髄質全体では皮質髄質接合部から乳頭に向かって NaCl 濃度が上昇していることになる．

直細血管は下行細動脈と上行細静脈を含んでおり，対向流交換系として働く．

対向流交換機構を理解するためには，腎小体から輸出細動脈が出るところの腎循環についてもう一度述べる必要がある．

皮質の多くの腎小体の**輸出細動脈** efferent arteriole は枝分かれして，皮質にあるネフロンの尿細管周囲を取り囲む毛細血管網，すなわち**尿細管周囲毛細血管網** peritubular capillary network を形成する．傍髄質腎小体の輸出細動脈は腎錐体の中へ下行していきながら，何本かの枝分かれしない細動脈を出している．これらの**直細動脈** arteriolae rectae は腎錐体深部でヘアピンターンを行い**直細静脈** venulae rectae として上行する．下行細動脈と上行細静脈を一緒に**直細血管** vasa recta と呼ぶ．直細動脈は有窓性内皮細胞で裏打ちされた毛細血管叢を形成し，腎錐体のさまざまな部位で尿細管を栄養している．

集合管，ヘンレループ，直細血管との相互作用は対向流交換機構による尿濃縮に必須である．

ヘンレループの太い上行脚が高いレベルの輸送能力を持っており，かつ水を透過しないことから，最終的に遠位曲尿細管に到達する限外濾過液は低張浸透圧となる．ADH 存在下では遠位曲尿細管と集合管は水透過性が高い．したがって，間質が血液と等張浸透圧を示す皮質では，遠位曲尿細管の限外濾過液は，間質へ水を出すことにより，また Na^+ や Cl^- 以

FOLDER 20.6　機能的考察：集合管における抗利尿ホルモン調節機能

集合管上皮の水透過性は視床下部で産生され，脳下垂体後葉から放出される**抗利尿ホルモン** antidiuretic hormone（**ADH**，**バソプレッシン** vasopressin）によって調節されている．ADH は集合管の水透過性を高め，より濃縮された尿をつくり出す．分子レベルでは，ADH は遠位曲尿細管終末部，結合尿細管，集合管上皮のそれぞれに存在する ADH 依存性水チャネルである AQP-2 に作用する．しかしながら，ADH の作用は集合管においてはるかに著明である．ADH はこれらの尿細管上皮細胞の受容体に結合し，以下の作用をもたらす:

- AQP-2 を含んでいる細胞質内小胞の頂部表面への移動（短期的効果）．これは細胞表面に AQP-2 チャネルの数が増加することにより，結果として上皮の水透過性が増す．
- AQP-2 の合成と頂部細胞膜への組み込み（長期的効果）．血漿浸透圧の増加あるいは血流量の減少は，ニコチンと同じように ADH の放出を促す．

ADH が欠損すると，多量の希釈された尿がつくられる．この状態を**中枢性尿崩症** central diabetes insipidus（**CDI**）という．最近の研究では，AQP-2 と ADH の受容体をコードする2つの遺伝子の突然変異が**腎性尿崩症** nephrogenic diabetes insipidus と呼ばれる中枢性尿崩症と同じ症状の原因となることが示された．この疾患では，集合管上皮細胞で合成されるべき AQP-2 と ADH 受容体タンパク質を欠損しているために，腎臓は ADH に対して反応しない．過剰な水の消耗もまた ADH の放出を阻害し，多量の低張尿の産生を促すこととなる．

ADH 分泌が増加すると非常に高張な尿をつくることができ，それにより体内に水を保持することができる．発汗，嘔吐，下痢などによる不適切な水の消耗や喪失は，ADH 放出を刺激する．これが遠位曲尿細管や集合管上皮の透過性を増大させ，少量の高張尿の産生を促すこととなる．

外のイオンを逆に限外濾過液に加えることにより平衡となり，等張浸透圧を示す．髄質では，集合管が乳頭へ向かうにつれ高張浸透圧となる間質を通過するため，限外濾過液から再吸収される水の量はますます増大する．

前述したように，髄質の直細血管も，ヘンレループに併走してループを形成する．この配列が，ヘンレループの上行脚上皮での Cl^- 輸送により構築された浸透圧勾配を乱すことなく，髄質への血液供給を確実にしている．

直細血管は次のような機序で**対向流交換系** countercurrent exchange system を構築している．血管ループの細動脈側ならびに細静脈側はいずれも薄い壁の血管であり，髄質のすべての部位において有窓性毛細血管叢をつくっている．動脈が髄質を下行するときには血液は水を間質へ出して，逆に間質から塩類を受け取る．したがって，髄質深部において，血管ループの先端付近では血液は本質的に高張浸透圧性の間質液と平衡状態となる．

静脈が皮質髄質接合部へ向かって上行するときには，この過程は逆転する（すなわち，高張浸透圧性の血液は塩類を間質へ出して，間質から水を受け取ることになる）．血液と間質との間でのこの水と塩類の受動的対向流交換は，内皮細胞のエネルギー消費を伴わずに行われる．このシステムを動かすエネルギーは増幅系を動かすエネルギーと同じである．すなわち，水不透過性のヘンレループ上行脚細胞からの Na^+ と Cl^- の移動である．対向流交換系とネフロンのいろいろな部

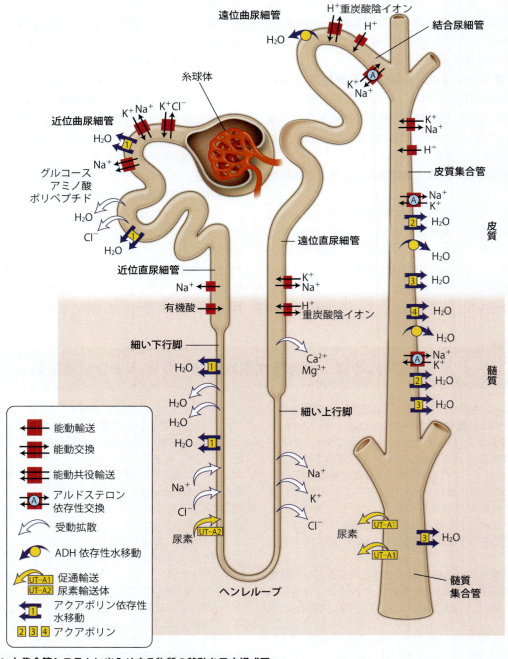

図20.23 ▲ ネフロンと集合管システムに出入りする物質の移動を示す模式図
記号はネフロンと集合管で機能する特異的分子依存性輸送因子，ならびに輸送様式を表している（図中の凡例に表示されている）．

位でのその他の分子の移動について，図20.23に示した．

6. 血液供給

腎臓での血液供給について，その特異的な機能，すなわち糸球体濾過，血圧調節，および対向流交換に関する見地から記述した．しかしながら，腎臓全体にわたる血液供給について述べておく必要がある．

それぞれの腎臓は，腹大動脈から**腎動脈** renal artery と呼ばれる太い分枝を受けている．腎動脈は腎洞において枝分かれして，腎実質内へ**葉間動脈** interlobar artery を送り出している（図20.24）．葉間動脈は皮質に達するまで錐体間を進み，そこで曲がって，髄質と皮質の間で錐体底部に沿ってアーチ状の経路をとる．それゆえに，これらの葉間動脈は**弓状動脈** arcuate artery といわれる．

小葉間動脈 interlobular artery は弓状動脈から枝分かれして，皮質内を被膜に向かって上行する．小葉間の境界は不明瞭であるが，血管に対して直角方向の切片の小葉間動脈は，隣接する髄放線間の中間に位置して皮質迷路を進んでいく．小葉間動脈は，被膜へ向かって皮質を横断する際に1つの糸球体に1本の分枝，すなわち**輸入細動脈** afferent arteriole を出している．1本の輸入細動脈が小葉間動脈から直接伸びる場合と，1本の小葉間動脈から何本もの輸入細動脈が枝分かれしている場合がある．いくつかの小葉間動脈は皮質の辺縁で終わるが，一方，他の小葉間動脈は被膜まで達して動脈血を供給している．

輸入細動脈からは糸球体を形成する毛細血管が生じる．糸球体毛細血管は再び**輸出細動脈** efferent arteriole となり，今度はそこから第二次毛細血管である**尿細管周囲毛細血管** peritubular capillary が生じる．これらの毛細血管の配列は，その由来が皮質糸球体であるか傍髄質糸球体であるかによって異なっている．

- 皮質糸球体からの輸出細動脈は，付近に局在する尿細管を取り囲む尿細管周囲毛細血管網へと続く（図20.24）．
- 傍髄質糸球体からの輸出細動脈は，ヘンレループのそばを髄質内へ下行する．これらの輸出細動脈はより小さな血管となって錐体頂部へと続くが，いろいろな高さにおいてヘアピンターンを行い，錐体底部へ向かう直細血管

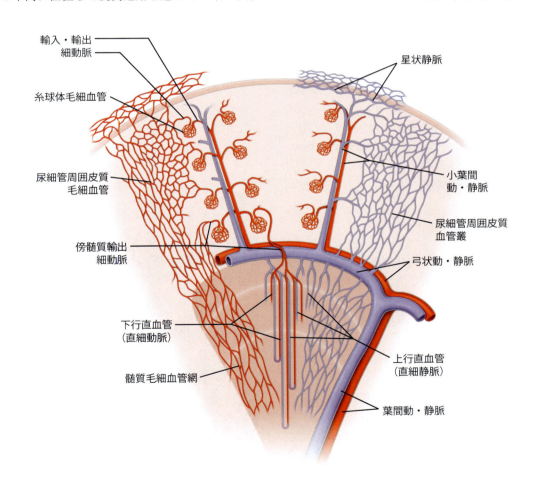

図20.24 ▲ 腎臓の血管系の模式図
腎動脈は葉間動脈となり，皮質と髄質との境界部で弓状動脈に枝分かれする．小葉間動脈は弓状動脈から分かれ，腎被膜へ向かいながら輸入細動脈に枝分かれして，糸球体毛細血管へと続く．皮質外側領域の糸球体から出てきた輸出細動脈は，皮質領域の尿細管を取り囲んでいる皮質尿細管周囲毛細血管へ続いている．髄質に近い糸球体，すなわち傍髄質糸球体から出てきた輸出細動脈は，下行直血管を含むほとんどすべての髄質毛細血管叢に注いでいる．髄質の血液は，上行直血管と毛細血管叢から静脈を経て，弓状静脈へ戻ってくる．被膜付近の星状静脈は被膜血管叢を構築し，皮質尿細管周囲血管叢は小葉間静脈と弓状静脈のいずれにも続いている．

となって戻る（図20.24 参照）．このように，傍髄質糸球体からの輸出細動脈は**下行直血管** descending vasa recta となり，**上行直血管** ascending vasa recta ととともに対向流交換系をつかさどる．これらの血管は，尿細管周囲髄質毛細血管網を経て，弓状静脈へと注ぐ．これらの血管については対向流交換系の説明の中で述べられている（p.721）．
一般に，腎臓の静脈流は静脈が対応する動脈と併走することから，動脈流とは逆行することになる（図20.24 参照）．このため次のようになる．

- **尿細管周囲皮質毛細血管** peritubular cortical capillary は**小葉間静脈** interlobular vein へと注ぎ，順次，**弓状静脈** arcuate vein，**葉間静脈** interlobar vein，**腎静脈** renal vein となる．
- **髄質血管網** medullary vascular network は**弓状静脈** arcuate vein へ直接流れ込む．
- 腎臓表面近くの**尿細管周囲毛細血管** peritubular capillary と**被膜毛細血管** capillary of the capsule は**星状静脈** stellate vein（腎臓表面からみた血管の分布パターンからこう呼ばれている）へ注ぎ，次いで小葉間静脈へと続く．

7. リンパ管

腎臓には2つの主要なリンパ管網がある．これらのリンパ管網は通常の組織切片では観察することが難しいが，実験的手法を使えば明らかにすることができる．1つのリンパ管網は皮質外側領域に存在し，被膜にあるより大きなリンパ管へと注いでいる．もう1つは腎実質のより深いところにあり，腎洞にあるより大きなリンパ管へ注いでいる．この2つのリンパ管網の間には無数の吻合が認められる．

8. 神経支配

腎神経叢を構成する神経線維は，大部分が自律神経系の交感神経由来である．この神経が血管平滑筋を収縮させ，その結果血管収縮をもたらす．

- 糸球体に入る輸入細動脈の収縮は糸球体濾過率を減少させ，尿産生を低下させる．
- 糸球体から出る輸出細動脈の収縮は糸球体濾過率を増大させ，尿産生を増やす．
- 交感神経系の神経支配が消失すると，尿量が増えることになる．

しかし，正常な腎機能にとって外からの神経支配は必ずしも必須ではない．腎移植の際には腎臓への神経は切断されるが，移植腎は正常に機能することができる．

9. 尿管，膀胱および尿道

尿道を除くすべての尿路は，基本的に同じ組織構造を持つ．篩状野の集合管から排出された尿は，修飾を受けることなく，膀胱で貯蔵されてから体外へ排尿するために特化した一連の器官に流れ込んでいく．尿は**小腎杯** minor calyx，**大腎杯** major calyx，**腎盂** renal pelvis へと連続的に流れていき，両側の腎臓から**尿管** ureter を経て**膀胱** urinary bladder へ達し，そこにためられる．最終的に**尿道** urethra を通って排尿される．

尿道を除いたすべての尿路は，同じ組織，すなわち粘膜（移行上皮で覆われる），筋層，外膜（一部の領域では漿膜）で構成される．

移行上皮は腎杯，尿管，膀胱，および尿道起始部の内腔を覆う．

移行上皮 transitional epithelium（**尿路上皮** urothelium）は腎臓からの排尿路の内腔を覆い，かつ，尿腔と上皮下にある血管，神経，結合組織，平滑筋細胞との境界面となっている（図20.25，図20.26）．この重層上皮は基本的に，塩類と水を透過させることはない．移行上皮の細胞は少なくとも3層で構成されている．

- **表層** superficial layer は単核あるいは多核の大きな多形細胞（直径25～250μm，**被蓋細胞**）からなり，内腔へせり出している．これらの細胞は頂部表面が弯曲していることから，しばしば**ドーム形** dome-shaped あるいは**傘形細胞** umbrella cell とも呼ばれる（図20.26参照）．これらの上皮細胞の形状は，排尿路の充満状態に左右される．たとえば，膀胱が空になるとドーム形細胞はおおむね立方形となり，一方，膀胱が尿で充満するとこれらの細胞は著しく伸展され，扁平にみえる．細胞の縁には隣接細胞由来の表面頂部細胞膜嵌合による隆起線がみられる．

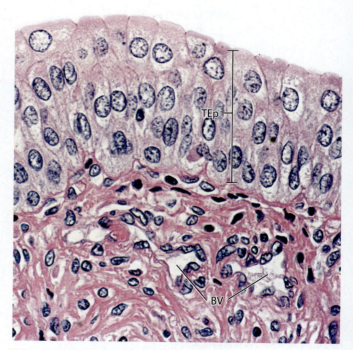

図20.25 ▲ 移行上皮（尿路上皮）の顕微鏡像
このH&E染色標本は，弛緩した尿管では上皮が4～5細胞層の厚さを持つことを示している．被蓋細胞は円形で，ドーム形構造を示す．上皮（TEp）下の結合組織（固有層）は比較的細胞成分に富み，多くのリンパ球がみられる．この領域には血管（BV）も豊富である．450倍．

している．しかしながら，膀胱が膨張すると 3 層ぐらいしか認められない（図 20.26 参照）．この変化は，膨張に対する細胞の適応能力を反映している．膨張した膀胱では，特に大型の被蓋細胞は扁平となり，中間層の細胞は互いが移動し合って表面積の増加に適応している．膨張した膀胱ではこのように個々の細胞が再組織化されるので，あたかも 3 層のごとくみえるのである．

移行上皮の内腔表面は硬い尿路上皮プラークによって覆われており，そのプラークには透過バリアとして重要な役割を果たす結晶タンパク質のウロプラキンが存在する．

膨張していない膀胱壁を透過型電子顕微鏡（TEM）で観察すると，ドーム形細胞の頂部細胞膜は珍しいホタテ貝の形状を示す．大部分の頂部細胞膜は硬そうな弯曲をなす**尿路上**

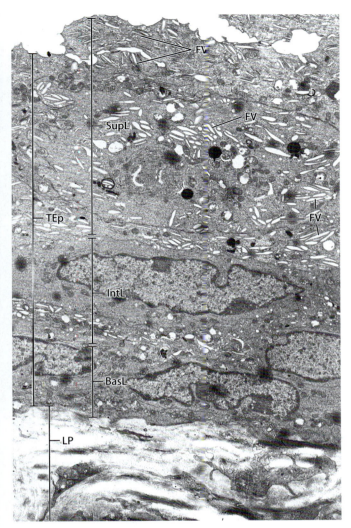

図 20.26 ▲ 膀胱上皮の透過型電子顕微鏡像
膀胱粘膜は移行上皮（TEp）とその下の固有層（LP）からなっている．表層（SupL）にはドーム形細胞（被蓋細胞）が認められ，特徴的な紡錘状小胞（FV）を有しており，このような低倍率でも明瞭である．これらの小胞は図 20.27 の高倍率でもみられる．種々の厚さの中間層（IntL）にはドーム形細胞に分化して，これを補う細胞が存在する．基底層（BasL）には移行上皮の幹細胞がある．5,000 倍．

これらの細胞膜嵌合は閉じられたファスナーに似ており，タイト結合をいっそう強固にする耐久性の高い細胞周囲バリアの構築に役立っている．

- **中間細胞層** intermediate cell layer は洋梨型の細胞からなり，細胞相互に，また，被蓋細胞であるドーム形細胞とデスモソームによって結合している．この層の厚さは尿路の伸展状態によってさまざまで，ヒトでは 5 層の厚さになることもある．被蓋細胞のドーム形細胞が消失すると，中間層細胞群は速やかに分化して失われた表層細胞を補っている．
- 基底細胞層は単核の小型の細胞で構成され，基底膜上に位置している．この細胞層には尿上皮の幹細胞が存在する．

上皮は小腎杯において 2 細胞層として始まり，尿管では 4～5 層まで，さらに空の膀胱では少なくとも 6 層以上に増加

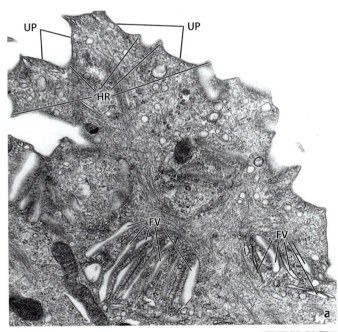

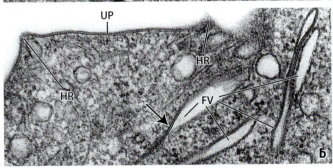

図 20.27 ▲ ドーム形細胞（被蓋細胞）の頂部の透過型電子顕微鏡像
a. 細胞質には小さな小胞，フィラメント，およびミトコンドリアがみられるが，細胞の最も著明な特徴は紡錘状小胞（FV）である．頂部細胞膜が，硬そうな凹面を呈する尿路上皮プラークで覆われており，介在する狭いヒンジ領域（HR）で隔てられている．27,000 倍．**b.** 高倍率で，紡錘状小胞（→）を形成する細胞膜が尿路上皮プラーク（UP）の頂部細胞膜と似ていることがわかる．両者の細胞膜は厚く，非対称性単位膜（AUM）で，脂質二重層の外葉は内葉の 2 倍の厚さがある．尿路上皮プラークに特異的なタンパク質であるウロプラキンは rER で産生され，ゴルジ装置へ運ばれる．そこで 16 nm 粒子のオリゴマーが形成され，最終的には結晶配列を示す．トランス-ゴルジ網で AUM がパッケージされて紡錘状小胞となり，頂部細胞膜へ運ばれる．60,000 倍．

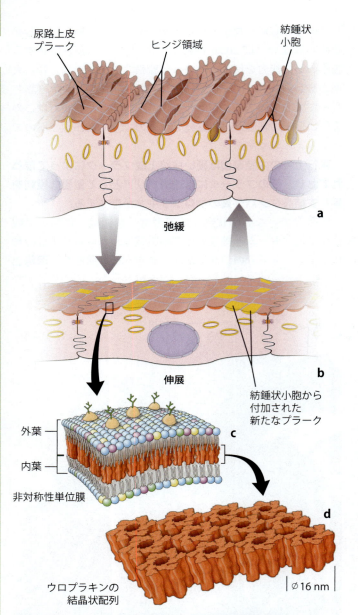

図20.28 ▲ ドーム形細胞（被蓋細胞）の内腔表面の模式図 a. この模式図は，弛緩した膀胱におけるドーム形細胞の内腔表面を描いている．個々の細胞の頂部細胞膜は，隆起を伴い凹面になった尿路上皮プラークで覆われており，プラークは間に介在する狭いヒンジ領域で互いに隔てられていることに注意せよ．紡錘状小胞（異なる色で描かれている）は余剰のプラーク膜を入れており，細胞の上部に集積している．小胞の大部分は垂直方向に並び，あるものは頂部細胞膜のヒンジ領域に付着している．**b.** この模式図では，上記模式図と同じ細胞の伸展された膀胱でみられる姿を描いてある．余剰のプラークが紡錘状小胞から細胞表面に付加されていることに注意せよ．この段階で残存する小胞はより水平方向に並んでみえる．**c.** 横断面での尿路上皮プラークは非対称性単位膜（AUM）の特徴を示し，その脂質二重層の外葉は内葉の2倍の厚さがある．AUMは尿路上皮プラークと紡錘状小胞の両方に存在する．**d.** 尿路上皮プラークの厚い外葉には直径16 nmのタンパク質粒子が六角状に並んだ結晶構造があり，ウロプラキンと呼ばれる膜貫通型ファミリータンパク質で構成されている．

皮プラーク urothelial plaque で覆われており，それぞれは介在する狭い**ヒンジ領域** hinge region で隔てられている（図20.27）．横断面では，脂質二重層の外葉は内葉の2倍の厚さがあり，尿路上皮プラーク領域の細胞膜は非対称となっており，したがって**非対称性単位膜** asymmetric unit membrane（AUM）とも呼ばれる．尿路上皮プラークの厚い外葉には，**ウロプラキン** uroplakin（UPⅠa，UPⅠb，UPⅡ，UPⅢa，UPⅢb；図20.28）と呼ばれる5種類の膜貫通型タンパク質ファミリーからなる16 nmのタンパク質粒子が六角状に並ぶ結晶配列がある．ウロプラキン粒子の結晶配列は，プラークを小分子（水，尿素，プロトン）が透過できないようにしている．タイト結合とともに，尿路プラークは尿路上皮の透過バリアとして重要な役割を果たしている．細胞膜のヒンジ領域にはさまざまな受容体やチャネルなど，他のすべての非プラークタンパク質が細胞頂上領域に見出される．約85％の**尿路感染症** urinary tract infection は移行上皮にコロニーをつくる**尿路病原性大腸菌** uropathogenic *Escherichia coli* bacteria によるものである．最初に上皮へ付着すると，細菌は上皮表面に足場を獲得することになり，排尿の際に流されないようにしている．この結合は大腸菌の線維状付属装置の先端にあるFimH 付着素 adhesin によって仲介されており，FimH 付着素は尿路上皮プラークの非対称性単位膜のウロプラキンと相互作用している．加えて，ウロプラキンとの結合は移行上皮細胞内への細菌侵入を引き起こす一連の過程を進行させることになる．

移行上皮は，膀胱をはじめとする尿路臓器の壁がダイナミックに変化するにもかかわらず，尿路上皮透過バリアを維持している．

膀胱あるいは他の尿路臓器では，内腔が拡張すると，粘膜のヒダ状の表面が伸展されて拡大する．ドーム形細胞においても，**紡錘状小胞** fusiform vesicle と密接した頂部細胞膜に著明な変化がみられる．透過型電子顕微鏡で観察すると，紡錘状小胞が頂部細胞膜に近接して，垂直方向に配列している．これらは尿路上皮プラークと同様の**非対称性単位膜** asymmetric unit membrane で形成されている．膀胱の拡張に反応して，紡錘状小胞のエキソサイトーシスの結果，細胞表面の一部に組み込まれることにより，頂部細胞膜は拡大する（図20.28参照）．大部分の紡錘状小胞は頂部細胞表面のヒンジ領域で融合するが，一方，残存する紡錘状小胞は頂部細胞膜に対してさらに平行な位置関係を呈するようになる．排尿中にはこの過程は逆に進行し，付加された細胞膜はエンドサイトーシスによって取り込まれ，ドーム形細胞の頂部細胞膜は短縮することになる．

尿路の平滑筋は束状に配列している．

密なコラーゲン線維からなる粘膜固有層が尿路全体にわたり尿路上皮下に存在するが，粘膜筋板や粘膜下層は認められない．管腔部分（尿管や尿道）では通常，2層からなる平滑筋層が粘膜固有層直下に存在する：

- 内層はゆるやかならせん状に配列しており，縦走筋層と呼ばれる．
- 外層は密にらせん状に配列し，輪状筋層と呼ばれる．

このような平滑筋層の配列は腸管の外筋層の配列とは逆であることに注意せよ．尿路の平滑筋は結合組織と混在しており，それによって単なる平滑筋のシートではなく平行に走る

束を形成している．平滑筋の蠕動性収縮は，尿を小腎杯から尿管を経て膀胱へと運んでいる．

A. 尿管

個々の**尿管** ureter は腎盂から膀胱へ尿を運び，およそ24〜34 cmの長さである．尿管の末端部分は膀胱壁を斜めに貫いている．**移行上皮** transitional epithelium（**尿路上皮** urothelium）が尿管壁の内腔表面を被覆している．壁の残りは平滑筋と結合組織で構成されている．平滑筋は3層に配列している．内縦走筋層，中輪状筋層，外縦走筋層である（PLATE 78, p.738）．しかし外縦走筋層は尿管の遠位端にのみ存在する．通常，尿管は後腹膜脂肪組織中に埋没し，脂肪組織と血管ならびに神経が尿管の外膜を形成している．

膀胱が尿で膨張すると尿管開口部が圧排され，尿管への尿の逆流を防ぐ．膀胱壁平滑筋の収縮も膀胱への尿管開口部を圧排する．この作用は慢性感染症（持に女性において）の好発部位である膀胱と尿道から，腎臓へ感染が広がることを防ぐのに役立っている．

尿管終末部位，特に膀胱壁を貫く部位では，前述した2層の筋層の他に厚い外縦走筋層が存在する．成書では，この縦走筋層が膀胱壁内へ連続して，膀胱壁筋層の基本的な構成要素となっていると述べられていることが多い．しかし，膀胱平滑筋は明瞭な層状構造に分かれてはいない．

B. 膀胱

膀胱 urinary bladder は膨張性の尿の貯蔵器で，恥骨結合の後方で骨盤内に位置する．膀胱の大きさと形は尿のたまりぐあいにより変化する．膀胱は3つの開口部，2つが尿管（**尿管口** ureteric orifice），1つが尿道（**内尿道口** internal urethral orifice）を持つ．この3つの開口部で囲まれる三角形の領域，すなわち**膀胱三角** trigone は比較的平滑で厚さも一定である．一方，残りの部分は膀胱が空になると厚くヒダ状となるが，逆に膨張すると薄く平滑となる．この両者の違いは，膀胱三角と残りの部分の胎生期の起原を反映したものである．すなわち，膀胱三角の部分は中腎管由来であり，残りの大部分は総排泄腔由来である．

膀胱壁の平滑筋は**排尿筋** detrusor muscle となっている．尿道開口部へ向かって，筋線維は不随意性の**内尿道括約筋** internal urethral sphincter となって，尿道開口部のまわりに輪状に配列している．排尿筋の平滑筋束は，尿路の管状部分のように規則的に配列しているわけではなく，筋束とコラーゲン線維束が不ぞろいに混ざり合っている（PLATE 79, p.740）．膀胱排尿筋の収縮は膀胱全体を圧縮して，尿を尿道へ放出する．

膀胱は自律神経系の交感神経と副交感神経の両者で神経支配されている：

- **交感神経線維** sympathetic fiber は膀胱壁の外膜に神経叢をつくる．これらの神経線維は膀胱壁血管に分布しているようである．
- **副交感神経線維** parasympathetic fiber は脊髄のS2〜S4分節から始まり，骨盤内臓神経を経て膀胱へ達し，筋束や外膜にある神経節に終わる．これらは**排尿反射** micturition reflex の遠心性線維である．
- 膀胱から脊髄仙骨部へいたる**知覚神経線維** sensory fiber は排尿反射の求心性線維となる．

C. 尿道

尿道 urethra は線維筋性の管で，膀胱から**外尿道口** external urethral orifice を経て体外へ尿を排出する．男性と女性では，尿道の大きさ，構造，機能は異なっている．

男性の尿道は泌尿生殖器系の最後の導管として働き，約20 cmの長さがあり，明瞭な3つの部分からなっている：

- **尿道前立腺部** prostatic urethra は膀胱頸から前立腺（p.791参照）を貫く3〜4 cmの部分である．移行上皮（尿路上皮）で覆われ，生殖器系の射精管がこの部位の後壁に開口する．また小さな前立腺管も多数同部に注いでいる．
- **尿道隔膜部** membranous urethra は前立腺の先端部から尿道球にいたる約1 cmにわたる部分である．尿道が会陰に入るときには骨盤底の**深会陰窩** deep perineal pouch を貫いている．尿道隔膜部を取り囲む深会陰窩の骨格筋は**外尿道括約筋（随意筋）** external（voluntary）sphincter of the urethra となっている．移行上皮は尿道隔膜部で終わる．この部分は重層ないし多列上皮からなっており，より近位の尿路系上皮よりもむしろ生殖管系上皮に似ている．
- **尿道海綿体部** penile/ spongy urethra は陰茎の全長，約15 cmにわたり，**陰茎亀頭** glans penis で体表面に開口している．海綿体部はその全長が**海綿体** corpus spongiosum で囲まれており，遠位端を除いて多列円柱上皮で覆われている．この遠位端は重層扁平上皮で覆われ，陰茎の皮膚へと続いている．**尿道球腺** bulbourethral gland（**カウパー腺** Cowper's gland）と粘液腺である**尿道腺** urethral gland（**リトル腺** gland of Littre）の導管が海綿体部へ注いでいる．

女性では尿道は短く，膀胱から腟前庭まで長さ3〜5 cmであり，通常は陰核のすぐ後方で終わる．粘膜は縦走ヒダを有していると昔から記載されている．男性尿道と同様に，粘膜は当初は膀胱上皮の続きの移行上皮であるが，終末部の前で重層扁平上皮に変化する．ある研究者は，女性尿道の中間部で重層円柱上皮と多列円柱上皮が存在することを報告している．

無数の小さな**尿道腺** urethral gland が特に尿道近位部で尿道内腔へ開口している．他の腺，すなわち**傍尿道腺** paraurethral gland は男性の前立腺に相当し，**傍尿道腺管** paraurethral duct へ分泌を行っている．これらの導管は外尿道口の両側に開口して，アルカリ性分泌液を産生する．粘膜固有層は血管分布が著しい結合組織層からなり，男性の海綿体と類似している．尿道が尿生殖隔膜を貫くところでは（尿道隔膜部），ここの横紋筋が外尿道括約筋（随意筋）となっている．

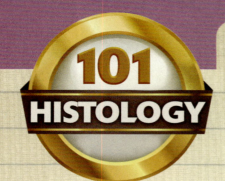

泌尿器系

泌尿器系の概要
- 泌尿器系は腎臓，尿管，膀胱，尿道からなる．
- 腎臓の重要な機能は，電解質と水のバランス，血漿 pH，組織浸透圧，血圧を調節することによる**恒常性の維持**の他，代謝老廃産物の**濾過**と**排出**，骨髄での赤血球生成（エリスロポエチン）と血圧（レニン）・Ca^{2+}代謝（ビタミン D の賦活化）を調整するホルモン分泌による**内分泌活性**である．

腎臓の構造
- 腎臓は結合組織性の**被膜**で囲まれており，外側に**皮質**を，内側に**髄質**を有しており，髄質は 8〜12 の**腎錐体**に分かれている．皮質は髄質の中へ伸長し，**腎柱**を形成し，それぞれの腎錐体を隔てている．
- **皮質**は腎小体と付随した**曲尿細管**および**直尿細管**で特徴づけられる．皮質での直尿細管と集合管の集合が**髄放線**を形成する．
- **腎葉**は腎錐体とそれに付随した皮質組織からなる．
- **腎錐体**の基部は皮質に面しており，頂部（**乳頭**）は小腎杯に突出している．小腎杯は**大腎杯**が分かれたもので，腎盂の区域となる．
- **腎門**で腎盂は尿管へと続き，尿が膀胱へ運ばれる．
- 腎臓は**腎動脈**から血液を受け取り，腎動脈は**葉間動脈**へと枝分かれする（錐体間を走行する）．その後，錐体の基部に沿って，**弓状動脈**となり，さらに枝分かれして小さな**小葉間動脈**となって皮質を栄養する．
- 皮質では，小葉間動脈から**輸入細動脈**が枝分かれして（各糸球体に 1 本），腎小体に入り，糸球体毛細血管を形成する．糸球体毛細血管は 1 本の**輸出細動脈**となって腎小体を出て，第二次毛細血管網である**尿細管周囲毛細血管**を構築する．
- 尿細管周囲毛細血管の一部は，ネフロンの薄い部分に並走する**直細血管**と呼ばれる長いループを形成する．
- 尿細管周囲毛細血管は**小葉間静脈**へ注ぎ，その後，**弓状静脈**，**葉間静脈**，そして**腎静脈**へいたる．

ネフロンの構造と機能
- **ネフロン**は腎臓の構造的・機能的単位である．
- ネフロンは，**腎小体**と長い尿細管部分，すなわち近位の太い分節（**近位曲尿細管と近位直尿細管**）と細い分節（**ヘンレループ**の細い部分），および遠位の太い分節（**遠位直尿細管と遠位曲尿細管**）で構成されている．遠位曲尿細管は**集合管**へとつながり，腎乳頭で開口している．
- **腎小体**は**ボーマン嚢**の二重層で囲まれた**糸球体**を入れている．
- 腎臓の**濾過装置**は，**糸球体内皮**，**糸球体基底膜**（**GBM**），ボーマン嚢の**足細胞**で成り立っている．
- 陰性荷電した**糸球体基底膜**は，Ⅳ型およびⅩⅧ型コラーゲン，シアロ糖タンパク質，非コラーゲン性糖タンパク質，プロテオグリカン，グリコサミノグリカンを含んでおり，物理的関門として，またイオン選択的フィルターとして働いている．
- **足細胞**はその細胞突起を毛細血管周囲に伸ばし，さらに**足突起**と呼ばれる無数の二次突起を発達させ，隣り合う足細胞の足突起どうしが相互に嵌合している．嵌合している足突起間の間隙は，**濾過スリット隔膜**で覆われた**濾過スリット**を構築している．
- 腎小体の糸球体基底膜はいくつかの毛細血管で共有されており，**メサンギウム細胞**とその基質を入れるスペースを生み出している．
- メサンギウム細胞は，濾過スリットにとらえられた残留物の貪食やエンドサイトーシス，パラクリン物質の分泌，足細胞の構造の支持，糸球体の膨満を調節する作用に関与している．
- **傍糸球体装置**は**緻密斑**（尿細管液中の Na^+ 濃度を監視している），**傍糸球体細胞**（レニンを分泌する），**糸球体外メサンギウム細胞**で構成されており，**レニン−アンギオテンシン−アルドステロン系**（**RAAS**）を活性化することにより血圧を調節している．

腎尿細管機能

- ボーマン嚢からの**糸球体限外濾過液**は，さまざまな物質を分泌または吸収する上皮細胞で被覆された一連の尿細管と集合管を通り，最終尿となる．
- **近位曲尿細管**はボーマン嚢から糸球体限外濾過液を受け取る．この尿細管はグルコース，アミノ酸，ポリペプチド，水，電解質を**再吸収**する最初でかつ主要な部位である．
- 限外濾過液の再吸収は，近位曲尿細管から，髄質へ下降する**近位直尿細管**（ヘンレループの太い上行脚）を流れるまで続いている．
- **ヘンレループ**の下行脚（水の高い透過性を示す）ならびに上行脚（Na^- と Cl^- の高い透過性を示す）は，限外濾過液を濃縮する．
- **遠位直尿細管**（太い上行脚）は支質へ向かって戻り，腎小体の近傍に到達する．そこでは輸入細動脈と接触している．この部位の尿細管の上皮細胞が**緻密斑**を形成している．
- **遠位曲尿細管**は髄放線内に存在する**皮質集合管**へ注いでおり，限外濾過液中の Na^+ や K^+ の濃度をさらに調整している．
- **髄質集合管**は立方上皮で覆われているが，次第に円柱上皮に移行して，そのサイズも増してくる．集合管は水の再吸収を調整する**アクアポリン**や**抗利尿ホルモン（ADH）依存性水チャネル**を有している．
- **集合管**は腎乳頭において開口し，調整された限外濾過液は**尿**と呼ばれ，排出路を経て連続的に流れ出している．

尿管，膀胱，尿道

- 尿道を除いた排尿路は，同じ共通の組織構造を示す．尿路は**移行上皮（尿路上皮）**からなる粘膜で裏打ちされており，平滑筋層と結合組織性外膜（もしくは漿膜）を有する．
- **移行上皮**は特殊化した重層上皮で，大きな**ドーム形（傘形）細胞**が内腔へ突出している．
- ドーム形細胞は過剰に陥入した形質細胞膜を調整する**プラーク**や**紡錘状小胞**を含む特殊な細胞膜を備えており，これらは臓器が引き伸ばされたときの頂部表面の伸展に必要とされている．
- **尿管**は腎盂から膀胱へ尿を運ぶ．それは移行上皮で覆われ，その下層は明瞭な3層構造からなる平滑筋層，および結合組織性外膜で構成されている．
- **膀胱**も同様に移行上皮で覆われており，**膀胱三角**以外の部位は多数の粘膜ヒダを有している．膀胱の筋層は厚く，よく発達して，**排尿筋**となっている．
- **尿道**は尿を膀胱から**外尿道口**へと運ぶ．
- **女性尿道**は短く，移行上皮（上部半分），多列円柱上皮（下部半分），重層扁平上皮（終末部の前）でそれぞれ覆われている．
- **男性尿道**は女性の尿道よりもずっと長く，3つの領域に分けられる．**尿道前立腺部**（移行上皮で被覆），外尿道括約筋を貫いている短い**尿道隔膜部**（重層あるいは多列円柱上皮で被覆），**尿道海綿体部**（多列円柱上皮で被覆）である．

PLATE 74　腎臓 I

泌尿器系は 1 対の**腎臓** kidney，腎臓から膀胱へいたる 1 対の**尿管** ureter，および**膀胱** urinary bladder から体外へ続く**尿道** urethra によって構成される．腎臓は体液や電解質を保持し，尿素，尿酸，クレアチニンの他，さまざまな物質の分解産物などの代謝排泄物を除去している．腎臓は最初に血液の限外濾過液である**尿** urine（原尿）をつくり，原尿は腎臓の尿細管細胞による選択的吸収や特定物質の分泌を受けることにより修飾される．また腎臓は内分泌器官としても機能しており，赤血球形成を調整する成長因子である**エリスロポエチン** erythropoietin や血圧や血流量をコントロールするホルモンである**レニン** renin を産生している．さらにステロイドプロホルモンである**ビタミン D** vitamin D を水酸化することにより，活性型ビタミン D をつくっている．

腎臓は扁平で，ソラマメ型を呈し，およそ長さ 10 cm，幅 6.5 cm（凸面から凹面まで），厚さ 3 cm である．腎臓の内側凹面には腎門があり，そこでは血管，神経，リンパ管が腎臓に出入りしている．漏斗型をした尿管の始まり，すなわち**腎盂** renal pelvis もまた腎門から出てくる．新鮮な腎臓の割断面では，2 つの明瞭な領域が区別される．すなわち，赤褐色の外側の領域である**皮質** cortex と，ずっと淡い腎盂へと続く内側部の**髄質** medulla である．皮質は，**腎小体** renal corpuscle と，**ネフロン** nephron の曲尿細管および直尿細管を含む尿細管，**皮質集合管** cortical collecting duct，ならびに豊富な血管供給で特徴づけられる．

腎臓
ヒト，新鮮標本，3 倍.

剖検で得られた未固定の腎臓の皮質から髄質を通る前頭断面を示す．**腎門部** hilar region では，小腎杯（灰色/白色）が黄色調の脂肪組織で囲まれている．腎臓の外側部分は赤褐色調を呈し，これが皮質である．皮質は内側部の髄質と容易に区別することができ，髄質はさらに，直行する血管，直血管（VR）の存在で同定できる外層（OM）と，より淡く均質な内層（IM）に分けることができる．髄質は腎錐体からなり，その基底部を皮質に向け，乳頭（P）状の頂部を腎臓の腎門部へ向けている．**錐体** pyramid はときにはこの図のように，部分的ではあるが**腎柱** renal column（RCol）といわれる皮質部で隔てられている．左側にある錐体の外側領域の大部分は，この割断面では現れていない．乳頭は錐体の自由先端であり，**小腎杯** minor calyx（MC）といわれる最初に尿が集まる一連の空間に向かって突出している．腎杯の内表面は白色である．小腎杯は**大腎杯** major calyx へ注ぎ，次に**腎盂** renal pelvis へいたり，腎盂から尿管へ尿を注ぐ．

この標本で興味深いことは，血液が多くの血管にとどまっていることである．それによって，いくつかの腎血管をその場で確認することが可能となっている．腎臓の割断面で同定できる血管としては，皮質内の小葉間血管（IV），錐体の基底部で弓状静脈（AV）と弓状動脈（AA），腎錐体間にある葉間動脈（ILA）と葉間静脈（ILV），髄質では錐体の毛細血管網に出入りする血管がみられる．後者の血管は細動静脈であり，比較的まっすぐであることから直血管（VR）と総称される．（標本は Dr. Eric A. Pfeifer の厚意による.）

皮質と髄質
腎臓，ヒト，H&E 染色，20 倍.

皮質と髄質の一部を含む組織切片を示す．皮質と髄質の境界部（破線で部分的に示す）には，多数の弓状動脈（AA）・静脈（AV）が存在する．切片の如何にかかわらず，腎皮質の最も明瞭な特徴は腎小体（RC）の存在である．腎小体は球状構造物で，まわりをボーマン嚢の臓側および壁側上皮で囲まれた糸球体（球状の毛細血管係蹄）からなっている．また皮質ではほぼまっすぐに，髄質の基底部から放射状に配列した尿細管束（➡）が認められ，これが髄放線である．対照的に，髄質外層部ではゆるやかにカーブして並ぶ尿細管構造が，内層部になると多少直行するようになる．尿細管（および血管）の配列によって錐体の割断面は線条様構造を呈し，これは肉眼標本でも明瞭である（上図参照）．

AA，弓状動脈	**IV**，小葉間血管	**RC**，腎小体
AV，弓状静脈	**MC**，小腎杯	**VR**，直血管
ILA，葉間動脈	**OM**，髄質外層	➡，髄放線
ILV，葉間静脈	**P**，乳頭	**破線**，皮質と髄質の境界
IM，髄質内層	**RCol**，腎柱	

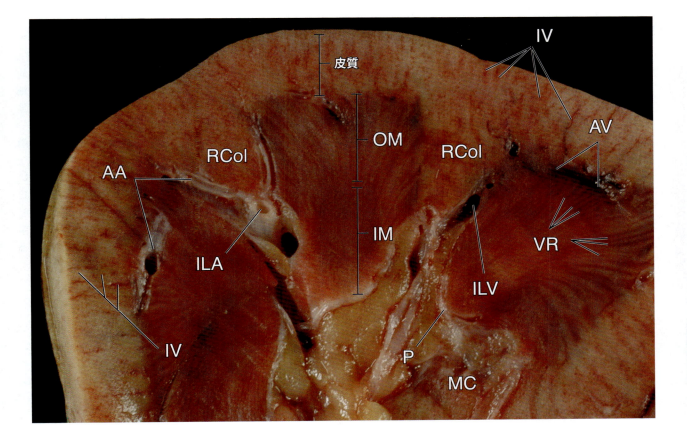
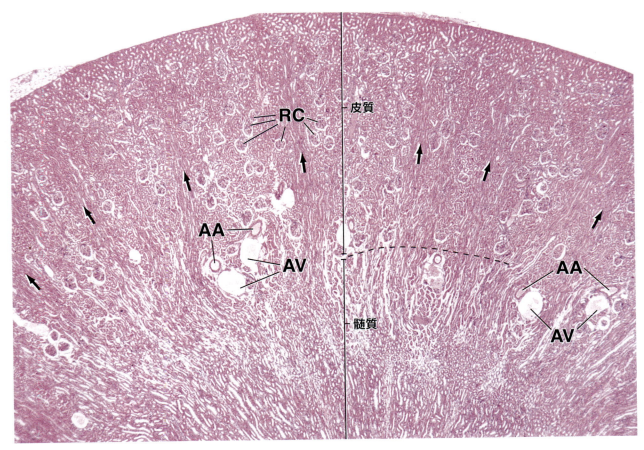

PLATE 75　腎臓Ⅱ

ネフロン nephron は腎臓の機能単位である．ヒト腎臓1個あたり，約100万個のネフロンがある〔訳注：原文では腎臓1個あたり約200万個のネフロンとあるが誤り〕．ネフロンは尿の産生を行っており，他の腺の分泌部に相当する．尿の最終的な濃縮を行っている**集合管** collecting duct は，外分泌腺の導管に類似している．ネフロンは**腎小体** renal corpuscle と**腎尿細管** renal tubule からなる．腎小体は10～20の毛細血管ループの係蹄からなる**糸球体** glomerulus と，それを取り巻く2層性上皮の帽子様構造，すなわち**腎包** renal capsule あるいは**ボーマン嚢** Bowman's capsule で構成される．糸球体毛細血管は，ボーマン嚢の血管極において**輸入細動脈** afferent arteriole から血液供給を受け，その後，ボーマン嚢の血管極において**輸出細動脈** efferent arteriole となって出ていく．輸出細動脈は枝分かれしながら腎尿細管周囲に新たな毛細血管網を構築している．ボーマン嚢の対側極は尿細管極であり，そこから濾過液（原尿）がボーマン嚢を出ていく．ネフロンの尿細管部分は，**近位の太い分節** proximal thick segment（**近位曲尿細管** proximal convoluted tubule と**近位直尿細管** proximal straight tubule からなる），**ヘンレループの細い脚** limb of the loop of Henle で構成される**細い分節** thin segment，**遠位直尿細管** distal straight tubule と**遠位曲尿細管** distal convoluted tubule からなる**遠位の太い分節** distal thick segment である．ヘンレループはネフロンのU字型の部分で，近位ならびに遠位尿細管の太い直尿細管と，両者の間の細い分節で構成される．遠位曲尿細管は結合尿細管あるいはアーチ形結合尿細管を経て，**皮質集合管** cortical collecting tubule につながっている．ネフロンと結合尿細管をあわせて**尿輸送細管** uriniferous tubule という．

皮質
腎臓，ヒト，H&E染色，60倍．

　腎皮質 renal cortex は，**皮質迷路** cortical labyrinth（CL）と**髄放線** medullary ray（MR）と呼ばれる領域に区分することができる．皮質迷路には**腎小体** renal corpuscle（RC）があり，比較的大きな球状構造物としてみえる．それぞれの腎小体を，近位および遠位曲尿細管が取り囲んでいる．これらも皮質迷路の一部である．曲尿細管，特に近位曲尿細管は，その曲がりぐあいから多くは楕円形か円形であるが，場合によってはより長くなってJ字型，C字型，ときにはS字型を呈するなど多様である．髄放線は同一方向に直に配列した尿細管群からなり，錐体の基底部から放散するようにみえる．髄放線がこの図のように縦方向に切られたときには，長い尿細管として存在する．髄放線には近位直尿細管（太い分節；ヘンレループの下行脚），遠位直尿細管（太い分節；ヘンレループの上行脚），および皮質集合管が含まれる．

皮質
腎臓，ヒト，H&E染色，120倍．

　この図は上図の切片に対して直角方向に切った**腎皮質** renal cortex のもう1つの面を示したもので，やや高倍率となっている．顕微鏡像の辺縁部に**皮質迷路** cortical labyrinth が認められ，尿細管は主として円形および楕円形であるが，いくつかは長くかつ曲がっていて，その外観は上図の皮質迷路領域と同様にみえる．**腎小体** renal corpuscle（RC）も皮質迷路に存在する．対照的に，この図でみられる髄放線は，上図のそれとはかなり異なってみえる．髄放線（MR）に属するすべての尿細管を破線で囲んであるが，すべてが横断面となっている．髄放線内の尿細管を調べると，尿細管のサイズ，内腔の形，尿細管上皮細胞のサイズに基づいたいくつかの型が明瞭に識別できる．これらの特徴については皮質迷路の特徴と一緒にPLATE 76で考察する．

CL，皮質迷路　　　　**RC**，腎小体　　　　**破線**，髄放線のおよその境界
MR，髄放線

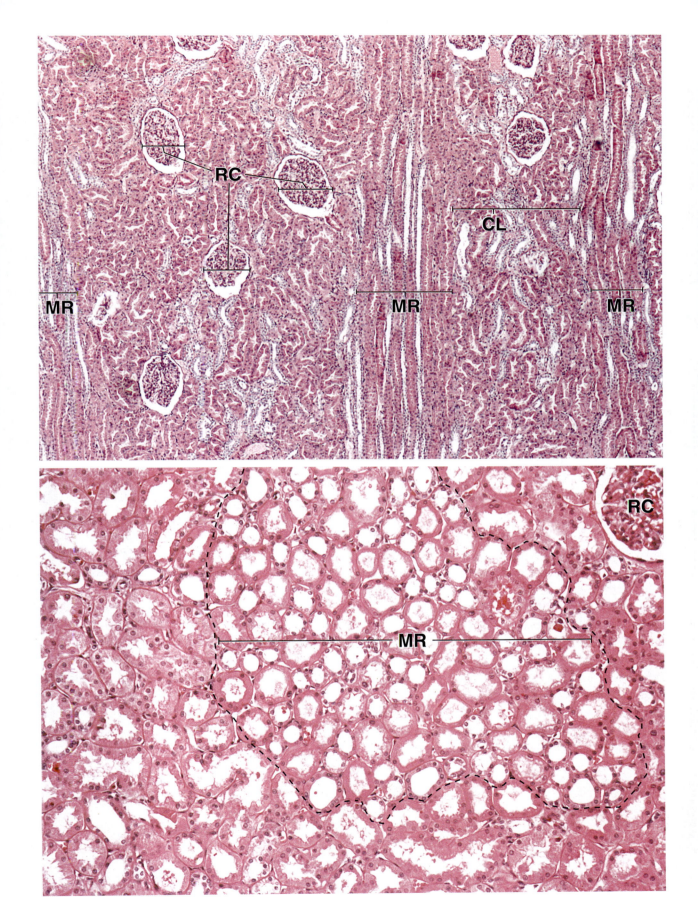

PLATE 76　腎臓Ⅲ

パラフィン切片の H&E 染色標本で，近位および遠位曲尿細管を同定する上で役立つ特徴を示す．**近位尿細管** proximal convoluted tubule の直径は，遠位尿細管よりも一般に大きい．内腔の横断面像はしばしば星形にみえる．刷子縁（頂部微絨毛）が近位尿細管細胞においてみられる．また，近位曲尿細管は遠位曲尿細管よりも 2 倍以上長く，したがって皮質迷路では近位尿細管が大部分を占めることになる．

メサンギウム細胞 mesangial cell とその細胞外基質が腎小体の**メサンギウム** mesangium を構成している．メサンギウムは**糸球体係蹄** glomerular tuft の毛細血管内皮の下支えをし，血管極まで伸びてそこで**傍糸球体装置** juxtaglomerular apparatus の一部となっている．ネフロンの遠位の太い分節の終末部は，輸入細動脈に近接して存在する．細動脈に最も近い尿細管上皮細胞は他の尿細管上皮細胞に比べ細く，丈が高く，かつ密集しており，**緻密斑** macula densa を構成する．緻密斑の反対側にある動脈平滑筋細胞は**傍糸球体細胞** juxtaglomerular cell となり，血漿 NaCl 濃度の減少に応じて**レニン** renin を分泌する．

近位および遠位曲尿細管
腎臓，ヒト，H&E 染色，240 倍．

この図は皮質迷路領域を示し，6 個の**遠位曲尿細管** distal convoluted tubule（DC）がある．**近位曲尿細管** proximal convoluted tubule（未標識）は遠位尿細管よりも少し外径が大きい．近位尿細管は刷子縁を持っているが，遠位尿細管の内腔表面はよりくっきりしており，明瞭である．近位尿細管の内腔はしばしば星形を呈する．このようなことは遠位尿細管ではみることがない．近位尿細管の横断面では，同等の遠位尿細管に比べると明らかに核が少ない．

右上図に示すように，上記の指摘事項の多くが，髄放線での近位ならびに遠位の太い分節の直部の識別にも有効である．

近位および遠位直尿細管

腎臓，ヒト，H&E 染色，240 倍．

この図では，右下方隅にみられる**近位曲尿細管** proximal convoluted tubule（PC，隣接の皮質迷路に属する）を除いて，髄放線内のすべての尿細管が円形となっている．第 2 に，この図に示すように個々の尿細管を同定してみると，髄放線では**近位直尿細管** proximal straight tubule（P）と**遠位直尿細管** distal straight tubule（D）の数がほぼ等しいことがわかる．遠位直尿細管とは異なって，近位直尿細管は刷子縁を有し，大きな外径と星形の内腔を持っていることに注意せよ．髄放線には皮質集合管（CCD）も認められる．

腎小体

腎臓，ヒト，H&E 染色，360 倍．

腎小体 renal corpuscle は球状の構造を呈し，その辺縁は，薄い被膜が取り囲む狭いが明瞭な空隙，すなわち**尿腔** urinary space（*）と，大きな細胞塊としてみえる毛細血管係蹄あるいは糸球体で構成されている．腎小体の被膜は腎包あるいは**ボーマン嚢** Bowman's capsule として知られ，実際には 2 つの部分からなる．壁側葉（BC）と臓側葉である．**壁側葉** parietal layer は単層扁平上皮からなる．**臓側葉** visceral layer は**足細胞** podocyte（Pod）と呼ばれる細胞で構築され，糸球体毛細血管の外表面を覆っている．左下図で同定してあるように，尿腔に沿って明瞭に並んでいるところ以外では，足細胞は毛細血管内皮細胞と区別することが困難である．やっかいなことに，メサンギウム細胞も糸球体の構成要素である．一般に足細胞の核は内皮細胞やメサンギウム細胞の核よりも大きく，染色性が弱い．

遠位曲尿細管（DC）および 2 つの近位曲尿細管（PC）を左下図に示す．遠位尿細管の細胞は一側に密になっていることがわかる．これらの密集した細胞が**緻密斑** macula densa（MD）を構成し，輸入細動脈に隣接している．

右下図では，腎小体の血管極と尿細管極とがいずれも明瞭に認められる．**血管極** vascular pole は細動脈（A）の存在でわかる．腎小体に入るか，あるいは出ていく細動脈が認められる（双頭➡）．輸入細動脈には傍糸球体細胞と呼ばれる顆粒を持った修飾平滑筋細胞がある（この図では明らかでない）．**尿細管極** urinary pole では，ボーマン嚢の壁側葉が近位曲尿細管（PC）の始まりに連続している．ここでは腎小体の尿腔が近位尿細管腔へ連続し，管腔側の上皮細胞は単層扁平上皮から，刷子縁を持つ単層立方上皮ないしは丈の低い円柱上皮へ変化している．

A, 細動脈	**DC**, 遠位曲尿細管	**Pod**, 足細胞（ボーマン嚢の臓側葉）
BC, ボーマン嚢（壁側葉）	**MD**, 緻密斑	*****, 尿腔
CCD, 皮質集合管	**P**, 近位直尿細管	双頭➡, 腎小体血管極の血管
D, 遠位直尿細管	**PC**, 近位曲尿細管	

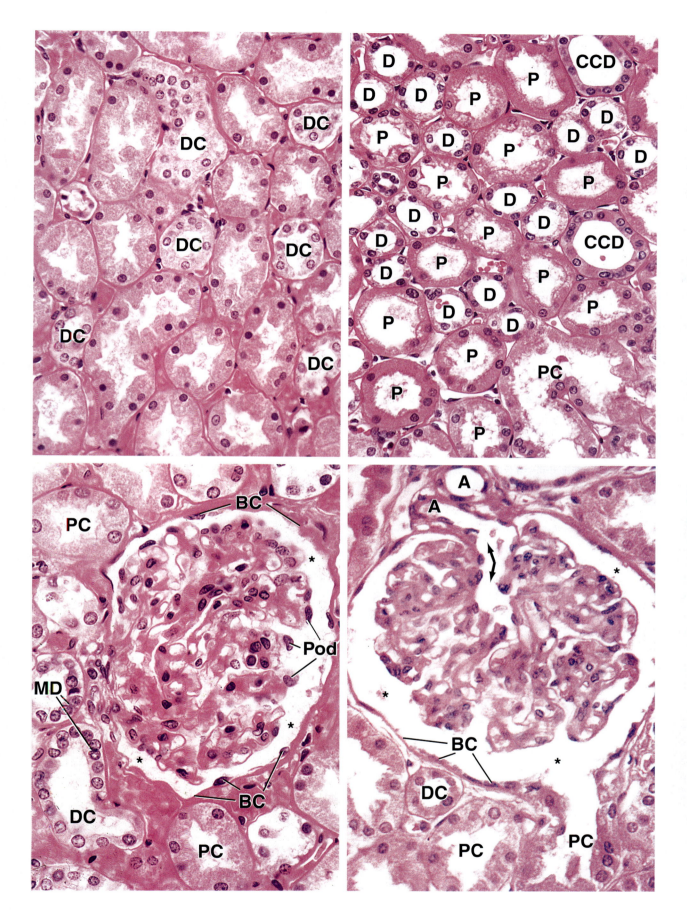

PLATE 77　腎臓Ⅳ

腎小体は皮質迷路に限局して存在している．**髄質** medulla は近位・遠位尿細管の太い直部の分節とそれらの細い分節，集合管，およびこれらの尿細管と平行して走る血管で構成されている．これらの構造は対向流増幅系および対向流交換系として機能しており，最終的に高張尿をつくり出す．最終尿は**乳頭集合管** papillary duct（of Bellini）から腎杯へ注ぎ，腎盂へと流れ込む．

髄質
腎臓，ヒト，H&E 染色，240 倍．

この図では**髄質外帯** outer portion of the medulla が示されている．この領域には，近位および遠位の太い分節，細い分節，ならびに髄質集合管がある．すべての尿細管が平行に並び，その横断面が示されているので，すべて円形となる．**近位直尿細管** proximal straight tubule（P）は典型的な星形の内腔と刷子縁を示す（あるいは刷子縁が部分的に壊れたことにより切れ切れになった頂部細胞表面）．近位直尿細管の外径は，**遠位直尿細管** distal straight tubule（D）のそれよりも一般に大きい．前にも述べているが，ここに示すように，遠位直尿細管では相応する近位直尿細管よりも多くの核がみられる．また遠位尿細管の内腔はより円形であり，細胞の頂部表面はよりくっきりしていることに注意せよ．**集合管** collecting duct（CD）の外径は近位尿細管のそれと同じくらいで，遠位尿細管よりも大きい．集合管の上皮細胞は立方状で，近位尿細管の細胞よりも小さい．したがって，集合管では相応する近位尿細管よりもやや多い核がみられる．どれが集合管か，自分で数えてみると違いがわかる．最後に，集合管を構成する細胞どうしの境界は通常明瞭である（＊）．このことは，集合管の同定において最も頼りになる特徴の1つである．

細い分節（T）は，髄質でみられるすべての尿細管の中で最も薄い壁を持つ．細い分節はこの図に示すように丈の低い立方ないしは単層扁平上皮で構成され，内腔は比較的大きい．ときおり，切片に太い分節から細い分節への移行部が含まれていることがあり，尿細管の横断面においてもみつけることが可能である．このような移行部が，この図の中に明らかである（内腔に2つの➡︎がある尿細管細胞）．一側では，尿細管細胞（左向き➡︎）は近位尿細管に特徴的な細胞であり，明瞭な刷子縁を有している．この尿細管の反対側は（右向き➡︎），細い分節を構成する細胞に似た丈の低い立方細胞からなる．尿細管および集合管に加えて，この図には他に小さな管状構造物が多くみられる．それが薄い壁の内皮細胞で覆われた小血管である．

腎錐体
腎臓，ヒト，H&E 染色，20 倍．

この図は腎錐体を低倍率で示す．錐体は円錐形構造を呈し，主として髄質の尿細管直部，集合管，血管直部（直血管）で構成される．写真左側の破線は皮質と髄質との境界部を表し，錐体の基底部を示す．皮質と髄質との境界部にある**弓状血管** arcuate vessel（AV）に注意してほしい．これらは境界線を明示している．左上方にある少数の腎小体（RC）は髄質の腎柱に属しており，傍髄質腎小体といわれる．

この試料では，左下方の部位に縦断面の尿細管，他の部位に横断面や斜断面の尿細管が認められることからわかるように，錐体は少しねじれている．実際，錐体の一部が曲がっていることから尿細管の断面もさまざまとなる．

腎乳頭 renal papilla と呼ばれる錐体（▶）の頂部は，腎杯といわれるカップ，ないしは漏斗状構造に突出する形になっている．腎杯は，腎乳頭の先端の**乳頭集合管** papillary duct（of Bellini）から出てくる尿を集める（実際には，乳頭の先端は切片ではみることができないし，また乳頭集合管の開口部も低倍率ではみられない）．**小腎杯** minor calyx の内腔に面している乳頭の表面は単層円柱あるいは立方上皮である（SCEp）．（ところどころで上皮が乳頭の表面から剥がれており，薄い組織片としてみられる．）腎杯は移行上皮（TEp）で覆われている．この低倍率では不明瞭であるが，乳頭を覆う円柱上皮と腎杯内面を被覆する移行上皮との境界部は，◇で示されている．

AV，弓状血管
CD，集合管
D，遠位直尿細管
P，近位直尿細管
RC，腎小体
SCEp，単層円柱上皮
T，細い分節
TEp，移行上皮
▶，錐体頂上部の位置
＊，集合細管細胞間の境界部
◇，移行上皮と円柱上皮との境界部
左向き➡︎，近位尿細管細胞
右向き➡︎，細い分節の細胞

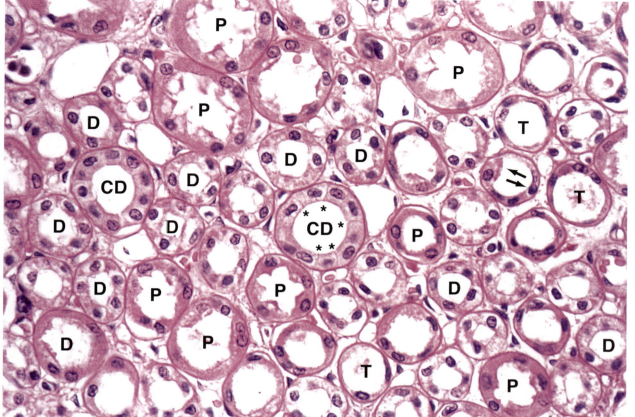

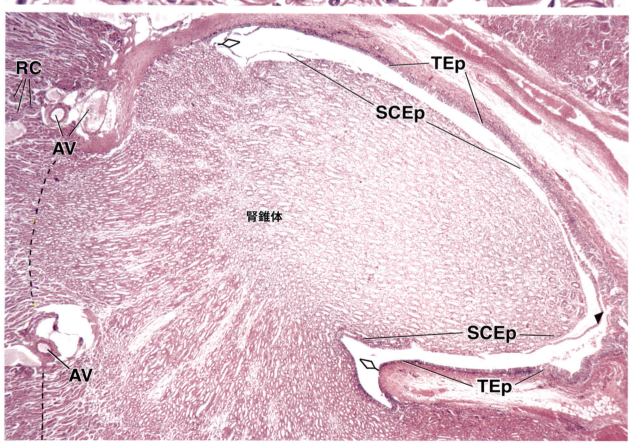

PLATE 78　尿管

尿管 ureter は1対の管状構造物で，腎臓から膀胱へ尿を運ぶ．尿管は**移行上皮** transitional epithelium（**尿路上皮** urothelium）で覆われている．移行上皮は不透水性であり，腎杯から尿道にいたる尿排出路を覆っている．この上皮は薄く，扁平になることができるので，尿路は尿による拡張に適応することができる．

上皮下には緻密結合組織からなる固有層があり，その下には平滑筋からなる内縦走筋層および外輪状筋層がある．この筋の規則的な蠕動運動が，腎臓から膀胱へ尿を運ぶのに役立っている．

全体写真（下写真の位置を特定するため）：この低倍率顕微鏡写真が示すように，尿管壁は**粘膜** mucosa（Muc），**筋層** muscularis（Mus），**外膜** adventitia（Adv）から構築されている．尿管が膀胱にいたる経路で腹腔の後腹膜下に位置していることに注意せよ．したがって，**漿膜** serosa（Ser）は尿管周囲の一部を覆っているにすぎない．また，筋層の平滑筋の収縮のために内腔表面はヒダ状になって，特徴的な星形内腔を呈する．

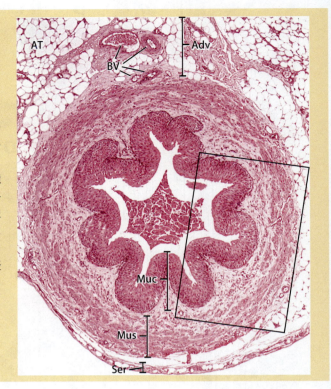

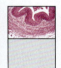

尿管
サル，H&E 染色，160 倍．

この図では，上の低倍率の全体写真の四角枠内を高倍率で示す．厚い上皮が容易に認められ，壁の他の構成要素とは明確に区別される．これが**移行上皮** transitional epithelium（**尿路上皮** urothelium, Ep）である．尿管壁の残り部分は結合組織（CT）と平滑筋で構成される．後者はより濃く染色される層として認められる．切片には外膜の構成要素である若干の脂肪組織もみえる．

移行上皮とその支持結合組織が，粘膜（Muc）を構成する．明確な粘膜下組織は存在しないが，ときに筋層に最も近い結合組織を粘膜下組織とすることがある．

筋層 muscularis（Mus）は内縦走筋層（SM（l）），中輪状筋層（SM（c）），外縦走筋層（SM（l））から構築されている．しかし，外縦走筋層は尿管の遠位末端においてのみ存在する．尿管の横断面では，この図に示すように，内・外縦走平滑筋層は横断面が，中輪状筋層は縦断面がみえる．

移行上皮
尿管，サル，H&E 染色，400 倍．

この図は**内縦走平滑筋層** inner longitudinal smooth muscle（SM（l））を高倍率で示す．核が丸くみえることから，平滑筋細胞が横断されていることがわかる．また，この図では**移行上皮** transitional epithelium（Ep）もよくみえる．移行上皮（尿路上皮）の被蓋細胞は最も大きく，ときに2核（→）を示すことがある．基底細胞は最も小さく，細胞質が最小であることから核が密集しているようにみえる．中間細胞層は数層からなり，基底細胞よりも大きいが，被蓋細胞よりも小さい細胞である．

Adv, 外膜	**Ep**, 移行上皮	**SM（c）**, 輪状平滑筋層
AT, 脂肪組織	**Muc**, 粘膜	**SM（l）**, 縦走平滑筋層
BV, 血管	**Mus**, 筋層	→, 2核の被蓋細胞
CT, 結合組織	**Ser**, 漿膜	

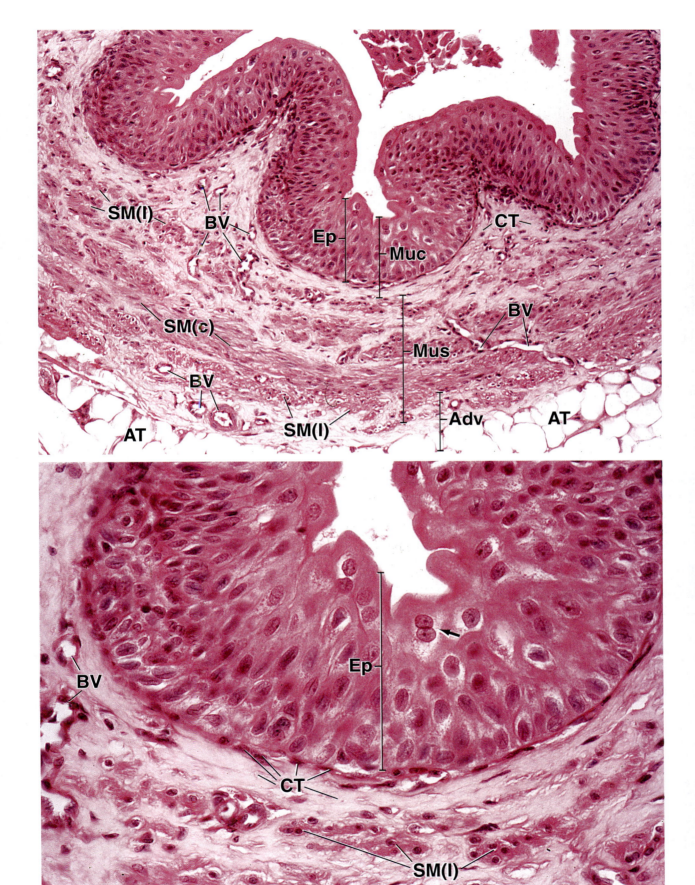

PLATE 79　膀胱

膀胱 urinary bladder は2本の尿管から尿を受け取り，しばらく貯蔵した後，神経刺激によって収縮し，尿道を介して尿を排泄する．尿管も**移行上皮** transitional epithelium（尿路上皮 urothelium）で覆われている．膀胱壁には上皮と上皮下の結合組織の下方に**平滑筋** smooth muscle があり，通常，内縦走筋層，中輪状筋層，外縦走筋層から構築されていると一般に記載されている．内容物を狭い開口部から排出する膨張性の中空性臓器の大部分でみられるように，膀胱壁の平滑筋は記載のようには必ずしも規則的に配列しているわけではなく，それが膀胱壁全体にわたる収縮により容積を減少させることを容易にしている．

全体写真（下写真の位置を特定するため）：この膀胱の顕微鏡写真は膀胱壁全層を表している．内腔表面上皮が顕微鏡写真の上部にある．膀胱壁を貫いて膀胱内腔へ尿を注ぐ尿管の1つが認められる．尿管の両側ならびに下方の大部分は平滑筋である．

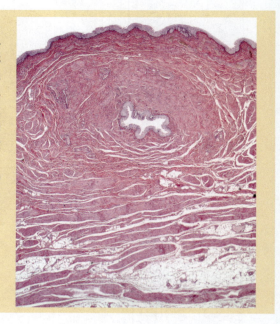

膀胱
ヒト，H&E 染色，60倍．

　この顕微鏡像は厚い膀胱壁の大部分を示している．膀胱壁を貫いて膀胱内腔へ尿を注ぐ尿管（U）の1つがたまたま認められる．膀胱内腔を被覆する**移行上皮** transitional epithelium（Ep）が右側にみえる．上皮下には種々の大きさの血管（BV）を入れた比較的厚い結合組織層（CT）が発達している．結合組織は下方にある**平滑筋** muscularis（M）よりもずっとエオジン好性に染まることに注意せよ．上皮と結合組織が膀胱の粘膜を構築している．筋層は平滑筋の不明瞭な3層構造で構成されている．尿管が膀胱壁を貫いているところでは，縦走する平滑筋層（SM（L））を伴っていることに注意すべきである．筋層には中程度の動脈（A）と静脈（V）がしばしば認められる．

移行上皮
膀胱，ヒト，H&E 染色，250倍．

　上図の左側の四角枠の高倍率写真は，尿管粘膜を構成する**移行上皮** transitional epithelium（Ep）と下方の結合組織（CT）を示している．粘膜に隣接して，尿管に属する縦走平滑筋束（SM（L））の横断面がみえる．小リンパ管（Lym）が平滑筋層に隣接する結合組織に存在する．リンパ管内腔にみられる濃く染色された小さく丸い核が特徴的なリンパ球に注意せよ．

移行上皮
膀胱，ヒト，H&E 染色，250倍．

　この高倍率像は上図の右側の四角枠であり，膀胱壁の**移行上皮** transitional epithelium（Ep）とその下方の結合組織（CT）を示している．移行上皮はしばしばドーム形を呈する被蓋細胞で特徴づけられる．さらに，これらの細胞の多くは2核（→）であることも特徴的である．移行上皮の厚さはさまざまに変化する．膀胱が十分に拡張したときには，わずかに3細胞層がみられるくらいである．収縮膀胱では平滑筋が収縮し，内腔表面が減少することにより細胞どうしが折り重なって，10細胞層も認められるようになる．結合組織はコラーゲン線維束からなり，その間に濃く染色された丸い核を持つリンパ球が散見される．赤血球が充満した静脈（V）も粘膜結合組織で明瞭に認められる．

A, 動脈	**Lym**, リンパ管	**V**, 静脈
BV, 血管	**M**, 筋層	**→**, 2核細胞
CT, 結合組織	**SM（L）**, 縦走平滑筋の横断	
Ep, 移行上皮	**U**, 尿管	

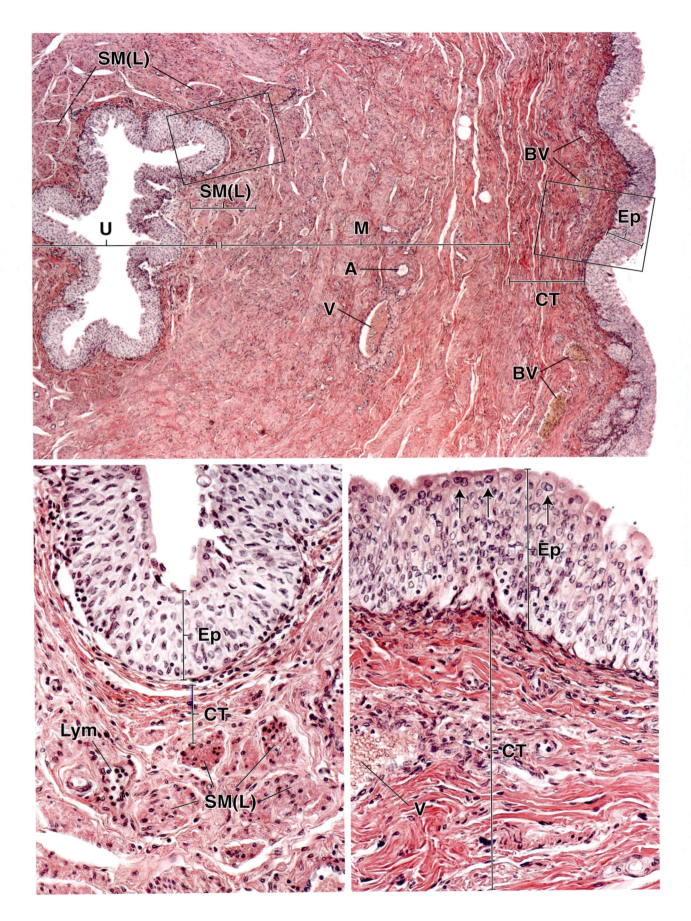

21 内分泌系

1. **内分泌系の概要 / 742**
   A. ホルモンとその受容体 / 743
   B. ホルモン分泌調節とフィードバック調節機構 / 745
2. **下垂体 / 746**
   A. 下垂体の全体構造と発生 / 746
   B. 血管系 / 747
   C. 神経分布 / 748
   D. 下垂体前葉（腺性下垂体）/ 748
   E. 下垂体後葉（神経性下垂体）/ 751
3. **視床下部 / 755**
4. **松果体 / 756**
5. **甲状腺 / 757**
6. **上皮小体（副甲状腺）/ 764**
7. **副腎 / 766**
   A. 血管系 / 766
   B. 副腎髄質の細胞 / 767
   C. 副腎皮質の区分 / 770
   D. 球状帯 / 770
   E. 束状帯 / 771
   F. 網状帯 / 773
   G. 胎生期の副腎 / 773

FOLDER 21.1　機能的考察：下垂体の分泌調節機構 / 746
FOLDER 21.2　臨床関連事項：内分泌疾患の要点 / 754
FOLDER 21.3　臨床関連事項：ADH 分泌に関連する病理学的事項 / 754
FOLDER 21.4　臨床関連事項：甲状腺機能の異常 / 763
FOLDER 21.5　臨床関連事項：クロム親和性細胞と褐色細胞腫 / 772
FOLDER 21.6　機能的考察：副腎皮質ホルモンの生合成過程 / 774

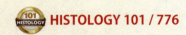 **HISTOLOGY 101 / 776**

1. 内分泌系の概要

　内分泌系の器官では，**ホルモン** hormone（ギリシャ語 hormaein，"興奮させる"，"動かす"の意）と総称されるさまざまな分泌物が生成され，分泌されたホルモンは全身のさまざまな細胞，組織，器官の活動を調節している．ホルモンは，末梢の細胞・器官に情報を伝達する神経系と同様に，生体のホメオスタシスの維持，調和のとれた身体の成長や発達に必須の役割を果たしている．神経系では神経突起に沿った活動電位の伝達と末端での神経伝達物質の放出を介して情報の授受が行われるのに対して，内分泌系では，細胞間の結合組織や血管系を経由して目的地まで輸送されるホルモンによって，情報の伝達が行われる．これら 2 つの調節系は互いに機能的に影響を及ぼし合っているが，一般的には内分泌系の方が神経系よりゆっくりと持続的な応答を引き起こす．内分泌系と神経系は同じ細胞や組織に同時に働くこともあるし，また，ある種の神経細胞はホルモンを分泌する．

内分泌腺は導管を持たず，分泌物は細胞周囲の細胞外基質と血管系を経由して特定の目的地まで運ばれる．

　一般に，内分泌腺は上皮様細胞（頂端側のような自由表面を欠く上皮細胞）の集合体で，結合組織の中に埋まっている．内分泌腺の大きさ，形，体内での位置はさまざまであるが（図 21.1），共通の性質もいくつか認められる．まず，内分泌腺は導管を持たない．このため，分泌物（すなわちホルモン）は通常，毛細血管周囲の結合組織中に放出され，ここから身体中に張りめぐらされている血管（あるいはリンパ管）の内腔に移行する．これらの分泌物は腺から一定の距離が離れた標的器官 / 組織に作用を及ぼす．このような理由で，内分泌腺には多数の血管が分布し，豊富な血管網に取り囲まれている．ただ胎盤は例外で，栄養膜合胞体層で産生されたホルモンは，胎盤絨毛を取り囲む母体血に直接的に受け渡される（CHAPTER 23 参照）．

　上述したように，多くのホルモン産生細胞は発生過程にある上皮に由来するが（下垂体前葉，甲状腺，上皮小体（副甲状腺）），中枢神経系に由来するもの（下垂体後葉や松果体）や神経堤に由来するもの（副腎髄質）もある．ごく少数の内分泌腺 / 内分泌細胞は間葉組織由来で尿生殖堤から発生する（副腎皮質，精巣のライディッヒ細胞，卵巣の発育卵胞のステロイド分泌細胞など）．

　この CHAPTER では，腺実質の大部分をホルモン分泌細

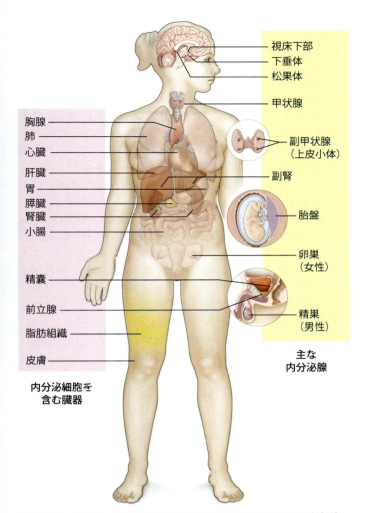

図 21.1 ▲ ホルモン分泌細胞を含む器官と主要な内分泌腺の局在部位
この図には，ホルモン分泌細胞が腺実質細胞の大部分を占める主要な内分泌腺の局在部位が示されている．このうち，母体と胎児の両方に由来する組織から一過性に形成される胎盤も，ステロイドおよびタンパク質性ホルモンを妊娠期間中に分泌する重要な内分泌器官であることに注意してほしい（CHAPTER 23 参照）．また，しばしば散在性神経内分泌系 diffuse neuroendocrine system（DNES）と分類されるホルモン分泌細胞は，さまざまな器官でその機能状態を調節している．加えて，脂肪組織もまたホルモン分泌の上で重要な組織であり，ホルモン，成長因子，サイトカインなどアディポカイン adipokine と総称される多様な生理活性物質を分泌している（CHAPTER 9 参照）．

胞が占めるような主要な内分泌腺を原則として取り上げる．腺実質でみられる分泌細胞は，甲状腺では濾胞，副腎では吻合する索状構造，上皮小体（副甲状腺）では巣状構造といったさまざまな配列をとる．あるいは，分泌細胞が集塊を形成したり（視床下部の神経核），ある器官の機能構造上の要素を囲むような層を形成したり（精巣，卵巣，胎盤）することもある．これらの特徴は，特定の内分泌器官を顕微鏡で同定する上で有用な指標となる．

独立したホルモン分泌細胞は多数の器官に存在し，その器官の活動度を調節している．

さまざまな器官で認められる個々の内分泌細胞は，まとめて**散在性神経内分泌** diffuse neuroendocrine system（**DNES**，p.578 参照）と呼ばれている．この散在性神経内分泌系の細胞は，その内分泌機能に加えて，分泌したペプチドを内分泌細胞自身あるいは隣接する上皮細胞に拡散させることによ

り，オートクリン調節あるいはパラクリン調節を行っている．脂肪組織や肝臓，膵臓，腎臓，消化管，心血管系，呼吸器系，生殖器系，リンパ系，皮膚などが営む内分泌機能については他の CHAPTER で述べる（図 21.1 参照）．

A. ホルモンとその受容体

ホルモンとは，一般的には，ある特定の標的細胞に作用する生理活性物質と定義されている．

古典的な定義によれば，ホルモンとは，内分泌細胞・器官から循環系に放出され血流にのって標的細胞まで輸送される分泌物をさす．このような標的組織の**内分泌調節** endocrine control は，長年にわたって内分泌学の中心的テーマとなってきた．しかし，さまざまなホルモンやホルモン様の生理活性物質が血流中にだけでなく細胞間の結合組織にも放出され，作用することが示されている．このような場合，ホルモンは，そのホルモンに特異的な受容体を発現している隣接細胞に作用したり，近傍の細胞まで拡散して作用したりしている可能性がある（図 21.2）．このようなホルモン作用様式は，特に**パラクリン調節** paracrine control と呼ばれている．さらに，ある種の細胞は自分自身が分泌するホルモンに対する受容体を発現しており，このようなホルモン作用様式は**オートクリン調節** autocrine control と呼ばれている．この場合，分泌されたホルモンは分泌細胞自体の活動を調節する．図 21.2 にはこれらのさまざまなホルモン作用様式がまとめられている

ホルモンは 3 種類の物質に大別される．

内分泌系の細胞は 100 種以上のホルモンあるいはホルモン様生理活性物質を分泌しており，これらは以下の 3 つの種類の化合物に大別される：

- ペプチド（低分子量ペプチド，ポリペプチド，およびタンパク質）はホルモンの最大のグループを形成している．ペプチドは，視床下部，下垂体，甲状腺，副甲状腺（上皮小体），膵臓，消化管や気道の散在性内分泌細胞などで生合成・分泌される．これらのホルモン（**インスリン** insulin，**グルカゴン** glucagon，**成長ホルモン** growth hormone（**GH**），**副腎皮質刺激ホルモン** adrenocorticotropic hormone（**ACTH**），**卵胞刺激ホルモン** follicle-stimulating

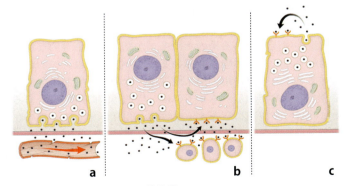

図 21.2 ▲ ホルモンによる調節機構
この模式図は 3 種類の調節機構を示している．**a.** 内分泌調節では，細胞から放出されたホルモンが血流にのって標的細胞まで輸送され作用する．**b.** パラクリン調節では，細胞から放出されたホルモンが，そのホルモンに特異的な受容体を発現している隣接細胞に作用する．**c.** オートクリン調節では，ホルモンが，そのホルモンを産生した細胞自身で発現している受容体に作用する．

hormone（**FSH**），**黄体化ホルモン** luteinizing hormone（**LH**），**抗利尿ホルモン** antidiuretic hormone（**ADH**），**オキシトシン** oxytocin，**インターロイキン** interleukin，さまざまな**成長因子** growth factor）は循環系に放出されるとただちに血液に溶け込むことができるので，一般に特別な輸送タンパク質を必要としない．しかし，すべてのポリペプチドやタンパク質ホルモンではないが，大部分のホルモンには特定の輸送タンパク質が存在する（たとえば**インスリン様成長因子結合タンパク質** insulin growth factor-binding protein（**IGFBP**））．

- ステロイドはコレステロールに由来する化合物で，卵巣，精巣，副腎皮質といった器官の細胞で生合成・分泌される．これらのホルモン（性腺および副腎皮質ステロイド）は血中に放出された後，血漿中のタンパク質，あるいはアンドロゲン結合タンパク質のような特別な担体タンパク質の助けを借りて標的細胞まで輸送される．このようなステロイドホルモン結合性の輸送タンパク質は，そのホルモンが標的細胞にたどり着くまでの輸送過程で分解されないように保護する役割も果たしている．ホルモンが必要とされる場所に到達すると，ステロイドホルモンはこの輸送タンパク質から解離し，その活性を発揮できるようになる．

- **カテコールアミン** catecholamine（**アドレナリン** adrenaline および**ノルアドレナリン** noradrenaline（フェニルアラニン／チロシン誘導体））のようなアミノ酸誘導体や**プロスタグランジン** prostaglandin，**プロスタサイクリン** prostacyclin，**ロイコトリエン** leukotriene のような**アラキドン酸誘導体** arachidonic acid derivative は，副腎髄質細胞を含む多種多様な細胞や多くのニューロンで生合成・分泌される．また，このグループの化合物には，ヨード化チロシン誘導体で甲状腺で生合成・分泌される**甲状腺ホルモン** thyroid hormone も含まれる．このうちカテコールアミンは循環系に放出されるとただちに血液に溶け込むことができるが，甲状腺ホルモンは3種類のタンパク質，すなわち特異的な**サイロキシン結合タンパク質** thyroxine-binding protein，プレアルブミン分画の血漿タンパク質**トランスサイレチン** transthyretin，あるいは非特異的なアルブミン分画のタンパク質と結合して輸送される．

ホルモンは特定の受容体に作用し，標的細胞の機能状態を変化させる．

最近の研究ではある種のホルモンが受容体非依存的な反応を誘起することも示唆されているが，一般的には，標的細胞に対するホルモン作用の第1段階は，その特異的な受容体に結合することである．ホルモンは，標的細胞の細胞膜上あるいは細胞質や核内に存在する受容体と相互作用し，その局在性からホルモン受容体は次の2つのグループに大別される：

- **細胞膜上の受容体** cell surface receptor は，細胞膜を透過することができないペプチドホルモンやカテコールアミンと結合する．ホルモンが結合することによって生じるこのような受容体の活性化は，**セカンドメッセンジャー** second messenger と呼ばれる細胞内分子の大量生成をただちに誘起する（図 21.3a）．ホルモン-受容体間の相互作用および細胞膜上の G タンパク質（グアノシン三リン酸（GTP）を加水分解する活性があることから名づけられた）の活性化によって生じたシグナルは，これらのセカンドメッセンジャーによって増幅される．このようなシグナル増幅系の例としては，**アデニル酸シクラーゼ** adenylate cyclase／**サイクリック AMP** cyclic AMP（**cAMP**）系（多くのタンパク質ホルモンやカテコールアミンの情報伝達系），**グアニル酸シクラーゼ** guanylyl cyclase／**サイクリック GMP** cyclic GMP（**cGMP**）系（ある種のタンパク質ホルモンに関しては，cAMP の作用を打ち消す働きをする），**チロシンキナーゼ** tyrosine kinase 系（インスリンや**上皮成長因子** epidermal growth factor（**EGF**）の情報伝達系），イノシトール三リン酸系（オキシトシン，**性腺刺激ホルモン放出ホルモン** gonadotropin-releasing hormone（**GnRH**），**アンギオテンシンⅡ** angiotensinⅡ，アドレナリンなどの神経伝達物質の情報伝達系），イオンチャネルを直接的に活性化する系（大部分の神経伝達物質）がある．セカンドメッセンジャー分子の大部分は細胞の代謝に関して促進的に働き，そのような促進的な作用を発揮するセカンドメッセンジャー分子としては，**cAMP**，**ジアシルグリセロール** 1,2-diacylglycerol（**DAG**），**イノシトール 1,4,5 三リン酸** inositol 1,4,5-triphosphate（**IP$_3$**），そしてカルシウムイオン（**Ca^{2+}**）があげられる．一方，抑制的な作用を示すセカンドメッセンジャーとしては cGMP があり，この分子は cAMP の生成を阻害する．これらの情報伝達系のカスケードで産生されるセカンドメッセンジャー分子は標的細胞の代謝を変化させ，ホルモンに特異的な応答を誘起する（図 21.3a 参照）．

- **細胞内受容体** intracellular receptor は細胞の中に局在し，ステロイドホルモン，甲状腺ホルモン，ビタミン A および D がその作用を発揮する際に利用される（図 21.3b）．ステロイドホルモンやビタミン A，D は，細胞膜や核膜を容易に透過することができる．糖質コルチコイドや性腺コルチコイド（副腎性アンドロゲン）に対するステロイド受容体は，ホルモンが存在しないときには細胞質に局在している．一方，エストロゲンやプロゲステロンに対する受容体は，ホルモンが存在しないときにも核内に局在する．また，甲状腺ホルモンやビタミン A および D に対する受容体も，ホルモンと結合していない非活性型の状態でも核内に局在する．これらのホルモンに対する受容体は，カルボキシ末端のホルモン結合領域，DNA 結合領域，そして遺伝子発現調節領域を含むアミノ末端領域という3つの部分を有する大きなタンパク質複合体である．この受容体とステロイドホルモンが結合した複合体は，遺伝子転写調節を行うために核内に入る必要があるので，細胞内受容体のアミノ酸配列には**核内移行のためのシグナル配列** nuclear localization signal（**NLS**）が含まれる（図 21.3b 参照）．このタイプの受容体タンパク質分子にホルモンが結合すると，染色体 DNA に結合したり RNA ポリメラーゼを活性化したりできるように，その立体構造が変化する．この構造変化はさらに，結合した DNA の遺伝子 mRNA の転写を増加させ，標的細胞の代謝を調節する新しいタンパク質の産生を誘起する．つまり，細胞内受容体に作用するホルモンは，セカンドメッセンジャーの助けを借りることなしに直接的に標的細胞における遺伝子発現を変化させるこ

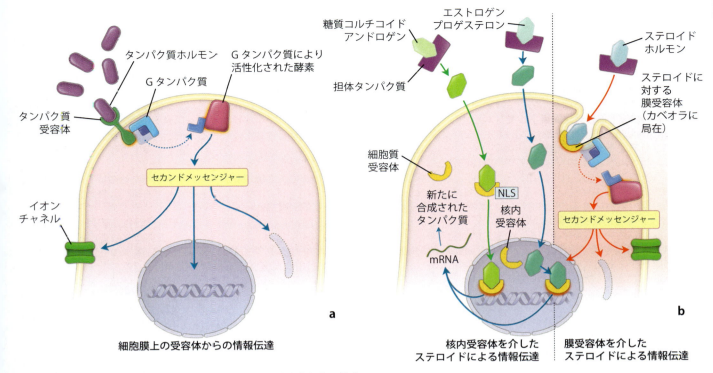

図 21.3 ▲ タンパク質性およびステロイド性ホルモンの基本的な作用機序
a. この模式図は，タンパク質性ホルモンが細胞表面の受容体を介して作用する機序を示している．細胞表面の受容体にホルモン分子が結合すると（図の受容体細胞質領域のオレンジ色の縁取りは，受容体が活性化されたことを示す），Gタンパク質や多様なキナーゼからなる一連の細胞内情報伝達カスケードが活性化されて，セカンドメッセンジャーの生成が促進される．このセカンドメッセンジャーは，さらに細胞内の情報伝達経路を次々と活性化して，刺激された細胞のチャネルタンパク質の他，核転写やタンパク質の合成・分解に影響を与え，ホルモン特異的な反応を引き起こす．b. この模式図は，ステロイドホルモンが細胞に作用する2つの機序，すなわち，核を起点とするステロイド情報伝達系（細胞内の受容体を介する機序）と細胞膜を起点とするステロイド情報伝達系を示している．核を起点とするステロイド情報伝達系（→）で，ある種のステロイドホルモン（糖質コルチコイドやアンドロゲンなど）は，細胞膜を越えて特異的な細胞質受容体に結合する．このホルモンとの結合により立体構造が変化した受容体分子とホルモンの複合体は，受容体分子内の核移行シグナル nuclear localization signal（NLS）により核内へと輸送され，ここでDNAと結合して特定の遺伝子の転写を調節する（オレンジ色の縁取り）．一方，核内に局在している特異的な受容体に直接結合（→）して作用を発揮するステロイドホルモンもある（エストロゲンやプロゲステロンなど）．このステロイドホルモンと核内受容体との複合体は転写因子として機能し（オレンジ色の縁取り），mRNAの転写や新たなタンパク質合成を誘導して，刺激された細胞でホルモン特異的な反応を起こす．これに対して，細胞膜を起点とするステロイド情報伝達系（→）では，ステロイド受容体は細胞膜上（通常はカベオラ内部）に発現しており，細胞表面の受容体を介する情報伝達と同様の機序を持つ．

とができる（図21.3b 参照）．このタイプの情報伝達は，しばしば**核を起点とするステロイド情報伝達系** nuclear-initiated steroid signaling と呼ばれる．

ステロイドホルモンが，細胞のゲノムに作用して新規のタンパク質産生を誘導するような生物学的反応を起こすには，数時間から数日の時間がかかる．しかし細胞によっては，ステロイド刺激に対して，細胞内Ca^{2+}濃度が上昇するとともに細胞内のいくつかのタンパク質が活性化され，より迅速な応答（数秒から数分で生じる）を示す場合もある．このような知見はステロイドに対する膜受容体の発見につながった．このステロイド膜受容体は細胞内受容体と類似した構造を持つが，細胞膜上，特にしばしばカベオラに集積して局在する．ステロイドがこの膜受容体に結合すると，まずGタンパク質の情報伝達系が活性化され，さらにはその下流のプロテインキナーゼも活性化され，細胞の機能状態が迅速に変化する（図21.3b 参照）．このタイプの情報伝達は，**細胞膜を起点とするステロイド情報伝達系** membrane-initiated steroid signaling として知られている．核と細胞膜の両方を起点とするステロイド情報伝達経路は，最終的には収束して，ステロイドホルモン刺激に対する標的細胞の生物学的応答のすべてを引き起こす．

B. ホルモン分泌調節とフィードバック調節機構

ホルモン分泌はフィードバック調節機構によって制御されている．

ホルモン産生は多くの場合，標的器官からのフィードバック調節機構によって制御されている．一般的にフィードバックは，刺激に対して標的器官で生じた反応（すなわちホルモンの作用）がその刺激の発生源（すなわちホルモン分泌細胞）に何らかの影響を及ぼす場合に起こる．この標的器官からの反応の発生源に対する作用様式によって，**負のフィードバック** negative feedback と**正のフィードバック** positive feedback の2種類のフィードバック調節機構が規定される．負のフィードバックは，標的器官の反応がホルモン産生細胞からのさらなる刺激の発生（すなわちホルモン分泌）を抑制する場合に起こる．負のフィードバックは，標的器官の反応がさらなる刺激の発生を促進する正のフィードバックよりも，より一般的に認められる．

このフィードバック調節機構の働きをよりよく理解するためには，同様に負のフィードバック調節機構を利用している

FOLDER 21.1　機能的考察：下垂体の分泌調節機構

下垂体前葉からのホルモン分泌は，下記の3つのレベルの調節機構により注意深く制御されている：

レベル1：視床下部からの分泌調節ホルモンの分泌．下垂体は，**視床下部性分泌調節ホルモン** hypothalamic regulating hormone を下垂体門脈系へ放出する視床下部により強く制御されている．視床下部性分泌調節ホルモンは，血中のホルモンレベルの変動や中枢神経系の興奮に応答して，視床下部ニューロンで産生される．これらのホルモンは，下垂体前葉細胞の細胞膜に発現している非常に特異的なGタンパク質結合型受容体に直接的に作用する．受容体が刺激されると，遺伝子発現を促進あるいは抑制するようなシグナルが発生し，その結果，下垂体ホルモンの産生は刺激あるいは抑制される．下垂体前葉で産生される大部分の臓器刺激ホルモンは，視床下部由来のポリペプチド性の放出刺激ホルモンにより制御されている．ただし，よく知られた例外として，プロラクチン産生を抑制するドーパミンがある．プロラクチンの産生は，基本的には視床下部からのドーパミンの放出によって持続的な抑制性の制御を受けている．〔訳注：視床下部からのドーパミン放出が一過性に抑制されると，下垂体前葉からプロラクチンが分泌される〕．

レベル2：下垂体細胞のパラクリンあるいはオートクリン分泌制御．下垂体からのホルモン分泌は，下垂体に存在する細胞が産生する可溶性の成長因子やサイトカインによっても制御されている．

レベル3：血中のホルモンによるフィードバック制御．体循環系の血中ホルモンレベルにより，下垂体前葉細胞の分泌は制御される．この調節は通常，標的臓器から分泌されるホルモンにより下垂体前葉ホルモン分泌が負のフィードバック制御を受けることで行われる．たとえば，甲状腺刺激ホルモン（TSH）の分泌は，TSHの影響下で産生される甲状腺ホルモンにより抑制される．

この負の調節機構をよりよく理解するためには，甲状腺ホルモンT_3とT_4の合成と放出を制御する単純な**負のフィードバック調節機構** negative feedback system を考えてみるとよい（図21.18参照）．甲状腺ホルモン分泌は，下垂体前葉から血流中に放出されたTSHによって調節されている．T_3とT_4の血中濃度が高くなると，甲状腺刺激ホルモン放出ホルモン（TRH）の産生あるいは分泌は起こらなくなる．反対に甲状腺ホルモンの血中濃度が低くなると，視床下部から下垂体門脈系へのTRHの放出が起こる．放出されたTRHは下垂体前葉の特定の内分泌細胞を刺激しTSHを産生させ，この血中に分泌されたTSHが今度は甲状腺を刺激して，より大量の甲状腺ホルモンを産生・分泌させる．その結果甲状腺ホルモンの血中濃度が上昇すると，負のフィードバックが働いて視床下部からのTRHの放出が抑制される．同様の負のフィードバック調節機構により，甲状腺ホルモンは下垂体前葉の甲状腺刺激ホルモン産生細胞にも作用を及ぼし，TSHの分泌も抑制する．

空調設備のことを想起すればよい．空調設備のコンプレッサーがサーモスタットの設定値以下に室温が下がるくらいの冷風を産生した場合には，サーモスタットが作動しコンプレッサーを止める．この負のフィードバック調節機構では，低くなった室温が冷風の発生源であるコンプレッサーに作用し，室温の低下の原因となる冷風の発生を抑制する．逆に，室温が設定温度よりも上昇すると，この負のフィードバックは解除され，再びコンプレッサーは冷風を産生し始める（この負のフィードバックによるホルモン分泌調節のより詳細な実例は，FOLDER 21.1 機能的考察：下垂体の分泌調節機構を参照）．

このように，ホルモンの作用の程度は，その生合成過程から最終的なホルモン作用の効果にいたるまでのさまざまなレベルで常に監視されている．このホルモン作用のフィードバック調節機構に関しては，このCHAPTERの下垂体，視床下部，甲状腺の項でいくつかの実例を示す．

2. 下垂体

脳において**下垂体** pituitary gland とそれが付着する部位である**視床下部** hypothalamus は，形態的にも機能的にも連携しており，他の内分泌器官の内分泌性あるいは神経内分泌性の調節を行っている．この2つの器官は，体内の多くのフィードバック調節機構で中心的な役割を果たしているので，しばしば内分泌系の**主導的器官** master organ と呼ばれる．過去には，視床下部による下垂体ホルモン分泌調節が神経内分泌系の主たる機能であるとみなされていたこともある．しかし今日では，恒常性維持や環境からの刺激に対する行動的応答の調節のために**中枢神経系** central nervous system（**CNS**），**自律神経系** autonomic nervous system（**ANS**），内分泌系，免疫系の間で行われている多彩な相互作用も，神経内分泌学の守備範囲とされている．たとえば，エネルギー産生の恒常性維持における神経内分泌系の寄与についてはCHAPTER 9の脂肪組織の項で論じた．

A. 下垂体の全体構造と発生

下垂体は腺上皮組織と神経（分泌）組織からなる.

下垂体（ラテン語 pituita，粘膜の分泌物；語源は"鼻咽頭部由来である"ことを反映）は，エンドウマメ大（重量は男性で0.5 g，2回以上出産を経験した経産婦では1.5 g程度）の複雑な構成の器官で，脳底部の**トルコ鞍** sella turcica と呼ばれる蝶形骨のくぼみに位置し，視床下部とは短い茎状の**漏斗** infundibulum と呼ばれる構造と血管系でつながっている．

下垂体は，次の2つの機能的構成要素からなる（図21.4）：

- **前葉** anterior lobe（**腺性下垂体** adenohypophysis）は腺上皮組織．
- **後葉** posterior lobe（**神経性下垂体** neurohypophysis）は神経分泌性組織．

この2つの部分は，発生学的には異なる由来を持つ．下垂体前葉は，口腔咽頭の外胚葉が脳に向かって突出してできる**ラトケ嚢** Rathke's pouch から形成される．一方，後葉は，発生過程の第三脳室底（間脳）の神経外胚葉が下方へ突出（この突出部は後に漏斗となる）して形成される（図21.5）．

ラトケ嚢に由来する下垂体前葉は，さらに以下の3つの部分に分かれる：

- **主部** pars distalis はラトケ嚢の前壁が増殖して発生した

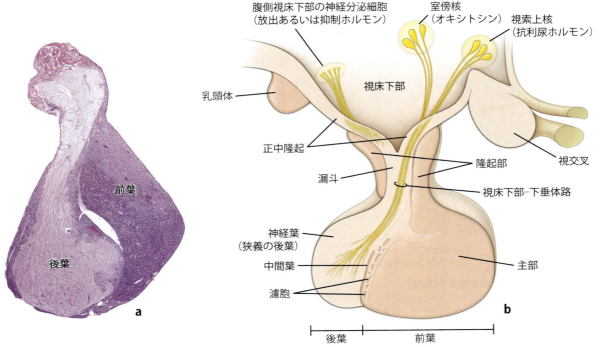

図21.4 ▲ 下垂体の概要

a. 下垂体の顕微鏡像．下垂体の各葉は，その形，位置，互いの関係に基づいて同定される．7倍．b. この模式図は，下垂体および関連する視床下部領域の区分を示している．下垂体前葉は，主部，隆起部，中間葉の3つの部位からなる．一方，後葉は漏斗と神経葉（狭義の後葉）からなる．また，神経分泌に関係する視床下部の神経核の位置にも注意してほしい．室傍核はオキシトシンを，視索上核は抗利尿ホルモン（ADH）を産生し，これらのホルモンは後葉（神経葉）で放出される．一方，視床下部腹側神経核の神経分泌細胞は，下垂体前葉ホルモンの放出刺激あるいは抑制ホルモンを，下垂体前葉に届くように下垂体門脈系の一次毛細血管網（正中隆起と漏斗に位置する）に分泌する．

部分で，下垂体前葉の大部分を占める．

- **中間葉** pars intermedia はラトケ嚢の後壁に由来する薄い痕跡的な部分で，主部に隣接する．
- **隆起部** pars tuberalis は下垂体漏斗を襟か鞘のように取り囲んで分布する部分で，ラトケ嚢の側壁が肥厚して発生する．

一方，胎生期の漏斗に由来する下垂体後葉は，以下の2つの部分に区分される：

- **神経葉** pars nervosa は，神経分泌を行う神経終末とその軸索からなる．
- 漏斗は**正中隆起** median eminence と下垂体を結ぶ部分で，**視床下部-下垂体路** hypothalamohypophyseal tract の神経分泌性ニューロンの軸索からなる（図21.4参照）．

B. 血管系

下垂体の機能を理解する上で，その特異な血管系について

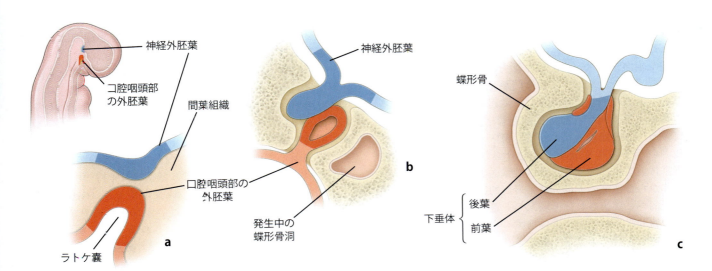

図21.5 ▲ 下垂体の発生

a. 下垂体は，異なる由来を持つ2つの部分，すなわち，口腔咽頭の天井部が突出してできる外胚葉性の憩室（ラトケ嚢）と間脳底の神経外胚葉の下方への突出から発生する．この模式図は，6週齢の胚におけるこれら2つの構造の位置関係を示している．b. 胎生10週齢になると，下垂体の原基である口腔咽頭の外胚葉性組織と神経組織が近接する．ラトケ嚢と口腔咽頭との連絡はほぼ失われている．c. ラトケ嚢に由来する細胞は分裂・増殖し，下垂体前葉主部の細胞に分化するとともに漏斗を取り囲む．漏斗は神経葉とともに，神経外胚葉に由来する下垂体後葉を構成する．

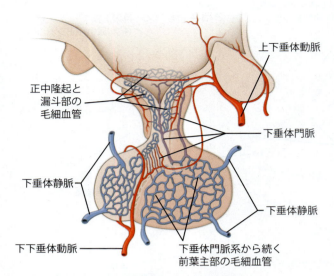

図 21.6 ▲ 視床下部下垂体門脈系の血管系の概略図
上下の下垂体動脈は内頸動脈の枝である．上下垂体動脈は，視床下部正中隆起，漏斗，下垂体漏斗部で毛細血管網をつくって血液を供給するが，これらの部位を灌流した血液は下垂体門脈に流入する．下垂体門脈は下垂体前葉主部で二次毛細血管網を形成し，視床下部神経核で産生され正中隆起や漏斗で下垂体門脈に回収された神経分泌性の産物を前葉の内分泌細胞に供給する．一方，下下垂体動脈は神経葉に血液を供給し，視床下部下垂体門脈系とはほとんど関係を持たない．下垂体を灌流した血液は硬膜静脈洞に導出され，内頸静脈を経て頭蓋腔から去る．

知ることは重要である．下垂体への血液の供給は，以下の2系統の血管系によって行われている（図21.6）：

- **上下垂体動脈** superior hypophyseal artery は内頸動脈やウィリスの動脈輪の後交通動脈から起こり，正中隆起，隆起部，そして漏斗を灌流する．
- **下下垂体動脈** inferior hypophyseal artery は内頸動脈のみから分枝して起こり，直接，後葉（神経葉）を灌流する．ここで機能的に重要なポイントは，下垂体前葉の大部分は動脈からの直接的な血液供給を受けていないということである．

視床下部-下垂体門脈系は視床下部と下垂体の間の重要な機能的連携を担っている．

上述した上下垂体動脈は，まず，正中隆起，隆起部，漏斗で有窓性毛細血管網（一次毛細血管網）を形成する．これらの部位を灌流した血液は，**下垂体門脈** hypophyseal portal vein と呼ばれる数本の血管に集められ，隆起部に沿って下行した後，下垂体主部で再び有窓性毛細血管網（二次毛細血管網）を形成する．この血管系によって，視床下部のニューロンで生合成され正中隆起や漏斗で神経分泌された生理活性物質が，下垂体前葉主部の細胞へと直接輸送される．

下垂体からの血液の大部分は，最終的には間脳底部に位置する静脈洞へと導出され体循環系へと還流する．しかし，いくつかの研究によれば，下垂体前葉の主部を灌流した血液が短い門脈血管を経て神経葉へ輸送されたり，神経葉を灌流した血液の一部が上行して視床下部に達したりすることも示唆されている．これらの短い血液輸送経路によって，下垂体前葉で分泌されたホルモンが，体循環系を経由しないで直接的に脳にフィードバックをかけている可能性もある．

C. 神経分布

視床下部の神経核から起こり漏斗と下垂体後葉に入る神経が，下垂体後葉の構成成分である（下垂体後葉に関する下記の項参照）．一方，下垂体前葉には，血管作動性の自律神経系の節後線維だけが分布している．

D. 下垂体前葉（腺性下垂体）

下垂体前葉は他の内分泌腺やいくつかの非内分泌性の組織の機能を制御している．

基本的には，下垂体前葉は典型的な内分泌腺としての組織構築をとっており，比較的大口径の有窓性毛細血管の間に塊状あるいは索状に内分泌細胞が配列している．これらの内分泌細胞は視床下部からのシグナルに応答し，多数の下垂体前葉ホルモンを分泌する．この前葉ホルモンのうち，副腎皮質刺激ホルモン（ACTH），甲状腺刺激ホルモン thyroid-stimulating (thyrotropic) hormone（TSH），卵胞刺激ホルモン（FSH），黄体化ホルモン（LH）の4種類は，他の内分泌腺の細胞の活動を刺激するホルモンであることから，**刺激（トロピック）ホルモン** tropic hormone と総称される．前葉の残りの2種類のホルモンである成長ホルモン（GH）とプロラクチン prolactin（PRL）は，内分泌組織ではない標的細胞に直接的に作用するので，上記の4種類のホルモンとは少し性質を異にする．これら下垂体前葉ホルモンの一般的な性質と作用については表21.1にまとめた．

1）下垂体前葉の主部

下垂体前葉主部の細胞は，大きさ，形，染色性の点で多様である．

下垂体前葉主部 pars distalis の細胞は，複雑な毛細血管網の間に索状に配列して分布している．この主部の内分泌細胞の分類に関しては，従来はもっぱらその分泌顆粒の染色性に基づいて行われてきた．すなわち，酸性色素と塩基性色素による二重染色の染色性から（図21.7），好塩基性細胞（10% 程度），好酸性細胞（40% 程度），そして色素嫌性細胞（50% 程度）の3種類が識別されてきたが，この分類は個々の細胞のホルモン分泌状態や機能的な役割を考慮に入れたものではなかった．

免疫組織化学法に基づいて，主部の内分泌細胞は5種類に分類することができる．

下垂体前葉から分泌されるホルモンはすべて小さな単純タンパク質か糖タンパク質であり，これらのホルモンに対する抗体を用いた免疫組織化学的検討から，下垂体前葉の内分泌細胞は5種類に分類することができる（表21.2）：

- **成長ホルモン産生細胞** somatotrope（**GH細胞**）は主部に最も多く認められ，下垂体前葉の実質細胞の約50%を占める．これは細胞中央部に球状の核を持つ中程度の大きさの卵形の細胞であり，成長ホルモン（GH）を産生する．GHを含む分泌顆粒はエオジンに好染するため，GH細胞は好酸性細胞に分類される．この細胞からのGH分泌を制御する因子としては，**成長ホルモン放出ホルモン** growth hormone-releasing hormone（**GHRH**），**ソマトスタチン** somatostatin，および**グレリン** ghrelin の3種類のホルモンが知られている．このうち，GHRHとソマトスタチンは拮抗する作用を有する．すなわち，GHRHは同細胞からのGH分泌を促進するのに対して，ソマト

表 21.1　下垂体前葉ホルモン

ホルモン	組成	分子量（kDa）	主な作用
成長ホルモン（ソマトトロピン，GH）	直鎖のタンパク質（191aa）	21,700	肝臓などの器官におけるインスリン様成長因子（IGF-1）の生合成を促進する．IGF-1は骨端成長板の軟骨芽細胞や骨格筋の筋芽細胞の増殖を刺激することで，身体の成長を促進する
プロラクチン（PRL）	直鎖のタンパク質（198aa）	22,500	乳腺の発達を促進する．また，乳汁の生成を開始させる．さらに，カゼイン，ラクトアルブミン，脂肪，炭水化物の乳汁への分泌を促進・維持する
副腎皮質刺激ホルモン（ACTH）	低分子量ペプチド（39aa）	4,000	副腎皮質束状帯および網状帯の構築を維持し，糖質コルチコイドや性腺コルチコイド（副腎性アンドロゲン）の分泌を促進する
卵胞刺激ホルモン（FSH）	糖タンパク質二量体[a]（α鎖92aa，β鎖111aa）	28,000	卵巣における卵胞の発育，あるいは精巣における精子形成を促進する
黄体化ホルモン（LH）	糖タンパク質二量体[a]（α鎖92aa，β鎖116aa）	28,300	卵胞の最終的な成熟，排卵，および黄体化を促進する．また，卵胞や黄体からのステロイド分泌を促進する．男性では，精巣のライディッヒ細胞（間細胞）からの男性ホルモン分泌維持に必須である
甲状腺刺激ホルモン（TSH）	糖タンパク質二量体[a]（α鎖92aa，β鎖112aa）	28,000	甲状腺濾胞上皮細胞を刺激し，サイログロブリンや甲状腺ホルモンの産生・分泌を促進する

[a] FSH，LH，TSHのα鎖は共通で同一の遺伝子によってコードされている．これに対して，β鎖は各ホルモンで異なっている．kDa：キロダルトン，aa：アミノ酸残基．

スタチンはGH分泌を抑制する．一方，グレリンは胃から抽出された28個のアミノ酸からなるペプチドで，最近，3番目のGH放出制御因子であることが明らかにされた．グレリンはGH放出促進作用を有し，食物の摂取とGH分泌を関連づける役割を担うことが推測されている．GH細胞由来のホルモン分泌性腫瘍は，GHの過剰分泌により，小児期に発生すれば**巨人症** gigantism，成人で発生すれば**末端肥大症** acromegaly を引き起こす．

- **乳腺刺激ホルモン産生細胞** lactotrope/ mammotrope（**PRL細胞**）は下垂体前葉の実質細胞の15～20％を占める大きな多角形状の細胞で，楕円形の核を有する．この細胞はプロラクチン（PRL）を生合成するが，ホルモンを蓄積している場合には，細胞質の分泌顆粒がエオジンによく染色されるため，組織学的には好酸性細胞の1つとして分類される．この分泌顆粒の内容物が細胞外に放出されると細胞質は色素に染まりにくくなるため，このような状態のPRL細胞は組織学的に色素嫌性細胞に分類されることもある．この細胞からのPRL分泌は，視床下部から分泌されるカテコールアミンの一種である**ドーパミン** dopamine によって主として抑制性の調節を受けているが，**甲状腺刺激ホルモン放出ホルモン** thyrotropin-releasing hormone（**TRH**）や **VIP**（vasoactive inhibitory peptide）といったホルモンがPRL生合成や分泌を促進することも知られている．妊娠時や授乳期にはこのPRL細胞が増殖・肥大し，その結果，下垂体は大きくなる．このため，何回もの出産を経験した経産婦では，下垂体が男性や未産婦と比べて大きいことが知られている．
- **副腎皮質刺激ホルモン産生細胞** corticotrope（**ACTH細胞**）は，やはり下垂体前葉の実質細胞の15～20％を占める多角形状で中等度の大きさの細胞で，球状の偏在する核を有する．この細胞はACTHの前駆体である**POMC**

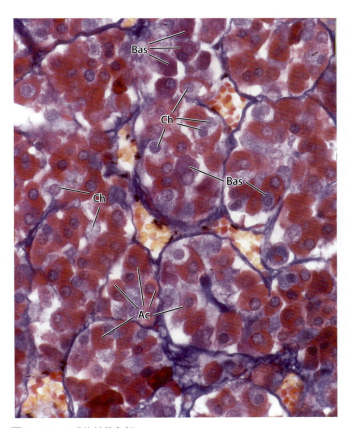

図 21.7 ▲ 下垂体前葉主部
この下垂体前葉主部の標本は，ブリリアントクリスタルスカーレット，アニリンブルー，マルチウスイエローでさまざまな細胞や結合組織線維・基質を染め分けたものである．細胞索は，青く染色される繊細な結合組織に取り囲まれている．また実質細胞に密接して，黄色に染まる赤血球を含む毛細血管網も観察される．ここに示した視野には好酸性細胞（Ac）が最も多く認められ，その細胞質はチェリーレッドに染まっている．一方，好塩基性細胞（Bas）は青に染色されるが，この視野にはあまり認められない．色素嫌性細胞（Ch）の細胞質はほとんど色素に染まらない．640倍．

表 21.2　下垂体前葉細胞の染色性

細胞	下垂体前葉細胞全体に対する割合（%）	基本的な染色性	特殊な染色法	産生ホルモン
成長ホルモン産生細胞（GH細胞）	50	好酸性細胞	オレンジGで好染（過ヨウ素酸シッフ反応-）	成長ホルモン（GH）
乳腺刺激ホルモン産生細胞（PRL細胞）	15〜20	好酸性細胞	オレンジGで好染（過ヨウ素酸シッフ反応-），Herlantのエリスロシンや Brookeのカルモシンで好染	プロラクチン（PRL）
副腎皮質刺激ホルモン産生細胞（ACTH細胞）	15〜20	好塩基性細胞	鉛ヘマトキシリンで好染（過ヨウ素酸シッフ反応+）	副腎皮質刺激ホルモン（ACTH），β-リポトロピン（β-LPH），およびこれらの前駆体であるPOMC（proopiomelanocortin）
性腺刺激ホルモン産生細胞（FSHおよびLH細胞）	10	好塩基性細胞	アルデヒドフクシン，アルデヒドチオニンで好染（過ヨウ素酸シッフ反応+）	卵胞刺激ホルモン（FSH）と黄体化ホルモン（LH）
甲状腺刺激ホルモン産生細胞（TSH細胞）	〜5	好塩基性細胞	アルデヒドフクシン，アルデヒドチオニンで好染（過ヨウ素酸シッフ反応+）	甲状腺刺激ホルモン（TSH）

（proopiomelanocortin）を生合成するが，このPOMCの糖鎖が過ヨウ素酸シッフ反応で陽性を呈し好塩基性色素に好染するので，多数の分泌顆粒を蓄積したACTH細胞は組織学的には好塩基性細胞に分類される．POMCはアミノ酸鎖に翻訳された後，細胞内でさらにタンパク質分解酵素によって切断され，その結果，ACTH，β-LPH（lipotropic hormone），MSH（melanocyte-stimulating hormone），**β-エンドルフィン** β-endorphin，**エンケファリン** enkephalinなどのペプチド断片が生成する．この細胞からのACTHの放出は，視床下部で生成される**副腎皮質刺激ホルモン放出ホルモン** corticotropin-releasing hormone（**CRH**）によって促進される．

- **性腺刺激ホルモン産生細胞** gonadotrope（**FSH/LH細胞**）は，下垂体前葉の実質細胞のおよそ10%を占める卵形の小さな細胞で，球状の偏在する核を有し，黄体化ホルモン（LH）と卵胞刺激ホルモン（FSH）の両方を産生する．この細胞は下垂体前葉の主部全体に散在し，塩基性色素に好染するため好塩基性細胞に分類され，過ヨウ素酸シッフ染色でも陽性を呈する．多くの性腺刺激ホルモン産生細胞はLHとFSHの両方を産生することができるが，免疫組織化学法を用いた検討によると，この2つの性腺刺激ホルモンの一方しか産生していない細胞が

表 21.3　下垂体前葉細胞の微細構造上の特徴

細胞	大きさ／形	核の形／局在	分泌顆粒の大きさと特徴	その他の細胞学的特徴
成長ホルモン産生細胞	中程度／卵形	球形／細胞の中心に位置し核小体が明瞭	電子染色で濃染，径350 nm．細胞内に密在する	特になし
乳腺刺激ホルモン産生細胞	大型／多角形	楕円形／細胞の中心に位置	未熟型：径200 nm，散在性に分布　成熟型：電子染色で濃染，径600 nm，不定形の分泌顆粒，散在性に分布	授乳期後にはリソソームが増加する
副腎皮質刺激ホルモン産生細胞	中程度／多角形	球形／細胞内で偏在	100〜300 nm	脂肪滴，大型のリソソーム，核近傍に中間径フィラメント束が認められる
性腺刺激ホルモン産生細胞	小型／卵形	球形／細胞内で偏在	電子染色で濃染，200〜250 nm	ゴルジ装置の発達がよく，粗面小胞体は拡張している
甲状腺刺激ホルモン産生細胞	大型／多角形	球形／細胞内で偏在	電子染色で濃染，＜150 nm	多数の小胞を伴ったよく発達したゴルジ装置が認められる

存在する可能性も指摘されている．このLHとFSHの細胞外への放出は，視床下部で生合成される**性腺刺激ホルモン放出ホルモン**gonadotropin-releasing hormone（**GnRH**）によって制御されている．FSHとLHという2種類の性腺刺激ホルモンはどちらも，CHAPTER 22と23で述べるように，男性と女性の両方で生殖機能の調節に重要な役割を果たしている．

- **甲状腺刺激ホルモン産生細胞** thyrotrope（**TSH細胞**）は，下垂体前葉の実質細胞のおよそ5％を占める大型で多角形状の細胞で，球状の偏在する核を有し，甲状腺刺激ホルモン（TSH）を産生する．TSHは甲状腺の濾胞上皮細胞に作用し，同細胞におけるサイログロブリンと甲状腺ホルモンの産生を促進する．この細胞も塩基性色素に好染するため好塩基性細胞に分類され，過ヨウ素酸シッフ染色陽性を呈する．TSHの細胞外への放出は，視床下部で生合成されるTRHによって制御されており，上述したように，TRHはPRLの分泌を促進する作用も有する．一方で，ソマトスタチンはこの細胞に対して抑制性に働き，TSHの分泌を低減させる．

透過型電子顕微鏡で観察すると，これら5種類の内分泌細胞に特徴的な微細構造が認められる．その微細構造上の特徴を表21.3にまとめた．

5種類のホルモン産生細胞に加えて，下垂体前葉には濾胞星状細胞が存在する．

　濾胞星状細胞 folliculo-stellate cell は下垂体前葉に認められる星のような形状をした細胞で，周囲のホルモン分泌細胞を取り囲むように細胞突起を伸ばしている．この細胞は複数で集塊や濾胞を形成する性質を持つが，ホルモンは産生しない．濾胞星状細胞は，コネキシン-43タンパク質を含むギャップ結合で互いに連絡しており，免疫細胞化学や電気生理学を用いた研究によれば，この濾胞星状細胞のネットワークは下垂体前葉の漏斗部から主部にシグナルを伝達している可能性がある．そのようなシグナルは，下垂体前葉全体を通じてホルモン分泌を制御している可能性もある．こうしてこの濾胞星状細胞ネットワークは下垂体門脈系と同様に内分泌細胞間の連携機能を担っているかもしれない．下垂体前葉における情報伝達機構に関して提案されたこの仮説は，ギャップ結合が濾胞星状細胞間のみならずホルモン産生細胞との間にも形成されるという最近のin vitroの知見からも支持されている．

2）下垂体中間葉

中間葉はラトケ嚢の遺残物である一群の小さな囊胞腔周囲の領域である．

　下垂体中間葉 pars intermedia の実質細胞は，コロイドを含む囊胞腔を取り囲んでいる．この囊胞腔を取り囲む細胞は，濾胞星状細胞か多様なホルモン産生細胞のいずれかに由来しており，透過型電子顕微鏡観察では，これらの細胞の腺腔側では細胞接着複合体が認められ，細胞質には前葉主部の細胞よりも大型の顆粒が蓄積されているのが観察される．この囊胞の内部に貯留するコロイドの性状についてはいまだに不明であるが，この囊胞の内腔にはしばしば細胞の残骸も認められる．中間葉には好塩基性細胞と色素嫌性細胞が認められるが（図21.8），好塩基性細胞や囊胞が神経性下垂体に侵入している像もしばしば観察される．

ヒトにおける下垂体中間葉細胞の生理的機能は解明されて

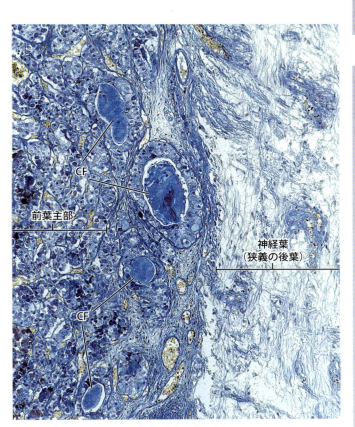

図21.8 ▲ 成人の下垂体中間葉の光学顕微鏡像
このトルイジンブルーで染色された下垂体組織の顕微鏡像では，前葉主部（左方）と神経葉（右方）に挟まれた中間葉が示されている．ヒトでは下垂体中間葉はやや発達が悪いが，この部位に特徴的な，コロイドに満ちた大小さまざまな大きさの囊胞（CF）や，好塩基性細胞や色素嫌性細胞からなる小さな細胞集団が認められる．120倍．

いないが，他の動物での研究からは，α-あるいはβ-エンドルフィン（内因性のモルヒネ様物質の一種）を含む分泌顆粒が中間葉の好塩基性細胞の細胞質に散在することが知られている．またカエルでは，この部位の好塩基性細胞が，皮膚のメラニン産生細胞におけるメラニン産生やメラニン顆粒の細胞質内での分散を促進するメラニン細胞刺激ホルモン（MSH）を産生する．ヒトではMSHの機能的意義は明らかではなく，翻訳後修飾の過程でβ-LPHがプロセッシングされて副次的に生成される．ヒトの下垂体中間葉ではMSHはわずかな量しか産生されないため，この部位の好塩基性細胞は副腎皮質刺激ホルモン産生細胞とみなされている．

3）下垂体前葉の隆起部

下垂体前葉隆起部は，下垂体漏斗に沿って前葉主部から上に伸展した部分である．

　この**隆起部** pars tuberalis は下垂体門脈系の静脈に富む領域で，その実質細胞は血管周囲に塊状あるいは索状に配列し，巣状に集合した扁平な細胞塊や立方上皮に囲まれた濾胞なども散在している．免疫組織化学法による検討によれば，これらの細胞の多くはACTH，FSH，LHを含んでいる．

E. 下垂体後葉（神経性下垂体）

下垂体の後葉は中枢神経系（CNS）の延長であり，視床下部で産生された分泌物を貯蔵・放出する．

　下垂体後葉はまた，**神経性下垂体** neurohypophysis とも呼

ばれ，狭義の**後葉** pars nervosa および後葉と視床下部を結ぶ**漏斗** infundibulum からなる．後葉は神経葉とも呼ばれ，髄鞘を持たない軸索とその神経終末を含んでおり，その起始細胞は視床下部の**視索上核** supraoptic nucleus あるいは**室傍核** paraventricular nucleus に局在するおよそ 100,000 個の**神経分泌細胞** neurosecretory neuron である．これらの神経核から伸びる軸索は**視床下部-下垂体路** hypothalamohypophysial tract を形成し，他のニューロンではなく下垂体後葉の有窓性毛細血管網近傍に終止するという特徴を持つ．さらに，この神経分泌細胞でもう 1 つ特徴的なのは，神経細胞体から軸索突起，神経終末にいたるまでの全経路で分泌顆粒が認められることである．このように分泌活動が盛んなため，この神経分泌細胞では，脊髄前角ニューロンや神経節細胞と同様に，ニッスル小体がよく発達している．

このように，下垂体後葉は内分泌腺ではなく，むしろ視床下部の視索上核と室傍核のニューロンが産生する神経分泌物の蓄積部位である．後葉に投射している無髄神経線維は，この神経分泌物を後葉まで輸送している．一方，この 2 つの神経核以外の視床下部ニューロン（下記参照）は，下垂体漏斗に分布する視床下部-下垂体門脈系の一次毛細血管網に，産生した神経分泌物を放出する．

電子顕微鏡観察で後葉の神経終末には形態的に異なる 3 種類の神経分泌小胞が認められる．

後葉の神経終末には，大きさが異なる 3 種類の小胞が観察される：

- 神経終末に貯留している直径 10〜30 nm の神経分泌小胞は，しばしば神経終末近傍の軸索内にも集積し（図 21.9），この神経分泌小胞が集積した軸索の膨大部は光学顕微鏡観察でも**ヘリング小体** Herring body として観察できる（PLATE 81, p.780）．電子顕微鏡で観察すると，ヘリング小体には神経分泌小胞が豊富に存在するだけでなく，ミトコンドリアや少量の微小管，滑面小胞体の断面なども認められる（図 21.10）．

- 神経終末にはまた，直径 30 nm でアセチルコリンを含む小胞も含まれており，この小胞は神経分泌小胞の放出に何らかの役割を果たしている可能性がある．

- さらに，副腎髄質やアドレナリン作動性神経終末で観察されるような直径 50〜80 nm の有芯小胞も，上記の 2 種類の小胞とともに同じ神経終末に認められる．このうち，集積してヘリング小体として観察される膜に囲まれた神経分泌小胞は，**オキシトシン** oxytocin，あるいは**抗利尿ホルモン**（ADH，**バソプレッシン** vasopressin とも

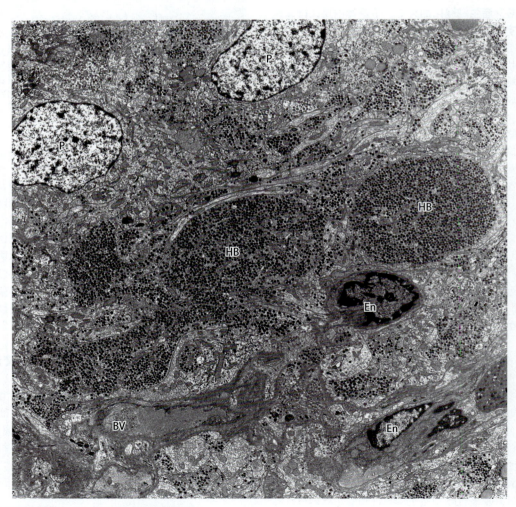

図 21.9 ▲ ラット下垂体後葉のヘリング小体の電子顕微鏡像
神経終末に近いヘリング小体（HB）と呼ばれる軸索膨大部には，オキシトシンか ADH が充填された多数の神経分泌小胞が認められる．ヘリング小体は後葉細胞（P）と呼ばれる特殊なグリア細胞に囲まれている．ヘリング小体は，内皮細胞（En）に囲まれた（主として有窓性の）毛細血管（BV）に近接していることにも注意してほしい．6,000 倍．（Dr. Holger Jastrow の厚意による．）

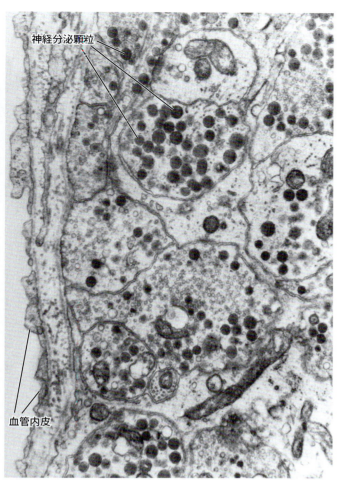

図 21.10 ▲ ラット下垂体後葉の電子顕微鏡像
視床下部-下垂体路の神経線維の軸索突起終末部に，神経分泌顆粒や小胞が観察される．この神経終末に近接して，有窓性の内皮細胞に囲まれた毛細血管が分布している．20,000 倍．（Dr. Sanford L. Palay と Dr. P. Orkland の厚意による．）

定のニューロフィジンとともに大きな前駆体としてまず生合成され，その後，細胞体から神経終末に向かって神経軸索中を輸送される過程で，タンパク質分解酵素によってホルモンとニューロフィジンに切断される．免疫組織化学法による検討により，オキシトシンと ADH は視床下部神経核の別々の神経細胞で産生・分泌されることが明らかになった．

ADH は，細胞の水透過性を変化させることによって，腎臓の遠位尿細管や集合管における水の再吸収を促進する．

ADH は別名バソプレッシンとも呼ばれるが，この名称は非生理的な大量投与により小動脈や細動脈の平滑筋収縮を促進して血圧上昇をもたらすとの観察に由来する．しかし，生理的なレベルでは血圧に対してはわずかな影響しかなく，むしろ，ADH は体液量の恒常性や体液の浸透圧を調節する主要なホルモンとして働く．ADH の本来の生理作用は，腎臓の遠位尿細管や集合管の細胞表面に水輸送体（**アクアポリン** aquaporin）を挿入し，水の細胞透過性を増加させることにある．水輸送体のうち，アクアポリン 2 が細胞の頂端側（腺腔側）に，アクアポリン 3 が基底側に挿入されると，尿細管上皮を横切る水の急速な再吸収が起こる．ADH は，遠位尿細管と集合管を覆う上皮の基底側に発現する特異的な V2 受容体を介して作用する．この受容体に変異が生じると，**腎性尿崩症** nephrogenic diabetes insipidus を発症する（FOLDER 21.3）．

血漿の浸透圧と血液量は，心血管系の特別な受容器（たとえば頸動脈小体や傍糸球体装置など）によってモニターされており，血漿浸透圧が上昇したり循環血液量が減少したりすると，ADH の分泌が促進される．加えて，視床下部の神経分泌性のニューロン自体も一種の浸透圧受容器として機能し，ADH の放出を促進する．痛み，外傷，感情的なストレス，ニコチンなどの薬物の刺激も同様に ADH 分泌を促進する．

オキシトシンは子宮平滑筋や乳腺の筋上皮細胞の収縮を促進する．

オキシトシンは ADH と比較してより強力な平滑筋収縮作用を持ち，以下の 2 つの部位の平滑筋の収縮現象に関与する：
- 性的興奮時，月経時，分娩時の子宮平滑筋．分娩が近づくと子宮平滑筋細胞のオキシトシン感受性は約 200 倍上昇する．これは，平滑筋細胞間のギャップ結合形成の促進とオキシトシン受容体密度の増加の両方により生じる．

呼ばれる）を含む（表 21.4）．これらのホルモンは，互いに 2 個のアミノ酸残基だけ異なる 9 アミノ酸残基の小さなペプチドである．これらのホルモンに加えて，神経分泌小胞は，ATP，およびホルモンと非共有性に結合する**ニューロフィジン** neurophysin というタンパク質も含んでいる．オキシトシンあるいは ADH は，それぞれ特

表 21.4	下垂体後葉ホルモン		
ホルモン	組成	ホルモン産生部位	主な作用
オキシトシン	アミノ酸 9 残基からなるポリペプチド	視床下部の視索上核と室傍核に局在する神経細胞体[a]	乳腺の導管周囲の収縮性細胞を刺激して乳汁の射出を促進する．妊娠子宮の平滑筋収縮を促進する
抗利尿ホルモン（ADH，バソプレッシン）	アミノ酸 9 残基からなるポリペプチドで，アルギニン-ADH（ヒトではこの分子種が主）とリジン-ADH の 2 種類の分子種がある	視床下部の視索上核と室傍核に局在する神経細胞体[a]	腎臓の集合管における水再吸収を促進することで尿量を減少させる．脱水時に発汗を抑制する．細動脈壁の平滑筋収縮を促進することによって血圧を上昇させる

[a] 免疫組織化学法による検討から，オキシトシンと ADH は，視床下部視索上核および室傍核で異なるニューロンで産生されると示唆される．生化学的な解析によれば，視索上核ではほぼ同量のオキシトシンと ADH が，室傍核では ADH よりもオキシトシンの方が多く（ただし視索上核より絶対量は少ない）含まれているとされる．

FOLDER 21.2 臨床関連事項：内分泌疾患の要点

多数の臓器や生物学的過程の機能を協調させたり調節したりする細胞内情報伝達機構における異常は，多くの内分泌疾患の原因となっている．古典的な生化学や生理学，そして細胞生物学や分子生物学，遺伝学における進歩を臨床的な知見と組み合わせることにより，ホルモンの作用や内分泌疾患のメカニズムは，かなり説明できるようになった．内分泌疾患は，大きく以下の4つのカテゴリーに分類することができる：

ホルモン産生過剰．ホルモン過剰症の原因で最も多いのは，そのホルモンを産生する細胞総数の増加である．このような病態の例としては甲状腺機能亢進症（グレーブス病，FOLDER 21.4 参照）があげられ，この場合，TSH の作用を模倣するような異常抗体が産生されたことが原因で，甲状腺の濾胞細胞が強く刺激され増殖する．あるいは，ホルモン合成や分泌の調節に影響を与える遺伝子の異常が，ホルモン分泌の増加と関係する場合もある．さらに，がん抑制遺伝子やがん原遺伝子の突然変異がもとで，あるホルモンを産生する変異細胞が増殖することもある．このようなことは下垂体前葉でしばしば起こる．

ホルモン産生低下．ホルモンの産生低下をもたらす最もありふれた原因として，何らかの疾患や自己免疫機序による内分泌器官の破壊があり，前者の例としては副腎の結核が，後者の例としては異常な抗体が甲状腺ホルモン産生細胞を破壊する橋本病があげられる．また，何らかの遺伝子異常が原因となって内分泌組織の正常な発達が妨げられたり（たとえば低ゴナドトロピン性性腺機能低下症），ホルモン合成異常（たとえば成長ホルモン遺伝子の欠失）や分泌調節異常（たとえば，副甲状腺細胞で発現するカルシウム感受性受容体の突然変異による副甲状腺機能低下症）が起こると，活性型ホルモンの血中レベルが低下したり欠損したりすることもある．さらに，医原性の内分泌腺損傷（たとえば，甲状腺摘出術の際に上皮小体も一緒に摘出してしまう例など）も，ホルモン低下症や欠損症の原因となりうる．

ホルモンに対する組織の応答の異常．この種の内分泌疾患では，ホルモン受容体のさまざまな遺伝子突然変異が原因であることが多い（たとえば TSH，LH，PTH の受容体の異常によるもの）．また，糖尿病の患者では，脂肪組織に由来するシグナルが主たる原因となって，筋組織や肝臓におけるインスリン抵抗性（インスリンに対する応答性の低下）が生じる（CHAPTER 9 参照）．

内分泌腺由来の腫瘍．内分泌腺の腫瘍の多くは，ホルモン分泌性でホルモン過剰症の原因となる．しかしときには，内分泌腺由来の腫瘍がホルモンを産生せず，むしろ周囲の正常な内分泌組織を圧排したり，転移して他の器官を破壊したりすることもある．このような腫瘍の例としては甲状腺がんがあり，甲状腺ホルモン過剰症の徴候を示すことなく全身に転移していることもある．

ホルモン製剤は内分泌疾患の治療に用いられる．最も普通の使われ方はホルモン補充療法で，ある内分泌腺が形成されなかった場合や必要なホルモンの産生をやめてしまった場合に行われる．ホルモンやその合成誘導体は，他のホルモンの作用を抑制するために使われることもある．一般に，甲状腺ホルモンやステロイドホルモンは経口投与で大丈夫だが，インスリンや成長ホルモンのようなタンパク質ホルモンは注射で投与される必要がある．最近の技術革新で，コンピューター制御されたミニポンプや筋肉注射で使える徐放性製剤が開発され，このような注射による治療もより容易に患者に適用できるようになった．

FOLDER 21.3 臨床関連事項：ADH 分泌に関連する病理学的事項

ADH の欠損や産生低下は，低浸透圧で"無味な insipid"（溶質に乏しいため）大量の薄い尿（1日あたり20Lに達する場合もある）を産生・排出する**尿崩症** diabetes insipidus という病態を引き起こす．尿崩症の患者は，大量に失われ続ける体液を補うための生体反応として，激しい喉の渇きを覚え，大量の水分を摂取する．この病態は，しばしば頭部外傷や脳腫瘍などによる視床下部や下垂体後葉の損傷が原因で起こり，このような病型は，視床下部性尿崩症に分類される．一方，ADH の分泌が正常あるいはむしろ亢進しているにもかかわらず，腎臓の細胞が血中の正常濃度の ADH に応答することができないため起こる尿崩症は，腎性尿崩症と呼ばれている．腎性尿崩症は多くの場合遺伝性の疾患で，腎尿細管で発現するアクアポリン2（AQP-2）水チャネル分子か ADH V2 受容体分子の突然変異により起こる．視床下部性尿崩症に対しては，通常，合成 ADH 誘導体（デスモプレシン）の投与で治療するが，腎性尿崩症の場合には尿排出量を減らすことを目標に治療が行われる．

一方，血中 ADH レベルが異常に高くなる病態は **ADH 分泌過剰症** syndrome of inappropriate antidiuretic hormone secretion（**SIADH**）という名で知られており，低ナトリウム血症，尿中への異常なナトリウム排出による血液浸透圧の低下，および尿浸透圧の上昇を特徴とする．SIADH では，血中 ADH レベルの上昇により尿からの水の再吸収が亢進し，その結果，濃縮された尿が生成するとともに水を排出できなくなり，さらにナトリウム喪失よりもむしろ水の過剰によって低ナトリウム血症となる．このような ADH 分泌の増加は，中枢神経系の疾患（腫瘍，外傷，感染症，脳血管障害など），肺疾患（肺炎，慢性閉塞性肺疾患，肺膿瘍，結核など），ADH 分泌腫瘍（肺の小細胞がん，膵臓腫瘍，胸腺腫，リンパ腫など），ある種の薬剤（抗炎症薬，ニコチン，利尿剤など多数の例がある）が原因で起こりうる．SIADH の治療は，その背景にある病因次第であり，薬物治療に加えて水分制限も行われる．今日では，ADH V2 受容体の阻害薬（コニバプタン）が，低ナトリウム血症を改善するとともに他のイオンを尿中に喪失させることなく自由水の利尿を促進する薬剤として，SIADH の治療に使われている．

- 乳腺の腺房および導管に存在する筋上皮細胞．オキシトシンは上位神経からの刺激が視床下部ニューロンに到達したときに放出される．このような刺激は単純な知覚–運動反射と類似する神経–内分泌反射を誘起する．子宮では，このような神経–内分泌反射は，まず腟壁や子宮頸部の伸展によって引き起こされる．一方，乳腺では乳頭の吸綴が刺激となってオキシトシンの分泌反射が引き起こされ，その結果，腺房分泌細胞やより大口径の導管細胞の基底部を取り囲む筋上皮細胞が収縮して，乳汁が導管を経て乳頭から放出（射乳）される（p.870 参照）．

出産時に子宮収縮を誘発・増強させるために，しばしばオキシトシンの合成誘導体が点滴ポンプで産婦に静注される．また，授乳期に射乳を促すためにオキシトシンの点鼻薬が用いられることもある．

後葉細胞は下垂体後葉に特異的に存在する唯一の細胞である．

視床下部ニューロンからの軸索や神経終末に加え，下垂体後葉では，線維芽細胞や肥満細胞，後葉細胞 pituicyte と呼ばれる特殊なグリア細胞が有窓毛細血管網の間に分布している．後葉細胞はアストロサイトに似て，多数の突起を持つ不規則な形をしている．この細胞の核は球形または楕円形で，細胞質には色素を含む顆粒の沈着が認められる．またアストロサイトと同様に，**GFAP**（glial fibrillary acidic protein）からなる特別な中間径フィラメントを持つ．後葉細胞はしばしば毛細血管周囲腔に向かって細胞突起を伸ばしており，これらの突起と血液との関係から，中枢神経におけるアストロサイトと同様に，後葉細胞は後葉に分布する神経終末や軸索の保護を担っていると考えられている（p.373 参照）．

3. 視床下部

視床下部は下垂体の活動を制御している．

視床下部は脳底の中央部に位置し，第三脳室の腹側部を覆っている．視床下部は，身体の大部分の内分泌機能の調節に関与するとともに，自律神経系の主要な中枢の1つでもある．視床下部は，血圧，体温，体液量や電解質のバランス，体重，そして食欲の調節などに関与している．視床下部ニューロンは神経分泌性の生理活性物質を多数産生しており，オキシトシンやADHの他にも，下垂体前葉のホルモン産生・放出を促進あるいは抑制するさまざまなポリペプチドを分泌している（表21.5）．これらの視床下部性ポリペプチドは，正中隆起や下垂体漏斗近傍の神経終末から，この部位に形成されている視床下部–下垂体門脈系の一次毛細血管網に放出され，下垂体前葉の主部まで輸送される．

フィードバック調節機構は，下垂体におけるホルモン産生と視床下部における下垂体ホルモン放出ホルモン産生という2つのレベルで内分泌機能を調節している．

ホルモンの標的細胞から血中に分泌された特定の産物（ホルモンやその代謝産物）は，下垂体前葉の内分泌細胞に直接作用したり，視床下部に作用して下垂体前葉ホルモンの放出・抑制ホルモンの放出を調節する（図21.18の視床下部–下垂体–甲状腺系のフィードバック機構で甲状腺機能が制御されている例を参照）．この2つのレベルのフィードバック調節機構によって，関連するホルモンの血中濃度が正確に制御される．分泌されたホルモンそのものも，多くの場合，そのホルモン分泌に関与する視床下部や下垂体の細胞の分泌活性に影響を与え，そのホルモンの血中濃度のホメオスタシス維持

表21.5 視床下部の調節ホルモン

ホルモン	組成	ホルモン産生部位	主な作用
成長ホルモン放出ホルモン（GHRH）	40あるいは44アミノ酸残基のポリペプチド（ヒト）	視床下部の弓状核に局在する神経細胞体	成長ホルモン産生細胞におけるGHの分泌と発現を促進する
ソマトスタチン	14あるいは28アミノ酸残基のポリペプチド（ヒト）	視床下部の室周囲核，室傍核，弓状核に局在する神経細胞体	成長ホルモン産生細胞からのGHの分泌と甲状腺刺激ホルモン産生細胞におけるTSHの分泌を抑制する．また膵島B細胞におけるインスリンの分泌を抑制する
ドーパミン	カテコールアミン（アミノ酸誘導体）	視床下部の弓状核に局在する神経細胞体	乳腺刺激ホルモン産生細胞からのPRLの分泌を抑制する
副腎皮質刺激ホルモン放出ホルモン（CRH）	41アミノ酸残基のポリペプチド	視床下部の弓状核，室周囲核，内側室傍核に局在する神経細胞体	副腎皮質刺激ホルモン産生細胞からのACTHの分泌を促進する．また同細胞におけるPOMCの発現を促進する
性腺刺激ホルモン放出ホルモン（GnRH）	10アミノ酸残基のポリペプチド	視床下部の弓状核，腹内側核，背側核，室傍核に局在する神経細胞体	性腺刺激ホルモン産生細胞からのLHとFSHの分泌を促進する
甲状腺刺激ホルモン放出ホルモン（TRH）	3個のアミノ酸からなるポリペプチド	視床下部の腹内側核，背側核，室傍核に局在する神経細胞体	甲状腺刺激ホルモン産生細胞におけるTSHの分泌と発現を促進する．また乳腺刺激ホルモン産生細胞も刺激し，PRLの分泌と発現を促進する

ACTH：副腎皮質刺激ホルモン，FSH：卵胞刺激ホルモン，GH：成長ホルモン，LH：黄体化ホルモン，POMC：proopiomelanocortin，PRL：プロラクチン，TSH：甲状腺刺激ホルモン．

に寄与している．

　さらに，身体的あるいは心理的な刺激によって生じ，脳まで到達した情報の多くは，視床下部にも伝達される．一連の視床下部-下垂体系のフィードバック調節機構に影響を及ぼすことで，中枢神経系も下垂体前葉の機能，さらには内分泌系全体を適切に調節することができる．言い換えれば，視床下部からのさまざまな調節ペプチドの分泌により，感情状態の変化は身体的なホメオスタシスの変動に変換される．

4. 松果体

　松果体 pineal gland/ body, epiphysis cerebri は内分泌腺あるいは神経内分泌腺と位置づけられる器官で，身体の日周リズムの制御に関与している．松果体は間脳の後壁の神経上皮から発生する．松果体は，成体でも短い茎部で脳とのつながりを保っており，ヒトでは脳の中心部近傍で第三脳室の後壁に位置する．松果体は高さ5〜8 mm，径3〜5 mm，重さ100〜200 mgの扁平な器官で，松かさのような形をしている（図21.11）ことからこのような名称がつけられた．

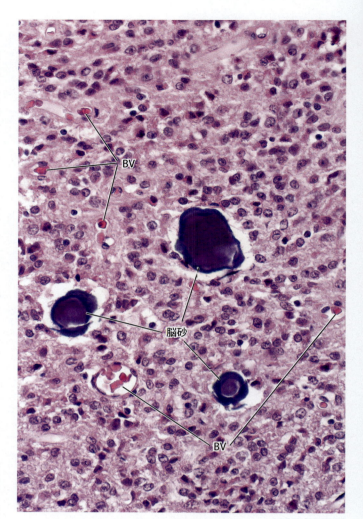

図 21.12 ▲ ヒト松果体の光学顕微鏡像
この高倍像は，脳砂と呼ばれる松果体に特徴的な沈着物を示している．この標本で観察できる大部分の細胞は松果体細胞（松果体の主細胞）で，塊状あるいは索状に配列している．この視野ではまた，赤血球を含む毛細血管の断面（BV）が認められる（この他にも多数の毛細血管が分布しているが，内腔に赤血球がない場合にはこの倍率で同定するのは難しい）．250倍．

松果体は，松果体細胞と間質細胞という2種類の実質細胞を含んでいる．

　松果体を包む脳軟膜の結合組織は，松果体内部に侵入して中隔を形成し，この中隔で区画された小葉の中に松果体の主構成細胞である**松果体細胞** pinealocyte が塊状・索状に配列して分布している．この松果体細胞の核は大きく，1つあるいは複数の明瞭な核小体を持ち，核膜はしばしば深く陥入している．また，細胞質には脂肪滴が認められる．透過型電子顕微鏡で観察すると，松果体細胞はよく発達した細胞突起を多数伸ばしており，その中には膜に囲まれた多数の有芯小胞とともに一般的なオルガネラがよく発達しているのが認められる．この細胞突起ではまた，方向のそろった微小管束がよく発達している．この細胞突起の端はやや膨大して毛細血管と接しており，この細胞が神経内分泌様の機能を果たしていることが推測される．

　一方，**間質細胞** interstitial（glial）cell は松果体の細胞の5%程度を占め，アストロサイトや下垂体後葉の後葉細胞と非常によく似た染色性や微細構造を示す．

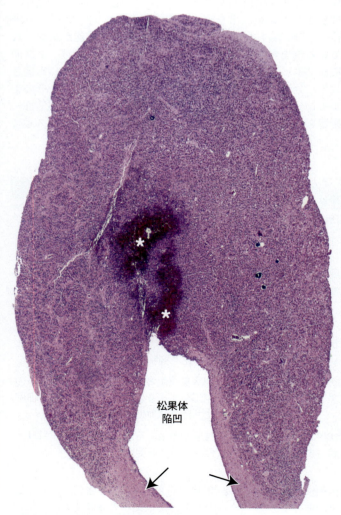

図 21.11 ▲ 幼児の松果体の光学顕微鏡像
この標本は，松かさ様の松果体を正中断しH&E染色した切片であり，円錐状の先端を図の上方に配してある．→は後交連と連続する部位を示している．松果体は第三脳室（間脳）の天井後部が突出して形成される．★で示された濃染部位は，松果体内の出血によるものである．25倍．

表21.6　松果体ホルモン

ホルモン	組成	ホルモン産生部位	主な作用
メラトニン	インドールアミン *N*-アセチル-5-メトキシトリプタミン	松果体細胞	身体の日周リズムや明暗環境への適応機構を調節する．性腺刺激ホルモン放出ホルモン（GnRH）分泌を抑制し，性腺における性ステロイド合成活性（特に月経周期に関連して）を調節する．動物では，季節性の性行動の変化にも影響を及ぼす

　これらの2種類の細胞成分に加え，ヒトの松果体では**脳砂** corpora arenacea，brain sand と呼ばれる石灰化した沈着物が観察される（図21.12）．脳砂は，松果体細胞が開口分泌する際に細胞外に放出された何らかの担体タンパク質に，リン酸カルシウムや炭酸カルシウムが沈着して形成されると考えられている．脳砂は小児期から沈着し始め，その数は加齢とともに増加する．脳砂はX線の透過性が低いので，放射線診断やCT検査では影となり，脳の中心線を決めるときの目安として賞用されている．

ヒトの松果体は，環境の光の強度や持続時間と内分泌系の機能状態を結びつける役割を果たしている．

　松果体は光感受性を持つ器官で，昼夜の繰り返しに伴う身体の状態（日周リズム）の制御に際してタイムキーパーとしての重要な役割を果たしている．松果体に，明暗の情報を網膜から**網膜視床下部路** retinohypothalamic tract 経由で取得する．この神経伝導路は，視交叉上核で交感神経系と結合し，松果体にいたる．松果体の主要なホルモンである**メラトニン** melatonin の生合成は昼間に光刺激によって抑制されるため，メラトニンの血漿濃度を指標とした松果体の分泌活性は，暗期に亢進し明期に低下する．ヒトでは，このメラトニン分泌の日周性の変動が身体の日周性のリズムを調節する上で重要な役割を担っている．

　暗期に分泌されるメラトニンは，性腺におけるステロイド生合成を抑制することで，哺乳類の生殖機能を調節している（表21.6）．すなわち，メラトニンは**視床下部弓状核** arcuate nucleus に局在する GnRH 分泌ニューロンを抑制することで下垂体前葉からの性腺刺激ホルモン（LH と FSH）分泌を低下させ，その結果，性腺におけるステロイド産生が低下する．メラトニン以外にも，**セロトニン** serotonin，**ノルアドレナリン** noradrenaline，**ドーパミン** dopamine，**ヒスタミン** histamine などの神経伝達物質や，ソマトスタチンや TRH などの視床下部性調節ホルモンの存在が，多くの動物の松果体で報告されている．臨床的には，松果体を破壊するような腫瘍によって**思春期早発症** precocious/early-onset puberty が引き起こされることが知られている．

　動物実験では，昼間の長さに関する情報が網膜の光受容器から松果体に伝達されることが明らかにされている．このことから，動物の生殖機能の季節的な変動には松果体が関与すると考えられている．ヒトでは，昼夜の切り替えのタイミングと身体の日周性のリズムの突然のずれに起因する**時差ぼけ** jet lag にしばしば旅行者が悩まされるが，このずれを修正する上で松果体が一定の役割を果たしている．さらに，温帯や亜寒帯の冬期に日が短くなることで誘発される感情変化（病的な場合には**季節性感情障害** seasonal affective disorder

（SAD）と呼ばれる）にも，松果体が関与している．

5. 甲状腺

甲状腺は前頸部で喉頭と気管に接して局在する．

　甲状腺 thyroid gland は前頸部に位置する2葉に分かれた内分泌腺で，左右外側に伸びている2葉は，正中部で細い帯状の甲状腺組織からなる**峡部** isthmus によって連結されている．この2つの葉は，それぞれ長さ5 cm，幅2.5 cm，重量20～30 gで喉頭と気管上部の両側表面に局在し，間を結ぶ峡部は第2～3気管軟骨の前面を横切っている．また，しばしば峡部の上方に**錐体葉** pyramidal lobe と呼ばれる甲状腺組織が伸びていることもある．甲状腺は薄い結合組織性被膜で覆われており（図21.13），この被膜から腺実質内部に向かって，不規則な形をした小葉を区画する結合組織性の中隔が伸びてい

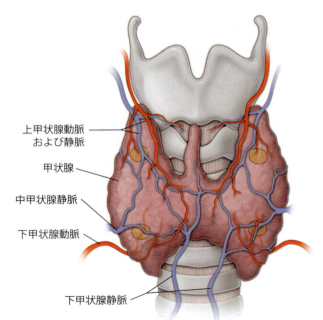

●　この印は甲状腺外側部後面に存在する上皮小体の位置を示す．

図21.13 ▲ 甲状腺の局所解剖と血管系の概略
この模式図は，前頸部で気管や喉頭の軟骨と近接して甲状腺が位置することを示したものである．甲状腺は左右外側に伸びる2葉が正中部の峡部で結ばれた形状の内分泌腺で，およそ40%の頻度で発生過程の甲状舌管（舌基部と甲状腺を結ぶ管状構造物）の遺残と考えられる錐体葉が峡部の上方に残存する．甲状腺は上下の甲状腺動脈から血液の供給を受け，甲状腺組織を灌流した血液は上中下の3系統の甲状腺静脈を経て導出される．甲状腺の左右の葉の背側表面（被膜下）には，2対の小さな卵形をした上下の上皮小体と呼ばれる構造物が存在する．この前面からの図でも上皮小体の位置がわかるように，図中で上皮小体の位置を輪郭で示した．

る．この小葉の中に多数存在する甲状腺濾胞が，この内分泌腺の機能単位となっている．

甲状腺は原始咽頭底の内胚葉から発生する．

　胎生4週に，原始咽頭底部の内胚葉が肥厚して甲状腺原基の発生が始まる．甲状腺原基は尾方に向かって成長し，**甲状舌管** thyroglossal duct と呼ばれる管状の陥入を形成する．甲状舌管は頸部の組織間を下行するように成長を続け，最終的には気管前方まで到達し，2つの葉に分岐する．この下方への伸展の間に甲状舌管は退縮するが，若干の遺残物や錐体葉（出現頻度は約40％）がその痕跡として成体でも認められることがある．胎生9週目には，内胚葉由来の細胞が**濾胞上皮細胞** follicular cell に分化し，濾胞を形成するようになる．14週目までには，濾胞上皮細胞に覆われよく発達した濾胞腔に**コロイド** colloid が貯留する．一方，発生7週目には，第四（あるいは第五）咽頭嚢（鰓嚢）の陥入によって生じる上皮細胞塊（**鰓後体** ultimobranchial body として知られる）が発達中の甲状腺に向かって遊走し，最終的には左右の甲状腺葉の中に侵入する．この細胞塊は甲状腺に合流した後，濾胞上皮細胞間に取り込まれ**傍濾胞細胞** parafollicular cell に分化する．

甲状腺濾胞は甲状腺の構造および機能上の単位である．

　甲状腺濾胞はほぼ球状の嚢胞様構造をとり，濾胞上皮細胞と呼ばれる単層の立方あるいは短円柱状の細胞群が1つの腔を囲んでいる．ヒトの甲状腺全体では，この直径0.2～1mm程度の甲状腺濾胞が数十万個存在する．濾胞腔にはコロイドと呼ばれる粘稠の物質が含まれており（図21.14），濾胞上皮

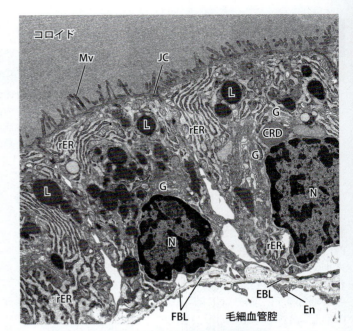

図 21.15 ▲ ラット甲状腺濾胞上皮細胞の電子顕微鏡像

この電子顕微鏡像では，単層上皮を形成する低い円柱状の濾胞細胞が示されている．微絨毛（Mv）が認められる濾胞上皮の腺腔側はコロイドと接しており，一方，基底側は基底板（FBL）の上にのっている．濾胞上皮細胞と毛細血管腔は，結合組織が存在する狭い細胞間の空間で隔てられている．この毛細血管腔は，基底板（EBL）の上にのった有窓性の内皮細胞（En）で内張りされていることに注意してほしい．リソソーム（L）やコロイド含有小胞（CRD）の集積，発達したゴルジ装置（G），粗面小胞体（rER），拡大した細胞間隙は，濾胞上皮細胞の高い活動性を示している．N：核，JC：細胞接着装置．14,000倍．（Dr. Holger Jastrow の厚意による．）

細胞の頂上側がこのコロイドと，基底側が典型的な基底板と接している．

濾胞を形成する上皮は，濾胞上皮細胞と傍濾胞細胞という2種類の細胞を含む．

　甲状腺の実質は次の2種類の細胞で構成される：

- 濾胞上皮細胞は，T_3 と T_4 という甲状腺ホルモンの産生を担当している．この細胞の形や大きさは，甲状腺の機能状態に呼応して変化する．通常の H&E 染色では，濾胞上皮細胞は1～2個の明瞭な核小体を含む球形の核を持ち，細胞質はやや好塩基性に染色される．ゴルジ装置は核上部に位置し，適切な染色を施せば，細胞質には脂肪滴や過ヨウ素酸シッフ反応陽性の小胞が認められる．微細構造レベルでは，濾胞細胞には分泌細胞や吸収細胞（図21.15参照）でよくみられるような典型的な細胞接着複合体や短い微絨毛などの構造が，それぞれコロイド腔近傍の細胞間や細胞表面に認められる．また細胞基底部には多数の粗面小胞体の断面がみられる．濾胞腔側の細胞質に認められる小胞は形態的にはゴルジ装置近傍の小胞と似ており，さらに，この領域には**コロイドを取り込んだ小胞** colloidal resorption droplet やリソソームも豊富に存在する．

- 傍濾胞細胞あるいは **C 細胞** C cell は，濾胞の基底板の内側で濾胞上皮細胞を挟んで濾胞腔とは反対側に位置し，カルシウム代謝を調節する**カルシトニン** calcitonin というホルモンを分泌している．C 細胞は，孤立あるいは小さな細胞塊を形成しており，通常の H&E 染色では明る

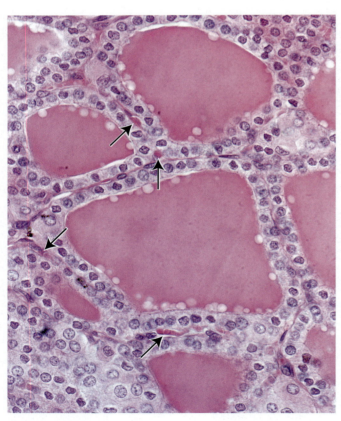

図 21.14 ▲ 甲状腺

この顕微鏡像はヒト甲状腺の組織切片を H&E 染色したもので，コロイドを蓄えた甲状腺濾胞が多数認められる．各濾胞は，中心部のコロイドを取り囲む単層の上皮からできている．➞は濾胞間に認められる毛細血管の断面をさしている．500倍．

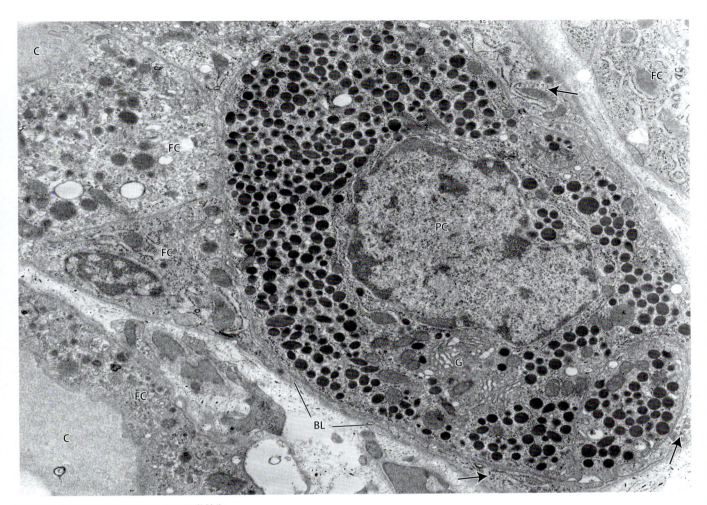

図 21.16 ▲ 甲状腺傍濾胞細胞の電子顕微鏡像
傍濾胞細胞（PC）は多数の濃染する分泌顆粒やよく発達したゴルジ装置（G）を持ち，濾胞上皮細胞（FC）の細胞突起に部分的に囲まれている（→）．また，濾胞上皮細胞に接して基底板（BL）が認められる．この視野の左方には，2つの隣接した濾胞の中心部に貯留するコロイドの一部（C）が観察できる．12,000倍．（Dr. Emmanuel-Adrien Nunezの厚意による．）

く染まる細胞として観察される．ヒトの傍濾胞細胞を光学顕微鏡観察で識別するのは難しいが，電子顕微鏡で観察すれば，細胞質に径60〜550 nmの小さな分泌顆粒が多数認められ，ゴルジ装置もよく発達していることがわかる（図21.16）．

また，濾胞の周囲には上下の甲状腺動脈に由来する有窓性毛細血管網が密に分布している．さらに，濾胞間の結合組織内には先が盲端となっているリンパ管も認められ，このリンパ管も甲状腺からのホルモンの搬出に寄与していると思われる．

甲状腺の機能は，成長・発達が正常に進行するために必須である．

甲状腺は3種類のホルモンを産生しており，これらは正常な代謝やホメオスタシス維持のために必須である（表21.7）．

- **サイロキシン** thyroxine（3,3',5,5'-tetraiodothyronine, T_4）および**トリヨードサイロニン**（3,3',5-triiodothyronine, T_3）は，濾胞上皮細胞で生合成・分泌される．どちらのホルモンも細胞や組織の基礎代謝や熱産生の調節に関与し，身体の成長や発育に大きな役割を果たしている．これらのホルモンの分泌は，下垂体前葉から放出されるTSHによって調節されている．
- カルシトニンは傍濾胞細胞（C細胞）で生合成され，副甲状腺ホルモン（PTH）と拮抗する作用を持つ．カルシトニンは下等動物では血中カルシウム濃度を調節する上で重要な役割を果たしているが，ヒトにおける生理的意義については未解明の点も残されている．カルシトニンは破骨細胞による骨吸収を抑制し類骨へのカルシウム沈着を促進することで，血中カルシウム濃度を低下させる作用を持つ．カルシトニンの分泌は，血中カルシウム濃度が高くなると促進され，逆に低くなると抑制されるが，視床下部や下垂体には影響されない．カルシトニンは，いくつかの内分泌腫瘍（たとえば甲状腺の髄様がん）から分泌されるので，そのような腫瘍の手術後の回復状態をモニターするための腫瘍マーカーとして使われている．また，カルシトニンは過剰な骨吸収を伴う疾患（たとえば**骨粗鬆症** osteoporosis や**骨ページェット病** Paget's disease）の患者の治療に用いられるが，カルシトニン欠損症や甲状腺全摘後のカルシトニンの欠如状態でも，特に臨床的に問題となるような症状は生じない．

コロイドの主成分は，甲状腺ホルモンとしての活性を持たない一種の中間生成物であるサイログロブリンである．

コロイドの主成分はサイログロブリンと呼ばれるヨード化された大きな糖タンパク質（分子量 660 kDa）で，1分子あたり約120個のチロシン残基を含んでいる．コロイドにはま

表21.7 甲状腺ホルモン

ホルモン	組成	ホルモン産生部位	主な作用
サイロキシン（T_4）とトリヨードサイロニン（T_3）[a]	ヨード化チロシン誘導体	濾胞上皮細胞	組織の基礎代謝を調節する（糖の消費の増加，タンパク質の合成と分解の促進，脂質の合成と分解の促進）．熱産生を調節する．身体や組織の成長，および胎生期や幼小児期の神経系の発達に影響を与える[b]．消化管からの糖吸収を促進する
カルシトニン	23アミノ酸残基のポリペプチド	傍濾胞細胞	骨の吸収を抑制し，骨へのカルシウムの付加を促進することによって血中カルシウム濃度を低下させる

[a] 甲状腺は，一般にT_3よりT_4を多く分泌する．しかしT_4のおよそ40％は，末梢組織でより迅速かつ強力に作用するT_3に転換される．
[b] 発達過程でのT_3やT_4の欠乏は，ニューロンの数や大きさの減少，髄鞘形成不全，重篤な知的障害を引き起こす．

た，いくつかの酵素やサイログロブリン以外の糖タンパク質も含まれている．このコロイドは酸性色素にも塩基性色素にもよく染まり，過ヨウ素酸シッフ反応でも強い陽性を呈する．このコロイドの主成分であるサイログロブリンはホルモンではなく，甲状腺ホルモンを生成するための不活性な中間生成物である．活性を持った甲状腺ホルモンは，濾胞上皮細胞内でサイログロブリンから切り出されて生成され，その後，濾胞を囲む有窓性毛細血管網へと放出される．甲状腺は，ホルモン生成のための中間生成物を細胞外に貯留するという点で，さまざまな内分泌細胞の中でも特異な存在である．

甲状腺ホルモンの生合成過程はいくつかの工程に分けられる．

2つの主要な甲状腺ホルモンであるT_4とT_3が甲状腺濾胞で生合成される過程は，いくつかの工程に分けて考えることができる（図21.17参照）：

1. サイログロブリンの合成．サイログロブリンの前駆体は濾胞上皮細胞の粗面小胞体で合成される．その後，サイログロブリンは，粗面小胞体とゴルジ装置で翻訳後糖鎖修飾を受けてから小胞に詰め込まれ，最終的には濾胞腔に開口放出される．
2. ヨウ素イオンの取り込み，拡散，酸化．濾胞上皮細胞は，ATP依存性の**ナトリウム／ヨウ素イオン共輸送体** sodium/iodide symporter（**NIS**）を用いて，血中から細胞質へと能動的にヨウ素イオンを取り込むことができる．NISは87 kDaの膜貫通型タンパク質で，濾胞上皮細胞の基底側細胞膜においてヨウ素イオンの取り込みを行う．この能動輸送によって，濾胞上皮細胞内のヨウ素イオン濃度は血中の30～40倍に高められる．この高い濃度のヨウ素イオンは，濃度勾配に従って濾胞腔側に向かって拡散し，この部位の細胞膜上に局在する分子量86 kDaの**ペンドリン** pendrin と呼ばれる**ヨウ素イオン／塩素イオン輸送体** iodide/chloride transporter により濾胞腔内に輸送され，ここでただちに酸化されて活性型ヨウ素が生成する．この反応は膜結合型の**甲状腺ペルオキシダーゼ** thyroid peroxidase（**TPO**）によって触媒され，コロイド中で起こる．
3. サイログロブリンのヨード化．サイログロブリン分子内の特定のチロシン残基には，1～2個のヨウ素が結合する．この過程はやはり甲状腺ペルオキシダーゼ（TPO）によって触媒され，濾胞上皮細胞の微絨毛表面近傍のコロイドで起こる．1つのチロシン残基に1つのヨウ素が付加された場合には **MIT**（monoiodotyrosine）残基が生じ，2つのヨウ素が付加された場合には **DIT**（diiodotyrosine）残基が生じる．
4. 酸化的縮合反応によるT_3，T_4の生成．甲状腺ホルモンは近接した2つのヨード化チロシン残基が酸化的に縮合されて形成される．たとえば，近接したDIT残基とMIT残基が縮合するとT_3が生成され，2つのDIT残基が縮合すればT_4が生成される．これらの縮合反応が起こった後でも，T_4とT_3はMIT残基やDIT残基と同様に，サイログロブリン分子につなぎ留められたままの状態で濾胞腔内に貯留されている．
5. コロイドの取り込み．TSHによる刺激に反応して，濾胞上皮細胞は，受容体依存性エンドサイトーシスによってサイログロブリンを含むコロイドを細胞内に取り込む．このエンドサイトーシスの後，サイログロブリンは以下の異なる2つの細胞内経路をたどる．

- リソソーム経路では，サイログロブリンは細胞内に取り込まれた後，エンドサイトーシス小胞を経て**初期エンドソーム** early endosome に運ばれ，その後，この細胞内区画はリソソームに成熟するか，すでに存在するリソソームと融合する．この段階の細胞でサイログロブリンの再吸収が生じたことは，**コロイド含有小胞** colloidal resorption droplet と呼ばれる大きなエンドサイトーシス小胞が細胞内に出現することからわかる．次に，小胞内のサイログロブリンはリソソームのタンパク質分解酵素によって構成アミノ酸と炭水化物にまで分解され，その結果，T_3，T_4，DIT，MITなどの分子が分解産物として生成する（図21.17の5Lという記号で示された経路を参照）．生理的条件下では，これがコロイド再吸収の主要経路である．

- **経上皮経路** transepithelial pathway では，サイログロブリンが分解されないでそのまま濾胞上皮細胞の濾胞腔側から基底側へと輸送される．サイログロブリンがこの経路に入る際には，分子量330 kDaの**メガリン** megalin という LDL 取り込み受容体ファミリー分子と結合する．メガリンは膜貫通型タンパク質で濾胞上皮細胞の濾胞腔側表面に局在し，リガンド結合部位をコロイドに向けている．メガリンによって細胞内に取り込まれたサイログロブリンは，リソソー

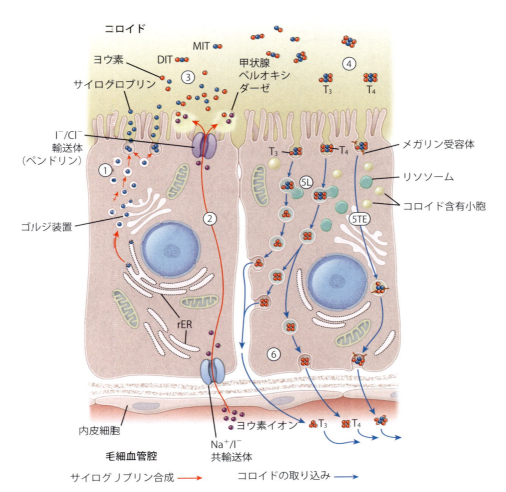

図 21.17 ▲ 甲状腺ホルモン生合成過程の概略図
この図には2つの濾胞上皮細胞が描かれているが，左の細胞ではサイログロブリンの生合成の過程が→で，右の細胞ではサイログロブリンの再吸収以降の過程が→でまとめられている．数字は，甲状腺ホルモンが生成するまでの各過程を順に示している（詳細については本文参照）．①サイログロブリンの合成と分泌．②ナトリウム/ヨウ素イオン共輸送体（NIS）による血中からのヨウ素イオンの取り込みと濃縮，ヨウ素イオン/塩素イオン輸送体（ペンドリン）によるヨウ素イオンのコロイドへの放出，および甲状腺ペルオキシダーゼによるヨウ素イオンの酸化/ヨウ素への転換反応．③コロイド中でのサイログロブリンのヨード化．④酸化的縮合反応による T_3 と T_4 の生成．⑤Lリソソーム経路（主要な経路）によるコロイドの取り込み．⑤TE受容体（メガリン）依存性の経上皮経路によるコロイドの取り込み．⑥細胞から血中への T_3 と T_4 の放出．DIT：ジヨードチロシン，MIT：モノヨードチロシン，rER：粗面小胞体．

ム経路を避け，濾胞上皮細胞の基底側細胞膜へ向かうエンドサイトーシス小胞により運ばれる（図21.17の5TEという記号で示された経路を参照）．**TSH あるいは TSH 様の刺激が過剰な病的状態では，メガリンの発現が増加し，大量のサイログロブリンがこの経上皮経路を経由して運ばれる．この結果，リソソーム経路から経上皮経路へのサイログロブリン輸送の切り替えが起こるため，T_4 と T_3 の分泌量は減少する．グレーブス病 Graves' disease や他の甲状腺疾患の患者では，メガリンで輸送された分も含め検出可能な量のサイログロブリンが血中に認められる．**

血中 TSH 濃度が高く維持された状態が持続すれば，サイログロブリンの合成，濾胞腔内への放出，ヨード化，そして取り込みという一連の過程が，コロイドが貯留する間もないほど速く進行するので，濾胞腔内のコロイド量は減少する．

6. 濾胞上皮細胞から血中への T_4 と T_3 の放出．濾胞上皮細胞は主に T_4 を産生する（T_4 と T_3 の生成比は 20：1）．大部分の T_4 と T_3 はリソソーム経路でサイログロブリンから遊離した形で生成されるが，サイログロブリンに結合した状態の T_4 と T_3 も，無視できるくらいわずかな量ではあるが放出される．生成した T_4 と T_3 は両方とも基底側の細胞膜を越え，毛細血管やリンパ管に入る．放出された甲状腺ホルモンはすぐに，特殊な血漿タンパク質であるサイロキシン結合タンパク質（54 kDa）か（甲状腺ホルモン全体の70％），プレアルブミン分画の血漿タンパク質である**トランスサイレチン** transthyretin と結合する（20％）．T_4 はサイロキシン結合タンパク質と，T_3 はトランスサイレチンとより強固に結合する．さらに，放出された甲状腺ホルモンのうち，およそ10％弱が非特異的に血漿中のアルブミン分画と結合し，残されたごく少量（1％以下）の甲状腺ホルモンが代謝活性のある遊離型甲状腺ホルモンとして血中を流れている．この遊離型甲状腺ホルモンはまた，甲状腺の分泌活性を制御するフィードバック機構でも機能を果たしている（図21.18）．循環血中の T_4 の3分の1は，腎臓，肝臓，心臓などの末梢器

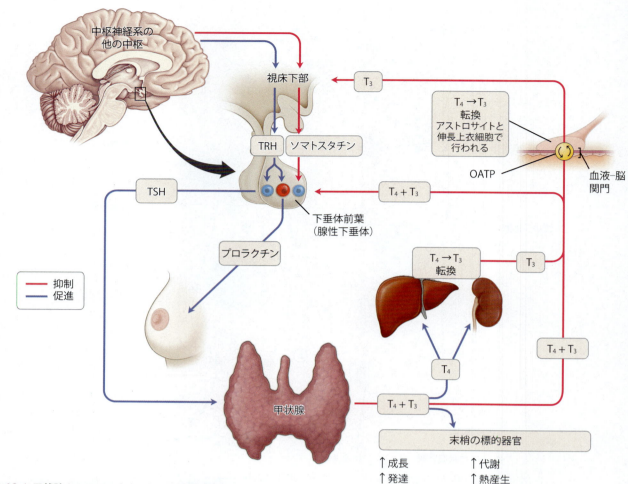

図 21.18 ▲ 甲状腺ホルモンの産生，輸送，調節機構

T_4 と T_3 の産生は負のフィードバック調節機構によって制御されている．甲状腺濾胞上皮細胞では T_3 の約 20 倍の T_4 が産生されているが，T_4 は肝臓や腎臓などの末梢組織でより活性の高い T_3 に転換される．甲状腺から血中に放出された T_4 と T_3 のおよそ 99%は特別な血漿タンパク質に結合しており，残りの解離型の T_4 と T_3 が，負のフィードバック調節機構によりさらなる T_4 と T_3 の放出を抑制する．このような抑制性の調節は下垂体前葉と視床下部のレベルで起こる．下垂体では，T_4 と T_3 は甲状腺刺激ホルモン産生細胞からの TSH の分泌を抑制する．一方，T_4 と T_3 が視床下部で抑制的作用を発揮するためには，内皮細胞の細胞膜に発現している OATP 甲状腺ホルモン輸送体を使って血液–脳関門を越えることが必須である．このとき，T_4 と T_3 の濃度が増加すると，一種の負のフィードバック効果がかかって OATP 輸送体の発現量が抑制され，その結果，脳組織に到達できる甲状腺ホルモンの量は低下する．血液–脳関門を越えた T_4 と T_3 は，血管近傍のアストロサイトに運ばれ，この細胞で T_4 は T_3 に転換される．この T_3 がニューロンに到達する主要な甲状腺ホルモンであるということには留意してほしい．脳脊髄液中にも分泌される T_4 と T_3 は，特殊な上衣細胞である伸長上衣細胞（タニサイト tanycyte）とアストロサイトに取り込まれ，ここで T_4 は T_3 に転換される．視床下部からは，TRH（乳腺刺激ホルモン産生細胞からの PRL 分泌も刺激する）に加え，甲状腺刺激ホルモン産生細胞での TSH 産生を抑制するソマトスタチンも分泌される．フィードバック調節は血中甲状腺ホルモン濃度の低下や代謝上の必要性に呼応して起こるが，化学的な液性調節機構に加えて，視床下部に投射するさまざまな神経終末からの刺激も TRH 分泌の調節に関与している．たとえば寒冷刺激が TRH 分泌を促進する一方で，体温の上昇は TRH 分泌を抑制する．TRH：甲状腺刺激ホルモン放出ホルモン，TSH：甲状腺刺激ホルモン，OATP：有機アニオン輸送ポリペプチド．

官で T_3 へ転換される．T_3 は T_4 と比べて活性が 5 倍強く，標的細胞の核内の甲状腺ホルモン受容体への結合により発揮される甲状腺ホルモンの生物学的活性は，主としてこの T_3 の作用によるものと考えられている．

細胞膜を越えた甲状腺ホルモンの輸送はその作用発揮や代謝に必須である．

甲状腺ホルモンの生化学的構造から，長い間，甲状腺ホルモンは単純拡散によって細胞内に浸透すると考えられてきた．しかし現在では，いくつかの甲状腺ホルモン輸送分子により，細胞膜を越えて甲状腺ホルモンが輸送されることが明らかになっている．中枢神経系では，有機アニオン輸送ポリペプチド（OATP），あるいはモノカルボン酸輸送体 8（MCT8）や 10（MCT10）により，血液–脳関門を越えて T_3 と T_4 が神経細胞やグリア細胞に運ばれる．たとえば，OATP1C1 分子は血液–脳関門を構成する血管内皮細胞に限局して発現し，T_4 の脳への取り込みを担っている．MCT8 分子は同様に心臓，腎臓，肝臓，骨格筋で発現している．MCT8 遺伝子に変異が生じると，血中 T_3 濃度の上昇を伴う重度の精神運動性知的障害が引き起こされ，これは男性で発症する**アラン・ハーンドン・ダッドリー症候群** Allan-Herndon-Dudley syndrome として知られている．機能が欠損した MCT8 分子は T_3 を神経細胞まで輸送することができないため，正常な脳の発達が障害される．また，T_3 が神経細胞で消費されないために，余剰の T_3 が血中を流れ，いわゆる**甲状腺中毒症** thyroid hormone toxicity の症候が現れる．

トリヨードサイロニン（T_3）はサイロキシン（T_4）より生物学的活性が高い．

T_3 や T_4 分子がいったん細胞内に入ると，特異的な甲状腺

FOLDER 21.4 臨床関連事項：甲状腺機能の異常

甲状腺疾患の最も一般的な症状は，甲状腺が腫大する**甲状腺腫** goiter であるが，この症状は，甲状腺機能が亢進しても低下しても起こりうる．

甲状腺機能低下症 hypothyroidism は，食物からの**ヨード摂取不足** iodine-deficiency goiter, endemic goiter や，**自己免疫性甲状腺炎** autoimmune thyroiditis（橋本病 Hashimoto's thyroiditis）のような遺伝的な背景を持つ自己免疫疾患で起こる．自己免疫性甲状腺炎では，サイログロブリン，甲状腺ペルオキシダーゼ，TSH 受容体に対する異常な自己抗体（それぞれ，TgAb，TPOAb，TSHAb と表記される）が存在するのが特徴である．この結果，甲状腺細胞はアポトーシスに陥り，濾胞構造は破壊される．この病態で起こる血中甲状腺ホルモンレベルの低下は，フィードバック調節機構により TSH 分泌を促進し，この過剰に分泌された TSH がさらに甲状腺におけるサイログロブリン合成を促進するために，甲状腺の腫大が起こる．成人での甲状腺機能低下症（以前はその特徴的な皮膚の浮腫様の状態から**粘液水腫** myxedema と呼ばれていた）は，精神的・身体的な活動性低下を特徴とする．甲状腺機能低下が重度になると起こる浮腫は，真皮結合組織の細胞外基質への大量のヒアルロン酸の蓄積が原因である．

一方，**甲状腺機能亢進症** hyperthyroidism（toxic goiter，あるいは**グレーブス病** Graves' disease とも呼ばれる）は，過剰量の甲状腺ホルモンが血中に放出されて起こる病態である．グレーブス病の患者では，濾胞上皮細胞の TSH 受容体と結合しアデニル酸シクラーゼ活性促進作用を持つ自己抗体が陽性であり，その結果，細胞内の cAMP 濃度が上昇して甲状腺ホルモン合成・分泌が持続的に亢進する．このような状態になっても，多くの場合，負のフィードバック調節機構により血中の TSH 濃度は正常値にとどまる．しかし，甲状腺は自己抗体によって刺激され腫大し，異常に大量の甲状腺ホルモンを血中に放出し続けるため，代謝が亢進する．その結果，臨床的には，基礎代謝率の上昇と交感神経の活動亢進に伴って，体重減少，多汗，心悸亢進，精神的ないらだちなどの症状が認められる．また，特徴的な身体所見として眼球突出と眼瞼の後退が認められるが，これは交感神経活動亢進と眼窩脂肪組織への細胞外マトリックスの沈着があわさって起こる（図 F21.4.1a）．甲状腺は腫大して，組織像を顕微鏡で観察すると，濾胞腔を囲む濾胞上皮細胞の形が円柱状に高くなっている．甲状腺ホルモンを合成するためにコロイドが盛んに動員されて，濾胞上皮細胞の濾胞腔側と接している部分のコロイドは枯渇する傾向を示す（図 F21.4.1b）．グレーブス病の治療法としては，外科的に甲状腺を切除する方法や，放射性ヨード（^{131}I）を機能亢進状態の濾胞上皮細胞に取り込ませて破壊する放射線療法などがある．

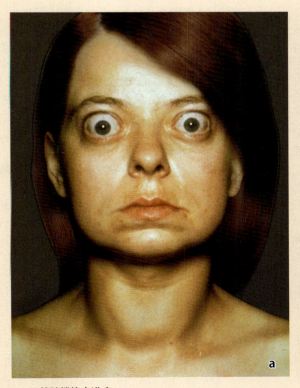 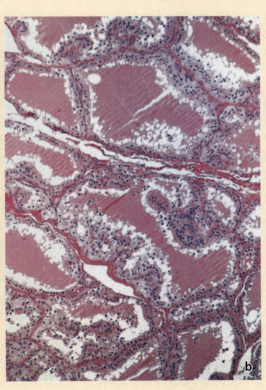

図 F 21.4.1 ▲ 甲状腺機能亢進症
a. 甲状腺機能亢進症に罹患している若い女性．頸部の著しい腫大と，典型的な眼球突出症候が認められる．**b.** グレーブス病患者の甲状腺組織の顕微鏡像．コロイドの取り込みが亢進しているため，濾胞上皮細胞の濾胞腔側近くのコロイド周辺部は白く抜けてみえる．また，大部分の濾胞上皮細胞が円柱状になっていることにも注意すること．(Rubin E, Gorstein F, Rubin R, Schwarting R, Strayer D. Rubin's Pathology, Clinicopathologic Foundations of Medicine, 4th ed. Baltimore: Lippincott Williams & Wilkins, 2005 より許諾を得て転載．)

ホルモン核内受容体と結合し，核を起点とするステロイド情報伝達系と同様の過程が起こる（図21.3b参照）．T_3は，T_4と比べてはるかにすばやく高い親和性で核内受容体と結合するので，T_4よりも迅速で強い生理活性を発揮する．さらに，T_3はミトコンドリアとも結合し，ATP産生を増加させる．このように，甲状腺ホルモンの生物学的活性や代謝に与える影響力は，大部分，細胞内におけるT_3濃度によって決まる．細胞内のT_3濃度を決める因子にはいくつかあり，末梢器官におけるT_4からT_3への転換速度に依存して決まる循環血中のT_3濃度の他，特異的な輸送体による細胞膜を越える甲状腺ホルモンの輸送，そして，甲状腺ホルモンを活性化したり不活性化したりする**甲状腺ホルモン脱ヨード酵素** iodothyronine deiodinase 活性があげられる．たとえば，D_1とD_2と呼ばれる2つの脱ヨード酵素がT_4に作用すると，より活性の高いT_3が生成する．一方でD_3と呼ばれる第3の脱ヨード酵素は，T_4に作用して不活性型のrT_3（reverse T_3）とDITを生成する．T_3とT_4の両方とも，標的組織で脱ヨード化あるいは脱アミノ化され，肝臓で抱合を受けて胆汁中に移行し，最終的には小腸に排出される．甲状腺ホルモンは，抱合を受けたものも遊離型のものも，腎臓でも排出される．

甲状腺ホルモンは胎児の正常発生に不可欠である．

ヒトでは，甲状腺ホルモンは正常な成長や発達のために不可欠である．正常な妊娠では，T_3もT_4もともに胎盤の障壁を通過でき，これらの甲状腺ホルモンが胎生初期の脳の発達に重要な役割を果たしている．さらに，胎児の甲状腺も胎生14週には機能し始め，甲状腺ホルモンの供給源となる．胎生期に甲状腺ホルモンが欠損すると，中枢神経系でニューロンの数の減少や髄鞘形成不全が生じ，さらには知的能力低下につながる不可逆的な障害が生じる．胎児の甲状腺が発達する前に母体の甲状腺ホルモン欠損症があると，知的能力障害はより深刻なものとなる．最近の研究から，下垂体の成長ホルモン産生細胞におけるGH遺伝子の発現が甲状腺ホルモンによって促進されることも明らかになった．つまり，胎生期における甲状腺ホルモンの不足は，神経系の発達異常をもたらすだけでなく身体全体の成長も阻害する．この2つの発達障害が組み合わさった病像は**先天性甲状腺機能低下症** congenital hypothyroidism と呼ばれている．

6. 上皮小体（副甲状腺）

上皮小体（副甲状腺）は甲状腺に近接した小さな内分泌腺である．上皮小体は，径が数mmの卵形で，甲状腺の左右の葉の背側被膜下に通常2つずつ（上上皮小体と下上皮小体）対になって存在する（図21.13参照）．ただし，この上皮小体の位置および数に関しては個体差が大きく，ヒトでは2〜10％で胸腺のそばにさらに上皮小体が認められる．

各上皮小体は薄い結合組織性被膜に包まれ，構造上，甲状腺とは隔てられている．被膜からは結合組織性の中隔が腺内部に伸び，索状に密集する実質細胞を不完全ながら小葉に分けている．この腺内部の結合組織は，年齢とともに脂肪細胞が増えてくる（最終的には腺全体の60〜70％を占める）ため，より目立つようになってくる．

上皮小体を栄養する血管は下甲状腺動脈から，あるいは上下の甲状腺動脈の吻合から起こる．内分泌腺でしばしば認められるように，上皮小体の実質細胞は有窓性毛細血管網とリンパ管網で取り囲まれている．

上皮小体は第三および第四咽頭嚢に由来する内胚葉細胞から発生する．

発生学的には，下上皮小体は胸腺とともに第三咽頭嚢から，上上皮小体は鰓後体とともに第四咽頭嚢から発生する．発生過程では，最初にまず，相対的に上方に位置する第三咽頭嚢由来の下上皮小体が胸腺とともに下降する．その後，下上皮小体は胸腺から分離・独立し，上上皮小体の下方まで移動して定着する．この胸腺からの分離がうまくいかなかった場合，成体で胸腺に近接して上皮小体が発見されることもある．主細胞は胎生期に分化し，胎児のうちからカルシウム代謝調節に関与する．一方，好酸性細胞は思春期以降に出現する．

上皮小体の上皮細胞は主細胞と好酸性細胞からなる．

- **主細胞** principal（chief）cell は上皮小体の実質細胞の大部分を占め（図21.19），大量の副甲状腺ホルモン（PTH）の生合成，蓄積，分泌の制御を担当している．この細胞は径7〜10μmの小型で多角形の細胞で，核は細胞中央部に位置する．細胞質は明るくやや好酸性に染まり，リポフスチン顆粒や大量のグリコーゲン，脂肪滴などが認められる．透過型電子顕微鏡では小型の膜に囲まれた分泌顆粒が観察され，光学顕微鏡レベルで特殊な染色をした結果から，この顆粒内にPTHが蓄積されていると考えられている．血中カルシウム濃度が変動して持続的に刺激されると，主細胞が増殖することもある．
- **好酸性細胞** oxyphil cell は実質に占める割合が低く，ホルモン分泌における役割についても不明である．好酸性細胞は主細胞よりやや大きい球形の細胞で，好酸性に鮮やかに染色される細胞質を持ち，単独で，あるいは小さな細胞集団を形成して分布している（図21.19参照）．細胞質は，しばしば特異な形・大きさを呈するミトコンドリアで満ち，このためこの細胞は好酸性に染色される．分泌顆粒は観察されず，粗面小胞体もほとんど認められない．細胞質では，ミトコンドリアの間にリソソーム，脂肪滴，グリコーゲン顆粒などを含んだ封入体が認められることもある．

副甲状腺ホルモンは血中のカルシウムとリン酸の濃度を調節する．

上皮小体はカルシウムとリン酸の血中濃度の調節に関与しており，この内分泌腺が分泌する**副甲状腺ホルモン** parathyroid hormone（**PTH**）は生命の維持に不可欠である．このため，甲状腺摘出手術の際にも，上皮小体は傷つけないようにして一部残すようにしなければならない．もし上皮小体が完全に摘出されると，血中のカルシウムレベルが低下して喉頭筋や他の呼吸筋を含むすべての筋が筋強縮（テタニー）を起こし，死にいたる．

PTHは84個のアミノ酸残基からなるポリペプチド（表21.8）で，標的細胞で発現しているPTH受容体と特異的に結合し，Gタンパク質を介した細胞内情報伝達系を活性化する．このPTHが血中に放出されると，血清カルシウム濃度の上昇と血清リン酸濃度の低下が同時に起こる．このPTHの分泌調節は，血清カルシウム濃度に依存した単純なフィードバック調節機構によって行われる．すなわち，副甲状腺の主細胞で発現するカルシウム感受性受容体が血清カルシウム

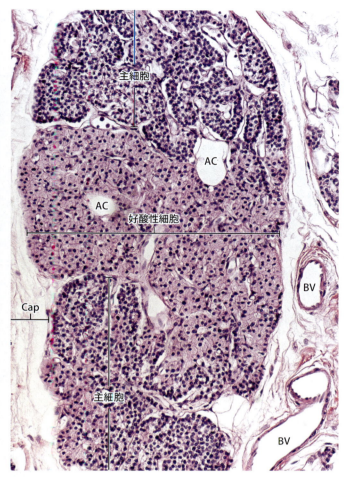

図 21.19 ▲ ヒト上皮小体の顕微鏡像
この H&E 染色標本では，結合組織性の被膜（Cap）の一部とともに，上皮小体の組織像が示されている．小葉を分ける結合組織性の中隔内には血管（BV）が認められる．この視野では，主細胞は上方と下方の2つの部分に分かれて局在しており，その間の視野中央部には好酸性細胞の大きな集団が認められる．好酸性細胞はエオジンに非常によく染まる細胞質を持つ大型の細胞である．好酸性細胞は，小さな細胞塊，あるいはこの視野でみられるような大きな細胞集団を形成して分布する．一方，主細胞はより小型の細胞で，好酸性細胞よりも多く，細胞質が少ないため核が密在しているようにみえる．また，それほど多くはないが，さまざまな頻度で脂肪細胞（AC）も認められる．175倍．

濃度の低下を感知すると，PTH 分泌が促進される．反対に，血清カルシウム濃度が高くなると PTH 分泌は抑制される．

PTH の標的細胞での作用は以下のとおりである：

- 骨組織に対する作用．長い間，骨に対する PTH の主たる作用は骨吸収であると考えられてきたが，近年では，骨に対する PTH の作用はより複雑であることがわかっている．PTH は直接的・間接的に，複数の種類の細胞に作用する．PTH に対する受容体は骨芽細胞前駆細胞，骨芽細胞，骨細胞，そして骨を覆う細胞で発現している．意外なことに，骨吸収を担当する破骨細胞では PTH 受容体は発現していない．このため破骨細胞は，骨芽細胞の RANK-RANKL 情報伝達機構により間接的に活性化される（p.226）．骨芽細胞が長期にわたり持続的に PTH に曝露されると，骨芽細胞における局所的な RANK 産生が増加するとともに**オステオプロテゲリン** osteoprotegerin（**OPG**）の分泌が抑制される．このような変化が破骨細胞への分化を刺激し，その結果，骨吸収と細胞外液へのカルシウムおよびリン酸の放出が促進される．一方，短期的で間欠的な PTH の刺激は，骨細胞や骨芽細胞における cAMP/IGF-1 経路を介して，骨量の増加をもたらす．この PTH の間欠的な投与により骨量を増加させる同化的な作用は，骨粗鬆症の治療に用いられている（CHAPTER 8 の FOLDER 8.2，p.237～238 参照）．
- 尿細管におけるカルシウムの再吸収は PTH によって促進されるので，結果として腎臓からのカルシウムの排出が抑制され，体内にカルシウムが保持される．
- 一方，PTH によって尿へのリン酸の排出は増加するので，血中や組織液中のリン酸濃度は低下する．
- 腎臓におけるビタミン D の活性化（25-(OH)ビタミン D_3 から 1,25-$(OH)_2$ ビタミン D_3 への転換）は，基本的に PTH が 1α-水酸化酵素の活性を上昇させることによって起こる．
- PTH の影響下で，腸管におけるカルシウムの吸収は促進される．ただしこの作用に関しては，ビタミン D_3 の方が PTH よりも強力である．

PTH とカルシトニンは，血中カルシウム濃度の調節に関して拮抗する作用を発揮する．

PTH は血中のカルシウム濃度を上昇させるが，最高値に達するまでには PTH が分泌されてから数時間かかる．このことから，血中のカルシウムのホメオスタシス維持においては，PTH はむしろゆっくりとした持続的な作用を発揮していると思われる．一方，カルシトニンは血中のカルシウム濃度をすばやく低下させ，最大効果は1時間程度で現れる．このことから，カルシトニンは血中カルシウム濃度のホメオスタシス維持に関して，急速で短期的な調節に寄与している

表 21.8　副甲状腺ホルモン

ホルモン	組成	ホルモン産生部位	主な作用
副甲状腺ホルモン（PTH）	84 アミノ酸残基のポリペプチド	主細胞[a]	次の3つの機序で血中カルシウム濃度を上昇させる：（1）骨からのカルシウムの放出を促進する（骨芽細胞に作用し RANK-RANKL 情報伝達系を介して破骨細胞の相対的な数を増加させる）．（2）腎臓に作用して，遠位尿細管におけるカルシウム再吸収を促進するとともに，近位尿細管におけるリン酸再吸収を抑制する．（3）腎臓における活性型ビタミン D（1,25-$(OH)_2$ ビタミン D_3）の生成を増加させることによって，尿細管におけるカルシウム再吸収を促進する

[a] 生後4～7年で上皮小体に出現し，思春期以降に増加する好酸性細胞も，PTH を産生する可能性が示唆されている．
RANK-RANKL：NF-κB 活性化受容体-NF-κB 活性化受容体リガンド．

と思われる.

7. 副腎

副腎 adrenal/ suprarenal gland は後腹膜腔に位置する左右両側性の器官で，右側の副腎は扁平な三角形状，左側の副腎は半月状をしており，どちらも腎臓の上極の脂肪性被膜に埋まっている（図21.20）．副腎はステロイドホルモンとカテコールアミンの両方を分泌する．

副腎は厚い結合組織性被膜に包まれ，この被膜から実質内部に血管や神経を含んだ結合組織性の小柱が伸びている．ホルモン分泌を行う実質は，2つの異なる部分からなる（図21.21）．

- **皮質** cortex はステロイドを分泌する被膜直下の部分で，副腎重量のおよそ90%を占める．
- **髄質** medulla はカテコールアミンを分泌する部分で，皮質より深部の副腎中心部に位置する．

皮質と髄質の実質細胞は，発生学的に異なる組織に由来する．

発生学的には，皮質の細胞は中胚葉性の間葉細胞に，髄質の細胞は神経堤から発生途中の副腎内に遊走してきた細胞に由来する（図21.22）．このように，副腎の皮質と髄質は，発生学的には異なる由来を持つが，機能的には関連している（下記参照）．副腎皮質の実質細胞は部分的に下垂体前葉による制御を受け，代謝調節や電解質バランスの恒常性の維持に関与している（表21.9）．

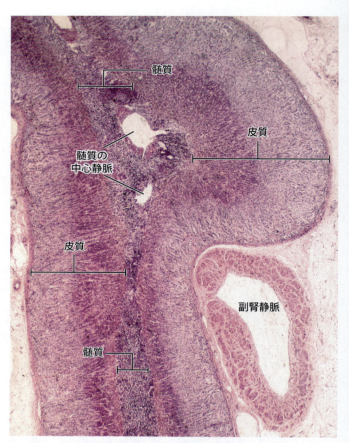

図21.21 ▲ 副腎の顕微鏡像
このH&E染色標本の低倍像では副腎全層が示されており，髄質が図の中央に，皮質がその両側に位置している．髄質内には中心静脈の断面も認められる．球状帯および束状帯の浅層部の脂肪滴が標本作製過程で溶出したことを反映して，皮質深部が周辺部より濃く染色されてみえることに注意すること．この組織切片では副腎静脈の横断面も観察され，この血管壁の平滑筋束が長軸方向に配列しているという特徴がよくわかる．20倍．

A. 血管系

左右どちらの副腎も，上・中・下の3本の副腎動脈から血液の供給を受け，この血液は副腎を灌流した後，副腎静脈から排出される（図21.20）．副腎静脈は，左では左腎静脈に，右では下大静脈に直接注ぐ．副腎を栄養する動脈は被膜に入る前に分岐し，多数の小動脈となって被膜を貫通し実質内へ侵入する．この被膜の中で動脈はさらに分岐し，血管の走行・分布から以下の3種類に分類される血管系が形成される（図21.23）：

- 被膜に血液を供給する毛細血管網．
- 皮質の実質でまず有窓性毛細血管網を形成し，皮質を灌流した後に髄質の有窓性毛細血管網に流入する血管系．
- 皮質では細動脈として結合組織性の小柱内を走行し，直接，髄質の有窓性毛細血管網に動脈血を供給する血管系．

このように，副腎髄質は2系統の血管系から，酸素に富む動脈血と皮質を経てきた静脈血という2種類の血液の供給を受けている．副腎の皮質と髄質を灌流した血液は副腎髄質の**導出静脈** adrenomedullary collecting vein に集められ，これらは最終的には1本の太い**副腎髄質中心静脈** central adrenomedullary vein に合流する．この副腎の中心静脈は副腎静脈とし

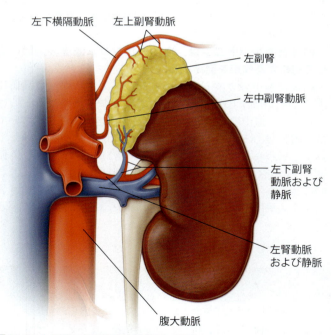

図21.20 ▲ 副腎の局所解剖と血管系の概略
この模式図は，副腎（左）が腎臓（左）の上極に位置することを示している．この図では，副腎への血管分布がみえるよう周囲の脂肪組織は取り除いてある．この図で3本の動脈が副腎に血液を供給していることに注意してほしい．中副腎動脈は腹大動脈から直接分枝しているが，上下の副腎動脈はそれぞれ左の下横隔動脈と腎動脈から分枝する．副腎を灌流した血液は副腎静脈から導出され，左では左腎静脈経由で，右では直接，下大静脈に流入する．

て副腎を出て，左では左腎静脈を経て，右では下大静脈に直接的に注ぐ（図21.20参照）．ヒトでは，この副腎の中心静脈およびその分枝は，中膜に長軸方向に配向する明瞭な平滑筋束を有するという点で特殊である（図21.24）．この平滑筋束が同期して中心静脈の長軸方向に沿って収縮すると，副腎の体積が減少する．この体積を減少させるような副腎の収縮が，あたかも濡れたスポンジを絞るような効果を発揮して，副腎から体循環へのホルモンの放出を促進していると考えられている．

副腎の被膜や大きな血管周囲の結合組織には，リンパ管も存在する．リンパ管はまた副腎髄質の実質でも認められ，クロム親和性細胞から放出されるクロモグラニンAを体循環系に輸送する上で重要な役割を担っている．クロモグラニンAは分子量48 kDaの細胞内タンパク質で，アドレナリンやノルアドレナリンと複合体を形成してその分泌顆粒内への保持に寄与するとともに，バソスタチン，パンクレアスタチン，カテスタチン，パラスタチンと呼ばれるさまざまな調節性ペプチドの前駆体であると考えられている．クロモグラニンAから生成するこれらのペプチドは，クロム親和性細胞（オートクリン制御による）や遠く離れた他の器官の細胞の神経内分泌機能を調節している．

B. 副腎髄質の細胞

髄質に位置するクロム親和性細胞は，交感神経節前線維による支配を受けている．

髄質と呼ばれる副腎の中心部は，上皮様の大型で明るく染色される**クロム親和性細胞** chromaffin cell/ medullary cell，結合組織，多数の洞様の毛細血管，神経から構成されている．クロム親和性細胞は，機能的にはある種のニューロンのような働きをする（FOLDER 21.5）．すなわち，髄質のクロム親和性細胞には多数の有髄の交感神経節前線維が直接投射しており（CHAPTER 12参照），この神経線維を経て神経刺激が到達すると，クロム親和性細胞はカテコールアミンなどの生理活性物質を放出する．このことから，クロム親和性細胞は交感神経の節後ニューロンと同等のものであると考えられているが，神経細胞とは異なり細胞突起を持たない．実験的には，このクロム親和性細胞が培養条件下で軸索様突起を伸ばすことが示されているが，副腎皮質から分泌される糖質コルチコイドを添加すると突起の伸展は抑制される．つまり，生体では髄質のクロム親和性細胞の形態は副腎皮質ホルモンによって制御され，神経突起の伸長が抑制されている．このため，副腎髄質のクロム親和性細胞は，むしろ典型的な内分泌細胞に似ており，生理活性物質を周囲の有窓性毛細血管網に放出する．

副腎髄質にはまた**神経節細胞** ganglion cellも認められ，この細胞から周辺部の副腎皮質実質に向かって伸びる軸索は，皮質の分泌を調節したり，血管の収縮・弛緩を調節したり，さらには副腎の外まで達して腹部器官を支配する内臓神経に合流する．

副腎髄質のクロム親和性細胞は分泌機能を持つ．

クロム親和性細胞は，短い細胞索で互いに連結された多数の卵形の細胞塊を形成している．これらの実質細胞の間には毛細血管網が密に分布しており，ここには副腎皮質の毛細血管網を経由してきた静脈血と被膜の細動脈から直接到達した動脈血が流入する．

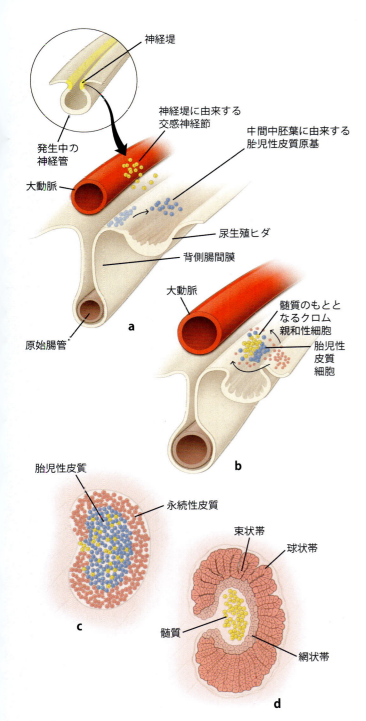

図21.22 ▲ 副腎の発生

a. 胎生初期に，中間中胚葉から分化して副腎皮質の原基が発生する．この部位を目指して，神経堤に由来する近傍の交感神経節から副腎髄質のもととなる細胞が遊走してくる．胎児性皮質を形成する細胞は，原腸の背側腸間膜基部と尿生殖ヒダ（後に性腺に分化）の間に位置する中皮に由来する．これらの細胞は分裂・分化して胎児性皮質細胞となる．**b.** 胎児性皮質を形成する中胚葉由来の細胞が，遊走してきた髄質のもととなる細胞を取り囲む．後により多くの間葉系細胞が後腹膜の中皮からここに到達し，胎児性皮質とクロム親和性細胞を取り囲んで永続性皮質の起源となる．**c.** この時期（およそ胎生7ヵ月）には，胎児性皮質が皮質全体の70％を占めている．生後も永続する皮質は，この胎児性皮質の外側に発生する．**d.** 最終的に完成した副腎皮質は，生後4ヵ月で認められる．胎児性皮質は永続性皮質によって置換され，この時期までに完全に消失する．皮質の各帯の分化もこの時期までに完了する．

表21.9 副腎で産生されるホルモン

ホルモン	組成	ホルモン産生部位	主な作用
副腎皮質			
鉱質コルチコイド アルドステロン（この活性の95%はアルドステロンによる）	ステロイドホルモン（コレステロール誘導体）	球状帯細胞	腎臓の遠位尿細管におけるナトリウム再吸収およびカリウムの排出を促進することで，血中の電解質のホメオスタシス維持に寄与している．また，尿の浸透圧バランスを維持する役割や，血液がアシドーシスに傾くのを防ぐ役割を果たしている
糖質コルチコイド （コルチコステロンおよびコルチゾール，この活性の95%はコルチゾールによる）	ステロイドホルモン（コレステロール誘導体）	束状帯細胞 （網状帯細胞も少量産生する）	糖代謝をはじめとするさまざまな代謝を正常に保つ働きをしている（具体的には，肝臓へのアミノ酸の輸送促進，骨格筋でのタンパク質分解促進，末梢細胞での糖利用の抑制と肝臓でのグリコーゲン合成の促進，エネルギー消費に備えて蓄積されていた脂肪組織からの脂肪の遊離促進など）．ストレスに対する耐性を強める．炎症反応やある種のアレルギー反応を抑制する
性腺コルチコイド（副腎性アンドロゲン）：デヒドロエピアンドロステロン（DHEA），硫酸デヒドロエピアンドロステロン（DHEAS），アンドロステンジオン（雌雄を問わず産生される）	ステロイドホルモン（コレステロール誘導体）	網状帯細胞 （束状帯細胞も少量産生する）	弱い男性ホルモン様の作用により，思春期の女性で腋毛や陰毛の発育を促進する．男性化徴候の原因ともなりうるが，正常血清レベルでは通常，顕著な作用を示さない
副腎髄質			
ノルアドレナリンとアドレナリン （ヒトでは8%がアドレナリン）	カテコールアミン（アミノ酸誘導体）	クロム親和性細胞	交感神経様の作用を有する（すなわち，自律神経系の交感神経が優位なときと同様の効果[a]を誘起する）．具体的には，心拍数を増加させ，血圧を上昇させ，内臓や皮膚への血流を減少させる．グリコーゲンの分解を促進する．発汗を促進し，細気管支を拡張させ，呼吸数を増加させる．消化を抑制し，消化腺における消化酵素の産生も抑制する．尿量を減少させる

[a] カテコールアミンは，腺上皮，心筋，および血管壁や内臓壁の平滑筋の活動に影響を与える．

微細構造の点では，クロム親和性細胞は直径100〜300 nmの多数の分泌顆粒を持ち，粗面小胞体の断面やよく発達したゴルジ装置も観察される．分泌顆粒内の物質は組織化学的な方法によって染め分けることができ，カテコールアミンのうちのアドレナリン，あるいはノルアドレナリンを分泌する2種類の異なるクロム親和性細胞が存在することが知られている（図21.25）．透過型電子顕微鏡観察でも，その分泌顆粒の形態の違いから2種類のクロム親和性細胞を区別することができる：

- ノルアドレナリン産生細胞．大型で電子密度の高い（濃い）有芯分泌顆粒だけを持つ．
- アドレナリン産生細胞．やや明るく小型で，均一の分泌顆粒を有する．

分泌顆粒の開口放出は，クロム親和性細胞とシナプスを形成している交感神経節前線維からアセチルコリンが放出されると起こる．

アドレナリンとノルアドレナリンは，髄質の分泌顆粒の内容物のうちの20%を占めるにすぎない．この分泌顆粒内には，分子量が48 kDa前後の**クロモグラニン** chromogranin と呼ばれる可溶性タンパク質が大量に含まれ，この分泌顆粒の芯を構成していると考えられている．このタンパク質は，ATPやCa^{2+}とともに低分子量のカテコールアミンを顆粒内に保持するのに寄与していると推測され，ホルモンと一緒に細胞外に開口放出される．カテコールアミンは細胞質で生合成された後，分泌顆粒膜に局在するマグネシウム依存性ATPaseの作用を受けて，分泌顆粒内に取り込まれる．**レゼルピン** reserpin のような薬物は，おそらくこのカテコールアミンの取り込み過程を阻害することによって，分泌顆粒内

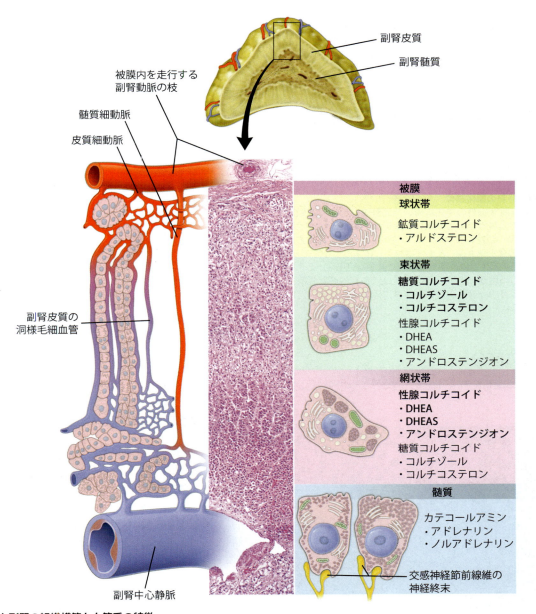

図 21.23 ▲ ヒト副腎の組織構築と血管系の特徴
この図は副腎皮質および髄質への血液供給について示している．皮質の細動脈はまず皮質で毛細血管網を形成し，この毛細血管網を灌流した血液は髄質で 2 番目の毛細血管網に流入する．髄質の毛細血管網は主に髄質に直接向かう細動脈により形成され，組織を灌流した後の血液は髄質中心静脈に注ぐ．髄質，皮質の各帯，そして副腎各領域の典型的な細胞の微細構造の特徴と分泌物も，この図に示されている．

のカテコールアミンを枯渇させる．

　皮質で分泌される糖質コルチコイドは，クロム親和性細胞におけるノルアドレナリンからアドレナリンへの転換を促進する．

　副腎では皮質と髄質の毛細血管網が連絡しているので，皮質で産生された糖質コルチコイドは体循環を経ることなく髄質に直接到達する．髄質に到達した糖質コルチコイドは，ノルアドレナリンをメチル化してアドレナリンに転換する酵素を誘導する．このような血流の特徴によって，クロム親和性細胞でも，ノルアドレナリンを含む細胞とアドレナリンを含む細胞は，ある程度分かれて分布する．すなわち，皮質を経由し糖質コルチコイドを多く含む血液が供給される髄質の領域には，アドレナリン産生細胞がより多く存在する．一方，動物種によっては，被膜近傍で分岐した細動脈から血液の供給を直接受ける髄質領域で，ノルアドレナリン産生細胞が多く認められることがある．

　カテコールアミンは，糖質コルチコイドと協同して，"戦うか逃げるかの選択を迫られたときの生体反応 fight-or-flight response" を惹起する．

　カテコールアミンが急激に放出されると，エネルギー消費と身体の活動性が最大になる方向への生体反応が引き起こされる．すなわち，アドレナリンもノルアドレナリンも，グリコーゲン分解および血中へのグルコースの放出や，脂肪組織からの脂肪酸の遊離を促進する．また，カテコールアミンの放出によって，血圧上昇，冠血管の拡張，筋組織への血液供給血管の拡張，皮膚や腸への血液供給血管の収縮，心拍数や心拍出量の増加，呼吸数や呼吸の深さの増加などの反応も引き起こされる．

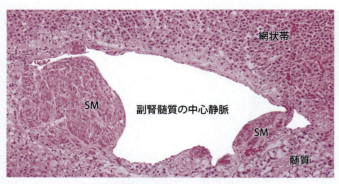

図 21.24 ▲ 副腎中心静脈の顕微鏡像
この図は，副腎中心静脈を視野の中央に置いた副腎中心部の光学顕微鏡像を示している．この静脈の壁は非常に不整で，内腔に向かって突出が明瞭な平滑筋（SM）が認められる．この突出は，中膜で長軸方向に走る平滑筋束（"筋のクッション"とも呼ばれる）によるものであり，この平滑筋が欠けている部位では，副腎髄質（この図の下部），ときには皮質（図の上部）の細胞が，内膜の薄い層だけで血管内腔と隔てられている．皮質網状帯と中心静脈内腔とが非常に近接していることに注意すること．180倍．

C. 副腎皮質の区分

副腎皮質は，その細胞配列をもとに，次の3つの領域に区分されている（図21.26）：

- **球状帯** zona glomerulosa（ラテン語 glomus，"球"の意）は副腎の最も表面近くの領域で，皮質体積の15%程度を占める．
- **束状帯** zona fasciculata（ラテン語 fascis，"束"の意）は皮質中央部の厚い領域で，皮質体積の約80%を占める．
- **網状帯** zona reticularis（ラテン語 rete，"網"の意）は皮質最深部の領域で，皮質体積の5〜7%を占めるにすぎないが，中心近くに存在するため切片上では球状帯よりも厚くみえる．

D. 球状帯

球状帯の細胞は，卵形の密な細胞塊を形成しており，深部では曲がった索状配列をとりながら束状帯に移行する（図21.26a参照）．この球状帯の細胞は比較的小型で，円柱状あるいは錐体状の形態を呈する（図21.23参照）．核は丸く密に詰まっているので，球状帯は濃く染色されてみえる．ヒトでは，皮質の部位によっては，明らかな球状帯を欠く場合もある．球状帯の細胞塊は，密に分布した有窓性毛細血管網に取り囲まれている．球状帯の細胞は滑面小胞体を豊富に持ち，その他，多数のゴルジ複合体，板状のクリステを持つ大きなミトコンドリア，遊離リボソーム，そしてある程度の粗面小胞体も細胞質に観察される．また，脂肪滴はまばらである．

球状帯では血圧の調節に関与するアルドステロンが分泌される．

球状帯の細胞は，ナトリウムとカリウムのホメオスタシスや水バランスの調節に関与する**アルドステロン** aldosterone と呼ばれる**鉱質コルチコイド** mineralocorticoid を分泌する．アルドステロンは，腎臓のネフロンの遠位尿細管の主細胞，胃粘膜，唾液腺や汗腺に作用し，これらの場所でナトリウムの吸収を促進するとともに，腎臓ではさらにカリウムの排出も促進する．アルドステロンは，コレステロールを材料として，アンギオテンシンⅡ（下記参照）により制御される一連の酵素反応を受けて，産生される．アルドステロン生合成の最終段階はアルドステロン合成酵素によって促進されるが，この酵素は球状帯の細胞でしか発現していない．また，球状帯の細胞では17α−水酸化酵素が発現していないため，コルチゾールや副腎性アンドロゲンなど他の副腎皮質ステロイドホルモンを産生することはできない．

球状帯はレニン-アンギオテンシン-アルドステロン系によるフィードバック調節を受ける．

球状帯は，**レニン-アンギオテンシン-アルドステロン系** renin-angiotensin-aldosterone system（**RAAS**）によるフィードバック調節を受ける．すなわち，血圧の低下，あるいは血中ナトリウム濃度の低下を感受して腎臓の傍糸球体細胞からレニンが分泌されると，循環血液中で**アンギオテンシノーゲン** angiotensinogen がレニンにより切断されて，**アンギオテンシンⅠ** angiotensinⅠが生成する．アンギオテンシンⅠはさらに，肺で発現している**アンギオテンシン変換酵素** angiotensin-converting enzyme（**ACE**）により切断されて，**アンギオテンシンⅡ** angiotensinⅡが生成する．この一連の反応の結果生成したアンギオテンシンⅡは，副腎皮質球状帯の細胞を刺激して，アルドステロンの産生と分泌を促進する．すると，アルドステロンの作用で，血圧上昇，血中ナトリウム濃度上昇，体液量

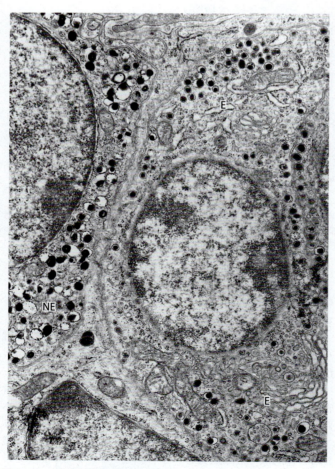

図 21.25 ▲ 副腎髄質細胞の電子顕微鏡像
この視野では，2種類の髄質細胞が観察される．ノルアドレナリン分泌細胞（NE）は，非常に電子密度の高い（濃い）芯を持つ分泌顆粒を含んでいる．一方，アドレナリン分泌細胞（E）は，やや明るい芯を持つ分泌顆粒を含んでいる．15,000倍．

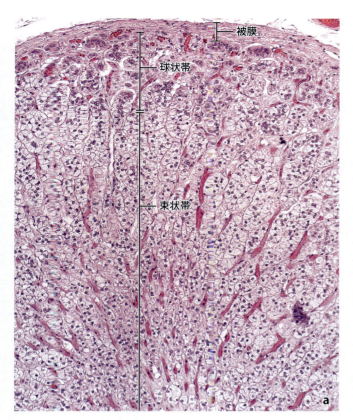 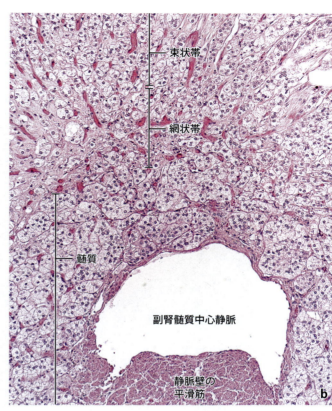

図 21.26 ▲ ヒト副腎皮質および髄質の顕微鏡像
a. この光学顕微鏡像は副腎皮質浅層のH&E染色標本で，結合組織性被膜，球状帯，および束状帯が観察される．最表層の球状帯から索状に細胞配列が変わり，束状帯に移行するのがわかる．この細胞索の間には毛細血管網が分布し，さらに数はやや少ないが細動脈も認められる．赤く線状に染まってみえる構造は，赤血球に満ちた毛細血管である．120倍．b. この光学顕微鏡像は副腎の中心部を示しており，束状帯深層，網状帯，および髄質が観察される．束状帯の細胞索の配列が深部で乱れ，網状帯に移行することに注意．一方，髄質では細胞は卵形の細胞塊を形成し，細胞塊どうしは短い細胞索で連結されている．この視野では，髄質の中心静脈も観察され，その壁には長軸方向に配列した平滑筋の横断面が観察されることに注意すること．120倍．

の増加が起こり，この結果，腎傍糸球体細胞からのレニン分泌が抑制される．肺に存在するアンギオテンシン変換酵素に対する阻害薬は，慢性的な本態性高血圧の治療に有効である．

E. 束状帯

束状帯の細胞は，大型で多角形状の形態を呈し，有窓性毛細血管に挟まれて，細胞1〜2個の幅の長く伸びた索状に配列している（図21.26a参照）．この束状帯の細胞は明るく染色される球形の核を持ち，しばしば2核細胞も認められる．透過型電子顕微鏡では，典型的なステロイド分泌細胞で観察されるような，よく発達した滑面小胞体（発達の程度は球状帯よりもよい）や管状のクリステを持つミトコンドリアが認められる．細胞質にはまたよく発達したゴルジ装置や多数の粗面小胞体の断面も認められ，これらのオルガネラが存在するため，束状帯細胞の細胞質（図21.27）にはやや好塩基性に染まる部分もある．ただ，全体的には細胞質は好酸性に染まり，脂肪滴も多数存在する（通常の切片作製時には脱水過程で脂肪が溶出してしまうため，細胞質は空胞状にみえる）．細胞質中の脂肪滴には，中性脂肪，脂肪酸，コレステロール，リン脂質が含まれ，この細胞から分泌されるステロイドホルモンの原料として利用される．

束状帯の主な分泌物は糖質コルチコイドであり，グルコースや脂肪酸の代謝調節に関与する．

束状帯の細胞はアルドステロン合成酵素を欠くため，アルドステロンを産生することができない．しかし，代わりにこれらの細胞は17α-水酸化酵素と **17,20-リアーゼ** 17,20-lyase を持つので，**糖質コルチコイド** glucocorticoid と少量の **性腺コルチコイド** gonadocorticoid（**副腎性アンドロゲン** adrenal androgen）を産生する．糖質コルチコイドという名は，このホルモンが **糖新生** gluconeogenesis/ glucose synthesis や **グリコーゲン合成** glycogenesis/ glycogen polymerization に関与することからつけられた．**コルチゾール** cortisol はこの糖質コルチコイドの主要なものの1つで，さまざまな細胞や組織に作用し，即効性のエネルギー源であるグルコースや脂肪酸を動員する方向の代謝を促進する．一方で，別の糖質コルチコイドである **コルチコステロン** corticosterone の分泌あるいは血中循環量は，コルチゾールの10分の1〜20分の1にすぎない．糖質コルチコイドの作用や標的細胞は多岐にわたるため，異なる組織ごとに多彩な（ときには拮抗する）作用を発揮する．以下に例を示す：

- 肝臓では，糖質コルチコイドは，アミノ酸からグルコースへの転換，グルコースからグリコーゲンへの重合，アミノ酸や脂肪酸の肝細胞への取り込みを促進する．
- 脂肪組織では，糖質コルチコイドは脂肪分解によるグリセロールや遊離脂肪酸の生成を促進する．
- その他の組織では，糖質コルチコイドは，グルコース消費を抑制し，遊離脂肪酸の酸化を促進する．
- 線維芽細胞のような細胞では，糖質コルチコイドはタン

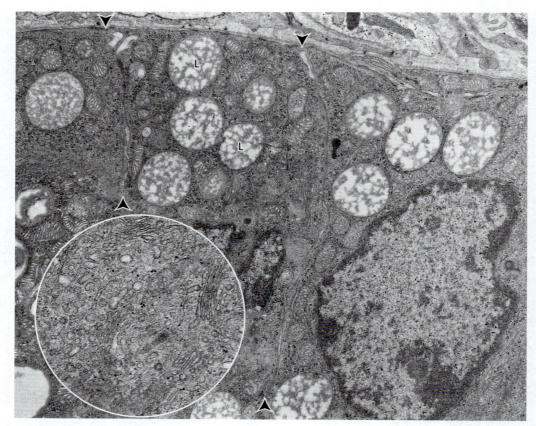

図 21.27 ▲ 副腎皮質束状帯細胞の電子顕微鏡像
隣接する細胞の境界は ▶ で示されている．細胞内には脂肪滴（L）が多数認められる（脂肪の一部は標本作製時に流失している）．15,000 倍．**挿入図**．図上方の細胞内の一部を拡大したもので，ステロイド分泌細胞に特徴的な大量の滑面小胞体が認められる．ゴルジ装置の断片もよく観察される．40,000 倍．

FOLDER 21.5 臨床関連事項：クロム親和性細胞と褐色細胞腫

　副腎髄質のクロム親和性細胞（重クロム酸塩と反応して染色されることから命名）は，APUD（amine precursor uptake and decarboxylation system）系細胞の仲間であり，このクロム親和性反応は，細胞内の分泌顆粒に含まれるカテコールアミンが酸化され重合することと関係して起こると考えられている．古典的な定義では，クロム親和性細胞は神経外胚葉に由来し，交感神経節前線維の支配を受け，カテコールアミンを生合成・分泌できる細胞とされている．

　クロム親和性細胞に由来し，褐色細胞腫と呼ばれるまれな腫瘍は，過剰な量のカテコールアミンを産生する．クロム親和性細胞は，副腎髄質以外にも，神経脊椎傍および脊椎前交感神経節やその他の部位でも認められるので，褐色細胞腫は副腎以外の部位でも発生しうる．この**自律神経系** autonomic nervous system（**ANS**）の組織の中，あるいは近傍に分布する散在性のクロム親和性細胞群は**パラガングリオン** paraganglion と呼ばれているため，副腎原発ではない褐色細胞腫はパラガングリオーマと呼ばれる．褐色細胞腫の患者では，過剰のカテコールアミン分泌による薬理的作用により，生命を脅かすほどの高血圧，不整脈，不安や差し迫った死の恐怖を覚えるなど，発作性の症候が現れる．正常の副腎髄質組織ではアドレナリン分泌性クロム親和性細胞が 85％程度を占めているのに対して，多くの褐色細胞腫ではノルアドレナリン分泌性のクロム親和性細胞の方が多く含まれる．このカテコールアミンによる α-アドレナリン受容体の刺激は血圧の上昇，心収縮力の増強，グリコーゲン分解，糖新生，腸管の弛緩を，また，β-アドレナリン受容体の刺激は心拍数や収縮力の増加をもたらす．褐色細胞腫に対して選択すべき治療法は，まず腫瘍の切除であり，その際に術中の高血圧性クリーゼを回避するために，α および β 受容体遮断薬を使って注意深く患者の状態を見守ることが必要である．

　しばしば，褐色細胞腫は次にあげる "10 のルール" でまとめて語られる．すなわち，

- 褐色細胞腫の 10％は副腎以外が原発であり，さらにこの 10％は腹部以外に存在する．
- 褐色細胞腫の 10％は小児に発生する．
- 褐色細胞腫の 10％は多発性か両側性である．
- 褐色細胞腫の 10％は高血圧を伴わない．
- 褐色細胞腫の 10％は悪性である．
- 褐色細胞腫の 10％は家族性である．
- 褐色細胞腫の 10％は手術による摘除の後に再発する．
- 褐色細胞腫の 10％は他の画像診断の際に偶然みつかる．

パク質合成を抑制するとともに異化を促進して，肝臓でのグルコース合成の原料となるアミノ酸の生成を増加させる．

さらに，糖質コルチコイドは免疫反応や炎症反応を抑え，その結果，創傷治癒を遅延させる．合成コルチゾールであるヒドロコルチゾン hydrocortisone は，アレルギーや炎症の治療に用いられている．このような作用は，糖質コルチコイドがリンパ球やマクロファージにおけるインターロイキン-1 interleukin-1（IL-1）やIL-2の産生を抑制することによって生じる．糖質コルチコイドはまた，リンパ節におけるリンパ球の破壊を促進したり，形質転換したリンパ芽球の細胞分裂を抑えたりする働きもする．

束状帯における分泌は，ACTHによる調節を受ける．

束状帯における糖質コルチコイドや性腺コルチコイドの産生と分泌は，CRH-ACTH系によるフィードバック調節を受けている．ACTHは，束状帯細胞の増殖と維持に欠かせないホルモンであると同時に，この細胞におけるステロイド合成を促進したり，副腎への血液供給を増加させたりする．動物実験では，ACTHを投与すると副腎束状帯の過形成が起こる．

血流中の糖質コルチコイドは，下垂体に直接作用する可能性もあるが，むしろ一般的には，視床下部弓状核のニューロンに作用して視床下部-下垂体門脈系へのCRHの放出を調節し，フィードバック調節を行うと考えられている．血流中の糖質コルチコイドはまた，より高位の中枢に作用してその生理的作用を発揮し，その影響で視床下部ニューロンからのCRH放出が制御されるという研究結果もある．

F. 網状帯

網状帯の細胞は，明らかに束状帯の細胞よりも小型で，核はより濃く染色される（図21.23参照）．この領域の細胞は，互いに合流したり離れたりする網状の細胞索を形成し，その間には有窓性毛細血管網が分布している．この網状帯の細胞には脂肪滴が比較的少なく，明るく染まる細胞と濃く染まる細胞が混在している．濃く染色される細胞は大きなリポフスチン色素顆粒に富み，核も濃く染まり目立っている．この領域の細胞は，束状帯の細胞と比べて細胞質が乏しく小型で，そのため核が密に分布しているようにみえる．網状帯の細胞はステロイド分泌細胞の特徴を持ち，細胞質にはよく発達した滑面小胞体や管状のクリステを持つ多数の細長いミトコンドリアが認められるが，粗面小胞体はほとんどみあたらない．

網状帯の主な分泌物は性腺コルチコイド（副腎性アンドロゲン）である．

網状帯の主な分泌物は性腺コルチコイド（副腎性アンドロゲン）であり，その大部分は，デヒドロエピアンドロステロン dehydroepiandrosterone（**DHEA**），硫酸デヒドロエピアンドロステロン dehydroepiandrosterone sulfate（**DHEAS**），アンドロステンジオン androstenedione である．網状帯の細胞はまた，束状帯よりはるかに少量ではあるが糖質コルチコイドも産生する．この網状帯においても，分泌される糖質コルチコイドの大部分はコルチゾールである．

DHEAとDHEASは，性腺が産生するアンドロゲンよりも男性ホルモンとしての作用が弱いが，第二次性徴の発現には寄与している．男性では，精巣からのテストステロンの男性ホルモン作用の方がはるかに強力なため副腎性アンドロゲンの影響力は顕著ではないが，女性では，副腎性アンドロゲンは思春期以降の腋毛や陰毛の発育の促進に寄与している．DHEAは，アンドロステンジオンに，さらに末梢組織でより強力な男性ホルモンであるテストステロンや女性ホルモンにまで転換されうる．アンドロステンジオンからテストステロンへの転換を促進する鍵となる酵素は**17-ケトステロイド還元酵素** 17-ketosteroid reductase（**17KSR**）で，この反応は女性におけるテストステロン産生の主要な経路である．

この網状帯の細胞もCRH-ACTH系によるフィードバック調節を受けており，下垂体切除により萎縮する．ただし，下垂体切除後に外部からACTHを投与して補充すれば，網状帯の構造と機能は維持される．

G. 胎生期の副腎

胎生期の副腎では，内側の厚い胎児性皮質が薄い永続性皮質で包まれている．

胎児性副腎組織は，いったん形成が完了すると，その構築や大きさの点で他の発達途上の器官原基とはかなり異なる特徴を持つ．副腎は，腸間膜の基部と発生途中の尿生殖堤に挟まれた位置の中胚葉性の中皮細胞から発生する（図21.22a参照）．この副腎原基に分化する中胚葉の細胞は，その下部に位置する間葉組織を突き抜けて好酸性の大きな細胞塊を形成し，この細胞塊が胎児期に機能する副腎皮質原基となる（図21.22b参照）．その後，後腹膜の間葉細胞が再び増殖し，この細胞塊を取り囲む（図21.22b参照）．胎生4ヵ月までに，この副腎組織は全体重との比で考えれば最大となり，近接する腎臓組織に匹敵するくらいになる（図21.22c参照）．出生直前には，副腎の大きさや重量は成体とほぼ同じで，成体の副腎の約2倍に相当する100〜200 mg/日のステロイドを産生する．

胎児期の副腎の組織像は，みかけ上は成体の副腎とよく似ている．胎生後期には副腎の大部分は索状に配列した大型の好酸性の細胞からなっており，この細胞が副腎全体のおよそ80%を占める．副腎のこの部分は**胎児性皮質** fetal cortex（**胎児層** fetal zone とも呼ばれる）と呼ばれ，最初にこの位置に遊走してきた中胚葉性の細胞に由来する．この胎児性皮質を取り囲む残りの部分は，後で遊走してきた間葉細胞に由来する細胞質に乏しい小型の細胞からなっており，出生後も残るため**永続性皮質** permanent cortex と呼ばれている．この薄い永続性皮質は胎生期に確立されるが，組織像は成体の副腎の球状帯に似ている．すなわち，細胞はところどころで短い細胞索を伸ばしながらアーチ状に配列し，その深層に広がる胎児性皮質の細胞索に移行している（図21.28）．H&E染色では，この永続性皮質の細胞の細胞質はやや好塩基性に染まり，その核が密在していることも加わって，エオジン好性に染色される胎児性皮質と対照的に青みがかってみえる．

透過型電子顕微鏡で観察すると，この永続性皮質の細胞は板状のクリステを持つ小型のミトコンドリアを持ち，リボソームに富み，小さなゴルジ装置の断面も認められる．これに対して，胎児性皮質の細胞は比較的大きく，さまざまな幅の不規則な細胞索を形成して配列しており，透過型電子顕微鏡で観察すると，その細胞質が好酸性に染色される原因となる管状のクリステを持つ球形のミトコンドリア，小型の脂肪滴，そしてよく発達した滑面小胞体が認められ，多数のゴル

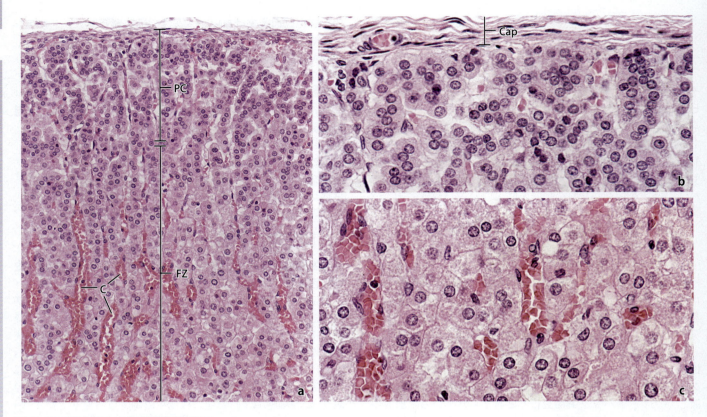

図 21.28 ▲ 胎生期のヒト副腎の顕微鏡像
a. この H&E 染色標本の低倍像は胎生期の副腎組織で，永続性皮質（PC）が図の上方に示されている．図の下方には胎児性皮質（FZ）が広がっており，この部分の細胞は入り組んだ索状に配列している．また，赤血球に満ちた毛細血管（C）も認められる．100 倍．**b.** 同じ標本の高倍像で，この写真では被膜（Cap）とその直下に位置する永続性皮質が観察される．この部分の細胞は，ところどころで短い細胞索を伸ばすアーチ状に配列している．これらの細胞は，細胞質が少ないため核が密在しているようにみえることに注意．200 倍．**c.** この写真は b と同じ倍率で胎児性皮質の部分を撮影したものである．胎児性皮質の細胞の核は，永続性皮質の細胞と比べてやや大きく，細胞質もかなり多い．永続性皮質の細胞の細胞質が好塩基性であるのに対して，胎児性皮質の細胞質はエオジン好性であることにも注意すること．200 倍．（標本は Dr. William H. Donnelly の厚意による．）

FOLDER 21.6　機能的考察：副腎皮質ホルモンの生合成過程

　コレステロールは，副腎皮質ステロイド，性ステロイド，胆汁酸，ビタミン D などステロイドホルモンと総称される生理活性物質の基本的な前駆物質である．生体のコレステロールの半量は摂取した食物に由来し，残りの半量は生体内で新しく生合成されたものである．生体内では，コレステロールは細胞質およびオルガネラでアセチル CoA から生合成される．また，1 日の産生量の約 10％は肝臓で，15％は消化管で生合成されるが，副腎皮質の細胞でも少量産生される．コレステロールは，食事から摂取されたか新たに体内で生合成されたかにかかわらず，LDL（low-density lipoprotein）の形で輸送される．副腎皮質細胞内では，コレステロールはエステル化されて脂肪滴の中に蓄積される．

　副腎のステロイドホルモンは，このコレステロールエステルから側鎖の一部が除去され，さらに残された部分が修飾を受けて生成される．このような修飾反応を触媒する各酵素の発現は，皮質の各帯で異なり，さらに細胞内での局在部位も異なる．たとえばコレステロールの側鎖の切断は，P450 側鎖切断酵素 P450scc（P450-linked side chain cleavage en-zyme あるいは**デスモラーゼ** desmolase とも呼ばれる）によって触媒されるが，この酵素はステロイド産生細胞のミトコンドリアにのみ局在する．この酵素は，球状帯ではアンギオテンシンⅡによって，束状帯と網状帯では ACTH によって誘導される．一方，ステロイド産生に必要な他の酵素は，ミトコンドリアに局在するものもあれば滑面小胞体や細胞質に局在するものもあるので，ステロイド産生過程のさまざまな中間代謝物・前駆物質は，最終的にある特定の副腎皮質ステロイド分子になるまでに，何度も滑面小胞体とミトコンドリアとの間を行き来する必要がある．

　細胞質の脂肪滴中のコレステロールエステルは，ステロイドホルモン合成のために動員・消費されるが，すぐにまた血流にのって輸送されてきた LDL に含まれるコレステロールエステルで補充される．すなわち，副腎皮質ステロイド合成の主な原材料は，この LDL に含まれるコレステロールエステルである．ACTH による刺激が加わると，それが短期的な刺激であれ持続性の刺激であれ，副腎皮質細胞内に蓄積されている脂質は皮質ステロイド合成のために動員される．

ジ装置の断面も認められる．すなわち，この細胞はステロイド分泌細胞に特徴的な微細構造を有している．

胎生期の副腎の発達過程は，胎児の成熟と出生後の準備の両方が絡み合った複雑な過程の一部である．

胎生期の副腎は，はっきりとした髄質を欠く．クロム親和性細胞は存在するが，胎児性皮質の中に散在しており，H&E染色では同定することが難しい．クロム親和性細胞は神経堤に由来し（図21.22a参照），胎児性皮質が形成される際にこの内部に侵入する（図21.22b参照）．このクロム親和性細胞は，胎生期の間は小さな細胞集団のまま，胎児性皮質内に散在性に分布する（図21.22c参照）．

胎児性皮質と永続性皮質は，ともに細胞索間を走行する有窓性毛細血管網から血液の供給を受け，組織中心部でこの毛細血管に合流して太い導出静脈となる．成体の副腎とは異なり，胎生期の副腎の実質には細動脈は認められない．

機能的には，胎生期の副腎は，胎児の下垂体のCRH-ACTH系によるフィードバック調節を受けている．ただ，胎児期の副腎ではステロイド合成酵素のうち欠けているものがあるため，そのような酵素が存在する胎盤と協働しながら，ステロイドを産生している．同様に，胎盤でもステロイド合成に必要な酵素をすべて発現しているわけではないため，胎生期には胎児の副腎と胎盤が1つの**機能的単位** fetal-placental unit として働いている．すなわち，ステロイド生合成過程のさまざまな前駆体・中間生成物が胎盤と胎児の副腎との間を行き来することで，必要な糖質コルチコイド，アルドステロン，男性ホルモン，女性ホルモンなどが産生される．

出生とともに，胎児性皮質は急激に退縮し始め，出生後1ヵ月の間に副腎の大きさは最大時のおよそ4分の1まで減少する．一方，永続性皮質は成長・成熟を続け，成体の副腎で特徴的な各帯を形成する．胎児性皮質の退縮と消失に伴って，クロム親和性細胞は集積して髄質を形成する．副腎が正常に発生・発達しないと，**先天性副腎過形成** congenital adrenal hyperplasia（**CAH**）のような異常が起こりうる．CAHは，コルチゾールやアルドステロンの合成に関与する酵素の欠損により生じる一群の常染色体劣性遺伝の疾患で，アルドステロン合成経路の21-水酸化酵素の欠損症が最も頻度が高く，CAHの90％以上を占める．

内分泌系

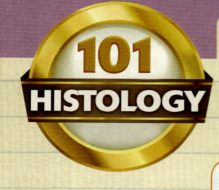

内分泌系の概要

- **内分泌系**は，**ホルモン**あるいはホルモン様の生理活性物質と呼ばれるさまざまな分泌物を産生し，これらの物質は血流に乗って標的器官まで輸送される．
- ホルモンあるいはホルモン様の生理活性物質は，**ペプチド**（たとえばインスリン，成長ホルモン，副腎皮質刺激ホルモンなど），**ステロイド**（性腺や副腎のステロイド），**アミノ酸やアラキドン酸の誘導体**（カテコールアミン，プロスタグランジンなど）の3種類の化合物に分類される．
- ホルモンは**細胞表面の受容体**（ペプチドホルモンやカテコールアミンの場合），あるいは**細胞内の受容体**（ステロイドや甲状腺ホルモンの場合）に特異的に結合して作用を及ぼす．
- ホルモンの機能の調節は，標的器官からの**フィードバック機構**により行われている．

下垂体

- **下垂体**は，腺上皮組織からなる**前葉**（**腺性下垂体**）と，中枢神経系の神経外胚葉から発生した神経分泌性の組織からなる**後葉**（**神経性下垂体**）の2つの部分に区分される．
- **下垂体前葉**は，**主部**，**中間葉**，**隆起部**（漏斗を囲む部分）の3つの部分からなる．
- **視床下部-下垂体門脈系**は下垂体への血液の供給を行うとともに，視床下部-下垂体間の連携を維持している．
- **門脈循環**は，漏斗や視床下部正中隆起で形成される有窓性毛細血管網，下垂体門脈，主部の二次毛細血管網で構成される．視床下部ニューロンから分泌された**放出ホルモン**は血流に乗って前葉主部の細胞に届けられ，そこで細胞からの分泌を制御する．
- 内分泌細胞の分泌顆粒の染色性から，前葉主部の細胞は，**好塩基性細胞**（10％），**好酸性細胞**（40％），**色素嫌性細胞**（50％）の3種類に識別されてきた．
- 免疫組織化学的な検討により，前葉主部では，**成長ホルモン産生細胞**（**GH細胞**），**乳腺刺激ホルモン産生細胞**（**PRL細胞**），**副腎皮質刺激ホルモン産生細胞**（**ACTH細胞**，ACTHの前駆体である**POMC**を産生），**性腺刺激ホルモン産生細胞**（**LH/FSH細胞**），**甲状腺刺激ホルモン産生細胞**（**TSH細胞**）の5種類の細胞が同定できる．
- **下垂体後葉**（神経葉および漏斗）は，中枢神経系の延長であり，**視索上核**（**抗利尿ホルモン**（**ADH**））や**室傍核**（**オキシトシン**）で産生されたホルモンを放出する．
- **視床下部-下垂体路**の神経線維により後葉まで輸送されたADHとオキシトシンは，ここで軸索の神経終末に蓄えられて（**ヘリング小体**），循環血中に放出される．

松果体

- **松果体**は神経外胚葉から発生した神経内分泌腺で，脳との連絡は保持されている．松果体は網膜視床下部路の神経線維を介して眼とつながっており，**日周リズム**の制御に関与する重要な調節器官の1つである．
- 松果体は，**メラトニン**を分泌する**松果体細胞**とこれをサポートする**間質細胞**の2種類の実質細胞からなる．また，松果体には，**脳砂**と呼ばれる特徴的な石灰沈着物が認められる．

甲状腺

- **甲状腺**は前頸部に位置する内分泌腺で，原始咽頭底部の内胚葉から発生する．
- 甲状腺は通常，**単層立方上皮**からなる多数の**濾胞**から構成されている．濾胞の内腔は**コロイド**と呼ばれるゲル状の物質で満たされており，コロイドには甲状腺ホルモンの活性のない前駆物質であるサイログロブリンが含まれている．
- 濾胞上皮は，甲状腺ホルモンT_4とT_3を産生する**濾胞上皮細胞**と，カルシトニンを産生する**傍濾胞細胞**という2種類の細胞を含んでいる．
- T_4とT_3の合成は，濾胞上皮細胞と濾胞腔で，サイログロブリンの合成からヨウ素イオンの取り込みと酸化，T_4とT_3を生成するためのサイログロブリンのヨード化にいたる一連の過程を経て行われる．
- **TSHの刺激**に応答して，濾胞上皮細胞はコロイドを吸収してT_4とT_3を生成し，これらの甲状腺ホルモンを血中に放出する．

上皮小体

- **上皮小体**（2対）は甲状腺の後面に位置する内分泌腺で，第三および第四咽頭嚢から発生する．
- 上皮小体は，組織中で多数を占め**副甲状腺ホルモン（PTH）**を分泌する**主細胞**と，**好酸性細胞**の2種類の上皮細胞からなる．
- PTHは，標的細胞でPTH受容体に強く結合し血中カルシウムレベルを増加させることで，血中のカルシウムとリン酸の濃度の調節を行っている．

副腎

- 副腎は，腎臓の上極付近で周囲の脂肪に埋まった1対の三角形の器官である．
- 副腎は，中胚葉に由来しステロイドを分泌する**皮質**と，神経堤に由来しカテコールアミンを分泌する**髄質**という，2つの大きく異なった領域に区分される．
- 発生過程での**胎児性副腎組織**は明瞭な髄質を欠き，主に胎児性皮質で構成されている．
- **副腎髄質**は，戦うか逃げるかの選択を迫られたときの生体反応 fight-or-flight response に備えてアドレナリンやノルアドレナリンを合成するクロム親和性細胞からなる．
- **副腎皮質**は，**球状帯**（最表層），**束状帯**（中間に位置し厚い），そして髄質と連絡する**網状帯**（最深層）の3つの領域に区分される．
- **球状帯**に卵形の細胞塊を形成し，**鉱質コルチコイド**（たとえばアルドステロン）を産生する．球状帯の細胞は**レニン-アンギオテンシン-アルドステロン系**によるフィードバック調節を受けて，鉱質コルチコイドを分泌する．
- **束状帯**の細胞は長く伸びた索状に配列し，糖新生やグリコーゲン合成に関わる**糖質コルチコイド**（たとえばコルチゾール）を産生する．束状帯の細胞からの分泌はACTHによる調節を受ける．
- **網状帯**の細胞は互いに合流したり離れたりする網状の細胞索を形成し，その間には有窓性毛細血管網が分布している．この網状帯の細胞は作用の弱い**アンドロゲン**（大部分はDHEA）を産生しており，その分泌はACTHによる調節を受ける．

PLATE 80　下垂体 I

下垂体は脳底部のトルコ鞍と呼ばれる蝶形骨のくぼみに位置し，短い茎状の漏斗という構造と血管系で視床下部につながっている．ただし，下垂体で脳と直接つながっているのは神経外胚葉から発生した下垂体後葉（神経性下垂体）の部分だけで，全体でより大きい部分を占める下垂体前葉（腺性下垂体）は，口腔咽頭の外胚葉から分化した口腔上皮の憩室であるラトケ嚢から発生する．

他の内分泌腺の機能を調節する下垂体前葉では，大口径の有窓性毛細血管網の間に，上皮様の細胞が塊状あるいは索状に配列している．一方，下垂体後葉は，視索上核や室傍核の神経細胞体で生合成された分泌物を蓄積・放出する神経終末や，その輸送を行う軸索などからなる．この分泌物にはオキシトシンや抗利尿ホルモン（ADH）が含まれる．一方，視床下部の他のニューロンは，漏斗に形成される下垂体門脈系の一次有窓性毛細血管網に分泌物を放出する．放出された分泌物は，下垂体門脈の血流にのって下垂体前葉に分布する二次毛細血管網に到達し，下垂体前葉の機能調節に関与する．

下垂体
ヒト，H&E 染色，50 倍．

この標本は下垂体の矢状断面である．破線のうち→で示された部分が，下垂体後葉と下垂体前葉との境界線である．神経葉（PN）は，下垂体漏斗から連続する下垂体後葉の膨大部である．漏斗茎周囲に位置する下垂体前葉の隆起部（PT）は，ある程度，神経葉まで取り囲んで分布することもある．中間葉（PI）は前葉主部（PD）と神経葉に挟まれた細い帯状の部分で，前葉とはラトケ嚢の遺残腔である小さな間隙（Cl）で境されている．前葉主部はこの器官で最大の部分で，さまざまな細胞が一様ではなく不均一に分布している．このため，前葉の中でも濃染したり淡染したりするさまざまな部分が認められる．

この下垂体前葉の各部分（すなわち主部，隆起部，中間葉）を高倍率で観察すれば，各細胞を分類・同定するための細胞学的特徴がより明瞭になる．この細胞学的特徴については，下図およびPLATE 81 の各図で説明する．

下垂体前葉
ヒト，H&E 染色，375 倍．

この顕微鏡像は，前葉主部の好酸性細胞（A）に富む領域を示している．好塩基性細胞（B）は，この視野では少ない．好酸性細胞は細胞質が酸性色素で赤く，好塩基性細胞は塩基性色素で明瞭に青く染色されるので，容易に同定することができる．色素嫌性細胞（C）は，好酸性細胞や好塩基性細胞とは対照的に，あまりはっきりと染色されない細胞で，この視野でもやはり高頻度に認められる．これらの細胞は，毛細血管（Cap）の間で塊状・索状に配列している．毛細血管の一部はこの写真でも同定できるが，多くの毛細血管は内腔が虚脱しており，この拡大倍率では同定するのが困難である．

下垂体前葉
ヒト，H&E 染色，375 倍．

この顕微鏡像は，前葉主部の好塩基性細胞（B）に富む領域を示している．この特定の視野においては好酸性細胞がまったくみあたらない（好酸性細胞と好塩基性細胞が同程度に認められる領域もあるが，多くの部位では，いずれかの細胞が優位に分布する）．色素嫌性細胞（C）は，この視野でも比較的多く認められる．ただし，色素嫌性細胞の核ははっきりと認められるが，その細胞質を識別するのは難しい．

下垂体中間葉

ヒト，過ヨウ素酸シッフ/アニリンブルー染色，80 倍．

この顕微鏡像では前葉主部（PD）の一部に加えて，中間葉（PI）が示されている．この写真に示される前葉主部には赤血球に満ちた毛細血管が多数認められるため，やや明るく赤みがかってみえる．中間葉には多数の小さな嚢胞（Cy）が認められる．中間葉を構成するヒトでは比較的小さい細胞は，小型の好塩基性細胞や色素嫌性細胞からなっており，この写真では好塩基性細胞が青く染色されているため目立っている．写真の右端には，細胞成分がより少ない神経葉（PN）が観察される．

A, 好酸性細胞	**Caps**, 被膜	**PI**, 中間葉
B, 好塩基性細胞	**Cl**, 間隙	**PN**, 神経葉
C, 色素嫌性細胞	**Cy**, 嚢胞	**PT**, 隆起部
Cap, 毛細血管	**PD**, 前葉主部	

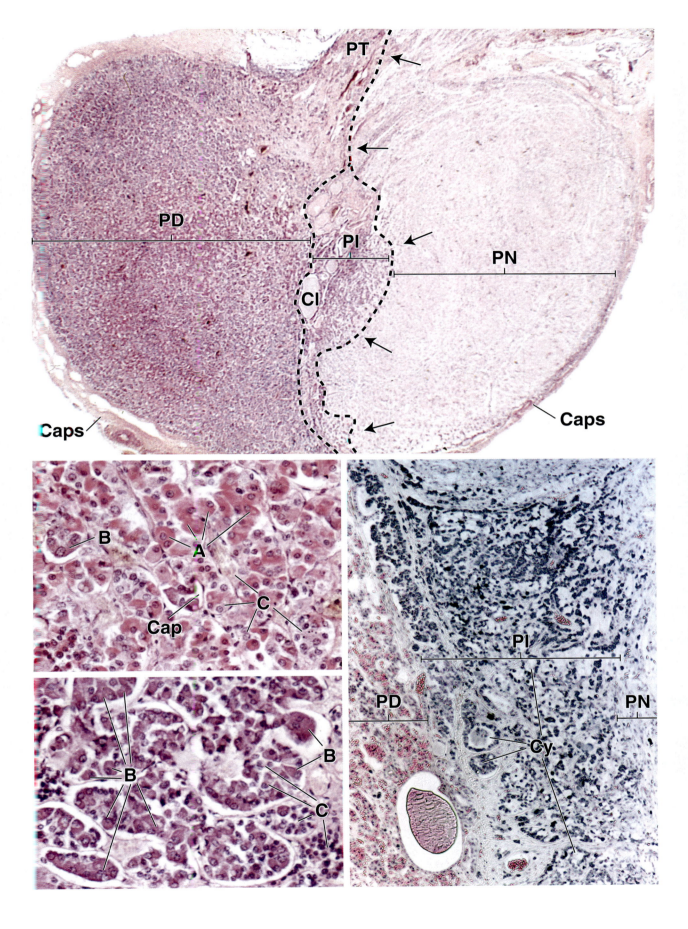

PLATE 81　下垂体Ⅱ

　下垂体前葉主部の実質細胞は，染色剤によく染まらない色素嫌性細胞と，よく染まる色素好性細胞に大きく分類することができる．色素好性細胞はさらに，好酸性細胞と好塩基性細胞に分類される．好塩基性細胞はヘマトキシリンのような塩基性色素に好染し，好酸性細胞はエオジンのような酸性色素に好染する．好塩基性細胞の細胞質はまた，分泌顆粒内に糖タンパク質が存在するため，過ヨウ素酸シッフ反応で陽性に染色される．

　好酸性細胞は，その細胞化学あるいは微細構造上の特徴をもとに，さらに2種類に分けられる．その1つはGHを分泌する成長ホルモン産生細胞で，もう1つはプロラクチンを分泌する乳腺刺激ホルモン産生細胞である．

　一方，好塩基性細胞も，同様に，細胞化学および微細構造上の特徴から3種類に分けられる．その1つはTSHを分泌する甲状腺刺激ホルモン産生細胞，2つ目はFSHとLHを分泌する性腺刺激ホルモン産生細胞，そして，3つ目はACTHとLPHを分泌する副腎皮質刺激ホルモン産生細胞である．

　色素嫌性細胞にもさまざまな種類の細胞が含まれていると考えられており，その大部分は分泌顆粒が枯渇した好酸性細胞あるいは好塩基性細胞であるとみなされている．

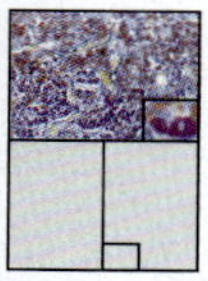

下垂体前葉主部
下垂体，ヒト，マロリー・トリクローム染色，360倍；挿入図 1,200倍．

　この顕微鏡像は，好酸性細胞（A）と好塩基性細胞（B）が同程度に認められる領域を示している．細胞は，結合組織（青く染色されている）に取り囲まれて，塊状あるいは索状に区画されている．赤血球（黄色に染色されている）を含む多数のうっ滞した毛細血管（Cap）も認められる．この標本では，好酸性細胞の細胞質は赤〜赤褐色に，好塩基性細胞は赤みがかった青〜深い青に，色素嫌性細胞（C）は明るい水色に染色されている．右下の挿入図はこれら3種類の細胞を高倍率で示したもので，好酸性細胞（A）や好塩基性細胞（B）の分泌顆粒が識別できる．この2種類の細胞がどのような色調で染色されるかは，まさにこの分泌顆粒の染色性によって決定される．一方，色素嫌性細胞（C）は分泌顆粒を欠き，その背景の淡い青色だけが認められる．

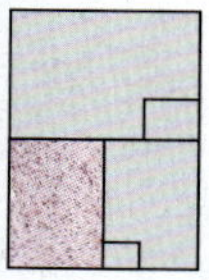

下垂体神経葉
下垂体，ヒト，H&E染色，325倍．

　この顕微鏡像に示されている下垂体後葉の神経葉は，後葉細胞と呼ばれる細胞，および視索上核や室傍核に由来する無髄の神経線維から構成されている．後葉細胞（P）は中枢神経系のニューログリアに相当し，核は球形か楕円形で，細胞質は核のある場所から長く突起状に伸びている．ここに示したようなH&E染色では，後葉細胞の細胞質と無髄神経線維の区別はつけられない．下垂体後葉ホルモンであるオキシトシンと抗利尿ホルモン（ADH．バソプレッシンとも呼ばれる）は視床下部神経核で産生され，視床下部−下垂体路を構成する神経線維を経由して下垂体後葉に到達し，神経線維が膨大して形成された終末部に蓄えられる．この蓄積されている神経分泌性の物質はヘリング小体（HB）として観察される．H&E染色では，ヘリング小体は，エオジンに好染する物質が単に島状に集まったものとして観察される．神経線維の間には毛細血管（Cap）も散在性に認められる．

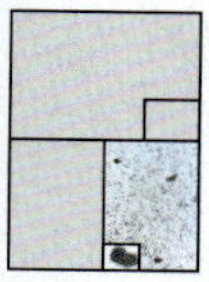

下垂体神経葉
下垂体，ヒト，過ヨウ素酸シッフ／アニリンブルー染色，250倍；挿入図 700倍．

　この神経葉の標本では，後葉細胞（P）の核がアニリンブルーで染色されており，神経線維はその背景で薄く水色に染まっている．この染色法を用いると，ヘリング小体（HB）は黒っぽい島状の構造物として観察される．左下の挿入図はこの全体像の下部に認められるヘリング小体を拡大して示したもので，ヘリング小体の顆粒状の染まりは，この神経終末に蓄積されている分泌顆粒を反映したものである．この標本ではまた，内腔の赤血球がはっきりと赤く染色されるため，毛細血管（Cap）が容易に判別できる．

A，好酸性細胞　　**C**，色素嫌性細胞　　**HB**，ヘリング小体
B，好塩基性細胞　**Cap**，毛細血管　　　**P**，後葉細胞

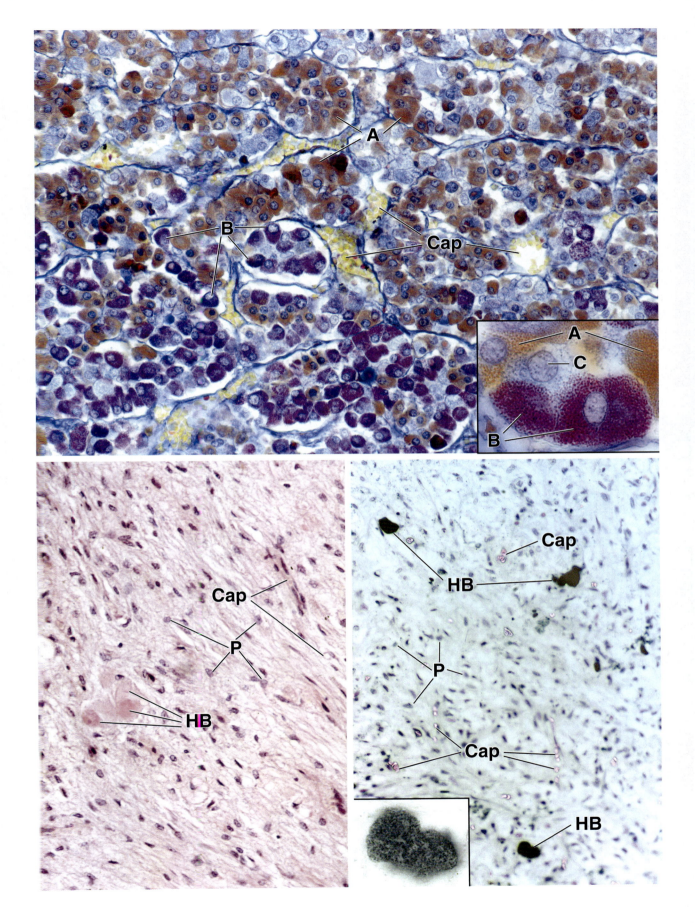

PLATE 82　松果体

松果体は脳の上丘の上方に位置する器官で，神経外胚葉から発生するものの，成体ではあまり神経組織としての特徴を呈さない．

松果体は，実質細胞である松果体細胞とグリア細胞の2種類の細胞で構成されている．この2種類の細胞の全体像を把握するためには，特殊な方法が必要である．そのような方法を用いれば，グリア細胞と松果体細胞が先端の膨らんだ細胞突起を有しているのがわかる．また，グリア細胞と比べて松果体細胞の方が数は多く，H&E染色では，松果体細胞の核は明るく染色され，グリア細胞の核は小型で濃く染色される．

松果体からのホルモン分泌は性腺機能を抑制する作用を持ち，性腺におけるステロイド産生を低下させる．たとえば，松果体細胞由来の腫瘍によって性腺機能低下が生じることが報告されている．一方で，松果体のグリア細胞由来の腫瘍（この場合は，松果体細胞が腫瘍で破壊されると推定される）と関連して思春期早発症（第二次性徴が正常より若年で出現する）が起こるという報告もある．さらに動物実験では，松果体が神経内分泌機能を持ち，明暗の周期的変動と内分泌機能（特に性腺機能）を結びつける役割を果たしていることが示されている．この際に，外界からの光刺激は，上頸神経節からの神経線維に合流する視覚伝導路を経由して，松果体に到達する．一方で，上頸神経節自体も節後線維を松果体に送っている．また，旅行者はしばしば時差ぼけに悩まされるが，この昼間の長さや始まりの突然の変動に適応する上で，松果体は一定の役割を果たしている．さらに，松果体は，温帯や亜寒帯で冬期に日が短くなることで誘発される感情変化（病的な場合には季節性感情障害（SAD）という）の調節にも関与している可能性がある．

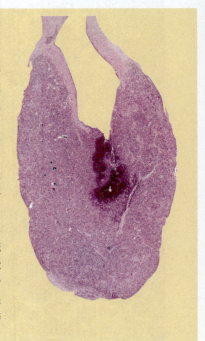

松果体
ヒト，H&E染色，180倍．

松果体は脳軟膜から連続する非常に薄い被膜（**Cap**）に包まれており，この被膜から松果体内部に結合組織性の小柱（**CT**）が伸展し，松果体実質を小葉に分けている．小葉（**L**）は，境界が不鮮明なさまざまな大きさの細胞集団で，周囲を結合組織で囲まれている．小動脈（**A**）や小静脈（**V**）のような血管はこの結合組織内を走行しており，ここから小葉内部に向かって実質細胞を栄養する毛細血管が伸びている．この標本は低倍像ではあるが，内腔に赤血球が貯留しているため，毛細血管（**C**）の断面がはっきりと観察できる．

松果体
ヒト，H&E染色，360倍；挿入図700倍．

この写真は，松果体実質および脳砂（**BS**）と呼ばれる構造の高倍像である．このような高倍率で観察しても，脳砂は不定形で層板状の構造をしている．一般的に，脳砂はヘマトキシリンに強く染まり，この脳砂が認められるのが松果体の組織学的な特徴である．松果体実質を光学顕微鏡レベルで注意深く観察すれば，2種類の細胞が区別できる．1つは松果体細胞（あるいは松果体の主細胞とも呼ばれる）であり，実質細胞の大部分を占める．松果体細胞はニューロンから派生した細胞で，核は球形でユークロマチンが多いため，明るく染まる．もう1つの細胞は間質細胞あるいはグリア細胞と呼ばれる細胞で，松果体に占める割合は相対的に低い．このグリア細胞の核は，松果体細胞と比べてより小型で細長い．左上方の挿入図では，核が濃染したグリア細胞（**G**）がいくつか認められる．これに対して，この挿入図で明るく染まる核を有する大部分の細胞は松果体細胞である．この視野には小柱内に分布する線維芽細胞（**F**）も観察される．

A，動脈
BS，脳砂
C，毛細血管
Cap，被膜
CT，結合組織
F，線維芽細胞
G，グリア細胞（間質細胞）
L，小葉
V，静脈

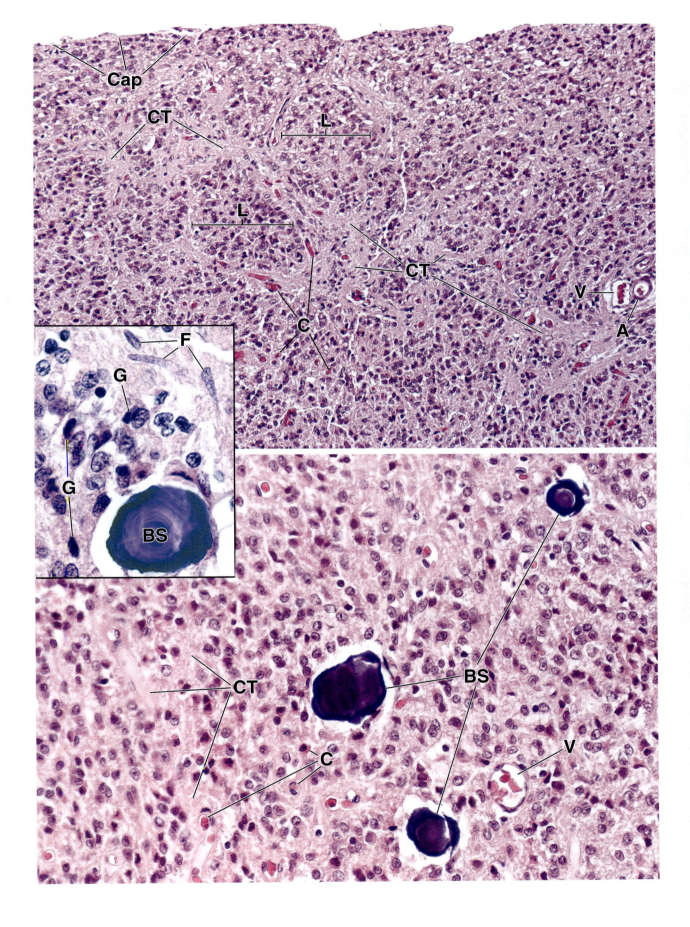

PLATE 83　上皮小体と甲状腺

　　上皮小体（副甲状腺）は通常4個存在する．各上皮小体は被膜に包まれ，甲状腺の背側に接しているか，一部が甲状腺の被膜に埋まっている．被膜から結合組織が上皮小体実質に伸展して小柱となる．
　　上皮小体は血中カルシウム濃度と骨代謝に影響を与えるホルモンを産生している．実験動物にこの副甲状腺ホルモンを投与すると，骨細胞と破骨細胞による骨吸収が促進されて，骨から血中へのカルシウムの放出が起こる．反対に，上皮小体を切除すると，血中カルシウム濃度の急激な低下が起こる．
　　甲状腺は，頸部で喉頭下部と気管上部に近接しており，左右の葉とこの2葉を連結する細い峡部からなる．甲状腺濾胞は甲状腺の機能的単位であり，単層の立方上皮細胞あるいは低円柱上皮細胞がコロイドを含む腔を囲んでいる．この濾胞を区画する結合組織には毛細血管が豊富に分布しており，リンパ管も認められる．

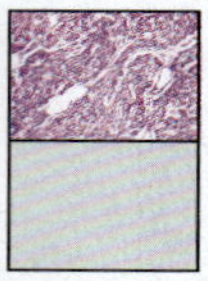

上皮小体
ヒト，H&E染色，320倍．

　この視野で観察されるように，太い血管（BV）は小柱に沿って走行しており，小柱内には脂肪細胞（A）も散在する．上皮小体の細胞は索状あるいはシート上に配列しており，その間には毛細血管と結合組織性の薄い中隔が認められる．
　上皮小体のH&E染色標本では，主細胞と好酸性細胞の2種類の実質細胞が識別できる．主細胞（CC）は少量の細胞質に囲まれた球形の核を有する細胞で，数も多い．一方，好酸性細胞（OC）は，数は少ないが主細胞よりも大型の細胞で，やや小型で濃染する核を持つ．この好酸性細胞の細胞質はエオジンに好染し，細胞境界も比較的明瞭である．好酸性細胞はまた，さまざまな大きさの細胞集団をつくり，主細胞が大部分を占める上皮小体実質の中で散在して分布する．この好酸性細胞の集団は主細胞の集団と比べて核の分布密度が低いため，この図でも明らかなように，低倍率での観察でも比較的容易に識別できる．好酸性細胞は10歳前後で出現し，思春期に数が増加する．さらに，加齢に伴ってその数が増加する可能性がある．

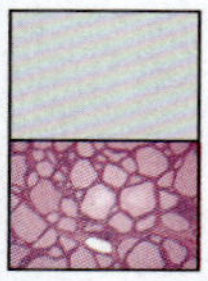

甲状腺
ヒト，H&E染色，240倍．

　この切片は甲状腺組織で，さまざまな大きさ・形の濾胞（F）が密に分布しているのが観察される．各濾胞の中心部に認められる一様な物質はコロイドで，そのまわりを取り囲むように単層立方上皮の濾胞細胞が並んでいる．濾胞上皮の腺腔側を注意深く観察すれば，コロイドが吸収されていることを示唆する小さな空胞が認められる．この倍率では個々の濾胞上皮細胞を識別することは困難であるが，その核に注目すれば，細胞の位置や配列などが把握できる．甲状腺には血管が密に分布しており，比較的大型の血管（BV）が結合組織（CT）の中に，毛細血管網は濾胞周囲に認められる．
　この視野で，核の大きさや形，染色性から濾胞細胞と推測される大きな細胞集団が認められるが，この部分は濾胞壁の接線方向の断面（tsF）である．

A，脂肪細胞
BV，血管
CC，主細胞
CT，結合組織
F，濾胞
OC，好酸性細胞
tsF，濾胞壁の接線方向の断面

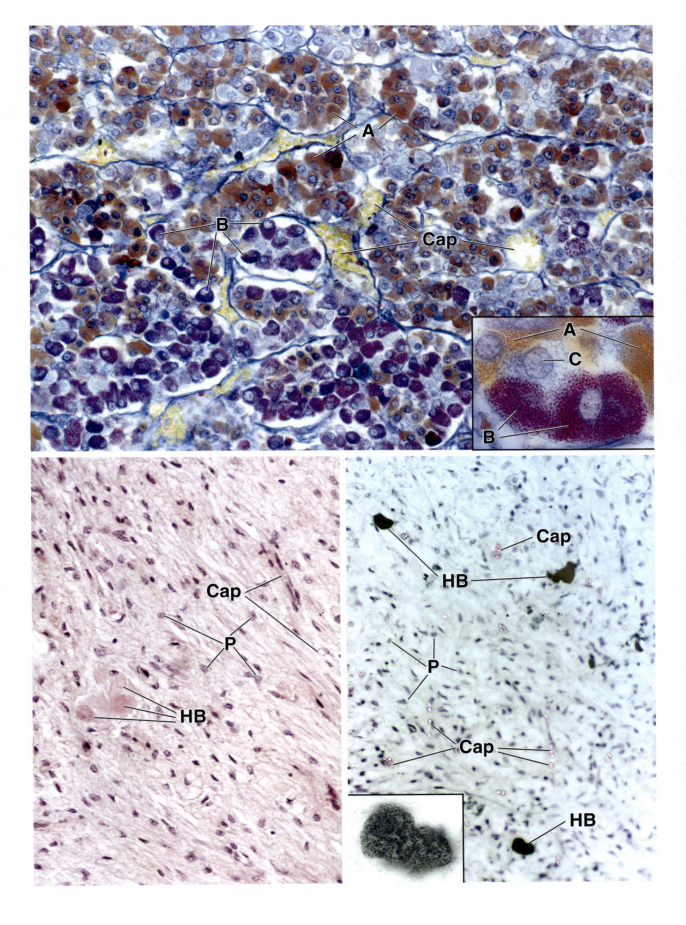

PLATE 82　松果体

松果体は脳の上丘の上方に位置する器官で，神経外胚葉から発生するものの，成体ではあまり神経組織としての特徴を呈さない．

松果体は，実質細胞である松果体細胞とグリア細胞の2種類の細胞で構成されている．この2種類の細胞の全体像を把握するためには，特殊な方法が必要である．そのような方法を用いれば，グリア細胞と松果体細胞が先端の膨らんだ細胞突起を有しているのがわかる．また，グリア細胞と比べて松果体細胞の方が数は多く，H&E染色では，松果体細胞の核は明るく染色され，グリア細胞の核は小型で濃く染色される．

松果体からのホルモン分泌は性腺機能を抑制する作用を持ち，性腺におけるステロイド産生を低下させる．たとえば，松果体細胞由来の腫瘍によって性腺機能低下が生じることが報告されている．一方で，松果体のグリア細胞由来の腫瘍（この場合は，松果体細胞が腫瘍で破壊されると推定される）と関連して思春期早発症（第二次性徴が正常より若年で出現する）が起こるという報告もある．さらに動物実験では，松果体が神経内分泌機能を持ち，明暗の周期的変動と内分泌機能（特に性腺機能）を結びつける役割を果たしていることが示されている．この際に，外界からの光刺激は，上頸神経節からの神経線維に合流する視覚伝導路を経由して，松果体に到達する．一方で，上頸神経節自体も節後線維を松果体に送っている．また，旅行者はしばしば時差ぼけに悩まされるが，この昼間の長さや始まりの突然の変動に適応する上で，松果体は一定の役割を果たしている．さらに，松果体は，温帯や亜寒帯で冬期に日が短くなることで誘発される感情変化（病的な場合には季節性感情障害（SAD）という）の調節にも関与している可能性がある．

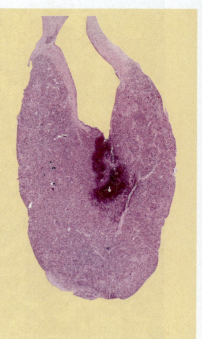

松果体
ヒト，H&E染色，180倍．

松果体は脳軟膜から連続する非常に薄い被膜（**Cap**）に包まれており，この被膜から松果体内部に結合組織性の小柱（**CT**）が伸展し，松果体実質を小葉に分けている．小葉（**L**）は，境界が不鮮明なさまざまな大きさの細胞集団で，周囲を結合組織で囲まれている．小動脈（**A**）や小静脈（**V**）のような血管はこの結合組織内を走行しており，ここから小葉内部に向かって実質細胞を栄養する毛細血管が伸びている．この標本は低倍像ではあるが，内腔に赤血球が貯留しているため，毛細血管（**C**）の断面がはっきりと観察できる．

松果体
ヒト，H&E染色，360倍；挿入図700倍．

この写真は，松果体実質および脳砂（**BS**）と呼ばれる構造の高倍像である．このような高倍率で観察しても，脳砂は不定形で層板状の構造をしている．一般的に，脳砂はヘマトキシリンに強く染まり，この脳砂が認められるのが松果体の組織学的な特徴である．松果体実質を光学顕微鏡レベルで注意深く観察すれば，2種類の細胞が区別できる．1つは松果体細胞（あるいは松果体の主細胞とも呼ばれる）であり，実質細胞の大部分を占める．松果体細胞はニューロンから派生した細胞で，核は球形でユークロマチンが多いため，明るく染まる．もう1つの細胞は間質細胞あるいはグリア細胞と呼ばれる細胞で，松果体に占める割合は相対的に低い．このグリア細胞の核は，松果体細胞と比べてより小型で細長い．左上方の挿入図では，核が濃染したグリア細胞（**G**）がいくつか認められる．これに対して，この挿入図で明るく染まる核を有する大部分の細胞は松果体細胞である．この視野には小柱内に分布する線維芽細胞（**F**）も観察される．

A, 動脈
BS, 脳砂
C, 毛細血管
Cap, 被膜
CT, 結合組織
F, 線維芽細胞
G, グリア細胞（間質細胞）
L, 小葉
V, 静脈

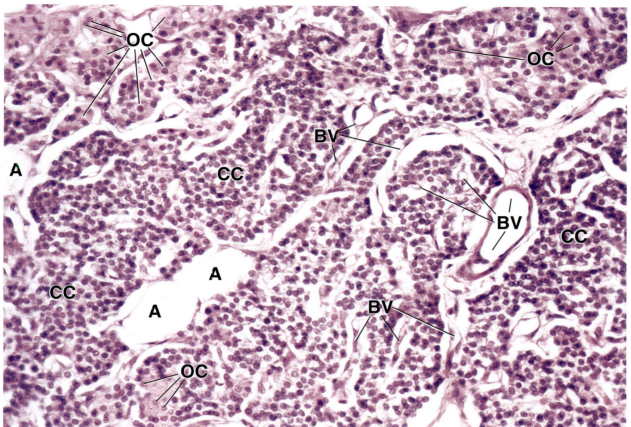
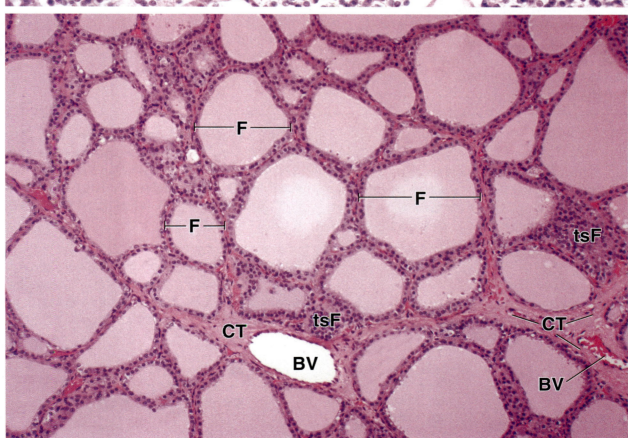

PLATE 84 　副腎 I

　副腎は，左右の各腎臓の上極に位置する1対の内分泌器官で，皮質と髄質という構造的にも機能的にも異なる2つの部分からなっている．皮質は中胚葉から発生し，ステロイドホルモンを分泌する．一方，髄質は神経堤の神経外胚葉に由来し，カテコールアミンを分泌する．

　副腎皮質は，その実質細胞の種類と配列に基づいて，球状帯，束状帯，網状帯の3つの領域に区分される．球状帯は皮質体積の15%を占め，鉱質コルチコイド（アルドステロン）を分泌する．束状帯は皮質体積のおよそ80%を占め，糖質コルチコイド（コルチゾール，コルチコステロン）と少量の副腎性アンドロゲンを分泌する．網状帯（皮質体積のおよそ5～7%）は，副腎性アンドロゲンの大部分を産生する．

　束状帯と網状帯の機能は，視床下部で産生されるCRFに応答して下垂体前葉から分泌されるACTHによって調節される．一方，球状帯の機能は，ACTHではなく，血圧調節に関与するレニン-アンギオテンシン-アルドステロン系のフィードバック制御機構の一翼を担うアンギオテンシンIIにより調節されている．

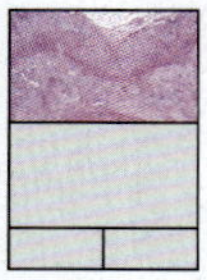

副腎
ヒト，H&E染色，45倍．

　この部分的な副腎断面の低倍像では，被膜（Cap），皮質（Cort），およびその深層に広がる髄質（Med）が観察され，さらに写真下方には反対側の皮質の小部分（下方中央部のCort）も認められる．皮質は，組織構築と染色性の両面ではっきりと髄質とは異なっており，組織中心部に位置する髄質が皮質より明るくみえることに注意すること．この写真の上方にはまた，副腎が埋まっている脂肪組織（AT）の一部が認められる．この副腎の不規則な外形を反映して，皮質と髄質の境界（破線）も波状にうねっている．また，髄質の中には比較的太い血管（BV）が多数認められる．これらは，皮質と髄質の両方からの血液を導出する副腎髄質中心静脈の断面である．

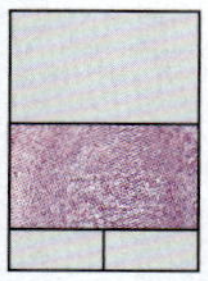

皮質
副腎，ヒト，H&E染色，180倍．

　この写真は上図の部分的な高倍像で，被膜と皮質全層を示している．被膜は密な結合組織からなり，その中には，太い動脈（A）やここから分枝して皮質や髄質に血液を供給する細い血管などが認められる．球状帯（ZG）は被膜直下の皮質最外層に位置し，その実質細胞はアーチ状の細胞索あるいは楕円形の細胞塊を形成している．束状帯（ZF）は放射状に配列した細胞索（あるいはシート）からなっており，細胞索の幅は通常細胞2個分で髄質の方向に伸びている．浅層の束状帯細胞は深層の細胞よりやや大きく，大量の脂肪滴を含むため染色性が弱い．一方，網状帯（ZR）の細胞は比較的小型で，ほとんど脂肪滴を含まないため，細胞質はエオジンに好染する．また，網状帯の細胞は小さいため，球状帯のように核が密に詰まっているようにみえる．

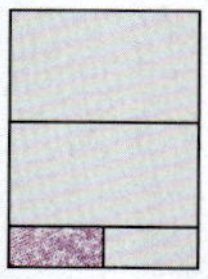

皮質
副腎，ヒト，H&E染色，245倍．

　この写真は，上図左下方の四角で囲まれた部分の高倍像であり，球状帯（ZG）と束状帯（ZF）浅層が示されている．束状帯よりも球状帯の方が小型の細胞であり，細胞質の脂肪滴も少ないことに注意すること．典型的な束状帯細胞は脂肪滴を大量に含んでおり，細胞質の染色性は悪い．薄い結合組織性の小柱（→）が被膜から伸びて球状の細胞塊を包んでおり，この小柱はさらに束状帯の細胞索の間へ連続して伸びている．毛細血管や細動脈はこの結合組織性の小柱内を走行する．ただし，内腔に赤血球が貯留していない場合には，通常，毛細血管は径が細く識別するのが困難である．

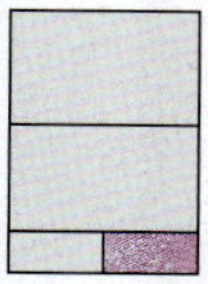

皮質
副腎，ヒト，H&E染色，245倍．

　この写真は，上図右上方の四角で囲まれた部分の高倍像である．束状帯（ZF）深層の細胞は索状に配列し脂肪滴を多く含むものの，細胞の大きさはやや小型であり，蓄積している脂肪滴の割合も浅層と比べて低い．網状帯（ZR）の細胞は，不規則に入り組んだ網状の細胞索から構成されており，含まれる脂肪滴が少量のため細胞質はエオジンに染色される．

A，細動脈
AT，脂肪細胞
BV，血管
Cap，被膜
Cort，皮質
Med，髄質
ZF，束状帯
ZG，球状帯
ZR，網状帯
→，結合組織性小柱
破線，皮質と髄質の間の境界線

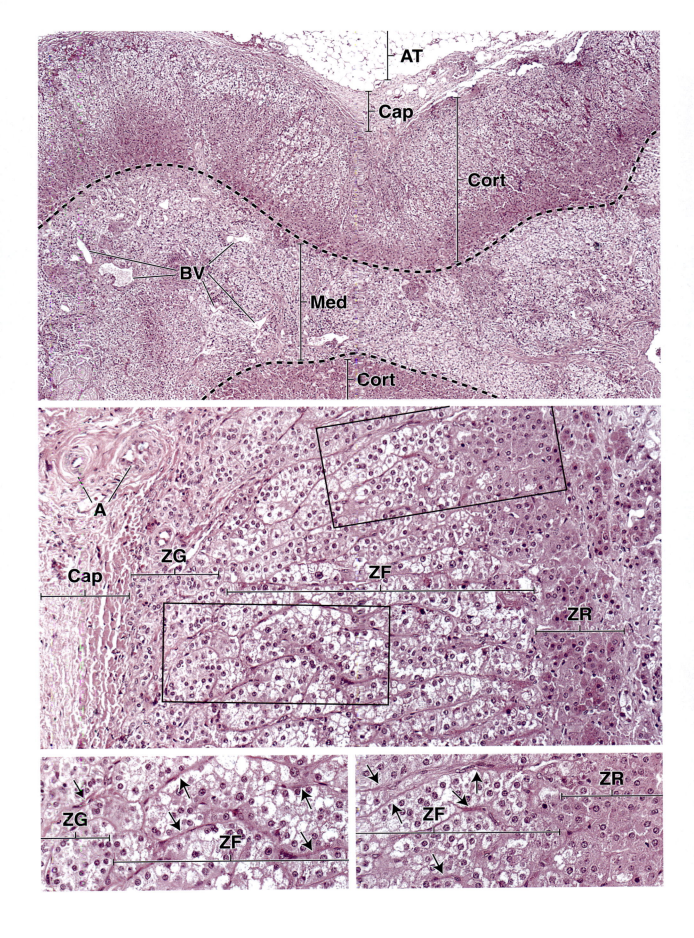

PLATE 85　副腎 II

　　副腎髄質の細胞は，交感神経系の節後ニューロンと同じ発生学的起源を持つ．また，髄質細胞は，交感神経節前線維の支配を直接受けており，分泌に特化した特殊な節後ニューロンであるとみなされる．髄質細胞は，カテコールアミンと総称されるアドレナリンとノルアドレナリンを産生する．
　　副腎髄質は，2系統の血管によって血液の供給を受ける．その1つは，皮質を素通りして髄質に到達する細動脈であり，もう1つは皮質の毛細血管を経て髄質に到達する一種の門脈系である．このような血管系の構築の特徴により，髄質に供給される血液には皮質で分泌されたホルモンが含まれており，この皮質ホルモンによって髄質の機能は影響を受けている．髄質を灌流した血液は，副腎髄質中心静脈を通って体循環に戻る．この静脈の中膜では，一般の静脈壁とは異なり，長軸方向に配列した平滑筋束がよく発達している．この平滑筋束が収縮することで，髄質で分泌されたカテコールアミンの体循環への導出は促進される．

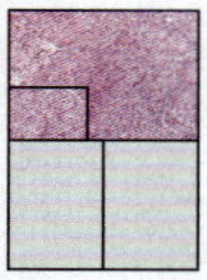

髄質
副腎，ヒト，H&E染色，175倍；挿入図250倍．

　　ここに示した副腎髄質のやや低倍率の観察像では，髄質の細胞が，短い細胞索で互いに連結された卵形の細胞集団を形成しているのがわかる．髄質細胞の細胞質の染色性は一様ではなく，一部の細胞は非常に弱くしか染色されず，ほとんど透明にみえるが，一方で，非常に強くエオジンに染まる細胞もある．この視野ではまた，副腎髄質中心静脈の中膜（TM）の一部も観察されるが，その詳細に関しては下図左で説明する．左下の挿入図は卵形に集合した髄質細胞の強拡大像で，各細胞集団の間に，皮質と同様に赤血球を含んだ毛細血管（Cap）の断面が観察される．

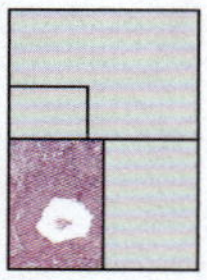

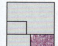

髄質
副腎，ヒト，H&E染色，125倍．

　　この写真は，髄質から血液を導出する副腎髄質中心静脈（AMV）を示している．この中心静脈の中膜（TM）は静脈としては特に厚く，血管の走行に沿って長軸方向に配列した平滑筋束が，この中膜を構成している（この写真で観察される平滑筋の断面は，静脈と同様に横断像である）．ここに示した写真では，副腎髄質中心静脈が視野の大部分を占めているが，静脈を囲むように分布している髄質細胞（MC）も観察できる．この視野の四角で囲まれた領域を強拡大した像が，右の図で示されている．

副腎髄質中心静脈
副腎，ヒト，H&E染色，350倍．

　　左図の四角で囲まれた部分の強拡大像では，副腎髄質中心静脈（AMV）の内腔（L）の一部が図下方に認められる．この静脈の内膜（TI）は比較的薄いが，さまざまな程度で結合組織を含んでいる．一方，中膜（TM）では平滑筋（SM）がよく発達していて，束を形成している平滑筋の横断面が明瞭に観察できる．また，この中心静脈でははっきりとした外膜は認められず，代わりに周囲の結合組織がこの血管を取り囲んでいる．このような中心静脈の近傍には，しばしば大型でやや好塩基性に染まる神経節細胞（GC）が認められる．この細胞は大きいので，切片の中に核がみられず細胞質しか認められないこともしばしばある．

AMV，副腎髄質中心静脈　　**L**，髄質中心静脈の内腔　　**TI**，内膜
Cap，毛細血管　　**MC**，髄質細胞　　**TM**，中膜
GC，神経節細胞　　**SM**，平滑筋

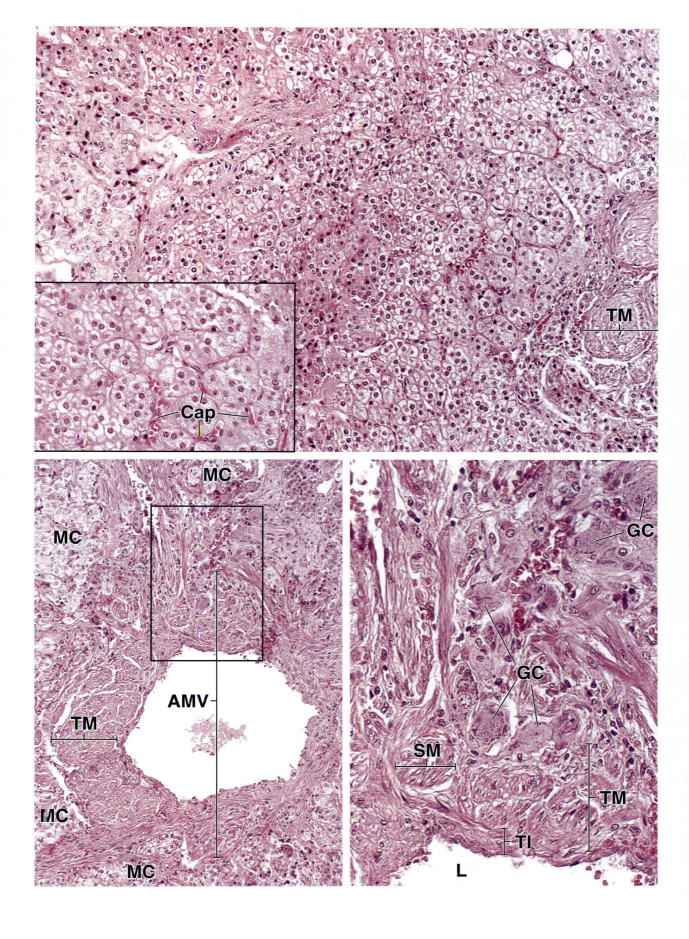

22
男性生殖器系

1. 男性生殖器系の概要 / 790
2. 精巣 / 790
   - A. 性の決定と精巣の発生 / 790
   - B. 精巣の構造 / 793
   - C. ライディッヒ細胞 / 794
3. 精子形成（精子発生）/ 797
   - A. 精祖細胞期 / 797
   - B. 精母細胞期（減数分裂）/ 799
   - C. 精子細胞期（精子完成，精子形成（狭義）） / 800
   - D. 成熟精子の構造 / 802
4. 精細管 / 803
   - A. 精上皮の周期 / 803
   - B. 精上皮の波 / 804
   - C. セルトリ細胞 / 804
5. 精巣内導管 / 807
6. 排出導管系 / 808
   - A. 精巣上体 / 810
   - B. 精管 / 811
7. 付属生殖腺 / 812
8. 前立腺 / 812
   - A. 尿道球腺 / 817
9. 精液 / 817
10. 陰茎 / 817

FOLDER 22.1 機能的考察：精子形成のホルモンによる制御 / 797
FOLDER 22.2 臨床関連事項：精子形成に影響を及ぼす因子 / 798
FOLDER 22.3 臨床関連事項：精子特異抗原と免疫反応 / 807
FOLDER 22.4 臨床関連事項：良性前立腺肥大症と前立腺がん / 815
FOLDER 22.5 臨床関連事項：勃起のメカニズムと勃起不全 / 818

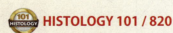 HISTOLOGY 101 / 820

1. 男性生殖器系の概要

男性生殖器系は，精巣，精路，付属生殖腺，および陰茎と陰嚢を含む外生殖器からなる（図22.1）．付属生殖腺には，精囊，前立腺，および尿道球腺が含まれる．精巣の二大機能は**精子形成（広義）**あるいは**精子発生** spermatogenesis（男性配偶子ともいう精子の産生）と**ステロイド産生** steroidogenesis（男性ホルモンともいうアンドロゲンの合成）である．アンドロゲンのうちの主要なホルモンであるテストステロンは精子形成に必須であり，男性の胚が男性の表現型を示す胎児に発達するために重要な役割を果たし，性差（男性の肉体的および行動的特徴）をつくり出すもととなる．男性配偶子の形成中に起こる細胞分裂では，女性配偶子（卵子）形成中でも同様に，通常の体細胞分裂（有糸分裂）と還元分裂（減数分裂）の両方が行われる．有糸分裂と減数分裂については

CHAPTER 3 で簡単に説明する．これらの過程の基本を理解することは，男女の配偶子産生を理解する上で必須である．

2. 精巣

成人の**精巣** testis は 1 対の卵形の器官であり，体腔外にある**陰嚢** scrotum 内に存在する．精巣は伸長した筋性筋膜性の袋の末端内につり下げられている．この袋は前腹壁の層とつながり，陰嚢内に突出している．精巣は精索によって腹壁につながり，精巣導帯の遺残である陰囊靱帯によって陰嚢につながれている（下記参照）．

A. 性の決定と精巣の発生

性の決定は，遺伝子活性化のカスケードによって実現する．
遺伝的な性 genetic sex は，Y染色体の有無によって受精時

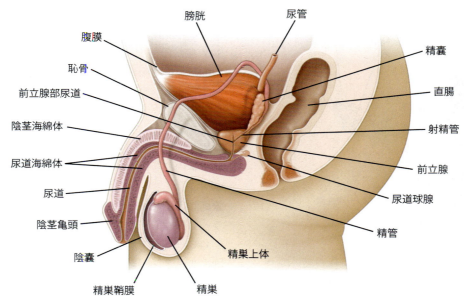

図 22.1 ▲ 男性生殖器系の構成要素を示す模式図
正中線上の構造を矢状断面像で示す．両側にある精巣，精巣上体，精管，精囊は，断面像とせず外観の像を示す．

に決定される．しかし，精巣は発生7週目まで形成されない．
生殖腺の性 gonadal sex は，Y染色体短腕の**性決定領域** sex determining region にある SRY 遺伝子によって決められる．胚発生初期における SRY 遺伝子発現が引き金となって生殖腺が精巣に分化することから，性の決定には SRY 遺伝子が必要であることがわかる．

　Y染色体内にコードされている遺伝子情報自体は，男性生殖腺の複雑な発生を誘導するには十分ではない．SRY 遺伝子がマスタースイッチとして作用して，第9，11，17，19 常染色体とX染色体上のいくつかの遺伝子活性化のカスケードを制御する．SRY 遺伝子にコードされる**精巣決定因子** testis determining factor（**TDF**）と呼ばれる転写因子は，DNA の特異的領域に結合してその構造を変化させるドメインを持っている．その影響を受けた DNA は，ループを形成して他の転写因子が結合できるようになる．それらの転写因子によって次々に別の遺伝子が発現し，精巣だけでなく他の男性生殖器の形成も始まる．SRY 遺伝子以外のいくつかの遺伝子が SRY 遺伝子とほぼ同時期に発現する．これらの遺伝子には以下のものが含まれる：

- WT-1 遺伝子（ウィルムス腫瘍-1 遺伝子）は，泌尿生殖器系の発生と SRY 遺伝子の転写の調節に必要な遺伝子である．WT-1 遺伝子の変異は，家族性ウィルムス腫瘍の小児と泌尿生殖器奇形を伴う小児にみられる．
- SOX-9 遺伝子（SRY-box 9 遺伝子）は生殖堤内にみられ，ミュラー管抑制因子の合成に必要な AMH 遺伝子（抗ミュラー管ホルモン遺伝子）を活性化する．SOX-9 遺伝子変異は，男性（46，XY）の性の逆転と関連する．
- SF-1 遺伝子（steroidogenic factor-1 遺伝子）は，多くのステロイド産生遺伝子の発現を制御する．
- DAX-1 遺伝子（dosage-sensitive sex reversal, adrenal hypoplasia critical region, on chromosome X-1 遺伝子）は，核内受容体 DAX-1 をコードする．DAX-1 受容体が活性化すると，生殖腺の性分化中の SRY 遺伝子が抑制される．この受容体に変異が起こると先天性副腎低形成症の原因となる．

精巣は後腹壁で発生した後に陰囊に下降する．

　精巣は，腹腔の後壁腹膜の後で，泌尿器系と深く関わって発生する．精巣は（卵巣と同様に）次の3つの起源を持つ：

- **中間中胚葉** intermediate mesoderm は後腹壁で尿生殖堤を形成し，**ライディッヒ細胞** Leydig cell（**間細胞** interstitial cell）と筋様細胞を生じる．
- **中胚葉性上皮** mesodermal epithelium（**体腔中皮** coelomic mesothelium）は尿生殖堤を覆い，一次性索と呼ばれる指状上皮索を生じる．一次性索は裏打ちしている中間中胚葉の中で成長し，そこに原始（始原）生殖細胞が移住する．一次性索はセルトリ細胞も生じる．
- **原始生殖細胞（始原生殖細胞）** primordial germ cell は卵黄囊から発生中の生殖腺内に移動し，そこで一次性索内に入り込む．ここで，原始生殖細胞は分裂して精祖細胞に分化する．

　先に述べたように，原始生殖細胞が生殖堤内へ移動すると，尿生殖堤の中胚葉細胞と体腔中皮の細胞が増殖し，**一次性索** primary sex cord がつくられる．この時期には，一次性索は，原始生殖細胞とセルトリ細胞前駆細胞とそのまわりを取り囲む層である筋様細胞で構成されている．一次性索は後に**輸精索** seminiferous cord（**精巣索** testis cord とも呼ぶ）に分化する．輸精索からは，**曲精細管** seminiferous tubule，**直精細管** straight tubule，および**精巣網** rete testis が発生する（図 22.2）．

　精巣は，分化の初期段階では後腹壁で男女共通の未分化な**尿生殖堤** urogenital ridge の原基から発生する．この未分化段

階 indifferent stage の間は，胚は，男性と女性のどちらにも発生する可能性がある．しかし，特にセルトリ細胞前駆細胞でSRY遺伝子が発現すると，胚は男性化する．男性の発生初期段階では，輸精索から分かれた間葉からライディッヒ細胞が発生する．ライディッヒ細胞は**テストステロン** testosteroneを産生して，未分化な原基を刺激して精巣に発生させる．テストステロンは，男性精路へと発生する中腎管（ウォルフ管）の成長と分化にも関係する．また，この発生初期段階では，輸精索内で発生する**セルトリ（支持）細胞** Sertoli (sustentacular) cell が，もう1つの重要なホルモン物質である**ミュラー管抑制因子** Müllerian-inhibiting factor（MIF）を産生する．ミュラー管抑制因子の分子構造はトランスフォーミング成長因子β（TGF-β）の分子構造と似ている．ミュラー管抑制因子は巨大な糖タンパク質で，中腎傍管（ミュラー管）の細胞分裂を抑制し，その結果，女性生殖器の発生を抑制する（図22.3）．

外生殖器の発生と分化は（性的未分化な段階から）内生殖器の発生と分化と同時に起こり，**ジヒドロテストステロン** dihydrotestosterone（**DHT**）の作用を受ける．DHTは，テストステロンが5α-リダクターゼ（還元酵素）により変換されて生じる．DHTがなければ，遺伝的な性あるいは生殖腺の性にかかわらず，外生殖器は女性型になる．発生中の男性胚内のテストステロン，ミュラー管抑制因子，DHTの出現が，**ホルモンによる性** hormonal sex を決定する（FOLDER 22.1）．

妊娠約26週に，精巣は腹部から陰嚢内に下降する．この精巣の移動は，テストステロンが**精巣導帯** gubernaculum を短縮させるとともに，腹腔が分化成長することにより起こる．精巣導帯は，各精巣の下極と発生中の陰嚢をつなぐテストステロン感受性の靱帯である．精巣は，腹腔と陰嚢の間にある狭い通路である**鼡径管** inguinal canal を通って陰嚢内に下降する．精巣は主要な排出導管系である精管とともに，血管，リンパ管，神経を伴って下降する．精巣下降が障害されると，**停留精巣** cryptorchidism or undescended testis となる．停留精巣は未熟児でよく起こり（30%），満期産の新生児でも約1%にみられる．停留精巣は精巣に不可逆性の組織学的変化を引き起こし精巣がんの危険性を増す．したがって，停留精巣は外科的治療を必要とする．組織学的変化が不可逆的になる2歳頃よりも前に，精巣固定術（陰嚢内へ精巣を固定する手術）を行わなければならない．

精子形成には，精巣温度は正常な体温よりも低く保たれていなければならない．

精巣が腹腔から陰嚢内に下降するときには，血管，リンパ管，自律神経，精巣の前外側面を覆う**精巣鞘膜** tunica vaginalis と呼ばれる腹膜が一緒に下降する．陰嚢内の精巣温度は体温よりも2～3℃低い．低温であることは精子形成に必須であるが，ホルモン産生（ステロイド産生）には必要ではない．ホルモンは正常な体温でも産生される．精巣が発熱などの原因で高温状態にさらされる場合や陰嚢内に下降しない場合，精子は産生されない．

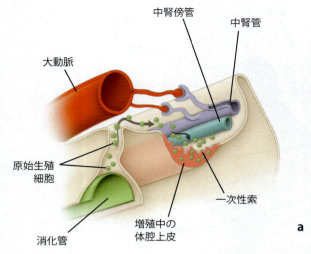
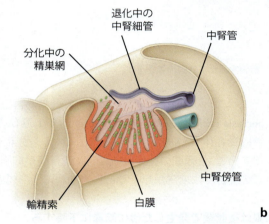
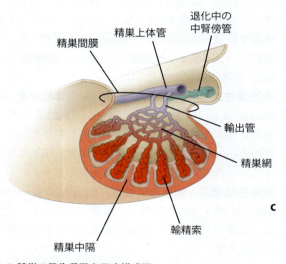

図 22.2 ▲ 精巣の発生段階を示す模式図
a. この模式図は，未分化生殖腺の段階にある5週齢胎児を示す．後腹壁上にある生殖堤には，卵黄嚢から移動してきた原始（始原）生殖細胞（緑）が進入している．発生中の生殖腺のほとんどは，体腔上皮に由来する間葉で形成される．原始生殖細胞は一次性索に取り込まれる．**b.** さらにステージが進むと，精巣決定因子（TDF）の影響下で，発生中の生殖腺はテストステロンの産生を開始する．その後，一次性索は輸精索に分化する．同時に，発生中の生殖腺はミュラー管抑制因子（MIF）を産生し，この因子が中腎傍管とそれに由来する構造物を退化させる．中腎細管が発生中の精巣網に接触することに注目せよ．**c.** 精巣発生の最終段階．精巣を取り巻く白膜は，精巣中隔の発生に関わる．精巣網は，輸精索，および中腎管と中腎細管から分化した排出管系につながる．

精巣は，大動脈の直接の枝である**精巣動脈** testicular artery から血液を受ける．精巣動脈は精巣の近くで著しく迂曲し，そこで精巣からの血液を腹部の静脈に運ぶ**蔓状静脈叢** pampiniform venous plexus が取り囲む．このような配置のため，血管間で熱交換が行われて，精巣は低い温度に保たれる．精巣から排出される冷たい静脈血は，精巣内に入る前に対向流熱交換機構によって動脈血を冷却する．さらに，前腹壁の内腹斜筋に由来する筋線維からなる**精巣挙筋** cremaster muscle が周囲の温度変化に反応する．精巣挙筋が収縮すると，精巣は前腹壁に接近し，弛緩すると，精巣は陰嚢内に下がる．低温になると，陰嚢の浅筋膜内にある薄いシート状の平滑筋（肉様膜）が収縮する．肉様膜が収縮すると，陰嚢に皺ができて，熱放出が制御される（FOLDER 22.2）．

B. 精巣の構造

精巣は非常に厚い結合組織性被膜である白膜を持つ．

精巣は，非常に厚い緻密結合組織である**白膜** tunica albuginea によって覆われる（図 22.4）．この被膜の内層は**血管層（膜）** tunica vasculosa と呼ばれ，血管を含む疎性結合組織である．それぞれの精巣は，被膜から突出した不完全な結合組織性の中隔によって約 250 の小葉に分かれる．

白膜は，精巣の後面に沿って肥厚し，内側に向かって突出して**精巣縦隔** mediastinum testis になる．血管，リンパ管，そして精路は，精巣縦隔を通って精巣に出入りする．

各小葉は非常に屈曲した数本の曲精細管からなる．

精巣の小葉は，精子を産生する 1 〜 4 本の精細管と，テストステロンを産生する**ライディッヒ細胞** Leydig cell あるいは**間細胞** interstitial cell を含む結合組織性の間質からなる（図 22.5）．小葉内の各精細管はループを形成し，かなり長いために著しく迂曲し，互いに折り重なる．ループの末端は**精巣縦隔** mediastinum の近傍にあり，そこで短いまっすぐな通路となる．精細管のこの部は**直精細管** straight tubule (tubuli recti) と呼ばれる．直精細管は，精巣縦隔内の吻合路系である**精巣網** rete testis につながる．

精細管は固有層によって囲まれる精上皮からなる．

各精細管は長さ約 50 cm（30 〜 80 cm），直径 150 〜 250 μm である．**精上皮** seminiferous epithelium は，2 種類の基本的な細胞集団で構成される通常とは異なる複雑な重層上皮である：

- **セルトリ細胞** Sertoli cell または**支持細胞** supporting/ sustentacular cell は，思春期以後は分裂しない．セルトリ細胞は，頂部表面と外側面に非常に多くの突起を有する円柱型の細胞であり，隣接する造精細胞を取り囲み，その間の空隙を埋める．しかし，このようなセルトリ細胞の複雑な形は，通常の H&E 染色の切片ではみることができない．セルトリ細胞は精上皮全体にわたって広がり，精細管の構造を支える．

- **造精細胞** spermatogenic cell は，規則的に分裂して成熟精子に分化する．造精細胞は，精巣の発生初期に生殖堤に

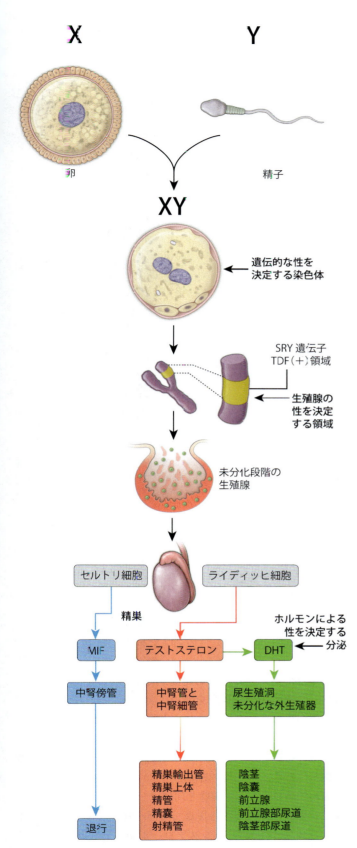

図 22.3 ▲ 男性の性分化と発生中の生殖器に対するホルモンの影響を示す模式図
この模式図は，発生中の胚の性を決定する 3 つのレベルを示す．遺伝的性は受精時に決定され，生殖腺の性は Y 染色体の短腕上にある SRY 遺伝子の活性化によって決定され，ホルモンによる性は発生中の生殖腺から分泌されるホルモンによって決定される．模式図では，発生中の構造物に対するミュラー管抑制因子（MIF），テストステロン，およびジヒドロテストステロン（DHT）の影響を示す．

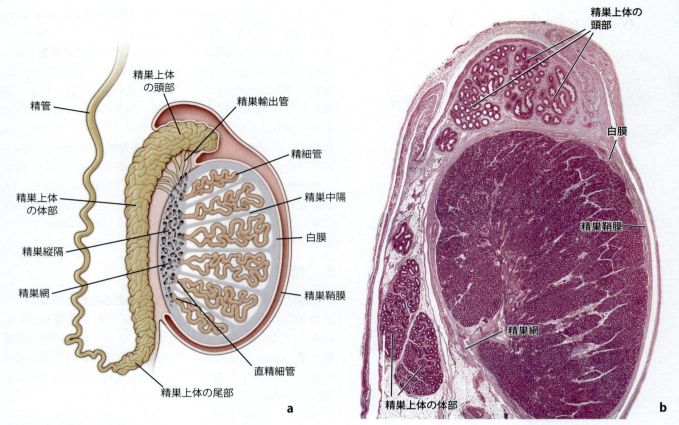

図22.4 ▲ ヒト精巣の矢状断
a. この模式図はヒト精巣の正中矢状断面を示す．生殖管系も示されており，その中には直精細管，精巣網，精巣輸出管，精巣上体管，および精管が含まれる．表面を覆う厚い結合組織性の白膜と，それを覆う精巣鞘膜に注意せよ．（Dym M. In: Weiss L, ed. Cell and Tissue Biology: A Textbook of Histology, 6th ed. Baltimore: Urban & Schwarzenberg, 1988 より改変．）**b.** 精巣と精巣上体の頭部と体部の矢状断面のH&E染色像．精巣を取り巻く白膜と精巣鞘膜に注意せよ．この断面では精巣網はわずかしかみえない．この切片では，排出管系とのつながりは明瞭でない．3倍．

移動してきた卵黄嚢に由来する原始生殖細胞からなる．造精細胞は隣接するセルトリ細胞の間で，段階的な発生を示す境界のはっきりしない層を形成する（図22.6）．最も未熟な造精細胞は精祖細胞と呼ばれ，基底膜上に存在する．最も成熟した造精細胞は精子細胞と呼ばれ，セルトリ細胞の頂部に存在し，精細管の内腔に面する．

固有層 tunica (lamina) propria は精細管周囲組織と呼ばれ，典型的な線維芽細胞を欠いた多層の結合組織である．ヒトでは，固有層は3〜5層の**筋様細胞** myoid cell（**精細管周囲収縮細胞** peritubular contractile cell）とコラーゲン細線維で構成され，精上皮の基底板の外側にある（図22.6参照）．電子顕微鏡レベルでは，筋様細胞は平滑筋と似た特徴を示し，基底板と多数のアクチン線維を含む．また，筋様細胞は大量の粗面小胞体（rER）を持っており，その特徴により，典型的な線維芽細胞が存在しないので，筋様細胞がコラーゲンの合成を担っていると考えられる．筋様細胞が起こす周期的収縮による蠕動の波に助けられ，精子と精巣液は精細管を通って精路に移動する．筋様細胞層の外側には，ライディッヒ細胞，血管，大きなリンパ管がある．

加齢によって，固有層は厚くなる．固有層が肥厚すると，精子産生は減少し，精細管のサイズは小さくなる．固有層が早期に過剰に肥厚すると，不妊につながる．

C. ライディッヒ細胞

ライディッヒ細胞 Leydig cell（**間細胞** interstitial cell）は大きな多角形のエオジン好性の細胞であり，典型的には脂肪滴を含む（図22.7）．ライディッヒ細胞は，明瞭な杆状の細胞質内結晶である**ラインケの結晶** crystal of Reinke を持つとともに，リポフスチン色素を持つことが多い（図22.8）．通常の組織切片では，ラインケの結晶は光屈折性を有し，約3×20μmの大きさである．この結晶の正確な性質や機能はまだわかっていないが，ライディッヒ細胞のタンパク質性の産物であろうと考えられている．

他のステロイド産生細胞と同様に，ライディッヒ細胞はエオジン好性の原因となる複雑な滑面小胞体（sER）を持っている（図22.7参照）．コレステロールからテストステロンを合成するために必要な酵素はsERにある．ライディッヒ細胞には，もう1つのステロイド産生細胞の特徴である小管状小胞状クリステを持つミトコンドリアもある．

ライディッヒ細胞は，胎生初期に分化してテストステロンを分泌する．テストステロンの分泌は，胚発生，性成熟，生殖機能に必要である．

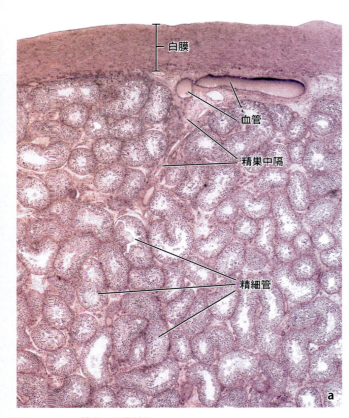
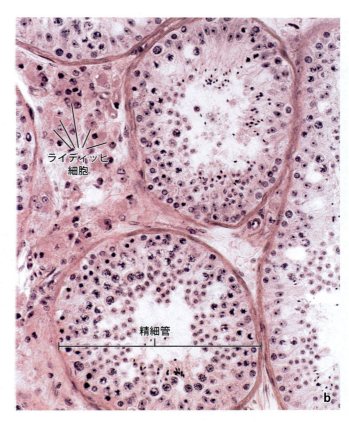

図 22.5 ▲ ヒト精巣の顕微鏡像
a. この H&E 染色したヒト精巣の低倍率顕微鏡像では，精細管と白膜を示す．白膜の内側に大きな血管がある．精細管は著しく迂曲している．そのため，切片にみえる精細管像は多様である．30 倍．b. 前出試料の高倍率像では，いくつかの精細管がみえる．隣接する精細管の間隙にはライディッヒ細胞（間細胞）の小集団が存在することに注意せよ．250 倍．

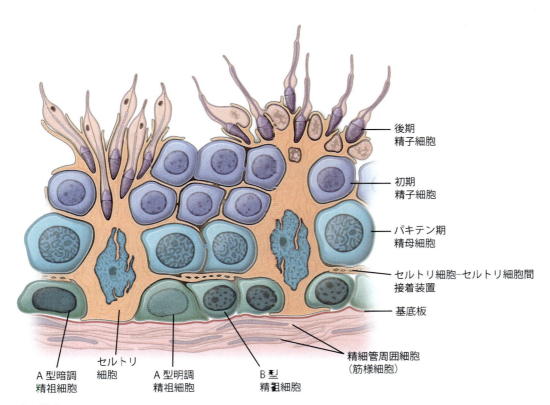

図 22.6 ▲ ヒト精上皮の模式図
この模式図は，セルトリ細胞と造精細胞との関係を示す．精上皮は精細管の基底板上にあり，筋様細胞層がその精細管を取り囲む．A 型明調精祖細胞，A 型暗調精祖細胞，B 型精祖細胞，前レプトテン（細糸）期精母細胞は，隣接するセルトリ細胞間に形成される接着装置より下の精上皮の基底区画に存在する．パキテン（厚糸）期一次精母細胞，初期精子細胞，および後期精子細胞は，残余小体になる余剰な細胞質と別れて，接着装置より上の傍腔区画にみられる．（Clermont Y. The cycle of the seminiferous epithelium in man. Am J Anat 1963; 112: 35 より改変．）

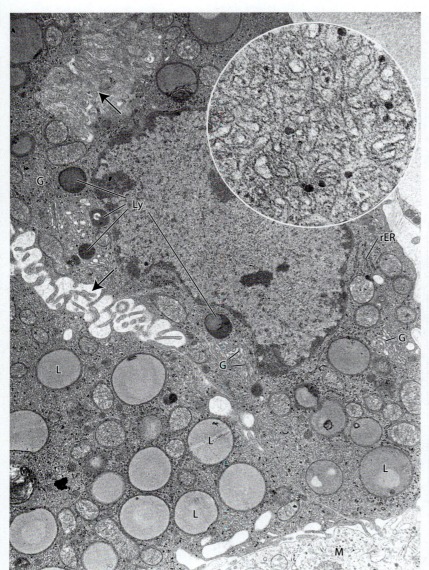

図 22.7 ▲ ライディッヒ細胞の電子顕微鏡像
この電子顕微鏡像は，複数のライディッヒ細胞の一部を示す．細胞質には，ライディッヒ細胞の特徴である豊富な滑面小胞体（sER）がみえる．低倍率像では，ライディッヒ細胞の他の特徴である無数の脂肪滴（L），ゴルジ装置の分断像（G），多数のリソソーム（Ly）がみえる．少数であるが粗面小胞体（rER）の断面もみられる．細胞表面部に沿って存在する微絨毛（→）にも注意．M：隣接するマクロファージの細胞質．10,000 倍．**挿入図．** sER の高倍率像．電子密な顆粒はグリコーゲンである．60,000 倍．

- 胚では，テストステロンと他のアンドロゲンは，男性胎児生殖腺の正常な発生に必須である．ライディッヒ細胞は，テストステロンの他にもインスリン様タンパク質3（INSL3）を分泌し精巣下降を促す．
- 思春期では，テストステロン分泌が，精子産生の開始，付属生殖腺からの分泌，第二次性徴の発達を起こす．また，INSL3 の分泌は精細管内の減数分裂を促進する．
- 成人では，テストステロンの分泌は精子形成の維持と第二次性徴，精路，付属生殖腺の維持に必須である．成人精巣のライディッヒ細胞は，循環血液中の INSL3 の主要な産生源である．ライディッヒ細胞のステロイド産生能指数をつくるために，臨床検査では INSL3 測定が利用される．INSL3 の分泌の他に，ライディッヒ細胞はオキシトシンを産生して分泌する．精巣のオキシトシンは，精細管を取り巻いている筋様細胞の収縮を促進して，精子を精巣輸出管に押し出す．

ライディッヒ細胞は，男性胎児の分化初期では活発であるが，胎生5ヵ月頃になると不活発になる．不活発なライディッヒ細胞と線維芽細胞を見分けることは難しい．思春期に性腺刺激ホルモンの刺激を受けると，ライディッヒ細胞はアンドロゲン分泌細胞となり，生涯にわたり活発なままである．

ライディッヒ細胞腫は主として良性腫瘍であり，異なる2期（小児期と20～60歳の成人期）に発症する．ライディッヒ細胞腫はホルモン活性を持ち，アンドロゲンないしはアンドロゲンとエストロゲンの両方を分泌する．一般的には，ラインケの結晶を持ち，ステロイドホルモン産生細胞のすべての特徴を持つ均一の細胞で構成されている．ライディッヒ細胞腫の最初の症候は，精巣肥大の他に，異常レベルのホルモン産生に関連する．思春期前の男児では性的早熟（予期せぬ思春期の変化が早期に起こること）が起こり，成人では女性化（女性の特徴を示す発達）と女性化乳房（男性に起こる乳房発達）がみられることがある．

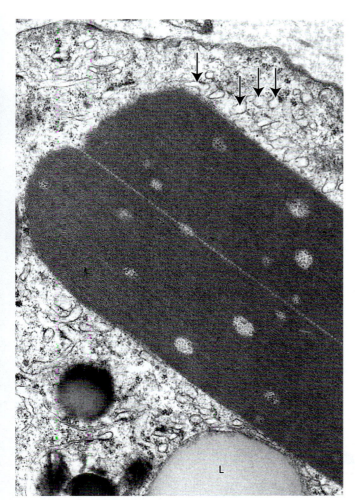

図22.8 ▲ ラインケの結晶の電子顕微鏡像
この電子顕微鏡像は，ヒトのライディッヒ細胞の細胞質内にあるラインケの結晶の内部構造を示す．細胞質内の滑面小胞体（→）と脂肪滴（L）に注意せよ．16,000倍．（Dr. Don F. Cameron の厚意による．）

3. 精子形成（精子発生）

精子形成は，精祖細胞が精子になる過程である．

精子形成 spermatogenesis は精子がつくられる過程であり，複雑でユニークな一連の現象である．下垂体の性腺刺激ホルモンレベル上昇の影響を受けて，思春期の少し前に精子形成が始まり，生涯続く．便宜的に，精子形成は明瞭な3期に分けられる：

- **精祖細胞期** spermatogonial phase には，精祖細胞が有糸分裂して，精祖細胞自身と最終的に**一次精母細胞** primary spermatocyte になる一群の精祖細胞を生じる．
- **精母細胞期** spermatocyte phase（**減数分裂** meiosis）には，一次精母細胞が2回の減数分裂を行い，染色体数とDNA量の両方を減少させ，**精子細胞** spermatid と呼ばれる半数体の細胞になる．
- **精子細胞期** spermatid phase（**精子完成** spermiogenesis）には，精子細胞が成熟した**精子** sperm cell に分化する．

精子形成の終わりには，精子細胞は最終成熟段階に入り，**精子放出** spermiation（排精ということもある）と呼ばれる過程で，支持細胞であるセルトリ細胞から精細管の内腔へ放出される．

A. 精祖細胞期

精祖細胞期 spermatogonial phase には，幹細胞が分裂して自らを再生するとともに，分化を方向づけられた一群の精祖細胞をつくる．

造精幹細胞は複数回分裂し，精祖細胞の子孫細胞をつくる．これらの細胞は，核の様相が異なるために，通常のH&E染色で区別できる．通常の組織標本では，ヒトの精祖細胞は核

FOLDER 22.1　機能的考察：精子形成のホルモンによる制御

精巣の正常機能は，内分泌経路とパラクリン分泌経路を通して作用するホルモンに依存する．精巣の内分泌機能は主にライディッヒ細胞にあり，主要な循環アンドロゲンである**テストステロン** testosterone を合成し分泌する．ほぼすべてのテストステロンは精巣で産生されるが，5％未満は副腎でつくられる．ヒトでは，すべてのライディッヒ細胞が産生するテストステロン量は日に約7 mgと概算されている．テストステロンはライディッヒ細胞を離れると，血管やリンパ管に入り，精細管周囲組織を横切って精細管に入る．

精巣内のテストステロンレベルは非常に高い（循環血中の200倍にも相当する）．このことは造精細胞の増殖と分化に必要である．精巣内テストステロンの高いレベルは，テストステロンを体外から投与すると，ネガティブフィードバック調節機構により著しく低下する．この分野での集中的な研究は，テストステロンに基づく男性避妊薬のプロトタイプ開発に向けられている．初期の臨床研究では，このような薬は精巣のテストステロン濃度を大幅に減少させ，精子発生を抑制することが判明している．避妊薬を中止すると，精子形成は回復する．しかし，中にはこのタイプの避妊薬が無効であり，精子形成の抑制が起こらないヒトもいる．

末梢血中のテストステロンにより，以下の効果が起こる：

- 中枢神経系（CNS），生殖器，精路系の分化．
- 第二次性徴（あごひげ，男性型の恥毛分布，低音の声など）の発達と維持．
- 付属生殖腺（精嚢，前立腺，尿道球腺），精路系，外生殖器の発達と維持（主にテストステロンがDHTに変換される過程で生じる副産物）．
- 骨成長，骨格筋成長，皮下脂肪の分布，腎機能を含むタンパク質同化と一般的な代謝過程．
- リビドーを含む行動．

（次ページに続く）

FOLDER 22.1　機能的考察：精子形成のホルモンによる制御（続き）

精巣のステロイド産生能と精子形成能は，視床下部，下垂体前葉，および生殖腺細胞（すなわちセルトリ細胞，造精細胞，ライディッヒ細胞）の間のホルモン相互作用によって制御される．下垂体前葉は，この過程に含まれる3種類のホルモン（男性では間細胞刺激ホルモン（ICSH）とも呼ばれる黄体化ホルモン（LH），卵胞刺激ホルモン（FSH），プロラクチン（PRL））を産生する．下垂体からのLH放出に反応して，ライディッヒ細胞がテストステロンを増産する．PRLは，LHと一緒に作用して，ライディッヒ細胞のステロイド産生能を促進する．セルトリ細胞はFSH受容体とテストステロン受容体を持っているため，精子形成の主要な調節者である．

のみえ方によって3型に分類される：

- **A型暗調（Ad型）精祖細胞** type A dark（Ad）spermatogonia は，好塩基性の強い，細かい顆粒状のクロマチンを有する卵形の核を持つ．この精祖細胞は精上皮の幹細胞と考えられている．この精祖細胞は，不規則な間隔で分裂し，1組のAd型精祖細胞になって予備の幹細胞としてとどまるか，1組のAp精祖細胞になる．
- **A型明調（Ap型）精祖細胞** type A pale（Ap）spermatogonia は，明るく染まる細かい顆粒状のクロマチンを有する卵形の核を持つ．Ap型精祖細胞は，精子を産生する分化過程に進むように方向づけられた細胞である．この精祖細胞は何回か連続して有糸分裂を行い，自らの数を増やす．Ap型精祖細胞は再生幹細胞とも呼ばれる．
- **B型精祖細胞** type B spermatogonia は，一般的に，核膜周囲と中央の核小体の周囲に凝集した大きな塊状のクロマチンを有し，球状の核を持つ（図22.6参照）．

1個のAd型精祖細胞が2個のAp型精祖細胞に分裂する

FOLDER 22.2　臨床関連事項：精子形成に影響を及ぼす因子

造精細胞は有害物質の影響を非常に受けやすい．有害物質に曝露されると，アポトーシス，造精細胞の未熟な時期での脱落や多核巨細胞形成のような退行変化が容易に起こる．精子形成に悪影響を与える因子には次のものがある：

- 食事不足．食事摂取量の不足によって，精子形成が損なわれることが知られている．ビタミンA，B_{12}，C，E，β-カロテン，亜鉛，セレンのようなビタミン類，コエンザイム類，および微量元素類は，精子形成に影響すると考えられている．
- 環境/生活様式因子．最近のデンマークで行われた研究は，田舎と都会に分けた2グループの若者の精子数を比較した．都会の若者に比べて田舎の若者の平均精子数は24%多かった．
- 発達障害．停留精巣，尿道下裂，および低出生体重のような因子は，精液の質の低下と妊孕性の低下を伴う精巣がんの重大な危険因子であると考えられている．
- 全身性疾患と局所感染症．精巣を含む感染症（精巣炎）は，精子形成に影響を与える可能性がある．精子形成が損なわれる全身性疾患には，発熱，腎臓病，HIVやその他のウイルス感染症，および代謝性疾患が含まれる．
- 精巣温度の上昇．生活様式が座りがちな場合，陰嚢内精巣の低温状態を維持する能力が障害されるかもしれない．平均的な陰嚢温度よりも高温になると，精子形成が障害される．
- ステロイドホルモンと関連薬物投与．合成エストロゲン（ジエチルスチルベストロール）やその他の性ステロイドに曝露されると，FSH分泌の際に負のフィードバックが起こる結果，精子形成が低下する可能性がある．胎児が出生前にエストロゲンに曝露されると，性腺刺激ホルモン分泌が抑制され，セルトリ細胞増殖が抑制される可能性がある．
- 毒物．突然変異誘引物質，代謝拮抗剤，およびたとえばジブロモクロロプロパン（DBCP）のようなある種の農薬は，精子形成と正常な精子生産に強く影響する．DBCPは抗線虫薬の農薬であり，発展途上国で依然として使用されている．ヒトがこの農薬に曝露されると，精子数の減少と不妊の主要な原因になると考えられている．妊孕性に影響を与える可能性のあるその他の薬剤は，プラスティックの化学物質（例：フタラート），農薬（例：DDT），燃焼産物（例：ダイオキシン），ポリ塩素化ビフェニル（PCB）やその他である．これらの化学物質のほとんどは非常に弱いエストロゲン特性があるため，妊孕性に影響を与える可能性がある．精祖細胞に直接的に毒性があると，精子の質が変化する．
- 電離放射線とアルキル化剤．ナイトロジェンマスタードガスとプロカルバジンは，精祖細胞に毒性を持つと考えられている．電磁波やマイクロ波も精子数や運動性に影響する．

増殖中の細胞は，突然変異誘因物質や必須代謝産物の欠如に特に感受性がある．分裂能を持たないセルトリ細胞，ライディッヒ細胞，有糸分裂能の低い予備の幹細胞は分裂能が低いため，活発に分裂して分化する造精細胞よりも障害されにくい．

細胞分裂では，娘細胞が細い細胞間橋でつながれたままであることが，通常の細胞分裂とは異なる特徴である．1組のAp型精祖細胞の子孫細胞が引き続いて有糸分裂と減数分裂を行うときにも，同じ現象が起こる（図22.9）．このように，最初の1組のAp型精祖細胞のすべての子孫細胞は，紐に通した真珠のようにつながる．この細胞間橋は精子細胞の最後の成熟段階まで障害されずに残り，最初の1組のAp型精祖細胞からおのおののクローンが同調して成長するために必須である．

分裂を何回か繰り返した後，A型精祖細胞はB型精祖細胞に分化する．B型精祖細胞の出現は，精祖細胞期の最後の現象である．

B. 精母細胞期（減数分裂）

精母細胞期 spermatocyte phase には，一次精母細胞が減数分裂を行い，染色体数とDNA量が減る．

B型精祖細胞の有糸分裂によって，一次精母細胞が産生される．この細胞は形成されてすぐ，**減数分裂 meiosis** が始まる前に，DNAを複製する．そのため，一次精母細胞は通常の染色体数（2n）と2倍のDNA量（4d）を持つ．各染色体は2つの姉妹染色分体からなり，4dのDNA量を持つ．

第1減数分裂の結果，染色体数の減少（2nから1nへ）とDNA量の減少（4dから2dへ）が起こり，二次精母細胞が産生される．二次精母細胞は，一次精母細胞の半分の染色体数（1n）と2dのDNA量を持つ．第一減数分裂後に起こる第二減数分裂ではDNA複製が起こらないため，各精子細胞は半数（1n）の染色体を持ち，各染色体は1個の染色分体（1d）を持つ．減数分裂に関してはCHAPTER 3で詳細に述べたので，ここでは精母細胞の減数分裂について，簡単に説明する．

第一減数分裂前期は，クロマチンが凝集して目にみえる染色体となる時期であり，ヒトの一次精母細胞では22日間続く．前期の終わりでは，44本の常染色体と1つのXと1つのY染色体，それぞれ2本のクロマチン糸（染色分体）を持つことを確認できる．相同染色体が対合して中期板（赤道板）上に並ぶ．

対合した相同染色体は，4本の染色分体を持つために**四分染色体 tetrad** と呼ばれ，**交叉 crossing-over** の過程で遺伝物質

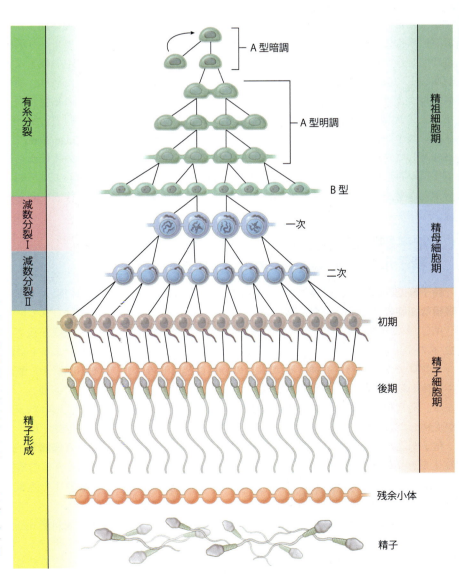

図22.9 ▲ 造精細胞の世代を示す模式図
この模式図は，連続する造精細胞世代のクローン特性を示す．A型暗調精祖細胞は精巣内の予備の幹細胞とみなされるが，A型明調精祖細胞は再生する幹細胞である．A型明調精祖細胞は一連の同調した細胞分裂に入り，新しいA型明調精祖細胞をつくるか，あるいはさらに分化したB型精祖細胞をつくり，さらに分裂して一次精母細胞になる．細胞質分裂はA型暗調精祖細胞においてのみ行われることに注意せよ．他のすべての造精細胞は，有糸分裂から減数分裂を経て精子細胞に分化する間も細胞間橋でつながれたままである．一次精母細胞は減数分裂Iに入り，二次精母細胞は減数分裂IIに入ることに注意せよ．造精細胞は，精子が精上皮から離れるときに個々に分かれる．残余小体は，つながれたままでセルトリ細胞によって貪食される．（Dym M, Fawcett DW. Further observations on the numbers of spermatogonia, spermatocytes, and spermatids connected by intercellular bridges in the mammalian testis. Biol Reprod 1971; 4: 195-215 に基づく．）

を交換する．交叉の間，4本の染色分体は，**シナプトネマ複合体** synaptonemal complex と呼ばれる3部分からなる構造に再配列される．この過程を通して，遺伝的多様性が保証される．遺伝子の交換によって，おのおのの精母細胞からつくられた4個の精子細胞は互いに異なり，すべての他の精子細胞とも異なるようになる．交叉が完了すると，相同染色体は分離し，減数分裂紡錘体の両極に移動する．このように，四分染色体は交叉によって修飾された後に分離し，再び二分染色体になる．もとの染色体の2本の染色分体は，（交叉によって修飾されるが）一緒にとどまる．これは有糸分裂で起こることと逆である．有糸分裂では，1つは"鋳型"，もう1つは新しく合成されてできたDNAからなる1対の染色分体が分離する．

相同染色体の特定の染色体が紡錘体のどちらの極に移動するかは，無作為に起こる（すなわち，母親由来の染色体と父親由来の染色体は，中期板上では区別されない）．この無作為の割り振りによってできた精子は，さらなる遺伝的な多様性を持っている．

第一減数分裂によってできる細胞は**二次精母細胞** secondary spermatocyte と呼ばれる．二次精母細胞は，"DNAの合成を新たに行わずに"（すなわちS相を経過せずに，p.89〜90参照），すぐに第二減数分裂前期に入る．第二減数分裂は短く，数時間しかかからない．それぞれの二次精母細胞は染色体数が減少し（1n），22本の常染色体と1本のXまたはY染色体を持つようになる．この染色体は2本の姉妹染色分体からなる．二次精母細胞は，2倍量（2d）のDNAを持つ．第二減数分裂中期の間，染色体は中期板上に並び，姉妹染色分体が分離して紡錘体の両極に移動する．第二減数分裂が完了して核膜が再形成されると，1個の二次精母細胞から，23本の一本鎖染色体（1n）と1dのDNA量を持つ2個の半数体の精子細胞が形成される（図22.10）．

C. 精子細胞期 spermatid phase（精子完成，精子形成（狭義） spermiogenesis）

精子細胞期には，精子細胞が成熟精子に分化するとき，大規模な細胞のリモデリングが起こる．

第二減数分裂の結果できた精子細胞は，1d量のDNAと22本の常染色体および1本のXまたはY染色体（1n）を持つ半数体である．そのため，これ以上の分裂は起こらない．半数体の精子細胞は，分化過程に入って半数体の成熟精子となる．通常細胞のような2倍体に回復するのは，精子と卵子が受精したときである．

精子細胞が成熟精子に分化するときに起こる大規模な細胞のリモデリング（精子完成）は，4期からなる．これらの4期は，精子細胞が特殊接着装置によってセルトリ細胞の細胞膜と物理的に接着している時期に起こる．精子完成期に起こるこれらの4期の形態的変化をここに記述するとともに，図22.11に要約する．

- **ゴルジ期** Golgi phase．この時期の特徴は，精子細胞のゴルジ複合体に集積した過ヨウ素酸シッフ（PAS）染色陽性の顆粒が存在することである．この糖タンパク質に富む**前先体顆粒** proacrosomal granule は，核膜に隣接した部位で合体し，膜で境界された小胞である**先体胞** acrosomal vesicle となる．ゴルジ期の間，先体胞は大きくなり，内容物が増える．先体胞の位置によって，形成中の精子の前極が決定される．ゴルジ期には，中心子が核周囲領域から精子細胞の後極に移動し，そこで成熟した中心子が細胞膜に対して直角に並ぶようになる．中心子は，精子の尾部の**軸糸** axoneme を構成する9対の周辺微小管と2個の中心微小管の形成を開始する．

- **頭帽期** cap phase．頭帽期には，先体胞が核の前半部に広がる．この構造は**先体帽** acrosomal cap と呼ばれる．先体帽直下の核膜は，核膜孔が消失し，厚くなる．核の内容物は凝集する．精子細胞のDNAは，有糸分裂染色体のDNAのおよそ6分の1の大きさである．このようにDNAが高度に凝集するのは，精子完成中にコアヒストンに換わってクロマチン内に組み込まれたプロタミンという非常に塩基性の強い小タンパク質が存在するためである．

- **先体期** acrosome phase．先体期には，精子細胞の頭部はセルトリ細胞の奥深くに埋もれ，基底板側に向く．形成中の鞭毛は精細管の内腔側へ伸びる．精子細胞の濃縮した核は，扁平化して伸長する．核と核を覆う先体は前方の細胞膜直下に移動し，細胞質は後方へと移動する．細胞質の微小管は，円柱状の鞘，すなわち**マンシェット** manchette として組織化される．マンシェットは，先体の後縁から精子細胞の後極に向かって伸びる．

中心子は早期に鞭毛を発生し始め，やがて後方へと移動し，核の後面に向かい，そこで未熟な中心子は，核の浅い溝に付着する．その後，中心子は修飾され，精子の**結合部** connecting piece，すなわち**頸部** neck region を形成する．核に接着した中心子の部位からは9個の外側粗大線維（外緻密線維ともいう）が軸糸の微小管周囲に伸び，さらに尾部内へと伸びる．頸部の粗大線維は，核と鞭毛を結びつけるため"結合部"と名づけられている．

細胞膜が後方に伸びて伸長中の鞭毛を覆うようになると，マンシェットは消失する．そして，ミトコンドリアが残存する細胞質から頸部領域の粗大線維とそのすぐ後方の伸長部の周囲に移動し，らせん状の強固な鞘を形成する（図22.12）．この領域は精子鞭毛の**中間部** middle piece である．中間部より遠位側では，2本の縦柱と多数の結合肋骨（周囲肋骨）からなる**線維鞘** fibrous sheath が形成されて**主部** principal piece にある9個の縦線維を取り巻き，鞭毛先端の近くまで伸びる．線維鞘より遠位にある短い部位は，**終末部** end piece と呼ばれる．

- **成熟期** maturation phase．精子細胞のリモデリング最終時期では，鞭毛周囲から余剰の細胞質が取り除かれて成熟精子がつくられる．余剰な細胞質は**残余小体** residual

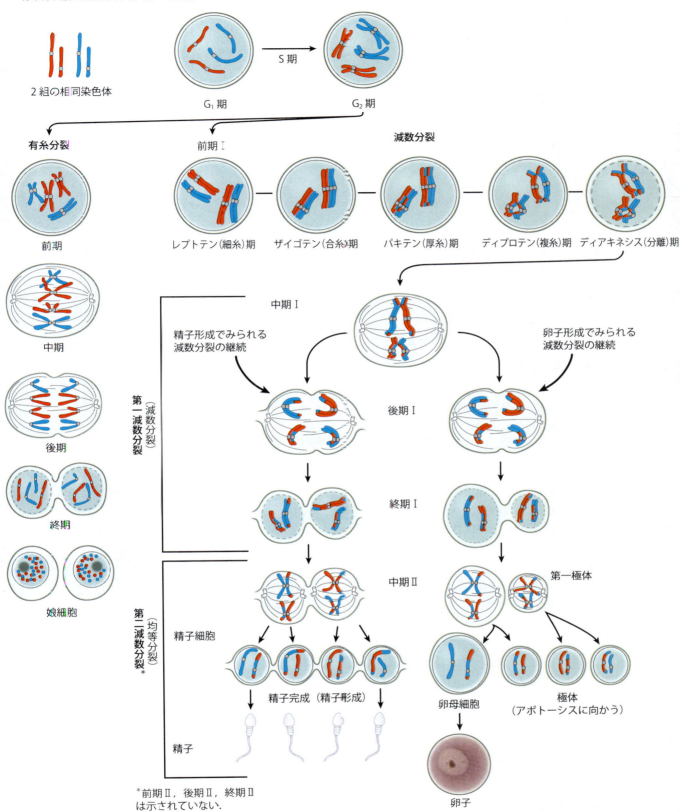

図 22.10 ▲ 造精細胞における有糸分裂と減数分裂の比較
母方由来と父方由来の 2 組の染色体（2n）を，それぞれ赤と青で示す．有糸分裂では，親（2n）細胞と遺伝的に同じ娘細胞がつくられる．減数分裂は，還元分裂と均等分裂の 2 部からなり，この過程を経て半数の染色体（n）を持つ細胞がつくられる．さらに，減数分裂の前期Ⅰで染色体がペアになっている間に，染色体の一部が交換され，すなわち交叉が起こり，遺伝的多様性が生まれる．ヒトでは第一極体は分裂しないが，他の種では分裂する．

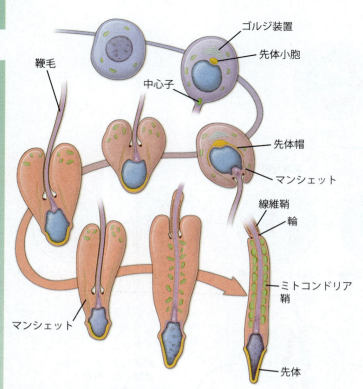

図 22.11 ▲ ヒトの精子完成の模式図
精子細胞の主要なオルガネラの基本的な変化を示す（詳細な説明は本文参照）．（Dym M. In: Weiss L, ed. Cell and Tissue Biology: A Textbook of Histology, 6th ed. Baltimore: Urban & Schwarzenberg, 1988 より改変．）

body とも呼ばれ，セルトリ細胞によって貪食される．前精母細胞期以来，形成中の造精細胞の特徴であった細胞間橋は，残余小体側に残る．精子細胞はこれ以上互いに接着せず，セルトリ細胞より放出される

精子細胞は，精子放出（排精）と呼ばれる過程で精細管内腔に放出される．

精子形成の成熟期が終わりに近づくと，伸長した精子細胞はセルトリ細胞から離れて精細管内腔に入る．精子放出（排精）と呼ばれるこの複雑な過程では，セルトリ細胞-精子細胞間特殊接着装置が徐々に除去され，精子細胞がセルトリ細胞から放出される．セルトリ細胞-精子細胞間接着装置には β1-インテグリンが存在し，排精時にインテグリン結合キナーゼの活性が上昇することから，精子細胞の放出は酵素によって制御されていると考えられる．精巣における排精の割合が，射出精液内の精子数を決定する．さまざまな薬物治療，毒物，性腺刺激ホルモンの抑制の結果，排精不全が起こる．排精不全では，精子が放出されずに留まって，セルトリ細胞に貪食される．

D. 成熟精子の構造

精子完成により，構造的にユニークな細胞が生まれる．

ヒト成熟精子は長さ約 60 μm である．**精子の頭部** sperm head は扁平で，その先端は尖り，長さ 4.5 μm，幅 3 μm，厚さ 1 μm である（図 22.12 参照）．核の前方 3 分の 2 を覆う先体帽には，ヒアルロニダーゼ，ノイラミニダーゼ，酸性ホス

ファターゼ，およびアクロシンと呼ばれるトリプシン様タンパク質分解酵素が含まれる．これらの先体酵素は，卵子透明帯を貫通するために必須である．精子が卵子に接着するときに起こる先体内酵素の放出は，**先体反応** acrosome reaction の

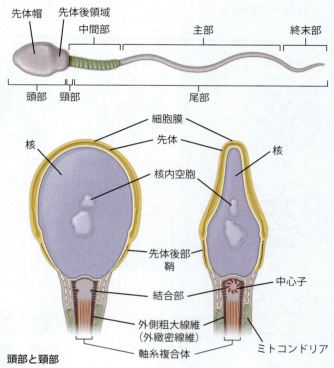

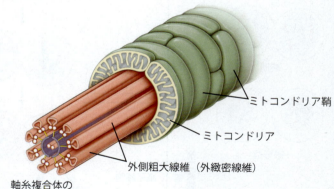

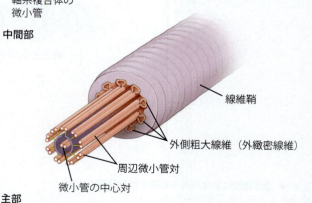

図 22.12 ▲ ヒト精子の模式図
精子の区分を一番上に示す．精子の頭部（前頭断面と矢状断面），中間（片）部および主部の主要構造を右側に示す．（Pederson PL, Fawcett DW. In: Hafez ESE, ed. Human Semen and Fertility Regulation in the Male. St. Louis: CV Mosby, 1976 より改変．）

第1段階である．複雑なこの過程を経て，精子の進入や続いて起こる受精が促進され，また余剰な精子が卵子へ進入するのを防ぐ．

精子の尾部 sperm tail は，頸部（結合部），中間部，主部，および終末部に分かれる．短い頸部は中心子と粗大線維の起始部を含む．中間部は長さ約 $7\mu m$ であり，粗大線維と軸糸の複合体周囲をらせん状に包むミトコンドリアを含む．ミトコンドリアは尾部の運動のエネルギーを供給し，精子運動に重要である．主部は長さ約 $40\mu m$ で，粗大線維と軸糸複合体の外側にある線維鞘を含む．終末部は成熟精子鞭毛の末端約 $5\mu m$ であり，軸糸複合体のみを含む．

精上皮から放出された直後の精子は精巣上体内で作用を受け，運動能を獲得してさらなる成熟過程に入る．

放出された直後の精子は動くことができず，セルトリ細胞の分泌液の中で精細管内を運ばれる．分泌液と精子は，固有層の精細管周囲収縮細胞の蠕動収縮の助けを借りて精細管内を流れる．その後，これらはセルトリ細胞のみからなる短い精細管直部の**直精細管** straight tubule に入る．さらに，精巣縦隔部において，単層立方上皮で覆われる吻合路系である**精巣網** rete testis に入る（PLATE 87, p.824）．その後，精巣網から精路の最初の部位である**精巣輸出管** efferent ductule/ ductuli efferentes の精巣外部位に入り，**精巣上体管** duct of the epididymis（ductus epididymis）の近位部へと進む．精子は，著しく迂曲した長さ $4\sim5$ m の精巣上体管を通る間に運動能を獲得し，いくつかの成熟変化を遂げる．その変化には以下のものが含まれる：

- ヒストンからプロタミンへの置換にいたる一連のクロマチンのリモデリングにより，核 DNA がさらに凝集．精子頭部は小さくなる．
- 細胞質のさらなる減少．精子はさらに細くなる．
- 細胞膜の脂質，タンパク質，糖鎖の変化．
- 細胞膜の変化〔訳注：原書では outer acrosomal membrane となっているがこれは誤りで，plasma membrane が正しい〕（デキャパシテーション）．表面関連デキャパシテーション因子が付いて精子の受精能を阻害する（p.811）．

精巣上体通過中の精子運動開始は，サイクリックアデノシン一リン酸（cAMP）とカルシウムイオン（Ca^{2+}）の細胞内濃度レベルと，細胞内の pH の変化に最も関連する．これらの要素は，プロテインキナーゼとプロテインホスファターゼの作用で生じるタンパク質リン酸化の変化によって，鞭毛の動きを調整している．たとえば，プロテインキナーゼA活性を薬剤で刺激すると精子の運動が増え，一方でプロテインホスファターゼ活性を抑制すると，精子の運動が開始されたり促進される．このことから，ホスファターゼは精子の運動能の制御に重要な役割を果たすことが示唆される．

遠位になるにつれて太くなる精巣上体管を取り巻く平滑筋の収縮は，蠕動運動により，精子を遠位部まで輸送し，精子は精巣上体管の遠位部で射精されるまで貯蔵される．

精子は，男性精路内では数週間"生きる"ことができるが，女性生殖管内では2, 3日しか"生存"できない．精子が卵子への受精能を得るのは，女性生殖管内でしばらく過ごした後のみである．この過程は，精子細胞膜上の糖衣成分（複合糖質）の除去や置換の過程を含み，**キャパシテーション** capacitation と呼ばれる．精子のキャパシテーションについては CHAPTER 23 で詳細に解説する．

4. 精細管

A. 精上皮の周期

分化中の造精細胞は，**精上皮** seminiferous epithelium の内で無秩序に配列しているのではない．特定のタイプの造精細胞は互いにグループを形成する．これらのグループあるいは**連合** association ができる理由は，A型明調精祖細胞の子孫が細胞間橋でつながれているためであり，また，同調した造精細胞はそれぞれの成熟段階で一定の時間を費やすためである．幹細胞の子孫は細胞間橋でつながれ，同調して有糸分裂と減数分裂を行って成熟するため，分化の全時期が連続的に，**精細管** seminiferous tubule 内のどの場所でも起こる（図 22.10 参照）．

1つの認識できるグループあるいは**細胞連合** cell association は，1周期のうちの1ステージと考えられる．精細管のどこかで，同じ細胞連合パターンが2回出現する間にみえる一連のステージを，**精上皮の1周期** a cycle of the seminiferous epithelium という．精上皮の周期はラットで最もよく研究されており，連続する14ステージが精細管に沿ってみえる．ヒトの精上皮周期は，6つのステージあるいは細胞連合に決められる（図 22.13）．ヒトでは，細胞連合がモザイク状となり不規則なパッチ状であるため，ステージはげっ歯類のようには明瞭でない．

ヒトの精子形成期間はおよそ74日である．

トリチウム標識したチミジンを1回注射した後に精細管の生検を連続して行うと，ある特定の細胞世代を追跡できる．この方法により，標識された細胞がさまざまなステージを経過するのに必要な時間を特定することができる．形成中の造精細胞のいくつかの世代は，精上皮の決まった場所で決まった時期にある厚さの層をなして存在し，特徴的な細胞連合を生み出す．オートラジオグラフィ法を用いた研究によると，精上皮サイクルは一定であり，ヒトでは約16日間続く．ヒトでは，幹細胞が産生する精祖細胞が精子形成過程を完了するには，約4.6サイクル（それぞれ16日の長さ），すなわち約74日が必要である．その後，精子が精巣上体を通過するには，約12日が必要である．ヒト精巣では，毎日約3億個の精子がつくられる．精子形成に必要なサイクルと時間の長さは種によって一定であり，固有である．そのため，たとえば男性不妊症治療のような薬理学的介入により，精子形成の最初の時期に影響する薬剤が投与されると，精子産生に対する効果を確かめるためには約86日を必要とする．

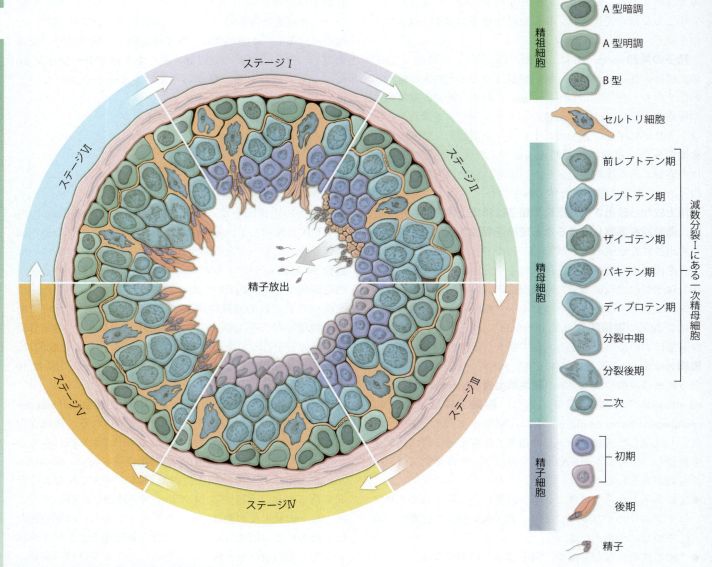

図 22.13 ▲ ヒト精上皮のステージの模式図
この模式図は，ヒト精上皮のサイクルで起こる 6 つの造精細胞の連合（ステージ）のそれぞれを示す．精子形成のステージは，さまざまな分化段階のステップにある精子細胞に観察される変化に基づいて，人為的に定義されたものである．1952 年にヒトの精細管の 6 ステージが Leblond と Clermont によって最初に記述され，それ以降ほとんどの研究者がこれを採用している．ステージは I～VI のローマ数字で示される．（図中の細胞連合は Clermont Y. The cycle of the seminiferous epithelium in man. Am J Anat 1963; 112: 35–51 の図をもとにしている．）

B. 精上皮の波

すでに述べたように，精細管の周期は精上皮の任意の場所で経時的に起こる変化である．さらに，**精上皮の波** wave of the seminiferous epithelium は，精細管長に沿った細胞連合のパターン（精子形成のステージ）の分布である．げっ歯類とヒトに近い霊長類を含む哺乳類では，おのおののステージが精細管のかなりの長さを占め，それらのステージが精細管の長さに沿って連続して出現するようにみえる．ラットでは，おのおのの精細管には約 12 の波がみられる．精細管の横断面では，通常，1 種類の細胞連合のみがみられる．ヒトの精細管では精上皮の波はみられず，精細管に沿う精子形成のステージの配置は不規則である．ヒトの精細管では，それぞれの細胞連合のパターン（精子形成のステージ）はパッチ状の分布である（図 22.14）．そのパッチ状の分布が，精細管の円周全体に及ぶことや連続して出現することはない．そのため，ヒトの精細管の横断面では，精細管の円周に沿って扇型に配列したサイクルの 6 つの異なるステージが観察される．

C. セルトリ細胞

セルトリ細胞は精細管の真の上皮を形成する．

セルトリ細胞 Sertoli cell（**支持細胞** sustentacular cell）は分裂能を持たない背の高い円柱上皮細胞であり，精細管の厚い多層の基底板上に存在する（図 22.15）．セルトリ細胞は，その表面に接着する減数分裂後の形成中の精子を支持する細胞である．セルトリ細胞には，非常に多くの滑面小胞体，よく発達した粗面小胞体，大量の輪（環）状層板がある．また球状で伸長した多数のミトコンドリア，よく発達したゴルジ装

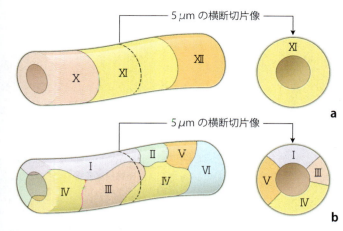

図 22.14 ▲ ヒトおよび他種の精上皮の組織構成の模式図
a. マウスやその他のげっ歯類では，1種類の特定の細胞連合が，精細管に沿ってさまざまな長さにわたり存在する．そのため，典型的な横断面では1種類の細胞連合のみが観察される．b. ヒトでは，精細管に沿って不定形の領域に細胞連合が存在するため，横断面では，典型的には2種類かそれ以上の細胞連合がみえる．

置，およびさまざまな数のリソソーム，脂肪滴，小胞，グリコーゲン顆粒を持つ．

セルトリ細胞の細胞骨格は最も精巧なものの1つであり，以下を含む：

- 微小管は豊富にあり，主に細胞の長軸に平行に走る．他の多くの細胞とは異なり，セルトリ細胞の微小管は，微小管形成中心（MTOC）から派生するのではなく，細胞の周辺部に中心部から派生する．セルトリ細胞の微小管はすべてマイナス端を細胞頂部に向け，プラス端を細胞底部に向けている．最近の研究では，微小管と微小管関連モータータンパク質は，小胞輸送に加えてセルトリ細胞の細胞質内に埋もれている伸長精子細胞の移動にも関連することが示唆されている．
- 中間径フィラメントはセルトリ細胞の細胞骨格の主要な要素であり，主にビメンチン（Ⅲ型の中間径フィラメントタンパク質）からなる．セルトリ細胞の中間径フィラメントは核周囲鞘を形成し，核を取り巻いて核と他のオルガネラを隔てている．中間径フィラメントは，核周囲鞘から伸びて隣接するセルトリ細胞と半デスモソームの間にあるデスモソーム様結合に付着している．
- アクチンフィラメントは，細胞接着装置に近い細胞膜直下に集中して存在する．アクチンフィラメントはセルトリ細胞の細胞間接着装置を強化し，安定化する．

ユークロマチン（正染色質）の多いセルトリ細胞の核はこの細胞が非常に活発であることを示し，通常では，核は卵形か三角形をしており，1つかそれ以上の深い切れ込みがある．セルトリ細胞の核の形と位置は変化に富む．その核は扁平となって細胞基底部の近くで基底部に平行に存在することもあるし，三角形や球形となって細胞基底部の近傍や基底部から離れた位置に存在することもある．ある種では，セルトリ細胞の核は，**カリオソーム** karyosome と呼ばれる1対のDNA

を含む小体を両側に持つ RNA を含む核小体から構成される3つに分かれたユニークな構造を持つ（図 22.16）．

ヒトでは，特徴的な**シャルコー・ベッチャー** Charcot-Böttcher の封入体が細胞質の基底部にみられる．この細い紡錘状の結晶体は長さ 10〜25 μm，幅 1 μm であり，通常の組織標本でみえる．封入体を透過型電子顕微鏡で解析すると，整然とは配列していないが，平行な，あるいは集束したまっすぐな濃く染まる直径 15 nm の細糸の束である（図 22.15 参照）．封入体の化学組成と機能は不明であるが，最近の研究で，リポタンパク質受容体（CLA-1）タンパク質が集積していることがわかった．このことから，封入体は脂質輸送に関与しており，セルトリ細胞によって利用されていることが示唆される．

セルトリ細胞−セルトリ細胞間接着装置は，構造的にユニークな膜と特殊化した細胞内特殊構造からなる．

セルトリ細胞は通常の細胞ではみられないセルトリ細胞−セルトリ細胞間接着装置により，互いに結合する（図 22.17）．この装置の特徴の1つは，隣接する細胞間との間に 50 以上

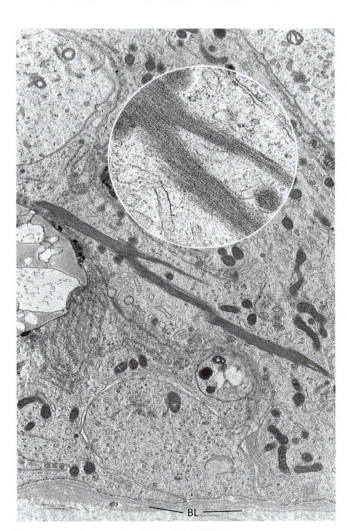

図 22.15 ▲ ヒトのセルトリ細胞の電子顕微鏡像
この電子顕微鏡像では，特徴的なシャルコー・ベッチャー Charcot-Böttcher の結晶封入体が，セルトリ細胞の細胞質基底側にみえる．方向を示すために基底板（BL）を示す．9,000 倍．**挿入図．** 高倍率像により，結晶様の線維を示す．27,000 倍．（Dr. Don F. Cameron の厚意による．）

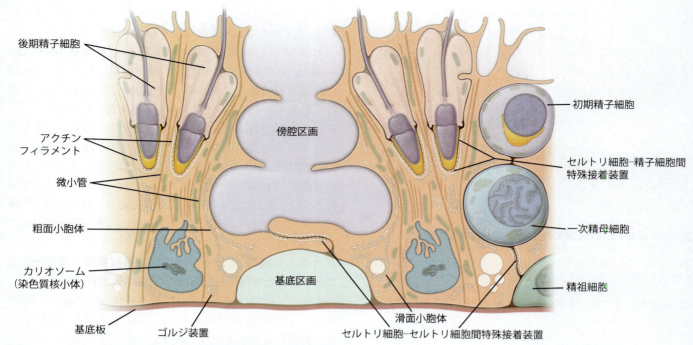

図 22.16 ▲ セルトリ細胞とこれに隣接する造精細胞の関係を示す模式図
この図は，隣接するセルトリ細胞の間にできるセルトリ細胞-セルトリ細胞間特殊接着装置，およびセルトリ細胞と後期精子細胞の間にできるセルトリ細胞-精子細胞間特殊接着装置を示す．セルトリ細胞-セルトリ細胞間接着装置は，血液-精巣関門を構成するタイト結合（密着結合）を含む接着装置である．セルトリ細胞頂部の細胞質の深いくぼみに存在するセルトリ細胞と後期精子細胞の間にできる特殊接着装置は，接着装置としてのみ機能する．セルトリ細胞の側方への突起は，精母細胞と精子細胞の表面にまで伸びる．微小管の配列や特徴的な核形態とカリオソームを含むセルトリ細胞の微細構造に注意せよ．（Bloom W, Fawcett DW. A Textbook of Histology. Philadelphia: WB Saunders, 1975 より許諾を得て転載．）

の融合線からなる非常に強い結合（密着帯）を持つことである．さらに，このユニークな接着装置の特徴は，下記の2つの細胞内成分を持つことである：

- **扁平な滑面小胞体槽** flattened cisterna of sER が隣接する接着装置部位の細胞膜に平行に存在する．
- **アクチン線維束** actin filament bundle が六角状に密に配列して，滑面小胞体槽と細胞膜の間に存在する．

セルトリ細胞内の似たような接着装置は，精子細胞が接着する部位にも存在する．しかし，そこにはタイト結合がなく，精子細胞には扁平な滑面小胞体槽とアクチン線維束もない（図22.16および図22.17参照）．その他のセルトリ細胞の特殊接着装置は，セルトリ細胞間のギャップ結合，セルトリ細胞と初期の造精細胞の間のデスモソーム様結合，そしてセルトリ細胞-基底板間のヘミデスモソームである．

セルトリ細胞-セルトリ細胞間接着装置は，精上皮を基底区画と傍腔区画に分け，減数分裂後の造精細胞の形成と分化を体循環系から隔離している．

セルトリ細胞-セルトリ細胞間の結合は，2つの上皮区画，**基底区画** basal epithelial compartment と**傍腔区画** luminal compartment（図22.16参照）を構築する．精祖細胞と早期の第一次精母細胞は基底区画（すなわち，セルトリ細胞-セルトリ細胞間接着装置と基底板の間）に限局して存在する．さらに分化した精母細胞と精子細胞は，セルトリ細胞-セルトリ細胞間の管腔側に限局して存在する．B型精祖細胞が有糸分裂して産生される初期の精母細胞が，基底区画から傍腔区画に移動するためには，接着装置を通過しなければならない．この細胞の移動は，セルトリ細胞突起間の新しい接着装置が新たに形成された精母細胞の直下に伸び，続いて精母細胞の上方にある結合装置が崩壊することにより起こる．このように，造精細胞の分化過程においては，傍腔区画では減数分裂と精子完成が起こる．

両区画において，造精細胞はセルトリ細胞の複雑な突起によって取り囲まれる．セルトリ細胞と分化中の造精細胞の間には，一般の細胞ではみられない密接な相互関係があるために，セルトリ細胞は"ナース nurse〔訳注："育む"の意〕細胞"，あるいは支持細胞として機能する（すなわち，セルトリ細胞は，分化中の造精細胞と循環系との間で代謝性物質や老廃物の交換を行う）．

さらにセルトリ細胞は，精子完成の最終段階で形成される残余小体を貪食し分解する．また，セルトリ細胞は，完全に分化できないすべての造精細胞を貪食する．

セルトリ細胞-セルトリ細胞間の接着装置は，血液-精巣関門の部位である．

上に述べたような物理的な区画化に加え，セルトリ細胞-セルトリ細胞間の接着装置は，血液-精巣関門と呼ばれる透過バリアとして機能する．このバリアはイオン，アミノ酸，糖やタンパク質の組成による精上皮内の生理的な区画化を形成するのに必須である．そのため，精細管内と排出管内の液体組成は，血漿や精巣リンパの組成とは著しく異なる．

血漿タンパク質と循環血中の抗体は，精細管腔から排除さ

胞に対して適正な微小環境を提供する．

　最も重要な点は，血液-精巣関門が，成人男性では遺伝子レベルで異なる，すなわち抗原性のある半数体の造精細胞（二次精母細胞，精子細胞，および精子）を免疫系から隔離することである．この関門は，精子内に産生された抗原あるいは精子に対する特有の抗原が体循環系に入るのを防ぐ．逆に，ある患者にみられるγ-グロブリンや抗精子特異抗体が，精細管内の形成中の造精細胞に到達するのを防ぐ（FOLDER 22.3）．したがって，血液-精巣関門は，造精細胞を免疫系から隔離するという必須の役割を持つ．

セルトリ細胞は，外分泌と内分泌の両方の機能を持つ．

　セルトリ細胞は，成熟中の精子が精細管から精巣内の導管へ移動するのを促進する液体を分泌するだけでなく，精祖細胞が精子に分化するのに必須の因子を分泌する．その因子は90 kDa の分子量を持つアンドロゲン結合タンパク質である．アンドロゲン結合タンパク質は，精細管の傍腔区画内のテストステロンを濃縮する．高濃度のテストステロンは，そこで形成中の精子が正常に成熟するために必須である．

　セルトリ細胞には，**卵胞刺激ホルモン** follicle-stimulating hormone（**FSH**）受容体とテストステロン受容体が発現しており，セルトリ細胞の分泌機能は FSH とテストステロンの両方の制御を受けている（図 22.18）．セルトリ細胞は，**インヒビン** inhibin を含め数種のホルモンを分泌している．インヒビンは 32 kDa の糖タンパク質ホルモンであり，FSH が下垂体前葉から分泌されるのを抑制するフィードバックに関与している．セルトリ細胞は，プラスミノーゲンを活性型のタンパク質分解ホルモンであるプラスミンに変換するプラスミノーゲン活性化因子の他，トランスフェリン（鉄輸送タンパク質）およびセルロプラスミン（銅輸送タンパク質）を合成する．さらに，セルトリ細胞は，成長因子や傍分泌因子として機能する糖タンパク質であるミュラー管抑制因子（MIF）や幹細胞因子（SCF），グリア細胞株由来神経栄養因子（GDNF）も分泌する．

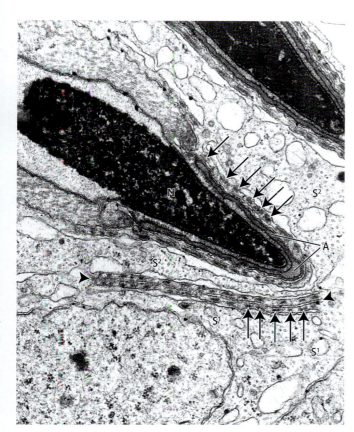

図 22.17 ▲ セルトリ細胞の細胞間結合の電子顕微鏡像
この電子顕微鏡像は，セルトリ細胞-セルトリ細胞間接着装置と，すぐ近くのセルトリ細胞-精子細胞間特殊接着装置を示す．精子細胞核（N）の凝縮と形成はよく進んでいる．V字型をした精子細胞の先体（A）が特殊接着装置に近接してみえる．この接着装置の特徴は微細フィラメント（アクチン）の束であり，ここでは横断されてみえる（→）．微細フィラメント束のすぐ近くには，関連する小胞体がみえる．その下にセルトリ細胞-セルトリ細胞間接着装置があり，セルトリ細胞（S¹）と隣接するセルトリ細胞（S²）をつないでいる．▶は接着装置の境界を示す．この接着装置は，セルトリ細胞-精子細胞間特殊接着装置にみられるものと同じ要素である．微細フィラメント束（→）と小胞体を持っていることに注意せよ．この倍率では，セルトリ細胞-セルトリ間接着装置に関連するタイト結合は明瞭ではない．30,000 倍．

れる．セルトリ細胞の分泌物（特にテストステロンと DHT に高い親和性を示すアンドロゲン結合タンパク質（ABP））は，精細管腔内に非常に濃縮されており，テストステロンを高い濃度に維持する．高濃度のテストステロンは形成中の造精細

5. 精巣内導管

　各精細管の末端部は，**直精細管** straight tubule/ tubuli recti

FOLDER 22.3　臨床関連事項：精子特異抗原と免疫反応

　血液-精巣関門の免疫学的重要性については，2 つの事実がよく知られている：
- 精子と造精細胞は，免疫系からは "異物" （非自己）と認識されるユニークな分子を持つ．
- 精子は，個体が免疫能（すなわち外来分子を認識して抗体を産生する能力）を持つよりもずっと後の思春期において最初に産生される．
- 造精細胞と精子の免疫系からの隔離が崩壊すると，精子特

異抗体が産生される．そのような免疫反応は，しばしば精管切断術後やある種の不妊症の場合にみられる．精管切断術後は，精子特異抗体は，免疫系の細胞が切断された精管から漏れ出た精子に露出される場合に産生される．この場合，精子はもはや生殖路内にあっても免疫系から隔離されない．ある種の不妊症の場合には，精子特異抗体は精液中にみられる．これらの抗体が精子を凝集するため精子は動けなくなり，卵子と相互作用することができない．

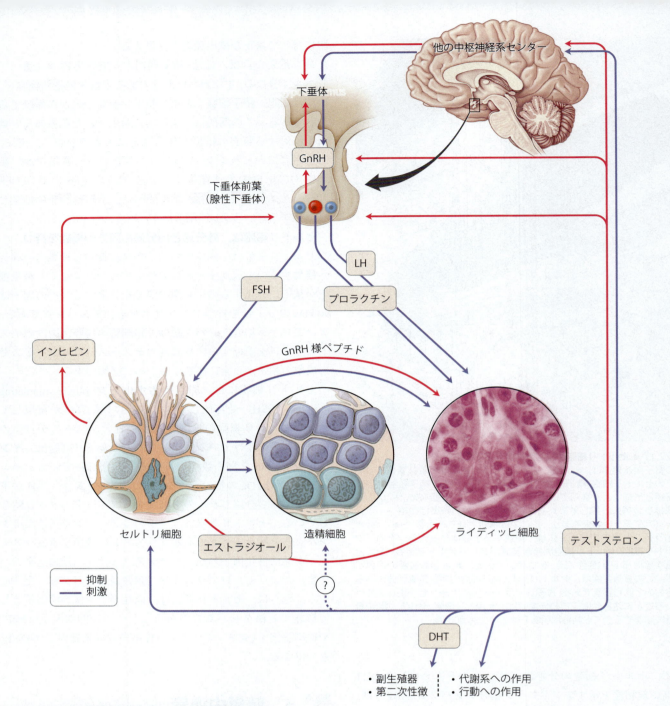

図22.18 ▲ 男性生殖機能のホルモン調節を示す模式図
→は刺激作用を，→は抑制性フィードバックを示す．説明は本文を参照．DHT：ジヒドロテストステロン，FSH：卵胞刺激ホルモン，GnRH：性腺刺激ホルモン放出ホルモン，LH：黄体化ホルモン．

へ突然移行する．この短い精細管の終末部には，セルトリ細胞のみが並ぶ（PLATE 87，p.824）．その終末部近くでは，直精細管は狭くなり，上皮は単層立方上皮へと変わる．

直精細管は**精巣網** rete testis に流入する．精巣網は，精巣中隔内の血管に富む結合組織内にある複雑に交流する導路の複合体である（図22.19）．単層立方上皮あるいは低い円柱上皮が精巣網の導路に並ぶ．これらの細胞は，細胞頂部表面にある1本の線毛と少数の短い微絨毛を持つ．

6. 排出導管系

排出導管系は，中腎管（ウォルフ管）と中腎細管から発生する．

ライディッヒ細胞の発生が開始し，テストステロン分泌が開始されることにより，中腎管（ウォルフ管）は刺激され，発生中の精巣の導管系へと分化する（図22.20）．発生中の精巣に隣接する中腎管部は，迂曲して**精巣上体管** duct of the epididymis に分化する．さらに，この部に残存する約20の中腎細管は，発生中の輸精索と接触し，最終的に**精巣輸出管** efferent ductule になる（図22.21およびPLATE 88，p.826）．

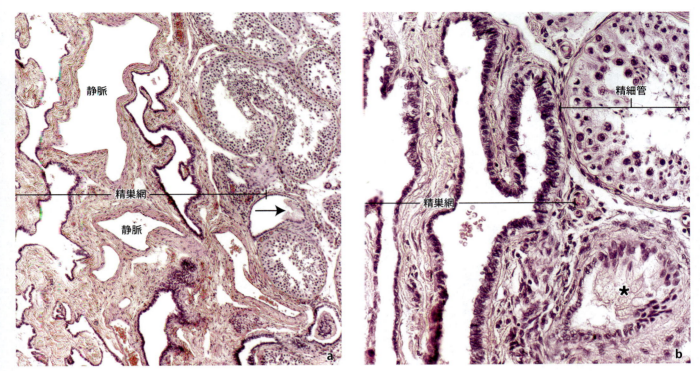

図 22.19 ▲ ヒト精巣の顕微鏡像
a. この H&E 染色標本は，精巣縦隔を含む部分を示す．右側には精細管があり，左側には精巣網の吻合する導管がある．→は直精細管の終末部を示し，内部がセルトリ細胞のみで覆われている．精細管の内容物が精巣網に入り，管が単層立方上皮に覆われるようになるのはこの部位である．70倍．b. 同じ標本の少し深い部分の切片の高倍率像は，精巣網（左）と精細管の横断面（右上），精細管が精巣網に入る直精細管の終末部（＊）を示す．この部分で上皮細胞が突然変化することに注意せよ．先に述べたように，精巣網の上皮は単層立方上皮である．275 倍．

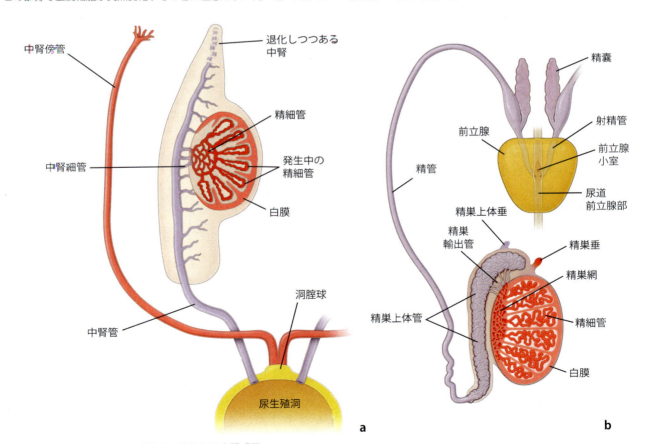

図 22.20 ▲ 精巣内細管系と排出導管系の発生を示す模式図
a. この図は，陰嚢に下降する前の発生第 7 週の精巣を示す．発生中の精巣内導管は，中腎管と中腎細管から生じることに注意せよ．b. 陰嚢内に位置する十分に発生した精巣の矢状断面図．精囊，射精管，精管，精巣上体はすべて中腎管から発生することに注意せよ．精巣輸出管は中腎細管に由来する．精細管，直精細管，精巣網は未分化生殖腺から発生する．前立腺は，骨盤尿道（尿生殖洞から派生したもの）から起こる多数の小突起から発生する．

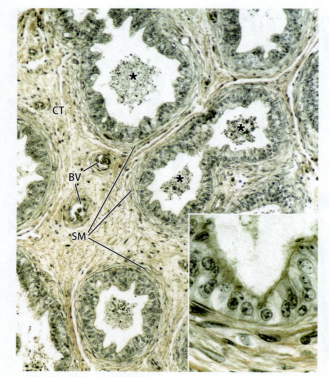

図 22.21 ▲ 精巣輸出管の顕微鏡像
この顕微鏡写真の標本は，精巣輸出管の上皮構造がよくみえるようにピクリン酸とヘマトキシリンで染色されている．精巣輸出管は多列円柱上皮で覆われる．管腔表面は，高円柱細胞と立方細胞の集団が交互に存在するため，不ぞろいな波打った様相を呈する．精巣輸出管は輪状に並んだ平滑筋（**SM**）に取り囲まれる．管の内腔内には精子（**＊**）が集塊をなしてみえる．結合組織（**CT**）は器官の間質を構成し，そこにさまざまな太さの血管（**BV**）が走る．120 倍．**挿入図．**多列立方上皮の高倍率写真では，まばらな線毛を持つ円柱細胞や立方細胞を示す．500 倍．

してエンドサイトーシス能に関連する他のオルガネラを持っている．精細管内で分泌された大部分の液体は，精巣輸出管で再吸収される．

排出管の平滑筋層は，最初に精巣輸出管の起始部に出現する．平滑筋細胞は，数層の厚さの細胞層を形成し，排出管壁では輪状の鞘のように配列する．平滑筋細胞間には弾性線維が散在する．精巣輸出管内での精子輸送は，線毛運動とこの線維筋性層の収縮によって大きく影響される．

A．精巣上体

精巣上体は精巣輸出管と精巣上体管を含む器官である．

精巣上体 epididymis は，精巣の上面から後面に沿って存在する三日月形の構造である．その大きさは長さ約 7.5 cm であり，精巣輸出管と精巣上体管，それに伴う血管，平滑筋，そして結合組織性被膜からなる（図 22.22 および PLATE 88，p.826）．精巣上体の管は著しく迂曲し，長さ 4 〜 6 m である．精巣上体は頭部，体部，尾部に分けられる（図 22.4 参照）．精巣輸出管が精巣上体の頭部を占め，精巣上体管が体部と尾部を占める．新しくつくられた精子は精巣から精巣上体に入り，精巣上体管を通過中に成熟し，運動能と卵子との受精能を獲得する．このアンドロゲン依存性の成熟過程で，精子頭部は，精巣上体液中の複合糖質を含む**被覆性デキャパシテー**

精巣輸出管は，発生中の精巣網を精巣上体管につなぐ．中腎管の遠位部は厚い平滑筋の壁を形成し，**精管** ductus deferens となる．中腎管の遠位端の最終部は**射精管** ejaculatory duct と**精嚢** seminal vesicle になる．

精巣輸出管内面は多列円柱上皮で覆われる．

ヒトでは，約 20 本の精巣輸出管が，精巣縦隔の上端にある精巣網の導路を精巣上体管の近位部につなぐ．精巣輸出管は精巣を離れると著しく迂曲し，6 〜 10 本の円錐状の塊，すなわち**輸出管円錐** coni vasculosi を形成する．その基部は精巣上体の頭部を形成する．この輸出管円錐は，それぞれ長さ約 10 mm であり，著しく迂曲した長さ 15 〜 20 cm の管を含む．輸出管円錐の基部では，精巣輸出管が 1 本の導路である精巣上体管に開く（図 22.4 参照）．

精巣輸出管には多列円柱上皮が並ぶ．この上皮は，背の高い細胞と低い細胞の集団があるため，管腔表面はのこぎり状である（図 22.21 参照）．円柱細胞の間には，上皮細胞の幹細胞として機能する少数の基底細胞が散在する．背の高い円柱細胞は線毛細胞である．背の低い非線毛細胞は，その頂部表面多数の微絨毛と小管状の陥入を持つ．さらに，多数のピノサイトーシス小胞，膜結合性の濃染顆粒，リソソーム，そ

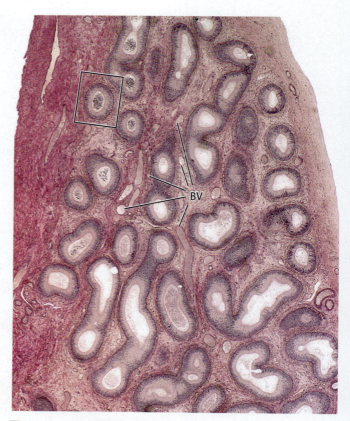

図 22.22 ▲ ヒト精巣上体の顕微鏡像
この H&E 染色切片の顕微鏡像は，著しく屈曲した精巣上体管を示す．その屈曲した様相を反映して，精巣上体管の断面はさまざまな形にみえる．結合組織内にはさまざまな形の血管（BV）がみえる．血管は管に沿って走る傾向があるため，これらの血管の断面も多様な形状を呈する．四角で囲まれた管の断面を図 22.23 の高倍率写真で示す．30 倍．

ション因子 surface-associated decapacitation factor が付加されることによって修飾される．デキャパシテーションと呼ばれるこの過程は，精子の受精能を可逆的に抑制する．被覆性デキャパシテーション因子は，後に女性生殖器官内で受精の直前に起こるキャパシテーション過程で精子から離れる．精巣上体で成熟した後，精子はその一倍体の DNA 内容物を卵子に輸送できるようになる．そして，キャパシテーションの後，精子は卵子透明帯上の精子受容体に結合する．この結合が先体反応を誘起し，精子は先体内酵素を利用して卵子の外層（透明帯）を通過する．

精巣上体の多列上皮の主細胞の特徴は不動毛である．

排出管系のほとんどがそうであるように，精巣上体管には多列円柱上皮が並ぶ（図 22.23）．一般的に，上皮は 2 種類の細胞からなる：

- **主細胞**は，精巣上体頭部における約 80 μm から尾部における約 40 μm まで，高さが変化する．**不動毛** stereocilia と呼ばれる多数の長く変化した微絨毛が主細胞の管腔面から伸びる（PLATE 88, p.826）．不動毛の長さは，精巣上体頭部における 25 μm から尾部における約 10 μm まで変化する．
- **基底細胞**は基底膜上に存在する小さく丸い細胞である．

これは管上皮の幹細胞である．

さらに，**ハロー細胞**（暈細胞）halo cell と呼ばれる遊走リンパ球がしばしば上皮内にみられる．排出導管系の最近位部では，精巣上体上皮にリンパ球が存在するのは正常である．

精巣上体細胞は，吸収と分泌の両方の機能を行う．

精巣輸出管で再吸収されなかった液体のほとんどは，精巣上体の近位部で再吸収される．上皮細胞は，精巣上体管内で変性した精子を貪食するだけでなく，セルトリ細胞によって排除されなかった残余小体も貪食する．主細胞頂部の細胞質にある不動毛の基部には，被覆小胞，**多胞小体** multivesicular body，そしてリソソームを伴う無数の陥入が含まれる（図 22.24）．

主細胞は，グリセロホスホコリン，シアル酸，糖タンパク質を分泌する．糖衣やステロイドに加えて，これらは精子の成熟を補助する．主細胞は，基底部に局在する核周囲を取り囲む無数の粗面小胞体槽や非常に大きな核上部のゴルジ装置を持つ．滑面小胞体や粗面小胞体は頂部細胞質にも存在する．

精巣上体管の平滑筋の被覆は，次第に厚さが増し，精巣上体尾部では 3 層になる．

精巣上体頭部と体部のほとんどでは，精巣輸出管に似て，平滑筋の被覆は輪状平滑筋の薄い層からなる．尾部では，これに内層と外層の縦走筋が加わる．これらの 3 層はその後，次の排出導管系である精管の 3 層の平滑筋層に連続する（PLATE 89, p.828）．

平滑筋機能の違いは，これらの形態的違いに対応している．精巣上体の頭部と体部では，自動的なリズミカルな蠕動収縮により精子が管に沿って移動する．精巣上体尾部では主に成熟精子を貯蔵するため，蠕動収縮はほとんど起こらない．これらの精子は，射精に伴う適切な神経刺激による 3 層の平滑筋層の激しい収縮によって，精管に送り出される．

B. 精管

精管は排出導管系の最も長い部分である．

精管 ductus deferens/ vas deferens は精巣上体尾部に直接連続する（図 22.1 参照）．精管は精巣血管や神経に接して精巣の後縁に沿って上行する．その後，鼠径管を通って精索の内容物の 1 つとして腹部に入る．精索は，精巣に出入りするすべての構造を含む．精索は，精管に加え，精巣動脈，精管への小動脈と精巣挙筋，蔓状静脈叢，リンパ管，自律神経線維，陰部大腿神経の陰部枝を含む．これらのすべての構造物は，前腹壁に由来する筋膜性被覆によって覆われる．精索を離れると，精管は骨盤内を膀胱の高さまで下行し，そこで精管の遠位端は膨らんで，精管膨大部を形成する．そこで膨大部は精嚢の導管と一緒になり，前立腺を通り，**射精管** ejaculatory duct となって尿道に続く．

精管は，精巣上体の上皮に非常に似た多列円柱上皮で覆われる（PLATE 89, p.828）．背の高い円柱細胞は不動毛を持ち，内腔に突出する．円形の基底細胞は基底板上に存在する．しかし，精巣上体と違い，精管の内腔は平滑ではない．組織学

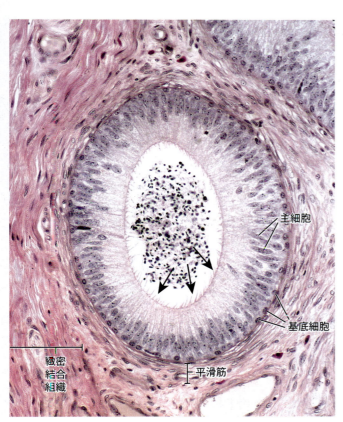

図 22.23 ▲ ヒト精巣上体管の顕微鏡像
図 22.22 の四角で示した部分の高倍率像は，2 種類の精巣上体の上皮細胞（主細胞と基底細胞）を示す．主細胞の頂部から不動毛（→）が伸びる．基底細胞の核は球状であり，基底膜近くに存在するが，主細胞の核は円柱状で，細胞の形である弓柱形と一致する．精巣上体管のまわりには，輪状に並んだ平滑筋細胞が取り巻く．管の内腔は無数の精子を含む．250 倍．

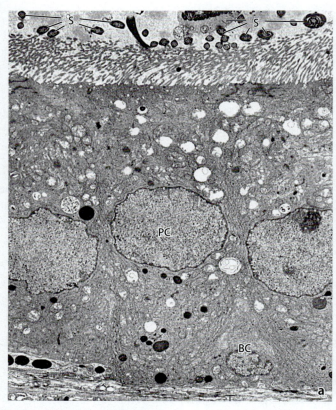
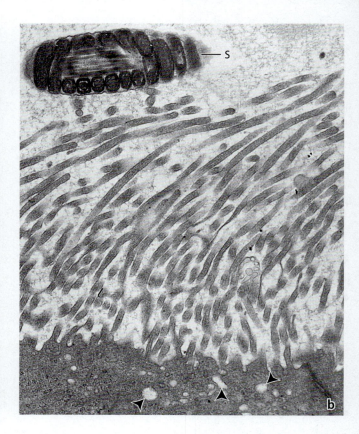

図22.24 ▲ 精巣上体の電子顕微鏡像
a. 内腔に伸びる主細胞（PC）と上皮基底部に局在する基底細胞（BC）を示す精巣上体上皮の電子顕微鏡像．精子（S）の断面が内腔にみられる．主細胞の頂部細胞質には無数の長い微絨毛（不動毛）がみられる．3,000倍．b. 無数の長い微絨毛（不動毛）を持つ上皮細胞の頂部表面．精子（S）の中間部が内腔に明瞭にみえる．ピノサイトーシス小胞は，小さく明るい球状の輪郭（➤）を持つ．13,000倍．

標本では（図22.25），精管の全長において，縦走する深いヒダが突出してみえる．この現象は，おそらく組織固定時に精管の厚い筋被覆層（1〜1.5 mm）が収縮するためであろう．

精管膨大部は，より高い分枝状の粘膜ヒダを持ち，しばしば腺性の憩室を示す．膨大部を取り巻く筋性被覆は精管の他の部位よりも薄く，縦走筋層は射精管基部の近くで消失する．膨大部と射精管の上皮は，分泌機能を持つと思われる．細胞は多数の黄色い色素顆粒を含む．射精管壁は，前立腺の線維筋性組織に置き換わるために筋層を欠く．

7. 付属生殖腺

1対の精囊は，フルクトースに富む液体を分泌する．

精囊 seminal vesicle は，1対の細長く非常に屈曲した管状の腺であり，膀胱後壁上に位置し，精管の膨大部に沿って存在する．左右の精囊から出た短い導管が，精管の膨大部と一緒になり，射精管を形成する．精囊は，中腎管（ウォルフ管）の膨出部として，将来の膨大部領域内で発生する．精囊壁は，粘膜，薄い平滑筋層，線維被膜からなる（図22.26）．粘膜は，多数の一次，二次，三次のヒダをつくり，それにより分泌表面積が増す（PLATE 91, p.832）．このように形成された不整な小室は，すべて内腔と交通している．

多列円柱上皮は，背の高い非線毛円柱細胞と，基底板上に存在する背の低い円形の細胞からなる．背の低い細胞は，排出導管系の他の細胞と同じに思える．これらの細胞は幹細胞として機能し，円柱細胞となる．円柱細胞はタンパク質分泌細胞の形態を持ち，よく発達した粗面小胞体と頂部細胞質内には大きな分泌小胞を持つ．

精囊の分泌物は，黄白色で粘性のある物質である．これは，精子の主要な代謝基質であるフルクトースを含む．その他に，単糖，アミノ酸，アスコルビン酸，プロスタグランジンを含む．プロスタグランジンは最初に前立腺から分離されたが（それゆえこの名前である），実際には精囊で大量に合成される．射精時，精囊の平滑筋層の収縮によりこれらの分泌物は射精管へ排出され，精子が尿道から流出するのを助ける．精囊の分泌機能と形態は，テストステロン制御下にある．

8. 前立腺

前立腺は最大の付属生殖腺であり，形態的に，また機能的にいくつかの領域に分けられる．

前立腺 prostate は，男性生殖器系では最大の付属生殖腺である．その大きさと形は通常，くるみ様である．前立腺の主な機能は，透明なややアルカリ性（pH 7.29）の液体を分泌し，

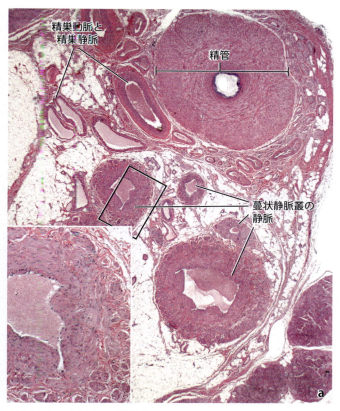
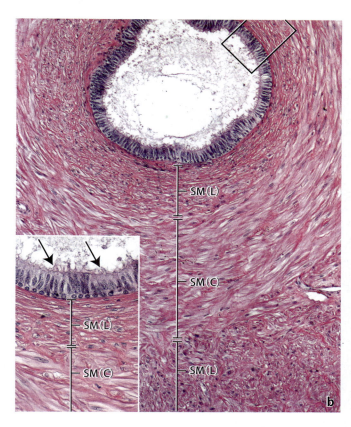

図 22.25 ▲ ヒト精索の顕微鏡像
a. この低倍率の顕微鏡像は，いくつかの構造を含む精索の横断面を示す．精索内の構造には，精管，それに付随する精巣動静脈，蔓状静脈叢が含まれる．15倍．**挿入図．** 蔓状静脈の高倍率写真．外膜と内膜内の縦走平滑筋（横断端）の束に注意せよ．55倍．b. 精管のこの断面像は，内縦走筋層（SM（L））中輪状筋層（SM（C）），外縦走筋層（SM（L））からなる3層の厚い平滑筋層の壁を示す．100倍．**挿入図．** この高倍率写真は精管を覆う多列円柱上皮を示す．背の高い主細胞は，長い微絨毛（不動毛；→）を持つ．基底細胞は基底膜に近接し，球形の核を持つ．215倍．

精液を形成することである．前立腺は骨盤内で膀胱の下方にあり，前立腺部尿道を取り囲む．前立腺は，30～50個の管状胞状腺が構成する3つの同心円状の層で構成される．すなわち，内層の粘膜層，中間の粘膜下層，主前立腺層を含む辺縁層である（図22.27）．粘膜層の腺は尿道に直接分泌する．他の2つの層は，尿道後壁にある尿道稜の両側にある前立腺洞に開口する導管を持つ．

成人の前立腺実質は，解剖学的・臨床的に4つの明瞭な領域（域あるいは層ともいう）に分けられる：

- **中心域**は，前立腺を貫きながら射精管を取り巻く．中心域は腺組織の約25%を含み，がんや炎症になりにくい．中心域の細胞は，他の領域に比較して形態的に明瞭な特徴（より明瞭でやや塩基性の細胞質を持ち，異なる位置にある大きな核）を持つ．最近の発生学的知見は，この領域は発生中の前立腺内に入り込んだ中腎管細胞に由来することを示唆している．
- **辺縁域**は前立腺の腺組織の70%を構成する．この領域は中心域を取り囲み，前立腺の後部と外側部を占める．ほとんどの前立腺がんはこの辺縁域から起こる．辺縁域は直腸指診で触れる．この領域は炎症を起こしやすい．
- **移行域**は尿道前立腺部を取り囲む．移行域は，前立腺の腺組織の約5%を構成し，粘膜腺を含む．高齢の男性では，この領域の実質はしばしば過剰な分裂（過形成）を起こし，上皮の結節塊を形成する．この領域は尿道前立腺部に密接しているため，これらの結節は尿道前立腺部を圧迫し，排尿困難を起こす．この状態は良性前立腺肥大（BPH）として知られ，FOLDER 22.4（p.815～816）で考察する．
- **尿道周囲域**は粘膜腺と粘膜下腺を含む．BPHの後期にはこの領域が異常に増殖する場合があるが，それは主に間質成分から起こる．移行域の腺性結節とともに，この増殖はさらに尿道を圧迫し，膀胱内に尿が残る．

さらに，線維筋性間質は，尿道前方の前立腺前表面を占め，大量の平滑筋線維を含む不規則性緻密結合組織で構成される．

前立腺腺房の腺上皮の成長は，ジヒドロテストステロンによって制御される．

それぞれの前立腺領域では，腺上皮は一般的に単層円柱上皮であるが，単層立方上皮，扁平上皮，あるいは多列上皮である場合もある（図22.28）．前立腺の腺房は，特に高齢の男性ではしばしば直径2mmにもなるいろいろな形やサイズの前立腺石（デンプン様小体）を持つ（図22.28およびPLATE 90，p.830参照）．これらは切片では同心円状の層状構造体としてみえ，分泌物が細胞断片周囲に凝集して形成されると信

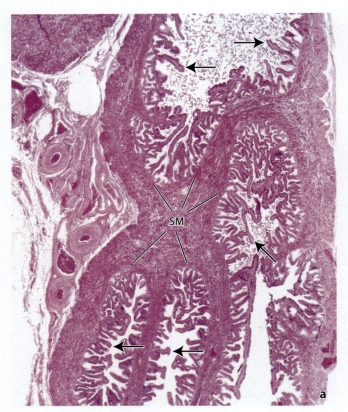
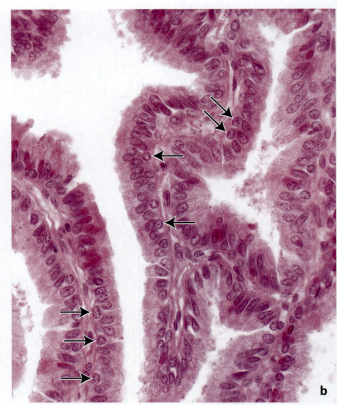

図 22.26 ▲ ヒト精嚢の顕微鏡像
a. この低倍率の顕微鏡像は，ヒト精嚢の H&E 染色切片の一部を示す．精嚢は屈曲した構造をしており，切片ではたくさんの管腔があるかのようにみえる．しかし，実際には管腔は 1 つである．粘膜は非常に折り込まれたヒダ状である（→）．内輪状層と外縦走層の 2 層からなる厚い平滑筋（SM）がまわりを囲む．20 倍．**b.** この高倍率写真は，多列円柱上皮に覆われた粘膜ヒダを示す．→は基底細胞を示す．500 倍．

じられている．部分的に石灰化している場合もある．

前立腺上皮細胞は，テストステロンや副腎皮質アンドロゲンのような性ホルモンの影響を受ける．これらのホルモンは腺上皮の分泌細胞に入り，5α-リダクターゼ酵素によって**ジヒドロテストステロン** dihydrotestosterone（**DHT**）に変換される．DHT はテストステロンの約 30 倍の効力がある．DHT がアンドロゲン受容体に結合すると，受容体の立体構造が変化し，細胞質内から核内に局在が変わる．ここで，リン酸化された二量体のアンドロゲン受容体の複合体が，標的遺伝子のプロモーター領域に存在するホルモン応答要素として知られる特異的な DNA 配列に結合する．アンドロゲン受容体の主要機能は，特異的な遺伝子の転写の直接的なアップレギュレーションあるいはダウンレギュレーションである．DHT は，正常な腺上皮の成長だけでなく，BPH やアンドロゲン依存性の前立腺がんの増殖と成長を促す．

前立腺は，前立腺酸性ホスファターゼ prostatic acid phosphatase（PAP），フィブリノリシン，クエン酸，前立腺特異抗原（PSA）を分泌する．

前立腺上皮細胞は，いくつかの酵素，特に PSA，PAP，フィブリノリシン，クエン酸を産生する．

- 前立腺特異抗原（PSA）は 33 kDa のセリンタンパク質分解酵素であり，臨床的に最も重要な腫瘍マーカーの 1 つである．正常な状態では，PSA は前立腺腺房内に分泌され，最終的には精液中に取り込まれる．腺房の分泌物は，射精時に，前立腺の線維筋性組織の収縮によって尿道前立腺部内に送り込まれる．PSA は主に前立腺分

図 22.27 ▲ ヒト前立腺の領域を示す模式図
この図は，前立腺の 4 領域とその前部線維筋性間質の相対的な位置を色分けして示す．

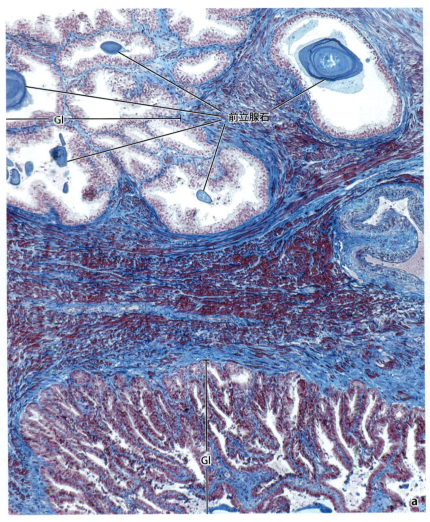
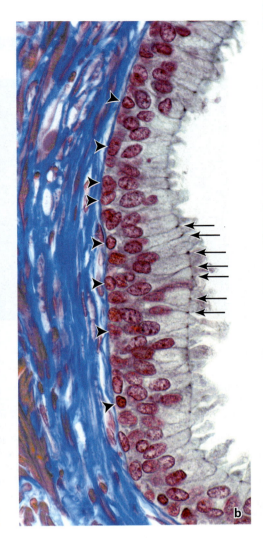

図22.28 ▲ ヒト前立腺の顕微鏡像

a. このマロリー・アザン染色標本は，管状胞状腺（Gl）と腺組織間の隔壁を形成する線維筋組織を示す．管腔内にはさまざまな大きさの前立腺石がみえる．この標本に使われている染色法では，間質の平滑筋要素（赤で染色）と緻密結合組織要素（青で染色）が容易に区別できる．60倍．**b.** この高倍率写真は，腺上皮が多列円柱上皮である場所を示す．結合組織（▶）に隣接した丸い核は基底細胞の核である．上皮の基底部から離れた部位にある細長い核は，分泌細胞の核である．これらの細胞の頂部にある明瞭な閉鎖堤（→）に注意せよ．緻密結合組織の中の赤く染色された部分は平滑筋である．635倍．

FOLDER 22.4　臨床関連事項：良性前立腺肥大症と前立腺がん

良性前立腺肥大症（結節性肥大症，BPH）はほとんど例外なく移行域と尿道周囲域で発生し，尿道の部分的あるいは完全な閉塞につながる（図F22.4.1a）．BPHの病因として広く受け入れられている説は，デヒドロテストステロン（DHT）の作用と関連する．DHTは，5α-リダクターゼの存在下で，間質細胞内で循環中のテストステロンから変換されて合成される．いったん合成されると，DHTは間質細胞上で自己分泌（オートクリン）因子として作用し，また腺上皮細胞の傍分泌（パラクリン）ホルモンとして作用する結果，細胞が増殖する（図F22.4.1b）．BPHは，程度の差はあるが，80歳までにすべての男性に起こると信じられている．

BPHを治療するには，いくつかの方法がある．非侵襲治療法には，前立腺の平滑筋を弛緩し，圧迫された尿道を減圧する薬物（α-受容体ブロッカー）治療がある．5α-リダクターゼのインヒビターがDHT濃度を減少するため，前立腺サイズが縮小し，尿道閉塞が減少することが，臨床試験の結果わかっている．低侵襲治療法としては，レーザー，マイクロ波，あるいは高周波エネルギーを使って，尿道閉塞を起こしている前立腺組織を破壊する治療法がある．この中には，間質レーザー凝集法（ILC），マイクロ波温熱療法，経尿道的針焼灼術（TUNA）が含まれる．最後に，前立腺の肥大した部分を切除するために，種々の外科手術が行われる．この中には，経尿道的前立腺切開術（TUIP），さらに経尿道的拡大前立腺切除術（TURP），そしてごく最近では，グリーンライトPVPと呼ばれる前立腺組織を蒸散させるためにレーザーエネルギーを使うTURP変法がある．

（次ページに続く）

FOLDER 22.4 臨床関連事項：良性前立腺肥大症と前立腺がん（続き）

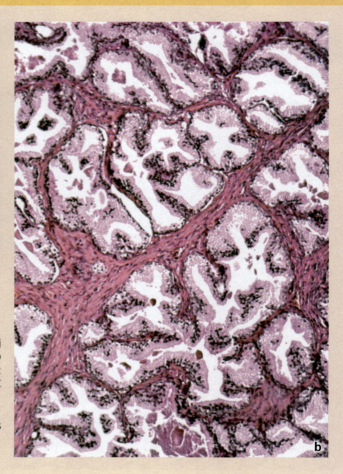

図 F22.4.1 ▲ 良性前立腺肥大症（BPH）

a. この写真は，BPH 患者から外科的に切除した前立腺の横断面を示す．断面には，尿道前立腺部を圧迫する境界が明瞭な多数の過形成結節を持つ肥大化した移行域がみえる．辺縁域には正常な組織像がみられることに注意せよ．（Jodi L. Hilderbrand, PA の厚意による．）**b.** 腺を覆う上皮の過形成を示す前立腺の顕微鏡像．上皮細胞が前立腺の管腔に突出するヒダをつくることに注意せよ．200 倍．（Rubin E, Gorstein F, Schwarting R, Strayer DS. Rubin's Pathology, 4th ed. Baltimore：Lippincott Williams & Wilkins, 2004；Fig. 17-40 より許諾を得て転載）．

前立腺がんは男性で最も起こりやすいがんの1つである．前立腺がん発症の危険性は 16.7％（6人に1人）である．前立腺がんの発症は年齢とともに上昇し，70〜80歳の男性の70％がこの病気になるだろうと推測されている．腫瘍は通常，腺内の辺縁域で成長する．この腫瘍の異常増殖は尿道を侵害せず，迅速な対応を要求する徴候を呈さないため，過去には早期発見は難しかった．したがって，前立腺がんは発見されたときにはしばしば手術適応外であった．しかし，1980年代後半の早期になって前立腺がんをスクリーニングするための前立腺特異抗原（PSA）が導入されると，この疾患の早期診断例が劇的に増加した．前立腺がんスクリーニングのプログラムにおいて，毎年の直腸指診とこのマーカーを用いれば，がんの早期発見率が非常に上昇することがわかっている．

前立腺がん発見のための PSA を用いたスクリーニングの有効性は現在論争中である．最近の疫学調査では，前立腺がんの診断を受けたが臨床的に問題がない男性の割合が 23〜66％になることが明らかになった．ほとんどの男性にとって，スクリーニングから受ける損害（繰り返される検査，積極的治療と患者の不安）の方がスクリーニングから得られる利益よりも大きいことから，現在の見解では，前立腺がんのスクリーニングの価値はほとんどの場合低いと考えられている．そのため，医療従事者に対してスクリーニングのガイドラインや推奨を行う医療専門家および保健機関の間では，PSA を用いた前立腺がんのスクリーニングは現在では論議の的となっている．

現在，最もよく用いられている前立腺がんの進行段階評価 Gleason スコアは，腫瘍の挙動や患者の生存率の予測に用いられる．前立腺がんの最大部分から得られる2ヵ所の生検組織を，グレード1〜5に分類する．グレード1では，がん細胞は高分化で最もゆっくりした成長を示し，その侵襲性は最も低い．グレード5では，がん細胞は低分化で成長は最も速い．2ヵ所のグレードを合計して Gleason スコアを求め，2〜10で表される．スコアが高ければ高いほど，がんは成長が速く，速く広がりやすい．

がんの治療は，がんが限局している場合は，外科的手段，放射線治療，あるいはその両方を行う．ホルモン療法は転移を有する進行がんに対する治療法である．前立腺がん細胞はアンドロゲンに依存しているため，この治療法の目標は，精巣摘除（精巣の除去）あるいはエストロゲンあるいは性腺刺激ホルモン放出ホルモン（GnRH）作動薬投与によってテストステロン産生を抑制し，最終的にテストステロン産生細胞を枯渇させることである．このような治療法にもかかわらず，転移を起こした患者の予後は悪い．

泌部内に放出されるため，健常なヒトの血中には極めてわずかの量（通常4 ng/mL未満）しか循環していない．しかし，前立腺がんでは血清中のPSA濃度は上昇する．というのも，がん化した腺上皮が大量のPSAを産生し，血中に誤って放出されるからである．それゆえ，PSAの上昇は前立腺がん細胞の活動の高さに直接関係する．PSAレベルが4～10 ng/mlになると，約25%のがんのリスクとなる．10 ng/ml以上になると，リスクは67%以上になる．血清中のPSA上昇は，前立腺がんの存在や進行を判断するための臨床マーカーとして利用される．最近では，少量のPSAが乳腺，卵巣，唾液腺，肝臓組織を含む多くの前立腺以外の組織とさまざまな腫瘍にも存在することが広く知られている．また，高濃度の血中PSAが，前立腺炎（前立腺の感染）や前立腺への血流障害，あるいはBPH（PSAスクリーニングに関する詳細はFOLDER 22.4を参照）のような良性（非がん性）の状態と関連している点も重要である．

- 前立腺酸性ホスファターゼ（PAP，100 kDa）酵素は，前立腺上皮細胞の細胞成長と代謝を制御する．血清中のPAP上昇は転移性前立腺がんの患者にみられるため，この酵素はPSAの代わりに前立腺腫瘍マーカーとしてルーチンに使われる．PAPとPSAの測定は，前立腺がんの予後を評価するのに役立つ．
- フィブリノリシンは前立腺で分泌され，精液を液化する．

A. 尿道球腺

尿道球腺は前精液を分泌する．

1対の**尿道球腺** bulbourethral gland（**カウパー腺** Cowper's gland）は，尿生殖隔膜内に位置するエンドウマメサイズの構造物である（図22.1参照）．各腺の導管は尿生殖隔膜の下部筋膜を通り抜け，陰茎部尿道の起始部と合流する．この腺は，構造的には粘液分泌腺に似た複合管状胞状腺である（図22.29）．単層円柱上皮はテストステロンの制御下にあり，機能状態に応じて高さが変化する．

透明な粘液様の腺の分泌物は，大量のガラクトースとガラクトサミン，ガラクツロン酸，シアル酸，メチルペントースを含む．性的刺激により，分泌物が放出される．分泌物は前精液の主な成分であり，陰茎部尿道を潤滑し，わずかに残っている酸性の尿を中和する．

9. 精液

精液 semenは，精巣からの液体と精子，さらに精巣上体，精管，前立腺，精嚢，尿道球腺からの分泌物を含む．精液は，排出導管系を通過する精子に栄養（たとえばアミノ酸，クエン酸塩，フルクトース）を与えて防御する．精液はアルカリ性（pH7.7）であり，尿道や膣の酸性環境を中和する．精液の主な構成要素は，精嚢液（65～75%）と前立腺液（25～30%）に由来する．これらに加えて，直精細管で完全には吸

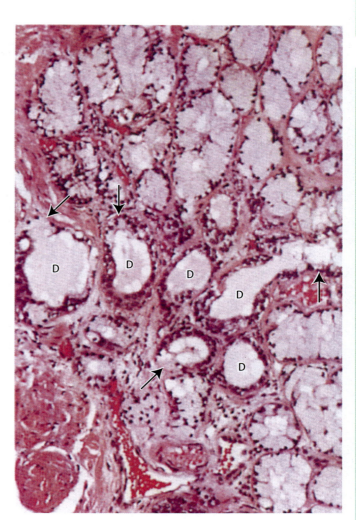

図22.29 ▲ ヒト尿道球腺の顕微鏡像
この顕微鏡像は，複合管状胞状腺である尿道球腺のH&E染色横断像を示す．上皮は円柱状の粘液産生細胞からなる．核は細胞内の蓄積した分泌物によって基底部に押しやられている．細胞質は典型的な粘液産生細胞と同様の外観を呈する．単層立方上皮で覆われた導管（D）に注意せよ．数本の導管は合流して1本の導出管を形成する．導管が粘液分泌細胞（→）を含む部位もみられる．40倍．

収されなかった精巣液（2～5%）と，1%未満である尿道球腺（カウパー腺）からの分泌物を含む．精液はまた，プロスタグランジン（精嚢で産生される）を含む．プロスタグランジンは男性と女性の生殖管内での精子の運搬に影響し，また受精卵が着床するために機能するだろう．

射精される平均的な精液の量は約3 mLであり，正常では精子数100×10^6/mLを含む．射精液中の精子の約20%は形態的に異常であり，25%近くが不動であると推測される．

10. 陰茎

陰茎の勃起は，陰茎海綿体と尿道海綿体の血管腔が充満することによる．

陰茎 penisは，主として2つの背側の勃起組織，すなわち**陰茎海綿体** corpora cavernosaと，尿道の海綿体部を含む1つの腹側の勃起組織，すなわち**尿道海綿体** corpus spongiosum

FOLDER 22.5 臨床関連事項：勃起のメカニズムと勃起不全

陰茎の勃起は中枢神経系によって開始される血管の現象であり，血管と神経の現象との間に起こる複雑な相互作用で維持される．中枢神経系は，陰茎の交感神経と副交感神経に関係する外的あるいは内的刺激（感覚刺激，認知，欲求など）に反応する．

副交感神経刺激により，小柱の平滑筋の弛緩とらせん動脈の拡張によって，勃起が始まる．これにより，**陰茎海綿体** corpora cavernosa より弱いが陰茎海綿体の拡張が起こる．小静脈が拡張性のない白膜に圧迫されることにより，動脈血が勃起組織内に貯蔵される．この過程は海綿体静脈閉鎖メカニズムと呼ばれる．白膜は，陰茎海綿体からの血液を排出する大きな静脈も圧迫し，静脈血の排出も妨げられる結果，腫脹が起こり陰茎が固くなる．

陰茎勃起の開始と維持の間，2つの神経メディエーターであるアセチルコリンと一酸化窒素が，平滑筋の弛緩に関係する．

- アセチルコリンは副交感神経終末で放出され，主として陰茎海綿体の血管腔にある内皮細胞に作用する．これにより血管作動性消化管ペプチド（VIP）が放出されるが，さらに重要なことは，一酸化窒素が放出されることである．
- 一酸化窒素（NO）は，小柱の平滑筋細胞のグアニル酸シクラーゼを活性化し，サイクリックグアノシン一リン酸（cGMP）を産生する．cGMPは平滑筋を弛緩させる．

交感神経刺激により，小柱内のらせん動脈の平滑筋細胞が収縮し，陰茎は勃起を終了する．これらの現象により陰茎海綿体の血流が減少し，結果的に勃起組織の内圧が下がり，正常な静脈圧になる．陰茎海綿体内圧が下がれば，陰茎海綿体からの静脈が開いて過剰の血液が排出される．

勃起不全 erectile dysfunction（**ED**）は，陰茎の十分な勃起とその維持ができなくなることによって，満足な性交ができなくなることである．勃起には動脈血が十分に供給されることが必須である．それゆえ，陰茎海綿体内への血流が減少するいかなる障害も，勃起不全を起こす可能性がある．

副交感神経障害に関連しない勃起不全の多くの症例は，現在，クエン酸シルデナフィル（バイアグラ）を用いて効果的に治療される．この薬剤は，cGMP 分解に関わるホスホジエステラーゼを抑制することによって，陰茎海綿体の平滑筋細胞にある一酸化窒素の弛緩効果を増やす．上でも触れたように，cGMP は平滑筋を弛緩させ，その結果，陰茎海綿体への血液が流入して勃起が起こる．しかし，（たとえば前立腺手術の合併症）副交感神経が傷害されると，副交感神経刺激やアセチルコリン放出に関連する現象が起こらないため，クエン酸シルデナフィルは効果がない．アセチルコリンがなければ，一酸化窒素は cGMP を産生できない．cGMP がなければ平滑筋細胞が弛緩できず，血液の流入がなくなり，血液が勃起組織をみたすことができない．

からなる．緻密な線維弾性性の層，すなわち**白膜** tunica albuginea が，これらの3つの海綿体を1つにまとめ，それぞれの周囲を取り巻く被膜を形成する（図 22.30）．陰茎海綿体は無数の広い不整形の血管腔を含む．これらの腔は，薄い平滑筋層によって取り囲まれ，この筋層は陰茎海綿体を相互につなぎ，交差する白膜内で小柱を形成する．不整に配列する平滑筋束は，不整な血管腔を取り囲む"内皮細胞下クッション"として観察される（図 22.31）．間質の結合組織は，多数の神経終末やリンパ管を含む．この血管腔は，主に陰茎深動脈の血流がらせん動脈を介して流入して充満することにより，大きさと硬さを増す．これらの動脈は勃起のときに拡張し（FOLDER 22.5），陰茎への血流を増す．陰茎深動脈と辺縁部の静脈系との間には動静脈（AV）吻合が存在する（FOLDER 22.5 参照）．

陰茎の皮膚は薄く，**亀頭** glans penis を除いて下層の疎性結合組織にゆるく結合する．亀頭部の皮膚は非常に薄く，結合組織と強く結合する．亀頭の皮膚が非常に薄いため，尿道海綿体を排出される大きな筋性の吻合静脈内の血液は，青色にみえる．皮下組織には脂肪組織がない．しかし薄い平滑筋層があり，これは陰囊の肉様膜層に連続する．割礼していない男性では，亀頭は包皮と呼ばれる皮膚ヒダで覆われる．この包皮の内面は粘膜に似る．亀頭のすぐ近位部の陰茎の皮膚には，無数の脂腺が存在する．

陰茎は，体性神経と内臓運動神経（交感神経と副交感神経）に支配される．多数の知覚神経終末が，陰茎組織全体に分布する．内臓運動神経が白膜の小柱の平滑筋と血管の平滑筋を支配する．知覚神経と内臓運動神経の両方が，勃起と射精反応において必須の役割を果たす．副交感神経は勃起を誘発する一方，交感神経は勃起を終了し，射精を起こす．射精は平滑筋のリズミカルな収縮であり，精液を尿道海綿体部から排出する（FOLDER 22.5 参照）．

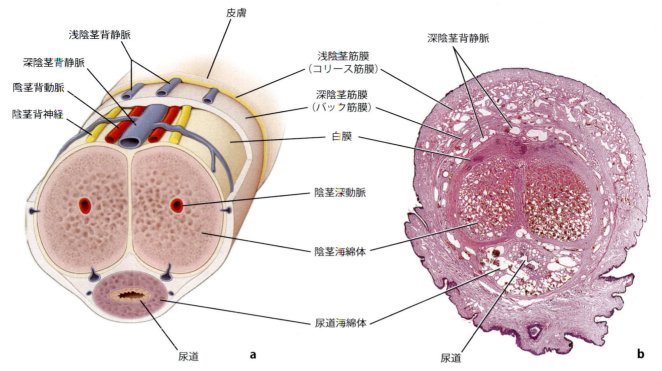

図 22.30 ▲ 陰茎の横断面

a. この図は，主な血管と神経の位置の他，筋膜層と勃起組織に対するそれらの関係を表した陰茎の横断面である．b. この顕微鏡像は，基部に近い陰茎の横断面のH&E標本を示す．陰茎海綿体と尿道海綿体（後者は尿道を含む）の配置に注意せよ．3倍．

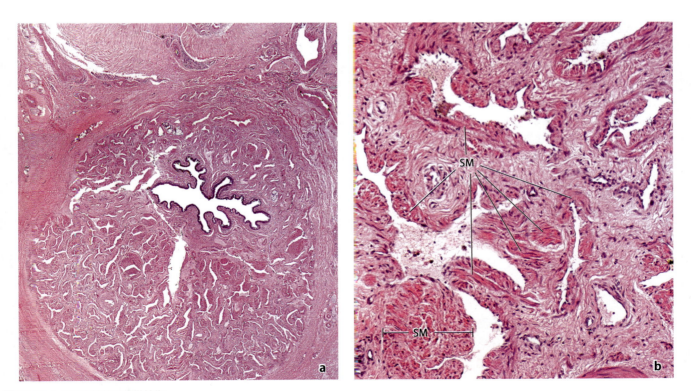

図 22.31 ▲ 尿道海綿体の顕微鏡像

a. このH&E染色切片の顕微鏡像は尿道海綿体と尿道を示す．20倍．b. この尿道海綿体の高倍率像は，無数の不整形の血管腔を示す．"内皮細胞下クッション"を形成する周囲を取り囲む平滑筋層（SM）に注意せよ．135倍．

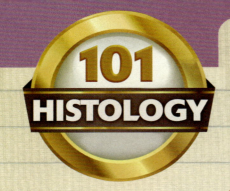

男性生殖器系

男性生殖器系の概要

- **男性生殖器**は，精巣，排出導管，付属生殖腺，および陰茎と陰嚢を含む外性器からなる．
- 精巣は陰嚢内にあり，**精子形成**（精子産生）と**ステロイド産生**（アンドロゲンと呼ばれるステロイドホルモンの合成）を行う．

精巣

- 男性生殖器系の発生は，Y染色体（**遺伝的な性を決定する染色体**）が存在すると，それによって一連の遺伝子群が活性化されて誘導される．
- Y染色体の性決定領域にあるSRY遺伝子が活性化されると，**精巣決定因子（TDF）**が産生される．TDFはその他のいくつかの遺伝子を活性化し，男性生殖器が発生する（生殖腺の性を決定する領域）．
- 発生中の精巣から分泌されるホルモンが，男性生殖器の成長と分化を起こす（**ホルモンによる性を決定する分泌**）．
- 精巣は，後腹壁で3つの起源から発生する：**中間中胚葉**（尿生殖堤になる），**中胚葉**（一次性索になる），**原始（始原）生殖細胞**（卵黄嚢から移動する）．
- テストステロンとミュラー管抑制因子（**MIF**）の影響を受けて，精巣は未分化生殖腺から充分に発達した器官となり，胎児期の最後に陰嚢に下降する．
- ジヒドロテストステロン（**DHT**）は，外性器と付属生殖腺の発生に必要である．
- 精巣が陰嚢に位置するようになると，精子形成が起こる．精子形成には通常体温よりも低い温度が必要である．
- 各精巣は約250の小葉からなり，それぞれ1～4個の屈曲した**精細管**を含む．各精細管は，血管，リンパ管，ライディッヒ細胞（間細胞）を含む固有層で包まれている．
- **ライディッヒ細胞（間細胞）**は，精巣の発生と下降を誘導するテストステロンや他のホルモン（たとえばアンドロゲン，インスリン様タンパク質3）を産生する．
- 精細管は，**セルトリ細胞**と造精細胞を含む精上皮からなる．精細管壁は，**筋様細胞**（精細管周囲収縮細胞）を含む結合組織からなる．

精子形成

- **精子形成**は，精祖細胞が精子に成長する過程である．精子形成は思春期前に始まり，生涯続く．
- 精子形成は，セルトリ細胞によってつくられる2つの区画がある精細管で起こる：二倍体細胞（例：精祖細胞）を含む**基底区画**と，減数分裂中の細胞〔訳注：原書では一倍体細胞とあるが，精母細胞は一倍体細胞ではないので誤り〕（例：精母細胞と精子細胞）を含む**傍腔区画**である．
- これらの区画は，血液-精巣関門である**セルトリ細胞-セルトリ細胞間接着装置**によって隔絶されている．
- ヒトの精子形成には約74日が必要であり，3つの明瞭な時期に分けられる．
- **精祖細胞期**では，精祖細胞（幹細胞）が体細胞有糸分裂を行って自らの細胞集団を更新するとともに，最終的に一次精母細胞になる細胞集団を供給する．
- **精母細胞時期**では，一次精母細胞は第一減数分裂（22日続く）を行って二次精母細胞を産生する．二次精母細胞は，第二減数分裂（ほんの数時間続く）を行って，**精子細胞**と呼ばれる減少した染色体数とDNA量を持つ一倍体（半数体）細胞を産生する．
- **精子細胞期**（精子完成）では，精子細胞はセルトリ細胞と連携して大規模な形態の再形成を行う．細胞の変化は，核内DNAの濃縮，先体帽の形成，長い鞭毛の形成である．
- その後，精子細胞は精子に分化し，**精子放出**（排精）の過程でセルトリ細胞から離れて精細管の腔に入る．
- 成熟した精子は，**先体帽**（卵子への進入に必要な加水分解酵素を含む）で覆われた扁平な頭部と，らせん状に配列したミトコンドリアで覆われた軸糸複合体を持つ**尾部**からなる．
- 放出されたばかりの精子は動けない．精細管からの精子の移動は，筋様細胞の収縮によって促進される．精子は短い直精細管にまず入り，その後，**精巣網**に入る．精巣網は**精巣輸出管**を経て**精巣上体頭部**につながる．

排出導管系

- **排出導管系**は中腎（ウォルフ）管と中腎細管から発生し，それぞれ精巣上体・精管・射出管と精巣輸出管になる．
- **精巣輸出管**は精巣網と**精巣上体管**を結ぶ．精巣上体管は，頭部，体部，尾部からなる．精巣上体内で精子は運動能を獲得し，さらに成熟し，射精まで貯蔵される．
- **精巣上体管**は不動毛を含む多列円柱上皮で覆われ，その外側は先に進むに従って次第に厚くなる平滑筋で取り囲まれる．
- **精管**は，精巣上体尾部に直接続いている．精管は不動毛を含む多列円柱上皮で覆われ，その外側は厚い（1〜1.5 mm）筋層で取り巻かれる．
- **射精**の間，精子は精巣上体から強く絞り出されて精管に入り，射精管内へと押し出される．

陰茎

- 陰茎は，3つの勃起組織からなる：陰茎背部にある2つの**陰茎海綿体**と尿道の海綿部を含む**尿道海綿体**．
- **勃起組織**は，勃起の間，血液が充満することによって大きさと硬さが増す血管腔を含む．

付属生殖腺

- **精嚢**は，多数の薄いヒダをつくる粘膜が覆う．粘膜はフルクトースを豊富に含む液体を産生し，その液体は精液の成分となる．
- 左右の精嚢の導管は，精管膨大部と合体し，**射精管**を形成して前立腺を貫通し，尿道前立腺部に入る．
- **前立腺**は管状胞状腺であり，膀胱の直下で尿道前立腺部を取り囲む．前立腺実質はいくつかの解剖学的および臨床的に明瞭な部位に分かれる．
- **前立腺の腺房の腺上皮**は単層円柱上皮で，特徴的な**前立腺石**を持っており，しばしば腺腔内にもある．
- 前立腺は数種の酵素を分泌する．その中には**前立腺酸性ホスファターゼ（PAP）**と**前立腺特異抗原（PSA）**が含まれる．
- **尿道球腺（カウパー腺）**は尿生殖隔膜内にあり，分泌物を陰茎尿道に直接排出する．その分泌液は尿道を潤滑し防御する．
- **精液**は精巣からの液体と精子，精巣上体，精管，前立腺，精嚢，尿道球腺からの分泌液を含む．

PLATE 86　精巣 I

男性生殖器系は1対の精巣，精巣上体，生殖管と付属生殖腺，および陰茎からなる．精巣の機能は，精子の産生とアンドロゲン，特にテストステロンの合成と分泌である．成熟精子を形成するためには，通常の体細胞分裂である有糸分裂の他，半数体の染色体と半数体のDNA内容物をつくる減数分裂の両方が行われる．精巣からのアンドロゲンの分泌は胎児発生初期に始まり，男性胎児が正常な発生を続けるために必要不可欠である．思春期にアンドロゲン分泌が再び始まり，精子産生（精子形成）の開始と維持，付属生殖腺（たとえば前立腺や精嚢）からの分泌，第二次性徴の発達が起こる．

精巣
サル，H&E 染色，65 倍．

この精巣切片は，精細管，その被膜である白膜（TA）を示す．非常に厚い被膜から伸び出した結合組織性の精巣中隔（S）が，精巣の中を仕切る．それぞれの区域は数本の精細管を含み，小葉（L）と呼ばれる．血管（BV）は被膜の内側部に存在する．その部は血管層（膜）と呼ばれ，結合組織性の中隔内にある．

精細管は屈曲しているため，切片内にみられる精細管はさまざまな外観を呈する．精細管壁はしばしば接線方向に切られているため，管腔のみえない細胞塊（X）としてみえることがある．

精細管
精巣，サル，H&E 染色，400 倍．

この写真のように高倍率で観察すると，隣り合う精細管の間隙に小さな集塊をなして存在する間細胞の集団がみえる．この細胞群のほとんどはライディッヒ細胞（LC）であり，男性のテストステロンの主な供給源である．ライディッヒ細胞は，その局在場所と小さな丸い核，エオジン好性の細胞質によって容易に見分けることができる．マクロファージもライディッヒ細胞に隣接してみられるが，数はかなり少ない．H&E 染色標本でマクロファージを見分けることは困難である．

1層の隣接した扁平細胞が，各精細管の精上皮周囲を鞘状に取り囲む．ヒトでは，数層の細胞が精上皮を覆う．この管を取り巻く細胞には筋様の性質があり，ゆっくりとした精細管の蠕動運動に関わると考えられる．筋様細胞層の周辺には大きいリンパ腔があり，精細管間隙の広範囲を占める．しかし，通常の組織切片ではリンパ腔はたいてい虚脱しているため，見分けにくい．精上皮を取り囲む細胞要素は，一般的に固有層（LP）または**境界組織** boundary tissue と呼ばれる．精細管の固有層は，固有層としては非典型的で，疎性結合組織ではない．実際，正常環境下では，リンパ球と免疫系に関与する細胞群はみられない．

精細管上皮を観察すると，増殖する造精細胞と増殖しない支持細胞であるセルトリ細胞の2種類の細胞がみえる．セルトリ細胞は数がかなり少ないが，長く伸びた淡染性の核（Sn）と目立つ核小体によって見分けることができる．セルトリ細胞の細胞質は，精細管の辺縁部から管腔まで伸びる．

造精細胞は，同心円状に配列した連続した世代からなる．そのため，精祖細胞（Sg）は精細管辺縁部にみられる．クロマチン物質の再編成のためほとんどが特有なクロマチンパターンのある大きな丸い核を持った精母細胞（Sc）は，精祖細胞の上方に位置する．精子細胞（Sp）は1世代あるいは2世代からなり，管腔に最も近い部位を占める．この写真の精細管は，分化段階に応じて分けられる．右上の精細管はステージⅥと分類される．このステージでは，成熟した精子細胞（暗青色の頭部と管腔に伸びたエオジン好性の糸状の鞭毛によって見分けられる）が精細管を離れる過程（**精子完成**）にある．若い精子細胞は丸い細胞であり，丸い核を持つ．時計回りに，ステージⅦの精細管は成熟度が少し進んでいる．成熟精子細胞は精細管を離れた後であり，存在しない．写真下部のステージⅧに進んだ精細管では，精子細胞が核の形態変化を起こしている．先が細くなった核（→）に注意せよ．さらに成熟した精子細胞は，写真上部のステージⅪの精細管にみられる．最後に，左側のステージⅡと記した精細管では，さらに成熟した管腔側の精子細胞と，新しい周期（ステージⅠ）の開始とともに新しく形成された精子細胞群がみえる．精子細胞群を調べ，存在する世代数（すなわち1世代か2世代）や成熟度を評価することに加え，さらにステージ図の助けを借りることによって，精細管のおよそのステージを知ることができる．

BV, 血管
L, 小葉
LC, ライディッヒ細胞
LP, 固有層
S, 結合組織性の中隔
Sc, 精母細胞
Sg, 精祖細胞
Sn, セルトリ細胞の核
Sp, 精子細胞
TA, 白膜
X, 接線方向に切れたため精細管腔が明瞭でない断面
→, 初期形態変化を示す精子細胞の核

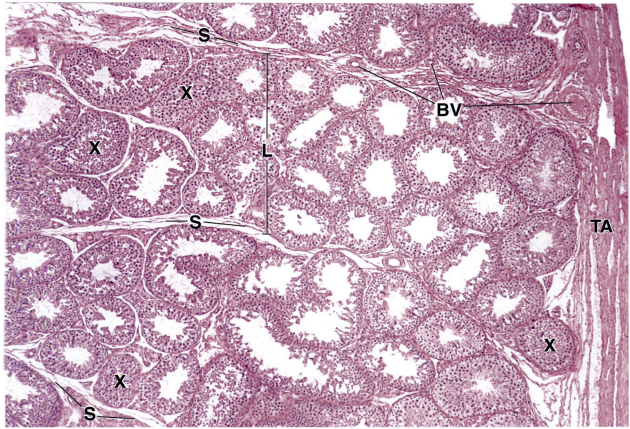
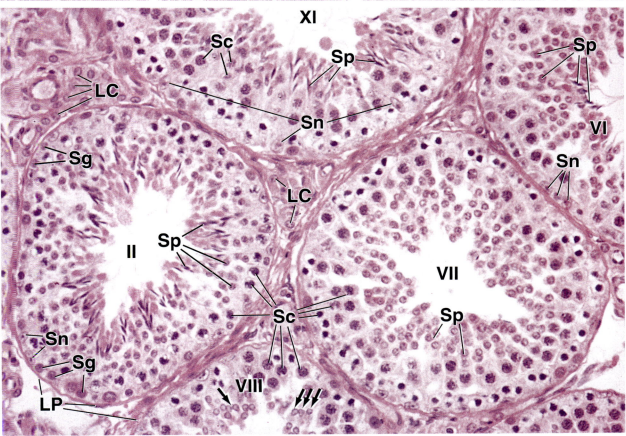

PLATE 87　精巣 II

　成熟した精巣は，精細管が特徴的である．一方，未熟な精巣は，ところどころに存在する**前精祖細胞** gonocyte を取り囲む支持細胞（セルトリ細胞）の上皮からなる輸精索が特徴的である．前精祖細胞は精祖細胞の前駆体であり，胚において発生中の生殖腺に進入した原始生殖細胞に由来する．思春期に，輸精索は管腔を形成し，前精祖細胞が数回の有糸分裂を行って精祖細胞となり，順に分裂して成熟精子に分化する．精細管は，セルトリ細胞のみで覆われる直精細管として終わる．直精細管は精巣網につながる．精巣網は，精巣内細管系の終末である精巣縦隔内にできる複雑な吻合路である．

思春期前の精巣
ヒト新生児，H&E 染色，180 倍；挿入図 360 倍．

　思春期前の精巣や，思春期後でもいまだ下降していない精巣内には，成熟した精細管内の精子形成を代表するさまざまなタイプの造精細胞は存在しない．その代わり，"精細管"は管腔のない細胞の索で代表される．**輸精索** seminiferous cord は，成人の精細管と同様に屈曲している．精巣の白膜（TA）は実際には成人より薄いが，相対的には同様の厚さである．

　輸精索は成人のものよりも直径がかなり小さく，前精祖細胞あるいは第 1 世代の精祖細胞，および成人のセルトリ細胞に類似する細胞の 2 種類からなる．前精祖細胞は，胎児の卵黄嚢から発生中の生殖腺に移動する原始生殖細胞に由来する．セルトリ類似型の細胞は，輸精索の大部分を構成する主な細胞である．セルトリ類似型の細胞は円柱形であり，核は基底膜の近くにある．前精祖細胞（G）は，運命の決まった生殖細胞である精祖細胞の先駆細胞である．前精祖細胞は，中央に球状の核を有する丸い細胞である．細胞質はほとんど染まらず，通常，核周囲に明るい輪としてみえる．このため組織切片では，前精祖細胞は特徴的な外観を持つ（挿入図）．一般的には，前精祖細胞は輸精索の辺縁にみられるが，中央部にみられる場合も多い．前精祖細胞は精祖細胞になり，10〜13 歳の男性で増殖を始める．その後の精上皮には，成人でみられるように精子形成のさまざまなステージの細胞がみられるようになる．

　上皮索は，長い突起と扁平な核を持つ 1 層ないし 2 層の細胞に取り囲まれる．これらの細胞は微細構造レベルでは線維芽細胞に似ており，成人の筋様精細管周囲細胞になる．

　ライディッヒの間細胞は，母親由来のホルモンの影響を反映して新生児では目立っている．しかし，その後退行し，思春期まで目立たなくなる．この標本では，ライディッヒ細胞（LC）が輸精索間にみえる（挿入図）．ライディッヒ細胞は卵形あるいは多角形であり，密集して存在するため隣接する細胞どうしが密着している．全般的に，新生児のライディッヒ細胞の外観は，成人のライディッヒ細胞と同じである．

精巣縦隔
精巣，サル，H&E 染色，65 倍．

　精巣の後部では，白膜の結合組織が精巣内部に深く進入する．この結合組織の内部への進入部を精巣縦隔と呼ぶ．精巣縦隔には精巣網と呼ばれる網状の吻合路がある．この写真では精巣縦隔（MT）のごく一部しかみえない．しかし，写真上部にはいくつかの精細管（ST）が含まれる部位があり，幸いなことに精細管の終末部の 1 つが終わり精巣網（RT）に合流している部位がみられる．四角で囲った部分が合流部であり，さらに高倍率の写真を下に示す．上述したように，精細管はループ状であり，おのおのの終末部は精巣網に合流する．精細管は，直精細管を経由して精巣網に開口する．直精細管は非常に短く，セルトリ細胞様の細胞に覆われ，造精細胞は存在しない．

直精細管
精巣，サル，H&E 染色，400 倍．

　この写真では，直精細管（TR）は，一側（下側）が終わる前に，対側（上側）が終わっているようにみえる．これは単に切片の切れた角度のため（標本が斜めに切れているため）である．直精細管が終わるとき，管を覆う上皮は突然立方上皮に変わる．この部が精巣網であり，精巣輸出管につながる吻合路系を構成する．精巣網を覆う上皮は立方状ではなく扁平の場合もあり，低円柱上皮の場合もある．典型的には上皮は線毛を持つが，H&E 標本ではみえにくい．

　精巣縦隔の結合組織は非常に緻密であるが，他に特徴的な構造がなく平滑筋もない．結合組織内には，脂肪細胞（AC）と血管（BV），特にさまざまな大きさの静脈が存在する．

AC，脂肪細胞　　**LC**，ライディッヒ細胞　　**ST**，精細管
BV，血管　　**MT**，精巣縦隔　　**TA**，白膜
G，前精祖細胞　　**RT**，精巣網　　**TR**，直精細管

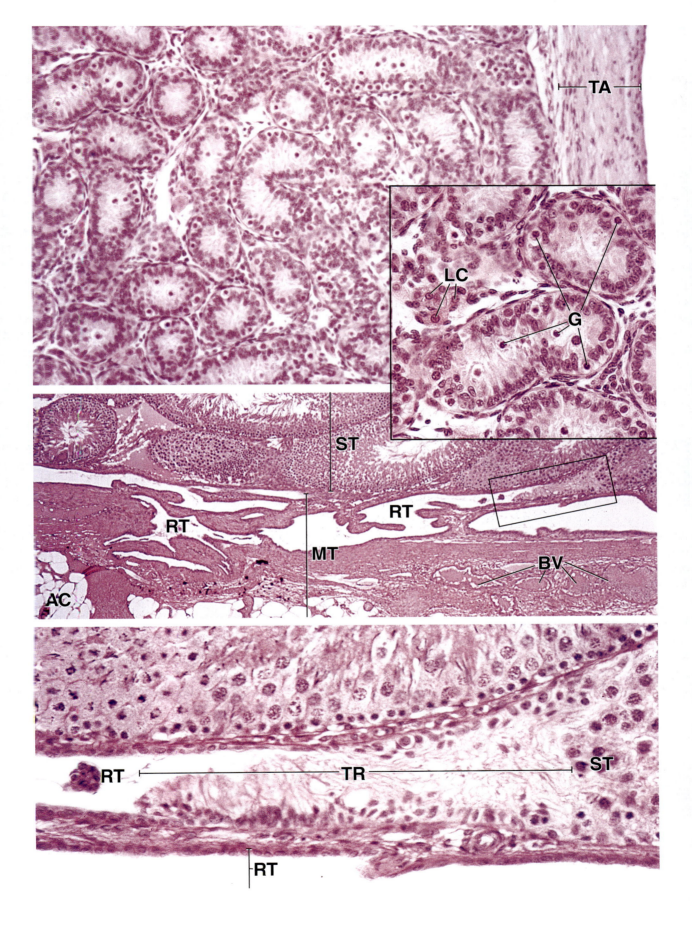

PLATE 88　精巣輸出管と精巣上体

精巣網は，20本以下の精巣輸出管（胎児の中腎の遺残物）を経由して精巣上体管に連絡する．これらは男性生殖系の最初の排出導管系である．精細管内に分泌される液体のほとんどは，精巣輸出管で再吸収される．排出導管系の特徴である筋層は，精巣輸出管の起始部で初めて現れる．精巣上体管は非常に屈曲した管であり，4～6mの長さがある．精子は，精巣上体管を通過中に成熟し，卵との受精能と運動能を獲得する．この成熟過程はアンドロゲン依存性であり，精巣上体を通過中に精子細胞膜が変化し，さらに精巣上体の上皮細胞から分泌される糖タンパク質の糖衣が精子に付加される．

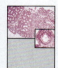

精巣輸出管，精巣～精巣上体
サル，H&E染色，60倍；挿入図360倍．

約12～20本の精巣輸出管が精巣を離れ，精巣網から精巣上体管への導管となる．それぞれの精巣輸出管は，らせん状に回旋屈曲して一群の円錐状構造を形成する．それらはやがて一緒になって精巣上体頭部の最初の部分を構成する．組織切片で観察すると精巣輸出管はねじれて屈曲しているため，さまざまな不整形の断面を呈する．これは，この顕微鏡写真の右側の像からも明らかである．

精巣輸出管を覆う上皮は，高円柱細胞群と立方細胞群が交互に現れ，管腔面がでこぼこした輪郭を呈するようになることが特徴である．そのため，上皮が立方細胞あるいは低円柱細胞で構成される部位には，小さなコップ状のくぼみができる．典型的には，この背の低い細胞は微絨毛を持つため，刷子縁に似た頂部表面を示す（▶，挿入図）．これとは対照的に，精巣輸出管の基底面は滑らかな輪郭を持つ（図の下部と挿入図参照）．上皮細胞のあるもの，一般的に高円柱細胞は，線毛（C）を持つ（挿入図）．線毛細胞は管腔内容物を精巣上体に移動するのを助けるが，微絨毛を持つ細胞は管腔液の吸収に関与する．円柱細胞と立方細胞に加え，基底細胞も存在する．このため，上皮は多列円柱上皮と呼ばれる．基底細胞は細胞質が少なく，おそらく幹細胞として働いている．

精巣輸出管は，薄い1層の輪状に並んだ平滑筋細胞層（SM，挿入図）を持つ．平滑筋は上皮細胞の基底面に接し，両者の間は少量の結合組織（CT，挿入図）が隔てるだけである．非常に近接しているため，平滑筋は見逃されるか，結合組織とみなされる場合がある．平滑筋は精巣輸出管内容物を精巣上体管へ輸送するのを促進する．

精巣上体
サル，H&E染色，180倍．

精巣上体はその形態から，頭部，体部，尾部に分けられる．頭部の最初の部分は，精巣上体管を含む．精巣上体管は1本の屈曲した管であり，そこに精巣輸出管が開口する．精巣上体管の最初の部分は非常に屈曲しているが，体部と尾部では屈曲が少ない．精巣上体頭部を通る断面では，上図で示すように精巣上体管が無数の部位で切断され，精巣輸出管と同様にさまざまな断面が観察される．

精巣上体管の上皮は，2種類の異なる細胞のタイプ，すなわち精巣輸出管と同様に，異なる高円柱細胞と基底細胞を含む．そのため，精巣上体管上皮も多列円柱上皮である．円柱細胞の高さは精巣上体頭部で最も高く，尾部に近づくにつれて低くなる．円柱細胞の頂部表面は不動毛（SC）を持つ．不動毛は，非常に長い枝分かれした微絨毛である．不動毛は組織標本作製中に互いにくっついてしまうため，光学顕微鏡でみると特徴的な先細り構造をつくる．円柱細胞の核は伸長し，細胞の基底部からいくぶん離れた位置にある．そのため，円柱細胞の核は，基底膜に密接する基底細胞の球状の核とは容易に区別できる．円柱細胞のその他の顕著な特徴は，適切な手法で確認できる．核上部にある非常に大きなゴルジ装置（この写真の倍率ではみられない），色素蓄積物（P），無数のリソソームである．

円柱細胞の丈は非常に高く，しかも管が屈曲しているため，でこぼこした管腔があちこちに存在する．事実，上皮の"島"が管腔内にみられることがある（上図の➡参照）．このような像は，管が急カーブしたところで管の片側の上皮が部分的に切断された部位にみられる．たとえば，この写真で示された⬌の部位を切ると，孤立した上皮の島ができる．

薄い1層の平滑筋層が管を取り囲み，精巣輸出管と関連する管の平滑筋層と同じようにみえる．しかし，精巣上体の終末部では平滑筋が厚みを増し，縦走線維も存在する．平滑筋層の外側には管のループをつなぐ少量の結合組織（CT）があり，血管（BV）や神経が走る．

AT，脂肪組織	**CT**，結合組織	**SM**，平滑筋
BV，血管	**P**，色素	▶（挿入図），刷子縁
C，線毛	**SC**，不動毛	➡，管腔内の上皮の"島"

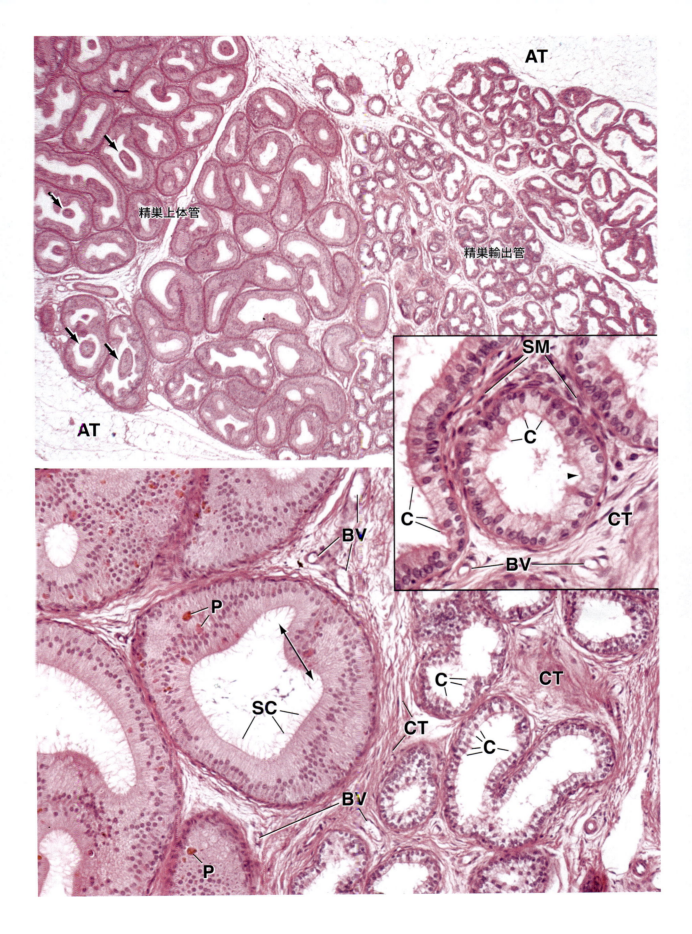

PLATE 89　精索と精管

精管は，陰嚢から出る壁の厚い筋性の管として精巣上体管から続き，精索の構成要素として鼠径管を通過する．精管は深鼠径輪で骨盤内に続き，膀胱の後方で精嚢の排出管と一緒になり，射精管になる．射精管はその後，前立腺を貫き，尿道に開口する．

成熟精子は精巣上体管の終末部（尾部）に貯蔵される．貯蔵された精子は，適切な神経刺激による精管の3つの平滑筋層の激しい収縮によって精管内に押し出される．射精反射の間，精管の平滑筋層の収縮によって，精子は射精管を通って尿道に移動する．精嚢（PLATE 91 参照）は精子の貯蔵場所ではない．精嚢は，射精された精液の一部となるフルクトースに富んだ液体を分泌する．フルクトースは精子の主要な栄養源である．

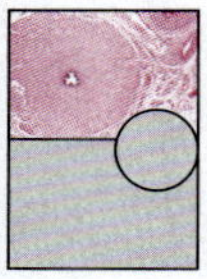

精索
ヒト，H&E 染色，80 倍．

この写真は，精管および精索内で精管に沿って走る血管と神経の横断面を示す．精管の壁は，大量の平滑筋を含むため非常に厚い．組織を摘出するときに平滑筋が収縮するため，粘膜には縦ヒダができている．そのため，組織切片では通常，管腔（L）の横断面は不整形にみえる．

精管の平滑筋は，厚い外縦走筋層（SM（L）），厚い中輪状筋層（SM（C）），より薄い内縦走筋層（SM（L））からなる．上皮と内縦走筋層の間には，比較的厚い疎性結合組織の細胞層，すなわち固有層（LP）がある．精管を直接取り囲む結合組織層は，神経と精管を養う小血管を含む．実際に，外縦走筋層を貫いて走る複数の血管がみられる（＊）．

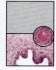

精管
ヒト，H&E 染色，320 倍；挿入図 250 倍．

精管を覆う上皮は，不動毛（▶）を持つ多列円柱上皮で構成される．精管上皮は，精巣上体上皮と似るが，細胞の背丈は同じようには高くない．円柱細胞の細長い核は，基底細胞の球形の核（→）と容易に区別できる．上皮は，平滑筋層へと続く疎性結合組織の上にある．粘膜下組織はみられない．

精索のユニークな特徴の1つは，精索静脈から起こる非典型的な静脈叢（蔓状静脈叢）があることである．これらの静脈は，精巣から血液を受ける（蔓状静脈叢は精巣上体の支流からの血液も受ける）．蔓状静脈叢は吻合した血管網であり，精索の大部分を占める．これらの複数の静脈（BV）が，多数の神経（N）とともに上図の右上方にみえる．これらの静脈のめずらしい特徴は，壁に厚い平滑筋層があることであり，一見すると，静脈というより動脈のようにみえる．この静脈（挿入図）を注意深く観察すると，静脈壁は外輪状筋層 SM（C）と内縦走筋層 SM（L）の2層の平滑筋層から構成されることがわかる．

BV，血管	**N**，神経	**→**，基底細胞の核
L，精管の管腔	**SM（C）**，輪状平滑筋層	**＊**，精管に行く小動脈
LP，固有層	**SM（L）**，縦走平滑筋層	
Lu，血管内腔	**▶**，不動毛	

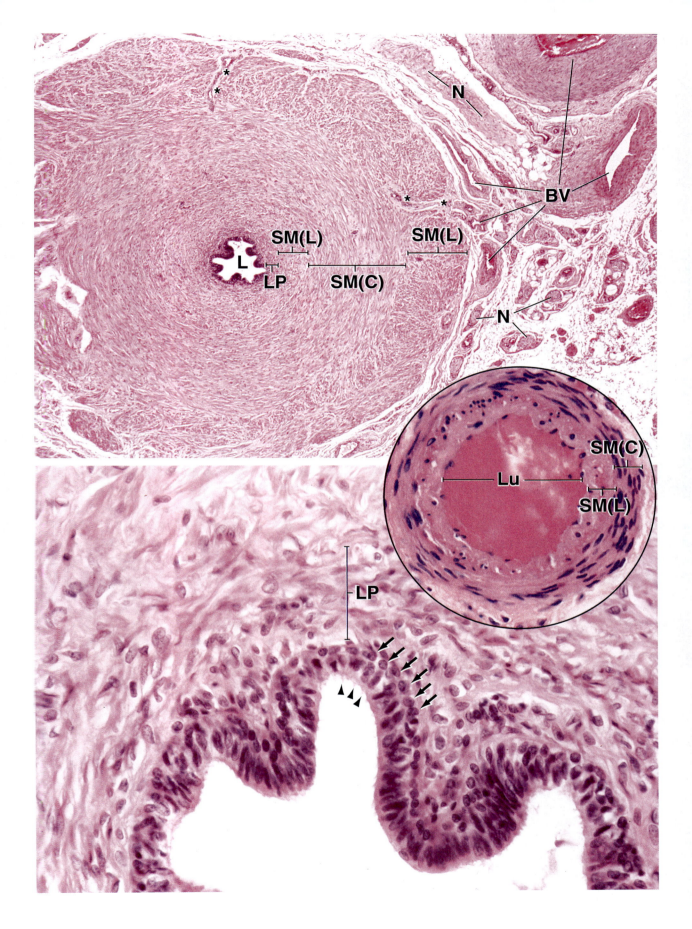

PLATE 90　前立腺

前立腺は最大の付属生殖腺である．前立腺は，近位尿道を取り囲む30〜50の管状胞状腺からなる．このような位置関係のため，正常な状態でも年をとると良性前立腺肥大症になり，部分尿閉や完全尿閉になる．

前立腺は同心円状の3層構造をしている．この3層は，粘膜層，粘膜下層，主前立腺を含む辺縁層である．粘膜腺は直接尿道に分泌し，他の2層の腺は尿道後壁の前立腺洞に開く導管に分泌物を輸送する．腺はすべて多列円柱上皮からなり，酸性ホスファターゼ，クエン酸（精子の栄養），フィブリノリシン（精液を液状に保つ）を含むいくつかの精液成分を分泌する．死んだ細胞の集塊や沈殿した分泌物は，腺房内に前立腺石を形成する．前立腺石は目立つ特徴であり，その存在によって前立腺と認識できる．

前立腺間質は多数の平滑筋小束が存在することが特徴であるため，線維筋性間質とも表現される．平滑筋の収縮が射精時に起こり，分泌物を尿道に押し出す．前立腺の周囲には弾性線維性の被膜があり，これもまた平滑筋小束を含む．

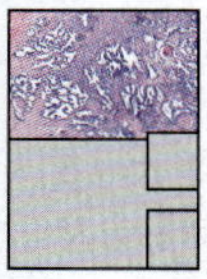

前立腺
ヒト，H&E染色，47倍．

この低倍率の顕微鏡像には，前立腺の一部が示されている．前立腺被膜（**Cap**）が左上方の片隅にみえる．

その他の部分は，腺部と間質部でみたされている．前立腺の分泌性の管状胞状腺は，写真で明らかなように形がさまざまである．腺は，管状，孤立した胞状，分岐した胞状，分岐した管状にみえる．腺房が接線方向に切れると，腺房の管腔内に"上皮の島"（▶）がみられる．これは，上皮表面の輪郭が極めてでこぼこしているためである．多くの腺房が未発達な構造（→）をしているようにみえることにも注意すべきである．これらは単に不活発な状態であり，年齢とともに多くみられる．上述したように，腺房の管腔内には死んだ上皮細胞の集塊と沈殿した分泌物から前立腺石（**C**）ができ，年齢とともに数と大きさが増す．前立腺石はエオジンで染まり，写真右下の前立腺石で明瞭にみえるように，同心円の層状構造を持つ場合もある．前立腺石は，時を経るとともにカルシウム塩が浸み込むため，下腹部のX線写真で容易にみつけられる．

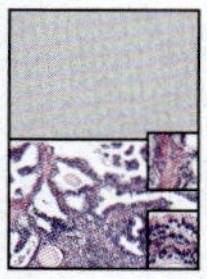

前立腺の腺と線維筋性間質
前立腺，ヒト，H&E染色，178倍；上の挿入図350倍；下の挿入図650倍．

前立腺の一部を示すこの高倍率の写真では，線維筋性の間質が深部の非分泌部だけでなく管状胞状腺の分泌上皮のすぐ周囲にも明瞭にみえる．大きい四角に対応する上の挿入図では，濃く染まる平滑筋（**SM**）は，混在する線維性間質の結合組織とはっきり区別される．前立腺には，平滑筋の明瞭な束や層は存在せず，むしろ平滑筋は不規則に間質中に配置する．

前立腺石（**C**）は，再び腺房の管腔内に明瞭にみえ，1つの腺房では上皮をほとんど見分けがつかなくなるまで圧迫している．小さい四角に対応する下の挿入図では，前立腺上皮（**Ep**）の多列円柱上皮の性質がはっきりとわかる．明瞭な輪郭を持つ基底細胞（▶）が，丈の高い円柱分泌細胞に沿ってみられる．上皮に沿う小血管は，赤血球が管腔に存在することによって見分けられる．リンパ球浸潤がこの写真の下方の辺縁部の間質を占めているようにみえる．このことは，前立腺に感染が起こっていることを意味する．

BV，血管　　　　　　**Ep**，上皮　　　　　　→，不活発な腺房
C，前立腺石　　　　　**L**，リンパ球　　　　　▶，上図："上皮の島"，下図：基底細胞
Cap，被膜　　　　　　**SM**，平滑筋

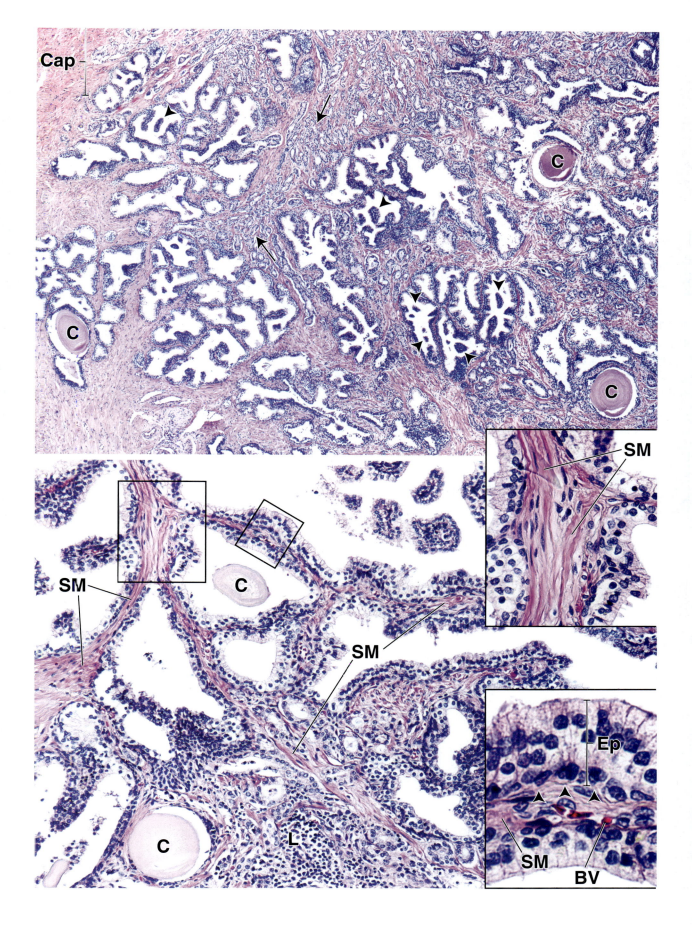

PLATE 91　精囊

　精囊は，きっちりと巻かれた管をなす各精管の終末部の膨出である．精囊を通る断面にはたくさんの管腔がみえるが，これらはすべて1本の連続した管腔の断面像である．精囊は，前立腺によく似た多列円柱上皮に覆われる．
　精囊の分泌物は，フルクトース，その他の単糖類，アミノ酸，アスコルビン酸，プロスタグランジンを含む白黄色の粘液物質である．プロスタグランジンは最初に前立腺から単離されたが（したがってこの名を持つ），実際は精囊で大量に合成される．フルクトースは，精液内で精子の主要な栄養源となる．
　粘膜は厚い平滑筋層の上にある．この平滑筋は精管の平滑筋に直接つながり，この部位から精囊が膨出する．平滑筋層は不明瞭な内輪状筋層と外縦走筋層からなり，両者の区別は難しい（PLATE 88の精巣上体管と精管の3層の平滑筋層と比較せよ）．射精のとき，精囊の分泌物は平滑筋層の収縮によって射精管に押し出される．平滑筋層の外側には外膜の結合組織がある．

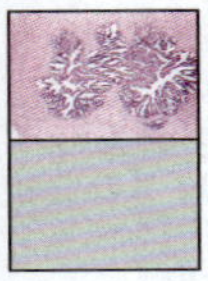

精囊
ヒト，H&E染色，30倍．

　この写真は精囊の横断面を示す．精囊はらせん状を呈するため，2つの別々の管腔が隣り合って存在するようにみえる．しかし管腔はつながっているため，実際にすべての内腔がつながっており，ここでみえているものは実際は管のねじれを反映する二次元的な像である．
　精囊の粘膜は，広範囲にわたってヒダ状であり隆起していることが特徴である．隆起の大きさはまちまちであり，典型的には枝分かれして互いに連結する．大きい隆起は，小さい隆起を含むくぼみとなる．そのため斜めに切られると，中に小さいヒダを持つ粘膜アーチのようにみえる（→）．切断面が表面に対して正常（垂直）であると，粘膜の隆起は"絨毛"のようにみえる．何ヵ所かで，特に管腔の辺縁部において，連結した粘膜ヒダが腺房のようにみえている．しかし，これらの小室は単にポケット状の構造であり，管腔に開いてつながっている．粘膜下には非常に細胞の多い疎性結合組織（CT）があり，その外を平滑筋（SM）が取り巻く．
　精囊は伸長した1対の袋である．左右の精囊は，ヒダ状でらせん状に巻いた1本の管であり，ときに壁に憩室を持つ．上端は盲管として終わる．下端は締めつけられて狭いまっすぐの排出管になり，精管とつながる．内容物はそれぞれに対応する精管に排出される．

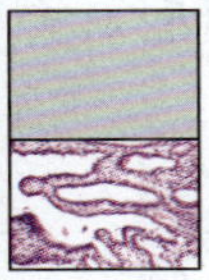

粘膜ヒダ
精囊，ヒト，H&E染色，220倍．

　この粘膜ヒダを示す高倍率の写真は，上皮（Ep）とその下の疎性結合組織である固有層（LP）を示す．上皮は多列円柱上皮と記載される．上皮は，低円柱あるいは立方細胞と，小さく丸い基底細胞からなる．基底細胞は大きな主細胞の間にランダムに配置されるが，比較的まばらである．このため，上皮が多列円柱上皮であることを認識することは容易ではない．ある場所では上皮が厚くみえ（▶），核の配置によって重層上皮にみえる．これは上皮が接線方向に切れたためであり，真の重層上皮ではない．固有層は非常に細胞成分の多い結合組織であり，平滑筋を含み，弾性線維が豊富である．

CT，結合組織　　**LP**，固有層　　▶，上皮の斜めに切れた断面
Ep，上皮　　　　**SM**，平滑筋　　→，粘膜アーチ

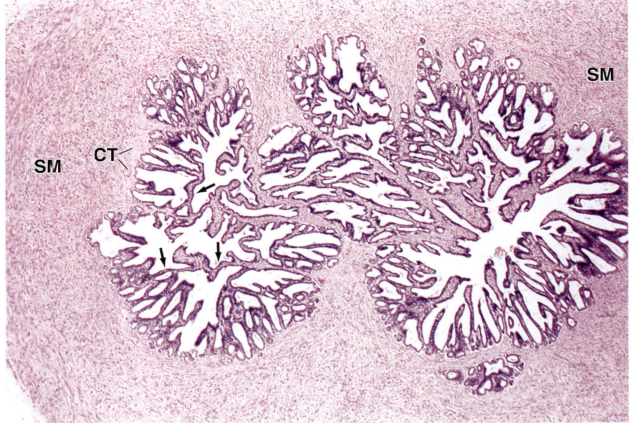
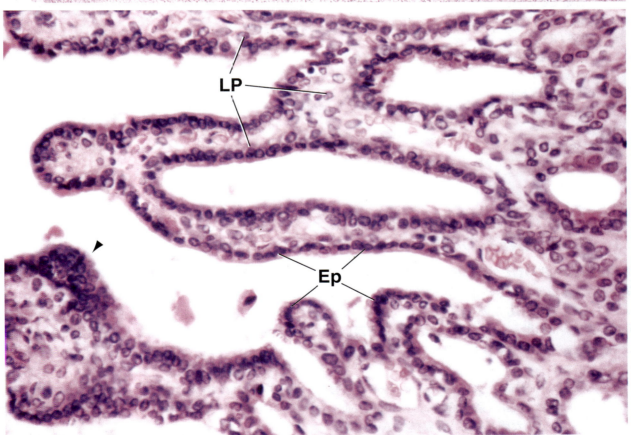

23 女性生殖器系

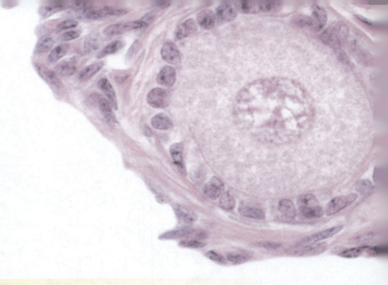

1. 女性生殖器系の概要 / 834
2. 卵巣 / 835
   A. 卵巣の構造 / 835
   B. 卵胞の発育 / 836
   C. 排卵 / 841
   D. 黄体 / 844
   E. 受精能獲得と受精 / 845
   F. 卵胞閉鎖 / 846
   G. 血液供給とリンパ管 / 848
   H. 神経支配 / 848
3. 卵管 / 848
4. 子宮 / 850
   A. 月経周期中の周期的変化 / 853
   B. 着床 / 854
   C. 子宮頸部 / 856
5. 胎盤 / 857
6. 腟 / 863
7. 外生殖器 / 864
8. 乳腺 / 865
   A. 乳腺のホルモン調節 / 870
   B. 乳腺の退縮 / 871
   C. 血液供給とリンパ管 / 871
   D. 神経支配 / 871

FOLDER 23.1 臨床関連事項：多嚢胞性卵巣 / 841
FOLDER 23.2 臨床関連事項：体外受精 / 847
FOLDER 23.3 機能的考察：卵巣周期のホルモン調節の要約 / 851
FOLDER 23.4 臨床関連事項：出生時の成熟胎盤の運命 / 862
FOLDER 23.5 臨床関連事項：細胞診パパニコロウ塗抹標本 / 865
FOLDER 23.6 臨床関連事項：子宮頸部とヒトパピローマウイルス感染 / 871
FOLDER 23.7 機能的考察：授乳と不妊症 / 872

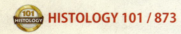 HISTOLOGY 101 / 873

1. 女性生殖器系の概要

女性生殖器系は内生殖器と外陰部から成り立っている．

内生殖器 internal reproductive organ は骨盤の中にあり，**外陰部** vulva は会陰の前方部に位置している．

- 女性内生殖器は**卵巣** ovary，**卵管** uterine tube，**子宮** uterus，**腟** vagina である（図23.1）．それらは主に骨盤腔内と会陰部にある．
- 外陰部は**恥丘** mons pubis，**大陰唇** labia majora，**小陰唇** labia minora，**陰核** clitoris，**腟前庭** vestibule，**腟口** opening of the vagina，**処女膜** hymen，**外尿道口** external urethral orifice から成り立つ．

乳腺は，その発達と機能状態が女性生殖器系のホルモン活性と直接関連するために，この CHAPTER で述べる．同様に，胎盤は妊娠中の子宮と機能的あるいは生理的に関連性があるために，この CHAPTER で述べる．

女性生殖器は思春期から閉経期までは規則的な周期性変化をする．

性的に成熟した女性の卵巣，卵管，子宮は，各月経周期や妊娠中のホルモン量の変化と神経活性に関連して，顕著な構造的あるいは機能的変化をする．また，これらのメカニズムは女性生殖器系の初期発達を制御している．**初潮** menarche と称される月経周期の開始は9〜14歳までの間で起こり（初潮の平均は12.7歳），思春期の終わり，あるいは"生殖期間"の始まりを意味する．**月経周期** menstrual cycle は平均約28〜30日である．また，45〜55歳の間（平均は51.4歳）に月経周期は不規則となり，ついには停止する．この生殖機能の変化は**閉経期** menopause や更年期（体調の変化と称されて

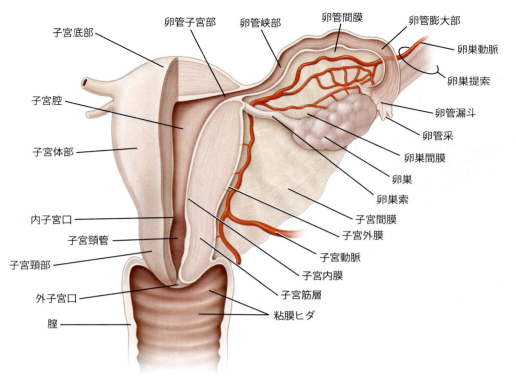

図 23.1 ▲ 女性内生殖器の模式図
この模式図は女性内生殖器の後面である．子宮，卵管と腟の壁の一部が除かれて，内部構造がわかる．子宮壁の3つの明瞭な層に注目せよ．内層：子宮腔を覆う子宮内膜，最も厚い中間層：子宮筋層，外層：子宮の腹膜被覆である子宮外膜．

いる）と呼ばれ，卵巣は，卵細胞の産生という生殖機能と生殖活動を制御するホルモン分泌機能を停止する．他の器官，たとえば腟と乳腺は，特にその分泌活動においては，種々の程度に低下する．

 2. 卵巣

生殖子の形成とステロイドホルモンの産生は卵巣の2つの主要な機能である．

卵巣 ovary は相互に関連した2つの機能を持っている．すなわち，生殖子の産生（**生殖子形成** gametogenesis）とステロイドホルモンの産生（**ステロイド産生** steroidogenesis）である．女性では，生殖子の産生は**卵子発生** oogenesis と呼ばれる．また，発育中の生殖子は**卵母細胞** oocyte と呼ばれる．成熟生殖子は**卵細胞** ova である．

エストロゲンとプロゲステロンの2種のステロイドホルモンが，卵巣から分泌される．

- **エストロゲン** estrogen は，内生殖器あるいは外生殖器官の発達と成熟を促し，思春期に顕著となる女性的特徴の発達に関係している．またエストロゲンは乳腺に作用して，導管と間質の増殖を刺激し，さらに脂肪組織の蓄積を促すことにより乳房の発達を促進する．
- **プロゲステロン** progesterone は，子宮内膜における分泌の変化を促進することにより，妊娠のために主に子宮などの内生殖器を整える（子宮内膜における周期的変化の項で詳述）．また，プロゲステロンは乳腺の腺小葉の発

達を促すことにより，授乳のために準備を整えさせる．

この2つのホルモンは，子宮での受精卵の着床に備えさせることで，月経周期において重要な役割を担っている．着床が起こらなければ，子宮の内膜は変性し，月経が起こる．

A. 卵巣の構造

未経産婦，すなわち子供を産んだことがない女性では，卵巣は1対のアーモンド型をしたピンク色を帯びた白色の構造で，長さ約3 cm，幅1.5 cm，厚み1 cmである．各卵巣は，腹膜のヒダである**卵巣間膜** mesovarium によって子宮広間膜の後面に付着している（図23.1参照）．卵巣の上端（卵管端）は**卵巣提索** suspensory ligament of the ovary によって骨盤壁に固定されているが，そこには卵巣の血管や神経が含まれている．一方，下端（子宮端）は**固有卵巣索** ovarian ligament により子宮に固定されている．この索は**生殖導帯** gubernaculum の遺残であり，発育中の生殖腺を骨盤底に付着させた胎児性線維索である．思春期以前は卵巣の表面は平滑であるが，生殖年齢の間に瘢痕化が進み，繰り返される排卵のために凸凹不整となる．閉経後の女性では，卵巣は生殖時期にみられた大きさの約4分の1となる．

卵巣は皮質と髄質からなる．

卵巣の切片では，2つの異なる部位がみられる：

- **髄質** medulla あるいは髄質部は，卵巣の中心部にある．髄質には，疎性結合組織と，比較的太くてねじれた血管の集塊，リンパ管，神経がある（図23.2）．
- **皮質** cortex あるいは皮質部は，髄質のまわりを囲み，卵

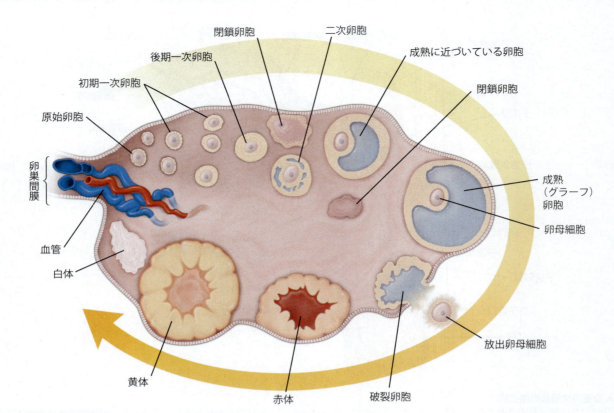

図 23.2 ▲ 卵巣切片の模式図
この図は，初期の一次卵胞から成熟（グラーフ）卵胞までの卵胞発育の段階を示している．卵胞の成熟は➡の方向で起こる．排卵後の卵胞変化は，さらに黄体発育にいたり，ついには白体となる．卵巣門と卵巣髄質にある高度にコイル状になった血管に注目せよ．

巣の周辺部にみられる．皮質では，細胞の豊富な結合組織中に埋まる**卵胞** ovarian follicle がみられる（PLATE 92, p.876）．散在する平滑筋線維は，卵胞のまわりの間質内にある．なお，髄質と皮質の境界は不明瞭である．

中皮に代わり，胚上皮が卵巣を覆っている．

卵巣の表面は単層の立方細胞で覆われており，部位によってはほとんど扁平な細胞である．この細胞層は**胚上皮** germinal epithelium として知られ，卵巣間膜を覆う中皮につながっている．胚上皮という用語は，過去においてそれが胎児発生の時期に胚細胞形成の部位であると間違われたために名づけられた．**原始生殖細胞** primordial germ cell（男女とも）は，生殖腺外の臓器から由来するものであり，胚子卵黄嚢から胚子生殖腺の皮質へ移動し，そこで分化し，さらに卵巣の分化も促すことが知られている．緻密結合組織層である**白膜** tunica albuginea は，胚上皮とその下の皮質との間に存在する（PLATE 92, p.876）．卵巣表面上皮から発生する腫瘍は卵巣がんの70％以上にのぼる．その表層上皮腫瘍の原因は，排卵で繰り返される胚上皮の断裂と修復に関係しているかもしれない．

卵胞は発育する卵母細胞のために微小環境を与える．

種々の大きさの卵胞は各1個の卵母細胞を持ち，皮質の間質内に分布している．卵胞の大きさは，その卵母細胞の発達段階を示している．卵形成の初期段階は胎児の間に始まり，そのときには有糸分裂が非常に盛んで，卵祖細胞の数が増加する（卵形成の項を参照）．出生時に存在する卵母細胞は，第一次減数分裂の発達段階で止まっている（p.801参照）．思春期の間に，少数の卵胞が周期的発育と成熟をする．初潮後，最初の排卵は通常1年以上起こらない．その後に卵胞成熟と排卵の周期的パターンが確立し，月経周期に従って継続する．正常では，ただ1つの卵母細胞が完全に成熟し，各月経周期ごとに卵巣から放出される．排卵時の2個以上の卵母細胞の成熟と放出は，明らかに多数の配偶子を生み出すことになる．生殖年齢期間に，女性は約400個の成熟した卵細胞を産生する．出生時にあると推定される60～80万個の一次卵母細胞のほとんどが完全な成熟にいたらず，卵胞閉鎖により徐々に消失する．卵胞の閉鎖とは，未熟な卵母細胞の自発的な細胞死とその後の再吸収である．この過程は，すでに胎生期の5ヵ月という早い時期に始まり，卵母細胞を囲む細胞のアポトーシスによって行われる．卵胞閉鎖は，一生の間で指数関数的に一次卵母細胞の数を減少させるが，胎児期に500万個であった卵胞の数は，出生時にはその約20％以下になる．閉経期に存在する卵母細胞は2, 3年以内に変性する．

B. 卵胞の発育

組織学的には，3つの**卵胞** follicle の基本型が発育状態をもとに同定される．

- **原始卵胞** primordial follicle.
- **発育卵胞** growing follicle. それらはさらに**一次卵胞** primary follicle と**二次卵胞** secondary follicle（**胞状卵胞** antral follicle）に分けられる．

- **成熟卵胞** mature follicle あるいは**グラーフ卵胞** Graafian follicle.

また，卵胞発育には連続性があるので，さらにステージを分ける組織学者や臨床医もいる．周期的変化をする卵巣において，すべての発育段階の卵胞が認められるが，原始卵胞が最も多く存在する．

原始卵胞は卵胞発育の最も初期のステージである．

原始卵胞 primordial follicle は，胎児発生の3ヵ月目に初めて卵巣に出現する．その原始卵胞の初期発育は，性腺刺激ホルモンの作用とは無関係である．すでに成熟した卵巣においては，原始卵胞は白膜直下の皮質の間質内に認められる．単層扁平の卵胞細胞が卵母細胞を囲んでいる（図23.3およびPLATE 92，p.876）．卵胞細胞の外表面には，基底板による境界がある．この段階では，卵母細胞とその周囲の卵胞細胞は互いに密着している．この卵胞にある卵母細胞は直径約30μmであり，偏在した大きな核を持ち，クロマチンが分散し，1つ以上の大きな核小体を持っている．卵母細胞の細胞質は卵形質と呼ばれ，**バルビアニ体** Balbiani body を持つ（図23.3a）．微細構造レベルでは，バルビアニ体は，ゴルジ装置の膜と小胞，小胞体，中心子，多数のミトコンドリアとリソソームの局所的な集合体である．

さらに，ヒト卵母細胞には**環状層板** annulate lamella があり，また，多数の小胞が小さく球状のミトコンドリアとともに細胞質中に散らばっている．環状層板は重層状核膜の状態に似ている．その層板の各層は，形態学的に核膜孔と同じ小孔構造をしている．

一次卵胞は卵胞発育過程の最初のステージである．

原始卵胞は，発育卵胞へ成長するにつれて，卵母細胞，卵胞細胞と周辺の間質に変化が起こる．まず，卵母細胞は大きくなり，周囲の扁平な卵胞細胞は増殖して立方形になる．このステージ，すなわち卵胞細胞が立方形になったとき，その卵胞は**一次卵胞** primary follicle と呼ばれる．卵母細胞は発育するにつれて，**透明帯** zona pellucida（**ZP**）と呼ばれる細胞外被膜になる特異タンパク質を分泌する（図23.4）．ヒトの透明帯は **ZP-1**（80〜120 kDa），**ZP-2**（73 kDa），**ZP-3**（59〜65 kDa）と称される3成分の硫酸基を持つ酸性透明帯糖タンパク質からなっている．この3成分の中で最も重要なのは ZP-3 であり，精子結合受容体と尖体反応を誘発する機能を持っている（p.845参照）．ZP-2 は二次的精子結合タンパク質として機能すると考えられているが，ZP-1 の機能はいまだ明らかでない．光学顕微鏡では，透明帯は好酸性に強く染まり，均一な屈折層として明瞭にみることができる．また過ヨウ素酸シッフ（PAS）反応（PLATE 92, p.876）でも染色される．卵母細胞は，単層の立方あるいは円柱の卵胞細胞に囲まれており，直径 50〜80μm に成長すると透明帯が初めて明らかになる．

卵胞細胞は重層化して一次卵胞の顆粒層を形成する．

急速な有糸分裂による増殖により，卵胞細胞の単層上皮は重層上皮となり，**顆粒層** membrana granulosa/ stratum granulosum と呼ばれ，卵母細胞を囲んでいる．卵胞細胞はここでは**顆粒層細胞** granulosa cell と呼ばれる．基底板は，立方状になった卵胞細胞の最外層と結合組織性間質との間に位置している．

卵胞発育の間に，広範なギャップ結合が顆粒層細胞間に発

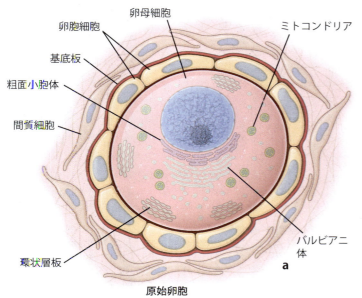
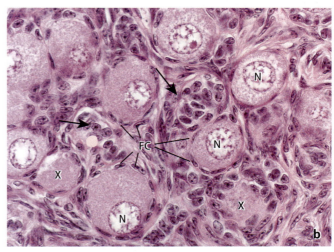

図 23.3 ▲ 原始卵胞

a. 原始卵胞の模式図．第一次減数分裂の前期で停止した卵母細胞を示している．この卵母細胞は単層扁平の卵胞細胞で囲まれている．これらの細胞の外表面は，基底板により結合組織から分離されている．卵の細胞質は，電子顕微鏡でみると，バルビアニ体，環状層板，小さな球状ミトコンドリアなどの特徴的なオルガネラを含んでいる．**b.** この原始卵胞の写真は，単層の扁平卵胞細胞（FC）によって囲まれた卵母細胞を示している．普通，卵母細胞の核（N）は偏在している．切片面に核が含まれない2つの卵胞細胞が（X）で示されている．同様に，正面と接線方向で卵胞細胞がみられる2つの卵胞（→）があるが，囲まれた卵母細胞はその切片内に含まれていない．640倍．

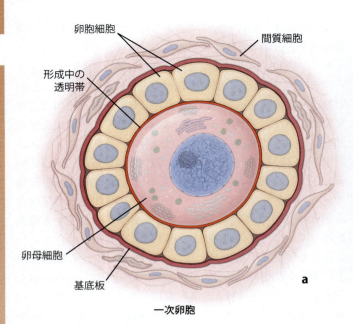
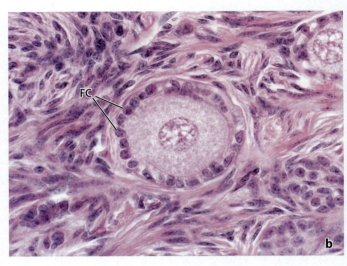

図23.4 ▲ 初期の一次卵胞

a. 発育の初期段階における一次卵胞の模式図．卵母細胞と近接した卵胞細胞の間での透明帯の形成に注目せよ．単層立方の卵胞細胞が，発育する卵母細胞を取り囲んでいる．b. 一次卵胞の光学顕微鏡像．卵母細胞を取り囲む明瞭な卵胞細胞層（FC）に注目せよ．640倍．

達する．しかし，精巣のセルトリ細胞と異なり，顆粒層細胞の基底層は広範なタイト結合（閉鎖帯）を持たず，したがって血液–卵胞関門は欠如する．血液から卵胞液への栄養とわずかな情報伝達巨大分子の動きは，卵細胞と卵胞の正常な発育に必須である．

結合組織細胞は一次卵胞の卵胞膜を形成する．

顆粒層細胞が増殖するにつれて，卵胞を取り囲む直下の間質細胞は，**卵胞膜** theca folliculus という結合組織細胞の鞘を基底板のすぐ外側に形成する（図23.5）．卵胞膜はさらに2層に分化する：

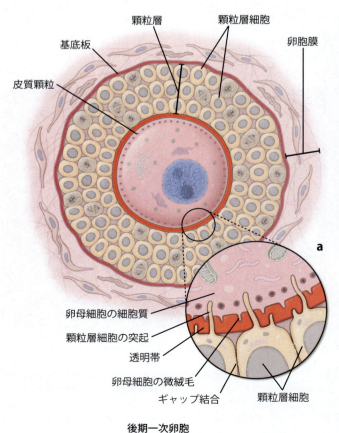
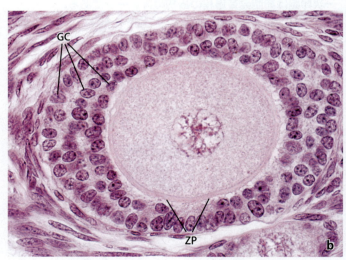

図23.5 ▲ 後期の一次卵胞

a. 後期一次卵胞の模式図が，卵母細胞を取り囲む顆粒層細胞（卵胞細胞から分化）の多層塊を示している．顆粒層細胞の最内層は透明帯に接していることに注目せよ．また，これらの細胞の最外層は基底板の上にあり，それらは卵胞膜と呼ばれる間質細胞に近接している．この段階で，バルビアニ体は多数のゴルジ単位へ再配列され，また皮質顆粒が細胞質内に出現する．円形の拡大図が卵母細胞の超微細構造と近接した卵胞細胞を示している．卵母細胞からの多数の微絨毛と顆粒層細胞からの細長い突起が，卵母細胞を囲む透明帯の中へ伸びている．顆粒層細胞の突起は卵母細胞の細胞膜に接している．b. 後期の一次卵胞（サル）の光学顕微鏡像．多層性の顆粒層細胞（GC）が一次卵母細胞を囲んでいる様子がみられる．透明帯（ZP）が卵母細胞と卵胞細胞の間に存在する．640倍．

- **内卵胞膜** theca interna は，内側にある血管の豊富な立方状の分泌細胞の層である（PLATE 93, p.878）．内卵胞膜の完全に分化した細胞は，ステロイド産生細胞の超微形態学的特徴をしている．内卵胞膜の細胞は，多くの**黄体化ホルモン** luteinizing hormone（**LH**）の受容体を有する．また黄体化ホルモンの刺激に応じて，それらはエストロゲンの前駆物質であるアンドロゲンを合成して分泌する．分泌細胞に加えて，内卵胞膜は，線維芽細胞，コラーゲン線維束，また内分泌器官に特徴的である豊富な小血管ネットワークを有する．
- **外卵胞膜** theca externa は外側の結合組織細胞層である．これは主に平滑筋細胞とコラーゲン線維束からなる．

卵胞膜各層間の境界，および外卵胞膜と周囲間質との境界は不明瞭である．しかし，顆粒層と内卵胞膜との間にある基底板は，この2層間の明瞭な境界を形成する．基底板は卵胞発育過程において，内卵胞膜の豊富な毛細血管床を血管がない状態の顆粒層から分けている．

卵母細胞の成熟は一次卵胞で起こる．

オルガネラの分布は，卵母細胞が成熟するにつれて変化する．原始卵母細胞の1個のバルビアニ体に由来する多数のゴルジ装置成分が，細胞質に散らばる．また，自由リボソーム，ミトコンドリア，小さな小胞，多胞小体の数と粗面小胞体の量が増加する．ときには脂肪滴および多量のリポクロム色素がみられることもある．哺乳類を含む多くの種の卵母細胞は，**皮質顆粒** cortical granule として知られる特殊な分泌小胞を持っている（図23.5a参照）．それらは細胞膜（**卵母細胞膜** oolemma）の直下に局在し，精子によって卵細胞が活性化されたときにエキソサイトーシスによって放出されるタンパク質分解酵素を含んでいる（受精の項で詳述）．

多数の不規則な微絨毛が，卵母細胞とその周囲の顆粒層の間（**絨毛周囲腔** perivitelline space）にある透明帯中に，卵母細胞から突出している（図23.5参照）．同時に，細く長い突起が顆粒層細胞から卵母細胞の方へ突出し，卵母細胞の微絨毛と交ざり合い，ときには卵母細胞の細胞膜に陥入している．その突起は細胞膜に接触するが，2つの細胞間に細胞質の連続性はない．

二次卵胞は液体を含む卵胞腔が特徴である．

一次卵胞は，顆粒層細胞の増殖により大きくなるにつれて，まず皮質側の間質内深くに移動する．数種の因子が卵母細胞と卵胞発育に必要である：

- **卵胞刺激ホルモン** follicle-stimulating hormone（**FSH**）．
- 成長因子，すなわち上皮成長因子（EGF），**インスリン様成長因子I** insulin-like growth factor（**IGF-1**）．
- カルシウムイオン（Ca^{2+}）．

顆粒層が6〜12細胞層の厚さになると，液体にみたされた腔が顆粒層細胞間に出現する（図23.6）．**卵胞液** liquor fol-

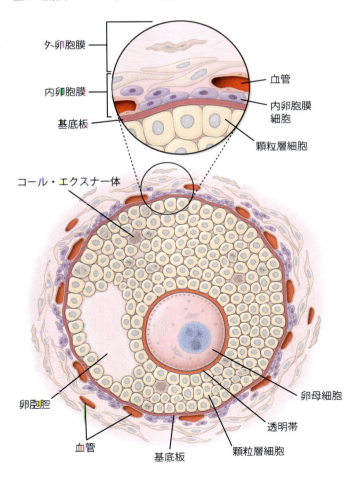

図23.6 ▲ 二次卵胞
a. 顆粒層細胞の間にある液体にみたされた小腔の融合によって生じた卵胞腔を持つ二次卵胞の模式図．この活発に発育する卵胞が，多くの分裂する顆粒層細胞を含んでいることに注目せよ．コール・エクスナー体がこの段階で出現する．円形の拡大図は，顆粒層細胞，基底板，内卵胞膜および外卵胞膜の関係を示している．内卵胞膜の細胞は，豊富な血管を伴うステロイド産生細胞に分化する．また，内卵胞膜は外卵胞膜と呼ばれる間質細胞の外側の層で囲まれる．基底板は，顆粒層細胞を内卵胞膜から分離している．b. 二次卵胞の光学顕微鏡像．卵胞液にみたされた卵胞腔（A）が顆粒層（GC）の中にみられる．多層性の内卵胞膜細胞（TI）と外卵胞膜細胞（TE）が，二次卵胞の基底板の外側にみられる．85倍．

liculi と呼ばれるヒアルロン酸の豊富な液が顆粒層細胞間に蓄積するにつれて，その腔は融合し始め，ついには1個の半月状の**卵胞腔** antrum と呼ばれる腔を形成する．ここで卵胞は**二次卵胞** secondary follicle あるいは**胞状卵胞** antral follicle として区別されるようになる（PLATE 93，p.878）．偏在する卵母細胞は直径約 125 μm となり，これ以上に成長することはない．その成長阻止は，顆粒層細胞から卵胞腔の卵胞液中に分泌される**卵母細胞成熟阻止因子** oocyte maturation inhibitor と呼ばれる小さな 1～2 kDa のペプチドによる．二次卵胞の大きさと卵母細胞成熟阻止因子の濃度との間には，直接的な相関性が認められる．その濃度は小さな卵胞では最も高いが，成熟卵胞では最も低い．卵胞液が最初に出現する直径 0.2 mm ほどの初期二次卵胞はさらに成長を続け，直径が 10 mm 以上に達する．

卵丘の細胞は二次卵胞の卵母細胞周囲に放射冠を形成する．

二次卵胞の大きさが増すにつれて，数層の顆粒層細胞によって覆われた卵胞腔もさらに大きくなる（図 23.7）．顆粒層は，卵母細胞に接した部位を除くとほぼ均一な厚さである．卵母細胞に接した部位は，顆粒層細胞が**卵丘** cumulus oophorus と呼ばれる厚い隆起を形成し，卵胞腔の中に突出する．卵母細胞を直接囲み，排卵時にも卵母細胞に付着したままの卵丘の細胞は，**放射冠** corona radiata と称される．卵丘細胞からなる放射冠は透明帯を貫通する微絨毛を持っており，卵母細胞の微絨毛とギャップ結合を介して連絡している．卵胞成熟の間に，顆粒層細胞の表面微絨毛の数は増加し，卵胞腔に面した黄体化ホルモンの受容体数の増加と相関している．**コール・エクスナー体** Call-Exner body（図 23.6a 参照）と呼ばれる細胞外の過ヨウ素酸シッフ染色に強く染まる物質が，顆粒層細胞の間に認められることがある．これらの物質は顆粒層細胞から分泌され，ヒアルロン酸とプロテオグリカンを含んでいる．

成熟卵胞（グラーフ卵胞）は成熟した二次卵母細胞を含んでいる．

グラーフ卵胞 Graafian follicle としても知られている成熟卵胞は，直径 10 mm 以上である．その大きなサイズのために，成熟卵胞は卵巣皮質の全体に広がり，卵巣表面から突出する．卵胞の大きさが最大になると，顆粒層細胞の有糸分裂能は低下する．顆粒層は，卵胞腔の大きさが増加するにつれて薄くなるようにみえる．顆粒層細胞間の空隙が大きくなるにつれ，卵母細胞と卵丘細胞は排卵に備えて他の顆粒層細胞から徐々に離れる．卵母細胞を直に囲む卵丘細胞は，ここで放射冠の単層細胞層を形成する．これらの細胞とゆるく結合した卵丘細胞は，排卵時には卵母細胞とともに移動する．

卵胞成熟の間に卵胞膜各層はより明瞭となる．脂肪滴が内卵胞膜細胞の細胞質に現れ，その細胞はステロイド産生細胞に類似した超微形態学的特徴を示す．

ヒトにおいては，黄体化ホルモン（LH）が内卵胞膜細胞に働き，アンドロゲンを分泌させる．しかし，**アロマターゼ** aromatase 酵素の欠如により，内卵胞膜細胞はエストロゲン

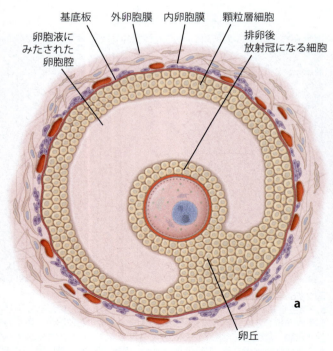
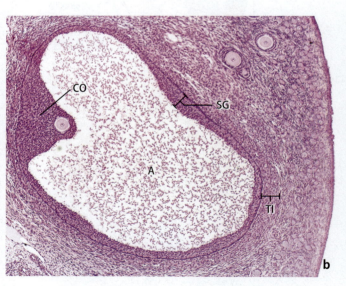

図 23.7 ▲ 発育後期における二次卵胞

a. 卵丘の中に埋もれた卵母細胞を含む大きな卵胞腔を持った成熟（グラーフ）卵胞の模式図．卵母細胞を囲んでいる直下の卵丘細胞は，排卵後も卵母細胞の周囲にとどまり，放射冠と称される．**b.** 成熟した二次卵胞の光学顕微鏡像．大きな液体にみたされた卵胞腔（A）と卵母細胞を含んだ卵丘（CO）に注目せよ．残存して腔を囲む細胞は，顆粒膜（顆粒層，SG）を形成する．卵巣の表面が右側にみられる．2つの一次卵胞の存在に注目せよ（右上）．TI：内卵胞膜．45倍．

FOLDER 23.1　臨床関連事項：多嚢胞性卵巣

多嚢胞性卵巣 polycystic ovary は，多数の囊胞を伴う両側性に肥大した卵巣を特徴とする．過少月経のような少ない月経を伴う場合には，臨床的な名称としてスタイン・レベンタール症候群が用いられる．この患者は，排卵がないために不妊である．卵巣は形態学的に，かたく大理石が詰まった小さくて白い風船のようである．この病気の卵巣は"カキのような卵巣"としばしば呼ばれ，平滑な真珠のような白い表面をしているが，排卵がないため表層の瘢痕がみられない．このために，液体にみたされた多数の卵胞囊腫と，非常に厚い白膜の下に萎縮した二次卵胞が出現する．病理学的原因は明らかではないが，アンドロゲンの過剰産生の原因となるアンドロゲン生合成の制御欠如が関連しているようである．成熟にいたる卵胞の選別過程もまた，障害されているようである．患者はプロゲステロン産生抑制のために，エストロゲン刺激の特徴を有する子宮内膜の無排卵性周期を示している．これは，プロゲステロンを分泌する黄体へとグラーフ卵胞が変わらないことが原因である．この疾患の治療法はホルモン療法であり，エストロゲンとプロゲステロンの比率を一定化することであるが，場合によっては外科的処置が必要である．卵巣皮質を露出させるために楔状の切開がなされる．これにより，ホルモン治療の後には，厚い白膜でつくられた物理的な障壁に阻まれることなく卵細胞が卵巣から出られるようになる（図 F.23.1.1）．

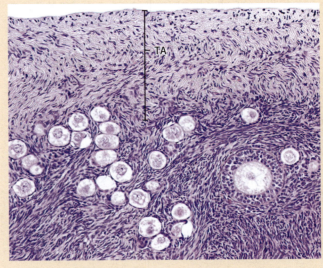

図 F23.1.1 ▲ 多嚢胞性卵胞
この光学顕微鏡像は，多嚢胞性卵胞のヒトから採取した卵巣皮質の切片を示す．多数の卵胞の上を覆っている非常に厚い白膜（TA）に注目せよ．白膜が厚いことで，成熟（グラーフ）卵胞の排卵が阻止される．卵胞の1つが一次卵胞の段階へ発育しているのに注目せよ．45倍．

を産生できない．その反面，顆粒層細胞はアロマターゼを有している．これにより，アンドロゲンの中には滑面小胞体（sER）に輸送されてさらなる代謝を受けるものがある．卵胞刺激ホルモンに応じて，顆粒層細胞はアンドロゲンをエストロゲンに変換し，次にエストロゲンは顆粒層細胞を増殖させ，さらに卵胞の大きさを増加させる．卵胞および循環系由来の高いエストロゲンの濃度は，性腺刺激ホルモン産生細胞の性腺刺激ホルモン放出ホルモンに対する感受性増加とよく対応している．卵胞刺激ホルモンあるいは黄体化ホルモン放出の急な増加は，排卵の約24時間前に腺性下垂体において起こる．黄体化ホルモン急増に対応して，顆粒層細胞の黄体化ホルモン受容体は下方へ制御（脱感受性）され，顆粒層細胞はもはや黄体化ホルモンに反応してエストロゲンを分泌することになくなる．この急増が原因となって，一次卵母細胞の第一次減数分裂が再び開始する．これは黄体化ホルモン急増の後12〜24時間に起こり，その結果として，二次卵母細胞と第一極体が形成される．顆粒層細胞と卵胞膜細胞はともに黄体を形成してプロゲステロンを産生する（p.843〜844，黄体の切片像を参照）．

C. 排卵

排卵はホルモン依存性過程で二次卵母細胞放出の原因となる．

排卵 ovulation は，二次卵母細胞がグラーフ卵胞から放出される過程である．すべての月経周期において，排卵にいたる卵胞は各周期の最初の数日間において5〜6個の一次卵胞の群から選別される．排卵の際には，卵母細胞は胚上皮を含む全卵胞壁を通過する．

関連したホルモン変化と酵素の効果によって，月経周期のほぼ中間，28日周期であれば14日目に二次卵母細胞が放出される．卵母細胞放出の因子には次のものがある：

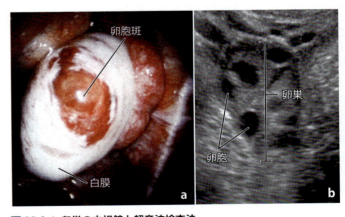

図23.8 ▲ 卵巣の内視鏡と超音波検査法
a. この写真は，内視鏡手術による卵細胞採取時のヒト卵巣の所見である．卵巣は排卵直前の段階である．明瞭にみられる卵胞斑として突出した卵胞の部位に注目せよ．白膜を覆う胚上皮は，排卵直前の部位では断裂している．b. 超音波画像法のような非外科的技術の発達は，卵胞発育の経過観察に役立っており，排卵前の卵母細胞を採取する時期を決定する方法として有用である．（Dr. Charles C. Coddington, III, Mayo Clinic の厚意による．）

- 卵胞液の体積と圧の増加．
- 活性化プラスミノーゲンによる卵胞壁の酵素的タンパク質分解．
- 卵母細胞・卵丘複合体と顆粒層間にある**グリコサミノグリカン** glycosaminoglycan のホルモン制御による沈着．
- プロスタグランジンで誘発された外卵胞膜の平滑筋線維収縮．

排卵の直前に，突出した卵胞を覆っている卵巣表面の小区域では，血流が停止する．**透明斑** macula pellucida または**卵胞斑** follicular stigma として知られているこの胚上皮の領域は，さらに隆起し，破裂する（図 23.8a）．放射冠と卵丘細胞に囲まれた卵母細胞は，破裂した卵胞から勢いよく放出される．排卵時に卵管采は卵巣の表面に密着するようになり，卵母細胞を含む卵丘塊は，卵管采により卵管の腹腔口にゆっくりと取り込まれる．卵丘塊は卵管采にしっかりと付着して，卵管表面に並ぶ線毛細胞により活発に輸送されて，腹膜腔内に落下するのを防止している．最近では，非侵襲的超音波検査法が卵胞発育の検査に使われている．経腟的超音波検査により，発育中の卵胞の数と大きさについて詳細な情報が得られる（図 23.8b）．排卵後の二次卵母細胞は約 24 時間生きている．この期間に受精が起こらなければ，その二次卵母細胞は卵管の中を通っている間に変性する．

卵管の中に入るのに失敗した卵母細胞は，普通は腹膜腔内で変性する．しかし，ときには受精をして，腹膜腔内の卵巣あるいは腸管の表面，あるいは直腸子宮窩（ダグラス窩）に着床することがある．そのような**子宮外着床** ectopic implantation は，胎児期初期を超えることはないものの，母体の健康のために外科的に除去しなければならない．子宮腔の内膜以外の部位で起こる子宮外妊娠は，妊娠前半期での母体死亡の最も多い原因である．

正常の場合には，唯一の卵胞が各月経周期において成熟を完了し，破れて二次卵母細胞を放出する．まれではあるが，卵母細胞が同じ月経周期の間に完全に成熟した他の卵胞からも放出されて，複数の受精卵になる可能性がある．クエン酸クロミフェン（セロフェン）のような薬剤，あるいはヒト閉経期性腺刺激ホルモンは卵巣機能を刺激して，いくつもの卵胞を同時に成熟させる原因となり，多産の可能性が非常に高くなる．

一次卵母細胞は 12 〜 50 年の間，第一次減数分裂前期の複糸期で停止している．

原始卵胞内の一次卵母細胞は胎児期に第一次減数分裂を始めるが，その過程は，減数分裂前期の複糸期で停止している（CHAPTER 3 の減数分裂の項参照）．第一次減数分裂前期は，排卵直前まで完了していない．したがって，一次卵母細胞は第一次減数分裂前期のまま，12 〜 50 年の間停止している．この長い減数分裂停止の期間は，一次卵母細胞を好ましくない環境の影響下に曝露し，不分離現象などの減数分裂における誤りの原因となる．そのような誤りは染色体 21 番目のトリソミー（ダウン症候群）といった奇形の原因となる．

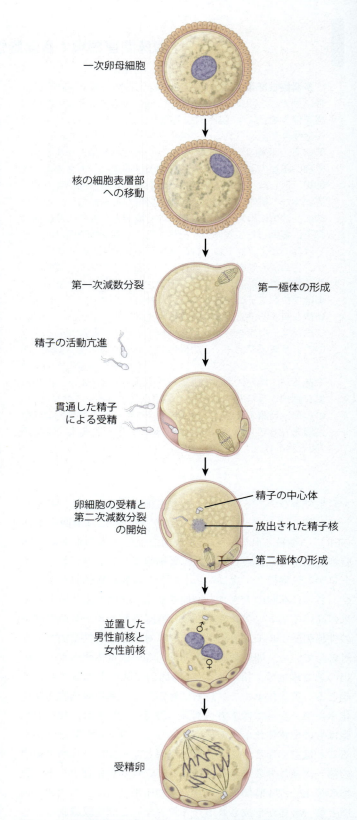

図 23.9 ▲ 卵母細胞の発育，成熟，受精の間に起こる変化を示す模式図
一次卵母細胞は減数分裂の前期で停止している．第一次減数分裂は，卵母細胞が排卵まで発育した後でのみ完了する．第二次減数分裂は，二次卵母細胞が精子により受精されない限り完了しない．第一および第二極体の形成に注目せよ．ある種の哺乳類では，第一極体は（この図で示されたように）分裂をして，4 個の減数分裂体になる．しかし，ヒトでは第一極体は分裂せず，約 20 時間は残存する．したがって，受精卵は 2 個の極体の存在により確認される．

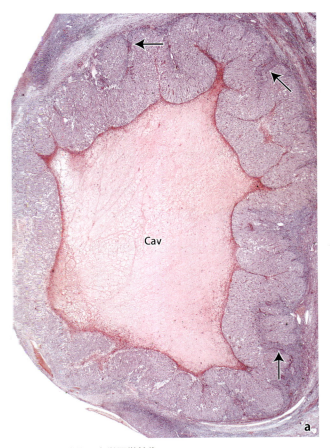
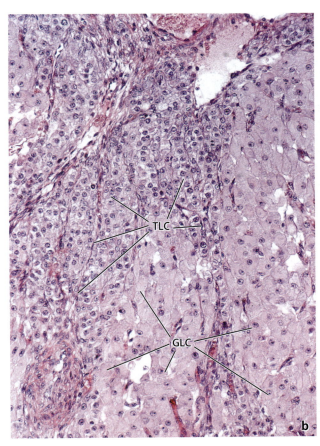

図 23.10 ▲ ヒト黄体の光学顕微鏡像

a. 黄体は，顆粒層細胞と卵胞膜組織を含む崩れた卵胞壁により形成される．顆粒層黄体細胞は，卵胞腔（Cav）であった場所のまわりのヒダのある厚い層を形成する．そのヒダの中には内卵胞膜の細胞がある（→）．12倍．b. この光学顕微鏡像は高倍率で黄体の壁を示している．主要な細胞塊は，顆粒層黄体細胞（GLC）で構成されている．これらの細胞は，大型の球形核と多量の細胞質を持っている．卵胞膜黄体細胞（TLC）も球形核を持つが，その細胞は顆粒層黄体細胞よりかなり小さい．240倍．

第一次減数分裂（還元分裂）が成熟卵胞の中で完了すると（図23.9），**一次卵母細胞** primary oocyte の各娘細胞は同じ量のクロマチンを得るが，1つの娘細胞のみが細胞質のほとんどを受け継いで**二次卵母細胞** secondary oocyte となる．その直径は150μmになる．もう1つの娘細胞は，最小量の細胞質を得て**第一極体** first polar body となる．

二次卵母細胞は排卵直前には第二次減数分裂中期で停止する．

第一次減数分裂が完了するとすぐに，二次卵母細胞は第二次減数分裂を開始する．放射冠の細胞に囲まれた二次卵母細胞は，排卵時に卵胞から離れるときには第二次減数分裂が進行している．この分裂は中期で停止するが，二次卵母細胞が精子によって貫通された場合にのみ完了する．もし受精が起これば，二次卵母細胞は第二次減数分裂を完了し，23個の染色体を持った**母性前核** maternal pronucleus のある**成熟卵子** ovum を形成する．この分裂で産生されたもう一方の細胞は**第二極体** second polar body である．ヒトにおいては，第一極体は排卵後20時間以上残存し，分裂することはない．したがって2つの極体があると，受精卵であるといえる（2倍体の第一極体と半数体の第二極体）．ある種の哺乳類では，第一極体が分裂をして，その結果として減数分裂した卵母細胞

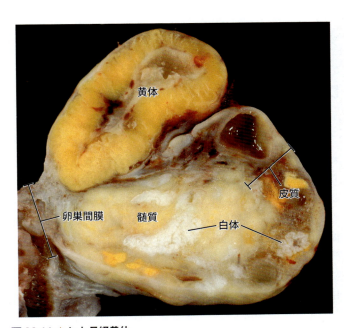

図 23.11 ▲ ヒト月経黄体

この写真は，子宮切除術のときに外科的に摘出された正常卵巣の断面である．黄体は卵巣皮質で発育を完了している．卵巣周期が黄体中期のものを示している．卵巣皮質は，閉鎖卵胞や小さな卵巣嚢胞の他，前の卵巣周期での黄体の遺残物である数個の白体を有している．卵巣髄質が，妊娠黄体の遺残物のようにみえるより大きな白体を有していることに注目せよ．（Dr. Edward Uthman の厚意による．）

23.12).

2つのタイプの黄体細胞が認められる：

- **顆粒層黄体細胞** granulosa lutein cell は，大きく（直径約 30μm），顆粒層細胞由来で中央に局在する．それらは黄体の約 80% を占めていて，エストロゲン，プロゲステロン，インヒビンを合成する．インヒビンは下垂体前葉からの FSH の産生と分泌を制御する．
- **卵胞膜黄体細胞** theca lutein cell はより小さく（直径約 15μm）より濃く染色され，内卵胞膜の細胞に由来し周辺部に局在する（PLATE 94, p.880）．それらは黄体の残り 20% の細胞を占め，アンドロゲンとプロゲステロンを分泌する．

黄体化が始まるにつれて，内卵胞膜からの血管やリンパ管が急速に顆粒層内に向かって成長し，豊富な血管ネットワークが黄体の中で形成される．卵巣皮質の血管の豊富なこの構造から，プロゲステロンとエストロゲンが分泌される．これらのホルモンは，子宮の内腔を覆う**子宮内膜** endometrium の増殖と分泌を刺激し，受精の際，発育する受精卵の着床のために子宮を準備する．

受精がないと月経黄体が形成される．

受精と着床が起こらない場合には，黄体は 14 日間のみ活

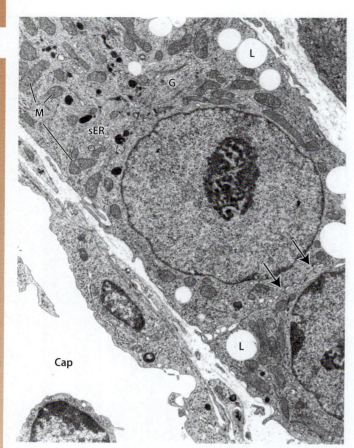

図 23.12 ▲ サルの黄体から得られた卵胞膜黄体細胞の電子顕微鏡像
この早期の着床時期（妊娠 10.5 日）には，膜に囲まれた緻密小体がゴルジ装置（G）の近くに集まっている．細胞質のほとんどは，滑面小胞体（sER）の小管，脂肪滴（L），ミトコンドリア（M）で詰まっている．密に並んでいる卵胞膜黄体細胞の細胞膜（→）と毛細血管（Cap）に注目せよ．10,000 倍．（Dr. Carolynn B. Booher の厚意による．）

と 3 個の半数体の極体ができる（図 23.9 参照）．極体はさらに発育することなく変性する．

D. 黄体

閉塞した卵胞は排卵後に黄体に再構成される．

排卵時，残存する顆粒層細胞と卵胞膜細胞によって構成されている卵胞壁は，卵胞がつぶれるにつれて深いヒダをつくり，**黄体** corpus luteum あるいは**黄体腺** luteal gland に変化する（図 23.10a および PLATE 94, p.880）．最初は，内卵胞膜の毛細血管から卵胞腔への出血のために，中央が凝血した**赤体（出血体）** corpus hemorrhagicum が形成される．その後，間質からの結合組織が元来の卵胞腔に侵入する．次いで，顆粒層と内卵胞膜の細胞が，黄体化と称される過程で顆粒層黄体細胞と卵胞膜黄体細胞に分化する．これらの黄体細胞は著しい形態学的変化をし，大きさを増し，脂肪滴でみたされるようになる（図 23.10b）．脂溶性色素であるリポクロムが細胞質にあるために，新鮮標本ではそれらの細胞は黄色い外観をとる（図 23.11）．超微形態学的レベルでそれらの細胞は，豊富な滑面小胞体，および管状クリステを持つミトコンドリアを持ったステロイド分泌細胞の特徴を示している（図

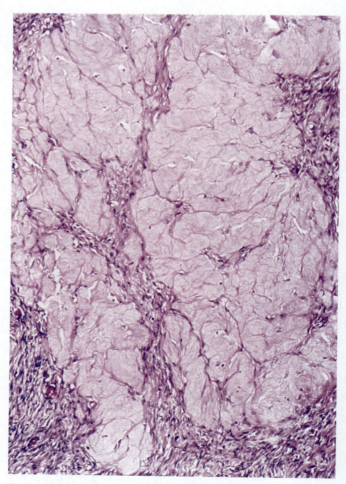

図 23.13 ▲ ヒト卵巣白体の光学顕微鏡像
多量の硝子様物質が，既存の黄体の変性する細胞中にみられる．白体は卵巣間質に囲まれている．125 倍．

性化している。この場合、黄体は**月経黄体** corpus luteum of menstruation と呼ばれる。**ヒト絨毛性腺刺激ホルモン** human chorionic gonadotropin（**hCG**）と他の黄体化ホルモンがない場合には、プロゲステロンとエストロゲンの分泌は減少し、黄体は排卵後の約10〜12日間に変性を始める。

黄体は妊娠あるいは月経後に変性し、ゆっくりと退縮する。その細胞は脂質に富むようになり、大きさが減少し、自己融解をする。かつての黄体の変性する細胞間にガラス様物質が蓄積して**白体** corpus albicans と呼ばれる白い瘢痕が形成される（図23.13）。白体は、数ヵ月間にわたってゆっくりと消失するにつれて卵巣皮質の中に深く埋没する。

E. 受精能獲得と受精

受精能獲得の間に成熟精子は卵母細胞と受精する能力を獲得する。

精巣上体管での成熟に続いて、精子は女性生殖器官の中でさらに活性化される。この**受精能獲得** capacitation と呼ばれる活性化の過程で、精子の中で構造と機能の変化が起こり、その結果、精子は透明帯の受容体に結合する能力を向上させる。活性化は、精子の鞭毛が激しいむちのような動きを示す**運動亢進** hyperactivation により確認される。

受精能獲得は、いくつかの生化学的変化と精子あるいはその細胞膜の修飾を伴っている。それらは次のようなものである：

- アデニル酸シクラーゼの活性が増強してcAMPの量が増す。
- チロシンリン酸化の割合が増加（チロシンリン酸化の測定は、受精能獲得の生化学的指標として臨床的に用いられる）。
- Ca^{2+}チャネルの活性化により細胞内カルシウムの濃度が増加する。
- 精子頭部の表面からの精嚢液糖化合物の放出。この表面のグリコシド（脱受精能獲得因子とも呼ばれる）は、精巣上体管で精子が成熟するときに付加されていて、透明帯受容体との結合を阻止する。
- 受精能獲得の主な阻止物質であるコレステロール除去と、リン脂質と炭水化物成分の再分布による細胞膜の広範な修飾を受ける。

受精は正常では卵管膨大部で起こる。

通常の射精時には、多数の精子のうちで数百の精子のみが、受精部位である卵管膨大部に到達する。そこで、精子は放射冠で囲まれた二次卵母細胞に遭遇する。精子は透明帯に近づくために、放射冠を貫通しなければならない。5〜6個の精子が透明帯を通過するかもしれないが、ただ1つの精子のみが受精過程を完了する。受精能獲得は、精子が透明帯受容体に結合することができて初めて完了する。透明帯のZP-3受容体への結合は、**尖体反応** acrosome reaction を引き起こす。そのとき、尖体から放出された酵素（主にヒアルロニダーゼ）が、ただ1つの精子が透明帯を貫通することを可能にする。

活動性の高い精子の正面にある限られた範囲の透明帯構成タンパク質が分解されて、精子の貫通が起こる。

透明帯を貫通した後に、精子は透明帯と卵母細胞膜（卵細胞膜）の間にある絨毛周囲腔に侵入する。ここで、精子の細胞膜は卵細胞膜と融合し、精子頭部の核が卵母細胞内に取り込まれる。その核は、23個の父方染色体を持つ**男性前核** male pronucleus を形成する。2つの前核の融合により、46個の染色体を持つ2倍体（2n）である**受精卵** zygote が形成され、さらに有糸分裂あるいは第1回目の卵割を行う。この2細胞期は、胎児発生開始の指標である。

精子は二次卵母細胞に受精する前に、放射冠と透明帯を貫通する突破力を獲得しなくてはならない。

精子は、二次卵母細胞に近づくと運動亢進状態となる。より速く泳ぎ、その尾の動きはさらに力強く、波打つ。最近の研究によれば、この運動亢進反応は精子の尾部にCa^{2+}が急に流入することで起こる。精子尾部の細胞膜には**CatSper**（精子の陰イオンチャネル）と称される多量の膜貫通Ca^{2+}チャネルタンパク質がある。CatSperタンパク質はもっぱら尾部の細胞膜で発現されている。さらに、Ca^{2+}の流入は尾をより活発で力強く波打つようにし、精子は卵管の粘稠な環境をより速く泳ぐようになる。透明帯の限定されたタンパク質融解とともに、この運動亢進は卵母細胞の物理的な貫通力に寄与している。このような精子の運動亢進は、二次卵母細胞を受精から守る物理的障壁を破壊するのに不可欠である。つまり、CatSperの活性化は男性の受精能力に必要である。

卵母細胞の受精によって、精子内に局在する構造が卵母細胞の細胞質に入る。

透明帯を貫通した後に、精子は透明帯と卵細胞膜（卵母細胞膜）の間にある絨毛周囲腔に侵入する。ここで、卵細胞膜についた精子の細胞膜は卵細胞膜と融合する。卵母細胞の取り込みと称されるこの過程により、精子核（高濃度のDNAを含有）、中心体、ミトコンドリアのある中部と運動毛は、卵母細胞の細胞質に取り込まれる。尾部の細胞膜は、卵細胞膜に付属物として残存する。

侵入した精子は第二次減数分裂の再開と完了のための分子シグナルを発する。この分裂により二次卵母細胞は成熟卵細胞に変化して、第二極体を絨毛周囲腔に放出する。

取り込まれた精子頭部の核内にある男性側の遺伝物質は、放出されて23個の父方の染色体を含む男性前核を形成するのに使われる。女性前核と男性前核の両方の核膜は融解し（融合しない）、染色体が共通の紡錘体の中に並んでいる。その結果の受精卵は、46染色体の2倍体（2n）となり、後に最初の有糸分裂あるいは卵割をする。男性の中心体は、胎児の最初の2細胞に染色体が分かれるための分裂紡錘体の並置に必要である。父方からの中心体のみが、最初とその後の分裂紡錘体の形成に必要である。取り込まれた運動毛は最終的には融解して、すべての精子由来ミトコンドリアは卵細胞の細胞質から除かれる。すべてのヒト細胞内ミトコンドリアは通常は母方由来であるが、すべての中心体は父方の精子細胞に

由来する.

数個の精子が透明帯を貫通する可能性はあるが，ただ1つの精子のみが受精過程を完了する.

受精 fertilization にあずかる精子が卵細胞質内に侵入すると，二次卵母細胞に他の精子が入ること（**多精受精 polyspermy**）を阻止するために，少なくとも3つの融合後反応が起こる．それらは次のようなことである：

- 多精受精の速やかな阻止．卵細胞膜の広範で長時間にわたる脱分極（1分間に及ぶ）が，多精受精に対して一過性の電気的阻止作用を生じる．
- 皮質反応．さらに，卵細胞膜の極性の変化が卵細胞質内に貯蔵されたCa^{2+}の放出を起こす．このCa^{2+}は皮質反応の波を伝播する．つまり，皮質顆粒が表面に移動し，卵細胞膜と融合する．これにより卵細胞の表面積が一過性に増大し，膜の再構成が起こる．皮質顆粒の内容物は絨毛周囲腔に放出される．
- 透明帯反応．放出された皮質顆粒の酵素（タンパク質分解酵素）は，精子結合のための糖タンパク質卵母細胞膜受容体を分解するだけでなく，透明帯表面のタンパク質を架橋することで**絨毛周囲バリア** perivitelline barrier も形成する．この過程は多精受精の恒久的な阻止につながる．

妊娠黄体は受精と着床後に形成される.

受精と**着床** implantation が起こると，黄体は拡大し，**妊娠黄体** corpus luteum of pregnancy を形成する．黄体の残存と機能は，**ルテオトロピン** luteotropin として総称されるパラクリン分泌と内分泌の両方に依存している．

パラクリン分泌型のルテオトロピンは卵巣から局所的に産生され，次のものを含んでいる：

- **エストロゲン** estrogen.
- **IGF-1** と **IGF-2**.

内分泌型ルテオトロピンは，標的器官である黄体から離れた場所で産生され，次のものを含む：

- hCGは絨毛の栄養膜から分泌される37 kDaの糖タンパク質である．これは黄体のLH受容体を刺激し，その変性（p.844～845）を防止する．
- LHとプロラクチンの2つは下垂体から分泌される．
- インスリンは膵臓で産生される．

黄体によりコレステロールから産生される高レベルのプロゲステロンは，卵胞の周期的発育を阻止する．妊娠初期において，黄体は2～3 cmの大きさであり，卵巣のほとんどを占めている．その機能は妊娠の8週以後に徐々に低下し始めるが，妊娠中ずっと継続する．黄体は活性を維持するが，胎盤が母体および胎児の前駆物質から十分量のエストロゲンとプロゲステロンを産生するために，妊娠6週以後は黄体の機能は取って代わられる．ヒト絨毛性腺刺激ホルモン（hCG）は受胎後6日の血清中で，また妊娠10～14日という早い時期に尿中で同定することができる．特異的抗体による尿中hCGの同定は，ほとんどすべての妊娠テストの基礎となっている．さらに，妊娠早期の血中hCGレベルの急な増加は，嘔気や嘔吐の症状のような"つわり"の原因である．これらの症状は通常，朝の早い時間に起こり，しばしば妊娠の最初の徴候となる．

F. 卵胞閉鎖

ほとんどの卵胞は，顆粒層細胞のアポトーシスによって誘導される卵胞閉鎖で失われる.

すでに述べたように，胎児の卵巣で分化を始めた卵胞のうち，ごく少数が完全な成熟にいたるようになっている．卵胞のほとんどが，**卵巣の卵胞閉鎖** ovarian follicular atresia と呼ばれる過程を経て変性し，消失する．卵胞閉鎖は顆粒層細胞のアポトーシス（プログラム細胞死）によって引き起こされる．多くの卵胞が，胎児期の発育中，生後早期と思春期の間に卵胞閉鎖に陥る．思春期以後は一連の卵胞が各月経周期の間に成熟を始めるが，通常ただ1つの卵胞のみが成熟にいたる．卵胞閉鎖は，他の卵胞のアポトーシスによって数個の卵胞が発育の継続のために刺激されるメカニズムであると今では考えられている．このように，成熟のいかなるステージにおいても卵胞は卵胞閉鎖になる．その過程は，卵胞が成熟するにつれてより複雑なものとなる．

原始卵胞あるいは小さな発育過程の卵胞の閉鎖においては，未熟な卵母細胞はより小さくなり，変性し，同様の変化が顆粒層細胞にも起こる．閉鎖する卵胞は収縮し，ついには顆粒層細胞による再三のアポトーシスと貪食の結果として，卵巣の間質から消失する（PLATE 93, p.878）．それらの細胞が再吸収されて消失すると，周囲の間質細胞は卵胞が前に占めていた空隙に遊走し，閉鎖卵胞は消失する．

大きく成長した卵胞の閉鎖では，成熟卵母細胞の変性は遅れ，卵胞壁の変性の後に起こるようにみえる（PLATE 93, p.878）．この遅れは，卵母細胞がひとたび成熟して機能を獲得すると，顆粒層細胞において閉鎖を開始したのと同様の刺激に対しては感受性がなくなることを示している．卵胞の変化には次の一連のことが起こる：

- 顆粒層細胞でのアポトーシスの開始．これは細胞分裂の停止と顆粒層細胞内の核内分解酵素と他の加水分解酵素の発現によって示される．
- 好中球とマクロファージによる顆粒層への侵入．
- 血管豊富な索状の結合組織の顆粒層への侵入．
- 顆粒層細胞の卵胞腔内への脱落．
- 内卵胞膜細胞の肥大化．
- 変性が続くにつれての卵胞の崩壊．
- 結合組織の卵胞腔内への侵入．

数種の遺伝子産物が，卵胞閉鎖の過程を制御している．これらの産物の1つに性腺刺激ホルモンが誘導する**神経アポトーシス阻止タンパク質** neural apoptosis inhibitory protein（**NAIP**）があり，これは顆粒層細胞におけるアポトーシス変化を阻止し，遅れさせる．NAIP遺伝子発現は成長する卵胞のすべてのステージに存在するが，閉鎖する卵胞には欠如する．性腺刺激ホルモンが高レベルにあると，卵巣中での

FOLDER 23.2　臨床関連事項：体外受精

　体外受精（IVF）を行う適応にはいくつかあるが，第1の適応は，外科的には治療できない卵管障害，卵管欠如による不妊である．多くの卵胞の発育と成熟を促すために，体外受精法の適応となった女性は，薬剤投与により卵巣が過剰な刺激を受ける状態となる．その過剰な刺激は，卵胞刺激ホルモンの添加の有無を問わず，ヒト閉経期尿性性腺刺激ホルモン，クエン酸クロミフェン（セロフェン）などを使用するさまざまなホルモン治療で達成される．

　成熟した排卵直前の卵細胞は，腹腔鏡や超音波で誘導される経皮的吸引，あるいは経腟的吸引によって採取されたグラーフ卵胞から集められる．受精の前に，卵母細胞は，血清を補充した特殊な培養液中で一定の成熟程度の時期まで前培養される．

　一方，集められた精液も特殊な培養液中に置かれる．卵母細胞は，その後受精のために精子を含む培養液に加えられる．12～16時間後，微分干渉顕微鏡により卵母細胞中の女性前核と男性前核の存在を調べられるが，それは受精が行われたことの指標である（図F23.2.1a）．この段階で，受精卵は将来の体外受精移植のために凍結される．一般的に，体外で培養された成熟卵母細胞の80％が受精する．この時点で胚芽は特殊な成長培養液に移され，24～48時間培養され，そこで4～6細胞期まで成長する（図F23.2.1b）．その後数個の胚芽が，卵母細胞の最初の吸引後の3～5日目に腟と子宮頸管を経て，子宮の中へ移植される．胚芽移植の前に，子宮は適切なホルモン投与によって，胚芽を受け入れる準備がなされる．したがって胚芽は，正常な着床における状況（p.855参照）と同じように，ホルモン投与により準備された子宮に入れられる．通常，移植後ただちに妊娠黄体の機能に似せるために，プロゲステロンの大量投与を始める．

　最近では，確立された治療方針によって，体外受精計画による妊娠あるいは出産の成功率は1回の胚芽移植において30％以上に達する程度にまで改善されてきた．妊娠率をさらに高めるためには，組み換え卵胞刺激ホルモンや性腺刺激ホルモン放出ホルモン（GnRH）阻害剤などの新しい薬剤の導入が必要かもしれない．なお，体外受精の主な合併症である多胎妊娠の発生は，移植する胚子数を減らすことで抑えることができる．

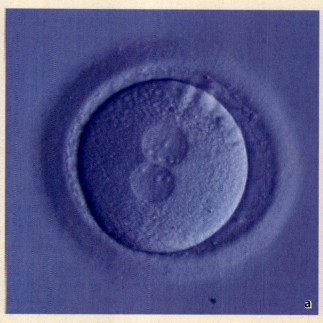 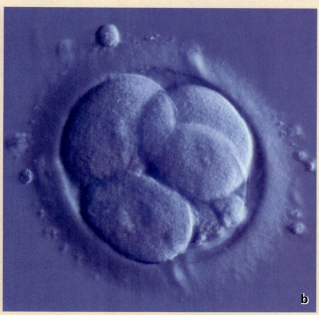

図 F23.2.1 ▲ ヒト胚子の初期発育段階
a. ノマルスキー光学系を備えた微分干渉顕微鏡によって得られたこの画像は，2つの前核を持つヒト受精卵母細胞を示している．受精卵は，女性前核と男性前核の並置と核膜の融解が起こった後に発育する．その結果，細胞は46染色体である2倍体を含むことになる．400倍．**b.** この画像は，48時間にわたり特殊な培養液中で発育したヒト胚芽である．この段階で胚芽は4細胞からなる．体外受精において，胚芽が子宮腔へ戻されるのは通常この時期である．400倍．（Dr. Peter Fehrの厚意による．）

NAIPの発現が増加することで卵胞のアポトーシスは阻止される．

　卵母細胞は，変性と自己融解に関連する典型的な変化を経て，その遺残物は侵入してきたマクロファージにより貪食される．透明帯はそれに接する細胞の中で起こる自己融解変化に抵抗するが，卵胞腔の中でゆっくりと壊れるにつれてヒダをつくり，さらに崩壊する．結合組織内のマクロファージは，透明帯と変性する細胞の遺残物の貪食に関わる．卵胞細胞と内卵胞膜の間にある基底板は，卵胞細胞から離れて厚みを増し，**硝子膜** glassy membrane と呼ばれる波状の透明層を形成

する．この構造は，閉鎖の後期における卵胞の特徴である．

内卵胞膜の細胞肥大は，いくつかの閉鎖卵胞において起こる．肥大する細胞は卵胞膜黄体細胞と同じであり，結合組織により仕切られた放射状に配列する索状構造をとる．この結合組織の中に，豊富な毛細血管網が発達する．古い黄体に類似したこの閉鎖卵胞は，**閉鎖黄体** corpora lutea atretica と呼ばれる．

間質腺は閉鎖卵胞の内卵胞膜から生じる．

閉鎖卵胞が変性し続けるにつれて，硝子様索構造を伴う瘢痕が細胞塊の中心部に出現し，小さな白体の外観を呈するようになる．卵巣間質が変性している卵胞に侵入するとともに，この構造は最後には消失する．多くの哺乳類の卵巣においては，黄体細胞の索状構造はすぐには変性せず，壊れて間質内に点在するようになる．これらの細胞索は卵巣の**間質腺** interstitial gland となって，ステロイドホルモンを分泌する．間質腺の発達は，多数の子を産む動物種において著しい．

ヒト卵巣では，間質細胞は比較的少ない．それらの細胞は，生後1年目あるいは思春期の早い時期に多く出現するが，どちらも卵胞閉鎖が増加する時期にあたる．間質細胞の退化は初潮時に起こり，したがって，生殖年齢の期間と閉経期にはそれらはほとんど認められない．ヒトにおいては，間質細胞が思春期の早い時期に第二次生殖器官の成長と発達に影響するエストロゲンの重要な源である．他の種においては，間質細胞はプロゲステロンを産生しているようである．

ヒトでは，**卵巣門細胞** ovarian hilar cell と呼ばれる細胞が，血管や無髄神経線維に付随して卵巣門のところでみられる．これらの細胞は精巣の間質細胞に構造的に類似しており，**ラインケ結晶** Reinke crystalloid を持っている．卵巣門細胞は，妊娠中や閉経の始まりにおいてホルモン変化に反応するとみられる．研究によると，卵巣門細胞はアンドロゲンを分泌するようである．これらの細胞に関連した肥大や腫瘍は，しばしば男性化を引き起こす．

G. 血液供給とリンパ管

卵巣への血液は2つの異なる血管（卵巣動脈と子宮動脈）から供給される．

卵巣動脈 ovarian artery は腹部大動脈の枝であり，卵巣提索を通って卵巣に到達し，卵巣と卵管の主な動脈血供給源となっている．これらの動脈は卵巣への二次的な血液供給源である内腸骨動脈由来の**子宮動脈卵巣枝** ovarian branch of the uterine artery と吻合している．この吻合部から起こる比較的太い血管が卵巣間膜を通り，卵巣門に入る．これらの太い動脈は卵巣髄質に入るにつれて分枝し，高度にらせん状になるため**らせん動脈** spiral artery と呼ばれる（図23.2参照）．

静脈は動脈に伴行し，卵巣門から出るところで**蔓状静脈叢** pampiniform plexus と呼ばれる静脈叢を形成する．卵巣静脈は蔓状静脈叢から形成される．

卵巣の皮質部位において，卵胞膜層のリンパ管ネットワークが，大きく発育しつつあるか閉鎖する卵胞と黄体を囲んでいる．リンパ管は，卵巣動脈の走行に沿って腰部の傍大動脈リンパ節へ上行する．

H. 神経支配

卵巣は自律性卵巣神経叢によって支配されている．

卵巣にいたる自律神経線維は，主に卵巣神経叢によって伝えられている．卵巣が交感神経および副交感神経線維によって支配されていることは明らかであるが，それらの線維がどのように分布しているかはほとんど知られていない．副交感神経節細胞は卵巣髄質に散在している．神経線維は卵巣の髄質と皮質に入る際に動脈に伴行し，血管壁の平滑筋を支配している．卵胞に関連する神経線維は，基底板を通過しない．知覚神経終末は間質に散在している．知覚神経線維は，神経叢を経由して刺激を伝達し，第一腰神経の後根神経節に達する．したがって，卵巣の痛みはこれらの脊髄神経の皮膚領域に放散する．

排卵時に女性の約45%は月経中期の痛み（中間痛）を感じる．この痛みは数分～24時間にわたって続く鋭い下腹部痛として知られているが，しばしば子宮からの少量出血を伴っている．この痛みは，固有卵巣索と同様に卵巣内の平滑筋細胞の収縮に関連していると信じられている．これらの平滑筋細胞の収縮は，黄体化ホルモンの急激な過剰分泌によりプロスタグランジン$F_{2α}$量が増加することによるものである．

3. 卵管

卵管 uterine tube は子宮から卵巣へ両側性に伸びる1対の管で（図23.1参照），**ファロピウス管** fallopian tube とも呼ばれる．卵管は卵巣から子宮へ卵細胞を輸送し，受精と受精卵の桑実胚への初期発育に必要な環境を提供する．卵管の片側は，卵巣に接して腹膜腔に開口し，他の端は子宮腔に通じている．

各卵管は約10～12 cmの長さであり，肉眼的には4つの部位に分けられる：

- **漏斗部** infundibulum は，卵巣に近い卵管の漏斗状をした部位である．その遠位端では，卵管は腹膜腔に開口している．また，その近位端は膨大部に連続している．**卵管采** fimbria と呼ばれるヒダのついた伸長部分は，漏斗口から卵巣の方へ広がっている．
- **膨大部** ampulla は，全体の長さの約3分の2を占める卵管の中で最も長い部分であり，受精の部位でもある．
- **峡部** isthmus は，子宮に近く内腔が狭い中間部である．
- **子宮部あるいは壁内部** uterine or intramural part は，長さが約1 cmで，子宮壁の中に存在し，子宮腔に開口している．

卵管壁は3層である．

卵管壁は他の中空性臓器の壁に類似しており，外側の漿膜層，中間の筋層，内側の粘膜層からなる．しかし，粘膜下組

織はない．

- **漿膜** serosa あるいは腹膜は卵管の最外層であり，中皮と薄い結合組織からなっている．
- 卵管全長のほとんどにある**筋層** muscularis は，内側の比較的厚い輪状筋と，外側のより薄い縦走筋からなる．これらの層の境界はしばしば不明瞭である．
- 卵管の内側にある**粘膜** mucosa は，比較的薄い縦走ヒダを形成し，全長にわたって卵管腔に突出している．このヒダは膨大部において最も多く，複雑であり（図 23.14 および PLATE 95, p.882），峡部においてはより小さなヒダになる．

粘膜表面は線毛細胞と無線毛細胞という 2 種類の細胞からなる単層円柱上皮である（図 23.14b）．それらは，1 種類の細胞型の異なる機能状態を示している．

- **線毛細胞** ciliated cell は，漏斗部と膨大部で最も多い．線毛の波は子宮の方向へ向かっている．
- **無線毛細胞** nonciliated cell，すなわち**釘（ペグ）細胞** peg cell または**分泌細胞** secretory cell は，卵細胞に栄養物を供給する液体を産生する分泌細胞である．

上皮組織は，ホルモン量，特にエストロゲンの変化に対応して，卵胞期の肥大と黄体期の萎縮を周期的に繰り返す．また，線毛細胞と無線毛細胞の割合はホルモン周期で変化する．エストロゲンは線毛形成を刺激し，プロゲステロンは分泌細胞の数を増加させる．排卵期においては，上皮細胞の高さは約 30 μm に達し，月経の開始直前には約半分に減少する．

二方向性の輸送が卵管において起こる．

卵管では卵管采が卵巣に密着し，破裂が起こる卵巣部位を覆うようになり，排卵直前には活発な運動をする．卵母細胞が放出されると，漏斗部の線毛細胞はそれを卵管の開口部の方へ集めて，卵母細胞が腹膜腔に落ちることを防止する．卵母細胞は，蠕動運動により卵管内を運ばれる．精子と卵母細胞が卵管の両端から運ばれるメカニズムは，完全には解明されていない．研究によれば，線毛運動と筋の蠕動運動が卵細胞の動きに関与しているといわれている．しかし精子の運動は非常に速く，卵管運動によっては説明することができない．受精は峡部に近い膨大部で通常は起こる．卵細胞は，子宮腔に入る前の約 3 日間卵管の中にある．卵管の輸送機構を変化させる状態（たとえば炎症，子宮内器具の使用，外科的操作，卵管結紮）などは，子宮外妊娠の原因となる．子宮外妊娠の多く（98%）は卵管で起こる（卵管妊娠）．また子宮外妊娠での他の胚盤胞の着床部位は，腹膜腔，卵巣，子宮頸部である．

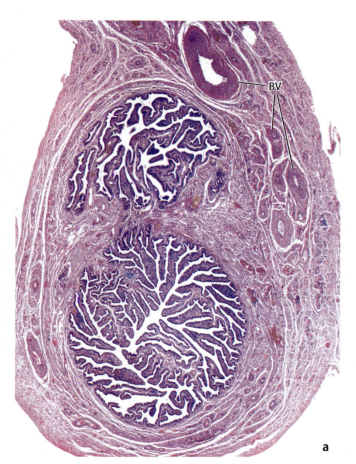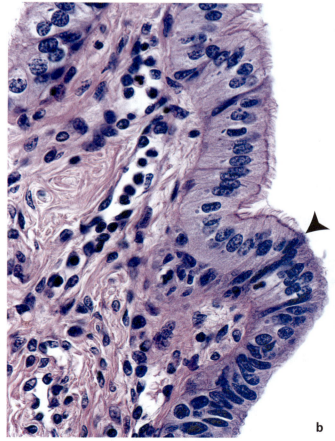

図 23.14 ▲ ヒト卵管の光学顕微鏡像

a. この横断切片は，卵管の膨大部付近である．粘膜は卵管の内腔に皺となって突出している．筋層は，輪状に配列した線維の厚い内層と縦走線維の外層からなっている．卵管に沿って走る子宮動脈と卵巣動脈（BV）の複数の分枝に注目せよ．16 倍．b. 卵管の内腔は，線毛細胞（◀の上）と無線毛細胞（◀の下）からなる単層円柱上皮で覆われている．640 倍．

4. 子宮

子宮 uterus は，急速に発育しつつある桑実胚を卵管から受け取る．その後，すべての胚子と胎児の発育は子宮の中で起こるが，大きさと発育の変化は著しい．ヒト子宮は，膀胱と直腸間の骨盤腔にある中空性洋梨状の臓器である．出産未経験の女性では，子宮は 30〜40 g，長さ 7.5 cm，上部の幅 5 cm，厚さ 2.5 cm である．その内腔は扁平で，卵管と腟につながっている．

解剖学的に子宮は 2 つの部位に分けられる：
- **体部** body は子宮の大きな上部である．その前面はほぼ平らである．後面は凹んでいる．卵管の付着部より上に広がる体部の上部で丸い部分は**底部** fundus と呼ばれる．
- **頸部** cervix は**峡部** isthmus によって体部から区切られた下部の樽状部分である（図 23.1 参照）．**子宮頸管** cervical canal といわれる頸部の内腔には，両端に狭い開口部，すなわち口がある．**内子宮口** internal os は子宮腔につながっている．**外子宮口** external os は腟につながっている．

子宮壁は 3 層でできている（図 23.15）．内腔から外側へ向かって，次のようになっている：
- **子宮内膜** endometrium は子宮の粘膜である．
- **子宮筋層** myometrium は厚い筋層である．卵管と腟の筋層へつながる．また，その平滑筋線維は子宮につながる靱帯の中に伸びている．
- **子宮外膜** perimetrium は子宮の漿膜層あるいは臓側腹膜で，骨盤や腹部の腹膜につながっており，中皮と疎性結合組織の薄い層からなる．中皮細胞の下には，普通は 1 層の弾性組織が明瞭である．子宮外膜は子宮の全後面を覆っているが，前面は一部のみを覆う．前面の残りの部分は結合組織あるいは（通常の）外膜からなっている．

子宮筋層と子宮内膜は，胎児着床の準備のために毎月周期的変化をする．これらの変化は月経周期に相当する．胚子が着床すると，その周期は停止し，2 つの層は妊娠中にかなりの発育と分化をする（下記参照）．

子宮筋層は構造と機能が密接に結びついている．

子宮筋層は子宮壁の最も厚い層である．それは 3 層の境界不明瞭な平滑筋層からなる．
- **中間筋層** middle muscle layer は多数の太い血管（静脈叢）とリンパ管を含んでおり，**血管層** stratum vasculare と呼ばれる．最も厚い層で輪状あるいはらせん状に配列した平滑筋束が交錯している．
- **内側層と外側層** inner and outer layer にある平滑筋束は，子宮の長軸に沿って主に配列している．

胆嚢や膀胱のような多くの樽状中空器官と同じように，平滑筋の配列は不明瞭である．通常の組織切片でみられる筋束は，不規則な放射状配列をしている．子宮収縮の間，子宮筋層の 3 層は，内腔の内容物を狭い口を通って押し出すよう，機能的な合胞体として働く．

妊娠していない子宮では，平滑筋細胞は 50 μm の長さで

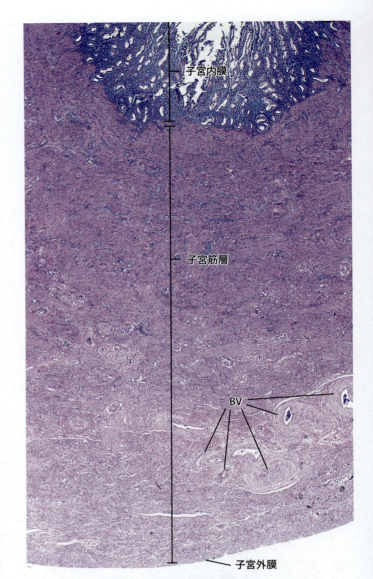

図 23.15 ▲ **ヒト子宮の矢状断面の光学顕微鏡像**
この切片は子宮壁の 3 層を示している．子宮内膜：子宮腔を覆う最内層，子宮筋層：平滑筋の中間層，子宮外膜：子宮の外表面を覆う腹膜の非常に薄い層．子宮筋層の深部は，子宮に血液を供給する太い血管（BV）を含んでいる．8 倍．

ある．妊娠中には，子宮はかなり大きくなる．その発達は主に既存の平滑筋細胞の肥大によるが，長さが 500 μm 以上に達することもある．さらに，既存の平滑筋細胞の分裂による新しい線維の形成と未分化間葉細胞の分化誘導にもよる．一方，結合組織の量も増加する．妊娠が進み，胎児の成長のために子宮壁が伸ばされるにつれて，その子宮壁はますます薄くなる．分娩後に，子宮はほぼもとの大きさに戻る．筋線維の中には変性するものがあるが，ほとんどがもとの大きさに戻る．子宮筋層を強化するために妊娠中に形成されたコラーゲン線維は，コラーゲン線維を分泌した細胞によって酵素的に分解される．子宮腔は拡大したまま残り，子宮筋層壁は妊娠前より厚くなっている．

子宮体部に比べて，頸部はより多くの結合組織と少ない平滑筋でできている．弾性線維は子宮頸部で豊富であるが，子

宮体部では外側の筋層においてわずかにみつかる程度である.

子宮内膜は月経周期中に増殖し，その後に変性する.

　生殖期間中，子宮内膜は毎月周期的変化をし，胚子の着床の他，それに続く胚子と胎児の発達のための準備をする．周期中の子宮内膜分泌活性の変化は，卵胞成熟と関連している（FOLDER 23.3 参照）．各月経周期の終わりには，粘膜血管からの出血を伴った子宮内膜の部分的破壊と剥離が起こる．腟からの組織と血液の放出は通常 3〜5 日間続き，**月経 menstruation or menstrual flow** と呼ばれている．**月経周期 menstrual cycle** では，月経が始まった日を初日と定義する．

　生殖期間中，子宮内膜は構造と機能が異なる 2 つの層（領域）からなっている（図 23.16 および PLATE 96, p.884）：

- **機能層 stratum functionale/ functional layer** は子宮内膜の厚い部分で，月経時に剥離する．
- **基底層 stratum basale/ basal layer** は，月経期間中は残り，機能層の再生時にその源となる．

機能層は月経周期中に増殖し，変性する層である．

　月経周期の期間中，子宮内膜の厚さは 1 mm から 6 mm まで変化する．子宮内膜は，分泌細胞と線毛細胞の混在した単層円柱上皮で覆われている．表層上皮は**子宮内膜間質 endometrial stroma** と呼ばれる下方の固有層の中に陥入し，**子宮腺 uterine gland** を形成する．これらは単一管状腺で，ほとんど線毛細胞を含まないが，子宮内膜の深部において，ときに分岐している．子宮内膜間質は間葉に類似しており，細胞に富み，豊富な細胞間基質を持つ．卵管と同じように，粘膜下組織が子宮内膜を子宮筋層から分けることはない．

子宮内膜の血管系も，おのおのの月経周期ごとに増殖し，変性する．

　子宮内膜は特殊な血管系を持っている（図 23.16 参照）．子宮動脈は，子宮筋層で互いに吻合する 6〜10 の弓状動脈を出している．弓状動脈からは**放射状動脈 radial artery** と呼

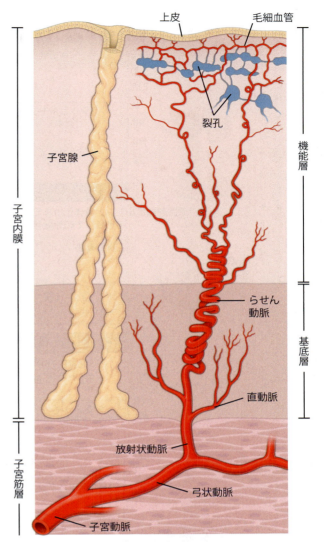

図 23.16 ▲ 子宮内膜への動脈血供給を示した模式図
子宮内膜の 2 つの層である基底層と機能層には，子宮動脈の枝により血液が供給される．この 2 層の境界面に局在するらせん動脈は月経周期の間に，エストロゲンとプロゲステロンの影響を受けて変性と再生をする（Weiss L, ed. Cell and Tissue Biology: A Textbook of Histology, 6th ed. Baltimore: Urban & Schwarzenberg, 1988 に基づく．）

FOLDER 23.3　機能的考察：卵巣周期のホルモン調節の要約

　各月経周期の間に，卵巣は次の 2 つの時期に分けられる周期的変化をする：

- 卵胞期．
- 黄体期．

　排卵は卵胞期から黄体期へと移るときに起こる（図 F23.3.1）．卵胞期は，卵胞刺激ホルモン（FSH）と黄体化ホルモン（LH）の影響下での少数の一次卵胞（10〜20）の発育で始まる．有力な卵胞の選別は，月経周期の 5〜7 日の間に行われる．この周期の最初の 8〜10 日間では，卵胞刺激ホルモンが卵胞の発育に影響する主要なホルモンである．この FSH が顆粒層細胞と卵胞膜細胞を刺激し，さらにそれらの細胞は卵胞腔にステロイドホルモン（主にエストロゲン）を分泌し始める．その有力な卵胞からのエストロゲン産生が増加するにつれて，FSH は下垂体からのネガティブフィードバックの経路により抑制される．エストロゲンは卵胞腔に蓄積し続け，ついには卵胞を卵胞刺激ホルモンとは関係なく成長させ続けるレベルにまで達する．排卵前の卵胞期の後期において，プロゲステロン量が黄体化ホルモンの影響下で増加し始める．循環血液中のエストロゲン量は，腺性下垂体より分泌される卵胞刺激ホルモンのさらなる産生を阻止する．黄体化ホルモン

（次ページに続く）

FOLDER 23.3　機能的考察：卵巣周期のホルモン調節の要約（続き）

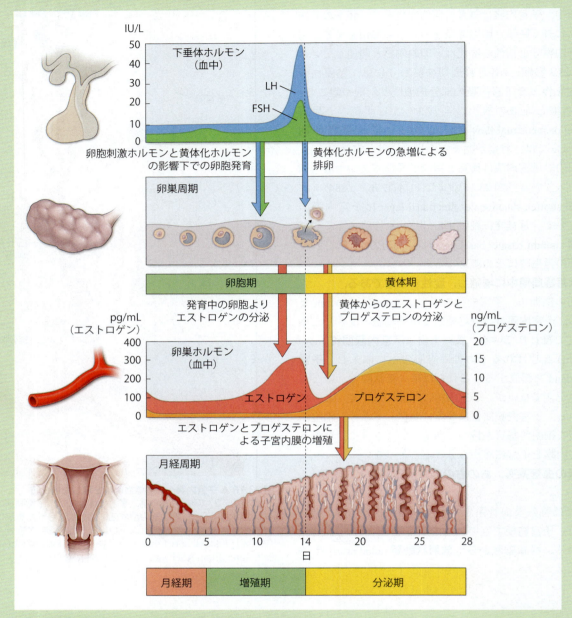

図 F23.3.1 ▲ 月経周期の間に起こる形態学的および生理学的経過の関連性
この図は，月経周期の間に起こる子宮内膜と卵巣の形態学的変化と，下垂体および卵巣の血液中ホルモンレベルとの関連性を表している．下垂体と卵巣のホルモンの血清中濃度は任意の単位で表されている．

量の急な増加によって排卵が引き起こされ，同時に卵胞刺激ホルモンレベルもわずかに増加する．排卵は，黄体化ホルモン量の急な増加後約34〜36時間，あるいはその急な増加のピーク時から約10〜12時間後に起こる．

黄体期は排卵の後ただちに起こる．破裂した卵胞の顆粒層黄体細胞と卵胞膜黄体細胞の急速な形態変化が起こり，黄体が形成される．エストロゲンと多量のプロゲステロンが，その黄体から分泌される．両ホルモンの影響下ではあるが主にプロゲステロンの影響で，子宮内膜で分泌期が始まる．分泌期は，受精した卵細胞が着床するための準備として子宮にとって必須である．黄体化ホルモンは月経周期において黄体の発達と維持のために重要である．受精が起こらなければ，ホルモン量が減り，黄体は2〜3日で変性する．もし受精が起これば黄体は維持され，プロゲステロンとエストロゲンを分泌し続ける．最初に胚芽から，また後には胎盤から分泌されるヒト絨毛性腺刺激ホルモンは，黄体を刺激し，妊娠中は黄体が維持される．

ばれる枝が子宮内膜の基底層の中に入り込み，そこでそれらは**細い直動脈** small straight artery を形成し，子宮内膜のこの部分に血液を供給する．放射状動脈の主要な枝は，さらに伸長し，高度なコイル状となる．したがってそれらは**らせん動脈** spiral artery と呼ばれる．らせん動脈は多数の細動脈に分枝し，それらは互いに吻合し，豊富な毛細血管床に血液を供給する．毛細血管床は，壁が薄く拡大した**裂孔** lacunae と呼ばれる部分を含んでいる．裂孔は，子宮内膜から血液を排出する静脈系の始まりでもある．直動脈とらせん動脈の近位部は，月経周期の間も変化しない．らせん動脈の遠位部は，エストロゲンとプロゲステロンの影響下で各月経周期とともに変性と再生を繰り返す．

A. 月経周期中の周期的変化

月経周期中の子宮内膜の周期的変化は，増殖期，分泌期，月経期と呼ばれる．

月経周期は，子宮内膜の機能層の発達段階の連続的変化である．これは下垂体前葉から分泌される性腺刺激ホルモンによって最終的には制御されているが，そのホルモンは卵巣からのステロイド分泌を調節する．その周期は通常 28 日ごとに繰り返されるが，その間に子宮内膜は一連の形態学的あるいは機能的変化をする．1 つの周期が 3 つの連続する期に分けられる：

- **増殖期** proliferative phase は卵胞の成熟とともに起こり，卵巣のエストロゲン分泌により影響を受ける．
- **分泌期** secretory phase は黄体の機能的活性に一致しており，主にプロゲステロン分泌により影響を受ける．
- **月経期** menstrual phase は，黄体の変性とともに卵巣でのホルモン産生が減少するにつれて起こる（FOLDER 23.3 参照）．

おのおのの期は連続的な過程である．1 つの期から次へ急激に変化することはない．

月経周期の増殖期はエストロゲンにより調節される．

月経期の終わりには，子宮内膜は約 1 mm の薄い帯状結合組織層からなるが，これには子宮腺の基底部とらせん動脈の下部が含まれている（図 23.16 参照）．この層は基底層である．剥離した層は機能層である．エストロゲンの影響下で，増殖期が始まる．基底層にある間質細胞，内皮細胞，上皮細胞は急速に増殖し，次のような変化がみられる：

- 腺の基底部にある上皮細胞は，その腺を再生し，脱落した子宮内膜表面を覆うために遊走する．
- 間質細胞は増殖し，コラーゲン線維と基質を分泌する．
- らせん動脈は，子宮内膜が再生されるにつれて長くなる．わずかにコイル状であるが，子宮内膜の上部 3 分の 1 には伸びていかない．

増殖期は，28 日周期の約 14 日目で起こる排卵の 1 日後まで続く．増殖期の終わりには，子宮内膜は厚さ約 3 mm に達する．子宮腺は狭い内腔を持ち，比較的まっすぐであるが少し波状の外観をしている（図 23.17a）．グリコーゲンの蓄積が上皮の基底部にみられる．普通の組織標本では，グリコーゲンは標本作製過程で流出し，基底細胞質に空隙がみられる．

月経周期の分泌期はプロゲステロンにより調節される．

プロゲステロンの影響下で劇的な変化が機能層に起こるが，それは排卵後の 1 日目あるいは 2 日目に始まる．子宮内膜は浮腫状になり，最終的に厚さが 5〜6 mm に達することもある．子宮腺は拡大し，らせん状となり，その内腔は分泌物でみたされて嚢状となる（図 23.17b）．腺上皮によって産生される粘液様液体は栄養分に富み，特にグリコーゲンが豊富であり，着床が起こった場合に受精卵の発育を支えるのに必要である．これ以後の細胞分裂はまれである．この段階にみられる機能層の成長は，上皮細胞の肥大，血管系の発達，子宮内膜の浮腫による．らせん動脈は伸び，さらにコイル状になり，ほぼ子宮内膜の表面まで伸びる（PLATE 97, p.886）．

エストロゲンとプロゲステロンが順番に作用することにより，間質細胞は**脱落膜細胞** decidual cell に変化できるようになる．その変化の刺激は，胚盤胞の着床である．この変化の結果，グリコーゲンに富んだ大きくて薄い細胞となる．これらの細胞の正確な機能は不明ではあるが，胎児を養うために好ましい環境を提供し，また妊娠の末期に胎盤を子宮壁から剥離するのを促す特殊な層を形成することは明らかである．

月経期は，卵巣からのプロゲステロンとエストロゲンの分泌が減少することで起こる．

もし受精が起こらなければ，黄体は約 10 日間ホルモンを盛んに産生する．その後にホルモン量が急速に減少し，機能層への血流供給に変化が起こる．最初は，数時間にわたって続くらせん動脈壁の周期的な収縮により，機能層が虚血になる．子宮腺は分泌を停止し，間質が浮腫状でなくなるにつれて子宮内膜の厚さが収縮する．約 2 日後に，ほんのわずかな間に血流が保たれながら動脈の収縮が続くと，表層上皮が壊れ，血管が破れる．らせん動脈が閉塞すると血液は基底層へ流れるが，機能層へは流れなくなる．血液，子宮内液体，機能層から剥離した間質細胞や上皮細胞が，腟から排出される．組織が子宮内膜から斑状に剥離するにつれて，静脈，動脈，腺の断端が露出する（図 23.17c）．このような剥離は基底層のみが残るまで続く．この月経血が流れている間は，血液凝固は阻止される．動脈血流は，らせん動脈壁が弛緩する短期間を除いて制限される．血液は，静脈の開口端より常に滲み出ている．月経出血の期間は通常約 5 日間続くが，月経期における平均的な血液喪失は，35〜50 mL である．直動脈の血流が，基底層を維持する．

前述のように，この過程は周期的なものである．FOLDER 23.3 の図 F23.3.1 は，子宮内膜の単一周期をとり，さらには分泌期の終わりに起こる妊娠状態を示している．受精しない場合には出血は停止し，新しい卵胞発育と成熟が始まることになる．上皮細胞は急速に増殖し，次の周期の増殖期が始まるにつれて，表層上皮を回復するために遊走する．

排卵がないと（**未排卵周期** anovulatory cycle と称する），黄体は形成されず，プロゲステロンも産生されない．プロゲ

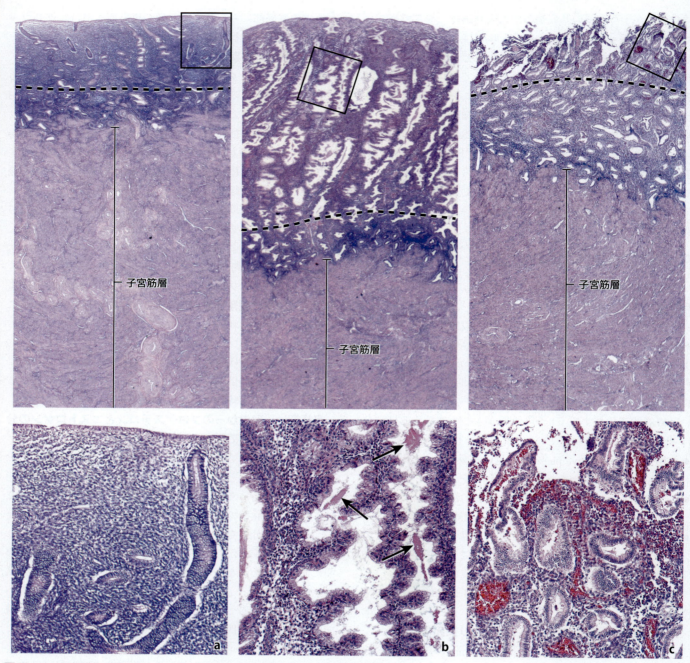

図 23.17 ▲ 月経周期の増殖期，分泌期，月経期における子宮内腔面の光学顕微鏡像

a. 上段は，周期の増殖期における子宮内膜を示す．この時期には，機能層（基底層から破線によって分けられている）は非常に厚い．15 倍．下段は，基底層から表面へ広がる子宮内膜腺を高倍率で示している．55 倍．**b.** 上段は，周期の分泌期における子宮内膜を示す．内膜腺は，子宮内膜がさらに厚さを増すにつれて，らせん状形態をとる．基底層（破線よりも下）は形態においてそれほど大きく変化しない．20 倍．下段は，腺の長軸方向に近い面で切られた内膜腺を示している．腺の著明ならせん状形態と粘液分泌に注目せよ（→）．60 倍．**c.** 上段は機能層（破線より上）を示す．機能層の多くは変性し，剝離する．15 倍．下段は機能層の内出血と壊死を示している．55 倍．

ステロンがないと子宮内膜は分泌期に入らず，月経まで増殖期のままである．不妊症の場合には，他の卵巣と子宮内膜の疾患の場合とともに，そのような未排卵性周期を診断するために子宮内膜の生検が使われる．

B. 着床

受精と着床が起こると，月経期の代わりに妊娠期になる．

受精とそれに続く**着床** implantation が起こると，子宮内膜の脱落は分娩後まで遅れる．胚盤胞が 2 週目早期に子宮粘膜に埋没すると，胎盤の絨毛の細胞が発達して，ヒト絨毛性腺刺激ホルモンと他の黄体化ホルモンを分泌し始める．これらのホルモンは黄体を維持し，黄体がプロゲステロンとエストロゲンの産生を続けるように刺激する．このようにして，子宮内膜の脱落は防止され，子宮内膜は妊娠の最初の数週間，さらに発達を続ける．

着床は，胚盤胞が子宮内膜に埋没する過程である．

受精したヒト卵細胞は，子宮粘膜に埋没し始める準備として，卵管から子宮腔へ進むにつれて一連の変化をする．発育中の胎芽は最初から"胎芽-母体間の対話"を始める．これは受精後の着床と発育に必須である．受精後ただちに，胎芽は着床前因子（PIF）である胎児特異的15アミノ酸ペプチド（MVRIKPGSANKPSDD）を分泌し，これは子宮内膜への胎芽の付着を促進する．着床時に PIF は栄養膜細胞層の増殖と基底脱落膜（p.856参照）への侵入を刺激する．

受精卵は細胞成熟のない一連の細胞分裂が続く卵割を行うが，その結果，胎芽の細胞数は急速に増加する．最初，胎芽は，卵細胞発生の間に卵細胞の細胞質に蓄積した母体側の情報伝達分子の制御下にある．後の発達は，胚盤胞段階への正常発育に必要な種々の成長因子，細胞接着成分，他の巨大分子をコードした胚子遺伝子の活性化に依存する．一連の有糸分裂によって生じる細胞塊は桑実胚 morula（クワの実様）として知られており，個々の紙胞は卵割球 blastomere と呼ばれている．受精後3日目の間に，桑実胚は12～16細胞期にいたるが，なお透明帯に囲まれて，子宮腔に入る．桑実胚は継続した細胞分裂と発育をしながら，約1日間，子宮内で浮遊している．初期の胎芽から，中に細胞塊をもつ中空性円形細胞集団である胚盤胞ができる．この**内細胞塊** inner cell mass が胚子固有の組織を形成する．まわりの細胞層は**外細胞塊** outer cell mass と呼ばれ，栄養膜と**胎盤** placenta を形成する（図 23.18）．

この過程において液体が透明帯を通して中に入り，液体でみたされた腔，すなわち**胚盤胞腔** blastocyst cavity を形成する．これは**胚盤胞** blastocyst の始まりを意味する．胚盤胞は1日あるいは2日間，子宮腔で浮遊し，さらに細胞分裂をするにつれて，透明帯が消失する．この段階で外細胞塊は**栄養膜** trophoblast と呼ばれ，内細胞塊は**胚結節** embryoblast と呼ばれる．

着床は"着床窓"と呼ばれる短い期間に起こる．

胚盤胞の子宮内膜上皮への接着は，子宮が胚盤胞の着床を受け入れやすい"**着床窓** implantation window"と呼ばれる時期に起こる．この短い期間は，子宮内膜に対する一連のプログラムされたプロゲステロンとエストロゲンの作用の結果として起こる．抗プロゲステロン薬剤，すなわちミフェプリストン（RU-486）と誘導体は，子宮内膜上皮において，その受容体と拮抗してホルモンの結合能を阻止する．プロゲステロンが受容体に結合することができないと，その着床は阻止され，これによってその"窓"を効果的に閉ざす．ヒトにおいては，"着床窓"は，黄体化ホルモンの急増後5日目に始まり，10日までに完了する．

胚結節極を覆っている栄養膜細胞が子宮壁に接触すると，その栄養膜は急速に増殖し，子宮内膜に侵入を始める．侵入していく栄養膜は，**栄養膜合胞体層** syncytiotrophoblast と**栄養膜細胞層** cytotrophoblast に分化する．

- **栄養膜細胞層** cytotrophoblast は分裂をする活発な内側の細胞層で，それらは外側の侵食する層である栄養膜合胞体層に融合する細胞を産生する．栄養膜細胞層の外側の多核の栄養膜合胞体層への融合は，プログラム細胞死（アポトーシス）で誘発されるようである．
- **栄養膜合胞体層** syncytiotrophoblast は，分裂能を持たず，多核の細胞質塊からなり，子宮内膜の上皮と下方にある間質に活発に侵入する．

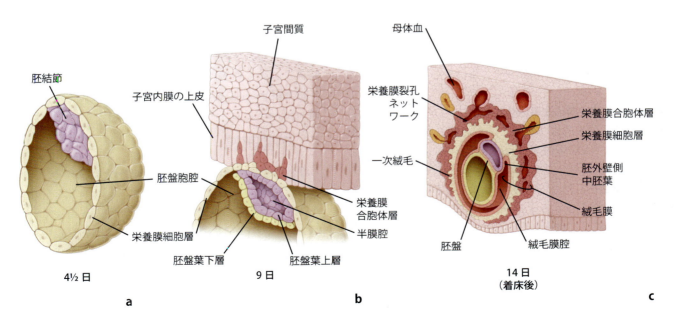

図 23.18 ▲ 胚盤胞断面の模式図
a. 内細胞塊形成を示す発生約 4.5 日におけるヒト胚盤胞．b. 発生約 9 日目のサル胚盤胞．サル胚盤胞の栄養膜細胞は，子宮内膜の上皮細胞に進入を始める．ヒトの場合，胚盤胞は発生5日目あるいは6日目頃に子宮内膜に侵入を開始する．c. 着床後14日目のヒト胚盤胞．この段階で，栄養膜細胞は栄養膜合胞体層と栄養膜細胞層とに分化する．

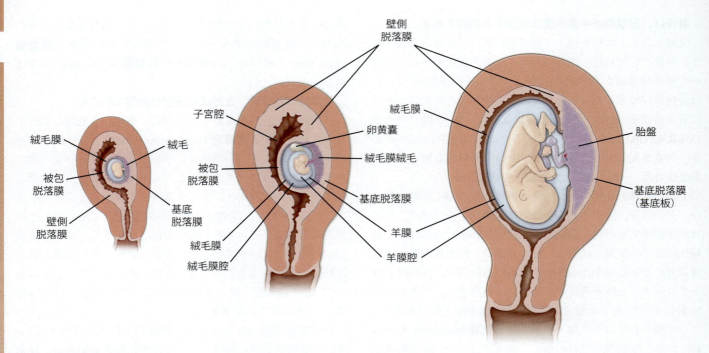

図 23.19 ▲ 胎盤の発達
この模式図は，ヒト妊娠中の子宮発育，および胎盤とその膜の発達を示す．徐々に起こる子宮腔の閉塞と，最終的な胎盤がつくられるにつれて被包脱落膜が消失することに注目せよ．（Williams J. Am J Obstet Gynecol 1927; 13: 1 より改変.）

　栄養膜の活動により，胚盤胞は発生の約 11 日目には子宮内膜に完全に埋没する（栄養膜合胞体層と栄養膜細胞層のさらなる発達については，胎盤の項で詳説する）．
　栄養膜合胞体層は，よく発達したゴルジ装置，豊富な滑面小胞体と粗面小胞体，多数のミトコンドリアと比較的多量の脂肪滴を含んでいる．これらの特徴は，この層よりプロゲステロン，エストロゲン，ヒト絨毛性腺刺激ホルモン，乳腺刺激ホルモンなどが分泌されることと一致している．最近明らかになった事実は，栄養膜細胞層の細胞がステロイドホルモンとヒト絨毛性腺刺激ホルモンを産生している可能性があることを示している．

着床後に子宮内膜は脱落膜化する．

　妊娠中に形態学的変化をする子宮内膜の部分は，**脱落膜** decidua あるいは **妊娠脱落膜** decidua graviditas と呼ばれる．その名が示すように，この層は分娩時に胎盤とともに剥がれ落ちる．脱落膜は子宮内膜の最も深い部分を除くすべてを含んでいる．通常少なくとも 8〜10 日かかる脱落膜化の過程では，間質細胞は高濃度となったプロゲステロンレベルに反応して，大きい円形の脱落膜細胞に分化する（p.853 参照）．子宮腺は妊娠の初期の間に肥大し，コイル状になり，さらに成長する胎児が子宮腔をみたすのに伴って，薄く平坦になる．
　脱落膜の 3 つの異なる部分が，着床部位との関係で区別される（図 23.19）：

- **基底脱落膜** decidua basalis は，着床部位の下にある子宮内膜の一部分である．
- **被包脱落膜** decidua capsularis は，着床部位と子宮腔との間にある子宮内膜の薄い部分である．
- **壁側脱落膜** decidua parietalis は，子宮の残りの部位の子宮内膜である．

　3 ヵ月末までには，胎児の上にある被包脱落膜が反対側の壁側脱落膜に融合するまで胎児は下方へ成長し，これによって子宮腔は閉ざされる．発生の 13 日までには，胚外体腔，すなわち **絨毛膜腔** chorionic cavity が完成する（図 23.18c 参照）．この腔の外側の境界を形成する細胞層，すなわち栄養膜合胞体層，栄養膜細胞層，胚外体腔壁側中胚葉は，総称して **絨毛膜** chorion と称される．胚子を包む最も内側の膜は **羊膜** amnion と呼ばれる（図 23.19 参照）．

C. 子宮頸部

頸部の子宮内膜は，子宮の他の部分とは異なる．

　頸管粘膜は厚さ約 2〜3 mm であり，大きくて分岐する腺がある点で子宮内膜の他の部分と非常に異なっている（図 23.20 および PLATE 98，p.888）．また，この部位の粘膜はらせん動脈を欠いている．頸部粘膜は，月経周期の間その厚さをほとんど変化させず，月経期に剥がれることもない．しかし各月経周期の間に，子宮頸腺は，精子が子宮頸管の中を輸送されることに関係する重要な機能的変化をする．腺細胞によって分泌される粘液の量と性質は，卵巣ホルモン影響下にある月経周期の間は変化する．ちょうど周期中間において，分泌される粘液量は 10 倍に増加する．この粘液はさらさら

しており，精子の遊走に好都合な環境を与えているようである．他の月経周期時においては，頸部粘液は子宮への精子の通過を制限している．このようなホルモンの作用機構により，排卵と頸部粘液の変化が協調して行われるように調節されており，これによって，射精された新鮮な精子と卵細胞が同時に卵管の受精部位に到達し，受精が起こる確率が高くなる．

粘液腺の開口部が詰まることで，その分泌物が貯留し，**ナボット囊胞 Nabothian cyst** と呼ばれる頸部内の拡張した囊胞が形成される．ナボット囊胞は頻繁に発生するが，多数の囊胞が頸部の著しい肥大を引き起こすときにのみ，臨床的に重要となる．

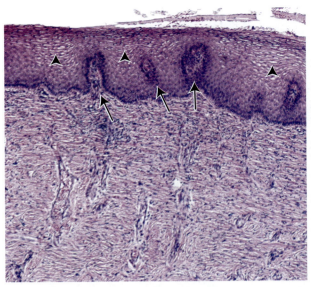

図 23.21 ▲ 子宮頸腟部の重層扁平上皮
図23.20下方の四角中にある重層扁平上皮とその下の線維性結合組織が，高倍率で示されている．より成熟した上皮細胞は，多量のグリコーゲンがたまったために明るい細胞質（▶）になっている．さらに，上皮の中へ突出した結合組織性乳頭（→）に注目せよ．子宮頸部の腟への突出部位は，比較的わずかな平滑筋と線維性緻密結合組織によって形成される．120倍．

移行帯は，腟の重層扁平上皮と頸部の単層円柱上皮間の移行部である．

腟に突出した頸部の部分，すなわち腟部あるいは**子宮頸腟部 ectocervix** は，重層扁平上皮によって覆われている（図23.21）．この扁平上皮と頸管の粘液分泌円柱上皮，すなわち**子宮頸内膜 endocervix** との間の上皮の種類の急な移行は**移行帯 transformation zone** で起こる．移行帯は，女性の生殖年齢中は**外子宮口 external os** のすぐ外側に位置している（PLATE 98, p.888）．思春期以前と閉経後には子宮頸管の中にある（図23.22）．この移行帯における異型性変化は，頸部の前がん部の存在を示す．異型化（ギリシャ語μεταπλασία，"形態の変化"の意）とは，慢性感染による上皮の持続的障害に対して適応した可逆的反応を表している．これは，新たな細胞集団の分化を始める上皮性幹細胞の再編成から生じる．子宮頸管内（子宮頸内膜）においては，単層円柱上皮が完全に分化した重層扁平上皮に置換することで明らかになる（図23.23）．頸部上皮細胞は，常に腟内へ剥離する．頸部細胞の染色標本（パパニコロウ塗抹）は，前がん状態あるいは頸部がんのスクリーニングや診断のために一般的に使用されている．

5. 胎盤

発育する胎児は胎盤により維持されるが，その胎盤は胎児と母体の組織から形成される．

胎盤 placenta は，絨毛膜からなる胎児部分と基底脱落膜よ

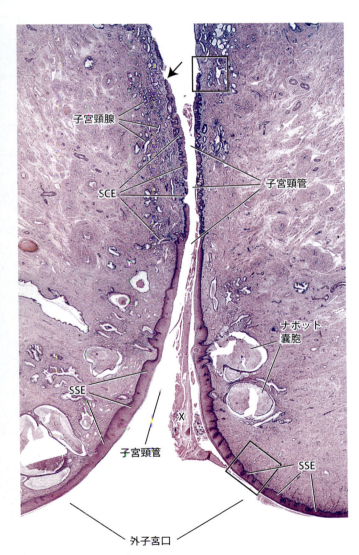

図 23.20 ▲ ヒト子宮頸部の光学顕微鏡像
このH&E染色標本は更年期後の女性から得られた．子宮頸部の下部は，腟上部の中へ突出し開口している．その開口部位は外子宮口と呼ばれ，腟を通って子宮内腔につながっている．子宮頸部の表面は，腟の上皮層につながる重層扁平上皮（SSE）によって覆われている．重層扁平上皮から単層円柱上皮（SCE）への突然の移行は，子宮頸管の入り口で起こる．この標本では重層上皮が子宮頸管へ伸びているが，これは加齢によって起こることである．また，粘液を分泌する子宮頸腺が子宮頸管に沿ってみられる．これらは子宮頸管を覆う上皮の陥入によってできた分岐単一管状腺である．しばしば，腺の開口部が詰まり，粘液分泌物の貯留の結果としてナボット囊胞が発生する．X印で示した物質は，子宮頸腺から分泌された粘液である．10倍．

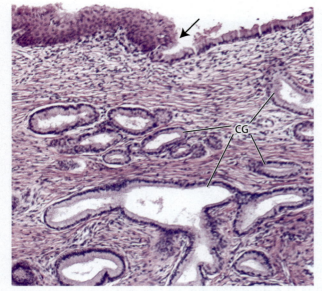

図 23.22 ▲ 子宮頸部の移行帯
図 23.20 上方の四角から得られた扁平上皮-円柱上皮接合部が，ここでは高倍率で示されている．重層扁平上皮から単層円柱上皮（→）に急に移行することに注目せよ．子宮頸がんの発生にいたる変化は，最も高頻度にこの移行帯で始まる．この結合組織の中には，子宮頸管の上皮につながる単層円柱上皮からなり粘液分泌する分岐した子宮頸腺（CG）がある．120 倍．

り形成される母体部分よりなる．その 2 つの部分は，母体と胎児血液循環で生理的な物質交換に関与している．

子宮胎盤循環系 uteroplacental circulatory system は，栄養膜合胞体層の中にある**栄養膜裂孔** trophoblastic lacunae と呼ばれる血管腔の形成とともに，発生約 9 日目に発達を開始する．母体の類洞は母体側の毛細血管から発生し，この栄養膜裂孔と吻合する（図 23.24）．この裂孔に連絡する動脈と静脈の間の血圧差が，動脈から静脈への 1 方向性の流れをつくり，それで初期の子宮胎盤循環を確立する．栄養膜合胞体層にあ

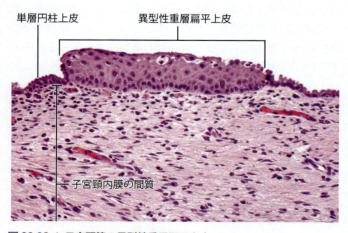

図 23.23 ▲ 子宮頸管の異型性重層扁平上皮
この光学顕微鏡像は，子宮頸管で通常みられる単層円柱上皮で囲まれた島状の完全に分化した重層扁平上皮を表している．450 倍．（Dr. Fabiola Medeiros の厚意による．）

る多数の飲小胞が，母体血管から胎児へ栄養が輸送されていることを示している．

栄養膜細胞層の増殖，絨毛膜中胚葉の成長と血管の発達により，さらに絨毛膜絨毛が発生する（図 23.25）．絨毛膜絨毛は下記のような変化をする：

- **一次絨毛膜絨毛** primary chorionic villi は急速に増殖する栄養膜細胞層によって形成される．一次絨毛は，栄養膜合胞体層中の血液でみたされた栄養膜裂孔へ，束状あるいは塊状の細胞集団を送り込んでいる（図 23.18b と図 23.26 参照）．一次絨毛は発生 11 日と 13 日目の間に出現する．

- **二次絨毛膜絨毛** secondary chorionic villi は，栄養膜細胞層の内側の層で囲まれた中胚葉の中心部と，外側の栄養膜合胞体層から形成される（図 23.25 参照）．それらは，一次絨毛膜絨毛に絨毛膜中胚葉からの疎性結合組織が侵入し始める頃の約 16 日目に発達する．二次絨毛は絨毛膜嚢の全表面を覆う．

- **三次絨毛膜絨毛** tertiary chorionic villi は，二次絨毛中の結合組織層に血管が新生されることにより，発生 3 週目の終わりに形成される（図 23.24b および PLATE 100, p.892 参照）．

三次絨毛が形成されるとともに，絨毛中の栄養膜細胞層の細胞は，栄養膜合胞体層の中へ成長し続ける．それらが母体の子宮内膜に接着すると，側方へ成長し，近隣の絨毛から成長した同様の突起に接着する．このようにして，栄養膜細胞層の細胞，すなわち**栄養膜殻** trophoblastic shell という薄い層が栄養膜合胞体層のまわりに形成される．栄養膜殻は，母体の血管が絨毛間腔に連絡する部位においてのみ分断されている．絨毛膜絨毛は，妊娠中は栄養膜細胞層から常に出芽するように形成される．絨毛膜絨毛は絨毛間腔にある自由絨毛（浮遊絨毛）か，胎盤の母体側（基底板）へ成長していき，主幹絨毛あるいは付着絨毛を形成する．胎盤のさらなる成長とともに，栄養膜殻は間質内で成長する．

妊娠の間に絨毛は成熟し，その直径は小さくなる．栄養膜細胞層は不連続にみえ，部位によっては栄養膜合胞体層の核は集合して，不規則に散在する合胞体結節を形成する（図 23.25 参照，PLATE 100, p.892）．合胞体結節の数は，胎盤の妊娠齢とともに増加して，絨毛の成熟度の判定に利用される．また，合胞体結節の増加は，子宮胎盤循環不全のような病的状態と関連している．

数種類の細胞が絨毛の結合組織性間質内に認められる．それらは間葉細胞，細網細胞，線維芽細胞，筋線維芽細胞，平滑筋細胞と胎児胎盤抗原提示細胞（胎盤マクロファージ）であり，特に胎児胎盤抗原提示細胞は歴史的には**ホフバウエル細胞** Hofbauer cell としても知られている（PLATE 100, p.892）．胎児胎盤抗原提示細胞は，胎児の初期免疫反応に関与する胎児由来の特異的絨毛マクロファージである．抗原に反応してそれらは増殖し，多種類の病原体を同定して結合する特異的表面受容体を発現する．他の抗原提示細胞のように，刺激を

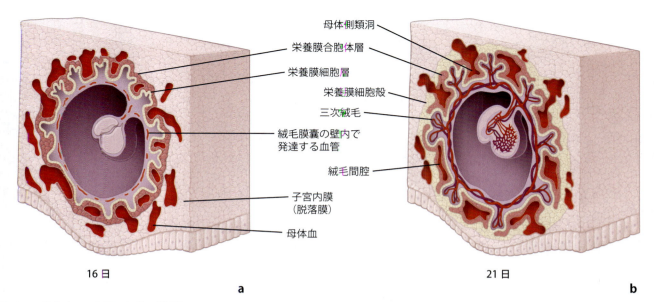

図 23.24 ▲ 発育するヒト胚子切片の模式図
a. この図は発生 16 日目の絨毛膜嚢と胎盤を示している．b. 発生 21 日目における同様の胚子．この図は，胎盤膜による胎児血管と母体血管の分離を示している．胎盤膜は，毛細血管の内皮，中胚葉，栄養膜細胞層と栄養膜合胞体層からなっている．

受けると，それらは表面にある主要組織適合複合体Ⅱ（MHCⅡ）分子の数を増加させる．これは初期の胎盤ではよく起こる．これらの細胞の空胞は，脂質，グリコサミノグリカン，糖タンパク質を含んでいる．最近の HIV 感染した胎盤の研究では，HIV は栄養膜合胞体層の細胞と同様にホフバウエル細胞中に局在することが明らかにされた．

発生初期に絨毛の血管は胎児の血管と吻合するようになる．

血液は，約 21 日目に胚芽の心臓血管系と絨毛を循環し始める．絨毛間腔が，母体と胎児の循環システム間の栄養物，代謝産物や中間物および老廃物の交換場所となる．

最初の 8 週間で，絨毛は絨毛膜全表面を覆い，成長が進むにつれて被包脱落膜の絨毛は変性を始め，**絨毛膜無毛部** chorion laeve と呼ばれる平滑で比較的血管のない表面を形成する．基底脱落膜に近接した絨毛は急速に大きさと数を増し，

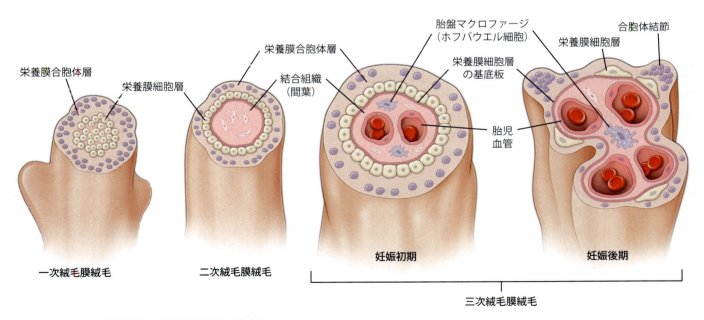

図 23.25 ▲ 種々の発育段階にある絨毛膜絨毛の模式図
この図は絨毛膜絨毛の発育段階を示している．一次絨毛膜絨毛は，栄養膜合胞体層と栄養膜細胞層が母体脱落膜中へ指状突起を形成する最初の発育段階である．二次絨毛膜絨毛では，胚外結合組織（間葉組織）が絨毛中に発育して，栄養膜細胞層で囲まれる．三次絨毛膜絨毛では，血管と支持細胞が間葉組織芯の中で分化をする．妊娠早期の絨毛は太くて浮腫状であり，多くの結合組織細胞で囲まれた血管が少しみられる．それらは，栄養膜合胞体層の厚い層と連続した栄養膜細胞層に覆われている．妊娠の後期（満期）では，栄養膜細胞層は不連続性であるようにみえ，栄養膜合胞体層の核は集合して合胞体結節と呼ばれる不規則に散在する突起を形成する．結合組織の芯にはより多くの胎盤血管がみられるが，胎盤マクロファージを含む細胞成分は少ない．

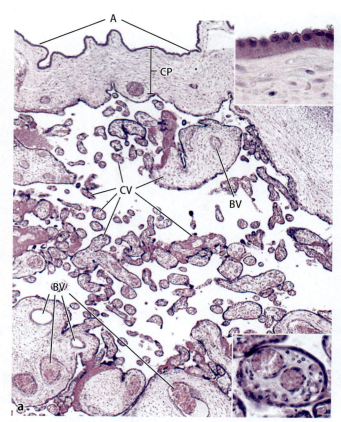
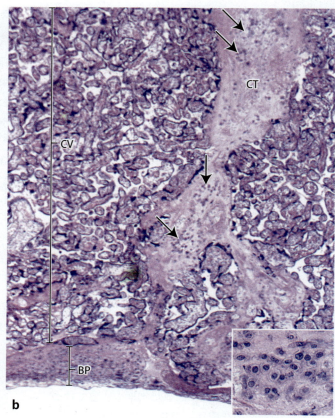

図 23.26 ▲ ヒト胎盤の光学顕微鏡像
a. この H&E 染色標本は，羊膜表面（A），絨毛膜板（CP）と下方に大小の絨毛膜絨毛の断面（CV）を示している．これらの絨毛は，太い絨毛幹として絨毛膜板より起こり，次第に細い絨毛に分枝する．血管（BV）は太い絨毛で明瞭である．最も細い絨毛は，物質交換が行われる毛細血管を含んでいる．60 倍．**上挿入図．** この高倍率では，羊膜の単層立方上皮とその下の結合組織を示している．200 倍．**下挿入図．** この高倍率では，数本の比較的太い血管を含む絨毛の断面と薄い表層の栄養膜合胞体層を示している．200 倍．**b.** この H&E 染色標本は，胎盤の母体側を示している．写真の下方には子宮の一部である基底板（BP）がみられ，絨毛膜絨毛（CV）のいくつかが付着している．また，絨毛膜絨毛の多くが付着している基底板の一部である間質結合組織成分（CT）が明らかである．この基底板と結合組織性間質の中には，結合組織細胞に由来した細胞塊，すなわち脱落膜細胞（→）がある．60 倍．**挿入図．** 脱落膜細胞が高倍率でみられる．200 倍．

細かに分枝するようになる．この絨毛膜の領域は胎盤の胎児成分であり，**絨毛膜有毛部** chorion frondosum あるいは**絨毛性絨毛膜** villous chorion と呼ばれる．絨毛が突出している胎盤の層は**絨毛膜板** chorionic plate と呼ばれる（PLATE 99, p.890）．

胎生約 4～5 ヵ月目の絨毛膜有毛部が急速に成長する間，胎盤（脱落膜）中隔 placental（decidual）septum により，胎盤の胎児部分が**絨毛叢（胎盤分葉）**cotyledon と呼ばれる 15～25 の領域に分けられる．楔様胎盤中隔は絨毛叢の境界を形成するが，それらは絨毛膜板に融合しないため，母体血はそれらの間を容易に循環することができる．絨毛叢は，基底板の母体側からみると絨毛が母体側へと突出した領域としてみられる．

基底脱落膜は胎盤の母体成分である緻密層を形成する（図23.26 参照）．基底板は子宮壁と接する胎盤の外側部分であり，胎児組織（栄養膜合胞体層の薄層と栄養膜細胞層を有する栄養膜殻）と母体組織（基底脱落膜）からなっている．この子宮内膜の部分にある血管が，絨毛間腔に血液を供給する．分娩のときに起こりやすい毛細血管壁の破綻という比較的まれな場合を除いて，胎児血と母体血が混ざり合うことはない．

胎児血と母体血は胎盤関門により遮断されている．

胎盤関門 placental barrier と称される胎児血と母体血の遮断は，原則的には胎児組織の層によって維持されている（図23.27）．胎生 4 ヵ月目から，この層は胎盤関門を通した産生物質の交換を助けるために非常に薄くなる．絨毛壁が薄くなることは，内側の栄養膜細胞層の変性によるとともに，一部には絨毛の表面と体積が拡大することによる（図23.26参照）．しかし最近の研究によると，栄養膜細胞層は，実際には非常に薄くなっても不連続になることはないといわれている．その最も薄い部分においては，胎盤関門は次のものから形成される：

- 栄養膜合胞体層．
- 薄い非連続性内栄養膜細胞層．
- 栄養膜の基底板．
- 絨毛の結合（間葉）組織．
- 内皮の基底板．
- 三次絨毛における胎児性胎盤毛細血管の内皮．

この胎盤関門は，肺の空気–血液関門と非常に類似している．すなわち，酸素と二酸化炭素の交換のような重要な機能

胎児血は，1対の**臍帯動脈** umbilical artery を通って胎盤に入る（図 23.28）．胎盤を通過する間に，これらの動脈は絨毛膜板中で多数の分枝血管を出す5〜6本の放線状血管に分枝している．この血管からの分枝は絨毛の中に入り，絨毛間腔に連絡する広範な毛細血管網を形成する．ガスと代謝産物は，このレベルで，2つの血流を分離している薄い胎児層を通して交換される．また，抗体もこの層を通ることができ，胎児循環に入り，種々の感染源，たとえばジフテリアや天然痘，麻疹の病原体に対して受動免疫を与える．胎児血は動脈に伴行する静脈系を通して1本の**臍帯静脈** umbilical vein に集まり，胎児へ戻る．

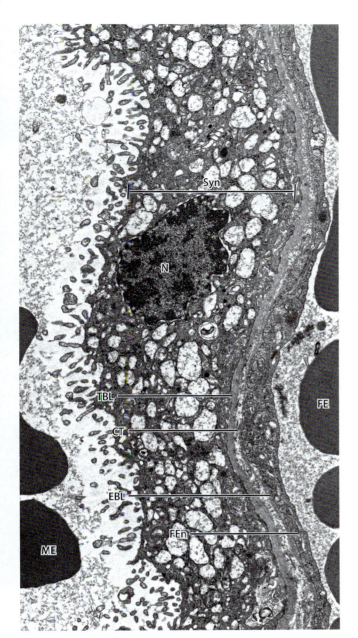

図 23.27 ▲ 妊娠後期のヒト胎盤関門
この高倍率電子顕微鏡像は，完全に発達した胎盤関門の最も薄い層を示している（この切片は，ヒト胎盤において薄い（あるいは不連続の）層を形成する栄養膜細胞層細胞を含んでいない）．母体の赤血球（ME，左側）を含む絨毛間腔の内腔は，胎児赤血球（FE，右側）を含む胎児の毛細血管腔から分離されている．絨毛間腔に面して多核の栄養膜合胞体層（Syn）が並んでいる．その表面には母体血側に突出した微絨毛がみられる．栄養膜合胞体層の細胞質には多数の核（N）があり，また多数の輸送小胞，粗面小胞体，滑面小胞体，ミトコンドリアとときには脂肪滴もある．栄養膜合胞体層は基底板（TBL）上にあり，胎児の内皮細胞（FEn）の基底板（EBL）から結合組織（CT）の薄い層で隔てられている．11,000倍．（Dr. Holger Jastrow の厚意による．）

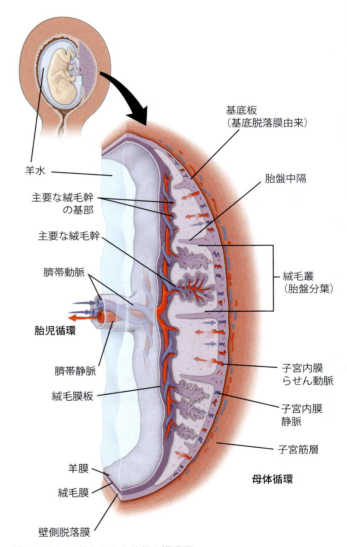

図 23.28 ▲ 成熟したヒト胎盤の模式図
発育する胎児のいる子宮の矢状断面（上側）で，最も頻度の高い胎盤の着床部位を示している．成熟胎盤（下側）は，基底脱落膜の成長によってつくられた胎盤中隔によって絨毛叢に分けられる．母体血は，基底板を貫通する多数の子宮内膜らせん動脈により胎盤に入る．血液は絨毛叢に入ると絨毛間腔（➡）の深部へと流れ込み，その後絨毛の表面を流れ，そこでガスと代謝産物の交換が行われる．母体血は，最後には子宮内膜静脈を通って絨毛間腔（➡）を離れる．胎児血は臍帯動脈を通って胎盤に入り，さらに絨毛膜板の中で放射状に配列する一連の動脈に分かれる．血管からの分枝は主な絨毛幹の中へ入り，そこで広い毛細血管網を形成する．絨毛中の静脈は，さらに胎児動脈と並行して走る一連の静脈で血液を戻す．

が，母体血と胎児血の間において起こる．また，結合組織に特別な型のマクロファージ，この場合は胎児胎盤抗原提示細胞（ホフバウエル細胞）があることも，空気-血液関門に似ている点である．

胎盤は母体循環と胎児循環との間のガスと代謝産物の交換部位である．

母体血は，基底板を貫通する 80 〜 100 本のらせん子宮内膜動脈により胎盤に供給される．このらせん動脈からの血液は絨毛間腔の基部に流れ込むが，そこには約 150 mL の母体血が含まれており，1 分間に 3 〜 4 回交換される．らせん動脈の血圧は絨毛間腔の血圧よりも非常に高いので，1 拍動ごとに血液がこれらの間腔に噴出されると，その血液は絨毛間腔の深部へ向かう．血圧が低下すると，血液は絨毛の表面に戻り，絨毛間腔の基部にある子宮内膜静脈に入る．

ガスと代謝産物の交換は，血液が絨毛の表面を流れるときに起こる．通常，水，二酸化炭素，代謝老廃物，ホルモンは，胎児血から母体血へ輸送される．水，酸素，代謝物，電解質，ビタミン，ホルモン，抗体は逆方向へ向かう．胎盤関門は，アルコール，ニコチン，ウイルス，薬物，外因性ホルモン，重金属のような潜在的に危険な多くの物質を除くことができない．したがって，胚芽や胎児への傷害の危険性を軽減するために，妊娠中はそのような物質への曝露や摂取を避けるべきである．

胎盤を通る血流が確立する以前の胚芽の成長は，一部には栄養膜で合成あるいは輸送されてきた代謝産物によって支えられている．栄養膜合胞体細胞は，胚子によって使われる他の栄養物と同様に，グリコーゲン，コレステロール，脂肪酸を合成する．

胎盤はステロイドとタンパク質ホルモンを産生する主要な内分泌臓器である．

胎盤は内分泌臓器としても機能し，分娩の開始に重要な役割を持つプロスタグランジンと同様のステロイド，あるいはペプチドホルモンを産生する．免疫細胞化学的研究によると，栄養膜合胞体細胞はこれらのホルモンの合成部位である．

ステロイドホルモンであるプロゲステロンやエストロゲンは，妊娠の維持に不可欠な役割を持っている．妊娠が進むにつれて，胎盤は黄体の代わりにこれらのステロイド分泌により主要な役割を果たす．胎盤は，もし黄体が外科的に除かれたり機能しなかったりする場合には，妊娠を維持するために 8 週目の終わりまで十分なプロゲステロンを産生する．胎盤エストロゲン産生において，**胎児の副腎** fetal adrenal cortex は，エストロゲン合成に必要な前駆体を供給する役割を果たす．胎盤はエストロゲン前駆体の産生に必要な酵素を欠くので，協調的な**胎児-胎盤（内分泌）ユニット** fetoplacental (endocrine) unit が確立される．臨床的に，妊娠中のエストロゲン産生のモニターは，胎児発育の指標として使用される．

次のペプチドホルモンは胎盤から分泌される：

- **ヒト絨毛性腺刺激ホルモン** human chorionic gonadotropin (**hCG**) は，着床と妊娠の維持に必要である．その合成は，栄養膜合胞体層が形成される以前の受精後 6 日前後の頃に始まる．hCG は，月経周期で排卵と黄体維持に必要な LH と広範なアミノ酸配列の類似性（約 85％）を有している．月経周期中の LH の作用と同様に，hCG は妊娠初期には黄体を維持する．また hCG は下垂体甲状腺刺激ホルモン（TSH）と極めて類似しており，母体の甲状腺を刺激してテトラヨードサイロニン（T_4）の分泌を増加させることにより，妊娠中の甲状腺機能亢進症を起こすことがある．hCG の測定は，妊娠初期の診断と妊娠維持の評価に利用される．hCG の血中レベルを上げる臨床的病態として，栄養膜疾患と子宮外妊娠の 2 つがある．

- **ヒト絨毛膜ソマトマンモトロピン** human chorionic somatomammotropin (**hCS**) は，**ヒト胎盤性ラクトゲン** hu-

---

FOLDER 23.4　臨床関連事項：出生時の成熟胎盤の運命

成熟胎盤は直径約 15 〜 20 cm，厚さ 2 〜 3 cm で子宮表面の 25 〜 30％を覆っており，重さが分娩時には 500 〜 600 g である．ヒト胎盤における絨毛の表面積は約 10 m² であると計算されている．栄養膜合胞体層細胞の微絨毛は，代謝物交換のための実効的な面積を 90 m² 以上に増加させる．出産後に子宮は収縮を続けて内腔表面を減少させ，子宮壁からの胎盤分離を促す．このようにして胎盤全体の胎児部分，胎膜と脱落膜組織の入り込んだ突起は放出される．合併症のない分娩では，胎盤は子宮壁から剝離して出産後約 30 分で排出される．

分娩時の最も重篤な合併症の原因の 1 つに着床異常がある（子宮壁での胎盤の異常付着）．もし，着床時の脱落膜組織が断裂していると，胎盤は子宮壁の深部にまで侵入する．このことは，癒着胎盤，嵌入胎盤，穿通胎盤として知られている 3 つの臨床的病態の 1 つの原因となることがある．その相違は胎盤付着の強さと深さによる．癒着胎盤はすべての症例の約 75％にのぼるが，胎盤があまりにも深く子宮壁に付着しているものの，子宮筋層まで貫通しないときに起こる．嵌入胎盤（全症例の約 15％）は，胎盤絨毛が子宮筋層の筋内深くに貫通したときに起こる．全症例の残りの 10％では，穿通胎盤は子宮壁全層を貫通して，膀胱，直腸，腸，あるいは太い血管に付着する．それは最も重篤な着床の合併症であり，子宮破裂の他，付着や着床に関連した他の合併症を引き起こす可能性がある．他の異常胎盤や胎盤分葉は分娩後の大量出血の原因となる可能性があり，手術的に除去される必要がある．嵌入胎盤や穿通胎盤は，子宮切除術の施行によってしばしば治療される．

胎盤の通常の排出後，子宮内膜腺と基底脱落膜の間質は再生する．子宮内膜の再生は，再生が通常 3 週間以上にわたって続く胎盤部分を除いて，分娩後 3 週目の終わりまでには完了する．分娩後最初の 1 週間で脱落膜の遺残物は剝離し，赤褐色悪露として知られる血に染まった子宮排出物となる．

man placental lactogen（**hPL**）としても知られ，ヒト成長ホルモンと密接に関係している．栄養膜合胞体層で合成され，全身の成長を促進し，糖代謝を調節し，さらに母体の乳腺において乳管増殖を刺激する．母体の代謝に対するhCSの効果は大きいが，胎児発育におけるこのホルモンの役割は不明である．

- **IGF-I**と**IGF-II**は栄養膜細胞層で産生され，その増殖と分化を刺激する．
- **上皮成長因子** epidermal growth factor（**EGF**）は，早期の胎盤に胎齢依存的に2つの作用を発揮する．4～5週齢胎盤では，上皮成長因子は栄養膜細胞層で合成され，栄養膜細胞の増殖を刺激する．6～12週齢胎盤では，上皮成長因子合成は栄養膜合胞体層に移行し，分化した栄養膜細胞の機能を刺激して維持する．
- **リラキシン** relaxin は，脱落膜細胞で合成されて，分娩に備えて頸部と骨盤靱帯の"軟化"に関与する．
- **レプチン** leptin は，特に受胎の最終月の間に栄養膜合胞体層で合成される．レプチンは胎児の栄養要求に対する母体の栄養貯蔵を調節するようである．また，母体から胎児への胎盤関門を通って栄養物を輸送することに関与している．
- **他の成長因子** other growth factor は栄養膜細胞層を刺激し（たとえば，線維芽細胞成長因子，コロニー刺激因子（CSF-1），血小板由来成長因子（PDGF），インターロイキン（IL-1とIL-3），あるいは栄養膜成長と増殖を阻止する（たとえば腫瘍壊死因子（TNF））．

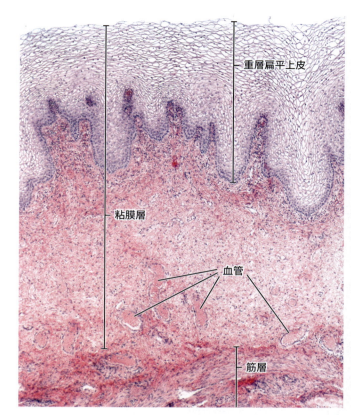

図23.29 ▲ ヒト腟の光学顕微鏡像
この腟壁の低倍率H&E染色標本は，腟の3層のうちの2層である粘膜層と筋層（外側の層は外膜であるが，ここには含まれていない）を示している．粘膜層は，重層扁平上皮と下層の結合組織からなる．上皮と結合組織の境界は，上皮の下面に突き出た乳頭を伴い，典型的な場合には非常に不規則である．筋層はその一部だけがみられ，平滑筋細胞の不規則に配列した束からなっている．また，腟壁の各層に血液を供給する豊富な血管が結合組織の深部から走行する．40倍．

6. 腟

腟は内生殖器と外部環境をつなぐ筋線維性の管である．

腟 vagina は，子宮頸部から小陰唇の間の前庭へ広がる筋線維状の鞘である．処女においては，腟の入り口は腟内腔に伸びる粘膜のヒダである**処女膜** hymen で囲まれている．処女膜とその遺残物は，胚芽において尿生殖洞の腔を発達しつつある腟から分ける内胚葉性膜に由来する．腟の壁（図23.29）は次のものから構成されている：

- 内側の**粘膜層** mucosal layer は，多数の横走するヒダと皺を持ち（図23.1参照），重層扁平上皮で覆われている（図23.30）．下層の粘膜固有層からの結合組織性乳頭が，上皮層へ突出している．ヒトと他の霊長類では，ケラトヒアリン顆粒が上皮細胞中に存在するが，通常，角化は起こらない．したがって，核は上皮の全層にわたって上皮細胞の中にみられる．
- 中間の**筋層** muscular layer は2層で，ときに不明瞭で混在する平滑筋層があるが，外側の縦走筋層と内側の輪状筋層がある．外層は子宮の対応する筋層につながっており，内層よりもはるかに厚い．球海綿体筋の横紋筋線維が腟開口部に存在する（PLATE 101, p.894）．
- 外側の**外膜層** adventitial layer は，筋層に接した内側の緻

密結合組織層と周囲の構造の外膜につながる外側の疎性結合組織層からなる．内側の層は，腟壁の弾性と強さに関与する多数の弾性線維を含んでいる．外側の層は多数の血管とリンパ管および神経を含んでいる．

腟は非角化重層扁平上皮で覆われ，腺を欠いている．

腟の内腔は，非角化重層扁平上皮で覆われている．その表面は，主に子宮頸腺によって産生された粘液で潤滑されている．さらに，腟前庭の壁にある大小の前庭腺は，それとは別の腟を滑らかにする余分な粘液を産生する．分泌腺は腟壁には存在しない．腟の上皮は月経周期に従って周期的変化をする．卵胞期のエストロゲンの影響下で，上皮細胞は表面に向かって移動するにつれグリコーゲンを合成し，蓄積する．細胞は絶えず剥離するが，月経期中あるいは月経期に近くなると，腟上皮の表層が脱落することがある．

粘膜固有層は，2つの明瞭な部位に分けられる．上皮直下の外側の領域は，非常に細胞が多い疎性結合組織である．筋層に近い深い領域はより緻密で，粘膜下組織と考えられる．この深い領域には，性的成熟期間における勃起性組織に類似した多くの薄い壁の静脈が存在している．また，多数の弾性

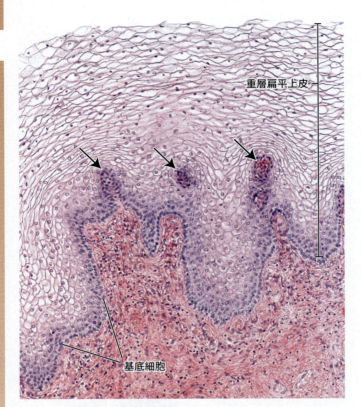

図 23.30 ▲ 腟粘膜の光学顕微鏡像
図 23.29 の強拡大であるこの写真は，重層扁平上皮と小さい濃縮核を伴う成熟細胞を示している．単層の基底細胞と 2〜3 層の分化過程にある細胞に注目せよ（エオジン好性細胞質）．上皮内への結合組織乳頭の突出が，結合組織-上皮境界部に凹凸不整の外観を与えている．これらの突起の先端は，上皮に囲まれた分離した構造としてしばしばみられる（→）．180 倍．

線維が上皮直下に存在し，その線維のあるものは筋層の中へ伸びている．多くのリンパ球と白血球（特に好中球）が固有層にみられ，さらに上皮中へ遊走する．また，孤立リンパ小節が存在することがある．粘膜と腟腔の中にあるリンパ球と白血球の数は，月経期付近になると著明に増加する．腟はほとんど体性感覚性神経終末を持たない．しかし，腟の下部 3 分の 1 に豊富にある感覚性神経終末は，おそらく主として痛みと伸長感覚に関係している．

7. 外生殖器

女性外生殖器 external genitalia は次の部分からなり，それらは総称して外陰部と呼ばれ，重層扁平上皮で覆われている：

- **恥丘** mons pubis は恥骨結合上の丸い隆起で，皮下組織にある脂肪組織から形成される．
- **大陰唇** labia majora は 2 つの大きな皮膚の縦皺で，陰嚢の皮膚に類似しており，恥丘から伸びて泌尿生殖裂の外側境界を形成する．また，それらは陰嚢の肉様膜に類似した薄い平滑筋層と多量の皮下組織内脂肪組織を含んでいる．外表面は恥丘の表面と同様に，陰毛により覆われている．内面は平滑で毛がない．脂腺と汗腺は両面に存在する（図 23.31）．
- **小陰唇** labia minora は前庭を境する 1 対の毛のない皮膚のヒダであり，陰茎の皮膚と同様である．多量のメラニン色素が上皮深部の細胞中に存在する．各ヒダの中にある結合組織の中心部は脂肪を欠いているが，多くの血管と細い弾性線維を含んでいる．大きな脂腺がその間質にある．
- **陰核** clitoris は陰茎と同様の勃起構造をしている．その体部は，2 つの小さな**陰核海綿体** corpora cavernosa clitoris という勃起小体からなる．**陰核亀頭** glans clitoris は小さく，丸い勃起組織の隆起である．その亀頭を覆っている皮膚は非常に薄く，陰核包皮を形成し，多数の知覚神経終末がみられる．
- **腟前庭** vestibule は重層扁平上皮で覆われている．多くの小さな粘液腺，すなわち**小前庭腺** lesser vestibular gland（**スキーン腺** Skene's gland）は，主に陰核の近くと外尿道口の周囲にある．大きな 1 対の**大前庭腺** greater vestibular gland（**バルトリン腺** Bartholin's gland）は，男性の尿道球腺に対応したものである．これらの管状胞状腺は直径約 1 cm であり，前庭球の後方の前庭外側壁に

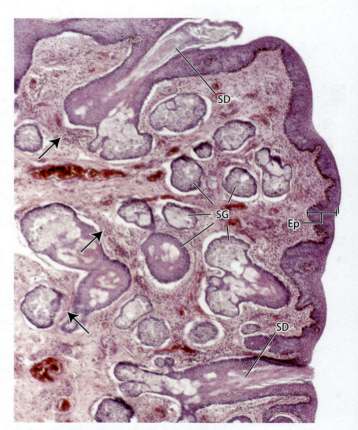

図 23.31 ▲ 大陰唇の内側面の光学顕微鏡像
この大陰唇内側面の低倍率 H&E 染色標本は，非角化上皮（Ep）と豊富な脂腺（SG）を示している．2 つの脂腺の導管（SD）も明らかである．導管上皮と皮膚の上皮との連続性および脂腺上皮に注目せよ．この倍率では，いくつかの平滑筋束がわずかに確認できる（→）．

FOLDER 23.5　臨床関連事項：細胞診パパニコロウ塗抹標本

パパニコロウ塗抹標本の検査は，腟と子宮頸部粘膜の評価に重要な診断的手法である（図F23.5.1）．最表層の上皮細胞は，粘膜からかき取られてスライドガラスに広げられ，固定され，さらにパパニコロウ染色法で処理される（ヘマトキシリン，オレンジGとアズールエオジンの混合物）．パパニコロウ塗抹標本の検査は，病的変化に関連する上皮，月経周期のホルモン変化に対する反応，腟の微生物環境について重要な診断的情報を提供してくれる．

子宮と腟の上皮細胞によるグリコーゲンの合成と放出は，腟内分泌液のpHの変化に直接関連している．この液のpHは通常低く，pH4くらいであるが，月経中期が近くなるとより酸性になる．これは，酸性乳酸桿菌，すなわち腟の中の乳酸の産生細菌により分泌されたグリコーゲンが代謝されるためである．塩基性の環境は，ブドウ球菌，腟コリネバクテリウム，腟トリコモナス，鵞口瘡カンジダといった感染源の成長を助けることがある．これらは腟分泌液の異常な増加の他，外陰部腟炎として知られる腟粘膜と外陰部皮膚の炎症の原因になる．これらの病的な状態は，パパニコロウ塗抹標本で容易に診断される．腟内の正常酸性pHを回復し，これらの病原体の増殖を防ぐために，特異的な抗細菌薬剤（抗生物質，サルファ剤）が非特異的な治療法（酸性0.1％ヘキシジンゲル）とともに使われる．

さらに，子宮頸腟部のパパニコロウ塗抹標本は，子宮内膜がんと初期の子宮頸がんの診断のために広く使われる．子宮頸部の病変が20年の長期にわたって非侵襲的段階のままで存在することがあるために，上皮から剥離した異常細胞はパパニコロウ塗抹標本で容易に同定される．これらの顕微鏡的検査によって正常細胞と異常細胞の鑑別が可能であり，その由来部位の同定，さらには疾患の進展に関係する細胞変化を識別することもできる．パパニコロウ塗抹標本は子宮頸がんの予防のための非常に有効で安価なスクリーニング法である．パパニコロウ塗抹標本で同定される細胞異常のほとんどは前がん状態であり，その段階で臨床医は適切な治療を実行することになる．

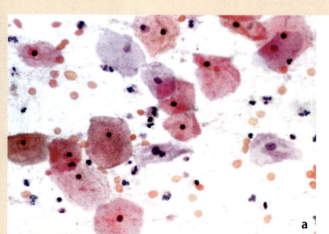
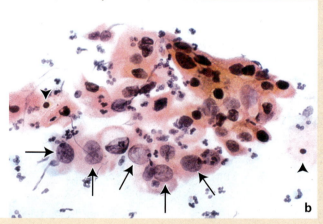

図F23.5.1 ▲ 子宮頸部塗抹標本の光学顕微鏡像
a. 子宮頸部塗抹標本の正常像．表層の扁平細胞は，小さく核濃縮をした核と豊富な細胞質を示している．写真中の他の細胞は赤血球と白血球である．600倍．**b.** 病的な塗抹標本．この標本の多くの細胞は，明らかな核濃縮を持たない大きな核（→）を含んでいる．その細胞質は比較的乏しい．他の細胞は，核濃縮と豊富な細胞質を持ち，より正常に近い外観をしている（▶）．また好中球も存在する．600倍．

局在している．大前庭腺は潤滑粘液を分泌する．これらの腺の導管は，腟開口部近くの前庭に開いている．もしバルトリン腺の導管が閉塞すると，腺は拡張し，腺から産生された分泌物でみたされる．この状態はバルトリン嚢胞として知られており，2～3日以内に感染を起こして激痛，発赤を伴う大陰唇の腫脹の原因となる．バルトリン膿瘍の貯留物に対しては，通常は外科的切開によるドレナージや完全な切除の必要がある．

多数の知覚神経終末が外生殖器に存在する：

- **マイスナー触覚小体** Meissner's corpuscle は，恥丘と大陰唇を覆う皮膚内に特に多数ある．

- **パチニ小体** Pacinian corpuscle は結合組織の深部層に分布しており，大陰唇中や，また勃起組織と関連してみられる．これらの神経終末からの感覚刺激は，性的興奮時の生理的反応において重要な役割を持っている．

- **自由神経終末** free nerve ending は多量に存在し，外生殖器の皮膚に均一に分布している．

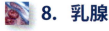 8. 乳腺

乳腺 mammary gland あるいは乳房は，哺乳動物の際立った身体的特徴である．乳腺は年齢と月経周期や女性の妊娠状態

によって構造的に変化する器官である．発生学的には，乳腺組織の成長と発育は男女両性で起こる．多数の腺が，腋窩から鼠径部に伸びている**乳腺堤** mammary ridge（**乳腺の線** milk line）と呼ばれる1対の表皮の肥厚に沿って発達する．正常なヒトでは，両側胸部の中にただ1対の細胞集団が発達する．**過剰乳房（多乳房症）あるいは過剰乳頭（多乳頭症）**は，女性人口の約1%に遺伝的背景を持って発生する．これらの比較的まれな状態は，男性においても起こる．

女性では，乳腺は性ホルモンの影響下で発達する．

思春期になるまでは，男女の乳腺は同じように発達する．男性では，思春期が始まるとテストステロンが間葉系細胞に作用して，乳腺のさらなる発達を抑制する．同時期に，女性の乳腺はエストロゲンとプロゲステロンのホルモン影響下でさらに発達する．エストロゲンは間葉系細胞のさらなる発達を刺激する．乳腺は，主に小葉間脂肪組織の発育により，その大きさを増大させる．導管は拡大する結合組織間質の中へ伸びて，さらに分岐をしていくことになる．上皮細胞の増殖は，上皮と特異的な小葉間ホルモン感受性疎性結合組織間質との間の関連性により制御される．成人になるまでに，腺の完全な導管構造ができあがる．

乳腺は妊娠するまでは非活動状態にあり，その間に完全な形態学的および機能的成熟度を高めている．これは，最初は黄体から，その後は胎盤から分泌されるエストロゲンとプロゲステロンに反応して起こり，また下垂体からのプロラクチンや副腎皮質からの性腺刺激ホルモンの影響にもよっている．妊娠の終了までには分泌顆粒は上皮細胞内にみられるが，乳汁産生は高濃度のプロゲステロンで抑制される．実際の乳汁分泌の開始は誕生後すぐに起こり，腺性下垂体から分泌されるプロラクチン（PRL）により誘発される．乳房からの乳汁放出は，神経性下垂体から放出されるオキシトシンによって刺激される．更年期には，ホルモン環境の変化とともに乳房の腺房成分は退縮あるいは退化して，脂肪と結合組織に置き換えられる．男性においては，思春期後に乳腺の多少の発達が通常起こるが，未発達のままである．

ホルモンへの継続的な曝露と遺伝的素因は，乳がんの発生に対する主要な危険因子である．乳がんはアメリカ合衆国内女性の最も頻度の高い悪性腫瘍である．毎年，推計約20万人の女性（また1,700人の男性）が乳がんと診断される．ほとんどの乳がんはホルモンへの曝露に関係している（年齢，早期の初潮，閉経期の遅れと最初の高齢妊娠で増加する）．すべての乳がんのうち約5%は，常染色体優性乳がん遺伝子（BRCA1とBRCA2）の変異による．

乳腺は変化した管状胞状アポクリン汗腺である．

管状胞状の乳腺は表皮内の変化した汗腺に由来し，皮下組織内に局在する．非活動性の成人乳腺は，結合組織の線維束で15〜20の不規則な腺葉に分けられている．それらは**乳頭** mammary pallia すなわち**乳首** nipple から放射状に広がり，さらに**終末導管小葉単位** terminal duct lobular unit（**TDLU**）として知られる多数の小葉に分かれている（図23.32）．線維束の

いくつかは，**提靱帯あるいはクーパー靱帯** suspensory or Cooper's ligament と呼ばれ真皮とつながっている．多量の脂肪組織が小葉間隙の緻密結合組織内に存在する．

各腺は，乳頭に狭小化した小口で開く乳管で終わっている．乳頭を囲む色素沈着領域の乳輪の下は，おのおのの乳管が乳管洞といわれる拡張部分を有している．開口部の近くで，乳管は重層扁平の角化した上皮とつながっている．導管の上皮配列は，重層扁平から導管系の奥に進むに従い，乳管洞の2層の立方上皮細胞，さらに単層円柱あるいは立方細胞へと徐々に変化していくことになる．

成人の乳頭と乳輪の表皮は非常に色素沈着に富み，いくぶん皺が寄っており，深部の表層に侵入する長い真皮乳頭を持っている（図23.33）．これは角化した重層扁平上皮で覆われる．乳頭の色素沈着は思春期に増加し，乳頭はより明瞭となる．妊娠中に乳輪は大きくなり，色素沈着の程度はさらに増加する．乳輪と乳頭の深部では，平滑筋線維束が緻密結合組織の中で放射状あるいは輪状に配列し，乳管に沿って縦走している．これらの筋束は，種々の刺激に反応して乳頭が起立することを促す．

乳輪は，脂腺，汗腺，および少し異なる乳腺（**モントゴメリー腺** glands of Montgomery）を含んでいる．この腺は汗腺

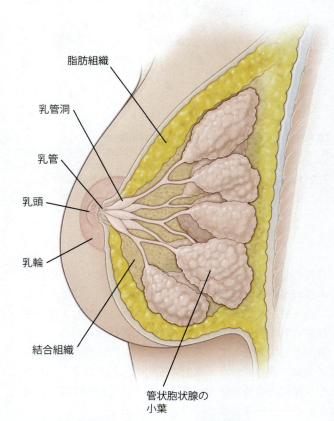

図23.32 ▲ 授乳期にみられるヒト乳房の模式図
乳房は，主に分岐した管状胞状腺を含む終末導管小葉単位（TDLU）からなっている．TDLUは，広範な結合組織間質と種々の量の脂肪組織内に含まれる分岐管状胞状腺からなる．

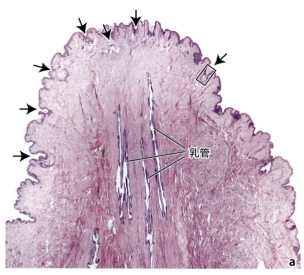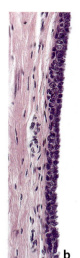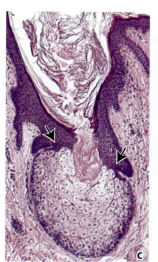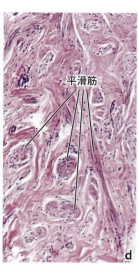

図 23.33 ▲ 女性乳頭断面の光学顕微鏡像

a. この H&E 染色した乳頭の矢状断切片の低倍率写真は，皺の寄った表面輪郭と薄い重層扁平上皮と付属脂腺（→）を示している．この乳頭の中心部は，緻密結合組織，平滑筋束，乳頭表面に開口している乳管からなる．6倍．**b.** 1つの乳管の壁がここに高倍率で示されている．その上皮は重層立方であり，2つの細胞層からなっている．それが乳頭の先端に近づくにつれて重層扁平上皮に変わり，表皮につながるようになる．175倍．**c.** a で示された四角からの脂腺の強拡大．腺上皮が表皮につながる様子（→）と表皮の表面に油脂が分泌されている様子に注目せよ．90倍．**d.** 平滑筋束が縦断および横断像として示されている．350倍．

と本来の乳腺との中間的構造であり，乳輪表面では少し隆起している．モントゴメリー腺は，皮膚の pH を変化させて微生物の繁殖を抑制するような，滑らかでかつ防御的な分泌物を産生するとされている．乳頭には多くの知覚神経終末が存在するが，乳輪にはほとんどない．

乳腺の終末導管小葉単位（TDLU）は，小葉内間質に囲まれた一塊の小さな分泌腺房（乳汁腺）と終末細管（非活動腺）を表している．

乳管が次々に分岐して，終末導管小葉単位（TDLU）になる．おのおのの TDLU は小さなブドウの房のような腺房となって小葉を形成し（図 23.34），次のものからなる：

- 終末細管に非活動腺にある．妊娠中と呂産後は終末細管の上皮には分泌細胞が並んでいるが，乳汁を分泌する完全な分泌機能を有する腺房に分化する．
- 小葉内導管は腺房分泌物を乳管へ運ぶ．
- 小葉内間質は，終末細管と腺房を囲む特殊なホルモン感受性を持つ疎性結合組織である．小葉内結合組織には脂肪細胞がほとんどない．

腺上皮細胞と筋上皮細胞は，乳腺導管と小葉に関連した最も重要な細胞である．腺上皮細胞は導管系の表層に並んでいるが，筋上皮細胞は上皮細胞と基底板の間の上皮内深部に局在している．これらの細胞はかご状のネットワークになって，腺の分泌部に局在する．通常の H&E 染色標本では，筋上皮細胞は比較的太い導管で多くみられる．しかし免疫組織化学染色標本では，その非連続的かご状の配列が腺房内でより明らかにみられる（図 23.35）．筋上皮細胞の収縮は，授乳中の乳汁放出を補助している．最近の蛍光免疫組織化学的研究により，細管上皮でみられる乳腺幹細胞から腺房の腺細胞と筋上皮細胞が発生することが明らかになった．

乳腺分泌部の形態は月経周期に伴い変化する．

不活発な腺において腺房成分はまばらで，主に導管成分からなっている（図 23.36 および PLATE 102, p.896）．月経周期の期間中，非活動性の乳腺はわずかな周期的変化をする．卵胞期の初期には，小葉内間質は比較的疎に配列しており，終末細管は内腔が"ほとんど"または"まったく"ない立方型の上皮細胞からなる束状にみえる．黄体期には上皮細胞の丈が高くなり，少量の分泌物が貯留した管の内腔が出現する．また，液体が結合組織に貯留する．これらは，月経期の直前で月経周期の最後の 2〜3 日の間に突然に退縮してアポトーシスを起こす．

乳腺は妊娠中に顕著な増殖と発育をする．

乳腺は授乳に備えて多くの変化をする．この変化は，妊娠3ヵ月ごとにみられる．

- 最初の 3ヵ月間では，終末細管が伸長しながら分岐する．並んだ上皮細胞と筋上皮細胞は，終末細管上皮でみられる乳腺幹細胞から増殖して分化する．腺の腺房と導管部では，筋上皮細胞は上皮細胞の基底部と基底板との間で増殖する．
- 次の 3ヵ月間では，終末細管の成長端からの腺房の分化が特徴である．腺組織の発達は均一ではなく，発達の程度の多様性が 1 つの小葉内でさえみられる．細胞の形は扁平から低い円柱までさまざまである．形質細胞，リンパ球，好酸球が乳房が発達するにつれ小葉内結合組織間質内に侵入する（PLATE 103, p.898）．この段階では，腺組織量と乳房の大きさは主に腺房の成長によって増加する（図 23.37）．

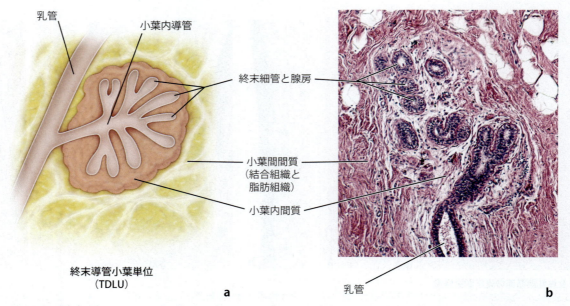

図 23.34 ▲ 終末導管小葉単位
a. この模式図は終末導管小葉単位（TDLU）の成分を示している．終末細管と小葉内集合導管が，小葉内間質と呼ばれるホルモン感受性に特化した疎性結合組織に囲まれている．TDLU は，種々の程度の不規則性緻密結合組織と脂肪組織を含む小葉間間質により互いに分離されている．活発な乳腺においては，終末細管は乳汁分泌腺房に分化している．b. この光学顕微鏡像は，不活発な乳腺の TDLU を示している．この写真の上部にある白く抜けた領域は，脂肪細胞を表している．120 倍．

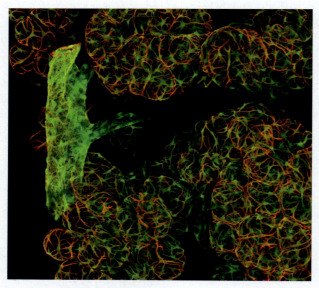

図 23.35 ▲ 乳腺での筋上皮細胞
この蛍光免疫染色像は分娩 2 日後の授乳マウスの乳腺から得られたものである．このマウスは，緑色蛍光タンパク質（GFP）反応を強調するために，結合した平滑筋 α-アクチンプロモーターからなる遺伝子が導入されている．筋上皮細胞の三次元的配列は筋上皮細胞内でのプロモーター導入遺伝子の発現によって緑色にみえる．また，組織は CY3 蛍光色素を直接に結合した平滑筋 α-アクチンに対する抗体で赤色に染色されている．オレンジ色の染色は，緑色と赤色の重なりによる．終末導管小葉単位の表層にある細胞はオレンジ色に染まる一方，抗体が組織内に深く浸透しないため組織深部の細胞は緑色のみに染色される．より太い乳管に接合する小さな小葉内導管に注目せよ．600 倍．（Dr. James J. Tomasek, University of Oklahoma Health Science Center の厚意による．）

- 最後の 3 ヵ月間になると腺房の成熟が始まる．腺上皮細胞は，核が基底面に局在した立方型となる．それらは粗面小胞体（rER）を広範囲に発達させ，これにより分泌小胞と脂肪滴が細胞質内に現れる．小葉間間質細胞の実際の増殖が低下し，分泌細胞の肥大と腺房での分泌物の蓄積により，引き続き乳房の肥大が起こる．

妊娠中における腺組織での変化は，結合組織と脂肪組織の量的減少を伴っている．

メロクリン分泌とアポクリン分泌の両方が乳汁産生に関与する．

分泌細胞は豊富な粗面小胞体，適度の数の大きなミトコンドリア，核上部ゴルジ装置，および電子密度の高い多数のリボソームを含んでいる（図 23.38）．分泌状態に依存して，大きな脂肪滴と分泌小胞が頂部細胞質内に局在することがある．分泌細胞は異なるメカニズムにより放出される 2 種類の産生物を持っている．

- **メロクリン分泌** merocrine secretion．乳汁のタンパク質成分は粗面小胞体で合成され，ゴルジ装置において膜で囲まれた分泌小胞に濃縮され，小胞の限界膜と細胞膜の融合により細胞から放出される．

- **アポクリン分泌** apocrine secretion．乳汁の中性脂肪と脂質成分は，細胞質に浮遊する脂肪滴から起こる．その脂質は融合し，大きな脂肪滴をつくり，さらに細胞の頂部に送られて，腺房の内腔へ突出する．脂肪滴は，放出されるときに細胞膜に囲まれている．細胞質の薄い層が細胞膜と脂肪滴の間に挟まれており，脂質とともに放出されるが，細胞質の喪失はこの過程においてほんのわずかである．

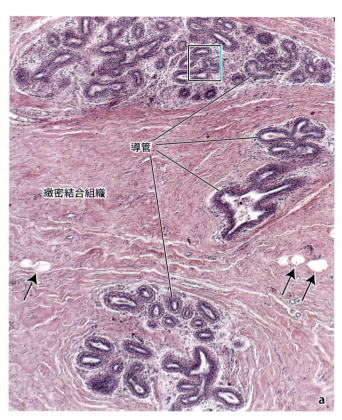
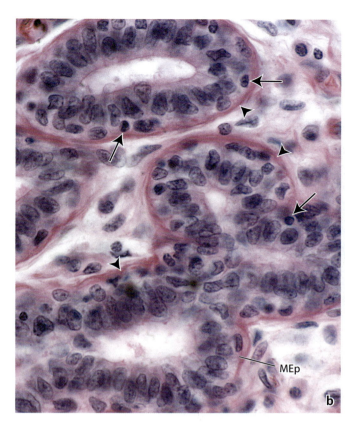

図23.36 ▲ 不活発な乳腺の光学顕微鏡像
a. この低倍率のH&E染色標本は，乳房の緻密結合組織の中にある数個の小葉を示している．上皮成分は，小葉をつくる分岐した導管系からなる．明るい領域（→）は脂肪細胞である．60倍．**b.** aの四角で示された領域の高倍率像．導管の上皮細胞は円柱状で，上皮中にリンパ球（→）が散在している．周囲の染色された部位（▶）は，筋上皮細胞（MEp）と近隣の結合組織にあるコラーゲン線維束である．700倍．

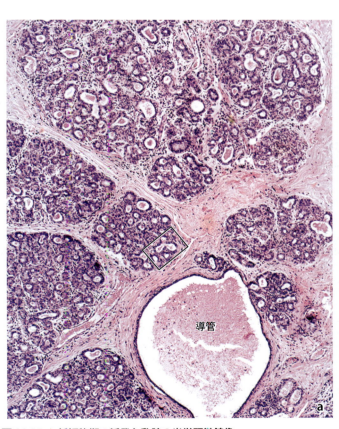
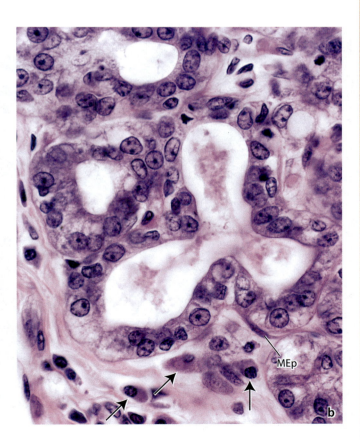

図23.37 ▲ 妊娠後期の活発な乳腺の光学顕微鏡像
a. この低倍率H&E染色標本は，導管系の著明な増加を示している．ここは小葉の主要な部分を占める分泌腺房となる．導管上皮は分泌もするので，小葉間導管の同定に難しい．小葉の外には太い分泌導管がある．60倍．**b.** aで示された領域の高倍率像．分泌腺房細胞はほとんどが立方状である．多数の形質細胞（→）とともに，筋上皮細胞（MEp）が周辺の疎性結合組織内に同定される．700倍．

出産後の最初の2～3日で放出される分泌物は，**初乳** colostrum として知られている．初乳は塩基性で黄色の分泌物であり，乳汁より多くのタンパク質，ビタミンA，ナトリウム，塩素と，乳汁より少ない脂質，炭水化物，カリウムを含んでいる．また，かなりの受動免疫能を新生児に与える十分な抗体（主に分泌型 IgA）を含んでいる．初乳中の抗体は，乳房の増殖と発達の間に乳房の疎性結合組織に侵入したリンパ球や形質細胞で産生される．さらに，抗体は唾液腺や腸と同じように，腺細胞を通して分泌される．遊走細胞の数は分娩後に減少し，初乳の産生が停止すると脂質豊富な乳汁が産生される．

A. 乳腺のホルモン調節

思春期における乳腺の最初の成長と発達は，成熟卵巣から分泌されるエストロゲンとプロゲステロンの影響下で始まる．このホルモン影響下で，終末細管小葉単位は発達して動的な機能単位に分化する．この発達に引き続き，腺組織の形態のわずかな変化が各卵巣周期ごとに起こる．月経周期の卵胞期には，循環血液中エストロゲンは乳管成分の増殖を刺激する．排卵後の黄体期には，プロゲステロンが腺房の発育を刺激する．小葉内間質は浮腫状となる．臨床的には，黄体期には，女性は乳房組織塊がやわらかく，また徐々に大きくなるのを感じる．妊娠中には黄体と胎盤が常にエストロゲンとプロゲステロンを分泌して，終末細管小葉単位（TDLU）の大きさを増す．乳腺の発達は，下垂体前葉（腺性下垂体）で産生されるプロラクチンや，胎盤で産生される hCS の他，副腎糖質コルチコイドに依存していると現在ではいわれている．

乳汁分泌は腺性下垂体と視床下部の神経ホルモンの制御下にある．

エストロゲンとプロゲステロンは妊娠中乳腺の生理的な発達に必須であるが，これら2つのホルモンは，妊娠が進むと増加するプロラクチンとヒト絨毛性腺刺激ホルモンの作用を抑制する．しかし出産後には胎盤と黄体からのエストロゲンとプロゲステロン分泌が急になくなるために，プロラクチンが乳汁分泌の役割を果たすようになる．乳汁の産生には，成長ホルモン，副腎糖質コルチコイド，副甲状腺ホルモンの十分な分泌もまた必要である．

授乳時の吸引行為は，乳頭の受容体から視床下部への感覚刺激を開始する．その刺激は，プロラクチン抑制因子の放出を阻止して，さらにプロラクチンが腺性下垂体から放出される．感覚刺激は神経性下垂体でのオキシトシン分泌の原因にもなる．オキシトシンは，腺房分泌細胞の基底側と太い導管の細胞基底側を取り囲む筋上皮細胞を刺激することで，それらの細胞を収縮させ，腺房と導管から乳汁を放出させる．吸引がないと，乳汁の分泌が停止し，乳腺が退行を始めて萎縮する．さらに腺組織は不活発な状態に戻る．

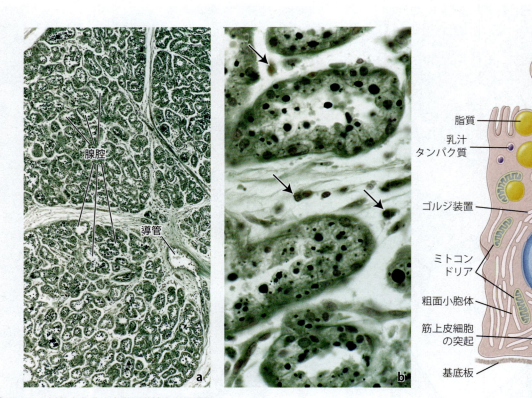

図23.38 ▲ 授乳中乳腺の光学顕微鏡像と模式図
a. 授乳中乳腺のファーストグリーン・オスミウム染色切片の低倍率写真．いくつかの大きな小葉の部分と1本の導管がみられる．多くの腺房には，この倍率でも明瞭な内腔がみられる．60倍．**b.** aで示した領域の高倍率像では，脂肪滴（黒の円形像）が，腺房内腔と，腺房の分泌細胞中にみられる．→は間質中の形質細胞を示す．480倍．**c.** 授乳中の乳腺上皮細胞の模式図．（Bloom W, Fawcett DW. A Textbook of Histology, 10th ed. Philadelphia：WB Saunders, 1975 をもとに作成．）

FOLDER 23.6 臨床関連事項：子宮頸部とヒトパピローマウイルス感染

　ヒトパピローマウイルス（HPV）は，アメリカ合衆国では最も一般的な性感染ウイルスである．40以上のHPV型が男女の泌尿生殖器や肛門部に感染することが知られており，会陰部では皮膚や粘膜の重層扁平上皮に感染する．多くの女性が生涯においてHPVに感染するが，ほんの少数（5〜10％）は持続感染を起こしてそれが子宮頸がん発症に関係する危険性がある．約40の性感染HPV型のうち，ほとんど（90％）は子宮頸がんよりむしろ性器疣の原因となることから，低危険性HPV型（たとえばHPV6型や11型）と呼ばれている．低危険性HPV型は成熟した上皮細胞に感染する傾向にあり，性器疣や軽度の子宮頸部異形性を引き起こす．HPV16と18型は，最も一般的な高危険性HPV型であり，子宮頸がんの70％に関連している．高度危険HPV型は通常，分裂細胞に感染して，中〜高度の子宮頸部異形成やがんを引き起こし，肛門がん，陰部がんや，男性では陰茎がんにも関連している．ほとんどのHPV感染部位は，塗抹や生検の顕微鏡検査で診断が可能である．診断が困難な場合は，in situ ハイブリダイゼーションのような補助的手段により診断が確定する（図F23.6.1）．最近では，2種類のワクチン（CervarixとGardasil）が，ほとんどの子宮頸がんの原因となるHPV型から女性を守るために利用されるようになった．CervarixはHPV16型と18型の感染を防ぐように設計され，2つのウイルス型からの組み換え非感染ウイルス様粒子（VLP）を含んでいる．GardasilはHPV6型，11型，16型，18型からの組み換えVLPの混合物を有している．2つのワクチンはどちらも治療には使えない（すなわち，それらは以前の感染に効果があるわけでない）．しかし両方ともHPV感染に対する特異的免疫力を誘発する．これらのワクチンはまだHPVに曝露されていない9歳から26歳までの少女や若い女性にとっては大いに有効で，性活動の開始前に3回の注射による免疫治療を完了することが必要である．

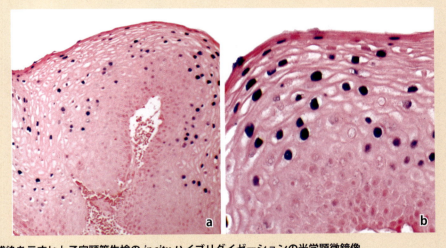

図 F23.6.1 ▲ HPV感染を示すヒト子宮頸管生検の in situ ハイブリダイゼーションの光学顕微鏡像
a. この低倍率光学顕微鏡像は，HPVの6型と11型に対してDNAプローブでハイブリダイズさせファーストレッドで核染色した頸管の重層扁平上皮を示している．感染した細胞の多くが子宮頸腟部の重層扁平上皮の上部層に局在した成熟細胞であることに注目せよ．120倍．**b.** この高倍率光学顕微鏡像は，感染細胞の核内で紫色に染まるウイルス粒子を表している．225倍．（Dr. Fabiola Medeirosの厚意による．）

B. 乳腺の退縮

　乳腺は更年期後に萎縮するか，その特殊な間質が退縮する．卵巣ホルモンの刺激がないと，終末細管小葉単位（TDLU）の分泌細胞は変性して消失し，男性の乳房の分泌細胞に類似した組織像を示す導管のみになる．結合組織もまた変性し，それは線維芽細胞とコラーゲン線維の減少，および弾性線維の消失を特徴とする．

C. 血液供給とリンパ管

　乳房に血液供給する動脈は，腋窩動脈の胸部枝，すなわち内胸動脈と前肋間動脈に由来する．血管の枝は，まず腺房の導管の走行に沿って進み，腺房周囲に毛細血管床を形成する．静脈は腋窩静脈と内胸静脈として，動脈の走行に沿って戻る．
　毛細リンパ管は，腺房を囲む結合組織の中にある．太いリンパ管は腋窩，鎖骨上窩，傍胸骨リンパ節へ流入する．

D. 神経支配

　乳房を支配する神経は，第2〜6肋間神経からの前皮枝と外側皮枝である．その神経は求心性線維と交感神経線維を乳房から受け，また送っている．分泌機能は主にホルモン調節下にあり，吸引による求心性の刺激がプロラクチンとオキシトシンの反射的分泌に関与している．

FOLDER 23.7 機能的考察：授乳と不妊症

　母乳による授乳だけをしている女性のほぼ50％には，授乳性無月経（授乳中に月経がない）と不妊が起こる．この作用は，黄体化ホルモンの分泌を抑制する高レベルの血清プロラクチンが原因である．血清プロラクチンは，拍動性に分泌される性腺刺激ホルモン放出ホルモン（GnRH）の分泌を阻止することにより黄体化ホルモン（LH）の分泌を抑制する．排卵は，母乳の吸引頻度の減少に伴い，6ヵ月後またはそれ以前に再開する．授乳が2～3年間続くような社会においては，授乳性無月経は産児制限の主な手段である．

女性生殖器系

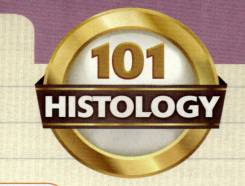

女性生殖器系の概要

- 女性生殖器系は，**内生殖器**（卵巣，卵管，子宮，腟）と**外性殖器**（外陰部）から構成されている．
- 女性内生殖器は**思春期**から**閉経期**まで，ホルモンレベルの変化に応じて，各**月経周期**の間に規則的な周期性変化をしている．

卵巣

- 卵巣の主要な機能は，配偶子の生成（**卵子発生**）とステロイドホルモン（エストロゲンとプロゲステロン；**ステロイド産生**）の産生である．
- 卵巣には，疎性結合組織，神経，血管とリンパ管を含む中心部の**髄質**に加え，発育する卵細胞に微小環境を提供する多数の**卵胞**を含む周辺部の**皮質**がある．
- 卵巣の表面は単層立方上皮である**胚上皮**で覆われており，その下には**白膜**と呼ばれる緻密結合組織層がある．
- **卵胞**には 3 種の基本的な発育段階がある．**原始卵胞**，**発育卵胞**（一次卵胞と二次卵胞），および**成熟した卵胞**（グラーフ卵胞）である．
- 思春期以前には，卵巣皮質は**原始卵胞**のみでみたされている．それらは第一次減数分裂の前期で停止して，**単層扁平上皮**で囲まれた 1 個の一次卵母細胞を有している．
- 周期的なホルモン変化が起こる思春期以降は，一群の原始卵胞が**発育卵胞**に変化する．卵細胞を囲む卵胞上皮細胞は立方状となり，さらに重層化して**一次卵胞**を形成する．
- 発育する卵胞にはいくつかの特徴がある．その卵胞上皮細胞が**顆粒層細胞**に分化すること，卵胞周囲の結合組織が**内卵胞膜**と**外卵胞膜**に分化すること，卵細胞が発育して受精過程に関与する特異的 ZP 糖タンパク質を含む**透明帯**（ZP）を生成することである．
- **顆粒層細胞**は増殖するにつれて，ステロイドホルモン代謝（内層で産生されたアンドロゲンをエストロゲンに変換）に関与するようになり，顆粒層細胞間の腔隙に貯留する卵胞液を盛んに分泌する．
- 卵胞腔を持つ発育中の卵胞は**二次**（**胞状**）**卵胞**と呼ばれ，第一次減数分裂の前期で停止した一次卵母細胞をまだ有している．
- **二次卵胞**が大きくなり，さらに成熟するにつれて，卵細胞に接する顆粒細胞の薄層は**卵丘**と**放射冠**を形成する．
- **成熟（グラーフ）卵胞**は，大きな卵胞腔とステロイドを産生する明瞭な内層を有している．排卵の直前での黄体化ホルモン（LH）の急増が引き金となり，卵細胞は第一次減数分裂を完了して**二次卵母細胞**となる．
- 卵巣周期の間には，通常はただ 1 個のグラーフ卵胞が排卵をする．発育中の集団のうち他のすべての卵胞は，アポトーシスを伴う変性過程である**卵胞閉鎖**に陥る．
- 排卵中に，**二次卵母細胞**は破裂したグラーフ卵胞から放出される．放出された卵細胞は，第二次減数分裂の中期で停止している．
- **排卵**では，残った顆粒層と内卵胞膜の細胞で形成されていた**卵胞壁**が，**黄体**に変化する．**黄体化**の過程では，LH の影響のもとで**顆粒層黄体細胞**（エストロゲン産生）と**卵胞膜黄体細胞**（プロゲステロン産生）が形成される．
- **月経黄体**は受精しないときに形成される．これは排卵後 10〜12 日で変性して**白体**となる．
- **妊娠黄体**は，受精した卵が着床すると形成される．妊娠黄体は妊娠初期の 8 週間には，**プロゲステロンとルテオトロピン**（エストロゲン，インスリン様成長因子（IGF））の主要な産生部位であるが，その後は変性して卵巣内で永久的瘢痕となる．

受精能獲得と受精

- **受精**は通常，卵管膨大部で起こる．受精のためには，精子が受精能を獲得することと，卵細胞に達するために放射冠を貫通することが必要である．
- **受精能獲得**によって，成熟精子は女性生殖器系の導管内で卵細胞に受精する能力を獲得する．
- 受精能獲得後，精子が**透明帯受容体**に結合することで**尖体反応**が引き起こされる．尖体から放出された酵素により，1個の精子が透明帯を貫通して**卵細胞と合体**することが可能になる．
- 精子進入中に，尾部の細胞質以外の精子全体は卵細胞質内に取り込まれ，**第二次減数分裂**の再開が起こる（二次卵母細胞から成熟卵細胞に変化）．
- 少なくとも3つの**受精後の反応**が，他の精子が卵細胞内に入ることを阻止する．すなわち，急速な卵細胞膜の脱分極，皮質反応（卵細胞膜の極性の変化），さらに透明帯反応（卵細胞表面と変性する透明帯受容体にある架橋タンパク質により，**絨毛周囲バリア**が形成される）である．
- 卵細胞内細胞質にある精子頭部は，変化して**男性前核**を形成し，**女性前核**と融合して2倍体の**受精卵**を形成する．受精卵はただちに第1回目の有糸分裂に入る．

卵管

- **卵管**は，子宮と卵巣を結ぶ左右1対の構造である．
- 各卵管は4つの部位からなる．つまり**漏斗部**（卵巣に隣り合う卵管采に囲まれた漏斗状の末端部），**膨大部**（通常の受精部位），**狭部**（子宮に近い狭い部分），**子宮部**（子宮壁を貫通する部位）である．
- 卵管壁は3層からなる．つまり外側の**漿膜**，厚い**筋層**，ヒダの多い**粘膜**である．
- **粘膜表面**は，線毛細胞および無線毛（釘）細胞の2種類の細胞からなる単層円柱上皮である．
- 卵細胞（受精後では受精卵）は，粘膜表面にある線毛の協調運動と卵管の蠕動筋収縮により，子宮腔へ徐々に運ばれる．

子宮

- **子宮**は**体部**（底部を含む上部）と**頸部**（腟に突出した下部）に分けられる．
- 子宮壁は**子宮内膜**（子宮の粘膜），**子宮筋層**（平滑筋層），**子宮外膜**（臓側腹膜の漿膜層）からなる．
- **子宮内膜**には単層円柱上皮が並んでおり，上皮は下層の固有層（**子宮内膜間質**）に陥入して**子宮腺**を形成する．
- 子宮内膜は**基底層**と**機能層**からなり，月経周期中は変動するエストロゲンとプロゲステロンの血中レベルにより機能層は周期的変化をする．
- 子宮内膜の厚さ，およびその腺活性と血管配列は，平均28日間続く**月経周期**の3期（**増殖期**，**分泌期**，**月経期**）のおのおので特徴がある．
- **増殖期**は，成長する卵胞で産生されるエストロゲンにより影響を受ける．**分泌期**は，黄体から分泌されるプロゲステロンの影響を受ける．そして着床が起こらない場合，**月経期**は月経の間に機能層虚血により剥がれ落ちる．
- 胎児が着床に成功した場合には，**子宮内膜は脱落膜化**（脱落膜への移行過程）し，胎芽からの栄養膜細胞とともに，**胎盤**の形成を始める．
- **子宮頸部**の子宮内膜は，子宮の他の部位とは異なり，月経中に剥離しない．しかし**子宮頸腺**は，各月経周期中に分泌粘液の粘稠度を変化させる．
- 腟に突出する子宮頸部には，頸部の単層円柱上皮から腟の重層扁平上皮に急に変化する**移行帯**がある．

胎盤

- **胎盤**は，母体と胎児循環との間でガスと代謝物の交換をする．胎盤は**胎児部分（絨毛膜）**と**母体部分（基底脱落膜）**からなっている．
- 着床後には，侵入する**栄養膜**に，**栄養膜合胞体層**（脱落膜中に盛んに侵入する多核細胞塊）と**栄養膜細胞層**（栄養膜合胞体層となる盛んに細胞分裂する細胞層）を形成する．
- 胎児および母体血は，三次絨毛膜絨毛中（栄養膜合胞体層，栄養膜細胞層，間葉性結合組織と胎児血管を含む絨毛突起）で発達する**胎盤関門**によって互いに分離されている．
- 絨毛は，胎盤内（**絨毛叢**）での血管腔をみたす母体血中に浸っている．
- 胎盤は，胎児の発育を支持する主要な**内分泌器官**で，**ステロイドホルモン**（主にプロゲステロン）と**タンパク質ホルモン**（たとえばhCG, hCS, リラキシン，レプチン）の両方を産生する．

腟と外陰部

- 腟は子宮頸部から前庭に伸びている．**非角化重層扁平上皮**に覆われており，腺がない．
- **女性外生殖器（外陰部）**を構成するのは，**恥丘**（下層の脂肪組織で形成），**大陰唇**（脂肪組織，平滑筋の薄層と脂腺や汗腺を有する縦に伸びる皮膚のヒダ），**小陰唇**（中心部は脂肪組織を欠き，大きな脂腺を有する結合組織），**陰核**（陰茎に類似した勃起組織），**腟前庭**（多数の小さい粘液腺を有する重層扁平上皮が覆っている）である．

乳腺

- **乳腺**は，男女とも胎児期に**乳腺堤**から発達する．しかし，思春期後に，エストロゲンとプロゲステロンのホルモン影響下で女性ではさらに発達する．
- 乳腺は**終末導管小葉単位（TDLU）**から構成され，管状胞状アポクリン汗腺から変化したものである．おのおののTDLUは導管系につながっていて，**乳頭**に開く**乳管**を形成する．
- 乳腺のTDLUとは，ホルモンに感受性が高い**小葉内間質**に囲まれた一塊の小さな**分泌腺房**（活発に乳汁分泌する腺），あるいは**終末細管**（非活動腺）を表している．
- **不活発な乳腺**の分泌部の形態は，月経周期で変化する．
- 乳腺は，エストロゲン（導管成分の増加）とプロゲステロン（腺房の発育）の影響下で，授乳の準備をするために，妊娠中に劇的な増殖と発達をする．
- 乳汁のタンパク質成分は**メロクリン分泌**により腺房細胞から放出される一方，乳汁の脂質成分は**アポクリン分泌**で放出される．

PLATE 92　卵巣 I

卵巣は 1 対の小さな卵形構造で，切片では皮質と髄質を確認できる．片方の端には神経と血管が入る門がある．これと同側に，**子宮広間膜** broad ligament と卵巣を付着させる**卵巣間膜** mesovarium がある．卵巣の機能は，**卵細胞** ova の産生と，**エストロゲン** estrogen と**プロゲステロン** progesterone の合成と分泌である．

皮質には，出生時から性的に成熟するまで変化しない多数の**原始卵胞** primordial follicle がある．これらの卵胞の中の卵祖細胞は，第一次減数分裂の前期で止まっている．思春期になると，下垂体の**性腺刺激ホルモン** gonadotropin の影響下で，卵巣は**卵巣周期** ovarian cycle と呼ばれる周期的変化を始める．各周期で，卵巣は受精にいたる 1 個の卵母細胞を産生する．

卵巣周期の初めには，下垂体の**卵胞刺激ホルモン** follicle-stimulating hormone（**FSH**）の影響下で数個の原始卵胞が成熟（**グラーフ** Graafian）卵胞の発育にいたる変化を示し始める．この変化には，卵胞細胞の増殖と卵胞の肥大を伴っている．数個の原始卵胞が発育変化を始めるが，通常はただ 1 つだけが成熟して卵細胞を放出する．ときには 2 つの卵胞が成熟し，排卵されると，二卵性双生児の可能性が出てくる．卵母細胞とそれに付着した細胞の放出は，**排卵** ovulation と呼ばれる．排卵のときに，その卵母細胞は第一次減数分裂を完了する．受精が起こる場合のみ，卵母細胞は第二次減数分裂も完了する．受精の有無にかかわらず，同じ周期で発育を始めた他の卵胞は変性するが，この過程を**卵胞閉鎖** atresia と呼ぶ．

皮質
卵巣，サル，H&E 染色，120 倍．

性的に成熟したサルの卵巣皮質がここに示されている．表面は，胚上皮（GEp）と名づけられた単層上皮細胞である．この上皮は，卵巣間膜の漿膜（腹膜）に連続している．その名前に反して，胚上皮は胚細胞を生むわけではない．胚上皮は白膜（TA）という緻密な線維性結合組織層を覆っている．白膜の下には原始卵胞（PF）がある．1 つの卵巣の中に種々の発達段階や閉鎖した状態の卵胞がみられるのは，異常ではない．この図では，多くの原始卵胞とともに，4 つの発育卵胞（GF）と閉鎖卵胞（AF）に加え，右側に大きな卵胞の一部がある．また大きな卵胞には，内卵胞膜（TI），顆粒層細胞（GC），卵胞腔の一部（A）がみられる．

初期の一次卵胞
卵巣，サル，H&E 染色，450 倍．

原始卵胞が成熟卵胞の形成にいたる変化を始めると，扁平な卵胞細胞層は，この図で示すように立方状になる．さらに卵胞細胞は増殖し，多層性になる．これらの初期変化をした卵胞は**一次卵胞** primary follicle と呼ばれる．この初期の一次卵胞はまだ単層であるが，立方状細胞で囲まれており，単層扁平細胞で囲まれた原始卵胞とは異なる．

原始卵胞
卵巣，サル，H&E 染色，450 倍．

この図は，いくつかの原始卵胞を高倍率で示している．各卵胞は，単層で扁平な卵胞細胞（F）によって囲まれた卵母細胞からなっている．卵母細胞自体は非常に大きいために，X で示したように，大きい卵母細胞の核（N）がしばしば切片断面に含まれないことがある．上皮様にみえる細胞（►）集団は，卵胞表面に接する面で切られた原始卵胞の卵胞細胞である．この場合，卵胞細胞が正面からみえている．

後期の一次卵胞
卵巣，サル，H&E 染色，450 倍．

この図の一次卵胞は，卵母細胞を囲む多層性の卵胞細胞（FC）の集団を示している．卵胞細胞の最も内側の層は，透明帯（ZP）と呼ばれる細胞外均質構造である厚いエオジン好性の層に近接している．この発達時期において，卵母細胞は，また少し大きくなる．

透明帯で囲まれた部位は，すべて卵母細胞である．卵胞のまわりは，間質細胞と呼ばれる伸長した細胞成分に富む結合組織により覆われている．二次卵胞を囲む間質細胞は，内卵胞膜と外卵胞膜と呼ばれる 2 つの層に分かれるようになる．上図で示すように，間質細胞は，細胞が豊富な内卵胞膜（TI）では上皮様となる．

A，卵胞腔
AF，閉鎖卵胞
F，原始卵胞の卵胞細胞
FC，卵胞細胞
GC，顆粒層細胞
GEp，胚上皮
GF，発育卵胞
N，卵母細胞の核
PF，原始卵胞
TA，白膜
TI，内卵胞膜
X，細胞質だけの卵母細胞
ZP，透明帯
►，正面からみた卵胞細胞

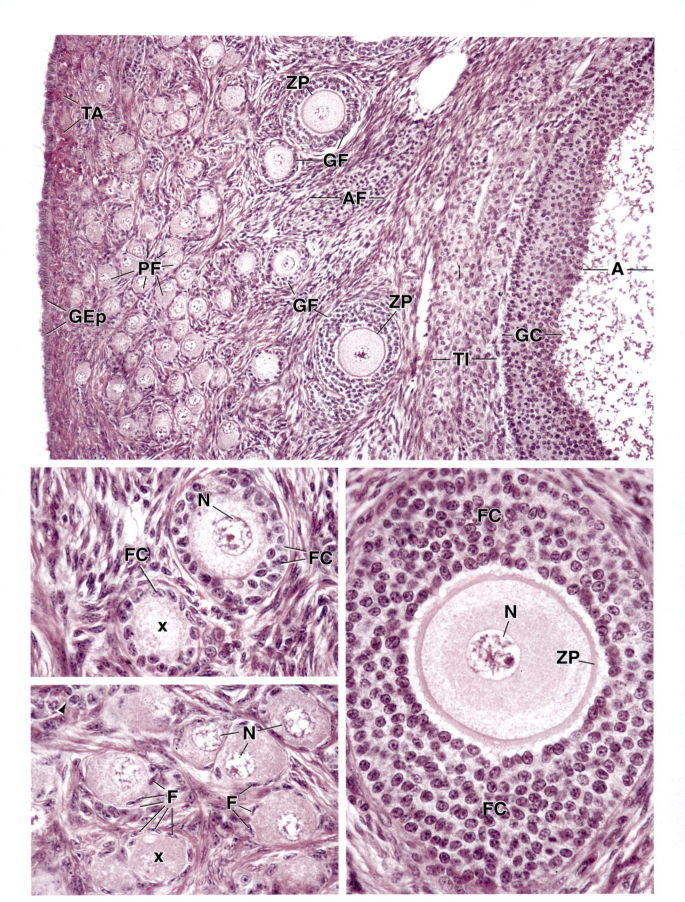

PLATE 93　卵巣 II

卵胞閉鎖は，個体が胚芽のときから始まる卵巣では通常の出来事である．思春期以降のどんな卵巣切片においても，卵胞から卵胞閉鎖にいたる種々の段階の卵胞の状態がみられる．卵胞閉鎖における最初の変化は，卵胞細胞の**核濃縮** pyknosis と細胞質溶解である．さらに卵胞は，マクロファージと他の結合組織の細胞の侵入を受ける．卵母細胞は変性し，明瞭な**透明帯** zona pellucida は残る．透明帯は内側に入り込んだり，つぶれたりするが，通常ではその厚さと染色性の特徴を保持している．切片面に含まれた凹凸不整な透明帯は，閉鎖卵胞の確かな診断的根拠として役立っている．

大きく，ほぼ成熟した卵胞の閉鎖においては，**内卵胞膜** theca interna の細胞が卵巣皮質中で上皮様細胞塊を形成したままである．これらは総称して**間質腺** interstitial gland といわれ，ステロイドホルモンを分泌し続ける．

二次卵胞
卵巣，サル，H&E 染色，120 倍．

卵胞刺激ホルモンの影響下で発育している2つの卵胞が左図で示されている．より発育した卵胞は，二次卵胞である．この卵胞の卵母細胞は数層の卵胞細胞（FC）によって囲まれているが，この段階ではこれらの細胞は顆粒層細胞として同定される．少し早い時期には，小さな液体のたまりが卵胞細胞間に形成される．これらのたまりは融合して卵胞腔（FA）と呼ばれる大きな腔に発育し，この図では明瞭である．その腔は液体によりみたされ，過ヨウ素酸シッフ反応によってほんのわずかに染まる．過ヨウ素酸シッフ反応で染まる物質は，この図と右図で示されるような二次卵胞の腔の中にエオジン好性の沈着物として保存されている．明らかな二次卵胞のすぐ上に，少し小さい卵胞がある．腔が卵胞細胞間で明らかでないため，それは一次卵胞として分類するのが適当である．両者の卵胞のうち，特に腔を持った大きな卵胞においては，周辺の間質細胞が内卵胞膜（TI）と外卵胞膜（TE）という2つの明瞭な層を形成し始めている．内卵胞膜は細胞に富んだ層であり，上皮様である．それらを電子顕微鏡でみてみると，内分泌細胞，特にステロイド産生細胞の特徴を示す．対照的に，外卵胞膜は結合組織層である．その細胞の多くは紡錘形である．

右図では，二次卵胞発育の進んだ時期が示されている．卵胞腔（FA）はより大きく，卵母細胞は卵丘と呼ばれる卵胞細胞による隆起に囲まれて，片側に偏在してみられる．卵胞腔を囲む残った卵胞細胞は，顆粒層（MG）あるいは単に顆粒層細胞と称される．

閉鎖卵胞
卵巣，サル，H&E 染色，65 倍．

閉鎖卵胞（AF）がここに示されており，また高倍率像は次の右側の隣接図にある．2つの小さな閉鎖卵胞は，残存した透明帯によって同定される（右側隣接図ではZP標識した）．さらに発育した2つの大きな卵胞では，残っている透明帯は示されていないが，他の閉鎖卵胞の特徴を持っている．

閉鎖卵胞
卵巣，サル，H&E 染色，120 倍．

さらに発育した卵胞の閉鎖において，卵胞細胞は内卵胞膜の細胞よりも急速に変性し，その2つを分離する基底板が厚くなって硝子膜と称するガラス様の膜を形成する．このようにして，硝子膜（→）は，残存する内卵胞膜と内側の変性する卵胞細胞を分ける．内卵胞膜細胞は，細胞学的な健全性を保つ（RTI）ことがあり，その場合，無傷の卵胞膜細胞は一時的にステロイド分泌の機能を持つ．

閉鎖卵胞
卵巣，サル，H&E 染色，120 倍．

閉鎖卵胞（AF）がここに示されている．再び，透明帯（ZP）の遺残がみられるものもあるが，2つは硝子膜（→）を示している．これらの卵胞閉鎖はさらに進んでいるが，1つの硝子膜の外側にある数個の細胞は，なお上皮様の特徴を保っている（▶）．これらは残存する内卵胞膜細胞である．

AF，閉鎖卵胞
FA，卵胞腔
FC，卵胞細胞
MG，顆粒層
RTI，残存する内卵胞膜細胞
TE，外卵胞膜
TI，内卵胞膜
ZP，透明帯
▶，持続する内卵胞膜細胞
→，硝子膜

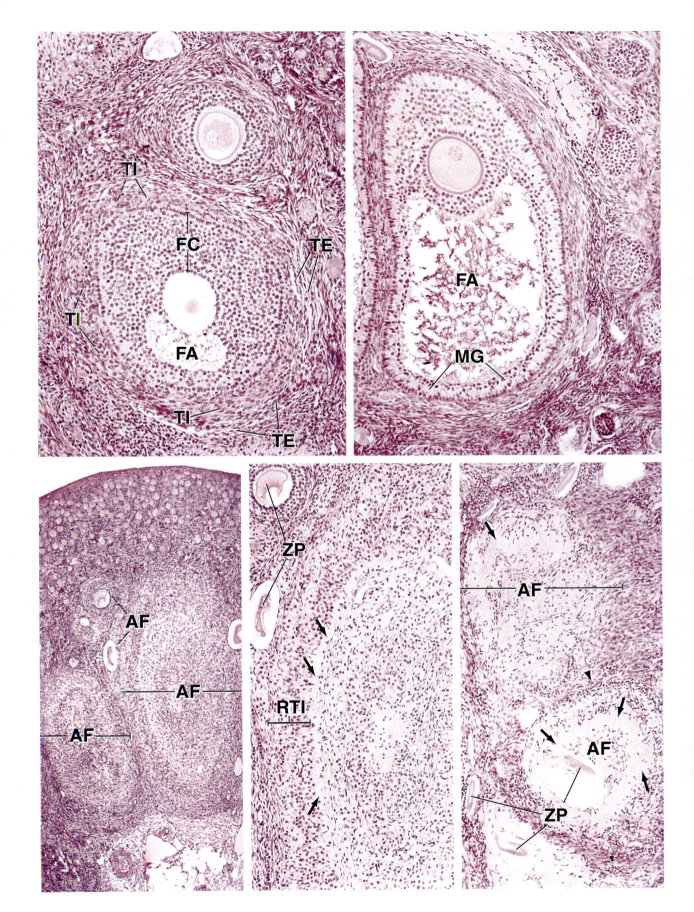

PLATE 94　黄体

卵母細胞とそれを近接して囲む細胞（すなわち**卵丘細胞** cell of cumulus oophorus）が成熟卵胞から放出され（排卵），残った卵胞細胞（**顆粒層** membrana granulosa）と**内卵胞膜** theca interna の細胞は，**黄体** corpus luteum と呼ばれる新しい機能単位に分化する．

　黄体の細胞，すなわち**黄体細胞** luteal cell は，急速に大きくなり，脂肪滴でみたされる．細胞質中の脂溶性色素であるリポクロームは，新鮮組織では黄色の外観を与える．電子顕微鏡像によると，黄体細胞はステロイド産生細胞に典型的な特徴，すなわち豊富な滑面小胞体と管状クリステを持つミトコンドリアを有している．黄体細胞には2つの型が同定されている．1つは大きく中心部に局在する大きな**顆粒層黄体細胞** granulosa lutein cell で，顆粒層細胞に由来する．もう1つは周辺に局在する小さな**卵胞膜黄体細胞** theca lutein cell で，内卵胞膜に由来する．豊富な血管網が黄体の中につくられ，そこにプロゲステロンとエストロゲンが黄体細胞から分泌される．これらのホルモンは，受精卵着床のために子宮内膜の発育と分化を促進する．

黄体
卵巣，ヒト，H&E 染色，20倍．

　この図は排卵直後の卵巣皮質を表している．▶は，排卵の部位での卵巣表面を示す．かつての卵胞腔（FC）のところに結合組織（CT）が侵入している．顆粒層にヒダができ，顆粒層細胞は黄体細胞に分化して，顆粒層黄体細胞と呼ばれる（TC）．顆粒層のヒダ形成は排卵直前に起こり，黄体が発達するまで続く．黄体によりヒダができるにつれて，既存の卵胞腔は縮小し始める．同時に，卵胞膜からの血管（BV）が，既存の腔と変化する顆粒層細胞の中へ侵入する．内卵胞膜の細胞はその血管に沿ってヒダ構造の最も深いくぼみへ侵入する．これらの内卵胞膜細胞は，卵胞膜黄体細胞と呼ばれる黄体の細胞へ転化し始める．

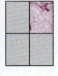

黄体
卵巣，ヒト，H&E 染色，20倍．

　完成した黄体の一部分がここに示されている．ほとんどの内分泌細胞は，顆粒層黄体細胞（GLC）である．これらはかつての卵胞腔（FC）の残りを取り囲み，皺となった細胞塊を形成する．黄体の外側は，卵巣の結合組織（CT）である．内卵胞膜の細胞は卵巣の結合組織性間質から由来することを覚えておくこと．卵胞膜黄体細胞の局在部位はこの由来を反映しており，これらの卵胞膜黄体細胞（TLC）は，周囲の結合組織に近い腺葉塊の深い外側陥凹部にみられる．

黄体
卵巣，ヒト，H&E 染色，65倍（左図），240倍（右図）．

　皺の寄った黄体の一部が左図に高倍率で示されている．上で述べたように，主な細胞塊は顆粒層黄体細胞（GLC）でできている．この細胞塊の一端には，かつての卵胞腔の中に結合組織（CT）がある．反対側は卵胞膜黄体細胞である．細胞の同様の配列は，右図においてより高倍率の写真でも示されている．顆粒層黄体細胞は，大きな球状核（右図の GLC も参照）と豊富な細胞質を含んでいる．細胞質は黄色の色素（一般的には普通の H&E 切片では明らかではない）を含んでおり，したがって黄体と呼ばれる．卵胞膜黄体細胞（TLC）もまた球状核を含むが，その細胞は顆粒層黄体細胞よりも小型である．このためこれらの2つの細胞型を同定するには，局在部位だけでなく，卵胞膜黄体細胞の核が周囲の顆粒層黄体細胞の核よりも互いに近接してみられることに注目せよ．結合組織（CT）と顆粒層黄体細胞の塊の中に侵入した細い血管は，顆粒層黄体細胞間にある扁平で伸長した構造として認められる．

　破れた卵胞が黄体になる変化は，下垂体の黄体化ホルモンの影響下で起こる．次に，黄体がプロゲステロンを分泌し，エストロゲンで準備された子宮に強い影響を及ぼす．妊娠が起こると，黄体は機能し続ける．妊娠が起こらなければ，その黄体は排卵後約2週間で発育のピークに達した後，退行変性する．黄体の退行した黄体の細胞成分は線維性結合組織に置き換わり，その構造は白体と呼ばれるようになる．

BV，血管
CT，結合組織
FC，かつての卵胞腔
GLC，顆粒層黄体細胞
TC，黄体細胞に変化している顆粒層細胞
TLC，卵胞膜黄体細胞

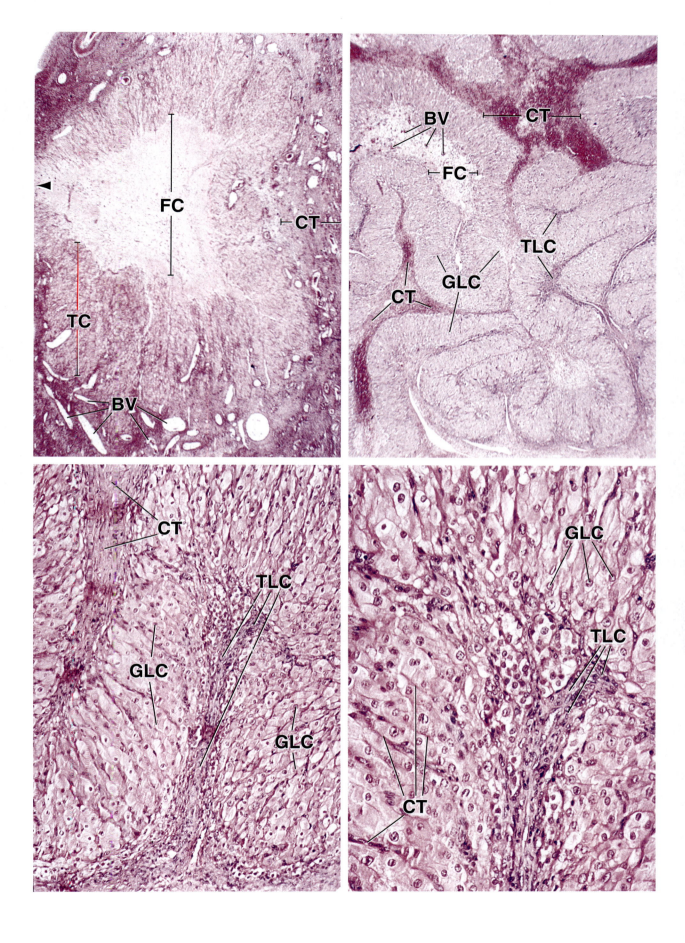

PLATE 95　卵管

　卵管 oviduct（ファロピウス管）は，子宮につながり，また卵巣の方に伸びており，そこで排卵時に卵細胞の取り込みのための開いた端（腹腔口）を形成している．卵管は子宮とともに周期的変化をするが，さほど著明ではない．上皮細胞は卵細胞が卵管の中を通る時期，すなわち卵巣周期の中期には高さを増すが，前月経期には逆に減少する．上皮細胞の中には，線毛を持つものもある．上皮細胞の生存は卵巣に依存している．線毛細胞の数は，卵巣周期の卵胞期に増加するだけでなく，卵巣を除去すると上皮の萎縮と線毛細胞の消失が起こる．

　卵管では，大きさの他，長軸方向に沿った粘膜ヒダの程度が変化する．粘膜のヒダは，遠位部である開口端に近いところの漏斗部で明瞭である．開口端の近くでは，卵管は外側にラッパ状に広がり，**漏斗部** infundibulum と呼ばれる．漏斗部の端は，**卵管采** fimbria と呼ばれる房状にヒダになった縁を持っている．漏斗部はその近位部で**膨大部** ampulla となり，卵管全長の約3分の2を占めるが，最も多く複雑な粘膜ヒダを持ち，受精の部位である．粘膜ヒダは卵管の近位端，すなわち子宮に近いところでは数が少なくなり，そこで卵管は狭くなって**卵管峡部** isthmus と呼ばれる．一方，**子宮部**あるいは**壁内部** uterine or intramural portion と呼ばれる部分は長さが約1 cm で，子宮壁を通り，子宮腔につながっている．

　卵細胞の受精は，膨大部の遠位部で通常起こる．受精後の最初の5〜6日の間，受精卵は粘膜のヒダによってつくられた複雑な通り道を移動するが，線毛上皮細胞の線毛の動きと，粘膜下にあるよく発達した筋層の蠕動収縮によって，近位端の方へ運ばれる．

卵管
ヒト，H&E 染色，40 倍．

　卵管膨大部の横断切片がここに示されている．多くの粘膜ヒダが内腔（L）に突出しており，複雑な粘膜ヒダの様子が，種々の断面から明らかである．粘膜（Muc）に加えて，壁の残りの部分は筋層（Mus）と結合組織からできている．

　筋層は，比較的厚い輪走線維層と薄い縦走線維層の平滑筋からなっている．その層は不明瞭であり，はっきりした境界もない．

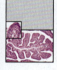

粘膜ヒダ
卵管，ヒト，H&E 染色，160 倍；挿入図 320 倍．

　上の四角で囲まれた領域がここに高倍率で示されている．標本にリンパ管（Lym）の縦断面がみられる．

　他の切片面においては，リンパ管の同定は難しい．幸いにも，切片中のリンパ管は，多くの細胞成分のある結合組織（CT）と結合組織中にある血管（BV）に沿って，粘膜ヒダの中心部にみられる．粘膜を覆う上皮が挿入図で示されている．よく発達した線毛（C）の存在により，線毛細胞が容易に同定できる．無線毛細胞は釘（ペグ）細胞（PC）とも呼ばれ，線毛がないことで容易に同定される．さらにそれらは伸びた核を有し，ときには線毛細胞の間に圧迫されたようにみえる．結合組織（CT）には，核が不規則に配列している細胞がある．それらは形がさまざまであり，扁平，卵形，あるいは円形である．細胞質は細胞間の物質（挿入図）と区別できない．結合組織の特徴は上皮から筋層まで同じであり，粘膜下組織はみられない．

BV, 血管	**Ep**, 上皮	**Muc**, 粘膜
C, 線毛	**L**, 内腔	**Mus**, 筋層
CT, 結合組織	**Lym**, リンパ管	**PC**, 釘（ペグ）細胞

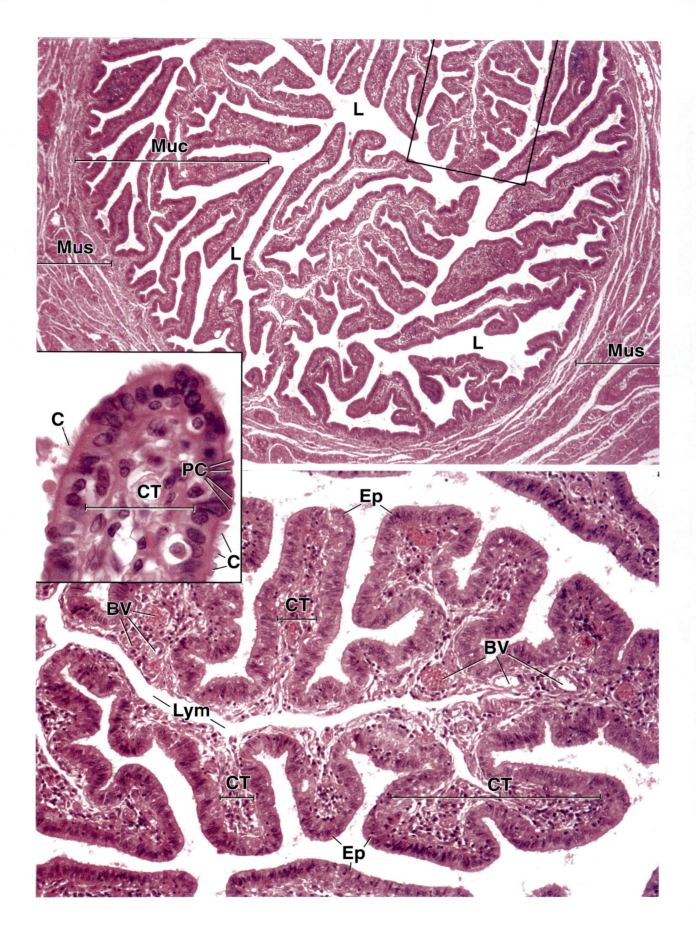

PLATE 96 子宮 I

　子宮は厚い壁を持った中空性の洋梨型の器官であり，非妊娠時には内腔が狭い．子宮壁は，**子宮内膜** endometrium と呼ばれる粘膜と，**子宮筋層** myometrium と呼ばれる筋層，外側の**子宮外膜** perimetrium と呼ばれる漿膜の覆いからなっている．子宮筋層は平滑筋と結合組織からなり，子宮内膜に血液を供給する血管につながる太い血管を含んでいる．

　子宮は，子宮内膜の変化で示される周期的変化をする．卵細胞の着床が準備された後でも起こらないと，その状態が維持されることはなく，子宮内膜の多くは変性して剥がれ落ち，月経流出物となる．消失する子宮内膜の部分は**機能層** stratum functionale と呼ばれる．残っている部分は**基底層** stratum basale と呼ばれる．なお，基底層は子宮内膜の最も深い部分で子宮筋層に接している．

　子宮筋層は，受精卵の着床に関連した変化も示す．非妊娠時の子宮では，平滑筋細胞は長さ約 50 μm である．妊娠中，それらは非常に肥大し，しばしば長さが 500 μm 以上に達する．さらに，新しい筋線維は，既存の平滑筋細胞の分裂と未分化間葉細胞の分裂と分化の後に発達する．結合組織も子宮壁を強化するために増加する．線維芽細胞は分裂によって増え，さらにコラーゲン線維や弾性線維を分泌する．出産後に，子宮は正常な大きさに戻る．ほとんどの筋線維は正常の大きさに戻るが，あるものは変性する．妊娠中に分泌されたコラーゲンは，それを分泌した細胞，すなわち線維芽細胞により消化される．しかし特に目立つことはなく，同様の線維芽細胞とコラーゲンの増加と変性が各月経周期ごとに起こる．

子宮
ヒト，H&E 染色，25 倍；挿入図 120 倍．

　機能層（SF）が剥離した後，残った組織は再び上皮に覆われる．この過程は，基底層（SB）に残った腺房より起こる．腺上皮は増殖し，その表面に沿って発育する．この図は，表面が再び覆われることが完了したときの子宮内膜を示している．上方の小さな四角で囲まれた領域が，右側の挿入図において高倍率で示されている．子宮内膜の表面を覆う単層円柱上皮（SEp）と，それが腺上皮（Gl）に類似していることに注目せよ．子宮内膜はこの時期には比較的薄く，その半分以上は基底層でできている．下方の小さな四角で囲まれた領域は基底層の領域に位置するが，下図の挿入図において高倍率で示されている．腺の深い部分の上皮は子宮内膜上面と同じである．子宮内膜下には子宮筋層（M）があり，そこには多数の太い血管（BV）が存在する．

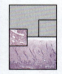

子宮内膜，増殖期
子宮，ヒト，H&E 染色，25 倍；挿入図 120 倍．

　エストロゲンの影響下で，子宮内膜の種々の成分は増殖し（増殖期），そのため子宮内膜全体の厚さは増加する．この図で示されるように，子宮腺（Gl）は長く伸び，機能層（SF）の中でかなり直線的な経路をたどり，表面に達する．基底層（SB）はエストロゲンの影響をほとんど受けず，上図と同じようにみえる．一方，機能層（SF）はこの図では厚さが増しており，子宮内膜の約 5 分の 4 を占めている．

BV, 血管	**M**, 子宮筋層	**SEp**, 内腔面上皮
Gl, 子宮腺	**SB**, 基底層	**SF**, 機能層

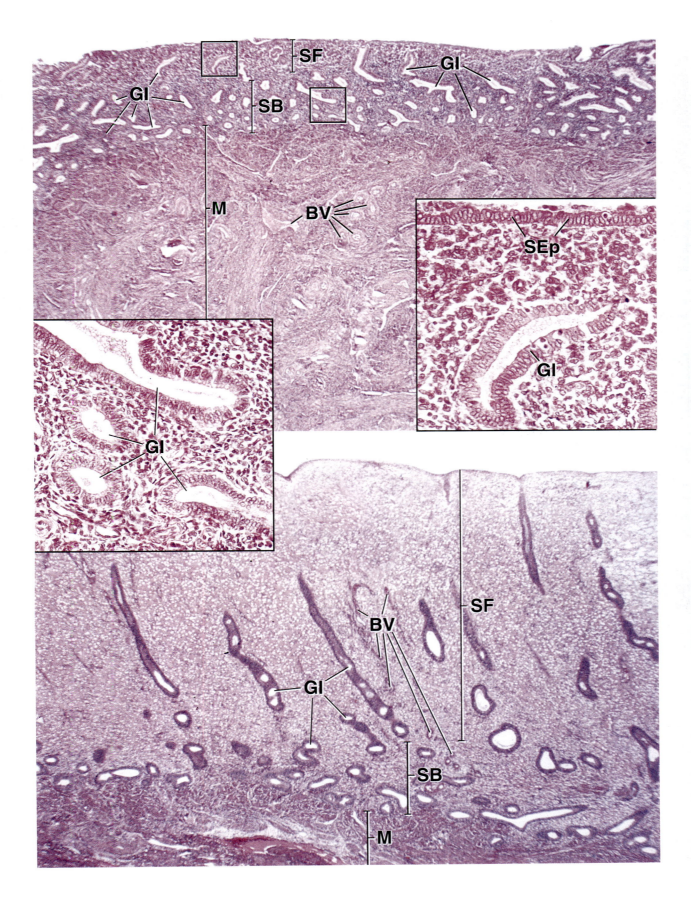

PLATE 97　子宮II

　エストロゲンestrogenによって子宮に増殖期の変化がもたらされた後，別のホルモンであるプロゲステロンprogesteroneが，子宮周期の分泌期に影響を及ぼす．プロゲステロンは，子宮内膜を着床が容易になる状態にし，その結果子宮内膜の厚さはさらに増加する．腺については，主として機能層で変化し，はっきりしたらせん状の形態をとり，長軸に沿って膨らんだ部分に粘液が貯留する．

　子宮内膜の血管系は，各月経周期ごとに増殖し変性する．**放射状動脈** radial artery が筋層から子宮内膜の基底層に侵入し，基底層に細い直動脈を出した後，子宮内膜に伸びて多数のコイル状になった**らせん動脈** spiral artery になる．らせん動脈由来の細動脈は，機能層に血液を供給する．らせん動脈の遠位部と細動脈は，月経中に機能層とともに剥離する．らせん動脈基部での動的な収縮と弛緩は，月経中における過剰な血液喪失を防止している．

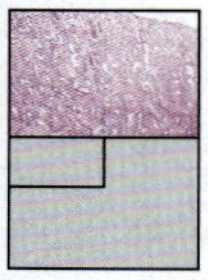

子宮
ヒト，H&E 染色，25 倍．

　この分泌期における子宮内膜の像は，機能層（SF），基底層（SB）と写真の左下にわずかな筋層（M）を示している．子宮腺がその長軸に近い面で切片とされており，1 個の腺（→）が子宮表面に開口しているのがみられる．増殖期の腺に類似した図の中央部の 1～2 個の腺を除いて，この図の標識のついたものを含めほとんどの腺（Gl）が多数の中空性嚢状部を持っており，腺房上皮が鋸歯状にみえる．これは，分泌期の明らかな特徴の 1 つであり，切片面が腺の長軸近くの領域で最もよくみられる．機能層の特徴的な曲がりくねった腺とは対照的に，基底層の腺は増殖期のものによく類似している．それらは，子宮表面と関連性があるようには配列していないが，長軸方向は表面と平行になっている．

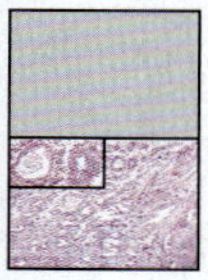

子宮内膜，分泌期
子宮，ヒト，H&E 染色，30 倍；挿入図 120 倍．

　この機能層の中倍率像は，上図と基本的に同様の子宮腺（Gl）の特徴を示す．それとともに，分泌期に起こる他の変化も示している．1 つには，子宮内膜が浮腫状になることである．浮腫のために子宮内膜の厚さが増加することは，細胞と他の形成された成分との間の空隙でわかる．このように，この図の多くの部分，特に四角で囲まれた中あるいは近くの領域は，組織学的な浮腫の状態を示している．さらに，この時期に腺上皮細胞は，グリコーゲンに富んだ粘液の分泌を始める．その産生物は腺の内腔に分泌され，そのために腺が開大する．典型的な場合には，分泌する子宮内膜の腺は増殖する内膜の腺よりもはるかに開大している．

　この図の中の四角は，挿入図の高倍率で示す 2 つの腺を特に囲んでいる．これらの腺は内腔に物質を蓄えている．1 つの腺の中にある物質が粘液様であることは，青い染色性から推測される．一般的に H&E 染色したパラフィン切片では不明瞭であるが，上皮細胞は分泌期にグリコーゲンを含んでおり，すでに述べたようにグリコーゲンは分泌物の一部となる．▶は間質細胞を示す．これらの細胞の中には，分泌期の後期に肥大するものがある．脱落膜細胞と呼ばれるこれらの肥大した間質細胞は，着床において重要な役割を果たす．

Gl, 子宮腺　　**SB**, 基底層　　→, 子宮表面の腺開口部
M, 子宮筋層　　**SF**, 機能層　　▶, 間質細胞

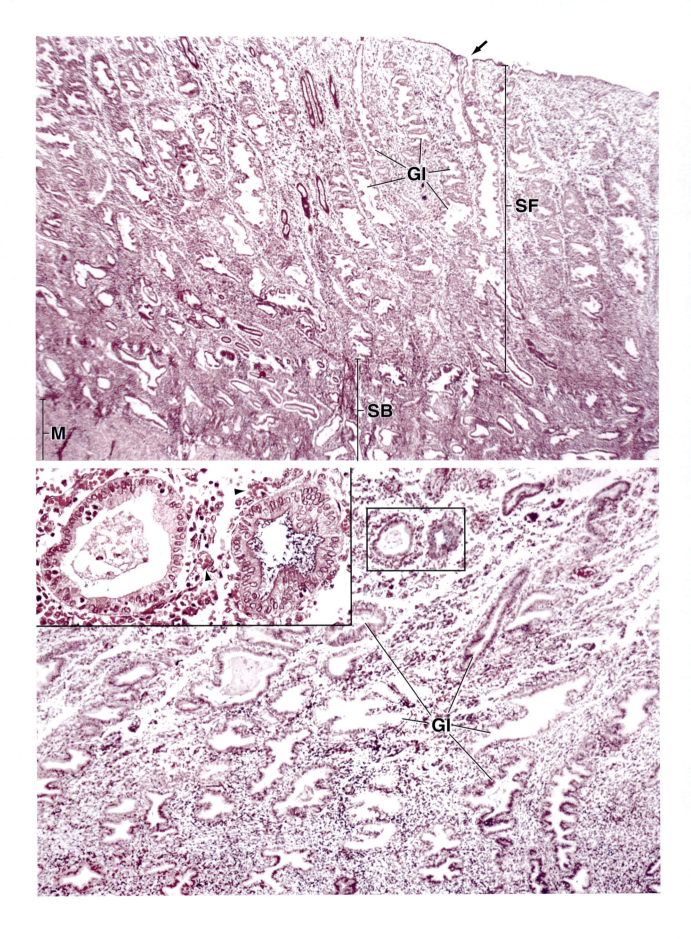

PLATE 98 　子宮頸部

子宮頸部 cervix は子宮の狭窄した下部であり，その一部は腟へ突出している．子宮頸管は，頸部を縦走して腟と子宮腔をつなぐ管である．子宮頸部は粘膜（子宮内膜）と筋層により構成されていて，子宮の他の部分に類似しているが，粘膜に重要な相違がある．

頸部の子宮内膜は，子宮体部と底部のように周期的に発育をすることも組織を喪失することもない．むしろ単層円柱上皮の粘液分泌の量と性質は，卵巣ホルモンの影響下にあり，子宮周期と異なった時期に変化する．月経周期の中間に産生される粘液の量は 10 倍にのぼる．この粘液はさらさらしており，精子の遊走に好都合な環境を与える．周期の他のときには，粘液は子宮への精子の通過を制限する．

子宮筋層は頸部の厚さのほとんどを占めており，広範で連続的な線維性結合組織網中で平滑筋細胞が絡み合う束からなっている．

子宮頸部
子宮，ヒト，H&E 染色，15 倍．

腟に突出する頸部の部分，すなわち子宮腟部あるいは子宮頸腟部が，上図の上 3 分の 2 に示されている．その写真の下 3 分の 1 は子宮頸管（CC）の部分を示している．また，下図は子宮頸管の連結性を示している．両図の切片面は，子宮頸管の長軸を通っている．子宮頸管（CC）は狭く，その両端は円錐状である．上端は **内子宮口** internal os と呼ばれ子宮腔につながっており，下端は，**外子宮口** external os（Os）と呼ばれ腟につながっている（配置がわかるように，子宮頸部の縦断切片の片側端のみがこれらの図に示されており，実際の標本では，子宮頸管の対側においても同様の像がみられる）．

頸部の粘膜（Muc）は，面する腔によって異なっている．上図で示す 2 つの四角は，上段と中段の右図にそれぞれ高倍率で示す代表的な粘膜の領域を表している．

下図では子宮頸腺（Gl）の様子を強調してある．その腺は広範に分岐する点で子宮腺とは異なり，また腟の潤滑性に役立つよう，子宮頸管の中に粘液物質を分泌する．

子宮頸腟部
子宮，ヒト，H&E 染色，240 倍．

子宮腟部，すなわち子宮頸腟部の表面は重層扁平上皮（SSEp）で覆われている．上皮と結合組織との境界は，腟においてみられる不規則な様子とは対照的に比較的平坦な輪郭を示す．他方，上皮は腟上皮と同じような特徴を備えている．もう 1 つの類似点としては，子宮頸腟部の上皮表面は，卵巣ホルモンに反応する腟と同様に月経周期により変化する．また子宮頸腟部の粘膜は，腟の粘膜と同様に，腺を欠いている．

移行帯
子宮頸部，子宮，ヒト，H&E 染色，240 倍．

子宮頸管の粘膜は円柱上皮で覆われている．重層扁平上皮（SSEp）から単層円柱上皮（CEp）への変化は，子宮頸管の腟開口部（外子宮口）にある移行帯（TZ）で起こる．上段の左図の下方の四角は移行帯の部位を示し，ここでは高倍率で表している．この領域にある多数のリンパ球とともに，移行帯での上皮の突然の変化に注目せよ．

子宮頸腺
子宮頸部，子宮，ヒト，H&E 染色，500 倍．

この図は左図の四角の中にある子宮頸腺を高倍率で示している．背の高い上皮細胞と，標本作製過程で溶出した粘液の存在があったことを反映する明るく染色された核上部細胞質に注目せよ．この図の 1 つの腺の上部にみられるように核（＊）がぎっしり詰まっていることがあるが，そのような変化は，切片面から腺の壁が少しずつ外れて接線方向に切られているためである（導管の閉塞による子宮頸腺囊胞の発生は，まれなことでない．そのような囊胞はナボット囊胞と呼ばれる）．

BV，血管　　　　**Gl**，子宮頸腺　　　　**SSEp**，重層扁平上皮
CC，子宮頸管　　**Muc**，粘膜　　　　　**TZ**，移行帯
CEp，円柱上皮　　**Os**，子宮口　　　　　＊，上皮表面の接線断面

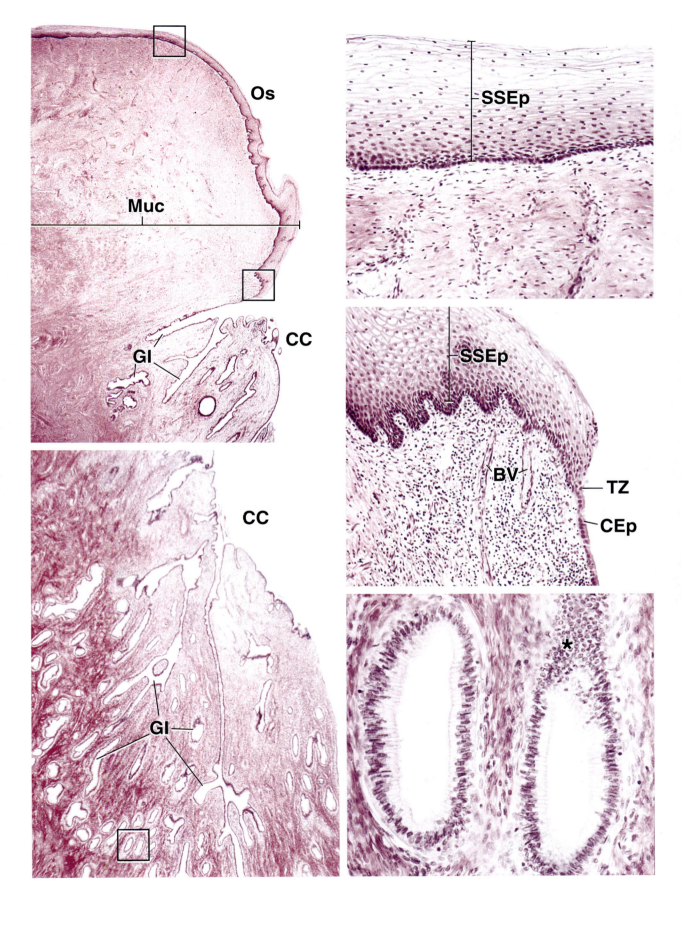

PLATE 99　胎盤 I

　胎盤 placenta は円盤状の臓器であり，妊娠中の胎児と母体循環の間の物質の交換の役割を担っている．最初は**絨毛膜有毛部** chorion frondosum という胎児組織から発生する．胎盤の一端は，基底板において子宮壁に埋没している．もう一端は，胎児を含む羊膜腔に面している．胎盤は出生時に子宮壁から剥離し，羊膜腔に隣接する膜とともに排出される．

　臍帯 umbilical cord は胎児と胎盤をつなげる．臍帯には，胎児から胎盤へ血液を運ぶ2本の動脈と，胎盤から胎児へ血液を戻す1本の静脈が走っている．臍帯動脈は厚い筋層壁を持っていて，内縦層と外輪層の2層からなる．弾性板は発達が悪くほとんどない．臍帯静脈も，動脈と同じように，内縦層と外輪層の厚い筋層壁を持っている．

胎盤
ヒト，H&E 染色，16 倍．

　ここでは羊膜表面から胎盤実質までの断面が示されている．これには，羊膜（A），絨毛膜板（CP），絨毛膜絨毛（CV）が含まれている．羊膜は単層立方上皮層とその下の結合組織層からなっている．羊膜の結合組織は，初期の融合の結果，絨毛膜板の結合組織につながっている．しかし，融合面は H&E 染色切片では明らかではない．この図の一部でみられる融合部の近くにある区切り（*）は，人工産物である．

　絨毛膜板は厚い結合組織塊であり，臍帯動脈と静脈の分枝を含んでいる．これらの血管（BVp）は，他の組織の動脈と静脈に特徴的な構造になっておらず，むしろ臍帯の血管に類似している．血管としての同定は比較的簡単ではあるが，どの血管が臍帯動脈の分枝であり，またどれが静脈の支流であるかを区別することは困難である．

　胎盤の主な実質はさまざまな大きさの絨毛膜絨毛からなる（PLATE 100 参照）．これらは太い絨毛幹として絨毛膜板から出て，分枝してだんだんと細くなる．臍帯動脈と静脈（BVv，下図）の分枝は，絨毛幹の中へ入り，分枝した絨毛のネットワーク中に分布する．絨毛のいくつかは絨毛膜板から胎盤の母体側に伸びていき，母体組織に接着する．これらを**付着絨毛** anchoring villi と呼ぶ．他の**自由絨毛** free villi は，母体側に付着することはなく，胎盤の実質の中で分枝するだけである．

胎盤
ヒト，H&E 染色，70 倍；挿入図 370 倍．

　胎盤の母体側がこの図で示されている．基底板（BP）はこの図の右側である．これは絨毛膜絨毛が付着する子宮の一部である．普通の結合組織成分とともに，基底板は**脱落膜細胞** decidual cell（DC）と呼ばれる特殊な細胞を含んでいる．同様の細胞が，挿入図の高倍率で示されている．脱落膜細胞は通常，塊としてみつかり，上皮様外観をしている．これらの特徴のため容易に同定できる．

　基底板の中隔が，絨毛膜絨毛を含む胎盤部分へ伸びている．この中隔は臍帯血管の分枝を含むことはなく，これによりしばしば絨毛幹あるいはその分枝から区別される．

A，羊膜	**BVv**，絨毛膜絨毛の血管	**DC**，脱落膜細胞
BP，基底板	**CP**，絨毛膜板	*****，実際には人工産物である分離部
BVp，絨毛膜板の血管	**CV**，絨毛膜絨毛	

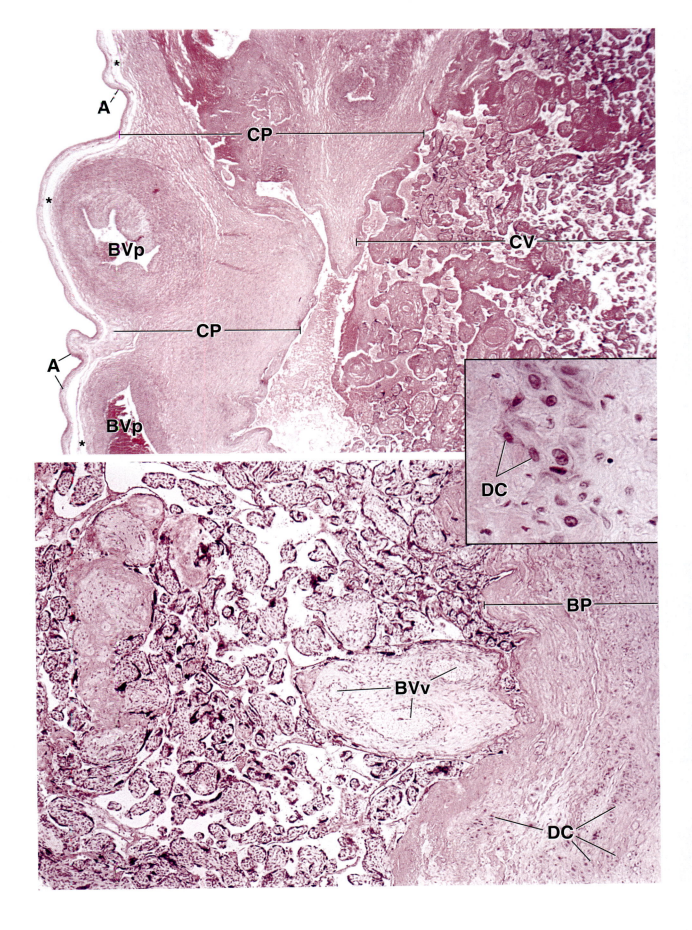

PLATE 100　胎盤 II

　胎児が成長するにつれて，栄養膜合胞体層の侵入する活動性によって母体の毛細血管が壊されてこれらを栄養膜腔と吻合し，母体の類洞を形成する．これらは，互いに連結して，絨毛間腔と呼ばれる栄養膜合胞体層が間腔面に並んだ一塊の血液貯留部位を形成する．発生の2週目の終わりには，栄養膜細胞層細胞は一次絨毛膜絨毛を形成する．それらは母体血管腔に突出する．発生3週目には，一次絨毛膜絨毛内への胚外間葉の侵入により，二次絨毛膜絨毛が形成される．3週目の終わりには，絨毛の中心部の間葉は胎児循環につながる血管と結合組織に分化する．これらの三次絨毛膜絨毛は，互いに直接に混じることがない母体と胎児循環の間で，ガス，栄養，老廃物の交換のための機能単位を形成する．これを母体血と胎児血が混じることがないことから，胎盤関門と呼ぶ．おのおのの三次絨毛膜絨毛は，栄養膜由来細胞の明瞭な2層で囲まれた結合組織芯からなっている．すなわち最外層は栄養膜合胞体層からなる．そのすぐ直下には栄養膜細胞層細胞の単層がある．4ヵ月目より，これらの胎児組織の層は非常に薄くなり，胎盤関門を通じた物質交換を容易にする．絨毛の壁が薄くなるのは，内側の栄養膜細胞層が失われることによる．この段階で，栄養膜合胞体層は一次絨毛膜絨毛に類似した多数の栄養膜の小突起を形成する．しかし，栄養膜細胞層と結合組織はこれらの構造内へ急速に成長して，三次絨毛膜絨毛に変化させる．出産時には胎盤関門は，栄養膜合胞体層，つまり，散在する薄い（あるいは非連続性）の内側の栄養膜細胞層，栄養膜の基底板，絨毛の結合組織，内皮の基底板，三次絨毛膜絨毛内にある胎児の胎盤毛細血管の内皮から構成されている．

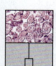

三次絨毛膜絨毛
胎盤，満期，ヒト，H&E 染色，280 倍．

　この光学顕微鏡像は，満期での胎盤の絨毛間腔の切片を示している．これは種々の大きさの絨毛膜絨毛（CV）と周囲の絨毛間腔（IS）を含んでいる．絨毛の結合組織は，臍帯静脈（UV）と静脈の分枝とさらなる分岐を有している．絨毛間腔は，通常では母体血（ここではほんのわずかな母体血球がみられる）を含んでいる．各絨毛膜絨毛の最外層は，栄養膜細胞層細胞の融合によって生ずる栄養膜合胞体層（S）として知られた層で，細胞間境界がなく，その核はむしろ均等に分布しており，立方上皮の外観に類似した薄層を形成する．部位によっては，核が塊状に集合して合胞体結節（SK）を形成する．他の部位では，栄養膜合胞体層は，相対的に核がない（→）ようにみえる．これらの栄養膜合胞体層の伸展が強調されて，部位によっては絨毛表面に被覆がないようにみえる．栄養膜合胞体層は，絨毛間腔に突出する微絨毛を有している．良好に保存された標本では，それらは線条縁（下の挿入図参照）様にみえる．栄養膜細胞層は，栄養膜合胞体層の下に並んだ不規則な単核細胞層である．未熟な胎盤では，栄養膜細胞層はほぼ完全な細胞層を形成する．この満期の胎盤では，わずかに散在する栄養膜細胞層細胞（C）が確認できる．絨毛中心部のほとんどの細胞は，典型的な結合組織内線維芽細胞と内皮細胞である．その他の細胞としては，核を囲むわずかに確認できる細胞質を有している胎児胎盤抗原提示細胞，あるいは歴史的にホフバウエル細胞として知られた胎盤マクロファージ（PM）があると考えられている．

二次絨毛膜絨毛
胎盤，中期，ヒト，H&E 染色，320 倍；挿入図 640 倍．

　この写真は，胎児発育の第3週目での二次絨毛膜絨毛を示している．これらの絨毛は，明瞭な2層の栄養膜に囲まれた間葉性芯（MC）からなっている．二次絨毛は，成熟した三次絨毛よりも非常に多くの栄養膜細胞層細胞を有しており，栄養膜合胞体層（S）のすぐ直下で，ほぼ完全な細胞層を形成している（挿入図参照）．栄養膜合胞体層は，絨毛膜絨毛の表面を覆うだけでなく，絨毛膜板へも伸びている．母体の赤血球が絨毛間腔に局在している．

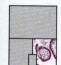

三次絨毛膜絨毛
胎盤，満期，ヒト，H&E 染色，320 倍．

　この高倍率の光学顕微鏡像は，絨毛間腔（IS）で囲まれた未熟な三次絨毛膜絨毛の横断切片である．この時期には，中心部の間葉，栄養膜合胞体層（S），胎児内皮細胞の増殖により，絨毛膜絨毛は成長する．絨毛膜絨毛（写真の中央部）を囲む栄養膜合胞体層は，満期の成熟した胎盤に存在する合胞体結節（SK）を形成する．それらは，成熟した終末絨毛の表面における栄養膜合胞体層細胞核の塊を表している．線維芽細胞に加え，いくつかの胎児胎盤抗原提示細胞（胎盤マクロファージ，PM）が核周囲の細胞質の量により同定できる．

C，栄養膜細胞層細胞　　**MC**，間葉性芯　　**SK**，合胞体結節
CV，絨毛膜絨毛　　**PM**，胎盤マクロファージ　　**UV**，臍帯静脈
IS，絨毛間腔　　**S**，栄養膜合胞体層

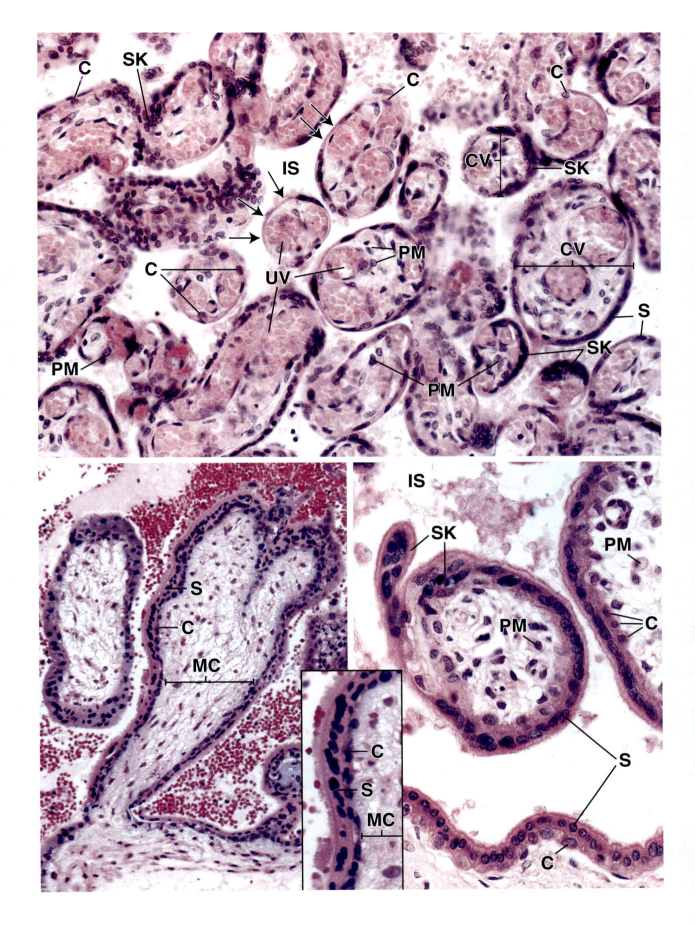

PLATE 101　腟

腟 vagina は，体外へつながる女性生殖管の筋線維性の管である．腟壁は**粘膜** mucosa，**筋層** muscularis，**外膜** adventitia の 3 層からできている．粘膜の上皮は非角化重層扁平上皮であり，卵巣周期に対応した変化を示す．上皮細胞に蓄えられるグリコーゲンの量は**エストロゲン** estrogen の影響下で増加し，剥離の程度は**プロゲステロン** progesterone の影響下で増加する．剥離した細胞から放出されるグリコーゲンは**腟乳酸杆菌** Lactobacillus vaginalis により発酵されて乳酸が産生され，乳酸は腟表面を酸性化し，真菌や潜在的に害のある細菌の増殖を阻止する．

腟は消化管の近位部と組織学的類似性を有し，次の特徴により区別される．上皮は角化しておらず，深部の層を除いては，細胞は一般の H&E 染色切片では抜けてみえる．粘膜は腺と粘膜筋板を持たない．筋は平滑筋で，整然とは配列していない．これは筋が横紋筋である口腔，咽頭，食道上部と対照的である．食道の遠位部は平滑筋を含むが，粘膜筋板を持つことで，腟とは容易に区別される．

腟
ヒト，H&E 染色，90 倍．

腟の粘膜は重層扁平上皮（Ep）とその下の線維性結合組織（CT）で構成され，しばしば他の線維性結合組織よりも細胞成分が多くみえる．その 2 層の境界は，上皮の基底層（B）の密集した小さな細胞の染色のために容易に区別される．結合組織性乳頭が上皮の下面へ突出しており，そのことで上皮-結合組織の境界に凹凸の外観を与えている．乳頭が斜めにあるいは横断されると，上皮の下部の中に結合組織の島（→）としてみられることがある．上皮は特徴的に厚い．またケラトヒアリン顆粒が表層部の細胞にみられることがあるが，角化はヒト腟上皮で起こることはない．基底層真上のほとんどの細胞質は抜けてみえるにもかかわらず，核は上皮の全層にわたって観察される．これらの細胞には，通常は多量のグリコーゲン沈着があるが，それは組織の固定や包埋の過程で流失する．四角の線は，下部の高倍率で検索された上皮の一部と結合組織性乳頭の部分を囲んでいる．腟壁の筋層は，不明瞭な 2 つの層に配列した平滑筋からなっている．一般に外層は縦走配列（SML）だが，内層は輪走配列（SMC）である．しかしそれらの筋線維は，結合組織に囲まれた互いに交ざり合う筋束として通常みられる．また，多くの血管（BV）が結合組織内にみられる．

粘膜
腟，ヒト，H&E 染色，110 倍．

これは，上図の四角によって囲まれた領域を含む上皮の高倍率である（時計回りに 90°回転）．上皮内で結合組織の島としてみられるように，斜断あるいは横断された結合組織性乳頭部分が明瞭にみられるが（→），基底層上皮細胞に囲まれた濃密な細胞によって縁取られている場合もある．表層においても上皮細胞はまだ核を持ち，角化がみられないことに注目せよ．

粘膜
腟，ヒト，H&E 染色，225 倍．

これは結合組織性乳頭の間にある上皮（Ep）の基底部の高倍率の写真である．基底上皮細胞の規則性と濃密な集合に注目せよ．これらは重層扁平上皮のための幹細胞である．これらの細胞の娘細胞は，表面の方へ遊走し，グリコーゲンを蓄積し始め，表面に近づくにつれてより不規則な配列をとる．上皮基底層（B）直下の細胞に富む結合組織（CT）は，多くのリンパ球（L）を含んでいる．リンパ球の数は，卵巣の周期ごとに変化する．リンパ球は月経の前後に上皮中へ侵入し，腟塗抹標本においては上皮細胞とともにみつかる．

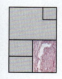

粘膜
腟，ヒト，H&E 染色，125 倍．

この腟壁平滑筋の高倍率像は，筋束の配列が不規則であることを強調している．図の右端には縦断面（SML）の平滑筋束がみられる．この近くには，横断（SMC）された平滑筋束もある．この筋束は，縦断に切られたリンパ管（LV）に隣接している．そのリンパ管の左側には，別の平滑筋（SML）の縦断された束がある．また弁（Va）がリンパ管の中にみられる．細い静脈（V）が，リンパ管に近接した輪状平滑筋の中に存在する．

B，腟上皮の基底層　　　**L**，リンパ球　　　**V**，静脈
BV，血管　　　　　　　**LV**，リンパ管　　 **Va**，リンパ管の弁
CT，結合組織　　　　　**SMC**，平滑筋，横断　**→**，上皮内の結合組織島
Ep，上皮　　　　　　　**SML**，平滑筋，縦断

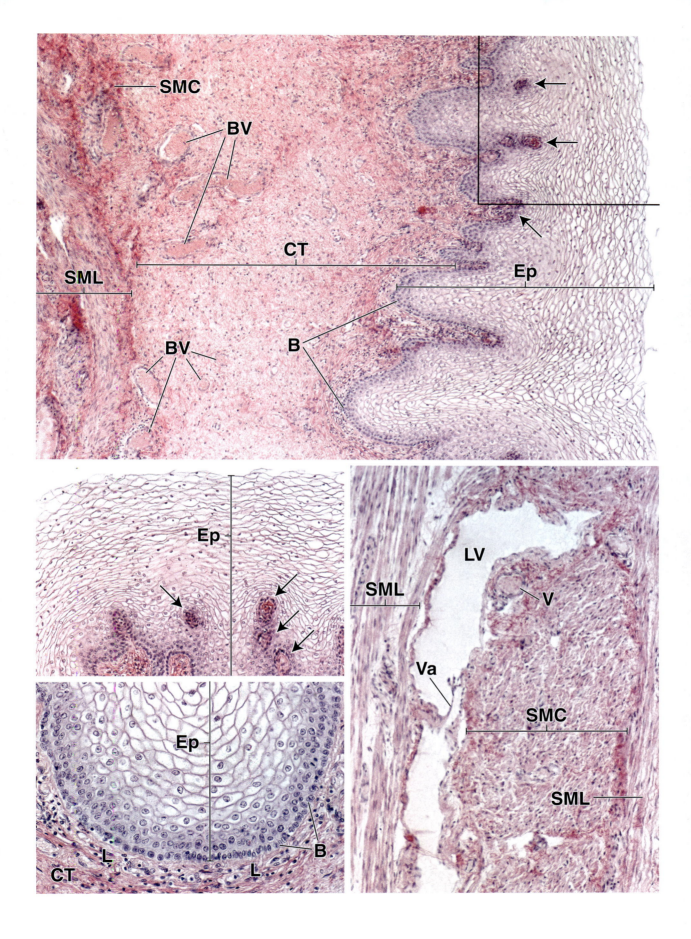

PLATE 102　乳腺，非活動期

乳腺は分岐管状胞状腺であり，表皮から発生して，皮下組織（表層筋膜）の中に局在する．乳腺は，女性では思春期で発達を始めるが，妊娠後になるまで完全に機能する状態にはならない．乳腺は男性においても思春期に発達するが，その発達には限界があり，普通，腺の発達は停止した状態のままである．

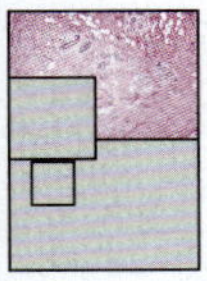

乳腺
非活動期，ヒト，H&E 染色，80 倍．

この図は非活動状態の腺の切片である．実質がまばらで，主に導管成分からなっている．また，いくつかの導管（D）がその視野の中心にみられる．わずかな腔がおのおのにみられる．導管が疎性結合組織（CT（L），下図参照）によって覆われており，導管と周辺の結合組織がまとまって小葉を形成する．2つの終末導管小葉単位（TDLU）は，この図では［ ］で囲まれている．小葉単位の外では結合組織がより密である（CT（D））．結合組織の2つの型がこの図の低倍率で区別できる．

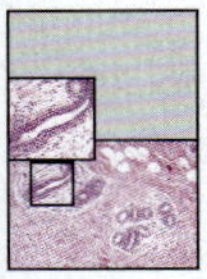

乳腺
非活動期，ヒト，H&E 染色，200 倍；挿入図 400 倍．

さらに細かな点が，高倍率で明らかである．疎性結合組織と緻密結合組織の区別のためには，図と挿入図において細胞外と細胞のそれぞれの特徴が明らかな相違を示していることを思い出さなければならない．疎性結合組織の細い線維と対照的な緻密結合組織の太いコラーゲン線維に注目せよ．疎性結合組織は，はるかに多い単位面積あたりの細胞と種々の型の細胞を含んでいる．この図はリンパ球の集塊（L）と，さらに高倍率（挿入図）では形質細胞（P）と個々のリンパ球（L）を示している．形質細胞とリンパ球は丸い細胞であるが，形質細胞はより大きく，細胞質が豊富である．さらに，形質細胞の細胞質部分は好塩基性を示す．紡錘形細胞の伸びた核は線維芽細胞のものである．対照的に，緻密結合組織の細胞型は多様ではあるが，疎性と緻密結合組織の同じ部分を単純にみてみると，緻密結合組織においてはるかに細胞が少ないことがわかる．特徴的なこととして，緻密結合組織は脂肪細胞（A）の集合体を多数含んでいる．

休止した小葉単位における上皮細胞は，主に導管成分であるとみなされる．通常は腺房がみられない．しかし，それらの前駆細胞は導管壁の細胞肥厚として認められる．休止中の小葉の上皮は立方状であり，さらに筋上皮細胞が存在する．挿入図を再びみてみると，上皮の肥厚が1ヵ所にみられ，これがおそらく腺房の前駆細胞である．また上皮の基底側には筋上皮細胞（M）がみられる．他の部分と同様に，筋上皮細胞は基底板の上皮側にある．妊娠中に腺は増殖を始める．これは導管が増殖し，さらに導管から腺房が生じるという二相性の過程と思われている．

A，脂肪細胞　　　　　　　D，導管　　　　　　　　P，形質細胞
CT（D），緻密結合組織　　L，リンパ球　　　　　　TDLU，終末導管小葉単位
CT（L），疎性結合組織　　M，筋上皮細胞

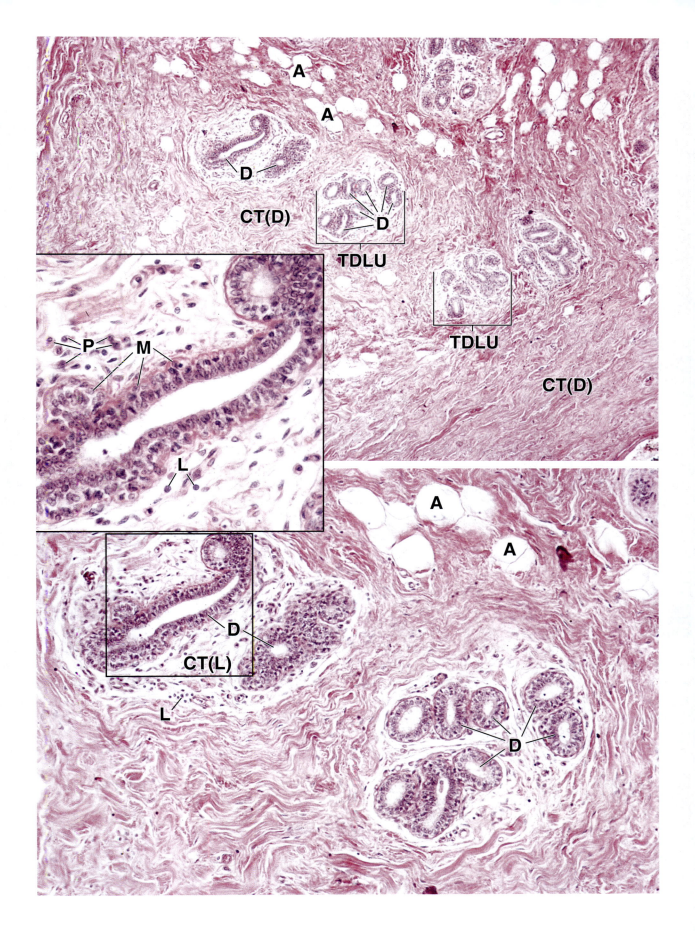

PLATE 103　乳腺，後期の増殖期と授乳期

　乳腺は，授乳に備えて妊娠中に多くの変化をする．リンパ球と形質細胞が，乳腺組織が発達するにつれて疎性結合組織に侵入する．腺部分の細胞が細胞分裂によって増殖すると，導管が分岐し，腺房がその成長終末で発達し始める．腺房の発達が妊娠後期で最も著明になると，分泌物の貯留が腺房中に起こる．同時にリンパ球と形質細胞が発達中の小葉の疎性結合組織中で明瞭となる．腺房と導管部の両者において，筋上皮細胞が上皮細胞の基底部と基底板との間で増殖し，太い導管で最も明瞭である．

　メロクリン分泌およびアポクリン分泌が乳汁の産生に関与している．タンパク質成分は合成され，濃縮をされて，タンパク質分泌の典型的な様式であるエキソサイトーシスにより分泌される．脂質成分は，細胞質の中で脂肪滴として始まり，腺房細胞の頂部細胞質で大きな脂肪滴に集まり，さらに腺腔中へ頂部細胞膜が膨隆するようになる．脂肪滴は，分泌されるときに薄い細胞質に囲まれ，さらに細胞膜にも包まれている．

　出産後 1 日目にある最初の分泌は **初乳** colostrum と呼ばれる．初乳は，高濃度のタンパク質，ビタミン A，ナトリウム，塩素を通常の母乳より多く含む塩基性の分泌物である．一方，脂質と炭水化物とカリウムはより少ない．また，初乳にはかなりの量の抗体が含まれており，多くの抗原に対する受動免疫能を新生児に与える．この抗体は乳房の間質にある形質細胞によって産生され，唾液腺や腸の分泌型 IgA の場合と同じような様式で腺房細胞を通って分泌される．分娩後 1〜2 日で初乳の分泌は停止し，脂質に富む本来の母乳が産生される．

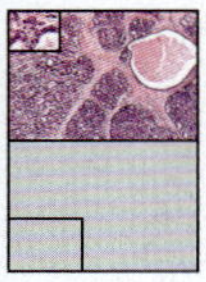

乳腺
後期の増殖期，ヒト，H&E 染色，90 倍；挿入図 560 倍．

　乳腺における導管成分の発達は初期の増殖期で起こるが，腺房成分の発達は後期の増殖期において明らかとなる．この図は，後期の増殖期における終末導管小葉単位（TDLU）を示している．個々の小葉単位は狭い緻密結合組織の中隔（S）で分けられている．小葉単位内の結合組織は典型的な疎性結合組織であり，細胞が多く，形質細胞とリンパ球を含んでいる．腺房はよく発達し，多くは貯留した分泌物を含んでいる．各腺房は導管につながっているが，それらの関連性は同定が難しいことがある．小葉内導管の上皮は，腺房上皮と外観が類似している．両上皮の細胞は分泌性である．小葉内導管と同様に，腺房は筋上皮細胞に囲まれた単層立方上皮細胞からなっている．ときには，いくつかの腺房がみられる部分で互いに融合してみえる（＊）．このような外観は，導管に開口する腺房単位を示している．小葉間導管（D）は緻密結合組織によって囲まれるので，同定が容易である．1 つの例として，小葉内導管が小葉間導管（→）に開口していることでわかる．挿入図は，より高倍率で分泌上皮を示している．単層円柱上皮であることに注目せよ．筋上皮細胞（M）の核が上皮基底側にみられる．一般的に，これらの細胞は確認が難しい．また，挿入図からわかるように，多くの形質細胞（P）とリンパ球（Ly）が小葉の疎性結合組織内にある．

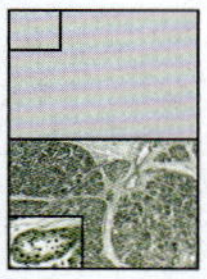

乳腺
授乳期，ヒト，メチルグリーン・オスミウム染色，90 倍；挿入図 700 倍．

　ここで示された標本は，授乳中の乳腺である．外見上，後期の増殖期の腺と類似しているが，腺房がより均一で，それらの内腔が広いという点で異なっている．後期の増殖期におけるように，いくつかの腺房が互いに融合するのがみられる（＊）．この標本では，オスミウムの使用により分泌物の脂質成分が染まっている．挿入図は，腺房内腔に分泌された脂肪と同様に，上皮細胞の細胞質内にある脂肪滴を示している．脂質は最初，上皮細胞の中に小さな小滴として現れる．これらの小滴は大きくなり，最後には母乳タンパク質とともに腺房内腔に分泌される．母乳タンパク質は細胞の頂部において小さな空胞としてみられるが，光学顕微鏡ではみることができない．それらはエキソサイトーシスによって分泌される．対照的に，脂肪滴は大きく，ちぎれて内腔へ入るときには頂部細胞膜で囲まれている．これはアポクリン分泌である．いくつかの小葉間導管（D）が明らかである．これらの導管の 1 つが，小葉間導管へつながる終末小葉内導管の小さな分岐（→）を示している．

D，小葉間導管　　　**P**，形質細胞　　　→，小葉内導管と小葉間導管の合流部
Ly，リンパ球　　　**S**，結合組織性中隔　　　＊，融合する腺房の部位
M，筋上皮細胞　　　**TDLU**，終末導管小葉単位

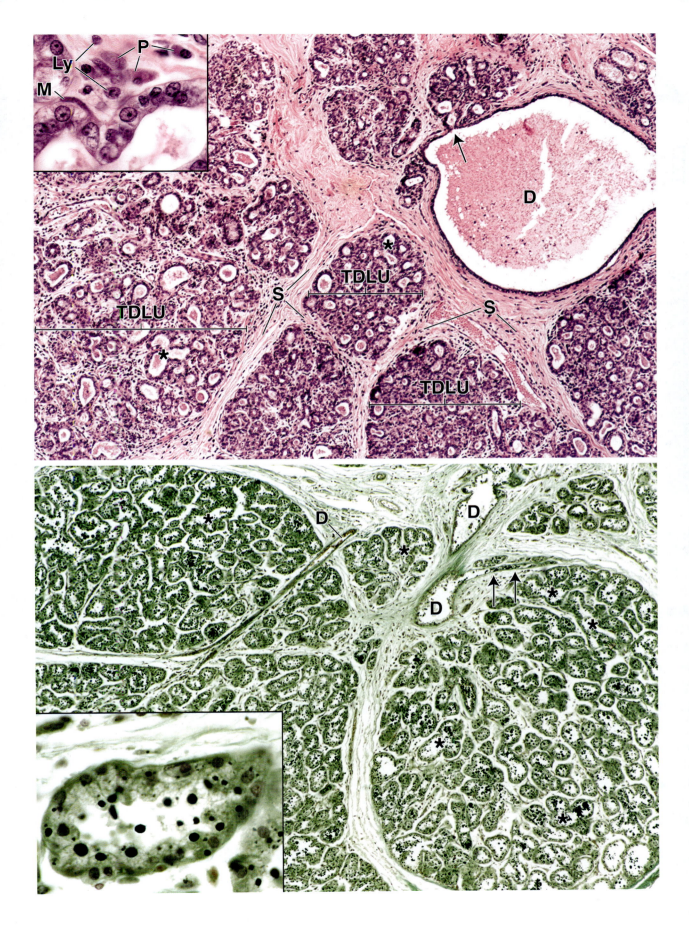

24

眼

1. 眼の概要 / 900
2. 眼球の全体像 / 900
   A. 眼球壁を構成する層構造 / 900
   B. 眼球内の部屋 / 902
   C. 眼の発生 / 902
3. 眼球および付属器の微細構造 / 903
   A. 眼球線維膜（角膜と強膜）/ 903
   B. 眼球血管膜（ブドウ膜）/ 907
   C. 網膜 / 912
   D. 水晶体 / 921

E. 硝子体 / 923
F. 眼の付属器官 / 923

FOLDER 24.1　臨床関連事項：緑内障 / 910
FOLDER 24.2　臨床関連事項：網膜剝離 / 911
FOLDER 24.3　臨床関連事項：加齢黄斑変性 / 912
FOLDER 24.4　臨床関連事項：色覚異常（色盲，色弱）
　　　　　　/ 917
FOLDER 24.5　臨床関連事項：結膜炎 / 922

 HISTOLOGY 101 / 926

1. 眼の概要

　眼は視覚情報を感知する複雑な感覚器で，多くの点でデジタルカメラに例えることができる．カメラの光学系と同様に，**角膜** cornea と**水晶体** lens は光を屈折させ，自動的に像を結ばせる．虹彩は視野の明るさに合わせて眼球に入る光量を自動的に調節する．しかし多くの点において，眼はカメラより精巧で複雑な構造をしている．たとえば，眼は動いている対象を協調運動によって追従し続けることが可能である．さらに，眼はその透明な光学系を守り，維持し，自分で修復することもできる．デジタルカメラの受像部は CCD（charge-coupled device）と呼ばれ，光を感知し電気的シグナルに変換する小さなダイオードが密集したものである．同じように，眼の**網膜** retina でも，**視細胞（光受容細胞）** photoreceptor cell が光の強さと色（さまざまなものに反射して眼に届く可視光線の波長）を感知して電気的信号に変換し，**視神経** optic nerve を介して脳に送っている．さらに，網膜は CCD の持つ能力を超えて，とらえた画像の電気的シグナルから特定のインパルスを抜き出し変更を加えて中枢神経系（CNS）に伝える能力も持っている．

　眼球は左右 1 対あり，おのおのの眼球から重複しつつも少し異なるイメージ（視野）が脳に送られる．コンピューターに例えられる脳は，左右の眼から届く互いに少し異なる視覚情報を（外側膝状体の）層ごとに振り分けた後，後頭葉の一次視覚野に投射する．複雑な神経系のしくみによって左右の眼は同調して動くことができるので，私たちは奥行きや距離についての認知が可能となり，三次元的な視覚イメージを得ることができる．そのため，私たちが外界を認知する手段は，網膜内で処理される電気信号と，中枢神経系によるこれらの電気信号の解析や解釈におおむね依存することになる．

2. 眼球の全体像

　眼球は直径約 25 mm で，眼窩の中で 6 つの外眼筋によってつり下げられている．厚い脂肪の層が部分的に眼球を囲み，眼球が眼窩内で動く際のクッションの役目をしている．外眼筋が眼球を動かすときには，眼球の中心軸に関して対称的な動きになるように調整されている．

A. 眼球壁を構成する層構造

眼球の壁は 3 つの層または膜でできている．

　眼球壁は以下の 3 つの層からなる（図 24.1）：

- **眼球線維膜** corneoscleral coat/ fibrous layer は**眼球外膜** outer layer とも呼ばれ，白い部分の**強膜** sclera（skleros：

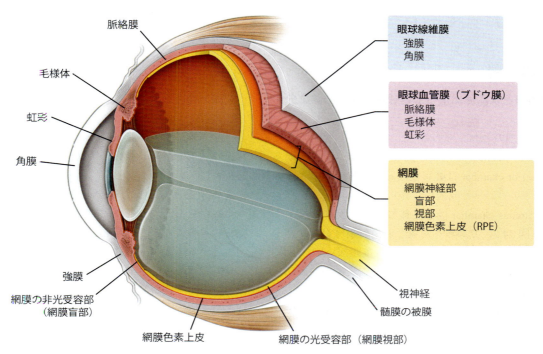

図 24.1 ▲ 眼球壁の層構造の模式図
眼球の壁は3層構造をしている．外層は線維性の膜で，角膜と強膜からなる．中間層は眼球血管膜（ブドウ膜），内層は光を受容する網膜である．網膜はさらに内層の網膜神経部（黄）と外層の網膜色素上皮層（オレンジ）に分けられることに注意．網膜神経部のうち，光を感受することができる光受容部（網膜視部）と光を感受する能力のない非光受容部（網膜盲部）は，異なる部位を占めている．すなわち，網膜視部は眼球後方を占め，前縁は鋸状縁である．網膜盲部は鋸状縁より前方で毛様体の内腔側面と虹彩の後面を覆っている．硝子体（図では一部取り去られている）は眼球内の大きなスペースを占有している．

ギリシャ語で"硬い"の意）と透明な部分の**角膜** cornea からなる．

- **眼球血管膜** vascular coat は**眼球中膜** middle layer あるいは**ブドウ膜** uvea とも呼ばれ，**脈絡膜** choroid，および**毛様体** ciliary body と**虹彩** iris の間質部からなる．
- **網膜** retina は眼球壁の最内層を構成し，外側の網膜色素上皮層，内側の網膜神経部，毛様体と虹彩の上皮層〔訳注：それぞれ網膜毛様体部，網膜虹彩部〕を含む．網膜神経部は中枢神経系の続きであり，視神経を介して脳とつながっている．

眼球線維膜は透明な角膜と白く不透明な強膜からなる

角膜は眼球の前方部の6分の1を占める（図24.1参照）．眼球の窓のようなこの部分は前方に突出しており，周辺部で強膜に続いている．強膜は密な線維性結合組織でできており，外眼筋が付着している．強膜はいわゆる"白眼"の部分にあたり，小児ではまだ薄いため下層の血管膜が透けて青みを帯びてみえる．また年配者では間質細胞へのリポフスチンの沈着により黄色みを帯びてみえる．眼球線維膜は，視神経に貫かれる部位を除いて内腔側の2つの層を包んでいる．

眼球血管膜（ブドウ膜）の大部分は，網膜を栄養する血管に富んだ脈絡膜である．

血管とメラニン色素を持った細胞の存在により，脈絡膜は濃い黒褐色をしている．メラニン色素は眼内の散乱光や反射光を吸収し，像の"にじみ"や"ぎらつき"を抑える働きをする．脈絡膜は多数の静脈叢や毛細血管層を含み，網膜に密

着している（図24.1参照）．ブドウ膜の前方への続きは毛様体と虹彩の間質部を形成している．

毛様体は，角膜と強膜の移行部のすぐ後方で眼球内方へ突出したリング状の肥厚部分である．ここには，眼の屈折力の**調節** accommodation を担う毛様体筋という平滑筋が存在している．毛様体筋が収縮することで水晶体の形を変えて屈折力を変化させ，さまざまな距離からの光の焦点が網膜に合うようになる．

虹彩は水晶体のすぐ前にある収縮性のある隔膜で，平滑筋とメラニン色素を持った細胞を含む結合組織で構成されている．**瞳孔** pupil は虹彩の中心部にある円形の開口部で，色素に富んだ眼底部分が水晶体越しに見通せるため黒くみえる部分である．**明暗順応** adaptation の過程で，瞳孔の径は変化し，水晶体を通って網膜まで届く光の量を調節する．

網膜は網膜神経部と網膜色素上皮層とに分けられる．

網膜は薄く繊細な層（図24.1参照）で，以下の2つの部分に分けられる：

- **網膜神経部** neural retina は内腔側の層で，光を受容する**視細胞** photoreceptor cell と複雑な神経網からなる．
- **網膜色素上皮層** retinal pigment epithelium（**RPE**）は外表側の層で，メラニン色素を持った単層立方上皮からなる．

網膜の外面は脈絡膜に，内面は硝子体に接している．網膜を構成する主な細胞は，**杆体視細胞** rod photoreceptor cell および**錐体視細胞** cone photoreceptor cell と呼ばれる視細胞と，介在ニューロンである．視細胞によって電気的信号に変換さ

れた視覚情報は，神経インパルスとして視神経によって脳に運ばれる．

B. 眼球内の部屋

眼球壁の層構造と水晶体によって眼球内は3つの腔に分けられる．

眼球内の腔は以下のとおりである：

- **前眼房** anterior chamber は角膜と虹彩の間の腔である．
- **後眼房** posterior chamber は虹彩後面と水晶体前面の間の腔である．
- **硝子体腔** vitreous chamber は水晶体後面と網膜神経部との間の腔（図24.2）である．角膜と前後の眼房およびそれらの内容物全体をまとめて眼球前部（前眼部）といい，硝子体腔，網膜神経部，色素上皮細胞，強膜後部およびブドウ膜をまとめて眼球後部と呼ぶ．

眼内に入った光は屈折性の構造によって曲がり網膜上に像を結ぶ．

眼球内を進む光は屈折し，網膜の視細胞上に像を結ぶ．以下に示したような屈折率の異なる透明な4つの構造物の境で光が曲がる．これらは全体として眼の**屈折系** refractile/ dioptric media を構成する：

- 角膜は眼球前方の光の入る窓である．
- **眼房水** aqueous humor は前眼房と後眼房内に存在する液体である．
- 水晶体は透明で，前後とも凸面の構造体である．毛様体の内側面から放射状に張られる**チン小帯** zonule of Zinn（**毛様小帯** ciliary zonule）によってつり下げられている．
- **硝子体** vitreous body は硝子体腔をみたす透明なゲル状の物質である．急速な眼球の動きに際して網膜を守る緩衝材として働き，また眼球の形を保つ働きもある．硝子体の99%は水で，この他に可溶性タンパク質，ヒアルロン酸，糖タンパク質，散在するコラーゲンの細線維，さらにごく少量の不溶性タンパク質などを含む．硝子体の液性成分を**硝子体液** vitreous humor と呼ぶ．

角膜は屈折率1.376（空気の屈折率は1.0）で，屈折系全体の屈折力に最も大きく寄与している．水晶体は角膜に次ぐ屈折力を持つとともに弾力性があるため，毛様体筋の伸縮によって形が変わる．これによって，遠くのものや近くのものに眼の焦点を合わせる**調節** accommodation という重要な機能を担っている．眼房水や硝子体は，屈折力への寄与は少ないが，角膜と水晶体といういずれも血管のない構造への栄養補給において，重要な役割を果たしている．また硝子体は，光を通すことに加え，水晶体の位置を保ち，網膜神経部が網膜色素上皮から離れないように抑える役割も持っている．

C. 眼の発生

眼の発生を理解することは，眼の特異的な構造や機能的関連性の理解に役立つ．

眼球の組織は，神経外胚葉，体表外胚葉，および中胚葉に由来する．

眼の発生は，発生22日目までに神経ヒダの頭側端の両脇に**視溝** optic groove という浅い溝が出現することから始まる．神経ヒダが閉じて神経管となると，両側の視溝は側方に突出した膨らみである**眼胞** optic vesicle を形成する（図24.3a）．

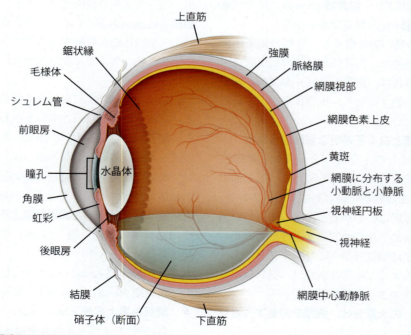

図24.2 ▲ ヒトの眼球の内部構造を示す模式図
この図は眼球壁の層構造と眼球内部の構造の位置関係を示す．水晶体は毛様体の間につるされている．後眼房は虹彩と水晶体前面の間の狭い腔であることに注意．後眼房は，瞳孔を介してより広い前眼房につながっている．前眼房は角膜後面と虹彩前面の間の腔である．前眼房および後眼房は毛様体から分泌される眼房水でみたされている．水晶体の後方の大きなスペースは硝子体腔で，透明でゼリー状の硝子体でみたされている．この図では，網膜中心動静脈の網膜上の分布を示すために，硝子体の大部分を取り除いてある．眼球壁の中間層の眼球血管膜，外層の角膜と強膜，および2つの外眼筋の強膜への付着部位も示されている．

層となり，**眼杯** optic cup と呼ばれるようになる（図24.3b）．この2層の細胞層の内層は網膜神経部となり，外層は網膜色素上皮層となる．また，眼杯の周囲の間葉組織から強膜が発生する．

一方，陥入した水晶体板の中央部は**水晶体胞** lens vesicle を形成する．水晶体胞は，発生第5週までに体表から離れ，眼杯の開口部の中に位置するようになる．水晶体胞が離れた後，同じ部位の体表外胚葉は再び肥厚し始め，角膜上皮を形成する．また，周囲の間葉組織によって，角膜の内皮細胞と角膜実質が形成される．

眼胞と眼（胞）茎の下面には，間葉組織から形成された血管が走る溝ができる．この溝は**脈絡膜裂** choroid fissure あるいは**眼杯裂** optic fissure と呼ばれ，この溝を通って硝子体動脈が眼内に達し，眼杯の内層の細胞，水晶体胞，眼杯内の間葉細胞などに血液を供給する．還流する血液は硝子体静脈を通って眼杯の外に出る．最終的に，硝子体動静脈の遠位部分は消失するが，近位部分は**網膜中心動静脈** central artery and vein of retina として残存する．発生第7週の終わりまでに脈絡膜裂の遠位端部分が融合し，将来の瞳孔となる丸い開口部が水晶体胞の外側に形成される．

眼杯の外層の細胞は，単層の色素細胞からなる上皮を形成する（図24.3c）．色素は発生第5週末頃から蓄積され始める．一方，内層の細胞は，複雑な過程を経て網膜神経部の9つの層に分化する．発生第7月までに，視細胞（杆体と錐体），双極細胞，アマクリン細胞，神経節細胞とその神経線維が形成される．黄斑部の陥凹は発生第8月以降に発達し始め，生後6ヵ月頃に完成する．

発生の第3月の間に，成長した眼杯は将来の毛様体と虹彩の上皮層になる2層の上皮層を水晶体胞の前方に発達させる．さらに，ここに周囲の中胚葉組織が侵入し，毛様体と虹彩の間質が形成される．虹彩の2層の上皮はどちらも色素を持っているのに対して，毛様体では外層の上皮だけが色素を持っている．白色人種では，誕生時の虹彩には色素が存在しないのが普通であるため，虹彩は明るい青色をしている．瞳孔括約筋と瞳孔散大筋は，眼杯の外層を構成する神経外胚葉から発生第6月中に発生する．

眼を構成する各構造物の起源について表24.1にまとめてある．

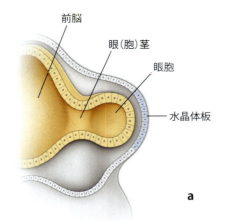
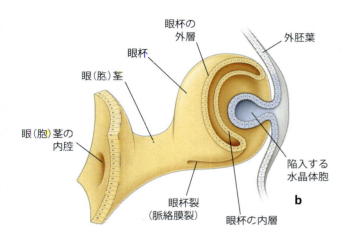
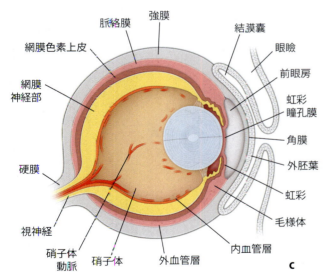

図24.3 ▲ 眼の発生を示す模式図
a. 頭殿長4 mmの胎児における前脳と発生中の眼胞．**b.** 頭殿長7.5 mmの胎児における2層性の眼杯と，陥入しつつある水晶体胞．眼杯は眼（胞）茎によって脳とつながっている．**c.** 15週齢の胎児における眼．眼球壁のすべての層がすでにできている．硝子体動脈が視神経円板から硝子体の中を横切って水晶体の後面まで達している．

眼胞が側方に成長するにつれて，神経管の脳胞と眼胞の間はくびれて細長くなり，**眼（胞）茎** optic stalk と呼ばれるようになる．一方，眼胞の表面を覆う体表外胚葉は肥厚し**水晶体板** lens placode を形成する．その後，眼胞と水晶体板が一緒に内方に陥入する．この結果，眼胞は杯形をした2層の細

3. 眼球および付属器の微細構造

A. 眼球線維膜（角膜と強膜）

角膜は5層構造をしている．そのうち3層は細胞を含み，2層は細胞を含まない．

透明な**角膜** cornea は，中央部ではわずか0.5 mm，周辺部でも1 mmの厚みしかない（図24.1および図24.2参照）．角膜には3層の細胞を含む層があるが，それらは外見も起源も異なる層である．これらの層はそれぞれ，光学顕微鏡による

表 24.1 眼を構成する要素の発生的起源

起源	派生物
体表外胚葉	水晶体 角膜上皮，結膜，涙腺とその排出管
神経外胚葉	硝子体（一部は眼杯の神経外胚葉から，一部は間葉から生じる） 網膜，毛様体，虹彩のおのおのの上皮 瞳孔括約筋および瞳孔散大筋 視神経
中胚葉	強膜 角膜実質，毛様体，虹彩，脈絡膜 外眼筋 眼瞼（上皮と結膜を除く） 硝子体動静脈（大部分は出生までに消失する） 視神経の被膜 眼，眼窩，硝子体の結合組織および血管

観察で均質にみえる膜によって隔てられている．横断面でみられる角膜の5層構造は，前面から後面に向かって以下のようになる：

- **角膜上皮** corneal epithelium.
- **ボーマン膜** Bowman's membrane（**前境界板** anterior basement membrane）.
- **角膜実質** corneal stroma.
- **デスメ膜** Descemet's membrane（**後境界板** posterior basement membrane）.
- **角膜内皮** corneal endothelium.

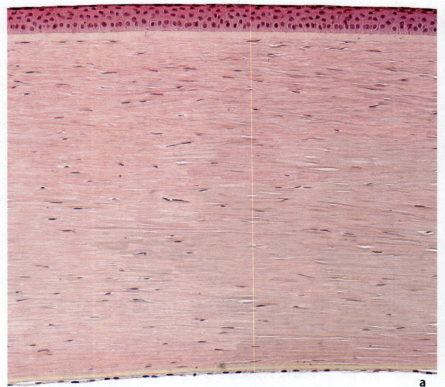
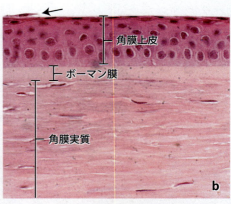
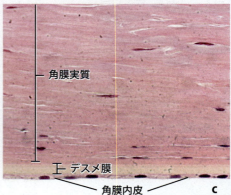

図 24.4 ▲ 角膜断面の顕微鏡像

a. 角膜の全層の横断面の顕微鏡像で，角膜の実質およびそれぞれ異なる種類の上皮によって覆われる前面と後面を示す．角膜実質には血管やリンパ管が存在しない．140倍．**b.** 角膜前面付近の強拡大．角膜実質は重層扁平上皮である角膜上皮によって覆われている．基底部の細胞は表層部の扁平な細胞に比べて背が高く円柱状をしており，ボーマン膜の上にのっている．ボーマン膜は無構造で均質にみえる板状構造物である．最表層の細胞の1つが脱落しようとしていることに注意せよ（→）．280倍．**c.** 角膜後面付近の強拡大．角膜後面は単層扁平上皮である角膜内皮の薄い層で覆われている．これらの細胞は前眼房の眼房水に直接触れている．角膜内皮細胞の基底膜である非常に厚いデスメ膜に注意せよ．280倍．

角膜上皮は角化しない重層扁平上皮である．

角膜上皮 corneal epithelium（図24.4）は5層ほどの角化しない細胞からなり，平均でおよそ50μmの厚みを持つ非角化重層扁平上皮である．また，角膜の辺縁部では，強膜の表面を覆う結膜上皮に移行する．隣り合った細胞どうしは，互いに嵌入する短い突起間のデスモソームで連結されている．表皮などの他の重層扁平上皮と同様に，細胞は基底部で増殖し表層部で扁平化する．基底部の細胞は卵円形の核を持つ背の低い円柱状の細胞であるが，表層の細胞は扁平で円盤状になり，核も扁平で色素に濃染するようになる（**核濃縮 pyknosis**，図24.4b参照）．また，表層に移動するほど細胞内の代謝活動が低下することを反映し，オルガネラも次第に少なくなる．角膜上皮は旺盛な再生能力を有しており，およそ7日間で入れ替わる．

角膜上皮の幹細胞は，**角膜輪部** corneoscleral limbus と呼ばれる角膜が強膜に移行する部分に存在している．幹細胞は結膜上皮の細胞が角膜上に広がるのを阻止するバリアの役目も担っており，その維持のためには角膜輪部の微小環境が重要である．疾患や重度の損傷によって，この幹細胞が部分的あるいは全体的に枯渇するようなことが起こると，血管の増生，杯細胞の出現，そして凹凸のある不規則な上皮形成を特徴とする"角膜の結膜化"と呼ばれる異常な状態となる．このような病変は，眼の不快感や視力の低下を引き起こす原因となる．角膜表面の小さな傷は，幹細胞の増殖と分化した細胞の角膜輪部から損傷部位への移動を誘導することによって，速やかに修復される．

角膜上皮内には多数の自由神経終末が存在するため，角膜は触覚に対して極めて鋭敏である．このような自由神経終末が刺激される場合，たとえば小さな異物が眼に入った場合などには，まばたき，流涙，ときには激しい痛みが生じる．最表層の上皮細胞表面に存在する微絨毛は，角膜表面の涙液の薄い層の維持に役立っている．この薄層が失われて表面が乾燥すると，角膜に潰瘍が生じることがある．

角膜上皮のDNAは，核内のフェリチンによって紫外線によるダメージから守られている．

角膜上皮は常に紫外線にさらされているにもかかわらず，この部位から起こる悪性腫瘍は極めてまれである．同じく紫外線に曝露されている表皮と違い，角膜上皮にはメラニン色素による防御機構が存在しない（存在したら光が通らなくなってしまう）．近年，角膜上皮細胞の核内に存在する鉄貯蔵タンパク質の**フェリチン** ferritin がメラニンの代わりにDNAの防御機構を担っていることが報告されている．鳥類における実験的な研究によれば，核内のフェリチンは紫外線によって生じたフリーラジカルによる損傷からDNAを守っているという．

ボーマン膜は光学顕微鏡的には無構造で均質にみえる膜であり，上に角膜上皮がのっている．

ボーマン膜（前境界板）は厚さ8～10μm，少量の線維はみられるもののおおむね均質な板状構造物である．角膜上皮と下層の角膜実質との間に存在し，辺縁は角膜輪部のところで急に終わっている．膜を構成するコラーゲン細線維は直径およそ18nmで，配列は不規則である．この膜は角膜にわずかの強度を添える役割もあるが，より重要な役割として，感染に対する防護バリアとなることがある．ボーマン膜は再生能力がないため，損傷を受けると光を通さない瘢痕が形成され，視力低下を起こすことがある．さらに，ボーマン膜の状態が変化すると，上皮が剥離しやすくなり，**再発性角膜びらん** recurrent corneal erosion が起こる．

角膜実質は角膜全体の厚みの90%を占める．

角膜の実質は**固有質** substantia propria とも呼ばれ，60ほどの薄い層板が積み重なってできている．各層板は平行に走るコラーゲン細線維の束からなり，それらの間にはほぼシート状に並んだ細長くて扁平な線維芽細胞が存在している．コラーゲン細線維は直径23nm，長さ最大1cmで，隣り合う層板のコラーゲン細線維の方向がほぼ直交するように並んでいる（図24.5）．細胞間の基質には**角膜プロテオグリカン** corneal proteoglycan である**ルーミカン** lumican が含まれている．これは硫酸基を持つムコ多糖類（主にケラタン硫酸やコンドロイチン硫酸）がコアタンパク質のデコリンに共有結合したものである．ルーミカンはコラーゲン細線維の正常な配列を調節しており，角膜実質の高度に規則的なコラーゲン線維性基質の形成に重要な役割を果たしている．

角膜の透明性が保たれているのは，コラーゲン細線維からなる層板が線維の方向が交互に直交するように積み重なっていること，およびコラーゲン細線維や各層板がそれぞれ等間隔で整然と並んでいることによると考えられている．糖タンパク質（ルーミカン）はV型コラーゲン線維とともにコラー

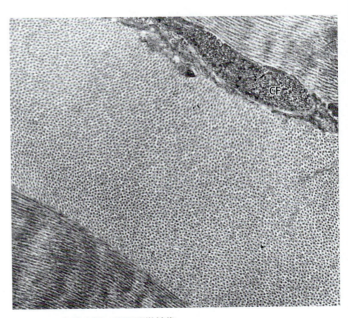

図 24.5 ▲ 角膜実質の電子顕微鏡像
この電子顕微鏡像は角膜実質を構成するコラーゲン線維性の層板構造を示す．ここには3つの隣り合う層板と，層板間に存在する線維芽細胞（CF）がみえる．隣り合う層板どうしのコラーゲン細線維の向きが互いに直角になっていることがわかる．16,700倍．

ゲン細線維の直径と配列の間隔を調節している．角膜上皮や内皮の傷害によって角膜に浮腫が起こると，この微妙な配列に乱れが生じ，透明性が低下する．角膜損傷後の治癒過程では，ルーミカンの過剰な発現が認められる．

正常状態の角膜には血管や色素が存在しない．角膜に炎症が及んだような場合には，多数の好中球やリンパ球が角膜輪部の血管から遊走し，実質の層板間に侵入する．

デスメ膜は非常に厚い基底板である．

デスメ膜（後境界板）は角膜内皮細胞の基底板であり，これによって角膜内皮は角膜実質と隔てられている．過ヨウ素酸シッフ染色（PAS染色）で濃く染まり，厚さが10μmにも達する膜である．光学顕微鏡下ではフェルト様を呈し，細い線維と小孔が織り混ざったような網状構造をしている．デスメ膜がボーマン膜と異なる点としては，傷害を受けても容易に再生可能であることと，常に少しずつ産生されており，ゆっくりではあるが加齢とともに厚みを増すことである．

角膜周辺部で，デスメ膜は強膜の下層に線維柱帯網として広がり，**虹彩角膜角櫛状靱帯** pectinate ligament を形成する．さらに，この靱帯の線維束は毛様体筋と強膜の中まで達しており，デスメ膜を牽引して緊張させ，正常な角膜の曲率を維持することに役立っている可能性もある．

角膜内皮は角膜と眼房水の間の栄養や代謝産物の交換輸送を行っている．

角膜内皮は単層の扁平細胞からなる層で，角膜の内面を覆っている（図24.4c参照）．各細胞はよく発達した接着帯，やや透過性のある密着帯，およびデスモソームで連結されている．角膜の栄養や代謝産物の交換輸送のほぼすべてが角膜内皮を介して行われている．内皮細胞には多数のミトコンドリアや小胞が認められる他，粗面小胞体（rER）やゴルジ装置もよく発達しており，細胞内の活動が盛んで能動的な物質輸送に関わっていることを示している．ナトリウムポンプ（Na^+/K^+-activated ATPase）は細胞側面の細胞膜上に存在している．

角膜の透明性を維持するためには，角膜実質中の水分量の厳密な調整が不可欠である．角膜内皮の機能が物理的あるいは代謝的に障害されると，急激な角膜の浮腫が起こり，重度の場合，角膜の白濁をきたす結果となる．角膜内皮が再生し修復されると角膜の浮腫はたいてい治まるが，ときに浮腫の程度が自己修復可能な範囲を超えることがある．このような場合，コラーゲン細線維を隔てるのに重要な硫酸基を持ったムコ多糖類が溶出するため，コラーゲン細線維の凝集が起こり，白濁部位として残ってしまう．

ヒトの角膜内皮の再生能力には限界があるため，内皮の損傷がひどい場合には，完全な回復は角膜移植によってのみ可能になる．最近の研究によれば，角膜の周辺部は角膜内皮の増殖が起こる主な部位とされている．しかし角膜を移植した直後に，角膜内皮細胞がデスメ膜の細胞外マトリックスに接触すると，接触阻害作用によって増殖が止まってしまう．デスメ膜由来の因子が角膜内皮細胞の増殖を阻害するという報告を受けて，現在，外から加えた成長因子などによってこの増殖阻害作用を抑制あるいは逆転させるための研究が盛んに行われている．

強膜は主として緻密結合組織からなる不透明な膜である．

強膜はコラーゲン線維の束でできた厚い線維性の膜である．線維はさまざまな方向に向かうが，眼球表面ではほぼ平行な面内を走っている．コラーゲン線維束やコラーゲン細線維の径や配列も不規則である．コラーゲン線維の束の間には，少量の繊細な弾性線維の網状構造と中等量の細胞外マトリックスが存在し，線維芽細胞もそれらの間に散在している（PLATE 107, p.934）．他の緻密結合組織がそうであるように，強膜の不透明さは構造の不規則性によるものである．

強膜を貫くものとしては，血管，末梢神経，視神経がある（図24.2参照）．強膜の厚さは，後部では1mm，赤道部では0.3〜0.4mm，角膜輪部では0.7mmである．

強膜は境界が曖昧な以下の3つの層に分けられる：

- **強膜上板** episcleral layer（**上強膜** episclera）は最も表面の層，眼窩脂肪体に近接する疎性結合組織の層である．
- **強膜固有層** substantia propria は密生する太いコラーゲン線維からなる結合組織の層である．
- **脈絡上板**（**上脈絡膜層**）suprachoroid lamina は強膜の内面で脈絡膜に隣接する．細いコラーゲン線維と弾性線維からなり，線維芽細胞，色素細胞，マクロファージ，およびその他の結合組織性の細胞を含む．

さらに，強膜固有層と眼球鞘の間の隙間は**強膜外隙** episcleral space（テノン腔）と呼ばれる〔訳注：眼球鞘はテノン鞘あるいはテノン嚢とも呼ばれ，視神経から角膜への移行部付近までの眼球を包む薄い結合組織性の被膜であり，眼球を眼窩脂肪体から隔て，眼球が入るソケットを形成している．眼球側は繊細な強膜上板の結合組織線維を介して強膜固有層とゆるくつながっており，眼球との間にある程度の可動性が保たれている〕．強膜外隙と周囲の眼窩脂肪体があることによって，眼球は眼窩内で自由に回転運動をすることが可能になっている．外眼筋の停止腱は強膜の固有層に停止している．

角膜輪部は角膜と強膜が移行する部位であり，角膜輪部幹細胞が存在する．

角膜が強膜に移行する角膜輪部でボーマン膜は突然途切れ，その表面側にのっている角膜上皮が5層程度から10〜12層の細胞層へと厚さを増して，結膜上皮に移行する（図24.6およびPLATE 107, p.934）．角膜輪部の上皮の表層は，結膜上皮様あるいは角膜上皮様の2つの異なるタイプの細胞によって構成されている．角膜輪部の基底層には，角膜上皮を産生し維持する角膜輪部幹細胞が存在している．これらの幹細胞から増殖分化した角膜上皮細胞は，角膜表層を中央に向かって移動し，傷ついた角膜上皮細胞と置き換わる．また，このような細胞の動きには，結膜上皮が角膜表面に広がるのを防ぐ障壁を形成する働きもある．角膜実質の規則的な層構造は，強膜の斜行する線維と合流するにつれて次第に不鮮明になっていく．血管がまったく存在しない角膜から血管に富

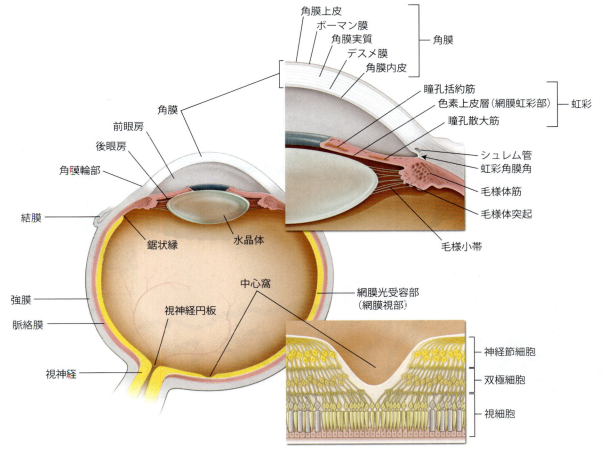

図 24.6 ▲ 眼の構造を示す模式図
この図は眼の水平断面を示す．眼球壁の各層は色分けされている．**上挿入図．**前眼房と後眼房の拡大図で，詳細な構造を示している．虹彩角膜角とシュレム管（強膜静脈洞）の位置関係に注意．シュレム管は眼房水の前眼房からの排出路となっている．**下挿入図．**中心窩における細胞と神経線維の基本的な構造．

む強膜への急激な移行も，この部位で起こっている．

角膜輪部の**虹彩角膜角（前房隅角，隅角）**iridocorneal angle と呼ばれる部位には，眼房水の排出のための流路が存在している（図 24.7）．この部位の角膜実質層に，**線維柱帯網** trabecular meshwork あるいは**虹彩角膜角隙** space of iridocorneal angle（**フォンタナ腔** Fontana's space）と呼ばれる内腔面を内皮で覆われた小管構造が存在している．これらの小管は互いに合流し，角膜の縁を 1 周する**強膜静脈洞** scleral venous sinus（**シュレム管** canal of Schlemm）を形成する（図 24.6 および図 24.7 参照）．**眼房水** aqueous humor は後眼房にある毛様体突起の上皮から分泌された後，普段は閉じていて弁のような役目を果たす虹彩と水晶体の間の隙間，さらに瞳孔を通って前眼房に達する．ここから虹彩角膜角の線維柱帯網の隙間を通って，強膜静脈洞に流入する．ここに入った眼房水は，強膜内にある集合血管である**房水静脈** aqueous vein（血液ではなく眼房水を通すのでこの名がつけられている）に集められ，さらに強膜内の静脈系に導かれる．虹彩角膜角に起こる変化は，ときに眼房水の排出を妨げ，**緑内障** glaucoma の原因となる（FOLDER 24.1 参照）．虹彩角膜角を観察するためには，レンズとプリズムを組み合わせて虹彩角膜角が観察者にみえるようになっている隅角鏡が用いられる．隅角鏡と細隙灯顕微鏡を組み合わせてこの部位を観察す

ることで，眼科医は緑内障に伴うさまざまな眼内の状態を知ることができる．

B．眼球血管膜（ブドウ膜）

虹彩は眼球血管膜の最前部であり，水晶体の前方で収縮性のある膜を形成する．

虹彩 iris は毛様体の前端部から起こる（図 24.7 参照）．また角膜強膜結合部の約 2 mm 後方で強膜に付着している．**瞳孔** pupil は，虹彩という円盤状の構造の中心に開いているまるい孔である．光量の変化に応じて瞳孔の径が変わるとき，虹彩は少し前方に押し出される．虹彩は，血管に富んだ結合組織性の虹彩間質と，その後面を覆う細胞層である網膜虹彩部で構成されている．網膜虹彩部は 2 層の細胞層からなり，そのうち後方（水晶体側）の細胞層は色素が豊富で，**後色素上皮層** posterior pigment epithelium と呼ばれる（図 24.8）．この上皮層の基底板は後眼房に面している．含まれる色素の量が極めて多いため，光学顕微鏡では細胞内の核やオルガネラなどの構造をみることができない．後色素上皮層の深部（前方の間質側）にある細胞層は筋上皮細胞からなる層で，**前色素筋上皮層** anterior pigment myoepithelium と呼ばれる．この細胞層の先端側（後方の水晶体側）には色素が多量に存在するため，隣接する後色素上皮層との境がよくわからない．一

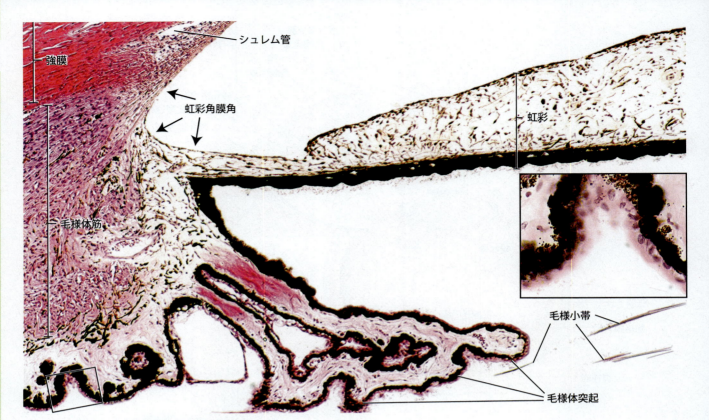

図 24.7 ▲ 毛様体と虹彩角膜角部の断面の顕微鏡像
この顕微鏡像には，ヒトの眼球の毛様体の前方部と虹彩と強膜の一部が示されている．毛様体の内腔面は，放射状に配列した尾根状の高まりである毛様体突起を形成している．この突起に毛様小帯が付着している．毛様体は，毛様体筋，眼球血管膜の血管を伴う結合組織，および毛様体上皮で構成されている．毛様体上皮は眼房水の産生を行っている．毛様体の前方で虹彩と角膜がつくる角の部分を虹彩角膜角と呼ぶ．この角の近くにシュレム管（強膜静脈洞）が存在している．この管は，眼房水を排出し眼圧を調整する重要な役割を担っている．120倍．**挿入図．**毛様体の上皮を示す強拡大像．毛様体上皮は表層（内腔側の層）の色素を持たない層と，深層（外表側の層）の色素を持つ層の2層からなっている．480倍．

方，基底側（前方間質側）には収縮性のある筋原線維を含む突起があって，それらは放射状に配列し，まとまって**瞳孔散大筋** dilator pupillae muscle を形成している．これらの突起は基底板に囲まれて虹彩間質と隔てられている．

瞳孔の収縮（縮瞳）は，虹彩の瞳孔縁近くの間質中に存在する平滑筋の収縮によって起こる．それらの円周状に配列する平滑筋は，まとめて**瞳孔括約筋** sphincter pupillae muscle と呼ばれる．

実体顕微鏡で生体を観察すると，虹彩の前面には尾根状の隆起や溝状のくぼみが多数あることが容易にわかる．切片上では，それらは線維芽細胞と色素細胞からなる不連続な層として観察される．虹彩間質に存在する色素細胞の機能は，光を吸収することである．また，色素細胞の量によって眼の色が決まる．すなわち，虹彩間質を通り抜けて後面の上皮細胞層で反射した光が虹彩の色となるが，虹彩間質の色素細胞が少ない場合は青くなる．色素の量が増えるにつれて，青から緑がかった青，灰色，さらに茶色になる．

瞳孔括約筋は副交感神経に，瞳孔散大筋は交感神経に支配される．

瞳孔の径は瞳孔括約筋と散大筋の収縮によって調節されている．瞳孔径の増減による**順応** adaptation によって，適切な量の光だけが眼内に入るようになっている．瞳孔の径を変化させるのは以下の2つの筋である：

- 瞳孔括約筋は輪状の平滑筋の帯である（PLATE 106, p.932）．動眼神経（第Ⅲ脳神経）に含まれる副交感神経によって支配され，眼内に入る光の量が増えることに反応して，瞳孔の径を小さくする際に働く（対光反射）．明るい光が眼に入っても瞳孔の径が小さくならない場合，すなわち"瞳孔が固定して散大している"という状態は，関係する神経や脳の機能が障害されていることを示す重要な臨床所見である．

- 瞳孔散大筋は，前色素筋上皮細胞の収縮性の突起が放射状に配列してつくるシート状の構造である．この筋は上頸神経節からの交感神経によって支配され，眼に入る光量が減じたときに瞳孔の径を大きくする役目を果たす．

眼底鏡の検査の前に，瞳孔を散大させる目的でアトロピンなどの点眼薬が使用される．アセチルコリンは瞳孔括約筋を支配する副交感神経が出す化学伝達物質であり，アトロピンを点眼するとアセチルコリンのムスカリン様受容体がブロックされ，瞳孔括約筋の作用が一時的に抑えられる．これによって瞳孔は大きく開いたままとなり，眼底鏡の光に反応しなくなる．

毛様体は眼球血管膜前方部の肥厚した部位であり，虹彩と脈絡膜の間に存在する．

毛様体 ciliary body の前方端は虹彩のつけ根，後方端は鋸状縁で，約6 mmの長さで広がっている（図24.2参照）．後

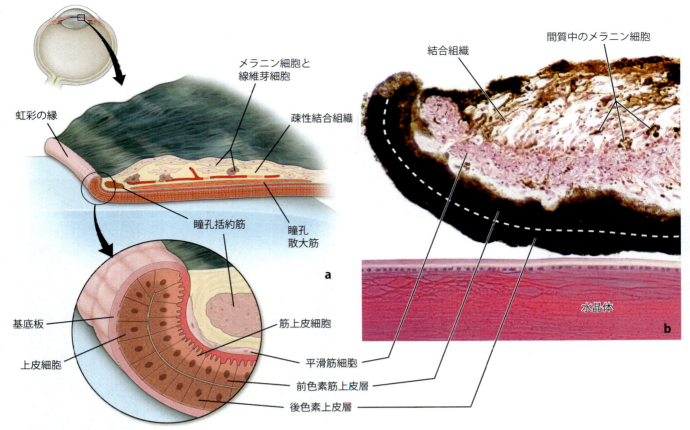

図 24.8 ▲ 虹彩の構造
a. 虹彩の層構造を表す模式図．色素を持った虹彩上皮（網膜虹彩部）は 2 層からなり，それらは虹彩の縁で反転して互いに移行している．また，虹彩上皮は瞳孔散大筋とも接触している．虹彩の前面側には，線維芽細胞とメラニン細胞でできた不完全な層が存在している．**b.** 虹彩の組織像を示す顕微鏡像．虹彩の後ろに位置する水晶体も入っており，両者の位置関係がわかる．虹彩は，結合組織性の間質とその後面だけを覆う色素を持った虹彩上皮によって構成されている．この図ではみることはできないが，基底板は後眼房に面している．2 層の虹彩上皮にはメラニン色素が多量に含まれているため，光学顕微鏡ではその詳細を観察することができない．しかし，実際には後方の後色素上皮層とその前方の前色素筋上皮層とに分かれている（2 層の境を波線で示してある）．前色素上皮層の後方部（細胞の先端側部）にはメラニン色素が多量に存在している．一方，前方部（細胞の基底側部）には収縮性の要素である筋原線維が含まれ，まとまって瞳孔散大筋を形成している．瞳孔括約筋は虹彩間質中に存在している．虹彩の色は間質に散在するメラニン細胞の数によって決まる．下方に水晶体があることに注意せよ．570 倍．

方からみると鋸状縁の外側縁には，網膜視部と脈絡膜の前縁を示す 17〜34 個ほどの溝あるいは凹みが存在している．また，毛様体の前方部 3 分の 1 には，**毛様体突起** ciliary process と呼ばれる放射状に並んだ約 75 個の尾根状の高まりがみられる（図 24.7 参照）．その尾根の間の溝の部分から**毛様小帯** zonular fiber が起こっている．

毛様体の層構造は虹彩と同様で，間質と上皮層からなっている．間質はさらに以下の 2 つの層に分けられる．

- 外層は**毛様体筋** ciliary muscle と呼ばれる平滑筋の層で，毛様体の大部分を占める．
- 内層は血管層で，毛様体突起の中へも入り込んでいる．

毛様体の内腔側の表面を覆う上皮層は，網膜の 2 つの上皮層から直接続いている（網膜毛様体部，図 24.1 参照）．

毛様体筋は機能的に 3 つの平滑筋のグループに分けられる．

毛様体の平滑筋は，強膜岬と呼ばれる角膜輪部付近にある強膜の内腔側への尾根状の高まりから起始し，いくつかの方向へ広がっている．その方向と停止する部位によって 3 つの機能的なグループに分けることができる：

- **経線状線維** meridional portion は外層の平滑筋グループで，後方へ走り脈絡膜の間質中に進入する．主として脈絡膜を伸張させ，また，前房隅角を開き眼房水の再吸収を促す作用もあると考えられている．
- **放射状線維** radial portion は深部の平滑筋グループで，扇のように放射状に広がり，毛様体に停止する．収縮すると，水晶体が扁平化し遠くに焦点が合うようになる．
- **輪状線維** circular portion（括約筋）は最も内腔側に存在する平滑筋グループで，輪状に走り括約筋を形成している．収縮すると水晶体周囲の毛様体の内径が小さくなり，水晶体にかかる張力が減少する．その結果，水晶体は自身の弾力で厚みを増し，近くのものにピントが合うようになる．

以上のような 3 グループを組織切片上で区別することは難しく，グループ分けは実体顕微鏡を用いた微小解剖の手法を用いた観察に基づいている．

毛様体突起は毛様体が尾根状に張り出している部分で，ここから毛様小帯が起こり，水晶体にいたっている．

毛様体突起は，内部にある血管層が肥厚することによって

FOLDER 24.1　臨床関連事項：緑内障

　緑内障 glaucoma とは，眼球内圧（眼圧）の上昇が長期にわたって持続することによって起こる病的な状態である．この状態は，眼房水の産生過剰や前眼房からの排出障害によって起こる．眼内の組織，特に網膜は，眼内の血管からの拡散によって酸素と栄養を得ている．正常状態では，血管内の静水圧が眼圧より高く，血液が毛細血管や静脈を含む血管内を流れている．眼房水の排出が障害されると，眼球の壁は伸展しないため眼内の圧力が上昇する．この上昇した圧力は，眼内の網膜に対する酸素や栄養の補給を阻害して機能を低下させ，さらに網膜の神経線維層の萎縮をもたらすことになる（図F24.1.1）．

　緑内障には以下の2つの主なタイプがある：

- 開放隅角緑内障は最もよくみられる緑内障であり，成人の失明の主な原因の1つである．線維柱帯網の目づまりによって虹彩角膜角から角膜静脈洞（シュレム管）に入る眼房水の流れが少なくなることによって起こる．
- 閉塞隅角緑内障（急性緑内障）は，それほどよくみられるタイプではないが，虹彩角膜角が狭くなって角膜静脈洞へ入る眼房水の流れが妨げられるものである．通常，急な発症で痛みを伴い，角膜静脈洞への流入が完全にブロックされる．速やかに治療を行わないと失明することもある．

　緑内障に伴う視覚障害には，視野異常（暗点の出現や視野欠損など）や暗順応の障害など，網膜の機能障害によって起こるものや，光がにじんでみえるなどの角膜内皮の障害によって起こるものがある．これらの状態が治療されずに続くと，網膜の機能は不可逆的に失われ，全盲となってしまう．治療は眼圧を下げることを目的に，眼房水の産生を抑える薬物の投与や排出の妨げになっている原因を取り除くための処置を行う．最近では，**炭酸脱水酵素** carbonic anhydrase のアイソザイムの1つで，特に眼房水の産生において重要な役割を果たすCA-Ⅱに対する特異的阻害剤が，治療薬として選択される．現在，炭酸脱水酵素阻害剤で緑内障治療用の点眼薬として使えるのはドルゾラミドとブリンゾラミドの2つである．

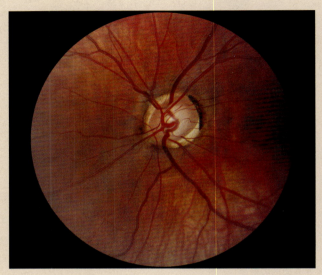

図F24.1.1 ▲ 緑内障
この写真は進行した緑内障患者の左眼の眼底を示す．持続的な眼圧の亢進によって，網膜の神経線維が萎縮し量が減っている．画面中央にみえる蒼白な視神経円板では，神経線維の萎縮のため，中央部の陥凹の拡大（視神経乳頭陥凹拡大）と，リムと呼ばれる辺縁部〔訳注：陥凹外縁と視神経円板外縁との間の部分で神経線維が存在する部位〕の菲薄化が認められる．これらは緑内障に特徴的な所見である．この写真を図24.15の正常な眼底写真と比較されたい．（Dr. Renzo A. Zaldivarの厚意による．）

盛り上がったものである．この層は脈絡膜の血管層の続きである．毛様体突起には，メラニン顆粒を持った散在性のマクロファージや弾性線維が存在している（PLATE 106, p.932）．毛様体突起や毛様体は，2層の円柱形の細胞からなる**網膜毛様体部** ciliary epithelium と呼ばれる上皮層に覆われている．この2層の上皮は，胎生期に眼杯を構成していた2層の細胞層に由来する．網膜毛様体部は以下の3つの機能を担う：

- 眼房水の分泌．
- **血液-房水関門（血液-房水柵）** blood-aqueous barrier（血液-眼関門の一部）に関与する．
- 水晶体に付着し支える毛様小帯（チン小帯）を分泌し，それを毛様体につなぎ留める．

　眼球内腔側面の上皮は後方の硝子体に面する基底板を有し，細胞内にメラニン色素を持たず，（毛様体）無色素上皮と呼ばれる．毛様体の間質組織側に面した基底板を持つ細胞層は網膜の色素上皮層の続きであり，色素を豊富に含んでいて（毛様体）色素上皮と呼ばれる．これら2層の上皮は，そのまま虹彩の上皮層（網膜虹彩部）に続き，それぞれ，前者は後色素上皮層，後者は前色素筋上皮層になる．毛様小帯の線維は，毛様体突起の無色素上皮の基底板から起こり，水晶体包（肥厚した水晶体の基底板）に付着している．

　無色素上皮の細胞は，典型的な水分輸送型の上皮の特徴をすべて備えている．すなわち，よく発達した閉鎖帯を含む細胞接着装置複合体，細胞の側面および底面の発達したヒダ形成，また細胞側面にNa^+/K^+-ATPaseが豊富に存在することなどである．さらに細胞内には，毛様小帯の分泌とも合致するよく発達した粗面小胞体やゴルジ装置なども認められる．色素上皮の細胞は細胞接着装置はあまり発達しておらず，細胞の側面間にしばしば不規則で大きな細胞間腔が認められる．ギャップ結合とデスモソームが2つの細胞層の細胞の先端どうしを結んでおり，毛様体チャネルと呼ばれる不連続な"内腔様の構造"を形成している．

眼房水は血漿に由来し，眼圧を維持する．

　眼房水の電解質組成は血漿とほぼ同じだが，タンパク質含有量は0.1%以下である（血漿中のタンパク質量は約7%）．眼房水の主な働きは，眼圧を維持することと，角膜や水晶体

など血管を欠く構造に栄養を供給し老廃物を取り除くことである．眼房水は毛様体から水晶体の方へ移動し，さらに虹彩と水晶体の間を通って前眼房に達する（図24.6参照）．前眼房では外方に向かって流れ，角膜と虹彩の間の虹彩角膜角（隅角）にいたる．ここから，眼房水は角膜輪部の組織間の線維柱帯網と呼ばれる迷路状の水路を通り，最終的にシュレム管に達する．この管は強膜の静脈に続いており，眼房水は静脈に戻ることになる（FOLDER 24.1参照）．通常，眼房水が分泌されてから吸収されるまでおよそ1.5～2時間程度かかるとされている．

脈絡膜は網膜の深部に存在する血管に富んだ薄層である．
脈絡膜 choroid は強膜と網膜の間に存在する濃い茶色をした血管に富んだ薄層で，後部では0.25 mm，前部では0.1 mmの厚さしかない（図24.1参照）．

脈絡膜には2つの層が区別される：

- **脈絡毛細血管板** choriocapillary layer は内層の血管層である．
- **ブルフ膜（基底板）** Bruch's membrane は網膜色素上皮に接する薄くて無構造の硝子状の膜である．

脈絡膜は視神経の縁のところで強膜に固く付着している．潜在的な間隙である**脈絡外隙** perichoroidal space（脈絡膜と強膜の間の腔）を，薄くてリボン状の枝分かれした板状あるいは糸状の構造（薄板）が横切っている．この薄板は**脈絡上板** suprachoroid lamina（**強膜褐色板** lamina fusca）に由来し，大型で扁平なメラニン細胞が結合組織の要素であるコラーゲン線維や弾性線維，線維芽細胞，マクロファージ，リンパ球，形質細胞，肥満細胞などの間に散在している構造である．薄板は脈絡膜の内部まで進入し，血管の周囲を取り囲んでいる．血管とは無関係の遊離した平滑筋細胞もこの組織に存在している．**脈絡上リンパ間隙** epichoroid lymph space と呼ばれるリンパ液の通路や前眼部へ出入りする動静脈や神経（長・短後毛様体動静脈，長・短毛様体神経）も，この脈絡上板に存在している．

脈絡膜の血管の多くは，内腔側（網膜側）に近づくにつれて細くなる．最も太い血管は前方に向かい，鋸状縁を越えて毛様体へ達する．このような太い血管は，生体顕微鏡でみることができる．太い血管の多くは静脈であり，渦巻き状に走行してから強膜を斜めに貫いて眼球を離れるので，渦静脈と呼ばれる．脈絡膜の内層（網膜側）に存在する血管層は1層に並んだ毛細血管層で，**脈絡毛細血管板** choriocapillary layer と呼ばれる．この層の血管から網膜の細胞に栄養が供給されている．血管は有窓の毛細血管で，広くて不正円形の断面の内腔を持っている．網膜の中心窩の部分では，脈絡毛細血管板は厚く，血管網も密になっている．この層は鋸状縁のところまで広がっている．

ブルフ膜は1～4μmほどの厚さで，脈絡毛細血管板と網膜色素上皮層との間に存在する．視神経が貫くところから鋸状縁まで広がっており，そこで形状が変わって毛様体に続

FOLDER 24.2　臨床関連事項：網膜剝離

網膜には潜在的な間隙が存在する．これは，胎生期において眼杯の向かい合った2つの上皮層の間の腔であったものの遺残物である．この間隙が拡張すると，網膜神経部が網膜色素上皮から離れてしまう．このとき，網膜色素上皮は脈絡膜側に付着して残る．このような状態は**網膜剝離** retinal detachment と呼ばれる．網膜剝離が起こると，網膜を裏打ちしていた脈絡毛細血管板からの網膜の視細胞への栄養供給が止まってしまう．

網膜剝離の臨床症状としては，視野内に虫のようなものが飛んでいるようにみえる飛蚊症と呼ばれる現象がある．これは網膜剝離が起こる際の出血による．さらに，閃光がみえたり，眼の前にベールがかかったように視野がかすむ症状を訴えることもある．剝離した網膜は眼底鏡による検査で確認され，診断が確定する（図F24.2.1）．

剝離した部分の網膜が速やかにもとの位置に戻されないと，その部分は壊死を起こし視力が失われることになる．一般的に，60～70歳代以降，硝子体は加齢によって収縮を起こし，網膜を引っ張るようになる．これが原因となって網膜に1つないし複数の裂け目ができ，網膜剝離が起こることがある．網膜剝離の治療にはアルゴンレーザーがよく使われる．剝離した網膜の縁をレーザーで光凝固させて瘢痕組織化し，色素上皮層に再付着させる．これによって，それ以上の剝離の進展を防ぎ，視細胞がもとの位置に戻るのを促す．

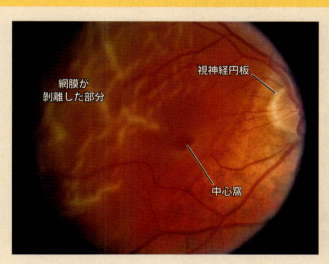

図 F24.2.1 ▲ 網膜剝離
この写真は網膜剝離患者の右眼の眼底を示す．網膜中心動静脈に焦点が合っているが，網膜剝離を起こしている部分では，焦点が外れて血管がぼやけてみえている．これは，網膜剝離を起こした部分（明るくみえる稜線状の隆起と暗い谷状の部分に注意）では，血管が持ち上げられて眼底鏡の焦点面より前方に位置しているからである．

FOLDER 24.3　臨床関連事項：加齢黄斑変性

加齢黄斑変性 age-related macular degeneration（**ARMD**）は，欧米では高齢者の失明の原因の第1位を占める疾患である．原因はまだ不明であるが，遺伝的要因と紫外線や薬物などの環境的要因の両方が関係しているとされている．この病気の特徴として，中央の視野が障害されるのに対して，周辺部の視野は正常に保たれるということがある．ARMDには2つのタイプがある．すなわち，新生血管の関与がなく網膜の萎縮が起こる**萎縮型** dry type と，新生血管や滲出を伴う**滲出型** exudative type である．萎縮型は全体の約90％を占め，黄斑部に限局した変性像を示す．所見としては，ドルーゼンと呼ばれるブルッフ膜の限局的な肥厚，網膜色素上皮の萎縮や脱色素，脈絡毛細血管板の毛細血管の萎縮や閉鎖などが認められる．このような変性は，隣接する網膜の機能を廃絶させ，視野に暗点を生じさせる（図F24.3.1）．滲出型は，萎縮型に血管新生による病変が加わったものである．血管新生は大きなドルーゼンの中で起こり，新生した血管は壁が薄く脆弱なため，しばしば漏出や滲出さらに出血を起こす．出血は網膜の直下に起こり，結果として線維化や瘢痕化をきたす．このような病変は，短期間に起こる進行性の視力低下の原因となる．滲出型のARMDに対する治療としては，一般的なレーザーによる治療も行われるが，最近は，黄斑移動術などの外科的な治療法を組み合わせて行われることもある．この手術では，黄斑部の網膜をいったん剥離させて移動し，新生血管から離れた他の部位に移植する．その後，新生血管をレーザーで破壊するので，中心視野の視力は保たれる．

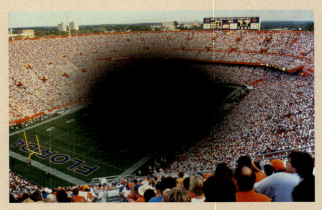

図F24.3.1 ▲ 加齢黄斑変性の患者の見ている視野を示す写真
黄斑部の病変により視野の中心部が欠けていることに注意．網膜の周辺部の残存する機能を最大限使うために，このような患者には眼を変位させてものをみること（中心外固視）が指導される．

いていく．ブルッフ膜は薄くて無構造で屈折性の層であり，**硝子板** lamina vitrea とも呼ばれる．透過型電子顕微鏡で観察すると，コラーゲン線維と弾性線維を中心とした層を含む多層構造であることがわかる．以下の5つの層が区別される：

- 脈絡毛細血管板の血管内皮細胞の基底板．
- 厚さ約0.5 μm のコラーゲン線維の層．
- 厚さ約2 μm の弾性線維の層．
- 再びコラーゲン線維の層（2つのコラーゲン線維の層が弾性線維の層を挟んだサンドイッチ構造になっている）．
- 網膜色素上皮細胞の基底板．

鋸状縁のところでブルッフ膜のコラーゲン線維と弾性線維の層は毛様体間質の中に放散してなくなるため，ブルッフ膜は毛様体の色素上皮細胞の基底板と連続する形になる．

C. 網膜

網膜は眼球壁の最内層を構成する．

網膜 retina は眼杯の内外2層の細胞層から発生し，眼球の壁の最内層を構成する（図24.1参照）．以下の2つの層からなる：

- 網膜神経部は視細胞を含む内腔側の層である．
- 網膜色素上皮層は外表側の層で，ブルッフ膜を介して脈絡膜の脈絡毛細血管板に固く接着している．

2つの層の間には潜在的な隙間があり，組織切片の作製の過程で機械的に離れてしまうことがある．また，生体でも病気や外傷によって離れ，いわゆる"網膜剥離"という状態になる（FOLDER 24.2参照）．

網膜神経部は，機能的な違いによってさらに以下の2つの部分に分けられる：

- **非光受容部** nonphotosensitive region（網膜盲部）は鋸状縁より前方の部分で，毛様体と虹彩の内腔側面を覆う上皮層（網膜毛様体部，網膜虹彩部）である．それぞれ虹彩と毛様体の項ですでに述べた．
- **光受容部** photosensitive region（網膜視部）は鋸状縁より後方で，視神経に貫かれる部位を除いた部分（図24.1参照）である．

視神経が網膜とつながるところは**視神経円板** optic disc あるいは**視神経乳頭** optic papilla と呼ばれる．この部位には視細胞が存在しないため，視野の盲点〔訳注：マリオット盲点と呼ばれることがある〕となる．**中心窩** fovea centralis は視神経円板の約2.5 mm 外側に存在する浅い陥凹で，最も精細な視覚が得られる部位である．眼球の視軸はこの中心窩を通っている．黄色の色素を含んだ領域である**黄斑** macula lutea が，中心窩のまわりを囲んでいる．中心窩は，他の部位と比べ光受容に関与する要素が最も密に規則正しく並んでいる．

1）網膜の層構造

網膜は細胞体やそこから伸びる突起がつくる10の層でできている．

網膜の10層構造について述べる前に，それらを構成する細胞の種類について整理しておく．細胞の種類を知っておくことは，細胞間の機能的な関係について理解する助けになる．霊長類における研究によれば，網膜には少なくとも15種類

のニューロン，およびそれらが形成する 38 種類のシナプスが存在しているという．便宜上，ここではニューロンとその支持細胞を以下の 4 つのグループに分類する（図 24.9）：

- 視細胞 photoreceptor cell（杆（状）体視細胞 rod と錐（状）体視細胞 cone）．
- 伝達ニューロン conducting neuron（双極性ニューロン bipolar neuron と神経節細胞 ganglion cell）．
- 連合ニューロン association neuron およびその他の神経細胞（水平細胞 horizontal cell，アマクリン細胞 amacrine cell（無軸索細胞），遠心性細胞 centrifugal cell，網状層間細胞 interplexiform cell など）．
- 支持細胞 supporting cell（ニューログリア細胞 neuroglial cell）（ミュラー細胞 Müller's cell，ミクログリア microglia，アストロサイト astrocyte）．

以上のような細胞の核や突起がそれぞれ特徴を持って配列することによって，組織切片でみられるような網膜の 10 層構造ができている．網膜の 10 層を眼球の外表側から内腔側へ向かって以下に示す（図 24.9 参照）：

1. **網膜色素上皮層** retinal pigment epithelium（**RPE**）は網膜の最外層で，正確には網膜神経部ではないが，密に関連している．
2. **杆体・錐体層** layer of rod and cone は視細胞の外節と内節からなる．
3. **外境界膜** outer limiting membrane はミュラー細胞の先端部の境界を示す．
4. **外顆粒層** outer nuclear layer には杆体視細胞と錐体視細胞の細胞体（核）が存在している．
5. **外網状層** outer plexiform layer には杆体視細胞と錐体視細胞の突起とそれらにシナプス結合する水平細胞，アマクリン細胞，双極細胞，網状層間細胞の突起が存在する．
6. **内顆粒層** inner nuclear layer には水平細胞，アマクリン細胞，双極細胞およびミュラー細胞の細胞体（核）が存在している．
7. **内網状層** inner plexiform layer には互いに結合し合う水平細胞，アマクリン細胞，双極細胞，神経節細胞の突起が存在している．
8. **神経節細胞層** ganglion cell layer には神経節細胞の細胞体（核）が存在している．

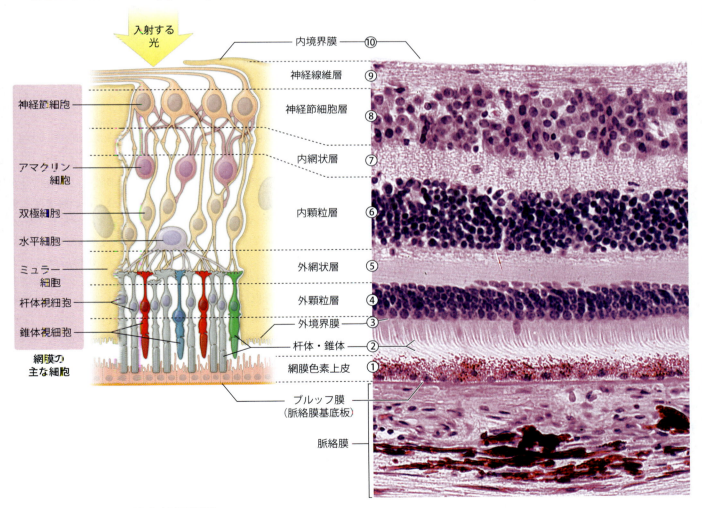

図 24.9 ▲ 網膜の層構造の模式図と顕微鏡像
この顕微鏡像で明らかなように，構造上の特徴から，網膜は図に示したような 10 層に分けられる．各層は網膜内の主な細胞の配置を示す左側の模式図と対応させてある．眼に入った光は，他の網膜の層を透過してから視細胞に達することに注意．視細胞は網膜色素上皮細胞に近接している．また，双極細胞と電気的信号を網膜から脳へ運ぶ神経節細胞との関係も明示されている．ブルッフ膜（脈絡膜基底板）が血管膜（脈絡膜）と網膜色素上皮との間を隔てることに注意せよ．440 倍．

9. **神経線維層** layer of optic nerve fiber は神経節細胞から出て視神経を通り，脳まで達する軸索の層．
10. **内境界膜** inner limiting membrane はミュラー細胞の基底板でできた膜．

各層の詳しい説明は以下の項で行う．

網膜色素上皮層（第1層）の細胞は杆体視細胞と錐体視細胞の外節の先端部を取り囲む突起を有している．

網膜色素上皮の細胞は横幅約 14 μm，高さ 10～14 μm の立方形をしており，脈絡膜のブルッフ膜の上にのっている．中心窩とその周囲では細胞の丈が高いため，この付近の網膜は周囲より暗い色を呈することになる．

隣り合う細胞どうしはギャップ結合とよく発達した閉鎖帯と密着帯からなる接着装置によって結合しており，**血液-網膜関門** blood-retina barrier として機能している．

色素上皮細胞は先端側に円柱形の鞘状の突起を有している．この突起は，相対する杆体視細胞と錐体視細胞の外節の先端部分に近接しつつも直接は触れずに，周囲を取り囲んでいる．網膜色素上皮細胞の複雑な細胞質性の短い突起が，錐体視細胞と杆体視細胞の外節の間の腔に向かって伸び出ている．この突起の中には，他の部位ではみられない細長い形をしたメラニン色素顆粒が多量に含まれている．このメラニン顆粒は細胞内で杆体視細胞や錐体視細胞に最も近い側に集まっており，これがこの細胞の大きな特徴になっている．この細胞の核はヒダや凹凸が多く，ブルッフ膜に近い細胞の基底側に存在している．また色素上皮細胞内には，貪食された視細胞の外節先端部の遺残物が層板状残骸としてファゴソームや遺残小体の中に大量に存在している．核の先端側にあるゴルジ装置やよく発達した滑面小胞体が，細胞質中に存在するメラニン顆粒や遺残小体を取り囲んでいる．

網膜色素上皮細胞は以下のような重要な機能を担っている：

- 光の吸収．網膜を通過する光を吸収することによって，像のにじみやぎらつきの原因となる反射を防ぐ．
- 網膜の細胞を血液由来の物質から隔離する．網膜色素上皮細胞間の閉鎖帯などが血液-網膜関門として機能する．
- 光に反応して失活した視色素の光感受性を復活させることに関与する．視色素の再生を行う代謝系が網膜色素細胞内にある．
- 杆体・錐体視細胞の外節先端から膜性の円板を貪食して廃棄する．

杆体・錐体視細胞の内節と外節（第2層）は網膜神経部から色素上皮細胞に向かって突き出している．

杆体・錐体層を構成するのは視細胞の外節と内節で，これらの細胞の核は外顆粒層を形成している（図24.9および図24.10）．視細胞に達する光は，網膜より内腔側のすべての層を通らなければならない．杆体視細胞や錐体視細胞は隙間なく並んで配列しているため，光学顕微鏡下の網膜の横断切片では，網膜の浅深方向に向いた線条構造として認められる．

1つの網膜には，約1億2,000万の杆体視細胞と約700万

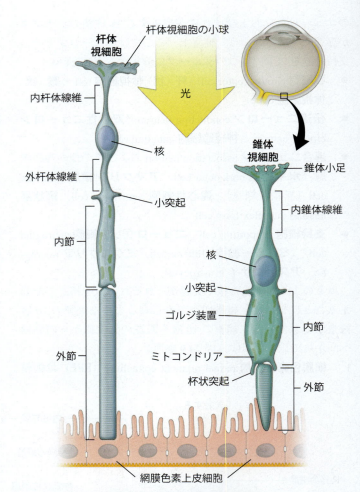

図 24.10 ▲ 杆体視細胞および錐体視細胞の超微形態
杆体視細胞と錐体視細胞の外節は，近隣の網膜色素上皮細胞に近接している．

の錐体視細胞が存在している．これらは網膜上に均等に分布しているわけではない．錐体視細胞は，最も高い解像度と色覚感受性を持つ場所である中心窩に最も密に分布している（図24.11）．これに対し，杆体視細胞は中心窩の外周部分に最も密に分布し，網膜周辺に行くにつれて次第に密度が下がっていく．杆体視細胞は，中心窩の他，すべての視細胞を欠く視神経円板には存在しない（図24.11参照）．杆体視細胞は幅約 2 μm，長さ約 50 μm（中心窩のところでは約 60 μm，周辺部では 40 μm と部位によって長さに違いがある）である．錐体視細胞の長さも中心窩の 85 μm から網膜周辺部の 25 μm まで部位による違いがある．

機能的には，杆体視細胞の方が光により敏感であり，主として暗所視のときに使われる受容細胞である．杆体視細胞の視色素は 496 nm の光を最もよく吸収する光感受性スペクトラムを持ち，得られるイメージは灰色の濃度情報だけを持っている（いわゆるモノクロの画像）．それに対して，錐体視細胞には，形態的には区別できないが長波長光を感じる L 錐体（赤錐体），中波長光を感じる M 錐体（緑錐体），短波長光を感じる S 錐体（青錐体）の 3 種類が存在している．錐体視細胞は弱い光にはあまり反応しないが，赤，緑，青の光によく反応する．各錐体視細胞は，青の光（420 nm）を吸収

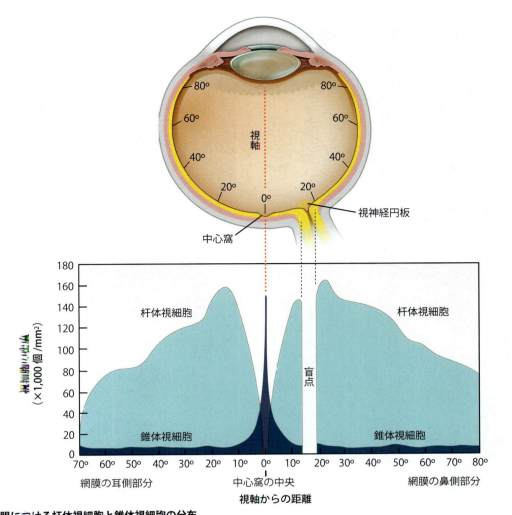

図 24.11 ▲ ヒトの眼における杆体視細胞と錐体視細胞の分布
このグラフは網膜各部位における杆体と錐体の分布密度（1 mm² あたりの個数）を示す．錐体の分布密度のピークは中心窩にあり，1 mm² あたりおよそ 15 万個にも達する．杆体は中心窩から約 20°離れた場所の密度が最も高く，錐体の密度のピークとほぼ同じである．杆体は網膜周辺に向かって次第に密度が下がっていく．視神経円板には視細胞が存在しないことに注意．

して反応する視色素，緑の光（531 nm）を吸収して反応する視色素，あるいは赤の光（588 nm）を吸収して反応する視色素のうち1種類を持っている．錐体視細胞全体として，赤，緑，青の光を適当な比率で混ぜ合わせることによって，色の集合としての視覚イメージを提供する．色覚特性のさまざまなタイプに関する詳しい記述については FOLDER 24.4 を参照．

杆体および錐体視細胞は以下の3つの部分からなる：

- **外節** outer segment は円柱形あるいは円錐形をしている．そのため杆（状）体あるいは錐（状）体視細胞と呼ばれる．視細胞のこの部分は，相対する網膜色素上皮細胞から伸び出る微絨毛と近接している．
- **結合部** connecting stalk は外節と内節をつなぐくびれた部分で，**結合線毛** cilium とも呼ばれる．基底部から伸びる9対の周辺微小管（周辺軸糸）が含まれている．この部位近くの内節の遠位端から**杯状突起** calyceal process と呼ばれる突起が伸び出して，外節の近位側を取り囲んでいる（図 24.10 参照）．
- **内節** inner segment はさらに遠位側の**楕円体部** ellipsoid と近位側の**筋様部** myoid に分けられる．この部分には，

活発にタンパク質の産生を行う細胞に典型的にみられるようなオルガネラが多数認められる．よく発達したゴルジ装置，粗面小胞体，遊離リボソームは筋様部にみられ，ミトコンドリアは楕円体部に多数存在する．また，微小管は内節全体に分布している．遠位側の楕円体部には，結合線毛のつけ根にある**基底小体** basal body から横縞のある線維状の基底小根線維が内節のミトコンドリア間に放散している．

外節は光を感受する部位であり，内節は光の受容体の活動を支える代謝装置が存在する場所といえる．外節は基底小体を含む結合部によって内節とつながっている．通常，このような基底小体は線毛の基部にみられる構造のため，外節は高度に特殊化した"線毛"の一種と考えられている（図 24.12a 参照）．

透過型電子顕微鏡で観察すると，外節には水平に規則正しく並んだ 600～1,000 個の円板が認められる（図 24.12）．杆体視細胞では，円板は膜で囲まれた構造であり，直径は約 2 µm である．円板全体は外節の細胞膜によって周囲を囲まれている（図 24.12a 参照）．円板の遠位面と近位面を構成す

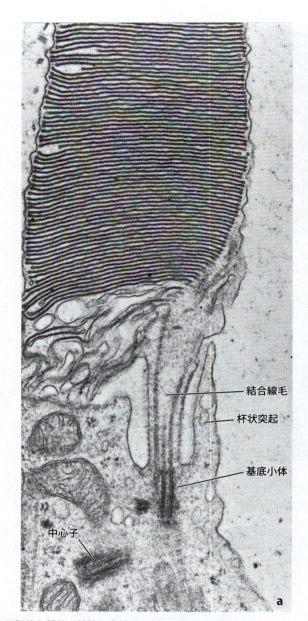 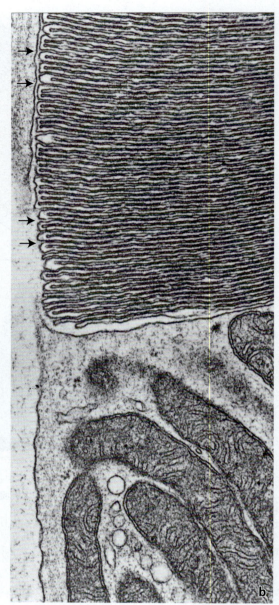

図 24.12 ▲ 杆体と錐体の外節と内節の一部を示す電子顕微鏡像
a. 杆体の外節と内節をつなぐ結合部の電子顕微鏡像．外節内には水平方向に扁平な円板がみられる．この断面には結合部の結合線毛の縦断面も認められる．中心子，結合線毛とその基底小体，杯状突起が認められる．32,000 倍．**b.** 錐体の同じような部位の電子顕微鏡像．外節の円板の内腔は細胞外の空間と連続している（→）．32,000 倍．（Dr. Toichiro Kuwabara の厚意による．）

る膜の厚さは約 6 nm で，両者は端のところで連続している．膜に囲まれた内腔の幅は約 8 nm である．杆体視細胞においても錐体視細胞においても，結合部の近くの外節近位側で，細胞膜が細胞の長軸に直交する方向に繰り返し陥入することによって円板が形成される．オートラジオグラフィ法を用いた研究によれば，杆体視細胞は生涯を通じて規則的に外節の細胞膜を陥入させ，新しい円板を形成し続ける．錐体視細胞における円板も同様に形成されるが，その入れ替わりは規則正しく起こるわけではない．

杆体視細胞では，円板は形成された後すぐに細胞膜との連続性を失い，積み重ねられた皿のように杆体視細胞の中を近位側から遠位側まで移動する．そして，先端部で網膜色素上皮細胞の貪食を受けて脱落する．このように，杆体視細胞の各円板は細胞質中に存在する膜で囲まれた独立した区分であ

る．これに対して，錐体視細胞の円板は細胞膜との連続性が最後まで保たれる（図 24.12b）．

杆体視細胞の視色素はロドプシンであり，錐体視細胞の視色素はヨードプシンである．

杆体視細胞に存在する**ロドプシン** rhodopsin（視紅とも呼ばれる）が光によって退色することで，光の感受が始まる．ロドプシンは球状タンパク質として脂質二重膜の外側，すなわち円板の細胞質側に存在している．錐体視細胞では円板上に存在する視色素は**ヨードプシン** iodopsin であり，各錐体視細胞は赤，緑，青の 3 色のうちの 1 つに最大の感受性を持つヨードプシンを持っている．ロドプシンもヨードプシンも膜結合性のサブユニットであり，**オプシン** opsin と呼ばれるタンパク質と，光を吸収する**発色団** chromophore と呼ばれるもう 1 つの小さなサブユニットで構成されている．杆体視細胞

FOLDER 24.4　臨床関連事項：色覚異常（色盲，色弱）*

正常な色覚を持っているヒトは，3原色（赤，緑，青）を混合し，赤から紫までの全域に対応する色覚を有している．このようなヒトは**3色覚者（3色型色覚者）** trichromat と呼ばれ，3種類の錐体（L錐体，M錐体，S錐体）からの色の情報を別々に運ぶチャネルを持っている．3色覚者のうちおよそ90％は，3種類の錐体からの情報を混ぜ合わせて，任意の色を感受することができる．しかし，一部のヒトでは，3錐体のうち1つが正常とは異なる吸収スペクトル特性を持つため，異なる色覚特性を持つ場合がある．たとえば，3色覚を持つヒトの6％は，色合わせ法検査〔訳注：3原色の光を適切な強度比で混合して提示された色と同じ色を再現させる検査〕を行うと，赤系と緑系の混ぜ合わせの割合が通常と異なる色覚特性を持つ．これは異常3色覚者〔訳注：かつては色弱と呼ばれた〕と呼ばれるものである．

色覚異常の機能的な説明を理解するためには，各錐体の特性を知ることが基本となる．真性の色覚異常者〔訳注：かつては色盲と呼ばれた〕は2色覚（2色型色覚）であり，L錐体（赤感受性），M錐体（緑感受性），S錐体（青感受性）のうちのいずれか1種類の錐体の異常が原因となる．異常が起こった錐体は，その種類全体が完全に欠損する．2色覚では，残った2種類の錐体からの神経インパルスに基づいて色情報を混ぜ合わせ，色の弁別を行うしかなくなる．

以下の3つの型の2色覚性の色覚異常が知られている：

- 1型2色覚は，長波長（赤）に感受性のあるL錐体の欠損によって起こる．L錐体の視物質（オプシン）のタンパク質をコードする遺伝子はX染色体上に存在するため，伴性劣性遺伝し，主として男性に現れる（男性の約1％）．1型色覚を持ったヒトは，赤と緑と同様に緑と青の区別がつきにくいという特性を持っており，車の運転時などに大きなリスク要因となることがある（図F24.4.1）．
- 2型2色覚は，中波長（緑）に感受性のあるM錐体の欠損によって起こる．2型2色覚は色覚異常で最も多くみられるタイプであり，男性の約5％にみられる．M錐体のオプシンをコードする遺伝子もX染色体上のL錐体のオプシンと同じ領域にあることから，伴性劣性遺伝する．2型2色覚では，1型2色覚と同様に赤と緑の弁別が難しいことが主な問題となる（図F24.4.1）．
- 3型2色覚は短波長（青）に感受性のあるS錐体の欠損によって起こる（図F24.4.1参照）．この異常は常染色体性劣性遺伝を示し，7番染色体上のS錐体のオプシンをコードする単一遺伝子の変異によって起こる．大変まれな色覚異常（およそ10,000人に1人）であり，男性にも女性にも等しく認められる．

*〔訳注：色盲，色弱という用語は現在，正式には用いられない．ここでは日本医学会の医学用語辞典に基づいた用語を用いている．〕

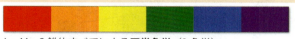
L，M，S錐体すべてによる**正常色覚（3色覚）**

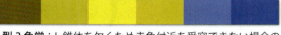
1型2色覚：L錐体を欠くため赤色付近を受容できない場合の色の見え方

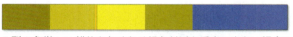
2型2色覚：M錐体を欠くため緑色付近を受容できない場合の色の見え方

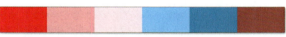
3型2色覚：S錐体を欠くため青色付近を受容できない場合の色の見え方

図F24.4.1 ▲ 色覚異常
この図は正常な3色覚における6色の光のスペクトラムと3つのタイプ（1型〜3型）の2色覚における見え方を模式的に示す．

うる．

視覚とは，網膜に入った光が電気的な信号に変換され脳に伝わるプロセスである．

視細胞に達した光によって発せられた神経インパルスは，精巧な神経のネットワークを介して脳に送られる．光刺激の神経インパルスへの変換（光電変換）は以下の段階を経る：

- 錐体視細胞と杆体視細胞の外節において光化学反応が起こる．光の入らない状態では，ロドプシンの発色団であるレチナールは11-*cis*-レチナールの形をとっている．杆体視細胞に光が当たると11-*cis*-レチナールに構造変化が起こり，より直線的なオール-*trans*-レチナールに変化する．この変化はオプシンを活性化し，オール-*trans*-レチナールは杆体視細胞の細胞質中に遊離される（この過程は退色と呼ばれる）．
- 活性化されたオプシン分子は，Gタンパク質の1つであ

のオプシンは**スコトプシン** scotopsin，錐体視細胞のオプシンは**フォトプシン** photopsin と呼ばれる．ロドプシンの発色団は，ビタミンAの誘導体カロテノイドの**レチナール** retinal である．したがって，正常な視機能を保つ上では適量のビタミンAの摂取が必須である．ビタミンA摂取不足が長引くと，暗いところでものがみえなくなる夜盲症（鳥目）が起こる．

錐体視細胞の円板の内腔は細胞間腔に連続している．

杆体視細胞の円板は細胞膜と離れているのに対し，錐体視細胞の円板は細胞膜との連続性が保たれていることはすでに述べたが，このことが両者における視色素の更新のしかたの違いに関係している．すなわち，杆体視細胞の中で新しく産生されたロドプシンは，外節の基部で円板が形成されるときに円板の膜に取り込まれ，それから数日かけて外節の最先端部まで移動していく．これに対して，錐体視細胞では，膜への取り込みは基部だけではなく，外節のどの部位でも起こり

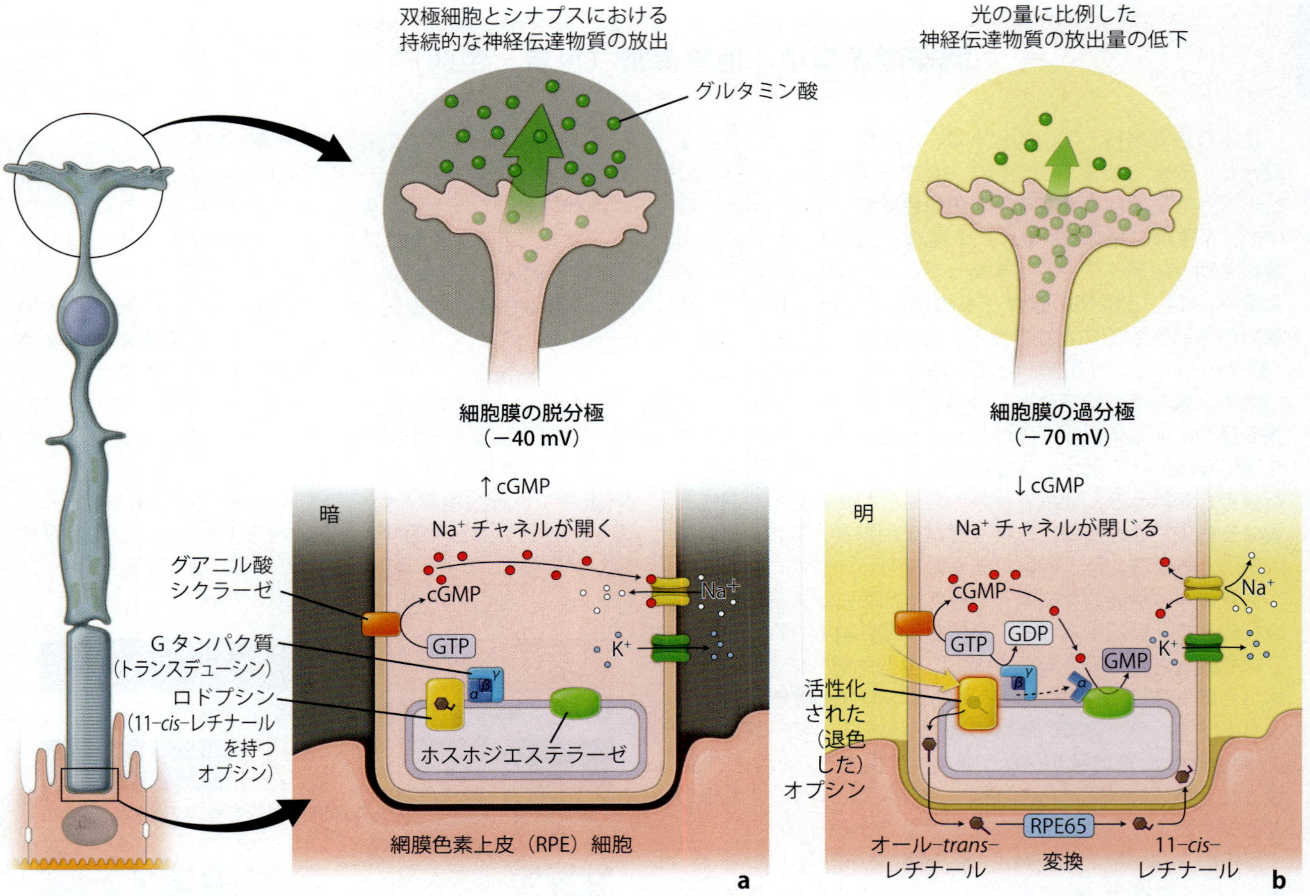

図 24.13 ▲ 視細胞における光刺激の神経インパルスへの変換（光電変換）の過程を示す模式図

a. 暗黒下では，グアニル酸シクラーゼの働きにより杆体の細胞質中の cGMP 濃度が高くなる．このため cGMP 依存型 Na^+ チャネルの細胞質側に結合する cGMP 分子が増え，開いたチャネルを通って Na^+ の細胞内への流入が持続的に起こり，細胞膜は脱分極状態となる．その結果，双極細胞とのシナプス結合において，伝達物質であるグルタミン酸が持続的に放出される．また，暗黒下では 11-cis-レチナールを含むロドプシン分子は活性を持たない．b. 光刺激が入ると，11-cis-レチナールが立体構造変化を起こしオール-trans-レチナールに変化する．この変化によってオプシンを活性化し（この反応は退色と呼ばれる），オール-trans-レチナールを杆体の細胞質中に遊離させる．活性化したオプシンは G タンパク質（トランスデューシン）と反応し，これを活性化させる．活性化したトランスデューシンはホスホジエステラーゼを活性化し，cGMP の分解を促進する．これによって細胞内の cGMP 濃度を効率的に低下させる．この状態になると cGMP が離れるため，Na^+ チャネルは閉じ，膜電位は過分極状態になる．結果として，シナプス結合におけるグルタミン酸の放出が減少する．これを双極細胞が感知し，神経インパルスとして脳に伝える．遊離されたオール-trans-レチナールは網膜色素上皮細胞内の RPE65 の酵素複合体においてもとの 11-cis-レチナールに転換され，視細胞に戻されて再利用される．

るトランスデューシン transducin と反応する．すると，トランスデューシンはホスホジエステラーゼを活性化し，**サイクリック GMP** cyclic GMP（**cGMP**）の分解を促進する．光の入らない状態では，グアニル酸シクラーゼによって視細胞で産生された cGMP の濃度が高く，それらは cGMP 依存型 Na^+ チャネルの細胞質側に結合してチャネルを開き続ける．このため視細胞の膜電位は高い状態（脱分極性）に保たれ，化学伝達物質であるグルタミン酸が双極細胞との結合部において遊離され続けている（図 24.13）．

- ホスホジエステラーゼの活性化により視細胞の内節で cGMP 濃度の低下が起こると Na^+ チャネルから離れる cGMP が増え，Na^+ チャネルが閉鎖され細胞内への Na^+ の流入量が減少する．この結果，視細胞の膜電位の過分極が起こり，グルタミン酸の放出が抑制される．すると網膜の双極細胞が放出されるグルタミン酸の量の低下を検知し，それが電気的な信号として伝達される（図 24.13）．

オプシンより遊離されたレチナールは網膜色素上皮細胞やミュラー細胞においてもとの形に戻される．

遊離されたオール-trans-レチナールは，錐体や杆体視細胞の細胞質中でオール-trans-レチノールに変換された後，杆体視細胞由来のものは網膜色素上皮細胞の細胞質内に，錐体視細胞由来のものは網膜色素上皮細胞とミュラー細胞双方の細胞質内に輸送される．この過程に必要なエネルギーは，視細胞の内節に存在するミトコンドリアから供給される．網膜色素上皮細胞やミュラー細胞内では，オール-trans-レチノールを 11-cis-レチナールに変換する多段階の反応が起こる．産生された 11-cis-レチナールは視細胞に戻され，ロドプシンの再生に利用される．この変換には網膜色素上皮細胞特異的 65 kDa タンパク質（RPE65）が関わっている．このようにして，視細胞内の視覚サイクルが再び始まることになる．

正常に機能している視細胞では，外節の円板は順に脱落して網膜色素上皮細胞による貪食を受けている（図 24.14）．網膜色素上皮の各細胞は，1 日あたり 7,500 枚の円板を貪食し

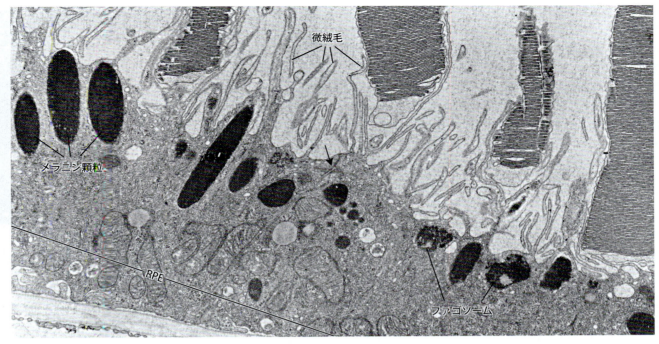

図 24.14 ▲ 錐体視細胞と杆体視細胞の外節に近接する網膜色素上皮の電子顕微鏡像
網膜色素上皮細胞（RPE）の先端側には長く伸びたメラニン顆粒が多量に集まっている．この先端側からは微絨毛が杆体視細胞や錐体視細胞の外節に向かって伸び出している．また，網膜色素上皮細胞には多数のミトコンドリアとファゴソームが存在している．→は隣り合う2つの細胞間の接着装置を示している．20 000倍．（Dr. Toichiro Kuwabara の厚意による．）

て処理する能力があるとされている．円板は一定の割合で入れ替わっており，脱落する円板の量と産生される円板の量は常に等しくなければならない．

杆体でも錐体でも円板は脱落している．

杆体では，睡眠から覚めて光が初めて網膜に入るときに，円板の脱落が一斉に起こることが知られている．これに対し，錐体では，円板の脱落する時間帯はまちまちであるという．また，錐体は円板を脱落させることによって余分な膜を捨てることもできる．しくみはよくわかっていないが，錐体における円板の脱落に際して，錐体の円錐形が保たれるように円板の大きさも変わっていく．

外境界膜（第3層）は，ミュラー細胞間の接着帯が列状に並んだものである．

外境界膜は実体のある膜ではなく，接着帯が列状に並んだものである．接着帯は，ミュラー細胞の先端部どうし，あるいはミュラー細胞と錐体や杆体との間をつないでいる（図24.9参照）．ミュラー細胞の最先端は視細胞の内節の基部に相当する位置にあるので，外境界膜はこの層のマーカーとなる．したがって，杆体や錐体がのっているミュラー細胞の支持突起は視細胞の内節と外節に貫かれていることになる．外境界膜は，網膜のより深部（内腔側）の層に高分子の物質が通過していくことを制限するバリアとして機能していると考えられている．

外顆粒層（第4層）は，視細胞の核を含む層である．

杆体視細胞の核を含む細胞領域と内節との間の部分は，核に近づくにつれて細くなっている．錐体視細胞では，核は内節の近くに存在し，間をつなぐような部分は存在しない．錐体視細胞の核は，杆体視細胞の核に比べて色素の染まりがやや淡く，大きくより卵円形に近い．杆体視細胞の核には薄い細胞質層が存在しているだけだが，錐体視細胞の核は比較的厚い細胞質で囲まれている（図24.10参照）．

外網状層（第5層）は，視細胞とニューロンの突起によって形成されている．

外網状層は，杆体・錐体視細胞の突起，および水平細胞，**網状層間細胞** interplexiform cell，アマクリン細胞，双極細胞の突起で構成されている．これらの突起間のシナプス結合によって，視細胞と特殊化した介在神経との間の電気的な結合が形成されている．視細胞の核周囲部から細い突起が外網状層に伸び，何本かの側枝を出しながら少し膨らんだ部分をつくって終わっている．この膨らんだ部位は，杆体視細胞では**小球** spherule，錐体視細胞では**小足** pedicle と呼ばれる．通常，多数の視細胞の終末が1つの双極細胞とシナプス結合しており，相互のネットワークを形成している．しかし中心窩の部分に存在する錐体視細胞は，双極細胞と1対1でシナプス形成している．また，中心窩は内層の神経層が薄いため，視細胞が斜めに配列するという特徴もある．水平細胞の樹状突起は網膜の全域にわたって視細胞の突起とシナプスを形成し，この層の複雑な神経回路網の形成に関与している．

内顆粒層（第6層）は，水平細胞，アマクリン細胞，双極細胞，網状層間細胞，ミュラー細胞の核を含む層である．

ミュラー細胞は網膜全体の骨組みをつくっている．この細胞の突起は他の細胞の周囲を完全に囲んでおり，細胞間の隙間をほとんど埋め尽くしている．ミュラー細胞の最先端部と基底部は，おのおの外境界膜と内境界膜を形成し，最先端部

から伸びる微絨毛は杆体や錐体の間に存在している。網膜の毛細血管はこの層までしか達していないため、視細胞は網膜色素上皮の血管-網膜関門を越えた細胞間質液の交換を介して物質交換を行っている。

この層には4種類の神経細胞、すなわち双極細胞、水平細胞、網状層間細胞、アマクリン細胞の核が存在しており、おのおの異なる方向に突起を伸ばして信号を伝えている（図24.9 参照）。

- 双極細胞はその突起を外網状層と内網状層の双方に伸ばしている。網膜周辺部では、双極細胞の軸索突起は内網状層で数個の神経節細胞とシナプスを形成する。中心窩を除く部位においては、双極細胞は各層でこのような結合を介して多数の細胞と連絡している。これに対して中心窩では、内網状層において1つの双極細胞の突起がシナプス結合する神経節細胞は1つだけであり、この部位の高い解像度の実現に寄与している。
- 水平細胞はその突起を外網状層に伸ばし、双極細胞の突起と入り混ざって、杆体の小球や錐体の小足、さらに双極細胞の終末などとシナプス結合している。このような電気的な連結によって、杆体、錐体、および双極細胞間の活動閾値に影響を与えていると考えられている。
- アマクリン細胞の突起は、内方に向かい、複雑な細胞間の結合形成に関わっている。それらの突起はたくさんの枝分かれを行い、双極細胞の軸索終末や神経節細胞の樹状突起とシナプス結合している。アマクリン細胞の突起は、内網状層において、双極細胞と神経節細胞以外に網状層間細胞や他のアマクリン細胞ともシナプス結合を形成している（図24.9 参照）。
- 網状層間細胞の突起は、外網状層と内網状層の双方においてシナプス結合を形成しており、内網状層から外網状層に向かって〔訳注：視覚情報の流れとは反対方向に〕神経インパルスを運んでいる。

内網状層（第7層）は複雑に配列された種々のニューロンの突起で構成されている。

内網状層には、主に双極細胞の軸索終末と神経節細胞の樹状突起間のシナプス結合が存在する。さらに、混在するアマクリン細胞、双極細胞、神経節細胞、網状層間細胞の突起間のシナプス結合も含まれている。それらの突起は内境界膜に平行な方向に走っているため、網膜の断面では水平方向の層状構造のようにみえる（図24.9 参照）。

神経節細胞層（第8層）は大型の多極性ニューロンからなる。

直径30μmにも達する大型の多極性神経細胞（神経節細胞）が神経節細胞層を構成している。この神経細胞の細胞体には、核小体が明瞭で色素に淡く染まるまるい核と、発達したニッスル小体が認められる。軸索は細胞体から起こり、神経線維層を通って視神経へと続いていく。樹状突起は反対側から起こり、内網状層内で分岐している。網膜の周辺部では、1つの神経節細胞は100個もの双極細胞の軸索とシナプスを形成

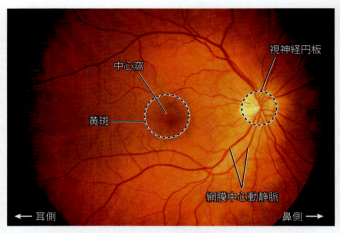

図24.15 ▲ 眼底鏡でみた正常な右眼の眼底部
神経節細胞の軸索が集まる部位は、視神経円板と呼ばれる。この部位には視細胞は存在しないため、視野上の盲点となる。視神経の中央部（臨床的に視神経乳頭陥凹と呼ばれる）から網膜中心動静脈が出入りしている。網膜中心動脈は上下の2枝に分かれた後、さらにそれぞれ内側枝と外側枝に分岐する（図の鼻側・耳側の方向に注意）。静脈もほぼ同様の分布を示す。黄斑は、視神経円板の外側に約17°、あるいは円板の直径の約2.5倍分行ったところにあるやや楕円形で血管がなく、色素のため少し色合いの異なる部位である。黄斑の中央で少し凹んでいる中心窩もみることができる。（Dr. Renzo A. Zaldivar の厚意による。）

しうる。これとは対照的に、中心窩を囲む黄斑部では、双極細胞は小型（特別に**小型** midget 双極細胞と呼ばれることもある）で、神経節細胞と1対1の結合をつくる傾向がある。網膜の大部分では、この層は1層の神経節細胞でできているが、黄斑部では8層ほどにも積み重なっている。しかし、中心窩の部分では神経節細胞は存在していない。神経節細胞の間には、色素に濃く染まる核を持ったニューログリア細胞が存在している（図24.9 参照）。

神経線維層（第9層）は神経節細胞から出た軸索を含む。

神経節細胞から出た軸索線維は、網膜表面に平行に走り、薄い層を形成する。軸索が視神経円板（図24.15）に集まるにつれて、この層は厚みを増す。軸索は髄鞘を持っておらず、その径は最大5μmに達する（図24.9 参照）。表層の毛細血管網を含む網膜の血管は、主にこの層に存在している。

内境界膜（第10層）は網膜と硝子体を隔てている。

内境界膜は網膜の最内層の境界をなしている。ミュラー細胞の基底板でもある（図24.9 参照）。眼底鏡でみたとき、若年者では内境界膜からの反射が網膜表面の光沢として認められる。高齢者では、内境界膜に接して半透明の細胞層や細胞外基質性の膜が形成されることがある。これは**網膜前膜** epiretinal membrane（**ERM**）あるいは**黄斑部ヒダ** macular pucker と呼ばれるもので、像のゆがみやぼやけなど、さまざまな臨床症状の原因となる。網膜前膜の形成は、網膜内の細胞（色素上皮細胞、ミュラー細胞、アストロサイトなど）が増殖し、内境界膜の表面上に移動してくることで始まる。やがて、マクロファージ、線維芽細胞、筋線維芽細胞などが進入してくる。下層の網膜へのダメージを避けるため、網膜前膜を除去する手術が行われることがある。

2）網膜の特殊化した部位

中心窩 fovea centralis は，眼球の光軸の後極部分に位置する直径 1.5 mm ほどの小さな浅いくぼみとして認められる．そのさらに中心部分の直径 200 μm ほどの範囲を**小窩** foveola と呼んでいる（図 24.15 参照）．この部位には視細胞層以外の層はほとんどないか全くみられない（図 24.6 参照）．この部位に存在する視細胞は錐体視細胞のみであり（およそ 4,000個），それらは他の部位の錐体視細胞より細長く，杆体に近い形をしている．この部位の網膜は，分解能が高く色彩のある視覚受容に特化している．錐体視細胞と神経節細胞の比率は 1 対 1 に近い．この部位には血管もないため，光は邪魔されることなく錐体の外節に到達できる．また，この部位に隣接する網膜色素上皮や脈絡毛細血管板は，他の部位より厚くなっている．

黄斑 macula lutea は中心窩を囲む直径 5.5 mm ほどの領域で，黄色の色素（**キサントフィル** xanthophyll）が存在するため黄色みを帯びてみえる．この部位には約 17,000 の錐体視細胞が存在し，その周辺部に行くと杆体視細胞も認められるようになる．また，この部位にも血管が存在しない．中心窩の最も鋭敏な部位に光が直接届くように，中心窩から押しのけられた網膜の細胞や突起，特に神経節細胞が積み上がっている．

3）網膜の血管

網膜中心動脈 central retinal artery と**網膜中心静脈** central retinal vein は眼底鏡で観察や検査ができる血管であり，視神経の中央部を通り視神経円板のところで眼球内に進入する（図 24.2 および p.902～903，眼の発生についての項参照）．網膜中心動脈は網膜の内腔側の層を栄養する．この動脈は眼内に入るとすぐに上下に二分し，おのおのがさらに鼻側の枝と耳側の枝に分岐する（図 24.15 参照）．静脈も同じようなパターンで分布している．これらの血管は，初め網膜の内境界膜と硝子体の間に位置しているが，外側に行くにつれて網膜の内腔側の層に入り，そこから起こる枝は毛細血管網となって内顆粒層まで達する．したがって，この血管系は網膜の内層（第 6～10 層，p.919～920 参照）に栄養を与えていることになる．残りの深い層（第 1～5 層）は，脈絡膜の脈絡毛細血管板からの拡散によって栄養を供給されている．網膜中心動脈の枝は他の血管との吻合がなく，解剖学的な終動脈である．診察の際に，眼底鏡で網膜の血管や視神経円板の状態を評価することによって，眼の状態だけでなくさまざまな重要な病変，たとえば頭蓋内圧亢進，高血圧，緑内障，糖尿病などの徴候を早い段階で知ることができる．

D. 水晶体

水晶体 lens は透明で血管を欠いた両面凸の構造体で，毛

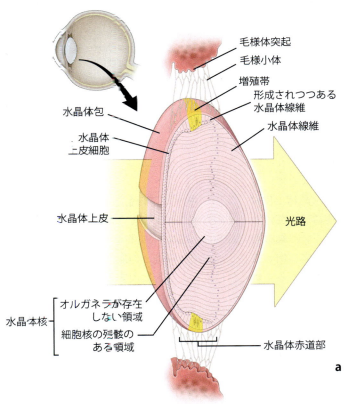
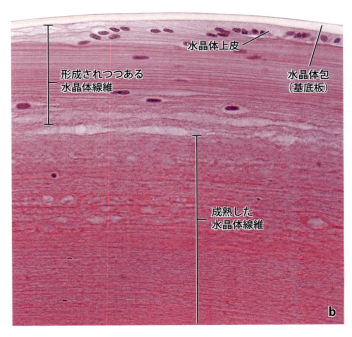

図 24.16 ▲ 水晶体の構造
a. この図は，毛様体突起から伸びる毛様小帯（チン小帯）によってつり下げられる水晶体の構成要素を模式的に示している．水晶体包は水晶体前面に存在する水晶体上皮と水晶体線維の基底板によって形成されている．この図では，水晶体包の一部が取り除かれて，その下にある水晶体上皮がみえるようになっている．また，上皮細胞の新生が起こる赤道部の増殖帯（黄色）にも注意せよ．ここでは，上皮細胞が増殖して水晶体線維細胞に分化している．水晶体の中心部の水晶体核は，オルガネラが存在しない領域となっている．**b.** これは赤道部の増殖帯付近の強拡大光学顕微鏡像で，水晶体上皮から水晶体線維が形成される過程が示されている．厚い水晶体包とその深部で分化しつつある水晶体線維の核も認められる．成熟した水晶体線維は核を持たない．570 倍．

FOLDER 24.5　臨床関連事項：結膜炎

　結膜炎は英語圏では別名**ピンクアイ** pinkeye とも呼ばれる結膜の炎症である．眼球結膜または眼瞼結膜の一方に限局して起こることもある．患者は眼の充血，痛みやかゆみの刺激症状，流涙など，あまり特異的ではない症状を呈する（図F24.5.1）．これらは異物が眼に入ったときの症状にも似ている．期限を超えてのコンタクトレンズの使用によって，ウイルス性や細菌性の結膜炎が起こることもある．また，結膜炎がより重篤な眼の疾患（たとえば角膜潰瘍など）の初期段階である場合もある．一般に，4週間未満で症状が治まる場合は急性結膜炎とされ，それ以上症状が続く場合には慢性結膜炎に分類される．

　急性結膜炎は主に感染やアレルギーによって起こる．感染性の場合，細菌や種々のウイルス（HIV，帯状疱疹ウイルス，単純ヘルペスウイルスを含む）が原因となる．細菌感染による結膜炎の場合，白血球や脱落した扁平上皮を含む不透明な膿性の分泌物が認められる．診察で膿性の分泌物と結膜の乳頭増殖を確認することが，原因鑑別の助けになる〔訳注：膿性分泌物があれば細菌性，結膜の乳頭増殖があればアレルギー性を疑う〕．ウイルス性結膜炎が成人で最もよくみられる結膜炎である．臨床的には，びまん性の結膜充血とウイルス性結膜炎に特異的な多数のリンパ濾胞形成を眼瞼結膜に認める．また，しばしば前耳介リンパ節の腫脹を伴うこともある．ウイルス性結膜炎は伝染性が強く，数日以内に先行する上気道感染症様の症状を伴うことが多い．ウイルス性結膜炎の患者には，眼にさわらないこと，頻繁に手を洗うこと，さらにタオルやハンカチの共有を避けることが指導される．

　細菌性結膜炎は，抗生剤入りの点眼あるいは眼軟膏で治療される．ウイルス性結膜炎には抗生剤による治療は不要であるが，人工涙液の点眼によって眼を潤す保存的療法が症状を緩和することがある．

　ウイルス性結膜炎を直接治す方法はないが，眼を温めながら軽く圧迫することや人工涙液の使用によって，症状が和らぐことがある．重症例では，炎症による不快感を少なくするため外用コルチコステロイド点眼薬が処方されることがある．しかし，外用ステロイド点眼の持続使用は副作用のリスクの増大を招く．細菌の二次感染を防ぐため，抗生剤の点眼薬が使用されることもある．ウイルス性結膜炎は通常3週間以内に治癒するが，重症の場合は，治癒までに1ヵ月以上かかる場合もある．

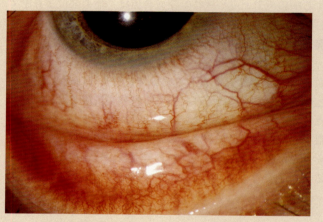

図 F24.5.1 ▲ 結膜炎
この眼球下部と反転した下眼瞼の写真は，感染を起こした結膜の像を示す．結膜の拡張した血管によって眼は中等度に充血し，結膜は浮腫性に肥厚する．しばしば，中等量の透明な（アレルギー性結膜炎の場合），あるいは膿性の（細菌性結膜炎の場合）分泌物が認められる．（Dr. Renzo A. Zaldivar の厚意による．）

様体のつくる輪状の隆起の間に**毛様小帯** zonular fiber によってつり下げられている．毛様小帯が緊張すると，水晶体はより扁平に保たれる．毛様小帯が弛緩すると水晶体は自身の弾力性によってより厚く（曲率半径が小さく）なるため屈折力が増し，より近くからやってくる光が網膜上に像を結ぶようになる．このような作用を**調節** accommodation と呼ぶ．

　水晶体は以下の3つの主な構造からなる（図24.16）：

- **水晶体包** lens capsule は厚さが 10 ～ 20 μm にも達する厚い基底板である．水晶体の前面にある上皮細胞によってつくられる．
- **水晶体上皮** subcapsular epithelium は単層の立方上皮で水晶体の前面にだけに存在する．水晶体の中央付近では上皮細胞は休止状態にあるが，赤道部近くの周辺部では増殖が盛んで，上皮細胞は水晶体包の後面に沿って移動し，成熟した水晶体線維細胞に変化する．
- **水晶体線維** lens fiber は水晶体上皮から生じる．水晶体線維細胞への成熟の過程で細胞は極めて長く伸び，核を含むすべてのオルガネラを失う．このためオルガネラが存在しない領域が形成される．

　水晶体包は主にⅣ型コラーゲン線維とプロテオグリカンでできており，弾性を持つ．毛様小帯のつく水晶体の赤道部で厚くなっている．

　水晶体上皮は，互いに**ギャップ結合** gap junction によって連結されている．オルガネラは少なく，色素にもあまり染まらない．細胞の先端側は水晶体の内部方向および水晶体線維の方向に向いており，水晶体線維との間には接着装置が形成されている．水晶体は成長とともに大きくなるが，成長後も，次第に産生量は少なくなるものの水晶体線維はつくり続けられる．新しい水晶体線維は，水晶体の赤道部分に存在する上皮細胞によってつくられている（図24.16参照）．この部位の上皮細胞は高さを増し，水晶体線維へと変化していく．

　水晶体線維は発達するにつれて長く伸び，薄く扁平な構造になる．細胞内に**クリスタリン** crystallin と呼ばれるタンパク質が充満するにつれて，核やオルガネラは失われていく．成熟した水晶体線維は長さ 7 ～ 10 mm，幅 8 ～ 10 μm，厚さ 2 μm ほどになる．成人の水晶体では，最も外層の水晶体線維のみが細胞の核やオルガネラを保っている．水晶体核と呼ばれる水晶体の中心部では，線維は極度に圧迫されて密集し，

個々の線維を見分けられないほどになる．水晶体核はオルガネラが存在しない領域で，胎生期に生まれた細胞で構成されている．水晶体線維どうしはそれぞれの先端側と基底側が**縫合** suture と呼ばれる特殊な結合によってつながっている．しかし，これほどに密集しタンパク質の濃度が上がっているにもかかわらず，水晶体は透明性を維持している（図 24.16 参照）．水晶体線維があまりに高密度で存在しているため，水晶体の組織標本を人工物が出ないように作製することは非常に困難である．

水晶体の変化は加齢に伴う．

加齢に伴って水晶体は徐々に弾力性を失い，調節能力が低下する．このような状態が**老眼** presbyopia であり，通常 40 歳代で始まる．老眼は，老眼鏡や拡大鏡を用いれば容易に矯正される．

水晶体あるいは水晶体包の透明性の低下も，加齢に伴って比較的よく起こる変化である．この状態は**白内障** cataract と呼ばれ，水晶体内のタンパク質の立体構造変化や架橋形成によって起こるとされる．白内障の進行度合は，白内障を起こす原因となる疾患自体の進行，代謝の状態，遺伝的素因，外傷，あるいは白内障を悪化させる要因への曝露（たとえば紫外線など）などと関連している．正常な視覚機能を著しく妨げるような白内障は，白濁した水晶体を取り去って代わりに後眼房に人工レンズを入れる手術によって治療できる．

E. 硝子体

硝子体は透明なゼリー状の物質で，水晶体の後ろの硝子体腔をみたしている．

硝子体 vitreous body は網膜の内境界膜などの周囲の組織にゆるく結合している．硝子体の主成分は均質なゲル状物質で，その約 99％ は水（硝子体液）であり，他にコラーゲン線維，ムコ多糖（主にヒアルロン酸），そしてごく少数の**ヒアロサイト** hyalocyte と呼ばれる細胞成分などからなる．このヒアロサイトがコラーゲン線維やムコ多糖の産生を行っていると考えられている．通常の H&E 染色標本でこの細胞をみることは難しい．電子顕微鏡でみると，この細胞には，よく発達した粗面小胞体やゴルジ装置がしばしば認められる．硝子体の周辺部には線維芽細胞や組織マクロファージなどがみられることがある．また常に認められるわけではないが，**硝子体管** hyaloid canal（**クロケー管** Cloquet's canal）が硝子体中央を視神経円板から水晶体包の後面まで走っていることがある．これは胎生期の硝子体動脈の経路の遺残物である．

F. 眼の付属器官

結膜は眼瞼後面と眼球前面との間の空間を囲んでいる．

結膜 conjunctiva は薄くて透明な粘膜で，角膜の辺縁の角膜輪部から強膜上を広がり（**眼球結膜** bulbar conjunctiva），反転して眼瞼後面（眼球側）面を覆う（**眼瞼結膜** palpebral conjunctiva）．結膜の上皮は杯細胞を多数含む重層円柱上皮であり，疎性結合組織からなる粘膜固有層の上にのっている．

杯細胞からの分泌物は眼を潤す涙の構成要素の1つである．結膜炎は結膜に起こる炎症で，英語圏では**ピンクアイ** pinkeye とも呼ばれ，眼の充血，かゆみや痛みなどの刺激症状，流涙などを特徴とする．詳しい臨床関連事項については FOLDER 24.5 参照．

眼瞼の機能は眼を守ることである．

眼瞼の皮膚には，動きが可能なように余裕と弾力がある．上下の各眼瞼の内部には，密なコラーゲン線維と弾性線維からなる**瞼板** tarsal plate という弾力性のある支持構造が存在している．上瞼板の下端の自由縁は上眼瞼の下端まで達しており，上端は平滑筋性の（**ミュラーの**）**上瞼板筋** superior tarsal muscle（of Müller）の付着する部位になっている．上下の瞼板の裏面は眼瞼結膜に覆われている（図 24.17）．表情筋の1つである**眼輪筋** orbicularis oculi muscle は，輪走する筋線維がつくる卵円形の薄いシート状の筋で，瞼板の前方を覆っている．さらに，上眼瞼の結合組織には，眼瞼を挙上して眼を開く**上眼瞼挙筋** levator palpebrae superioris muscle の停止腱の線維も合流している（図 24.17 参照）．

眼瞼には，表皮に汗を分泌するエクリン汗腺の他に以下の4つのタイプの腺が存在する（図 24.17 参照）：

- **瞼板腺** tarsal gland（**マイボーム腺** Meibomian gland）は瞼板内にある脂質を分泌する細長い腺であり，結膜の深部に縦に走る線状の黄色の構造として認められる．上眼瞼に 25，下眼瞼に 20 の瞼板腺が存在する．この腺から分泌された脂質成分は，涙の層の表面に脂肪の薄い被膜をつくり，涙液の蒸発を遅らせている．瞼板腺の分泌が妨げられると，霰粒腫（カラチオンとも呼ばれる瞼板腺の慢性炎症による脂肪肉芽腫）を起こす．通常，上眼瞼に現れる無痛性の囊胞であり，特別な治療を施さなくても数ヵ月で自然に消滅する．
- **ツァイス腺** gland of Zeis（**睫毛の脂腺** sebaceous gland of eyelash）は脂腺の一種で睫毛（まつ毛）の毛囊につながっており，ここに脂肪を分泌する．この脂腺に細菌が感染すると，患部に圧痛，発赤を伴う麦粒腫（ものもらい）と呼ばれる状態になる．
- **睫毛腺** apocrine gland of eyelash（**モル腺** gland of Moll）は睫毛の毛包近傍の小さなアポクリン汗腺である．単一非分岐らせん型の管状構造をしている．
- **副涙腺** accessory lacrimal gland は複合型の漿液を分泌する管状腺房腺で，その内腔は拡張している．上眼瞼の内側面に存在する**ウォルフリング腺** gland of Wolfring と上下の結膜円蓋に存在する**クラウゼ腺** gland of Krause がある．

ヒトの眼瞼に存在するすべての腺は自律神経の支配を受けており，共通の神経伝達物質である VIP（**血管作動性腸管ポリペプチド** vasoactive intestinal polypeptide）によって涙腺の分泌に同期して活動する．

睫毛（まつ毛） eyelash はマイボーム腺の開口部の前方の眼瞼の前縁から出ている．睫毛は短く固い弯曲した毛で，2,

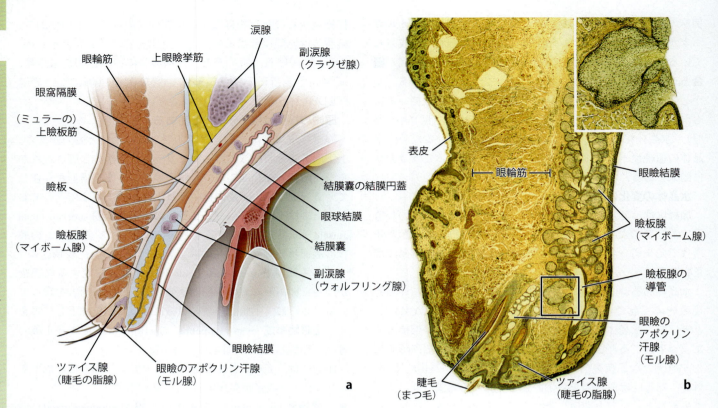

図 24.17 ▲ 眼瞼の構造
a. この眼瞼の模式図には，皮膚とその付属器，筋，腱，結合組織，および結膜が描かれている．さまざまな小さい腺が眼瞼周囲の各所に存在していること，さらに眼瞼結膜が反転して眼球結膜になるところ（結膜円蓋）に注意されたい．b. 上皮と腺の観察のためにピクリン酸で染色した眼瞼の矢状方向の断面の顕微鏡像．眼輪筋などの筋組織は黄色に，表皮や腺，結膜などの上皮は緑に染まっている．眼瞼内に多数の腺組織が認められる．瞼板腺（マイボーム腺）が最も大きな腺で，瞼板の固い結合組織の中に存在している．この脂腺からの分泌物は導管を介して眼瞼の縁に出される．20倍．**挿入図．**bの四角で囲まれた領域の強拡大像．典型的な全分泌腺（ホロクリン）の形態を示す．60倍．

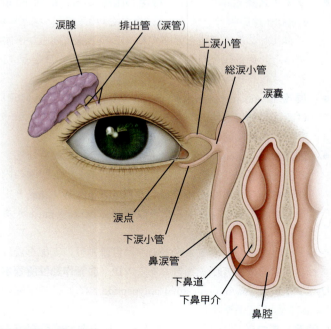

図 24.18 ▲ 眼と涙器
涙腺の他，涙液を導いて排出する涙器について示している．

3列になって生えている場合もある．同じ眼瞼の縁から出る睫毛が異なる長さと径を持つこともある．

涙腺は角膜を潤して鼻涙管に流れる涙液を産生する．

　涙液は主に涙腺で産生されるが，少量は眼瞼に存在する副涙腺でつくられる．涙腺は眼窩の上外側部の結膜のすぐ外に存在している（図24.18）．涙腺はいくつかの分葉からなる漿液性管状腺房腺で，腺房は円柱上皮で囲まれた広い内腔を有している．腺房細胞の周囲で基底膜の中にある筋上皮細胞も，涙液の分泌を助ける．約12本の導管が，上眼瞼の後ろにある結膜円蓋と呼ばれる結膜の反転部に開口している．

　涙液は，内眼角付近の**涙点** lacrimal puncta から排出される．涙点は上下の**涙小管** lacrimal canaliculus の小さな開口部で，上下の涙小管は合流して**総涙小管** common canaliculus となり**涙嚢** lacrimal sac に続いていく．涙嚢は**鼻涙管** nasolacrimal duct に続き，鼻涙管は鼻腔の下鼻甲介の下の下鼻道に開く．多列線毛上皮が涙嚢と鼻涙管の管腔壁を覆っている．**涙嚢炎 dacryocystitis** は涙嚢に起こる炎症で，鼻涙管の閉塞によってしばしば起こる．急性のことも慢性のこともあり，ときには先天性の場合もありうる．通常は高齢者に起こるが，しばしば涙小管の閉塞に続発することもある．

涙液は角膜を守り，抗菌や抗紫外線作用を持つ物質を含んでいる．

涙液は角膜上を横切って内眼角に向かって流れ，結膜や角膜の上皮を常に濡れた状態に保ち，目に入った異物を洗い流す（図24.18参照）．角膜表面を覆う涙液の層は均質ではなく，涙腺，副涙腺，結膜の杯細胞，眼瞼の眼瞼腺などから分泌された成分が混合したものである．成分としては，タンパク質（涙液アルブミン，ラクトフェリン，リゾチームなどの酵素類），脂質，電解質，さまざまな代謝産物，さらに服用している薬物などが含まれる．

カチオン性タンパク質のラクトフェリンには，リゾチームなどの抗菌性タンパク質の活性を高める作用がある．

眼球は眼窩内で外眼筋の協調のとれた収縮作用で動く．

各眼球には，内側直筋，外側直筋，上直筋，下直筋，上斜筋，下斜筋の6個の**外眼筋** extraocular muscle がついている．このうち，**上斜筋** superior oblique muscle は**滑車神経** trochlear nerve（第Ⅳ脳神経）に，**外側直筋** lateral rectus muscle は**外転神経** abducens nerve（第Ⅵ脳神経）に支配される．その他の外眼筋はすべて**動眼神経** oculomotorius nerve（第Ⅲ脳神経）によって支配されている．これらの筋の精密にコントロールされた協調した働きによって，眼球の垂直方向や水平方向の動き，さらに回旋するような動きが可能になっている．通常，両側の眼の視線は平行して動くようにコントロールされている（共同注視 conjugate gaze と呼ばれる）．

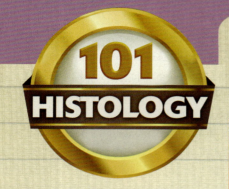

眼

眼の概要

- 眼は視覚情報をもたらす1対の特殊感覚器官である．
- 眼の組織は，**神経外胚葉**（網膜），**体表外胚葉**（水晶体，角膜上皮），および**中胚葉**（強膜，角膜実質，眼球血管膜）に由来する．
- 眼球の壁は，以下の3つの層で構成されている：外層の透明な角膜と白く不透明な強膜からなる**眼球線維膜**，中層の脈絡膜，毛様体，虹彩からなる**眼球血管膜**，そして眼球の最内層の**網膜**である．
- 眼球壁の各層と水晶体により眼内は3つの部屋に分けられる．**前眼房**と**後眼房**は眼房水でみたされ，**硝子体腔**は透明なゲル状の**硝子体**で占められている．
- **眼房水**は毛様体突起によって後眼房に分泌される．そこから瞳孔を通り前眼房に流れ，さらに**虹彩角膜角**から**強膜静脈洞**（**シュレム管**）に排出される．

眼球の壁の各層

- 角膜は透明で以下の5層からなっている：前面から順に，**角膜上皮**（角化しない重層扁平上皮），**ボーマン膜**（角膜上皮の基底板），血管を持たない厚い**角膜実質**，**デスメ膜**（角膜内皮細胞の基底板），**角膜内皮**である．
- **強膜**は白く不透明で，主に緻密結合組織からなる．強膜は**角膜輪部**で角膜に移行する．この部位には**角膜輪部幹細胞**が存在する．
- 虹彩は毛様体から起こり，その開口部である**瞳孔**の径は平滑筋からなる**瞳孔括約筋**と筋上皮細胞の層である**瞳孔散大筋**によってコントロールされている．虹彩の後面は色素を持った上皮によって覆われている．上皮の前方には虹彩間質があり，ここには多数のメラニン細胞が存在する．
- 毛様体は虹彩と脈絡膜の間に位置している．毛様体の**毛様体突起**は，眼房水を分泌し，水晶体をつり下げる**毛様小帯**をしっかりとつなぎ留めている．さらに，中に存在する**毛様体筋**は調節の際に水晶体の形を変化させる．
- 水晶体は，透明で血管がなく，両面が凸面の構造で，毛様体突起の稜間に毛様小帯で懸架されている．**水晶体包**，**水晶体上皮**，および**水晶体線維**で構成されている．
- 脈絡膜は眼球血管膜の一部で，内層の**脈絡毛細血管板**と最内層の**ブルッフ膜**が存在する．脈絡毛細血管板は網膜に栄養を供給する血管を含む層であり，ブルッフ膜は網膜色素上皮と血管内皮の双方の基底板として機能する．
- 網膜は胎生期の眼杯の内外2層の細胞層から発生する：**網膜神経部**は内側の細胞層に由来し，視細胞などを含む．**網膜色素上皮部**は外側の細胞層に由来し，脈絡膜に密着する．
- 網膜は細胞やその突起などで構成される10層に分けられる．網膜の主な細胞としては，視細胞（杆体および錐体），**伝導ニューロン**（双極細胞と神経節細胞），**連合ニューロン**，および**支持細胞**（ミュラー細胞など）が存在している．
- **網膜色素上皮層**（第1層）は最も外寄りの層で，**散乱光の吸収**，**血液-網膜関門**，視物質の**光感受性**の再生，杆体・錐体視細胞の外節先端から**膜性の円板を貪食する**などの機能を果たしている．
- 第2層は視細胞の内節と外節で構成されている．ここには**杆体視細胞**が最も多く存在し（1億2,000万個），その円筒形の外節で光の強さを感受している．**錐体視細胞**はそれほど多くはなく（700万個），円錐状の外節で光の3原色に相当する色（青，緑，赤）をおのおの感受している．
- 杆体視細胞が持つ**ロドプシン**という視物質は，**オプシン**の他，光を吸収する小さな分子（発色団）である**レチナール**で構成されている．錐体視細胞は**ヨードプシン**という視物質を持つ．
- 視細胞における光刺激の神経インパルスへの変換は**光電変換**と呼ばれる．この過程には，ロドプシンにおける 11-*cis*-レチナールから**オール-*trans*-レチナール**への変換を基盤とした光化学的な反応が関与している．この結果オプシンが活性化し，これがGタンパク質を活性化させ，最終的に視細胞の膜の過分極状態を引き起こす．この変化が双極細胞に感知され，神経インパルスとなって伝えられる．
- **外境界膜**（第3層）は，ミュラー細胞間の接着帯が列状に並んだものである．
- **外顆粒層**（第4層）は視細胞の核を含む層であり，**外網状層**（第5層）はそれらの神経突起を含む層である．神経突起は，水平細胞，アマクリン細胞，双極細胞などとシナプス結合を形成する（それらの細胞の核は**内顆粒層**（第6層）に存在する）．
- 外網状層でシナプス結合を形成した神経細胞（双極細胞）の軸索は，**内網状層**（第7層）で神経節細胞の樹状突起とシナプス結合する．神経節細胞の細胞体は**神経節細胞層**（第8層）にあり，その軸索は**神経線維層**（第9層）を走行した後，視神経を形成する．
- **内境界膜**（第10層）は網膜と硝子体を隔てる基底板である．

眼の付属器官

- **眼瞼**は反膚, 瞼板, 眼輪筋の一部, **上眼瞼挙筋**の腱線維（上眼瞼では）, 眼瞼結膜で構成されている.
- **結膜**は**杯細胞**を含む**重層円柱上皮**を持ち, 眼瞼の内側と角膜部を除く眼球前面を覆う.
- **瞼板腺（マイボーム腺）**は上下の眼瞼の瞼板内にある脂質を分泌する細長い腺である.
- **涙腺**は涙液を分泌する. 涙液は角膜などを潤した後, 鼻涙管を通って鼻腔に入る.

PLATE 104　眼 I

ヒトの眼は視覚情報を感知する複雑な感覚器である．眼球の壁は以下の3つの層でできている．すなわち，内層の網膜，中間層のブドウ膜（中膜あるいは血管膜とも呼ばれる），そして外層の線維性の膜である強膜と角膜である．眼球はしばしばカメラに例えられる．カメラには，光を屈折させ像を結ばせるレンズ，光量を変える絞り，像を記録するフィルムやCCDが備わっている．一方，眼には角膜と水晶体があって，光を屈折させ網膜上に像を結ばせている．角膜と水晶体の間に存在する虹彩は瞳孔の径を変え，目に入る光の量を変化させている．網膜の視細胞（杆体および錐体）は，光の強さ（杆体）と色（錐体）を感知し，それらのパラメーターを電気的な信号に変えて，視神経（第Ⅱ脳神経）を介して脳に送り出している．

眼球は直径およそ25 mmの大きさで，眼窩の中で6つの外眼筋によってつり下げられている．外眼筋は眼球を動かすが，その際，眼球の動きが眼球の中心軸に関して対称になるように調整されている．厚い脂肪の層が部分的に眼球を囲み，眼球が眼窩内で動く際のクッションの役目をしている．

眼球の半模式的縦断図（E. Sobottaによる）

眼球壁の最内層は網膜（R）であり，層状に配置された細胞によって構成されている．細胞としては，視細胞（杆体および錐体），ニューロン（双極細胞や神経節細胞など），支持細胞，網膜色素上皮細胞などがある（PLATE 105参照）．網膜の光を受容する部分（網膜視部）は，眼球の後ろ5分の3の部分にある．網膜視部の前端には鋸状縁（OS）があるが，ここより前方では網膜は厚みを減じ，光を受容しない部分（網膜盲部）となって毛様体（CB）や虹彩（I）の内腔面側を覆う上皮となる．この前方部の網膜盲部には多量の色素が集積し，毛様体や虹彩の断面で，眼球内腔側の黒い縁として目立つ．

眼球壁の中膜であるブドウ膜は，脈絡膜，毛様体，虹彩からなる．脈絡膜（Ch）は血管に富む層である．しかし薄い層であるため，この図ではその位置でしかわからず，網膜の色素上皮層のすぐ外表側の層として同定される．この膜にも色素が多量に含まれ，部位によっては明瞭な層として認められる．

鋸状縁より前方では，ブドウ膜は厚みを増し，毛様体（CB）と呼ばれる．毛様体には毛様体筋が存在し（PLATE 106参照），この筋の働きで水晶体の曲率が変わり，遠くのものにも近くのにも焦点を合わせることができる．また，毛様体は毛様小帯の付着部にもなっている．毛様小帯は水晶体（L）を毛様体につなぎ留めて支える提靱帯として機能する．虹彩（I）はブドウ膜の最前部で，中心部にまるい開口部の瞳孔がある．

眼球の最表層は線維層で，強膜（S）と角膜（C）からなる．両者ともコラーゲン線維を主な構成要素としているが，角膜が透明であるのに対し，強膜は白く不透明と対照的である．外眼筋は強膜に付着し眼球を動かしている．しかし，この図では上方と下方に外眼筋の付着部（→）が少しみえるだけである．眼球の後方で，強膜は眼球内部から出てくる視神経（ON）によって貫かれている．視神経の付着部（視神経円板）の外側（この図ではONの上方）の網膜には，中心窩（FC）というくぼみがある．この部位は網膜の中で最も薄くて最も鋭敏な部位である．

水晶体についてはPLATE 107で詳しく述べる．水晶体の後方には，大きな眼内の腔である硝子体腔（V）が広がっている．この腔はゼリー状の物質である硝子体や硝子体液でみたされている．水晶体の前方には，眼房水でみたされた腔である前眼房（AC）と後眼房（PC）が存在する．両者は虹彩によって隔てられている．

AC, 前眼房	I, 虹彩	R, 網膜
C, 角膜	L, 水晶体	S, 強膜
CB, 毛様体	ON, 視神経	V, 硝子体腔
Ch, 脈絡膜	OS, 鋸状縁	→, 外眼筋の付着部
FC, 中心窩	PC, 後眼房	

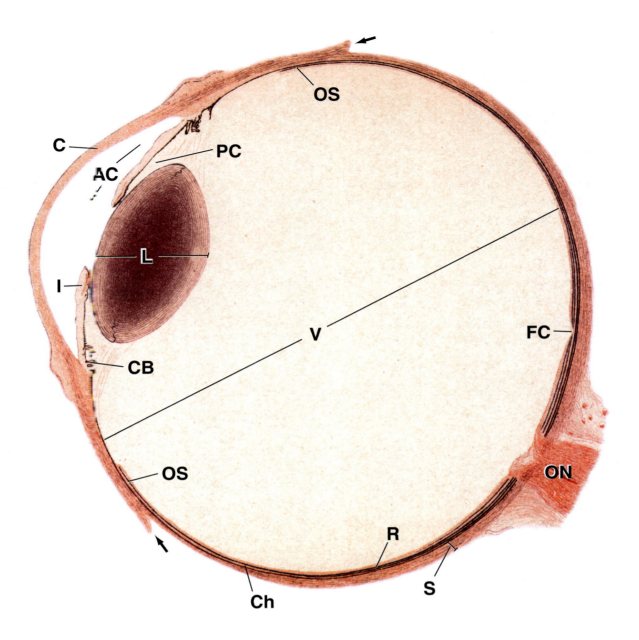

PLATE 105　眼Ⅱ：網膜

網膜と視神経は，前脳の突起として発生する．そのため，視神経を覆う線維性の膜は，脳を覆う髄膜の延長部に相当する．網膜神経部は，視細胞（杆体および錐体），伝達や連合機能に関わるニューロンおよび支持細胞（ミュラー細胞）などの細胞で構成される層構造をつくっている．網膜神経部の眼球外表側には，単層立方上皮の網膜色素上皮（RPE）がある．ミュラー細胞は中枢神経系の他の部位におけるニューログリア細胞に相当するもので，その突起は網膜のほぼ全層にわたって枝を伸ばしている．網膜の内境界膜はミュラー細胞の基底板であり，外境界膜はミュラー細胞の最先端部どうしあるいは視細胞との間の細胞接着装置が一線に並んで膜状にみえるものである．

網膜神経部をつくる各種の細胞は以下の3つの層に分かれて存在している：（1）深層（眼球外表側の層）には杆体および錐体視細胞，（2）中間層には双極細胞，水平細胞，アマクリン細胞など，（3）表層（眼球内腔側の層）には神経節細胞が存在している．視覚の神経インパルスは視細胞から双極細胞を経て神経節細胞に伝えられる．シナプス間の伝達は外網状層（視細胞と中間層の神経節細胞との間）と内網状層（中間層と神経節細胞層の間）で起こり，その際，ニューロンによるシグナルの合算や統合などが起こる．最終的に，視覚情報は視神経を構成する神経節細胞の軸索を介して脳へ送られる．

視神経円板と視神経
眼，ヒト，H&E 染色，65倍．

視神経が眼球外へ出るところは視神経円板（OD）と呼ばれる．この部位は図で明らかなようにくぼんでいる．また，ここには視細胞が存在しないため，光を感受することができず，視野の"盲点"と呼ばれる．

網膜の神経節細胞層から起こった軸索は，強膜に開いた多数の小孔（→）を通って強膜外に出て視神経（ON）を構成する．視神経の軸索に貫かれる強膜の部位を強膜篩板（LC）と呼ぶ．視神経には網膜中心動静脈が伴い（図にはない），これらも強膜篩板を貫いている．これらの動静脈（BV）の枝は，網膜の内腔側部分を養っている．

網膜
眼，ヒト，H&E 染色，325倍．

組織切片上で明らかなように，構造的な特徴から網膜は10層に分けられる．眼球の外表側から内腔側に向かって（網膜の深層から表層に向かって）以下に示す．また図には略語で示す：

1. 網膜色素上皮層（RPE）．網膜の最外層（最深層）．
2. 杆体・錐体層（R&C）．視細胞の外節と内節を含む層．
3. 外境界膜（ELM）．ミュラー細胞の先端部どうしや視細胞との細胞接着装置によってつくられる線．
4. 外顆粒層（ONL）．杆体と錐体の細胞体（核）が存在している．
5. 外網状層（OPL）．杆体と錐体の突起とそれらにシナプス結合する水平細胞，アマクリン細胞，双極細胞，網状層間細胞の突起が存在している．
6. 内顆粒層（INL）．水平細胞，アマクリン細胞，双極細胞，網状層間細胞，およびミュラー細胞の細胞体（核）が存在している．
7. 内網状層（IPL）．水平細胞，アマクリン細胞，双極細胞，網状層間細胞，神経節細胞の突起とシナプスが存在している．
8. 神経節細胞層（GC）．神経節細胞の細胞体（核）が存在している．
9. 神経線維層（NFL）．神経節細胞の軸索の層．
10. 内境界膜（ILM）．ミュラー細胞の基底膜からなる．

この図には，脈絡膜（Ch）の最内腔側の部分も示されている．脈絡膜の基底板（LV）は硝子状の膜で，別名ブルッフ膜とも呼ばれ，細胞の存在しない膜である．電子顕微鏡で観察すると，網膜色素上皮の基底膜も含まれていることがわかる．このすぐ外には脈絡毛細血管板と呼ばれる毛細血管網の層がある．この血管網は網膜の深部（眼球外表側）に栄養を送る．

BV, 血管
Ch, 脈絡膜
ELM, 外境界膜
GC, 神経節細胞層
ILM, 内境界膜
INL, 内顆粒層（双極細胞，水平細胞，アマクリン細胞，ミュラー細胞の核）
IPL, 内網状層
LC, 強膜篩板
LV, 脈絡膜基底板（ブルッフ膜）
NFL, 神経線維層
OD, 視神経円板
ON, 視神経
ONL, 外顆粒層（杆体および錐体視細胞の核）
OPL, 外網状層
RPE, 網膜色素上皮
R&C, 杆体・錐体層
→, 強膜に開いた小孔（強膜篩板）

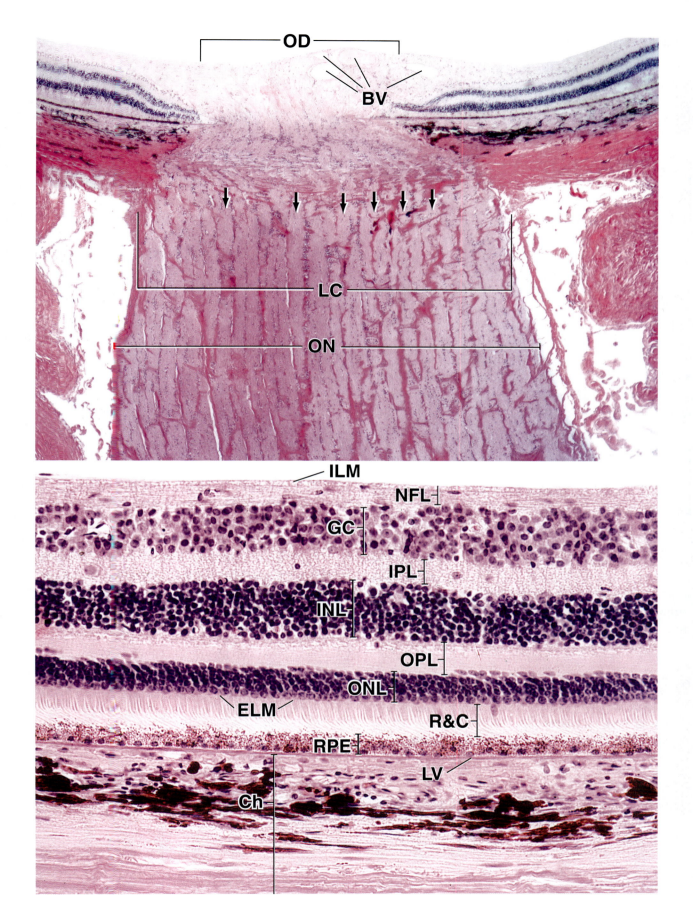

PLATE 106　眼Ⅲ：前眼部

　前眼部とは，網膜神経部の最前端部分である鋸状縁より前方の部分であり，前眼房と後眼房およびそれらを囲む構造が含まれる．具体的には，角膜と強膜，虹彩，水晶体，毛様体，および水晶体の厚い基底板（水晶体包）と毛様体の基底板との間をつないで水晶体を支える提靭帯である毛様小帯が含まれる．後眼房は，後方を水晶体前面に，前方を虹彩後面に境され，外周を毛様体によって囲まれている．眼房水は瞳孔を通って角膜後面と虹彩前面の間の前眼房に入り，シュレム管へと排出される．

前眼部
眼，ヒト，H&E 染色，45 倍；挿入図 75 倍.

　この図は前眼部の一部を示しており，角膜の一部（C），強膜（S），虹彩（I），毛様体（CB），前眼房（AC），後眼房（PC），水晶体（L），毛様小帯（ZF）が含まれている．

　この図では角膜と強膜の関係がよくわかる．両者の境目は向かい合う2つの➡の間に示されているが，これは染色の度合が違うことによってわかる．すなわち，角膜の染まりの方が強膜に比べて淡い．角膜上皮（CEp）は強膜を覆う結膜上皮（CjEp）へと続いており，角膜から強膜への移行部で上皮の厚みが著しく増していることに注意せよ．結膜上皮は口腔粘膜の上皮に似ている．結膜上皮と強膜の間には血管を含む疎性結合組織が存在している．この疎性結合組織と結膜上皮が一緒に結膜を構成する（Cj）．結膜の上皮と結合組織との間の境は不規則で出入りがあるが，角膜の上皮と角膜実質との境界面は平滑である．

　角膜と強膜の境のすぐ外側にシュレム管（CS，下図も参照）が存在する．この管は角膜周辺部を円周状に走るもので，前眼房とは線維柱帯網という疎な網状構造の隙間（フォンタナ腔）を介してつながっている．一方，シュレム管は強膜上静脈とも連絡しており，これらを介して前眼房と後眼房にある眼房水を静脈系に導いている．

　挿入図は虹彩の先端部の拡大図．虹彩後面のメラニン色素を多量に持った部位に注意．この部位は毛様体やその突起の表面と同様に，2層の上皮細胞によって覆われている．毛様体では眼球外表側の上皮はメラニン色素を多量に持っているが，眼球内腔側の上皮細胞は色素を持たない．これに対し，虹彩では2層の上皮層（IEp）のどちらも多量のメラニン色素を持っている．瞳孔括約筋（M）の一部が上皮の下（前方）の層にみえている．

前眼部
眼，ヒト，H&E 染色，90 倍；挿入図 350 倍.

　強膜（S）前縁のすぐ内腔側には毛様体（CB）が存在する．この構造の内腔面は，放射状に配列した尾根状の高まりである毛様体突起（CP）を形成している．この突起に毛様小帯（ZF）が付着している．毛様体を構成する要素は，眼球外表側から内腔側に向かって順に，毛様体筋（CM），脈絡膜の血管層に相当する血管（VL）と結合組織の層，脈絡膜の基底板（ブルフ膜）の続きで色素上皮細胞の基底板である硝子状の膜の層（LV，挿入図），毛様体上皮層（CiEp，挿入図）である．毛様体上皮は色素上皮層（PE）と無色素上皮層（npE）からなる．

　毛様体筋の配列には3通りある．眼球外表側の筋は強膜直下にあり，眼球の経線方向（縦方向）に走り，経線状線維あるいはブリュッケ線維と呼ばれる．この線維群の最外層の線維には後方の脈絡膜までいたるものがあり，脈絡膜張筋と呼ばれる．中間の筋層は放射状線維で，角膜-強膜結合部から放射状に走り，毛様体に停止する．最内腔側の筋は輪状筋で，この図では横断面として観察できる．虹彩の基部を輪状に囲む輪状動脈（CA，かろうじてわかる）と静脈（CV）も，この図では横断面として毛様体筋の輪状筋の前方にみることができる．

A, 動脈	**CjEp**, 結膜上皮	**M**, 瞳孔括約筋
AC, 前眼房	**CM**, 毛様体筋	**npE**, 毛様体上皮の無色素上皮層
C, 角膜	**CP**, 毛様体突起	**PC**, 後眼房
CA, 輪状動脈（虹彩基部の）	**CS**, シュレム管	**PE**, 毛様体上皮の色素上皮層
CB, 毛様体	**CV**, 輪状静脈	**S**, 強膜
CEp, 角膜上皮	**I**, 虹彩	**V**, 静脈
Ch, 脈絡膜	**IEp**, 虹彩上皮	**VL**, 毛様体の血管層
CiEp, 毛様体上皮	**L**, 水晶体	**ZF**, 毛様小帯（チン小帯）
Cj, 結膜	**LV**, 毛様体の基底板	➡, 角膜と強膜の境界

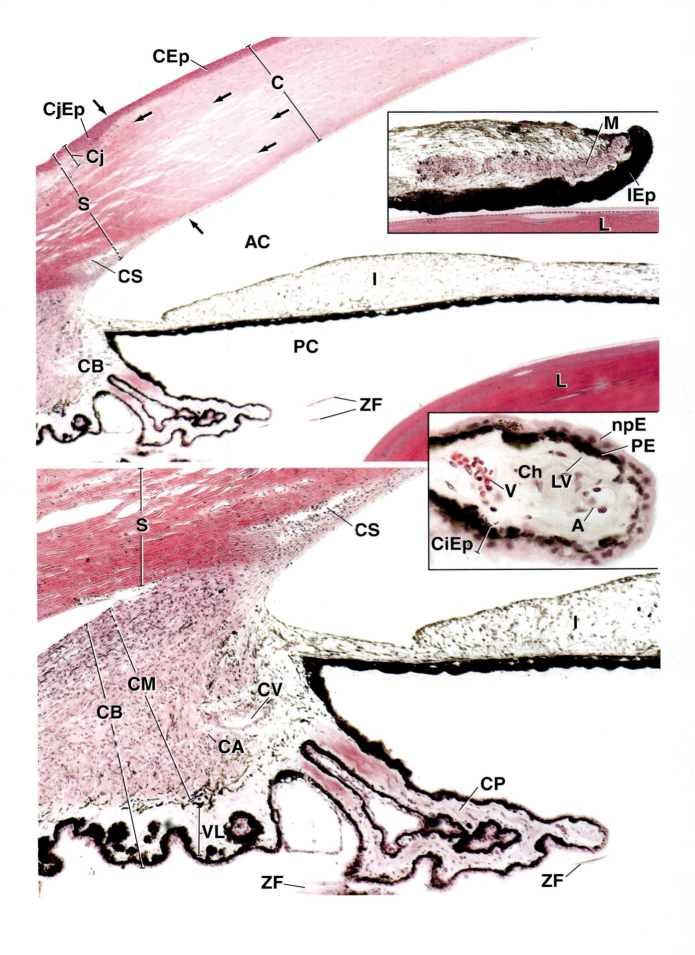

PLATE 107　眼Ⅳ：強膜，角膜，水晶体

透明な角膜は，眼の構造の中で最も屈折力が大きく，非角化重層扁平上皮で覆われている．角膜の実質は，コラーゲン細線維と線維芽細胞（角膜細胞）がほぼ平行に走るように配列したシートが積み重なった層状構造をしている．隣り合った層の線維の方向は互いにほぼ直交している．等間隔に配列したコラーゲン細線維が規則正しく積み重ねられることが，角膜の透明性を維持する上で重要である．角膜の後面は1層の背の低い立方上皮である角膜内皮によって覆われている．この角膜内皮は厚い基底板であるデスメ膜にのっている．角膜には血管がなく，角膜の栄養補給や老廃物の排出は，ほとんどがこの内皮細胞を介する物質輸送に依存している．角膜内皮が障害されると角膜に浮腫が起こり，一時的あるいは永久的に透明性が低下する．

水晶体は透明で血管がなく，両面が凸の上皮性の構造で，毛様小帯によって支持されている．毛様小帯が緊張すると，水晶体は扁平になる．逆に弛緩すると，水晶体自身の弾力性で曲率を増し，焦点距離が短くなって，より近くのものが網膜上に像を結ぶようになる（調節）．

角膜−強膜境界部
眼，ヒト，H&E 染色，130 倍．

この弱拡大の顕微鏡像は，角膜−強膜境界部（角膜輪部）より少し外側の部分の強膜全層を示している．右上の➡より左側が強膜，その右側には角膜が一部入っている．結膜上皮（CjEp）は厚さが不規則で，血管を含む疎性結合組織の上にのっている．結膜上皮と結合組織はともに結膜（Cj）を構成する．強膜の不透明さは，強膜固有層（S）を構成する不規則に密集するコラーゲン線維による．シュレム管（CS）は左下の角膜の内腔面近くに認められる．

角膜−強膜境界部とシュレム管
眼，ヒト，H&E 染色，360 倍．

上図は強拡大の顕微鏡像であり，角膜上皮（CEp）が強膜表面を覆うより厚い結膜上皮（CjEp）に移行する部位を示している．角膜の上皮のすぐ深部にあるボーマン膜（B）が認められるが，結膜上皮の下ではなくなってしまうことに留意されたい．下の図は左最上段の図より強拡大でシュレム管（CS）を示している．この腔が内皮細胞（En）によって囲まれていることから，標本作製の過程で生じた人工産物ではないことがわかる．

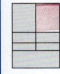

角膜
眼，ヒト，H&E 染色，175 倍．

この弱拡大の顕微鏡像は角膜（C）の全層を示しており，左の図と比較することができる．角膜上皮（CEp）は均一の厚さで，その深部の角膜実質（S）も強膜の固有層に比べるとより均質にみえる（この図と左の図の角膜実質中あるいは強膜固有層中の白い部分は人工産物である）．角膜実質の線維芽細胞（角膜細胞）の核（N）は層板の間に存在している．角膜上皮は厚い基底板であるボーマン膜（B）にのっている．角膜の後面は単層の扁平上皮である角膜内皮（CEn）に覆われている．この内皮細胞の厚い基底板はデスメ膜（D）と呼ばれる．

角膜の上皮と内皮
眼，ヒト，H&E 染色，360 倍．

上図は角膜前面付近の強拡大の顕微鏡像であり，最表層の扁平な細胞まで含む角膜上皮（CEp）全層，その直下にあって非常に厚く均質にみえるボーマン膜（B），さらにその深部にある角膜実質（S）を示している．角膜実質は，コラーゲン細線維の規則正しい密な配列を反映し，均質にみえることに留意されたい．扁平な核は線維芽細胞（角膜細胞）の核である．下の図は角膜後面付近を示す．厚く均質なデスメ膜（D）と角膜後面を覆う角膜内皮（CEn）が示されている．

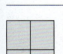

水晶体
眼，ヒト，H&E 染色，360 倍．

この顕微鏡像は水晶体の赤道部付近を示す．水晶体は，毛様小帯が付着する水晶体包（LC）に包まれた水晶体上皮細胞によって形成されている．水晶体包は水晶体上皮細胞の基底板で，非常に厚く均質にみえる膜である．単層の立方上皮である水晶体上皮は，水晶体の前面にだけ存在する．そして上皮細胞は水晶体の縁の赤道部付近で著しく長く伸び始め，水晶体の中央部に向かって伸びる層板を形成する．このように長く伸びた上皮細胞の柱状の細胞質を水晶体線維（LF）と呼ぶ．新しい水晶体線維は水晶体の辺縁部で産生され，古い線維を水晶体内部へと押しやりながら加わっていく．この写真からわかるように，深部に進むにつれ古い水晶体線維は核を失っていく．

AC, 前眼房	**CEp**, 角膜上皮	**En**, 内皮細胞
B, ボーマン膜	**Cj**, 結膜	**LC**, 水晶体包
BV, 血管	**CjEp**, 結膜上皮	**LF**, 水晶体線維
C, 角膜	**CS**, シュレム管	**N**, 核
CEn, 角膜内皮	**D**, デスメ膜	**S**, 角膜実質または強膜固有層

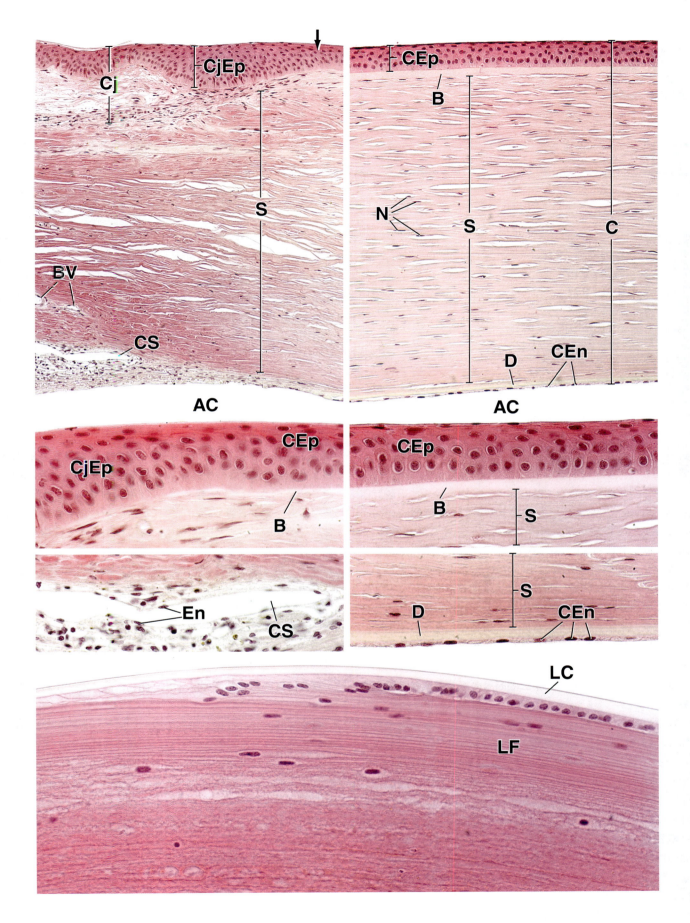

25
耳

1. 耳の概要 / 936
2. 外耳 / 936
3. 中耳 / 937
4. 内耳 / 941
   A. 骨迷路の構造 / 941
   B. 膜迷路の構造 / 943
   C. 音の受容 / 951
   D. 内耳の神経支配 / 952
   E. 膜迷路の血管 / 954

FOLDER 25.1 臨床関連事項：耳硬化症 / 942
FOLDER 25.2 臨床関連事項：難聴 / 950
FOLDER 25.3 臨床関連事項：めまい / 955

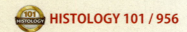 HISTOLOGY 101 / 956

1. 耳の概要

耳は3つの部分からなる感覚器で，音声を感知する**聴覚器** auditory system，および平衡感覚を感知する**前庭器** vestibular system として機能する．耳の3つの部分，すなわち**外耳** external ear，**中耳** middle ear，**内耳** internal ear のすべてが聴覚の受容に必要である（図25.1）．外耳と中耳は音エネルギーを集めて内耳に伝える．内耳では，聴覚受容細胞によって音エネルギーは神経インパルスへと変換される．内耳にある前庭器は重力や頭部の動きに反応して活動し，身体の平衡やバランスを維持する他，頭部の動きに対する眼の協調的な動きを助ける．

耳は体表外胚葉と第一，第二咽頭弓の構成要素から発生する．

聴覚受容と平衡感覚受容を行う耳の発生は，髄脳の両側の体表外胚葉の陥入による**耳胞** otic vesicle（otocyst）の形成から始まる．耳胞は体表外胚葉から離れて間葉組織中に埋まり，やがて，内耳の膜迷路の内面を覆う上皮となる（図25.2）．発生が進むと，今度は，第一咽頭弓と第二咽頭弓の一部が，耳の聴覚受容能を発達させる構造を形成する．すなわち，**第一咽頭嚢** first pharyngeal pouch（第一咽頭弓と第二咽頭弓の間の内胚葉側の陥凹）が**耳管鼓室陥凹** tubotympanic recess となって拡張し，最終的に**耳管** auditory tube（**エウスタキオ管** Eustachian tube）と中耳，およびその内腔を覆う上皮を形成する．同様に，**第一咽頭溝** first pharyngeal groove（第一咽頭弓と第二咽頭弓の間の外胚葉側の陥凹）も拡張し，**外耳道** external acoustic meatus とその内腔を覆う上皮を形成する（図25.2参照）．咽頭弓の中胚葉成分は耳小骨を形成する．3つの耳小骨のうち，**ツチ骨** malleus と**キヌタ骨** incus は第一咽頭弓から，**アブミ骨** stapes は第二咽頭弓から発生する．内耳神経（第Ⅷ脳神経）の末梢側は，耳胞に由来する膜迷路の感覚受容上皮とシナプス結合し，中枢側は脳に達する．外耳の耳介は，第一咽頭溝を囲む第一咽頭弓と第二咽頭弓の背側部に出現する6つの耳介小丘から発生する．その他の軟骨性，骨性，筋性の要素は，上皮性構造を囲む間葉組織から生じる．

2. 外耳

耳介は耳の最も外側の部分で，音を集めて増幅する装置である．

耳介 auricle / pinna は，頭部の横から出ている卵形で扁平な突起物である．その特徴的な形は内部の弾性軟骨で支持されており，表面は毛包，汗腺，および脂腺を伴う薄い表皮で覆われている．他の動物における耳介の発生や機能に比べるとヒトの耳介は退化的であると考えられるが，それでも音の来る方向を定めること（音源定位）や音の増幅に欠かすことができない装置である．

外耳道は音波を鼓膜に伝える．

外耳道は長さ約25 mmのゆるいS字型の管状腔で，外耳口から**鼓膜** tympanic membrane（eardrum）まで続いている．外耳道の外3分の1の壁は軟骨によって支持されており，これは耳介の軟骨に続いている．また，外耳道の内側3分の2

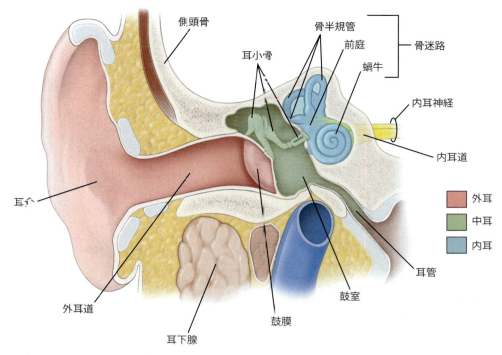

図 25.1 ▲ 耳の3つの区分
耳の3つの区分である外耳（耳介と外耳道；ピンク色），中耳（鼓室，耳小骨，鼓膜，耳管；緑色），内耳（骨半規管，前庭，蝸牛からなる骨迷路；青色．膜迷路はみえない）を異なる色をつけて示している．

は側頭骨の中にある．外耳道全体は皮膚で覆われ，外側では耳介の皮膚に続いている．

外耳道の外側部の皮膚には，毛包，脂腺，および**耳垢腺** ceruminous gland が存在するが，エクリン汗腺は存在しない．耳垢腺はらせん状単一管状腺の汗腺の一種で，腋窩に存在するアポクリン汗腺によく似ている．この腺からの分泌物が，脂腺の分泌物や落屑した表皮と混合し**耳垢** cerumen（earwax）となる．外耳道は全身で唯一の盲端で終わる皮膚の袋であり，耳垢という形で角質層から脱落する表皮細胞の残渣を外に出すことによって，外耳道にそれらが蓄積するのを防いでいる．耳垢は外耳道の皮膚や毛を湿らせ，異物が外耳道に入るのを防ぐ働きがあるとされる．また，細菌やカビ，さらに小さな虫に対する多少の防御作用も有する．ただ，耳垢がたまりすぎると外耳道がふさがれ，伝音難聴をきたすことがある（耳垢塞栓）．外耳道内側部の側頭骨内の部分は，皮膚が薄く毛包や腺も少ない．

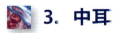 ## 3. 中耳

中耳は空気の入った腔で，3つの耳小骨が存在する．

中耳は，側頭骨（図25.3）内の空気の入った腔である**鼓室** tympanic cavity と，そこに連なる腔や管，およびその内容物によって構成されている．2つの可動性の関節で連結された3つの**耳小骨** auditory ossicle が，鼓室の外側壁と内側壁の間を橋渡ししている．中耳には，咽頭鼻部につながる**耳管** auditory tube（**エウスタキオ管** Eustachian tube）や耳小骨に付着

している小さな筋も含まれる．鼓室には天井，床，そして前方・後方・外側・内側の四方に壁がある．鼓室の前方は，耳管の開口部と内頸動脈との間を隔てる薄い骨性の壁になっている．後方は側頭骨の**乳様突起** mastoid process のスポンジ状の骨組織となっており，この中には鼓室につながる乳突洞や，さらに小さな骨内の空間の集合である乳突蜂巣が存在している．中耳の外側壁は**鼓膜** tympanic membrane で，内側壁は内耳の骨性の壁によって仕切られている．鼓室の床と天井はいずれも薄い骨性の壁となっており，それらを隔てて下方には内頸静脈が，上方には中頭蓋腔が存在している．

中耳は発達した機械的エネルギーの変換装置として働く．その主な機能は，空気の振動として外耳道から伝わってきた音波を，機械的な振動に変換して内耳に伝えることである．鼓室内側壁に開いた2つの孔である**前庭窓** vestibular/ oval window と**蝸牛窓** cochlear/ round window は，この変換過程に必須の構成要素である．

鼓膜は外耳道と中耳を隔てる．

鼓膜は直径約1 cm のややゆがんだ円錐形をしている．その頂点は鼓膜臍と呼ばれ，内側にツチ骨柄の先端がつく部位に相当する．外耳道の内側端に位置する鼓膜は，前下方に傾いている．このため鼓膜の向きは，身体の前方の地面から側頭部に向かって進んでくる電波信号を受け止めるミニチュアのパラボラアンテナによく例えられる．正常な耳を外耳道側から耳鏡でみると，鼓膜はくぼんだ明るい灰色の半透明の膜として認められる．このくぼみのため，耳鏡の照明は鼓膜臍の前下方の円錐形（三角形）の領域でよく反射する．この

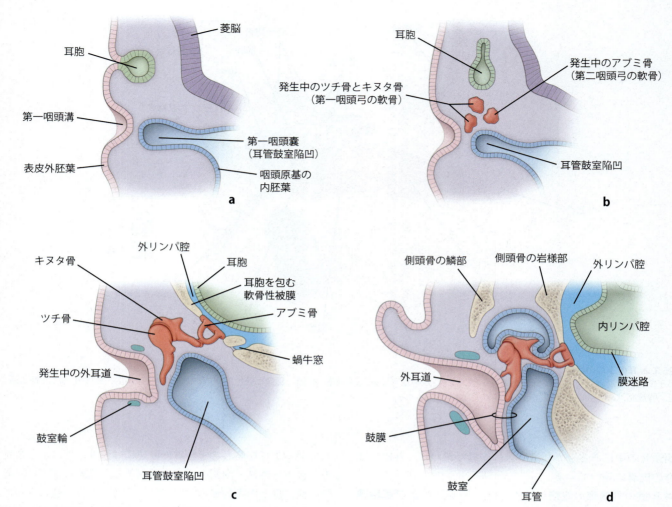

図 25.2 ▲ 耳の発生の模式図
a. この図は発生第 4 週における体表外胚葉由来の耳胞と第一咽頭弓との関係を示す．**b.** 耳胞は間葉の中に沈み，内耳の膜迷路を形成し始める．内腔を内胚葉に覆われた耳管鼓室陥凹が，将来の耳管や鼓室となる位置に拡大してくることに注意．さらに，第一咽頭弓および第二咽頭弓の間葉が集積し，耳小骨を形成していくことにも注意せよ．**c.** この発生の進んだ時期では，第一咽頭溝が発達中の耳管鼓室陥凹に向かって成長していく．また耳小骨が将来の鼓室の中に位置するようになる．**d.** この最終段階の図は，鼓膜がどのようにして 3 つの胚葉すべて，すなわち外胚葉，中胚葉，内胚葉から発生するかを示している．耳胞の壁が膜迷路を形成していることに注意．

め，この部分を光錐と呼ぶ（図 25.4）．ツチ骨は鼓室に存在する 3 つの耳小骨の 1 つで，鼓膜と接する唯一の耳小骨である（図 25.1 参照）．

鼓膜は外耳道の内側端でもあり，中耳の外側壁でもある（図 25.5）．鼓膜を構成するものを外側から内側にあげると以下のようになる：

- 外耳道の皮膚．
- 芯をつくっている放射状および輪状に走るコラーゲン線維からなる結合組織．
- 中耳の内面を覆う粘膜．

鼓膜の大部分を占める下方の部分（緊張部）はしっかりと張っている．この部の中間層は厚く，放射状あるいは輪状に走るコラーゲン線維を含んでおり，鼓膜にその形状と皺のない平滑な外見を与えている．ツチ骨の外側突起より上部の鼓膜の小部分はゆるんでおり，顕著な中間層が存在しない部分（弛緩部）となっている（図 25.4 参照）．音波は鼓膜を振動させる．この振動は付着している耳小骨によって伝えられる．耳小骨は外耳と内耳をつなぐ役目を果たす．鼓膜に孔があくと，一時的あるいは永続的な難聴が起こる（鼓膜穿孔）．

耳小骨は鼓膜と前庭窓を結ぶ．

耳小骨は，ツチ骨，キヌタ骨，アブミ骨の 3 つで，連なって中耳の空間を横切り，鼓膜と前庭窓を連絡している（図 25.6）．耳小骨は，組み合わせた"てこ"のように働き，鼓膜からアブミ骨まで振動を伝える．この過程で，振動の振幅を小さくすることと引き換えに振動の力を増幅する．これによって耳小骨は，空気の振動である音波を組織の機械的振動，さらに水でみたされた腔における水の振動（水圧振動）に変換する．耳小骨どうしは可動性の滑膜性関節によって連結されている．また，各耳小骨の名称は，以下に示すようにその形に由来している：

- **ツチ骨** malleus（hammer，ハンマー，槌）は鼓膜に接する．一方でキヌタ骨と関節接合する．

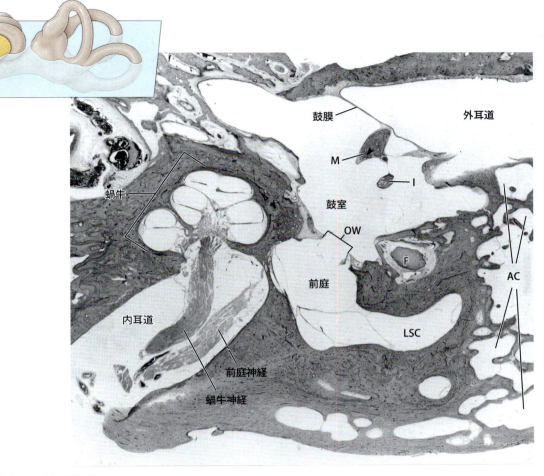

図25.3 ▲ ヒトの側頭骨の水平断面の顕微鏡像

側頭骨岩様部内における耳の3つの区分が示されている。左上の図で示された切断面の方向や部位に注意。鼓膜は外耳道と鼓室を隔てている。鼓室内にツチ骨（M）とキヌタ骨（I）の断面が認められる。鼓室の後壁は乳突蜂巣（AC）に続いている。鼓室の外側壁は主に鼓膜でつくられている。内側壁には内耳への入口である前庭窓（OW）がみられる（アブミ骨は取り外してある）。顔面神経（F）の断面が前庭窓の近くにみられる。骨迷路の蝸牛、前庭、および外側骨半規管（LSC）の一部が同定される。第Ⅷ脳神経（内耳神経）の蝸牛神経と前庭神経が内耳道の中に認められる。左上の挿入図は、この写真が骨迷路のどこを通る断面であるかを示している。65倍.

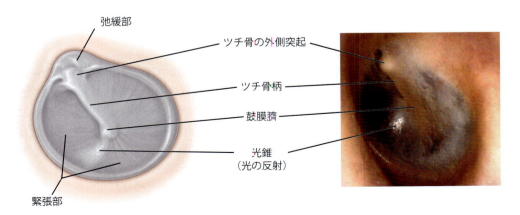

図25.4 ▲ 耳鏡で外耳道から見た鼓膜

模式図と写真は、いずれも耳鏡で外耳道から見た左側の耳の鼓膜を示している。鼓膜で目印となる構造としては、ツチ骨柄と鼓膜の緊張部との付着部位、ツチ骨柄の先端部の鼓膜臍、鼓膜の上部で外方へ突出しているツチ骨柄基部の外側突起の付着部がある。外側突起の上方には、弛緩部と呼ばれる鼓膜の小部分が位置している。光錐（光の反射）は通常、鼓膜臍から前下方に円錐形にみえることに注意。（Dr. Eric J. Mooreの厚意による。）

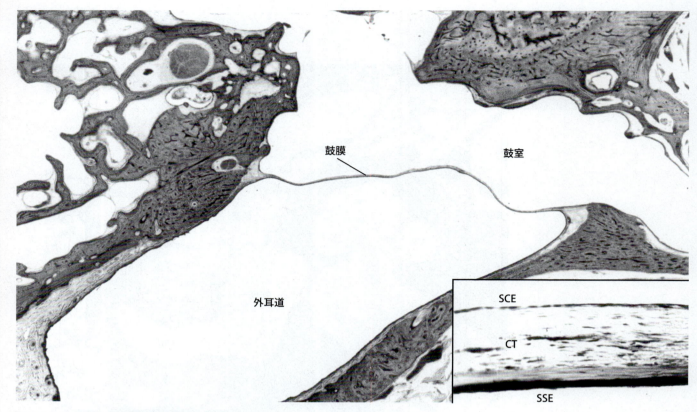

図 25.5 ▲ ヒトの鼓膜を通る断面の顕微鏡像
この顕微鏡像は鼓膜，外耳道，および鼓室を示す．9倍．**挿入図**．鼓膜の高倍率顕微鏡像．外面の上皮は重層扁平上皮（SSE），内面の上皮は背の低い単層立方上皮（SCE）である．結合組織性の中間層（CT）が2つの上皮層の間に存在している．190倍．

- **キヌタ骨** incus（anvil，金床，砧）は耳小骨中で最も大きい．ツチ骨とアブミ骨をつなぐ．
- **アブミ骨** stapes（stirrup，アブミ，鐙）は，足を置く板にあたる部分が前庭窓にはまり込み，蝸牛の外リンパを押し引きする小さなピストンのような動きをする．

外耳道，鼓膜，耳小骨に影響を与える疾患は伝音難聴の原因となる（FOLDER 25.1 および 25.2 参照）．

耳小骨には2つの筋がついており，耳小骨の動きに影響を与える．

鼓膜張筋 tensor tympani muscle の大部分は，耳管上方の骨の管の中にあって，腱がツチ骨に付着している．この筋が収縮すると鼓膜が緊張する．**アブミ骨筋** stapedius muscle の本体は中耳後壁の骨の隆起の中にあって，腱がアブミ骨の頸部に付着している．この筋が収縮すると，前庭窓のところでのアブミ骨の動きが抑制される．アブミ骨筋はわずか数mmほどの長さしかなく，人体で最小の筋である．

これら2つの筋は，大きな音が耳に入ったときに伝わる振動を減弱させる**減弱反射** attenuation reflex〔訳注：音響性耳小骨筋反射とも呼ばれる〕に関わっている．これらの筋が収縮すると耳小骨の動きが抑えられ，内耳に伝えられる振動が少なくなる．この反射は過大な音によって内耳が損傷を受けることを防ぐ働きがある．

耳管は中耳と咽頭鼻部をつないでいる．

耳管（エウスタキオ管）は長さ約3.5cmの狭く扁平な管である．管の内面は多列線毛上皮細胞で覆われており，その細胞の約5分の1は粘液を分泌する杯細胞である．耳管の機能は，中耳を換気し，鼓室の気圧を大気圧と同じに保つことである．耳管は通常閉じているが，あくびやものを飲み込むときに周囲の筋に引かれて内腔が開くしくみになっている．咽頭の炎症が耳管を介して中耳まで及び，**中耳炎** otitis media となることがよくある．リンパ性の小さな組織である**耳管扁桃** tubal tonsil が耳管咽頭口の近くにしばしば認められる．

乳突蜂巣は中耳から側頭骨内に広がっている．

乳突蜂巣は中耳から側頭骨の乳様突起部内へ広がっている．乳突蜂巣の内面を覆う粘膜は鼓室の粘膜の続きであり，すぐ下は骨膜になっている．この連続性のため，中耳の炎症は容易に乳突蜂巣に及び，**乳様突起炎** mastoiditis を起こす．抗生物質が開発される以前は，中耳炎と乳様突起炎の繰り返しは通常，難聴につながった．

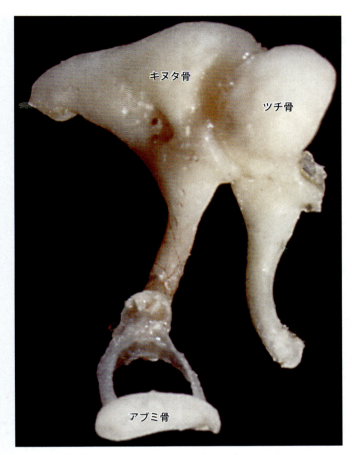

図 25.6 ▲ 関節でつながったヒトの耳小骨の写真
3つの耳小骨とは，ツチ骨，キヌタ骨，アブミ骨である．30倍．

4. 内耳

内耳は，迷路のように複雑に入り組んだ骨性の腔と，その中にある膜性の腔という2重の構造からできている．

骨迷路 bony labyrinth は側頭骨の岩様部の中に存在する骨性の複雑な腔で，互いに連絡するやや広い腔と管でできている．**膜迷路** membranous labyrinth は骨迷路の中にあって上皮と結合組織に囲まれたひと続きの腔であり，小さな袋状の部分と管状の部分が複雑につながってできている．これらの腔は液体でみたされている．

内耳には，以下の3種類の液でみたされた腔が存在している：

- **内リンパ腔** endolymphatic space は膜迷路の中の腔である．ここをみたす**内リンパ** endolymph は細胞内液に組成が近い（K^+濃度が高く，Na^+濃度が低い）．
- **外リンパ腔** perilymphatic space は骨迷路の壁と膜迷路の壁の間の腔であり，この腔をみたす**外リンパ** perilymph は細胞外液の組成に近い（K^+濃度が低く，Na^+濃度が高い）．
- **コルチリンパ腔** cortilymphatic space は蝸牛管のコルチ器の中にある腔で，細胞間隙であり，腔を疎に囲む細胞は吸収上皮に似ている．この腔をみたす**コルチリンパ**

cortilymph は細胞外液の組成に近い．

A. 骨迷路の構造

骨迷路は3つの部分からなる．

骨迷路の3つの部分については図25.7に示した．それらは以下のとおりである：

- **骨半規管** semicircular canal．
- **前庭** vestibule．
- **蝸牛** cochlea．

前庭は骨迷路の中央の腔所であり，膜迷路の卵形嚢と球形嚢を入れる．

前庭は骨迷路の中央に位置する小さな卵形の部屋である．膜迷路の**卵形嚢** utricle と**球形嚢** saccule が，この中の卵形嚢陥凹と球形嚢陥凹というくぼみの中におのおの存在している．骨半規管は前庭から後外側に広がり，蝸牛は前内側に続いている．アブミ骨の足板の部分（アブミ骨底）がはまり込む前庭窓（卵円孔）は，前庭の外側壁に開いている．

骨半規管は互いに直交する向きに側頭骨内に配置された3本のリング状の管である．

円周の4分の3ほどのリング状の管である3本の骨半規管は，前庭から出てまた前庭に戻ってきている．前半規管，後半規管，外側半規管という3本の管は，側頭骨内で輪の面が互いにほぼ直交するように配置されている．各半規管が前庭につくところは骨半規管脚と呼ばれ，これらのいずれも前方のつけ根近くの部分が膨らんで**膨大部** ampulla（図25.8a, b）を形成している．前半規管と後半規管の後方の脚どうしは，合して1本の**総脚** common bony limb になって前庭に接している（図25.8a参照）．このため，前庭と骨半規管とは5ヵ所でつながることになる．

蝸牛は円錐状のらせん構造をしており，前庭とつながっている．

蝸牛の内腔も，骨半規管とは反対側で前庭につながってい

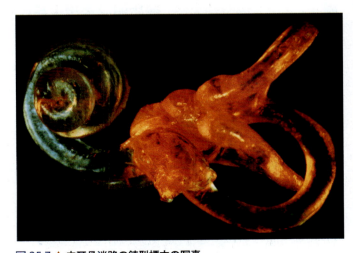

図 25.7 ▲ 内耳骨迷路の鋳型標本の写真
蝸牛は青緑色，前庭と骨半規管は赤橙色に色づけされている．（Dr. Merle Lawrence の厚意による．）

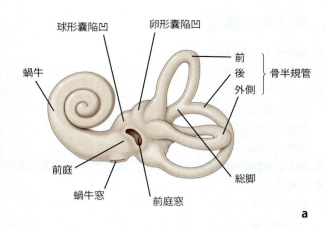
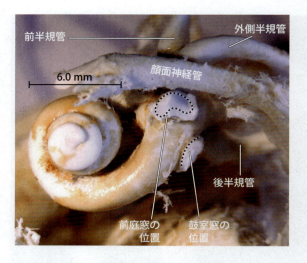
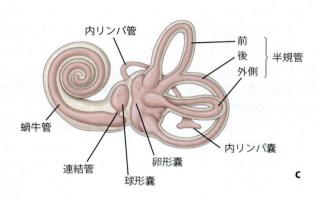
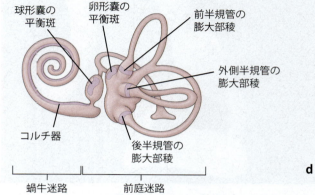

図 25.8 ▲ ヒトの内耳の図解と写真

a. 前外側からみた左の骨迷路．前庭，蝸牛，3つの骨半規管の区分を示す．前庭窓と蝸牛窓の2つの開口部が認められる．**b.** ヒトの内耳にポリエステル樹脂を注入して作製された鋳型標本の写真で，骨迷路の実際の形状を示している．樹脂が前庭窓と蝸牛窓から外に流れ出ていることに注意．また，この写真では顔面神経が通る顔面神経管の鋳型も認められる．**c.** 骨迷路の中にある膜迷路．蝸牛管は蝸牛の中でらせん状に存在している．球形嚢と卵形嚢は前庭の中に位置しており，3つの半規管はそれぞれの骨半規管の中に存在している．この方向からみると，内リンパ管とその先端部の内リンパ嚢もみることができる．**d.** この膜迷路の図では，左の内耳の平衡覚と聴覚の感覚受容部が示されている．感覚受容器は球形嚢と卵形嚢の平衡斑，半規管の膨大部稜，蝸牛管のコルチ器（らせん器）にある．

FOLDER 25.1　臨床関連事項：耳硬化症

耳硬化症 otosclerosis は後天性の聴覚障害の最も多い原因の1つである．アメリカ合衆国の全人口の約 13％は，臨床症状が出ないものの組織学的検査で耳硬化症の所見を持つ（組織学的耳硬化症）という報告があるが，臨床的に問題となる耳硬化症の発生率は 0.5～1.0％の範囲にある．耳硬化症の患者は進行性の聴力低下を訴える．症状が始まるのは通常 20 歳から 45 歳の間である．耳硬化症は骨代謝性疾患であり，側頭骨と耳小骨だけに起こる骨組織の異常なリモデリングを特徴とする．何が原因になるかはまだ明らかではないが，最近の研究では麻疹ウイルス感染が関与していることが示唆されている．耳硬化症では，鼓室の内側壁の前庭窓付近の中耳と内耳を隔てる成熟した骨性の壁が破骨細胞によって取り除かれ，より厚い未成熟な骨組織〔訳注：層板構造を持たない網状骨あるいは海綿状骨組織と呼ばれる〕に置換される．正常な耳ではアブミ骨の底板が前庭窓にはまり込んでいて，そこで自由に振動することで音波が内耳に伝えられているが，骨の異常なリモデリングがこの付近で起こると，アブミ骨底板が周囲の骨組織に固着してしまう．固着したアブミ骨は振動しなくなるので，音波は内耳の外リンパに伝わらなくなり，伝音難聴となる．治療法としてはいくつかの選択がある．1つはフッ素化合物やビスホスホネート〔訳注：骨粗鬆症の治療薬〕を投与することによって骨のリモデリングを抑制すること，2つ目は補聴器の使用による音声の増幅，3つ目は固着したアブミ骨上部を取り去り，底板に孔をあけ，人工物によるキヌタ骨と前庭窓の連結を再建する手術である．手術が最も効果的であり，90％以上の患者で伝音難聴が完全になくなるとされる．

る．蝸牛の内腔（蝸牛らせん管）は，底部から頂点に達するまでの間に，中心部のスポンジ状の骨からなる**蝸牛軸** modiolus のまわりを約2.75周する（PLATE 108, p.958）．蝸牛軸には**らせん神経節** spiral ganglion（蝸牛神経の神経節）が存在している．蝸牛の底部近くの下面には**蝸牛窓** cochlear window（**正円窓** round window）があり，これは薄い膜（**第二鼓膜** secondary tympanic membrane）で閉ざされている．

E. 膜迷路の構造

膜迷路は骨迷路の中にあり，その中には内リンパが存在している．

膜迷路は，互いに連絡してひと続きになっている袋や管でできており，内腔は内リンパでみたされている．膜迷路は骨迷路に比べて細く，両者の間には腔があって，そこに内リンパが存在している（図25.8c）．また，骨迷路の内壁の骨膜から索状の結合組織が出て膜迷路に付着して支持している．膜迷路は，大きく**蝸牛迷路** cochlear labyrinth と**前庭迷路** vestibular labyrinth に分けることができる（図25.8d）．

前庭迷路には以下のものが含まれる：

- 3つの**半規管** semicircular duct は骨半規管の中にある膜迷路で，卵形嚢に続いている．
- **卵形嚢** utricle と**球形嚢** saccule は骨迷路の前庭の中のくぼみの中に入っており，**連嚢管** utriculosaccular duct でつながっている．

蝸牛迷路は**蝸牛管** cochlear duct であり，骨迷路の蝸牛の中に入っている．蝸牛管は球形嚢につながっている（図25.8c, d 参照）．

1）膜迷路の感覚受容細胞

特殊化した感覚細胞群が膜迷路の6ヵ所に存在している．

膜迷路の6ヵ所の感覚受容部は，特殊な感覚毛を持った**有毛細胞** hair cell と，その働きを助ける**支持細胞** supporting cell とで構成されている．これらの感覚受容部は膜迷路（図25.8d 参照）の中に突き出したような形になっている：

- 3つの**膨大部稜** cristae ampullaris は半規管の膜膨大部にあって，角加速度（頭部の回転運動など）を感知している．
- 卵形嚢と球形嚢にある2つの感覚受容部は**平衡斑** macula と呼ばれ（卵形嚢斑と球形嚢斑），頭部の傾きと重力や直線加速度を感知している．
- **コルチ器** organ of Corti（**らせん器** spiral organ）は蝸牛管の内リンパに突き出ており，音の受容器として働く．

有毛細胞は前庭迷路と蝸牛迷路の上皮性の機械受容器である．

前庭迷路と蝸牛迷路の有毛細胞は，機械刺激を電気信号に変える**機械電気変換器** mechanoelectric transducer（**MET**）として機能する．これによって発生した電気信号は，内耳神経（第Ⅷ脳神経）を介して脳に送られる．有毛細胞という名称は，その先端側に規則正しくそろって突き出している硬い突起の束に由来する．細胞の先端側には，数列に並んだ感覚毛と呼ばれる**不動毛** stereocilia の束が存在している．不動毛の背丈

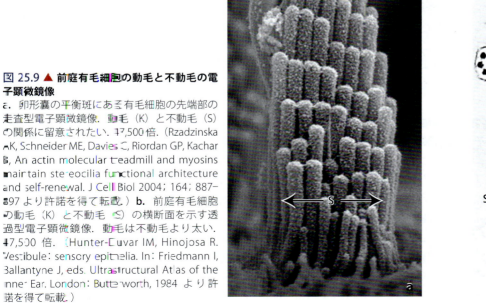

図25.9 ▲ 前庭有毛細胞の動毛と不動毛の電子顕微鏡像
a. 卵形嚢の平衡斑にある有毛細胞の先端部の走査型電子顕微鏡像．動毛（K）と不動毛（S）の関係に留意されたい．17,500倍．（Rzadzinska AK, Schneider ME, Davies C, Riordan GP, Kachar B, An actin molecular treadmill and myosins maintain stereocilia functional architecture and self-renewal. J Cell Biol 2004; 164; 887-897 より許諾を得て転載）b. 前庭有毛細胞の動毛（K）と不動毛（S）の横断面を示す透過型電子顕微鏡像．動毛は不動毛より太い．47,500倍．（Hunter-Duvar IM, Hinojosa R. Vestibule: sensory epithelia. In: Friedmann I, Ballantyne J, eds. Ultrastructural Atlas of the Inner Ear. London: Butterworth, 1984 より許諾を得て転載）

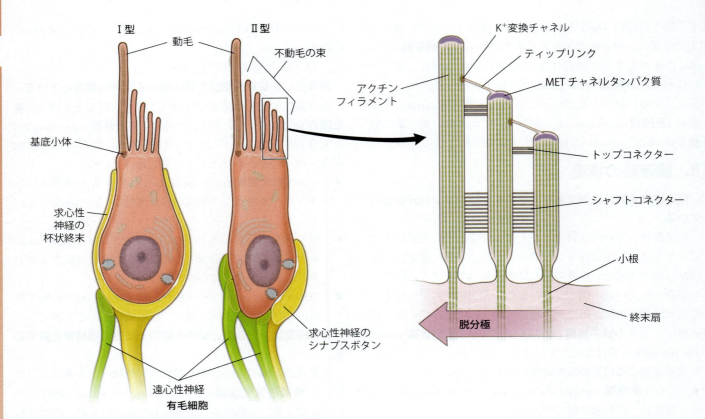

図 25.10 ▲ 膜迷路の感覚受容部にある 2 つの型の有毛細胞
Ⅰ型有毛細胞はフラスコ型で底部が丸く，周囲を杯形の求心性神経の終末が囲んでいる．この杯形の終末には，遠心性神経のシナプスがついている他，有毛細胞との間にリボンシナプスが形成されている．動毛や感覚毛の束などがあって特殊化したこの細胞の先端側に留意されたい．先端側の細胞質中には，動毛の付着部となる基底小体や不動毛の付着部になる終末扇などが認められる．Ⅱ型有毛細胞は円筒形で，細胞の底部に求心性と遠心性両方の神経終末がついている．求心性神経とはシナプスボタンを介して結合している．先端側の特殊化はⅠ型有毛細胞と同じである．不動毛の分子レベルの構造については，四角で囲まれた範囲を拡大して右側に示している．ティップリンクは1つの不動毛の軸部側面の細胞膜（K^+変換チャネルが存在する）と1つ隣の背の低い不動毛の先端部（機械電気変換器（MET）イオンチャネルタンパク質が存在する）との間をつないでいる．不動毛が動毛に向かって傾くと，METイオンチャネルが開いて有毛細胞の脱分極を引き起こす．反対に不動毛が動毛と反対方向に傾くと，有毛細胞の過分極が起こる．不動毛の基部は次第に細くなり，その細くなった小根部は，有毛細胞の終末扇の中に埋まっている．不動毛の間をつなぐ種々の細胞外架橋線維も示されている．

は，ある一定の方向に向かうにつれて高くなっている（図25.9）．前庭迷路の有毛細胞では，不動毛の最も背の高い列の後ろに，本当の線毛である1本の**動毛** kinocilium が存在している（図25.10）．蝸牛迷路の有毛細胞では，動毛の本体は発生過程で失われ，その基礎の部分である**基底小体** basal body だけが残っている．不動毛の最も背の高い列の後ろにある動毛（あるいは基底小体）の位置によって，非対称な有毛細胞の感覚毛の束の極性が決まる．後述するように，不動毛が動毛の方に向かって傾くときと，動毛から遠ざかるように傾くときでは，異なる反応が起こる．

有毛細胞の不動毛は硬い構造をしており，機械刺激を電気刺激に変えるチャネルタンパク質をその先端部に持っている．

不動毛の内部には，p.110 で述べたような分子構造が存在している．ぎっしりと詰まったアクチン線維がアクチン結合タンパク質である**フィンブリン** fimbrin と**エスピン** espin によって架橋され，不動毛の芯を構成している．この高度に架橋され密集するアクチン線維のため，不動毛は硬く曲がらないようになっている．不動毛の軸の基部は次第に細くなって，細胞の先端部につながっている．ここで，アクチンフィラメントは終末扇の中につなぎ留められている．不動毛に横から力が加わると，基部のところを中心に硬い棒のように傾く（図25.10 参照）．透過型電子顕微鏡で不動毛の先端部を観察すると，電子密度の高い斑状構造が細胞膜の細胞質側に存在していることがわかる．この斑状構造が MET，すなわち機械刺激を電気信号に変換するイオンチャネルタンパク質の本体である．**ティップリンク** tip link と呼ばれる細い線維が，不動毛の先端と隣のより背の高い不動毛の軸の部分を結んでいる（図25.10 参照）．ティップリンクは，不動毛の先端にある MET チャネルの活動開始と，もう一方の端がついている隣の不動毛の軸部にあるもう1つの変換チャネルである K^+ チャネルの開口に重要な役割を果たす（図25.10 参照）．この K^+ 変換チャネルやティップリンクがどのような分子構造を持っているかはまだ明らかにされていない．さらに，不動毛は種々の細胞外架橋線維で連結されている．

エスピンの遺伝子がノックアウトされた変異マウスでは蝸牛や前庭機能が障害されることが知られている．変異マウスは生後早い時期に聴覚を失い，同じところをぐるぐると円を描いてまわり続けるようになる．そのようなマウスの不動毛は，METが正常な機能を果たすのに十分な硬さを維持して

いないとされる．

すべての有毛細胞は，機械刺激で開口するイオンチャネルによって活動電位を発生させる．

内耳に存在する有毛細胞はすべて，その硬い不動毛が"傾く"ことで機能する．最も背の高い不動毛の方向（存在していれば動毛のある方向）に不動毛が傾くと，機械刺激の電気信号への変換が起こる．すなわち，不動毛がその方向に傾くと，ティップリンクが緊張し，生じた張力によってMETイオンチャネルが開口する．これによってK$^+$の流入が起こり，有毛細胞の膜電位が脱分極方向に上昇する．膜電位が上昇すると，有毛細胞の底側部に存在する電位依存性Ca^{2+}チャネルの開口と神経伝達物質の放出が起こる．この神経伝達物質によって，感覚神経の終末に活動電位が生じる．反対向き（動毛から遠ざかる方向）の傾きが起こるとMETイオンチャネルが閉じ，有毛細胞の膜電位は過分極する．不動毛がどのようなしくみで"傾く"のかは有毛細胞の存在する部位ごとに異なっており，以下のおのおのの項で詳しく述べる．

有毛細胞は，特殊なタイプの化学シナプスであるリボンシナプスを介して感覚神経の終末に情報を伝える．

有毛細胞上の不動毛の傾きによって，持続的かつ高頻度のインパルスが生じると，それは速やかに感覚神経の末梢側の終末に伝えられる．有毛細胞からのグルタミン酸の急速な放出を可能にするために，有毛細胞には"リボン"と呼ばれるユニークなオルガネラが存在する．電子顕微鏡でみると，リボンは卵形で厚さ30 nmの電子密度の高い板状構造として認められる．さらにリボンは，シナプス前膜に電子密度の高い構造物によってつなぎ留められているようにみえる（図25.11）．これによって，リボンは短い紐でくくりつけられた風船のようにシナプス前膜の近くにとどまることができる．リボンには多数のシナプス顆粒が繋留されており，これらは刺激（Ca^{2+}の流入）があればすぐに細胞膜に融合する準備ができている．この細胞膜上には電位依存性のCa^{2+}チャネルが高密度で存在しており（図25.11参照），有毛細胞が発したインパルスによってチャネルが開いてCa^{2+}が流入すると，リボンは高速回転するベルトコンベアのように動いてシナプス顆粒をシナプス前膜に供給して融合させる．その結果，短時間に多量のグルタミン酸の放出が可能となる．リボンに繋留されて貯蔵されているシナプス顆粒は，そうではな

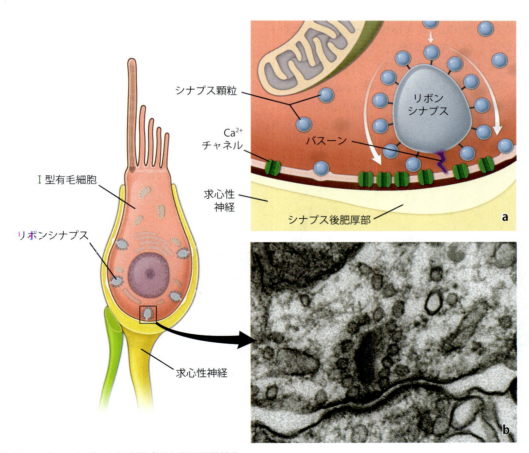

図25.11 ▲ 有毛細胞のリボンシナプスを示す模式図と電子顕微鏡像
左側の模式図は数個のリボンシナプスを持ったⅠ型有毛細胞を示す．リボンシナプスは持続的で高頻度のインパルスを求心性神経の終末（黄色）に伝えるために特化した構造である．**a.** このリボンシナプスの模式図は，シナプス前膜のアクティブゾーンに認められるタンパク質（RIM, RIBEYE, Piccolo）などで構成されるリボンタンパク質複合体を示す．この複合体はバスーン Bassoon と呼ばれる別のタンパク質によってシナプス前膜につなぎ留められる．リボンの表面は大量のシナプス顆粒を繋留する綱のように機能する．シナプス前膜のリボンがつなぎ留められている近傍には電位依存性のCa^{2+}チャネルが存在していることに注意．Ca^{2+}の流入が起こると，リボンは表面に繋留しているシナプス顆粒のシナプス前膜への移動を加速させ，融合させる（高速で運転しているベルトコンベアと同様の動き）．**b.** これはマウスの蝸牛管の有毛細胞に存在するリボンの電子顕微鏡像で，リボンタンパク質複合体と随伴するシナプス顆粒を示す．27,400倍．〔Neef A, Khimich D, Pirih P, et al. Probing the mechanism of exocytosis at the hair cell ribbon synapse. J Neurosci 2007; 27: 12933–12944 より許諾を得て転載．〕

い顆粒の約5倍程度あるとされている．リボンに存在することが知られているタンパク質として，RIMが知られている．これはシナプス前膜のアクティブゾーンに存在するタンパク質として知られ，シナプス顆粒の表面にあるGTP分解酵素であるrab3と相互作用する．他には，RIBEYE，バスーンBassoon，Piccoloなどのシナプス前膜複合体タンパク質などがある．1つの有毛細胞には通常10〜20のリボンが存在する．同様のリボンは，網膜の視細胞と双極細胞間のシナプスにも認められる．

前庭迷路の有毛細胞には2つのタイプがある．

どちらのタイプの有毛細胞にも，**求心性** afferent および**遠心性** efferent の**神経終末** nerve ending がついている（図25.10参照）．**I型有毛細胞** type I hair cell は，底部が丸く頸部は細いフラスコ型で，周囲を求心性神経の杯形の終末と少数の遠心性神経の終末に囲まれている．**II型有毛細胞** type II hair cell は円筒形で，細胞の底部に求心性と遠心性の神経終末がついている（図25.10参照）．

2）膜迷路の感覚受容器

膨大部稜は頭の回転運動のセンサーである．

半規管の膨大部には，頭の回転運動を検知する膨大部稜がある（図25.12および図25.13）．膨大部稜は有毛細胞と支持細胞で構成される肥厚した上皮性の稜で，その長軸は半規管の長軸と直交している（PLATE 108, p.958）．

タンパク質と多糖類からなる**クプラ（小帽）** cupula と呼ばれるゼラチン状の塊が，有毛細胞についている（図25.12参照）．クプラは内腔に突き出しており，周囲には内リンパが存在している．頭部の回転運動が起こると，骨半規管とその中の膜迷路の半規管の壁は一緒に動くが，内リンパは慣性によって動きが遅れる．すると，半規管の壁に固定されている膨大部稜と内リンパとの間の動きの違いによって，内リンパの中に突き出ているクプラは一方に揺り動かされる．このとき，有毛細胞とクプラの間の部分にある不動毛に傾きが生じ，これによって有毛細胞についている求心性神経終末に神経インパルスが発生する．

球形嚢と卵形嚢にある平衡斑は，頭の傾きと重力を含む直線加速度のセンサーである．

球形嚢と卵形嚢の**平衡斑** macula は，内リンパに面した神経線維が支配している感覚性上皮の肥厚部である（図25.13および図25.14参照）．膨大部稜と同じように平衡斑も，I型およびII型有毛細胞，支持細胞，有毛細胞につく神経線維終末で構成されている．卵形嚢の平衡斑と球形嚢の平衡斑は，互いに直交する向きに配置されており，立った姿勢のとき，卵形嚢の平衡斑が水平面に，球形嚢の平衡斑が垂直面に平行になる．

有毛細胞はストリオーラ（平衡斑条）という各平衡斑の中心を通る仮想の曲線に対し極性を持って並んでいる（図25.14参照）．ストリオーラの両側では，動毛の存在する側がそれぞれ反対向きになっている．すなわち，卵形嚢では動毛のある側がストリオーラを挟んで向かい合うように並んでおり，球形嚢では逆に動毛側がストリオーラの反対側を向いて

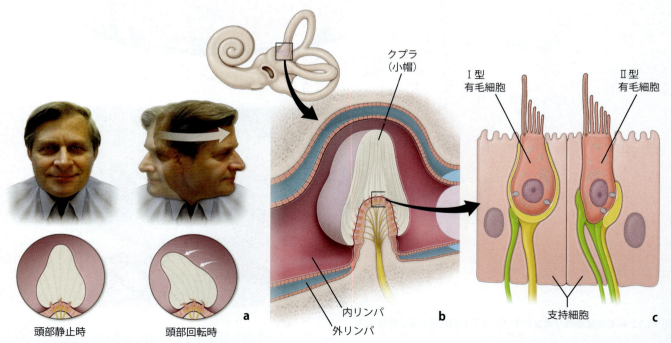

図25.12 ▲ 半規管内の膨大部稜の機能と構造を示す模式図
a. この図に示されているように，膨大部稜は頭の回転を検知する受容器として機能する．たとえば，頭を左に回転させた場合，骨迷路（骨半規管）は頭と一緒に回転するが，内リンパは自身が持つ慣性によってその場にとどまろうとする．膨大部稜は骨迷路の壁についているため，とどまろうとする内リンパによって，膨大部稜のクプラは頭の回転とは反対方向に傾く．**b.** 膨大部稜には感覚上皮と大きなクプラ（小帽）が存在している．クプラはゼラチン状の物質でできており，膨大部の反対側の壁近くまで突き出している．膨大部の膜迷路は内リンパでみたされており，膜の外周には外リンパが存在していることに注意．**c.** 膨大部稜の感覚上皮はI型およびII型有毛細胞，および支持細胞で構成されている．有毛細胞の動毛と不動毛はクプラの中に入り込んでおり，それらの機械的な傾きが起こることでK^+チャネルが開き，細胞膜の脱分極が起こる．

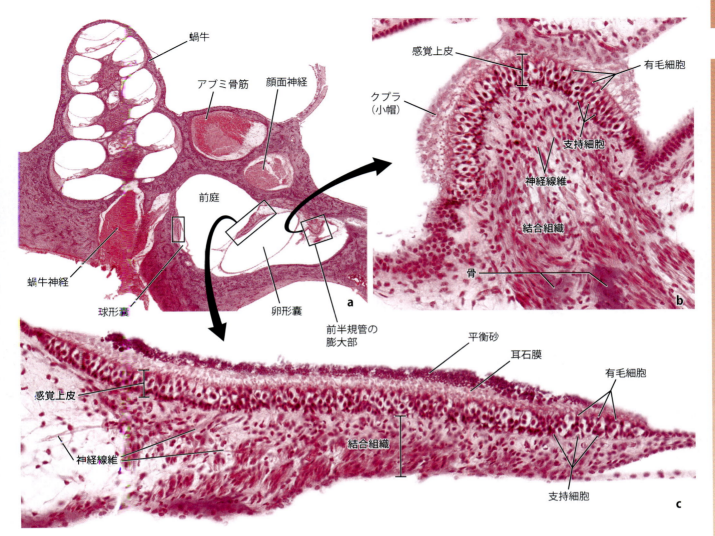

図 25.13 ▲ 内耳の膨大部稜と卵形嚢の平衡斑の顕微鏡像
a. この低倍率の側頭骨の水平断面では，内耳の構造の一部をみることができる．特徴的な形態を持つ蝸牛では，保存状態のよい蝸牛管と蝸牛軸から出る蝸牛神経をみることができる．アブミ骨筋と顔面神経の断面にも注意されたい．中央部の腔所は前庭であり，その中に膜迷路の3つの部分，つまり卵形嚢，球形嚢，前半規管の膨大部をみることができる．それらの感覚上皮が存在する部位（卵形嚢と球形嚢の平衡斑，前半規管の膨大部稜）をそれぞれ四角で囲んで示してある．20倍．**b.** この前半規管膨大部稜の高倍写真では，厚い感覚上皮は2種類の細胞，つまり表層は有毛細胞，基底層は支持細胞で構成されていることがわかる．有毛細胞の感覚毛は識別しにくいが，クプラによって覆われていることに注意．膨大部稜の感覚上皮の下層の疎生結合組織は骨迷路の壁まで広がっており，その中に神経線維とそれに随伴するシュワン細胞，線維芽細胞，毛細血管，その他の結合組織を構成する細胞などが認められる．380倍．**c.** この卵形嚢の平衡斑の高倍写真では，膨大部稜と同様の感覚上皮がみられる．平衡斑の感覚上皮は耳石膜で覆われている．耳石膜の表面には平衡砂（耳石）がのっている．380倍．（copyright©2010 Regents of the University of Michiganより許諾を得て転載．）

並んでいる．ストリオーラが曲線であるため，さまざまな方向を向いた有毛細胞が存在することとなり，平衡斑はさまざまな方向の直線加速度の検知が可能になっている．

平衡斑の表面を覆うゼラチン状の多糖類物質は**耳石膜** otolithic membraneと呼ばれる（図25.14参照）．この耳石膜の表面側には，径3〜5μmの炭酸カルシウムとタンパク質からなる結晶体が存在しており，**耳石**あるいは**平衡砂** otolith/ otoconiumと呼ばれる（図25.15）．耳石は内リンパより重い．耳石膜の表面の反対側に，有毛細胞の不動毛が埋まっている．ちょうどクプラが膨大部稜の上で動くのと同じように，耳石膜は平衡斑の上で動く．耳石膜とその上の耳石が重力で引かれるので，静止している状態でも有毛細胞の不動毛に傾きが生じる．また，直線加速度がかかった場合も，慣性によって耳石膜が有毛細胞の不動毛を引くことになるため，傾きが生じる．どちらの場合も，耳石膜の動きが有毛細胞の不動毛の動毛方向への傾きを起こすためMETが活性化し，有毛細胞が脱分極する．不動毛の傾きが動毛と反対方向に向かって起こると，有毛細胞は過分極となり，神経活動電位は起こらない．

コルチ器（らせん器）は音波のセンサーである．

膜迷路の蝸牛管によって骨迷路の蝸牛らせん管は以下の3つの区分あるいは**階** scalaに分けられる：

- **中央階** scala media．蝸牛らせん管の中央のコンパートメントである．
- **前庭階** scala vestibuli．
- **鼓室階** scala tympani．

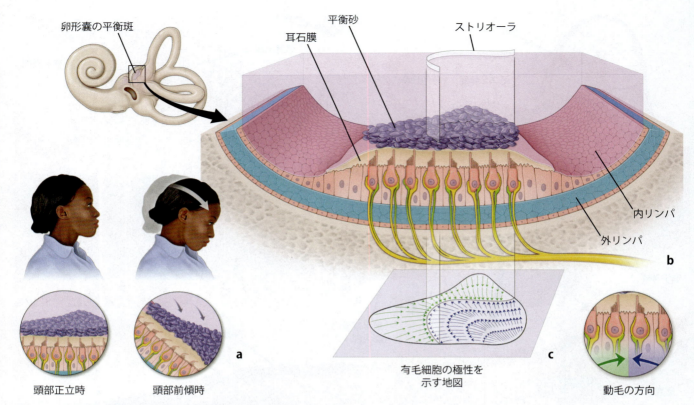

図 25.14 ▲ 卵形嚢の平衡斑の機能と構造を示す模式図
a. この図に示すように，卵形嚢の平衡斑（球形嚢の平衡斑も同様に）は，頭の傾きや重力を含めた直線加速度の感覚器として機能する．たとえば図にあるように頭部を前に傾けると，平衡砂と呼ばれる炭酸カルシウムの小さな結晶の集団が耳石膜の上で移動する．この動きがその下にある有毛細胞によって感知される．**b.** 平衡斑の感覚上皮にはⅠ型およびⅡ型有毛細胞の両方が存在する．有毛細胞の感覚毛は，ゼラチン状の多糖類からなる耳石膜に埋まっている．耳石膜の内腔面は，内リンパより比重の大きい平衡砂で覆われている．**c.** 平衡斑の下の投影図に示されたように，有毛細胞はストリオーラ（平衡斑条）という各平衡斑の中央部を通る仮想の曲面に対して極性を持って配置されている．ストリオーラを境に有毛細胞の動毛のある側が逆転しており，結果としてすべての有毛細胞が動毛側をストリオーラに向けていることに注意（有毛細胞の極性図の緑と青の→の向きをみよ）．このような配列は卵形嚢だけでみられるものであり，球形嚢の平衡斑ではすべての有毛細胞が動毛側をストリオーラと反対側に向けている．

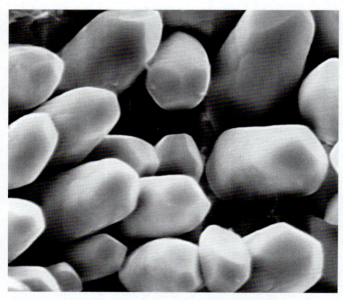

図 25.15 ▲ ヒトの平衡砂（耳石）の走査型電子顕微鏡像
平衡砂（耳石）はいずれも細長く，両端部は三角錐形をしている．5,000倍．

膜迷路である蝸牛管自身は，中央階になる（図 25.16）．前庭階と鼓室階は，それぞれ中央階の上と下の腔である．中央階は球形嚢などとつながる内リンパを入れる腔であり，その床の上にコルチ器（らせん器）がのっている腔でもある（図 25.16 参照）．

前庭階と鼓室階はともに外リンパを入れる腔であり，両者は蝸牛頂にある小さな孔である**蝸牛孔** helicotrema を通じて交通している（図 25.16b 参照）．前庭階は前庭窓に始まり，鼓室階は蝸牛窓で終わっている．

中央階は断面が三角形をした空間で，その最も鋭角の頂点は蝸牛軸についている．

中央階は横断面において三角形にみえる腔で，その最も鋭角の頂点が，蝸牛軸から伸びる骨性の板である**骨らせん板** osseous spiral lamina に付着している（図 25.16 参照）．前庭階との境をつくる中央階の上の壁は，**前庭膜** vestibular membrane（**ライスネル膜** Reissner's membrane，図 25.17）である．中央階の外側の壁は，**血管条** stria vascularis という特殊な上皮によって仕切られている．この上皮が内リンパの産生と維持を担う．血管条には複雑な毛細血管網と3種類の細胞が存在している（図 25.18）．辺縁細胞は主に K^+ の輸送に関わり，中央階の内リンパ腔に面している．中間細胞は色素を含み，

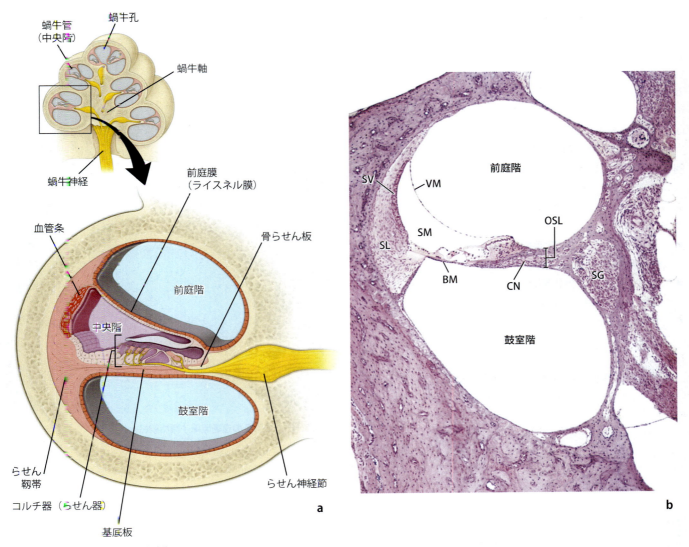

図25.16 ▲ 蝸牛の模式図と顕微鏡像

a. 上の図は蝸牛全体の縦断図であり，下の図は上の図の中で四角に囲まれた基底回転部の拡大図である．2.75回転する蝸牛の中で，膜迷路の蝸牛管がどこに位置するかを示している．前庭階と鼓室階が蝸牛頂にある蝸牛孔で交通していることを確認されたい．蝸牛管（中央階）と骨らせん板によって，蝸牛圧腔の外リンパを含む腔は前庭階と鼓室階に分けられる．中央階（蝸牛管の内腔）は内リンパでみたされており，コルチ器が存在する．
b. この顕微鏡像は蝸牛の基底回転部を示す．骨らせん板（OSL）とその延長である基底板（BM），さらに前庭膜（VM）をみることができる．前庭階，中央階（蝸牛管，SM），鼓室階の位置関係に注意．中央階の3つの壁を構成するのは，それぞれ下壁は基底板，外壁は血管条（SV）とその裏打ちをするらせん靱帯（SL）．上壁は前庭膜である．コルチ器（らせん器）は蝸牛管の下壁上に存在する．らせん神経節（SG）に存在する双極性ニューロンの樹状突起（CN）はコルチ器に入り，一方の軸索突起は内耳神経（第Ⅷ脳神経）の蝸牛神経を形成して脳に向かう．65倍．

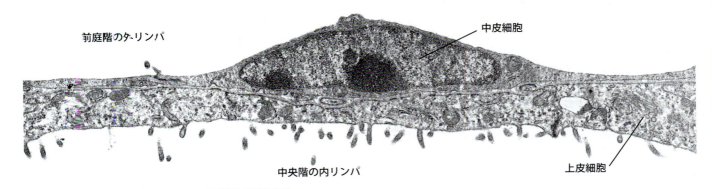

図25.17 ▲ 前庭膜（ライスネル膜）の透過型電子顕微鏡像

2種類の細胞が認められる．1つは中皮細胞で，前庭階に面し外リンパに接している．もう1つは上皮細胞で，中央階に面し内リンパに接している．8,400倍．

毛細血管網の間に散在している．基底細胞は，血管条とその深部のらせん靱帯との間を仕切っている．中央階の床は，比較的やわらかい**基底板** basilar membrane と呼ばれる膜になっている．この膜は，蝸牛の頂部に進むにつれて幅が広がるとともに剛性〔訳注：力に対する変形のしにくさのこと〕が低下する．コルチ器はこの基底板にのっており，上方は**蓋膜** tectorial membrane に覆われている．

コルチ器（らせん器）は有毛細胞，指節細胞，および柱細胞で構成されている．

コルチ器は，中央階の床の上にのっている複雑な上皮層である（図25.19 および PLATE 109，p.960）．以下の細胞で構成されている：

- 骨らせん板側の**内有毛細胞** inner hair cell と血管条側の**外有毛細胞** outer hair cell.
- 支持細胞である**外指節細胞** outer phalangeal cell と**内指節細胞** inner phalangeal cell.
- **柱細胞** pillar cell.

この他，まだ機能のよく知られていないいくつかの細胞も存在する．

有毛細胞は内と外の細胞列を形成している．

内有毛細胞は，蝸牛管の2.75回の回転の全長にわたって1列に並んでいる．これに対して，外有毛細胞の列数は部位によって変わり，蝸牛の基底回転では3列（図25.20），頂部に向かうにつれて徐々に列数は増えて，最頂部では5列になっ

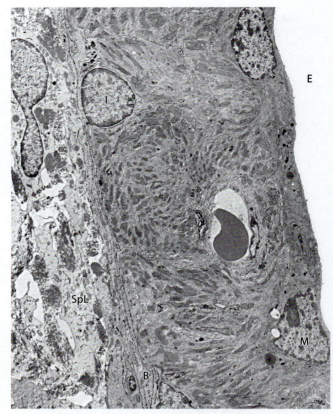

図 25.18 ▲ 血管条の透過型電子顕微鏡像
辺縁細胞（M）の先端側は中央階に面し，内リンパ（E）に接している．中間細胞（I）は辺縁細胞と基底細胞（B）の間に位置している．基底細胞は血管条の他の細胞とらせん靱帯（SpL）とを隔てている．4,700倍．

FOLDER 25.2　臨床関連事項：難聴

聴覚系と前庭系の機能はさまざまな病変によって障害され，その結果，難聴やめまいが起こる．両者は一緒に起こることもある．難聴は伝音難聴と感音難聴とに分けられる．**伝音難聴** conductive hearing loss は，音波が内耳の感覚受容細胞に届くことが機械的に妨げられることによって起こり，主に外耳あるいは中耳の障害が原因となる．聴力を恒久的に失う原因としては，伝音難聴は感音難聴より頻度が少ない．伝音難聴では，通常，聴力の低下が起こり小さな音が聞こえなくなる．原因疾患となりうるのは中耳炎（耳の感染症）であり，小児ではこれが一時的な伝音難聴の最も多い原因である．鼓室に水が貯留した状態（滲出性中耳炎）も，小児の伝音難聴を起こす原因となる．他の原因としては，耳垢や異物による外耳道の閉鎖，耳小骨に起こる病変（耳硬化症についてはFOLDER 25.1 参照）などがある．多くの場合，伝音難聴は薬物の投与あるいは手術によって治療可能であり，恒久的なものとはならない．

感音難聴 sensorineural hearing impairment は，蝸牛内の有毛細胞や蝸牛神経の障害，中枢の聴覚伝導路や大脳皮質の聴覚野の障害によって起こりうる．感音難聴は全難聴の90%以上を占めている．原因は先天性のこともあれば後天性のこともある．後天性の感音難聴の原因としては，膜迷路に及ぶ感染症（髄膜炎，慢性中耳炎），側頭骨の骨折，聴覚的外傷（過大な音に長時間さらされるなど），ある種の抗生物質や利尿剤の投与などがある．

さらに，加齢も感音難聴の大きな原因の1つである．感音難聴では小さな音の聞こえが悪くなるだけではなく，音声の明瞭さや会話を聞き分ける能力の低下も伴う．加齢による有毛細胞や神経線維の減少は蝸牛の基底回転側から始まり，次第に頂部に向かうとされている．その結果，高音が聞き取れなくなることが加齢による感音難聴（老人性難聴 presbycusis）の特徴的な症状になる（p.923の**老眼** presbyopia 参照）．

感音難聴の患者の中には，**人工内耳** cochlear implant の埋め込みによってある程度聴力の回復を望める人もいる．人工内耳は体外部と埋込部からなる．体外部はマイク，アンプ，スピーチプロセッサ，アンテナで構成され，周波数分析された信号は，乳様突起付近に埋め込まれた受信機に送られる．受信機は蝸牛の壁に沿って挿入された多チャンネル式の電極につながっていて，蝸牛神経の終末を直接電気刺激する．スピーチプロセッサの調整と訓練を十分に重ねると，患者の聴覚は，重要な音がやっと聞き取れる程度から会話が可能になる程度まで，種々の程度に回復する．

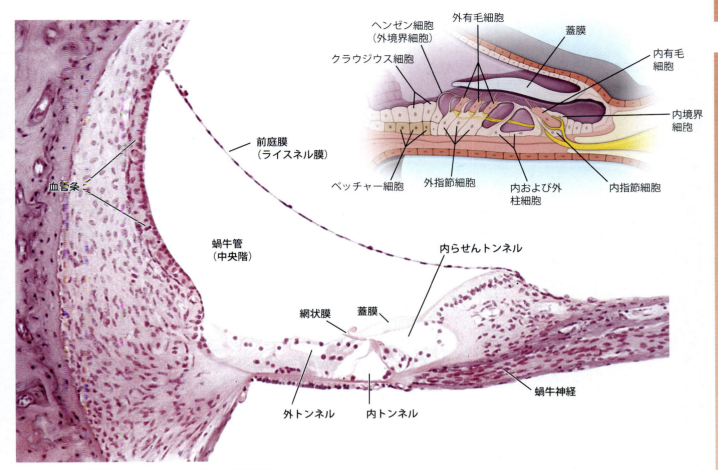

図 25.19 ▲ 蝸牛管とコルチ器（らせん器）の顕微鏡像
この高倍率の蝸牛管の顕微鏡像はコルチ器（らせん器）の構造を示す．180倍．**挿入図．** コルチ器（らせん器）を構成する感覚細胞と支持細胞の図．構成する細胞に名称がつけられている．感覚細胞は，1列の内有毛細胞と3列の外有毛細胞に分けられる．支持細胞は，内柱細胞と外柱細胞，内指節細胞と外指節細胞（ダイテルス細胞），外境界細胞（ヘンゼン細胞）と内境界細胞，クラウジウス細胞，およびベッチャー細胞である．

ている．

指節細胞と柱細胞は有毛細胞を支持する．

指節細胞 phalangeal cell は，内・外両方の有毛細胞を支持する．内有毛細胞は，内指節細胞によって周囲をほぼ完全に囲まれている（図 25.21a）．外指節細胞は外有毛細胞の底部をほぼ完全に囲み，さらに突起を内リンパ腔に向かって伸ばしている（図 25.21b）．この突起は，外有毛細胞の先端付近で横に広がって扁平になり，互いに連なって各有毛細胞の周囲を囲む板状構造となる（図 25.22）．

この外指節細胞の突起の先端部は，互いに，あるいは外有毛細胞との間で，発達した接着装置を介して結合している．このような結合によって，内リンパ腔とコルチ器内の細胞間腔を仕切る**網状膜** reticular lamina が形成されている（図 25.19 および図 25.21b 参照）．このコルチ器内の細胞間腔をみたすのがコルチリンパで，その組成は他の細胞外液あるいは外リンパに近いものである．

柱細胞 pilar cell は板状の上面と基底面を持つ細胞で，内と外の2列に並び，その間に断面が三角形の腔である**内トンネル** inner tunnel を形成している（図 25.19 参照）．内柱細胞は骨らせん板の端に，外柱細胞は基底板の上にのっている．

蓋膜はらせん板縁からコルチ器の細胞の上に張り出している．

蓋膜 tectorial membrane の内側端は，蝸牛軸から張り出す骨らせん板にのったらせん板縁についている．一方，外側の自由端側はコルチ器の上を覆い，有毛細胞の不動毛と接触している．蓋膜は，放射状に配列するⅡ，Ⅴ，Ⅸ型コラーゲン線維と無構造の基質によってできている．内耳に特異的な糖タンパク質である**オトジェリン** otogelin や**テクトリン** tectorin がコラーゲン線維と共存している．これらの糖タンパク質は平衡斑の耳石膜や半規管の膨大部稜のクプラにも存在している．

C. 音の受容

p.937 で述べたように，音波は鼓膜に達すると機械的な振動に変換され，耳小骨によって蝸牛へ伝えられる．

内耳では耳小骨の振動が外リンパの圧力変動に変換される．

前庭窓にはまり込むアブミ骨の動きによって，外リンパに圧力変動が起こり，それが前庭階に伝播する．この変動は前庭膜を通して中央階（蝸牛管）に広がるとともに，鼓室階に

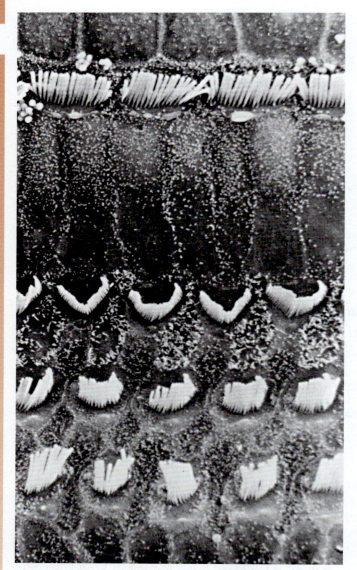

図 25.20 ▲ コルチ器（らせん器）の走査型電子顕微鏡像
この電子顕微鏡像は、内有毛細胞と 3 列の外有毛細胞上面の不動毛の配列を示す。3,250 倍．

も広がる．外リンパ-内リンパという閉ざされた系における圧力変動は，蝸牛底部にある蝸牛窓を閉ざす第二鼓膜を振動させる．

音の振動が内耳に入った結果として，基底板に進行波が生じる（図 25.23）．特定の周波数の振動によって広い範囲の基底板に変位が起こるが，最も大きな変位になるのは比較的狭い範囲に限られる．この基底板の最大変位点は周波数ごとに決まっており，この特異性が内耳による周波数分別の形態的な基盤となる．高い音は蝸牛の基底回転側に最大変位点を持っているのに対し，低い音は蝸牛頂側に最大変位点を持っている．任意の高さの音の振幅の分別，すなわち音圧や音量の識別は，周波数ごとの最大変位点における変位の度合（振幅）によって行われている．したがって，音が持つ情報の神経インパルスへのコード変換は，基底板がどのようなパターンで振動するかに依存している．

蝸牛内の有毛細胞の不動毛の動きが神経伝達を開始させる．

有毛細胞は指節細胞を介して，音によって振動する基底板に接している．一方，有毛細胞の不動毛は，やはり音によって振動する蓋膜に接している．しかし，基底板と蓋膜は違うところを軸として動くため，音が内耳に入ったとき，両者（のっている細胞も含めて）の動きにはずれが生じる．

有毛細胞の不動毛の先端は蓋膜の中に入り込んでおり，基底板とその上の複雑な上皮群と蓋膜との間をつなぐ唯一の構造となっている．両者の間をずらすような力が加わると，有毛細胞の先端部の不動毛は傾く．不動毛が傾くことによって不動毛先端の MET チャネルが活性化され，**蝸牛神経** cochlear nerve（内耳神経あるいは第Ⅷ脳神経の蝸牛神経部）の終末に活動電位が生じ，この信号が脳に送られる．

D. 内耳の神経支配

前庭神経は前庭迷路の感覚受容器から始まる．

内耳神経（第Ⅷ脳神経）は特殊感覚の神経であり，前庭神経と蝸牛神経に分けられる．前庭神経は平衡感覚に関わり，前庭迷路からのインパルスを伝える．蝸牛神経は聴覚に関わり，蝸牛迷路の感覚受容器からのインパルスを伝える（図 25.24）．

前庭神経 vestibular nerve の双極性ニューロンの細胞体は，内耳道の中にある**前庭神経節** vestibular ganglion（of Scarpa）に存在している．末梢側の突起である樹状突起の末端は，半規管の膨大部稜，卵形嚢と球形嚢の平衡斑に達している．そこでⅠ型有毛細胞とは杯状の終末を形成し，またⅡ型有毛細胞とはシナプスボタンを介してシナプス結合をしている．前庭神経節の双極性ニューロンの中枢側の軸索は，脳幹に入り前庭神経核の 4 つの亜核に達する．これらの亜核から起こる二次ニューロンの中には，小脳や外眼筋を支配する動眼，滑車，外転神経核に達しているものもある．

蝸牛神経はコルチ器の感覚受容器から始まる．

蝸牛神経のニューロンも双極性ニューロンで，細胞体は蝸牛軸の中の**らせん神経節** spiral ganglion にある．末梢側の樹状突起は神経孔を通り蝸牛軸を出てコルチ器にいたり，その終末のおよそ 90% がコルチ器の内有毛細胞とシナプス結合し，残りの 10% は外有毛細胞と結合する．双極細胞の中枢側の軸索線維は蝸牛神経を形成し，蝸牛軸を通り内耳孔内に現れる（図 25.24 参照）．蝸牛神経は内耳孔から脳幹に入り，蝸牛神経核に終わる．この神経核からの信号は，視床の内側膝状体を経由して側頭葉の聴覚野に達する．

興味深いことに，コルチ器には少数ではあるが，脳幹から出る遠心性線維も入力する．この線維は内耳神経の求心性線維に平行して走る（オリーブ蝸牛路，ラスムッセンの遠心性蝸牛神経）．この遠心性線維は前庭神経を通って脳幹から出た後，蝸牛神経に移り，内有毛細胞についている求心線維の終末にシナプス結合するか，または，外有毛細胞の基底面にシナプス結合している．遠心性線維の機能は，一方の入力を抑制しつつ他方の入力を増強させることによって，感覚の入

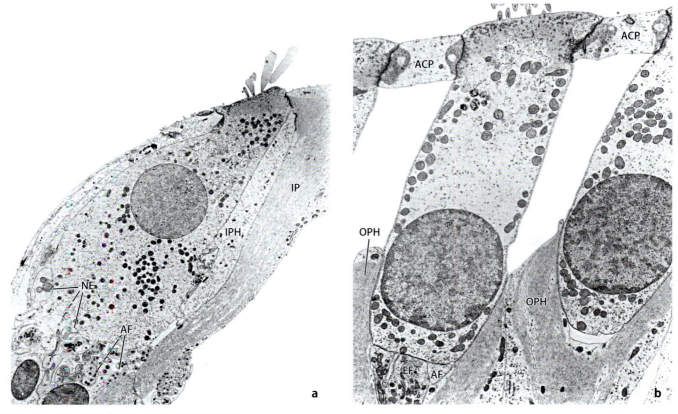

図 25.21 ▲ 内有毛細胞と外有毛細胞の電子顕微鏡像

a. 内有毛細胞の丸い底部と細くなった頸部に留意されたい．底部に，この有毛細胞についている求心性神経（AF）の神経終末（NE）がみられる．IP：内柱細胞，IPH：内指節細胞．6,300 倍．**b.** 外有毛細胞の底部につく求心性（AF）および遠心性（EF）神経終末が認められる．外指節細胞（OPH）は外有毛細胞の底部を囲んでいる．また，その先端突起は先端部で網状膜（ACP）を形成する．外有毛細胞の側面の中央部 3 分の 1 の領域は支持細胞に囲まれていないことに留意．6 300 倍．（Kimura RS. Sensory and accessory epithelia of the cochlea. In: Friedmann I, Ballantyne J, eds. Ultrastructural Atlas of the Inner Ear. London: Butterworth, 1984 より許諾を得て転載．）

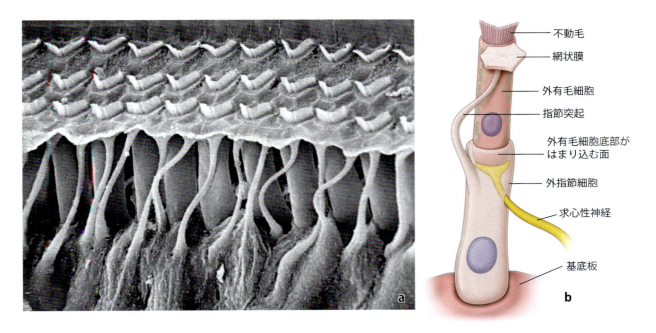

図 25.22 ▲ 外指節細胞の構造

a. この走査型電子顕微鏡像は外指節細胞（ダイテルス細胞）の細胞構築を示している．1 つの外指節細胞は 1 つの外有毛細胞の底部を囲むとともに，指節突起を先端側に伸ばし，隣り合う突起どうしを結合させて網状膜を形成し外有毛細胞を支持する．外有毛細胞の先端側は，網状膜に開いた孔にはまり込む形になる．2,400 倍．**b.** 外指節細胞と外有毛細胞の関係を表す図．

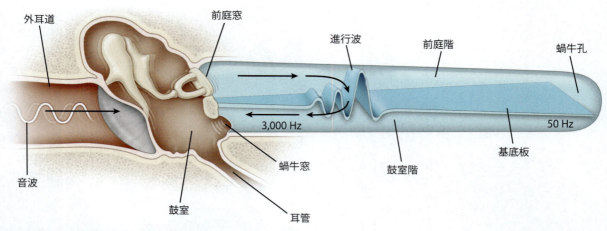

図 25.23 ▲ 耳の3つの部分の機能を表す模式図
ここでは蝸牛は直線に伸ばされている．音は外耳で集められ，中耳に送られる．ここで，空気の振動であった音は機械的な振動（耳小骨の振動）に変換される．さらに前庭窓のところで，耳小骨の機械的な振動は内耳の液体の振動（圧力変動）に変換される．液体の振動は，聴覚受容を行う有毛細胞（コルチ器）がのった基底板の変位を起こす（進行波）．その結果，有毛細胞が刺激され，神経インパルスが発生する．高い周波数の音は狭く厚い基底部近くの基底板を振動させるのに対し，低い周波数の音は蝸牛頂近くの基底板（幅が広く，比較的薄い）を振動させることに注意．

力を調整することであると考えられている．コルチ器，蝸牛神経，聴覚伝導路，あるいは大脳皮質聴覚野が損傷を受けると，感音難聴の原因となる（FOLDER 25.2 参照）．

E. 膜迷路の血管

膜迷路への動脈血の供給は迷路動脈によって行われ，静脈血は硬膜中の静脈洞へ還流する．

外耳，中耳，骨迷路への血液供給は，外頸動脈系の枝で行われている．これに対し，膜迷路の組織に対する血液供給は，頭蓋内から**迷路動脈** labyrinthine artery を介して行われている．迷路動脈は前下小脳動脈あるいは脳底動脈から起こる主な枝の1つである．この動脈は終動脈で，末梢部で他の動脈

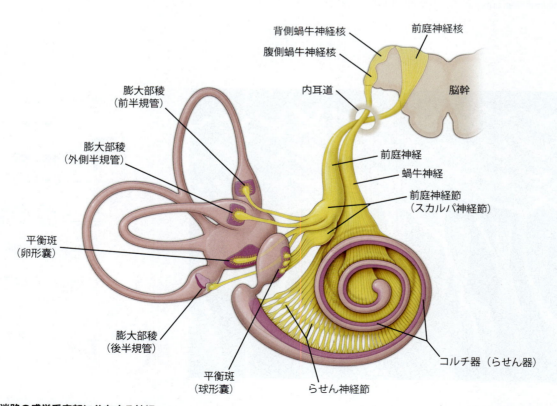

図 25.24 ▲ 膜迷路の感覚受容部に分布する神経
内耳神経（第Ⅷ脳神経）は蝸牛神経と前庭神経の2つで構成されていることに注意せよ．蝸牛神経は蝸牛管内にあるコルチ器から聴覚のインパルスを運び，その細胞体はらせん神経節にある．一方，前庭神経は3つの半規管の膨大部稜，卵形嚢，球形嚢から平衡感覚のインパルスを運び，細胞体は前庭神経節にある．

FOLDER 25.3　臨床関連事項：めまい

平衡を失って回転するような感覚（**回転性めまい感**あるいは**眩暈** vertigo，**浮動性めまい感** dizziness）は，前庭系の異常を示す症状である．原因としては，ウイルス感染，ある種の薬物，聴神経鞘腫のような腫瘍などがある．聴神経鞘腫は内耳道内やその付近で発生することが多く，隣接する前庭神経や迷路動脈の枝を圧迫する．また，正常な人でも半規管への過剰な刺激によってめまいが起こる．同じように，卵形囊への過剰な刺激は，いわゆる乗り物酔い（船酔い，車酔い，飛行機酔い）を引き起こす．

前庭系で最もよくみられる異常は，**良性発作性頭位性めまい** benign paroxysmal positional vertigo（**BPPV**）と呼ばれるものである．これは，卵形囊の平衡斑にのっている平衡砂の一部が剥がれ落ちて，半規管の膨大部の1つに入り込んだ結果起こるものである．解剖学的な位置関係（入り口が平衡斑より下方に位置している）から，後半規管に入り込む場合が大部分（81～90％）である．入り込んだ平衡砂は管内を自由に浮遊していることも（半規管結石症），クプラに付着していることも（クプラ結石症）あるが，いずれにしろ有毛細胞の不動毛に不適切な動きを起こさせる．そのためBPPV患者は，特定の頭位にしたときに限って，実際には回転していないのに回転しているような誤った感覚を訴える．平衡砂は外傷やウイルス感染が原因で平衡斑から剥がれ落ちるといわれるが，多くの場合，原因は不明である．

内耳の病気には前庭系と聴覚系の両方に影響を与えるものがある．たとえばメニエール病の患者では，初発症状として回転性めまいと耳鳴りを訴えることが多く，後に低音が聞き取りにくくなる難聴が起こる．メニエール病の原因は，過剰な内リンパを排出する前庭水管の詰まりに関連があるといわれる．この管が詰まると，内リンパの圧が高まり膜迷路の腫れ（内リンパ水腫）が起こるとされる．

系との吻合がない．この動脈の枝の分布のしかたは，前庭神経の上部と下部の分布様式と同じである．

蝸牛管からの静脈血は前後の蝸牛軸らせん静脈に入り，両者は合流して総蝸牛軸静脈となる．総蝸牛軸静脈と蝸牛前庭静脈は**蝸牛水管静脈** vein of the cochlear aqueduct を形成し，**下錐体静脈洞** inferior petrosal sinus に注ぐ．前庭迷路からの静脈血は前庭静脈を介して蝸牛水管静脈に入るか，**前庭水管静脈** vein of vestibular aqueduct を介して**S状静脈洞** sigmoid sinus に入る．

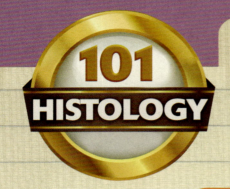

耳

耳の概要

- 耳は聴覚と平衡感覚をつかさどる1対の特殊感覚器官である．
- 耳を構成する組織は，胎生期の**表皮外胚葉**（膜迷路の上皮），**第一咽頭嚢**（耳管と鼓室），**第一咽頭溝**（外耳道），**第一咽頭弓**（ツチ骨，キヌタ骨，および耳介の前半部），**第二咽頭弓**（アブミ骨，耳介の後部）に由来する．

内耳

- **内耳**は側頭骨内で2つの要素で構成されている．すなわち，1つは**骨迷路**，もう1つはその中に入っている**膜迷路**である．
- 内耳には3つの液体でみたされた腔が存在する．膜迷路の中の**内リンパ腔**（高 K^+，低 Na^+ 濃度），骨迷路と膜迷路の間の**外リンパ腔**（低 K^+，高 Na^+ 濃度），コルチ器（らせん器）のトンネル内に存在する**コルチリンパ腔**である．
- **骨迷路**は互いに連絡する3つの腔で構成されている．**骨半規管，前庭，蝸牛**である．おのおの内部に膜迷路の異なる部分を納めている．
- **膜迷路**は，**内リンパ**でみたされ互いに連絡している囊（**卵形囊，球形囊，内リンパ囊**）と管（**三半規管，蝸牛管，**連囊管，内リンパ管，連結管）からなる．
- 特殊な感覚細胞が膜迷路の6ヵ所に存在している．すなわち，三半規管の3つの膨大部に存在する**膨大部稜**（頭部の回転加速度の受容器），卵形囊と球形囊に存在する2つの**平衡斑**（頭部の傾きと直線加速度の受容器），蝸牛管の**コルチ器**（音の受容器）である．
- 卵形囊と球形囊の平衡斑には上皮性の機械受容器である**有毛細胞**が存在する．有毛細胞には先端側に1本の動毛と数列の不動毛からなる**感覚毛**が存在し，さらにその上をゼラチン状の**耳石膜**が覆っている．耳石膜の表面側には**耳石**（あるいは**平衡砂**）と呼ばれる結晶体がのっている．
- **耳石**の動きは有毛細胞の感覚毛によって感受され，**機械刺激で開口するイオンチャネル**（METイオンチャネル）が開き活動電位が生じる．
- 膨大部稜の感覚受容器もやはり**クプラ**（小帽）と呼ばれるゼラチン状の物質で覆われているが，耳石は存在しない．クプラは半規管内の内リンパの流れによって傾き，これによって有毛細胞の**機械刺激で開口するイオンチャネル**が開き，活動電位が発生する．
- 骨迷路の蝸牛内は並行する3つの腔に分けられる．すなわち，内リンパでみたされた**中央階**（蝸牛管）と呼ばれる腔，**前庭階**および**鼓室階**（両方とも外リンパで満たされている）である．
- **中央階**は断面が三角形で，その底辺がコルチ器をのせる**基底板**となっている．上部の壁（**前庭膜**）は前庭階と中間階を隔てる．外側の壁には**血管条**という内リンパを産生する部位が存在する．
- **コルチ器**は，**有毛細胞**（内と外に分かれて並んでいる），支持細胞である**指節細胞，柱細胞**で構成されている．有毛細胞の不動毛が上部を覆う**蓋膜**との相互関係によって動くことにより，活動電位が発生し，それが蝸牛神経に伝わる．
- **音波**は振動する鼓膜から耳小骨を介して前庭窓に伝えられ，ここで前庭階の外リンパを伝わる水圧の振動をつくり出す．この振動が基底板とその上にのるコルチ器を動かし，蝸牛神経を伝わるインパルスを発生させる．これが脳によって音として認識される．
- 膨大部稜や平衡斑からの神経インパルスは**前庭神経**を通り，コルチ器官からの神経インパルスは**蝸牛神経**を通って伝えられる．これら2本の神経は内耳孔内で合して1本の**内耳神経**（第Ⅷ脳神経）となる．

外耳

- **耳介**は耳の外に出ている部分で，音を集め増幅する働きがある．
- **外耳道**は耳介と鼓膜の間の部分で，皮膚で覆われており，毛包の他に**脂腺**や**耳垢腺**（耳垢をつくり出す）が存在する．

中耳

- **中耳**は側頭骨内の空気が入っている腔所で，その壁は粘膜で覆われている．中に3つの**耳小骨**（ツチ骨，キヌタ骨，アブミ骨）が存在する．外耳とは鼓膜で隔てられている一方，**耳管（エウスタキオ管）**を通して咽頭鼻部に通じている．
- **鼓膜**は外耳道の続きの皮膚，結合組織性の薄い芯，そして中耳の粘膜という3つの層で構成されている．
- 耳小骨（**ツチ骨**，**キヌタ骨**，**アブミ骨**）は，一連につながって中耳の腔を横切り，鼓膜と前庭窓を連絡している．耳小骨の動きは，ツチ骨に付着する**鼓膜張筋**や，アブミ骨に付着する**アブミ骨筋**の働きによって抑制的に調節されている．

PLATE 108　耳

　内耳は側頭骨内にあって，骨性の部屋や管腔，およびその中に入っている膜性の管や袋からなるネットワーク構造によって構成されている．それらはおのおの骨迷路および膜迷路と呼ばれている．部位によって，膜迷路は骨迷路の内面を覆っていたり，両者の間が離れていて腔が存在していたりする．膜迷路の中は内リンパという液がみたしており，一方，膜迷路の外，すなわち骨迷路との間の腔は外リンパという別の種類の液がみたしている．

　骨迷路は蝸牛，骨半規管，前庭の3つの部位に分けられる．蝸牛と骨半規管の中には同じような形をした膜迷路が存在しているが，前庭の中に存在している膜迷路はもっと複雑な形をしており，卵形嚢と球形嚢という2つの袋と両者をつなぐ管で構成されている．蝸牛には聴覚の受容器であるコルチ器（らせん器）が，半規管には頭部の回転運動の受容器である膨大部稜が，卵形嚢と球形嚢には頭部の傾きや直線加速度の受容器である平衡斑が存在する．

内耳
耳，モルモット，H&E 染色，20 倍．

　この内耳を通る切片では，骨組織が内耳全体を囲んでいる．内耳は複雑な形をしているため，断面では多数の独立した腔や管として認められるが，実際にはすべてつながった腔である（ただし，内リンパ腔と外リンパ腔の間は連絡していない）．骨で囲まれた最大の腔は前庭（V）で，その左側（→）は蝸牛（C）に続いている．→のすぐ下の右側には，前庭窓にはまり込むアブミ骨底（S）を囲むアブミ骨輪状靱帯（OL）が認められるが，斜めに切れているため全貌は出ていない．顔面神経（FN）はアブミ骨輪状靱帯の左側で骨のトンネルの中に入っている．⇢は前庭と骨半規管の1つが連続するところを示している．上方右側には，半規管の一部を通る横断面がみえる（DS）．

　蝸牛は全体が円錐形をしたらせん構造をしており，この標本では3回転半している（ヒトでは2.75回転）．この切片は蝸牛の中心線に沿って切れており，骨性の軸である蝸牛軸（M）がみられる．この中には蝸牛神経の末梢側（CN）やらせん神経節（SG）が存在する．断面の向き，蝸牛のらせん型のトンネルの配置の加減で，蝸牛のトンネルの7ヵ所の横断面（3回転半分）が認められる．より詳しい蝸牛とコルチ器の解説はPLATE 109 にある．

半規管
耳，モルモット，H&E 染色，85 倍；挿入図 380 倍．

　上の図の右下隅にみえる半規管とその中の膨大部稜（CA）の高倍率写真．頭の回転運動を感知する膨大部稜は，3つの半規管のおのおのに1つずつ存在している（上の図においてこれらの構造の位置関係を確認されたい）．膨大部稜表面の上皮（EP）は2種類の細胞，すなわち有毛細胞（受容細胞）と支持細胞で構成されている（電子顕微鏡下では有毛細胞はさらに2種類に区別される）．光学顕微鏡レベルでは，有毛細胞と支持細胞を形態的な特徴から区別することは難しいが，存在している場所から区別することができる．すなわち，有毛細胞（HC）は支持細胞（SC）より表面近くに存在している（挿入図をみよ）．ゼラチン状の物質の塊であるクプラ（小帽，Cu）が膨大部稜上皮の上を覆っており，有毛細胞は毛状の突起（感覚毛）をその中に突き刺している．

　膨大部稜上皮は細胞の多い疎性結合組織（CT）の上にのっている．この結合組織の中には有毛細胞に接する神経線維も存在しているが，まとまった線維束はつくらないため，同定は難しい．

C, 蝸牛	**EP**, 上皮	**SC**, 支持細胞
CA, 膨大部稜	**FN**, 顔面神経	**SG**, らせん神経節
CN, 蝸牛神経	**HC**, 有毛細胞	**V**, 前庭
CT, 結合組織	**M**, 蝸牛軸	→, 蝸牛への入り口
Cu, クプラ（小帽）	**OL**, アブミ骨輪状靱帯	⇢, 骨半規管への入り口
DS, 膜迷路の管	**S**, アブミ骨	

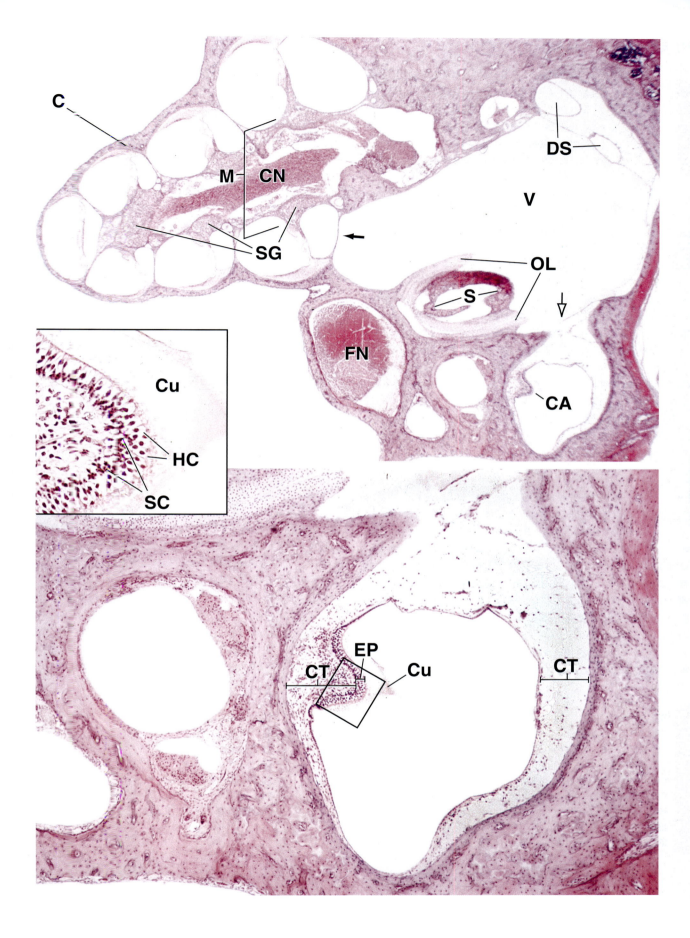

PLATE 109　蝸牛とコルチ器

　有毛細胞は，内耳における共通の非神経性機械受容細胞である．有毛細胞は上皮性の細胞で，微絨毛が特殊化してできた不動毛あるいは感覚毛と呼ばれる突起を多数持っている．それらは機械的な刺激を電気的な信号に変換し，内耳神経（第Ⅷ脳神経）を介して脳に送る．求心性および遠心性神経の終末が有毛細胞についている．すべての有毛細胞は，不動毛を傾ける，あるいは曲げることで機能を発揮する．どのようにして不動毛を曲げるのかは受容器ごとに異なるが，いずれの場合も，不動毛が傾くことで細胞膜がひっぱられ，膜電位の変化が生じる．この変化により，各有毛細胞についている神経線維に活動電位が生じる．有毛細胞についている遠心性神経終末は，その感受性を調節している．

蝸牛
耳，モルモット，H&E 染色，65 倍；挿入図 380 倍.

　蝸牛の腔（蝸牛らせん管）を通る横断面が示されている．蝸牛の最も重要な機能を担うコルチ器が四角の枠で囲まれている．その部分の高倍率写真は下の図に示されている．この図にはコルチ器以外の周囲の組織も含まれている．らせん靱帯（SL）は蝸牛管外側の骨膜の肥厚部分である．前庭膜（ライスネル膜，VM）と基底板（BM）の2枚の膜がらせん靱帯のおのおの上部と下部について，蝸牛の腔（蝸牛らせん管）を並行する3つの管腔，すなわち前庭階（SV），蝸牛管（中央階，CD），鼓室階（ST）に分割している．このうち前庭階と鼓室階はともに外リンパ腔であり，両者は蝸牛頂のところで交通している．一方，蝸牛管は膜迷路の一部であり，内腔は内リンパでみたされている．内リンパは，らせん靱帯の内腔側に面した部分である血管条（StV）で産生されると考えられている．血管条は血管に富み，特殊化した"分泌"細胞が存在する．

　骨らせん板（OSL）は，蝸牛軸から基底板に向かって横に張り出した棚のような形をした骨性の板である．蝸牛神経（CN）の線維は骨らせん板の中を中心方向に進み，蝸牛軸に達すると，そこで神経の本幹を形成する．蝸牛神経を形成するのは双極性ニューロンであり，その細胞体はらせん神経節（SG）をつくっている．これらの神経細胞体は挿入図（右上）の高倍率の顕微鏡像で示されている．骨らせん板は，らせん板縁（LS）という細胞性の隆起をのせている．この隆起の表面は円柱状の細胞で覆われている．

コルチ器
耳，モルモット，H&E 染色，180 倍；挿入図 380 倍.

　コルチ器を構成するのは，最内側のらせん板縁（LS）から外側に向かって順に，内境界細胞（IBC），内指節細胞と内有毛細胞（IP&HC），内柱細胞（IPC），（ここから同種の細胞が逆順に並ぶ）外柱細胞（OPC），外有毛細胞（HC）と外指節細胞（OP），そしてヘンゼン細胞とも呼ばれる外境界細胞（CH）である．このうち有毛細胞だけが感覚受容細胞であり，他はすべて支持細胞である．有毛細胞と指節細胞は，それらの細胞の核が規則正しく並んでいるので，その位置によって容易に区別できる（挿入図参照）．有毛細胞は指節細胞の上にのっているので，上の3つの細胞核は有毛細胞の核であり，下の3つは指節細胞の核であることがわかる．

　指節細胞は基底板（BM）からコルチ器の表面まで達しており（ここでは明らかでないが挿入図では認められる），そこに網状膜（RM）を形成している．有毛細胞の先端部は，この網状膜の孔にはまり込む形になっていて，そこから不動毛が蓋膜（TM）に向かって突き出して接触している．蓋膜はらせん板縁の円柱細胞の小皮性の突起である．状態のよい標本では，有毛細胞から蝸牛神経（CN）にいたる神経線維が認められる．

　基底板と網状膜の間にある支持細胞は，細胞間に存在する3つの腔によってグループに分けられる．これらの腔は，蝸牛管に沿ってらせん型に伸びるトンネルを形成しており，それぞれ内トンネル（IT），外トンネル（OT），および内らせんトンネル（IST）と呼ばれる．支持細胞のさらに外側には，クラウジウス細胞（CC）とベッチャー細胞（CB）という2つの細胞群が存在する．

BM, 基底板	**IP&HC**, 内指節細胞と内有毛細胞	**SG**, らせん神経節
CB, ベッチャー細胞	**IST**, 内らせんトンネル	**SL**, らせん靱帯
CC, クラウジウス細胞	**IT**, 内トンネル	**ST**, 鼓室階
CD, 蝸牛管	**LS**, らせん板縁	**StV**, 血管条
CH, 外境界細胞（ヘンゼン細胞）	**OP**, 外指節細胞（ダイテルス細胞）	**SV**, 前庭階
CN, 蝸牛神経	**OPC**, 外柱細胞	**TM**, 蓋膜
HC, 有毛細胞	**OSL**, 骨らせん板	**VM**, 前庭膜（ライスネル膜）
IBC, 内境界細胞	**OT**, 外トンネル	
IPC, 内柱細胞	**RM**, 網状膜	

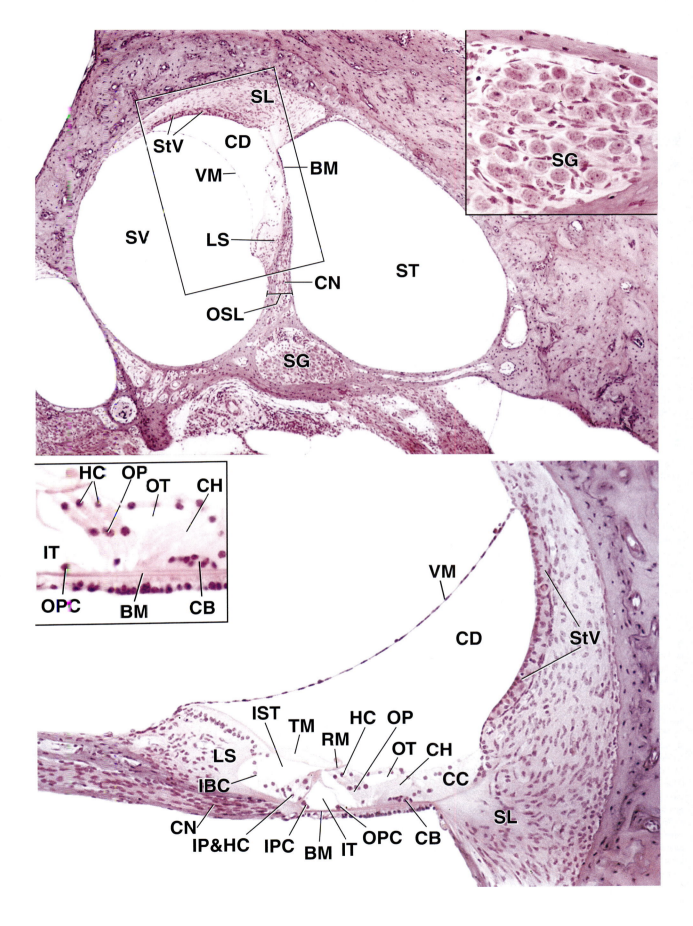

索 引

欧文索引

数字

1,2-diacylglycerol（DAG） 744
1型2色覚 917
2型2色覚 917
2色覚（2色型色覚） 917
3,4-dihydroxyphenylalanine（DOPA） 497
3,4-ジヒドロキシフェニルアラニン 497, 500
3型2色覚 917
3色覚（3色型色覚） 917
5-hydroxytryptamine（5-HT） 367
5-ヒドロキシトリプタミン 367
6-N-プロピルチオウラシル 535
9＋0配列 114, 116, 119
9＋2配列 112, 119
11-cis-レチナール 917
17,20-リアーゼ 771
17-ケトステロイド還元酵素 773
18-fluorine-2-fluoro-2-deoxy-D-glucose（18F-FDG） 264

A

A band 317
A cell 648
A microtubule 112
abacus body 543
ABCD ルール 492
ABO 式血液型 275
absorption 526
accessory lacrimal gland 923
accessory pancreatic duct 643
acentriolar pathway 118
acetylation 31
acetylcholine（ACh） 327, 328, 365
acetylcholinesterase（AChE） 328, 367
acetyl-CoA carboxylase 259
ACE 阻害剤 713
acidic dye 5
acidophilia 5
acinar gland 144
acini 145
acinus（salivary gland） 545
acquired pellicle 550
acromegaly 239, 749
acrosome phase 800
acrosome reaction 802
ACTH 細胞 749
actin 314, 335
actin filament 24, 58, 120, 128
action potential 361, 378
activated lymphocyte 286
active zone 363
actomyosin cross-bridge cycle 324
acute inflammatory demyelinating polyradiculoneuropathy 370
acute laryngitis 669
acylglucosylceramide 495
adaptive immunity 443
adenohypophysis 746
adenoid 459, 527
adenosine diphosphate（ADP） 291
adenosine triphosphate（ATP） 291
adenylate cyclase 744
ADH V2 受容体 754
adhering junction 332
ADH 分泌過剰症 754
adipoblast 256
adipocyte 183, 254
adipokine 743
adiponectin 255
adrenal androgen 771
adrenal gland 699, 766
adrenaline 367, 744
adrenergic neuron 367
adrenocorticotropic hormone（ACTH） 648, 743, 748
adrenomedullary collecting vein 766
adult stem cell 146, 183
adventitia（digestive tract） 568
adventitia（trachea） 669, 673
adventitial cell 183, 301
afferent arteriole 723, 732
afferent lymphatic vessel 457
age-related macular degeneration（ARMD） 912
aggrecan 173, 196
aggrecan-hyaluronan aggregate 196
aggregated nodule 587
A-glycosyltransferase 275
agrin 136, 706
AIDS 500
air conduction 662
air filtering 662
air-blood barrier 678
alar sheet 114
albumin 271, 626
alcohol dehydrogenase 636
aldosterone 713, 770
Alexander disease 65
alimentary canal 526
alkaline phosphatase（ALP） 235
Allan-Herndon-Dudley syndrome 762
allergy 675
ALP（alkaline phosphatase） 221
α granule 290
α₁-アンチトリプシン欠乏症 46, 684
α₆β₄インテグリン 142
α-actinin 110, 127, 318, 321, 336
α-amylase 645
α-spectrin 273
α 顆粒 290
α-グロブリン 271
α-チュブリン 55, 69
Alport's posttransplantation disease 707
alternatively activated macrophage 455
alveolar bone proper 544
alveolar duct 663, 676
alveolar gland 144
alveolar macrophage 678
alveolar pore of Kohn 679
alveolar sac 663, 676
alveolar septum 677
alveolus 541, 662, 663, 674, 675
amacrine cell 913
ameloblast 535
ameloblastin 541
amelogenesis 535
amiloride-sensitive Na⁺ channel 532
amino acid 367
amnion 856
ampulla（semicircular canal） 941
ampulla（uterine tube） 848, 882
ampulla of Vater 640, 643
amputation neuroma 391
amylolytic enzyme 645
anagen 504
anal canal 594, 598
anal column 598
anal gland 599
anal sinus 598
anal transitional zone（ATZ） 599, 624
analyzer 17
anaphase I 90
anaphylaxis 286
anatomic crown 533
anchorin CⅡ 196
anchoring fibril 137
anchoring filament 142, 429
anchoring junction 120, 141
anchoring villi 890
androstenedione 773
aneuploidy 71
Angelman syndrome 79
angiotensin 699, 770
angiotensinconverting enzyme（ACE） 714, 770
angiotensinogen（AGE） 255, 699, 714, 770
anisotropic 318
ANK-RANKL シグナル機構 226
ankylosis 217
ankyrin protein complex 273
annulate lamella 837
anode 18
anoikis 93
anosmia 666
anovulatory cycle 853
anterior basement membrane 904
anterior chamber 902
anterior horn cell 386
anterior lobe 746
anterior nares/nostril 663
anterior pigment myoepithelium 907
anterograde degeneration 389
anterograde transport 48, 368
antibody 7, 443
antibody-dependent cell-mediated cytotoxicity（ADCC） 451
antibody-mediated immunity（humoral immunity） 184, 448
anticoagulant 272, 414
antidiuretic hormone（ADH） 721, 744, 752, 753
antigen 7, 442
antigen-antibody complex 450
antigen-dependent activation 447
antigen-independent proliferation and differentiation 446
antigen-presenting cell（APC） 178, 288, 448, 454
antithrombogenic substance 414
antral follicle（secondary follicle） 840
aortic body 411
apelin 255
apical domain 105, 107
apical foramen 544
apical plasma membrane 51
apocrine gland of eyelash 506, 923
apocrine secretion 143, 868
apocrine sweat gland 503, 506
aponeurosis 158
apoptosis 54, 91
apoptotic body 92
appendix 459, 594, 597, 622
appositional growth 201, 230
APUD（amine precursor uptake and decarboxylation）細胞 578, 772
aquaporin（AQP） 643, 720, 753
AQP-2 754
aqueous humor 902, 907
aqueous vein 907
arachidonic acid derivative 744
arachnoid 386, 387
arachnoid trabeculae 387
arched connecting tubule 704
arcuate artery 723
arcuate nucleus 757
arcuate vein 724
arcuate vessel 736
area cribrosa 700, 705
argentaffin cell 581
argyrophil cell 581
argyrophilic 168
aromatase 840
arrector pili muscle 493, 505
arteriolae recta 721
arteriole 404, 416
arteriovenous（AV）anastomosis 425
arteriovenous（AV）shunt 425
artery 404
arthritis 217
articular cartilage 199, 217
articular surface 216
artifact 12
arylsulfatase 285
ascending colon 594
asthma 675
astral microtubule 88
astrocyte 63, 371, 373, 378, 388, 913
astrocyte-derived scar 390
asymmetric unit membrane（AUM） 726
Atg 遺伝子 41
atherosclerosis 431
atomic force microscope（AFM） 19, 160
ATP 依存性カルシウムポンプ 338
ATP 依存性プロトンポンプ 227
atresia 876
atrial granule 331
atrial natriuretic factor（ANF） 331
atrioventricular（AV）node 352, 409

Atropa belladonna 367
atrophy 328
atropine 367
attenuation reflex 940
auditory ossicle 937
auditory system 936
auditory tube 667, 936, 937
Auerbach's plexus 570, 571
auricle 936
auricularis 408
autocrine control 743
autocrine signaling 143
autoimmune thyroiditis 763
autonomic nervous system（ANS） 339, 356
autophagy 38, 40, 94
autophagy-related gene 41
autoradiography 11
autosome 77
AV bundle 352, 409
axoaxonic synapse 362
axodendritic synapse 362
axolemma 371
axon 99, 358, 360
axon hillock 359, 361
axon initial segment 361
axonal degeneration 383
axonal transport 360, 368
axonal transport system 361
axoneme 56, 111, 800
axosomatic synapse 362
azurophilic granule 278, 283, 286
A型暗調（Ad型）精祖細胞 798
A型明調（Ap型）精祖細胞 798
A-グリコシルトランスフェラーゼ 275
A細胞 648, 660
A帯 317
A微小管 112

B

B cell（B lymphocyte） 286, 448, 648
B microtubule 112
backscattered electron 19
Balbiani body 837
band 3 protein 273
band 4.1 protein complex 273
band cell 298
band of Bungner 391
BaP（basophil progenitor） 286, 297, 299
barbed end 58
baroreceptor 411
Barr body 78, 278, 306
barrier 526
Bartholin's gland 864
basal body 66, 111
basal cell 530, 671
basal cell membrane infolding 133
basal domain 105
basal foot 114
basal lamina 134, 471
basal striation 715
basement membrane 105, 133, 672
basement membrane forming collagen 163
basic dye 5
basolateral plasma membrane 51
basolateral region 27
basophil 285, 443
basophilic erythroblast 295
B-cell receptor（BCR） 444, 450
Bcl2遺伝子 500

beaded filament 63
Becker muscular dystrophy（BMD） 323
bell stage 535
benign paroxysmal positional vertigo（BPPV） 955
β-endorphin 367
β-spectrin 273
β-チュブリン 55, 69
B-glycosyltransferase 275
bile salt 640
biliary tree 638
bilirubin 296
Billroth cord 469
bipolar neuron 358, 913
bipolar olfactory neuron 665
Birbeck granule 499
birefringence 17
birefringent 317
bitter 531
bladder 698
blastocyst 855
blastocyst cavity 855
blastomere 855
blood capillary 404
blood clot 272
blood filtrate/filtration 404, 472
blood island 292
blood vessel 404
blood-aqueous barrier 910
blood-brain barrier 376, 387
blood-nerve barrier 381
blood-retina barrier 914
blood-thymus barrier 466
BMCP（basophil/mast cell progenitor） 286, 295, 299
BMP-7 215
body mass index（BMI） 261
bolus 526
bone canaliculus 215, 223
bone lacuna 215, 223
bone marrow 301, 442
bone marrow stromal cell（BMSC） 183
bone morphogenic protein（BMP） 215, 230
bone-lining cell 215, 225
bony labyrinth 941
botulinum toxin 328
bouton en passant 340, 362
bouton terminal 362
Bowman's capsule 702, 732, 734
Bowman's gland 666
Bowman's membrane 904
Bowman's space 711
BP180 142
BP230 142
bradycardia 410
brain 385
brain natriuretic factor（BNF） 331
brain sand 757
brain stem 385
broad ligament 876
bronchial circulation 679
bronchiole 663, 674
bronchopulmonary segment 662, 673
bronchospasm 182
bronchus-associated lymphoid tissue（BALT） 460, 672
brown adipose tissue 254
Bruch's membrane 911
Brunner gland 593
brush border 109, 715
brush cell 664, 670

BSP（bone sialoprotein） 221
buccal gland 545
bud stage 535
buffy coat 271
bulbar conjunctiva 923
bulbourethral gland 727, 817
bullous pemphigoid antigen（BPAG） 142
bundle bone（woven bone） 218
bursa of Fabricius 448
bursa-equivalent organ 448
B型精祖細胞 798
B-グリコシルトランスフェラーゼ 275
B細胞（Bリンパ球） 184, 286, 443, 444, 448, 450, 648, 660
——の活性化 449
B細胞抗原受容体 444, 450
B微小管 112

C

C peptide 651
Ca^{2+}-activated ATPase pump 326
Ca^{2+}-calmodulin complex 336, 338
Ca^{2+}活性化ATPaseポンプタンパク質 326
Ca^{2+}・カルモジュリン複合体 336, 338
calcified cartilage 233
calcified zone（articular cartilage） 200
calcitonin 236, 758
calcitriol 699
calcium triggered calcium release mechanism 334
caldesmon 335
Call-Exner body 840
calmodulin 336, 338
calponin 335
calsequestrin 326
calyceal process（photoreceptor cell） 915
canal of Hering 639
canal of Schlemm 907
cancellous bone（spongy bone） 216
candidate hormone 591
canine tooth 533
cantilever 19
cap phase 800
cap stage 535
capacitation 803, 845
$CaPO_4$結晶 235
capsular matrix 198
capsule（lymph node） 460
capsule（thymus） 464
capture reagent 7
carbonic anhydrase II 227
cardia 572, 608
cardiac arrest 407
cardiac cirrhosis 634
cardiac conducting cell 334, 410
cardiac conducting fiber 410
cardiac gland 573
cardiac muscle 99, 331, 350, 352, 406
cardiac region 573
cardiac tamponade 407
cardiac vein 407
cardiolipin 52
cardiovascular system 404
carotid body 411
carrier protein 31
cartilage-specific collagen molecule 196
cartilaginous layer 669
catagen 504
catalase 636

cataract 923
catechol O-methyltransferase（COMT） 367
catecholamine 367, 744
catecholaminergic neuron 367
cathelicidin 279, 283
cathepsin 285
cathepsin K 227
cathode 18
CatSper 845
caveola 27, 337
caveolar raft 27
caveolated "tuft" cell 596
caveolin 27
CCAAT/enhancer-binding protein α（C/EBPα） 286
CD分子 444
CDマーカー 444
CD1 445
CD1a 499
CD2 444, 445, 467
CD3 444, 445, 448
CD4 444, 445
CD5 444, 445
CD7 444, 445, 467
CD8 444, 445
CD9 445, 446
CD10 445
CD16a 445, 446
CD19 445, 446
CD20 445, 446
CD21 445
CD22 445
CD23 445
CD24 445
CD25 452
CD28 445, 449, 450
CD34 445
CD35 445
CD38 445
CD40 445, 450
CD40L 445, 450
CD45 445
CD56 446
CD62L 446
CD80 446
CD86 446, 449
CD94 446
CD151 143
CD154 445, 450
$CD4^+CD25^+FOXP3^+$制御性T細胞 288
$CD4^+T$リンパ球 287
$CD8^+T$リンパ球 287
Cdk 85
cecum 594, 597
cell adhesion molecule（CAM） 120, 126
cell body 99, 358
cell cycle 84
cell envelope 495
cell injury 30
cell membrane 24
cell signaling 30
cell surface receptor 31, 744
cell-cell adhesion molecule（C-CAM） 127
cell-mediated immunity 184
cell-to-extracellular matrix junction 133
cellular immune response 443
cementoblast 541
cementocyte 541
cementoid 541

cementum 541
central adrenomedullary vein 428, 766
central artery 469
central artery of retina 903
central canal 385
central diabetes insipidus (CDI) 721
central framework 81
central incisor (medial incisor) 533
central lymphatic organ 446
central nervous system (CNS)
　　　　　　99, 356, 385, 578
central neuroglia 357, 368
central plug 81
central pore 81
central pulp cavity 544
central retinal artery 921
central retinal vein 921
central vein 629
central vein of retina 903
centrifugal cell 913
centrilobular necrosis 634
centriole 24, 64
centriole pathway 118
centroacinar cell 644
centromere 77, 88
centrosome 64
ceramide 495
cerebral cortex 385
cerebrospinal fluid 387
cerumen 937
ceruminous gland 506, 937
cervical canal 850
cervix 850, 888
c-fos 226
CFTR 683
CFU-GM 226, 294
cGMP 依存型 Na^+ チャネル 918
channel 29, 125
channel protein 31
chaperone-mediated autophagy 43
Charcot-Böttcher 805
chemical stimulus 337
chemical synapse 363
chemiosmotic coupling 53
chemoreceptor 411
chemotaxis 280
chief cell 577, 764
chloroquine 39
choanae 663
cholangiocyte 638
cholecalciferol 627, 699
cholecystokinin (CCK)
　　　　　　367, 640, 646, 648
cholesterol 27, 640
cholinergic 509
cholinergic neuron 365
cholinergic receptor 327, 366
chondroblast 201
chondroclast 204
chondrocyte 194, 201
chondrogenesis 201
chondrogenic nodule 201
chondroitin sulfate 136
chorda tendinea 409
chorda tympani 533
choriocapillary layer 911
chorion 856
chorion frondosum 860, 890
chorion laeve 859
chorionic cavity 856
chorionic plate 860
choroid 901, 911
choroid fissure 903

choroid plexus 378
chromaffin cell 767
chromatid 88
chromatin 74
chromogranin 768
chromophore 916
chromosome 75
chronic essential hypertension 713
chronic granulomatous disease (CGD)
　　　　　　283
chronic kidney disease 699
chronic obstructive pulmonary disease
　　(COPD) 675, 684
chronotropic effect 410
chylomicron 628
chymase 182
chyme 571
chymotrypsinogen 645
cilia 107, 111
ciliary apparatus 111
ciliary body 901, 908
ciliary dynein 112
ciliary epithelium 910
ciliary muscle 909
ciliary process 909
ciliary zonule 902
ciliated cell 664, 670, 849
cilium (photoreceptor cell) 915
circular portion 909
circularly oriented layer 570
circulating satiety factor 255
circumanal gland 599
circumferential lamellae 217
circumvallate papilla 529
circumventricular organs 388
cis-Golgi network (CGN) 47, 50
cis-SNARE 複合体 35
cisterna 46
Clara cell 675
Clara cell protein (CC16) 675
classic lobule 630
classical activated macrophage 455
clathrin 32
claudin 123
clear cell 507
clear zone (osteoclast) 226
cleavage furrow 89
clinical crown 533
clitoris 834, 864
clone 8
Cloquet's canal 923
closed circulation 470
closing cone 234
cluster of differentiation (CD) antigen
　　　　　　184
cluster of differentiation (CD) molecule
　　　　　　444
CMP (common myeloid progenitor)
　　　　　　294, 299
coagulating factor Ⅷ 418
coated pit 33
coated vesicle 24
coatomer 48
cochlea 941
cochlear duct 943
cochlear implant 950
cochlear labyrinth 943
cochlear nerve 952
cochlear window 937, 943
cohesin 88
coiled-coil dimer 61
colchicine 65
collagen 136

type Ⅰ —— 161
type Ⅱ —— 161
type Ⅲ —— 137, 340
type Ⅳ —— 134, 136, 340, 706
type Ⅶ —— 137
type ⅩⅤ —— 136
type ⅩⅧ —— 142
type ⅩⅦ —— 136
collagen fiber 160
collagen fibril 160, 348
collagen molecule 160, 195
collagen table 596
collagenase 166, 285
collecting duct 705, 721, 736
collecting duct (CD) cell 719
colloid osmotic pressure 271
colloidal resorption droplet 760
colon 594
colorectal zone 599, 624
colostrum 870
columnar absorptive cell 595
columnar epithelium 106
columnar-to-squamous metaplasia 669
common bile duct 639
common bony limb (semicircular canal)
　　　　　　941
common canaliculus 924
common hepatic duct 639
common lymphoid progenitor (CLP)
　　　　　　464, 499
communicating junction 120, 333
compact bone 216
complement activator 279
complement receptor (CR) 280
complement system 451
complete blood count (CBC) 291
complete heart block 410
compound gland 144
concentric lamellae 217
concha 664
condenser lens 12
conditioning 663
conducting system 406, 409
conductive hearing loss 950
conductive portion 662
cone photoreceptor cell 901, 913
confocal 17
confocal scanning microscope 16
congenital adrenal hyperplasia (CAH)
　　　　　　775
congenital hypothyroidism 239, 764
congenital nephrogenic diabetes insipidus
　　　　　　720
congenital nephrotic syndrome 708
coni vasculosi 810
conjugate gaze 925
conjunctiva 923
connecting stalk (photoreceptor cell)
　　　　　　915
connecting tubule 704
connective tissue 97, 156
connexin (Cx) 130
connexon 130
constitutive pathway 34
continuous basal lamina 423
continuous capillary 423
contour lines of Retzius 534
contractile ring 89
contractile speed 315
contraction 314
COP-Ⅰ 48
COP-Ⅱ 48

core binding factor α-1 (CBFA1)
　　　　　　219, 228
core particle (CP) 44
cornea 900, 901, 903
corneal endothelium 904
corneal epithelium 904, 905
corneal stroma 904
corneocyte 510
corneoscleral coat 900
corneoscleral limbus 905
corona (lymphatic nodule) 459
corona radiata 840
coronary artery 407, 427
coronary artery bypass graft (CABG)
　　　　　　428
coronary sinus 407
coronary vasculature 407
corpora arenacea 757
corpora cavernosa 817
corpora lutea atretica 848
corpus albicans 845
corpus hemorrhagicum 844
corpus luteum 844
corpus luteum of menstruation 845
corpus luteum of pregnancy 846
corpus spongiosum 727, 817
cortex (adrenal gland) 766
cortex (hair) 505
cortex (kidney) 700, 730, 732
cortex (lymph node) 461
cortical collecting duct 719, 730, 732
cortical granule 839
cortical labyrinth 700, 732
cortical nephron 704
cortical sinus 462
corticosterone 771
corticotrope 749
corticotropin-releasing hormone (CRH)
　　　　　　750
cortilymph 941
cortilymphatic space 941
cortisol 771
cotyledon 860
countercurrent exchange system
　　　　　　700, 722
countercurrent exchanger 721
countercurrent multiplier effect 721
countercurrent multiplier system 721
Cowper's gland 727, 817
cranial nerve Ⅰ 666
cranial nerve Ⅴ 666
cranial nerve ganglion 358
cremaster muscle 793
crevicular epithelium 545
CRH-ACTH 系 773
crista 52
cristae ampullaris 943
crossing-over 89, 799
crown 533
crypt of Lieberkühn 587, 595
cryptorchidism or undescended testis
　　　　　　792
crystal of Reinke 794
crystallin 922
crystalline inclusion 71
crystalloid body 284
crystalloid inclusion 54
CTMC (connective tissue-type mast cell)
　　　　　　182
cumulus oophorus 840, 880
cupula 946
curare 328, 366
cusp 534

cuticle 510
cutis 488
cutting cone 234
CYBB 遺伝子 283
cyclic AMP（cAMP） 744
cyclic GMP（cGMP） 744, 918
cyclin-Cdk complex 86
cystatin 495
cystic duct 639
cystic fibrosis（CF） 683
cytochalasin B 65
cytochalasin D 65
cytochrome c 91
cytocrine secretion 498
cytokeratin 62, 493
cytokine 450
cytokinesis 85
cytoplasm 23
cytoplasmic density 335
cytoplasmic filament 6
cytoplasmic matrix 23, 71
cytoskeleton 23, 24
cytosol 71
cytotoxic CD8⁺ T（CTL）cell/ lymphocyte 288, 444, 451
cytotoxic T cell/ lymphocyte 288
cytotrophoblast 855
C 細胞 758
C ペプチド 651

D

D cell 648
D₁ 細胞 649
dacryocystitis 924
dark cell 507, 719
death receptor 92
decidua 856
decidua basalis 856
decidua capsularis 856
decidua parietalis 856
decidual cell 853, 890
deciduous tooth 533
deep cortex（lymph node） 462
deep perineal pouch 727
deep venous thrombosis（DVT） 426
defensin 279
deglutition 568
dehydrate 2
δ granule 291
demilune 146
demyelinating disease 376
demyelinating diseases 370
dendrite 99, 358, 360
dendritic cell 443, 460, 497
dendritic transport 368
dense body 335, 336
dense bone（compact bone） 216
dense connective tissue 99, 157
dense irregular connective tissue 157
dense regular connective tissue 157, 158, 190
dense tubular system（DTS） 291
dense-core secretory granule 578
dental caries 534
dental lamina 535
dental papilla 543
dental pulp 544
dentin 533, 542
dentin matrix protein（DMP） 215
dentin phosphoprotein（DPF） 543
dentin sialoprotein（D-P） 543
dentinal tubule 542
deoxyribonuclease 6-5

depolarization 363
depression 367
dermal papilla 491
dermal ridge 491
dermatan sulfate 136
dermatoglyphics 491
dermis 488
Descemet's membrane 904
descending colon 594
desmin 63, 321
desmocollin 129
desmoglein 129
desmolase 774
desmoplakin 129, 495
desmosine 169
desmosomal attachment plaque 129
desmosomal protein 495
desmosome 128, 490
detrusor muscle 727
deubiquitinating（DUB）enzyme 44
deuterosome 68
DHEA（dehydroepiandrosterone） 768, 769, 773
DHEAS（dehydroepiandrosterone sulfate） 768, 769, 773
diabetes mellitus 650
diad 334
diakinesis 90
diapedesis 280
diaphysis 216
diffuse lymphatic tissue 442, 457, 570
diffuse neuroendocrine system（DNES） 578, 664, 743
dihydropyridine sensitive receptor（DHSR） 326
dihydrotestosterone（DHT） 792, 814
dilator pupillae muscle 908
dioptric media 902
dipalmitoylphosphatidylcholine（DPPC） 677
diplotene 90
direct immunofluorescence 9
discontinuous basal lamina 423
discontinuous capillary 423
discontinuous conduction 378
distal convoluted tubule 702, 704, 732, 734
distal straight tubule 702, 704, 712, 718, 732, 734, 736
DIT（diiodotyrosine） 760, 764
dizziness 955
DNA 断片化 91, 489
DNA プローブ 10
docking protein 46
dopamine（DA） 367, 388, 749, 757
dorsal root ganglion 358
double negative stage 467
double positive stage 467
Down syndrome cell adhesion molecule（DSCAM） 127
dry type age-related macular degeneration 912
Duchenne muscular dystrophy（DMD） 321, 323
duct of Bellini 705, 736
duct of Luschka 639
duct of Santorini 643
duct of the epididymis 803, 808
duct of Wirsung 643
duct segment 506
ductuli efferentes 803
ductus deferens 810, 811
ductus epididymis 803

duodenum 570, 584, 614
dura mater 386, 387
dural（venous）sinuses 387
dural venous sinus 427
dust cell 678
dynamic instability 56
dynein 57
dynorphin 367
dystrophic epidermolysis bullosa 139
dystrophin 321, 323
DYS 遺伝子 535
D-アミノ酸オキシダーゼ 636
D 細胞 648

E

eardrum 936
early endosome 35
early myoblast 330
early-onset puberty 757
earwax 937
E-cadherin 127
E-cadherin-catenin complex 127
eccrine sweat gland 503, 506
ectocervix 857
ectoderm 100
ectomesenchyme 156
ectopic implantation 842
effector lymphatic tissue 446
effector lymphocyte 447
efferent arteriole 721, 723, 732
efferent ductule 803, 808
efferent lymphatic vessel 457
ejaculatory duct 810, 811
elafin 495
elastic artery 416, 418
elastic cartilage 194, 200, 210
elastic fiber 159, 160, 168
elastic membrane 673
elastin 168
electrical depolarization 336
electrical synapse 363
electrocardiogram（ECG） 410
electrochemical proton gradient 53
electromagnetic lens 18
electron probe X-ray microanalysis 19
electron-transport chain 53
elementary particle 52
ellipsoid（photoreceptor cell） 915
embedding 2
embryoblast 855
embryonic connective tissue 98, 157
emerin 63, 80
emilin-1 169, 429
enamel 533
enamel organ 534
enamel rod 534
enamel tuft 541
enamelin 541
encapsulated（nerve）ending 381, 502
end bulb 362
endocardium 107, 408
endocervix 857
endochondral ossification 199, 228, 230
endocrine 254
endocrine control 743
endocrine gland 143
endocrine secretion 367
endocytosis 32
endocytotic vesicle 24
endoderm 100
endolymph 941
endolymphatic space 941

endometrium 844, 850, 884
endomysium 315
endoneurial tube 391
endoneurium 381
endorphin 648
endosome 24
endostea cell 221
endosteal cell 217, 225
endosteum 217
endotendineum 159, 190
endothelial activation 413
endothelial cell 413
endothelial lining 418
endothelial nitric oxide synthase（eNOS） 415
endothelial-derived relaxing factor（EDRF） 415
endothelin-1, 2, 3（ET-1, 2, 3） 416
endothelium 107, 411, 413
endothelium-derived hyperpolarizing factor（EDHF） 415
enkephalin 367
entactin 136, 706
enteric division 339, 382, 384
enteric nervous system 570
enteric neuroglia/ neuroglial cell 357, 368, 371, 384
enteroceptor 381
enterochromaffin cell 581, 649
enterocyte 584, 587, 589
enteroendocrine cell 577, 588, 591
enterokinase 645
entosis 94
envoplakin 495
enzyme 30
EoP（eosinophil progenitor） 295, 297, 299
eosin 2
eosinophil 185, 283, 443
eosinophil cationic protein（ECP） 284
eosinophil chemotactic factor（ECF） 182
eosinophil peroxidase（EPO） 284
eosinophil-derived neurotoxin（EDN） 284
ependymal cell 100, 373, 378
epicardium 407
epichoroid lymph space 911
epidermal growth factor（EGF） 744, 863
epidermal stem cell 504
epidermal-dermal junction 491
epidermalmelanin unit 496
epidermis 488
epididymis 810
epimysium 315, 344
epinephrine（EPI, adrenaline） 367, 744
epineurium 381
epiphyseal cartilage 231
epiphyseal closure 233
epiphyseal disk 199
epiphyseal growth plate 199, 233
epiphysis 216
epiphysis cerebri 756
epiretinal membrane（ERM） 920
episcleral layer 906
episcleral space 906
epitendineum 159, 190
epithelial attachment 545
epithelial cell 97, 464
epithelial-mesenchymal transition 720
epithelioid cell 154
epithelioid tissue 105

epithelioreticular cell 443
eponychium 510
erectile dysfunction（ED） 818
ergastoplasm 44
ergocalciferol 699
erythrocyte 270, 306
erythropoiesis 292
erythropoietin（EPO） 699, 730
E-selectin 279
esophageal cardiac gland 572
esophageal gland proper 572
esophagogastric junction 606
esophagus 571
espin 109, 110, 944
essential fatty acid deficiency（EFAD） 495
essential transcription factor（E2F） 85
estrogen 835, 876, 886, 894
euchromatin 75
Eustachian tube 667, 936, 937
excitatory synapse 365
excretory duct 548
exocrine gland 143
exocytosis 32
external acoustic meatus 936
external ear 936
external elastic membrane 411, 421
external genitalia 864
external lamina 135, 340
external nose 663
external os 850, 857, 888
external root sheath 505
external（voluntary）sphincter of the urethra 727
external urethral orifice 727, 834
exteroceptor 381
extracellular matrix（ECM） 98, 156, 171, 194
extracellular protein 3
extracellular space 28
extramural gland 570
extraocular muscle 925
exudative type age-related macular degeneration 912
eyelash 923
ezrin 110
E-カドヘリン 127
E-カドヘリン・カテニン複合体 127, 132
E-セレクチン 279
E面 28

F

F-actin 314
false vocal cord 669
fascia adherens 128, 332
fascicle 315, 344
fascin 109
fast glycolytic fiber 316
fast oxidative glycolytic fiber 316
fast transport system 368
fast-twitch, fatigue-prone motor unit 317
fast-twitch, fatigue-resistant motor unit 316
fat cell 254
fat droplet 70
fatty acid synthase 259
FBN1 遺伝子 169
Fc 受容体 280, 285, 450, 499
feces 526
fenestrated capillary 423
fenestration 414, 423

ferritin 905
fertilization 846
fetal cortex 773
fetal-placental unit 775
fetoplacental（endocrine）unit 862
Feulgen 顕微分光測光法 7
fibril-associated collagen with interrupted triple helix（FAC-IT） 163
fibrillar center 78
fibrillar collagen 161
fibrillar material 78
fibrillin gene 169
fibrillin microfibril 139, 168
fibrillin-1 169, 429
fibrillogenesis 165
fibrinogen 271, 627
fibroblast 156, 174
fibroblastic growth factor（FGF） 230
――-21 266
――-23 237
fibrocartilage 194, 201, 212
fibronectin 174, 196
fibronexus 176
fibrosa（heart valve） 408
fibrous astrocyte 375
fibrous astrocytoma 376
fibrous layer（eye） 900
fibrous ring 406
fibrous sheath 800
fight-or-flight response 769
filaggrin 490, 493, 495
filament 24
filamentous actin 58
filensin 63
filiform papilla 529
filopodia 391
filopodium 60
filtration slit 707
filtration slit diaphragm 707
fimbria 848, 882
fimbrin 109, 110, 944
first pharyngeal groove 936
first pharyngeal pouch 936
first polar body 843
fixation 2
flagella 111
flat bone 216
flotillin 27
flow cytometry 291
fluid-mosaic model 27
fluorescence microscope 16
foam cell 415
focal adhesion/ focal contact 126, 141, 491
focal adhesion kinase 141
focal point 17
fold 715
foliate papilla 529
follicle-stimulating hormone（FSH） 743, 748, 807, 839, 851, 876
follicular bulge 496, 504
follicular cell 758
follicular dendritic cell（FDC） 443, 459, 461
follicular stigma 842
folliculo-stellate cell 751
Fontana's space 907
foot process 707
foramen cecum 529
Fordyce spot 528
forkhead 444
formalin 2
formative osteocyte 224

fovea centralis 912, 921
FOXP3 マーカー 444
free（nerve）ending 381, 502
free ribosome 48
free surface 98
free villi 890
freeze fracture 28
frozen section 4
FSH/LH 細胞 750
fundic gland 573, 576
fundus 572, 573
fungiform papilla 529
fusiform vesicle 726
fuzzy plaque 128
F-アクチン 58, 314
F 細胞 649

G

G_1 期 84
G_1 期 DNA 損傷チェックポイント 84
G_2 期 84
G_2 期 DNA 損傷チェックポイント 85
G-actin 314
galactose transferase 275
gallbladder 526, 639, 640
gamete 89
gametogenesis 835
γ-aminobutyric acid（GABA） 365
$\gamma\delta$ T cell/ lymphocyte 288, 444
γ-アミノ酪酸 365
γ-グロブリン 271
γ-チュブリン 55, 64, 67
ganglia 356
ganglion cell 379, 913
ganglion cell layer（retina） 913
gap junction 129, 333, 335, 340, 363, 922
gas exchange 662
gastric gland 573, 576
gastric inhibitory peptide（GIP） 648
gastric pit 573
gastrin 577, 579, 648
gastroduodenal junction 612
gastroesophageal reflux disease（GERD） 571, 572
GATA-3 301
gated Ca^{2+} release channel 334, 338
gelatinase 166
germinal epithelium 836
germinative zone 510
ghrelin 257, 748
GH 細胞 748
gigantism 239, 749
gingiva 545
gingival sulcus 545
gland of Krause 923
gland of Littre 727
gland of Moll 506, 923
gland of Wolfring 923
gland of Zeis 923
glands of Montgomery 866
glans penis 727, 818
glassy membrane 505, 847
glaucoma 907, 910
glia（neuroglial cell） 99, 357, 913
glia limitans 376
glial fibrillary acidic protein（GFAP） 63, 375, 755
glial growth factor 389
glial scar 390
gliosis 362
globin 296
globular actin 58

globulin 271
glomerular basement membrane（GBM） 706, 710
glomerular capillary 705
glomerular filtration barrier 705
glomerular ultrafiltrate 699, 702, 714
glomerulus 701, 732
glottis 668
glucagon 629, 650, 743
glucocorticoid 771
gluconeogenesis/ glucose synthesis 771
glucose transporter 264
glucuronate 172
GLUT4 264, 648
glutamate 365
glycine 161, 365
glycocalyx 569
glycogen 4, 628
glycogenesis 649
glycolipid 27
glycolysis 649
glycophorin 273, 275
――-C 273
glycoprotein 27, 627
glycosaminoglycan 4
glycosaminoglycan（GAG） 171, 194
glycosylation 31
GMP（granulocyte/monocyte progenitor） 226, 294, 297, 378
goblet cell 587, 590, 664
goiter 763
Golgi apparatus 24, 49
Golgi phase 800
Golgi tendon organ 329
Golgi type Ⅰ neuron 360
Golgi type Ⅱ neuron 361
gonadocorticoid 771
gonadotrope 750
gonadotropin 876
gonadotropin-releasing hormone（GnRH） 744, 751, 757
gonocyte 824
Goodpasture syndrome 706
gout 217
gouty arthritis 217
G-protein 365
G-protein-coupled receptor 364
G-protein-gated ion channel 364
Graafian follicle 837, 840, 876
granular disintegration of axonal cytoskeleton 389
granular material 78
granulosa lutein cell 844, 880
granzyme 446
Graves' disease 761, 763
gray matter 385
great saphenous vein 427
greater vestibular gland 864
ground substance 71, 171
growth cone 391
growth hormone（GH） 239, 629, 743, 748
growth hormone-releasing hormone（GHRH） 748
guanylyl cyclase 744
gubernaculum 835
Guillain-Barré syndrome 370
gum 545
gut-associated lymphatic tissue（GALT） 442, 460, 570
G-アクチン 58, 69, 314, 319
G 細胞 648
Gタンパク質 365

Gタンパク質依存性イオンチャネル　364
Gタンパク質共役型受容体　364

H

H&E染色　2
H band　318
HAART　456
hair　488, 503
hair cell　943
hair follicle　488, 503
hair matrix　504
hair structure　505
haploid　89
hard callus　240
hard keratin　493
Hashimoto's thyroiditis　763
Hassall's corpuscle　466
haustra coli　597
Haversian canal　217
Haversian system　217
HbA（hemoglobin A）　276
HbA₂（hemoglobin A₂）　276
HbF（hemoglobin F）　277
HCl　576
HCT（hematocrit）　292
HDL（high density lipoprotein）　628
heart　404, 405
heartburn　572
Helicobacter pylori　126
helicotrema　948
helper CD4⁺ T cell/lymphocyte　288, 444
hematocrit（HCT）　270
hematopoiesis　292
hematopoietic stem cell（HSC）　180, 231, 294
hematoxylin　2
heme　276, 296
hemidesmosome　126, 141, 142, 491
hemochromatosis　628
hemoglobin（Hgb）　275, 292
hemolysis　275
hemopoiesis　292
hemosiderin　76, 296
hemosiderin granule　628
hemostasis　291
Henle's layer　505
heparan sulfate　136, 286
heparan sulfate proteoglycan　706
heparin　182, 286
hepatic artery　629
hepatic duct　639
hepatic portal system　405
hepatic portal vein　629
hepatic stellate cell　423, 634
hepatic vein　629
hepatocyte　634
hereditary elliptocytosis　275
hereditary spherocytosis　275
Herring body　752
heterochromatin　75
heterotypic binding　126
high endothelial venule（HEV）　426, 457, 463
high-affinity Fcε receptor（FcεRI）　180
high-affinity uptake　367
high-pressure receptor　411
hilum（kidney）　699
hilum（spleen）　468
hinge region（urinary tract）　726
histaminase　285
histamine　182, 286, 757

histiocyte　176
histiocytosis X　500
histone　75
His束　352, 409
Hofbauer cell　858
holocrine secretion　144
homeostasis　488
homologous chromosome　89
homologous pair　77
homotypic binding　126
horizontal cell　913
hormonal sex　792
hormone　143, 742
Howship's lacuna　225
HPV（human papillomavirus）　871
human chorionic gonadotropin（hCG）　845, 862
human chorionic somatomammotropin（hCS）　862
human immunodeficiency virus（HIV）　456
human placental lactogen（hPL）　862
humoral immunity　184, 444, 448
humoral response　443
Huxley's layer　505
hyaline cartilage　194, 206
hyalocyte　923
hyaloid canal　923
hybridization　10
hybridoma　8
hydrocephalus internus　118
hydrocortisone　773
hydroxyapatite crystal　214
hydroxylysine　161
hydroxyproline　161
hymen　834, 863
hyperleukocytosis　292
hypersensitivity reaction　286, 447, 449, 452
hypertension　419
hypochlorous acid（HOCl）　282
hypodermis　488, 493
hypoglossal nerve　533
hypophyseal portal vein　748
hypothalamic regulating hormone　746
hypothalamic releasing hormone　367
hypothalamic-hypophyseal portal system　405
hypothalamohypophyseal tract　747
hypothalamohypophysial tract　752
hypothalamus　746
hypothyroidism　763
H帯　318

I

I band　317
idiopathic Parkinson's disease　362
iduronate　172
IgE　449
IKBKAP遺伝子　535
ileocecal valve　571
ileum　570, 584
immature bone　218
immotile cilia syndrome　118
immune system　286, 442
immunocompetent cell　286, 442
immunoglobulin　7, 271
immunoglobulin gene superfamily　127
immunoglobulin superfamily（IgSF）　127
immunologic protection　527
immunoperoxidase method　9
implantation　846, 854

in situ hybridization method　10
inclusion　70
incus　936, 940
indirect immunofluorescence　9
induced pluripotent stem cell　147
inferior hypophyseal artery　748
inferior petrosal sinus　955
inflammatory lymphadenitis　470
inflammatory response　447
infolding　133, 143
infundibulum（hair follicle）　504
infundibulum（pituitary gland）　746, 752
infundibulum（uterine tube）　848, 882
inhibin　807
inhibitory synapse　365
innate immunity　442
inner cell mass　855
inner enamel epithelium　535
inner hair cell　950
inner limiting membrane（retina）　914
inner mitochondrial membrane　52
inner nuclear layer（retina）　913
inner phalangeal cell　950
inner plexiform layer（retina）　913
inner segment（photoreceptor cell）　915
inner tunnel　951
inositol 1,4,5-triphosphate（IP₃）　744
insulin　743
insulin growth factorbinding protein（IGFBP）　744
insulin-like growth factor（IGF）　215, 239, 629, 839, 846, 863
integral membrane protein　27, 273
integrin　127, 279
integument　488
integumentary system　488
interatrial septum　406, 408
intercalated（IC）cell　719
intercalated disc　331, 332, 350, 352
intercalated duct　548, 644
intercalated neuron（interneuron）　358, 384
intercellular cell adhesion molecule（ICAM）　127
interdigitation of basal process　715
interferon γ（IFN-γ）　287, 444
interleukin　182, 450, 744
――-1（IL-1）　281, 453, 773
――-2（IL-2）　444, 453
――-3（IL-3）　281, 453
――-4（IL-4）　286, 444, 453
――-5（IL-5）　444, 453
――-6（IL-6）　255, 453
――-7（IL-7）　453
――-8（IL-8）　280, 453
――-9（IL-9）　453
――-10（IL-10）　444, 453
――-11（IL-11）　453
――-12（IL-12）　453
――-13（IL-13）　286, 444, 453
――-14（IL-14）　453
――-15（IL-15）　453
――-16（IL-16）　453
――-17（IL-17）　453
interlobar artery　723
interlobar vein　724
interlobular artery　723
interlobular bile duct　639
interlobular duct　645
interlobular vein　724
intermediate filament　24, 60
intermediate nephron　705

intermediate zone（articular cartilage）　200
intermembrane space　52
internal anal sphincter　571, 599
internal ear　936
internal elastic membrane　411, 418, 421
internal hemorrhoid　599
internal os　850, 888
internal remodeling　234
internal reproductive organ　834
internal root sheath　505
internal root sheath cuticle　505
internal urethral orifice　727
internal urethral sphincter　727
interneuron　358, 384
internodal segment　371, 376
interphase　84
interplexiform cell　913, 919
interstitial cell　791, 793, 794
interstitial（glial）cell　756
interstitial gland　878
interstitial growth　200, 201
interstitial lamellae　217
interterritorial matrix　198
intertubular dentin　543
interventricular septum　406, 408
intestinal absorptive cell　584
intracellular attachment plaque　142
intracellular canalicular system　578
intracellular cytoskeletal protein　3
intracellular receptor　31, 744
intraepithelial lymphocyte　288
intraflagellar transport（IFT）　118
intralobular duct　550
intramembranous bone（membrane bone）　230
intramembranous ossification　228
intraperiod line　369
intrinsic factor　577
intrinsic laryngeal muscle　668
involucrin　495
iodide/chloride transporter　760
iodopsin　916
iodothyronine deiodinase　764
ionotropic receptor　365
IP3　531
iPS細胞　147
iridocorneal angle　907
iris　901, 907
irregular bone　216
islet of Langerhans　644
isodesmosine　169
isogenous group　197
isolation membrane　41
isthmus（hair follicle）　504
isthmus（stomach）　576
isthmus（thyroid gland）　757
isthmus（uterine tube）　848, 882
Ito cell　423, 634
IVF（in vitro fertilization）　847
I帯　317

J

jaundice　284, 640
jaw socket　541
jejunum　584
jet lag　757
junctional adhesion molecule（JAM）　123, 127
junctional complex　120, 715
junctional fold　327
juxtaglomerular apparatus　711, 734
juxtaglomerular cell　714

K

juxtamedullary nephron 705
kallikrein-related serine peptidase 493
Kartagener's syndrome 65, 118
karyokinesis 85
karyosome 75, 805
karyotype 78
keratin 62, 489, 493
keratin associated protein（KAP）505
keratin chain 495
keratin filament 490, 493
keratinization 493, 505
keratinized 527
keratinocyte 489, 490, 493
keratogenous zone 505
keratohyalin granule 490, 493
Kerckring ヒダ 584
kidney 698, 730
kinesin 57, 368
kinetochore 88
kinetochore microtubule 88
KLK 493
Köhler 照明 15
Kohn の肺胞孔 679
Kulchitsky cell 664, 670
Kupffer cell 423, 633
K$^+$チャネル 532

L

labia majora 834, 864
labia minora 834, 864
labial gland 545
labyrinthine artery 954
lacrimal canaliculus 924
lacrimal puncta 924
lacrimal sac 924
Lactobacillus vaginalis 894
lactotrope 749
lacuna（cartilage）194
λ granule 291
lamellar body 494, 677
lamellar bone 217
lamellipodium 60
lamin 63
lamin B receptor（LBR）64
lamina densa 134, 710
lamina fusca 911
lamina lucida 135
lamina propria 147, 457, 568, 583, 664
lamina rara externa 710
lamina rara interna 710
lamina vitrea 912
lamina-associated polypeptide 64
lamina-associated protein 80
laminin 134, 136, 174, 706
laminopathy 81
LAMP（lysosome-associated membrane protein）39
Langer's line 492
Langerhans' cell 443, 493
Langerhans' giant cell 455
large artery 416
large granular lymphocyte（LGL）287
large intestine 594
large vein 425
laryngopharynx 667
laryngotracheal diverticulum 662
larynx 662, 663, 668
latch state 339
late endosome 35
late lipoblast 256
late myoblast 330
lateral domain 105
lateral incisor 533
lateral plication 589
lateral rectus muscle 925
layer of adipose tissue 493
layer of optic nerve fiber 914
layer of rod and cone 913
LDL（low density lipoprotein） 628, 774
lecitin 640
left atrium 406
left bundle branch 409
left ventricle 406
lens 900, 921
lens accommodation 901, 902, 922
lens capsule 922
lens fiber 922
lens placode 903
lens vesicle 903
leptin 255, 863
leptotene 90
lesser vestibular gland 864
leukocyte 270, 306
leukopoiesis 292
leukotriene 182, 286, 744
levator palpebrae superioris muscle 923
Lewy body 362
Leydig cell 17, 791, 793, 794
LGP（lysosomal membrane glycoprotein）39
ligament 158, 190
ligand 30
ligand-gated Ca^{2+} channel 339
light cell 719
light source 12
limb girdle muscular dystrophy（LGMD） 323
LIMP（lysosomal integral membrane protein）39
lingual gland 545
lingual muscle 529
lingual papilla 529
lingual salivary gland 529
lingual tonsil 459, 527, 533
lining mucosa 528
linker protein 29
lipase 645
lipid bilayer 27
lipid envelope 495
lipid inclusion 70
lipid raft 27
lipoblast 256
lipofuscin 70, 638
lipogenesis 649
lipoma 263
lipoprotein 627
liposarcoma 263
liquor folliculi 839
liver 626
liver acinus 630
lobar bronchus 673
lobe of the kidney 701
long bone 216
loop of Henle 704, 716, 721
loose connective tissue 98, 157
loricrin 495
lower part of the respiratory system 662
low-frequency stimulus 502
low-pressure receptor 411
lumican 905
lunula 510
luteal gland 844
luteinizing hormone（LH） 744, 748, 839, 851
luteotropin 846
lymph node 429, 442
lymphatic capillary 428
lymphatic follicle 458
lymphatic nodule 442, 458, 570
lymphatic system 442
lymphatic vessel 428
lymphoblast 458
lymphocyte 286, 442
lymphoepithelial Kazal-type inhibitor（LEKTI）493
lymphokine 178
lysobisphosphatidic acid（LBPA）39
lysosomal storage disease（LSD）42
lysosome 24, 38
lysozyme 550
L錐体 914

M

M cell 588, 591
M line 318
M1 マクロファージ 455
M2 マクロファージ 455
macroautophagy 41
macrophage 176, 283, 443
macrophage metalloelastase 166
macula 943, 946
macula adherens 126, 128, 332
macula densa 704, 712, 734
macula lutea 912, 921
macula pellucida 842
macular pucker 920
main bronchus 663, 669, 673
main pancreatic duct 645
major basic protein（MBP）284
major calyx 701, 724, 730
major dense line 369
major histocompatibility complex I（MHC I）449, 499
major histocompatibility complex II（MHC II）287, 449, 499
major histocompatibility gene complex 449
major salivary gland 527, 545
male pronucleus 845
malleus 936, 938
mamillated area 573
mammalian target of rapamycin（mTOR）41, 649
mammary gland 488, 865
mammary pallia 866
mammary ridge 866
mammotrope 749
mannose-6-phosphate（M-6-P）37
mantle zone（lymphatic nodule）459
Marfan's syndrome 139, 169
marginal chromatin 75
marrow cavity（medullary cavity）216
mast cell 179
master regulator 266
masticatory mucosa 527
mastoid process 937
mastoiditis 940
maternal pronucleus 843
matrilysin 166
matrix（mitochondria）52
matrix cell（hair）504, 510
matrix Gla-protein（MGP）215
matrix granule 53
matrix metalloproteinase（MMP）166, 223, 227
matrix vesicle 221
maturation phase 800
maturation promoting factor（MPF）86
maturation-stage ameloblast 538
mature follicle 837, 840
MCH（meancorpuscular hemoglobin） 292
MCHC（mean corpuscular hemoglobin concentration）292
meal initiator factor 258
mechanical impulse 336
mechanical protection 107
mechanoelectric transducer（MET） 943
mechanoreceptor 500
mechanotransduction 223
mechanotransduction system 176
Meckel's cartilage 252
medial incisor 533
medial-Golgi network 50
median eminence 747
mediastinum testis 793
mediator of inflammation 182
medium artery 416
medium vein 425
medulla（adrenal gland）766
medulla（kidney）700, 730, 736
medulla（lymph node）461
medulla（hair）505
medullary cavity 216
medullary collecting duct 705, 719
medullary pyramid（kidney）701
medullary ray（of Ferrein）700, 732
medullary sinus 462
megakaryocyte 288, 308
megalin 760
Meibomian gland 923
meiosis 89, 799
meiosis-specific cohesin complex（Rec8p） 90
Meissner's corpuscle 502
Meissner's plexus 571, 584
melanin 497
melanocyte 493
melanocyte precursor cell 496
melanosome 497
melatonin 757
membrana granulosa 837, 880
membrane 147
membrane blebbing 92
membrane bone 230
membrane zone（platelet）291
membrane-initiated steroid signaling 745
membrane-type MMP 166
membranous labyrinth 941
membranous part of the interventricular septum 406
membranous urethra 727
memory cell 447
menarche 834
meninx 386
menopause 834
menstrual cycle 834, 851
menstrual phase 853
MEP（megakaryocyte/ erythrocyte progenitor）294, 297, 299
meridional portion 909
Merkel cell carcinoma（MCC）500
Merkel's cell 493
Merkel's corpuscle 500
merocrine secretion 143, 868
mesangial cell 711, 734

mesangium 711, 734
mesenchymal cell 228
mesenchymal stem cell 218
mesenchyme 156
mesentery 571
mesoderm 100, 156
mesothelium 107, 571
mesovarium 835, 876
metabolic stress 415
metabotropic receptor 365
metachromasia 6
metalloproteinase 279
metaphase plate 88
metaphase spread 78
metaphysis 216
metarteriole 425
methylation 31
MET イオンチャネル 944, 945
MHC クラスⅠ拘束性 450
MHC クラスⅡ拘束性 450
microautophagy 43
microbody 54
microcirculatory 404
microfilament 58
microfold cell 588
microglia 377, 378, 913
microtome 2
microtubule 24, 55
microtubule catastrophe 55
microtubule triplet 113
microtubule-associated protein（MAP） 56
microtubule-organizing center（MTOC） 64, 111
microtubulesevering protein 56
microvascular bed 404
microvilli 107, 109, 569, 586
micturition reflex 727
midcortical nephron 705
middle ear 936
middle layer（eye） 901
middle mediastinum 405
middle muscle layer（uterus） 850
midstage lipoblast 256
milk tooth 533
mineralocorticoid 770
minor calyx 700, 724, 735
minor salivary gland 527, 545
MIT（monoiodotyrosine） 760
Mitf 遺伝子 500
mitochondria 24, 52
mitosis 84, 86
mitotic catastrophe 85, 94
mitotic spindle 66
mixed acinus 546
mixed spicule 231
MKP（megakaryocyte-committed progenitor） 297
MMC（mucosal-type mast cell） 182
mobilization 259
modified cardiac muscle cell 406
modiolus 943
molar gland 545
molar tooth 533
molecular motor protein 57
monoamine oxidase（MAO） 367
monocilia 111, 116
monoclonal antibody 8
monocyte 175, 288, 443
monocyte chemotactic protein-1（MCP-1） 255
monocyte-derived macrophage 389
monofringent 318

mononuclear hemopoietic progenitor cell 226
mononuclear phagocytotic system（MPS） 181, 288, 454
mons pubis 834, 864
MoP（monocyte progenitor） 295, 299
morula 855
motile cilia 111
motor efferent（type γ）nerve fiber 329
motor endplate 327
motor neuron 357, 358, 386
MPC（mast cell precursor） 286
M-protein 321
MPV（mean platelet volume） 292
mRNA 前駆体 45
mucinogen granule 547, 573
mucociliary escalator 670
mucosa 147, 568, 669
mucosa-associated lymphoid tissue（MALT） 457, 460
mucosal gland 570
mucous cell 546, 670
mucous connective tissue 157
mucous membrane 147
mucous neck cell 577
mucoviscidosis 683
mucus 577
Müller's cell 368, 913
Müllerian-inhibiting factor（MIF） 792
multiadhesive glycoprotein 171, 196, 215, 706
multicellular gland 144
multilocular adipose tissue 254
multiple sclerosis（MS） 370
multiplexin 163
multipolar neuron 358
multipotent adult progenitor cell（MAPC） 183
multivesicular body（MVB） 37
mumps 550
muramidase 550
muscarinic ACh receptor 366
muscle cell 99
muscle creatine phosphatase（MM-CK） 321
muscle cushion 428
muscle fiber 315, 317, 344, 346, 348
muscle spindle 329
muscle tissue 97, 314
muscular artery 416
muscular vein 427
muscular venule 425
muscularis externa 568, 570, 571, 584, 594, 597
muscularis mucosa 147, 568, 570, 583
MVC（mean corpuscular volume） 292
myasthenia gravis 328, 367
myelin basic protein（MBP） 369
myelin figure 638
myelin oligodendrocyte glycoprotein（MOG） 376
myelin sheath 368
myelinated axon 378
myelination 368
myelin-specific protein 369
myeloblast 298
myelocyte 298
myeloperoxidase（MPO） 278, 281
myoblast 315, 329
myocardial infarction（MI） 334
myocardial sleeve 427
myocardium 407

myoclonic epilepsy with ragged red fibers（MERRF） 53
MyoD 転写因子 329
myoepithelial cell 340, 507, 548
myofibril 317, 346, 350
myofibroblast 175, 340, 468
myofilament 314, 317
myogenic regulatory factor（MRF） 329
myoglobin 276, 316
myoid（photoreceptor cell） 915
myoid cell 340, 794
myomesin 321
myometrium 850, 884
myosin Ⅱ 314
myosin light chain kinase 338
myosin light chain kinase（MLCK） 336
myosin Ⅰ 109, 588
myosin Ⅱ 109, 320
myosin-binding protein C（MyBP-C） 321
myostatin 329
myotendinous junction 348
myxedema 763
M 期 84
M 細胞 588, 591
M 錐体 914
M 線 318
M-タンパク質 321

N

Na$^+$/K$^+$-activated ATPase pump 906
Na$^+$ 依存性輸送体 367
Nabothian cyst 857
N-acetylgalactosamine（GalNAc） 172
N-acetylgalactosamine transferase 275
N-acetylglucosamine（GlcNAc） 172
NADPH オキシダーゼ複合体 283
nail 488
nail bed 510
nail plate 510
nail root 510
nasal cavity 662, 663
nasal septum 664
nasal vestibule 663
nasolacrimal duct 663, 924
nasopharynx 663, 667
natural cytotoxicity receptor（NCR） 446
natural killer lymphocyte（NK 細胞） 184, 286, 443, 446, 450
NCF1 遺伝子 283
nebulin 320
necroptosis 94
necrosis 91
negative feedback 745
negative inotropic effect 411
negative selection 467
neonatal line 543
nephrin 707
nephrogenic diabetes insipidus 721, 753
nephron 700, 701, 730, 732
nerve cell（neuron） 99, 357
nerve impulse 378
nerve tissue 97
nervi vasorum 412
nestin 63, 360
Netherton syndrome 494
neural apoptosis inhibitory protein（NAIP） 846
neural crest 100
neural pathway 356
neural regeneration 388

neural stem cell 360, 378
neural tube 100, 378
neuregulin（Nrg 1） 370
neurilemmal cell（Schwann cell） 100, 327, 368, 379, 389
neurocrine hormone 591
neuroectoderm 100
neuroepithelial body 671
neuroepithelial（sensory）cell 530
neurofibrillary tangle 65
neurofilament 63
neuroglial cell/ neuroglia 99, 357, 913
neurohypophysis 746, 751
neuromediator 99
neuromuscular junction 327
neuron 99, 357
neurophysin 753
neuropil 385
neurosecretory neuron 752
neurotensin 367
neurotransmitter 365
neutrophil 278, 443
neutrophil chemotactic factor（NCF） 182
newly synthesized mediator 182
nexin 113
nexus 129, 340
NF-H 63
NF-L 63
NF-M 63
NFκB 226
niche 146, 183
nicotinamide adenine dinucleotide phosphate（NADPH）oxidase complex 281
nicotinic Ach receptor（nAChR） 328, 366
nidogen 136, 706
nipple 866
Nissl body 358
nitric oxide（NO） 367, 415, 705
nitrosylation 31
NK（natural killer）細胞 184, 286, 443, 446, 450
NK 細胞受容体 446
NO synthase 367
nodal cardiac muscle cell 410
nodal cilia 111, 117
node of Ranvier 371
nodular cortex 462
nonciliated cell 849
nonencapsulated ending 381
nonhistone protein 75
nonimmune α-globulin and β-globulin 627
nonimmune globulin 271
nonlamellar 218
nonphotosensitive region 912
non-self 442
nonshivering thermogenesis 263
nonspecific immunity 442
nonsteroidal anti-inflammatory drug（NSAID） 576
noradrenaline（norepinephrine） 367, 744, 757
normocellular 骨髄 303
NO 合成酵素 367
NSF/α-SNAP タンパク質複合体 35
nuclear 74
nuclear bag fiber 329
nuclear chain fiber 329
nuclear envelope 74, 80
nuclear lamin 63, 80

nuclear lamina 80
nuclear localization signal（NLS） 82, 744
nuclear pore 81
nuclear pore complex（NPC） 81
nuclear protein 3
nuclear-initiated steroid signaling 745
nucleoid 54
nucleolar-associated chromatin 75
nucleolonema 78
nucleolus 74, 78
nucleolytic enzyme 645
nucleoplasm 74, 82
nucleoporin 81
nucleosome 76
nucleostemin 80
nucleotide probe 10
nucleus 23
Nup protein 81
nurim 64
N-アセチルガラクトサミン 172
N-アセチルガラクトサミントランスフェラーゼ 275
N-アセチルグルコサミン 172

O

objective lens 12
obscurin 321
occludin 122
ocular lens 12
oculomotorius nerve 925
odontoblast 535, 542
odorant-binding protein（OBP） 666
olfactory epithelium 665
olfactory gland 665, 666
olfactory mucosa 662, 665
olfactory nerve 666
olfactory receptor（OR） 666
olfactory receptor cell 665
olfactory region 663
olfactory transduction 666
olfactory vesicle 666
oligodendrocyte 376, 378
oligodendrocyte myelin glycoprotein（OMgp） 376
oligonucleotide probe 10
omental appendice 594
Oncovin 65
oocyte 835
oocyte maturation inhibitor 840
oogenesis 835
oolemma 839
open canalicular system（OCS） 291
open circulation 470
opening of the vagina 834
opsin 916
optic cup 903
optic disc 912
optic fissure 903
optic groove 902
optic nerve 900
optic papilla 912
optic stalk 903
optic vesicle 902
oral cavity 527, 663
oral cavity proper 527
orbicularis oculi muscle 923
orcein 200
organ of Corti 943
organelle 1, 23
organelle zone（platelet） 290
oropharynx 663, 667

orthochromatophilic erythroblast/ normoblast 295, 310
orthogonal array 190
osmotic equilibrating device 721
osseous spiral lamina 948
osteoarthritis 195
osteoblast 215, 221
osteocalcin 215, 238
osteoclast 215, 225
osteocyte 215, 223
osteogenesis 219
osteogenic protein-1（OP-1） 215
osteoid 221
osteomalacia 239
osteon 217, 234
osteonal canal（Haversian canal） 217
osteonectin 215
osteopetrosis 228
osteopontin 174, 215
osteoporosis 759
osteoprogenitor cell 215, 219
osteoprotegerin（OPG） 226, 765
otic vesicle 936
otitis media 940
otoconium 947
otocyst 936
otogelin 951
otolith 947
otolithic membrane 947
otosclerosis 942
outer cell mass 855
outer enamel epithelium 535
outer hair cell 950
outer layer（eye） 900
outer limiting membrane（retina） 913
outer mitochondrial membrane 52
outer nuclear layer（retina） 913
outer phalangeal cell 950
outer plexiform layer（retina） 913
outer segment（photoreceptor cell） 915
ova 835, 876
oval window 937
ovarian artery 848
ovarian branch of the uterine artery 848
ovarian cycle 876
ovarian follicle 836
ovarian follicular atresia 846
ovarian hilar cell 848
ovarian ligament 835
ovary 834, 835
oviduc 882
ovulation 841, 876
ovum 843
oxygen-dependent intracellular killing 281
oxygen-independent killing mechanism 282
oxyntic cell 577
oxyphil cell 764
oxytocin 744, 752

P

P0 タンパク質 369
P450 側鎖切断酵素 774
p53 84
pacemaker of the heart 409
pachytene 90
Pacinian corpuscle 502
packed cell volume（PCV） 270
paclitaxel 65
Paget's disease 759
palatine gland 545
palatine raphe 528

palatine tonsil 459, 527
Palmer 方式（歯列分類） 538
palpebral conjunctiva 923
pampiniform plexus 848
pancreas 526, 643
pancreatic duct 640
Paneth cell 590
panniculus adiposus 255, 493
panniculus carnosus 493
papillary cell 540
papillary duct 705, 736
papillary layer 492, 540
papillary muscle 409
paracellular pathway 125, 414
paracortex 462
paracrine 254
paracrine control 743
paracrine hormone 591
paracrine signaling 143
parafollicular cell 758
paraganglion 772
parakeratinized 527
paranasal sinus 663, 667
paranemin 63
paraptosis 94
parasitic infection 285
parasympathetic division 381, 382
parathyroid hormone（PTH） 227, 236, 759, 764, 765
paraurethral duct 727
paraurethral gland 727
paraventricular nucleus 752
paravertebral galglion 382
parietal cell 576, 577
parietal layer of serous pericardium 407
Parkinson's disease 362
parotid duct 550
parotid gland 527, 545, 550
parotid papilla 527
pars distalis 746, 748
pars intermedia 747, 751
pars nervosa 747, 752
pars tuberalis 747, 751
pathogen-associated molecular pattern（PAMP） 32, 281
pattern recognition receptor（PRR） 281
Pax3 遺伝子 496
Pax5 301
pectinate ligament 906
pedicle（cone photoreceptor cell） 919
peg cell 849
pendrin 760
penicillar arteriole 470
penile urethra 727
penis 817
pepsin 577
peptic ulcer disease（PUD） 576
peptide YY（PYY） 257
perforating canal 217
perforin 446
periarterial lymphatic sheath（PALS） 469
pericardial cavity 407
pericardium 405
pericellular matrix 198
perichondrium 199
perichoroidal space 911
pericryptal fibroblast sheath 596
pericyte 183, 424
perikaryon（cell body） 99, 358
perilymph 941
perilymphatic space 941
perimetrium 850, 884

perimysium 315, 344
perineurial cell 381
perineurium 340, 381
perinodal cytoplasm 371
perinuclear cisternal space 80
perinuclear cytoplasm 358
periodic acid-Schiff（PAS） 6, 134, 167
periodontal ligament 541, 544
periodontal membrane 544
periodontium 545
periosteal cell 216, 221, 225
periosteum 216
peripheral edema 425
peripheral ganglion 379
peripheral lymphatic organ 446
peripheral membrane protein 27, 273
peripheral myelin protein of 22 kDa（PMP22） 369
peripheral nervous system（PNS） 100, 356, 379
peripheral neuroglia 357, 368
peripheral zone（platelet） 290
peripherin 63
periportal pace 630, 635
perisinusoidal space 630
peristalsis 570, 594
peritendineum 190
peritubular capillary 723
peritubular capillary network 716, 721
peritubular contractile cell 794
peritubular dentin 543
perivascular cell 183
perivitelline barrier 846
perivitelline space 839
perlecan 136, 706
permanent cortex 773
permanent tooth 533
peroxisome 24, 54, 636
peroxisome proliferators-activated receptor γ（PPARγ） 256
PET スキャン 264
Peyer's patch 459, 570, 587
P-face 28
phagocyte oxidase（phox）system 281
phagocytosis 32, 281
phagosome 281
phakinin 63
phalangeal cell 951
phalloidin 65
pharyngeal tonsil 459, 527, 667
pharyngoesophageal sphincter 571
pharynx 667
pheochromocytoma 263
pheromone 509
phosphasome 279
phosphatase 279
phospholipid 27
phosphorylation 31
photoaging 171
photopsin 917
photoreceptor cell 900, 901, 913
photosensitive region 912
phox system 283
physiologic gastric mucosa barrier 577
pia mater 386, 387
pia-arachnoid 386
pigment donation 498
pillar cell 950, 951
pilosebaceous canal 504, 506
pineal gland/ body 756
pinealocyte 756
pinkeye 922, 923
pinna 936

pinocytosis　32
pinocytotic vesicle　24, 256, 414
pituicyte　755
pituitary dwarfism　239
pituitary gland　746
pituitary growth hormone　239
PKD1L3　532
PKD2L1　532
placenta　855, 857, 890
placental barrier　860
plakoglobin　129
planar lipid raft　27
plasma　270
plasma membrane　24
plasmablast　458
plasma-membrane bleb　30
plasminogen activator inhibitor-1（PAI-1）　255
platelet　270, 288, 306
platelet demarcation channel　290
platelet endothelial cell adhesion molecule（PECAM）　127
platelet thromboplastic factor（PF3）　291
platelet-derived growth factor（PDGF）　215
plectin　142
pleomorphic adenoma　552
plexus vascularis　412
plica　133, 715
plicae circulares/ circular folds　569, 584
podocyte　706, 707, 734
podoplanin　215
pointed end　58
polar body　89
polar microtubule　88
polarity　107
polarizer　17
polarizing microscope　17
polychromatophilic erythroblast　295, 310
polychromatophilic erythrocyte　295, 310
polyclonal antibody　8
polycystic kidney disease　17
polycystic ovary　841
polycystin　117
polymerase chain reaction（PCR）法　10
polymorphonuclear neutrophil　298
polymorphonuclear nutrocyte　278
polyspermy　846
polyubiquitin chain　44
polyubiquitination　44
POMC（proopiomelanocortin）　749
population coding scheme　666
pore domain　31
porocytosis　363, 364
porta hepatis　629
portal area　630
portal canal　630
portal lobule　630
portal system　405
portal triad　629
portal vein　405
positive chronotropic effect　411
positive feedback　745
positive inotropic effect　411
positive selection　467
positron emission tomography（PET）　262, 264
postcapillary venule　404, 425, 426, 457
posterior basement membrane　904
posterior chamber　902

posterior lobe　746
posterior pigment epithelium　907
postsynaptic density　363
postsynaptic membrane　363
posttranslational modification　31
power stroke　325
PPARγ共役因子-1　263
PP（pancreatic polypeptide）細胞　649
Prader-Willi syndrome　79, 258
PRDM16（PR domain containing 16）　262
preadipocyte　256
precapillary sphincter　425
precocious puberty　757
predentin　543
preformed mediator　182
premelanosome　497
premolar tooth　533
pre-mRNA　45
preodontoblast　535
preprocollagen　163
preproinsulin　651
presbyopia　923
pressure　502
presynaptic element　363
prickle cell layer　489
prickles cell　490
primary antibody　9
primary bronchus　662, 663, 669, 673
primary chorionic villi　858
primary cilia　111, 116, 117
primary ciliary dyskinesia（PCD）　118
primary follicle　836, 837
primary granule　278, 283, 286
primary hemostatic plug　291
primary immune response　447
primary lymphatic organ　446
primary lysosome　38
primary messenger　30
primary myotube　330
primary nodule　458
primary oocyte　89, 843
primary sex cord　791
primary spermatocyte　89, 797
primary tooth　533
primitive connective tissue　156
primitive fat organ　256
primordial follicle　836, 837, 876
primordial germ cell　791, 836
principal cell　719, 764
PRL細胞　749
pro-α chain　163
proaminopeptidase　645
probarrier lipid　495
procarboxypeptidase　645
procentriole　66, 118
procollagen　163
procollagen typeⅠN-terminal propeptide（PINP）　165
proerythroblast　295
progenitor stem cell　294
progesterone　835, 876, 886, 894
programmed cell death　54, 91, 144
proinsulin　651
prolactin（PRL）　748, 866
proliferative phase　853
proline　161
prometaphase　88
promyelocyte　298
proprioceptor　381
prostacyclin　744
prostacyclin（PGI2）　415
prostaglandin　744

prostaglandin H2　416
prostate　812
prostatic acid phosphatase（PAP）　814
prostatic urethra　727
proteasome　25, 43
proteasome-mediated degradation　43
protein 0　369
protein kinase　31
protein phosphatase　31
protein S　215
proteinuria　714
proteoglycan　4, 134, 136, 171, 196
proteoglycan aggregate　173, 196
proteoglycan macromolecule　214
proteolipid protein（PLP）　376
proteolytic endopeptidase　645
proteolytic exopeptidase　645
prothrombin　627
prothrombogenic agent　415
protofilament　55
protoplasm　29
protoplasmic astrocyte　375, 376
proximal convoluted tubule　702, 703, 715, 732, 734
proximal straight tubule　702, 703, 716, 732, 734, 736
P-selectin　279, 418
pseudo-H band　320
pseudopodia　32
pseudostratified columnar epithelium　152
pseudostratified epithelium　107
pseudounipolar neuron　358
psoriasis　496
PTH受容体　228
pulmonary acinus　674
pulmonary circulation　405, 679
pulmonary lobule　674
pulp chamber　544
pulpal horn　544
pump　29
pupil　901, 907
Purkinje fiber　334, 352, 406, 409, 410
pyknosis　878, 905
pyloric gland　573
pyloric part　572, 573
pyloric sphincter　571, 612
pylorus　572, 573, 608
pyramid（kidney）　700, 730, 736
pyramidal lobe　757
pyrogen　281
pyroptosis　94
P-セレクチン　279, 418
P面　28

Q

quality checkpoint　47
quiescent osteocyte　224

R

Rab-GTPase　35
Rab-GTPase繋留複合体　363
radial artery　851, 886
radial glial cell　373
radial portion　909
raft-like platform　120
RANK（receptor activator of nuclear factor-κB）　226
RANK ligand molecule（RANKL）　226
rapidly progressive glomerulonephritis　707
Rathke's pouch　746
RBC（red blood cell）count　292

RDW（erythrocyte distribution width）　292
reactive gliosis　391
reactive lymphadenitis　470
reactive microglial cell　377, 390
reactive nitrogen intermediate（RNI）　282
reactive oxygen intermediate（ROI）　281
receptor function　107
receptor protein　29
receptor-mediated endocytosis　33, 414
recombination　90
recovery stroke　325
rectum　594, 598
recurrent corneal erosion　905
red blood cell（RBC）　270, 306
red bone marrow　217
red pulp　469
reflex arc　356
refractile media　902
regular mitotic activity　84
regulated secretory pathway　34
regulatory particle（RP）　44
regulatory T cell/ lymphocyte　288, 444, 452
Reissner's membrane　948
relaxin　863
renal artery　723
renal column（of Bertin）　701, 730
renal corpuscle　700, 701, 730, 732, 734
renal papilla　736
renal pelvis　699, 724, 730
renal sinus　699
renal tubule　732
renal vein　724
renin　699, 714, 734
renin-angiotensin-aldosterone system（RAAS）　713, 714, 770
reserpin　768
resident macrophage　389
residual body　40, 800
resistin　255
resonance　669
resorcin-fuchsin　200
resorption bay　225
resorption canal　234
resorptive osteocyte　224
respiration　662
respiratory bronchiolar unit　674
respiratory bronchiole　663, 674
respiratory burst　281
respiratory distress syndrome（RDS）　677
respiratory diverticulum　662
respiratory mucosa　664
respiratory portion　663
respiratory region　663
restriction checkpoint　84
rete testis　793, 803, 808
reticular cell　168, 443, 460
reticular fiber　160, 167, 443
reticular formation　385
reticular lamina　672, 951
reticular layer　158, 492
reticular tissue　460
reticulocyte　295, 310
retina　900, 901, 912
retinal　917
retinal detachment　911
retinal pigment epithelium（RPE）　913
retinoblastoma susceptibility protein（pRb）　85

retinohypothalamic tract 757
retinoid X receptor (RXR) 256
retinol 627, 634
retinol-binding protein (RBP) 627, 634
retinol-binding protein 4 (RBP4) 255
retinyl ester 634
retrograde transport 48, 368
retrotranslocation 47
reversal mesenchymal-epithelial transition 720
reverse transcriptase-PCR (RT-PCR) 法 10
rheumatoid arthritis 217
rhodopsin 634, 916
gap junction 363
ribonuclease 645
ribosomal RNA (rRNA) 44
ribosome 24, 44
rickets 239, 699
right atrium 406
right bundle branch 409
right lymphatic trunk 428
right ventricle 406
rigor configuration 325
rigor mortis 325
Riley-Day syndrome 535
rima glottidis 668
RNA プローブ 10
rod photoreceptor cell 901, 913
Rokitansky-Aschoff sinus 641
rootletin 114
ropomyosin 319
Rouget cell 424
rough endoplasmic reticulum (rER) 44
rough-surfaced endoplasmic reticulum (rER) 24
round window 937
RPE65 918
rT_3 (reverse T_3) 764
Ruffini's corpuscle 502
ruffled border 226
runt related transcription factor (RUNX2) 219
ryanodine receptor 326

S

S DNA-damage checkpoint 85
saccule 941, 943
saliva 550
salivary antimicrobial peptide 528
salivary gland 526
salivon 545
saltatory conduction 377, 378
salty 531
sarafotoxin 416
sarcolemma 315
sarcomere 346, 348
sarcoplasmic reticulum 317, 325
satellite cell 100, 330, 357, 368, 371
scala media 947
scala tympani 947
scala vestibuli 947
scanning transmission electron microscope (STEM) 19
scavenger receptor (SR) 280
Schmidt-Lanterman cleft 371
Schwann cell 100, 327, 368, 379, 389
sclera 900
scleral venous sinus 907
sclerostin 215
scotopsin 917
scurvy 239
sealing zone 226

seasonal affective disorder (SAD) 757
sebaceous gland 488, 503
sebaceous gland of eyelash 923
sebum 503, 504, 506
second messenger 744
second messenger system 30
second polar body 843
secondary antibody 9
secondary bronchus 673
secondary chorionic villi 858
secondary electron 19
secondary follicle 836, 840
secondary granule 279, 284, 286
secondary hemostatic plug 291
secondary immune response 447
secondary lymphatic organ 446
secondary lysosome 38
secondary myotube 330
secondary nodule 458
secondary oocyte 90, 843
secondary ossification center 248
secondary parkinsonism 362
secondary spermatocyte 90, 800
secondary tooth 533
secondary tympanic membrane 943
second-messenger pathway 337
secretin 646
secretion 107, 526
secretory acinus 545
secretory phase 853
secretory segment 506
secretory vesicle 589
secretory-stage ameloblast 536
segmental bronchus 662, 673
segmented neutrophil 298
selectin 127
self 442
sella turcica 746
semen 817
semicircular canal 941
semicircular duct 943
seminal vesicle 810, 812
seminiferous cord 824
seminiferous epithelium 793, 803
seminiferous tubule 803
sensorineural hearing impairment 950
sensory afferent nerve fiber 329
sensory neuron 357, 358
separase 90
septa (thymus) 464
septal macrophage 679
septal wall (alveolar) 677
serine protease 182
serine protease inhibitor Kazal-type 5 (SPINK5) 遺伝子 494
serosa 147, 568, 571, 584, 594, 597
serotonergic 367
serotonin 291, 365, 367, 757
serous cell 546
serous demilune 546, 665
serous membrane 147
Sertoli cell 792, 793, 804
serum response factor (RF) 340
severe burn 495
sex chromosome 77
Sharpey's fiber 216, 542
sheath of Schwann 369
sheathed capillary 470
short bone 216
sialoprotein 215
side-polar myosin filament 336, 339
sigmoid sinus 955
signal peptide 45

signal sequence 45
signal transduction pathway 30
signaling molecule 30
signalrecognition particle (SRP) 46
simple columnar epithelium 152
simple cuboidal epithelium 152
simple diffusion 414
simple epithelium 98, 106, 152
simple gland 144
simple squamous epithelium 152
single/ solitary lymph nodule 459
single positive stage 468
sinoatrial (SA) node 352, 409
sinusoid 423, 629
sinusoid (bone marrow) 301
sinusoidal capillary 423, 629, 633
sinusoidal macrophage 423
situs inversus 118
skeletal muscle 99, 314
Skene's gland 864
skin 488
skin appendage 503
sliding movement 114
slow oxidative fiber 316
slow transport system 368
slow-twitch, fatigue-resistant motor unit 316
SMAC/DIABLO 91
small artery 416
small granule cell 664, 670
small intestine 584
small proline-rich (SPR) protein 495
small vein 425
smooth muscle 99, 314
smooth muscle cell 340
smooth muscle myosin 336
smooth-surfaced endoplasmic reticulum (sER) 24, 48
SNARE (soluble NSF attachment receptor) 363
sodium/iodide symporter (NIS) 760
soft callus 240
soft keratin 493
solvent drag 588
somatic afferent fiber 357, 380
somatic efferent nerve fiber 358, 380
somatic efferent neuron 358
somatic nervous system (SNS) 356
somatostatin 648, 650, 748
somatotrope 748
somatotropin 239
sour 531
SOX-9 201
space of Disse 630, 633
space of iridocorneal angle 907
space of Mall 630, 635
special sense 358
specialized connective tissue 99
specialized mucosa 528
specific granule 279, 284, 286
specific immunity/ immune response 443, 447
specific neurotransmitter transport protein 367
spectrin 109
sperm cell 797
spermatid 89
spermatid phase 797, 800
spermatocyte phase 797, 799
spermatogenesis 790, 797
spermatogenic cell 793
spermatogonial phase 797
spermiogenesis 797, 800

spherule (rod photoreceptor cell) 919
sphincter of Oddi 640
sphincter pupillae muscle 908
spinal cord 385
spinal nerve 385
spindle cell 329
spindle-assembly checkpoint 85
spinous layer 489
spiral artery 848, 853, 886
spiral ganglion 943, 952
spiral organ 943
spleen 442
splenic cord 469
splenic nodule 469
splenic sinus 469
spongiosa (heart valve) 408
spongy bone 216
spongy urethra (penile urethra) 727
spontaneous contractile activity 339
squamous epithelium 106
squamous metaplasia 669
squamous zone 599, 624
SRY 遺伝子 791
stab cell 298
stage (microscope) 12
staggered tetramer 61
stapedius muscle 940
stapes 936, 940
stellate reticulum 535
stellate vein 724
stem cell 489
Stensen's duct 527, 550
stereocilia 110, 943
stereocilia/ stereovilli 107
stereovilli 110
steroidogenesis 790, 835
stoichiometric 6
stomach 572
storage of glucose 649
straight artery 853
straight tubule 793, 803, 807
stratified cuboidal epithelium 154, 507
stratified epithelium 98, 106, 152
stratified squamous epithelium 154
stratum basale 146, 489, 528
stratum corneum 489, 490
stratum germinativum 146, 489
stratum granulosum 489
stratum intermedium 535, 540
stratum lucidum 489, 491
stratum spinosum 489, 528
stratum superficiale 528
stratum vasculare (uterus) 850
Streptococcus mutans 546
stria vascularis 948
striated border 109, 586, 588
striated duct 143, 548
striated muscle 314
striated rootlet 114
stromelysin 166
structural protein 30
structural zone (platelet) 290
subarachnoid space 387
subcapsular epithelium 922
subcapsular nephron 704
subcapsular sinus 462
subcutaneous fascia 493
subendocardial branch 409
subendocardial layer 408
subendothelial branch 409
subendothelial layer 411, 418
sublingual gland 545
sublingual caruncle 527

sublingual gland 527, 550
submandibular duct 527, 550
submandibular gland 527, 545, 550
submucosa 158, 568, 570, 571, 593, 597, 669
submucosal gland 570, 593
substance P 367
substantia propria 905, 906
succinyl choline 328
Sudan 染色 635
sudden cardiac death 407
sudoriferous gland 488
sulcus terminalis 529
SUMO 化 31
superficial cortex（lymph node） 462
superficial zone（articular cartilage） 199
superior cervical ganglion 384
superior hypophyseal artery 748
superior oblique muscle 925
superior tarsal muscle（of Müller） 923
superoxide anion 282
supporting cell 357, 530, 665
suppressor T cell／lymphocyte 288, 444, 452
suprachoroid lamina 906, 911
supraoptic nucleus 752
suprarenal gland 766
surface adhesion molecule 413
surface ectoderm 100
surface mucous cell 573
surfactant 677
surfactant protein A〜D（SP-A〜D） 677
survival factor 92
suspensory ligament of the ovary 835
suspensory or Cooper's ligament 866
sustentacular cell 665
suture（lens） 923
sweat 503
sweat gland 488
sweet 531
sympathetic division 381, 382
sympathetic presynaptic fiber 410
sympathetic trunk 382
synapse 99, 357, 361
synaptic bouton 363
synaptic cleft 363
synaptonemal complex 90
synaptotagmin 1 363
synaptotagmin binding protein 363
syncoilin 63
syncytiotrophoblast 855
syncytium 315
syndecan 173
syndrome of inappropriate antidiuretic hormone secretion（SIADH） 754
synemin 63
synovial joint 216
system of the brain ventricles 378
systemic circulation 405
systemic hypertension 416
S 期 84
S 期 DNA 損傷チェックポイント 85
S 状結腸 594
S 状静脈洞 955
S 錐体 914

T

T cell（T lymphocyte） 286, 444, 448
T system 326
T1R 531
T2R 531
T3（3,3',5-triiodothyronine） 746, 759, 762
T4（3,3',5,5'-tetraiodothyronine） 746, 759, 762
tachycardia 411
Tamm-Horsfall protein 714, 718
tangential zone 199
tanycyte 378
tarsal gland 923
tarsal plate 923
tartrate-resistant acid phosphatase（TRAP） 225
taste bud 528, 529
taste pore 530
Taxol 65
Tay-Sachs disease 42
T cell receptor（TCR） 184, 286, 443
tectorial membrane 950, 951
tectorin 951
telogen 504
teloglia 368
telomere 77
telophase Ⅰ 90
tenascin 174, 196
tendinocyte 159
tendon 158, 190
teniae coli 571, 594, 597
tensor tympani muscle 940
teratoma 102
terminal bar 120
terminal bronchiole 674
terminal cistern 326
terminal duct lobular unit（TDLU） 866, 867
terminal hepatic venule 629, 632
terminal neuroglia 368
terminal ring 81
terminal web 109, 588
territorial matrix 198
tertiary bronchus 674
tertiary chorionic villi 858
tertiary granule 279
testicular artery 793
testis 790
testis determining factor（TDF） 791
testosterone 792, 797
TH1 細胞 444
TH2 細胞 444
theca externa 839
theca folliculus 838
theca interna 839, 878
theca lutein cell 844, 880
thermogenesis 263
thermogenin 263
thick ascending limb 704, 718
thick（myosin）filament 314, 320, 335, 336
thick portion（air-blood barrier） 678
thick skin 489
thicker line of Owen 543
thin ascending limb 704, 717
thin descending limb 703, 717
thin filament 314, 335
thin portion（air-blood barrier） 678
thin skin 489
thoracic duct 428
thrombocyte 270, 288, 306
thrombocytopenia 297
thrombopoiesis 292
thrombotic glomerular disease 705
thromboxane A2 291, 416
thrombus 415
thymic cell education 467
thymic corpuscle 466
thymic lobule 464
thymic medulla 465
thymocyte 464
thymus 442, 444, 448, 464
thymus-dependent cortex 462
thyroglossal duct 758
thyroid gland 757
thyroid hormone 744
thyroid peroxidase（TPO） 760
thyroid-stimulating（thyrotropic）hormone（TSH） 746, 748, 751, 759
thyrotrope 751
thyrotropin-releasing hormone（TRH） 746, 749
thyroxine 759
thyroxine-binding protein 744
tide mark 200
tight junction 120, 381, 387
tip link 944
tissue 97
tissue inhibitors of metalloproteinase（TIMP） 166
tissue plasminogen activator（TPA） 291
tissue stem cell 183
titin 321
Toll 様受容体 32, 281
tongue 526, 529
tonofibril 493
tonofilament 493
tonsil 459, 527
tonsil crypt 459
tonsillar ring 527
toxic goiter 763
trabecula（bone） 216
trabecula（lymph node） 460
trabecular meshwork 907
trabecular sinus 462
trachea 663, 669
tract 385
transcellular pathway 414
transcytosis 423
transdifferentiation 265
transducin 918
transepithelial pathway 760
transforming growth factor β（TGF-β） 92, 166, 215, 452
trans-Golgi network（TGN） 50
transitional epithelium 107, 154, 724, 727, 738, 740
transitional zone（articular cartilage） 200
translocator 46
transmembrane collagen 163
transmitter-gated channel 364
transmitter-gated Cl⁻ channel 365
transmitter-gated Na⁺ channel 365
transport vesicle 24
transportation 107
transporter 81
transporter protein 123
transthyretin 744, 761
transverse colon 594
transverse recta fold 598
transverse tubular system 326
traumatic degeneration 390
traumatic neuroma 391
triad 326
trichohyalin 493
trichromat 917
trigeminal nerve 666
trigone 727
trilaminar embryo 100
trochlear nerve 925
trophoblast 855
trophoblastic lacunae 858
trophoblastic shell 858
tropic hormone 748
tropomodulin 320
tropomyosin 109, 335
troponin 319
trypsinogen 645
tryptase 182
TSH 細胞 751
t-SNARE 35, 363
tubal tonsil 527, 940
tuberculosis 217
tubotympanic recess 936
tubular gland 144
tubuli recti 793, 807
tubulin dimer 55
tubuloalveolar gland 144
tubulointerstitial nephritis 720
tubulovesicular membrane system 579
tuftelin 541
tumor necrosis factor（TNF） 92, 255
tumor necrosis factor α（TNF-α） 215, 281, 444
tumor-suppressing protein p53 84
tunica adventitia 412
tunica albuginea 793, 818, 836
tunica intima 411
tunica media 411
turbinate 664
turbulent precipitation 665
tympanic cavity 937
tympanic membrane 936, 937
type Ⅰ alveolar cell 677
type Ⅰ collagen 161
type Ⅰ epithelial cell 465
type Ⅰ hair cell 946
type Ⅰ pneumocyte 677
type Ⅱ alveolar cell 677
type Ⅱ collagen 161
type Ⅱ hair cell 946
type Ⅱ major histocompatibility complex（MHC Ⅱ）antigen molecule 178
type Ⅱ pneumocyte 677
type Ⅲ collagen 137, 340
type Ⅳ collagen 134, 136, 340, 706
type Ⅶ collagen 137
type ⅩⅤ collagen 136
type ⅩⅧ collagen 142
type ⅩⅧ collagen 136
type A dark（Ad）spermatogonia 798
type A pale（Ap）spermatogonia 798
type B spermatogonia 798
tyrosinase 497
tyrosine 497
tyrosine kinase 141, 744
T 細管系 326
T 細胞（T リンパ球） 184, 286, 443, 444, 448, 499
──の活性化 449
T 細胞（抗原）受容体 184, 286, 443

U

ubiquitin 44
ubiquitination 31
ultimobranchial body 758
ultraviolet（UV）microscope 16
umami 531
umbilical artery 861
umbilical cord 890
umbilical vein 861

uncoupling protein-1 (UCP-1) 263, 264
undifferentiated mesenchymal stem cell 424
unicellular gland 144
unilocular adipocyte 256
unilocular adipose tissue 254
unipolar neuron 358
unmyelinated axon 378
unmyelinated nerve fiber 371
unreplicated-DNA checkpoint 85
upper part of the respiratory system 662
urea transporter A2 (UT-A2) 717
ureter 698, 724, 727, 730, 738
ureteric orifice 727
urethra 698, 724, 727, 730
urethral gland 727
urinary bladder 724, 727, 730, 740
urinary cast 714
urinary pole 702, 734
urinary space 711, 734
uriniferous tubule 700, 702, 732
uromodulin 714, 718
uroplakin 726
urothelial plaque 726
urothelium 107, 724, 727, 738, 740
uterine gland 851
uterine part (uterine tube) 848, 882
uterine tube 834, 848
uteroplacental circulatory system 858
uterus 834, 850
utricle 941, 943
utriculosaccular duct 943
uvea 901

V

vagina 834, 863, 894
valve 429
valvular heart disease 409
vas deferens 811
vasa recta 700, 714, 721
vasa vasorum 412
vascular cell adhesion molecule (VCAM) 127
vascular coat (eye) 901
vascular endothelial growth factor (VEGF) 231
vascular pericyte 340
vascular pole 702, 734
vascular resistance 415
vasoactive agent 418
vasoactive intestinal peptide (VIP) 367, 749, 923
vasoconstriction 415
vasodilation 415
vasopressin 721, 752
vein 404
vein of the cochlear aqueduct 955
vein of vestibular aqueduct 955
Velcro 279
ventricle 669
ventricular fold 669
ventricularis 408
venulae recta 721
venule 425
vermiform appendix 459, 594
versican 201
vertigo 955
very low density lipoprotein (VLDL) 626, 628
vestibular ganglion (of Scarpa) 952
vestibular labyrinth 943
vestibular membrane 948
vestibular nerve 952
vestibular system 936
vestibular window 937
vestibule (ear) 941
vestibule (genitalia) 834, 864
vestibule (oral cavity) 527
vibration 502
vibrissae 663
villi 569, 584
villin 109, 588
villous chorion 860
vimentin 63, 335, 378
vimentin filament 257
vinblastine 65
vincristine 65
vinculin 127
visceral afferent fiber 357, 380
visceral afferent neuron 358
visceral efferent nerve fiber 358, 380
visceral epithelial cell 707
visceral ganglion 382
visceral layer of Bowman's capsule 707
visceral layer of serous pericardium 407
visceral pleura 682
visceral striated muscle 314
visfatin 255
visible mucus 575
vitamin D 699, 730
vitreous body 902, 923
vitreous chamber 902
vitreous humor 902
vocal cord 668
vocal fold 668
vocalis muscle 668
Volkmann's canal 217
voltage-gated Ca^{2+} channel 363, 531
voltage-gated K^+ channel 378
voltage-gated Na^+ channel 326, 364, 378, 532
voltage-sensitive Ca^{2+} channel 336, 338
voltage-sensor protein (DHSR) 334
volume receptor 411
von Ebner's gland 529
von Korff's fiber 543
von Willebrand factor 418
v-SNARE 35, 363
vulva 834

W

Waldeyer's ring 527
Wallerian degeneration 389
wash 2
water barrier 490
WBC (white blood cell) count 292
Weibel-Palade body 418
Wharton's duct 527, 550
Wharton's jelly 157
white adipose tissue 254
white blood cell (WBC) 270, 306
white matter 385
white pulp 469
wisdom tooth 533
woven bone 218

X

xanthophyll 921

Y

yellow marrow 217
Young's syndrome 118

Z

Z line 318
Z matrix 318
Zellweger syndrome 55
Zollinger-Ellison syndrome 577
zona fasciculata 770
zona glomerulosa 770
zona pellucida (ZP) 837, 878
zona reticularis 770
zone of calcified cartilage 250
zone of cell replication 594
zone of hypertrophy 232, 250
zone of proliferation 231, 250
zone of reserve cartilage 231, 250
zone of resorption 233, 250
zonula adherens 126, 127
zonula occludens 120
zonula occludens protein 123
zonular fiber 909, 922
zonule of Zinn 902
zygote 845
zygotene 90
zymogen 34
zymogen granule 34, 546
Z基質 318
Z線 318

和文索引

あ

アイソデスモシン 169
アウエルバッハ神経叢 570, 571
青錐体 914
赤錐体 914
アクアポリン 643, 720, 753
　——1 463
　——2 754
悪性黒色腫 491
悪性貧血 576
アクチン 314, 335
アクチンフィラメント
　24, 58, 65, 69, 109, 120, 128, 132, 944
アクティブゾーン 363
アクトミオシンクロスブリッジサイクル 323
アグリカン 173, 196
アグリカン・ヒアルロン酸凝集体 196
アグリン 136, 706
アジソン病 500
アシルグルコシルセラミド 495
アストロサイト
　63, 371, 373, 378, 388, 913
アズール好性顆粒 278, 283, 286
汗 503, 505
アセチル CoA 炭酸化酵素 259
アセチル化 31
アセチルコリン 327, 328, 365, 908
アセチルコリン M_3 受容体 579
アセチルコリンエステラーゼ
　328, 367
アダプチン 33
アーチ形結合尿細管 704
アチドチミジン 456
厚い皮膚 489, 514
厚い部分（空気-血液関門） 678
圧受容器 411
圧力 502
アディポカイン 255, 743
アディポネクチン 255
アデニル酸シクラーゼ 744
アデノイド 459, 476, 527
アデノイド摘出 476
アデノシン三リン酸 291
アデノシン二リン酸 291
アテロームプラーク 413, 431
アドレナリン 367, 509, 744, 768, 769
アドレナリン作動性ニューロン 367
アドレナリン産生細胞 768
アトロピン 367, 908
アナゲン 504
アナフィラキシー 285, 447
アノイキス 53
アバカス小体 543
アブミ骨 936, 938, 940
アブミ骨筋 940, 947
アペリン 255
アポクリン汗腺 503, 506, 509, 518
アポクリン分泌 143, 868
アポトーシス 54, 91, 489, 506
アポトーシス小体 92
アマクリン細胞
　903, 913, 919, 920, 930
アミノ酸 367
アミロライド感受性 Na^+ チャネル 532
アミン前駆物質取り込み脱炭酸細胞 578
アメリカ方式（歯列分類） 538

アメロゲニン 541
アメロブラスチン 541
アラキドン酸誘導体 744
アラン・ハーンドン・ダッドリー症候群 762
アリルサルファターゼ 285
アルカリホスファターゼ 221, 235
アルコールデヒドロゲナーゼ 636
アルゴンレーザー 911
アルツハイマー病 650
アルデヒド基 6
アルドステロン
　713, 714, 719, 768, 769, 770
$α_1$-アンチトリプシン欠乏症 46, 684
$α_6β_4$ インテグリン 142
$α$-アクチニン 110, 127, 318, 321, 336
$α$-アミラーゼ 645
$α$ 顆粒 290
$α$-グロブリン 271
$α$-スペクトリン 273
$α$-チュブリン 55, 69
アルブミン 271, 626, 925
アルポート移植後疾患 707
アレキサンダー病 65
アレルギー 285, 449
アロマターゼ 840
アンギオテンシノーゲン
　255, 699, 714, 770
アンギオテンシン 699
　——I 714, 770
　——II 713, 714, 744, 770
アンギオテンシン変換酵素 714, 770
アンキリンタンパク質複合体 273
アンコリン CII 196
暗視野顕微鏡 13
暗調細胞 507, 719
暗調小管系 291
暗調小体 335, 336
アンドロステノール 509
アンドロステノン 509
アンドロステンジオン 768, 769, 773

い

胃 568, 572, 606, 608, 610
イオン選択的フィルター 710
イオンチャネル型受容体 365
異化作用 237
移行上皮
　107, 108, 154, 724, 727, 738, 740
移行帯（子宮頸部） 857
胃十二指腸接合部 612
萎縮 328
萎縮型加齢黄斑変性 912
異種性結合 126
胃小窩 573
胃小区 573
異常 3 色覚 917
胃食道逆流症 571, 572
移植片 448, 453
異数性 71
イズロン酸 172
胃腺 573, 576, 610
位相差顕微鏡 13
I 型過敏性反応 447
I 型コラーゲン
　161, 201, 212, 214, 221, 492
I 型上皮細胞 465
I 型線維 316
1 型 2 色覚 917
I 型肺胞細胞 677
I 型有毛細胞 944, 946, 952
一次顆粒 278, 283, 286
一次気管支 662, 663, 669, 673

一次筋管細胞 330
一次抗体 9
一次骨化中心 231
一次骨修復（直接的骨修復） 238
一次視覚野 900
一次シグナル（リンパ球活性化） 449
一次止血栓 291
一次絨毛膜絨毛 858
一次情報伝達物質 30
一次性索 791
一次性歯 533, 538
一次精母細胞 89, 797
一次線毛 111, 116, 117
一次免疫反応 447
一次卵胞 836, 837, 876
一次卵母細胞 89, 842
一次リソソーム 38
一次リンパ器官 446
一次リンパ小節 458
一酸化窒素 367, 415, 705
胃底腺 573, 576, 608, 610
遺伝性球状赤血球症 275
遺伝性楕円赤血球症 275
移動期 90
伊東細胞 423, 634
胃粘膜 573
イノシトール 1, 4, 5-三リン酸
　531, 744
異方性 318
胃抑制性ペプチド 648
陰核 834, 864
陰極 18
陰茎 817
陰茎海綿体 817
陰茎亀頭 727
インサイチュハイブリダイゼーション法 10
飲小胞 256
インスリン 258, 629, 648, 743
インスリン様成長因子
　215, 239, 629, 839
インスリン様成長因子結合タンパク質 744
インターフェロン 443, 453
　——γ 287, 444
インターロイキン
　182, 215, 449, 450, 453, 744
　——1 281, 453, 773
　——2 444, 453
　——3 281, 453
　——4 286, 453
　——5 453
　——6 255, 453
　——7 453
　——8 280, 453
　——9 453
　——10 453
　——11 453
　——12 453
　——13 286, 453
　——14 453
　——15 453
　——16 453
　——17 453
インテグラーゼ阻害剤 456
インテグリン 127, 132, 142, 279
インテグリン受容体 226
咽頭 667
咽頭喉頭部 667
咽頭口部 663, 667
咽頭食道括約筋 571
咽頭囊上皮 466
咽頭鼻部 663, 667

咽頭扁桃 459, 476, 527, 667
陰囊 790
インヒビン 807
インボルクリン 495

う

ウイルス感染 448
ウイルス性結膜炎 922
ウィルスング管 643
ウォルフリング腺 923
右脚 409
齲歯 534, 546
右心室 406
右心房 406
薄い皮膚 489, 514
薄い部分（空気-血液関門） 678
うっ血性心不全 634
うつ病 367
旨味 531
右リンパ本幹 428
ウロプラキン 725
ウロモジュリン 714, 718
運動神経支配 327
運動性遠心性神経線維 329
運動単位 328
運動ニューロン 357, 358, 386

え

永久歯 533, 538
エイズ 500
衛星細胞（外套細胞）
　100, 357, 368, 371, 394
永続性皮質 767, 773, 775
栄養孔 218
栄養障害型表皮水疱症 139
栄養膜 855
栄養膜殻 858
栄養膜合胞体層 855, 892
栄養膜細胞層 855, 892
栄養膜裂孔 858
エウスタキオ管 667, 936, 937, 940
エオジン 2
エキソサイトーシス 32, 34
エクリン汗腺 503, 506, 518, 520
エストロゲン
　744, 835, 846, 853, 866, 876, 886, 894
エスピン 109, 110, 944
エズリン 110
エッセンシャル転写因子 85
エナメリン 541
エナメル芽細胞 534, 535
エナメル器 534, 540
エナメル原基 537
エナメル質 533, 534
エナメル質形成 535
エナメル小柱 534, 536, 540
エナメル髄 535
エナメル叢 541
エピネフリン（アドレナリン）
　367, 509, 744, 768, 769
エフェクター細胞 442, 443, 447, 452
エプシロン細胞 649
エブネル腺 529
エブネルの成長線 543
エミリン-1 169, 429
エメリン 63, 80
エラスチン 168, 420
エラフィン 495
エリスロポエチン 699, 730
エルガストプラズム 44
エルゴカルシフェロール 699
エルビン 142
遠位曲尿細管 702, 704, 732, 734

遠位直尿細管 702, 704, 712, 718, 732, 734, 736
塩基性色素 5
嚥下 668
エンケファリン 367
塩酸 576, 578
沿軸中胚葉 102
炎症 447
炎症性リンパ節炎 470
炎症メディエーター 182
遠心性細胞 913
塩素イオン-重炭酸イオンエクスチェンジャー 227
塩素イオンチャネル 227
エンタクチン 136, 706
円柱吸収細胞 595
円柱上皮 106
円柱-扁平上皮化生 669
エンテロキナーゼ 645
エンドクリン分泌 367
エンドサイトーシス 32
エンドサイトーシス小胞 24
エントーシス 94
エンドセリン 416
エンドソーム 24, 25, 26, 35
エンドルフィン 648
円板（視細胞） 915
エンボプラキン 495
塩味 531, 532

お

横行結腸 594
横細管系 326
黄色骨髄 217, 302
黄体 844, 846, 880
黄体化ホルモン 744, 748, 839, 851
黄体腺 844
黄疸 284, 640
黄斑 912, 921
黄斑移動術 912
黄斑部ヒダ 920
横紋筋 314
横紋小根 114
オーエンの肥厚線 543
大型顆粒リンパ球 287
オキシタラン線維 545
オキシトシン 744, 752, 753, 866, 870
オクルディン 122, 124, 132
オステオカルシン 215, 235, 238
オステオネクチン 215
オステオプロテゲリン 226, 765
オステオポンチン 174, 215
オステオン 217, 234, 244, 246
遅い軸索輸送 368
オッディ括約筋 640
オートクリンシグナリング 143
オートクリン調節 743
オートクリン分泌 746
オトジェリン 951
音の受容 951
オートファジー 38, 40, 41, 94
オートファジー関連遺伝子 41
オートラジオグラフィ法 11
オプシン 916
オプスクリン 321
オプソニン化 472
オリゴデンドロサイト 373, 376, 378
オリゴデンドロサイトミエリン糖タンパク質 376
オリゴヌクレオチドプローブ 10
オリーブ蝸牛路 952
オール-trans-レチナール 917, 918
オルガネラ 1, 23

オルガネラゾーン（血小板） 290
オルセイン 200, 210
音響性耳小骨筋反射 940
オンコヴィン 65

か

外陰部 834, 864
外エナメル上皮 535
外顆粒層（網膜） 913, 919, 930
外眼筋 925, 928
外境界細胞 951, 960
外境界膜（網膜） 913, 919, 930
外筋層 568, 570, 571, 584, 594, 597
壊血病 239
外喉頭筋 668
外根鞘 505, 524
介在細胞 719
介在層板 217, 244
介在導管 548, 644
介在ニューロン 358, 384
介在板 331, 332, 350, 352
外細胞塊 855
外耳 936
外子宮口 850, 857, 888
外指節細胞 950, 951, 960
外耳道 936, 937
外受容器 381
外傷性神経腫 391
外傷性変性 390
外生殖器 864
外節 915
外舌筋 529
解像力 12
外側直筋 925
外側半規管 941
外側領域 105, 133
外弾性膜（板） 411, 421
外柱細胞 951, 960
回腸 570, 584, 618
回転性めまい感 955
解糖 649
解糖型速筋線維 316
外套細胞 100, 357, 368, 371, 394
外套帯（リンパ小節） 459
外透明層 710
外トンネル 960
外尿道括約筋 727
外尿道口 727, 834
外胚葉 100, 488
外胚葉性間葉 156
灰白質 385
外板 135, 340
外鼻 663
外皮系 488
外鼻孔 663
外分泌機能 488
外分泌腺 143
開閉型 Ca^{2+} 放出チャネル 334, 338
開放系（循環系） 470
解剖歯冠 533
開放小管系 291
外膜（気管） 669, 673
外膜（消化管） 568, 571
外膜（血管） 412, 434, 436
蓋膜 950, 951, 960
外膜細胞 183, 301
海綿骨 216, 246
海綿層（心臓弁） 408
海綿体 727
外網状層（網膜） 913, 919, 930
回盲弁 571
外有毛細胞 950, 951, 960
外卵胞膜 839, 878

外リンパ 941, 948, 951
外リンパ腔 941
カイロミクロン 628
カウパー腺 727, 817
化学刺激 337
化学受容器 411
化学浸透共役 53
化学的シナプス 363
化学等量的 6
下下垂体動脈 748
蝸牛 941, 958, 960
蝸牛管 943, 947, 960
蝸牛孔 948
蝸牛軸 943, 958
蝸牛神経 947, 952, 958
蝸牛神経核 952
蝸牛水管静脈 955
蝸牛窓 937, 943
蝸牛頂 948
蝸牛迷路 943
核 23, 25, 26, 74
核移行シグナル 744
角（質）化 493, 505, 527
角化細胞 489, 510
角化重層扁平上皮 488
顎下腺 527, 545, 550, 562
顎下腺管 527, 550
核型 78
核局在シグナル 82
核鎖線維 329
核酸分解酵素 645
核質 74, 82
角質形成層 505
角質層 489, 490, 514
核周囲細胞質 358
核小体 25, 26, 74, 78
核小体糸 78
核小体付随クロマチン 75
核袋線維 329
核タンパク質 3
獲得薄膜 550
核濃縮 878, 905
核膜 74, 80
核膜 900, 901, 903, 928, 932, 934
核膜孔 80, 81
核膜孔複合体 81
角膜実質 904, 932, 934
角膜上皮 904, 905, 906, 932, 934
核膜槽 80
角膜内皮 904, 906, 934
角膜輪部 905, 906
角膜輪部幹細胞 906
核ラミナ 80
核ラミン 63, 80
隔離膜 41
核を起点とするステロイド情報伝達系 745, 764
下行結腸 594
可視性粘液 575
下斜筋 925
渦静脈 911
下垂体 743, 746, 778, 780
　——の血管系 747
下垂体後葉 751, 778
下錐体静脈洞 955
下垂体性小人症 239
下垂体成長ホルモン 239
下垂体前葉 748, 778, 780
下垂体前葉主部 748, 778, 780
下垂体前葉隆起部 751
下垂体中間葉 751, 778
下垂体門脈 748

ガス交換 662
ガストリン 577, 579, 648
カスパーゼ 92
仮想顕微鏡（バーチャル顕微鏡） 20
仮足 32
家族性自律神経障害 535
カタゲン 504
カタラーゼ 636
下直筋 925
滑車神経 925
褐色細胞腫 263, 772
褐色脂肪腫 263
褐色脂肪組織 254, 259, 268
活性化リンパ球 286
活性酸素中間体 281
活性窒素中間体 282
活動電位 361, 378
滑膜性関節 206, 216
滑面小胞体 24, 25, 26, 48
カテコール-O-メチル基転移酵素 367
カテコールアミン 367, 744, 769, 772
カテコールアミン作動性ニューロン 367
カテニン 127
カテプシン 285
　——K 227
カテリシジン 279, 283
カドヘリン 126, 132
下鼻甲介 924
下鼻道 924
過敏性反応 286, 449, 452
カベオラ 27, 337, 745
カベオラ型ラフト 27
カベオリン 27, 32
過ヨウ素酸シッフ反応（染色法） 6, 134, 167
ガラクトーストランスフェラーゼ 275
ガラス軟骨 194, 206, 208
　——の修復 202
ガラス膜 505
カラチオン 923
カリオソーム 75, 805
カリオタイプ 78
カリクレイン関連セリンペプチダーゼ 493
顆粒球関連転写因子 CCAAT/エンハンサー結合タンパク質α 286
顆粒球造血 297, 312
顆粒球/単球系前駆細胞 294, 297, 378
顆粒球/マクロファージ系前駆細胞 226
顆粒層（皮膚） 489, 514
顆粒層（卵胞） 837, 880
顆粒層黄体細胞 844, 880
顆粒層細胞 837
顆粒放出 449
顆粒要素（核小体） 78
カルシウム感受性受容体 764
カルシウム結合タンパク質 221
カルシウムヒドロキシアパタイト 533
カルシウム誘発性カルシウム放出機構 334
カルジオリピン 52
カルシトニン 228, 236, 758, 765
カルシトリオール 699
カルセケストリン 326
カルタゲナー症候群 65, 118
カルデスモン 335
カルポニン 335
カルモジュリン 336, 338

加齢黄斑変性 912	肝門脈 472	キマーゼ 182	棘細胞層 489
肝壊死 634	肝門脈系 405	キモトリプシノーゲン 645	局所接着 126, 132, 141, 491
感音難聴 950	間葉 156	逆間葉-上皮転換 720	局所接着キナーゼ 141
眼窩隔膜 924	間葉系幹細胞 184, 219	逆転写酵素 PCR 法 10	極性 107
感覚受容器 488, 522	間葉系細胞 228, 252	逆転写酵素阻害剤 456	極体 89
感覚神経支配 329	がん抑制遺伝子産物 p53 84	逆行性輸送（retrograde transport）	棘突起 489
感覚神経節 379	眼輪筋 923	48, 368	極微小管 88
感覚性求心線維 329		逆行輸送（retrotranslocation） 47	虚血性心疾患 431
感覚性神経上皮細胞（神経上皮細胞）	**き**	ギャップ結合	鋸状縁 911, 928
530	偽 H 帯 320	129, 132, 223, 333, 335, 340, 363, 922	巨人症 239, 749
感覚ニューロン 357, 358, 386	記憶 B リンパ球 450	キャパシテーション 803	拒絶反応 453
肝管 639	記憶細胞 447	キャリアタンパク質（輸送体タンパク	ギラン・バレー症候群 370
管間象牙質 543	機械的刺激 336	質） 31	近位曲尿細管 702, 703, 715, 732
間期 84	機械的受容器 500	嗅受容体 666	近位直尿細管
眼球 902	機械的情報伝達機構 223	嗅覚情報伝達 666	702, 703, 716, 732, 734, 736
眼球外膜 900	機械的信号伝達系 176	球間区 534	近位尿細管 734
眼球血管膜 901, 907	機械的保護 107	球形嚢 941, 943, 946	筋外套細胞 330
眼球結膜 923	機械電気変換器 943	球形嚢陥凹 941	筋芽細胞 315, 329
眼球後部 902	機械電気変換器（MET）イオンチャネ	嗅細胞 665, 688	筋クッション 428
眼球鞘 906	ル 944, 945	休止期（毛） 504	筋クレアチン脱リン酸化酵素 321
眼球線維膜 900, 901, 905	気管 663, 669, 692	臼歯腺 545	筋形質膜 315
眼球前部 902	気管憩室 662	吸収 107, 526	筋型静脈 427
眼球中膜 901	気管支 673	吸収窩 225	筋型動脈 416, 421, 438
眼（胞）茎 903	気管支関連リンパ組織 460, 672	吸収管 246	筋腱結合部 348
眼瞼結膜 923	気管支樹 675, 683	吸収帯（軟骨内骨化） 233, 250	筋原線維 317, 346, 350
幹細胞 489	気管支循環 679	球状アクチン 58	筋細胞 99
肝細胞 635	気管支喘息 676	弓状血管 736	筋収縮の制御 325
間細胞 791, 793, 794	気管上皮 670	弓状静脈 724	筋終板 327
間質細胞 720, 756	気管支攣縮 182	球状帯 768, 769, 770, 786	筋周膜 315, 344
間質成長 200, 201, 202	奇形腫 102	弓状動脈 723, 851	筋上皮細胞 340, 507, 518, 548
間質腺 878	キサントフィル 921	嗅上皮 665, 688	筋小胞体 317, 325, 333
管周象牙質 543	基質（細胞質マトリックス） 71	嗅小胞 666	筋上膜 315, 344
杆状核球 298, 299	基質（ミトコンドリア） 52	嗅神経 666, 688	銀親和細胞 581
冠状血管系 407	基質顆粒 53	求心性（感覚）受容器 381	筋性細静脈 425, 426
冠状静脈洞 407	偽重層円柱上皮 152	急性結膜炎 922	筋節 346, 348
管状腺 144	偽重層線毛円柱上皮 669	急性喉頭炎 669	筋線維 315, 317, 344, 346, 348
環状層板 837	偽性上皮小体機能低下症 535	嗅腺 665, 666, 688	筋線維芽細胞 175, 180, 340, 468
冠状動脈 407, 427, 431, 434	偽声帯 669	急速進行性糸球体腎炎 707	筋束 315, 344
冠状動脈バイパス術 433	寄生虫感染 285	嗅粘膜 662, 665, 688	筋組織 97, 99, 314
管状胞状アポクリン汗腺 866	既製メディエーター 182	嗅部 663	筋内膜 315
管状胞状腺 144	季節性感情障害 757	胸管 428	筋フィラメント 314, 317
肝静脈 629, 654	規則性緻密結合組織	強縮状態 325	筋分化制御因子 329
肝小葉 630, 654	157, 158, 190, 201	共焦点 17	筋紡錘 329
肝星状細胞 423, 634	基礎層板 217, 244	共焦点走査型顕微鏡 16	筋様細胞 340, 794
間接的骨修復 239	偽単極性ニューロン 358	胸腺 442, 444, 448, 464, 486	筋様部（視細胞） 915
関節軟骨 197, 199, 217, 246	基底陥入 550	頬腺 527, 545	
関節表面 216	基底（上皮）細胞（気管） 671	胸腺依存性皮質 462	**く**
関節炎 217	基底（上皮）細胞（鼻腔） 664, 665	胸腺細胞 464	グアニル酸シクラーゼ 744, 918
間接免疫蛍光法 9	基底細胞（味蕾） 530	胸腺実質 464	区域気管支 662, 673
関節リウマチ 217	基底細胞がん 491	胸腺小体 466	隅角（虹彩角膜角） 907, 911
乾癬 496	基底細胞膜陥入 133	胸腺上皮細胞 443	隅角鏡 907
汗腺 488, 506, 514, 520	基底小体 66, 68, 111	胸腺小葉 464	空気-血液関門 678
完全ブロック 410	基底線条 564, 715	胸腺髄質 465	空気の浄化 662
肝腺房 630, 631	基底層（子宮内膜） 851, 884	胸腺リンパ球の教育 467	空気の通路 662
肝臓 526, 626, 654, 656	基底層（上皮） 146, 489, 514, 528	強直 217	空腸 584, 616
杆体視細胞 901, 902, 915, 928, 930	基底足 114	共同注視 925	釘（ペグ）細胞 849, 882
杆体・錐体層 913, 930	基底脱落膜 856	峡部（胃底腺） 576	クチクル 505, 506
カンチレバー 19	基底突起嵌合 715	峡部（甲状腺） 757	屈折系 902
肝動脈 629, 654	基底板 134, 135, 411, 489, 492	峡部（卵管） 848, 882	屈折力の調節 901, 934
眼杯 903	基底膜 105, 133, 672	強膜 900, 903, 906, 928, 932, 934	グッドパスチャー症候群 706
眼杯裂 903	基底膜形成コラーゲン 163	強膜外隙 906	クッパー細胞 423, 454, 633, 656
肝変化 685	基底領域 105, 133	強膜褐色板 911	クーパー靱帯 866
眼胞 902	亀頭 818	強膜固有層 906	クプラ 946, 958
眼房水 902, 907, 910	気道終末部 694	強膜篩板 930	苦味 531
γ-アミノ酪酸 365	気道粘膜 664	強膜上静脈 932	組み換え 90
γ-グロブリン 271	気道部 662	強膜上板 906	クモ膜 386, 387
γ線維 329	希突起膠細胞（オリゴデンドロサイト）	強膜静脈洞 907	クモ膜下腔 387
γ-チュブリン 55, 346?	373, 376, 378	共鳴 669	クモ膜小柱 387
ガンマ/デルタ T 細胞（リンパ球）	キヌタ骨 936, 938, 940	巨核芽球 297, 299	クラウジウス細胞 960
288, 444	キネシン 57, 368	巨核球 288, 299, 301, 308	クラウゼ腺 923
甘味 531	キネトコア 88	巨核球系前駆細胞 297, 299	クラスリン 32, 33
顔面神経 530, 947, 958	機能層（子宮内膜） 851, 884	巨核球/赤血球系前駆細胞	クラスリン依存性エンドサイトーシス
肝門 629	基本粒子 52	294, 297, 299	414

クラスリン非依存性エンドサイトーシス　414
グラーフ卵胞　837, 840, 876
クララ細胞　675, 694
クララ細胞タンパク質　675
クラーレ　328, 366
グランザイム　446, 452
グリア　99, 357, 368, 913
グリア境界膜　376
グリア成長因子　389
グリア線維性酸性タンパク質　63, 375
グリア瘢痕　390
グリオーシス　362
グリコーゲン　4, 25, 26, 70, 628, 656
グリコーゲン合成　649
グリコサミノグリカン
　　　　　　　　4, 171, 172, 194
グリコホリン　273, 275
グリシン　161, 365
クリスタリン　922
クリステ　52
グルカゴン　629, 648, 650, 743
グルクロン酸　172
グルコース貯蔵　649
グルコース輸送体　264, 648
グリコホリンC　273
グルタミン酸　365, 918
グルタルアルデヒド　18
クルチツキー細胞　664, 670
くる病　239, 699
グレーブス病　754, 761, 763
グレリン　257, 748
クロケー管　923
クロスブリッジサイクル　323
クローディン　123, 124, 125, 132
グロビン　296
グロブリン　271
クロマチン　74
クロム親和性細胞　767, 768, 772, 775
クロモグラニン　767, 768
クロロキン　39
クローン　8
クローン増殖　452

け
毛　488, 503
蛍光顕微鏡　14
経細胞経路　414
形質芽細胞　458
形質細胞　184
形質転換細胞　446, 451
形質膜　24
経上皮経路　760
経線状線維　909, 932
頸動脈小体　411
頸部粘液細胞　577, 610
繋留結合　141
繋留細線維　137
繋留フィラメント　142, 429
血液　270
血液-眼関門　910
血液-胸腺関門　466
血液-神経関門　381
血液塗抹標本　272, 306
血液-脳関門　376, 387
血液の濾液　404
血液の濾過　472
血液-房水関門（血液-房水柵）　910
血液-網膜関門　914
結核　217, 452
血管　404
血管拡張　415
血管極　702, 734

血管細胞接着分子　127
血管作動性腸管ペプチド　367, 923
血管作動性物質　418
血管周囲細胞　183
血管収縮　415
血管周皮細胞　340
血管条　948
血管層（子宮）　850
血管抵抗　415
血管内皮　413
血管内皮成長因子　231
血管壁　411
血管膜　928
血球容量値　270
月経黄体　845
月経期　853
月経周期　509, 834, 851, 853
結合線毛（視細胞）　915
結合組織　97, 98, 156
結合組織型肥満細胞　182
結合尿細管　704, 719
結合部（視細胞）　915
血漿　270, 271
結晶性封入体　54, 71
血小板　270, 288, 299, 306
血小板活性化因子　449
血小板減少症　297
血小板数　292
血小板造血　292, 297
血小板第三因子　291
血小板内皮接着分子　127
血小板分離チャネル　290
血小板由来成長因子　215
結晶様小体　284
血清応答因子　340
結節筋細胞　410
血栓　415
血栓形成前駆物質　415
血栓形成阻止物質　414
血栓性糸球体疾患　705
血中カルシウム濃度　214, 236
結腸　594, 620
結腸直腸がん　600
結腸直腸帯　599, 624
結腸ヒモ　571, 594, 597
結腸膨起　594, 597
血島　292
血餅　272
結膜　923, 932
結膜炎　922
結膜上皮　906, 932, 934
結膜嚢　924
ケーラー照明　15
ゲラチナーゼ　166
ケラチノサイト　489, 490, 493
ケラチン　62, 489, 493
ケラチン遺伝子　506
ケラチン関連タンパク質　505
ケラチン鎖　495
ケラチンフィラメント　493
ケラトヒアリン顆粒
　　　　　　　　466, 490, 493, 514
ケルクリングヒダ　584
ゲルゾリン　59
腱　158, 190
眩暈　955
限外濾過液　699
検鏡　12
原形質　29
原形質性アストロサイト　375, 376
検光子　17
腱細胞　159
腱索　409

犬歯　533
原子間力顕微鏡　19, 160
原始結合組織　156
原始脂肪器官　256
原始生殖細胞（始原生殖細胞）
　　　　　　　　791, 836
減弱反射　940
腱周膜　190
腱上膜　159, 190
原始卵胞　836, 837, 876
減数分裂　89, 799
腱内膜　159
検尿　714
原発性線毛機能不全症　118
瞼板　923
瞼板腺　923
顕微X線写真　237
顕微鏡観察　12
腱膜　158
研磨標本　244

こ
コア結合因子α-1　219
コア粒子　44
コイルドコイル二量体　61
高圧受容器　411
好塩基球　182, 285, 299, 306, 443
好塩基球前駆細胞　286, 297, 299
好塩基球/肥満細胞前駆細胞
　　　　　　　　286, 295, 299
好塩基後骨髄球　299
好塩基性骨髄球　299
好塩基性細胞　748, 778
好塩基性赤芽球　295, 299, 310
口蓋腺　527, 545
口蓋扁桃　459, 476, 527
口蓋縫線　528
光学顕微鏡　12
効果リンパ組織　446
交感神経幹　382
交感神経系　381, 382
交感神経節　379, 394
交感神経節前線維　410
後眼房　902, 928, 932
後期Ⅰ　90
後期エンドソーム　35
好気解糖型速筋線維　316
好気型遅筋線維　316
後期筋芽細胞　330
後期脂肪芽細胞　256
後境界板　904, 906
抗凝血素　414
抗凝固剤　272
好銀性　168
好銀性細胞　581
口腔　526, 527, 663
口腔前庭　527
高血圧　419
硬ケラチン　493
光源　12
抗原　7, 442, 447
抗原依存性活性化　447
抗原・抗体複合体　450
抗原提示　443
抗原提示細胞　178, 288, 448, 454, 493
抗原非依存の増殖と分化　446
硬口蓋　528
後骨髄球　298
後根神経節　358, 394
交叉（減数分裂）　89, 799
虹彩　900, 901, 907, 928, 932
虹彩角膜角　907, 911
虹彩角膜角櫛状靱帯　906

虹彩角膜角隙　907
虹彩間質　907, 908
後交通動脈　425
好酸球　185, 283, 299, 306, 443
好酸球前駆細胞　295, 297, 299
好酸球走化因子　182, 449
好酸球ペルオキシダーゼ　284
好酸球由来神経毒　284
好酸球陽イオンタンパク質　284
好酸性　5
好酸性杆状核球　312
好酸性後骨髄球　299, 312
好酸性骨髄球　299, 312
好酸性細胞　748, 764, 778, 784
後色素上皮層　907, 910
鉱質化　541, 543
鉱質コルチコイド　768, 769, 770
恒常性の維持（ホメオスタシス）　488
甲状舌管　758
甲状腺　743, 757, 784
甲状腺機能亢進症　754, 763
甲状腺機能低下症　763
甲状腺刺激ホルモン　746, 748, 751
甲状腺刺激ホルモン産生細胞　751
甲状腺刺激ホルモン放出ホルモン
　　　　　　　　746, 749
甲状腺腫　763
甲状腺ペルオキシダーゼ　760
甲状腺ホルモン　744, 760
甲状腺ホルモン脱ヨード酵素　764
甲状腺濾胞　758
口唇　556
口唇腺　527, 545
高親和性Fcε受容体　180
高親和性再取り込み　367
光錐　938
硬性仮骨　240
合成期　84
構成性分泌経路　34
酵素　30
構造ゾーン（血小板）　290
構造タンパク質　30
酵素原顆粒　34
酵素消化法　6
酵素組織化学法　7
抗体　7, 443
抗体依存性細胞傷害　451
抗体依存性免疫（体液性免疫）
　　　　　　　184, 444, 447, 448
抗体介在性免疫反応　444
好中球　278, 299, 306, 443
好中球前駆細胞　295, 297, 299
好中球走化因子　182
好中性杆状核球　312
好中性後骨髄球　299, 312
好中性骨髄球　299, 312
交通性結合　120, 129, 132
後天的免疫　443
光電変換　917
咬頭　544
喉頭　662, 663, 668, 690
喉頭蓋　210
喉頭室　669
高度活性レトロウイルス療法　456
高内皮細静脈　426, 457, 463, 478, 480
後半規管　941
後鼻孔　663
紅皮症　494
抗ヒスタミン剤　449
興奮性シナプス　365
合胞体　315
硬膜　386, 387
硬膜（静脈）洞　387, 427

肛門移行部　599, 624
肛門管　594, 598, 624
肛門周囲腺　599
肛門腺　599
肛門柱　598
肛門洞　598
後葉　746, 751, 778
膠様結合組織　157
後葉細胞　755, 780
抗利尿ホルモン　721, 744
絞輪間節　371, 376
呼吸　662
呼吸器系　662
　　──の下部　662
　　──の上部　662
呼吸憩室　662
呼吸細気管支　663, 673, 694
呼吸細気管支単位　673
呼吸性バースト　281
呼吸部　663
国際方式（歯列分類）　538
鼓索神経　533
鼓室　937
鼓室階　947, 960
骨格　208
骨格筋　99, 314, 315, 340, 344, 346
骨芽細胞　215, 221, 250, 252
骨幹　216
骨幹端　208, 216, 246
骨吸収　224
骨吸収管　234
骨形成　219, 224, 228
骨形成タンパク質　215, 230
　　── 1 ～ 5
骨細管　215, 223
骨細胞　215, 223, 246
　　休止状態の──　224
　　骨吸収過程にある──　224
　　骨形成過程の──　224
骨細胞性骨溶解　224
骨細胞性リモデリング　223
骨シアロタンパク質　221
骨修復　238
骨小腔　215, 223, 244
骨髄　301, 442
　　──の細胞密度　303
骨髄芽球　298, 299, 302
骨髄間質細胞　183
骨髄球　298
骨髄腔　208, 215, 217, 248
骨髄系共通前駆細胞　294, 299
骨髄塗抹標本　295, 308
骨折　238
骨折血腫　239
骨前駆細胞　215, 219
骨層板　217, 244
骨組織　214
骨粗鬆症　259
骨端　216
骨単位　217
骨端成長板　233, 246
骨端軟骨　208, 231
骨端板　199
骨端閉鎖　233
骨内膜　217
骨内膜細胞　217, 221, 225
骨軟化症　239
骨半規管　941, 958
骨半規管脚　941
骨被覆細胞　215, 224
骨ページェット病　259
骨膜　216
骨膜細胞　216, 221, 225

骨膜性骨輪　248
骨マトリックスタンパク質　221
骨迷路　941
骨らせん板　948, 960
骨リモデリング　234, 240
骨梁　216, 246
骨輪　231
固定　2
固定液　2
古典的活性化マクロファージ　455
古典的小葉　630
コートマー　48
コネキシン　130, 132
コネクソン　130
コヒーシン　88
鼓膜　936, 937
鼓膜臍　937
鼓膜張筋　940
固有口腔　527
固有歯槽骨　544
固有質　2
固有受容器　381
固有食道腺　572
固有層　147
固有卵巣索　835
コラゲナーゼ　166, 285
コラーゲン　136
　Ⅰ型──
　　　161, 201, 212, 214, 221, 492
　Ⅱ型──　161, 195, 201, 206
　Ⅲ型──　137, 340, 460, 492
　Ⅳ型──　134, 136, 340, 706
　Ⅵ型──　198
　Ⅶ型──　137
　Ⅹ型──　195
　Ⅺ型──　195
　ⅩⅤ型──　136
　ⅩⅦ型──　142
　ⅩⅧ型──　136
コラーゲン異常症　167
コラーゲン細線維　160, 348
コラーゲン線維　160
コラーゲン板　596
コラーゲン分子　160, 195
孤立性リンパ小節　442, 459
コリン作動性　509
コリン作動性受容体　365, 327
コリン作動性ニューロン　365
コール・エクスナー体　840
ゴルジⅠ型ニューロン　360
ゴルジ期　800
ゴルジ腱器官　329
ゴルジ装置　24, 25, 26, 49
ゴルジⅡ型ニューロン　361
コルチ器　943, 947, 950, 960
コルチコステロン　768, 769, 771
コルチゾール　768, 769, 771
コルチリンパ　941
コルチリンパ腔　941
コルヒチン　65
コルフの線維　543
コレカルシフェロール　627, 699
コレシストキニン　367, 640, 646
コレステロール　27, 640, 744
コロイド　758, 759
コロイド含有小胞　758, 760
コロイド浸透圧　271
コロニー刺激因子　468
混合腺房　546
混在骨針　231
根鞘　505, 524
根尖孔　534, 544
コンディショニング　663

コンデンサーレンズ　12
コンドロイチン硫酸　136

さ
細管小胞膜系　579
細気管支　663, 674, 694
　　──の機能　675
　　──の構造　674
細菌性結膜炎　922
サイクリック AMP　744
サイクリック GMP　744, 918
サイクリン　85
サイクリン・Cdk 複合体　86
サイクリン依存性キナーゼ　85
細隙灯顕微鏡　907
鰓後体　758
ザイゴテン期　90
細静脈　425, 426, 440
細線維形成　165
細線維性コラーゲン　161
細線維付属性コラーゲン　163
臍帯　890
臍帯静脈　861, 892
臍帯動脈　861
細胆管　636, 639
細動脈　404, 416, 422, 440
サイトカイン　444, 450, 453, 488
サイトカイン受容体　453
サイトカラシン B　65
サイトカラシン D　65
サイトクリン分泌　498
サイトケラチン　62, 493
サイトゾル　71
再発性角膜びらん　905
細胞　23
　　──の更新　83
　　──の情報伝達　30
細胞遺伝学的検査　79
細胞外空間　28
細胞外タンパク質　3
細胞外被　495
細胞外マトリックス　98, 156, 171, 194
細胞間細胞接着分子　127
細胞極性　107
細胞更新帯　594
細胞骨格　23, 24
細胞骨格成分　25, 26
細胞・細胞外マトリックス結合　141
細胞・細胞外マトリックス接着装置
　　　　　　　　　　　　　　133
細胞・細胞接着分子　127
細胞死　90, 489, 506
細胞死受容体　92
細胞質　23
細胞質性フィラメント　6
細胞質分裂　85
細胞質マトリックス　23, 71
細胞周囲マトリックス　198
細胞周期　84
細胞傷害　30
細胞傷害性 CD8⁺T 細胞（リンパ球）
　　　　　288, 444, 449, 450, 451
細胞傷害性 T 細胞（リンパ球）
　　　　　　　　　　　288, 448
細胞性免疫　184, 443, 447, 448
細胞接着装置　105
細胞接着分子　120, 126
細胞体　99, 358
細胞内骨格タンパク質　3
細胞内細管系　578
細胞内受容体　31, 744
細胞内小器官（オルガネラ）　1, 23
細胞内付着斑　142

細胞表面受容体　31
細胞分裂促進因子　453
細胞膜　24, 25, 26
細胞膜上の受容体　744
細胞膜ブレブ　30
細胞膜を起点とするステロイド情報伝
　達系　745
細胞遊走抑制因子　453
細網細胞　168, 443, 458, 460, 478, 480
細網性組織　460
細網性網工　460
細網線維　160, 167, 443
細網層　672
サイロキシン　759, 762
サイロキシン結合タンパク質　744
サイログロブリン　759, 760
左脚　409
サクシニルコリン　328
左室肥大　419
左心室　406
左心房　406
刷子縁　109, 715
刷子細胞　664, 665, 670, 677
サーファクタント　677
サーファクタントタンパク質 A～D
　　　　　　　　　　　　　677
サブスタンス P　367
サプレッサー T 細胞　288
サーモゲニン　263
サラフォトキシン　416
Ⅲ型コラーゲン　137, 340, 460, 492
3 型 2 色覚　917
散在性神経内分泌系　743
散在性リンパ組織　457, 533
三叉神経　533, 666
三次顆粒　279
3 色覚（3 色型色覚）　917
三次気管支　673
三次絨毛膜絨毛　858, 892
酸性色素　5
酸素依存性細胞内殺菌　281
三層性胚盤　100
サントリニ管　643
算盤状小体　543
酸分泌細胞　577
酸味　531, 532
残余小体　40, 800
蔟粒腫　923

し
次亜塩素酸　282
ジアシルグリセロール　744
シアロタンパク質　215
耳介　936
耳介小丘　936
紫外線顕微鏡　16
耳下腺　527, 545, 550, 564
耳下腺炎　550
耳下腺管　527, 550
耳下腺腫瘍　553
耳下腺乳頭　527
歯冠　533
耳管　667, 936, 937, 940
耳管鼓室陥凹　936
耳管扁桃　527, 940
色覚異常　917
色弱　917
色素嫌性細胞　748, 778
色素上皮層　932
色素配布　498
色盲　917
子宮　834, 850, 884, 886
子宮外着床　842

子宮外膜　850, 884	視床下部-下垂体門脈系　405, 752, 755	射精管　810, 811	シュミット・ランターマンの切痕　371
子宮筋層　850, 884	視床下部-下垂体路　747, 752	シャーピー線維　216, 542	腫瘍壊死因子　92, 255
子宮頸管　850	視床下部弓状核　757	シャペロン仲介オートファジー　43	──α　215, 281, 444
子宮頸腺　856, 888	視床下部性尿崩症　754	シャルコー・ベッチャー　805	主要塩基タンパク質　284
子宮頸腟部　857, 888	視床下部性分泌調節ホルモン　746	ジャンクショナル・アドヒージョン・モレキュル　123, 127	腫瘍関連CD8$^+$CD45RO$^+$サプレッサーT細胞　288
子宮頸内膜　857	視床下部放出ホルモン　367	XI型コラーゲン　195	腫瘍関連Tリンパ球　444
子宮頸部　850, 856, 888	耳小骨　937, 938	X型コラーゲン　195	主要組織適合遺伝子複合体　449
子宮広間膜　876	糸状乳頭　529, 558	終期　90	主要組織適合複合体 I　449
子宮腺　851	茸状乳頭　529	周期間線　369	主要組織適合複合体 II　287, 449
糸球体　700, 701, 732	篩状野　700, 705	周期線　369	受容体依存性エンドサイトーシス　33, 414
糸球体外メサンギウム細胞　712	視神経　900, 901, 912, 928, 930	集合管　705, 721, 736	受容体機能　107
糸球体基底膜　706, 710	視神経円板　912, 914, 920, 928, 930	集合管細胞　719	受容体タンパク質　29
糸球体限外濾過液　702, 714	視神経乳頭　912	集合リンパ小節　587, 618	シュレム管　907, 911, 932, 934
子宮胎盤循環系　858	歯髄　544	XV型コラーゲン　136	シュワン細胞　100, 368, 379, 389, 396, 500
子宮体部　850	歯髄角　544	周細胞　183, 467	シュワン鞘　369, 394, 396
糸球体毛細血管　705	歯髄腔　534, 544	自由（神経）終末　381, 502	循環プール　444
糸球体濾過関門　705	歯髄原基　537	自由絨毛　890	循環満腹因子　255
子宮動脈卵巣枝　848	シスゴルジ網　47, 50	収縮　314	順行性変性　389
子宮内膜　844, 850, 884, 886	シスタチン　495	収縮速度　315	順行性輸送　47, 368
子宮部（卵管）　848, 882	ジストロフィン　321, 323	収縮輪　89	（明暗）順応　908
軸索　99, 358, 360	耳石　947	重症筋無力症　328, 367	上衣細胞　100, 373, 378
軸索起始部　361	耳石膜　947	重層円柱上皮　108	小陰唇　834, 864
軸索細胞骨格の顆粒状崩壊　389	指節細胞　950, 951	重層上皮　98, 106, 152, 154	漿液細胞　546
軸索・細胞体シナプス　362	脂腺　488, 503, 506, 514, 520	重層扁平上皮　108, 152, 154	漿液性管状腺房腺　924
軸索・軸索シナプス　362	歯槽　541, 544	重層立方上皮　108, 154, 507	漿液腺　144
軸索・樹状突起シナプス　362	歯槽骨　534, 544	集団符号化体系　666	漿液半月　546, 566, 665
軸索小丘　359, 361	歯槽突起　544	XVIII型コラーゲン　142	小窩（胃小窩）　573
軸索初節　361	肢帯型筋ジストロフィー　323	十二指腸　570, 584, 614	消化管　526
軸索変性　388	シッフ試薬　6	XIII型コラーゲン　136	──の内分泌システム　578
軸索膜　371	室傍核　752	周皮細胞　424	──の免疫機能　592
軸索輸送　360, 368	歯堤　537	自由表面　98	消化管関連リンパ組織　570
軸索輸送系　361	シトクロム c　91	終末肝静脈枝　629, 632	消化器系　526, 568, 626
軸糸　56, 111, 800	シナプス　99, 357, 361	終末細気管支　673	上頸神経節　908
シグナル認識粒子　46	シナプス間隙　363	終末グリア　368	上下垂体動脈　748
シグナル配列　45	シナプス後肥厚部　363	終末細気管支　674, 694	消化性潰瘍疾患　576
シグナルペプチド　45	シナプス後膜　363	終末神経節　379	松果体　743, 756, 782
歯頸　534	シナプス前要素　363	終末扇　109	松果体細胞　756
歯頸・骨膜線維　544	シナプス伝達　363	終末槽　326	小顆粒細胞　664, 670
刺激伝導系　406	シナプスボタン　363	終末導管小葉単位　866, 867	上眼瞼挙筋　923
刺激ホルモン　748	シナプトタグミン 1　363	終末ボタン　362	小球（杆体視細胞）　919
止血　291	シナプトタグミン結合タンパク質　363	終末　588	小臼歯　533
始原生殖細胞（原始生殖細胞）　791, 834	シナプトネマ複合体　90	終末リング　81	小腔周囲間マトリックス　198
自己　442	歯肉　544, 545	絨毛　569, 584, 616, 618	小腔周囲マトリックス　198
視溝　902	歯肉縁　544	絨毛周囲腔　839	上頸神経節　384
歯垢　546	歯肉溝　534, 545	絨毛周囲バリア　846	小月　510
歯孔　546	歯肉溝上皮　545	絨毛性絨毛膜　860	（ミュラーの）上瞼板筋　923
耳垢　937	歯肉上皮　534	絨毛叢　860	上行結腸　594
耳硬化症　942	歯乳頭　537, 543	絨毛膜　856	小膠細胞（ミクログリア）　373, 377, 378, 913
耳垢腺　506, 937	シヌソイド　629, 630	絨毛膜腔　856	常在性マクロファージ　389
耳垢塞栓　937	シネミン　63	絨毛膜板　860	硝子体　902, 923, 928
死後硬直　325	歯嚢　537	絨毛膜無毛部　859	硝子体液　902, 928
自己免疫性甲状腺症　763	自発収縮活動　339	絨毛膜有毛部　860, 890	硝子体管　923
歯根　534	ジパルミトイルホスファチジルコリン　677	主気管支　663, 669, 673	硝子体腔　902, 928
歯根管　534		縮瞳　908	硝子板（眼）　912
歯根管治療　546	ジヒドロテストステロン　792, 813	主細胞　577, 610, 719, 764, 784	硝子膜　847
歯根膜　544	ジヒドロピリジン感受性受容体　326	樹状細胞　443, 454, 460, 497	上斜筋　925
視細胞　900, 901, 903, 913, 928	耳胞　936	樹状突起　99, 358, 360	鐘状期　535
視索上核　752	脂肪芽細胞　256	樹状突起球　666	小静脈　425, 426
時差ぼけ　757	脂肪細胞　183	樹状突起輸送　368	鞘状毛細血管　470
四酸化オスミウム　18	──の構造　256	主膵管　645	小腎杯　700, 724, 736
視色素　915	──の分化　255	受精　846, 854	脂溶性分子の吸収（皮膚）　488
支持（上皮）細胞　665	脂肪酸合成酵素　259	受精能獲得　845	常染色体　77
支持細胞　357, 530	脂肪腫　263	受精卵　845	小前庭腺　864
脂質エンベロープ　495	脂肪層　255, 493	酒石酸抵抗性酸性ホスファターゼ　225	鞘状毛細血管　470
脂質形成　649	脂肪組織　254, 488, 493		小腎杯　700, 724, 736
脂質二重層　27	──の構造　256	主調節因子　266	小静脈　425, 426
脂質ラフト　27	──の制御　257	出血体　844	小前庭腺　864
歯周靭帯　541, 544	──の分化転換　265	ジューテロソーム　68	小足（錐体視細胞）　919
歯周組織　545	脂肪組織腫瘍　263	受動免疫　448	小唾液腺　527, 545
思春期早発症　757	脂肪滴　25, 26, 70	授乳性無月経　872	小腸　584
糸状仮足　60, 391	脂肪肉腫　263	主部　746	小腸吸収細胞　584
視床下部　743, 746, 755	脂肪封入体　70		小腸粘膜上皮　587

上直筋 925	神経細胞（ニューロン） 99, 357	深部感覚受容器 381	精細管周囲収縮細胞 794
焦点 17	神経支配 724	深部静脈血栓症 426	精索 828
小動脈 416, 422	神経周膜 340, 381, 396	深部皮質（リンパ節） 462, 480	精子 797
小脳 400	神経周膜細胞 381	心房筋顆粒 331	精子完成（精子形成（狭義））
上皮 97, 105	神経終末球 362	心房性ナトリウム利尿因子 331	797, 800, 822
上皮-間葉転換 720	神経鞘細胞（シュワン細胞）	心房中隔 406, 408, 434	精子形成（広義，精子発生） 790, 797
上皮細胞 97, 443, 464	100, 368, 379, 389, 396, 500	心膜 405	精子細胞 89, 797, 822
——の更新 582, 594, 596	神経上皮細胞 530	心膜腔 407	精子細胞期 797, 800
上皮小体 743, 757, 762, 784	神経上皮体 671	腎門 699	精子特異抗原 807
上皮成長因子 744, 863	神経性下垂体 746, 751	腎葉 701	精子発生 790, 797
上皮内リンパ球 288	神経節 356		精子放出 797
上皮付着 534, 545	神経節細胞 379, 903, 913, 930	**す**	性周期 509
上皮様細胞 154	神経節細胞層（網膜） 913, 920, 930		成熟期（精子細胞） 800
上皮様組織 105, 154	神経線維層（網膜） 914, 920	膵管 640, 643	成熟期エナメル芽細胞 538
小帽 946, 958	神経組織 97, 99, 356	髄質（腎臓） 700, 730, 736	成熟骨 217
情報伝達経路 30	神経堤 100, 102, 775	髄質（毛） 505, 524	成熟脂肪細胞 256
情報伝達分子 30	神経伝達物質 99, 365	髄質（卵巣） 835	成熟象牙質 540
小胞 "ふさ状" 細胞 596	神経内膜 381	髄質（リンパ節） 461	成熟促進因子 86
小胞輸送 31	神経内膜管 391	髄質（副腎） 766, 772, 788	成熟卵胞 837, 840
漿膜 147, 558, 571, 584, 594, 597	神経分泌細胞 752	髄質外帯 736	星状膠細胞（アストロサイト）
漿膜性心膜の臓側板 407	神経分泌ホルモン 591	髄質集合管 705, 719	63, 371, 373, 378, 388, 913
漿膜性心膜の壁側板 407	神経網 345	髄鞘 368, 396	星状静脈 724
静脈 404, 425	神経葉 747, 778, 780	髄鞘化 368	星状体微小管 88
上脈絡膜層 906	神経路 356, 385	水晶体 900, 921, 928, 932, 934	精上皮 793, 803
睫毛 923	心血管系 404	水晶体核 922	星状網 535, 537
睫毛腺 506, 925	シンコイリン 63	水晶体上皮 922	生殖子形成 835
睫毛の脂腺 925	人工産物 12, 546	水晶体上皮細胞 934	生殖導帯 835
小葉間静脈 724	人工多能性幹細胞 147	水晶体線維 922, 934	成人型幹細胞 146, 183
小葉間胆管 630	人工内耳 950	水晶体板 903	性腺コルチコイド 768, 769, 771, 773
小葉間導管 645	人工レンズ 923	水晶体包 910, 922, 932, 934	性腺刺激ホルモン 876
小葉間動脈 723	心刺激伝導系細胞 334	水晶体胞 903	性腺刺激ホルモン産生細胞 750
小葉中心性壊死 634	心耳（房）層 408	膵臓 526, 626, 643, 660	性腺刺激ホルモン放出ホルモン
小葉内導管 655	心室層 408	膵臓外分泌部 644	744, 751
初期エンドソーム 35	心室中隔 406, 408, 434	膵臓内分泌部 647	性染色体 77
初期筋芽細胞 330	——の膜性部 406	錐体（腎臓） 700, 701, 730, 736	正染性赤芽球 295, 299, 310
食細胞 443	滲出型加齢黄斑変性 912	錐体視細胞 901, 903, 913, 928, 930	精巣 743, 790, 822, 824
食道 568, 571, 504, 606	針状細胞 490	錐体葉 757, 758	精巣挙筋 793
食道胃接合部 506	腎小体 700, 701, 730, 732, 734	垂直増殖期 492	精巣決定因子 791
食道噴門腺 572	腎静脈 724	膵島 647, 649, 660	精巣縦隔 793, 824
触毛 502	腎小葉 701	髄洞 462, 478, 480	精巣上体 810, 826
処女膜 834, 863	心性肝硬変 634	錘内筋 329	精巣上体管 803, 808
女性生殖器系 834	新生児呼吸促迫症候群 677	水平細胞 913, 919, 920, 930	精巣動脈 793
初潮 834	新生児線 534, 543	水平増殖期 492	精巣内導管 807
食塊 526	腎性尿崩症 721, 753, 754	水疱性類天疱瘡抗原 142	精巣網 793, 803, 808, 824
初乳 870	心臓 404, 405, 434	髄放線 700, 732	精巣輸出管 803, 808, 826
徐脈 410	——の刺激伝導系 409	髄膜 386	精祖細胞 822
自律神経系 339, 356	腎臓 698, 730, 732, 734, 736	髄様がん 759	精祖細胞期 797
——の構成 381	——の基本構造 699	スカベンジャー受容体 280	生存因子 92
自律神経の分布 384	——の組織生理学 721	スキーン腺 864	声帯 668
歯列矯正術 542	心臓静脈 407, 434	スクレロスチン 215	声帯筋 668
塵埃細胞 578	心臓突然死 407	スコトプシン 917	声帯ヒダ 668, 690
腎盂 699, 724, 730	心臓の歩調とり 409	ズダン染色 635	正中隆起 747
深会陰窩 727	靱帯 158, 190	ステージ（顕微鏡） 12	成長因子 182, 744
心外膜 407	心タンポナーデ 407	ステロイド産生 790, 835	成長円錐 391
新規合成メディエーター 182	腎柱 701, 730	ステロイドホルモン 488, 744, 774	成長期（毛） 504
心筋 99, 314, 331, 340, 350, 352, 406	心停止 407	ステンセン管 527, 550	成長板 199
真菌感染 448	シンデカン 173	ストリオーラ 946	成長ホルモン 629, 743, 748
心筋梗塞 334	心電図 410	ストレス 509	成長ホルモン産生細胞 748
心筋スリーブ 427	振動 502	ストロメライシン 166	成長ホルモン放出ホルモン 748
心筋層 407	腎洞 699	スーパーオキシドアニオン 282	精囊 810, 812, 832
シングルポジティブ胸腺 467	浸透圧平衡装置 721	スペクトリン 59, 109	正の選択 467
神経アポトーシス阻止タンパク質 846	振動性圧覚 502	滑り運動 114	正のフィードバック 745
神経インパルス 373	腎動脈 723	スモールプロリンリッチタンパク質 495	正の変時作用 411
神経外胚葉 100, 102, 904	心内膜 107, 408		正の変力作用 411
神経外膜 381, 396	心内膜下枝 409	ずり応力 415	生物学的石灰化 235
神経管 100, 102, 373	心内膜下層 408		精母細胞 822
神経幹細胞 360, 373	腎乳頭 736	**せ**	精母細胞期 797, 799
神経筋接合部 327	腎尿細管 714, 732		声門 668
神経原線維変化 65	真皮 488, 491, 514, 516, 522	精液 817	声門下腔 690
神経膠細胞（グリア）	真皮堤 491	精管 810, 811, 828	声門裂 668
99, 357, 368, 913	真皮乳頭 491	制御性T細胞 288	生理的胃粘膜障壁 577
神経再生 388	真皮網状層 158	制御性分泌経路 34	セカンドメッセンジャー 744
	深部圧受容器 502	制御粒子 44	セカンドメッセンジャー経路 337
		正形成骨髄 303	
		精細管 803, 822, 824	

赤色骨髄　217, 308
赤色ぼろ線維を伴うミオクローヌスてんかん症候群　53
赤唇縁　556
脊髄　385, 402
脊髄神経　385
脊髄神経根多発性神経炎　370
赤体　844
赤道面　88
赤脾髄　469, 482, 484
セクレチン　646
舌　526, 529, 558, 560
舌咽神経　530, 533
石灰化　203, 235
石灰化帯（関節軟骨）　200
石灰化軟骨　208
石灰化軟骨帯　233, 250
舌下小丘　527
舌下神経　533
舌下腺　527, 545, 550, 566
接眼レンズ　12
舌筋　529
赤血球　270, 273, 299, 306
赤血球系前駆細胞　294, 295, 299
赤血球恒数　292
赤血球数　292
赤血球造血　292, 295, 310
赤血球容積粒度分布幅　292
接合部ヒダ　327
切削円錐　234
切歯乳頭　528
摂食開始因子　258
接触性アレルギー皮膚炎　499
舌腺　527, 545
舌唾液腺　529, 533
切断神経腫　391
接着筋膜　128, 332
接着結合　120, 125, 132
接着帯　127, 132, 126
接着斑　60, 126, 128, 132, 332
接着複合体　90, 120, 715
舌乳頭　529
舌扁桃　459, 476, 527, 533
舌盲孔　529
セパラーゼ　90
セメント・エナメル境界　534
セメント芽細胞　541
セメント細胞　541
セメント質　533, 541
セラミド　495
セリンタンパク質分解酵素　182
セリンタンパク質分解酵素インヒビターカザル型 5 遺伝子　493
セルトリ細胞　792, 793, 804, 822
セレクチン　127
　E-――　279
　P-――　279, 418
セロトニン　291, 365, 367, 757
セロトニン作動性　367
腺　143
線維　24
線維芽細胞　156, 175
線維芽細胞成長因子　230
　――21　266
　――23　237
線維骨　218, 230
線維細網板　672
線維鞘　406
線維状アクチン　58
線維性アストロサイト　375
線維性骨格　406
線維性星状膠細胞腫　376
線維層（心臓弁）　408

線維中心　78
線維柱帯網　907, 911, 932
線維軟骨　194, 200, 212
線維要素（核小体）　78
線維輪　406
前角細胞　386, 402
前眼部　902, 932
前眼房　902, 928, 932
前境界板　904
前巨核球　299
全血（液）算定　291
線源　18
前骨髄球　298, 299, 312
前色素筋上皮細胞　908
前色素筋上皮層　907, 910
前脂肪細胞　256
腺腫　598
洗浄　2
線条縁　109, 586, 588
線条導管　143, 548, 564
染色質（クロマチン）　74
染色質溶解　390
染色体　75
染色手順　3
染色分体　88
全身性高血圧症　416
腺性下垂体　746, 748
前精祖細胞　824
前赤芽球　295, 299, 310
前象牙芽細胞　535
喘息　675, 676
先体期　800
先体反応　802
選択的神経伝達物質輸送タンパク質　367

前単球　299
前中期　88
前中心子　66, 118
穿通線維　216
前庭（耳）　941, 958
前庭階　947, 960
前庭器　936
前庭神経　952
前庭神経節　952
前庭水管静脈　955
前庭窓　937, 940
前庭ヒダ　669, 690
前庭膜　948, 960
前庭迷路　943
先天性甲状腺機能低下症　239, 764
先天性腎性尿崩症　720
先天性ネフローゼ症候群　708
先天性副腎過形成　775
先天免疫　442, 446
尖頭　534
蠕動　570, 594
セントリン　67
セントロメア　77, 88
前バリア脂質　495
前半規管　941
腺房　145, 545
前房隅角（虹彩角膜角）　907, 911
腺房中心細胞　644, 660
線毛　111, 119
線毛細胞　849
線毛上皮細胞　664, 670
線毛装置　111
線毛ダイニン　112
線毛不動症候群　118
前葉　746, 748, 778
前立腺　812, 830
前立腺がん　815
前立腺酸性ホスファターゼ　814

前立腺石　813, 830
前立腺特異抗原　814

そ

槽　46
走化性　280
走化性因子　453
爪下皮　510, 524
総肝管　639
早期脂肪芽細胞　256
総脚（骨半規管）　941
双極球　903, 919, 920, 930
双極嗅覚ニューロン　665
双極ニューロン　358, 913
象牙芽細胞　534, 535, 540, 542
象牙質シアロタンパク質　543
象牙細管　534, 542
象牙質　533, 534, 542
象牙質リンタンパク質　543
象牙前質　538, 540, 543
造血　292
造血幹細胞　231, 294
造血細胞減少症　453
造血前駆細胞　294
造血の一元論　294
窓孔（血管）　414, 423
爪根　510, 524
走査型電子顕微鏡　19
桑実胚　855
爪床　510
相乗的用量効果　456
爪上皮（爪小皮）　510, 524
増殖期（月経周期）　853
増殖層（爪）　510
増殖帯（軟骨内骨化）　231, 250
臓性遠心性線維　358, 380
臓性遠心性ニューロン　358
臓性求心性線維　357, 380
造精細胞　793
臓側胸膜　682
臓側上皮細胞　707
総胆管　639
相同染色体　77, 89
爪板　510, 524
層板骨　217
層板小体　494, 677
総涙小管　924
側基底部細胞膜　51
足細胞　706, 707, 734
足細胞下スペース　709
束状帯　768, 769, 770, 771, 786
側切歯　533
側底面　227
足突起　707
側板中胚葉　102
側副空気循環　679
側方極性型ミオシンフィラメント　336, 339
側面ヒダ　589
組織　97
　――の前処理　2
組織化学法　3
組織学スライド標本　12
組織幹細胞　183
組織球　176
組織中 MMP 阻害因子　166
組織プラスミノーゲン活性化因子　291
咀嚼粘膜　527
疎性結合組織　98, 157, 158, 188
速筋・単収縮性易疲労型運動単位　317

速筋・単収縮性疲労耐性型運動単位　316
ソマトスタチン　648, 650, 748
ソマトトロピン　749
粗面小胞体　24, 25, 26, 44
ゾリンジャー・エリソン症候群　577, 648

た

（胃）体　572
ダイアモンドナイフ　18
第一咽頭弓　936
第一咽頭溝　936
第一咽頭嚢　936
第一極体　843
第Ⅰ脳神経　666
大陰唇　834, 864
体液性反応　443
体液性免疫　184, 444, 447, 448
体外受精　847
大臼歯　533
大径静脈　425, 426
大径動脈　416
対合　89
退行期（毛）　504
対光反射　908
対向流交換系　700, 721, 722
対向流増幅系　721
対向流増幅効果　721
第Ⅴ脳神経　666
体細胞性遺伝子再構成　443
第三咽頭嚢　464
胎児性結合組織　156
胎児性皮質　767, 773, 775
胎児胎盤抗原提示細胞　858
胎児-胎盤（内分泌）ユニット　862
代謝型受容体　365
代謝性ストレス　415
体循環　405
大腎杯　701, 724, 730
体性遠心性線維　358, 380
体性遠心性ニューロン　358
体性神経系　356
大前庭腺　864
代替マクロファージ　455
大唾液腺　527, 545, 550
大腸　594
　――のリンパ管分布　598
タイチン　321
ダイテルス細胞　953, 960
大動脈　436
大動脈小体　411
タイト結合　120, 132, 381, 387
タイドマーク　200
第二咽頭弓　936
第二極体　843
第二鼓膜　943
ダイニン　57, 368
大脳　398
大脳皮質　385, 398
ダイノルフィン　367
第Ⅷ凝固因子　418
胎盤　743, 855, 857, 890, 892
胎盤関門　860
胎盤分葉　860
胎盤マクロファージ　858, 892
体表外胚葉　100, 102, 904
大伏在静脈　427
対物レンズ　12
大理石骨病　228
ダウン症接着分子　127

唾液　550	弾性線維　159, 160, 168, 192, 210	虫垂　594, 622, 459, 597	停留精巣　792
唾液抗菌性ペプチド　528	男性前核　845	中枢グリア　357, 368, 371	デオキシリボヌクレアーゼ　645
唾液腺　526, 545	弾性層板　192, 210	中枢神経系　99, 356, 385, 578	テクトリン　951
——の基本単位　545	弾性軟骨　194, 200, 210	——の構成　385	テストステロン　792, 797, 807
唾液腺管　548	弾性膜　673	中枢性尿崩症　721	デスミン　63, 321, 335
唾液腺腫瘍　550, 553	単層円柱上皮　108, 152	中切歯　533	デスメ膜　904, 906, 934
唾液免疫グロブリンA　551	単層上皮　98, 106, 152	中胚葉　100, 101, 156, 488, 904	デスモグレイン　128, 129, 132
楕円体部（視細胞）　915	単層扁平上皮　108, 150, 152	中皮　107, 571	デスモコリン　128, 129, 132
タキソール　65	単層立方上皮　108, 152	中皮腫　150	デスモシン　169
多極性ニューロン　358	胆嚢　526, 626, 639, 640, 658	中皮質ネフロン　705	デスモソーム　123, 128, 332, 489, 490
多クローン抗体（ポリクローナル抗体）	胆嚢管　639	中膜（血管）　411, 434, 436, 438	デスモソームタンパク質　495
8	タンパク質分解性エキソペプチダーゼ	チュブリン二量体　55	デスモソーム付着斑　128
多形核好中球（多形核球）　278, 298	645	腸　568	デスモプラキン　129, 495
多形腺腫　553	タンパク質分解性エンドペプチダーゼ	聴覚器　936	デスモプレシン　754
多細胞腺　144	645	腸管グリア　357, 368, 371, 384	デスモラーゼ　774
多精受精　846	タンパク尿　714	長管骨　216, 244	デスレセプター（細胞死受容体）　92
多接着性糖タンパク質	単胞性脂肪細胞　256	腸管神経系　382, 384	鉄再利用　470
171, 196, 206, 215, 221, 706	単胞性脂肪組織　254	腸間膜　571	テナスチン　174
多染性赤芽球　295, 299, 310	**ち**	腸関連リンパ組織　442, 444, 460	テノン腔　906
多染性赤血球　295, 299, 310	遅延型過敏症　452, 499	腸クロム親和性細胞　581, 649	デヒドロエピアンドロステロン
戦うか逃げるかの選択を迫られたとき	チオシアン酸　443	腸細胞　584, 587, 589	768, 773
の生体反応　769	恥丘　834, 864	頂上領域　105, 107	デュシェンヌ型筋ジストロフィー
脱共役タンパク質　263, 264	遅筋・単収縮性疲労耐性型運動単位	腸神経系　339, 570	321, 323
脱水　2	316	聴神経鞘腫　955	δ顆粒　291
脱髄疾患　370, 376	智歯　533	（屈折力の）調節　901, 902, 922, 934	デルマタン硫酸　136
脱髄斑　370	腟　834, 863, 894	調節性Tリンパ球　444, 452	テログリア　368
脱分極　363	腟口　834	腸腺　587, 620	テロゲン　504
脱ユビキチン化酵素　44	腟前庭　834, 864	超低比重リポタンパク質　626	テロメア　77
脱落歯　533, 538	腟乳酸桿菌　894	腸内分泌細胞　577, 588, 591	電位依存性 Ca^{2+} チャネル　363, 531
脱落膜　856	緻密結合組織　99, 157, 488	頂部細胞膜　51	電位依存性 K^+ チャネル　378
脱落膜細胞　853, 890	緻密骨　216, 246	頂部終末扇　60	電位依存性 Na^+ チャネル
脱リン酸化酵素　279	緻密層　710	超味覚器　535	326, 364, 378, 532
タニサイト　378	緻密斑　704, 712, 734	跳躍伝導　377, 378	電位感受性 Ca^{2+} チャネル　336, 338
多能性骨髄系共通前駆細胞　301	緻密板　134	直血管　730	電位感受性タンパク質　326, 334
多能性成人型幹細胞　183	チモゲン　34	直細血管　700, 714, 721	伝音難聴　937, 950
多能性造血幹細胞　179	チモゲン顆粒　546, 564, 645	直細静脈　721	電気化学的なプロトン勾配　53
多嚢胞性卵巣　841	着床　846, 854	直細動脈　721	電気的シナプス　363
多発性硬化症　370	チャネル　29, 123	直精細管　793, 803, 807, 824	電気的脱分極　336
タフテリン　541	チャネルタンパク質　31	直接の骨修復　238	電子顕微鏡　18
ダブルネガティブ期　467	中央階　947	直接免疫蛍光法　9	電子プローブX線微小分析　19
ダブルポジティブ期　467	中隔（胸腺）　464	直腸　594, 598	電子輸送鎖　53
多胞小体　37	中隔マクロファージ　679	直腸横ヒダ　598	電磁レンズ　18
多胞性脂肪組織　254	中間筋層（子宮）　850	直動脈　853	伝達物質依存性 Cl^- チャネル　365
タム・ホースフォールタンパク質	中間形細胞　591	直交配列　190	伝達物質依存性 Na^+ チャネル　365
714, 718	中間径フィラメント	チロキシン　629	伝達物質依存性チャネル　364
多量体免疫グロブリン受容体　552	24, 60, 65, 69, 128, 132, 493, 500	チロシナーゼ　497	デンチンマトリックスタンパク質
多列円柱上皮　152	中間径フィラメント関連タンパク質	チロシン　497	215
多列上皮　107, 108, 152	493	チロシンキナーゼ　141, 744	伝導　378
多列線毛円柱上皮　669	中間層（歯）　535, 540	チン小帯　902, 910, 932	伝導心筋細胞　410
単一腺　144	中間帯（関節軟骨）　200	**つ**	伝導心筋線維　410
単一線毛　111, 116	中間中胚葉　102	ツァイス腺　923	デンプン分解酵素　645
単芽球　299	中間洞　462, 478	椎傍神経節　382	**と**
単核食細胞系　181, 288, 454, 499	中間ネフロン　705	通過型ボタン　340, 362	糖衣　569
胆管　654	中間葉　747, 751, 778	痛風　217	動員（脂質代謝）　259
胆管系　638	中期脂肪芽細胞　256	痛風性関節炎　217	透過型電子顕微鏡　18
胆管細胞　638	中径静脈　425, 426, 438	ツェルヴェーガー症候群　55	同化作用　237
単球　176, 288, 299, 301, 308, 443	中径動脈　416, 421	ツチ骨　936, 938	動眼神経　908, 925
単球系造血性前駆細胞　226	柱細胞　950, 951	ツベルクリン反応　452	導管部　506
単球前駆細胞　295, 299	中耳　936, 937	爪　488, 510, 524	同系細胞群　197, 206, 212
単球走化タンパク質-1　255	中耳炎　940	蔓状静脈叢　848	凍結割断　19, 28
単球由来マクロファージ　389	中縦隔　405	**て**	凍結切片法　4
単極性ニューロン　358	中心窩　911, 912, 914, 921, 928	（胃）底　572, 573	動原体微小管　88
単屈折性　318	中心管　385	低圧受容器　411	瞳孔　901, 907, 908, 928
単クローン抗体　8	中心孔　81	テイ・サックス病　42	瞳孔括約筋　903, 908, 932
短骨　216	中心骨格　81	提靱帯　866	瞳孔散大筋　903, 908
単細胞腺　144	中心子　24, 64	低振動　502	糖鎖付加　31
炭酸脱水酵素　548	中心子経路　118	低石灰化　541	糖脂質　27
——Ⅱ　227	中心静脈　629, 654, 656	ディッセ腔　630, 633	糖質コルチコイド
胆汁　628, 640	中心体　64	ティップリンク　944	744, 768, 769, 771, 773
胆汁酸塩　640	中心動脈　469, 482, 484	ディフェンシン　279	同種性結合　126
単純拡散　414	中心プラグ　81	ディプロテン期　90	導出静脈　766
弾性型動脈　416, 418, 420	中心リンパ器官　446		導出導管　548
男性生殖器系　790			

動静脈短絡路　425
動静脈吻合　425
糖新生　771
糖タンパク質　27, 627
動的不安定性　56
糖尿病　277, 650, 754
頭部中胚葉　102
頭帽期　800
洞房結節　352, 409
動脈　404, 416
動脈硬化　413, 431
動脈周囲鞘　469
冬眠腫（褐色脂肪腫）　263
透明層　489, 491
透明帯　837, 878
透明斑　842
透明板　135
動毛　111, 119
洞様毛細血管　423
特異的免疫　443, 447
特殊顆粒　279, 284, 286
特殊感覚　358
特殊結合組織　99
特殊心筋細胞　406
特殊粘膜　528
禿頭　504
特発性パーキンソン病　362
ドッキングタンパク質　46
トノフィブリル　493
トノフィラメント　493
ドーパミン　367, 388, 746, 749, 757
トームスの顆粒層　534
トームスの突起　539
トランスゴルジ網　50
トランスサイトーシス　423
トランスサイレチン　744, 761
トランスデューシン　918
トランスフォーミング成長因子β
　　　　　　　92, 166, 215
トランスポータータンパク質　123
トランスロケーター　46
トリコヒアリン　493
トリプシノーゲン　645
トリプターゼ　182
トリヨードサイロニン　759, 762
トルコ鞍　746
ドルーゼン　912
トロピックホルモン　748
トロポニン　319
トロポミオシン　109, 319, 335
トロポモジュリン　59, 320
トロンボキサンA₂　291, 416
トロンボスポンジン　221
貪食　281
貪食細胞酸化酵素系　281

な

内因子　577, 578
内エナメル上皮　535, 537
内顆粒層（網膜）　913, 919, 930
内境界細胞　951, 960
内境界膜（網膜）　914, 920, 930
内腱膜　190
内喉頭筋　668
内肛門括約筋　571, 599
内根鞘　505, 524
内在性膜タンパク質　27, 28, 273
内細胞塊　855
内耳　936, 941, 958
内痔核　599
内子宮口　850, 888
内耳神経　952
内指節細胞　950, 951, 960

内受容器　381
内水頭症　118
内生殖器　834
内節（視細胞）　915
内舌筋　529
内臓横紋筋　314
内臓逆位　118
内臓神経節　382
内側直筋　925
内弾性膜（板）　411, 418, 421, 434, 438
内柱細胞　951, 960
内透明層　710
ナイドジェン　136, 706
内トンネル　951, 960
内尿道括約筋　727
内尿道口　727
内胚葉　100, 101, 102
内皮　107, 411, 413, 434, 436, 438
内皮下枝　409
内皮下層　411, 418
内皮型一酸化窒素合成酵素　415
内皮活性化　413
内皮細胞　413, 436, 438
内皮細胞層　418
内皮由来過分極因子　415
内皮由来弛緩因子　415
内部リモデリング　234
内分泌（エンドクリン分泌）　367
内分泌系　742
内分泌腺　143
内分泌調節　743
内膜（血管）　411, 436, 438
内網状層（網膜）　913, 920, 930
内有毛細胞　950, 951, 960
内らせんトンネル　960
内卵胞膜　839, 876, 878
内輪層　570
内リンパ　941, 943, 948, 952
内リンパ腔　941
内リンパ水腫　955
ナチュラルキラー細胞
　　　　　184, 286, 443, 446, 450
ナップタンパク質　81
ナトリウムポンプ　906
ナトリウム/ヨウ素イオン共輸送体
　　　　　　　　　　　　　760
Ⅶ型コラーゲン　137
ナボット嚢胞　857
軟ケラチン　493
軟口蓋　528
軟骨アネキシンⅤ　196
軟骨芽結節　201
軟骨芽細胞　201
軟骨形成　201
軟骨細胞　194, 201, 206
軟骨小腔　194, 206
軟骨性骨　248
軟骨層　669
軟骨組織　194
軟骨特異的コラーゲン分子　196
軟骨内骨化　199, 228, 230, 248, 250
軟骨片　674
軟骨膜　199, 206
軟性仮骨　240
難聴　950
軟膜　386, 387

に

Ⅱa型線維　316
Ⅱb型線維　316
ニオイ物質結合タンパク質　666
Ⅱ型コラーゲン　161, 195, 201, 206

Ⅱ型主要組織適合複合体抗原分子
　　　　　　　　　　　　　178
2型2色覚　917
Ⅱ型肺胞細胞　677
Ⅱ型有毛細胞　944, 946, 952
肉芽組織　239
ニコチン　488
ニコチンアミドアデニンジヌクレオチ
　ドリン酸酸化酵素複合体　281
ニコチン性アセチルコリン受容体
　　　　　　　　　　328, 366
二次顆粒　279, 284, 286
二次気管支　673
二次筋管細胞　330
二次抗体　9
二次骨化中心　233, 248
二次骨修復（間接的骨修復）　239
二次シグナル（リンパ球活性化）　449
二次止血栓　291
二次絨毛膜縦毛　858, 892
二次情報伝達物質系　30
二次性歯　533, 538
二次性パーキンソン病　362
二次精母細胞　90, 800
二次電子　19
二次免疫反応　447
二次卵胞　836, 839, 840, 878
二次卵母細胞　840, 843
二次リソソーム　38
二次リンパ器官　446
二次リンパ小節　458
日周リズム　757
ニッシル小体　358, 402
ニッチ　146, 183
ニトロシル化　31
乳がん　866
乳臼歯　533
乳犬歯　533
乳首　866
乳歯　533, 538
乳汁産生　868
乳汁分泌　870
乳腺　488, 865, 896, 898
乳腺刺激ホルモン産生細胞　749
乳腺堤　866
乳腺分泌部　867
乳側切歯　533
乳中切歯　533
乳頭　866
乳頭間突起　491
乳頭筋　409
乳頭細胞　540
乳頭集合管　705, 736
乳頭層　491, 516, 540
乳突洞　937
乳突蜂巣　940
乳様突起　937
乳様突起炎　940
ニューレグリン　370
ニューログリア（グリア）
　　　　　　99, 357, 368, 913
ニューロテンシン　367
ニューロフィジン　753
ニューロフィラメント　63
ニューロン　99, 357
尿円柱　714
尿管　698, 724, 727, 730, 738
尿管口　727
尿腔　711, 734
尿細管間質性腎炎　720
尿細管極　702, 734
尿細管周囲毛細血管　723

尿細管周囲毛細血管網　716, 721
尿素霜　505
尿素輸送体A2　717
尿道　698, 724, 727, 730
尿道海綿体　817
尿道海綿体部　727
尿道隔膜部　727
尿道球腺　727, 817
尿道腺　727
尿道前立腺部　727
尿毒症　505
尿崩症　754
尿輸送細管　700, 702, 732
尿路上皮　107, 154, 724, 727, 738, 740
尿路上皮プラーク　726
二量体IgA　552
妊娠黄体　846

ぬ

ヌクレオイド　54
ヌクレオステミン　80
ヌクレオソーム　76
ヌクレオチドプローブ　10
ヌクレオポリン　81
ヌリム　64
ヌリン　81

ね

ネイシン　196
ネキシン　113
ネクサス　129, 340
ネクローシス　91
ネクロプトーシス　94
ネザートン症候群　494
ネスチン　63, 360
熱傷　495
熱発生　263
ネフリン　707
ネブリン　320
ネフロン　700, 701, 730, 732
粘液　577
粘液細胞　546, 670
粘液水腫　763
粘液腺　144
粘液線毛エスカレーター　670
粘膜　147, 568, 595, 669
粘膜下腺　570, 593
粘膜下層　158
粘膜下組織　568, 570, 571, 584, 593,
　　　　597, 610, 669, 672
粘膜型肥満細胞　182
粘膜関連リンパ組織　457, 460
粘膜筋板　147, 568, 570, 583, 610, 612
粘膜固有層
　　　　　457, 568, 583, 596, 664, 672
粘膜歯肉移行部　544
粘膜腺　570
粘膜ヒダ　882
粘膜皮膚移行部　556

の

脳　385
脳幹　385
脳砂　757
脳室系　378
脳室周囲器官　388
脳神経神経節　358
脳脊髄液　387
濃染芯分泌顆粒　578
脳ナトリウム利尿因子　331
嚢胞腎　117
嚢胞性線維症　505, 683

囊胞性線維症膜コンダクタンス制御因子　683
ノード線毛　111, 117, 119
乗り物酔い　955
ノルアドレナリン（ノルエピネフリン）　367, 744, 757, 768, 769
ノルアドレナリン産生細胞　768

は

歯　526, 533
　　──の支持組織　541
肺　662, 673
　　──の血液循環　673
　　──の神経　682
　　──のリンパ管　682
パイエル板　459, 570, 587
肺炎　684
胚芽層　146, 489
肺気腫　684
肺区域　662, 673
配偶子　89
胚結節　855
杯細胞　587, 590, 664
肺細葉　674
排出導管系　808
肺循環　405, 679
杯状突起（視細胞）　915
胚上皮　836
肺小葉　674
胚中心　458, 478, 482, 484
排尿筋　727
排尿反射　727
胚盤胞　855
胚盤胞腔　855
ハイブリダイゼーション法　10
ハイブリドーマ　8
バイベル・パラーデ小体　418
肺胞　662, 663, 674, 675, 676, 694
肺胞管　663, 676
肺胞孔　679
肺胞中隔　677, 678
肺胞囊　663, 676
肺胞マクロファージ　578
胚葉　102
排卵　841, 876
パイロトーシス　94
ハウシップ窩　225
パーキンソン病　362
パキテン期　90
白質　385, 398
白色脂肪組織　254, 255, 268
ハクスレー層　505, 524
白体　845
白内障　923
白脾髄　469, 482
白膜　793, 818, 822, 824, 836
剝離（角質層）　493
パクリタクセル　65
破骨細胞　215, 225, 226, 250
バーシカン　201
橋本病　754, 763
波状縁　226
バー小体　78, 278, 305
バスーン　945
バソプレッシン　721, 752, 753
パターン認識受容体　281
パチニ小体　502, 522, 524
バーチャル顕微鏡　20
白血球　270, 277, 306
白血球数　292
白血球増加症　292
白血球造血　292
ハッサル小体　465, 436

発色団　916
発熱物質　281
破軟骨細胞　204
パネート細胞　587, 590, 595
ハバース管　217, 246
ハバース系　217, 234, 244
パパニコロウ塗抹標本　865
バフィコート　271
パーフォリン　446, 452
バーベック顆粒　499
速い軸索輸送　368
パラガングリオン　772
パラクリンシグナリング　143
パラクリン調節　743
パラクリン分泌　367, 746
パラクリンホルモン　591
パラトーシス　94
パラネミン　63
バリア　488
バルジ（毛隆起）　491, 496, 504
バルトリン腺　864
バルビアニ体　837
パーレカン　136, 706
パワーストローク　325
半規管　943, 958
半月　146
瘢痕　511
反射弓　356
反射電子　19
半数体　89
バンド3タンパク質　273, 275
バンド4.1タンパク質複合体　273
反応性グリオーシス　391
反応性ミクログリア　377, 390
反応性リンパ節炎　470

ひ

ヒアルロン酸　172
ヒアロサイト　923
被蓋細胞　724
皮下筋膜　488, 493
皮下組織　488, 493, 522
光凝固　911
光受容細胞　900
光受容部　912
光老化　171
皮筋　493
鼻腔　662, 663
　　──の嗅部　665
　　──の呼吸部　664
　　──の前庭　664
鼻甲介　664
非コラーゲン性タンパク質　214
微細線維　58
脾索　469, 484
非酸素依存性殺菌機構　282
皮脂　503, 504, 506
非自己　442
皮質（腎臓）　700, 730, 732
皮質（副腎）　766, 770, 786
皮質（リンパ節）　461
皮質（毛）　505, 524
皮質（卵巣）　835
皮質顆粒　839
皮質集合管　719, 730, 732
皮質洞　462
皮質ネフロン　704
皮質迷路　700, 732
微絨毛　107, 109, 119, 569, 586, 640
微絨毛上皮細胞　664, 665, 670
縻粥　571
微小管　24, 55, 65, 69
微小管カタストロフィー　56

微小管形成中心　64, 111
微小管結合タンパク質　56
微小管切断タンパク質　56
微小管トリプレット　113
微小血管床　404
微小循環　404
脾静脈　472
ビーズ状フィラメント　63
ヒスタミナーゼ　285
ヒスタミン　182, 286, 449, 757
ヒスタミンH_2受容体　579
ヒスチオサイトーシスX　500
非ステロイド性抗炎症薬　576
ヒストン　75
ビスファチン　255
非石灰化骨　248
鼻前庭　663
脾臓　442, 468, 482, 484
脾臓結節　469
脾臓摘出　472
非層板骨　218
ヒダ　133, 143, 715
肥大帯（軟骨内骨化）　232, 250
ビタミンA　239, 627, 744
ビタミンC　239
ビタミンD　239, 488, 627, 629, 699, 730, 744, 765
ビタミンK　627
鼻中隔　664
非中心子経路　118
必須脂肪酸欠乏症　495
筆毛動脈　470
脾洞　469, 482, 484
非特異的免疫　442, 446
ヒト絨毛性腺刺激ホルモン　845, 862
ヒト絨毛膜ソマトマンモトロピン　862
ヒト胎盤性ラクトゲン　862
ヒトパピローマウイルス　871
ヒト免疫不全ウイルス　456
ヒドロキシアパタイト　536
ヒドロキシアパタイト結晶　214, 235
ヒドロキシプロリン　161
ヒドロキシリジン　161
ヒドロコルチゾン　773
泌尿器系　698
ピノサイトーシス　32
ピノサイトーシス小胞　24, 414
非光受容部　912
非ヒストンタンパク質　75
非被覆型終末　381
皮膚　488, 514, 516, 522
　　──の色　500
　　──の構造　501
　　──の修復　511
　　──の層構造　489
皮膚がん　491
被覆型（神経）終末　381, 502
被覆陥凹　33
被覆小胞　24
被覆性デキャパシテーション因子　810
皮膚小稜　491
皮膚肥厚　491
皮膚付属器　503
皮膚紋理学　491
非ふるえ熱発生　263
被包脱落膜　856, 859
被膜（胸腺）　464
被膜（腎臓）　700
被膜（リンパ節）　460
被膜下ネフロン　704

被覆粘膜　528
被膜マトリックス　198
肥満　261
肥満細胞　179
肥満細胞前駆細胞　286
びまん性神経内分泌系　578, 664
びまん性リンパ組織　570
非免疫性α-, β-グロブリン　627
非免疫性グロブリン　271
ビメンチン　63, 335, 378
ビメンチンフィラメント　257
鼻毛　663
ビュングナー帯　391
病原体　443
病原体関連分子パターン　32, 281
表在膜タンパク質　27, 273
表在層　528
表層帯（関節軟骨）　199
表層皮質（リンパ節）　462
表皮　488, 489, 514, 522
表皮幹細胞　504
表皮-真皮接合部　491
表皮付属器　488
表皮メラニン単位　496
表面接着分子　413
表面粘液細胞　573, 610
ビリルビン　296, 472
ビリン　109, 588
鼻涙管　663, 924
ビルロート索　469
ピンクアイ　922, 923
ビンクリスチン　65
ビンクリン　127
品質チェックポイント　47
ヒンジ領域（尿路）　726
ビンブラスチン　65
頻脈　411

ふ

ファキニン　63
ファゴサイトオキシダーゼシステム　283
ファゴサイトーシス　32
ファゴソーム　281
ファジーブラーク　128
ファシン　109
ファスチン　59
ファーター膨大部　640, 643
ファブリキウス囊　444, 448
ファロイジン　65
フィードバック調節機構　745, 755
フィブリノーゲン　271, 627
フィブリノリシン　814
フィブリリン-1　169, 429
フィブリリン遺伝子　169
フィブリリン微細線維　139, 168
フィブリン　59
フィブロネクサス　176
フィブロネクチン　174, 196, 443
フィラグリン　490, 493, 495
フィレンシン　63
フィンブリン　109, 110, 944
封入体　70
フェオメラニン　500
フェニルチオカルバミド　535
フェリチン　296, 472, 905
フェロモン　509
フォイルゲン顕微分光測光法　7
フォークヘッド　444
フォーダイス斑　528
フォトプシン　917
フォルクマン管　217, 244
フォン・ヴィルブラント因子　418

フォンタナ腔 907, 932
付加成長 201, 206, 230
不完全角化 527
不規則性緻密結合組織 157, 158, 188
複屈折性 17, 317
副交感神経 908
副交感神経系 381, 382
副交感神経節 379
副甲状腺 743, 764, 784
副甲状腺機能低下症 754
副甲状腺ホルモン 227, 236, 759, 764, 765
複合腺 144
副腎 743, 699, 766, 786, 788
副腎髄質 767, 772, 788
副腎髄質中心静脈 428, 766, 786, 788
副腎性アンドロゲン 744, 768, 771, 773
副腎中心静脈 770
副腎動脈 766
副腎皮質 770, 786
副腎皮質刺激ホルモン 648, 743, 748
副腎皮質刺激ホルモン産生細胞 749
副腎皮質刺激ホルモン放出ホルモン 750
副腎皮質ホルモン 774
副膵管 643
副鼻腔 663, 667
腹膜垂 594
副涙腺 923, 924
不正咬合 542
付属生殖腺 812
二つ組 334
付着歯肉 544
付着絨毛 890
付着上皮 544
フッ化物 546
フッ素18-2-フルオロ-2-デオキシ-D-グルコース 264
物理的関門 710
不定形骨 216
太い下行脚 716
太い上行脚 704, 718
太い（ミオシン）フィラメント 314, 320, 335, 336
不動絨毛 110
浮動性めまい感 955
ブドウ膜 901, 907, 928
不動毛 107, 110, 119, 943
負の選択 467
負のフィードバック 745, 746
負の変時作用 411
負の変力作用 411
フラグメンチン 446, 452
プラコグロビン 129
プラスミノーゲン 291
プラスミノーゲン活性化阻害因子-1 255
プラダー・ウィリー症候群 79, 258
ブリュッケ線維 932
プルキンエ線維 334, 406, 409, 410
ブルサ相当器官 444, 448
ブルッフ膜 911, 930, 932
ブルンネル腺 593
フレイ症候群 553
閉経期 834
プレクチン 142
プレプロインスリン 651
プレプロコラーゲン 163
プレメラノソーム 497
不連続型毛細血管 423
不連続基底板 423
不連続伝導 378
プロアミノペプチダーゼ 645

プロα鎖 163
プロインスリン 651
プロカルボキシペプチダーゼ 645
プログラム細胞死 54, 91, 144
プロゲステロン 744, 835, 853, 866, 876, 886, 894
プロコラーゲン 163
プロコラーゲンI型N末端プロペプチド 165
フローサイトメトリー 291
プロスタグランジン 744
プロスタグランジンD_2 182
プロスタグランジンH_2 416
プロスタサイクリン 415, 744
プロテアソーム 25, 26, 43
プロテアソーム依存性分解 43
プロテイン 4.1 59
プロテインS 215
プロテインキナーゼ 31
プロテインホスファターゼ 31
プロテオグリカン 4, 134, 136, 171, 173, 196, 221
プロテオグリカン凝集体 172, 196
プロテオグリカン高分子 214
プロテオリピドタンパク質 376
プロトフィラメント 55
プロトロンビン 627
プロトンポンプ 227
プロラクチン 746, 748, 749, 866
プロリン 161
分界溝 529
分化クラスター（CD）分子 444
分割（小腸の筋収縮） 594
分割溝 89
分化転換 265
分子モータータンパク質 57
分泌 107, 526
分泌型IgA 552
分泌期 853
分泌期エナメル芽細胞 536
分泌小胞 25, 26, 589
分泌腺房 545
分泌部 506
糞便 526
噴門 572, 608
噴門腺 573, 581, 608
噴門部 573, 606
分葉核球 298
分裂 85
分裂活性 84
分裂期 84
分裂期細胞死（分裂死） 85, 94

へ

ペアリング 89
平滑筋 99, 314, 335, 340, 354
平滑筋細胞 340
平滑筋線維 335
平滑筋ミオシン 336
平均血小板容積 292
平均赤血球ヘモグロビン濃度 292
平均赤血球ヘモグロビン量 292
平均赤血球容積 292
閉経期 834
平衡砂 947
平衡斑 943, 946
平衡斑条 946
閉鎖円錐 234
閉鎖黄体 848
閉鎖系（循環系） 470
閉鎖結合 120, 132
閉鎖帯（タイト結合） 120, 132

閉鎖帯（破骨細胞） 226
閉鎖帯タンパク質 123
閉鎖堤 120
閉鎖卵胞 878
平面状ラフト 27
壁外腺 570
壁細胞 576, 577, 578, 610
壁側脱落膜 856
ペグ（釘）細胞 849, 882
β-エンドルフィン 367
β-グロブリン 271
β-スペクトリン 273
ベッカー型筋ジストロフィー 323
ベッチャー細胞 960
ヘテロクロマチン 75
ペニシリン 447
ヘパラン硫酸 136, 286
ヘパラン硫酸プロテオグリカン 706
ヘパリン 182, 286
ペプシン 577
ペプチド 743
ペプチドYY 257
ヘマトキシリン 2
ヘマトキシリン・エオジン染色 2
ヘマトクリット値 270, 292
ヘミデスモソーム 126, 132, 141, 142, 489, 491, 545
ヘム 276, 296
ヘモグロビン 275, 292, 472
──A 276
──A_2 276
──F 277
ヘモグロビン異常症 278
ヘモグロビン分解 284
ヘモクロマトーシス 628
ヘモジデリン 70, 296, 472
ヘモジデリン顆粒 628
ベラドンナ植物 367
ヘリコバクター・ピロリ 126
ペリフェリン 63
ヘリング管 636, 639
ヘリング小体 752, 780
ペルオキシソーム 24, 25, 26, 54, 636
ペルオキシソーム増殖活性化受容体γ 256
ベルクロ 279
ヘルパー$CD4^+$T細胞（リンパ球） 288, 444, 449, 450
ヘルパーT細胞（リンパ球） 448
弁 405, 429, 440
辺縁クロマチン 75
辺縁ゾーン（血小板） 290
辺縁帯 482
辺縁洞 462, 478, 480
変形性関節炎 195
偏光顕微鏡 17
偏光子 17
変時作用 410
ヘンゼン細胞（外境界細胞） 951, 960
扁桃 459, 476, 527
扁桃陰窩 459, 476
扁桃摘出 476
扁桃輪 527
ペンドリン 760
扁平骨 216
扁平上皮 106
扁平上皮化生 669
扁平上皮がん 491
扁平上皮部（肛門管） 599, 624
弁膜症 409
鞭毛 111
鞭毛内輸送機構 118
ヘンレ層 505, 524

ヘンレループ 704, 716, 717, 721

ほ

ボア領域 31
傍陰窩線維芽細胞鞘 596
防御 526
縫合（水晶体） 923
膀胱 698, 724, 727, 730, 740
膀胱三角 727
傍絞輪細胞質 371
傍細胞経路 125, 414
傍糸球体細胞 712, 734
傍糸球体装置 711, 712, 714, 734
房室結節 352, 409
房室束 352, 409
放射冠 840
放射状グリア細胞 373
放射状線維 909
放射状動脈 851, 886
帽状域 459
帽状期 535
胞状腺 144
胞状卵胞（二次卵胞） 836, 839, 840, 878
紡錘状小胞 726
房水静脈 907
紡錘体 66
紡錘体形成チェックポイント 85
傍髄ネフロン 705
膨大部（骨半規管） 941
膨大部（卵管） 848, 882
膨大部稜 943, 946, 958
傍尿道腺 727
傍尿道腺管 727
傍皮質 462
傍分泌（パラクリン分泌） 367, 746
包埋 2
泡沫細胞 415
傍濾胞細胞 758
母基細胞（毛） 504
母基細胞（爪） 510
補充軟骨帯 231, 250
補助受容体 445
ホスファソーム 279
母性前核 843
細い下行脚 703, 717
細い上行脚 704, 717
細いフィラメント 314, 335
捕捉試薬 7
補体 443
補体活性化因子 279
補体系 451
補体受容体 280
勃起 818
勃起不全 818
ボツリヌス毒素 328
ポドプラニン 215
哺乳類ラパマイシン標的因子 41
哺乳類ラパマイシン標的タンパク質 649
ポピュレーション・コーディング体系 666
ホフバウエル細胞 858
ボーマン腔 711
ボーマン腺 666, 688
ボーマン嚢 702, 732, 734
──の臓側葉 707
ボーマン膜 904, 905, 906, 934
ホメオスタシス 488
ポリクローナル抗体 8
ポリシスチン 117
ポリメラーゼ連鎖反応 10
ポリユビキチン化 44

ポリユビキチン鎖　44
ホルマリン　2
ホルモン　143, 488, 742
ホルモン過剰症　754
ホルモン候補　591
ホルモン受容体　744
ホルモンによる性　792
ホルモン分泌調節　745
ホルモン補充療法　754
ホロクリン分泌　144
ポロサイトーシス　363, 364
ポンプ　29
翻訳後修飾　31

ま

マイオスタチン　329
マイコバクテリア感染　448
マイスナー小体　502, 522
マイスナー（神経）叢　571, 584, 610
マイボーム腺　923
膜　147
膜型マトリックスメタロプロテアーゼ　166
膜間腔　52
膜貫通性コラーゲン　153
膜性骨　230
膜ゾーン（血小板）　291
膜内骨化　228, 252
膜泡状化　92
膜迷路　941, 943, 958
　――の血管　954
膜輸送　31
マクロオートファジー　43
マクロファージ　176, 178, 283, 299, 443
マクロファージメタロエラスターゼ　166
まつ毛（睫毛）　923
末梢グリア　357, 368
末梢神経　396
末梢神経系　99, 356, 379
末梢神経節　379
末梢浮腫　425
末梢ミエリンタンパク質22　369
末梢リンパ器官　446
末端肥大症　239, 749
マトリックスGlaタンパク質　215
マトリックス小胞　221, 235
マトリックスメタロプロテアーゼ　166, 223, 227
マトリライシン　166
マル腔　630, 635
マルチプレキシン　163
マルファン症候群　129, 169
マロリー小体　65
慢性腎臓病　699
慢性肉芽腫症　283
慢性閉塞性肺疾患　675, 584
慢性本態性高血圧症　713
マントゥー検査　452
マンノース-6-リン酸　37

み

ミエリン塩基性タンパク質　369
ミエリンオリゴデンドロサイト糖タンパク質　376
ミエリン鞘　368
ミエリン体　638
ミエリン特異的タンパク質　369
ミエロペルオキシダーゼ　278, 281
ミオグロビン　276, 316
ミオシンI　60, 109, 58
ミオシンII　60, 109, 314, 320

ミオシン軽鎖キナーゼ　336, 338
ミオシン結合タンパク質C　321
ミオメシン　321
味覚　535
味覚受容体　530, 531
味覚性発汗　553
味覚特異的Na⁺チャネル　531
ミクロオートファジー　43
ミクログリア　373, 377, 378, 913
ミクロトーム　2
ミクロフォールド細胞　588
ミクロボディ　54
味孔　530
水チャネル　463
水バリア　490, 493, 494
未成熟骨　218
三つ組　326
密着結合（タイト結合）　120, 132, 381, 387
ミトコンドリア　24, 25, 26, 52
ミトコンドリア外膜　52
ミトコンドリア内膜　52
緑錐体　914
未排卵周期　853
未複製DNAのチェックポイント　85
未分化間葉系幹細胞　424
未分化成人型幹細胞　577
耳　936
味盲者　535
脈絡外隙　911
脈絡上板　906, 911
脈絡上リンパ間隙　911
脈絡叢　378
脈絡膜　901, 911, 928, 930, 932
脈絡膜裂　903
脈絡毛細血管板　911, 930
脈管神経叢　412
脈管の神経　412
脈管の脈管　412
ミュラー管抑制因子　792
ミュラー細胞　368, 913, 918, 919, 920, 930
味蕾　528, 529, 550

む

無顆粒球　308
無嗅覚　666
無構造基質　171
無細胞セメント質　534
無色素上皮層　932
虫歯（齲歯）　534, 546
無髄線維　371, 378
ムスカリン性アセチルコリン受容体　366
ムスカリン様受容体　908
無線毛細胞　849
ムチン原顆粒　547, 573
胸焼け　572
ムラミダーゼ　550

め

眼　900
　――の発生　902
明暗順応　901
迷走神経　530, 533
明帯（破骨細胞）　226
明調細胞　507, 719
迷路動脈　954
メガリン　760
メサンギウム　711, 734
メサンギウム細胞　711, 734
メタクロマジー　6
メタロプロテアーゼ　197, 200, 279

メチル化　31
メッケル軟骨　204, 252
メディアルゴルジ網　50
メディエーター　182, 449
メニエール病　955
めまい　955
メラトニン　757
メラニン　497, 516
メラニン細胞刺激ホルモン　751
メラニン量　500
メラノサイト　492, 493, 496, 500, 516
メラノサイト刺激ホルモン　497
メラノサイト前駆細胞　496
メラノソーム　497
メラノーマ　491
メルケル細胞　493, 500
メルケル細胞がん　500
メルケル小体　500
メロクリン分泌　143, 509, 868
免疫学的保護　527
免疫記憶　443
免疫グロブリン　7, 271, 443, 444, 499, 593
免疫グロブリン遺伝子スーパーファミリー　127
免疫グロブリンスーパーファミリー　127
免疫系　286
免疫細胞化学法　7
免疫組織化学法　748
免疫担当細胞　286, 442
免疫ペルオキシダーゼ法　9

も

毛細血管　404, 422
　――の機能　424
　――の分類　423
毛細血管後細静脈　404, 425, 426, 457, 463
毛細血管前括約筋　422, 425
毛細胆管　638, 656
毛細リンパ管　428
毛脂腺管　504, 506
網状赤血球　295, 299, 310
網状層　491, 516
網状層間細胞　913, 919, 920
網状帯　768, 769, 770, 773, 786
毛小皮　505, 506
網状膜　951, 960
盲腸　594, 597
盲点　912
毛乳頭　504, 524
毛髪構造　506
毛包　488, 503, 524
毛母基　504
網膜　900, 901, 912, 928, 930
網膜芽細胞腫感受性タンパク質　85
網膜虹彩部　907, 912
網膜色素細胞特異的65 kDaタンパク質　918
網膜色素上皮細胞　918
網膜色素上皮層　901, 912, 913, 914, 930
網膜視床下部路　757
網膜視部　912, 928
網膜神経部　901, 911, 912, 932
網膜前膜　920
網膜中心静脈　921
網膜中心動脈　921
網膜剥離　911, 912
網膜盲部　912, 928
網膜毛様体部　910, 912
網膜中心動静脈　903

毛様小帯　902, 909, 910, 922, 928, 932, 934
毛様体　901, 908, 928, 932
網様体　385
毛様体筋　901, 906, 909, 928, 932
毛様体色素上皮　910
毛様体チャネル　910
毛様体突起　907, 909, 932
毛様体無色素上皮　910
毛隆起　491, 496, 504
モノアミンオキシダーゼ　367
モノカルボン酸輸送体8　762
モノクローナル抗体　8
モル腺　506, 923
門（脾臓）　468
モントゴメリー腺　866
門脈　405, 629, 654
門脈域　630
門脈管　630
門脈系　405
門脈三管　629
門脈周囲腔　630, 635
門脈小葉　630

や

矢頭端　58
矢尻端　58
夜盲症　917
ヤング症候群　118

ゆ

有郭乳頭　529
有機アニオン輸送ポリペプチド　762
有棘層　489
有棘層　489, 514, 528
融合阻害剤　456
有細胞セメント質　534
有糸分裂　86
遊出　280
有芯顆粒　500
有髄線維　378
有窓型毛細血管　423
有毛細胞　943, 950, 952, 958, 960
幽門　572, 573, 608
幽門括約筋　571, 612
幽門腺　573, 582
幽門部　572, 573
遊離歯肉溝　544
遊離リボソーム　48
ユークロマチン　75
輸出管円錐　810
輸出細動脈　721, 723, 732
輸出リンパ管　457
輸精索　824
輸送　107
輸送小胞　24
輸送体　81
輸送体タンパク質　31
輸入細動脈　723, 732
輸入リンパ管　457
ユビキチン　44
ユビキチン化　31
ユーメラニン　500

よ

葉間静脈　724
葉間動脈　723
葉気管支　673
陽極　18
溶血　275
陽子放射断層撮影　264
葉状仮足　60
葉状乳頭　529, 560

容積受容器　411
ヨウ素イオン　760
ヨウ素イオン/塩素イオン輸送体　760
陽電子放射断層撮影　262
溶媒牽引　588
羊膜　856
翼状シート　114
抑制性Tリンパ球　444, 452
抑制性シナプス　365
ヨードプシン　916
Ⅳ型コラーゲン　134, 136, 340, 706

ら

蕾状期　535
ライスネル膜　948, 960
ライディッヒ細胞
　　　　　17, 791, 793, 794, 824
ライリー・デイ症候群　535
ラインケの結晶　794
落屑　488
ラクトフェリン　925
ラスムッセンの遠心性蝸牛神経　952
らせん器　943, 947, 950
らせん神経節　943, 952, 960
らせん靱帯　960
らせん動脈　848, 853, 886
らせん板縁　960
ラッチ状態　339
ラトケ嚢　746, 778
ラフト様プラットフォーム　120
ラミナ結合ポリペプチド　64
ラミニン　134, 136, 174, 706
ラミン　63
ラミンB受容体　63
ラミン関連タンパク質　80
ラミン病　81
λ顆粒　291
卵割球　855
卵管　834, 848, 882
卵管采　848, 882
卵丘　840, 880
卵形嚢　941, 943, 946
卵形嚢陥凹　941
ランゲル線　492
ランゲルハンス巨細胞　455
ランゲルハンス細胞
　　　　　443, 454, 493, 498
ランゲルハンス島　644, 647, 660
卵細胞　835, 876
卵子　843

卵子発生　835
卵巣　834, 835, 876, 878
卵巣間膜　835, 876
卵巣周期　876
卵巣神経叢　848
卵巣提索　835
卵巣動脈　848
卵巣門細胞　848
ラント関連転写因子2　219
ランビエの絞輪　370, 378, 396
卵胞　836
卵胞液　839
卵胞腔　840
卵胞刺激ホルモン
　　　　　743, 748, 807, 839, 851, 876
卵胞斑　842
卵胞閉鎖　846, 876
卵胞膜　838
卵胞膜黄体細胞　844, 880
卵母細胞　90, 835
卵母細胞成熟阻止因子　840
卵母細胞膜　839
乱流沈降　665

り

リアノジン受容体　326
リウマチ関節炎　470
リカバリーストローク　325
リガンド　30
リガンド開閉型Ca^{2+}チャネル　339
リソソーム　24, 25, 26, 38, 760
リソソーム酵素　227
リソソーム蓄積病　42
リゾチーム　443, 550, 925
リゾビスホスファチジン酸　39
立方上皮　106
立毛筋　493, 505
リトル腺　727
リパーゼ　645
リーベルキューン陰窩　587, 595
リボソーム　24, 25, 26, 44
リボソームRNA　44
リポタンパク質　627, 628
リボヌクレアーゼ　645
リポフスチン　70, 638
リボンシナプス　363, 945
隆起部　747, 778
硫酸デヒドロエピアンドロステロン
　　　　　768, 773
流動モザイクモデル　27

良性前立腺肥大症　815
良性発作性頭位性めまい　955
梁柱　460, 478, 482
梁柱静脈　472, 482, 484
緑内障　907, 910
リラキシン　863
臨界チェックポイント　84
リンカータンパク質　29
リン酸化　31
リン酸カルシウム結晶　203
リン脂質　27
臨床歯冠　533
輪状線維　544, 909
輪状動脈（虹彩基部）　932
輪状ヒダ　569, 584, 616, 618
リンパ　635
リンパ芽球　458
リンパ管　428, 440, 455, 724
リンパ球　184, 286, 308, 442, 443, 444
　──の発生と分化　446
リンパ球系共通前駆細胞　499, 464
リンパ球造血　301
リンパ系　442
リンパ小節
　　　　　457, 458, 478, 480, 484, 570
リンパ上皮性カザル型インヒビター
　　　　　493
リンパ節　429, 442, 460, 478, 480
リンパ組織　442
リンパ免疫系　442
リンパ濾胞　458
リンホカイン　178

る

類骨　221, 248
涙小管　924
類セメント質　541
涙腺　924
涙点　924
類洞　301, 423, 629, 630, 633, 654, 656
類洞周囲腔　630, 633
類洞マクロファージ　423
涙嚢　924
涙嚢炎　924
ルージェ細胞　424
ルシュカの管　639
ルテオトロピン　846
ルートレチン　114
ルフィニ小体　502, 503
ルーミカン　905

れ

レヴィ小体　362
レジスチン　255
レシチン　640
レゼルピン　768
レゾルシン・フクシン　200
レチナール　917
レチニルエステル　634
レチノイドX受容体　256
レチノール　627, 634
レチノール結合タンパク質　627, 634
レチノール結合タンパク質4　255
レティウスの平行条　534
レニン　699, 714, 734
レニン-アンギオテンシン-アルドステ
　ロン系　713, 714, 770
レプチン　255, 258, 863
レプトテン期　90
連鎖球菌　546
連続型毛細血管　423
連続基底板　423
連嚢管　943
連絡結合　333

ろ

ロイコトリエン　182, 286, 449, 744
老眼　923
漏斗（下垂体）　746, 752
漏斗部（毛包）　504
漏斗部（卵管）　848, 882
濾過スリット　707
濾過スリット隔膜　707
ロキタンスキー・アショフ洞　641
Ⅵ型コラーゲン　198
ロドプシン　634, 916
濾胞腔　758
濾胞樹状細胞　443, 455, 459, 461
濾胞上皮細胞　758, 784
濾胞星状細胞　751
濾胞皮質　462
ロリクリン　495

わ

ワーラー変性　389
ワルダイエル咽頭輪　476, 527
ワルトン管　527, 550
ワルトンゼリー　157

Ross 組織学（原書第7版）

2019年4月15日　第1刷発行	著　者　Wojciech Pawlina
2022年2月10日　第2刷発行	監訳者　内山安男，相磯貞和
	発行者　小立健太
	発行所　株式会社　南　江　堂
	〒113-8410　東京都文京区本郷三丁目42番6号
	☎（出版）03-3811-7236　（営業）03-3811-7239
	ホームページ https://www.nankodo.co.jp/
	印刷・製本　大日本印刷
	装丁　アメイジングクラウド

Histology: A Text & Atlas with Correlated Cell and Molecular Biology, 7th edition
©Nankodo Co., Ltd., 2019

定価はカバーに表示してあります．
落丁・乱丁の場合はお取り替えいたします．
ご意見・お問い合わせはホームページまでお寄せください．

Printed and Bound in Japan
ISBN 978-4-524-25929-8

本書の無断複写を禁じます．
JCOPY〈出版者著作権管理機構　委託出版物〉
本書の無断複写は，著作権法上での例外を除き，禁じられています．複写される場合は，そのつど事前に，出版者著作権管理機構（TEL 03-5244-5088, FAX 03-5244-5089, e-mail: info@jcopy.or.jp）の許諾を得てください．

本書をスキャン，デジタルデータ化するなどの複製を無許諾で行う行為は，著作権法上での限られた例外（「私的使用のための複製」など）を除き禁じられています．大学，病院，企業などにおいて，内部的に業務上使用する目的で上記の行為を行うことは私的使用には該当せず違法です．また私的使用のためであっても，代行業者等の第三者に依頼して上記の行為を行うことは違法です．